Leiber
Die klinischen Syndrome

Syndrome, Sequenzen und
Symptomenkomplexe

Leiber

Die klinischen Syndrome

Syndrome, Sequenzen und Symptomenkomplexe

Herausgegeben von
G. Adler, G. Burg, J. Kunze, D. Pongratz,
A. Schinzel, J. Spranger

8., neu bearbeitete und erweiterte Auflage
Band 2: Symptome

Urban & Schwarzenberg
München – Wien – Baltimore

Anschriften der Herausgeber

Professor Dr. G. Adler (GA)
Ärztlicher Direktor der Abteilung Innere Medizin I
Medizinische Universitätsklinik und Poliklinik
Robert-Koch-Straße 8
89081 Ulm

Professor Dr. G. Burg (GB)
Direktor des Dermatologischen Universitätsspitals
Gloriastraße 31
8091 Zürich/Schweiz

Professor Dr. J. Kunze (JK)
Leiter der Genetischen Beratungsstelle
Virchow-Klinikum der HU
Kinderklinik und Institut für Humangenetik
Augustenburger Platz 1
13353 Berlin

Professor Dr. D. Pongratz (DP)
Leitender Arzt des Friedrich-Baur-Instituts
Klinikum Innenstadt der Universität
Ziemssenstraße 1a
80336 München

Professor Dr. A. Schinzel (AS)
Direktor des Instituts für Medizinische Genetik
der Universität Zürich
Rämistraße 74
8001 Zürich/Schweiz

Professor Dr. J. Spranger (JS)
Direktor der Universitäts-Kinderklinik
Johannes-Gutenberg-Universität
Langenbeckstraße 1
55131 Mainz

Das Werk besteht aus zwei Bänden
ISBN 3-541-01708-2 (Gesamtausgabe)
Band 1 Krankheitsbilder
Band 2 Symptome

Planung und Lektorat: Dr. med. Norbert Boss und Dr. med. Burkhard Scheele
Redaktion: Sieglinde Bogensberger, Siegfried Parzhuber
Herstellung: Renate Hausdorf
Zeichnungen: Nikolaus Lechenbauer
Umschlaggestaltung: Dieter Vollendorf

Die Deutsche Bibliothek – CIP-Einheitsaufnahme

Die klinischen Syndrome : Syndrome, Sequenzen und
Symptomenkomplexe / Leiber. Begr. von Bernfried Leiber und
Gertrud Olbrich. Hrsg. von G. Adler ... – [Neubearb.]. –
München ; Wien ; Baltimore : Urban und Schwarzenberg.
    ISBN 3-541-01708-2
NE: Leiber, Bernfried; Olbrich, Gertrud; Adler, Guido [Hrsg.]; HST

[Neubearb.]
Bd. 2. Symptome. – 8. Aufl. – 1996
    ISBN 3-541-01728-7

Gebrauchsnamen, Handelsnamen, Warenbezeichnungen und dergleichen, die in diesem Buch ohne besondere Kennzeichnung aufgeführt sind, berechtigen nicht zu der Annahme, daß solche Namen ohne weiteres von jedem benützt werden dürfen. Vielmehr kann es sich auch dann um gesetzlich geschützte Warenzeichen handeln.

Alle Rechte, auch die des Nachdruckes, der Wiedergabe in jeder Form und der Übersetzung in andere Sprachen, behalten sich Urheber und Verleger vor. Es ist ohne schriftliche Genehmigung des Verlages nicht erlaubt, das Buch oder Teile daraus auf photomechanischem Weg (Photokopie, Mikrokopie) zu vervielfältigen oder unter Verwendung elektronischer bzw. mechanischer Systeme zu speichern, systematisch auszuwerten oder zu verbreiten (mit Ausnahme der in den §§ 53, 54 URG ausdrücklich genannten Sonderfälle).

Satz: Kösel GmbH & Co., Kempten
Druck: Appl, Wemding
Bindung: Monheim

© Urban & Schwarzenberg 1996

Inhalt

Band 2:

Vorwort	VII
Hinweise für die Benutzung	VIII
Kategorien der Symptome	IX
Teil 1 (Diagnostischer Symptomenindex)	1–413
Teil 2 (Alphabetisches Symptomenregister)	415–463

Band 1:

Krankheitsbilder

Vorwort zur 8. Auflage

Von Professor Leiber haben wir mit der 7. Auflage die Aufgabe und Verpflichtung übernommen, sein Werk weiterzuführen. Wesentlicher, untrennbarer Bestandteil war immer das Symptomenregister.

Das über Auflagen entwickelte Konzept, die Symptome übergeordneten Organ- und Funktionssystemen zuzuordnen, hatte sich in Klinik und Praxis bewährt. Dieses Konzept wurde für die 7. und die vorliegende 8. Auflage konsequent weiterentwickelt.

Die Oberbegriffe (»Kategorien«) sind neu geordnet und formuliert sowie im »diagnostischen Symptomenindex« (Teil 1) übersichtlich mit den dazu gehörenden Symptomen und Krankheitsbildern dargestellt. Besonders nützlich erwies sich die Nennung der weiteren Symptome beim Krankheitsbild. Zugunsten der Übersichtlichkeit wurden Symptome sowie deren synonyme und sinnverwandte Begriffe im Teil 2, dem »alphabetischen Symptomenregister« zusammengefaßt.

Wir sind allen Kollegen dankbar, die uns wertvolle Hinweise aus der täglichen Praxis gegeben haben. Diese Weiterentwicklung im Dialog soll für die nächste Auflage fortgesetzt werden, daher ist jede Zuschrift mit Hinweisen und Kritik wichtig.

Im Sinne der notwendigen Datenreduktion galt es, nur diagnostisch relevante Symptome aufzunehmen und weniger wichtige wegzulassen. Allen Autoren danken wir für die sorgfältige Auswahl, die gerade bei seltenen Krankheitsbildern eine schwierige Aufgabe ist, den Herausgebern für die ständige Unterstützung, ohne die das Gelingen nicht denkbar gewesen wäre, Herrn Dr. Menger für fruchtbare Diskussionen. Herrn Professor Leiber sind wir für seine engagierten Ratschläge sehr verbunden.

München, März 1996 *Der Verlag*

Bitte senden Sie Ihre Zuschriften an die
Lexikonredaktion des Verlages
Urban & Schwarzenberg
Postfach 20 19 30
80019 München

Hinweise für die Benutzung

Der Band 2 enthält die für die Diagnose wesentlichen Symptome aus dem Abschnitt »*Diagn. Krit.*« (diagnostische Kriterien) in Band 1 »Krankheitsbilder«.

Im **Teil 1** 70 Oberbegriffen (»Kategorien«, siehe Liste S. IX) zugeordnet und in sich alphabetisch sortiert.

Im **Teil 2** in alphabetischer Reihenfolge als Register.

Die alphabetische Reihenfolge entspricht den in Band 1 angegebenen Kriterien.

Teil 1 (diagnostischer Symptomenindex)

Im Teil 1 finden Sie in übersichtlicher Gliederung und in sich alphabetisch sortiert:

- **Kategorie** (Oberbegriff) auf jeder Seite bzw. Spalte mit grauem Raster hervorgehoben als Kolumnentitel (Spaltenüberschrift).

- ***Symptom*** in halbfetter Kursivschrift und mit grauem Raster hervorgehoben.

- **Krankheitsbilder** mit diesem Symptom und darunter in Klammer alphabetisch
- weitere Symptome des betreffenden Krankheitsbildes.

Der Teil 1 führt so ohne Umwege zum Symptomenmuster und damit zum Krankheitsbild und Beitrag in Band 1.

Kopf

Brachyzephalie

Angelman-Syndrom
(+ Ataxie + Diastema + EEG, pathologisches + Enophthalmus + Entwicklungsrückstand, motorischer und geistiger + epileptische Anfälle + Gangataxie + geistige Behinderung + Gesichtsdysmorphien + Herausschnellen + Hyperaktivität + Hyperaktivität, motorische + Iris, blaue + Katzenschreien, 1. Lebensjahr ...)

Teil 2 (alphabetisches Symptomenregister)

Im Teil 2 finden Sie alle Symptome (ohne Kategorien) sowie synonyme und sinnverwandte Begriffe in alphabetischer Reihenfolge mit Verweisung auf den Teil 1 dieses Bandes, wo die vollständige Information zu finden ist.

Megakolon ↗ Magen-Darm-Trakt: Megakolon
Megalenzephalie ↗ Nervensystem (mit Gehirn und Rückenmark): Megalenzephalie
Megaloblastose ↗ Blut und Knochenmark: Megaloblastose
Megalokornea ↗ Augen: Megalokornea
Megaösophagus ↗ Ösophagus: Megaösophagus

Kategorien der Symptome
(Oberbegriffe)

Abdomen
Arme
Augen
Beckenregion
Beine
Bewußtseinslage
Blut und Knochenmark
Empfindung
Endokrine Organe
Entwicklung, fetale
Entwicklung, motorische und geistige
Entwicklung, pubertäre
Ernährungszustand
Exokrine Drüsen
Extremitäten
Fuß
Gerinnung
Geruch
Geschlechterverteilung
Geschlechtsorgane
Gesicht
Gleichgewichtsorgan
Hals
Hand
Haut, Haare, Nägel
Herz-Kreislauf-System
Histologie
Immunität
Infektionen
Intelligenz
Kiefer, Zähne und Zahnfleisch
Knochen und Gelenke
Körpertemperatur
Kopf
Labor

Leber und Gallenwege
Lippen, Mundhöhle und Gaumen
Lunge und Atemwege
Lymphsystem
Magen-Darm-Trakt
Mammae
Medikamentenreaktion
Milz
Motorik
Muskeln
Nase
Nervensystem (mit Gehirn und Rückenmark)
Neugeborenen- und Säuglingskomplikationen
Niere und Harnwege
Ödeme
Ösophagus
Ohr
Pankreas
Phänotyp
Pharynx
Psyche
Schlaf
Schluckakt
Schmerzen
Schulterregion
Schwangerschaftskomplikationen
Sensibilität
Sprache
Stoffwechsel
Thorax
Tumoren
Verletzungen
Wasserhaushalt
Weichteile
Wirbelsäule

Teil 1

Diagnostischer Symptomenindex

Abdomen

Abdominalkoliken

Doss-Porphyrie
(+ δ-Aminolävulinsäure im Urin + Koproporphyrin I im Urin, vermehrtes + Neuropathien)
Ductus-cysticus-Syndrom
(+ Abdominalschmerzen + Gallenblase, Entleerung, verzögerte)

Abdominalschmerzen

Addison-Krankheit
(+ ACTH-Sekretion, gesteigerte + Adynamie + Aldosteronmangel + Appetitlosigkeit + Cortisolmangel + Diarrhö + Erbrechen + Hyperkaliämie + Hyperpigmentierung, bräunliche + Hypoglykämie + Hyponatriämie + Hypotonie + Kreislaufdysregulation, orthostatische + Nebennierenrindeninsuffizienz + Niereninsuffizienz + Übelkeit)
Allen-Masters-Syndrom
(+ Beckenraum, Schmerzen + Douglas-Exsudat + Gynäkotropie + Zervix, abnorm bewegliche)
Angina abdominalis
(+ Gefäßstenosen + Gefäßverschlüsse + Gewichtsabnahme + Malabsorption + Übelkeit)
Aorten-Obliterations-Syndrom, mittleres
(+ Claudicatio intermittens + Gefäßgeräusche + Gefäßverschlüsse + Gynäkotropie + Hypertonie + Kopfschmerz + Nasenbluten + Ohrgeräusche + Pulse, fehlende)
Bouveret-Syndrom
(+ Aerobilie + Erbrechen + Magenektasie + Retentionsmagen)
Budd-Chiari-Syndrom
(+ Aszites + Block, posthepatischer + Hepatomegalie + Hypertonie, portale + Ikterus + Splenomegalie)
Caroli-Krankheit
(+ Blutungen, gastrointestinale + Cholangitiden + Choledochuszyste + Cholelithiasis + Fieber + Gallenwegserweiterung + Hepatomegalie + Hypertonie, portale + Ösophagusvarizen + Phosphatase, alkalische, erhöhte + Transaminasenerhöhung)
Chilaiditi-Anomalie
(+ Erbrechen + Flatulenz + Kolonverlagerung, subphrenische)
Cholestase, familiäre, benigne rekurrierende
(+ Appetitlosigkeit + Bilirubin, erhöhtes + Cholestase + Gallensäuren, erhöhte + Gewichtsabnahme + Ikterus + Phosphatase, alkalische, erhöhte)
Cholesterinester-Speicherkrankheit
(+ Hepatomegalie + Hyperlipidämie + Splenomegalie)
Courvoisier-Zeichen
(+ Bilirubinurie + Choledochusobstruktion + Cholestase + Gallenblasenhydrops + Gallenwegserweiterung + Ikterus + Rückenschmerzen)
Ductus-cysticus-Syndrom
(+ Abdominalkoliken + Gallenblase, Entleerung, verzögerte)
Fabry-Krankheit
(+ Angiokeratome + Cornea verticillata + Extremitäten, Schmerzen + Hautveränderungen + Hornhauttrübung + Niereninsuffizienz)
Gitelman-Syndrom
(+ Alkalose, metabolische + Erbrechen + Fieber + Hyperkaliurie + Hypokaliämie + Hypokalziurie + Hypomagnesiämie + Muskelschwäche + Tetanien)
Hämoglobinurie, paroxysmale nächtliche
(+ Anämie + Anämie, hämolytische + Blutungsneigung + Hämoglobinurie + Hämolyse + Hämosiderinurie + Ikterus + Infektanfälligkeit + Thrombosen, arterielle oder venöse)
Ilioinguinalis-Symptomatik
(+ Unterbauch, Dysästhesien)
Karzinoid-Syndrom
(+ Asthma bronchiale + Diarrhö + Endocarditis fibroplastica + Flush + Herzfehler + Tachykardie + Teleangiektasien)
3-Ketothiolase-Defekt
(+ 2-Methyl-3-Hydroxybuttersäure im Urin + 2-Methylacetoacetat im Urin + 2-Methylglutaconsäure im Urin + Azidose, metabolische + Erbrechen + Glycin, erhöhtes, im Plasma + Tiglylglycin im Urin + zerebrale Anfälle)
Ligamentum-arcuatum-medianum-Syndrom
(+ Malabsorption + Meteorismus + Truncus coeliacus, Stenose + Übelkeit)
Mesenterialarterien-Anzapf-Syndrom
(+ Belastungsschmerz)
Mesenterialarterien-Syndrom, oberes
(+ Erbrechen + Ileus + Völlegefühl)
Mirizzi-Syndrom
(+ Bilirubin, erhöhtes + Bilirubinurie + Cholangitiden + Cholelithiasis + Cholestase + Gallenkoliken + Gallenwegserweiterung + Hepatomegalie + Ikterus + Phosphatase, alkalische, erhöhte + Transaminasenerhöhung)
Mittelmeerfieber, familiäres
(+ Amyloidnachweis + Arthralgien + Arthritiden + Brustschmerzen + Fieber + Pleuritiden)
Morbus Crohn
(+ Arthralgien + Diarrhö + Erythema nodosum + Fistelbildungen, anale + Fistelbildungen, entero-enterale + Gewichtsabnahme + Ileitis + Iritis + Kolitis + Uveitis)
Musculus-rectus-abdominis-Symptomatik
(+ Creatinkinase, erhöhte + Rhabdomyolyse)
Muskeldystrophie, okulo-gastrointestinale
(+ Diarrhö + Erbrechen + Ophthalmoplegie + Ptosis + Übelkeit + Völlegefühl)
Myopathie, viszerale
(+ Diarrhö + Erbrechen + Gewichtsabnahme + Meteorismus + Untergewicht)
Osteitis condensans ilii
(+ Gynäkotropie + Os ilium, trianguläre Hyperostose + Schmerzen im Lumbalbereich)
Panarteriitis nodosa
(+ apoplektischer Insult + Arthralgien + Blutungen, gastrointestinale + Darminfarzierung + Darmperforation + Erbrechen + Fieber + Gewichtsabnahme + HbsAG-positiv + Herzversagen, kongestives + Hypertonie + Knoten + Livedo racemosa + Myalgien + Myokardinfarkt + Neuropathien + Perikarditis + Persönlichkeitsveränderungen + Übelkeit)
Polypose des Kolons, familiäre
(+ Anämie, Eisenmangel + Diarrhö + Polyposis coli)
Postcholezystektomie-Folgen
(+ Cholestase + Diarrhö + Ikterus + Obstipation + Völlegefühl)
Pseudoobstruktion, intestinale
(+ Ataxie + Basalganglienanomalien + Dysarthrie + Erbrechen + Ileus + Megazystis + Obstipation + Ophthalmoplegie + Ptosis)
Purpura, autoerythrozytische
(+ Ekchymosen + Erytheme + Gynäkotropie + Hautbrennen + psychische Störungen + Purpura + Schmerzen an den betroffenen Hautstellen)
Purpura Schoenlein-Henoch
(+ Arthritiden + Erbrechen + Hautgefäße, IgA-Ablagerungen + Melaena + Nephritis + Purpura)
Quincke-Ödem
(+ C1-Esterase-Inhibitor (INH), verminderter Serumspiegel + Epiglottisödem, akutes + Hypoxämie + Larynxödem + Lidödem + Lippenödem + Ödem, allergisches + Ödeme, allg.)
Sichelzellanämie, homozygote
(+ Anämie, hämolytische + Autosplenektomie + Gefäßverschlüsse + Ikterus + Knochenschmerzen + Schmerzkrisen + Sichelzellenanämie)
Syndrom der abführenden Schlinge
(+ Erbrechen)
Syndrom der zuführenden Schlinge
(+ Erbrechen + Galleerbrechen + Völlegefühl)
Zieve-Syndrom
(+ Fettleber + Fieber + Hämolyse + Hepatomegalie + Hyperlipidämie + Ikterus + Pankreatitis + Übelkeit)

Abdomen

Aszites

Budd-Chiari-Syndrom
(+ Abdominalschmerzen + Block, posthepatischer + Hepatomegalie + Hypertonie, portale + Ikterus + Splenomegalie)
Enterokinasemangel, kongenitaler
(+ Chymotrypsinmangel + Diarrhö + Enteropathie, eiweißverlierende + Gedeihstörungen + Hypoproteinämie + Kwashiorkor + Ödeme, allg. + Trypsinmangel)
Galaktosämie II
(+ Diarrhö + Erbrechen + Ernährungsstörungen + Galaktosämie + Glucosurie + Hepatomegalie + Katarakt + Neugeborenenikterus + Trinkschwierigkeiten)
hepato-renales Syndrom
(+ Anurie + Cholestase, intrahepatische + Enzephalopathie + Hyponatriämie + Ikterus + Leberfunktionsstörung + Niereninsuffizienz)
Meigs-Syndrom
(+ Brennertumoren + Hydrothorax + Krukenbergtumoren + Ovarialkarzinome + Ovarialtumoren + Thekazelltumoren)
POEMS-Komplex
(+ Amenorrhö + Dysglobulinämie + Endokrinopathie + Fieber + Gammopathien + Gynäkomastie + Hautveränderungen + Hautverdickung + Hautverhärtungen + Hepatomegalie + Hyperhidrose + Hyperpigmentierung + Hypertrichose + Hypothyreose + Leukonychie + Lymphknotenschwellung + M-Gradient + Muskelschwäche + Myelom + Neuropathien + Ödeme, periphere + Osteolysen + Osteosklerose + Papillenödem + Plasmozytom + Pleuraerguß + Potenzstörungen + Sklerose + Splenomegalie + Trommelschlegelfinger)
veno-occlusive disease (e)
(+ Hepatomegalie + Hypertonie, portale + Leberzirrhose)

aufgetriebenes Abdomen

Small-left-colon-Syndrom
(+ Erbrechen + Kolon, enggestelltes + Mekoniumabgang, fehlender)

Bauchorgane, Lageanomalien

Ivemark-Symptomenkomplex
(+ Androtropie + Harnwegsanomalien + Heinz-Innenkörperchen + Herzfehler + Howell-Jolly-Körperchen + Lungenlappen, symmetrische + Malrotation + Mesenterium commune + Milzagenesie + Nonrotation + ZNS-Fehlbildungen)
Kartagener-Syndrom
(+ Bronchiektasen + Insuffizienz, pluriglanduläre + Sinusitis, chronische, mit Polyposis nasi + Thoraxdeformität + Zilien, Strukturanomalien)
Polysplenie-Syndrom
(+ Extremitätenfehlbildungen + Genitalfehlbildungen + Harnwegsanomalien + Herzfehler + Lungenlappen, symmetrische + Polysplenie + ZNS-Fehlbildungen)
Syndrom der immotilen Zilien
(+ Bronchiektasen + Sinusitis, chronische, mit Polyposis nasi + Thoraxdeformität + Zilien, Strukturanomalien)

Bauchwanddefekt

ADAM-Komplex
(+ Amputationen, kongenitale + Extremitätenfehlbildungen + Gesichtsspalten + Harnblasenekstrophie + Oligodaktylie + Omphalozele + Schädeldefekte + Schnürfurchen, ringförmige + Syndaktylien + Thoraxspalte)
Cantrell-Sequenz
(+ Herzfehler + Perikarddefekt, partieller + Sternumanomalien + Zwerchfelldefekt)
McDonough-Syndrom
(+ geistige Behinderung + Gesichtsdysmorphien + Herzfehler + Kryptorchismus + Kyphoskoliose + Minderwuchs + Nase, große + Ohrmuschelanomalien)
Mittelbauchraphe, supraumbilikale, Sternalspalte und vaskuläre Dysplasie-Assoziation
(+ Hämangiome + Sternumanomalien)

Bauchwandmuskulatur, Hypo- oder Aplasie

Gillin-Pryse//Davis-Syndrom
(+ Beugekontrakturen der Extremitäten + Genitalfehlbildungen + Gesichtsdysmorphien + Hydrops fetalis + Magen-Darm-Atresien + Malrotation + Nackenödem + Oberlippe, zeltförmige)
Prune-belly-Sequenz
(+ Hydronephrose + Kryptorchismus + Meatusstenose + Megaureteren + Megazystis + Nierendysplasie + Reflux, vesiko-uretero-renaler + Urethra, proximale Erweiterung)

Douglas-Exsudat

Allen-Masters-Syndrom
(+ Abdominalschmerzen + Beckenraum, Schmerzen + Gynäkotropie + Zervix, abnorm bewegliche)

Gefäßzeichnung, vermehrte abdominelle

Nephrose, kongenitale
(+ Dystrophie, allgemeine + Fontanellen, weite + Frühgeburt + Hackenfuß + Hypalbuminämie + Hyperlipidämie + Nabelhernie + Plazentomegalie + Proteinurie)

Hernien

Mucolipidose II
(+ Dysostosen + Entwicklungsrückstand, statomotorischer + Geburtsgewicht, niedriges + Gelenkkontrakturen + Gesichtsdysmorphien + Hautverdickung + Hepatomegalie + Infekte des Respirationstrakts + Minderwuchs + Splenomegalie + vakuolisierte Zellen)
Stiff-baby
(+ Apnoezustände + Entwicklungsrückstand, motorischer + Fallneigung + Muskelhypertonie)

Hiatushernie

Galloway-Syndrom
(+ Entwicklungsrückstand, motorischer und geistiger + Erbrechen + Hämaturie + Kraniostenose + Mikrozephalie + Muskelhypotonie + Nephrose + Optikusatrophie + Proteinurie + Stirn, fliehende + zerebrale Anfälle)
gastro-kutaner Komplex
(+ Café-au-lait-Flecken + Hypertelorismus + Lentigines + Myopie + Ulzera, peptische)
Roviralta-Syndrom
(+ Anämie + Erbrechen + Pylorusstenose)
Sandifer-Syndrom
(+ Erregbarkeit, erhöhte + Reflux, gastro-ösophagealer + Torsionsbewegungen)

Inguinalhernien

Aarskog-Syndrom
(+ Brachyphalangie + Hypertelorismus + Kryptorchismus + Minderwuchs + Nase, kurze, breite + Ptosis + Schalskrotum + Schwimmhautbildung)
Arthrogrypose, X-gebundene, Typ II
(+ Gelenkkontrakturen + Kryptorchismus + Ptosis)

Abdomen

Feminisierung, testikuläre komplette
(+ Amenorrhö + Phänotyp, komplett weiblicher + Pseudohermaphroditismus masculinus + Sekundärbehaarung, mangelnde oder fehlende + Vaginalatresie)
kardio-fazio-kutanes Syndrom
(+ EEG, pathologisches + Ekzeme + Entwicklungsrückstand, motorischer und geistiger + Exophthalmus + Gesichtsdysmorphien + Haar, gekräuseltes + Herzfehler + Hydrozephalus + Hyperkeratose, follikuläre + Hypertelorismus + Ichthyose + Kopfbehaarung, spärliche + Lidachsenstellung, antimongoloide + Makrozephalie + Minderwuchs + Nystagmus + Pulmonalstenose + Splenomegalie + Stirn, hohe + Strabismus + Ventrikelseptumdefekt + Vorhofseptumdefekt)
Ovidukt, persistierender
(+ Kryptorchismus + Pseudohermaphroditismus masculinus)

Mesenterium commune

Chromosom 13q⁻ Syndrom
(+ Analatresie + Balkenmangel + Daumenaplasie + geistige Behinderung + Genitalfehlbildungen + Gesichtsdysmorphien + Herzfehler + Hirnfehlbildungen + Hypospadie + Iriskolobom + Mikrophthalmie + Mikrozephalie + Minderwuchs + Minderwuchs, pränataler + Netzhaut, Retinoblastom + Nierenanomalien + Stirn, fliehende + Syndaktylien + Synostosen + zerebrale Anfälle)
Ivemark-Symptomenkomplex
(+ Androtropie + Bauchorgane, Lageanomalien + Harnwegsanomalien + Heinz-Innenkörperchen + Herzfehler + Howell-Jolly-Körperchen + Lungenlappung, symmetrische + Malrotation + Milzagenesie + Nonrotation + ZNS-Fehlbildungen)

Meteorismus

Chlorid-Diarrhö, kongenitale
(+ Alkalose, metabolische + Diarrhö + Exsikkose + Gedeihstörungen + Hydramnion + Hypochlorämie + Hypokaliämie + Hyponatriämie + Neugeborenenikterus)
Ligamentum-arcuatum-medianum-Syndrom
(+ Abdominalschmerzen + Malabsorption + Truncus coeliacus, Stenose + Übelkeit)
Morbus Hirschsprung
(+ Darmobstruktion, neonatale + Darmperforation + Diarrhö + Gedeihstörungen + Kotstau + Megakolon + Obstipation)
Myopathie, viszerale
(+ Abdominalschmerzen + Diarrhö + Erbrechen + Gewichtsabnahme + Untergewicht)
Oxalurie, intestinale
(+ Diarrhö + Dyspepsie + Fettmalabsorption + Nephrokalzinose + Nephrolithiasis + Nierenkoliken)
Roemheld-Symptomenkomplex
(+ Herzrhythmusstörungen + pektanginöse Beschwerden)
Whipple-Krankheit
(+ Arthralgien + Diarrhö + Eiweißmangelödeme + Gewichtsabnahme + Lymphknotenschwellung + Polyserositis + Steatorrhö + Vitamin-Mangel)
Wolman-Krankheit
(+ Diarrhö + Eigenreflexe, gesteigerte + Erbrechen + Exantheme + Fieber + Hepatomegalie + Ikterus + Leberzellen, Cholesterinspeicherung + Lymphozyten, vakuolisierte + Opisthotonus + Osteoporose + Schaumzellen + Splenomegalie + Untergewicht + Verkalkungen, punktförmige, der vergrößerten Nebennieren)

Nabelarterienagenesie

VATER-Assoziation
(+ Analatresie + Fistel, ösophagotracheale + Nierenagenesie + Nierenanomalien + Ösophagusatresie + Polydaktylie + Radiusaplasie + Radiusdysplasie + Ventrikelseptumdefekt + Wirbelanomalien)

Nabelhernie

Nephrose, kongenitale
(+ Dystrophie, allgemeine + Fontanellen, weite + Frühgeburt + Gefäßzeichnung, vermehrte abdominelle + Hackenfuß + Hypalbuminämie + Hyperlipidämie + Plazentomegalie + Proteinurie)
Simpson-Golabi-Behmel-Syndrom
(+ Alveolarkerben + Gesicht, plumpes + Gesichtszüge, grobe + Hepatomegalie + Herzfehler + Hexadaktylie + Hochwuchs + Hypodontie + Makroglossie + Makrosomie, fetale + Omphalozele + Splenomegalie + Unterlippenkerbe)
Wiedemann-Beckwith-Syndrom
(+ Gesichtsdysmorphien + Hemihypertrophie + Hochwuchs + Hypoglykämie + innere Organe, Organomegalie + Kerbenohren + Makroglossie + Makrosomie, fetale + Malignome + Mittelgesichtshypoplasie oder -dysplasie + Omphalozele)

Omphalozele

ADAM-Komplex
(+ Amputationen, kongenitale + Bauchwanddefekt + Extremitätenfehlbildungen + Gesichtsspalten + Harnblasenekstrophie + Oligodaktylie + Schädeldefekte + Schnürfurchen, ringförmige + Syndaktylien + Thoraxspalte)
Mittellinien-Entwicklungsfeld-Komplex
(+ kaudale Dysplasie + Meningomyelozele + Mittellinie, Fehlbildungen + Sirenomelie)
OEIS-Komplex
(+ Analstenose + Anomalien, anorektale + Genitalfehlbildungen + Harnwegsanomalien + Reduktionsanomalien der Beine)
Shprintzen-Syndrom I
(+ Gesichtsdysmorphien + Larynxhypoplasie + Lernfähigkeitsstörungen + Nasenwurzel, breite, flache + Pharynxhypoplasie)
Simpson-Golabi-Behmel-Syndrom
(+ Alveolarkerben + Gesicht, plumpes + Gesichtszüge, grobe + Hepatomegalie + Herzfehler + Hexadaktylie + Hochwuchs + Hypodontie + Makroglossie + Makrosomie, fetale + Nabelhernie + Splenomegalie + Unterlippenkerbe)
Wiedemann-Beckwith-Syndrom
(+ Gesichtsdysmorphien + Hemihypertrophie + Hochwuchs + Hypoglykämie + innere Organe, Organomegalie + Kerbenohren + Makroglossie + Makrosomie, fetale + Malignome + Mittelgesichtshypoplasie oder -dysplasie + Nabelhernie)

Peritonitis

Anzapf-Syndrom, viszerales
(+ Erbrechen + Ileus + Leberversagen + Mesenterialstenosen)
Inspissated-milk-Syndrom
(+ Androtropie + Darmperforation + Ileus + Ileus des Früh- und Neugeborenen)

viszerale Organe, Ruptur

Ehlers-Danlos-Syndrom
(+ Aneurysmen + Arterien, große und mittlere, Ruptur + Blutungsrisiko intra partum + Bulbi, abnorm große + Bulbusruptur + Cutis hyperelastica + Ekchymosen + Gelenkbeweglichkeit, abnorme + Hämatome + Haut, dünne + Haut- und Schleimhautblutungen + Keloidbildung + Klumpfuß + Lippen, schmale + Muskelhypotonie + Narben, hypertrophe + Narbenbildung + Nase, zierliche + Uterusruptur während der Geburt + Wundheilungsstörungen)

Zwerchfelldefekt

Cantrell-Sequenz
(+ Bauchwanddefekt + Herzfehler + Perikarddefekt, partieller + Sternumanomalien)

Abdomen

Fryns-Syndrom
(+ Fingerhypoplasien + Gesichtsdysmorphien + Hornhauttrübung + Zehenhypoplasien)
Hedblom-Diaphragmatitis
(+ Inspirationsschmerz)
Nieren, polyzystische (infantile Form)
(+ Hypertonie + Hypertonie, portale + kleinzystische Veränderungen, diffuse, der Niere + Leberfibrose + Nieren, vergrößerte, meist tastbare + Ösophagusvarizen)
Pterygium-Syndrom, progredientes, multiples
(+ Gelenkkontrakturen + Gesicht, dreieckiges + Gesichtsdysmorphien + Minderwuchs + Pterygien)

Arme

Armasymmetrien

Poland-Symptomenkomplex
(+ Brachysyndaktylie + Musculus pectoralis, Hypo- bis Aplasie + Syndaktylien)
TAR-Syndrom
(+ Corpus-callosum-Agenesie + Eosinophilie + Fingerhypoplasien + Humerusagenesie + Humerusdysplasie + Karpalhypoplasien + Kleinhirnwurm, Aplasie oder Hypoplasie + Kuhmilchallergie + leukämoide Reaktionen + Radialdeviation der Hand + Radiusaplasie + Thrombozytopenie + Ulna, verkürzte + Ulnaagenesie + Ulnafehlbildung)

Arme, kurze

Dysostose, akrofaziale, Typ Rodriguez
(+ mandibulo-faziale Dysostose + Oberarmverkürzung + Phokomelie + Strahldefekte + Syndaktylien)
Tabatznik-Syndrom
(+ Daumenendglieder, kurze + Herzrhythmusstörungen + Musculus deltoideus, Hypoplasie)

Armödem, chronisches

Stewart-Treves-Angiosarkom
(+ Angiosarkom + Knoten, (sub)kutane, derbe livide, rasch wachsende + Lymphödem)

Armschwäche

Kostoklavikular-Symptomatik
(+ Fingerschwellungen, chronische + Neuralgien im Handbereich + Parästhesien im Handbereich)

Brachialgien

Gorham-Osteolyse
(+ Osteolysen + Schmerzen der Beine)
Halsrippen-Symptomatik
(+ Durchblutungsstörungen der Hände + Halsrippe + Handbinnenmuskulatur, Paresen + Sensibilitätsstörungen)
Hyperabduktions-Symptomatik des Arms
(+ Gefäßkompression + Oberarmbereich, Schmerzen + Parästhesien + Raynaud-Phänomen)
Skalenus-Symptomatik
(+ Handbinnenmuskulatur, Atrophie und Paresen + Handkante, Parästhesien und Hypästhesie + Raynaud-Phänomen + Unterarmkante, ulnare, Parästhesien)
thoracic outlet syndrom
(+ Durchblutungsstörungen + Handmuskulatur, Paresen und Atrophien)
Tietze-Syndrom
(+ Schwellung, parasternale schmerzhafte)

Capitulum humeri, Druckschmerz

Osteochondrose, aseptische, Typ Panner
(+ Ellenbogengelenk, Bewegung, eingeschränkte)

Cubitus valgus

Gordan-Overstreet-Syndrom
(+ Amenorrhö + Aortenstenose + Epikanthus + Gesichtsdysmorphien + Gonadendysgenesie + Halspterygium + Mimik, verminderte + Minderwuchs + Nävi + Nierenanomalien + Ohren, abstehende + Ptosis + Virilisierung, inkomplette)

Arme

Noonan-Syndrom
(+ Gesichtsdysmorphien + Haargrenze, tiefe + Halspterygium + Herzfehler + Lidachsenstellung, antimongoloide + Minderwuchs + Naevi + Ptosis)
Turner-Syndrom
(+ Amenorrhö + Aortenstenose + Epikanthus + Gesichtsdysmorphien + Gonadendysgenesie + Halspterygium + Mimik, verminderte + Minderwuchs + Nävi + Nierenanomalien + Ohren, abstehende + Ptosis)
Watson-Syndrom
(+ Café-au-lait-Flecken + Gesichtsdysmorphien + Haargrenze, tiefe + Halspterygium + Herzfehler + Lidachsenstellung, antimongoloide + Minderwuchs + Nävi + Neurofibrome + Ptosis)

Ellenbogen, Anlagestörung

Dysostose, humero-spinale
(+ Herzfehler + Humerusdysplasie + Minderwuchs + Oberarmverkürzung + Wirbelkörperspalten)
Liebenberg-Syndrom
(+ Endphalangen, Hypoplasie + Handwurzelknochen, Synostosen + Nägel, kleine + Radialdeviation der Hand)

Ellenbogendysplasie

ophthalmo-mandibulo-mele Dysplasie (Pillay-Orth)
(+ Fibulaverkürzung + Hornhauttrübung + Kiefergelenk, Ankylose + Progenie + Radius, verkürzter + Syndaktylien + Ulna, verkürzte)
Osteoonychodysplasie
(+ Beckenhörner + Nephropathie + Onychodysplasie + Onychodystrophie + Onychohypoplasie + Patellaaplasie + Patellahypoplasie + Proteinurie + Pterygien + Radiusluxation + Riffelung der Nägel)

Ellenbogengelenk, Ankylose

Oligodaktylie-Syndrom (Grebe-Weyers)
(+ Lippen-Kiefer-Gaumen-Spalte + Nierenanomalien + Oligodaktylie)

Ellenbogengelenk, Bewegung, eingeschränkte

Arthrogrypose, distale, Typ II D
(+ Fingerkontrakturen + Kniegelenke, Streckung, eingeschränkte + Skoliose + Wirbelanomalien)
Osteochondrose, aseptische, Typ Hegemann
(+ Ellenbogengelenk, Schmerzen + Ellenbogengelenk, Schwellung)
Osteochondrose, aseptische, Typ Panner
(+ Capitulum humeri, Druckschmerz)

Ellenbogengelenk, Kontrakturen

Amyoplasie
(+ Gelenkkontrakturen + Handgelenk nach hinten außen rotiert + Schultergelenk, Innenrotation)
COFS-Syndrom
(+ Anophthalmie + Blepharophimose + Gesichtsdysmorphien + Hirnfehlbildungen + Kamptodaktylie + Katarakt + Kniegelenke, Kontrakturen + Mikrophthalmie + Mikrozephalie)
COVESDEM-Syndrom
(+ Faßthorax + Gesichtsdysmorphien + Hypertelorismus + Lordose + Makrozephalie + Mikrozephalie + Minderwuchs + Nase, kurze + Skoliose + Verkürzung der Unterarme + Wirbelkörper, Segmentationsstörungen)
Extremitäten-Becken-Hypoplasie-/Aplasie-Syndrom
(+ Femuraplasie + Femurhypoplasie + Fibulaaplasie + Fibulahypoplasie + Gesichtsdysmorphien + Nase, breite, flache + Ulnaagenesie + Ulnahypoplasie)
German-Syndrom
(+ Dolichozephalus + Entwicklungsrückstand, motorischer und geistiger + Fußdeformitäten + Kamptodaktylie + Karpfenmund + Kniegelenke, Kontrakturen + Lymphödem + Zunge, schmale)
Guadalajara-Kamptodaktylie-Syndrom Typ II
(+ Gesichtsdysmorphien + Kamptodaktylie + Kniegelenke, Kontrakturen + Mikrozephalie + Ptosis + Skoliose)
Mietens-Syndrom
(+ geistige Behinderung + Kniegelenke, Kontrakturen + Minderwuchs + Minderwuchs, pränataler + Nase, schmale + Verkürzung der Unterarme)
Muskeldystrophie Typ Emery-Dreifuss
(+ Flexionsbehinderung der Wirbelsäule + Oberarme, Schwäche + Unterschenkelmuskulatur, Schwäche)

Ellenbogengelenk, Schmerzen

Osteochondrose, aseptische, Typ Hegemann
(+ Ellenbogengelenk, Bewegung, eingeschränkte + Ellenbogengelenk, Schwellung)

Ellenbogengelenk, Schwellung

Osteochondrose, aseptische, Typ Hegemann
(+ Ellenbogengelenk, Bewegung, eingeschränkte + Ellenbogengelenk, Schmerzen)

Epicondylitis humeri lateralis

Supinatortunnel-Symptomatik
(+ Finger, Streckschwäche + Oberarm, Druckschmerzen unterhalb des Epicondylus lateralis)

humero-radiale Synostose

Akrozephalosynankie
(+ Gesichtsdysmorphien + Kraniosynostose + Mittelohranomalien)
Antley-Bixler-Syndrom
(+ Gesichtsdysmorphien + Kamptodaktylie + Kamptomelie + Kraniosynostose + Synostosen)
Femur-Fibula-Ulna-Komplex
(+ Femurhypoplasie + Fibulaaplasie + Fibulahypoplasie + Oligodaktylie + Peromelien)
Syndrom der multiplen Synostosen
(+ Finger, Brachydaktylie + Schwerhörigkeit + Syndaktylien + Synostosen)

Humerusagenesie

TAR-Syndrom
(+ Armasymmetrien + Corpus-callosum-Agenesie + Eosinophilie + Fingerhypoplasien + Humerusdysplasie + Karpalhypoplasien + Kleinhirnwurm, Aplasie oder Hypoplasie + Kuhmilchallergie + leukämoide Reaktionen + Radialdeviation der Hand + Radiusaplasie + Thrombozytopenie + Ulna, verkürzte + Ulnaagenesie + Ulnafehlbildung)

Humerusdysplasie

Dysostose, humero-spinale
(+ Ellenbogen, Anlagestörung + Herzfehler + Minderwuchs + Oberarmverkürzung + Wirbelkörperspalten)
TAR-Syndrom
(+ Armasymmetrien + Corpus-callosum-Agenesie + Eosinophilie +

Arme

Fingerhypoplasien + Humerusagenesie + Karpalhypoplasien + Kleinhirnwurm, Aplasie oder Hypoplasie + Kuhmilchallergie + leukämoide Reaktionen + Radialdeviation der Hand + Radiusaplasie + Thrombozytopenie + Ulna, verkürzte + Ulnaagenesie + Ulnafehlbildung)

Humerusepiphysen, kalkspritzerartige Verdichtungen

Chondrodysplasia punctata, autosomal-rezessive Form
(+ Femurepiphysen, kalkspritzerartige Verdichtungen + Hautveränderungen + Katarakt + Minderwuchs)
Chondrodysplasia punctata, Tibia-Metacarpus-Typ
(+ Femurepiphysen, kalkspritzerartige Verdichtungen + Metacarpalia, Anomalien + Minderwuchs + Mittelgesichtshypoplasie oder -dysplasie + Tibia, verkürzte + Wirbelkörperspalten)

Humerus-Ulna, Fusion

Pterygium-Syndrom, antekubitales
(+ Gaumenspalte + Gesichtsdysmorphien + Metacarpalia, Anomalien + Ohranomalien + Pterygien)
Pterygium-Syndrom, letales multiples, Typ II
(+ Extremitäten, kurze breite + Hypertelorismus + Lungenhypoplasie + Nackenödem + Pterygien + Synostose, radio-ulnare)

Ischämieschmerz bei Armarbeit

Vertebralis-Anzapf-Syndrom
(+ Bewußtseinsstörungen + Blutdruckdifferenzen + Radialispuls, fehlender + Schwindel + Übelkeit)

Längenasymmetrie, isolierte, der Arme

Silver-Russell-Syndrom
(+ Fontanellenschluß, verzögerter + Gesichtsasymmetrie + Hirnschädel, hydrozephaloid wirkender + Längen- und Gewichtsreduktion + Längenasymmetrie, isolierte, der Beine + Längenasymmetrie, isolierte, des Rumpfes + Minderwuchs + Minderwuchs, pränataler + Pseudohydrozephalus)

Madelung-Deformität

Dyschondrosteosis Léri-Weill
(+ Bajonettstellung der Hände + Minderwuchs + Radius, verkürzter + Verkrümmung der Unterarme)

Mesomelie der Arme

Osebold-Remondini-Syndrom
(+ Brachyphalangie + Mesomelie der Beine + Minderwuchs + Synostosen)

Mesomelie der Unterarme

Cenani-Lenz-Syndaktylie
(+ Fingerhypoplasien + Syndaktylien)

Muskelsteifigkeit der Unterarme

Lundbaek-Symptomatik
(+ Diabetes mellitus + Handarterien, Sklerose + Handbinnenmuskulatur, Atrophie + Handkontrakturen + Handsteife + Myalgien + Parästhesien + Unterarmkontrakturen)

Oberarmbereich, Schmerzen

Hyperabduktions-Symptomatik des Arms
(+ Brachialgien + Gefäßkompression + Parästhesien + Raynaud-Phänomen)
Parsonage-Turner-Symptomatik
(+ Androtropie + Armmuskulatur, proximale, Atrophien + Armparesen + Schultergürtelbereich, Schmerzen)

Oberarm, Druckschmerzen unterhalb des Epicondylus lateralis

Supinatortunnel-Symptomatik
(+ Epicondylitis humeri lateralis + Finger, Streckschwäche)

Oberarme, Schwäche

Muskeldystrophie Typ Emery-Dreifuss
(+ Ellenbogengelenk, Kontrakturen + Flexionsbehinderung der Wirbelsäule + Unterschenkelmuskulatur, Schwäche)

Oberarmverkürzung

Atelosteogenesis
(+ Femurverkürzung, distale + Femurverschmächtigung, distale + Minderwuchs + Minderwuchs, pränataler + Oberarmverschmächtigung)
Dysostose, akrofaziale, Typ Rodriguez
(+ Arme, kurze + mandibulo-faziale Dysostose + Phokomelie + Strahldefekte + Syndaktylien)
Dysostose, humero-spinale
(+ Ellenbogen, Anlagestörung + Herzfehler + Humerusdysplasie + Minderwuchs + Wirbelkörperspalten)
Femurhypoplasie-Gesichtsdysmorphie-Syndrom
(+ Alaknorpel, Hypoplasie + Azetabulumhypoplasie + Beckendysplasie + Femuraplasie + Femurhypoplasie + Gaumenspalte + Gesichtsdysmorphien + Lidachsenstellung, mongoloide + Mikrogenie + Minderwuchs + Mund, kleiner + Nase, kurze + Nasenspitze, plumpe + Oberlippe, schmale + Philtrum, langes + Rippenanteile, hintere, Verschmälerung + Wirbelanomalien)
Omodysplasie
(+ Gesichtsdysmorphien + Minderwuchs + Minderwuchs, pränataler + Nase, kleine + Stirn, hohe + Stirn, vorgewölbte)

Oberarmverschmächtigung

Atelosteogenesis
(+ Femurverkürzung, distale + Femurverschmächtigung, distale + Minderwuchs + Minderwuchs, pränataler + Oberarmverkürzung)

radio-ulnare Synostose

Aase-Syndrom
(+ Anämie + Daumen, triphalangeale + Lidachsenstellung, antimongoloide + Lippen-Kiefer-Gaumen-Spalte + Minderwuchs + Minderwuchs, pränataler + Radius, verkürzter + Radiushypoplasie + Skelettanomalien + Thenarhypoplasie)
Nager-Syndrom
(+ Daumenaplasie + Daumenhypoplasie + Gesichtsdysmorphien + Mandibulahypoplasie + mandibulo-faziale Dysostose + Maxillahypoplasie + Radiushypoplasie)
Nievergelt-Syndrom
(+ Minderwuchs + Synostosen + Tibia, verkürzte, plumpe)
WT-Syndrom
(+ Anämie + Anämie, aregeneratorische + Daumenaplasie + Daumenhypoplasie + Kamptodaktylie + Klinodaktylie + Leukämie + Panmyelopathie + Panzytopenie)

Arme

Radiusaplasie

Acheiropodie
(+ Acheirie + Apodie + Fibulaaplasie + Reduktionsfehlbildungen der Extremitäten + Tibiahypoplasie + Ulnaaplasie)
Baller-Gerold-Syndrom
(+ Daumenhypoplasie + Kraniosynostose + Minderwuchs + Radiushypoplasie + Strahldefekte)
Diplocheirie und Diplopodie
(+ Daumenaplasie + Diplocheirie + Diplopodie + Fibula-Verdoppelung + Heptadaktylie + Tibiaaplasie + Ulna-Verdoppelung)
IVIC-Syndrom
(+ Karpalia, radiale, Defizienz + Radiushypoplasie + Schwerhörigkeit + Strabismus)
Roberts-Syndrom
(+ Daumenaplasie + Daumenhypoplasie + Gelenkkontrakturen + Klitorishypertrophie + Lippenspalte + Makropenis + Mikrozephalie + Minderwuchs + Nieren, dysplastische oder zystisch veränderte + Phokomelic + Radiushypoplasie + Strahldefekte)
TAR-Syndrom
(+ Armasymmetrien + Corpus-callosum-Agenesie + Eosinophilie + Fingerhypoplasien + Humerusagenesie + Humerusdysplasie + Karpalhypoplasien + Kleinhirnwurm, Aplasie oder Hypoplasie + Kuhmilchallergie + leukämoide Reaktionen + Radialdeviation der Hand + Thrombozytopenie + Ulna, verkürzte + Ulnaagenesie + Ulnafehlbildung)
Trisomie 18
(+ Fersen, prominente + Fingerkontrakturen + Geburtsgewicht, niedriges + Gesicht, dreieckiges + Gesichtsdysmorphien + Großzehen, zurückversetzte + Herzfehler + Hinterhaupt, prominentes + Hydramnion + Hypertonie + Klitorishypertrophie + Lidspaltenverengerung + Mikrozephalie + Mund-Kinnpartie, kleine + Nierenanomalien + Ösophagusatresie + Plexus-choreoideus-Zysten (Ultraschall) + Rippen, schmale)
VACTERL-Assoziation mit Hydrozephalus
(+ Analatresie + Enzephalozele + Fistel, ösophagotracheale + Genitalfehlbildungen + Herzfehler + Hirnfehlbildungen + Hydrozephalus + Malrotation + Nierenanomalien + Ösophagusatresie + Radiusdysplasie + Wirbelanomalien)
VATER-Assoziation
(+ Analatresie + Fistel, ösophagotracheale + Nabelarterienagenesie + Nierenagenesie + Nierenanomalien + Ösophagusatresie + Polydaktylie + Radiusdysplasie + Ventrikelseptumdefekt + Wirbelanomalien)

Radiusdysplasie

fazio-aurikulo-radiales Syndrom
(+ Daumenhypoplasie + Gelenkkontrakturen + Grübchen, präaurikuläre + Minderwuchs + Phokomelie + Wimpernhypoplasie)
mesomele Dysplasie Typ Campailla-Martinelli
(+ Brachyphalangie + Endphalangen, kurze + Fibulaverkürzung + Minderwuchs + Phalangen, distale, Verkürzung + Tibia, verkürzte + Ulna, verkürzte + Verkrümmung der Unterarme)
Trachealagenesie-Assoziation
(+ Anomalien, anorektale + Nierenaplasie + Trachealagenesie)
VACTERL-Assoziation mit Hydrozephalus
(+ Analatresie + Enzephalozele + Fistel, ösophagotracheale + Genitalfehlbildungen + Herzfehler + Hirnfehlbildungen + Hydrozephalus + Malrotation + Nierenanomalien + Ösophagusatresie + Radiusaplasie + Wirbelanomalien)
VATER-Assoziation
(+ Analatresie + Fistel, ösophagotracheale + Nabelarterienagenesie + Nierenagenesie + Nierenanomalien + Ösophagusatresie + Polydaktylie + Radiusaplasie + Ventrikelseptumdefekt + Wirbelanomalien)

Radiushypoplasie

Aase-Syndrom
(+ Anämie + Daumen, triphalangeale + Lidachsenstellung, antimongoloide + Lippen-Kiefer-Gaumen-Spalte + Minderwuchs + Minderwuchs, pränataler + radio-ulnare Synostose + Radius, verkürzter + Skelettanomalien + Thenarhypoplasie)
Baller-Gerold-Syndrom
(+ Daumenhypoplasie + Kraniosynostose + Minderwuchs + Radiusaplasie + Strahldefekte)
Fanconi-Anämie
(+ Daumenaplasie + Daumenhypoplasie + Hyperpigmentierung + Minderwuchs + Panmyelopathie)
IVIC-Syndrom
(+ Karpalia, radiale, Defizienz + Radiusaplasie + Schwerhörigkeit + Strabismus)
Juberg-Hayward-Syndrom
(+ Daumenhypoplasie + Epikanthus + Hypertelorismus + Lippen-Kiefer-Gaumen-Spalte + Mikrozephalie + Minderwuchs + Nasenwurzel, breite, flache + Syndaktylien + Zehe, 4., Klinodaktylie)
kardio-fazio-mele Dysplasie
(+ Brachymelie + Epikanthus + Fibulahypoplasie + Herzfehler + Hypertelorismus + Mikroretrognathie + Nackenhautmantel, weiter + Ohren, tief angesetzte + Ulnahypoplasie)
mesomeler Minderwuchs durch Tibia-Radius-Hypoplasie
(+ Minderwuchs + Tibiahypoplasie)
Nager-Syndrom
(+ Daumenaplasie + Daumenhypoplasie + Gesichtsdysmorphien + Mandibulahypoplasie + mandibulo-faziale Dysostose + Maxillahypoplasie + radio-ulnare Synostose)
Poikilodermie, kongenitale, Typus Rothmund-Thomson
(+ Akromikrie + Alopezie + Amenorrhö + Daumenhypoplasie + Erytheme, retikuläre + Gynäkotropie + Haar, weißes + Hodenhypoplasie + Hypotrichose + Infantilismus, genitaler + Katarakt + Menstruationsstörungen + Minderwuchs + Nagelanomalien + Poikilodermie + Sattelnase + Ulnahypoplasie + Zahnanomalien)
Poikilodermie, kongenitale, Typus Thomson
(+ Daumenhypoplasie + Depigmentierungen + Erytheme, retikuläre + Hautatrophie + Hyperpigmentierung, bräunliche + Hypertelorismus + Keratosis palmoplantaris + Papeln, lichenoide + Photosensibilität + Teleangiektasien + Ulnahypoplasie)
Radiushypoplasie-triphalangeale Daumen-Hypospadie-Diastema-Syndrom
(+ Daumen, fingerähnliche + Daumen, triphalangeale + Diastema + Hypospadie + Radialdeviation der Hand + Ulna, verkürzte + Verkürzung der Unterarme)
Roberts-Syndrom
(+ Daumenaplasie + Daumenhypoplasie + Gelenkkontrakturen + Klitorishypertrophie + Lippenspalte + Makropenis + Mikrozephalie + Minderwuchs + Nieren, dysplastische oder zystisch veränderte + Phokomelie + Radiusaplasie + Strahldefekte)
Rosselli-Gulienetti-Syndrom
(+ Alopezie + Anhidrose + Dysplasien, ektodermale + Hypertrichose + Lippen-Kiefer-Gaumen-Spalte + Oligo- oder Adontie + Schmelzdefekte + Spaltfüße + Spalthände + Syndaktylien)

Radiusköpfchendysplasie

Aurikulo-Osteodysplasie
(+ Minderwuchs + Ohrmuscheldysplasie)

Radiusköpfchensubluxation

Chassaignac-Luxation
(+ Unterarm, Pseudoparesen)

Arme

Radiusluxation

Osteo-onychodysplasie
(+ Beckenhörner + Ellenbogendysplasie + Nephropathie + Onychodysplasie + Onychodystrophie + Onychohypoplasie + Patellaaplasie + Patellahypoplasie + Proteinurie + Pterygien + Riffelung der Nägel)
Reinhardt-Pfeiffer-Syndrom
(+ Minderwuchs + Tibia, verkürzte + Ulna, verkürzte + Verkrümmung der Unterarme)

Radius, verkürzter

Aase-Syndrom
(+ Anämie + Daumen, triphalangeale + Lidachsenstellung, antimongoloide + Lippen-Kiefer-Gaumen-Spalte + Minderwuchs + Minderwuchs, pränataler + radio-ulnare Synostose + Radiushypoplasie + Skelettanomalien + Thenarhypoplasie)
Dyschondrosteosis Léri-Weill
(+ Bajonettstellung der Hände + Madelung-Deformität + Minderwuchs + Verkrümmung der Unterarme)
ophthalmo-mandibulo-mele Dysplasie (Pillay-Orth)
(+ Ellenbogendysplasie + Fibulaverkürzung + Hornhauttrübung + Kiefergelenk, Ankylose + Progenie + Syndaktylien + Ulna, verkürzte)

Reduktionsfehlbildungen der Arme

Holt-Oram-Syndrom
(+ Daumenaplasie + Daumenhypoplasie + Herzfehler + Reduktionsfehlbildungen der Schulter)
MURCS-Assoziation
(+ Amenorrhö + Harnwegsanomalien + Nierenanomalien + Rippenfehlbildungen + Sterilität + Vaginalatresie + Wirbelkörperdysplasie)

Schulter-Oberarm-Unterarm-Region, Schmerz und Spannungsgefühl

Armvenenthrombose Paget-von-Schroetter
(+ Androtropie + Kollaterale, venöse, über die Schulter- und Pektoralisregion + Lungenembolie + Schwellung und Zyanose der Schulterregion + Thrombophilie + Vena axillaris, Thrombose)

Synostose, radio-ulnare

Pterygium-Syndrom, letales multiples, Typ II
(+ Extremitäten, kurze breite + Humerus-Ulna, Fusion + Hypertelorismus + Lungenhypoplasie + Nackenödem + Pterygien)

Ulnaagenesie

Extremitäten-Becken-Hypoplasie-/Aplasie-Syndrom
(+ Ellenbogengelenk, Kontrakturen + Femuraplasie + Femurhypoplasie + Fibulaaplasie + Fibulahypoplasie + Gesichtsdysmorphien + Nase, breite, flache + Ulnahypoplasie)
TAR-Syndrom
(+ Armasymmetrien + Corpus-callosum-Agenesie + Eosinophilie + Fingerhypoplasien + Humerusagenesie + Humerusdysplasie + Karpalhypoplasien + Kleinhirnwurm, Aplasie oder Hypoplasie + Kuhmilchallergie + leukämoide Reaktionen + Radialdeviation der Hand + Radiusaplasie + Thrombozytopenie + Ulna, verkürzte + Ulnafehlbildung)

Ulnaaplasie

Acheiropodie
(+ Acheirie + Apodie + Fibulaaplasie + Radiusaplasie + Reduktionsfehlbildungen der Extremitäten + Tibiahypoplasie)

Ulnafehlbildung

TAR-Syndrom
(+ Armasymmetrien + Corpus-callosum-Agenesie + Eosinophilie + Fingerhypoplasien + Humerusagenesie + Humerusdysplasie + Karpalhypoplasien + Kleinhirnwurm, Aplasie oder Hypoplasie + Kuhmilchallergie + leukämoide Reaktionen + Radialdeviation der Hand + Radiusaplasie + Thrombozytopenie + Ulna, verkürzte + Ulnaagenesie)

Ulnahypoplasie

akromesomele Dysplasie Typ Hunter-Thompson
(+ Becken, schmales + Brachyphalangie + Fibulahypoplasie + Gelenkluxationen, multiple + Hände, kurze + Minderwuchs)
Ektrodaktylie-Tibiahypoplasie
(+ Femurhypoplasie + Spaltfüße + Spalthände + Tibiaaplasie + Tibiahypoplasie)
Extremitäten-Becken-Hypoplasie-/Aplasie-Syndrom
(+ Ellenbogengelenk, Kontrakturen + Femuraplasie + Femurhypoplasie + Fibulaaplasie + Fibulahypoplasie + Gesichtsdysmorphien + Nase, breite, flache + Ulnaagenesie)
kardio-fazio-mele Dysplasie
(+ Brachymelie + Epikanthus + Fibulahypoplasie + Herzfehler + Hypertelorismus + Mikroretrognathie + Nackenhautmantel, weiter + Ohren, tief angesetzte + Radiushypoplasie)
Poikilodermie, kongenitale, Typus Rothmund-Thomson
(+ Akromikrie + Alopezie + Amenorrhö + Daumenhypoplasie + Erytheme, retikuläre + Gynäkotropie + Haar, weißes + Hodenhypoplasie + Hypotrichose + Infantilismus, genitaler + Katarakt + Menstruationsstörungen + Minderwuchs + Nagelanomalien + Poikilodermie + Radiushypoplasie + Sattelnase + Zahnanomalien)
Poikilodermie, kongenitale, Typus Thomson
(+ Daumenhypoplasie + Depigmentierungen + Erytheme, retikuläre + Hautatrophie + Hyperpigmentierung, bräunliche + Hypertelorismus + Keratosis palmoplantaris + Papeln, lichenoide + Photosensibilität + Radiushypoplasie + Teleangiektasien)

Ulna-Verdoppelung

Diplocheirie und Diplopodie
(+ Daumenaplasie + Diplocheirie + Diplopodie + Fibula-Verdoppelung + Heptadaktylie + Radiusaplasie + Tibiaaplasie)

Ulna, verkürzte

Grebe-Syndrom
(+ Minderwuchs + Verkürzung der Unterschenkel)
mesomele Dysplasie Typ Campailla-Martinelli
(+ Brachyphalangie + Endphalangen, kurze + Fibulaverkürzung + Minderwuchs + Phalangen, distale, Verkürzung + Radiusdysplasie + Tibia, verkürzte + Verkrümmung der Unterarme)
mesomele Dysplasie Typ Langer
(+ Fibulaverkürzung + Mikrogenie + Minderwuchs + Minderwuchs, pränataler)
ophthalmo-mandibulo-mele Dysplasie (Pillay-Orth)
(+ Ellenbogendysplasie + Fibulaverkürzung + Hornhauttrübung + Kiefergelenk, Ankylose + Progenie + Radius, verkürzter + Syndaktylien)
Radiushypoplasie-triphalangeale Daumen-Hypospadie-Diastema-Syndrom
(+ Daumen, fingerähnliche + Daumen, triphalangeale + Diastema

+ Hypospadie + Radialdeviation der Hand + Radiushypoplasie + Verkürzung der Unterarme)
Reinhardt-Pfeiffer-Syndrom
(+ Minderwuchs + Radiusluxation + Tibia, verkürzte + Verkrümmung der Unterarme)
TAR-Syndrom
(+ Armasymmetrien + Corpus-callosum-Agenesie + Eosinophilie + Fingerhypoplasien + Humerusagenesie + Humerusdysplasie + Karpalhypoplasien + Kleinhirnwurm, Aplasie oder Hypoplasie + Kuhmilchallergie + leukämoide Reaktionen + Radialdeviation der Hand + Radiusaplasie + Thrombozytopenie + Ulnaagenesie + Ulnafehlbildung)

Unterarmkontrakturen

Lundbaek-Symptomatik
(+ Diabetes mellitus + Handarterien, Sklerose + Handbinnenmuskulatur, Atrophie + Handkontrakturen + Handsteife + Muskelsteifigkeit der Unterarme + Myalgien + Parästhesien)

Unterarm, Schmerzen

Nervus-interosseus-Symptomatik
(+ Beugeschwäche im Daumenendglied + Beugeschwäche in distalem Interphalangealgelenk des Zeige- und Mittelfingers + Handmuskulatur, Paresen und Atrophien + Handmuskulatur, Schwäche + Pronationsschwäche bei gebeugtem Ellenbogen)
Pronator-teres-Symptomatik
(+ Finger, radiale, Parästhesien + Schreibkrampf)
Radial-Tunnel-Symptomatik
(+ Unterarm, Paresen)

Verkrümmung der Unterarme

brachymesomel-renaler Symptomenkomplex
(+ Gesichtsdysmorphien + Hornhauttrübung + Mikrogenie + Nierenzysten + Verbiegung der Unterschenkel + Verkürzung der Unterarme + Verkürzung der Unterschenkel)
Dyschondrosteosis Léri-Weill
(+ Bajonettstellung der Hände + Madelung-Deformität + Minderwuchs + Radius, verkürzter)
mesomele Dysplasie Typ Campailla-Martinelli
(+ Brachyphalangie + Endphalangen, kurze + Fibulaverkürzung + Minderwuchs + Phalangen, distale, Verkürzung + Radiusdysplasie + Tibia, verkürzte + Ulna, verkürzte)
Reinhardt-Pfeiffer-Syndrom
(+ Minderwuchs + Radiusluxation + Tibia, verkürzte + Ulna, verkürzte)

Verkürzung der Unterarme

brachymesomel-renaler Symptomenkomplex
(+ Gesichtsdysmorphien + Hornhauttrübung + Mikrogenie + Nierenzysten + Verbiegung der Unterschenkel + Verkrümmung der Unterarme + Verkürzung der Unterschenkel)
COVESDEM-Syndrom
(+ Ellenbogengelenk, Kontrakturen + Faßthorax + Gesichtsdysmorphien + Hypertelorismus + Lordose + Makrozephalie + Mikrozephalie + Minderwuchs + Nase, kurze + Skoliose + Wirbelkörper, Segmentationsstörungen)
Dysostose, akrofaziale, überwiegend postaxialer Typ
(+ Gaumenspalte + Lippenspalte + Mikroretrognathie + Strahldefekte + Unterlidkolobom)
Mietens-Syndrom
(+ Ellenbogengelenk, Kontrakturen + geistige Behinderung + Kniegelenke, Kontrakturen + Minderwuchs + Minderwuchs, pränataler + Nase, schmale)

Radiushypoplasie-triphalangeale Daumen-Hypospadie-Diastema-Syndrom
(+ Daumen, fingerähnliche + Daumen, triphalangeale + Diastema + Hypospadie + Radialdeviation der Hand + Radiushypoplasie + Ulna, verkürzte)

Augen

Abadie-Zeichen

von-Basedow-Krankheit
(+ v.-Graefe-Zeichen + Boston-Zeichen + Dalrymple-Zeichen + Exophthalmus + Fremdkörpergefühl in den Augen + Gifford-Zeichen + Glanzauge + Hungergefühl + Kocher-Zeichen + Konjunktivitis + Lidödem + Lidsymptome + Moebius-Zeichen + Photophobie + Stellwag-Zeichen + Struma + T_3-Erhöhung + T_4-Erhöhung + Tachykardie + Temperaturen, subfebrile + Temperaturregulationsstörungen + Tremor + TSH, basales, Suppression)

Abduzenskernaplasie

Stilling-Türk-Duane-Syndrom
(+ Binokularfunktionen, eingeschränkte + Bulbusmotilität, Einschränkung + Bulbusretraktion + Kopfzwangshaltung + Lidspaltenverengerung + Pseudoabduzensparese)

Abduzenslähmung

Brückenhauben-Symptomatik, kaudale
(+ Fazialislähmung + Trigeminusläsion)
Foville-Symptomatik
(+ Fazialislähmung + Hemianästhesie + Paresen)
Garcin-Symptomatik
(+ Fazialislähmung + Geschmacksstörungen der Zunge + Gleichgewichtsstörungen + Kaumuskelstörungen + Okulomotoriuslähmung + Riechstörungen + Sehstörungen + Sensibilitätsstörungen des Gesichts + Taubheit + Trochlearislähmung)
Godtfredsen-Symptomatik
(+ Gesichtsschmerz + Optikusschädigung)
Gradenigo-Syndrom
(+ Kopfschmerz + Mastoiditis, komplizierte + Okulomotoriuslähmung + Otitis media + Trigeminusschmerz + Trochlearislähmung)
Jacod-Symptomatik
(+ Okulomotoriuslähmung + Optikusausfall + Trochlearislähmung)
Millard-Gubler-Symptomatik
(+ Fazialislähmung + Hemiparese)
Moebius-Kernaplasie
(+ Fazialislähmung + Trinkschwierigkeiten)
Raymond-Symptomatik
(+ Hemiparese)
Wildervanck-Syndrom
(+ Bulbusretraktion + Duane-Zeichen + Hals, kurzer + Schiefhals + Taubstummheit)

Ablatio retinae

Coats-Retinopathie
(+ Netzhaut, arteriovenöse Aneurysmen + Netzhaut, Retinopathie + Netzhautblutungen + Netzhautödem)
Dysplasia spondyloepiphysaria congenita
(+ Gaumenspalte + Minderwuchs + Myopie + Ossifikation, verzögerte bis fehlende)
fazio-okulo-akustisch-renales Syndrom
(+ Augenanomalien + Gesichtsdysmorphien + Hypertelorismus + Iriskolobom + Katarakt + Kolobom + Myopie + Proteinurie + Reflux, vesiko-uretero-renaler + Taubheit + Telekanthus)
Morning-glory-Phänomen
(+ Arteria-hyaloidea-Gefäßsystem + Strabismus)
okulo-arthro-skeletales Syndrom
(+ Gelenkbeweglichkeit, eingeschränkte + Glaukom + Hyperopie + Katarakt + Minderwuchs)
vitreoretinale Degeneration, nichtmyope, hereditäre periphere (bandförmige)
(+ Degeneration, vitreoretinale)

Agnosie, optische

Arteria-cerebri-posterior-Syndrom
(+ Aphasie + Hemianopsie + Hemineglect, visueller + Quadrantenanopsie)

Akkommodationsstörungen

Shy-Drager-Syndrom
(+ Androtropie + Anisokorie + Ataxie + Bradykinesie + Demenz + Dysarthrie + Herzrhythmusstörungen + Inkontinenz + Intentionstremor + Kreislaufdysregulation, orthostatische + Obstipation + Potenzstörungen + Rigor)

Amblyopie

Bencze-Syndrom
(+ Gesichtsasymmetrie + Hemihyperplasia faciei + Strabismus)

»angioid streaks«

Pseudoxanthoma elasticum
(+ Blutungen, gastrointestinale + Durchblutungsstörungen + Endokrinopathie + Gelenkblutungen + Hautatrophie + neurovegetative Störungen + Papeln, livide, später leicht gelbliche + Pseudoxanthoma elasticum [Darier] + psychische Störungen)

Aniridie

Aniridie, hereditäre
(+ Glaukom)
Aniridie-Syndrome
(+ Irishypoplasie)
Aniridie und Fehlen der Patellae
(+ Patellaaplasie)
Gillespie-Syndrom
(+ Ataxie + geistige Behinderung + Muskelhypotonie + Ohrmuscheldysplasie)
Goltz-Gorlin-Syndrom
(+ Anophthalmie + Beckenfehlbildungen + Fingeraplasien + Fingerhypoplasien + Gaumen, hoher + Gynäkotropie + Haar, schütteres + Hautatrophie + Hyperhidrose + Hypertelorismus + Hypohidrose + Kolobom + Kyphose + Malokklusion + Mikrophthalmie + Nystagmus + Onychodystrophie + Optikusatrophie + Osteopathien + Osteoporose + Papillome + Poikilodermie + Polydaktylie + Prognathie + Rippenfehlbildungen + Schlüsselbeinfehlbildungen + Skoliose + Spina bifida + Strabismus + Syndaktylien + Vorwölbung, hernienartige + Wirbelanomalien + Zahnanomalien + Zehenaplasien + Zehenhypoplasien)
Rieger-Phänotyp
(+ Glaukom + Hornhauttrübung + Irisatrophie + Kolobom + Mikrophthalmie + Vorderkammerhypoplasie)
Rieger-Syndrom
(+ Gesichtsdysmorphien + Glaukom + Hornhauttrübung + Irisatrophie + Kolobom + Mikrophthalmie + Oligo- oder Adontie + Vorderkammerhypoplasie)
WAGR-Syndrom
(+ geistige Behinderung + Gesichtsdysmorphien + Glaukom + Gonadoblastom + Katarakt + Nephroblastom + Pseudohermaphroditismus masculinus)

Anisokorie

Neuropathie, hereditäre motorisch-sensible, Typ III
(+ Ataxie + Eiweißgehalt, erhöhter, im Liquor + Faszikulationen + Fußdeformitäten + Miosis + Myoklonien + Nervenleitgeschwindigkeit, verzögerte + Nervenverdickung + Neuropathien + Pupil-

Augen

lenstarre + Pupillotonie + Schmerzen der Beine + Thoraxdeformität + Tremor + Zwiebelschalenformationen)
(Argyll-)Robertson-Zeichen
(+ Lichtreflex der Pupille, fehlender + Miosis + Pupillenstarre)
Shy-Drager-Syndrom
(+ Akkommodationsstörungen + Androtropie + Ataxie + Bradykinesie + Demenz + Dysarthrie + Herzrhythmusstörungen + Inkontinenz + Intentionstremor + Kreislaufdysregulation, orthostatische + Obstipation + Potenzstörungen + Rigor)

Ankyloblepharon

Bartsocas-Papas-Syndrom
(+ Anonychie + Daumenhypoplasie + Lippen-Kiefer-Gaumen-Spalte + Pterygien, popliteale + Syndaktylien + Zehenhypoplasien)
Hay-Wells-Syndrom
(+ Dysplasien, ektodermale + Erosionen + Gaumenspalte + Haaranomalien + Hypodontie + Hypohidrose + Kopfhautdefekte + Lippenspalte + Onychodystrophie)

Anophthalmie

CHARGE-Assoziation
(+ Choanalatresie + Entwicklungsrückstand, motorischer und geistiger + Genitalhypoplasie + Helices, dysplastische + Herzfehler + Hypospadie + Kolobom + Mikrophthalmie + Schallleitungsschwerhörigkeit + Schallempfindungsstörung + Schwerhörigkeit)
COFS-Syndrom
(+ Blepharophimose + Ellenbogengelenk, Kontrakturen + Gesichtsdysmorphien + Hirnfehlbildungen + Kamptodaktylie + Katarakt + Kniegelenke, Kontrakturen + Mikrophthalmie + Mikrozephalie)
Goltz-Gorlin-Syndrom
(+ Aniridie + Beckenfehlbildungen + Fingeraplasien + Fingerhypoplasien + Gaumen, hoher + Gynäkotropie + Haar, schütteres + Hautatrophie + Hyperhidrose + Hypertelorismus + Hypohidrose + Kolobom + Kyphose + Malokklusion + Mikrophthalmie + Nystagmus + Onychodystrophie + Optikusatrophie + Osteopathien + Osteoporose + Papillome + Poikilodermie + Polydaktylie + Prognathie + Rippenfehlbildungen + Schlüsselbeinfehlbildungen + Skoliose + Spina bifida + Strabismus + Syndaktylien + Vorwölbung, hernienartige + Wirbelanomalien + Zahnanomalien + Zehenaplasien + Zehenhypoplasien)
Holoprosenzephalie
(+ Aglossie + Anosmie + Arrhinenzephalie + Arrhinie + Balkenmangel + Daumenaplasie + Daumenhypoplasie + geistige Behinderung + Hirn, monoventrikuläres + Hypertelorismus + Hypopituitarismus + Hyposmie + Hypotelorismus + Klumpfuß + Kolobom + Lippen-Kiefer-Gaumen-Spalte + Mikroglossie + Oberlippenspalte + Philtrum, fehlendes + Polydaktylie + Proboscis + Syndaktylien + Synophthalmie + Zyklopie)
Kryptophthalmus-Syndrom
(+ geistige Behinderung + Kryptophthalmus + Lidöffnungen, fehlende + Mikrophthalmie + Nierenagenesie + Syndaktylien)
Lenz-Syndrom
(+ geistige Behinderung + Genitalfehlbildungen + Gesichtsdysmorphien + Hypospadie + Mikrophthalmie + Mikrozephalie + Minderwuchs)
Mikrophthalmie
(+ Blindheit + Hornhaut, Sklerokornea + Mikrophthalmie)
Waardenburg-Anophthalmie-Syndrom
(+ Syndaktylien)

Apraxie, okulomotorische

Apraxie, kongenitale okulomotorische, Typ Cogan

Arteria-hyaloidea-Gefäßsystem

Morning-glory-Phänomen
(+ Ablatio retinae + Strabismus)

Astigmatismus

Forsius-Eriksson-Syndrom
(+ Androtropie + Farbsinnstörungen + Fundus, Albinismus + Hyperpigmentierung + Makulahypoplasie + Myopie + Nystagmus + Photophobie + Refraktionsanomalien + Skotom + Tränenträufeln + Visusminderung)
geistige Retardierung mit spastischer Paraplegie und palmoplantarer Hyperkeratose
(+ Eigenreflexe, gesteigerte + Gangstörungen + geistige Behinderung + Gelenkbeweglichkeit, abnorme + Hohlfuß + Keratosis palmo-plantaris + Nase, prominente + Paraparesen, spastische + Sprachentwicklung, verzögerte + Stirn, hohe)

Ataxie, optische

Balint-Symptomenkomplex
(+ Aufmerksamkeitsanopsie + Seelenlähmung des Schauens)

Atrophie, chorioretinale

Leung-Syndrom
(+ Lymphödem an den unteren Extremitäten + Mikrozephalie)
Ornithinämie mit Gyratatrophie
(+ Blindheit + Hyperornithinämie + Katarakt + Myopie + Nachtblindheit + Skotom)

Aufmerksamkeitsanopsie

Balint-Symptomenkomplex
(+ Ataxie, optische + Seelenlähmung des Schauens)

Augapfel, Schmerzen

Sluder-Neuralgie
(+ Augenwinkel, innerer, Schmerzen + Maxilla, Schmerzen + Niesreiz + Schmerzen der Nase + Schmerzen des Gaumens + Tränenträufeln)

Augenanomalien

akro-reno-okuläres Syndrom
(+ Daumenhypoplasie + Duane-Zeichen + Finger, Dermatoglyphen, abnorme + Harnwegsanomalien + Kolobom + Nierenanomalien + Polydaktylie + Ptosis + Reflux, vesiko-uretero-renaler)
Alport-Syndrom
(+ Nephritis + Schallempfindungsstörung + Schwerhörigkeit)
fazio-okulo-akustisch-renales Syndrom
(+ Ablatio retinae + Gesichtsdysmorphien + Hypertelorismus + Iriskolobom + Katarakt + Kolobom + Myopie + Proteinurie + Reflux, vesiko-uretero-renaler + Taubheit + Telekanthus)
Naevus sebaceus, linearer
(+ Alopezie + geistige Behinderung + Nävuszellnävi + Talgdrüsennävi + zerebrale Anfälle)
Smith-Lemli-Opitz-Syndrom Typ I
(+ Blepharophimose + Entwicklungsrückstand, motorischer und geistiger + Epikanthus + Extremitätenfehlbildungen + Gedeihstörungen + Gesichtsdysmorphien + Glaukom + Harnwegsanomalien + Herzfehler + Katarakt + Mikrozephalie + Minderwuchs + neurologische Störungen + Ohren, tief angesetzte + Ohrmuscheldysplasie + Ptosis + Strabismus + ZNS-Fehlbildungen)

Augen

Tuomaala-Haapanen-Syndrom
(+ Anodontie + geistige Behinderung + Hypotrichose + Maxillahypoplasie + Minderwuchs)

Varizellen-Embryo-Fetopathie
(+ Dilatation des Herzens + Erosionen + Extremitätenfehlbildungen + Extremitätenhypoplasien + Hautdysplasien und -aplasien + Hirnatrophie + Hirnfehlbildungen + Narbenbildung + Schluckbeschwerden)

Augenbrauen, dichte, konvex geschwungene

de-Lange-Syndrom (I)
(+ Bogenmuster, vermehrte + Brachymesophalangie V + Daumen, proximal angesetzte + Dysphonie + Dystrophie, allgemeine + Entwicklungsrückstand, statomotorischer + Epikanthus + Füße, kleine + Gedeihstörungen + geistige Behinderung + Genitalfehlbildungen + Hände, kleine + Hypertrichose + Klinodaktylie + Metacarpalia, Anomalien + Mikrozephalie + Minderwuchs + Nasenboden, antevertierter, mit retrahiertem Septum + Oberlippe, schmale + Ohrmuschelanomalien + Philtrum, langes + Philtrum, wenig strukturiertes + Retrogenie + Sprachentwicklung, verzögerte + Strahldefekte + Synophrys + Vierfingerfurche)

Augenbrauen, Dystopie

Mikroblepharie (Tost)
(+ Mikroblepharie, doppelseitige + Platonychie + Wimperndysplasie)

Augenbrauen, fehlende

Ablepharon-Makrostomie-Syndrom
(+ Gesichtsdysmorphien + Hypertelorismus + intersexuelles Genitale + Lider, fehlende + Makrostomie + Ohren, tief angesetzte + Ohrmuschelanomalien + Ohrmuscheldysplasie + Strabismus + Telekanthus + Vorderkammerhypoplasie + Zahnhypoplasie)

Erythrokeratodermia progressiva Typ Burns
(+ Erythrokeratodermie + Haar, feines + Hyperkeratose + Keratosis palmo-plantaris + Plaques, erythematöse verruköse + Schwerhörigkeit + Wimpern, fehlende)

Augenbrauen, Hypoplasie

Albinismus-Taubheit
(+ Albinismus + Augenbrauen, Weißfärbung + Iris, blaue + Schallempfindungsstörung + Taubheit + Taubstummheit)

EEC-Syndrom
(+ Anodontie + Blepharitis + Hypotrichose + Inzisivi, stiftförmige Reduktion + Konjunktivitis + Lippen-Kiefer-Gaumen-Spalte + Mikrodontie + Photophobie + Spaltfüße + Spalthände + Tränen-Nasengänge, Atresie + Wimpernhypoplasie)

Kiemenbogenhypoplasie, geschlechtsgebundene Form
(+ Fisteln, präaurikuläre + Gesichtsasymmetrie + Gesichtsdysmorphien + Herzfehler + Lidachsenstellung, antimongoloide + Mandibulahypoplasie + Mikrozephalie + Taubheit)

Augenbrauen, lange und gekrauste

Mutchinick-Syndrom
(+ Gaumen, hoher + geistige Behinderung + Gesichtsdysmorphien + Herzfehler + Hypertelorismus + Klinodaktylie + Lidachsenstellung, antimongoloide + Mikrozephalie + Minderwuchs + Nagelanomalien + Nasenwurzel, breite, prominente + Nierenanomalien + Ohren, große + Pigmentationsanomalien + Prognathie + Pulmonalstenose + Trichterbrust + Vorhofseptumdefekt)

Augenbrauen, lange und kräftige

Trichomegalie-Syndrom (Oliver-McFarlane)
(+ Kopfbehaarung, spärliche + Minderwuchs + Netzhautdegeneration + Wimpern, lange und kräftige)

Augenbrauenpartien, mediale, Hyperplasie

Waardenburg-Syndrom
(+ Albinismus + Dystopia canthorum + Ergrauen + Gesichtsdysmorphien + Haarsträhnen, weiße oder schwarze + Hyperpigmentierung + Hypopigmentierung + Iris, blaue + Nasenprofil, griechisches + Pigmentstörungen der Haare + Schallempfindungsstörung + Schwerhörigkeit + Synophrys + Taubstummheit)

Augenbrauen, seitlich gelichtete

Ichthyosis-cheek-eyebrow-Syndrom
(+ Gesichtsdysmorphien + Ichthyose)

Augenbrauen, Weißfärbung

Albinismus-Taubheit
(+ Albinismus + Augenbrauen, Hypoplasie + Iris, blaue + Schallempfindungsstörung + Taubheit + Taubstummheit)

Hypopigmentierungs-Taubheits-Syndrom
(+ Depigmentierungen + Haar, weißes + Hyperpigmentierung + Hypopigmentierung + Schallempfindungsstörung + Taubheit + Wimpern, Weißfärbung)

Vogt-Koyanagi-Harada-Sequenz
(+ Ergrauen + Meningoenzephalitis + Sehstörungen + Uveitis + Vitiligo + Wimpern, Weißfärbung)

Augenentzündung, pseudomembranöse

Ektodermose, pluriorifizielle
(+ Allgemeininfektion, schwere + Anus, Entzündung, pseudomembranöse + Exantheme + Fieber + Genitalentzündung, pseudomembranöse + Mundschleimhaut, Entzündung, pseudomembranöse)

Augen, große

Marshall-Syndrom
(+ Anodontie + Hypodontie + Katarakt + Mittelgesichtshypoplasie oder -dysplasie + Myopie + Sattelnase + Schwerhörigkeit)

Augenwinkel, innerer, Schmerzen

Charlin-Neuralgie
(+ Hyperästhesie der Nase + Nasenschleimhaut, Schwellung + Photophobie + Rhinorrhö + Tränenträufeln)

Sluder-Neuralgie
(+ Augapfel, Schmerzen + Maxilla, Schmerzen + Niesreiz + Schmerzen der Nase + Schmerzen des Gaumens + Tränenträufeln)

Bell-Phänomen

Bell-Lähmung
(+ Geschmacksstörungen der Zunge + Hyperakusis + Hyperhidrose, gustatorische + Krokodilstränen + mimische Muskeln, Lähmung)

Augen

Binokularfunktionen, eingeschränkte

Stilling-Türk-Duane-Syndrom
(+ Abduzenskernaplasie + Bulbusmotilität, Einschränkung + Bulbusretraktion + Kopfzwangshaltung + Lidspaltenverengerung + Pseudoabduzensparese)

Blepharitis

Ariboflavinose
(+ Cheilitis sicca + Erytheme, rhagadiforme + Hornhauttrübung + Konjunktivitis + Mundwinkelrhagaden + Paronychie + Zungenoberfläche, glatte atrophische und gerötete)
EEC-Syndrom
(+ Anodontie + Augenbrauen, Hypoplasie + Hypotrichose + Inzisivi, stiftförmige Reduktion + Konjunktivitis + Lippen-Kiefer-Gaumen-Spalte + Mikrodontie + Photophobie + Spaltfüße + Spalthände + Tränen-Nasengänge, Atresie + Wimpernhypoplasie)

Blepharochalasis

Ascher-Syndrom
(+ Doppellippe + Oberlidschwellung + Oberlippenschwellung + Struma)

Blepharophimose

Alkoholembryopathie
(+ Dystrophie, allgemeine + Endphalangen, Hypoplasie + Entwicklungsrückstand, statomotorischer + geistige Behinderung + Gesichtsdysmorphien + Herzfehler + Hyperaktivität + Hypospadie + Kryptorchismus + Labien, große, Hypoplasie + Maxillahypoplasie + Mikrogenie + Mikrozephalie + Minderwuchs + Minderwuchs, pränataler + Oberlippe, schmale + Onychohypoplasie + Philtrum, hypoplastisches + ZNS-Störungen)
Blepharophimose-Syndrom
(+ Epikanthus inversus + Ovarialinsuffizienz + Ptosis + Telekanthus)
COFS-Syndrom
(+ Anophthalmie + Ellenbogengelenk, Kontrakturen + Gesichtsdysmorphien + Hirnfehlbildungen + Kamptodaktylie + Katarakt + Kniegelenke, Kontrakturen + Mikrophthalmie + Mikrozephalie)
Gorlin(-Chaudhry-Moss)-Syndrom
(+ Ductus arteriosus Botalli, offener + Gesichtsprofil, konkaves + Hypertrichose + Hypodontie + Jochbogenhypoplasie oder -aplasie + Koronarnaht, Synostose, prämature + Labien, große, Hypoplasie + Mandibulahypoplasie + Maxillahypoplasie + Mikrodontie + Oberlidkerbung + Pupillarmembranen, persistierende + Schwerhörigkeit + Unterlippe, umgestülpte)
Marden-Walker-Syndrom
(+ Entwicklungsrückstand, motorischer und geistiger + Gelenkkontrakturen + Minderwuchs)
Mikrophthalmie-Mikrozephalie-Syndrom, X-gebunden
(+ Corpus-callosum-Agenesie + geistige Behinderung + Hydrozephalus + Kryptorchismus + Lider, verdickte + Mikrophthalmie)
Myhre-Syndrom
(+ Geburtsgewicht, niedriges + geistige Behinderung + Herzfehler + Hyperopie + Kryptorchismus + Maxillahypoplasie + Minderwuchs + Taubheit)
Ohdo-Blepharophimose-Syndrom
(+ geistige Behinderung + Muskelhypotonie + Nasenwurzel, breite, flache + Proteinurie + Ptosis + Taubheit + Zahnhypoplasie)
okulopalatoskeletales Syndrom
(+ Bulbusmotilität, Einschränkung + Epikanthus inversus + geistige Behinderung + Gesichtsasymmetrie + Irissynechien + Kraniosynostose + Ptosis + Sprachentwicklung, verzögerte)
Schwartz-Jampel-Syndrom
(+ Mimik, verminderte + Minderwuchs + Myotonie + Schluckbeschwerden)

Smith-Lemli-Opitz-Syndrom Typ I
(+ Augenanomalien + Entwicklungsrückstand, motorischer und geistiger + Epikanthus + Extremitätenfehlbildungen + Gedeihstörungen + Gesichtsdysmorphien + Glaukom + Harnwegsanomalien + Herzfehler + Katarakt + Mikrozephalie + Minderwuchs + neurologische Störungen + Ohren, tief angesetzte + Ohrmuscheldysplasie + Ptosis + Strabismus + ZNS-Fehlbildungen)
Syndrom der akromegaloiden Fazies
(+ akromegaloides Aussehen + Hände, große + Mundschleimhaut, hyperplastische + Nase, dicker werdend + Oberlippenschwellung + Synophrys)

Blepharospasmus

Meige-Syndrom
(+ Dystonie, muskuläre + Gynäkotropie)
mukoepitheliale Dysplasie, hereditäre
(+ Alopezie + Candidiasis + Cor pulmonale + Hornhaut, Vaskularisierung, mit Pannusbildung + Hornhautvernarbung + Hyperkeratose, follikuläre + Katarakt + Keratokonjunktivitis + Lungenfibrose + Nystagmus + Photophobie + Pneumonie + Pneumothorax, spontaner)

Blindheit

Aicardi-Goutières-Syndrom
(+ Basalganglienverkalkung + Bewegungsstörungen, dystone + Dystonie, motorische + Dystonie, muskuläre + Entwicklungsrückstand, motorischer und geistiger + Enzephalopathie + geistige Behinderung + Liquorlymphozytose + Mikrozephalie + Muskelhypotonie + Nystagmus + Opisthotonus + Paraparesen, spastische)
Arteria-carotis-interna-Syndrom
(+ Agraphie + Alexie + Aphasie + Hemianopsie + Hemihypästhesie + Hemiparese + Neglect)
Canavan-Syndrom
(+ Ataxie + Bewegungsstörungen, choreo-athetotische + Gehirn, Entmarkung + Marklageratrophie + Muskelhypotonie + Myoklonien + Optikusatrophie)
Ceroidlipofuscinose, neuronale, Typ Jansky-Bielschowsky
(+ Abbau, psychomotorischer + Myoklonien + Optikusatrophie + Pigmentationsanomalien + Verhaltensstörungen + zerebrale Anfälle)
Ceroidlipofuscinose, neuronale, Typ Spielmeyer-Vogt
(+ Abbau, geistiger + Demenz + Fundus, Pigmentationen + Haltungsanomalien + Makuladegeneration + motorische Störungen + Optikusatrophie + psychische Störungen + zerebrale Anfälle)
Dermatoarthritis, familiäre histiozytäre
(+ Arthritiden + Exantheme + Gelenkbeweglichkeit, eingeschränkte + Gelenkschwellung + Glaukom + Iritis + Katarakt + Uveitis + Visusminderung)
Dermatoosteolysis, kirgisischer Typ
(+ Dermatitis, ulzerative + Hautulzerationen + Hornhautvernarbung + Keratitis + Mundschleimhaut, Ulzerationen + Nasenschleimhaut, Ulzerationen + Zahnanomalien)
Dyskeratose, hereditäre benigne intraepitheliale
(+ Hornhaut, Vaskularisierung + Konjunktiva, weiße Auflagerungen + Mundschleimhaut, weiße Auflagerungen + Mundschleimhaut, weißer Schleimhautnävus + Photophobie)
G_{M1}-Gangliosidose, Typ I
(+ Dysostosen + Entwicklungsrückstand, motorischer und geistiger + Fundus, kirschroter Fleck + Gedeihstörungen + Gesichtsdysmorphien + Hepatomegalie + Makrozephalie + Muskelhypotonie + Splenomegalie + Taubheit + Tetraplegie, spastische + zerebrale Anfälle)
Hypertension, enzephalopathische
(+ Bewußtlosigkeit + Bewußtseinsstörungen + Hypertonie + Netzhaut, Retinopathie + Sehstörungen + zerebrale Anfälle)
Karotis-Torsions-Syndrom
(+ Hemihypästhesie + Hemiparese + Herzinsuffizienz + Hypertonie + Kopfschmerz)

15

Augen

kraniometaphysäre Dysplasie
(+ Hirnnervenausfälle + Hyperostose, kraniale + Metaphysendysplasie + Nasenwulst, knöcherner + Schwerhörigkeit)
Kurz-Syndrom
(+ Enophthalmus + Nystagmus + Orbita, Hypoplasie + Pupillenstarre)
Lafora-Syndrom
(+ Abbau, geistiger + Anfälle, visuelle, fokale + Ataxie + Dysarthrie + Epilepsie + epileptische Anfälle)
Leber(-Amaurosis-congenita)-Syndrom
(+ ERG, erloschenes + Hyperopie + Katarakt + Keratokonus + Makulakolobome + Netzhautdystrophie + Nystagmus + Sehstörungen)
Leukodystrophie, metachromatische, Typ Greenfield
(+ Dezerebration + Dysarthrie + Eiweißgehalt, erhöhter, im Liquor + Entwicklungsrückstand, motorischer und geistiger + Fallneigung + Gangstörungen + Infektanfälligkeit + Muskelschwäche + Nervenleitgeschwindigkeit, verzögerte + Tetraplegie, spastische + Verhaltensstörungen)
metaphysäre Dysplasie, Anetodermie, Optikusatrophie
(+ Hautatrophie + Hirsutismus + Metaphysendysplasie + Minderwuchs + Optikusatrophie + Osteopenie + Platyspondylie + Schädelbasissklerose)
Mikrophthalmie
(+ Anophthalmie + Hornhaut, Sklerokornea + Mikrophthalmie)
neuroaxonale Dystrophie Seitelberger
(+ Bulbärsymptomatik + Entwicklungsrückstand, motorischer und geistiger + Gelenkkontrakturen + Myoklonien + Optikusatrophie + Sensibilitätsstörungen + Spastik + Temperaturregulationsstörungen + zerebrale Anfälle)
Norrie-Syndrom
(+ Bulbusatrophie + geistige Behinderung + Glaskörperblutungen + Glaukom + Hornhauttrübung + Hörverlust + Irisatrophie + Irissynechien + Katarakt + Netzhautpseudogliom + Phthisis bulbi + Proliferation, vaskuläre, des Auges + Schallempfindungsstörung + Vorderkammerobliteration)
Ornithinämie mit Gyratatrophie
(+ Atrophie, chorioretinale + Hyperornithinämie + Katarakt + Myopie + Nachtblindheit + Skotom)
Osteoporose-Pseudoglioma-Syndrom
(+ Frakturneigung + hyaloretinale Dysplasie + Katarakt + Minderwuchs + Osteoporose + Pseudogliom + Spontanfrakturen)
Riesenzellarteriitis
(+ Arthralgien + BSG-Beschleunigung + Diplopie + Kopfschmerz + Myalgien)
Sandhoff-Krankheit
(+ Dezerebration + Entwicklungsrückstand, motorischer und geistiger + Fundus, kirschroter Fleck + Speichervakuolen + zerebrale Anfälle)
Sialidose
(+ Dysostosen + Fundus, kirschroter Fleck + Gesichtsdysmorphien + Hepatomegalie + Hydrops fetalis + Neuraminsäureausscheidung im Urin, vermehrte + Splenomegalie)
Takayasu-Arteriitis
(+ Blutdruckdifferenzen + Gefäßgeräusche + Gynäkotropie + Hypertonie + Kopfschmerz + Riesenzellarteriitis + Schwindel)
Tay-Sachs-Krankheit
(+ Dezerebration + Entwicklungsrückstand, motorischer und geistiger + Fundus, kirschroter Fleck + Hyperakusis + Makrozephalie + Speichervakuolen + zerebrale Anfälle)

Boston-Zeichen

von-Basedow-Krankheit
(+ v.-Graefe-Zeichen + Abadie-Zeichen + Dalrymple-Zeichen + Exophthalmus + Fremdkörpergefühl in den Augen + Gifford-Zeichen + Glanzauge + Hungergefühl + Kocher-Zeichen + Konjunktivitis + Lidödem + Lidsymptome + Moebius-Zeichen + Photophobie + Stellwag-Zeichen + Struma + T_3-Erhöhung + T_4-Erhöhung + Tachykardie + Temperaturen, subfebrile + Temperaturregulationsstörungen + Tremor + TSH, basales, Suppression)

Brushfield-Flecken

Down-Syndrom
(+ Epikanthus + geistige Behinderung + Gelenkbeweglichkeit, abnorme + Gesichtsdysmorphien + Hände, kurze + Herzfehler + Lidachsenstellung, mongoloide + Minderwuchs + Muskelhypotonie + Sandalenlücke + Vierfingerfurche)

Bulbi, abnorm große

Ehlers-Danlos-Syndrom
(+ Aneurysmen + Arterien, große und mittlere, Ruptur + Blutungsrisiko intra partum + Bulbusruptur + Cutis hyperelastica + Ekchymosen + Gelenkbeweglichkeit, abnorme + Hämatome + Haut, dünne + Haut- und Schleimhautblutungen + Keloidbildung + Klumpfuß + Lippen, schmale + Muskelhypotonie + Narben, hypertrophe + Narbenbildung + Nase, zierliche + Uterusruptur während der Geburt + viszerale Organe, Ruptur + Wundheilungsstörungen)

Bulbus, Ab- oder Adduktionsstellung

Okulomotoriuslähmung, zyklische
(+ Lidschluß, fehlender + Miosis + Okulomotoriuslähmung + Ptosis)

Bulbusatrophie

Norrie-Syndrom
(+ Blindheit + geistige Behinderung + Glaskörperblutungen + Glaukom + Hornhauttrübung + Hörverlust + Irisatrophie + Irissynechien + Katarakt + Netzhautpseudogliom + Phthisis bulbi + Proliferation, vaskuläre, des Auges + Schallempfindungsstörung + Vorderkammerobliteration)

Bulbusmotilität, Einschränkung

Obliquus-superior-Sehnenscheiden-Syndrom
(+ Kopfzwangshaltung)
okulopalatoskeletales Syndrom
(+ Blepharophimose + Epikanthus inversus + geistige Behinderung + Gesichtsasymmetrie + Irissynechien + Kraniosynostose + Ptosis + Sprachentwicklung, verzögerte)
Ophthalmoplegie, progressive, externe (v. Graefe)
(+ Ptosis)
Roth-Bielschowsky-Symptomatik
(+ Ophthalmoplegie)
Stilling-Türk-Duane-Syndrom
(+ Abduzenskernaplasie + Binokularfunktionen, eingeschränkte + Bulbusretraktion + Kopfzwangshaltung + Lidspaltenverengerung + Pseudoabduzensparese)

Bulbusretraktion

Stilling-Türk-Duane-Syndrom
(+ Abduzenskernaplasie + Binokularfunktionen, eingeschränkte + Bulbusmotilität, Einschränkung + Kopfzwangshaltung + Lidspaltenverengerung + Pseudoabduzensparese)
Wildervanck-Syndrom
(+ Abduzenslähmung + Duane-Zeichen + Hals, kurzer + Schiefhals + Taubstummheit)

Bulbusruptur

Ehlers-Danlos-Syndrom
(+ Aneurysmen + Arterien, große und mittlere, Ruptur + Blutungs-

risiko intra partum + Bulbi, abnorm große + Cutis hyperelastica + Ekchymosen + Gelenkbeweglichkeit, abnorme + Hämatome + Haut, dünne + Haut- und Schleimhautblutungen + Keloidbildung + Klumpfuß + Lippen, schmale + Muskelhypotonie + Narben, hypertrophe + Narbenbildung + Nase, zierliche + Uterusruptur während der Geburt + viszerale Organe, Ruptur + Wundheilungsstörungen)

Buphthalmus

Lowe-Syndrom
(+ Enophthalmus + Entwicklungsrückstand, motorischer und geistiger + Glaukom + Hornhauttrübung + Hyperphosphaturie + Katarakt + Rachitis)

Canalis opticus, enger

Crouzon-Syndrom
(+ Exophthalmus + Hypertelorismus + Keratitis + Kraniosynostose + Stirn, vorgewölbte + Strabismus + Taubheit + Turrizephalie + Zahnstellungsanomalien)

Chorioideadegeneration

Choroideremie-Taubheit-Obesitas(-Syndrom)
(+ Adipositas + Fundus, Pigmentepithelatrophie + geistige Behinderung + Nachtblindheit + Netzhautdepigmentierung + Schalleitungsschwerhörigkeit + Schallempfindungsstörung + Schwerhörigkeit + Skotom)
hyaloideo-retinale Dysplasie
(+ Glaskörperdegeneration + Glaskörpermembranen + Glaskörperverflüssigung + Katarakt + Myopie + Netzhaut, avaskuläre Areale + Netzhautdegeneration)

Chorioideakolobom

Kolobome Iris-Aderhaut-Netzhaut
(+ Iriskolobom + Netzhautkolobom)

Chorioidearupturen

Frenkel-Symptomenkomplex
(+ Contusio bulbi + Hyphaema + Iridodialyse + Iridoplegie + Katarakt + Linsenluxation + Netzhautödem)

Chorioideasklerose

Sorsby-Syndrom I
(+ Makulaödem + Netzhaut, Retinopathie + Visusminderung)

Chorioretinitis

Jensen-Chorioiditis
(+ Skotom)
Mikrozephalie, chorioretinale Dysplasie
(+ Mikrozephalie + Netzhautdysplasie)
Rötelnembryopathie
(+ Glaukom + Herzfehler + Katarakt + Mikrophthalmie + Mikrozephalie + Mittelohranomalien + Ohranomalien + Schwerhörigkeit + Taubheit)

Chorioretinopathien, lakunäre

Aicardi-Syndrom
(+ Balkenmangel + BNS-Anfälle + Hirnfehlbildungen + kostovertebrale Fehlbildungen + Mikrophthalmie + Mikrozephalie)

Contusio bulbi

Frenkel-Symptomenkomplex
(+ Chorioidearupturen + Hyphaema + Iridodialyse + Iridoplegie + Katarakt + Linsenluxation + Netzhautödem)

Cornea verticillata

Fabry-Krankheit
(+ Abdominalschmerzen + Angiokeratome + Extremitäten, Schmerzen + Hautveränderungen + Hornhauttrübung + Niereninsuffizienz)

Dakryozystitis

LADD-Syndrom
(+ Daumen, fingerähnliche + Daumen, geteilte + Daumenhypoplasie + Finger, 2.–5., Anomalien + Hypothenarhypoplasie + Parotis, Hypoplasie oder Aplasie + Schalleitungs- und Schallempfindungsstörung + Schmelzhypoplasie + Schwerhörigkeit + Submandibularishypo- oder Aplasie + Tränenapparat, Aplasien + Tränensekretion, verminderte bis fehlende + Zahnausfall + Zahnhypoplasie)

Dalrymple-Zeichen

von-Basedow-Krankheit
(+ v.-Graefe-Zeichen + Abadie-Zeichen + Boston-Zeichen + Exophthalmus + Fremdkörpergefühl in den Augen + Gifford-Zeichen + Glanzauge + Hungergefühl + Kocher-Zeichen + Konjunktivitis + Lidödem + Lidsymptome + Moebius-Zeichen + Photophobie + Stellwag-Zeichen + Struma + T_3-Erhöhung + T_4-Erhöhung + Tachykardie + Temperaturen, subfebrile + Temperaturregulationsstörungen + Tremor + TSH, basales, Suppression)

Degeneration, chorioretinale

3-Methylglutaconsäure-Ausscheidung
(+ Hypoglykämie + Makuladegeneration + Optikusatrophie)

Degeneration, tapetoretinale

Bardet-Biedl-Syndrom
(+ Adipositas + geistige Behinderung + Genitalhypoplasie + Polydaktylie)
Joubert-Syndrom
(+ Apnoezustände + Ataxie + Entwicklungsrückstand, motorischer und geistiger + Enzephalozele + Kleinhirnwurm, Aplasie oder Hypoplasie + Netzhautkolobom + Sprachentwicklung, verzögerte + Tachypnoe)
Kearns-Sayre-Syndrom
(+ Ataxie + Diabetes mellitus + Minderwuchs + Ophthalmoplegie + Ptosis + Reizleitungsstörungen, kardiale + Schallempfindungsstörung)
Laurence-Moon-Syndrom
(+ geistige Behinderung + Genitalhypoplasie + Paraparesen, spastische)
Nephronophthise
(+ Anämie + Dysostosen + Katarakt + Kolobom + Leberfibrose + Niereninsuffizienz + Nierenversagen + Nystagmus + Osteopathien + Polydipsie + Polyurie + Salzverlust + zerebrale Störungen)

Augen

Refsum-Krankheit
(+ Ataxie + Neuropathien)

Degeneration, vitreoretinale

Goldmann-Favre-Syndrom
(+ Glaskörperablatio + Glaskörperverflüssigung + Katarakt + Makulaödem + Nachtblindheit + Netzhaut, Retinopathie + Netzhaut, Retinoschisis + Visusminderung)
vitreoretinale Degeneration, nichtmyope, hereditäre periphere (bandförmige)
(+ Ablatio retinae)

Dermoid, epibulbäres

Goldenhar-Symptomenkomplex
(+ Anhängsel, präaurikuläre + Fisteln, präaurikuläre + Gesichtsasymmetrie + Gesichtsdysmorphien + Herzfehler + Lipodermoid + Mandibulahypoplasie + Ohrmuschelhypoplasie, einseitige + Wirbelsäulenanomalien)

Déviation conjugée

Arteria-cerebri-anterior-Syndrom
(+ Apraxie + Fazialislähmung + Hemiparese + Inkontinenz + Primitivreflexe)
Arteria-cerebri-media-Syndrom
(+ Anosognosie + Aphasie + Apraxie + Fazialislähmung + Hemianopsie + Hemihypästhesie + Hemiparese)

Diplopie

Myasthenia gravis (pseudoparalytica)
(+ Atemstörung + Dysarthrie + Facies myopathica + Paresen + Ptosis + Schluckbeschwerden)
Narkolepsie
(+ »Aufwachlähmung« + »Einschlaflähmung« + Halluzinationen + Kataplexie + Lachschlag + Muskelhypotonie + Schlaf, anfallsweiser, am Tag + Schlaf-Wach-Umkehr + Tagträumereien)
Riesenzellarteriitis
(+ Arthralgien + Blindheit + BSG-Beschleunigung + Kopfschmerz + Myalgien)
Sinus-cavernosus-Symptomatik, vordere
(+ Hornhaut, Hypästhesie + Kopfgeräusche, subjektive + Kopfschmerz + Ptosis + Wangenbereich, Hypästhesie)
Wernicke-Krankheit
(+ Ataxie + Bewußtseinsstörungen + Nystagmus + Verwirrtheitszustände)

Distichiasis

faziale ektodermale Dysplasie, Typ Setleis
(+ Aplasia cutis congenita + Facies leontina + Hauteinsenkungen + Nasenspitze, breite plumpe + Schweißdrüsenhypoplasie + Talgdrüsenhypoplasie oder -aplasie)
Lymphödem, hereditäres, Typ II (Meige)
(+ Lymphödem an den unteren Extremitäten + Nägel, Gelb- bis Grünverfärbung + Syndaktylien + Wirbelanomalien)

Drusen, parazentrale

Gass-Syndrom
(+ Fundus, foveale Läsion mit zentraler Pigmentation + Makuladegeneration)

Duane-Zeichen

akro-reno-okuläres Syndrom
(+ Augenanomalien + Daumenhypoplasie + Finger, Dermatoglyphen, abnorme + Harnwegsanomalien + Kolobom + Nierenanomalien + Polydaktylie + Ptosis + Reflux, vesiko-uretero-renaler)
Wildervanck-Syndrom
(+ Abduzenslähmung + Bulbusretraktion + Hals, kurzer + Schiefhals + Taubstummheit)

Dunkeladaptation, herabgesetzte

Oguchi-Syndrom
(+ Nachtblindheit + Netzhautgefäße dunkel verfärbt + Netzhautpartien, zentrale, Reflexverstärkung)

Dysgenesis mesodermalis corneae et iridis

Bietti-Syndrom
(+ Glaukom + Irisatrophie + Konjunktiva, Xeroseflecken + Pupillenverformung)

Dystopia canthorum

Waardenburg-Syndrom
(+ Albinismus + Augenbrauenpartien, mediale, Hyperplasie + Ergrauen + Gesichtsdysmorphien + Haarsträhnen, weiße oder schwarze + Hyperpigmentierung + Hypopigmentierung + Iris, blaue + Nasenprofil, griechisches + Pigmentstörungen der Haare + Schallempfindungsstörung + Schwerhörigkeit + Synophrys + Taubstummheit)

Ectropium uveae

Cogan-Reese-Syndrom
(+ Glaukom + Heterochromia iridis + Hornhautdystrophie + Hornhautödem + Pupillenektopie)

Ektropion

Carmi-Syndrom
(+ Aplasia cutis congenita + Arthrogrypose + Blasenbildung + Erosionen der Mund- und Genitalschleimhaut + Magenschleimhauterosionen + Mundschleimhaut, Erosionen + Ösophagusatresie + Pylorusatresie)
clefting-ectropion-conical teeth-syndrome, familial (e)
(+ Gaumenspalte + Hypertelorismus + Karies + Lippenspalte + Zähne, konische)
Dyskeratosis congenita
(+ Anämie + Erytheme + Genitalhypoplasie + Hyperhidrose + Hyperkeratose + Hypotrichose + Konjunktivitis + Leukoplakien + Onychodystrophie + Panzytopenie + Poikilodermie + Tränenträufeln)
Elschnig-Komplex
(+ Lidspaltenverlängerung)
Kabuki-Syndrom
(+ Fingerspitzen, polsterähnliche + Gaumenspalte + geistige Behinderung + Minderwuchs + Nasenseptum, kurzes + Nasenspitze, eingesunkene + Patelladislokation + Patellahypoplasie)
Keratosis follicularis spinulosa decalvans
(+ Alopezie + Hornhauttrübung + Hyperkeratose, follikuläre + Narben, follikuläre + Papeln, follikuläre + Photophobie + Tränenträufeln)

Augen

Embryotoxon posterius

arteriohepatische Dysplasie
(+ Brachyphalangie + Cholestase + Cholestase, intrahepatische + Gallenwegsmangel, intrahepatischer + Gefäßstenosen + Gesichtsdysmorphien + Herzfehler + Ikterus + Minderwuchs + Pruritus + Pulmonalstenose + Schmetterlingswirbel + Wirbelanomalien)
Bannayan-Riley-Ruvalcaba-Syndrom
(+ Angiokeratome + Blutungen, gastrointestinale + Entwicklungsrückstand, motorischer und geistiger + geistige Behinderung + Hämangiome + Hamartome + Hamartome, mesodermale + Ileus + Lipome + Makrosomie, fetale + Makrozephalie + Megalenzephalie + Myopathie + Penis, Hyperpigmentation + Polypose + Pseudopapillenödem + Sprachentwicklung, verzögerte + Struma)

Enophthalmus

Angelman-Syndrom
(+ Ataxie + Brachyzephalie + Diastema + EEG, pathologisches + Entwicklungsrückstand, motorischer und geistiger + epileptische Anfälle + Gangataxie + geistige Behinderung + Gesichtsdysmorphien + Herausschnellen + Hyperaktivität + Hyperaktivität, motorische + Iris, blaue + Katzenschreien, 1. Lebensjahr + Lachanfälle, unmotivierte + Makrostomie + Mikro-Brachyzephalie + Mikrozephalie + Mittelgesichtshypoplasie oder -dysplasie + Oberlippe, schmale + Progenie + Prognathie + Schlafstörungen + Sprachentwicklung, verzögerte + zerebrale Anfälle)
Börjeson-Forssman-Lehmann-Syndrom
(+ Entwicklungsrückstand, motorischer und geistiger + Genitalhypoplasie + Gesichtsdysmorphien + Lidachsenstellung, mongoloide + Mikrozephalie + Ptosis)
Enophthalmus-Symptomenkomplex, reflektorischer
(+ Pseudoptosis)
Horner-Trias
(+ Anhidrose + Hypohidrose + Miosis + Ptosis)
Kurz-Syndrom
(+ Blindheit + Nystagmus + Orbita, Hypoplasie + Pupillenstarre)
Lowe-Syndrom
(+ Buphthalmus + Entwicklungsrückstand, motorischer und geistiger + Glaukom + Hornhauttrübung + Hyperphosphaturie + Katarakt + Rachitis)

Epikanthus

Antiepileptika-Embryofetopathie
(+ Endphalangen, Hypoplasie + Finger, überlappende + Herzfehler + Hypertelorismus + Hypospadie + Lippen-Kiefer-Gaumen-Spalte + Meningomyelozele + Minderwuchs + Minderwuchs, pränataler + Onychohypoplasie + Sattelnase + Zehen, überlappende)
Armendares-Syndrom
(+ Gaumen, hoher + Gesichtsdysmorphien + Handdeformitäten + Kraniosynostose + Mikrognathie + Mikrozephalie + Minderwuchs + Nase, kurze + Netzhaut, Retinopathie + Ptosis + Telekanthus)
Chromosom 3p⁻ Syndrom
(+ Brachyzephalie + geistige Behinderung + Gesichtsdysmorphien + Lidachsenstellung, mongoloide + Metopika, prominente + Mikrozephalie + Minderwuchs + Minderwuchs, pränataler + Nase, kurze + Ptosis + Trigonozephalie)
Chromosom 5p⁻ Syndrom
(+ geistige Behinderung + Gesichtsdysmorphien + Katzenschreien, 1. Lebensjahr + Mikrozephalie + Minderwuchs + Mondgesicht)
Down-Syndrom
(+ Brushfield-Flecken + geistige Behinderung + Gelenkbeweglichkeit, abnorme + Gesichtsdysmorphien + Hände, kurze + Herzfehler + Lidachsenstellung, mongoloide + Minderwuchs + Muskelhypotonie + Sandalenlücke + Vierfingerfurche)
Freeman-Sheldon-Syndrom
(+ Alaknorpel, Hypoplasie + Gesicht, wenig profiliertes + Gesichtsdysmorphien + Minderwuchs + Mund, kleiner + Sattelnase)
Gordan-Overstreet-Syndrom
(+ Amenorrhö + Aortenstenose + Cubitus valgus + Gesichtsdysmorphien + Gonadendysgenesie + Halspterygium + Mimik, verminderte + Minderwuchs + Nävi + Nierenanomalien + Ohren, abstehende + Ptosis + Virilisierung, inkomplette)
Hypertelorismus (Greig)
(+ Hypertelorismus + Strabismus)
ICF-Syndrom
(+ geistige Behinderung + Gesichtsdysmorphien + Hypertelorismus + Immundefekt + Infektionen, rezidivierende + Makroglossie + Minderwuchs + Sprachentwicklung, verzögerte)
Juberg-Hayward-Syndrom
(+ Daumenhypoplasie + Hypertelorismus + Lippen-Kiefer-Gaumen-Spalte + Mikrozephalie + Minderwuchs + Nasenwurzel, breite, flache + Radiushypoplasie + Syndaktylien + Zehe, 4., Klinodaktylie)
Juberg-Marsidi-Syndrom
(+ geistige Behinderung + Kamptodaktylie + Knochenwachstum, verzögertes + Kryptorchismus + Lidspaltenverengung + Mikropenis + Minderwuchs + Sattelnase + Schwerhörigkeit + Skrotumhypoplasie + Taubheit)
kardio-fazio-mele Dysplasie
(+ Brachymelie + Fibulahypoplasie + Herzfehler + Hypertelorismus + Mikroretrognathie + Nackenhautmantel, weiter + Ohren, tief angesetzte + Radiushypoplasie + Ulnahypoplasie)
kranioektodermale Dysplasie
(+ Brachymelie + Brachyphalangie + Diastema + Dolichozephalus + Frenula, orale + Gesichtsdysmorphien + Haarschaft, dünner + Haarwachstumsstörung + Hypodontie + Hypotrichose + Klinodaktylie + Lidachsenstellung, antimongoloide + Mikrodontie + Minderwuchs + Nystagmus + Pigmentstörungen der Haare + Refraktionsanomalien + Rhizomelie + Schmelzhypoplasie + Syndaktylien + Synostosen + Taurodontie + Zahnanomalien)
de-Lange-Syndrom (I)
(+ Augenbrauen, dichte, konvex geschwungene + Bogenmuster, vermehrte + Brachymesophalangie V + Daumen, proximal angesetzte + Dysphonie + Dystrophie, allgemeine + Entwicklungsrückstand, statomotorischer + Füße, kleine + Gedeihstörungen + geistige Behinderung + Genitalfehlbildungen + Hände, kleine + Hypertrichose + Klinodaktylie + Metacarpalia, Anomalien + Mikrozephalie + Minderwuchs + Nasenboden, antevertierter + Oberlippe, schmale + Ohrmuschelanomalien + Philtrum, langes, wenig strukturiertes + Retrogenie + Sprachentwicklung, verzögerte + Strahldefekte + Synophrys + Vierfingerfurche)
Marinescu-Sjögren-Syndrom I
(+ Areflexie + Ataxie + Babinski-Zeichen, positives + Dysarthrie + Dyskranie + geistige Behinderung + Hyporeflexie + Katarakt + Minderwuchs + Muskelschwäche + Nystagmus + Ophthalmoplegie + Ptosis + Strabismus)
Potter-Sequenz
(+ »Potter facies« + Adysplasie, urogenitale + Anomalien, anorektale + Gesichtsdysmorphien + Hypertelorismus + Klumpfuß + Lungenhypoplasie + Nierenagenesie + Ohrmuscheldysplasie + Uterusanomalien + Wirbelanomalien)
Smith-Lemli-Opitz-Syndrom Typ I
(+ Augenanomalien + Blepharophimose + Entwicklungsrückstand, motorischer und geistiger + Extremitätenfehlbildungen + Gedeihstörungen + Gesichtsdysmorphien + Glaukom + Harnwegsanomalien + Herzfehler + Katarakt + Mikrozephalie + Minderwuchs + neurologische Störungen + Ohren, tief angesetzte + Ohrmuscheldysplasie + Ptosis + Strabismus + ZNS-Fehlbildungen)
Smith-Magenis-Syndrom
(+ Aggressivität + Androtropie + Autismus + geistige Behinderung + Gesichtsdysmorphien + Hände, kurze + Lidachsenstellung, mongoloide + Mikrozephalie + Minderwuchs + Mittelgesichtshypoplasie oder -dysplasie + Schalleitungsschwerhörigkeit + Schwerhörigkeit + Stirn, vorgewölbte + Syndaktylien + Telekanthus + Verhaltensstörungen + zerebrale Anfälle)
Tetrasomie 15, partielle
(+ BNS-Anfälle + geistige Behinderung + Lidachsenstellung, mongoloide + Spastik + Strabismus + Tetraplegie + zerebrale Anfälle)

Augen

Turner-Syndrom
(+ Amenorrhö + Aortenstenose + Cubitus valgus + Gesichtsdysmorphien + Gonadendysgenesie + Halspterygium + Mimik, verminderte + Minderwuchs + Nävi + Nierenanomalien + Ohren, abstehende + Ptosis)

Weaver-Syndrom
(+ Gelenkkontrakturen + Gesichtsdysmorphien + Hochwuchs + Kamptodaktylie + Knochenreifung, beschleunigte + Mikrogenie + Nasenwurzel, eingesunkene + Ohren, große + Philtrum, langes + Stirn, vorgewölbte + Telekanthus)

Epikanthus inversus

Blepharophimose-Syndrom
(+ Blepharophimose + Ovarialinsuffizienz + Ptosis + Telekanthus)

okulopalatoskeletales Syndrom
(+ Blepharophimose + Bulbusmotilität, Einschränkung + geistige Behinderung + Gesichtsasymmetrie + Irissynechien + Kraniosynostose + Ptosis + Sprachentwicklung, verzögerte)

ERG, erloschenes

Leber(-Amaurosis-congenita)-Syndrom
(+ Blindheit + Hyperopie + Katarakt + Keratokonus + Makulakolobome + Netzhautdystrophie + Nystagmus + Sehstörungen)

Exophthalmus

Apert-Syndrom
(+ Brachyzephalie + Gesichtsdysmorphien + Kraniosynostose + Löffelhände + Syndaktylien + Turrizephalie)

von-Basedow-Krankheit
(+ v.-Graefe-Zeichen + Abadie-Zeichen + Boston-Zeichen + Dalrymple-Zeichen + Fremdkörpergefühl in den Augen + Gifford-Zeichen + Glanzauge + Hungergefühl + Kocher-Zeichen + Konjunktivitis + Lidödem + Lidsymptome + Moebius-Zeichen + Photophobie + Stellwag-Zeichen + Struma + T_3-Erhöhung + T_4-Erhöhung + Tachykardie + Temperaturen, subfebrile + Temperaturregulationsstörungen + Tremor + TSH, basales, Suppression)

Bonnet-Dechaume-Blanc-Syndrom
(+ Netzhaut, arteriovenöse Aneurysmen + Netzhaut, Rankenangiome)

Crouzon-Syndrom
(+ Canalis opticus, enger + Hypertelorismus + Keratitis + Kraniosynostose + Stirn, vorgewölbte + Strabismus + Taubheit + Turrizephalie + Zahnstellungsanomalien)

Dysostosis cleidofacialis
(+ geistige Behinderung + Hypertelorismus + Kamptodaktylie + Mikrozephalie + Oberlidhypoplasie + Schlüsselbeinhypo- oder aplasie)

E.M.O.-Komplex
(+ Hautverdickung, prätibiale, teigige + Osteoarthropathia hypertrophicans)

Hand-Schüller-Christian-Krankheit
(+ Diabetes insipidus + Landkartenschädel + Osteolysen)

Hutchinson-Gilford-Syndrom
(+ Akromikrie + Alopezie + Arteriosklerose + Fettgewebsatrophie + Gelenkkontrakturen + Hirnschädel, hydrozephaloid wirkender + Mikrogenie + Minderwuchs + Nase, schnabelartige + Progerie)

kardio-fazio-kutanes Syndrom
(+ EEG, pathologisches + Ekzeme + Entwicklungsrückstand, motorischer und geistiger + Gesichtsdysmorphien + Haar, gekräuseltes + Herzfehler + Hydrozephalus + Hyperkeratose, follikuläre + Hypertelorismus + Ichthyose + Inguinalhernien + Kopfbehaarung, spärliche + Lidachsenstellung, antimongoloide + Makrozephalie + Minderwuchs + Nystagmus + Pulmonalstenose + Splenomegalie + Stirn, hohe + Strabismus + Ventrikelseptumdefekt + Vorhofseptumdefekt)

Keilbein-Symptomatik
(+ Optikusatrophie + Sensibilitätsstörungen + Skotom)

Kleeblattschädel
(+ Gesichtsdysmorphien + Kleeblattschädel + Ohren, tief angesetzte)

Lowry-Syndrom
(+ Fibulaaplasie + Gesichtsdysmorphien + Klumpfuß + Kraniosynostose)

Machado-Krankheit
(+ Extrapyramidalsymptome + Hirnatrophie + Kleinhirnatrophie + Muskelatrophie + Neuropathien + Ophthalmoplegie + Pyramidenbahnzeichen + Schluckbeschwerden + Spastik + Zungenfaszikulationen)

Neu-Laxova-Syndrom
(+ Balkenmangel + Gesichtsdysmorphien + Hydrops fetalis + Ichthyose + Lissenzephalie + Mikrophthalmie + Minderwuchs, pränataler)

Osteodysplastie
(+ Gesichtsdysmorphien + Mikrognathie + Rippen, Verbiegungen und kortikale Unregelmäßigkeiten + Röhrenknochen, lange, Verbiegungen und kortikale Unregelmäßigkeiten)

Osteopetrose, autosomal-rezessiv-frühinfantile Form
(+ Anämie + Entwicklungsrückstand, motorischer und geistiger + Gedeihstörungen + Hepatomegalie + Hypokalzämie + Hypophosphatämie + Makrozephalie + Muskelkrämpfe + Nystagmus + Optikusatrophie + Osteosklerose + Splenomegalie + Strabismus + Thrombozytopenie)

Pitt-Syndrom
(+ epileptische Anfälle + geistige Behinderung + Gesichtsdysmorphien + Hyperaktivität, motorische + Mikrozephalie + Minderwuchs + Minderwuchs, pränataler + Oberlippe, schmale + Schallempfindungsstörung + Schwerhörigkeit + Telekanthus)

Pseudotumor orbitae
(+ Schmerzen, para- oder retrobulbäre)

Sinus-cavernosus-Symptomatik, laterale
(+ Ophthalmoplegie + Trigeminusschmerz)

Vena-cava-superior-Syndrom
(+ Dyspnoe + Gesichtsödem + Neoplasien, thorakale + Venenstauung + Zyanose)

Farbsinnstörungen

Forsius-Eriksson-Syndrom
(+ Androtropie + Astigmatismus + Fundus, Albinismus + Hyperpigmentierung + Makulahypoplasie + Myopie + Nystagmus + Photophobie + Refraktionsanomalien + Skotom + Tränenträufeln + Visusminderung)

Hansen-Larsen-Berg-Syndrom
(+ Creatinkinase, erhöhte + Hörstörung + Nystagmus + Papillenabblassung + Photophobie + Sellavergrößerung + Transaminasenerhöhung)

Optikusatrophie, juvenile
(+ Papillenabblassung + zentrozäkales Gesichtsfeld)

Fovea, Sternfalten

Retinoschisis, geschlechtsgebundene juvenile
(+ Glaskörperblutungen + Glaskörpermembranen + Makulaveränderungen + Netzhaut, Retinoschisis + Netzhautfältelung)

Fremdkörpergefühl in den Augen

von-Basedow-Krankheit
(+ v.-Graefe-, + Abadie-, + Boston-, + Dalrymple-Zeichen + Exophthalmus + Gifford-Zeichen + Glanzauge + Hungergefühl + Kocher-Zeichen + Konjunktivitis + Lidödem + Lidsymptome + Moebius-Zeichen + Photophobie + Stellwag-Zeichen + Struma + T_3-, + T_4-Erhöhung + Tachykardie + Temperaturen, subfebrile + Temperaturregulationsstörungen + Tremor + TSH, basales, Suppression)

Augen

Thygeson-Komplex
(+ Keratopathie + Tränenträufeln)

Fundus, Albinismus

Forsius-Eriksson-Syndrom
(+ Androtropie + Astigmatismus + Farbsinnstörungen + Hyperpigmentierung + Makulahypoplasie + Myopie + Nystagmus + Photophobie + Refraktionsanomalien + Skotom + Tränenträufeln + Visusminderung)

Fundus albipunctatus

Uyemura-Syndrom
(+ Nachtblindheit + Tagsichtigkeit + Tränensekretion, verminderte bis fehlende)

Fundusanomalien

Sjögren-Larsson-Syndrom
(+ Bewegungsstörungen, zentrale + Dysarthrie + Epilepsie + epileptische Anfälle + geistige Behinderung + Ichthyose + Kyphose + Minderwuchs + Schmelzdefekte + Tonusstörungen, zerebrale)

Fundus flavimaculatus

Stargardt-Makuladegeneration
(+ Fundus, fovealer Reflex, erlöschender + Fundus, Pigmentationen + Fundus, Pigmentepithelatrophie + Makuladegeneration + Skotom + Skotopisation + Visusminderung)

Fundus flavus periphericus

Lisch-Syndrom
(+ Iris, perluzide + Nystagmus + Schiefhals)

Fundus, foveale Läsion mit zentraler Pigmentation

Gass-Syndrom
(+ Drusen, parazentrale + Makuladegeneration)

Fundus, fovealer Reflex, erlöschender

Stargardt-Makuladegeneration
(+ Fundus flavimaculatus + Fundus, Pigmentationen + Fundus, Pigmentepithelatrophie + Makuladegeneration + Skotom + Skotopisation + Visusminderung)

Fundus, kirschroter Fleck

G_{M1}-Gangliosidose, Typ I
(+ Blindheit + Dysostosen + Entwicklungsrückstand, motorischer und geistiger + Gedeihstörungen + Gesichtsdysmorphien + Hepatomegalie + Makrozephalie + Muskelhypotonie + Splenomegalie + Taubheit + Tetraplegie, spastische + zerebrale Anfälle)
Niemann-Pick-Krankheit
(+ Ataxie + Gedeihstörungen + hämatopoetische Störungen + Hautfarbe, gelbliche + Hepatomegalie + Infektanfälligkeit + Minderwuchs + neurodegenerative Symptome + Nystagmus + Schaumzellen + Skelettanomalien + Sphingomyelininfiltration der Lunge + Splenomegalie + Tetraplegie, spastische)
Sandhoff-Krankheit
(+ Blindheit + Dezerebration + Entwicklungsrückstand, motorischer und geistiger + Speichervakuolen + zerebrale Anfälle)
Sialidose
(+ Blindheit + Dysostosen + Gesichtsdysmorphien + Hepatomegalie + Hydrops fetalis + Neuraminsäureausscheidung im Urin, vermehrte + Splenomegalie)
Tay-Sachs-Krankheit
(+ Blindheit + Dezerebration + Entwicklungsrückstand, motorischer und geistiger + Hyperakusis + Makrozephalie + Speichervakuolen + zerebrale Anfälle)

Fundus, Narben

Best-Makuladegeneration, vitelliforme oder **vitelliruptive**
(+ Fundus, Pseudozyste, vitelliforme + Hyperopie + Makuladegeneration + Pseudohypopyon + Sehstörungen + Skotom + Visusminderung + Zystenruptur)

Fundus, Pigmentationen

Ceroidlipofuscinose, neuronale, Typ Spielmeyer-Vogt
(+ Abbau, geistiger + Blindheit + Demenz + Haltungsanomalien + Makuladegeneration + motorische Störungen + Optikusatrophie + psychische Störungen + zerebrale Anfälle)
Stargardt-Makuladegeneration
(+ Fundus flavimaculatus + Fundus, fovealer Reflex, erlöschender + Fundus, Pigmentepithelatrophie + Makuladegeneration + Skotom + Skotopisation + Visusminderung)

Fundus, Pigmentepithelatrophie

Choroideremie-Taubheit-Obesitas(-Syndrom)
(+ Adipositas + Chorioideadegeneration + geistige Behinderung + Nachtblindheit + Netzhautdepigmentierung + Schalleitungsschwerhörigkeit + Schallempfindungsstörung + Schwerhörigkeit + Skotom)
Stargardt-Makuladegeneration
(+ Fundus flavimaculatus + Fundus, fovealer Reflex, erlöschender + Fundus, Pigmentationen + Makuladegeneration + Skotom + Skotopisation + Visusminderung)

Fundus, Pseudozyste, vitelliforme

Best-Makuladegeneration, vitelliforme oder **vitelliruptive**
(+ Fundus, Narben + Hyperopie + Makuladegeneration + Pseudohypopyon + Sehstörungen + Skotom + Visusminderung + Zystenruptur)

Fundus, Veränderungen, fleckförmig-weiße

Gaucher-Krankheit
(+ Anämie + Arthralgien + Demenz + Gedeihstörungen + geistige Behinderung + Hepatomegalie + Knochenschmerzen + Minderwuchs + Reflexe, pathologische + Spastik + Speicherzellen + Splenomegalie + Thrombozytopenie + zerebrale Anfälle)

Gifford-Zeichen

von-Basedow-Krankheit
(+ v.-Graefe-Zeichen + Abadie-Zeichen + Boston-Zeichen + Dalrymple-Zeichen + Exophthalmus + Fremdkörpergefühl in den Augen + Glanzauge + Hungergefühl + Kocher-Zeichen + Konjunktivitis + Lidödem + Lidsymptome + Moebius-Zeichen + Photophobie + Stellwag-Zeichen + Struma + T_3-Erhöhung + T_4-Erhöhung + Tachykardie + Temperaturen, subfebrile + Temperaturregulationsstörungen + Tremor + TSH, basales, Suppression)

Augen

Glanzauge

von-Basedow-Krankheit
(+ v.-Graefe-Zeichen + Abadie-Zeichen + Boston-Zeichen + Dalrymple-Zeichen + Exophthalmus + Fremdkörpergefühl in den Augen + Gifford-Zeichen + Hungergefühl + Kocher-Zeichen + Konjunktivitis + Lidödem + Lidsymptome + Moebius-Zeichen + Photophobie + Stellwag-Zeichen + Struma + T_3-Erhöhung + T_4-Erhöhung + Tachykardie + Temperaturen, subfebrile + Temperaturregulationsstörungen + Tremor + TSH, basales, Suppression)

Glaskörperablatio

Criswick-Schepens-Syndrom
(+ Glaskörperblutungen + Glaskörpermembranen)
Goldmann-Favre-Syndrom
(+ Degeneration, vitreoretinale + Glaskörperverflüssigung + Katarakt + Makulaödem + Nachtblindheit + Netzhaut, Retinopathie + Netzhaut, Retinoschisis + Visusminderung)

Glaskörperblutungen

Criswick-Schepens-Syndrom
(+ Glaskörperablatio + Glaskörpermembranen)
Eales-Syndrom
(+ Netzhaut, »Strickleiter«-Gefäße + Netzhaut, Mikroaneurysmen + Netzhautblutungen + Sehstörungen)
Norrie-Syndrom
(+ Blindheit + Bulbusatrophie + geistige Behinderung + Glaukom + Hornhauttrübung + Hörverlust + Irisatrophie + Irissynechien + Katarakt + Netzhautpseudogliom + Phthisis bulbi + Proliferation, vaskuläre, des Auges + Schallempfindungsstörung + Vorderkammerobliteration)
Retinoschisis, geschlechtsgebundene juvenile
(+ Fovea, Sternfalten + Glaskörpermembranen + Makulaveränderungen + Netzhaut, Retinoschisis + Netzhautfältelung)
Terson-Syndrom
(+ Subarachnoidalblutung)

Glaskörperdegeneration

hyaloideo-retinale Dysplasie
(+ Chorioideadegeneration + Glaskörpermembranen + Glaskörperverflüssigung + Katarakt + Myopie + Netzhaut, avaskuläre Areale + Netzhautdegeneration)

Glaskörpermembranen

Criswick-Schepens-Syndrom
(+ Glaskörperablatio + Glaskörperblutungen)
hyaloideo-retinale Dysplasie
(+ Chorioideadegeneration + Glaskörperdegeneration + Glaskörperverflüssigung + Katarakt + Myopie + Netzhaut, avaskuläre Areale + Netzhautdegeneration)
Retinoschisis, geschlechtsgebundene juvenile
(+ Fovea, Sternfalten + Glaskörperblutungen + Makulaveränderungen + Netzhaut, Retinoschisis + Netzhautfältelung)

Glaskörpertrübung

Amyloidose, kardialer Typ
(+ Herzinsuffizienz + Nephropathie + Netzhaut, Retinopathie + Niedervoltage im EKG + Parästhesien)
Amyloid-Polyneuropathie Typ II
(+ Hepatomegalie + Herzrhythmusstörungen + Karpaltunnel-Sequenz)

Glaskörperverflüssigung

Goldmann-Favre-Syndrom
(+ Degeneration, vitreoretinale + Glaskörperablatio + Katarakt + Makulaödem + Nachtblindheit + Netzhaut, Retinopathie + Netzhaut, Retinoschisis + Visusminderung)
hyaloideo-retinale Dysplasie
(+ Chorioideadegeneration + Glaskörperdegeneration + Glaskörpermembranen + Katarakt + Myopie + Netzhaut, avaskuläre Areale + Netzhautdegeneration)

Glaukom

Aniridie, hereditäre
(+ Aniridie)
Bietti-Syndrom
(+ Dysgenesis mesodermalis corneae et iridis + Irisatrophie + Konjunktiva, Xeroseflecken + Pupillenverformung)
Chandler-Syndrom
(+ Gynäkotropie + Hornhautdystrophie)
Cogan-Reese-Syndrom
(+ Ectropium uveae + Heterochromia iridis + Hornhautdystrophie + Hornhautödem + Pupillenektopie)
Dermatoarthritis, familiäre histiozytäre
(+ Arthritiden + Blindheit + Exantheme + Gelenkbeweglichkeit, eingeschränkte + Gelenkschwellung + Iritis + Katarakt + Uveitis + Visusminderung)
Geroderma osteodysplastica
(+ Cutis hyperelastica + Hornhauttrübung + Mikrokornea + Osteoporose + Skoliose)
Leber-Miliarangioretinopathie
(+ Katzenauge, amaurotisches + Leukokorie + Netzhaut, Retinopathie + Strabismus + Uveitis)
Lowe-Syndrom
(+ Buphthalmus + Enophthalmus + Entwicklungsrückstand, motorischer und geistiger + Hornhauttrübung + Hyperphosphaturie + Katarakt + Rachitis)
Muckle-Wells-Syndrom
(+ Hodenatrophie + Hohlfuß + Hörverlust + Nephrose + Schallempfindungsstörung + Schüttelfröste + Schwerhörigkeit + Urtikaria)
muscle-eye-brain disease
(+ Entwicklungsrückstand, motorischer und geistiger + Hirnfehlbildungen + Muskelhypotonie + Myopie + Netzhauthypoplasie + Sehnervenpapille, Hypoplasie + Sehstörungen + Trinkschwierigkeiten)
Norrie-Syndrom
(+ Blindheit + Bulbusatrophie + geistige Behinderung + Glaskörperblutungen + Hornhauttrübung + Hörverlust + Irisatrophie + Irissynechien + Katarakt + Netzhautpseudogliom + Phthisis bulbi + Proliferation, vaskuläre, des Auges + Schallempfindungsstörung + Vorderkammerobliteration)
okulo-arthro-skeletales Syndrom
(+ Ablatio retinae + Gelenkbeweglichkeit, eingeschränkte + Hyperopie + Katarakt + Minderwuchs)
Peters-Anomalie
(+ Hornhauttrübung + Katarakt + keratolentikuläre Adhärenz + Mikrophthalmie)
Posner-Schlossman-Glaukom
(+ Hornhautödem + Irishypochromie + Zyklitis)
Pseudoexfoliation
(+ Iridophakodonesis + Linsenluxation + Rubeosis iridis)
Rieger-Phänotyp
(+ Aniridie + Hornhauttrübung + Irisatrophie + Kolobom + Mikrophthalmie + Vorderkammerhypoplasie)
Rieger-Syndrom
(+ Aniridie + Gesichtsdysmorphien + Hornhauttrübung + Irisatrophie + Kolobom + Mikrophthalmie + Oligo- oder Adontie + Vorderkammerhypoplasie)
Rötelnembryopathie
(+ Chorioretinitis + Herzfehler + Katarakt + Mikrophthalmie +

Augen

Mikrozephalie + Mittelohranomalien + Ohranomalien + Schwerhörigkeit + Taubheit)
Smith-Lemli-Opitz-Syndrom Typ I
(+ Augenanomalien + Blepharophimose + Entwicklungsrückstand, motorischer und geistiger + Epikanthus + Extremitätenfehlbildungen + Gedeihstörungen + Gesichtsdysmorphien + Harnwegsanomalien + Herzfehler + Katarakt + Mikrozephalie + Minderwuchs + neurologische Störungen + Ohren, tief angesetzte + Ohrmuscheldysplasie + Ptosis + Strabismus + ZNS-Fehlbildungen)
Sturge-Weber-Phänotyp
(+ Angiomatose, kortikomeningeale + Angiome, multiple + kalkdichte Veränderungen am Schädel + Naevus flammeus, portweinfarbener, des Gesichts + zerebrale Anfälle)
Trisomie 3q, partielle distale
(+ Arrhinenzephalie + Balkenmangel + Entwicklungsrückstand, motorischer und geistiger + geistige Behinderung + Herzfehler + Hypertrichose + Lider, verdickte + Meningomyelozele + Minderwuchs + Trigonozephalie + Untergewicht + zerebrale Anfälle)
WAGR-Syndrom
(+ Aniridie + geistige Behinderung + Gesichtsdysmorphien + Gonadoblastom + Katarakt + Nephroblastom + Pseudohermaphroditismus masculinus)

v.-Graefe-Zeichen

von-Basedow-Krankheit
(+ Abadie-Zeichen + Boston-Zeichen + Dalrymple-Zeichen + Exophthalmus + Fremdkörpergefühl in den Augen + Gifford-Zeichen + Glanzauge + Hungergefühl + Kocher-Zeichen + Konjunktivitis + Lidödem + Lidsymptome + Moebius-Zeichen + Photophobie + Stellwag-Zeichen + Struma + T_3-Erhöhung + T_4-Erhöhung + Tachykardie + Temperaturen, subfebrile + Temperaturregulationsstörungen + Tremor + TSH, basales, Suppression)
Myotonia congenita (Thomsen)
(+ Aktionsmyotonie + EMG, Entladungsserien, myotone + Muskelhypertrophie + Perkussionsmyotonie)

Hemianopsie

Akromegalie
(+ Akromegalie + Diabetes mellitus + Hirsutismus + Keimdrüsenatrophie + Stauungspapille + Struma + Wachstumshormon-(STH-)Spiegel, erhöhter)
Aphasie, transkortikale sensorische
(+ Echolalie + Paraphasie + Quadrantenanopsie + Sprachverständnis, gestörtes)
Arteria-calcarina-Syndrom
(+ Quadrantenanopsie)
Arteria-carotis-interna-Syndrom
(+ Agraphie + Alexie + Aphasie + Blindheit + Hemihypästhesie + Hemiparese + Neglect)
Arteria-cerebri-media-Syndrom
(+ Anosognosie + Aphasie + Apraxie + Déviation conjugée + Fazialislähmung + Hemihypästhesie + Hemiparese)
Arteria-cerebri-posterior-Syndrom
(+ Agnosie, optische + Aphasie + Hemineglect, visueller + Quadrantenanopsie)
Arteria-choroidea-anterior-Syndrom
(+ Hemianästhesie + Hemihypästhesie + Hemiparese)
Arteria-temporalis-anterior-Syndrom
(+ Quadrantenanopsie + Unzinatus-Anfälle)
Chiasma-Symptomatik
(+ Optikusatrophie + Scheuklappensehen + Sellaveränderung + Skotom + Visusminderung)
von-Monakow-Syndrom
(+ Hemihypästhesie + Hemiparese)
Thalamus-Symptomatik, posterolaterale
(+ Aufmerksamkeitsstörungen + Hemialgie + Hemihyperpathie + Hemiparese)

Heterochromia iridis

Cogan-Reese-Syndrom
(+ Ectropium uveae + Glaukom + Hornhautdystrophie + Hornhautödem + Pupillenektopie)
Diallinas-Amalric-Syndrom
(+ Netzhaut, Retinopathie + Schallempfindungsstörung + Schwerhörigkeit + Taubstummheit)
Heterochromozyklitis Fuchs
(+ Iridozyklitis)
Klein-Waardenburg-Syndrom
(+ Albinismus, zirkumskripter + Brachyzephalie + Gesichtsdysmorphien + Minderwuchs + Pseudohypertelorismus + Schallempfindungsstörung + Schwerhörigkeit + Taubheit + Taubstummheit)

Horner-Trias

Armplexuslähmung, untere
(+ Handmuskulatur, Paresen und Atrophien + Krallenhand)
Arteria-cerebelli-superior-Symptomatik
(+ Analgesie + Bewegungsstörungen, choreatische + Hörstörung + Temperaturempfindungsstörung + Zeigeataxie)
Babinski-Nageotte-Symptomatik
(+ Hemiataxie + Hemiparese)
Brückenhauben-Symptomatik
(+ Dysarthrie + Hemiataxie + Intentionstremor + Muskelhypotonie + Sensibilitätsstörungen + Temperaturempfindungsstörung)
Cestan-Chenais-Symptomatik
(+ Hemianästhesie + Hemiasynergie + Hemiparese + Larynxlähmung)
Pancoast-Tumor
(+ Armplexuslähmung + Bronchialkarzinom + Einflußstauung, obere + Schulter-Armschmerz)
Quadranten-Symptomatik
(+ Berührungsempfindlichkeit + Spontanschmerzen, brennende)
Raeder-Symptomatik
(+ Erbrechen + Kopfschmerz + Übelkeit)
Villaret-Symptomatik
(+ Gaumenlähmung + Musculus sternocleidomastoideus, Lähmung, einseitige + Musculus trapezius, Lähmung, einseitige + Pharynxlähmung + Stimmbandlähmung)

Hornhaut, Cystinkristalle

Cystinose
(+ Azidose, metabolische + Hypokaliämie + Minderwuchs + Netzhaut, Retinopathie + Photophobie + Rachitis)

Hornhautdystrophie

Amyloid-Polyneuropathie Typ IV
(+ Fazialislähmung + Hirnnervenausfälle)
Chandler-Syndrom
(+ Glaukom + Gynäkotropie)
Cogan-Reese-Syndrom
(+ Ectropium uveae + Glaukom + Heterochromia iridis + Hornhautödem + Pupillenektopie)
Fehr-Syndrom
(+ Hornhauterosionen + Hornhautreflexabschwächung + Hornhauttrübung + Visusminderung)
Fuchs-Hornhautendotheldystrophie
(+ Hornhautödem + Hornhautreflexabschwächung + Hornhauttrübung)
Hornhautdystrophie, rezidivierende erosive (Franceschetti II)
(+ Hornhauterosionen + Hornhautschmerzen)
Hornhautdystrophie, zentrale wolkige (François)
(+ Hornhauttrübung)
Keratose, palmoplantare
(+ Endphalangen, Hypoplasie + Entwicklungsrückstand, motori-

23

Augen

scher und geistiger + Keratosis palmo-plantaris + Tyrosinämie + Tyrosinurie)

korneo-dermato-ossäres Syndrom
(+ Eytheme + Erythrodermie + Finger, Brachydaktylie + Keratosis palmoplantaris + Phalangen, distale, Verkürzung + Photophobie + Schmelzanomalien)

Meesmann-Wilke-Dystrophie
(+ Photophobie + Visusminderung)

Pachyonychia congenita
(+ Blasenbildung + Dysphonie + Hyperhidrose + Hyperkeratose, follikuläre + Hyperkeratosen, subunguale + Hyperpigmentierung, retikuläre + Hypotrichose + Katarakt + Keratosis palmo-plantaris + Mundschleimhaut, Leukoplakie + Nagelverdickung + Nagelverfärbung + Schwerhörigkeit + Steatocystoma multiplex + Zähne, angeborene)

Paget-Krankheit
(+ Kyphose + Netzhautblutungen + Pachyostose + Periostose + Röhrenknochen, Verdickung und Verbiegung)

Reis-Bücklers-Dystrophie
(+ Hornhauterosionen + Visusminderung)

Schnyder-Hornhautdystrophie
(+ Hornhauttrübung + Hyperlipidämie + Visusminderung)

Hornhauterosionen

Fehr-Syndrom
(+ Hornhautdystrophie + Hornhautreflexabschwächung + Hornhauttrübung + Visusminderung)

Haab-Dimmer-Syndrom
(+ Hornhautreflexabschwächung + Hornhauttrübung + Netzhautdystrophie + Visusminderung)

Hornhautdystrophie, rezidivierende erosive (Franceschetti II)
(+ Hornhautdystrophie + Hornhautschmerzen)

Reis-Bücklers-Dystrophie
(+ Hornhautdystrophie + Visusminderung)

Hornhaut, fragile

Syndrom der spröden Hornhaut
(+ Keratoglobus + Schwerhörigkeit + Skleren, blaue)

Hornhaut, Hypästhesie

Hornhauthypästhesie, Retinopathie, offener Ductus arteriosus, geistige Behinderung, Schwerhörigkeit
(+ Ductus arteriosus Botalli, offener + geistige Behinderung + Gesichtsdysmorphien + Herzfehler + Hornhaut, Sklerokornea + Hypertelorismus + Lidachsenstellung, mongoloide + Mittelgesichtshypoplasie oder -dysplasie + Nasenwurzel, breite, flache + Netzhaut, Retinopathie + Schallempfindungsstörung + Schwerhörigkeit + Stirn, vorgewölbte)

Sinus-cavernosus-Symptomatik, vordere
(+ Diplopie + Kopfgeräusche, subjektive + Kopfschmerz + Ptosis + Wangenbereich, Hypästhesie)

Tolosa-Hunt-Symptomatik
(+ Hornhautreflexabschwächung + Ophthalmoplegie + retro- und supraorbitale Dauerschmerzen + Visusminderung)

Hornhaut, Kupferspeicherung, vermehrte

Morbus Wilson
(+ Coeruloplasmin, vermindertes + Dysarthrie + Hepatitis + Kayser-Fleischer-Ring + Kupferausscheidung, vermehrte + Kupfergehalt der Leber, erhöhter + Leberzirrhose + Pseudosklerose + Rigor + Tremor)

Hornhautödem

Cogan-Reese-Syndrom
(+ Ectropium uveae + Glaukom + Heterochromia iridis + Hornhautdystrophie + Pupillenektopie)

Fuchs-Hornhautendotheldystrophie
(+ Hornhautdystrophie + Hornhautreflexabschwächung + Hornhauttrübung)

Posner-Schlossman-Glaukom
(+ Glaukom + Irishypochromie + Zyklitis)

Hornhautreflexabschwächung

Fehr-Syndrom
(+ Hornhautdystrophie + Hornhauterosionen + Hornhauttrübung + Visusminderung)

Fuchs-Hornhautendotheldystrophie
(+ Hornhautdystrophie + Hornhautödem + Hornhauttrübung)

Haab-Dimmer-Syndrom
(+ Hornhauterosionen + Hornhauttrübung + Netzhautdystrophie + Visusminderung)

Tolosa-Hunt-Symptomatik
(+ Hornhaut, Hypästhesie + Ophthalmoplegie + retro- und supraorbitale Dauerschmerzen + Visusminderung)

Hornhautschmerzen

Hornhautdystrophie, rezidivierende erosive (Franceschetti II)
(+ Hornhautdystrophie + Hornhauterosionen)

Hornhaut, Sklerokornea

Hornhauthypästhesie, Retinopathie, offener Ductus arteriosus, geistige Behinderung, Schwerhörigkeit
(+ Ductus arteriosus Botalli, offener + geistige Behinderung + Gesichtsdysmorphien + Herzfehler + Hornhaut, Hypästhesie + Hypertelorismus + Lidachsenstellung, mongoloide + Mittelgesichtshypoplasie oder -dysplasie + Nasenwurzel, breite, flache + Netzhaut, Retinopathie + Schallempfindungsstörung + Schwerhörigkeit + Stirn, vorgewölbte)

Mikrophthalmie
(+ Anophthalmie + Blindheit + Mikrophthalmie)

Hornhauttrübung

Ariboflavinose
(+ Blepharitis + Cheilitis sicca + Erytheme, rhagadiforme + Konjunktivitis + Mundwinkelrhagaden + Paronychie + Zungenoberfläche, glatte atrophische und gerötete)

de-Barsy-Syndrom
(+ Cutis hyperelastica + Hautatrophie + Muskelhypotonie + Ohren, große + Progerie)

brachymesomel-renaler Symptomenkomplex
(+ Gesichtsdysmorphien + Mikrogenie + Nierenzysten + Verbiegung der Unterschenkel + Verkrümmung der Unterarme + Verkürzung der Unterarme + Verkürzung der Unterschenkel)

Fabry-Krankheit
(+ Abdominalschmerzen + Angiokeratome + Cornea verticillata + Extremitäten, Schmerzen + Hautveränderungen + Niereninsuffizienz)

Fehr-Syndrom
(+ Hornhautdystrophie + Hornhauterosionen + Hornhautreflexabschwächung + Visusminderung)

Fischaugen-Syndrom
(+ Dyslipoproteinämie)

Fryns-Syndrom
(+ Fingerhypoplasien + Gesichtsdysmorphien + Zehenhypoplasien + Zwerchfelldefekt)

Augen

Fuchs-Hornhautendotheldystrophie
(+ Hornhautdystrophie + Hornhautödem + Hornhautreflexabschwächung)

Geroderma osteodysplastica
(+ Cutis hyperelastica + Glaukom + Mikrokornea + Osteoporose + Skoliose)

Groenouw-Syndrom
(+ Netzhautdystrophie + Visusminderung)

Haab-Dimmer-Syndrom
(+ Hornhauterosionen + Hornhautreflexabschwächung + Netzhautdystrophie + Visusminderung)

Hornhautdystrophie und sensoneurale Taubheit
(+ Taubheit)

Hornhautdystrophie, zentrale wolkige (François)
(+ Hornhautdystrophie)

Ichthyosis, X-chromosomal-rezessive
(+ Androtropie + Ichthyose + Schuppung, großfeldrige schmutziggraue)

Keratosis follicularis spinulosa decalvans
(+ Alopezie + Ektropion + Hyperkeratose, follikuläre + Narben, follikuläre + Papeln, follikuläre + Photophobie + Tränenträufeln)

Lowe-Syndrom
(+ Buphthalmus + Enophthalmus + Entwicklungsrückstand, motorischer und geistiger + Glaukom + Hyperphosphaturie + Katarakt + Rachitis)

Mucolipidose III
(+ Beckendysplasie + Dysostosen + geistige Behinderung + Gelenkkontrakturen + Gesichtsdysmorphien + Hepatomegalie + Hüftdysplasie + Minderwuchs + Splenomegalie)

Mucolipidose IV
(+ Entwicklungsrückstand, motorischer und geistiger + Extrapyramidalsymptome + Hyperreflexie + Muskelhypotonie)

Mucopolysaccharidose I-H
(+ Demenz + Dysostosen + Gelenkkontrakturen + Gesichtszüge, grobe + Hepatomegalie + Makroglossie + Minderwuchs + Mucopolysaccharide im Urin, vermehrte + Splenomegalie)

Mucopolysaccharidose IV
(+ Dysplasie, polyostotische + Keratansulfat im Urin, vermehrtes + Minderwuchs + Platyspondylie + Schmelzdefekte)

Mucopolysaccharidose VI
(+ Dysostosen + Gelenkkontrakturen + Gesichtszüge, grobe + Hepatomegalie + Minderwuchs + Splenomegalie)

Mucopolysaccharidose VII
(+ Demenz + Dysostosen + Gesichtszüge, grobe + Hepatomegalie + Minderwuchs + Mucopolysaccharide im Urin, vermehrte + Splenomegalie)

Norrie-Syndrom
(+ Blindheit + Bulbusatrophie + geistige Behinderung + Glaskörperblutungen + Glaukom + Hörverlust + Irisatrophie + Irissynechien + Katarakt + Netzhautpseudogliom + Phthisis bulbi + Proliferation, vaskuläre, des Auges + Schallempfindungsstörung + Vorderkammerobliteration)

ophthalmo-mandibulo-mele Dysplasie (Pillay-Orth)
(+ Ellenbogendysplasie + Fibulaverkürzung + Kiefergelenk, Ankylose + Progenie + Radius, verkürzter + Syndaktylien + Ulna, verkürzte)

Osteolyse, hereditäre idiopathische, Typ V (François)
(+ Berührungsempfindlichkeit + Finger, Deformierung + Xanthome)

Peters-Anomalie
(+ Glaukom + Katarakt + keratolentikuläre Adhärenz + Mikrophthalmie)

Rieger-Phänotyp
(+ Aniridie + Glaukom + Irisatrophie + Kolobom + Mikrophthalmie + Vorderkammerhypoplasie)

Rieger-Syndrom
(+ Aniridie + Gesichtsdysmorphien + Glaukom + Irisatrophie + Kolobom + Mikrophthalmie + Oligo- oder Adontie + Vorderkammerhypoplasie)

Rutherfurd-Syndrom
(+ Gingivahypertrophie + Hypodontie)

Schnyder-Hornhautdystrophie
(+ Hornhautdystrophie + Hyperlipidämie + Visusminderung)

Tangier-Krankheit
(+ Alpha-Lipoproteine, fehlende + EMG, pathologisches + Hirnnerven, Neuropathie + Muskelatrophie + Nervenleitgeschwindigkeit, verzögerte + Neuropathien + Schaumzellen + Schleimhautverfärbung + Serumlipide, erniedrigte + Splenomegalie + Tonsillenhypertrophie)

Winchester-Syndrom
(+ Gelenkkontrakturen + Gelenkschwellung + Minderwuchs + Osteolysen + Osteoporose)

Zellweger-Syndrom
(+ Areflexie + Demyelinisierung + Dyskranie + Entwicklungsrückstand, motorischer und geistiger + Gesichtsdysmorphien + Hepatomegalie + Hyporeflexie + Katarakt + Leberfunktionsstörung + Muskelhypotonie + Neugeborenenikterus + Nierenzysten + Peroxisomen, fehlende, in Leber- und Nierenzellen + Schwerhörigkeit + Stirn, hohe + zerebrale Anfälle)

Hornhaut, Vaskularisierung

Dyskeratose, hereditäre benigne intraepitheliale
(+ Blindheit + Konjunktiva, weiße Auflagerungen + Mundschleimhaut, weiße Auflagerungen + Mundschleimhaut, weißer Schleimhautnävus + Photophobie)

Hornhaut, Vaskularisierung, mit Pannusbildung

mukoepitheliale Dysplasie, hereditäre
(+ Alopezie + Blepharospasmus + Candidiasis + Cor pulmonale + Hornhautvernarbung + Hyperkeratose, follikuläre + Katarakt + Keratokonjunktivitis + Lungenfibrose + Nystagmus + Photophobie + Pneumonie + Pneumothorax, spontaner)

Hornhautvernarbung

Dermatoosteolysis, kirgisischer Typ
(+ Blindheit + Dermatitis, ulzerative + Hautulzerationen + Keratitis + Mundschleimhaut, Ulzerationen + Nasenschleimhaut, Ulzerationen + Zahnanomalien)

mukoepitheliale Dysplasie, hereditäre
(+ Alopezie + Blepharospasmus + Candidiasis + Cor pulmonale + Hornhaut, Vaskularisierung, mit Pannusbildung + Hyperkeratose, follikuläre + Katarakt + Keratokonjunktivitis + Lungenfibrose + Nystagmus + Photophobie + Pneumonie + Pneumothorax, spontaner)

hyaloretinale Dysplasie

Osteoporose-Pseudoglioma-Syndrom
(+ Blindheit + Frakturneigung, Frakturen + Katarakt + Minderwuchs + Osteoporose + Pseudogliom + Spontanfrakturen)

Hyperopie

Best-Makuladegeneration, vitelliforme oder vitelliruptive
(+ Fundus, Narben + Fundus, Pseudozyste, vitelliforme + Makuladegeneration + Pseudohypopyon + Sehstörungen + Skotom + Visusminderung + Zystenruptur)

Leber(-Amaurosis-congenita)-Syndrom
(+ Blindheit + ERG, erloschenes + Katarakt + Keratokonus + Makulakolobome + Netzhautdystrophie + Nystagmus + Sehstörungen)

Myhre-Syndrom
(+ Blepharophimose + Geburtsgewicht, niedriges + geistige Behinderung + Herzfehler + Kryptorchismus + Maxillahypoplasie + Minderwuchs + Taubheit)

Augen

okulo-arthro-skeletales Syndrom
(+ Ablatio retinae + Gelenkbeweglichkeit, eingeschränkte + Glaukom + Katarakt + Minderwuchs)

Hypertelorismus

Aarskog-Syndrom
(+ Brachyphalangie + Inguinalhernien + Kryptorchismus + Minderwuchs + Nase, kurze, breite + Ptosis + Schalskrotum + Schwimmhautbildung)
Ablepharon-Makrostomie-Syndrom
(+ Augenbrauen, fehlende + Gesichtsdysmorphien + intersexuelles Genitale + Lider, fehlende + Makrostomie + Ohren, tief angesetzte + Ohrmuschelanomalien + Ohrmuscheldysplasie + Strabismus + Telekanthus + Vorderkammerhypoplasie + Zahnhypoplasie)
Antiepileptika-Embryofetopathie
(+ Endphalangen, Hypoplasie + Epikanthus + Finger, überlappende + Herzfehler + Hypospadie + Lippen-Kiefer-Gaumen-Spalte + Meningomyelozele + Minderwuchs + Minderwuchs, pränataler + Onychohypoplasie + Sattelnase + Zehen, überlappende)
Beare-Dodge-Nevin-Komplex
(+ Acanthosis nigricans + Cutis verticis gyrata + Gesichtsdysmorphien + Mikrogenie + Ohren, tief angesetzte + Ohrmuscheldysplasie)
Chromosom 4p⁻ Syndrom
(+ Anhängsel, präaurikuläre + Fisteln, präaurikuläre + geistige Behinderung + Gesichtsdysmorphien + Hakennase + Hypospadie + Iriskolobom + Lidachsenstellung, antimongoloide + Lippen-Kiefer-Gaumen-Spalte + Minderwuchs + Minderwuchs, pränataler + Oberlippe, kurze prominente + Ptosis + Stirn, vorgewölbte + zerebrale Anfälle)
Chromosom 4q⁻ Syndrom
(+ Brachyzephalie + Choanalatresie + Endphalangen, krallenartige Deformation + Entwicklungsrückstand, motorischer und geistiger + Gaumenspalte + Gesichtsdysmorphien + Herzfehler + Lidachsenstellung, mongoloide + Mikrogenie + Mikrozephalie + Minderwuchs)
Chromosom 18p⁻ Syndrom
(+ Arrhinenzephalie + Entwicklungsrückstand, motorischer und geistiger + Gesicht, breites + Gesichtsdysmorphien + Hypotonie + IgA-Mangel + Karies + Minderwuchs + Ptosis + Trichterbrust)
clefting-ectropion-conical teeth-syndrome, familial (e)
(+ Ektropion + Gaumenspalte + Karies + Lippenspalte + Zähne, konische)
COVESDEM-Syndrom
(+ Ellenbogengelenk, Kontrakturen + Faßthorax + Gesichtsdysmorphien + Lordose + Makrozephalie + Mikrozephalie + Minderwuchs + Nase, kurze + Skoliose + Verkürzung der Unterarme + Wirbelkörper, Segmentationsstörungen)
Crouzon-Syndrom
(+ Canalis opticus, enger + Exophthalmus + Keratitis + Kraniosynostose + Stirn, vorgewölbte + Strabismus + Taubheit + Turrizephalie + Zahnstellungsanomalien)
Dysostose, kongenitale kraniofaziale, und Cutis gyratum
(+ Acanthosis nigricans + Gaumenspalte + Hautfalten, wulstförm.)
Dysostosis cleidofacialis
(+ Exophthalmus + geistige Behinderung + Kamptodaktylie + Mikrozephalie + Oberlidhypoplasie + Schlüsselbeinhypo- oder -aplasie)
Embryopathia diabetica
(+ Analatresie + Arrhinenzephalie + Femurhypoplasie + Gesichtsspalten + Hydronephrose + Hypotelorismus + Iriskolobom + kaudale Dysplasie + Kolon, enggestelltes + Megaureteren + Megazystis + Naseneinkerbungen + Nierenagenesie + Ureter duplex)
fazio-okulo-akustisch-renales Syndrom
(+ Ablatio retinae + Augenanomalien + Gesichtsdysmorphien + Iriskolobom + Katarakt + Kolobom + Myopie + Proteinurie + Reflux, vesiko-uretero-renaler + Taubheit + Telekanthus)
FG-Syndrom
(+ Analstenose + geistige Behinderung + Makrozephalie + Minderwuchs + Muskelschwäche)

frontonasale Dysplasie
(+ Balkenmangel + Cranium bifidum occultum + Lippen-Kiefer-Gaumen-Spalte + Naseneinkerbungen + Spaltnase)
F-Syndrom
(+ Gaumen, hoher + Gesichtsdysmorphien + Kinn, kleines + Nase, birnenförmige + Polydaktylie + Syndaktylien + Zahnstellungsanomalien)
gastro-kutaner Komplex
(+ Café-au-lait-Flecken + Hiatushernie + Lentigines + Myopie + Ulzera, peptische)
Goltz-Gorlin-Syndrom
(+ Aniridie + Anophthalmie + Beckenfehlbildungen + Fingeraplasien + Fingerhypoplasien + Gaumen, hoher + Gynäkotropie + Haar, schütteres + Hautatrophie + Hyperhidrose + Hypohidrose + Kolobom + Kyphose + Malokklusion + Mikrophthalmie + Nystagmus + Onychodystrophie + Optikusatrophie + Osteopathien + Osteoporose + Papillome + Poikilodermie + Polydaktylie + Prognathie + Rippenfehlbildungen + Schlüsselbeinfehlbildungen + Skoliose + Spina bifida + Strabismus + Syndaktylien + Vorwölbung, hernienartige + Wirbelanomalien + Zahnanomalien + Zehenaplasien + Zehenhypoplasien)
Greig-Zephalopolysyndaktylie
(+ Gesichtsdysmorphien + Makrozephalie + Polydaktylie + Syndaktylien)
G-Syndrom
(+ Gesichtsdysmorphien + Hypospadie + Larynxspalte + Schluckbeschwerden)
HMC-Syndrom
(+ Gesichtsspalten + Mandibulahypoplasie + Mikrotie + Minderwuchs + Thenarhypoplasie)
Holoprosenzephalie
(+ Aglossie + Anophthalmie + Anosmie + Arrhinenzephalie + Arrhinie + Balkenmangel + Daumenaplasie + Daumenhypoplasie + geistige Behinderung + Hirn, monoventrikuläres + Hypopituitarismus + Hyposmie + Hypotelorismus + Klumpfuß + Kolobom + Lippen-Kiefer-Gaumen-Spalte + Mikroglossie + Oberlippenspalte + Philtrum, fehlendes + Polydaktylie + Proboscis + Syndaktylien + Synophthalmie + Zyklopie)
Hornhauthypästhesie, Retinopathie, offener Ductus arteriosus, geistige Behinderung, Schwerhörigkeit
(+ Ductus arteriosus Botalli, offener + geistige Behinderung + Gesichtsdysmorphien + Herzfehler + Hornhaut, Hypästhesie + Hornhaut, Sklerokornea + Lidachsenstellung, mongoloide + Mittelgesichtshypoplasie oder -dysplasie + Nasenwurzel, breite, flache + Netzhaut, Retinopathie + Schallempfindungsstörung + Schwerhörigkeit + Stirn, vorgewölbte)
Hypertelorismus (Greig)
(+ Epikanthus + Strabismus)
Hypertelorismus-Hypospadie-Syndrom
(+ Gaumenspalte + Hypospadie + Lippen-Kiefer-Gaumen-Spalte + Nasenwurzel, breite, prominente)
ICF-Syndrom
(+ Epikanthus + geistige Behinderung + Gesichtsdysmorphien + Immundefekt + Infektionen, rezidivierende + Makroglossie + Minderwuchs + Sprachentwicklung, verzögerte)
Juberg-Hayward-Syndrom
(+ Daumenhypoplasie + Epikanthus + Lippen-Kiefer-Gaumen-Spalte + Mikrozephalie + Minderwuchs + Nasenwurzel, breite, flache + Radiushypoplasie + Syndaktylien + Zehe, 4., Klinodaktylie)
kardio-fazio-kutanes Syndrom
(+ EEG, pathologisches + Ekzeme + Entwicklungsrückstand, motorischer und geistiger + Exophthalmus + Gesichtsdysmorphien + Haar, gekräuseltes + Herzfehler + Hydrozephalus + Hyperkeratose, follikuläre + Ichthyose + Inguinalhernien + Kopfbehaarung, spärliche + Lidachsenstellung, antimongoloide + Makrozephalie + Minderwuchs + Nystagmus + Pulmonalstenose + Splenomegalie + Stirn, hohe + Strabismus + Ventrikelseptumdefekt + Vorhofseptumdefekt)
kardio-fazio-mele Dysplasie
(+ Brachymelie + Epikanthus + Fibulahypoplasie + Herzfehler + Mikroretrognathie + Nackenhautmantel, weiter + Ohren, tief angesetzte + Radiushypoplasie + Ulnahypoplasie)

Augen

Kaveggia-Syndrom
(+ Bewegungsstörungen + Endphalangen, breite + Gesichtsdysmorphien + Inzisivi, untere, mittlere, Weitstand oder Fehlen + Mandibula, Spaltbildung + Mikro-Brachyzephalie + Minderwuchs + Mittelgesichtshypoplasie oder -dysplasie + Ohrmuschelanomalien + Progenie)

KBG-Syndrom
(+ Brachyphalangie + Füße, kleine + geistige Behinderung + Hände, kleine + Minderwuchs + Skelettanomalien + Wirbelanomalien + Zahnanomalien)

Lentiginose, progressive kardiomyopathische
(+ EKG, pathologisches + geistige Behinderung + Genitalhypoplasie + Hypospadie + Kryptorchismus + Lentigines + Minderwuchs + Ovarien, Hypoplasie + Pulmonalstenose + Schallempfindungsstörung + Schwerhörigkeit + Taubheit)

Lenz-Majewski-Syndrom
(+ Cutis hyperelastica + Diaphysen, Sklerose + Gedeihstörungen + geistige Behinderung + Gesichtsdysmorphien + Minderwuchs + Progerie)

Lippen-Gaumen-Spalte, Oligodontie, Syndaktylie, Haarveränderungen
(+ Gaumenspalte + Lippenspalte + Milchzahnagenesis + Mittelgesichtshypoplasie oder -dysplasie + Oligo- oder Adontie + Pili torti + Syndaktylien)

Malpuech-Syndrom
(+ geistige Behinderung + Hypospadie + Lippen-Kiefer-Gaumen-Spalte + Mikropenis + Minderwuchs + Scrotum bifidum)

Mutchinick-Syndrom
(+ Augenbrauen, lange und gekrauste + Gaumen, hoher + geistige Behinderung + Gesichtsdysmorphien + Herzfehler + Klinodaktylie + Lidachsenstellung, antimongoloide + Mikrozephalie + Minderwuchs + Nagelanomalien + Nasenwurzel, breite, prominente + Nierenanomalien + Ohren, große + Pigmentationsanomalien + Prognathie + Pulmonalstenose + Trichterbrust + Vorhofseptumdefekt)

Nävobasaliomatose
(+ Basalzellepitheliome + Brachymetakarpie + cherubismusartige Fazies + Gabelrippen + Kieferzysten + zystische Veränderungen)

Naguib-Richieri-Costa-Syndrom
(+ Hypospadie + Mikropenis + Polydaktylie + Schalskrotum + Syndaktylien)

Poikilodermie, kongenitale, Typus Thomson
(+ Daumenhypoplasie + Depigmentierungen + Erytheme, retikuläre + Hautatrophie + Hyperpigmentierung, bräunliche + Keratosis palmoplantaris + Papeln, lichenoide + Photosensibilität + Radiushypoplasie + Teleangiektasien + Ulnahypoplasie)

Potter-Sequenz
(+ »Potter facies« + Adysplasie, urogenitale + Anomalien, anorektale + Epikanthus + Gesichtsdysmorphien + Klumpfuß + Lungenhypoplasie + Nierenagenesie + Ohrmuscheldysplasie + Uterusanomalien + Wirbelanomalien)

Pseudoaminopterin-Syndrom
(+ Brachyzephalie + Haaranomalien + Koronarnaht, Synostose, prämature + Kraniosynostose + Mikrogenie + Minderwuchs + Nasenwurzel, prominente + Ohren, tief angesetzte)

Pterygium-Syndrom, letales multiples, Typ II
(+ Extremitäten, kurze breite + Humerus-Ulna, Fusion + Lungenhypoplasie + Nackenödem + Pterygien + Synostose, radio-ulnare)

spondylo-meta-epiphysäre Dysplasie mit kurzen Extremitäten und abnormer Kalzifikation
(+ Mikrogenie + Minderwuchs + Nase, kurze + Oberlippe, schmale + Retrogenie + Thorax, schmaler)

Tetrasomie 9p
(+ geistige Behinderung + Gelenkluxationen, multiple + Gesichtsdysmorphien + Herzfehler + Klumpfuß + Knollennase + Kyphose + Kyphoskoliose + Lippen-Kiefer-Gaumen-Spalte + Mikrozephalie + Nasenwurzel, breite, prominente + Skoliose + Stirn, vorgewölbte)

Trisomie 9p
(+ Brachyphalangie + Entwicklungsrückstand, motorischer und geistiger + Epiphysenvergrößerung + geistige Behinderung + Gesichtsdysmorphien + Klinodaktylie + Knochenwachstum, verzögertes + Lidachsenstellung, antimongoloide + Mikro-Brachyzephalie + Nase, knollig deformierte + Ohren, abstehende + Pseudoepiphysen)

Trisomie 10p
(+ Anhängsel, präaurikuläre + Dolichozephalus + Entwicklungsrückstand, motorischer und geistiger + Fisteln, präaurikuläre + Gesicht, schmales + Gesichtsdysmorphien + Mandibulahypoplasie + Minderwuchs + Minderwuchs, pränataler + Ohranomalien + Stirn, hohe)

W-Syndrom
(+ Gaumenspalte + geistige Behinderung + Gesichtsdysmorphien + Lidachsenstellung, antimongoloide + Stirn, hohe)

Hyphaema

Frenkel-Symptomenkomplex
(+ Chorioidearupturen + Contusio bulbi + Iridodialyse + Iridoplegie + Katarakt + Linsenluxation + Netzhautödem)

Hypopyon-Iritis

Morbus Behçet
(+ Blutungen, gastrointestinale + Epididymitis + Erythema nodosum + Genitalveränderungen, aphthös-ulzeröse + hyperergische Reaktion der Haut + Meningoenzephalitis + Mundschleimhautaphthen + Orchitis + rheumatoide Veränderungen der Gelenke + rheumatoide Veränderungen der Weichteile + Thrombophlebitis, rezidivierende + Thrombosen, arterielle oder venöse)

Mund- und Genital-Ulcera mit Chondritis
(+ Chondritis + Genitalveränderungen, aphthös-ulzeröse + hyperergische Reaktion der Haut + Mundschleimhautaphthen + Orchitis + rheumatoide Veränderungen der Gelenke + rheumatoide Veränderungen der Weichteile + Thrombophlebitis, rezidivierende)

Hypotelorismus

Embryopathia diabetica
(+ Analatresie + Arrhinenzephalie + Femurhypoplasie + Gesichtsspalten + Hydronephrose + Hypertelorismus + Iriskolobom + kaudale Dysplasie + Kolon, enggestelltes + Megaureteren + Megazystis + Naseneinkerbungen + Nierenagenesie + Ureter duplex)

Holoprosenzephalie
(+ Aglossie + Anophthalmie + Anosmie + Arrhinenzephalie + Arrhinie + Balkenmangel + Daumenaplasie + Daumenhypoplasie + geistige Behinderung + Hirn, monoventrikuläres + Hypertelorismus + Hypopituitarismus + Hyposmie + Klumpfuß + Kolobom + Lippen-Kiefer-Gaumen-Spalte + Mikroglossie + Oberlippenspalte + Philtrum, fehlendes + Polydaktylie + Proboscis + Syndaktylien + Synophthalmie + Zyklopie)

okulo-dento-digitale Dysplasie
(+ Alaknorpel, Hypoplasie + Finger, 4.–5., Syndaktylien + Hyperostose, kraniale + Hypertrichose + Irisdysplasie + Kamptodaktylie + Mikrokornea + Nase, lange dünne + Schmelzdysplasie + Schmelzhypoplasie + Zehen, Dysplasie + Zehenaplasien + Zehenhypoplasien)

Iridodialyse

Frenkel-Symptomenkomplex
(+ Chorioidearupturen + Contusio bulbi + Hyphaema + Iridoplegie + Katarakt + Linsenluxation + Netzhautödem)

Iridodonesis

megalocornea-mental retardation syndrome (e)
(+ Entwicklungsrückstand, statomotorischer + geistige Behinde-

Augen

rung + Gesichtsdysmorphien + Irishypoplasie + Koordinationsstörungen + Lidachsenstellung, antimongoloide + Megalokornea + Muskelhypotonie + Myopie + zerebrale Anfälle)

Iridophakodonesis

Pseudoexfoliation
(+ Glaukom + Linsenluxation + Rubeosis iridis)

Iridoplegie

Frenkel-Symptomenkomplex
(+ Chorioidearupturen + Contusio bulbi + Hyphaema + Iridodialyse + Katarakt + Linsenluxation + Netzhautödem)

Iridozyklitis

Dermatose, akute febrile neutrophile
(+ Arthralgien + Fieber + Gynäkotropie + Konjunktivitis + Leukozytose + Plaques, erythematöse)
Heerfordt-Syndrom
(+ Fazialislähmung + Parotitis + Sarkoidose + Uveitis)
Heterochromozyklitis Fuchs
(+ Heterochromia iridis)

Irisatrophie

Bietti-Syndrom
(+ Dysgenesis mesodermalis corneae et iridis + Glaukom + Konjunktiva, Xeroseflecken + Pupillenverformung)
Norrie-Syndrom
(+ Blindheit + Bulbusatrophie + geistige Behinderung + Glaskörperblutungen + Glaukom + Hornhauttrübung + Hörverlust + Irissynechien + Katarakt + Netzhautpseudogliom + Phthisis bulbi + Proliferation, vaskuläre, des Auges + Schallempfindungsstörung + Vorderkammerobliteration)
Rieger-Phänotyp
(+ Aniridie + Glaukom + Hornhauttrübung + Kolobom + Mikrophthalmie + Vorderkammerhypoplasie)
Rieger-Syndrom
(+ Aniridie + Gesichtsdysmorphien + Glaukom + Hornhauttrübung + Kolobom + Mikrophthalmie + Oligo- oder Adontie + Vorderkammerhypoplasie)

Iris, blaue

Albinismus-Taubheit
(+ Albinismus + Augenbrauen, Hypoplasie + Augenbrauen, Weißfärbung + Schallempfindungsstörung + Taubheit + Taubstummheit)
Angelman-Syndrom
(+ Ataxie + Brachyzephalie + Diastema + EEG, pathologisches + Enophthalmus + Entwicklungsrückstand, motorischer und geistiger + epileptische Anfälle + Gangataxie + geistige Behinderung + Gesichtsdysmorphien + Herausschnellen + Hyperaktivität + Hyperaktivität, motorische + Katzenschreien, 1. Lebensjahr + Lachanfälle, unmotivierte + Makrostomie + Mikro-Brachyzephalie + Mikrozephalie + Mittelgesichtshypoplasie oder -dysplasie + Oberlippe, schmale + Progenie + Prognathie + Schlafstörungen + Sprachentwicklung, verzögerte + zerebrale Anfälle)
Phenylketonurie
(+ Ekzeme + Entwicklungsrückstand, statomotorischer + geistige Behinderung + Haar, blondes + Phenylbrenztraubensäure-Geruch + zerebrale Anfälle)
Piebaldismus-Taubheits-Syndrom
(+ Albinismus, zirkumskripter + Schallempfindungsstörung + Taubheit)

Waardenburg-Syndrom
(+ Albinismus + Augenbrauenpartien, mediale, Hyperplasie + Dystopia canthorum + Ergrauen + Gesichtsdysmorphien + Haarsträhnen, weiße oder schwarze + Hyperpigmentierung + Hypopigmentierung + Nasenprofil, griechisches + Pigmentstörungen der Haare + Schallempfindungsstörung + Schwerhörigkeit + Synophrys + Taubstummheit)

Irisdysplasie

Kollagenom, familiäres kutanes
(+ Kardiomyopathie + Kollagenome + Schwerhörigkeit + Vaskulitis, rezidivierende)
okulo-dento-digitale Dysplasie
(+ Alaknorpel, Hypoplasie + Finger, 4.–5., Syndaktylien + Hyperostose, kraniale + Hypertrichose + Hypotelorismus + Kamptodaktylie + Mikrokornea + Nase, lange dünne + Schmelzdysplasie + Schmelzhypoplasie + Zehen, Dysplasie + Zehenaplasien + Zehenhypoplasien)
Williams-Beuren-Syndrom
(+ Aortenstenose + geistige Behinderung + Genitalhypoplasie + Gesichtsdysmorphien + Mikrodontie + Minderwuchs + Minderwuchs, pränataler + Pubertas praecox + Pulmonalstenose + Stimme, rauhe tiefe + Zahnanomalien)

Irishypochromie

Posner-Schlossman-Glaukom
(+ Glaukom + Hornhautödem + Zyklitis)

Irishypoplasie

Aniridie-Syndrome
(+ Aniridie)
megalocornea-mental retardation syndrome (e)
(+ Entwicklungsrückstand, statomotorischer + geistige Behinderung + Gesichtsdysmorphien + Iridodonesis + Koordinationsstörungen + Lidachsenstellung, antimongoloide + Megalokornea + Muskelhypotonie + Myopie + zerebrale Anfälle)
Walker-Warburg-Syndrom
(+ Aquäduktstenose + Balkenmangel + Enzephalozele + Hydrozephalus + Katarakt + Lissenzephalie + Mikrophthalmie + Mikrozephalie + Muskeldystrophie + Netzhautdysplasie + Optikuskolobom + zerebellare Dysplasie)

Iriskolobom

Biemond-Syndrom
(+ Adipositas + geistige Behinderung + Genitalhypoplasie + Polydaktylie)
Cat-eye-Syndrom
(+ Analatresie + Anhängsel, präaurikuläre + Fisteln, präaurikuläre + Lidachsenstellung, antimongoloide + Lungenvenen, totale Fehleinmündung + Nierenanomalien)
Chromosom 4p⁻ Syndrom
(+ Anhängsel, präaurikuläre + Fisteln, präaurikuläre + geistige Behinderung + Gesichtsdysmorphien + Hakennase + Hypertelorismus + Hypospadie + Lidachsenstellung, antimongoloide + Lippen-Kiefer-Gaumen-Spalte + Minderwuchs + Minderwuchs, pränataler + Oberlippe, kurze prominente + Ptosis + Stirn, vorgewölbte + zerebrale Anfälle)
Chromosom 13q⁻ Syndrom
(+ Analatresie + Balkenmangel + Daumenaplasie + geistige Behinderung + Genitalfehlbildungen + Gesichtsdysmorphien + Herzfehler + Hirnfehlbildungen + Hypospadie + Mesenterium commune + Mikrophthalmie + Mikrozephalie + Minderwuchs + Minderwuchs, pränataler + Netzhaut, Retinoblastom + Nierenanomalien + Stirn, fliehende + Syndaktylien + Synostosen + zerebrale Anfälle)

Augen

Chromosom 18q– Syndrom
(+ Alopezie + Anthelix, prominente + Daumen, proximal angesetzte + Entwicklungsrückstand, motorischer und geistiger + Finger, distal konisch zulaufende + Gehörgänge, äußere, enge bis verschlossene + Gesichtsdysmorphien + Hauteinsenkungen + Minderwuchs + Minderwuchs, pränataler + Mittelgesichtsretraktion)

Embryopathia diabetica
(+ Analatresie + Arrhinenzephalie + Femurhypoplasie + Gesichtsspalten + Hydronephrose + Hypertelorismus + Hypotelorismus + kaudale Dysplasie + Kolon, enggestelltes + Megaureteren + Megazystis + Naseneinkerbungen + Nierenagenesie + Ureter duplex)

fazio-okulo-akustisch-renales Syndrom
(+ Ablatio retinae + Augenanomalien + Gesichtsdysmorphien + Hypertelorismus + Katarakt + Kolobom + Myopie + Proteinurie + Reflux, vesiko-uretero-renaler + Taubheit + Telekanthus)

Kolobome Iris-Aderhaut-Netzhaut
(+ Chorioideakolobom + Netzhautkolobom)

retinale Dysplasie Reese-Blodi
(+ Hirnhypoplasie + Hydrozephalus + Mikrophthalmie + Netzhautdysplasie + Orbitalzysten)

Triploidie
(+ Aborte + Genitalfehlbildungen + innere Organe, Anomalien + Längen- und Gewichtsreduktion + Mikrophthalmie + Minderwuchs, pränataler + Nierenanomalien + Plazenta, hydatidiforme Degeneration + Syndaktylien + ZNS-Fehlbildungen)

Trisomie 13
(+ Arrhinenzephalie + Gesichtsdysmorphien + Herzfehler + Kopfhautdefekte + Lippen-Kiefer-Gaumen-Spalte + Mikrophthalmie + Mikrozephalie + Minderwuchs + Minderwuchs, pränataler + Polydaktylie + Präeklampsie + Stirn-Oberlidhämangiome + Zyklopie)

Iris, perluzide

Lisch-Syndrom
(+ Fundus flavus periphericus + Nystagmus + Schiefhals)

Irissynechien

Norrie-Syndrom
(+ Blindheit + Bulbusatrophie + geistige Behinderung + Glaskörperblutungen + Glaukom + Hornhauttrübung + Hörverlust + Irisatrophie + Katarakt + Netzhautpseudogliom + Phthisis bulbi + Proliferation, vaskuläre, des Auges + Schallempfindungsstörung + Vorderkammerobliteration)

okulopalatoskeletales Syndrom
(+ Blepharophimose + Bulbusmotilität, Einschränkung + Epikanthus inversus + geistige Behinderung + Gesichtsasymmetrie + Kraniosynostose + Ptosis + Sprachentwicklung, verzögerte)

Iritis

Dermatoarthritis, familiäre histiozytäre
(+ Arthritiden + Blindheit + Exantheme + Gelenkbeweglichkeit, eingeschränkte + Gelenkschwellung + Glaukom + Katarakt + Uveitis + Visusminderung)

Morbus Crohn
(+ Abdominalschmerzen + Arthralgien + Diarrhö + Erythema nodosum + Fistelbildungen, anale + Fistelbildungen, entero-enterale + Gewichtsabnahme + Ileitis + Kolitis + Uveitis)

TINU-Syndrom
(+ Gynäkotropie + Myelitis, unspezifische + Nephritis + Photophobie + Uveitis)

Katarakt

Alport-Syndrom mit viszeraler Leiomyomatose und kongenitaler Katarakt
(+ Hämaturie + Leiomyomatose + Schwerhörigkeit)

Amyloid-Polyneuropathie Typ III
(+ Analgesie + Beine, Parästhesien + Hypertonie + Neuropathien + Niereninsuffizienz + Parästhesien + Schmerzen der Beine + Wadenschmerzen)

Chondrodysplasia punctata, autosomal-rezessive Form
(+ Femurepiphysen, kalkspritzerartige Verdichtungen + Hautveränderungen + Humerusepiphysen, kalkspritzerartige Verdichtungen + Minderwuchs)

Chondrodysplasia punctata durch X-chromosomale Deletion
(+ Alopezie + Brachyphalangie + Endphalangen, kurze + Epiphysen, Kalzifikationen, bilateral symmetrische + geistige Behinderung + Hypogonadismus + Minderwuchs + Nase, hypoplastische + Sattelnase)

Chondrodysplasia punctata, X-chromosomal-dominante Form
(+ Alopezie + Gynäkotropie + Hautatrophie + Ichthyose + Minderwuchs + Nase, breite, flache + Röhrenknochen, verkürzte + Röhrenknochenepiphysen, Kalzifikationen, punktförmige + Skoliose)

COFS-Syndrom
(+ Anophthalmie + Blepharophimose + Ellenbogengelenk, Kontrakturen + Gesichtsdysmorphien + Hirnfehlbildungen + Kamptodaktylie + Kniegelenke, Kontrakturen + Mikrophthalmie + Mikrozephalie)

Crome-Syndrom
(+ Enzephalopathie + Nierennekrosen)

Dermatoarthritis, familiäre histiozytäre
(+ Arthritiden + Blindheit + Exantheme + Gelenkbeweglichkeit, eingeschränkte + Gelenkschwellung + Glaukom + Iritis + Uveitis + Visusminderung)

Dystrophia myotonica Curschmann-Steinert
(+ Alopezie + Atemstörung + Dickdarmdilatation, verminderte + Dysfunktion, ovarielle + Facies myopathica + geistige Behinderung + Gesicht, schmales + Herzrhythmusstörungen + Hirnatrophie + Hodenatrophie + Hydramnion + Hypoventilation, alveoläre + Kindsbewegungen, verminderte + Klumpfuß + Magenmotilität, verminderte + Mimik, verminderte + Muskelatrophie + Muskelhypotonie + Muskelschwäche + Myotonie + Ösophagusdilatation + Ösophagusperistaltik, verminderte + Paresen + Peristaltik, verminderte + Ptosis + Skelettanomalien + Trinkschwierigkeiten)

fazio-okulo-akustisch-renales Syndrom
(+ Ablatio retinae + Augenanomalien + Gesichtsdysmorphien + Hypertelorismus + Iriskolobom + Kolobom + Myopie + Proteinurie + Reflux, vesiko-uretero-renaler + Taubheit + Telekanthus)

Flynn-Aird-Syndrom
(+ Aphasie + Ataxie + Dysästhesie + epileptische Anfälle + Karies + Kyphoskoliose + Myopie + Nachtblindheit + Netzhaut, Retinitis + Osteoporose + Parästhesien + Schallempfindungsstörung + Schwerhörigkeit + Taubheit)

Frenkel-Symptomenkomplex
(+ Chorioidearupturen + Contusio bulbi + Hyphaema + Iridodialyse + Iridoplegie + Linsenluxation + Netzhautödem)

Galaktosämie I
(+ Galaktosurie + Hypergalaktosämie)

Galaktosämie II
(+ Aszites + Diarrhö + Erbrechen + Ernährungsstörungen + Galaktosämie + Glucosurie + Hepatomegalie + Neugeborenenikterus + Trinkschwierigkeiten)

Goldmann-Favre-Syndrom
(+ Degeneration, vitreoretinale + Glaskörperablatio + Glaskörperverflüssigung + Makulaödem + Nachtblindheit + Netzhaut, Retinopathie + Netzhaut, Retinoschisis + Visusminderung)

Hallermann-Streiff-Syndrom
(+ Fontanellenschluß, verzögerter + Gesichtsdysmorphien + Hautatrophie + Hypotrichose + Mikrophthalmie + Minderwuchs + Oligo- oder Adontie + Stirn, hohe + Vogelgesicht + Zähne, angeborene)

hyaloideo-retinale Dysplasie
(+ Chorioideadegeneration + Glaskörperdegeneration + Glaskörpermembranen + Glaskörperverflüssigung + Myopie + Netzhaut, avaskuläre Areale + Netzhautdegeneration)

Katarakt-Ichthyosis
(+ Erythrodermie + Ichthyose + Myopathie + Taubheit)

Augen

Katarakt-Mikrokornea-Syndrom
(+ Mikrokornea)
Leber(-Amaurosis-congenita)-Syndrom
(+ Blindheit + ERG, erloschenes + Hyperopie + Keratokonus + Makulakolobome + Netzhautdystrophie + Nystagmus + Sehstörungen)
Lowe-Syndrom
(+ Buphthalmus + Enophthalmus + Entwicklungsrückstand, motorischer und geistiger + Glaukom + Hornhauttrübung + Hyperphosphaturie + Rachitis)
Marinescu-Sjögren-Syndrom I
(+ Areflexie + Ataxie + Babinski-Zeichen, positives + Dysarthrie + Dyskranie + Epikanthus + geistige Behinderung + Hyporeflexie + Minderwuchs + Muskelschwäche + Nystagmus + Ophthalmoplegie + Ptosis + Strabismus)
Marshall-Syndrom
(+ Anodontie + Augen, große + Hypodontie + Mittelgesichtshypoplasie oder -dysplasie + Myopie + Sattelnase + Schwerhörigkeit)
Martsolf-Syndrom
(+ geistige Behinderung + Gesichtsdysmorphien + Hypogonadismus + Lidachsenstellung, antimongoloide + Maxillahypoplasie + Mikrozephalie + Minderwuchs + Nase, breite, flache + Philtrum, hypoplastisches)
Meckel-Gruber-Syndrom
(+ Arrhinenzephalie + Enzephalozele + Epispadie + Gaumenspalte + Harnblasenekstrophie + Hexadaktylie + Hypospadie + Kleinhirnagenesie + Klumpfuß + Kolobom + Leberfibrose + Mikrogenie + Mikrophthalmie + Mikrozephalie + Nierenzysten + Optikusaplasie + Polydaktylie + Stirn, fliehende + Zungenfehlbildung)
Mevalonazidämie
(+ Anämie + Entwicklungsrückstand, statomotorischer + Hepatomegalie + Mevalonsäure im Urin, vermehrte + Mevalonsäure, hohe Konzentrationen, im Blut + Splenomegalie)
Mucopolysaccharidose I-S
(+ Gelenkkontrakturen + Handkontrakturen + Minderwuchs + Mucopolysaccharide im Urin, vermehrte + Schwerhörigkeit)
mukoepitheliale Dysplasie, hereditäre
(+ Alopezie + Blepharospasmus + Candidiasis + Cor pulmonale + Hornhaut, Vaskularisierung, mit Pannusbildung + Hornhautvernarbung + Hyperkeratose, follikuläre + Keratokonjunktivitis + Lungenfibrose + Nystagmus + Photophobie + Pneumonie + Pneumothorax, spontaner)
Nance-Horan-Syndrom
(+ Mediodens)
Nathalie-Krankheit
(+ EKG, pathologisches + Muskelatrophie + Taubheit)
Nephronophthise
(+ Anämie + Degeneration, tapeto-retinale + Dysostosen + Kolobom + Leberfibrose + Niereninsuffizienz + Nierenversagen + Nystagmus + Osteopathien + Polydipsie + Polyurie + Salzverlust + zerebrale Störungen)
Norrie-Syndrom
(+ Blindheit + Bulbusatrophie + geistige Behinderung + Glaskörperblutungen + Glaukom + Hornhauttrübung + Hörverlust + Irisatrophie + Irissynechien + Netzhautpseudogliom + Phthisis bulbi + Proliferation, vaskuläre, des Auges + Schallempfindungsstörung + Vorderkammerobliteration)
okulo-arthro-skeletales Syndrom
(+ Ablatio retinae + Gelenkbeweglichkeit, eingeschränkte + Glaukom + Hyperopie + Minderwuchs)
Ornithinämie mit Gyratatrophie
(+ Atrophie, chorioretinale + Blindheit + Hyperornithinämie + Myopie + Nachtblindheit + Skotom)
Osteoporose-Pseudoglioma-Syndrom
(+ Blindheit + Frakturneigung, Frakturen + hyaloretinale Dysplasie + Minderwuchs + Osteoporose + Pseudogliom + Spontanfrakturen)
Pachyonychia congenita
(+ Blasenbildung + Dysphonie + Hornhautdystrophie + Hyperhidrose + Hyperkeratose, follikuläre + Hyperkeratosen, subunguale + Hyperpigmentierung, retikuläre + Hypotrichose + Keratosis palmo-plantaris + Mundschleimhaut, Leukoplakie + Nagelverdickung + Nagelverfärbung + Schwerhörigkeit + Steatocystoma multiplex + Zähne, angeborene)
Peters-Anomalie
(+ Glaukom + Hornhauttrübung + keratolentikuläre Adhärenz + Mikrophthalmie)
Poikilodermie, kongenitale, Typus Rothmund-Thomson
(+ Akromikrie + Alopezie + Amenorrhö + Daumenhypoplasie + Erytheme, retikuläre + Gynäkotropie + Haar, weißes + Hodenhypoplasie + Hypotrichose + Infantilismus, genitaler + Menstruationsstörungen + Minderwuchs + Nagelanomalien + Poikilodermie + Radiushypoplasie + Sattelnase + Ulnahypoplasie + Zahnanomalien)
Rötelnembryopathie
(+ Chorioretinitis + Glaukom + Herzfehler + Mikrophthalmie + Mikrozephalie + Mittelohranomalien + Ohranomalien + Schwerhörigkeit + Taubheit)
(Torsten-)Sjögren-Syndrom
(+ Dyspraxie + Entwicklungsrückstand, motorischer und geistiger + geistige Behinderung + Mikrophthalmie + Muskelhypotonie)
Smith-Lemli-Opitz-Syndrom Typ I
(+ Augenanomalien + Blepharophimose + Entwicklungsrückstand, motorischer und geistiger + Epikanthus + Extremitätenfehlbildungen + Gedeihstörungen + Gesichtsdysmorphien + Glaukom + Harnwegsanomalien + Herzfehler + Mikrozephalie + Minderwuchs + neurologische Störungen + Ohren, tief angesetzte + Ohrmuscheldysplasie + Ptosis + Strabismus + ZNS-Fehlbildungen)
Tay-Syndrom
(+ Cystin-Defizienz + Dysphonie + geistige Behinderung + Haar, gekräuseltes + Haar, hartes + Haar, sprödes + Ichthyose + Knochenwachstum, verzögertes + Kryptorchismus + Minderwuchs + Onychodysplasie + Progerie + Trichothiodystrophie + Zahnanomalien)
Trichothiodystrophie-Syndrom
(+ geistige Behinderung + Haar, sprödes + Hautveränderungen + Minderwuchs + Photosensibilität + Trichorrhexis)
WAGR-Syndrom
(+ Aniridie + geistige Behinderung + Gesichtsdysmorphien + Glaukom + Gonadoblastom + Nephroblastom + Pseudohermaphroditismus masculinus)
Walker-Warburg-Syndrom
(+ Aquäduktstenose + Balkenmangel + Enzephalozele + Hydrozephalus + Irishypoplasie + Lissenzephalie + Mikrophthalmie + Mikrozephalie + Muskeldystrophie + Netzhautdysplasie + Optikuskolobom + zerebellare Dysplasie)
Werner-Syndrom
(+ Arteriosklerose + Ergrauen + Fettgewebsatrophie + Hautulzerationen + Hyaluronsäure, erhöhte Ausscheidung + Hyperkeratose + Larynxveränderungen + Wachstumsstörungen)
Xanthomatose, zerebrotendinöse
(+ Arteriosklerose + Ataxie + Bulbärparalyse + Cholestanol im Plasma, erhöhtes + Demenz + Sehnenxanthome)
Zellweger-Syndrom
(+ Areflexie + Demyelinisierung + Dyskranie + Entwicklungsrückstand, motorischer und geistiger + Gesichtsdysmorphien + Hepatomegalie + Hornhauttrübung + Hyporeflexie + Leberfunktionsstörung + Muskelhypotonie + Neugeborenenikterus + Nierenzysten + Peroxisomen, fehlende, in Leber- und Nierenzellen + Schwerhörigkeit + Stirn, hohe + zerebrale Anfälle)

Katzenauge, amaurotisches

Leber-Miliarangioretinopathie
(+ Glaukom + Leukokorie + Netzhaut, Retinopathie + Strabismus + Uveitis)

Kayser-Fleischer-Ring

Morbus Wilson
(+ Coeruloplasmin, vermindertes + Dysarthrie + Hepatitis + Hornhaut, Kupferspeicherung, vermehrte + Kupferausscheidung, ver-

mehrte + Kupfergehalt der Leber, erhöhter + Leberzirrhose + Pseudosklerose + Rigor + Tremor)

Keratitis

Crouzon-Syndrom
(+ Canalis opticus, enger + Exophthalmus + Hypertelorismus + Kraniosynostose + Stirn, vorgewölbte + Strabismus + Taubheit + Turrizephalie + Zahnstellungsanomalien)
Dermatoosteolysis, kirgisischer Typ
(+ Blindheit + Dermatitis, ulzerative + Hautulzerationen + Hornhautvernarbung + Mundschleimhaut, Ulzerationen + Nasenschleimhaut, Ulzerationen + Zahnanomalien)
Hutchinson-Trias
(+ Hutchinsonzähne + Schallempfindungsstörung + Schwerhörigkeit)
Keratitis interstitialis Cogan
(+ Ataxie + Gangataxie + Hörverlust + Nystagmus + Ohrgeräusche + Schwindel)
Lyell-Syndrom
(+ Blasenbildung + Blasenbildung im Bereich der Schleimhäute + Eytheme + Erythrodermie + Konjunktiva, Erosionen + Konjunktivitis + Mundschleimhaut, Blasenbildung + Mundschleimhaut, Erosionen + Mundschleimhaut, fibrinoide Beläge + Nagelanomalien + Symblepharon)
v.-Mikulicz-Syndrom
(+ Mundtrockenheit + Speicheldrüsenatrophie + Speicheldrüsenschwellung + Tränendrüsenschwellung + Tränensekretion, verminderte bis fehlende)

Keratoglobus

Syndrom der spröden Hornhaut
(+ Hornhaut, fragile + Schwerhörigkeit + Skleren, blaue)

Keratokonjunktivitis

mukoepitheliale Dysplasie, hereditäre
(+ Alopezie + Blepharospasmus + Candidiasis + Cor pulmonale + Hornhaut, Vaskularisierung, mit Pannusbildung + Hornhautvernarbung + Hyperkeratose, follikuläre + Katarakt + Lungenfibrose + Nystagmus + Photophobie + Pneumonie + Pneumothorax, spontaner)
Sicca-Komplex
(+ Arthritiden + Gynäkotropie + Mundtrockenheit + Tränensekretion, verminderte bis fehlende)

Keratokonus

Leber(-Amaurosis-congenita)-Syndrom
(+ Blindheit + ERG, erloschenes + Hyperopie + Katarakt + Makulakolobome + Netzhautdystrophie + Nystagmus + Sehstörungen)

keratolentikuläre Adhärenz

Peters-Anomalie
(+ Glaukom + Hornhauttrübung + Katarakt + Mikrophthalmie)

Keratopathie

Thygeson-Komplex
(+ Fremdkörpergefühl in den Augen + Tränenträufeln)

Kocher-Zeichen

von-Basedow-Krankheit
(+ v.-Graefe-Zeichen + Abadie-Zeichen + Boston-Zeichen + Dalrymple-Zeichen + Exophthalmus + Fremdkörpergefühl in den Augen + Gifford-Zeichen + Glanzauge + Hungergefühl + Konjunktivitis + Lidödem + Lidsymptome + Moebius-Zeichen + Photophobie + Stellwag-Zeichen + Struma + T_3-Erhöhung + T_4-Erhöhung + Tachykardie + Temperaturen, subfebrile + Temperaturregulationsstörungen + Tremor + TSH, basales, Suppression)

Kolobom

akro-reno-okuläres Syndrom
(+ Augenanomalien + Daumenhypoplasie + Duane-Zeichen + Finger, Dermatoglyphen, abnorme + Harnwegsanomalien + Nierenanomalien + Polydaktylie + Ptosis + Reflux, vesiko-uretero-renaler)
Branchio-okulo-faziales-Syndrom
(+ Ergrauen + Gesichtsdysmorphien + Kiemenbogenanomalie + Mikrophthalmie + Pseudolippenspalte + Tränen-Nasengänge, Atresie)
CHARGE-Assoziation
(+ Anophthalmie + Choanalatresie + Entwicklungsrückstand, motorischer und geistiger + Genitalhypoplasie + Helices, dysplastische + Herzfehler + Hypospadie + Mikrophthalmie + Schalleitungsschwerhörigkeit + Schallempfindungsstörung + Schwerhörigkeit)
fazio-okulo-akustisch-renales Syndrom
(+ Ablatio retinae + Augenanomalien + Gesichtsdysmorphien + Hypertelorismus + Iriskolobom + Katarakt + Myopie + Proteinurie + Reflux, vesiko-uretero-renaler + Taubheit + Telekanthus)
Goltz-Gorlin-Syndrom
(+ Aniridie + Anophthalmie + Beckenfehlbildungen + Fingeraplasien + Fingerhypoplasien + Gaumen, hoher + Gynäkotropie + Haar, schütteres + Hautatrophie + Hyperhidrose + Hypertelorismus + Hypohidrose + Kyphose + Malokklusion + Mikrophthalmie + Nystagmus + Onychodystrophie + Optikusatrophie + Osteopathien + Osteoporose + Papillome + Poikilodermie + Polydaktylie + Prognathie + Rippenfehlbildungen + Schlüsselbeinfehlbildungen + Skoliose + Spina bifida + Strabismus + Syndaktylien + Vorwölbung, hernienartige + Wirbelanomalien + Zahnanomalien + Zehenaplasien + Zehenhypoplasien)
Holoprosenzephalie
(+ Aglossie + Anophthalmie + Anosmie + Arrhinenzephalie + Arrhinie + Balkenmangel + Daumenaplasie + Daumenhypoplasie + geistige Behinderung + Hirn, monoventrikuläres + Hypertelorismus + Hypopituitarismus + Hyposmie + Hypotelorismus + Klumpfuß + Lippen-Kiefer-Gaumen-Spalte + Mikroglossie + Oberlippenspalte + Philtrum, fehlendes + Polydaktylie + Proboscis + Syndaktylien + Synophthalmie + Zyklopie)
Meckel-Gruber-Syndrom
(+ Arrhinenzephalie + Enzephalozele + Epispadie + Gaumenspalte + Harnblasenekstrophie + Hexadaktylie + Hypospadie + Katarakt + Kleinhirnagenesie + Klumpfuß + Leberfibrose + Mikrogenie + Mikrophthalmie + Mikrozephalie + Nierenzysten + Optikusaplasie + Polydaktylie + Stirn, fliehende + Zungenfehlbildung)
Nephronophthise
(+ Anämie + Degeneration, tapeto-retinale + Dysostosen + Katarakt + Leberfibrose + Niereninsuffizienz + Nierenversagen + Nystagmus + Osteopathien + Polydipsie + Polyurie + Salzverlust + zerebrale Störungen)
okulo-enzephalo-hepato-renales Syndrom
(+ Ataxie + Entwicklungsrückstand, motorischer und geistiger + Gesichtsdysmorphien + Hepatomegalie + Kleinhirnwurm, Aplasie oder Hypoplasie + Muskelhypotonie + Nierenzysten + Spastik + Tachypnoe)
Rieger-Phänotyp
(+ Aniridie + Glaukom + Hornhauttrübung + Irisatrophie + Mikrophthalmie + Vorderkammerhypoplasie)
Rieger-Syndrom
(+ Aniridie + Gesichtsdysmorphien + Glaukom + Hornhauttrü-

Augen

bung + Irisatrophie + Mikrophthalmie + Oligo- oder Adontie + Vorderkammerhypoplasie)
Treacher Collins(-Franceschetti)-Syndrom
(+ Biß, offener + Gaumen, hoher, schmaler + Gesichtsdysmorphien + Jochbogenhypoplasie oder -aplasie + Lidachsenstellung, antimongoloide + Makrostomie + Mandibulahypoplasie + mandibulofaziale Dysostose + Maxillahypoplasie + Ohrmuschelanomalien)

Konjunktiva, Erosionen

Erythema exsudativum multiforme, Major-Form, Konjunktivitis und Stomatitis
(+ Exantheme + Genitalschleimhauterosionen + Konjunktivitis + Krusten, hämorrhagische + Mundschleimhaut, Erosionen + Speichelfluß, vermehrter)
Erythema exsudativum multiforme (majus)
(+ Blasen und Erosionen des Genitale + Erytheme, kokardenförmige, multiforme + Exsikkose + Fieber + Lippen, Blasenbildung + Lippen, Erosionen + Lippen, fibrinoide Beläge + Lippen, hämorrhagische Krusten + Mundschleimhaut, Blasenbildung + Mundschleimhaut, Erosionen + Mundschleimhaut, fibrinoide Beläge + Mundschleimhaut, hämorrhagische Krusten)
Lyell-Syndrom
(+ Blasenbildung + Blasenbildung im Bereich der Schleimhäute + Erytheme + Erythrodermie + Keratitis + Konjunktivitis + Mundschleimhaut, Blasenbildung + Mundschleimhaut, Erosionen + Mundschleimhaut, fibrinoide Beläge + Nagelanomalien + Symblepharon)
Pemphigoid, vernarbendes Typ I
(+ Blasenbildung + Erosionen + Mundschleimhaut, Blasenbildung + Mundschleimhaut, Erosionen + Narbenbildung)

Konjunktiva, Herde, entzündlich gerötete

Erythroplasie Queyrat
(+ Genitalschleimhaut, Herde, entzündlich gerötete + Mundschleimhaut, Herde, entzündlich gerötete)

Konjunktiva, Teleangiektasien

Louis//Bar-Syndrom
(+ Ataxie + geistige Behinderung + Teleangiektasien)

Konjunktiva, weiße Auflagerungen

Dyskeratose, hereditäre benigne intraepitheliale
(+ Blindheit + Hornhaut, Vaskularisierung + Mundschleimhaut, weiße Auflagerungen + Mundschleimhaut, weißer Schleimhautnävus + Photophobie)

Konjunktiva, Xeroseflecken

Bietti-Syndrom
(+ Dysgenesis mesodermalis corneae et iridis + Glaukom + Irisatrophie + Pupillenverformung)

Konjunktivitis

Ariboflavinose
(+ Blepharitis + Cheilitis sicca + Erytheme, rhagadiforme + Hornhauttrübung + Mundwinkelrhagaden + Paronychie + Zungenoberfläche, glatte atrophische und gerötete)
von-Basedow-Krankheit
(+ v.-Graefe-Zeichen + Abadie-Zeichen + Boston-Zeichen + Dalrymple-Zeichen + Exophthalmus + Fremdkörpergefühl in den Augen + Gifford-Zeichen + Glanzauge + Hungergefühl + Kocher-Zeichen + Lidödem + Lidsymptome + Moebius-Zeichen + Photophobie + Stellwag-Zeichen + Struma + T_3-Erhöhung + T_4-Erhöhung + Tachykardie + Temperaturen, subfebrile + Temperaturregulationsstörungen + Tremor + TSH, basales, Suppression)
Dermatose, akute febrile neutrophile
(+ Arthralgien + Fieber + Gynäkotropie + Iridozyklitis + Leukozytose + Plaques, erythematöse)
Dyskeratosis congenita
(+ Anämie + Ektropion + Erytheme + Genitalhypoplasie + Hyperhidrose + Hyperkeratose + Hypotrichose + Leukoplakien + Onychodystrophie + Panzytopenie + Poikilodermie + Tränenträufeln)
EEC-Syndrom
(+ Anodontie + Augenbrauen, Hypoplasie + Blepharitis + Hypotrichose + Inzisivi, stiftförmige Reduktion + Lippen-Kiefer-Gaumen-Spalte + Mikrodontie + Photophobie + Spalthände + Tränen-Nasengänge, Atresie + Wimpernhypoplasie)
Erythema exsudativum multiforme, Major-Form, Konjunktivitis und Stomatitis
(+ Exantheme + Genitalschleimhauterosionen + Konjunktiva, Erosionen + Krusten, hämorrhagische + Mundschleimhaut, Erosionen + Speichelfluß, vermehrter)
Katzenkratzkrankheit
(+ Abszesse, neutrophile + Angiomatose + Arthralgien + Exantheme + Granulome, tuberkuloide + Inokulationsreaktion, papulöse + Knötchen, furunkelähnliches + Kopfschmerz + Lymphadenitis + Lymphknoteneinschmelzung + Müdigkeit + Myalgien + Nekrose, sternförmige verkäsende + Neuritis + Neuroretinitis + Papeln, rötlich-bräunliche)
Lyell-Syndrom
(+ Blasenbildung + Blasenbildung im Bereich der Schleimhäute + Erytheme + Erythrodermie + Keratitis + Konjunktiva, Erosionen + Mundschleimhaut, Blasenbildung + Mundschleimhaut, Erosionen + Mundschleimhaut, fibrinoide Beläge + Nagelanomalien + Symblepharon)
Morbus Reiter
(+ Arthralgien + Arthritiden + Enteritis + Urethritis + urogenitale Infektion)

Konvergenzparese

Parinaud-Symptomatik
(+ Ophthalmoplegie + Pupillenstörungen)

Krokodilstränen

Bell-Lähmung
(+ Bell-Phänomen + Geschmacksstörungen der Zunge + Hyperakusis + Hyperhidrose, gustatorische + mimische Muskeln, Lähmung)

Kryptophthalmus

Kryptophthalmus-Syndrom
(+ Anophthalmie + geistige Behinderung + Lidöffnungen, fehlende + Mikrophthalmie + Nierenagenesie + Syndaktylien)

Leukokorie

Leber-Miliarangioretinopathie
(+ Glaukom + Katzenauge, amaurotisches + Netzhaut, Retinopathie + Strabismus + Uveitis)

Lichtreflex der Pupille, fehlender

(Argyll-)Robertson-Zeichen
(+ Anisokorie + Miosis + Pupillenstarre)

Augen

Lidachsenstellung, antimongoloide

Aase-Syndrom
(+ Anämie + Daumen, triphalangeale + Lippen-Kiefer-Gaumen-Spalte + Minderwuchs + Minderwuchs, pränataler + radio-ulnare Synostose + Radius, verkürzter + Radiushypoplasie + Skelettanomalien + Thenarhypoplasie)

Cat-eye-Syndrom
(+ Analatresie + Anhängsel, präaurikuläre + Fisteln, präaurikuläre + Iriskolobom + Lungenvenen, totale Fehleinmündung + Nierenanomalien)

Chromosom 4p⁻ Syndrom
(+ Anhängsel, präaurikuläre + Fisteln, präaurikuläre + geistige Behinderung + Gesichtsdysmorphien + Hakennase + Hypertelorismus + Hypospadie + Iriskolobom + Lippen-Kiefer-Gaumen-Spalte + Minderwuchs + Minderwuchs, pränataler + Oberlippe, kurze prominente + Ptosis + Stirn, vorgewölbte + zerebrale Anfälle)

Chromosom 10p⁻ Syndrom
(+ Entwicklungsrückstand, motorischer und geistiger + Gesicht, quadratisches + Gesichtsdysmorphien + Herzfehler + Minderwuchs + Minderwuchs, pränataler + Ptosis + Stirn, vorgewölbte)

Chromosom 10q⁻ Syndrom
(+ Gesichtsdysmorphien + Herzfehler + Minderwuchs + Minderwuchs, pränataler + Ohranomalien + Syndaktylien)

Coffin-Lowry-Syndrom
(+ Entwicklungsrückstand, motorischer und geistiger + Finger, distal konisch zulaufende + Gesichtsdysmorphien + Kyphose + Lippen, verdickte + Mikrozephalie + Skoliose)

Dysostose, maxillo-faziale
(+ Dysarthrie + Gesichtsdysmorphien + Maxillahypoplasie + Ohrmuscheldysplasie + Ptosis + Sprachentwicklung, verzögerte)

Hamartome, multiple
(+ Brustveränderungen, Neigung zu maligner Entartung + Fazies, adenoide + Gesichtsdysmorphien + Knotenbrust, große zystische + Mandibulahypoplasie + Maxillahypoplasie + Mund, kleiner + Nase, schmale + Papillome im Lippenrot, multiple hyperkeratotische + Vogelgesicht)

kardio-fazio-kutanes Syndrom
(+ EEG, pathologisches + Ekzeme + Entwicklungsrückstand, motorischer und geistiger + Exophthalmus + Gesichtsdysmorphien + Haar, gekräuseltes + Herzfehler + Hydrozephalus + Hyperkeratose, follikuläre + Hypertelorismus + Ichthyose + Inguinalhernien + Kopfbehaarung, spärliche + Makrozephalie + Minderwuchs + Nystagmus + Pulmonalstenose + Splenomegalie + Stirn, hohe + Strabismus + Ventrikelseptumdefekt + Vorhofseptumdefekt)

Kiemenbogenhypoplasie, geschlechtsgebundene Form
(+ Augenbrauen, Hypoplasie + Fisteln, präaurikuläre + Gesichtsasymmetrie + Gesichtsdysmorphien + Herzfehler + Mandibulahypoplasie + Mikrozephalie + Taubheit)

King-Syndrom
(+ Creatinkinase, erhöhte + Entwicklungsrückstand, motorischer + Kryptorchismus + Minderwuchs + Myopathie + Ohren, tief angesetzte + Skoliose + Trichterbrust)

kranioektodermale Dysplasie
(+ Brachymelie + Brachyphalangie + Diastema + Dolichozephalus + Epikanthus + Frenula, orale + Gesichtsdysmorphien + Haarschaft, dünner + Haarwachstumsstörung + Hypodontie + Hypotrichose + Klinodaktylie + Mikrodontie + Minderwuchs + Nystagmus + Pigmentstörungen der Haare + Refraktionsanomalien + Rhizomelie + Schmelzhypoplasie + Syndaktylien + Synostosen + Taurodontie + Zahnanomalien)

Martsolf-Syndrom
(+ geistige Behinderung + Gesichtsdysmorphien + Hypogonadismus + Katarakt + Maxillahypoplasie + Mikrozephalie + Minderwuchs + Nase, breite, flache + Philtrum, hypoplastisches)

megalocornea-mental retardation syndrome (e)
(+ Entwicklungsrückstand, statomotorischer + geistige Behinderung + Gesichtsdysmorphien + Iridodonesis + Irishypoplasie + Koordinationsstörungen + Megalokornea + Muskelhypotonie + Myopie + zerebrale Anfälle)

Mutchinick-Syndrom
(+ Augenbrauen, lange und gekrauste + Gaumen, hoher + geistige Behinderung + Gesichtsdysmorphien + Herzfehler + Hypertelorismus + Klinodaktylie + Mikrozephalie + Minderwuchs + Nagelanomalien + Nasenwurzel, breite, prominente + Nierenanomalien + Ohren, große + Pigmentationsanomalien + Prognathie + Pulmonalstenose + Trichterbrust + Vorhofseptumdefekt)

Noonan-Syndrom
(+ Cubitus valgus + Gesichtsdysmorphien + Haargrenze, tiefe + Halspterygium + Herzfehler + Minderwuchs + Naevi + Ptosis)

Rubinstein-Taybi-Syndrom
(+ Daumen, breite + geistige Behinderung + Gesichtsdysmorphien + Großzehen, breite + Hakennase + Kryptorchismus + Mikrozephalie + Minderwuchs + Nasenseptum, langes)

Ruvalcaba-Syndrom
(+ Alaknorpel, Hypoplasie + Brachymetakarpie + Brachyphalangie + geistige Behinderung + Genitalhypoplasie + Gesichtsdysmorphien + Hauthypoplasien + Hyperpigmentierung + Kraniosynostose + Lippen, schmale + Maxillahypoplasie + Mikrozephalie + Minderwuchs, pränataler + Wirbelkörperdysplasie)

Seckel-Syndrom
(+ Gaumen, hoher + Gaumenspalte + geistige Behinderung + Gesichtsdysmorphien + Knochenwachstum, verzögertes + Mikrogenie + Mikrozephalie + Minderwuchs + Minderwuchs, pränataler + Nase, prominente + Ohrmuscheldysplasie + Stirn, fliehende)

Smith-Fineman-Myers-Syndrom
(+ Entwicklungsrückstand, motorischer und geistiger + geistige Behinderung + Gesicht, schmales + Gesichtsdysmorphien + Lidachsenstellung, mongoloide + Lider, kurze + Minderwuchs + Minderwuchs, pränataler)

Sotos-Syndrom
(+ Geburtsgewicht, hohes + Gesichtsdysmorphien + Hochwuchs + Knochenreifung, beschleunigte + Makrodolichozephalie + Makrosomie, fetale + Wachstum, beschleunigtes)

11/22-Translokation, unbalancierte
(+ Analatresie + Anhängsel, präaurikuläre + Entwicklungsrückstand, motorischer und geistiger + Fisteln, präaurikuläre + Gaumenspalte + Herzfehler + Kinn, kleines + Minderwuchs)

Treacher Collins(-Franceschetti)-Syndrom
(+ Biß, offener + Gaumen, hoher, schmaler + Gesichtsdysmorphien + Jochbogenhypoplasie oder -aplasie + Kolobom + Makrostomie + Mandibulahypoplasie + mandibulo-faziale Dysostose + Maxillahypoplasie + Ohrmuschelanomalien)

Trisomie 9p
(+ Brachyphalangie + Entwicklungsrückstand, motorischer und geistiger + Epiphysenvergrößerung + geistige Behinderung + Gesichtsdysmorphien + Hypertelorismus + Klinodaktylie + Knochenwachstum, verzögertes + Mikro-Brachyzephalie + Nase, knollig deformierte + Ohren, abstehende + Pseudoepiphysen)

Watson-Syndrom
(+ Café-au-lait-Flecken + Cubitus valgus + Gesichtsdysmorphien + Haargrenze, tiefe + Halspterygium + Herzfehler + Minderwuchs + Nävi + Neurofibrome + Ptosis)

W-Syndrom
(+ Gaumenspalte + geistige Behinderung + Gesichtsdysmorphien + Hypertelorismus + Stirn, hohe)

Lidachsenstellung, mongoloide

Börjeson-Forssman-Lehmann-Syndrom
(+ Enophthalmus + Entwicklungsrückstand, motorischer und geistiger + Genitalhypoplasie + Gesichtsdysmorphien + Mikrozephalie + Ptosis)

Carpenter-Syndrom
(+ Brachyzephalie + Gesichtsdysmorphien + Kraniosynostose + Polydaktylie + Stirn, fliehende + Strahldefekte + Syndaktylien + Turrizephalie)

Chromosom 3p⁻ Syndrom
(+ Brachyzephalie + Epikanthus + geistige Behinderung + Gesichtsdysmorphien + Metopika, prominente + Mikrozephalie + Minderwuchs + Minderwuchs, pränataler + Nase, kurze + Ptosis + Trigonozephalie)

Augen

Chromosom 4q⁻ Syndrom
(+ Brachyzephalie + Choanalatresie + Endphalangen, krallenartige Deformation + Entwicklungsrückstand, motorischer und geistiger + Gaumenspalte + Gesichtsdysmorphien + Herzfehler + Hypertelorismus + Mikrogenie + Mikrozephalie + Minderwuchs)

Chromosom 7q⁻ Syndrom
(+ Arrhinenzephalie + Gaumenspalte + Gesichtsdysmorphien + Mikrozephalie + Minderwuchs + Minderwuchs, pränataler + Nase, kurze + Stirn, vorgewölbte)

Chromosom 9p⁻ Syndrom
(+ Brachyzephalie + Entwicklungsrückstand, motorischer und geistiger + Gesichtsdysmorphien + Metopika, prominente + Nase, kleine + Ohrmuscheldysplasie + Stirn, vorgewölbte + Synophrys + Trigonozephalie)

Chromosom 11q⁻ Syndrom
(+ Brachyphalangie + Gesichtsdysmorphien + Herzfehler + Lidptose + Thrombozytopenie + Trigonozephalie)

C-Trigonozephalie(-Syndrom)
(+ Frenula des Zahnfleisches + Nase, hypoplastische + Syndaktylien + Trigonozephalie)

Down-Syndrom
(+ Brushfield-Flecken + Epikanthus + geistige Behinderung + Gelenkbeweglichkeit, abnorme + Gesichtsdysmorphien + Hände, kurze + Herzfehler + Minderwuchs + Muskelhypotonie + Sandalenlücke + Vierfingerfurche)

Femurhypoplasie-Gesichtsdysmorphie-Syndrom
(+ Alaknorpel, Hypoplasie + Azetabulumhypoplasie + Beckendysplasie + Femuraplasie + Femurhypoplasie + Gaumenspalte + Gesichtsdysmorphien + Mikrogenie + Minderwuchs + Mund, kleiner + Nase, kurze + Nasenspitze, plumpe + Oberarmverkürzung + Oberlippe, schmale + Philtrum, langes + Rippenanteile, hintere, Verschmälerung + Wirbelanomalien)

Hornhauthypästhesie, Retinopathie, offener Ductus arteriosus, geistige Behinderung, Schwerhörigkeit
(+ Ductus arteriosus Botalli, offener + geistige Behinderung + Gesichtsdysmorphien + Herzfehler + Hornhaut, Hypästhesie + Hornhaut, Sklerokornea + Hypertelorismus + Mittelgesichtshypoplasie oder -dysplasie + Nasenwurzel, breite, flache + Netzhaut, Retinopathie + Schallempfindungsstörung + Schwerhörigkeit + Stirn, vorgewölbte)

okulo-zerebro-faziales Syndrom
(+ geistige Behinderung + Kinn, kleines + Mikrokornea + Mikrozephalie + Minderwuchs + Ohren, abstehende + Optikusatrophie)

oto-onycho-peroneales Syndrom
(+ Dolichozephalus + Fibulahypoplasie + Gelenkkontrakturen + Gesicht, flaches + Gesichtsdysmorphien + Ohranomalien + Ohren, große + Onychohypoplasie)

Pleonosteose
(+ Fingerkontrakturen + Gelenkkontrakturen + Hände, kurze + Minderwuchs)

Smith-Fineman-Myers-Syndrom
(+ Entwicklungsrückstand, motorischer und geistiger + geistige Behinderung + Gesicht, schmales + Gesichtsdysmorphien + Lidachsenstellung, antimongoloide + Lider, kurze + Minderwuchs + Minderwuchs, pränataler)

Smith-Magenis-Syndrom
(+ Aggressivität + Androtropie + Autismus + Epikanthus + geistige Behinderung + Gesichtsdysmorphien + Hände, kurze + Mikrozephalie + Minderwuchs + Mittelgesichtshypoplasie oder -dysplasie + Schalleitungsschwerhörigkeit + Schwerhörigkeit + Stirn, vorgewölbte + Syndaktylien + Telekanthus + Verhaltensstörungen + zerebrale Anfälle)

Tetrasomie 15, partielle
(+ BNS-Anfälle + Epikanthus + geistige Behinderung + Spastik + Strabismus + Tetraplegie + zerebrale Anfälle)

Trisomie-9-Mosaik
(+ geistige Behinderung + Gelenkluxationen, multiple + Gesichtsdysmorphien + Kamptodaktylie + Lidspaltenverengerung + Mikrozephalie + Minderwuchs + Minderwuchs, pränataler + Nase, knollig deformierte + Stirn, fliehende)

Lider, Erythem, weinrotes bis bläulich-violettes

Dermatomyositis
(+ Adynamie + Fingergelenke, Papeln, lichenoide blaß-rote + Gliederschmerzen + Muskelschwäche + Ödem, periorbitales)

Lider, fehlende

Ablepharon-Makrostomie-Syndrom
(+ Augenbrauen, fehlende + Gesichtsdysmorphien + Hypertelorismus + intersexuelles Genitale + Makrostomie + Ohren, tief angesetzte + Ohrmuschelanomalien + Ohrmuscheldysplasie + Strabismus + Telekanthus + Vorderkammerhypoplasie + Zahnhypoplasie)

Lider, kurze

Smith-Fineman-Myers-Syndrom
(+ Entwicklungsrückstand, motorischer und geistiger + geistige Behinderung + Gesicht, schmales + Gesichtsdysmorphien + Lidachsenstellung, antimongoloide + Lidachsenstellung, mongoloide + Minderwuchs + Minderwuchs, pränataler)

Lider, verdickte

Mikrophthalmie-Mikrozephalie-Syndrom, X-gebunden
(+ Blepharophimose + Corpus-callosum-Agenesie + geistige Behinderung + Hydrozephalus + Kryptorchismus + Mikrophthalmie)

Trisomie 3q, partielle distale
(+ Arrhinenzephalie + Balkenmangel + Entwicklungsrückstand, motorischer und geistiger + geistige Behinderung + Glaukom + Herzfehler + Hypertrichose + Meningomyelozele + Minderwuchs + Trigonozephalie + Untergewicht + zerebrale Anfälle)

Lidkolobome

nasopalpebrales Lipom-Kolobom-Syndrom
(+ Gesichtsdysmorphien + Lipome, nasopalbebrale + Maxillahypoplasie + Telekanthus)

Lidmyoklonien

Kinsbourne-Enzephalopathie
(+ Muskelzuckungen + Myoklonus, okulärer + Neuroblastom + Opsoklonus)

Lidödem

von-Basedow-Krankheit
(+ v.-Graefe-Zeichen + Abadie-Zeichen + Boston-Zeichen + Dalrymple-Zeichen + Exophthalmus + Fremdkörpergefühl in den Augen + Gifford-Zeichen + Glanzauge + Hungergefühl + Kocher-Zeichen + Konjunktivitis + Lidsymptome + Moebius-Zeichen + Photophobie + Stellwag-Zeichen + Struma + T_3-Erhöhung + T_4-Erhöhung + Tachykardie + Temperaturen, subfebrile + Temperaturregulationsstörungen + Tremor + TSH, basales, Suppression)

Quincke-Ödem
(+ Abdominalschmerzen + C1-Esterase-Inhibitor (INH), verminderter Serumspiegel + Epiglottisödem, akutes + Hypoxämie + Larynxödem + Lippenödem + Ödem, allergisches + Ödeme, allg.)

Lidöffnungen, fehlende

CHANDS
(+ Haar, gekräuseltes + Onychohypoplasie)

Augen

Kryptophthalmus-Syndrom
(+ Anophthalmie + geistige Behinderung + Kryptophthalmus + Mikrophthalmie + Nierenagenesie + Syndaktylien)

Lidptose

Chromosom 11q⁻ Syndrom
(+ Brachyphalangie + Gesichtsdysmorphien + Herzfehler + Lidachsenstellung, mongoloide + Thrombozytopenie + Trigonozephalie)

Lidrandpapeln, perlschnurartig aufgereihte

Lipoidproteinose (Urbach-Wiethe)
(+ Dysphonie + Milchgebiß, persistierendes + Mundschleimhaut, Ablagerungen + Narben, varioliforme + Papeln, wächserne)

Lidretraktion

Aquädukt-Symptomatik
(+ Nystagmus + Ophthalmoplegie + Pupillenstörungen)

Lidschluß, fehlender

AIDS-Embryopathie
(+ Mikrozephalie + Minderwuchs + Schädel, kubischer + Skleren, blaue + Stirn, vorgewölbte)
Neuropathie, hereditäre sensible, Typ III
(+ Analgesie + Apnoezustände + Erbrechen + Fieber + Gelenkveränderungen + Hyperhidrose + Hypertonie + Hypotonie + Megakolon + Megaösophagus + Minderwuchs + Pylorospasmus + Schluckbeschwerden + Skoliose + Speichelfluß, vermehrter + Sprachentwicklung, verzögerte + Tränensekretion, verminderte bis fehlende + Trinkschwierigkeiten + zerebrale Anfälle + Zungenpapillen, fungiforme, Fehlen)
Okulomotoriuslähmung, zyklische
(+ Bulbus, Ab- oder Adduktionsstellung + Miosis + Okulomotoriuslähmung + Ptosis)

Lidspaltenverengerung

Dubowitz-Syndrom
(+ Ekzeme + geistige Behinderung + Gesichtsdysmorphien + Mikrozephalie + Minderwuchs + Minderwuchs, pränataler + Ptosis)
Juberg-Marsidi-Syndrom
(+ Epikanthus + geistige Behinderung + Kamptodaktylie + Knochenwachstum, verzögertes + Kryptorchismus + Mikropenis + Minderwuchs + Sattelnase + Schwerhörigkeit + Skrotumhypoplasie + Taubheit)
Stilling-Türk-Duane-Syndrom
(+ Abduzenskernaplasie + Binokularfunktionen, eingeschränkte + Bulbusmotilität, Einschränkung + Bulbusretraktion + Kopfzwangshaltung + Pseudoabduzensparese)
Trisomie-9-Mosaik
(+ geistige Behinderung + Gelenkluxationen, multiple + Gesichtsdysmorphien + Kamptodaktylie + Lidachsenstellung, mongoloide + Mikrozephalie + Minderwuchs + Minderwuchs, pränataler + Nase, knollig deformierte + Stirn, fliehende)
Trisomie 18
(+ Fersen, prominente + Fingerkontrakturen + Geburtsgewicht, niedriges + Gesicht, dreieckiges + Gesichtsdysmorphien + Großzehen, zurückversetzte + Herzfehler + Hinterhaupt, prominentes + Hydramnion + Hypertonie + Klitorishypertrophie + Mikrozephalie + Mund-Kinnpartie, kleine + Nierenanomalien + Ösophagusatresie + Plexus-choreoideus-Zysten (Ultraschall) + Radiusaplasie + Rippen, schmale)

Lidspaltenverlängerung

Elschnig-Komplex
(+ Ektropion)

Lidsymptome

von-Basedow-Krankheit
(+ v.-Graefe-Zeichen + Abadie-Zeichen + Boston-Zeichen + Dalrymple-Zeichen + Exophthalmus + Fremdkörpergefühl in den Augen + Gifford-Zeichen + Glanzauge + Hungergefühl + Kocher-Zeichen + Konjunktivitis + Lidödem + Moebius-Zeichen + Photophobie + Stellwag-Zeichen + Struma + T_3-Erhöhung + T_4-Erhöhung + Tachykardie + Temperaturen, subfebrile + Temperaturregulationsstörungen + Tremor + TSH, basales, Suppression)
(Marcus-)Gunn-Phänomen
(+ Ptosis + Synkinesen)

Linse, kleine sphärische

Weill-Marchesani-Syndrom
(+ Brachyphalangie + Minderwuchs + Myopie + Zahnform, abnorme)

Linsendysplasie

Hyperpipecolatämie
(+ Entwicklungsrückstand, motorischer und geistiger + Hepatomegalie + Lethargie + Linsentrübung + Optikusdysplasie + Paresen, schlaffe)

Linsenektopie

Sulfitoxidase-Mangel
(+ S-Sulfocystein im Plasma + S-Sulfocystein im Urin + neurologische Störungen + Sulfit im Plasma + Sulfit im Urin + Thiosulfat im Urin)

Linsenluxation

Frenkel-Symptomenkomplex
(+ Chorioidearupturen + Contusio bulbi + Hyphaema + Iridodialyse + Iridoplegie + Katarakt + Netzhautödem)
Homocystinurie I
(+ Entwicklungsrückstand, motorischer und geistiger + Genu valgum + Hochwuchs + Homocystin im Serum, erhöhtes + Homocystinurie + Hypermethioninämie + Kopfbehaarung, spärliche + Kyphoskoliose + marfanoider Habitus + Myopie + Trichterbrust)
Marfan-Syndrom
(+ Aneurysmen + Aorta ascendens, Erweiterung, progressive + Aortenruptur + Arachnodaktylie + Dolichostenomelie + Hühnerbrust + Kyphoskoliose + Murdoch-Zeichen + Sinus Valsalvae, progressive Erweiterung + Steinberg-Zeichen + Trichterbrust)
Pseudoexfoliation
(+ Glaukom + Iridophakodonesis + Rubeosis iridis)

Linsentrübung

Hyperpipecolatämie
(+ Entwicklungsrückstand, motorischer und geistiger + Hepatomegalie + Lethargie + Linsendysplasie + Optikusdysplasie + Paresen, schlaffe)
Neurofibromatose-2
(+ Akustikusneurinome, beidseitige + Gliom + Meningeom + Neurofibrome + Schwannom)

Augen

Makuladegeneration

Best-Makuladegeneration, vitelliforme oder **vitelliruptive**
(+ Fundus, Narben + Fundus, Pseudozyste, vitelliforme + Hyperopie + Pseudohypopyon + Sehstörungen + Skotom + Visusminderung + Zystenruptur)
Ceroidlipofuscinose, neuronale, Typ Spielmeyer-Vogt
(+ Abbau, geistiger + Blindheit + Demenz + Fundus, Pigmentationen + Haltungsanomalien + motorische Störungen + Optikusatrophie + psychische Störungen + zerebrale Anfälle)
Gass-Syndrom
(+ Drusen, parazentrale + Fundus, foveale Läsion mit zentraler Pigmentation)
3-Methylglutaconsäure-Ausscheidung
(+ Degeneration, chorioretinale + Hypoglykämie + Optikusatrophie)
Stargardt-Makuladegeneration
(+ Fundus flavimaculatus + Fundus, fovealer Reflex, erlöschender + Fundus, Pigmentationen + Fundus, Pigmentepithelatrophie + Skotom + Skotopisation + Visusminderung)

Makulahypoplasie

Forsius-Eriksson-Syndrom
(+ Androtropie + Astigmatismus + Farbsinnstörungen + Fundus, Albinismus + Hyperpigmentierung + Myopie + Nystagmus + Photophobie + Refraktionsanomalien + Skotom + Tränenträufeln + Visusminderung)

Makulakolobome

Leber(-Amaurosis-congenita)-Syndrom
(+ Blindheit + ERG, erloschenes + Hyperopie + Katarakt + Keratokonus + Netzhautdystrophie + Nystagmus + Sehstörungen)
Makulakolobome mit Brachytelephalangie
(+ Endphalangen, Hypoplasie)

Makulaödem

Goldmann-Favre-Syndrom
(+ Degeneration, vitreoretinale + Glaskörperablatio + Glaskörperverflüssigung + Katarakt + Nachtblindheit + Netzhaut, Retinopathie + Netzhaut, Retinoschisis + Visusminderung)
Irvine-Gass-Syndrom
(+ Optikusatrophie + Papillenödem + Photophobie)
Sorsby-Syndrom I
(+ Chorioideasklerose + Netzhaut, Retinopathie + Visusminderung)

Makulaveränderungen

Makuladystrophie vom North-Carolina-Typ
(+ Netzhautdepigmentierung + Skotom + Visusminderung)
Retinoschisis, geschlechtsgebundene juvenile
(+ Fovea, Sternfalten + Glaskörperblutungen + Glaskörpermembranen + Netzhaut, Retinoschisis + Netzhautfältelung)

Megalokornea

Adrenomyodystrophie(-Syndrom)
(+ Entwicklungsrückstand, motorischer und geistiger + Fettleber + Gedeihstörungen + Harnblasenektasie + Myopathie + Nebennierenrinden-Insuffizienz + Obstipation)
megalocornea-mental retardation syndrome (e)
(+ Entwicklungsrückstand, statomotorischer + geistige Behinderung + Gesichtsdysmorphien + Iridodonesis + Irishypoplasie + Koordinationsstörungen + Lidachsenstellung, antimongoloide + Muskelhypotonie + Myopie + zerebrale Anfälle)

Metamorphopsie

Kitahara-Symptomenkomplex
(+ Netzhautödem + Skotom)

Mikroblepharie, doppelseitige

Mikroblepharie (Tost)
(+ Augenbrauen, Dystopie + Platonychie + Wimperndysplasie)

Mikrokornea

Geroderma osteodysplastica
(+ Cutis hyperelastica + Glaukom + Hornhauttrübung + Osteoporose + Skoliose)
Katarakt-Mikrokornea-Syndrom
(+ Katarakt)
okulo-dento-digitale Dysplasie
(+ Alaknorpel, Hypoplasie + Finger, 4.–5., Syndaktylien + Hyperostose, kraniale + Hypertrichose + Hypotelorismus + Irisdysplasie + Kamptodaktylie + Nase, lange dünne + Schmelzdysplasie + Schmelzhypoplasie + Zehen, Dysplasie + Zehenaplasien + Zehenhypoplasien)
okulo-zerebro-faziales Syndrom
(+ geistige Behinderung + Kinn, kleines + Lidachsenstellung, mongoloide + Mikrozephalie + Minderwuchs + Ohren, abstehende + Optikusatrophie)

Mikropapille

septooptische Dysplasie
(+ Hypopituitarismus + Minderwuchs + Mittellinie, Fehlbildungen + Nystagmus + Septum-pellucidum-Defekt)

Mikrophthalmie

Aicardi-Syndrom
(+ Balkenmangel + BNS-Anfälle + Chorioretinopathien, lakunäre + Hirnfehlbildungen + kostovertebrale Fehlbildungen + Mikrozephalie)
Branchio-okulo-faziales-Syndrom
(+ Ergrauen + Gesichtsdysmorphien + Kiemenbogenanomalie + Kolobom + Pseudolippenspalte + Tränen-Nasengänge, Atresie)
CHARGE-Assoziation
(+ Anophthalmie + Choanalatresie + Entwicklungsrückstand, motorischer und geistiger + Genitalhypoplasie + Helices, dysplastische + Herzfehler + Hypospadie + Kolobom + Schalleitungsschwerhörigkeit + Schallempfindungsstörung + Schwerhörigkeit)
Chromosom 13q⁻ Syndrom
(+ Analatresie + Balkenmangel + Daumenaplasie + geistige Behinderung + Genitalfehlbildungen + Gesichtsdysmorphien + Herzfehler + Hirnfehlbildungen + Hypospadie + Iriskolobom + Mesenterium commune + Mikrozephalie + Minderwuchs + Minderwuchs, pränataler + Netzhaut, Retinoblastom + Nierenanomalien + Stirn, fliehende + Syndaktylien + Synostosen + zerebrale Anfälle)
COFS-Syndrom
(+ Anophthalmie + Blepharophimose + Ellenbogengelenk, Kontrakturen + Gesichtsdysmorphien + Hirnfehlbildungen + Kamptodaktylie + Katarakt + Kniegelenke, Kontrakturen + Mikrozephalie)
Goltz-Gorlin-Syndrom
(+ Aniridie + Anophthalmie + Beckenfehlbildungen + Fingeraplasien + Fingerhypoplasien + Gaumen, hoher + Gynäkotropie + Haar, schütteres + Hautatrophie + Hyperhidrose + Hyperteloris-

mus + Hypohidrose + Kolobom + Kyphose + Malokklusion + Nystagmus + Onychodystrophie + Optikusatrophie + Osteopathien + Osteoporose + Papillome + Poikilodermie + Polydaktylie + Prognathie + Rippenfehlbildungen + Schlüsselbeinfehlbildungen + Skoliose + Spina bifida + Strabismus + Syndaktylien + Vorwölbung, hernienartige + Wirbelanomalien + Zahnanomalien + Zehenaplasien + Zehenhypoplasien)

Guadalajara-Kamptodaktylie-Syndrom Typ I
(+ Gelenkkontrakturen + Gesichtsdysmorphien + Minderwuchs + Skelettanomalien)

Hallermann-Streiff-Syndrom
(+ Fontanellenschluß, verzögerter + Gesichtsdysmorphien + Hautatrophie + Hypotrichose + Katarakt + Minderwuchs + Oligo- oder Adontie + Stirn, hohe + Vogelgesicht + Zähne, angeborene)

Hydroletalus-Syndrom
(+ Arrhinenzephalie + Balkenmangel + Gesichtsdysmorphien + Gesichtsspalten + Hydramnion + Hydrozephalus + Lungenagenesie + Nase, kleine + Polydaktylie)

kraniotelenzephale Dysplasie
(+ Anhängsel, präaurikuläre + geistige Behinderung + Hirnfehlbildungen + Kraniosynostose)

Kryptophthalmus-Syndrom
(+ Anophthalmie + geistige Behinderung + Kryptophthalmus + Lidöffnungen, fehlende + Nierenagenesie + Syndaktylien)

Lenz-Syndrom
(+ Anophthalmie + geistige Behinderung + Genitalfehlbildungen + Gesichtsdysmorphien + Hypospadie + Mikrozephalie + Minderwuchs)

Meckel-Gruber-Syndrom
(+ Arrhinenzephalie + Enzephalozele + Epispadie + Gaumenspalte + Harnblasenekstrophie + Hexadaktylie + Hypospadie + Katarakt + Kleinhirnagenesie + Klumpfuß + Kolobom + Leberfibrose + Mikrogenie + Mikrozephalie + Nierenzysten + Optikusaplasie + Polydaktylie + Stirn, fliehende + Zungenfehlbildung)

Mikrophthalmie
(+ Anophthalmie + Blindheit + Hornhaut, Sklerokornea)

Mikrophthalmie-Mikrozephalie-Syndrom, X-gebunden
(+ Blepharophimose + Corpus-callosum-Agenesie + geistige Behinderung + Hydrozephalus + Kryptorchismus + Lider, verdickte)

Neu-Laxova-Syndrom
(+ Balkenmangel + Exophthalmus + Gesichtsdysmorphien + Hydrops fetalis + Ichthyose + Lissenzephalie + Minderwuchs, pränataler)

Peters-Anomalie
(+ Glaukom + Hornhauttrübung + Katarakt + keratolentikuläre Adhärenz)

retinale Dysplasie Reese-Blodi
(+ Hirnhypoplasie + Hydrozephalus + Iriskolobom + Netzhautdysplasie + Orbitalzysten)

Retinoid-Embryopathie
(+ Gaumenspalte + Gesichtsdysmorphien + Herzfehler + Hypotonie + Mikrozephalie + Ohrmuscheln, rudimentäre)

Rieger-Phänotyp
(+ Aniridie + Glaukom + Hornhauttrübung + Irisatrophie + Kolobom + Vorderkammerhypoplasie)

Rieger-Syndrom
(+ Aniridie + Gesichtsdysmorphien + Glaukom + Hornhauttrübung + Irisatrophie + Kolobom + Oligo- oder Adontie + Vorderkammerhypoplasie)

Rötelnembryopathie
(+ Chorioretinitis + Gesichtsdysmorphien + Herzfehler + Katarakt + Mikrozephalie + Mittelohranomalien + Ohranomalien + Schwerhörigkeit + Taubheit)

(Torsten-)Sjögren-Syndrom
(+ Dyspraxie + Entwicklungsrückstand, motorischer und geistiger + geistige Behinderung + Katarakt + Muskelhypotonie)

Triploidie
(+ Aborte + Genitalfehlbildungen + innere Organe, Anomalien + Iriskolobom + Längen- und Gewichtsreduktion + Minderwuchs, pränataler + Nierenanomalien + Plazenta, hydatidiforme Degeneration + Syndaktylien + ZNS-Fehlbildungen)

Trisomie 13
(+ Arrhinenzephalie + Gesichtsdysmorphien + Herzfehler + Iriskolobom + Kopfhautdefekte + Lippen-Kiefer-Gaumen-Spalte + Mikrozephalie + Minderwuchs + Minderwuchs, pränataler + Polydaktylie + Präeklampsie + Stirn-Oberlidhämangiome + Zyklopie)

Trisomie-14-Mosaik
(+ Epispadie + Fallot-Tetralogie + Gesichtsdysmorphien + Herzfehler + Minderwuchs + Minderwuchs, pränataler)

Walker-Warburg-Syndrom
(+ Aquäduktstenose + Balkenmangel + Enzephalozele + Hydrozephalus + Irishypoplasie + Katarakt + Lissenzephalie + Mikrozephalie + Muskeldystrophie + Netzhautdysplasie + Optikuskolobom + zerebellare Dysplasie)

Miosis

Horner-Trias
(+ Anhidrose + Enophthalmus + Hypohidrose + Ptosis)

Neuropathie, hereditäre motorisch-sensible, Typ III
(+ Anisokorie + Ataxie + Eiweißgehalt, erhöhter, im Liquor + Faszikulationen + Fußdeformitäten + Myoklonien + Nervenleitgeschwindigkeit, verzögerte + Nervenverdickung + Neuropathien + Pupillenstarre + Pupillotonie + Schmerzen der Beine + Thoraxdeformität + Tremor + Zwiebelschalenformationen)

Okulomotoriuslähmung, zyklische
(+ Bulbus, Ab- oder Adduktionsstellung + Lidschluß, fehlender + Okulomotoriuslähmung + Ptosis)

(Argyll-)Robertson-Zeichen
(+ Anisokorie + Lichtreflex der Pupille, fehlender + Pupillenstarre)

Moebius-Zeichen

von-Basedow-Krankheit
(+ v.-Graefe-, Abadie-, Boston-, Dalrymple-Zeichen + Exophthalmus + Fremdkörpergefühl in den Augen + Gifford-Zeichen + Glanzauge + Hungergefühl + Kocher-Zeichen + Konjunktivitis + Lidödem + Lidsymptome + Photophobie + Stellwag-Zeichen + Struma + T_3-, + T_4-Erhöhung + Tachykardie + Temperaturen, subfebrile + Temperaturregulationsstörungen + Tremor + TSH, basales, Suppression)

Mydriasis, unilaterale

Klivuskanten-Symptomatik
(+ Bewußtseinsstörungen + Okulomotoriuslähmung + Ptosis)

Myoklonus, okulärer

Kinsbourne-Enzephalopathie
(+ Lidmyoklonien + Muskelzuckungen + Neuroblastom + Opsoklonus)

Myopie

Cohen-Syndrom
(+ Adipositas + Brachyphalangie + Fazies, hypotone + geistige Behinderung + Inzisivi, obere, prominente + Strabismus)

Dysplasia spondyloepiphysaria congenita
(+ Ablatio retinae + Gaumenspalte + Minderwuchs + Ossifikation, verzögerte bis fehlende)

Eldridge-Berlin-Money-McKusick-Syndrom
(+ Schwerhörigkeit)

fazio-okulo-akustisch-renales Syndrom
(+ Ablatio retinae + Augenanomalien + Gesichtsdysmorphien + Hypertelorismus + Iriskolobom + Katarakt + Kolobom + Proteinurie + Reflux, vesiko-uretero-renaler + Taubheit + Telekanthus)

Flynn-Aird-Syndrom
(+ Aphasie + Ataxie + Dysästhesie + epileptische Anfälle + Karies

Augen

+ Katarakt + Kyphoskoliose + Nachtblindheit + Netzhaut, Retinitis + Osteoporose + Parästhesien + Schallempfindungsstörung + Schwerhörigkeit + Taubheit)
Forsius-Eriksson-Syndrom
(+ Androtropie + Astigmatismus + Farbsinnstörungen + Fundus, Albinismus + Hyperpigmentierung + Makulahypoplasie + Nystagmus + Photophobie + Refraktionsanomalien + Skotom + Tränenträufeln + Visusminderung)
gastro-kutaner Komplex
(+ Café-au-lait-Flecken + Hiatushernie + Hypertelorismus + Lentigines + Ulzera, peptische)
Homocystinurie I
(+ Entwicklungsrückstand, motorischer und geistiger + Genu valgum + Hochwuchs + Homocystin im Serum, erhöhtes + Homocystinurie + Hypermethioninämie + Kopfbehaarung, spärliche + Kyphoskoliose + Linsenluxation + marfanoider Habitus + Trichterbrust)
hyaloideo-retinale Dysplasie
(+ Chorioideadegeneration + Glaskörperdegeneration + Glaskörpermembranen + Glaskörperverflüssigung + Katarakt + Netzhaut, avaskuläre Areale + Netzhautdegeneration)
Kniest-Dysplasie
(+ Gaumenspalte + Minderwuchs + Platyspondylie + Schenkelhälse, plumpe kurze + Schwerhörigkeit)
Marshall-Syndrom
(+ Anodontie + Augen, große + Hypodontie + Katarakt + Mittelgesichtshypoplasie oder -dysplasie + Sattelnase + Schwerhörigkeit)
megalocornea-mental retardation syndrome (e)
(+ Entwicklungsrückstand, statomotorischer + geistige Behinderung + Gesichtsdysmorphien + Iridodonesis + Irishypoplasie + Koordinationsstörungen + Lidachsenstellung, antimongoloide + Megalokornea + Muskelhypotonie + zerebrale Anfälle)
muscle-eye-brain disease
(+ Entwicklungsrückstand, motorischer und geistiger + Glaukom + Hirnfehlbildungen + Muskelhypotonie + Netzhauthypoplasie + Sehnervenpapille, Hypoplasie + Sehstörungen + Trinkschwierigkeiten)
Ohlsson-Syndrom
(+ Androtropie + Hörverlust + Schallempfindungsstörung + Schwerhörigkeit)
Ornithinämie mit Gyratatrophie
(+ Atrophie, chorioretinale + Blindheit + Hyperornithinämie + Katarakt + Nachtblindheit + Skotom)
Stickler-Syndrom
(+ Arthritiden + Gelenkbeweglichkeit, abnorme + Gelenkbeweglichkeit, eingeschränkte + Hörverlust + Kinn, kleines + Schwerhörigkeit)
Syndrom der postaxialen Polydaktylie und progressiven Myopie
(+ Polydaktylie)
Weill-Marchesani-Syndrom
(+ Brachyphalangie + Linse, kleine sphärische + Minderwuchs + Zahnform, abnorme)

Nachtblindheit

Choroideremie-Taubheit-Obesitas(-Syndrom)
(+ Adipositas + Chorioideadegeneration + Fundus, Pigmentepithelatrophie + geistige Behinderung + Netzhautdepigmentierung + Schalleitungsschwerhörigkeit + Schallempfindungsstörung + Schwerhörigkeit + Skotom)
Flynn-Aird-Syndrom
(+ Aphasie + Ataxie + Dysästhesie + epileptische Anfälle + Karies + Katarakt + Kyphoskoliose + Myopie + Netzhaut, Retinitis + Osteoporose + Parästhesien + Schallempfindungsstörung + Schwerhörigkeit + Taubheit)
Goldmann-Favre-Syndrom
(+ Degeneration, vitreoretinale + Glaskörperablatio + Glaskörperverflüssigung + Katarakt + Makulaödem + Netzhaut, Retinopathie + Netzhaut, Retinoschisis + Visusminderung)
Hallervorden-Spatz-Syndrom
(+ Akinesie + Bewegungsstörungen, choreo-athetotische + Demenz + Dysarthrie + Dystonie, motorische + Rigor + Tremor)
Oguchi-Syndrom
(+ Dunkeladaptation, herabgesetzte + Netzhautgefäße dunkel verfärbt + Netzhautpartien, zentrale, Reflexverstärkung)
Ornithinämie mit Gyratatrophie
(+ Atrophie, chorioretinale + Blindheit + Hyperornithinämie + Katarakt + Myopie + Skotom)
Uyemura-Syndrom
(+ Fundus albipunctatus + Tagsichtigkeit + Tränensekretion, verminderte bis fehlende)

Netzhautarterien, Schlängelung, vermehrte

Bonnet-Symptomatik
(+ Aortenstenose)

Netzhaut, arteriovenöse Aneurysmen

Bonnet-Dechaume-Blanc-Syndrom
(+ Exophthalmus + Netzhaut, Rankenangiome)
Coats-Retinopathie
(+ Ablatio retinae + Netzhaut, Retinopathie + Netzhautblutungen + Netzhautödem)

Netzhaut, avaskuläre Areale

hyaloideo-retinale Dysplasie
(+ Chorioideadegeneration + Glaskörperdegeneration + Glaskörpermembranen + Glaskörperverflüssigung + Katarakt + Myopie + Netzhautdegeneration)

Netzhautblutungen

Coats-Retinopathie
(+ Ablatio retinae + Netzhaut, arteriovenöse Aneurysmen + Netzhaut, Retinopathie + Netzhautödem)
Eales-Syndrom
(+ Glaskörperblutungen + Netzhaut, »Strickleiter«-Gefäße + Netzhaut, Mikroaneurysmen + Sehstörungen)
Hyperviskositätssyndrom
(+ Bewußtlosigkeit + hämorrhagische Diathese + Haut- und Schleimhautblutungen + Hypergammaglobulinämie + Kopfschmerz + Nasenbluten + Netzhaut, Retinopathie + Ohrgeräusche + Papillenödem + Parästhesien + Purpura + Raynaud-Phänomen + Schwindel + Sehstörungen)
Paget-Krankheit
(+ Hornhautdystrophie + Kyphose + Pachyostose + Periostose + Röhrenknochen, Verdickung und Verbiegung)
thrombotisch-thrombozytopenische Purpura Moschcowitz
(+ Anämie, mikroangiopathisch-hämolytische + Bewußtlosigkeit + Blutungen, gastrointestinale + Haut- und Schleimhautblutungen + Kopfschmerz + Menorrhagien + Mikrothromben + Purpura + Schwindel + Thrombozytopenie + Verwirrtheitszustände)

Netzhautdegeneration

Cockayne-Syndrom
(+ Demyelinisierung + Entwicklungsrückstand, motorischer und geistiger + geistige Behinderung + Minderwuchs + Ohrmuscheldysplasie + Photosensibilität + Schwerhörigkeit + Sehstörungen)
hyaloideo-retinale Dysplasie
(+ Chorioideadegeneration + Glaskörperdegeneration + Glaskörpermembranen + Glaskörperverflüssigung + Katarakt + Myopie + Netzhaut, avaskuläre Areale)
Kjellin-Syndrom
(+ Faszikulationen + geistige Behinderung + Muskelatrophie + Paraparesen, spastische)

Augen

Mirhosseini-Holmes-Walton-Syndrom
(+ Entwicklungsrückstand, motorischer und geistiger + geistige Behinderung + Mikrozephalie + Netzhautdepigmentierung)
Trichomegalie-Syndrom (Oliver-McFarlane)
(+ Augenbrauen, lange und kräftige + Kopfbehaarung, spärliche + Minderwuchs + Wimpern, lange und kräftige)

Netzhautdepigmentierung

Ceroidlipofuscinose, neuronale, Typ Haltia-Santavuori
(+ Abbau, psychomotorischer + Aphasie + Ataxie + EEG, pathologisches + Optikusatrophie + Sehstörungen)
Choroideremie-Taubheit-Obesitas(-Syndrom)
(+ Adipositas + Chorioideadegeneration + Fundus, Pigmentepithelatrophie + geistige Behinderung + Nachtblindheit + Schalleitungsschwerhörigkeit + Schallempfindungsstörung + Schwerhörigkeit + Skotom)
Makuladystrophie vom North-Carolina-Typ
(+ Makulaveränderungen + Skotom + Visusminderung)
Mirhosseini-Holmes-Walton-Syndrom
(+ Entwicklungsrückstand, motorischer und geistiger + geistige Behinderung + Mikrozephalie + Netzhautdegeneration)

Netzhautdysplasie

Mikrozephalie, chorioretinale Dysplasie
(+ Chorioretinitis + Mikrozephalie)
retinale Dysplasie Reese-Blodi
(+ Hirnhypoplasie + Hydrozephalus + Iriskolobom + Mikrophthalmie + Orbitalzysten)
Walker-Warburg-Syndrom
(+ Aquäduktstenose + Balkenmangel + Enzephalozele + Hydrozephalus + Irishypoplasie + Katarakt + Lissenzephalie + Mikrophthalmie + Mikrozephalie + Muskeldystrophie + Optikuskolobom + zerebellare Dysplasie)

Netzhautdystrophie

Groenouw-Syndrom
(+ Hornhauttrübung + Visusminderung)
Haab-Dimmer-Syndrom
(+ Hornhauterosionen + Hornhautreflexabschwächung + Hornhauttrübung + Visusminderung)
Leber(-Amaurosis-congenita)-Syndrom
(+ Blindheit + ERG, erloschenes + Hyperopie + Katarakt + Keratokonus + Makulakolobome + Nystagmus + Sehstörungen)

Netzhautfältelung

Retinoschisis, geschlechtsgebundene juvenile
(+ Fovea, Sternfalten + Glaskörperblutungen + Glaskörpermembranen + Makulaveränderungen + Netzhaut, Retinoschisis)

Netzhautgefäße dunkel verfärbt

Oguchi-Syndrom
(+ Dunkeladaptation, herabgesetzte + Nachtblindheit + Netzhautpartien, zentrale, Reflexverstärkung)

Netzhauthypoplasie

muscle-eye-brain disease
(+ Entwicklungsrückstand, motorischer und geistiger + Glaukom + Hirnfehlbildungen + Muskelhypotonie + Myopie + Sehnervenpapille, Hypoplasie + Sehstörungen + Trinkschwierigkeiten)

Netzhautkolobom

Joubert-Syndrom
(+ Apnoezustände + Ataxie + Degeneration, tapetoretinale + Entwicklungsrückstand, motorischer und geistiger + Enzephalozele + Kleinhirnwurm, Aplasie oder Hypoplasie + Sprachentwicklung, verzögerte + Tachypnoe)
Kolobome Iris-Aderhaut-Netzhaut
(+ Chorioideakolobom + Iriskolobom)

Netzhaut, Mikroaneurysmen

Eales-Syndrom
(+ Glaskörperblutungen + Netzhaut, »Strickleiter«-Gefäße + Netzhautblutungen + Sehstörungen)

Netzhautödem

Coats-Retinopathie
(+ Ablatio retinae + Netzhaut, arteriovenöse Aneurysmen + Netzhaut, Retinopathie + Netzhautblutungen)
Frenkel-Symptomenkomplex
(+ Chorioidearupturen + Contusio bulbi + Hyphaema + Iridodialyse + Iridoplegie + Katarakt + Linsenluxation)
Kitahara-Symptomenkomplex
(+ Metamorphopsie + Skotom)

Netzhautpartien, zentrale, Reflexverstärkung

Oguchi-Syndrom
(+ Dunkeladaptation, herabgesetzte + Nachtblindheit + Netzhautgefäße dunkel verfärbt)

Netzhaut, Pigmentflecken

Mulibrey-Syndrom
(+ Dolichozephalus + Dysplasie, polyostotische + Gesicht, dreieckiges + Gesichtsdysmorphien + Hämangiome + Hepatomegalie + Mikroglossie + Minderwuchs + Muskelhypotonie + Muskelschwäche + Perikarditis + Pubertät, verzögerte + Röhrenknochen, schmale + Sellaveränderung + Splenomegalie + Stimme, hohe, piepsige + Stirn, vorgewölbte)

Netzhautpseudogliom

Norrie-Syndrom
(+ Blindheit + Bulbusatrophie + geistige Behinderung + Glaskörperblutungen + Glaukom + Hornhauttrübung + Hörverlust + Irisatrophie + Irissynechien + Katarakt + Phthisis bulbi + Proliferation, vaskuläre, des Auges + Schallempfindungsstörung + Vorderkammerobliteration)

Netzhaut, Rankenangiome

Bonnet-Dechaume-Blanc-Syndrom
(+ Exophthalmus + Netzhaut, arteriovenöse Aneurysmen)

Netzhaut, Retinitis

Abetalipoproteinämie
(+ Beta-Lipoproteine, fehlende + Akanthozytose + Appetitlosigkeit + Areflexie + Ataxie + Chylomikronen, fehlende + Erbrechen + Erythrozyten, Stechapfelform + Fettmalabsorption + Gedeihstörungen + Herzrhythmusstörungen + Intentionstremor + Kyphoskoliose + Minderwuchs + Muskelatrophie + Myokardfi-

Augen

brose + Paresen + Serumlipide, erniedrigte + Steatorrhö + Untergewicht)

Flynn-Aird-Syndrom
(+ Aphasie + Ataxie + Dysästhesie + epileptische Anfälle + Karies + Katarakt + Kyphoskoliose + Myopie + Nachtblindheit + Osteoporose + Parästhesien + Schallempfindungsstörung + Schwerhörigkeit + Taubheit)

Oxalose Typ I
(+ Anämie + Appetitlosigkeit + Arthritiden + Gefäßspasmen + Herzinsuffizienz + Herzrhythmusstörungen + Hydronephrose + Makrohämaturie + Minderwuchs + Nephrokalzinose + Nephrolithiasis + Niereninsuffizienz + Nierenkoliken + Osteopathien + Polyurie + Pyelonephritis + Raynaud-Phänomen + Spontanfrakturen)

Usher-Syndrom
(+ geistige Behinderung + Schallempfindungsstörung + Schwerhörigkeit)

Netzhaut, Retinoblastom

Chromosom 13q⁻ Syndrom
(+ Analatresie + Balkenmangel + Daumenaplasie + geistige Behinderung + Genitalfehlbildungen + Gesichtsdysmorphien + Herzfehler + Hirnfehlbildungen + Hypospadie + Iriskolobom + Mesenterium commune + Mikrophthalmie + Mikrozephalie + Minderwuchs + Minderwuchs, pränataler + Nierenanomalien + Stirn, fliehende + Syndaktylien + Synostosen + zerebrale Anfälle)

Netzhaut, Retinopathie

Alström(-Hallgren)-Syndrom
(+ Adipositas + Diabetes mellitus + Niereninsuffizienz + Schallempfindungsstörung + Schwerhörigkeit)

Amyloidose, kardialer Typ
(+ Glaskörpertrübung + Herzinsuffizienz + Nephropathie + Niedervoltage im EKG + Parästhesien)

Armendares-Syndrom
(+ Epikanthus + Gaumen, hoher + Gesichtsdysmorphien + Handdeformitäten + Kraniosynostose + Mikrognathie + Mikrozephalie + Minderwuchs + Nase, kurze + Ptosis + Telekanthus)

Coats-Retinopathie
(+ Ablatio retinae + Netzhaut, arteriovenöse Aneurysmen + Netzhautblutungen + Netzhautödem)

Cystinose
(+ Azidose, metabolische + Hornhaut, Cystinkristalle + Hypokaliämie + Minderwuchs + Photophobie + Rachitis)

Diallinas-Amalric-Syndrom
(+ Heterochromia iridis + Schallempfindungsstörung + Schwerhörigkeit + Taubstummheit)

Goldmann-Favre-Syndrom
(+ Degeneration, vitreoretinale + Glaskörperablatio + Glaskörperverflüssigung + Katarakt + Makulaödem + Nachtblindheit + Netzhaut, Retinoschisis + Visusminderung)

Hornhauthypästhesie, Retinopathie, offener Ductus arteriosus, geistige Behinderung, Schwerhörigkeit
(+ Ductus arteriosus Botalli, offener + geistige Behinderung + Gesichtsdysmorphien + Herzfehler + Hornhaut, Hypästhesie + Hornhaut, Sklerokornea + Hypertelorismus + Lidachsenstellung, mongoloide + Mittelgesichtshypoplasie oder -dysplasie + Nasenwurzel, breite, flache + Schallempfindungsstörung + Schwerhörigkeit + Stirn, vorgewölbte)

Hyperaldosteronismus, primärer
(+ Aldosteron-Sekretion, gesteigerte + Alkalose, metabolische + EKG, pathologisches + Hyperaldosteronämie + Hyperkaliurie + Hypernatriämie + Hypertonie + Hypokaliämie + Hyposthenurie + Kopfschmerz + Muskelschwäche + Nephritis + Paralyse, periodische + Polydipsie + Polyurie + Proteinurie)

Hypertension, enzephalopathische
(+ Bewußtlosigkeit + Bewußtseinsstörungen + Blindheit + Hypertonie + Sehstörungen + zerebrale Anfälle)

Hyperviskositätssyndrom
(+ Bewußtlosigkeit + hämorrhagische Diathese + Haut- und Schleimhautblutungen + Hypergammaglobulinämie + Kopfschmerz + Nasenbluten + Netzhautblutungen + Ohrgeräusche + Papillenödem + Parästhesien + Purpura + Raynaud-Phänomen + Schwindel + Sehstörungen)

Leber-Miliarangioretinopathie
(+ Glaukom + Katzenauge, amaurotisches + Leukokorie + Strabismus + Uveitis)

Sorsby-Syndrom I
(+ Chorioideasklerose + Makulaödem + Visusminderung)

Netzhaut, Retinoschisis

Goldmann-Favre-Syndrom
(+ Degeneration, vitreoretinale + Glaskörperablatio + Glaskörperverflüssigung + Katarakt + Makulaödem + Nachtblindheit + Netzhaut, Retinopathie + Visusminderung)

Retinoschisis, geschlechtsgebundene juvenile
(+ Fovea, Sternfalten + Glaskörperblutungen + Glaskörpermembranen + Makulaveränderungen + Netzhautfältelung)

Netzhaut, »Strickleiter«-Gefäße

Eales-Syndrom
(+ Glaskörperblutungen + Netzhaut, Mikroaneurysmen + Netzhautblutungen + Sehstörungen)

Neuroretinitis

Katzenkratzkrankheit
(+ Abszesse, neutrophile + Angiomatose + Arthralgien + Exantheme + Granulome, tuberkuloide + Inokulationsreaktion, papulöse + Knötchen, furunkelähnliches + Konjunktivitis + Kopfschmerz + Lymphadenitis + Lymphknoteneinschmelzung + Müdigkeit + Myalgien + Nekrose, sternförmige verkäsende + Neuritis + Papeln, rötlich-bräunliche)

Nystagmus

Aicardi-Goutières-Syndrom
(+ Basalganglienverkalkung + Bewegungsstörungen, dystone + Blindheit + Dystonie, motorische + Dystonie, muskuläre + Entwicklungsrückstand, motorischer und geistiger + Enzephalopathie + geistige Behinderung + Liquorlymphozytose + Mikrozephalie + Muskelhypotonie + Opisthotonus + Paraparesen, spastische)

Alpha-N-Acetylgalaktosaminidase-Defizienz
(+ Angiokeratome + Entwicklungsrückstand, statomotorischer + geistige Behinderung + Gesichtszüge, grobe + Hirnatrophie + Koordinationsstörung, zentrale + Koordinationsstörungen + Muskelschwäche + Myoklonien + neurodegenerative Symptome + Strabismus + Teleangiektasien)

Aquädukt-Symptomatik
(+ Lidretraktion + Ophthalmoplegie + Pupillenstörungen)

Arnold-Chiari-Sequenz
(+ Ataxie + Hydrozephalus + Kleinhirnprolaps + Kompressionszeichen, spinale + Meningomyelozele + Schädelgrube, hintere, Verflachung)

Arteria-vertebralis-Symptomatik
(+ Gleichgewichtsstörungen + Schwindel)

Ataxie mit hypogonadotropem Hypogonadismus, zerebellare familiäre
(+ Areflexie + Ataxie + Fußdeformitäten + geistige Behinderung + Genitalhypoplasie + Hypogonadismus + Kyphoskoliose + Muskelatrophie + Muskelhypotonie + Taubheit)

Ataxie, periodische, vestibulär-zerebelläre
(+ Ataxie + Schwindel)

Augen

Ataxie, spinozerebellare, Typ Gerstmann-Sträussler
(+ Amyloidplaques + Ataxie + Demenz + Dysarthrie + Enzephalopathie + Hinterstrangsymptome + Intentionstremor + Muskelhypotonie + Pyramidenbahnzeichen + Rigor)
Atrophia cerebellaris tardiva (Typ Marie-Foix-Alajouanine)
(+ Ataxie + Demenz + Dysarthrie + Gangataxie)
Atrophie, olivopontozerebelläre (»sporadische Form«, »SOPCA«)
(+ Akinesie + Ataxie + Dysarthrie + Gangstörungen + Kopftremor + Miktionsstörungen + Rigor + Rumpftremor + Schluckbeschwerden)
Behr-Syndrom
(+ Ataxie + Dysarthrie + Harnblasenstörungen + Optikusatrophie + Pyramidenbahnzeichen + spinozerebelläre Dystrophie + Strabismus)
dienzephale Sequenz
(+ Appetitlosigkeit + Astrozytom + Diabetes insipidus + Hungergefühl + Hyperaktivität, motorische + Kachexie)
Forsius-Eriksson-Syndrom
(+ Androtropie + Astigmatismus + Farbsinnstörungen + Fundus, Albinismus + Hyperpigmentierung + Makulahypoplasie + Myopie + Photophobie + Refraktionsanomalien + Skotom + Tränenträufeln + Visusminderung)
Friedreich-Ataxie
(+ Areflexie + Ataxie + Dysarthrie + Gangstörungen + Hohlfuß + Kardiomyopathie + Kyphoskoliose + Schluckbeschwerden + Sensibilitätsstörungen)
Goltz-Gorlin-Syndrom
(+ Aniridie + Anophthalmie + Beckenfehlbildungen + Fingeraplasien + Fingerhypoplasien + Gaumen, hoher + Gynäkotropie + Haar, schütteres + Hautatrophie + Hyperhidrose + Hypertelorismus + Hypohidrose + Kolobom + Kyphose + Malokklusion + Mikrophthalmie + Onychodystrophie + Optikusatrophie + Osteopathien + Osteoporose + Papillome + Poikilodermie + Polydaktylie + Prognathie + Rippenfehlbildungen + Schlüsselbeinfehlbildungen + Skoliose + Spina bifida + Strabismus + Syndaktylien + Vorwölbung, hernienartige + Wirbelanomalien + Zahnanomalien + Zehenaplasien + Zehenhypoplasien)
Hansen-Larsen-Berg-Syndrom
(+ Creatinkinase, erhöhte + Farbsinnstörungen + Hörstörung + Papillenabblassung + Photophobie + Sellavergrößerung + Transaminasenerhöhung)
Hermansky-Pudlak-Syndrom
(+ Albinismus + Blutungsneigung + Depigmentierungen + Haar, blondes + Haar, weißes + Kolitis + Lungenveränderungen, restriktive + Photophobie)
Holmes-Syndrom
(+ Ataxie + Demenz + Dysarthrie + Haltetremor + Intentionstremor + Kopftremor + Muskelhypotonie + Sphinkterstörungen)
kardio-fazio-kutanes Syndrom
(+ EEG, pathologisches + Ekzeme + Entwicklungsrückstand, motorischer und geistiger + Exophthalmus + Gesichtsdysmorphien + Haar, gekräuseltes + Herzfehler + Hydrozephalus + Hyperkeratose, follikuläre + Hypertelorismus + Ichthyose + Inguinalhernien + Kopfbehaarung, spärliche + Lidachsenstellung, antimongoloide + Makrozephalie + Minderwuchs + Pulmonalstenose + Splenomegalie + Stirn, hohe + Strabismus + Ventrikelseptumdefekt + Vorhofseptumdefekt)
Karsch-Neugebauer-Syndrom
(+ Ektrodaktylie + Kamptodaktylie + Reduktionsfehlbildungen der Extremitäten + Spalthände)
Keratitis interstitialis Cogan
(+ Ataxie + Gangataxie + Hörverlust + Keratitis + Ohrgeräusche + Schwindel)
Koerber-Salus-Elschnig-Symptomatik
(+ Ophthalmoplegie + Pupillenstörungen)
kranioektodermale Dysplasie
(+ Brachymelie + Brachyphalangie + Diastema + Dolichozephalus + Epikanthus + Frenula, orale + Gesichtsdysmorphien + Haarschaft, dünner + Haarwachstumsstörung + Hypodontie + Hypotrichose + Klinodaktylie + Lidachsenstellung, antimongoloide + Mikrodontie + Minderwuchs + Pigmentstörungen der Haare + Refraktionsanomalien + Rhizomelie + Schmelzhypoplasie + Syndaktylien + Synostosen + Taurodontie + Zahnanomalien)
Kurz-Syndrom
(+ Blindheit + Enophthalmus + Orbita, Hypoplasie + Pupillenstarre)
Leber(-Amaurosis-congenita)-Syndrom
(+ Blindheit + ERG, erloschenes + Hyperopie + Katarakt + Keratokonus + Makulakolobome + Netzhautdystrophie + Sehstörungen)
Leigh-Enzephalomyelopathie
(+ Ataxie + Atemstörung + Bewegungsstörungen, choreo-athetotische + Dysarthrie + Dystonie, motorische + Extrapyramidalsymptome + Hyperreflexie + Muskelhypotonie + Ophthalmoplegie + Optikusatrophie + Paresen + Pyramidenbahnzeichen + Rigor + Streckspasmen + Tremor + Visusminderung + zerebrale Anfälle)
Lisch-Syndrom
(+ Fundus flavus periphericus + Iris, perluzide + Schiefhals)
Marinescu-Sjögren-Syndrom I
(+ Areflexie + Ataxie + Babinski-Zeichen, positives + Dysarthrie + Dyskranie + Epikanthus + geistige Behinderung + Hyporeflexie + Katarakt + Minderwuchs + Muskelschwäche + Ophthalmoplegie + Ptosis + Strabismus)
Ménière-Krankheit
(+ Gleichgewichtsstörungen + Hörsturz + Hörverlust + Ohrgeräusche + Recruitment, positives + Schwindel + vertebrobasiläre Insuffizienz + Zervikalsyndrom)
mukoepitheliale Dysplasie, hereditäre
(+ Alopezie + Blepharospasmus + Candidiasis + Cor pulmonale + Hornhaut, Vaskularisierung, mit Pannusbildung + Hornhautvernarbung + Hyperkeratose, follikuläre + Katarakt + Keratokonjunktivitis + Lungenfibrose + Photophobie + Pneumonie + Pneumothorax, spontaner)
Nephronophthise
(+ Anämie + Degeneration, tapeto-retinale + Dysostosen + Katarakt + Kolobom + Leberfibrose + Niereninsuffizienz + Nierenversagen + Osteopathien + Polydipsie + Polyurie + Salzverlust + zerebrale Störungen)
Niemann-Pick-Krankheit
(+ Ataxie + Fundus, kirschroter Fleck + Gedeihstörungen + hämatopoetische Störungen + Hautfarbe, gelbliche + Hepatomegalie + Infektanfälligkeit + Minderwuchs + neurodegenerative Symptome + Schaumzellen + Skelettanomalien + Sphingomyelininfiltration der Lunge + Splenomegalie + Tetraplegie, spastische)
Osteopetrose, autosomal-rezessiv-frühinfantile Form
(+ Anämie + Entwicklungsrückstand, motorischer und geistiger + Exophthalmus + Gedeihstörungen + Hepatomegalie + Hypokalzämie + Hypophosphatämie + Makrozephalie + Muskelkrämpfe + Optikusatrophie + Osteosklerose + Splenomegalie + Strabismus + Thrombozytopenie)
Pelizaeus-Merzbacher-Krankheit
(+ Entwicklungsrückstand, motorischer und geistiger + neurologische Störungen)
septooptische Dysplasie
(+ Hypopituitarismus + Mikropapille + Minderwuchs + Mittellinie, Fehlbildungen + Septum-pellucidum-Defekt)
Tetrahydrobiopterin-Mangel
(+ Bewegungsstörungen, choreo-athetotische + Entwicklungsrückstand, statomotorischer + Myotonie der Arm- und Beinmuskulatur + Schluckbeschwerden + Speichelfluß, vermehrter + Strabismus)
Wallenberg-Symptomatik
(+ Ataxie + Sensibilitätsstörungen)
Wernicke-Krankheit
(+ Ataxie + Bewußtseinsstörungen + Diplopie + Verwirrtheitszustände)

Oberlidhypoplasie

Dysostosis cleidofacialis
(+ Exophthalmus + geistige Behinderung + Hypertelorismus + Kamptodaktylie + Mikrozephalie + Schlüsselbeinhypo- oder -aplasie)

Augen

Oberlidkerbung

Gorlin(-Chaudhry-Moss)-Syndrom
(+ Blepharophimose + Ductus arteriosus Botalli, offener + Gesichtsprofil, konkaves + Hypertrichose + Hypodontie + Jochbogenhypoplasie oder -aplasie + Koronarnaht, Synostose, prämature + Labien, große, Hypoplasie + Mandibulahypoplasie + Maxillahypoplasie + Mikrodontie + Pupillarmembranen, persistierende + Schwerhörigkeit + Unterlippe, umgestülpte)

Oberlidschwellung

Ascher-Syndrom
(+ Blepharochalasis + Doppellippe + Oberlippenschwellung + Struma)

Ödem, periorbitales

Dermatomyositis
(+ Adynamie + Fingergelenke, Papeln, lichenoide blaß-rote + Gliederschmerzen + Lider, Erythem + Muskelschwäche)

Okulomotoriuslähmung

Benedikt-Symptomatik
(+ Hemiataxie + Rigor)
Claude-Symptomatik
(+ Hemiataxie)
Garcin-Symptomatik
(+ Abduzenslähmung + Fazialislähmung + Geschmacksstörungen der Zunge + Gleichgewichtsstörungen + Kaumuskelstörungen + Riechstörungen + Sehstörungen + Sensibilitätsstörungen des Gesichts + Taubheit + Trochlearislähmung)
Gradenigo-Syndrom
(+ Abduzenslähmung + Kopfschmerz + Mastoiditis, komplizierte + Otitis media + Trigeminusschmerz + Trochlearislähmung)
Jacod-Symptomatik
(+ Abduzenslähmung + Optikusausfall + Trochlearislähmung)
Klivuskanten-Symptomatik
(+ Bewußtseinsstörungen + Mydriasis, unilaterale + Ptosis)
Nothnagel-Symptomatik
(+ Hemiataxie + Hemichoreoathetose)
Okulomotoriuslähmung, zyklische
(+ Bulbus, Ab- oder Adduktionsstellung + Lidschluß, fehlender + Miosis + Ptosis)
Weber-Symptomatik
(+ Paresen)

Ophthalmoplegie

Adducted-thumb-Sequenz
(+ Daumen, adduzierte + Klumpfuß + Kraniostenose + Mikrozephalie + Myopathie + Trinkschwierigkeiten)
Aquädukt-Symptomatik
(+ Lidretraktion + Nystagmus + Pupillenstörungen)
Brückenläsion, paramediane
(+ Ataxie + Hemiparese)
DAF-Symptomatik
(+ Ataxie + Schaumzellen)
Fissura-orbitalis-superior-Symptomatik
(+ Parästhesien im Versorgungsgebiet des ersten Trigeminusastes + Trigeminusschmerz)
Groll-Hirschowitz-Syndrom
(+ Areflexie + Dünndarmdivertikel + Duodenumdivertikel + Dysarthrie + Enteropathien + Herz-Kreislauf-Symptome, vegetative + Hirnnervenausfälle + Malnutrition + Neuropathien + Ösophagusperistaltik, verminderte + Peristaltik, verminderte + Ptosis + Schwerhörigkeit + Steatorrhö + Taubheit)

Kearns-Sayre-Syndrom
(+ Ataxie + Degeneration, tapetoretinale + Diabetes mellitus + Minderwuchs + Ptosis + Reizleitungsstörungen, kardiale + Schallempfindungsstörung)
Koerber-Salus-Elschnig-Symptomatik
(+ Nystagmus + Pupillenstörungen)
Leigh-Enzephalomyelopathie
(+ Ataxie + Atemstörung + Bewegungsstörungen, choreo-athetotische + Dysarthrie + Dystonie, motorische + Extrapyramidalsymptome + Hyperreflexie + Muskelhypotonie + Nystagmus + Optikusatrophie + Paresen + Pyramidenbahnzeichen + Rigor + Streckspasmen + Tremor + Visusminderung + zerebrale Anfälle)
Machado-Krankheit
(+ Exophthalmus + Extrapyramidalsymptome + Hirnatrophie + Kleinhirnatrophie + Muskelatrophie + Neuropathien + Pyramidenbahnzeichen + Schluckbeschwerden + Spastik + Zungenfaszikulationen)
Marinescu-Sjögren-Syndrom I
(+ Areflexie + Ataxie + Babinski-Zeichen, positives + Dysarthrie + Dyskranie + Epikanthus + geistige Behinderung + Hyporeflexie + Katarakt + Minderwuchs + Muskelschwäche + Nystagmus + Ptosis + Strabismus)
Muskeldystrophie, okulo-gastrointestinale
(+ Abdominalschmerzen + Diarrhö + Erbrechen + Ptosis + Übelkeit + Völlegefühl)
myasthenes Syndrom, kongenitales
(+ Ptosis)
Nyssen-van-Bogaert-Syndrom
(+ Abbau, geistiger + Dystonie, motorische + Entwicklungsrückstand, statomotorischer + Hirnatrophie + Hörverlust + Sprachabbau + Visusminderung)
Parinaud-Symptomatik
(+ Konvergenzparese + Pupillenstörungen)
Polyradikuloneuritis Typ Fisher
(+ Areflexie + Dissoziation, zytoalbuminäre, im Liquor + Gangataxie + Hirnnervenausfälle + Neuropathien + Ptosis)
Pseudoobstruktion, intestinale
(+ Abdominalschmerzen + Ataxie + Basalganglienanomalien + Dysarthrie + Erbrechen + Ileus + Megazystis + Obstipation + Ptosis)
Raymond-Cestan-Symptomatik
(+ Hemianästhesie + Hemiasynergie + Hemiparese)
Roth-Bielschowsky-Symptomatik
(+ Bulbusmotilität, Einschränkung)
Sinus-cavernosus-Symptomatik, laterale
(+ Exophthalmus + Trigeminusschmerz)
Steele-Richardson-Olszewski-Krankheit
(+ Bradykinesie + Demenz + Dysarthrie + Nackenextension + Persönlichkeitsveränderungen + Pyramidenbahnzeichen + Rigor + Schluckbeschwerden)
Tolosa-Hunt-Symptomatik
(+ Hornhaut, Hypästhesie + Hornhautreflexabschwächung + retro- und supraorbitale Dauerschmerzen + Visusminderung)

Optikusaplasie

Meckel-Gruber-Syndrom
(+ Arrhinenzephalie + Enzephalozele + Epispadie + Gaumenspalte + Harnblasenekstrophie + Hexadaktylie + Hypospadie + Katarakt + Kleinhirnagenesie + Klumpfuß + Kolobom + Leberfibrose + Mikrogenie + Mikrophthalmie + Mikrozephalie + Nierenzysten + Polydaktylie + Stirn, fliehende + Zungenfehlbildung)

Optikusatrophie

Behr-Syndrom
(+ Ataxie + Dysarthrie + Harnblasenstörungen + Nystagmus + Pyramidenbahnzeichen + spinozerebelläre Dystrophie + Strabismus)
Biotinidase-Defekt
(+ 3-Hydroxy-Isovaleriat im Urin + 3-Hydroxy-Propionat im Urin

Augen

+ Alopezie + Ataxie + Azidose, metabolische + Biotinidase, nicht meßbare Aktivität + Hautläsionen, periorifizielle + Hörverlust + Hypotonie + Laktatazidämie + Methylcitrat im Urin + Muskelhypotonie + Propionazidämie)

Canavan-Syndrom
(+ Ataxie + Bewegungsstörungen, choreo-athetotische + Blindheit + Gehirn, Entmarkung + Marklageratrophie + Muskelhypotonie + Myoklonien)

Ceroidlipofuscinose, neuronale, Typ Haltia-Santavuori
(+ Abbau, psychomotorischer + Aphasie + Ataxie + EEG, pathologisches + Netzhautdepigmentierung + Sehstörungen)

Ceroidlipofuscinose, neuronale, Typ Jansky-Bielschowsky
(+ Abbau, psychomotorischer + Blindheit + Myoklonien + Pigmentationsanomalien + Verhaltensstörungen + zerebrale Anfälle)

Ceroidlipofuscinose, neuronale, Typ Spielmeyer-Vogt
(+ Abbau, geistiger + Blindheit + Demenz + Fundus, Pigmentationen + Haltungsanomalien + Makuladegeneration + motorische Störungen + psychische Störungen + zerebrale Anfälle)

Chiasma-Symptomatik
(+ Hemianopsie + Scheuklappensehen + Sellaveränderung + Skotom + Visusminderung)

DIDMOAD-Syndrom
(+ Diabetes insipidus + Diabetes mellitus + Schallempfindungsstörung + Schwerhörigkeit)

Dysosteosklerose
(+ Frakturneigung, Frakturen + Minderwuchs + Osteosklerose + Platyspondylie + Zahnanomalien)

Galloway-Syndrom
(+ Entwicklungsrückstand, motorischer und geistiger + Erbrechen + Hämaturie + Hiatushernie + Kraniostenose + Mikrozephalie + Muskelhypotonie + Nephrose + Proteinurie + Stirn, fliehende + zerebrale Anfälle)

GAPO-Syndrom
(+ Alopezie + Hypotrichose + Minderwuchs + Pseudoanodontie + Wachstumsstörungen)

Goltz-Gorlin-Syndrom
(+ Aniridie + Anophthalmie + Beckenfehlbildungen + Fingeraplasien + Fingerhypoplasien + Gaumen, hoher + Gynäkotropie + Haar, schütteres + Hautatrophie + Hyperhidrose + Hypertelorismus + Hypohidrose + Kolobom + Kyphose + Malokklusion + Mikrophthalmie + Nystagmus + Onychodystrophie + Osteopathien + Osteoporose + Papillome + Poikilodermie + Polydaktylie + Prognathie + Rippenfehlbildungen + Schlüsselbeinfehlbildungen + Skoliose + Spina bifida + Strabismus + Syndaktylien + Vorwölbung, hernienartige + Wirbelanomalien + Zahnanomalien + Zehenaplasien + Zehenhypoplasien)

Irvine-Gass-Syndrom
(+ Makulaödem + Papillenödem + Photophobie)

Keilbein-Symptomatik
(+ Exophthalmus + Sensibilitätsstörungen + Skotom)

Kennedy-Symptomatik
(+ Riechstörungen + Stauungspapille)

Krabbe-Krankheit
(+ Entwicklungsrückstand, motorischer und geistiger + Koordinationsstörung, zentrale + Myoklonien + tonische Anfälle + zerebrale Anfälle)

kraniodiaphysäre Dysplasie
(+ Entwicklungsrückstand, motorischer und geistiger + Hyperostose, kraniale + Hyperostose, mandibuläre + Nasenwulst, knöcherner + Röhrenknochen, fehlende diaphysäre Modellierung + Schädelknochensklerose)

Leber-Optikusneuropathie, hereditäre
(+ Skotom + Teleangiektasien, peripapilläre)

Leigh-Enzephalomyelopathie
(+ Ataxie + Atemstörung + Bewegungsstörungen, choreo-athetotische + Dysarthrie + Dystonie, motorische + Extrapyramidalsymptome + Hyperreflexie + Muskelhypotonie + Nystagmus + Ophthalmoplegie + Paresen + Pyramidenbahnzeichen + Rigor + Streckspasmen + Tremor + Visusminderung + zerebrale Anfälle)

Leukodystrophie, metachromatische, Typ Austin
(+ Abbau, geistiger + Affektlabilität + Angstzustände + Antriebsschwäche + Ataxie + Athetose + Distanzlosigkeit + Dysarthrie + Dystonie, motorische + Nervenleitgeschwindigkeit, verzögerte + Persönlichkeitsveränderungen + Spastik)

metaphysäre Dysplasie, Anetodermie, Optikusatrophie
(+ Blindheit + Hautatrophie + Hirsutismus + Metaphysendysplasie + Minderwuchs + Osteopenie + Platyspondylie + Schädelbasissklerose)

3-Methylglutaconsäure-Ausscheidung
(+ Degeneration, chorioretinale + Hypoglykämie + Makuladegeneration)

Myelinopathia centralis diffusa
(+ Ataxie + Bulbärsymptomatik + Spastik)

neuroaxonale Dystrophie Seitelberger
(+ Blindheit + Bulbärsymptomatik + Entwicklungsrückstand, motorischer und geistiger + Gelenkkontrakturen + Myoklonien + Sensibilitätsstörungen + Spastik + Temperaturregulationsstörungen + zerebrale Anfälle)

Neuromyelitis optica (Dévic)
(+ Querschnittsmyelitis, aufsteigende)

okulo-zerebro-faziales Syndrom
(+ geistige Behinderung + Kinn, kleines + Lidachsenstellung, mongoloide + Mikrokornea + Mikrozephalie + Minderwuchs + Ohren, abstehende)

Osteopetrose, autosomal-rezessiv-frühinfantile Form
(+ Anämie + Entwicklungsrückstand, motorischer und geistiger + Exophthalmus + Gedeihstörungen + Hepatomegalie + Hypokalzämie + Hypophosphatämie + Makrozephalie + Muskelkrämpfe + Nystagmus + Osteosklerose + Splenomegalie + Strabismus + Thrombozytopenie)

Paine-Syndrom
(+ epileptische Anfälle + geistige Behinderung + Hyperaminoazidurie + Mikrozephalie + Paraparesen, spastische)

Pyruvatdehydrogenase-Defekt
(+ Ataxie + Atemstörung + Azidose + Entwicklungsrückstand, motorischer und geistiger + Laktat/Pyruvat-Quotient gestört + Mikrozephalie + Neutropenie + Trinkschwierigkeiten)

Rosenberg-Chutorian-Syndrom
(+ Gangataxie + Neuropathien + Schallempfindungsstörung + Schwerhörigkeit + Taubheit)

Triple-A-Syndrom
(+ Achalasie + Ataxie + Dysarthrie + Hyperreflexie + Muskelschwäche + Nebennierenrindeninsuffizienz + Neuropathien + Tränensekretion, verminderte bis fehlende + Tränenträufeln)

tuberöse Sklerose
(+ Angiofibrome + Bindegewebsnävi + Depigmentierungen + geistige Behinderung + zerebrale Anfälle)

Optikusausfall

Jacod-Symptomatik
(+ Abduzenslähmung + Okulomotoriuslähmung + Trochlearislähmung)

Optikusdysplasie

Hyperpipecolatämie
(+ Entwicklungsrückstand, motorischer und geistiger + Hepatomegalie + Lethargie + Linsendysplasie + Linsentrübung + Paresen, schlaffe)

Optikuskolobom

Walker-Warburg-Syndrom
(+ Aquäduktstenose + Balkenmangel + Enzephalozele + Hydrozephalus + Irishypoplasie + Katarakt + Lissenzephalie + Mikrophthalmie + Mikrozephalie + Muskeldystrophie + Netzhautdysplasie + zerebellare Dysplasie)

Augen

Optikusschädigung

Godtfredsen-Symptomatik
(+ Abduzenslähmung + Gesichtsschmerz)

Orbita, Hypoplasie

Kurz-Syndrom
(+ Blindheit + Enophthalmus + Nystagmus + Pupillenstarre)

Orbitalzysten

okulo-zerebro-kutanes Syndrom
(+ Entwicklungsrückstand, motorischer und geistiger + Gehirnzysten + Hautveränderungen + Hirnfehlbildungen)
retinale Dysplasie Reese-Blodi
(+ Hirnhypoplasie + Hydrozephalus + Iriskolobom + Mikrophthalmie + Netzhautdysplasie)

Papillenabblassung

Hansen-Larsen-Berg-Syndrom
(+ Creatinkinase, erhöhte + Farbsinnstörungen + Hörstörung + Nystagmus + Photophobie + Sellavergrößerung + Transaminasenerhöhung)
Optikusatrophie, juvenile
(+ Farbsinnstörungen + zentrozäkales Gesichtsfeld)

Papillenödem

Hyperviskositätssyndrom
(+ Bewußtlosigkeit + hämorrhagische Diathese + Haut- und Schleimhautblutungen + Hypergammaglobulinämie + Kopfschmerz + Nasenbluten + Netzhaut, Retinopathie + Netzhautblutungen + Ohrgeräusche + Parästhesien + Purpura + Raynaud-Phänomen + Schwindel + Sehstörungen)
Irvine-Gass-Syndrom
(+ Makulaödem + Optikusatrophie + Photophobie)
POEMS-Komplex
(+ Amenorrhö + Aszites + Dysglobulinämie + Endokrinopathie + Fieber + Gammopathien + Gynäkomastie + Hautveränderungen + Hautverdickung + Hautverhärtungen + Hepatomegalie + Hyperhidrose + Hyperpigmentierung + Hypertrichose + Hypothyreose + Leukonychie + Lymphknotenschwellung + M-Gradient + Muskelschwäche + Myelom + Neuropathien + Ödeme, periphere + Osteolysen + Osteosklerose + Plasmozytom + Pleuraerguß + Potenzstörungen + Sklerose + Splenomegalie + Trommelschlegelfinger)
Polyradikuloneuritis Typ Guillain-Barré
(+ Areflexie + Banden, oligoklonale, im Liquor + Dissoziation, zytoalbuminäre, im Liquor + Gangataxie + Myalgien + Neuropathien + Polyradikuloneuritis)

Photophobie

von-Basedow-Krankheit
(+ v.-Graefe-Zeichen + Abadie-Zeichen + Boston-Zeichen + Dalrymple-Zeichen + Exophthalmus + Fremdkörpergefühl in den Augen + Gifford-Zeichen + Glanzauge + Hungergefühl + Kocher-Zeichen + Konjunktivitis + Lidödem + Lidsymptome + Moebius-Zeichen + Stellwag-Zeichen + Struma + T_3-Erhöhung + T_4-Erhöhung + Tachykardie + Temperaturen, subfebrile + Temperaturregulationsstörungen + Tremor + TSH, basales, Suppression)
Charlin-Neuralgie
(+ Augenwinkel, innerer, Schmerzen + Hyperästhesie der Nase + Nasenschleimhaut, Schwellung + Rhinorrhö + Tränenträufeln)

Cystinose
(+ Azidose, metabolische + Hornhaut, Cystinkristalle + Hypokaliämie + Minderwuchs + Netzhaut, Retinopathie + Rachitis)
Dyskeratose, hereditäre benigne intraepitheliale
(+ Blindheit + Hornhaut, Vaskularisierung + Konjunktiva, weiße Auflagerungen + Mundschleimhaut, weiße Auflagerungen + Mundschleimhaut, weißer Schleimhautnävus)
EEC-Syndrom
(+ Anodontie + Augenbrauen, Hypoplasie + Blepharitis + Hypotrichose + Inzisivi, stiftförmige Reduktion + Konjunktivitis + Lippen-Kiefer-Gaumen-Spalte + Mikrodontie + Spaltfüße + Spalthände + Tränen-Nasengänge, Atresie + Wimpernhypoplasie)
Forsius-Eriksson-Syndrom
(+ Androtropie + Astigmatismus + Farbsinnstörungen + Fundus, Albinismus + Hyperpigmentierung + Makulahypoplasie + Myopie + Nystagmus + Refraktionsanomalien + Skotom + Tränenträufeln + Visusminderung)
Hansen-Larsen-Berg-Syndrom
(+ Creatinkinase, erhöhte + Farbsinnstörungen + Hörstörung + Nystagmus + Papillenabblassung + Sellavergrößerung + Transaminasenerhöhung)
Hermansky-Pudlak-Syndrom
(+ Albinismus + Blutungsneigung + Depigmentierungen + Haar, blondes + Haar, weißes + Kolitis + Lungenveränderungen, restriktive + Nystagmus)
Irvine-Gass-Syndrom
(+ Makulaödem + Optikusatrophie + Papillenödem)
Keratosis follicularis spinulosa decalvans
(+ Alopezie + Ektropion + Hornhauttrübung + Hyperkerose, follikuläre + Narben, follikuläre + Papeln, follikuläre + Tränenträufeln)
korneo-dermato-ossäres Syndrom
(+ Erytheme + Erythrodermie + Finger, Brachydaktylie + Hornhautdystrophie + Keratosis palmoplantaris + Phalangen, distale, Verkürzung + Schmelzanomalien)
Meesmann-Wilke-Dystrophie
(+ Hornhautdystrophie + Visusminderung)
mukoepitheliale Dysplasie, hereditäre
(+ Alopezie + Blepharospasmus + Candidiasis + Cor pulmonale + Hornhaut, Vaskularisierung, mit Pannusbildung + Hornhautvernarbung + Hyperkeratose, follikuläre + Katarakt + Keratokonjunktivitis + Lungenfibrose + Nystagmus + Pneumonie + Pneumothorax, spontaner)
TINU-Syndrom
(+ Gynäkotropie + Iritis + Myelitis, unspezifische + Nephritis + Uveitis)

Phthisis bulbi

Norrie-Syndrom
(+ Blindheit + Bulbusatrophie + geistige Behinderung + Glaskörperblutungen + Glaukom + Hornhauttrübung + Hörverlust + Irisatrophie + Irissynechien + Katarakt + Netzhautpseudogliom + Proliferation, vaskuläre, des Auges + Schallempfindungsstörung + Vorderkammerobliteration)

Proliferation, vaskuläre, des Auges

Norrie-Syndrom
(+ Blindheit + Bulbusatrophie + geistige Behinderung + Glaskörperblutungen + Glaukom + Hornhauttrübung + Hörverlust + Irisatrophie + Irissynechien + Katarakt + Netzhautpseudogliom + Phthisis bulbi + Schallempfindungsstörung + Vorderkammerobliteration)

Pseudoabduzensparese

Stilling-Türk-Duane-Syndrom
(+ Abduzenskernaplasie + Binokularfunktionen, eingeschränkte +

Augen

Bulbusmotilität, Einschränkung + Bulbusretraktion + Kopfzwangshaltung + Lidspaltenverengerung)

Pseudogliom

Osteoporose-Pseudoglioma-Syndrom
(+ Blindheit + Frakturneigung, Frakturen + hyaloretinale Dysplasie + Katarakt + Minderwuchs + Osteoporose + Spontanfrakturen)

Pseudohypertelorismus

Klein-Waardenburg-Syndrom
(+ Albinismus, zirkumskripter + Brachyzephalie + Gesichtsdysmorphien + Heterochromia iridis + Minderwuchs + Schallempfindungsstörung + Schwerhörigkeit + Taubheit + Taubstummheit)

Pseudohypopyon

Best-Makuladegeneration, vitelliforme oder **vitelliruptive**
(+ Fundus, Narben + Fundus, Pseudozyste, vitelliforme + Hyperopie + Makuladegeneration + Sehstörungen + Skotom + Visusminderung + Zystenruptur)

Pseudopapillenödem

Bannayan-Riley-Ruvalcaba-Syndrom
(+ Angiokeratome + Blutungen, gastrointestinale + Embryotoxon posterius + Entwicklungsrückstand, motorischer und geistiger + geistige Behinderung + Hämangiome + Hamartome + Hamartome, mesodermale + Ileus + Lipome + Makrosomie, fetale + Makrozephalie + Megalenzephalie + Myopathie + Penis, Hyperpigmentation + Polypose + Sprachentwicklung, verzögerte + Struma)

Pseudoparalyse, okuläre

Johnson-Symptomenkomplex
(+ Schiefhals + Strabismus)

Pseudoptosis

Enophthalmus-Symptomenkomplex, reflektorischer
(+ Enophthalmus)

Ptosis

Aarskog-Syndrom
(+ Brachyphalangie + Hypertelorismus + Inguinalhernien + Kryptorchismus + Minderwuchs + Nase, kurze, breite + Schalskrotum + Schwimmhautbildung)
akro-reno-okuläres Syndrom
(+ Augenanomalien + Daumenhypoplasie + Duane-Zeichen + Finger, Dermatoglyphen, abnorme + Harnwegsanomalien + Kolobom + Nierenanomalien + Polydaktylie + Reflux, vesiko-uretero-renaler)
Armendares-Syndrom
(+ Epikanthus + Gaumen, hoher + Gesichtsdysmorphien + Handdeformitäten + Kraniosynostose + Mikrognathie + Mikrozephalie + Minderwuchs + Nase, kurze + Netzhaut, Retinopathie + Telekanthus)
Arthrogrypose, distale, Typ II B
(+ Kamptodaktylie + Minderwuchs + ulnare Deviation)
Arthrogrypose, distale, Typ II F
(+ Fußkontrakturen + Gelenkkontrakturen + Gesicht, dreieckiges + Handkontrakturen + Schultergelenk, Innenrotation)
Arthrogrypose, X-gebundene, Typ II
(+ Gelenkkontrakturen + Inguinalhernien + Kryptorchismus)
Balkenmangel mit Neuronopathie
(+ Balkenmangel + Brachyzephalie + Entwicklungsrückstand, motorischer und geistiger + Gesichtsasymmetrie + Strabismus + Tetraplegie)
Blepharophimose-Syndrom
(+ Blepharophimose + Epikanthus inversus + Ovarialinsuffizienz + Telekanthus)
Börjeson-Forssman-Lehmann-Syndrom
(+ Enophthalmus + Entwicklungsrückstand, motorischer und geistiger + Genitalhypoplasie + Gesichtsdysmorphien + Lidachsenstellung, mongoloide + Mikrozephalie)
Chromosom 3p⁻ Syndrom
(+ Brachyzephalie + Epikanthus + geistige Behinderung + Gesichtsdysmorphien + Lidachsenstellung, mongoloide + Metopika, prominente + Mikrozephalie + Minderwuchs + Minderwuchs, pränataler + Nase, kurze + Trigonozephalie)
Chromosom 4p⁻ Syndrom
(+ Anhängsel, präaurikuläre + Fisteln, präaurikuläre + geistige Behinderung + Gesichtsdysmorphien + Hakennase + Hypertelorismus + Hypospadie + Iriskolobom + Lidachsenstellung, antimongoloide + Lippen-Kiefer-Gaumen-Spalte + Minderwuchs + Minderwuchs, pränataler + Oberlippe, kurze prominente + Stirn, vorgewölbte + zerebrale Anfälle)
Chromosom 10p⁻ Syndrom
(+ Entwicklungsrückstand, motorischer und geistiger + Gesicht, quadratisches + Gesichtsdysmorphien + Herzfehler + Lidachsenstellung, antimongoloide + Minderwuchs + Minderwuchs, pränataler + Stirn, vorgewölbte)
Chromosom 18p⁻ Syndrom
(+ Arrhinenzephalie + Entwicklungsrückstand, motorischer und geistiger + Gesicht, breites + Gesichtsdysmorphien + Hypertelorismus + Hypotonie + IgA-Mangel + Karies + Minderwuchs + Trichterbrust)
Dubowitz-Syndrom
(+ Ekzeme + geistige Behinderung + Gesichtsdysmorphien + Lidspaltenverengerung + Mikrozephalie + Minderwuchs + Minderwuchs, pränataler)
Dysostose, maxillo-faziale
(+ Dysarthrie + Gesichtsdysmorphien + Lidachsenstellung, antimongoloide + Maxillahypoplasie + Ohrmuscheldysplasie + Sprachentwicklung, verzögerte)
Dystrophia myotonica Curschmann-Steinert
(+ Alopezie + Atemstörung + Dickdarmdilatation, verminderte + Dysfunktion, ovarielle + Facies myopathica + geistige Behinderung + Gesicht, schmales + Herzrhythmusstörungen + Hirnatrophie + Hodenatrophie + Hydramnion + Hypoventilation, alveoläre + Katarakt + Kindsbewegungen, verminderte + Klumpfuß + Magenmotilität, verminderte + Mimik, verminderte + Muskelatrophie + Muskelhypotonie + Muskelschwäche + Myotonie + Ösophagusdilatation + Ösophagusperistaltik, verminderte + Paresen + Peristaltik, verminderte + Skelettanomalien + Trinkschwierigkeiten)
Escobar-Syndrom
(+ Genitalfehlbildungen + Gesichtsdysmorphien + Minderwuchs + Pterygien + Schwerhörigkeit)
Gordan-Overstreet-Syndrom
(+ Amenorrhö + Aortenstenose + Cubitus valgus + Epikanthus + Gesichtsdysmorphien + Gonadendysgenesie + Halspterygium + Mimik, verminderte + Minderwuchs + Nävi + Nierenanomalien + Ohren, abstehende + Virilisierung, inkomplette)
Gordon-Syndrom
(+ Finger, Interphalangealgelenke, fehlende Beugefalten + Gaumenspalte + Gesichtsdysmorphien + Kamptodaktylie + Minderwuchs + Pseudoepiphysen)
Groll-Hirschowitz-Syndrom
(+ Areflexie + Dünndarmdivertikel + Duodenumdivertikel + Dysarthrie + Enteropathien + Herz-Kreislauf-Symptome, vegetative + Hirnnervenausfälle + Malnutrition + Neuropathien + Ophthalmoplegie + Ösophagusperistaltik, verminderte + Peristaltik, verminderte + Schwerhörigkeit + Steatorrhö + Taubheit)

Augen

Guadalajara-Kamptodaktylie-Syndrom Typ II
(+ Ellenbogengelenk, Kontrakturen + Gesichtsdysmorphien + Kamptodaktylie + Kniegelenke, Kontrakturen + Mikrozephalie + Skoliose)
(Marcus-)Gunn-Phänomen
(+ Lidsymptome + Synkinesen)
Horner-Trias
(+ Anhidrose + Enophthalmus + Hypohidrose + Miosis)
Iminodipeptidurie
(+ Dermatitis, ulzerative + Röhrenknochen, lange, Entkalkung + Splenomegalie + Suturen, prominente, kraniale)
Kearns-Sayre-Syndrom
(+ Ataxie + Degeneration, tapetoretinale + Diabetes mellitus + Minderwuchs + Ophthalmoplegie + Reizleitungsstörungen, kardiale + Schallempfindungsstörung)
Klivuskanten-Symptomatik
(+ Bewußtseinsstörungen + Mydriasis, unilaterale + Okulomotoriuslähmung)
Marin//Amat-Phänomen
(+ Fazialislähmung + Tränenträufeln)
Marinescu-Sjögren-Syndrom I
(+ Areflexie + Ataxie + Babinski-Zeichen, positives + Dysarthrie + Dyskranie + Epikanthus + geistige Behinderung + Hyporeflexie + Katarakt + Minderwuchs + Muskelschwäche + Nystagmus + Ophthalmoplegie + Strabismus)
Muskeldystrophie, okulo-gastrointestinale
(+ Abdominalschmerzen + Diarrhö + Erbrechen + Ophthalmoplegie + Übelkeit + Völlegefühl)
Muskeldystrophie, okulopharyngeale
(+ Schluckbeschwerden)
myasthenes Syndrom, kongenitales
(+ Ophthalmoplegie)
Myasthenia gravis (pseudoparalytica)
(+ Atemstörung + Diplopie + Dysarthrie + Facies myopathica + Paresen + Schluckbeschwerden)
Noonan-Syndrom
(+ Cubitus valgus + Gesichtsdysmorphien + Haargrenze, tiefe + Halspterygium + Herzfehler + Lidachsenstellung, antimongoloide + Minderwuchs + Naevi)
Ohdo-Blepharophimose-Syndrom
(+ Blepharophimose + geistige Behinderung + Muskelhypotonie + Nasenwurzel, breite, flache + Proteinurie + Taubheit + Zahnhypoplasie)
Okulomotoriuslähmung, zyklische
(+ Bulbus, Ab- oder Adduktionsstellung + Lidschluß, fehlender + Miosis + Okulomotoriuslähmung)
okulopalatoskeletales Syndrom
(+ Blepharophimose + Bulbusmotilität, Einschränkung + Epikanthus inversus + geistige Behinderung + Gesichtsasymmetrie + Irissynechien + Kraniosynostose + Sprachentwicklung, verzögerte)
Ophthalmoplegie, progressive, externe (v. Graefe)
(+ Bulbusmotilität, Einschränkung)
Polyradikuloneuritis Typ Fisher
(+ Areflexie + Dissoziation, zytoalbuminäre, im Liquor + Gangataxie + Hirnnervenausfälle + Neuropathien + Ophthalmoplegie)
Pseudoobstruktion, intestinale
(+ Abdominalschmerzen + Ataxie + Basalganglienanomalien + Dysarthrie + Erbrechen + Ileus + Megazystis + Obstipation + Ophthalmoplegie)
Pterygium-Syndrom, multiples, Typ Frias
(+ Halspterygium + Pterygien + Skoliose)
Pterygium-Syndrom, rezessiv vererbtes multiples
(+ Gesichtsdysmorphien + Halspterygium + Hüftgelenk, Kontrakturen + Kniegelenke, Kontrakturen + Kryptorchismus + Trismus + Wirbelanomalien)
Saethre-Chotzen-Syndrom
(+ Brachyphalangie + Gesichtsasymmetrie + Gesichtsdysmorphien + Hakennase + Kraniosynostose + Schädelasymmetrie + Stirn, fliehende + Syndaktylien + Trigonozephalie + Turrizephalie)
Sinus-cavernosus-Symptomatik, vordere
(+ Diplopie + Hornhaut, Hypästhesie + Kopfgeräusche, subjektive + Kopfschmerz + Wangenbereich, Hypästhesie)

Smith-Lemli-Opitz-Syndrom Typ I
(+ Augenanomalien + Blepharophimose + Entwicklungsrückstand, motorischer und geistiger + Epikanthus + Extremitätenfehlbildungen + Gedeihstörungen + Gesichtsdysmorphien + Glaukom + Harnwegsanomalien + Herzfehler + Katarakt + Mikrozephalie + Minderwuchs + neurologische Störungen + Ohren, tief angesetzte + Ohrmuscheldysplasie + Strabismus + ZNS-Fehlbildungen)
Turner-Syndrom
(+ Amenorrhö + Aortenstenose + Cubitus valgus + Epikanthus + Gesichtsdysmorphien + Gonadendysgenesie + Halspterygium + Mimik, verminderte + Minderwuchs + Nävi + Nierenanomalien + Ohren, abstehende)
Watson-Syndrom
(+ Café-au-lait-Flecken + Cubitus valgus + Gesichtsdysmorphien + Haargrenze, tiefe + Halspterygium + Herzfehler + Lidachsenstellung, antimongoloide + Minderwuchs + Nävi + Neurofibrome)

Pupillarmembranen, persistierende

Gorlin(-Chaudhry-Moss)-Syndrom
(+ Blepharophimose + Ductus arteriosus Botalli, offener + Gesichtsprofil, konkaves + Hypertrichose + Hypodontie + Jochbogenhypoplasie oder -aplasie + Koronarnaht, Synostose, prämature + Labien, große, Hypoplasie + Mandibulahypoplasie + Maxillahypoplasie + Mikrodontie + Oberlidkerbung + Schwerhörigkeit + Unterlippe, umgestülpte)

Pupillenektopie

Cogan-Reese-Syndrom
(+ Ectropium uveae + Glaukom + Heterochromia iridis + Hornhautdystrophie + Hornhautödem)

Pupillenstarre

Kurz-Syndrom
(+ Blindheit + Enophthalmus + Nystagmus + Orbita, Hypoplasie)
Neuropathie, hereditäre motorisch-sensible, Typ III
(+ Anisokorie + Ataxie + Eiweißgehalt, erhöhter, im Liquor + Faszikulationen + Fußdeformitäten + Miosis + Myoklonien + Nervenleitgeschwindigkeit, verzögerte + Nervenverdickung + Neuropathien + Pupillotonie + Schmerzen der Beine + Thoraxdeformität + Tremor + Zwiebelschalenformationen)
(Argyll-)Robertson-Zeichen
(+ Anisokorie + Lichtreflex der Pupille, fehlender + Miosis)

Pupillenstörungen

Aquädukt-Symptomatik
(+ Lidretraktion + Nystagmus + Ophthalmoplegie)
Koerber-Salus-Elschnig-Symptomatik
(+ Nystagmus + Ophthalmoplegie)
Parinaud-Symptomatik
(+ Konvergenzparese + Ophthalmoplegie)

Pupillenverformung

Bietti-Syndrom
(+ Dysgenesis mesodermalis corneae et iridis + Glaukom + Irisatrophie + Konjunktiva, Xeroseflecken)

Pupillotonie

Adie-Pupillotonie
(+ Beine, Hypo- bis Areflexie)

Augen

Anhidrose, familiäre
(+ Anhidrose + Exsikkationsekzematide + Hypohidrose)
Neuropathie, hereditäre motorisch-sensible, Typ III
(+ Anisokorie + Ataxie + Eiweißgehalt, erhöhter, im Liquor + Faszikulationen + Fußdeformitäten + Miosis + Myoklonien + Nervenleitgeschwindigkeit, verzögerte + Nervenverdickung + Neuropathien + Pupillenstarre + Schmerzen der Beine + Thoraxdeformität + Tremor + Zwiebelschalenformationen)

Quadrantenanopsie

Aphasie, transkortikale sensorische
(+ Echolalie + Hemianopsie + Paraphasie + Sprachverständnis, gestörtes)
Arteria-calcarina-Syndrom
(+ Hemianopsie)
Arteria-cerebri-posterior-Syndrom
(+ Agnosie, optische + Aphasie + Hemianopsie + Hemineglect, visueller)
Arteria-temporalis-anterior-Syndrom
(+ Hemianopsie + Unzinatus-Anfälle)

Refraktionsanomalien

Forsius-Eriksson-Syndrom
(+ Androtropie + Astigmatismus + Farbsinnstörungen + Fundus, Albinismus + Hyperpigmentierung + Makulahypoplasie + Myopie + Nystagmus + Photophobie + Skotom + Tränenträufeln + Visusminderung)
kranioektodermale Dysplasie
(+ Brachymelie + Brachyphalangie + Diastema + Dolichozephalus + Epikanthus + Frenula, orale + Gesichtsdysmorphien + Haarschaft, dünner + Haarwachstumsstörung + Hypodontie + Hypotrichose + Klinodaktylie + Lidachsenstellung, antimongoloide + Mikrodontie + Minderwuchs + Nystagmus + Pigmentstörungen der Haare + Rhizomelie + Schmelzhypoplasie + Syndaktylien + Synostosen + Taurodontie + Zahnanomalien)

retro- und supraorbitale Dauerschmerzen

Tolosa-Hunt-Symptomatik
(+ Hornhaut, Hypästhesie + Hornhautreflexabschwächung + Ophthalmoplegie + Visusminderung)

Rieger-Sequenz

Lipodystrophie mit Rieger-Phänotyp
(+ Lipodystrophie + Minderwuchs + Ohren, große)
SHORT-Syndrom
(+ Gedeihstörungen + Gelenkbeweglichkeit, abnorme + Gesichtsdysmorphien + Knochenwachstum, verzögertes + Lipodystrophie + Mikrognathie + Minderwuchs + Minderwuchs, pränataler + Nasenwurzel, breite, flache + Ohren, abstehende + Sprachentwicklung, verzögerte + Telekanthus + Zahnung, verzögerte)

Rubeosis iridis

Pseudoexfoliation
(+ Glaukom + Iridophakodonesis + Linsenluxation)

Scheuklappensehen

Chiasma-Symptomatik
(+ Hemianopsie + Optikusatrophie + Sellaveränderung + Skotom + Visusminderung)

Schmerzen, para- oder retrobulbäre

Pseudotumor orbitae
(+ Exophthalmus)

Seelenlähmung des Schauens

Balint-Symptomenkomplex
(+ Ataxie, optische + Aufmerksamkeitsanopsie)

Sehnervenpapille, Hypoplasie

muscle-eye-brain disease
(+ Entwicklungsrückstand, motorischer und geistiger + Glaukom + Hirnfehlbildungen + Muskelhypotonie + Myopie + Netzhauthypoplasie + Sehstörungen + Trinkschwierigkeiten)

Sehstörungen

Adrenoleukodystrophie
(+ Abbau, geistiger + Demyelinisierung + Gangstörungen + Hörstörung + Hyperpigmentierung + Nebennierenrindeninsuffizienz + Neuropathien + Verhaltensstörungen)
Best-Makuladegeneration, vitelliforme oder **vitelliruptive**
(+ Fundus, Narben + Fundus, Pseudozyste, vitelliforme + Hyperopie + Makuladegeneration + Pseudohypopyon + Skotom + Visusminderung + Zystenruptur)
Ceroidlipofuscinose, neuronale, Typ Haltia-Santavuori
(+ Abbau, psychomotorischer + Aphasie + Ataxie + EEG, pathologisches + Netzhautdepigmentierung + Optikusatrophie)
Cockayne-Syndrom
(+ Demyelinisierung + Entwicklungsrückstand, motorischer und geistiger + geistige Behinderung + Minderwuchs + Netzhautdegeneration + Ohrmuscheldysplasie + Photosensibilität + Schwerhörigkeit)
Creutzfeldt-Jakob-Krankheit
(+ Bewegungsstörungen, zentrale + Extrapyramidalsymptome + Motoneuron, peripheres, Schädigung + Myoklonien + neuropsychologische Störungen + Persönlichkeitsveränderungen + Sensibilitätsstörungen + zerebellare Symptomatik)
Eales-Syndrom
(+ Glaskörperblutungen + Netzhaut, »Strickleiter«-Gefäße + Netzhaut, Mikroaneurysmen + Netzhautblutungen)
Garcin-Symptomatik
(+ Abduzenslähmung + Fazialislähmung + Geschmacksstörungen der Zunge + Gleichgewichtsstörungen + Kaumuskelstörungen + Okulomotoriuslähmung + Riechstörungen + Sensibilitätsstörungen des Gesichts + Taubheit + Trochlearislähmung)
Heidenhain-Krankheit
(+ Demenz)
Hoigné-Reaktion
(+ Angstzustände + Dyspnoe + Halluzinationen + zerebrale Anfälle)
Hypertension, enzephalopathische
(+ Bewußtlosigkeit + Bewußtseinsstörungen + Blindheit + Hypertonie + Netzhaut, Retinopathie + zerebrale Anfälle)
Hyperviskositätssyndrom
(+ Bewußtlosigkeit + hämorrhagische Diathese + Haut- und Schleimhautblutungen + Hypergammaglobulinämie + Kopfschmerz + Nasenbluten + Netzhaut, Retinopathie + Netzhautblutungen + Ohrgeräusche + Papillenödem + Parästhesien + Purpura + Raynaud-Phänomen + Schwindel)
hypothalamischer Symptomenkomplex
(+ Adipositas + Hypothalamus-Hypophysen-Insuffizienz + Infantilismus, genitaler + Minderwuchs + Sellavergrößerung)
Leber(-Amaurosis-congenita)-Syndrom
(+ Blindheit + ERG, erloschenes + Hyperopie + Katarakt + Keratokonus + Makulakolobome + Netzhautdystrophie + Nystagmus)

Augen

muscle-eye-brain disease
(+ Entwicklungsrückstand, motorischer und geistiger + Glaukom + Hirnfehlbildungen + Muskelhypotonie + Myopie + Netzhauthypoplasie + Sehnervenpapille, Hypoplasie + Trinkschwierigkeiten)
N-Syndrom
(+ Dysplasie, polyostotische + epileptische Anfälle + geistige Behinderung + Gesichtsdysmorphien + Hypospadie + Kryptorchismus + Leukämie + Minderwuchs + Taubheit + Tetraplegie, spastische)
Panenzephalitis, subakute, sklerosierende, van Bogaert
(+ Abbau, geistiger + epileptische Anfälle + Hinstürzen + Hyperkinesen + Spastik + vegetative Störungen + zerebellare Symptomatik)
paraneoplastische Hypoglykämie
(+ Angstzustände + Bewußtseinsstörungen + Dysarthrie + Hungergefühl + Hyperhidrose + Kopfschmerz + Neoplasien + Persönlichkeitsveränderungen + Schwächegefühl, allgemeines + Tachykardie + Tremor + Verwirrtheitszustände + zerebrale Anfälle)
Riddoch-Phänomen
(+ Formerkennung, Verlust + Strukturerkennung, Verlust)
Vogt-Koyanagi-Harada-Sequenz
(+ Augenbrauen, Weißfärbung + Ergrauen + Meningoenzephalitis + Uveitis + Vitiligo + Wimpern, Weißfärbung)

Skleralikterus

Gilbert-Syndrom
(+ Bilirubin, erhöhtes + Bradyarrhythmien + Dyspepsie + Hypotonie + Ikterus + Koproporphyrin-Isomer I, erhöhtes)

Skleren, blaue

AIDS-Embryopathie
(+ Lidschluß, fehlender + Mikrozephalie + Minderwuchs + Schädel, kubischer + Stirn, vorgewölbte)
Osteogenesis imperfecta
(+ Blutungsneigung + Frakturneigung, Frakturen + Gelenkbeweglichkeit, abnorme + Haut, dünne + Knochendichte, verminderte + Schwerhörigkeit + Spontanfrakturen + Zahndysplasie)
Syndrom der spröden Hornhaut
(+ Hornhaut, fragile + Keratoglobus + Schwerhörigkeit)

Skotom

Best-Makuladegeneration, vitelliforme oder **vitelliruptive**
(+ Fundus, Narben + Fundus, Pseudozyste, vitelliforme + Hyperopie + Makuladegeneration + Pseudohypopyon + Sehstörungen + Visusminderung + Zystenruptur)
Chiasma-Symptomatik
(+ Hemianopsie + Optikusatrophie + Scheuklappensehen + Sellaveränderung + Visusminderung)
Choroideremie-Taubheit-Obesitas(-Syndrom)
(+ Adipositas + Chorioideadegeneration + Fundus, Pigmentepithelatrophie + geistige Behinderung + Nachtblindheit + Netzhautdepigmentierung + Schalleitungsschwerhörigkeit + Schallempfindungsstörung + Schwerhörigkeit)
Forsius-Eriksson-Syndrom
(+ Androtropie + Astigmatismus + Farbsinnstörungen + Fundus, Albinismus + Hyperpigmentierung + Makulahypoplasie + Myopie + Nystagmus + Photophobie + Refraktionsanomalien + Tränenträufeln + Visusminderung)
Jensen-Chorioiditis
(+ Chorioretinitis)
Keilbein-Symptomatik
(+ Exophthalmus + Optikusatrophie + Sensibilitätsstörungen)
Kitahara-Symptomenkomplex
(+ Metamorphopsie + Netzhautödem)
Leber-Optikusneuropathie, hereditäre
(+ Optikusatrophie + Teleangiektasien, peripapilläre)

Makuladystrophie vom North-Carolina-Typ
(+ Makulaveränderungen + Netzhautdepigmentierung + Visusminderung)
Nelson-Syndrom
(+ ACTH-Sekretion, gesteigerte + Cushing-Symptomatik + Gynäkotropie + Hyperpigmentierung + Hypophysentumoren + Kopfschmerz)
Ornithinämie mit Gyratatrophie
(+ Atrophie, chorioretinale + Blindheit + Hyperornithinämie + Katarakt + Myopie + Nachtblindheit)
SMON-Krankheit
(+ Paraparesen, ataktische + Paraparesen, schlaffe + Paraparesen, spastische + Sensibilitätsstörungen + Zunge, Grünfärbung)
Stargardt-Makuladegeneration
(+ Fundus flavimaculatus + Fundus, fovealer Reflex, erlöschender + Fundus, Pigmentationen + Fundus, Pigmentepithelatrophie + Makuladegeneration + Skotopisation + Visusminderung)
Symptom der leeren Sella
(+ Gynäkotropie + Hypophysentumoren + Hypopituitarismus + Kopfschmerz)

Skotopisation

Stargardt-Makuladegeneration
(+ Fundus flavimaculatus + Fundus, fovealer Reflex, erlöschender + Fundus, Pigmentationen + Fundus, Pigmentepithelatrophie + Makuladegeneration + Skotom + Visusminderung)

Stauungspapille

Akromegalie
(+ Akromegalie + Diabetes mellitus + Hemianopsie + Hirsutismus + Keimdrüsenatrophie + Struma + Wachstumshormon-(STH-)Spiegel, erhöhter)
Kennedy-Symptomatik
(+ Optikusatrophie + Riechstörungen)

Stellwag-Zeichen

von-Basedow-Krankheit
(+ v.-Graefe-Zeichen + Abadie-Zeichen + Boston-Zeichen + Dalrymple-Zeichen + Exophthalmus + Fremdkörpergefühl in den Augen + Gifford-Zeichen + Glanzauge + Hungergefühl + Kocher-Zeichen + Konjunktivitis + Lidödem + Lidsymptome + Moebius-Zeichen + Photophobie + Struma + T_3-Erhöhung + T_4-Erhöhung + Tachykardie + Temperaturen, subfebrile + Temperaturregulationsstörungen + Tremor + TSH, basales, Suppression)

Strabismus

Ablepharon-Makrostomie-Syndrom
(+ Augenbrauen, fehlende + Gesichtsdysmorphien + Hypertelorismus + intersexuelles Genitale + Lider, fehlende + Makrostomie + Ohren, tief angesetzte + Ohrmuschelanomalien + Ohrmuscheldysplasie + Telekanthus + Vorderkammerhypoplasie + Zahnhypoplasie)
Alpha-N-Acetylgalaktosaminidase-Defizienz
(+ Angiokeratome + Entwicklungsrückstand, statomotorischer + geistige Behinderung + Gesichtszüge, grobe + Hirnatrophie + Koordinationsstörung, zentrale + Koordinationsstörungen + Muskelschwäche + Myoklonien + neurodegenerative Symptome + Nystagmus + Teleangiektasien)
A-und-V-Symptom
Balkenmangel mit Neuronopathie
(+ Balkenmangel + Brachyzephalie + Entwicklungsrückstand, motorischer und geistiger + Gesichtsasymmetrie + Ptosis + Tetraplegie)
Behr-Syndrom
(+ Ataxie + Dysarthrie + Harnblasenstörungen + Nystagmus + Op-

Augen

tikusatrophie + Pyramidenbahnzeichen + spinozerebelläre Dystrophie)
Bencze-Syndrom
(+ Amblyopie + Gesichtsasymmetrie + Hemihyperplasia faciei)
Cohen-Syndrom
(+ Adipositas + Brachyphalangie + Fazies, hypotone + geistige Behinderung + Inzisivi, obere, prominente + Myopie)
Crouzon-Syndrom
(+ Canalis opticus, enger + Exophthalmus + Hypertelorismus + Keratitis + Kraniosynostose + Stirn, vorgewölbte + Taubheit + Turrizephalie + Zahnstellungsanomalien)
Goltz-Gorlin-Syndrom
(+ Aniridie + Anophthalmie + Beckenfehlbildungen + Fingeraplasien + Fingerhypoplasien + Gaumen, hoher + Gynäkotropie + Haar, schütteres + Hautatrophie + Hyperhidrose + Hypertelorismus + Hypohidrose + Kolobom + Kyphose + Malokklusion + Mikrophthalmie + Nystagmus + Onychodystrophie + Optikusatrophie + Osteopathien + Osteoporose + Papillome + Poikilodermie + Polydaktylie + Prognathie + Rippenfehlbildungen + Schlüsselbeinfehlbildungen + Skoliose + Spina bifida + Syndaktylien + Vorwölbung, hernienartige + Wirbelanomalien + Zahnanomalien + Zehenaplasien + Zehenhypoplasien)
Hypertelorismus (Greig)
(+ Epikanthus + Hypertelorismus)
IVIC-Syndrom
(+ Karpalia, radiale, Defizienz + Radiusaplasie + Radiushypoplasie + Schwerhörigkeit)
Johnson-Symptomenkomplex
(+ Pseudoparalyse, okuläre + Schiefhals)
kardio-fazio-kutanes Syndrom
(+ EEG, pathologisches + Ekzeme + Entwicklungsrückstand, motorischer und geistiger + Exophthalmus + Gesichtsdysmorphien + Haar, gekräuseltes + Herzfehler + Hydrozephalus + Hyperkeratose, follikuläre + Hypertelorismus + Ichthyose + Inguinalhernien + Kopfbehaarung, spärliche + Lidachsenstellung, antimongoloide + Makrozephalie + Minderwuchs + Nystagmus + Pulmonalstenose + Splenomegalie + Stirn, hohe + Ventrikelseptumdefekt + Vorhofseptumdefekt)
Leber-Miliarangioretinopathie
(+ Glaukom + Katzenauge, amaurotisches + Leukokorie + Netzhaut, Retinopathie + Uveitis)
Marinescu-Sjögren-Syndrom I
(+ Areflexie + Ataxie + Babinski-Zeichen, positives + Dysarthrie + Dyskranie + Epikanthus + geistige Behinderung + Hyporeflexie + Katarakt + Minderwuchs + Muskelschwäche + Nystagmus + Ophthalmoplegie + Ptosis)
Morning-glory-Phänomen
(+ Ablatio retinae + Arteria-hyaloidea-Gefäßsystem)
Naevus achromians Ito
(+ Blaschko-Linien + Dysplasie, polyostotische + Extremitätenasymmetrien + Gelenkbeweglichkeit, abnorme + Gesichtsasymmetrie + Hypopigmentierung + Kyphoskoliose + Muskelhypotonie + Schiefhals + Spina bifida occulta + Steißbeinluxation + Zahndysplasie + zerebrale Anfälle)
Osteopetrose, autosomal-rezessiv-frühinfantile Form
(+ Anämie + Entwicklungsrückstand, motorischer und geistiger + Exophthalmus + Gedeihstörungen + Hepatomegalie + Hypokalzämie + Hypophosphatämie + Makrozephalie + Muskelkrämpfe + Nystagmus + Optikusatrophie + Osteosklerose + Splenomegalie + Thrombozytopenie)
Smith-Lemli-Opitz-Syndrom Typ I
(+ Augenanomalien + Blepharophimose + Entwicklungsrückstand, motorischer und geistiger + Epikanthus + Extremitätenfehlbildungen + Gedeihstörungen + Gesichtsdysmorphien + Glaukom + Harnwegsanomalien + Herzfehler + Katarakt + Mikrozephalie + Minderwuchs + neurologische Störungen + Ohren, tief angesetzte + Ohrmuscheldysplasie + Ptosis + ZNS-Fehlbildungen)
Strasburger-Hawkins-Eldridge-Syndrom
(+ Schalleitungsschwerhörigkeit + Schwerhörigkeit + Skelettanomalien + Syndaktylien)
Tetrahydrobiopterin-Mangel
(+ Bewegungsstörungen, choreo-athetotische + Entwicklungsrückstand, statomotorischer + Myotonie der Arm- und Beinmuskulatur + Nystagmus + Schluckbeschwerden + Speichelfluß, vermehrter)
Tetrasomie 15, partielle
(+ BNS-Anfälle + Epikanthus + geistige Behinderung + Lidachsenstellung, mongoloide + Spastik + Tetraplegie + zerebrale Anfälle)

Symblepharon

Epidermolysis bullosa dystrophica mutilans Hallopeau-Siemens
(+ Alopezie + Blasenbildung + Entwicklungsrückstand, motorischer und geistiger + Erosionen + Milien + Mundschleimhaut, Leukoplakie + Narbenbildung + Narbenschrumpfung + Onychodystrophie + Plattenepithelkarzinome + Schmelzanomalien + Syndaktylien + Wachstumsstörungen + Zahnanomalien)
Lyell-Syndrom
(+ Blasenbildung + Blasenbildung im Bereich der Schleimhäute + Erytheme + Erythrodermie + Keratitis + Konjunktiva, Erosionen + Konjunktivitis + Mundschleimhaut, Blasenbildung + Mundschleimhaut, Erosionen + Mundschleimhaut, fibrinoide Beläge + Nagelanomalien)

Synophrys

Chromosom 9p⁻ Syndrom
(+ Brachyzephalie + Entwicklungsrückstand, motorischer und geistiger + Gesichtsdysmorphien + Lidachsenstellung, mongoloide + Metopika, prominente + Nase, kleine + Ohrmuscheldysplasie + Stirn, vorgewölbte + Trigonozephalie)
de-Lange-Syndrom (I)
(+ Augenbrauen, dichte, konvex geschwungene + Bogenmuster, vermehrte + Brachymesophalangie V + Daumen, proximal angesetzte + Dysphonie + Dystrophie, allgemeine + Entwicklungsrückstand, statomotorischer + Epikanthus + Füße, kleine + Gedeihstörungen + geistige Behinderung + Genitalfehlbildungen + Hände, kleine + Hypertrichose + Klinodaktylie + Metacarpalia, Anomalien + Mikrozephalie + Minderwuchs + Nasenboden, antevertierter, mit retrahiertem Septum + Oberlippe, schmale + Ohrmuschelanomalien + Philtrum, langes + Philtrum, wenig strukturiertes + Retrogenie + Sprachentwicklung, verzögerte + Strahldefekte + Vierfingerfurche)
Syndrom der akromegaloiden Fazies
(+ akromegaloides Aussehen + Blepharophimose + Hände, große + Mundschleimhaut, hyperplastische + Nase, dicker werdend + Oberlippenschwellung)
Waardenburg-Syndrom
(+ Albinismus + Augenbrauenpartien, mediale, Hyperplasie + Dystopia canthorum + Ergrauen + Gesichtsdysmorphien + Haarsträhnen, weiße oder schwarze + Hyperpigmentierung + Hypopigmentierung + Iris, blaue + Nasenprofil, griechisches + Pigmentstörungen der Haare + Schallempfindungsstörung + Schwerhörigkeit + Taubstummheit)

Synophthalmie

Holoprosenzephalie
(+ Aglossie + Anophthalmie + Anosmie + Arrhinenzephalie + Arrhinie + Balkenmangel + Daumenaplasie + Daumenhypoplasie + geistige Behinderung + Hirn, monoventrikuläres + Hypertelorismus + Hypopituitarismus + Hyposmie + Hypotelorismus + Klumpfuß + Kolobom + Lippen-Kiefer-Gaumen-Spalte + Mikroglossie + Oberlippenspalte + Philtrum, fehlendes + Polydaktylie + Proboscis + Syndaktylien + Zyklopie)

Augen

Tagsichtigkeit

Uyemura-Syndrom
(+ Fundus albipunctatus + Nachtblindheit + Tränensekretion, verminderte bis fehlende)

Teleangiektasien, peripapilläre

Leber-Optikusneuropathie, hereditäre
(+ Optikusatrophie + Skotom)

Telekanthus

Ablepharon-Makrostomie-Syndrom
(+ Augenbrauen, fehlende + Gesichtsdysmorphien + Hypertelorismus + intersexuelles Genitale + Lider, fehlende + Makrostomie + Ohren, tief angesetzte + Ohrmuschelanomalien + Ohrmuscheldysplasie + Strabismus + Vorderkammerhypoplasie + Zahnhypoplasie)
Armendares-Syndrom
(+ Epikanthus + Gaumen, hoher + Gesichtsdysmorphien + Handdeformitäten + Kraniosynostose + Mikrognathie + Mikrozephalie + Minderwuchs + Nase, kurze + Netzhaut, Retinopathie + Ptosis)
Blepharo-naso-faziales-Syndrom
(+ geistige Behinderung + Nase, knollig deformierte + Torsionsbewegungen + Tränen-Nasengänge, Atresie)
Blepharophimose-Syndrom
(+ Blepharophimose + Epikanthus inversus + Ovarialinsuffizienz + Ptosis)
fazio-okulo-akustisch-renales Syndrom
(+ Ablatio retinae + Augenanomalien + Gesichtsdysmorphien + Hypertelorismus + Iriskolobom + Katarakt + Kolobom + Myopie + Proteinurie + Reflux, vesiko-uretero-renaler + Taubheit)
nasopalpebrales Lipom-Kolobom-Syndrom
(+ Gesichtsdysmorphien + Lidkolobome + Lipome, nasopalbebrale + Maxillahypoplasie)
Pitt-Syndrom
(+ epileptische Anfälle + Exophthalmus + geistige Behinderung + Gesichtsdysmorphien + Hyperaktivität, motorische + Mikrozephalie + Minderwuchs + Minderwuchs, pränataler + Oberlippe, schmale + Schallempfindungsstörung + Schwerhörigkeit)
SHORT-Syndrom
(+ Gedeihstörungen + Gelenkbeweglichkeit, abnorme + Gesichtsdysmorphien + Knochenwachstum, verzögertes + Lipodystrophie + Mikrognathie + Minderwuchs + Minderwuchs, pränataler + Nasenwurzel, breite, flache + Ohren, abstehende + Rieger-Sequenz + Sprachentwicklung, verzögerte + Zahnung, verzögerte)
Smith-Magenis-Syndrom
(+ Aggressivität + Androtropie + Autismus + Epikanthus + geistige Behinderung + Gesichtsdysmorphien + Hände, kurze + Lidachsenstellung, mongoloide + Mikrozephalie + Minderwuchs + Mittelgesichtshypoplasie oder -dysplasie + Schalleitungsschwerhörigkeit + Schwerhörigkeit + Stirn, vorgewölbte + Syndaktylien + Verhaltensstörungen + zerebrale Anfälle)
Weaver-Syndrom
(+ Epikanthus + Gelenkkontrakturen + Gesichtsdysmorphien + Hochwuchs + Kamptodaktylie + Knochenreifung, beschleunigte + Mikrogenie + Nasenwurzel, eingesunkene + Ohren, große + Philtrum, langes + Stirn, vorgewölbte)

Tränenapparat, Aplasien

LADD-Syndrom
(+ Dakryozystitis + Daumen, fingerähnliche + Daumen, geteilte + Daumenhypoplasie + Finger, 2.–5., Anomalien + Hypothenarhypoplasie + Parotis, Hypoplasie oder Aplasie + Schalleitungsschwerhörigkeit + Schallempfindungsstörung + Schmelzhypoplasie + Schwerhörigkeit + Submandibularis, Hypoplasie oder Aplasie + Tränensekretion, verminderte bis fehlende + Zahnausfall, vorzeitiger + Zahnhypoplasie)

Tränendrüsenschwellung

v.-Mikulicz-Syndrom
(+ Keratitis + Mundtrockenheit + Speicheldrüsenatrophie + Speicheldrüsenschwellung + Tränensekretion, verminderte bis fehlende)

Tränen-Nasengänge, Atresie

Blepharo-naso-faziales-Syndrom
(+ geistige Behinderung + Nase, knollig deformierte + Telekanthus + Torsionsbewegungen)
Branchio-okulo-faziales-Syndrom
(+ Ergrauen + Gesichtsdysmorphien + Kiemenbogenanomalie + Kolobom + Mikrophthalmie + Pseudolippenspalte)
EEC-Syndrom
(+ Anodontie + Augenbrauen, Hypoplasie + Blepharitis + Hypotrichose + Inzisivi, stiftförmige Reduktion + Konjunktivitis + Lippen-Kiefer-Gaumen-Spalte + Mikrodontie + Photophobie + Spaltfüße + Spalthände + Wimpernhypoplasie)

Tränen, rot-orange Verfärbung

Red-man(child)-Syndrom
(+ Diarrhö + Erbrechen + Hautverfärbung, rot-orange + Kopfschmerz + Urinverfärbung, rot-orange)

Tränensekretion, verminderte bis fehlende

LADD-Syndrom
(+ Dakryozystitis + Daumen, fingerähnliche + Daumen, geteilte + Daumenhypoplasie + Finger, 2.–5., Anomalien + Hypothenarhypoplasie + Parotis, Hypoplasie oder Aplasie + Schalleitungsschwerhörigkeit + Schallempfindungsstörung + Schmelzhypoplasie + Schwerhörigkeit + Submandibularis, Hypoplasie oder Aplasie + Tränenapparat, Aplasien + Zahnausfall, vorzeitiger + Zahnhypoplasie)
v.-Mikulicz-Syndrom
(+ Keratitis + Mundtrockenheit + Speicheldrüsenatrophie + Speicheldrüsenschwellung + Tränendrüsenschwellung)
Neuropathie, hereditäre sensible, Typ III
(+ Analgesie + Apnoezustände + Erbrechen + Fieber + Gelenkveränderungen + Hyperhidrose + Hypertonie + Hypotonie + Lidschluß, fehlender + Megakolon + Megaösophagus + Minderwuchs + Pylorospasmus + Schluckbeschwerden + Skoliose + Speichelfluß, vermehrter + Sprachentwicklung, verzögerte + Trinkschwierigkeiten + zerebrale Anfälle + Zungenpapillen, fungiforme, Fehlen)
Sicca-Komplex
(+ Arthritiden + Gynäkotropie + Keratokonjunktivitis + Mundtrockenheit)
Triple-A-Syndrom
(+ Achalasie + Ataxie + Dysarthrie + Hyperreflexie + Muskelschwäche + Nebennierenrindeninsuffizienz + Neuropathien + Optikusatrophie + Tränenträufeln)
Uyemura-Syndrom
(+ Fundus albipunctatus + Nachtblindheit + Tagsichtigkeit)

Tränenträufeln

Charlin-Neuralgie
(+ Augenwinkel, innerer, Schmerzen + Hyperästhesie der Nase + Nasenschleimhaut, Schwellung + Photophobie + Rhinorrhö)

Augen

Cluster-Kopfschmerz
(+ Kopfschmerz + Rhinorrhö)
Dyskeratosis congenita
(+ Anämie + Ektropion + Erytheme + Genitalhypoplasie + Hyperhidrose + Hyperkeratose + Hypotrichose + Konjunktivitis + Leukoplakien + Onychodystrophie + Panzytopenie + Poikilodermie)
Forsius-Eriksson-Syndrom
(+ Androtropie + Astigmatismus + Farbsinnstörungen + Fundus, Albinismus + Hyperpigmentierung + Makulahypoplasie + Myopie + Nystagmus + Photophobie + Refraktionsanomalien + Skotom + Visusminderung)
Keratosis follicularis spinulosa decalvans
(+ Alopezie + Ektropion + Hornhauttrübung + Hyperkeratose, follikuläre + Narben, follikuläre + Papeln, follikuläre + Photophobie)
Marin//Amat-Phänomen
(+ Fazialislähmung + Ptosis)
Sluder-Neuralgie
(+ Augapfel, Schmerzen + Augenwinkel, innerer, Schmerzen + Maxilla, Schmerzen + Niesreiz + Schmerzen der Nase + Schmerzen des Gaumens)
Thygeson-Komplex
(+ Fremdkörpergefühl in den Augen + Keratopathie)
Triple-A-Syndrom
(+ Achalasie + Ataxie + Dysarthrie + Hyperreflexie + Muskelschwäche + Nebennierenrindeninsuffizienz + Neuropathien + Optikusatrophie + Tränensekretion, verminderte bis fehlende)

Trochlearislähmung

Garcin-Symptomatik
(+ Abduzenslähmung + Fazialislähmung + Geschmacksstörungen der Zunge + Gleichgewichtsstörungen + Kaumuskelstörungen + Okulomotoriuslähmung + Riechstörungen + Sehstörungen + Sensibilitätsstörungen des Gesichts + Taubheit)
Gradenigo-Syndrom
(+ Abduzenslähmung + Kopfschmerz + Mastoiditis, komplizierte + Okulomotoriuslähmung + Otitis media + Trigeminusschmerz)
Jacod-Symptomatik
(+ Abduzenslähmung + Okulomotoriuslähmung + Optikusausfall)

Unterlidkolobom

Dysostose, akrofaziale, überwiegend postaxialer Typ
(+ Gaumenspalte + Lippenspalte + Mikroretrognathie + Strahldefekte + Verkürzung der Unterarme)

Uveitis

Dermatoarthritis, familiäre histiozytäre
(+ Arthritiden + Blindheit + Exantheme + Gelenkbeweglichkeit, eingeschränkte + Gelenkschwellung + Glaukom + Iritis + Katarakt + Visusminderung)
Heerfordt-Syndrom
(+ Fazialislähmung + Iridozyklitis + Parotitis + Sarkoidose)
Leber-Miliarangioretinopathie
(+ Glaukom + Katzenauge, amaurotisches + Leukokorie + Netzhaut, Retinopathie + Strabismus)
Morbus Crohn
(+ Abdominalschmerzen + Arthralgien + Diarrhö + Erythema nodosum + Fistelbildungen, anale + Fistelbildungen, entero-enterale + Gewichtsabnahme + Ileitis + Iritis + Kolitis)
TINU-Syndrom
(+ Gynäkotropie + Iritis + Myelitis, unspezifische + Nephritis + Photophobie)
Vogt-Koyanagi-Harada-Sequenz
(+ Augenbrauen, Weißfärbung + Ergrauen + Meningoenzephalitis + Sehstörungen + Vitiligo + Wimpern, Weißfärbung)

Visusminderung

Best-Makuladegeneration, vitelliforme oder **vitelliruptive**
(+ Fundus, Narben + Fundus, Pseudozyste, vitelliforme + Hyperopie + Makuladegeneration + Pseudohypopyon + Sehstörungen + Skotom + Zystenruptur)
Charles-Bonnet-Halluzinose
(+ Halluzinationen)
Chiasma-Symptomatik
(+ Hemianopsie + Optikusatrophie + Scheuklappensehen + Sellaveränderung + Skotom)
Dermatoarthritis, familiäre histiozytäre
(+ Arthritiden + Blindheit + Exantheme + Gelenkbeweglichkeit, eingeschränkte + Gelenkschwellung + Glaukom + Iritis + Katarakt + Uveitis)
Fehr-Syndrom
(+ Hornhautdystrophie + Hornhauterosionen + Hornhautreflexabschwächung + Hornhauttrübung)
Forsius-Eriksson-Syndrom
(+ Androtropie + Astigmatismus + Farbsinnstörungen + Fundus, Albinismus + Hyperpigmentierung + Makulahypoplasie + Myopie + Nystagmus + Photophobie + Refraktionsanomalien + Skotom + Tränenträufeln)
Goldmann-Favre-Syndrom
(+ Degeneration, vitreoretinale + Glaskörperablatio + Glaskörperverflüssigung + Katarakt + Makulaödem + Nachtblindheit + Netzhaut, Retinopathie + Netzhaut, Retinoschisis)
Groenouw-Syndrom
(+ Hornhauttrübung + Netzhautdystrophie)
Haab-Dimmer-Syndrom
(+ Hornhauterosionen + Hornhautreflexabschwächung + Hornhauttrübung + Netzhautdystrophie)
Leigh-Enzephalomyelopathie
(+ Ataxie + Atemstörung + Bewegungsstörungen, choreo-athetotische + Dysarthrie + Dystonie, motorische + Extrapyramidalsymptome + Hyperreflexie + Muskelhypotonie + Nystagmus + Ophthalmoplegie + Optikusatrophie + Paresen + Pyramidenbahnzeichen + Rigor + Streckspasmen + Tremor + zerebrale Anfälle)
Makuladystrophie vom North-Carolina-Typ
(+ Makulaveränderungen + Netzhautdepigmentierung + Skotom)
Meesmann-Wilke-Dystrophie
(+ Hornhautdystrophie + Photophobie)
Nyssen-van-Bogaert-Syndrom
(+ Abbau, geistiger + Dystonie, motorische + Entwicklungsrückstand, statomotorischer + Hirnatrophie + Hörverlust + Ophthalmoplegie + Sprachabbau)
Reis-Bücklers-Dystrophie
(+ Hornhautdystrophie + Hornhauterosionen)
Schnyder-Hornhautdystrophie
(+ Hornhautdystrophie + Hornhauttrübung + Hyperlipidämie)
Sorsby-Syndrom I
(+ Chorioideasklerose + Makulaödem + Netzhaut, Retinopathie)
Stargardt-Makuladegeneration
(+ Fundus flavimaculatus + Fundus, fovealer Reflex, erlöschender + Fundus, Pigmentationen + Fundus, Pigmentepithelatrophie + Makuladegeneration + Skotom + Skotopisation)
Tolosa-Hunt-Symptomatik
(+ Hornhaut, Hypästhesie + Hornhautreflexabschwächung + Ophthalmoplegie + retro- und supraorbitale Dauerschmerzen)

Vorderkammerhypoplasie

Ablepharon-Makrostomie-Syndrom
(+ Augenbrauen, fehlende + Gesichtsdysmorphien + Hypertelorismus + intersexuelles Genitale + Lider, fehlende + Makrostomie + Ohren, tief angesetzte + Ohrmuschelanomalien + Ohrmuscheldysplasie + Strabismus + Telekanthus + Zahnhypoplasie)
Rieger-Phänotyp
(+ Aniridie + Glaukom + Hornhauttrübung + Irisatrophie + Kolobom + Mikrophthalmie)

Augen

Rieger-Syndrom
(+ Aniridie + Gesichtsdysmorphien + Glaukom + Hornhauttrübung + Irisatrophie + Kolobom + Mikrophthalmie + Oligo- oder Adontie)

Vorderkammerobliteration

Norrie-Syndrom
(+ Blindheit + Bulbusatrophie + geistige Behinderung + Glaskörperblutungen + Glaukom + Hornhauttrübung + Hörverlust + Irisatrophie + Irissynechien + Katarakt + Netzhautpseudogliom + Phthisis bulbi + Proliferation, vaskuläre, des Auges + Schallempfindungsstörung)

Wimperndysplasie

Mikroblepharie (Tost)
(+ Augenbrauen, Dystopie + Mikroblepharie, doppelseitige + Platonychie)

Wimpern, fehlende

Erythrokeratodermia progressiva Typ Burns
(+ Augenbrauen, fehlende + Erythrokeratodermie + Haar, feines + Hyperkeratose + Keratosis palmo-plantaris + Plaques, erythematöse verruköse + Schwerhörigkeit)

Wimpernhypoplasie

EEC-Syndrom
(+ Anodontie + Augenbrauen, Hypoplasie + Blepharitis + Hypotrichose + Inzisivi, stiftförmige Reduktion + Konjunktivitis + Lippen-Kiefer-Gaumen-Spalte + Mikrodontie + Photophobie + Spaltfüße + Spalthände + Tränen-Nasengänge, Atresie)
fazio-aurikulo-radiales Syndrom
(+ Daumenhypoplasie + Gelenkkontrakturen + Grübchen, präaurikuläre + Minderwuchs + Phokomelie + Radiusdysplasie)

Wimpern, lange und kräftige

Trichomegalie-Syndrom (Oliver-McFarlane)
(+ Augenbrauen, lange und kräftige + Kopfbehaarung, spärliche + Minderwuchs + Netzhautdegeneration)

Wimpern, Weißfärbung

Hypopigmentierungs-Taubheits-Syndrom
(+ Augenbrauen, Weißfärbung + Depigmentierungen + Haar, weißes + Hyperpigmentierung + Hypopigmentierung + Schallempfindungsstörung + Taubheit)
Vogt-Koyanagi-Harada-Sequenz
(+ Augenbrauen, Weißfärbung + Ergrauen + Meningoenzephalitis + Sehstörungen + Uveitis + Vitiligo)

zentrozäkales Gesichtsfeld

Optikusatrophie, juvenile
(+ Farbsinnstörungen + Papillenabblassung)

Zyklitis

Posner-Schlossman-Glaukom
(+ Glaukom + Hornhautödem + Irishypochromie)

Zyklopie

Holoprosenzephalie
(+ Aglossie + Anophthalmie + Anosmie + Arrhinenzephalie + Arrhinie + Balkenmangel + Daumenaplasie + Daumenhypoplasie + geistige Behinderung + Hirn, monoventrikuläres + Hypertelorismus + Hypopituitarismus + Hyposmie + Hypotelorismus + Klumpfuß + Kolobom + Lippen-Kiefer-Gaumen-Spalte + Mikroglossie + Oberlippenspalte + Philtrum, fehlendes + Polydaktylie + Proboscis + Syndaktylien + Synophthalmie)
Trisomie 13
(+ Arrhinenzephalie + Gesichtsdysmorphien + Herzfehler + Iriskolobom + Kopfhautdefekte + Lippen-Kiefer-Gaumen-Spalte + Mikrophthalmie + Mikrozephalie + Minderwuchs + Minderwuchs, pränataler + Polydaktylie + Präeklampsie + Stirn-Oberlidhämangiome)

Zystenruptur

Best-Makuladegeneration, vitelliforme oder **vitelliruptive**
(+ Fundus, Narben + Fundus, Pseudozyste, vitelliforme + Hyperopie + Makuladegeneration + Pseudohypopyon + Sehstörungen + Skotom + Visusminderung)

Beckenregion

Azetabulumhypoplasie

Femurhypoplasie-Gesichtsdysmorphie-Syndrom
(+ Alaknorpel, Hypoplasie + Beckendysplasie + Femuraplasie + Femurhypoplasie + Gaumenspalte + Gesichtsdysmorphien + Lidachsenstellung, mongoloide + Mikrogenie + Minderwuchs + Mund, kleiner + Nase, kurze + Nasenspitze, plumpe + Oberarmverkürzung + Oberlippe, schmale + Philtrum, langes + Rippenanteile, hintere, Verschmälerung + Wirbelanomalien)

Beckenaplasie

Tetraamelie mit multiplen Fehlbildungen
(+ Amelie + Analatresie + Arrhinie + Gesichtsspalten + Lungenhypoplasie + Makrozephalie + Ohrmuschel, fehlende)

Beckendysplasie

Femurhypoplasie-Gesichtsdysmorphie-Syndrom
(+ Alaknorpel, Hypoplasie + Azetabulumhypoplasie + Femuraplasie + Femurhypoplasie + Gaumenspalte + Gesichtsdysmorphien + Lidachsenstellung, mongoloide + Mikrogenie + Minderwuchs + Mund, kleiner + Nase, kurze + Nasenspitze, plumpe + Oberarmverkürzung + Oberlippe, schmale + Philtrum, langes + Rippenanteile, hintere, Verschmälerung + Wirbelanomalien)
koxo-podo-patellares Syndrom
(+ Patelladislokation + Patellahypoplasie + Sandalenlücke + Zehenhypoplasien)
Mucolipidose III
(+ Dysostosen + geistige Behinderung + Gelenkkontrakturen + Gesichtsdysmorphien + Hepatomegalie + Hornhauttrübung + Hüftdysplasie + Minderwuchs + Splenomegalie)
Patellaaplasie-Talokalkaneussynostose-Syndrom
(+ Oligodaktylie + Patellaaplasie + Synostosen)
Regression, kaudale
(+ Analatresie + Harnblasenstörungen + Hypoplasie der Beine + kaudale Wirbelsäule, Agenesie + kaudale Wirbelsäule, Hypogenesie + Mastdarmstörungen + Rumpflänge, abnorme)
Schneckenbecken-Dysplasie
(+ Gesicht, flaches + Mikromelie + Minderwuchs + Minderwuchs, pränataler + Thorax, schmaler)

Beckenfehlbildungen

Goltz-Gorlin-Syndrom
(+ Aniridie + Anophthalmie + Fingeraplasien + Fingerhypoplasien + Gaumen, hoher + Gynäkotropie + Haar, schütteres + Hautatrophie + Hyperhidrose + Hypertelorismus + Hypohidrose + Kolobom + Kyphose + Malokklusion + Mikrophthalmie + Nystagmus + Onychodystrophie + Optikusatrophie + Osteopathien + Osteoporose + Papillome + Poikilodermie + Polydaktylie + Prognathie + Rippenfehlbildungen + Schlüsselbeinfehlbildungen + Skoliose + Spina bifida + Strabismus + Syndaktylien + Vorwölbung, hernienartige + Wirbelanomalien + Zahnanomalien + Zehenaplasien + Zehenhypoplasien)

Beckenhörner

Osteoonychodysplasie
(+ Ellenbogendysplasie + Nephropathie + Onychodysplasie + Onychodystrophie + Onychohypoplasie + Patellaaplasie + Patellahypoplasie + Proteinurie + Pterygien + Radiusluxation + Riffelung der Nägel)

Beckenrand, gehäkelter

Smith-McCort-Syndrom
(+ Dysplasie, polyostotische + Minderwuchs + Platyspondylie)

Beckenraum, Schmerzen

Allen-Masters-Syndrom
(+ Abdominalschmerzen + Douglas-Exsudat + Gynäkotropie + Zervix, abnorm bewegliche)

Beckenschaufeln, Hypoplasie

Becken-Schulter-Dysplasie
(+ Schulterblatt, Hypoplasie)
Dysostose, thorakopelvine
(+ Atemstörung + Hämangiome, kutane + Körperasymmetrie + Larynxstenose + Minderwuchs + Rippen, kurze + Skoliose + Thorax, schmaler)

Becken, schmales

akromesomele Dysplasie Typ Hunter-Thompson
(+ Brachyphalangie + Fibulahypoplasie + Gelenkluxationen, multiple + Hände, kurze + Minderwuchs + Ulnahypoplasie)

Corpus ossis ilii, kurzes und breites

Spondyloenchondrodysplasie
(+ Basalganglienverkalkung + Brachymelie + geistige Behinderung + Hyperlordose + Knochenzysten + Kyphose + Metaphysen, unregelmäßige, breite + Metaphysendysplasie + Minderwuchs + Platyspondylie + Röhrenknochen, verkürzte + Skoliose + Spastik)

Coxa valga

Hypertrichosis-Skelettdysplasien-Retardierungs-Syndrom mit Hyperurikämie
(+ Brachyzephalie + Daumenfehlbildungen + Fußdeformitäten + geistige Behinderung + Gesichtsdysmorphien + Hirsutismus + Hypertrichose + Hyperurikämie + Thorax, schmaler, langer)
Osteochondrodysplasie mit Hypertrichose
(+ Gesicht, plumpes + Hypertrichose + Kardiomegalie + Kortikalisverschmächtigung + Makrosomie, fetale + Metaphysendysplasie + Os pubis und Os ischium, dysplastische + Osteopenie + Platyspondylie + Rippen, breite + Thorax, schmaler)
Syndrom der kleinen Patella
(+ Coxa vara + Kniegelenksschmerzen + Patellaaplasie + Patellahypoplasie)

Coxa vara

Chondrodysplasia metaphysaria Typ Schmid
(+ Genu varum + Metaphysendysplasie + Minderwuchs)
Syndrom der kleinen Patella
(+ Coxa valga + Kniegelenksschmerzen + Patellaaplasie + Patellahypoplasie)

Hellebardenbecken

metatropische Dysplasie
(+ Kyphoskoliose + Minderwuchs + Platyspondylie + Thorax, schmaler)

Beckenregion

Hüftdysplasie

Mucolipidose III
(+ Beckendysplasie + Dysostosen + geistige Behinderung + Gelenkkontrakturen + Gesichtsdysmorphien + Hepatomegalie + Hornhauttrübung + Minderwuchs + Splenomegalie)

Hüftgelenk, Kontrakturen

Arthrogrypose, X-gebundene, Typ III
(+ Fußkontrakturen)
Osteochondrose, aseptische, Typ van Neck
(+ Hüftgelenk, Schmerzen + Schambeindefekt + Schambeindruckschmerz)
Pterygium-Syndrom, rezessiv vererbtes multiples
(+ Gesichtsdysmorphien + Halspterygium + Kniegelenke, Kontrakturen + Kryptorchismus + Ptosis + Trismus + Wirbelanomalien)

Hüftgelenkluxation

Betablocker-Embryopathie
(+ Entwicklungsstörungen, einseitige, der unteren Extremität + Fistel, ösophagotracheale + Pylorusstenose + Schädelkonfiguration, abnorme)
coxo-aurikuläres Syndrom
(+ Mikrotie + Minderwuchs + Mittelohrhypoplasie + Scheuermann-ähnliche Veränderungen der Wirbelsäule)
Ikterus, cholestatischer, mit tubulärer Niereninsuffizienz
(+ Azidose, metabolische + Faßthorax + Gesichtsdysmorphien + Glucosurie + Hackenfuß + Hyperaminoazidurie + Hypophosphatämie + Ikterus + Klumpfuß + Mikrogenie + Skelettanomalien + Turrizephalie)

Hüftgelenk, Schmerzen

Osteochondrose, aseptische, Typ van Neck
(+ Hüftgelenk, Kontrakturen + Schambeindefekt + Schambeindruckschmerz)
Osteochondrose, aseptische, Typ Perthes
(+ Femurkopfdefekt + Hinken + Kniegelenksschmerzen + Oberschenkelschmerzen)

Hüftkopfdysplasie

Dysplasia epiphysealis capitis femoris Typ Meyer
(+ Femurepiphysen, proximale, abnorme Ossifikation)

Os ilium, trianguläre Hyperostose

Osteitis condensans ilii
(+ Abdominalschmerzen + Gynäkotropie + Schmerzen im Lumbalbereich)

Os pubis und Os ischium, dysplastische

Osteochondrodysplasie mit Hypertrichose
(+ Coxa valga + Gesicht, plumpes + Hypertrichose + Kardiomegalie + Kortikalisverschmächtigung + Makrosomie, fetale + Metaphysendysplasie + Osteopenie + Platyspondylie + Rippen, breite + Thorax, schmaler)

Os sacrum mit knöchernen Defekten

Currarino-Triade
(+ Anomalien, anorektale + Meningitis + Meningozele, vordere + Obstipation)

Sakralagenesie

zerebro-arthro-digitale Sequenz
(+ Arthromyodysplasie + Fingeraplasien + Hirnfehlbildungen + Zehenaplasien)

Schambeindefekt

Osteochondrose, aseptische, Typ van Neck
(+ Hüftgelenk, Kontrakturen + Hüftgelenk, Schmerzen + Schambeindruckschmerz)

Schambeindruckschmerz

Osteochondrose, aseptische, Typ van Neck
(+ Hüftgelenk, Kontrakturen + Hüftgelenk, Schmerzen + Schambeindefekt)

Spina iliaca anterior, Druckschmerz

Inguinaltunnel-Symptomatik
(+ Oberschenkel, Lateralseite, Parästhesien und Hypästhesie)

Steißbeinbereich, Schmerzen

Levator-ani-Symptomatik
(+ Gynäkotropie)

Symphysenschmerzen

Ostitis pubis
(+ Gynäkotropie)

Tortipelvis

Dystonia musculorum deformans
(+ Bewegungsstörungen, dystone + Muskelhypertonie + Muskelkontraktionen, unwillkürliche + Torsionsbewegungen)

Beine

Achillessehne, Bewegungseinschränkung, schmerzhafte

Achillodynie
(+ Achillessehnenschwellung)
Osteochondrose, aseptische, Typ Blencke
(+ Achillessehne, Ossifikation + Tuber calcanei, Schmerzen)
Osteochondrose, aseptische, Typ Haglund I
(+ Kalkaneusapophyse, Defekt)

Achillessehnenschwellung

Achillodynie
(+ Achillessehne, Bewegungseinschränkung, schmerzhafte)

Achillessehne, Ossifikation

Osteochondrose, aseptische, Typ Blencke
(+ Achillessehne, Bewegungseinschränkung, schmerzhafte + Tuber calcanei, Schmerzen)

Beindeformitäten

Rachitis, familiäre hypophosphatämische
(+ Hypophosphatämie + Minderwuchs + Rachitis)

Beine, Fusion

Sirenomelie
(+ Analatresie + Nierenagenesie + Regressionssyndrom, kaudales + sakrokokzygeale Wirbelsäule, Agenesie)

Beinkrämpfe

Lathyrismus(-Symptomatik)
(+ Babinski-Zeichen, positives + Paraparesen, spastische)

Beinverkürzung

Enchondromatose Ollier
(+ Enchondrome + Finger, Tumorbildung)

Bursitis achillea

Osteochondrose, aseptische, Typ Haglund II
(+ Kalkaneusapophyse, Defekt + Tuber calcanei, oberer Pol, harte Vorwölbung)

Entwicklungsstörungen, einseitige, der unteren Extremität

Betablocker-Embryopathie
(+ Fistel, ösophagotracheale + Hüftgelenkluxation + Pylorusstenose + Schädelkonfiguration, abnorme)

Ermüdbarkeit der Beine

Aortenbifurkations-Syndrom
(+ Beinpulse, fehlende + Claudicatio intermittens + Potenzstörungen + Schwächegefühl der Beine)

Femuraplasie

Extremitäten-Becken-Hypoplasie-/Aplasie-Syndrom
(+ Ellenbogengelenk, Kontrakturen + Femurhypoplasie + Fibulaaplasie + Fibulahypoplasie + Gesichtsdysmorphien + Nase, breite, flache + Ulnaagenesie + Ulnahypoplasie)
Femurhypoplasie-Gesichtsdysmorphie-Syndrom
(+ Alaknorpel, Hypoplasie + Azetabulumhypoplasie + Beckendysplasie + Femurhypoplasie + Gaumenspalte + Gesichtsdysmorphien + Lidachsenstellung, mongoloide + Mikrogenie + Minderwuchs + Mund, kleiner + Nase, kurze + Nasenspitze, plumpe + Oberarmverkürzung + Oberlippe, schmale + Philtrum, langes + Rippenanteile, hintere, Verschmälerung + Wirbelanomalien)

Femurepiphysendefekt

Osteochondrose, aseptische, Typ König
(+ Arthralgien + Gelenkbeweglichkeit, eingeschränkte + Gelenkergüsse)

Femurepiphysen, kalkspritzerartige Verdichtungen

Chondrodysplasia punctata, autosomal-rezessive Form
(+ Hautveränderungen + Humerusepiphysen, kalkspritzerartige Verdichtungen + Katarakt + Minderwuchs)
Chondrodysplasia punctata, Tibia-Metacarpus-Typ
(+ Humerusepiphysen, kalkspritzerartige Verdichtungen + Metacarpalia, Anomalien + Minderwuchs + Mittelgesichtshypoplasie oder -dysplasie + Tibia, verkürzte + Wirbelkörperspalten)

Femurepiphysen, proximale, abnorme Ossifikation

Dysplasia epiphysealis capitis femoris Typ Meyer
(+ Hüftkopfdysplasie)

Femur, gegabelter

Gollop-Wolfgang-Komplex
(+ Spaltfüße + Spalthände + Tibiaaplasie)

Femurhypoplasie

Ektrodaktylie-Tibiahypoplasie
(+ Spaltfüße + Spalthände + Tibiaaplasie + Tibiahypoplasie + Ulnahypoplasie)
Embryopathia diabetica
(+ Analatresie + Arrhinenzephalie + Gesichtsspalten + Hydronephrose + Hypertelorismus + Hypotelorismus + Iriskolobom + kaudale Dysplasie + Kolon, enggestelltes + Megaureteren + Megazystis + Naseneinkerbungen + Nierenagenesie + Ureter duplex)
Extremitäten-Becken-Hypoplasie-/Aplasie-Syndrom
(+ Ellenbogengelenk, Kontrakturen + Femuraplasie + Fibulaaplasie + Fibulahypoplasie + Gesichtsdysmorphien + Nase, breite, flache + Ulnaagenesie + Ulnahypoplasie)
Femur-Fibula-Ulna-Komplex
(+ Fibulaaplasie + Fibulahypoplasie + humero-radiale Synostose + Oligodaktylie + Peromelien)
Femurhypoplasie-Gesichtsdysmorphie-Syndrom
(+ Alaknorpel, Hypoplasie + Azetabulumhypoplasie + Beckendysplasie + Femuraplasie + Gaumenspalte + Gesichtsdysmorphien + Lidachsenstellung, mongoloide + Mikrogenie + Minderwuchs + Mund, kleiner + Nase, kurze + Nasenspitze, plumpe + Oberarmverkürzung + Oberlippe, schmale + Philtrum, langes + Rippenanteile, hintere, Verschmälerung + Wirbelanomalien)
kyphomele Dysplasie
(+ Femurverbiegung + Kinn, kleines + Minderwuchs + Minderwuchs, pränataler + Mittelgesicht, flaches)

Beine

Femurkopfdefekt

Osteochondrose, aseptische, Typ Perthes
(+ Hinken + Hüftgelenk, Schmerzen + Kniegelenksschmerzen + Oberschenkelschmerzen)

Femurverbiegung

kampomeles Syndrom
(+ Genitalfehlbildungen + Gesichtsdysmorphien + Larynxhypoplasie + Minderwuchs + Verbiegung der Unterschenkel)
kyphomele Dysplasie
(+ Femurhypoplasie + Kinn, kleines + Minderwuchs + Minderwuchs, pränataler + Mittelgesicht, flaches)

Femurverkürzung, distale

Atelosteogenesis
(+ Femurverschmächtigung, distale + Minderwuchs + Minderwuchs, pränataler + Oberarmverkürzung + Oberarmverschmächtigung)

Femurverschmächtigung, distale

Atelosteogenesis
(+ Femurverkürzung, distale + Minderwuchs + Minderwuchs, pränataler + Oberarmverkürzung + Oberarmverschmächtigung)

Fibulaaplasie

Acheiropodie
(+ Acheirie + Apodie + Radiusaplasie + Reduktionsfehlbildungen der Extremitäten + Tibiahypoplasie + Ulnaaplasie)
Ektrodaktylie-Fibulaaplasie
(+ Fibulahypoplasie + Finger, Brachydaktylie + Spalthände + Syndaktylien)
Extremitäten-Becken-Hypoplasie-/Aplasie-Syndrom
(+ Ellenbogengelenk, Kontrakturen + Femuraplasie + Femurhypoplasie + Fibulahypoplasie + Gesichtsdysmorphien + Nase, breite, flache + Ulnaagenesie + Ulnahypoplasie)
Femur-Fibula-Ulna-Komplex
(+ Femurhypoplasie + Fibulahypoplasie + humero-radiale Synostose + Oligodaktylie + Peromelien)
Lowry-Syndrom
(+ Exophthalmus + Gesichtsdysmorphien + Klumpfuß + Kraniosynostose)

Fibulahypoplasie

akromesomele Dysplasie Typ Du Pan
(+ Brachyphalangie + Finger, Brachydaktylie)
akromesomele Dysplasie Typ Hunter-Thompson
(+ Becken, schmales + Brachyphalangie + Gelenkluxationen, multiple + Hände, kurze + Minderwuchs + Ulnahypoplasie)
Ektrodaktylie-Fibulaaplasie
(+ Fibulaaplasie + Brachydaktylie + Spalthände + Syndaktylien)
Extremitäten-Becken-Hypoplasie-/Aplasie-Syndrom
(+ Ellenbogengelenk, Kontrakturen + Femuraplasie + Femurhypoplasie + Fibulaaplasie + Gesichtsdysmorphien + Nase, breite, flache + Ulnaagenesie + Ulnahypoplasie)
Femur-Fibula-Ulna-Komplex
(+ Femurhypoplasie + Fibulaaplasie + humero-radiale Synostose + Oligodaktylie + Peromelien)
kardio-fazio-mele Dysplasie
(+ Brachymelie + Epikanthus + Herzfehler + Hypertelorismus + Mikroretrognathie + Nackenhautmantel, weiter + Ohren, tief angesetzte + Radiushypoplasie + Ulnahypoplasie)

oto-onycho-peroneales Syndrom
(+ Dolichozephalus + Gelenkkontrakturen + Gesicht, flaches + Gesichtsdysmorphien + Lidachsenstellung, mongoloide + Ohranomalien + Ohren, große + Onychohypoplasie)
Syndrom der familiären Tibiadeformierung, Pseudarthrose und Trichterbrust
(+ Fibulaverkürzung + Tibiapseudarthrose + Tibiaverbiegung + Trichterbrust)

Fibula, schlangenförmig gewundene

Syndrom der Schlangenfibula und polyzystischen Nieren
(+ Gesichtsdysmorphien + Mikrogenie + Minderwuchs)

Fibula-Verdoppelung

Diplocheirie und Diplopodie
(+ Daumenaplasie + Diplocheirie + Diplopodie + Heptadaktylie + Radiusaplasie + Tibiaaplasie + Ulna-Verdoppelung)

Fibulaverkürzung

mesomele Dysplasie Typ Campailla-Martinelli
(+ Brachyphalangie + Endphalangen, kurze + Minderwuchs + Phalangen, distale, Verkürzung + Radiusdysplasie + Tibia, verkürzte + Ulna, verkürzte + Verkrümmung der Unterarme)
mesomele Dysplasie Typ Langer
(+ Mikrogenie + Minderwuchs + Minderwuchs, pränataler + Ulna, verkürzte)
ophthalmo-mandibulo-mele Dysplasie (Pillay-Orth)
(+ Ellenbogendysplasie + Hornhauttrübung + Kiefergelenk, Ankylose + Progenie + Radius, verkürzter + Syndaktylien + Ulna, verkürzte)
Syndrom der familiären Tibiadeformierung, Pseudarthrose und Trichterbrust
(+ Fibulahypoplasie + Tibiapseudarthrose + Tibiaverbiegung + Trichterbrust)

Froschhaltung

Moeller-Barlow-Krankheit
(+ Berührungsempfindlichkeit + Hämaturie + Haut- und Schleimhautblutungen + Knorpelknochengrenze, Auftreibung + Melaena + Ödeme, allg. + Pseudoparalyse der Beine + Zahnfleischblutung)

Genu valgum

Homocystinurie I
(+ Entwicklungsrückstand, motorischer und geistiger + Hochwuchs + Homocystin im Serum, erhöhtes + Homocystinurie + Hypermethioninämie + Kopfbehaarung, spärliche + Kyphoskoliose + Linsenluxation + marfanoider Habitus + Myopie + Trichterbrust)
Pyle-Krankheit
(+ Metaphysen, Auftreibung + Metaphysendysplasie)
spondylo-epi-metaphysäre Dysplasie mit überstreckbaren Gelenken
(+ Gelenkbeweglichkeit, abnorme + Kyphoskoliose + Metaphysendysplasie + Minderwuchs + Minderwuchs, pränataler)

Genu varum

Chondrodysplasia metaphysaria Typ Schmid
(+ Coxa vara + Metaphysendysplasie + Minderwuchs)
Tibia vara (Blount)
(+ Tibiaverbiegung)

Beine

Hypoplasie der Beine

Regression, kaudale
(+ Analatresie + Beckendysplasie + Harnblasenstörungen + kaudale Wirbelsäule, Agenesie + kaudale Wirbelsäule, Hypogenesie + Mastdarmstörungen + Rumpflänge, abnorme)

Infiltrate, plattenartige, an den Unterschenkeln

Necrobiosis lipoidica (diabeticorum)
(+ Diabetes mellitus + Granulomatosis disciformis + Hautinfiltrate + Hautulzerationen)

Kniegelenke, Kontrakturen

COFS-Syndrom
(+ Anophthalmie + Blepharophimose + Ellenbogengelenk, Kontrakturen + Gesichtsdysmorphien + Hirnfehlbildungen + Kamptodaktylie + Katarakt + Mikrophthalmie + Mikrozephalie)
German-Syndrom
(+ Dolichozephalus + Ellenbogengelenk, Kontrakturen + Entwicklungsrückstand, motorischer und geistiger + Fußdeformitäten + Kamptodaktylie + Karpfenmund + Lymphödem + Zunge, schmale)
Guadalajara-Kamptodaktylie-Syndrom Typ II
(+ Ellenbogengelenk, Kontrakturen + Gesichtsdysmorphien + Kamptodaktylie + Mikrozephalie + Ptosis + Skoliose)
Kuskokwim-Syndrom
(+ Fußkontrakturen + Muskelatrophie)
Mietens-Syndrom
(+ Ellenbogengelenk, Kontrakturen + geistige Behinderung + Minderwuchs + Minderwuchs, pränataler + Nase, schmale + Verkürzung der Unterarme)
Pterygium-Syndrom, rezessiv vererbtes multiples
(+ Gesichtsdysmorphien + Halspterygium + Hüftgelenk, Kontrakturen + Kryptorchismus + Ptosis + Trismus + Wirbelanomalien)

Kniegelenke, Streckung, eingeschränkte

Arthrogrypose, distale, Typ II D
(+ Ellenbogengelenk, Bewegung, eingeschränkte + Fingerkontrakturen + Skoliose + Wirbelanomalien)

Kniegelenksschmerzen

Hoffa-Kastert-Syndrom
Osteochondrose, aseptische, Typ Ahlbäck
(+ Kniegelenksschwellung)
Osteochondrose, aseptische, Typ Büdinger-Ludloff
(+ Patellarknochenkern, Fragmentation)
Osteochondrose, aseptische, Typ Perthes
(+ Femurkopfdefekt + Hinken + Hüftgelenk, Schmerzen + Oberschenkelschmerzen)
Syndrom der kleinen Patella
(+ Coxa valga + Coxa vara + Patellaaplasie + Patellahypoplasie)

Kniegelenksschwellung

Osteochondrose, aseptische, Typ Ahlbäck
(+ Kniegelenksschmerzen)

Knoten, subkutane, an den Unterschenkeln

Erythema induratum Bazin
(+ Gynäkotropie + Hautulzerationen)

Lipogranulomatosis subcutanea (Rothmann-Makai)
(+ Knoten, subkutane)

Längenasymmetrie, isolierte, der Beine

Silver-Russell-Syndrom
(+ Fontanellenschluß, verzögerter + Gesichtsasymmetrie + Hirnschädel, hydrozephaloid wirkender + Längen- und Gewichtsreduktion + Längenasymmetrie, isolierte, der Arme + Längenasymmetrie, isolierte, des Rumpfes + Minderwuchs + Minderwuchs, pränataler + Pseudohydrozephalus)

Ligamentum patellae, Schmerzen

Osteochondrose, aseptische, Typ Larsen-Johansson
(+ Gelenkergüsse + Patelladefekt + Patellapol, unterer, Schwellung und Druckschmerzhaftigkeit)

Mesomelie der Beine

Osebold-Remondini-Syndrom
(+ Brachyphalangie + Mesomelie der Arme + Minderwuchs + Synostosen)

Musculus tibialis anterior, Schmerz, Schwellung, Rötung, Verhärtung, Druckempfindlichkeit

Tibialis-anterior-Sequenz
(+ Fußrücken, Sensibilitätsstörungen + Muskelödem + Unterschenkel, Sensibilitätsstörungen)

Oberschenkelschmerzen

Nervus-obturatorius-Symptomatik
(+ Dysästhesie)
Osteochondrose, aseptische, Typ Perthes
(+ Femurkopfdefekt + Hinken + Hüftgelenk, Schmerzen + Kniegelenksschmerzen)

Patellaaplasie

Aniridie und Fehlen der Patellae
(+ Aniridie)
Osteoonychodysplasie
(+ Beckenhörner + Ellenbogendysplasie + Nephropathie + Onychodysplasie + Onychodystrophie + Onychohypoplasie + Patellahypoplasie + Proteinurie + Pterygien + Radiusluxation + Riffelung der Nägel)
Patellaaplasie-Talokalkaneussynostose-Syndrom
(+ Beckendysplasie + Oligodaktylie + Synostosen)
Syndrom der kleinen Patella
(+ Coxa valga + Coxa vara + Kniegelenksschmerzen + Patellahypoplasie)
Trisomie-8-Mosaik
(+ Arthrogrypose + Balkenmangel + Gesichtsdysmorphien + Hydronephrose + Nase, birnenförmige + Palmarfurchen, tiefe + Pigmentationsanomalien + Plantarfurchen, tiefe + Spina bifida + Unterlippe, umgestülpte + Wirbelanomalien)

Patelladefekt

Osteochondrose, aseptische, Typ Larsen-Johansson
(+ Gelenkergüsse + Ligamentum patellae, Schmerzen + Patellapol, unterer, Schwellung und Druckschmerzhaftigkeit)

Beine

Patelladislokation

Kabuki-Syndrom
(+ Ektropion + Fingerspitzen, polsterähnliche + Gaumenspalte + geistige Behinderung + Minderwuchs + Nasenseptum, kurzes + Nasenspitze, eingesunkene + Patellahypoplasie)
koxo-podo-patellares Syndrom
(+ Beckendysplasie + Patellahypoplasie + Sandalenlücke + Zehenhypoplasien)

Patellahypoplasie

Kabuki-Syndrom
(+ Ektropion + Fingerspitzen, polsterähnliche + Gaumenspalte + geistige Behinderung + Minderwuchs + Nasenseptum, kurzes + Nasenspitze, eingesunkene + Patelladislokation)
koxo-podo-patellares Syndrom
(+ Beckendysplasie + Patelladislokation + Sandalenlücke + Zehenhypoplasien)
Osteoonychodysplasie
(+ Beckenhörner + Ellenbogendysplasie + Nephropathie + Onychodysplasie + Onychodystrophie + Onychohypoplasie + Patellaaplasie + Proteinurie + Pterygien + Radiusluxation + Riffelung der Nägel)
Syndrom der kleinen Patella
(+ Coxa valga + Coxa vara + Kniegelenksschmerzen + Patellaaplasie)

Patellapol, unterer, Schwellung und Druckschmerzhaftigkeit

Osteochondrose, aseptische, Typ Larsen-Johansson
(+ Gelenkergüsse + Ligamentum patellae, Schmerzen + Patelladefekt)

Patellarknochenkern, Fragmentation

Osteochondrose, aseptische, Typ Büdinger-Ludloff
(+ Kniegelenksschmerzen)

Reduktionsanomalien der Beine

Adams-Oliver-Syndrom
(+ Cutis marmorata + Ektrodaktylie + Kopfhautdefekte + Reduktionsfehlbildungen der Extremitäten + Schädeldefekte)
OEIS-Komplex
(+ Analstenose + Anomalien, anorektale + Genitalfehlbildungen + Harnwegsanomalien + Omphalozele)

restless legs

Burning-feet(-Symptomenkomplex)
(+ Berührungsempfindlichkeit + Neuropathien + Parästhesien)

Schenkelhälse, plumpe kurze

Kniest-Dysplasie
(+ Gaumenspalte + Minderwuchs + Myopie + Platyspondylie + Schwerhörigkeit)

schlanke Beine

Berlin-Syndrom
(+ Dysplasien, ektodermale + geistige Behinderung + Haut, dünne + Hypodontie + Hypogonadismus + Minderwuchs)

Schmerzen der Beine

Amyloid-Polyneuropathie Typ III
(+ Analgesie + Beine, Parästhesien + Hypertonie + Katarakt + Neuropathien + Niereninsuffizienz + Parästhesien + Wadenschmerzen)
Gorham-Osteolyse
(+ Brachialgien + Osteolysen)
Neuropathie, hereditäre motorisch-sensible, Typ I
(+ Areflexie + Eiweißgehalt, erhöhter, im Liquor + Faszikulationen + Fußdeformitäten + Krallenhand + Nervenleitgeschwindigkeit, verzögerte + Nervenverdickung + Neuropathien + Steppergang + Storchenbeine + Tremor + Zwiebelschalenformationen)
Neuropathie, hereditäre motorisch-sensible, Typ II
(+ Faszikulationen + Gangataxie + Neuropathien + Steppergang)
Neuropathie, hereditäre motorisch-sensible, Typ III
(+ Anisokorie + Ataxie + Eiweißgehalt, erhöht, im Liquor + Faszikulationen + Fußdeformitäten + Miosis + Myoklonien + Nervenleitgeschwindigkeit, verzögerte + Nervenverdickung + Neuropathien + Pupillenstarre + Pupillotonie + Thoraxdeformität + Tremor + Zwiebelschalenformationen)
Neuropathie, hereditäre sensible, Typ I
(+ burning feet + Hautulzerationen + lanzinierende Schmerzen + Mal perforant + Mutilationen + Osteolysen + Sensibilitätsstörungen)
Neuropathie, sensorische, Typ Denny//Brown
(+ Gangataxie + Neuropathien + Parästhesien)
Restless-legs
(+ Beine, Parästhesien + Myoklonien)

Schwächegefühl der Beine

Aortenbifurkations-Syndrom
(+ Beinpulse, fehlende + Claudicatio intermittens + Ermüdbarkeit der Beine + Potenzstörungen)

Storchenbeine

Muskelatrophie, spinale skapulo-peroneale, Typ Brossard-Kaeser
(+ EMG, Mischbilder von Neuropathie- und Myopathiemuster + Fußmuskulatur, Atrophie + Schluckbeschwerden + Unterschenkelmuskulatur, Atrophie)
Neuropathie, hereditäre motorisch-sensible, Typ I
(+ Areflexie + Eiweißgehalt, erhöhter, im Liquor + Faszikulationen + Fußdeformitäten + Krallenhand + Nervenleitgeschwindigkeit, verzögerte + Nervenverdickung + Neuropathien + Schmerzen der Beine + Steppergang + Tremor + Zwiebelschalenformationen)

Tibiaaplasie

Diplocheirie und Diplopodie
(+ Daumenaplasie + Diplocheirie + Diplopodie + Fibula-Verdoppelung + Heptadaktylie + Radiusaplasie + Ulna-Verdoppelung)
Eaton-McKusick-Syndrom
(+ Daumen, triphalangeale + Großzehenverdoppelung + Hexadaktylie + Polydaktylie + Tibiahypoplasie)
Ektrodaktylie-Tibiahypoplasie
(+ Femurhypoplasie + Spaltfüße + Spalthände + Tibiahypoplasie + Ulnahypoplasie)
Gollop-Wolfgang-Komplex
(+ Femur, gegabelter + Spaltfüße + Spalthände)

Tibiahypoplasie

Acheiropodie
(+ Acheirie + Apodie + Fibulaaplasie + Radiusaplasie + Reduktionsfehlbildungen der Extremitäten + Ulnaaplasie)

Beine

Eaton-McKusick-Syndrom
(+ Daumen, triphalangeale + Großzehenverdoppelung + Hexadaktylie + Polydaktylie + Tibiaaplasie)
Ektrodaktylie-Tibiahypoplasie
(+ Femurhypoplasie + Spaltfüße + Spalthände + Tibiaaplasie + Ulnahypoplasie)
mesomeler Minderwuchs durch Tibia-Radius-Hypoplasie
(+ Minderwuchs + Radiushypoplasie)
Tibiahypoplasie und Schwerhörigkeit
(+ Schwerhörigkeit)

Tibiapseudarthrose

Syndrom der familiären Tibiadeformierung, Pseudarthrose und Trichterbrust
(+ Fibulahypoplasie + Fibulaverkürzung + Tibiaverbiegung + Trichterbrust)

Tibiaverbiegung

Syndrom der familiären Tibiadeformierung, Pseudarthrose und Trichterbrust
(+ Fibulahypoplasie + Fibulaverkürzung + Tibiapseudarthrose + Trichterbrust)
Tibia vara (Blount)
(+ Genu varum)
von-Volkmann-Deformität
(+ Talusluxation)

Tibia, verkürzte

Chondrodysplasia punctata, Tibia-Metacarpus-Typ
(+ Femurepiphysen, kalkspritzartige Verdichtungen + Humerusepiphysen, kalkspritzartige Verdichtungen + Metacarpalia, Anomalien + Minderwuchs + Mittelgesichtshypoplasie oder -dysplasie + Wirbelkörperspalten)
mesomele Dysplasie Typ Campailla-Martinelli
(+ Brachyphalangie + Endphalangen, kurze + Fibulaverkürzung + Minderwuchs + Phalangen, distale, Verkürzung + Radiusdysplasie + Ulna, verkürzte + Verkrümmung der Unterarme)
Nievergelt-Syndrom
(+ Minderwuchs + radio-ulnare Synostose + Synostosen + Tibia, Verplumpung)
Reinhardt-Pfeiffer-Syndrom
(+ Minderwuchs + Radiusluxation + Ulna, verkürzte + Verkrümmung der Unterarme)

Tibia, Verplumpung

Nievergelt-Syndrom
(+ Minderwuchs + radio-ulnare Synostose + Synostosen + Tibia, verkürzte)

Tuberositas tibiae, Druck- und Bewegungsschmerz

Osteochondrose, aseptische, Typ Osgood-Schlatter

Ulcus cruris

Ulcus cruris hypertonicum (Martorell)
(+ Hypertonie)

Verbiegung der Unterschenkel

brachymesomel-renaler Symptomenkomplex
(+ Gesichtsdysmorphien + Hornhauttrübung + Mikrogenie + Nierenzysten + Verkrümmung der Unterarme + Verkürzung der Unterarme + Verkürzung der Unterschenkel)
kampomeles Syndrom
(+ Femurverbiegung + Genitalfehlbildungen + Gesichtsdysmorphien + Larynxhypoplasie + Minderwuchs)
Toxopachyosteose Weismann//Netter
(+ Minderwuchs)

Verkürzung der Unterschenkel

brachymesomel-renaler Symptomenkomplex
(+ Gesichtsdysmorphien + Hornhauttrübung + Mikrogenie + Nierenzysten + Verbiegung der Unterschenkel + Verkrümmung der Unterarme + Verkürzung der Unterarme)
Grebe-Syndrom
(+ Minderwuchs + Ulna, verkürzte)

Wadenhypertrophie

Gliedergürteldystrophie
(+ Creatinkinase, erhöhte + EMG, pathologisches + Muskelatrophie, Beginn im Beckengürtel-Oberschenkelbereich + Muskelschwäche, Beginn im Beckengürtel-Oberschenkelbereich + Myopathie)
Muskelatrophie, spinale, Typ Kugelberg-Welander
(+ Bulbärsymptomatik + Creatinkinase, erhöhte + Eigenreflexe, abgeschwächte + EMG, Mischbilder von Neuropathie- und Myopathiemuster + EMG, pseudomyotone Entladungen + Faszikulationen + Fingertremor, feinschlägiger + Hohlfuß + Hyperlordose + Kyphoskoliose + Muskelhypotonie + Myopathie + Scapulae alatae + Skoliose + Spitzfuß, paretischer + Zungenfibrillationen)
Muskeldystrophie, X-chromosomal rezessive, Typ Duchenne
(+ Atemstörung + Creatinkinase, erhöhte + Echokardiogramm, auffälliges + EKG, pathologisches + geistige Behinderung + Gelenkkontrakturen + Gower-Manöver + Kardiomyopathie + Lordose + Makroglossie + Muskelatrophie + Muskelschwäche + Myopathie + Paresen + Skoliose + Trendelenburg-Zeichen, positives + Wadenschmerzen + Watschelgang + Zehenspitzengang)

Wadenschmerzen

Amyloid-Polyneuropathie Typ III
(+ Analgesie + Beine, Parästhesien + Hypertonie + Katarakt + Neuropathien + Niereninsuffizienz + Parästhesien + Schmerzen der Beine)
Muskeldystrophie, X-chromosomal rezessive, Typ Duchenne
(+ Atemstörung + Creatinkinase, erhöhte + Echokardiogramm, auffälliges + EKG, pathologisches + geistige Behinderung + Gelenkkontrakturen + Gower-Manöver + Kardiomyopathie + Lordose + Makroglossie + Muskelatrophie + Muskelschwäche + Myopathie + Paresen + Skoliose + Trendelenburg-Zeichen, positives + Wadenhypertrophie + Watschelgang + Zehenspitzengang)

Bewußtseinslage

Absencen

Pyknolepsie
(+ EEG, 3/sec-Spike-wave-Komplexe + Muskelhypotonie + zerebrale Anfälle)

Amnesie

amentieller Symptomenkomplex
(+ Depression + Halluzinationen + Manien + Orientierungsstörungen + Psychosen + Sinnestäuschungen)
Amnesie, transiente globale
(+ Verwirrtheitszustände)
Korsakow-Psychose
(+ Konfabulationen + Lernfähigkeitsstörungen + Merkfähigkeitsstörungen + Orientierungsstörungen)

Bewußtlosigkeit

Adams-Stokes-Anfall
(+ Blockbilder + Bradyarrhythmien + Herzrhythmusstörungen + Herzstillstand + Synkopen + Tachykardie + zerebrale Anfälle)
Argininbernsteinsäure-Krankheit
(+ Argininsuccinatämie + Ataxie + Hyperammonämie + Lethargie + Tremor + Trichorrhexis + zerebrale Anfälle)
Fettleber des Neugeborenen, familiäre
(+ Hepatomegalie + Hypoglykämie + Ikterus + Muskelhypotonie)
hämorrhagischer Schock mit Enzephalopathie
(+ Azidose + Diarrhö + Gerinnung, disseminierte intravasale + Harnstoff, erhöhter + Schock + Thrombozytopenie + Transaminasenerhöhung + Verbrauchskoagulopathie + zerebrale Anfälle)
Hypertension, enzephalopathische
(+ Bewußtseinsstörungen + Blindheit + Hypertonie + Netzhaut, Retinopathie + Sehstörungen + zerebrale Anfälle)
Hyperviskositätssyndrom
(+ hämorrhagische Diathese + Haut- und Schleimhautblutungen + Hypergammaglobulinämie + Kopfschmerz + Nasenbluten + Netzhaut, Retinopathie + Netzhautblutungen + Ohrgeräusche + Papillenödem + Parästhesien + Purpura + Raynaud-Phänomen + Schwindel + Sehstörungen)
Isovalerianazidämie
(+ Hyperammonämie + Isovalerianazidämie + Leukozytopenie + saurer Geruch + Schweißgeruch + Thrombozytopenie)
Karotis-Sinus-Syndrom
(+ Blockbilder + Herzstillstand + Synkopen)
Methylmalonazidämie (Mutase-Defekt)
(+ Erbrechen + Gedeihstörungen + Glycin, erhöhtes, im Plasma + Hyperammonämie + Hyperventilation + Lethargie + Muskelhypotonie + Niereninsuffizienz + Osteoporose + Trinkschwierigkeiten + zerebrale Anfälle)
Mittelketten-Acyl-CoA-Dehydrogenase-Defekt
(+ Dicarbonazidurie + Erbrechen + Hypoglykämie + Hypotonie + Lethargie)
Propionazidämie
(+ Azidose, metabolische + Hyperammonämie + Hypoglykämie + Neutropenie + Osteoporose + Thrombozytopenie)
Sick-Sinus-Syndrom
(+ Blockbilder + Bradyarrhythmien + Embolien + Herzstillstand + Schwindel + Synkopen + Tachyarrhythmie + Vorhofflimmern)
thrombotisch-thrombozytopenische Purpura Moschcowitz
(+ Anämie, mikroangiopathisch-hämolytische + Blutungen, gastrointestinale + Haut- und Schleimhautblutungen + Kopfschmerz + Menorrhagien + Mikrothromben + Netzhautblutungen + Purpura + Schwindel + Thrombozytopenie + Verwirrtheitszustände)
Wenckebach-Periode
(+ Blockbilder + Bradyarrhythmien + Reizleitungsstörungen, kardiale + Schwindel + Synkopen)

Bewußtseinsstörungen

ADH-Sekretion, inadäquate
(+ ADH-Sekretion, gesteigerte + Erbrechen + Hypernatriurie + Hyponatriämie + Hypoosmolarität + Übelkeit + Verwirrtheitszustände)
Bonhoeffer-Reaktionstyp
(+ Affektlabilität + Antriebsschwäche + Halluzinationen + Orientierungsstörungen + Wahn)
Fructose-Intoleranz
(+ Abneigung gegen Süßigkeiten und Obst + Akrozyanose + Blässe + Erbrechen + Ernährungsstörungen + Fructosämie + Fructosurie + Hyperhidrose + Hypermagnesiämie + Hypophosphatämie + Tremor + Übelkeit)
Ganser-Symptomenkomplex
(+ Sinnestäuschungen + Vorbeireden)
Hämodialyse-Disäquilibrium
(+ Erbrechen + Kopfschmerz + Unruhephase + Verwirrtheitszustände + zerebrale Anfälle)
Hypertension, enzephalopathische
(+ Bewußtlosigkeit + Blindheit + Hypertonie + Netzhaut, Retinopathie + Sehstörungen + zerebrale Anfälle)
Klivuskanten-Symptomatik
(+ Mydriasis, unilaterale + Okulomotoriuslähmung + Ptosis)
Melanoblastome, neurokutane
(+ Hirndruckzeichen + Hydrozephalus + Kompressionszeichen, spinale + Melanome, maligne + Nävus, melanozytärer + zerebrale Anfälle)
neuroleptisches Syndrom, malignes
(+ Bewegungsstörungen + Fieber + Neuroleptika + Rigor + Stupor + Tachykardie + Tachypnoe + Tremor)
paraneoplastische Hypoglykämie
(+ Angstzustände + Dysarthrie + Hungergefühl + Hyperhidrose + Kopfschmerz + Neoplasien + Persönlichkeitsveränderungen + Schwächegefühl, allgemeines + Sehstörungen + Tachykardie + Tremor + Verwirrtheitszustände + zerebrale Anfälle)
Vertebralis-Anzapf-Syndrom
(+ Blutdruckdifferenzen + Ischämieschmerz bei Armarbeit + Radialispuls, fehlender + Schwindel + Übelkeit)
Vinylchloridkrankheit
(+ Akrodystrophie + Armparesen + Asthma-ähnliche Atemnot + Eigenreflexe, abgeschwächte + Endphalangen, Osteolyse + Fazialislähmung + Hepatomegalie + Hyperhidrose + Parästhesien + Potenzstörungen + Raynaud-Phänomen + Schwindel + Splenomegalie + Thrombozytopenie + Übelkeit)
Waterhouse-Friderichsen-Syndrom
(+ hämorrhagische Diathese + Krampfneigung + Meningokokken im Liquor + Nebenniereninfarkte + Nebenniereninsuffizienz)
Wernicke-Krankheit
(+ Ataxie + Diplopie + Nystagmus + Verwirrtheitszustände)

Stupor

HHH-Syndrom
(+ 3-Amino-2-Piperidin im Urin + Ataxie + Homocitrullinämie + Homocitrullinurie + Hyperammonämie + Hyperornithinämie + Lethargie + Paraparesen, spastische + zerebrale Anfälle)
Houssay-Phänomen
(+ Hypoglykämie)
neuroleptisches Syndrom, malignes
(+ Bewegungsstörungen + Bewußtseinsstörungen + Fieber + Neuroleptika + Rigor + Tachykardie + Tachypnoe + Tremor)

Synkopen

Adams-Stokes-Anfall
(+ Bewußtlosigkeit + Blockbilder + Bradyarrhythmien + Herzrhythmusstörungen + Herzstillstand + Tachykardie + zerebrale Anfälle)

Bewußtseinslage

Blut und Knochenmark

Herzinsuffizienz, energetisch-dynamische
(+ Auskultation, 2. Herzton, Anomalie + Hyperkaliämie + Hypokaliämie + QT-Dauer, verlängerte im EKG)
Jervell-Lange//Nielsen-Syndrom
(+ Kammerflattern und Kammerflimmern, Wechsel + QT-Dauer, verlängerte im EKG + Schallempfindungsstörung + Schwerhörigkeit + Taubheit + Taubstummheit + Torsades de pointes)
Karotis-Sinus-Syndrom
(+ Bewußtlosigkeit + Blockbilder + Herzstillstand)
Mitralklappenprolaps(-Syndrom)
(+ Auskultation, Geräusch, spätsystolisches + Auskultation, Klick, mittel- bis spätsystolischer + Brustschmerzen + Dyspnoe + Gynäkotropie + Herzrhythmusstörungen)
Romano-Ward-Syndrom
(+ Bradyarrhythmien + Herzrhythmusstörungen + QT-Dauer, verlängerte im EKG + Tachykardie)
Sick-Sinus-Syndrom
(+ Bewußtlosigkeit + Blockbilder + Bradyarrhythmien + Embolien + Herzstillstand + Schwindel + Tachyarrhythmie + Vorhofflimmern)
Wenckebach-Periode
(+ Bewußtlosigkeit + Blockbilder + Bradyarrhythmien + Reizleitungsstörungen, kardiale + Schwindel)

Agranulozytose

Kostmann-Syndrom
(+ Eosinophilie + Infektionen, pyogene + Monozytose)
Neutropenie, zyklische
(+ Infektionen, pyogene + Neutropenie)

Akanthozytose

Abetalipoproteinämie
(+ Beta-Lipoproteine, fehlende + Appetitlosigkeit + Areflexie + Ataxie + Chylomikronen, fehlende + Erbrechen + Erythrozyten, Stechapfelform + Fettmalabsorption + Gedeihstörungen + Herzrhythmusstörungen + Intentionstremor + Kyphoskoliose + Minderwuchs + Muskelatrophie + Myokardfibrose + Netzhaut, Retinitis + Paresen + Serumlipide, erniedrigte + Steatorrhö + Untergewicht)
Levine-Critchley-Syndrom
(+ Creatinkinase, erhöhte + Dyskinesien, orofaziale + Hyperkinesen)
McLeod-Syndrom
(+ Creatinkinase, erhöhte + Myopathie)

Anämie

Aase-Syndrom
(+ Daumen, triphalangeale + Lidachsenstellung, antimongoloide + Lippen-Kiefer-Gaumen-Spalte + Minderwuchs + Minderwuchs, pränataler + radio-ulnare Synostose + Radius, verkürzter + Radiushypoplasie + Skelettanomalien + Thenarhypoplasie)
alveoläre Hämorrhagie
(+ Dyspnoe + Hämoptoe + Hypoxämie + Lungeninfiltrate)
Balkan-Nephropathie
(+ Hämaturie + Niereninsuffizienz + Polyurie)
Cronkhite-Canada-Syndrom
(+ Alopezie + Enteropathien + Hypokalzämie + Hypomagnesiämie + Malabsorption + Pigmentationsanomalien + Polypose)
Dyskeratosis congenita
(+ Ektropion + Erytheme + Genitalhypoplasie + Hyperhidrose + Hyperkeratose + Hypotrichose + Konjunktivitis + Leukoplakien + Onychodystrophie + Panzytopenie + Poikilodermie + Tränenträufeln)
Erythroleukämie, akute
(+ Blutungsneigung + Infektanfälligkeit + Leukämie + Megaloblastose + Myeloblasten + Ringsideroblasten + Thrombozytopenie)
Gaucher-Krankheit
(+ Arthralgien + Demenz + Fundus, Veränderungen, fleckförmig-weiße + Gedeihstörungen + geistige Behinderung + Hepatomegalie + Knochenschmerzen + Minderwuchs + Reflexe, pathologische + Spastik + Speicherzellen + Splenomegalie + Thrombozytopenie + zerebrale Anfälle)
Hämangiomatose, intestinale, mit mukokutanen Pigmentflecken
(+ Café-au-lait-Flecken + Epheliden + Hämangiomatose, intestinale + Pigmentflecken)
Hämoglobinurie, paroxysmale nächtliche
(+ Abdominalschmerzen + Anämie, hämolytische + Blutungsneigung + Hämoglobinurie + Hämolyse + Hämosiderinurie + Ikterus + Infektanfälligkeit + Thrombosen, arterielle oder venöse)
Kawasaki-Syndrom
(+ Arthralgien + Erythema palmo-plantaris + Exantheme + Fieber + Koronariitis + Leukozytose + Leukozyturie + Lymphknotenschwellung)
Kwashiorkor
(+ Diarrhö + Dystrophie, allgemeine + Erregbarkeit, erhöhte + Gedeihstörungen + Hautödem + Hypopigmentierung + Ödeme, allg. + Vitamin-Mangel + Wachstumsstörungen)
Mevalonazidämie
(+ Entwicklungsrückstand, statomotorischer + Hepatomegalie +

Blut und Knochenmark

Katarakt + Mevalonsäure im Urin, vermehrte + Mevalonsäure, hohe Konzentrationen, im Blut + Splenomegalie)
Nephronophthise
(+ Degeneration, tapeto-retinale + Dysostosen + Katarakt + Kolobom + Leberfibrose + Niereninsuffizienz + Nierenversagen + Nystagmus + Osteopathien + Polydipsie + Polyurie + Salzverlust + zerebrale Störungen)
Osteopetrose, autosomal-dominante
(+ Fazialislähmung + Frakturneigung, Frakturen + Knochendichte, vermehrte + Metaphysen, Auftreibung + Osteomyelitis, rezidivierende + Osteosklerose + Schwerhörigkeit)
Osteopetrose, autosomal-rezessiv-frühinfantile Form
(+ Entwicklungsrückstand, motorischer und geistiger + Exophthalmus + Gedeihstörungen + Hepatomegalie + Hypokalzämie + Hypophosphatämie + Makrozephalie + Muskelkrämpfe + Nystagmus + Optikusatrophie + Osteosklerose + Splenomegalie + Strabismus + Thrombozytopenie)
Oxalose Typ I
(+ Appetitlosigkeit + Arthritiden + Gefäßspasmen + Herzinsuffizienz + Herzrhythmusstörungen + Hydronephrose + Makrohämaturie + Minderwuchs + Nephrokalzinose + Nephrolithiasis + Netzhaut, Retinitis + Niereninsuffizienz + Nierenkoliken + Osteopathien + Polyurie + Pyelonephritis + Raynaud-Phänomen + Spontanfrakturen)
Pearson-Syndrom
(+ Diabetes mellitus + Diarrhö + Enzephalopathie + Geburtsgewicht, niedriges + Gedeihstörungen + Hämoglobin-F-Erhöhung + Hepatomegalie + Laktaterhöhung + Malabsorption + Myopathie + Neutropenie + Pankreasfibrose + Pankreasinsuffizienz + Thrombozytopenie + Tubulopathie)
Peutz-Jeghers-Syndrom
(+ Blutungen, gastrointestinale + Ileus + Lentigines + Pigmentflecken + Polypose)
Polypose, familiäre juvenile
(+ Blutungen, gastrointestinale + Polypose + Polyposis coli)
Retikulohistiozytose, multizentrische
(+ Arthropathien, synoviale, mutilierende + Malignome + Papeln, bräunlich-gelbe)
Roviralta-Syndrom
(+ Erbrechen + Hiatushernie + Pylorusstenose)
Sprue (tropische und nicht-tropische)
(+ D-Xylose-Test, pathologischer + Diarrhö + Dünndarmzottenatrophie + Gewichtsabnahme + Glutenintoleranz + Hypoproteinämie + Osteomalazie + Steatorrhö)
Teleangiectasia hereditaria haemorrhagica (Rendu-Osler-Weber)
(+ Anastomosen, arteriovenöse + Blutungsneigung + Leberzirrhose + Nasenbluten + Papeln, dunkelrote, stecknadelkopf- bis hirsekorngroße, angiomatöse, im Gesicht + Teleangiektasien)
Transfusion, feto-fetale
(+ Acardius + Erythroblastose + Fetus papyraceus + Fruchttod, intrauteriner + Hydramnion + Polyglobulie)
Trimethylaminurie
(+ Fischgeruch + Neutropenie + Splenomegalie)
WT-Syndrom
(+ Anämie, aregeneratorische + Daumenaplasie + Daumenhypoplasie + Kamptodaktylie + Klinodaktylie + Leukämie + Panmyelopathie + Panzytopenie + radio-ulnare Synostose)
Xanthurenazidurie
(+ 3-OH-Kynurenin im Urin + Asthma bronchiale + Diabetes mellitus + Kynureninsäure im Urin + Urtikaria + Xanthurensäure im Urin)

Anämie, aregeneratorische

Blackfan-Diamond-Anämie
(+ Anämie, normochrome + Gedeihstörungen)
WT-Syndrom
(+ Anämie + Daumenaplasie + Daumenhypoplasie + Kamptodaktylie + Klinodaktylie + Leukämie + Panmyelopathie + Panzytopenie + radio-ulnare Synostose)

Anämie, Eisenmangel

Blindsack-Syndrom
(+ Anämie, hypochrome + Anämie, megaloblastische + Diarrhö + Hypokalzämie + Hypoproteinämie + Koagulopathien + Osteomalazie + Steatorrhö)
Polypose des Kolons, familiäre
(+ Abdominalschmerzen + Diarrhö + Polyposis coli)

Anämie, hämolytische

Aldolase-A-Mangel
(+ geistige Behinderung + Gesichtsdysmorphien + Hepatomegalie + Minderwuchs + Pubertät, verzögerte)
Evans-Syndrom
(+ Antikörper, antithrombozytäre + Antikörper, erythrozytäre + Blutungsneigung + Thrombozytopenie)
Glykogenspeicherkrankheit Typ 7 (Tarui)
(+ Creatinkinase, erhöhte + Muskelkrämpfe)
Hämoglobinurie, paroxysmale nächtliche
(+ Abdominalschmerzen + Anämie + Blutungsneigung + Hämoglobinurie + Hämolyse + Hämosiderinurie + Ikterus + Infektanfälligkeit + Thrombosen, arterielle oder venöse)
HELLP-Syndrom
(+ EPH-Gestose + Hypertonie + Leberenzymwerte, erhöhte + Ödeme, allg. + Präeklampsie + Proteinurie + Thrombozytopenie)
Knochenmarkaplasie, passagere
(+ aplastische Krise + Fieber + Leukozytopenie + Panzytopenie + Parvovirus B 19 + Proerythroblasten + Retikulozytopenie + Schwächegefühl, allgemeines + Thrombozytopenie)
Sichelzellanämie, homozygote
(+ Abdominalschmerzen + Autosplenektomie + Gefäßverschlüsse + Ikterus + Knochenschmerzen + Schmerzkrisen + Sichelzellenanämie)
Sphärozytose
(+ Cholelithiasis + Hämolyse + Ikterus + Kugelzellen + Splenomegalie)
β-Thalassämie, homozygote
(+ Anämie, hypochrome + Anämie, mikrozytäre + Bürstenschädel + Cooley-Facies + Hämatopoese, extramedulläre + Hepatomegalie + Maxillahyperplasie + Osteoporose + Pankreasinsuffizienz + Pubertät, verzögerte + Siderose + Splenomegalie)

Anämie, hyperchrome

Anämie, megaloblastische
(+ Achylie, Histamin-sensible + Anämie, megaloblastische + Infektanfälligkeit + Infektionen, rezidivierende)

Anämie, hypochrome

Blindsack-Syndrom
(+ Anämie, Eisenmangel + Anämie, megaloblastische + Diarrhö + Hypokalzämie + Hypoproteinämie + Koagulopathien + Osteomalazie + Steatorrhö)
Dysphagie, sideropenische
(+ Cheilosis + Dysphagie + Glossitis superficialis + Gynäkotropie + Mundwinkelrhagaden + Ösophagusmembran)
Lungenhämosiderose, idiopathische
(+ Dyspnoe + Hämoptoe)
β-Thalassämie, homozygote
(+ Anämie, hämolytische + Anämie, mikrozytäre + Bürstenschädel + Cooley-Facies + Hämatopoese, extramedulläre + Hepatomegalie + Maxillahyperplasie + Osteoporose + Pankreasinsuffizienz + Pubertät, verzögerte + Siderose + Splenomegalie)

Blut und Knochenmark

Anämie, makrozytäre

Chromosom 5q⁻ Syndrom
(+ Gynäkotropie)
Homocystinurie III
(+ Anämie, megaloblastische + Entwicklungsrückstand, motorischer und geistiger + Erbrechen + Lethargie + Muskelhypotonie + zerebrale Anfälle)
Kurzdarm-Syndrom
(+ Diarrhö + Disaccharidasenmangel + Eiweißmangelödeme + Hyperkalzämie + Hypermagnesiämie + Hypernatriämie + Hypokaliämie + Osteomalazie + Vitamin-D-Mangel)

Anämie, megaloblastische

Anämie, megaloblastische
(+ Achylie, Histamin-sensible + Anämie, hyperchrome + Infektanfälligkeit + Infektionen, rezidivierende)
Blindsack-Syndrom
(+ Anämie, Eisenmangel + Anämie, hypochrome + Diarrhö + Hypokalzämie + Hypoproteinämie + Koagulopathien + Osteomalazie + Steatorrhö)
Homocystinurie III
(+ Anämie, makrozytäre + Entwicklungsrückstand, motorischer und geistiger + Erbrechen + Lethargie + Muskelhypotonie + zerebrale Anfälle)
Imerslund-Gräsbeck-Syndrom
(+ Proteinurie)
Rogers-Syndrom
(+ Diabetes mellitus + Hörverlust + Schallempfindungsstörung + Schwerhörigkeit + Thrombozytopenie)

Anämie, mikroangiopathisch-hämolytische

hämolytisch-urämisches Syndrom (Gasser)
(+ Fragmentozytose + Nierenversagen + Thrombozytopenie)
Schulman-Upshaw-Syndrom
(+ Thrombozytopenie)
thrombotisch-thrombozytopenische Purpura Moschcowitz
(+ Bewußtlosigkeit + Blutungen, gastrointestinale + Haut- und Schleimhautblutungen + Kopfschmerz + Menorrhagien + Mikrothromben + Netzhautblutungen + Purpura + Schwindel + Thrombozytopenie + Verwirrtheitszustände)

Anämie, mikrozytäre

β-Thalassämie, homozygote
(+ Anämie, hämolytische + Anämie, hypochrome + Bürstenschädel + Cooley-Facies + Hämatopoese, extramedulläre + Hepatomegalie + Maxillahyperplasie + Osteoporose + Pankreasinsuffizienz + Pubertät, verzögerte + Siderose + Splenomegalie)

Anämie, normochrome

Blackfan-Diamond-Anämie
(+ Anämie, aregeneratorische + Gedeihstörungen)
Transfusion, fetomaternelle
(+ Erythrozyten, fetale, im mütterlichen Blut + Fruchttod, intrauteriner)

aplastische Krise

Knochenmarkaplasie, passagere
(+ Anämie, hämolytische + Fieber + Leukozytopenie + Panzytopenie + Parvovirus B 19 + Proerythroblasten + Retikulozytopenie + Schwächegefühl, allgemeines + Thrombozytopenie)

B-Lymphozyten, völliges Fehlen

Agammaglobulinämie Typ Bruton
(+ Immundefekt + Immunglobuline, Verminderung der Hauptfraktion + Infektanfälligkeit + Infektionen, rezidivierende + Lungenfibrose + Plasmazellen, fehlende)
Good-Syndrom
(+ Diarrhö + Gewichtsabnahme + Hypogammaglobulinämie + Infekte des Respirationstrakts + Mediastinaltumor + Schwächegefühl, allgemeines)

Eosinophilie

angiolymphoide Hyperplasie
(+ Hämangiome)
Churg-Strauss-Syndrom
(+ allergische Reaktion + Asthma bronchiale + Lungeninfiltrate + Mononeuritis multiplex + Neuropathien + Sinusitis + Vaskulitis, nekrotisierende)
Dermatose, exsudative diskoide lichenoide Sulzberger-Garbe
(+ Hautveränderungen + Pruritus)
eosinophile Fasciitis
(+ Fasciitis + Hypergammaglobulinämie + Induration, brettharte + Venenzeichnung, negative)
Eosinophilie-Myalgie-Syndrom
(+ L-Tryptophan + Alopezie + Exanthem, makulopapulöses + Gesichtsödem + Muskelkrämpfe + Muskelschwäche + Myalgien + Myopathie + Neuropathien + Ödeme, allg. + Sklerose)
Eosinophilie, tropische
(+ Lungeninfiltrate + Mikrofilarien-Infektion)
hypereosinophiles Syndrom
(+ Appetitlosigkeit + Arthralgien + Endomyokardnekrosen + Eosinophilie im Knochenmark + Exantheme + Fieber + Gewichtsabnahme + Gynäkotropie + Hepatomegalie + Husten + Lungeninfiltrate + Myokardfibrose + Neuropathien + Pleuraerguß + Splenomegalie)
Hyper-IgE-Syndrom
(+ Dermatitis, ekzematoide + IgE-Erhöhung + Infektionen, abszedierende)
Kostmann-Syndrom
(+ Agranulozytose + Infektionen, pyogene + Monozytose)
Löffler-Endokarditis
(+ allergische Reaktion + Dyspnoe + Kardiomegalie + Mitralinsuffizienz + Thromboembolien)
Löffler-Syndrom
(+ Dyspnoe + Fieber + Husten + Leukozytose + Lungeninfiltrate)
Öl-Syndrom, toxisches
(+ Alopezie + Diarrhö + Dyspnoe + Exantheme + Fieber + Gelenkkontrakturen + Hepatopathie + Husten + Hypertonie, pulmonale + Hypoxämie + Lungeninfiltrate + Myalgien + Neuropathien + Pleuraerguß + Pneumonie)
Omenn-Syndrom
(+ Allgemeininfektion, schwere + Alopezie + Diarrhö + Exanthem, makulopapulöses + Hepatomegalie + Lymphadenopathie)
TAR-Syndrom
(+ Armasymmetrien + Corpus-callosum-Agenesie + Fingerhypoplasien + Humerusagenesie + Humerusdysplasie + Karpalhypoplasien + Kleinhirnwurm, Aplasie oder Hypoplasie + Kuhmilchallergie + leukämoide Reaktionen + Radialdeviation der Hand + Radiusaplasie + Thrombozytopenie + Ulna, verkürzte + Ulnaagenesie + Ulnafehlbildung)
Zellulitis, eosinophile
(+ Eosinophilie im Knochenmark + Erytheme + Hautinfiltrate + Plaques + sklerodermieartige Verhärtung der Haut)

Eosinophilie im Knochenmark

hypereosinophiles Syndrom
(+ Appetitlosigkeit + Arthralgien + Endomyokardnekrosen + Eosinophilie + Exantheme + Fieber + Gewichtsabnahme + Gynäkotro-

Blut und Knochenmark

pie + Hepatomegalie + Husten + Lungeninfiltrate + Myokardfibrose + Neuropathien + Pleuraerguß + Splenomegalie)
Zellulitis, eosinophile
(+ Eosinophilie + Erytheme + Hautinfiltrate + Plaques + sklerodermieartige Verhärtung der Haut)

Erythroblastose

Transfusion, feto-fetale
(+ Acardius + Anämie + Fetus papyraceus + Fruchttod, intrauteriner + Hydramnion + Polyglobulie)

Erythrozyten, Stechapfelform

Abetalipoproteinämie
(+ Beta-Lipoproteine, fehlende + Akanthozytose + Appetitlosigkeit + Areflexie + Ataxie + Chylomikronen, fehlende + Erbrechen + Fettmalabsorption + Gedeihstörungen + Herzrhythmusstörungen + Intentionstremor + Kyphoskoliose + Minderwuchs + Muskelatrophie + Myokardfibrose + Netzhaut, Retinitis + Paresen + Serumlipide, erniedrigte + Steatorrhö + Untergewicht)

Fragmentozytose

hämolytisch-urämisches Syndrom (Gasser)
(+ Anämie, mikroangiopathisch-hämolytische + Nierenversagen + Thrombozytopenie)

Granulozytenfunktionsstörung

Lazy-leukocyte-Syndrom
(+ Infektionen, rezidivierende + Neutropenie)

Granulozytenkerne, Segmentierung, fehlende

Pelger-Huët-Anomalie

Granulozyten, vakuolisierte

Triglycerid-Speicherkrankheit
(+ Hepatomegalie + Ichthyose + Myopathie + Splenomegalie)

Granulozytopenie

Dysgenesie, retikuläre
(+ Hypogammaglobulinämie + Immundefekt + Infektionen, septische oder septiforme + Leukozytopenie + Lymphozytopenie + Myelopoese, fehlende + Thymusschatten, fehlender)
Felty-Syndrom
(+ Arthritiden + Fieber + Gewichtsabnahme + Hyperpigmentierung + Infektanfälligkeit + Splenomegalie + Thrombozytopenie)

Hämatopoese, extramedulläre

β-Thalassämie, homozygote
(+ Anämie, hämolytische + Anämie, hypochrome + Anämie, mikrozytäre + Bürstenschädel + Cooley-Facies + Hepatomegalie + Maxillahyperplasie + Osteoporose + Pankreasinsuffizienz + Pubertät, verzögerte + Siderose + Splenomegalie)

hämatopoetische Störungen

Niemann-Pick-Krankheit
(+ Ataxie + Fundus, kirschroter Fleck + Gedeihstörungen + Hautfarbe, gelbliche + Hepatomegalie + Infektanfälligkeit + Minderwuchs + neurodegenerative Symptome + Nystagmus + Schaumzellen + Skelettanomalien + Sphingomyelininfiltration der Lunge + Splenomegalie + Tetraplegie, spastische)

Hämoglobin-F-Erhöhung

Pearson-Syndrom
(+ Anämie + Diabetes mellitus + Diarrhö + Enzephalopathie + Geburtsgewicht, niedriges + Gedeihstörungen + Hepatomegalie + Laktaterhöhung + Malabsorption + Myopathie + Neutropenie + Pankreasfibrose + Pankreasinsuffizienz + Thrombozytopenie + Tubulopathie)

Hämolyse

Hämoglobinurie, paroxysmale nächtliche
(+ Abdominalschmerzen + Anämie + Anämie, hämolytische + Blutungsneigung + Hämoglobinurie + Hämosiderinurie + Ikterus + Infektanfälligkeit + Thrombosen, arterielle oder venöse)
paroxysmale Kältehämoglobinurie (Donath-Landsteiner)
(+ Antikörper, hämolysierende, bithermische + Kältehämoglobinurie + Lues + Zyanose)
Porphyrie, kongenitale erythropoetische
(+ Finger, Mutilationen + Hyperpigmentierung + Mutilationen + Photosensibilität + Porphyrinämie + Porphyrinurie, Isomer-I-Dominanz + Zähne, Rotverfärbung)
Pyroglutamatazidurie
(+ 5-Oxoprolin im Plasma + 5-Oxoprolin im Urin + Ataxie + Azidose, metabolische + Spastik)
Sphärozytose
(+ Anämie, hämolytische + Cholelithiasis + Ikterus + Kugelzellen + Splenomegalie)
Zieve-Syndrom
(+ Abdominalschmerzen + Fettleber + Fieber + Hepatomegalie + Hyperlipidämie + Ikterus + Pankreatitis + Übelkeit)

Heinz-Innenkörperchen

Ivemark-Symptomenkomplex
(+ Androtropie + Bauchorgane, Lageanomalien + Harnwegsanomalien + Herzfehler + Howell-Jolly-Körperchen + Lungenlappung, symmetrische + Malrotation + Mesenterium commune + Milzagenesie + Nonrotation + ZNS-Fehlbildungen)

Howell-Jolly-Körperchen

Ivemark-Symptomenkomplex
(+ Androtropie + Bauchorgane, Lageanomalien + Harnwegsanomalien + Heinz-Innenkörperchen + Herzfehler + Lungenlappung, symmetrische + Malrotation + Mesenterium commune + Milzagenesie + Nonrotation + ZNS-Fehlbildungen)

Hyperkapnie

Methionin-Malabsorptions-Syndrom
(+ Diarrhö + geistige Behinderung + Haar, weißes + Hypopigmentierung + Uringeruch, charakteristischer + zerebrale Anfälle)
Surfactant-Mangel des Neugeborenen
(+ Atemstörung + Dyspnoe + Lungenzeichnung + Tachypnoe)
Tourniquet-Syndrom
(+ Azidose, metabolische + Blutdruckabfall + Hypokaliämie + Hypokaliurie + Tachykardie)

Blut und Knochenmark

Hypoxämie

alveoläre Hämorrhagie
(+ Anämie + Dyspnoe + Hämoptoe + Lungeninfiltrate)
ARDS
(+ Lungencompliance, verminderte + Lungeninfiltrate + respiratorische Insuffizienz, akute)
Fallot-Pentalogie
(+ Fallot-Tetralogie + Herzfehler + Vorhofseptumdefekt + Zyanose)
Fallot-Tetralogie
(+ Fallot-Tetralogie + Gesichtsdysmorphien + Herzfehler + Zyanose)
Hypoventilation, primäre
(+ Apnoezustände + Polyglobulie + Zyanose)
Öl-Syndrom, toxisches
(+ Alopezie + Diarrhö + Dyspnoe + Eosinophilie + Exantheme + Fieber + Gelenkkontrakturen + Hepatopathie + Husten + Hypertonie, pulmonale + Lungeninfiltrate + Myalgien + Neuropathien + Pleuraerguß + Pneumonie)
Quincke-Ödem
(+ Abdominalschmerzen + C1-Esterase-Inhibitor (INH), verminderter Serumspiegel + Epiglottisödem, akutes + Larynxödem + Lidödem + Lippenödem + Ödem, allergisches + Ödeme, allg.)

Kugelzellen

Sphärozytose
(+ Anämie, hämolytische + Cholelithiasis + Hämolyse + Ikterus + Splenomegalie)

Leukämie

Erythroleukämie, akute
(+ Anämie + Blutungsneigung + Infektanfälligkeit + Megaloblastose + Myeloblasten + Ringsideroblasten + Thrombozytopenie)
N-Syndrom
(+ Dysplasie, polyostotische + epileptische Anfälle + geistige Behinderung + Gesichtsdysmorphien + Hypospadie + Kryptorchismus + Minderwuchs + Sehstörungen + Taubheit + Tetraplegie, spastische)
Richter-Lymphom
(+ Fieber + Gewichtsabnahme + Lymphknotenschwellung + Lymphome + Splenomegalie)
WT-Syndrom
(+ Anämie + Anämie, aregeneratorische + Daumenaplasie + Daumenhypoplasie + Kamptodaktylie + Klinodaktylie + Panmyelopathie + Panzytopenie + radio-ulnare Synostose)

leukämoide Reaktionen

TAR-Syndrom
(+ Armasymmetrien + Corpus-callosum-Agenesie + Eosinophilie + Fingerhypoplasien + Humerusagenesie + Humerusdysplasie + Karpalhypoplasien + Kleinhirnwurm, Aplasie oder Hypoplasie + Kuhmilchallergie + Radialdeviation der Hand + Radiusaplasie + Thrombozytopenie + Ulna, verkürzte + Ulnaagenesie + Ulnafehlbildung)

Leukozytopenie

Carboxylase-Defekt, multipler
(+ Ataxie + Azidose + Erytheme + Exantheme + Laktaterhöhung + Monozytopenie + Propionaterhöhung + Pyruvaterhöhung + T-Zelldefekt + zerebrale Anfälle)
Dysgenesie, retikuläre
(+ Granulozytopenie + Hypogammaglobulinämie + Immundefekt + Infektionen, septische oder septiforme + Lymphozytopenie + Myelopoese, fehlende + Thymusschatten, fehlender)

Isovalerianazidämie
(+ Bewußtlosigkeit + Hyperammonämie + Isovalerianazidämie + saurer Geruch + Schweißgeruch + Thrombozytopenie)
Knochenmarkaplasie, passagere
(+ Anämie, hämolytische + aplastische Krise + Fieber + Panzytopenie + Parvovirus B 19 + Proerythroblasten + Retikulozytopenie + Schwächegefühl, allgemeines + Thrombozytopenie)

Leukozytose

Chorioamnionitis
(+ Fieber + Gynäkotropie + Infektion + Tachykardie)
Dermatose, akute febrile neutrophile
(+ Arthralgien + Fieber + Gynäkotropie + Iridozyklitis + Konjunktivitis + Plaques, erythematöse)
Dressler-Syndrom II
(+ BSG-Beschleunigung + Fieber + Herzrhythmusstörungen + Myokardinfarkt + Perikarderguß + Perikarditis + Perikardtamponade + Tachykardie)
Kawasaki-Syndrom
(+ Anämie + Arthralgien + Erythema palmo-plantaris + Exantheme + Fieber + Koronariitis + Leukozyturie + Lymphknotenschwellung)
Löffler-Syndrom
(+ Dyspnoe + Eosinophilie + Fieber + Husten + Lungeninfiltrate)
Postcardiac-Injury-Syndrom
(+ Fieber + Perikarditis)
Post-Perfusions-Symptomatik
(+ Blutungsneigung + Fieber)
Sinus-Histiozytose mit massiver Lymphadenopathie
(+ Fieber + Lymphadenopathie + Lymphknotendestruktion)

Lymphozytopenie

Dysgenesie, retikuläre
(+ Granulozytopenie + Hypogammaglobulinämie + Immundefekt + Infektionen, septische oder septiforme + Leukozytopenie + Myelopoese, fehlende + Thymusschatten, fehlender)
immuno-ossäre Dysplasie Schimke
(+ Fistelstimme + Haar, feines + Immundefekt + Minderwuchs + Minderwuchs, pränataler + Nase, breite, flache + Nasenspitze, breite, plumpe + Nephropathie + Nierenversagen + Ödeme, allg. + Pigmentflecken)
Lymphangiektasie, intestinale, angeborene
(+ chylöse Ergüsse + Diarrhö + Eiweißmangelödeme + Hypokalzämie + Tetanien)
Nezelof-Syndrom
(+ Candidiasis + Hautinfektionen, rezidivierende + Immundefekt + Infektanfälligkeit + T-Lymphozyten, fehlende + T-Zelldefekt + Thymusschatten, fehlender)

Lymphozytose

Purtilo-Syndrom
(+ Hypogammaglobulinämie + Lymphome + Mononukleose, infektiöse)
γ-Schwerkettenkrankheit
(+ Gamma-Schwerketten, monoklonale, defekte + Infektanfälligkeit + Lymphadenopathie)

Megaloblastose

Erythroleukämie, akute
(+ Anämie + Blutungsneigung + Infektanfälligkeit + Leukämie + Myeloblasten + Ringsideroblasten + Thrombozytopenie)

Blut und Knochenmark

Monozytopenie

Carboxylase-Defekt, multipler
(+ Ataxie + Azidose + Erytheme + Exantheme + Laktaterhöhung + Leukozytopenie + Propionaterhöhung + Pyruvaterhöhung + T-Zelldefekt + zerebrale Anfälle)

Monozytose

Kostmann-Syndrom
(+ Agranulozytose + Eosinophilie + Infektionen, pyogene)

Myelitis, unspezifische

TINU-Syndrom
(+ Gynäkotropie + Iritis + Nephritis + Photophobie + Uveitis)

Myeloblasten

Erythroleukämie, akute
(+ Anämie + Blutungsneigung + Infektanfälligkeit + Leukämie + Megaloblastose + Ringsideroblasten + Thrombozytopenie)

Myelofibrose

Gray-platelet-Syndrom
(+ Blutungszeit, verlängerte + hämorrhagische Diathese + Haut- und Schleimhautblutungen + Thrombozytenfunktion, pathologische + Thrombozytenüberlebenszeit, verkürzte + Thrombozytopenie)

Myelopoese, fehlende

Dysgenesie, retikuläre
(+ Granulozytopenie + Hypogammaglobulinämie + Immundefekt + Infektionen, septische oder septiforme + Leukozytopenie + Lymphozytopenie + Thymusschatten, fehlender)

Neutropenie

Carbamylphosphatsynthetase-Defekte
(+ Erbrechen + Hyperammonämie + Hypothermie + Hypotonie + Lethargie)
Lazy-leukocyte-Syndrom
(+ Granulozytenfunktionsstörung + Infektionen, rezidivierende)
Neutropenie, zyklische
(+ Agranulozytose + Infektionen, pyogene)
Pearson-Syndrom
(+ Anämie + Diabetes mellitus + Diarrhö + Enzephalopathie + Geburtsgewicht, niedriges + Gedeihstörungen + Hämoglobin-F-Erhöhung + Hepatomegalie + Laktaterhöhung + Malabsorption + Myopathie + Pankreasfibrose + Pankreasinsuffizienz + Thrombozytopenie + Tubulopathie)
Propionazidämie
(+ Azidose, metabolische + Bewußtlosigkeit + Hyperammonämie + Hypoglykämie + Osteoporose + Thrombozytopenie)
Pyruvatdehydrogenase-Defekt
(+ Ataxie + Atemstörung + Azidose + Entwicklungsrückstand, motorischer und geistiger + Laktat/Pyruvat-Quotient gestört + Mikrozephalie + Optikusatrophie + Trinkschwierigkeiten)
Shwachman-Diamond-Syndrom
(+ Chondrodysplasie, metaphysäre + Diarrhö + Gedeihstörungen + Minderwuchs + Pankreasinsuffizienz + Thorax, schmaler + Thrombozytopenie)
Trimethylaminurie
(+ Anämie + Fischgeruch + Splenomegalie)

Panmyelopathie

Fanconi-Anämie
(+ Daumenaplasie + Daumenhypoplasie + Hyperpigmentierung + Minderwuchs + Radiushypoplasie)
WT-Syndrom
(+ Anämie + Anämie, aregeneratorische + Daumenaplasie + Daumenhypoplasie + Kamptodaktylie + Klinodaktylie + Leukämie + Panzytopenie + radio-ulnare Synostose)

Panzytopenie

Dyskeratosis congenita
(+ Anämie + Ektropion + Erytheme + Genitalhypoplasie + Hyperhidrose + Hyperkeratose + Hypotrichose + Konjunktivitis + Leukoplakien + Onychodystrophie + Poikilodermie + Tränenträufeln)
Hypersplenismus
(+ Splenomegalie)
Knochenmarkaplasie, passagere
(+ Anämie, hämolytische + aplastische Krise + Fieber + Leukozytopenie + Parvovirus B 19 + Proerythroblasten + Retikulozytopenie + Schwächegefühl, allgemeines + Thrombozytopenie)
Morbus Farquhar
(+ Fieber + Hepatomegalie + Hyperlipidämie + Hypofibrinogenämie + Ikterus + Meningitis + Splenomegalie)
WT-Syndrom
(+ Anämie + Anämie, aregeneratorische + Daumenaplasie + Daumenhypoplasie + Kamptodaktylie + Klinodaktylie + Leukämie + Panmyelopathie + radio-ulnare Synostose)

Plasmazellen, fehlende

Agammaglobulinämie Typ Bruton
(+ B-Lymphozyten, völliges Fehlen + Immundefekt + Immunglobuline, Verminderung der Hauptfraktion + Infektanfälligkeit + Infektionen, rezidivierende + Lungenfibrose)

Pleozytose, lymphozytäre

Hopkins-Symptomenkomplex
(+ Asthma bronchiale + Muskelatrophie + Paresen)

Polyglobulie

Arteria-pulmonalis-Sklerose
(+ Cor pulmonale + Dyspnoe + Teleangiektasien + Trommelschlegelfinger + Trommelschlegelzehen + Zyanose)
Höhenkrankheit, chronische
(+ Hypertonie, pulmonale + Hypoventilation, alveoläre + Zyanose)
Hypoventilation, primäre
(+ Apnoezustände + Hypoxämie + Zyanose)
Polyglobulie, benigne familiäre
(+ Hypertonie + Thromboembolien)
Transfusion, feto-fetale
(+ Acardius + Anämie + Erythroblastose + Fetus papyraceus + Fruchttod, intrauteriner + Hydramnion)

Polyzythämie

von-Hippel-Lindau-Syndrom
(+ Ataxie + Hämangioblastome, retinale + Hirndruckzeichen + Kleinhirn, Hämangioblastome + Knochenzysten + Leberzysten + Lungenzysten + Medulla oblongata, Hämangioblastome + Nebenhodenzysten + Nierenzellkarzinom + Nierenzysten + Ovarialzysten + Pankreaszysten + Phäochromozytom + Rückenmark, Hämangioblastome + ZNS-Hämangioblastom)

Blut und Knochenmark

Porphyrinämie

Porphyrie, kongenitale erythropoetische
(+ Finger, Mutilationen + Hämolyse + Hyperpigmentierung + Mutilationen + Photosensibilität + Porphyrinurie, Isomer-I-Dominanz + Zähne, Rotverfärbung)

Proerythroblasten

Knochenmarkaplasie, passagere
(+ Anämie, hämolytische + aplastische Krise + Fieber + Leukozytopenie + Panzytopenie + Parvovirus B 19 + Retikulozytopenie + Schwächegefühl, allgemeines + Thrombozytopenie)

Retikulozytopenie

Knochenmarkaplasie, passagere
(+ Anämie, hämolytische + aplastische Krise + Fieber + Leukozytopenie + Panzytopenie + Parvovirus B 19 + Proerythroblasten + Schwächegefühl, allgemeines + Thrombozytopenie)

Ringsideroblasten

Erythroleukämie, akute
(+ Anämie + Blutungsneigung + Infektanfälligkeit + Leukämie + Megaloblastose + Myeloblasten + Thrombozytopenie)

Sichelzellenanämie

Sichelzellanämie, homozygote
(+ Abdominalschmerzen + Anämie, hämolytische + Autosplenektomie + Gefäßverschlüsse + Ikterus + Knochenschmerzen + Schmerzkrisen)

Thrombozyten, vergrößerte

May-Hegglin-Anomalie
(+ Einschlußkörperchen, basophile + Thrombozytenüberlebenszeit, verkürzte + Thrombozytopenie)
Purpura, idiopathische thrombozytopenische
(+ Genitalblutungen + Haut- und Schleimhautblutungen + Nasenbluten + Thrombozytenfunktion, pathologische + Thrombozytenüberlebenszeit, verkürzte + Thrombozytopenie)

Thrombozytopenie

Bernard-Soulier-Syndrom
(+ Blutungszeit, verlängerte + hämorrhagische Diathese + Haut- und Schleimhautblutungen + Thrombozytenaggregation, Ristocetin-induzierte, nicht auslösbar + Thrombozytenüberlebenszeit, verkürzte)
Chromosom 11q⁻ Syndrom
(+ Brachyphalangie + Gesichtsdysmorphien + Herzfehler + Lidachsenstellung, mongoloide + Lidptose + Trigonozephalie)
Cystathioninurie
(+ Cystathioninämie + Cystathioninurie + Entwicklungsrückstand, motorischer und geistiger + Klumpfuß + Mikrozephalie + Minderwuchs + zerebrale Anfälle)
Epstein-Syndrom
(+ hämorrhagische Diathese + Nasenbluten + Nephritis + Taubheit)
Erythroleukämie, akute
(+ Anämie + Blutungsneigung + Infektanfälligkeit + Leukämie + Megaloblastose + Myeloblasten + Ringsideroblasten)
Evans-Syndrom
(+ Anämie, hämolytische + Antikörper, antithrombozytäre + Antikörper, erythrozytäre + Blutungsneigung)
Felty-Syndrom
(+ Arthritiden + Fieber + Gewichtsabnahme + Granulozytopenie + Hyperpigmentierung + Infektanfälligkeit + Splenomegalie)
Gaucher-Krankheit
(+ Anämie + Arthralgien + Demenz + Fundus, Veränderungen, fleckförmig-weiße + Gedeihstörungen + geistige Behinderung + Hepatomegalie + Knochenschmerzen + Minderwuchs + Reflexe, pathologische + Spastik + Speicherzellen + Splenomegalie + zerebrale Anfälle)
Gray-platelet-Syndrom
(+ Blutungszeit, verlängerte + hämorrhagische Diathese + Haut- und Schleimhautblutungen + Myelofibrose + Thrombozytenfunktion, pathologische + Thrombozytenüberlebenszeit, verkürzte)
hämolytisch-urämisches Syndrom (Gasser)
(+ Anämie, mikroangiopathisch-hämolytische + Fragmentozytose + Nierenversagen)
hämorrhagischer Schock mit Enzephalopathie
(+ Azidose + Bewußtlosigkeit + Diarrhö + Gerinnung, disseminierte intravasale + Harnstoff, erhöhter + Schock + Transaminasenerhöhung + Verbrauchskoagulopathie + zerebrale Anfälle)
HELLP-Syndrom
(+ Anämie, hämolytische + EPH-Gestose + Hypertonie + Leberenzymwerte, erhöhte + Ödeme, allg. + Präklampsie + Proteinurie)
Isovalerianazidämie
(+ Bewußtlosigkeit + Hyperammonämie + Isovalerianazidämie + Leukozytopenie + saurer Geruch + Schweißgeruch)
Kasabach-Merritt-Sequenz
(+ Gerinnung, disseminierte intravasale + Hämangiome + Thrombosen, arterielle oder venöse + Verbrauchskoagulopathie)
Knochenmarkaplasie, passagere
(+ Anämie, hämolytische + aplastische Krise + Fieber + Leukozytopenie + Panzytopenie + Parvovirus B 19 + Proerythroblasten + Retikulozytopenie + Schwächegefühl, allgemeines)
May-Hegglin-Anomalie
(+ Einschlußkörperchen, basophile + Thrombozyten, vergrößerte + Thrombozytenüberlebenszeit, verkürzte)
Osteopetrose, autosomal-rezessiv-frühinfantile Form
(+ Anämie + Entwicklungsrückstand, motorischer und geistiger + Exophthalmus + Gedeihstörungen + Hepatomegalie + Hypokalzämie + Hypophosphatämie + Makrozephalie + Muskelkrämpfe + Nystagmus + Optikusatrophie + Osteosklerose + Splenomegalie + Strabismus)
Pearson-Syndrom
(+ Anämie + Diabetes mellitus + Diarrhö + Enzephalopathie + Geburtsgewicht, niedriges + Gedeihstörungen + Hämoglobin-F-Erhöhung + Hepatomegalie + Laktaterhöhung + Malabsorption + Myopathie + Neutropenie + Pankreasfibrose + Pankreasinsuffizienz + Tubulopathie)
Propionazidämie
(+ Azidose, metabolische + Bewußtlosigkeit + Hyperammonämie + Hypoglykämie + Neutropenie + Osteoporose)
Pseudo-v.-Willebrand-Syndrom
(+ Blutungszeit, verlängerte + hämorrhagische Diathese + Haut- und Schleimhautblutungen + Thrombozytenaggregation, Ristocetin-induzierte, gesteigerte)
Purpura, idiopathische thrombozytopenische
(+ Genitalblutungen + Haut- und Schleimhautblutungen + Nasenbluten + Thrombozyten, vergrößerte + Thrombozytenfunktion, pathologische + Thrombozytenüberlebenszeit, verkürzte)
Rogers-Syndrom
(+ Anämie, megaloblastische + Diabetes mellitus + Hörverlust + Schallempfindungsstörung + Schwerhörigkeit)
Schulman-Upshaw-Syndrom
(+ Anämie, mikroangiopathisch-hämolytische)
Shwachman-Diamond-Syndrom
(+ Chondrodysplasie, metaphysäre + Diarrhö + Gedeihstörungen + Minderwuchs + Neutropenie + Pankreasinsuffizienz + Thorax, schmaler)
Syndrom der seeblauen Histiozyten
(+ Hepatomegalie + Histiozyten, seeblaue + Splenomegalie)
TAR-Syndrom
(+ Armasymmetrien + Corpus-callosum-Agenesie + Eosinophilie +

Fingerhypoplasien + Humerusagenesie + Humerusdysplasie + Karpalhypoplasien + Kleinhirnwurm, Aplasie oder Hypoplasie + Kuhmilchallergie + leukämoide Reaktionen + Radialdeviation der Hand + Radiusaplasie + Ulna, verkürzte + Ulnaagenesie + Ulnafehlbildung)
thrombotisch-thrombozytopenische Purpura Moschcowitz
(+ Anämie, mikroangiopathisch-hämolytische + Bewußtlosigkeit + Blutungen, gastrointestinale + Haut- und Schleimhautblutungen + Kopfschmerz + Menorrhagien + Mikrothromben + Netzhautblutungen + Purpura + Schwindel + Verwirrtheitszustände)
Vinylchloridkrankheit
(+ Akrodystrophie + Armparesen + Asthma-ähnliche Atemnot + Bewußtseinsstörungen + Eigenreflexe, abgeschwächte + Endphalangen, Osteolyse + Fazialislähmung + Hepatomegalie + Hyperhidrose + Parästhesien + Potenzstörungen + Raynaud-Phänomen + Schwindel + Splenomegalie + Übelkeit)
v.-Willebrand-(Jürgens-)Syndrom
(+ Blutungszeit, verlängerte + Faktor-VIII(antihämophiles Globulin)-Erniedrigung + Faktor-VIII-Multimere, Störung + hämorrhagische Diathese + Haut- und Schleimhautblutungen + Thrombozytenaggregation, Ristocetin-induzierte, nicht auslösbar)
Wiskott-Aldrich-Syndrom
(+ Androtropie + Ekzeme + Haut- und Schleimhautblutungen + Immundefekt + Infektionen, opportunistische + Infektionen, pyogene + Melaena + Purpura)

Thrombozytose

Hyperostose, infantile kortikale
(+ Hyperostosen + Kortikalisverdickung + Pseudoparesen + Weichteilschwellung)

T-Lymphozyten, fehlende

Nezelof-Syndrom
(+ Candidiasis + Hautinfektionen, rezidivierende + Immundefekt + Infektanfälligkeit + Lymphozytopenie + T-Zelldefekt + Thymusschatten, fehlender)

T-Zelldefekt

Carboxylase-Defekt, multipler
(+ Ataxie + Azidose + Erytheme + Exantheme + Laktaterhöhung + Leukozytopenie + Monozytopenie + Propionaterhöhung + Pyruvaterhöhung + zerebrale Anfälle)
DiGeorge-Syndrom
(+ Aortenbogen, unterbrochener + Herzfehler + Nebenschilddrüsen, Hypoplasie bzw. Agenesie + Thymushypoplasie)
Knorpel-Haar-Hypoplasie
(+ Haar, feines + Hypotrichose + Immundefekt + Metaphysendysplasie + Minderwuchs)
Nezelof-Syndrom
(+ Candidiasis + Hautinfektionen, rezidivierende + Immundefekt + Infektanfälligkeit + Lymphozytopenie + T-Lymphozyten, fehlende + Thymusschatten, fehlender)

Abneigung gegen Süßigkeiten und Obst

Fructose-Intoleranz
(+ Akrozyanose + Bewußtseinsstörungen + Blässe + Erbrechen + Ernährungsstörungen + Fructosämie + Fructosurie + Hyperhidrose + Hypermagnesiämie + Hypophosphatämie + Tremor + Übelkeit)

Appetitlosigkeit

Abetalipoproteinämie
(+ Beta-Lipoproteine, fehlende + Akanthozytose + Areflexie + Ataxie + Chylomikronen, fehlende + Erbrechen + Erythrozyten, Stechapfelform + Fettmalabsorption + Gedeihstörungen + Herzrhythmusstörungen + Intentionstremor + Kyphoskoliose + Minderwuchs + Muskelatrophie + Myokardfibrose + Netzhaut, Retinitis + Paresen + Serumlipide, erniedrigte + Steatorrhö + Untergewicht)
Addison-Krankheit
(+ Abdominalschmerzen + ACTH-Sekretion, gesteigerte + Adynamie + Aldosteronmangel + Cortisolmangel + Diarrhö + Erbrechen + Hyperkaliämie + Hyperpigmentierung, bräunliche + Hypoglykämie + Hyponatriämie + Hypotonie + Kreislaufdysregulation, orthostatische + Nebennierenrindeninsuffizienz + Niereninsuffizienz + Übelkeit)
Cholestase, familiäre, benigne rekurrierende
(+ Abdominalschmerzen + Bilirubin, erhöhtes + Cholestase + Gallensäuren, erhöhte + Gewichtsabnahme + Ikterus + Phosphatase, alkalische, erhöhte)
dienzephale Sequenz
(+ Astrozytom + Diabetes insipidus + Hungergefühl + Hyperaktivität, motorische + Kachexie + Nystagmus)
hypereosinophiles Syndrom
(+ Arthralgien + Endomyokardnekrosen + Eosinophilie + Eosinophilie im Knochenmark + Exantheme + Fieber + Gewichtsabnahme + Gynäkotropie + Hepatomegalie + Husten + Lungeninfiltrate + Myokardfibrose + Neuropathien + Pleuraerguß + Splenomegalie)
Oxalose Typ I
(+ Anämie + Arthritiden + Gefäßspasmen + Herzinsuffizienz + Herzrhythmusstörungen + Hydronephrose + Makrohämaturie + Minderwuchs + Nephrokalzinose + Nephrolithiasis + Netzhaut, Retinitis + Niereninsuffizienz + Nierenkoliken + Osteopathien + Polyurie + Pyelonephritis + Raynaud-Phänomen + Spontanfrakturen)

Engegefühl

China-Restaurant-Syndrom
(+ Asthma bronchiale + Hitzegefühl + Hyperhidrose + Kopfschmerz + Parästhesien)

Ermüdbarkeit

Glucocorticoid-Entzugssyndrom
(+ Affektlabilität + Arthralgien + Ekchymosen + Fieber + Hyperkalzämie + Myalgien)
Müdigkeits-Syndrom, chronisches
Postpolio-Syndrom
(+ Adynamie + Arthralgien + Gliederschmerzen + Muskelatrophie + Muskelschwäche)

Globusgefühl

Achalasie, krikopharyngeale
(+ Aspiration + Dysphagie + Kachexie + Regurgitation)
Effort-Reaktion
(+ Aerophagie + Akren, kalte + Angstzustände + Atemstörung +

Herzrhythmusstörungen + Herzschmerzen + Hyperventilation + Konzentrationsstörungen + Parästhesien + Schwindel + Tetanien + Tremor)
Globusgefühl
(+ Gynäkotropie + Schluckzwang)

Hitzegefühl

China-Restaurant-Syndrom
(+ Asthma bronchiale + Engegefühl + Hyperhidrose + Kopfschmerz + Parästhesien)

Hungergefühl

von-Basedow-Krankheit
(+ v.-Graefe-Zeichen + Abadie-Zeichen + Boston-Zeichen + Dalrymple-Zeichen + Exophthalmus + Fremdkörpergefühl in den Augen + Gifford-Zeichen + Glanzauge + Kocher-Zeichen + Konjunktivitis + Lidödem + Lidsymptome + Moebius-Zeichen + Photophobie + Stellwag-Zeichen + Struma + T_3-Erhöhung + T_4-Erhöhung + Tachykardie + Temperaturen, subfebrile + Temperaturregulationsstörungen + Tremor + TSH, basales, Suppression)
Basedow-Psychose
(+ Angstzustände + Delir + Halluzinationen + Hyperthyreose + Struma + T_3-Erhöhung + T_4-Erhöhung + Tachykardie + Verwirrtheitszustände)
dienzephale Sequenz
(+ Appetitlosigkeit + Astrozytom + Diabetes insipidus + Hyperaktivität, motorische + Kachexie + Nystagmus)
Dumping-Syndrom
(+ Blutdruckabfall + Flush + Hyperhidrose + Hypoglykämie + Palpitationen)
paraneoplastische Hypoglykämie
(+ Angstzustände + Bewußtseinsstörungen + Dysarthrie + Hyperhidrose + Kopfschmerz + Neoplasien + Persönlichkeitsveränderungen + Schwächegefühl, allgemeines + Sehstörungen + Tachykardie + Tremor + Verwirrtheitszustände + zerebrale Anfälle)

Müdigkeit

Katzenkratzkrankheit
(+ Abszesse, neutrophile + Angiomatose + Arthralgien + Exantheme + Granulome, tuberkuloide + Inokulationsreaktion, papulöse + Knötchen, furunkelähnliches + Konjunktivitis + Kopfschmerz + Lymphadenitis + Lymphknoteneinschmelzung + Myalgien + Nekrose, sternförmige verkäsende + Neuritis + Neuroretinitis + Papeln, rötlich-bräunliche)

Niesreiz

Sluder-Neuralgie
(+ Augapfel, Schmerzen + Augenwinkel, innerer, Schmerzen + Maxilla, Schmerzen + Schmerzen der Nase + Schmerzen des Gaumens + Tränenträufeln)

proteinreiche Nahrung, Abneigung

Aminoazidurie, hyperdibasische, Typ II
(+ Argininurie + Diarrhö, chronische, beim Übergang auf Kuhmilchernährung + Erbrechen beim Übergang auf Kuhmilchernährung + Hepatomegalie + Hyperammonämie + Hyperdibasicaminazidurie + Lysinurie + Malabsorption + Muskelatrophie + Muskelschwäche + Ornithinurie + Osteoporose + Splenomegalie)

Schwächegefühl, allgemeines

Good-Syndrom
(+ B-Lymphozyten, völliges Fehlen + Diarrhö + Gewichtsabnahme + Hypogammaglobulinämie + Infekte des Respirationstrakts + Mediastinaltumor)
Knochenmarkaplasie, passagere
(+ Anämie, hämolytische + aplastische Krise + Fieber + Leukozytopenie + Panzytopenie + Parvovirus B 19 + Proerythroblasten + Retikulozytopenie + Thrombozytopenie)
paraneoplastische Hypoglykämie
(+ Angstzustände + Bewußtseinsstörungen + Dysarthrie + Hungergefühl + Hyperhidrose + Kopfschmerz + Neoplasien + Persönlichkeitsveränderungen + Sehstörungen + Tachykardie + Tremor + Verwirrtheitszustände + zerebrale Anfälle)

Übelkeit

Addison-Krankheit
(+ Abdominalschmerzen + ACTH-Sekretion, gesteigerte + Adynamie + Aldosteronmangel + Appetitlosigkeit + Cortisolmangel + Diarrhö + Erbrechen + Hyperkaliämie + Hyperpigmentierung, bräunliche + Hypoglykämie + Hyponatriämie + Hypotonie + Kreislaufdysregulation, orthostatische + Nebennierenrindeninsuffizienz + Niereninsuffizienz)
ADH-Sekretion, inadäquate
(+ ADH-Sekretion, gesteigerte + Bewußtseinsstörungen + Erbrechen + Hypernatriurie + Hyponatriämie + Hypoosmolarität + Verwirrtheitszustände)
Angina abdominalis
(+ Abdominalschmerzen + Gefäßstenosen + Gefäßverschlüsse + Gewichtsabnahme + Malabsorption)
Entzugserscheinungen
(+ Angstzustände + Diarrhö + Erbrechen + Hyperhidrose + Krampfneigung + Myalgien + Palpitationen + Psychosen + Schlafstörungen + Tremor)
Fructose-Intoleranz
(+ Abneigung gegen Süßigkeiten und Obst + Akrozyanose + Bewußtseinsstörungen + Blässe + Erbrechen + Ernährungsstörungen + Fructosämie + Fructosurie + Hyperhidrose + Hypermagnesiämie + Hypophosphatämie + Tremor)
Galaktosämie III
(+ Erbrechen + Galaktosämie + Galaktosurie + Hepatomegalie + Wachstumsstörungen)
Gastropathie Ménétrier, hypertrophische
(+ Alpha-1-Antitrypsin-Stuhlclearance, pathologische + Androtropie + Hypoproteinämie + Magen, Riesenfalten + Völlegefühl)
Ligamentum-arcuatum-medianum-Syndrom
(+ Abdominalschmerzen + Malabsorption + Meteorismus + Truncus coeliacus, Stenose)
Muskeldystrophie, okulo-gastrointestinale
(+ Abdominalschmerzen + Diarrhö + Erbrechen + Ophthalmoplegie + Ptosis + Völlegefühl)
Panarteriitis nodosa
(+ Abdominalschmerzen + apoplektischer Insult + Arthralgien + Blutungen, gastrointestinale + Darminfarzierung + Darmperforation + Erbrechen + Fieber + Gewichtsabnahme + HbsAG-positiv + Herzversagen, kongestives + Hypertonie + Knoten + Livedo racemosa + Myalgien + Myokardinfarkt + Neuropathien + Perikarditis + Persönlichkeitsveränderungen)
Raeder-Symptomatik
(+ Erbrechen + Horner-Trias + Kopfschmerz)
Vertebralis-Anzapf-Syndrom
(+ Bewußtseinsstörungen + Blutdruckdifferenzen + Ischämieschmerz bei Armarbeit + Radialispuls, fehlender + Schwindel)
Vinylchloridkrankheit
(+ Akrodystrophie + Armparesen + Asthma-ähnliche Atemnot + Bewußtseinsstörungen + Eigenreflexe, abgeschwächte + Endphalangen, Osteolyse + Fazialislähmung + Hepatomegalie + Hyperhidrose + Parästhesien + Potenzstörungen + Raynaud-Phänomen + Schwindel + Splenomegalie + Thrombozytopenie)

Empfindung

Zieve-Syndrom
(+ Abdominalschmerzen + Fettleber + Fieber + Hämolyse + Hepatomegalie + Hyperlipidämie + Ikterus + Pankreatitis)

Vernichtungsgefühl

Ösophagusruptur, atraumatische
(+ Androtropie + Brustschmerzen + Hautemphysem + Mediastinalemphysem + Ösophagusruptur, spontane)

Völlegefühl

Gastropathie Ménétrier, hypertrophische
(+ Alpha-1-Antitrypsin-Stuhlclearance, pathologische + Androtropie + Hypoproteinämie + Magen, Riesenfalten + Übelkeit)
Mesenterialarterien-Syndrom, oberes
(+ Abdominalschmerzen + Erbrechen + Ileus)
Muskeldystrophie, okulo-gastrointestinale
(+ Abdominalschmerzen + Diarrhö + Erbrechen + Ophthalmoplegie + Ptosis + Übelkeit)
Postcholezystektomie-Folgen
(+ Abdominalschmerzen + Cholestase + Diarrhö + Ikterus + Obstipation)
Syndrom der zuführenden Schlinge
(+ Abdominalschmerzen + Erbrechen + Galleerbrechen)

Endokrine Organe

ACTH-Sekretion, gesteigerte

Addison-Krankheit
(+ Abdominalschmerzen + Adynamie + Aldosteronmangel + Appetitlosigkeit + Cortisolmangel + Diarrhö + Erbrechen + Hyperkaliämie + Hyperpigmentierung, bräunliche + Hypoglykämie + Hyponatriämie + Hypotonie + Kreislaufdysregulation, orthostatische + Nebennierenrindeninsuffizienz + Niereninsuffizienz + Übelkeit)
Nelson-Syndrom
(+ Cushing-Symptomatik + Gynäkotropie + Hyperpigmentierung + Hypophysentumoren + Kopfschmerz + Skotom)

ADH-Sekretion, gesteigerte

ADH-Sekretion, inadäquate
(+ Bewußtseinsstörungen + Erbrechen + Hypernatriurie + Hyponatriämie + Hypoosmolarität + Übelkeit + Verwirrtheitszustände)

ADH-Sekretion, verminderte

Hypothalamus-Syndrom
(+ Adipositas + Depression + Diabetes insipidus + Diabetes mellitus + Fieber + Hypothermie + Lethargie + Manien + Schlaflosigkeit + Schlafstörungen + Schlafsucht + Untergewicht)

Adrenarche, frühe

adrenogenitales Syndrom Typ 2
(+ Achselbehaarung, frühzeitige + Diarrhö + Erbrechen + Exsikkose + Gynäkomastie + Klitorishypertrophie + Nebennierenrindeninsuffizienz + Pubertät, verzögerte + Salzverlust + Schambehaarung, frühzeitige + Thelarche, ausbleibende + Virilisierung + Virilisierung, inkomplette)
adrenogenitales Syndrom Typ 3
(+ Diarrhö + Epiphysenschluß, vorzeitiger + Erbrechen + Exsikkose + Klitorishypertrophie + Knochenreifung, beschleunigte + Nebennierenrindeninsuffizienz + Pseudohermaphroditismus femininus + Pseudopubertas praecox + Salzverlust + Thelarche, ausbleibende + Virilisierung)

Aldosteronausscheidung, erhöhte

Ödem, idiopathisches
(+ Ödeme, allg.)

Aldosteronmangel

Addison-Krankheit
(+ Abdominalschmerzen + ACTH-Sekretion, gesteigerte + Adynamie + Appetitlosigkeit + Cortisolmangel + Diarrhö + Erbrechen + Hyperkaliämie + Hyperpigmentierung, bräunliche + Hypoglykämie + Hyponatriämie + Hypotonie + Kreislaufdysregulation, orthostatische + Nebennierenrindeninsuffizienz + Niereninsuffizienz + Übelkeit)
Syndrom der angeborenen Nebennierenhypoplasie mit Gonadotropinmangel
(+ Cortisolmangel + GnRH, hypothalamisches, verminderte Sekretion + Gonadotropinmangel + Hörverlust + Kryptorchismus + Nebennierenrindeninsuffizienz + Schallempfindungsstörung + Schwerhörigkeit)

Aldosteron-Sekretion, gesteigerte

Bartter-Syndrom
(+ Adynamie + Alkalose, metabolische + Hyperkaliurie + Hypokaliämie + Myalgien + Renin-Serumspiegel, erhöhter)

Endokrine Organe

Hyperaldosteronismus, primärer
(+ Alkalose, metabolische + EKG, pathologisches + Hyperaldosteronämie + Hyperkaliurie + Hypernatriämie + Hypertonie + Hypokaliämie + Hyposthenurie + Kopfschmerz + Muskelschwäche + Nephritis + Netzhaut, Retinopathie + Paralyse, periodische + Polydipsie + Polyurie + Proteinurie)

Hyperreninismus, primärer
(+ Hypernatriämie + Hypertonie + Hypokaliämie + Renin, erhöhtes)

Androgenresistenz

Reifenstein-Syndrom
(+ 17-Hydroxysteroid-Dehydrogenase-Mangel + 17-Reductase-Mangel + Gynäkomastie + Hypogonadismus + Hypospadie + Pseudohermaphroditismus masculinus)

Cortisolmangel

Addison-Krankheit
(+ Abdominalschmerzen + ACTH-Sekretion, gesteigerte + Adynamie + Aldosteronmangel + Appetitlosigkeit + Diarrhö + Erbrechen + Hyperkaliämie + Hyperpigmentierung, bräunliche + Hypoglykämie + Hyponatriämie + Hypotonie + Kreislaufdysregulation, orthostatische + Nebennierenrindeninsuffizienz + Niereninsuffizienz + Übelkeit)

Syndrom der angeborenen Nebennierenhypoplasie mit Gonadotropinmangel
(+ Aldosteronmangel + GnRH, hypothalamisches, verminderte Sekretion + Gonadotropinmangel + Hörverlust + Kryptorchismus + Nebennierenrindeninsuffizienz + Schallempfindungsstörung + Schwerhörigkeit)

Cushing-Symptomatik

fibröse Dysplasie
(+ Akromegalie + Café-au-lait-Flecken + Hyperparathyreoidismus + Hyperthyreose + Läsionen, zystische, des Skeletts + Osteosklerose + Pubertas praecox + Spontanfrakturen)

McCune-Albright-Syndrom
(+ Akromegalie + Café-au-lait-Flecken + Dysplasie, polyostotische + Endokrinopathie + Hochwuchs + Hyperparathyreoidismus + Hyperthyreose + Osteomalazie + Pubertas praecox + Rachitis)

Nelson-Syndrom
(+ ACTH-Sekretion, gesteigerte + Gynäkotropie + Hyperpigmentierung + Hypophysentumoren + Kopfschmerz + Skotom)

Endokrinopathie

McCune-Albright-Syndrom
(+ Akromegalie + Café-au-lait-Flecken + Cushing-Symptomatik + Dysplasie, polyostotische + Hochwuchs + Hyperparathyreoidismus + Hyperthyreose + Osteomalazie + Pubertas praecox + Rachitis)

POEMS-Komplex
(+ Amenorrhö + Aszites + Dysglobulinämie + Fieber + Gammopathien + Gynäkomastie + Hautveränderungen + Hautverdickung + Hautverhärtungen + Hepatomegalie + Hyperhidrose + Hyperpigmentierung + Hypertrichose + Hypothyreose + Leukonychie + Lymphknotenschwellung + M-Gradient + Muskelschwäche + Myelom + Neuropathien + Ödeme, periphere + Osteolysen + Osteosklerose + Papillenödem + Plasmozytom + Pleuraerguß + Potenzstörungen + Sklerose + Splenomegalie + Trommelschlegelfinger)

Pseudoxanthoma elasticum
(+ »angioid streaks« + Blutungen, gastrointestinale + Durchblutungsstörungen + Gelenkblutungen + Hautatrophie + neurovegetative Störungen + Papeln, livide, später leicht gelbliche + Pseudoxanthoma elasticum (Darier) + psychische Störungen)

GnRH, hypothalamisches, verminderte Sekretion

Kallmann-Syndrom
(+ Amenorrhö + Androtropie + Anosmie + Genitalhypoplasie + Gonadotropinmangel + Gynäkomastie + Hoden, abnorm kleine + Sterilität)

Syndrom der angeborenen Nebennierenhypoplasie mit Gonadotropinmangel
(+ Aldosteronmangel + Cortisolmangel + Gonadotropinmangel + Hörverlust + Kryptorchismus + Nebennierenrindeninsuffizienz + Schallempfindungsstörung + Schwerhörigkeit)

Gonadotropinmangel

Kallmann-Syndrom
(+ Amenorrhö + Androtropie + Anosmie + Genitalhypoplasie + GnRH, hypothalamisches, verminderte Sekretion + Gynäkomastie + Hoden, abnorm kleine + Sterilität)

Syndrom der angeborenen Nebennierenhypoplasie mit Gonadotropinmangel
(+ Aldosteronmangel + Cortisolmangel + GnRH, hypothalamisches, verminderte Sekretion + Hörverlust + Kryptorchismus + Nebennierenrindeninsuffizienz + Schallempfindungsstörung + Schwerhörigkeit)

17-Hydroxysteroid-Dehydrogenase-Mangel

Reifenstein-Syndrom
(+ 17-Reductase-Mangel + Androgenresistenz + Gynäkomastie + Hypogonadismus + Hypospadie + Pseudohermaphroditismus masculinus)

Hyperinsulinismus

Hypoglykämie, Leucin-sensible
(+ Hypoglykämie + Krampfneigung)

Leprechaunismus
(+ Elfengesicht + Fettgewebe, subkutanes, Mangel + Hypertrichose + Minderwuchs)

Nesidioblastose, familiäre
(+ Hypoglykämie)

Wermer-Syndrom
(+ Gastrin, erhöhtes + Gastrinom + Hyperparathyreoidismus + Insulinom + Lipome + Nebenschilddrüsenadenom + Nebenschilddrüsenhyperplasie + Parathormon, vermehrtes + Polyposis coli + Struma)

Hyperparathyreoidismus

Chondrokalzinose
(+ Arthralgien + Arthrose + Gicht-ähnliche Anfälle + Pseudogicht)

fibröse Dysplasie
(+ Akromegalie + Café-au-lait-Flecken + Cushing-Symptomatik + Hyperthyreose + Läsionen, zystische, des Skeletts + Osteosklerose + Pubertas praecox + Spontanfrakturen)

McCune-Albright-Syndrom
(+ Akromegalie + Café-au-lait-Flecken + Cushing-Symptomatik + Dysplasie, polyostotische + Endokrinopathie + Hochwuchs + Hyperthyreose + Osteomalazie + Pubertas praecox + Rachitis)

Wermer-Syndrom
(+ Gastrin, erhöhtes + Gastrinom + Hyperinsulinismus + Insulinom + Lipome + Nebenschilddrüsenadenom + Nebenschilddrüsenhyperplasie + Parathormon, vermehrtes + Polyposis coli + Struma)

Endokrine Organe

Hyperthyreose

Basedow-Psychose
(+ Angstzustände + Delir + Halluzinationen + Hungergefühl + Struma + T_3-Erhöhung + T_4-Erhöhung + Tachykardie + Verwirrtheitszustände)
fibröse Dysplasie
(+ Akromegalie + Café-au-lait-Flecken + Cushing-Symptomatik + Hyperparathyreoidismus + Läsionen, zystische, des Skeletts + Osteosklerose + Pubertas praecox + Spontanfrakturen)
Hashimoto-Thyreoiditis
(+ Hypothyreose + Schilddrüsenvergrößerung)
McCune-Albright-Syndrom
(+ Akromegalie + Café-au-lait-Flecken + Cushing-Symptomatik + Dysplasie, polyostotische + Endokrinopathie + Hochwuchs + Hyperparathyreoidismus + Osteomalazie + Pubertas praecox + Rachitis)

Hypoparathyreoidismus

CATCH22
(+ Gaumenspalte + Gesichtsdysmorphien + Herzfehler + Hypokalzämie + Nebenschilddrüsen, Hypoplasie bzw. Agenesie + Thymushypoplasie)
polyglanduläres Autoimmun-(PGA-)Syndrom, Typ I
(+ Candidiasis + Nebennierenrindeninsuffizienz)
tubuläre Stenose mit Hypokalzämie
(+ Basalganglienanomalien + Hypokalzämie + Minderwuchs + Stenose, tubuläre + Tetanien)

Hypopituitarismus

Holoprosenzephalie
(+ Aglossie + Anophthalmie + Anosmie + Arrhinenzephalie + Arrhinie + Balkenmangel + Daumenaplasie + Daumenhypoplasie + geistige Behinderung + Hirn, monoventrikuläres + Hypertelorismus + Hyposmie + Hypotelorismus + Klumpfuß + Kolobom + Lippen-Kiefer-Gaumen-Spalte + Mikroglossie + Oberlippenspalte + Philtrum, fehlendes + Polydaktylie + Proboscis + Syndaktylien + Synophthalmie + Zyklopie)
septooptische Dysplasie
(+ Mikropapille + Minderwuchs + Mittellinie, Fehlbildungen + Nystagmus + Septum-pellucidum-Defekt)
Symptom der leeren Sella
(+ Gynäkotropie + Hypophysentumoren + Kopfschmerz + Skotom)

Hypothalamus-Hypophysen-Insuffizienz

hypothalamischer Symptomenkomplex
(+ Adipositas + Infantilismus, genitaler + Minderwuchs + Sehstörungen + Sellavergrößerung)

Hypothyreose

Hashimoto-Thyreoiditis
(+ Hyperthyreose + Schilddrüsenvergrößerung)
Hoffmann-Syndrom
(+ Creatinkinase, erhöhte + Muskelschwäche)
Kocher-Debré-Semelaigne-Syndrom
(+ Creatinkinase, erhöhte + Muskelhypertrophie + Muskelschwäche)
POEMS-Komplex
(+ Amenorrhö + Aszites + Dysglobulinämie + Endokrinopathie + Fieber + Gammopathien + Gynäkomastie + Hautveränderungen + Hautverdickung + Hautverhärtungen + Hepatomegalie + Hyperhidrose + Hyperpigmentierung + Hypertrichose + Leukonychie + Lymphknotenschwellung + M-Gradient + Muskelschwäche + Myelom + Neuropathien + Ödeme, periphere + Osteolysen + Osteosklerose + Papillenödem + Plasmozytom + Pleuraerguß + Potenzstörungen + Sklerose + Splenomegalie + Trommelschlegelfinger)
polyglanduläres Autoimmun-(PGA-)Syndrom, Typ II
(+ Diabetes mellitus + Gynäkotropie + Nebennierenrindeninsuffizienz)
Pubertas praecox bei Hypothyreose
(+ Galaktorrhö + Hyperpigmentierung + Pubertas praecox + Sellavergrößerung)

Insuffizienz, pluriglanduläre

Kartagener-Syndrom
(+ Bauchorgane, Lageanomalien + Bronchiektasen + Sinusitis, chronische, mit Polyposis nasi + Thoraxdeformität + Zilien, Strukturanomalien)

Knotenstruma

Sipple-Syndrom
(+ Calcitonin, erhöhtes + Catecholamine, erhöhte + Diarrhö + Dysphonie + Nebenschilddrüsentumoren + Phäochromozytom + Schluckbeschwerden)

LH-Spiegel, erniedrigter

Eunuchoidismus, fertiler
(+ Adipositas + Fistelstimme + Hochwuchs + Leydig-Zellen, Verminderung + Sekundärbehaarung, mangelnde oder fehlende)

Nebennierenhypoplasie

Pallister-Hall-Syndrom
(+ Analstenose + Gesichtsdysmorphien + Herzfehler + Hypothalamusregion, Hamartome + Mikropenis + Mittelgesicht, flaches + Ohranomalien + Polydaktylie)

Nebenniereninfarkte

Waterhouse-Friderichsen-Syndrom
(+ Bewußtseinsstörungen + hämorrhagische Diathese + Krampfneigung + Meningokokken im Liquor + Nebenniereninsuffizienz)

Nebenniereninsuffizienz

ACTH-Unempfindlichkeit
(+ ACTH-Serumspiegel, erhöhter + Gedeihstörungen + Hyperpigmentierung + Hypoglykämie + Lethargie + Nebennierensteroidspiegel, erniedrigte + Renin-Serumspiegel, erhöhter + Salzverlust)
adrenogenitales Syndrom Typ 1
(+ ACTH-Serumspiegel, erhöhter + Diarrhö + Erbrechen + Exsikkose + Hyperpigmentierung + Hypokaliämie + Hyponatriämie + Hypospadie + Renin-Serumspiegel, erhöhter + Salzverlust)
adrenogenitales Syndrom Typ 2
(+ Achselbehaarung, frühzeitige + Adrenarche, frühe + Diarrhö + Erbrechen + Exsikkose + Gynäkomastie + Klitorishypertrophie + Pubertät, verzögerte + Salzverlust + Schambehaarung, frühzeitige + Thelarche, ausbleibende + Virilisierung + Virilisierung, inkomplette)
adrenogenitales Syndrom Typ 3
(+ Adrenarche, frühe + Diarrhö + Epiphysenschluß, vorzeitiger + Erbrechen + Exsikkose + Klitorishypertrophie + Knochenreifung, beschleunigte + Pseudohermaphroditismus femininus + Pseudopubertas praecox + Salzverlust + Thelarche, ausbleibende + Virilisierung)

Endokrine Organe

Pigmentdystrophie, kongenitale
(+ Adipositas + Café-au-lait-Flecken + Entwicklungsrückstand, motorischer und geistiger + Genitalhypoplasie + Pigmentflecken)

Waterhouse-Friderichsen-Syndrom
(+ Bewußtseinsstörungen + hämorrhagische Diathese + Krampfneigung + Meningokokken im Liquor + Nebenniereninfarkte)

Nebennierenrindenhyperplasie

Carney-Komplex
(+ Cushing-Phänotyp + Fibroadenome, myxoide, der Mammae + Hodentumoren + Lentigines + Myxome, kardiale + Myxome, kutane + Naevi coerulei)

Nebennierenrindeninsuffizienz

Addison-Krankheit
(+ Abdominalschmerzen + ACTH-Sekretion, gesteigerte + Adynamie + Aldosteronmangel + Appetitlosigkeit + Cortisolmangel + Diarrhö + Erbrechen + Hyperkaliämie + Hyperpigmentierung, bräunliche + Hypoglykämie + Hyponatriämie + Hypotonie + Kreislaufdysregulation, orthostatische + Niereninsuffizienz + Übelkeit)

Adrenoleukodystrophie
(+ Abbau, geistiger + Demyelinisierung + Gangstörungen + Hörstörung + Hyperpigmentierung + Neuropathien + Sehstörungen + Verhaltensstörungen)

Adrenomyodystrophie(-Syndrom)
(+ Entwicklungsrückstand, motorischer und geistiger + Fettleber + Gedeihstörungen + Harnblasenektasie + Megalokornea + Myopathie + Obstipation)

polyglanduläres Autoimmun-(PGA-)Syndrom, Typ I
(+ Candidiasis + Hypoparathyreoidismus)

polyglanduläres Autoimmun-(PGA-)Syndrom, Typ II
(+ Diabetes mellitus + Gynäkotropie + Hypothyreose)

Syndrom der angeborenen Nebennierenhypoplasie mit Gonadotropinmangel
(+ Aldosteronmangel + Cortisolmangel + GnRH, hypothalamisches, verminderte Sekretion + Gonadotropinmangel + Hörverlust + Kryptorchismus + Schallempfindungsstörung + Schwerhörigkeit)

Triple-A-Syndrom
(+ Achalasie + Ataxie + Dysarthrie + Hyperreflexie + Muskelschwäche + Neuropathien + Optikusatrophie + Tränensekretion, verminderte bis fehlende + Tränenträufeln)

Nebennierensteroidspiegel, erniedrigte

ACTH-Unempfindlichkeit
(+ ACTH-Serumspiegel, erhöhter + Gedeihstörungen + Hyperpigmentierung + Hypoglykämie + Lethargie + Nebenniereninsuffizienz + Renin-Serumspiegel, erhöhter + Salzverlust)

Nebenschilddrüsenadenom

multiple endokrine Neoplasie
(+ Diarrhö + Ganglioneurom + Gastrinom + Gelenkbeweglichkeit, abnorme + Hypertonie + Hypophysentumoren + Insulinom + Karzinoid + marfanoider Habitus + Nebennierentumoren + Nebenschilddrüsenhyperplasie + Neurom + Pankreas-Inselzell-Tumoren + Phäochromozytom + Schilddrüsenkarzinom + Schilddrüsentumoren)

Wermer-Syndrom
(+ Gastrin, erhöhtes + Gastrinom + Hyperinsulinismus + Hyperparathyreoidismus + Insulinom + Lipome + Nebenschilddrüsenhyperplasie + Parathormon, vermehrtes + Polyposis coli + Struma)

Nebenschilddrüsenhyperplasie

multiple endokrine Neoplasie
(+ Diarrhö + Ganglioneurom + Gastrinom + Gelenkbeweglichkeit, abnorme + Hypertonie + Hypophysentumoren + Insulinom + Karzinoid + marfanoider Habitus + Nebennierentumoren + Nebenschilddrüsenadenom + Neurom + Pankreas-Inselzell-Tumoren + Phäochromozytom + Schilddrüsenkarzinom + Schilddrüsentumoren)

Wermer-Syndrom
(+ Gastrin, erhöhtes + Gastrinom + Hyperinsulinismus + Hyperparathyreoidismus + Insulinom + Lipome + Nebenschilddrüsenadenom + Parathormon, vermehrtes + Polyposis coli + Struma)

Nebenschilddrüsen, Hypoplasie bzw. Agenesie

CATCH22
(+ Gaumenspalte + Gesichtsdysmorphien + Herzfehler + Hypokalzämie + Hypoparathyreoidismus + Thymushypoplasie)

DiGeorge-Syndrom
(+ Aortenbogen, unterbrochener + Herzfehler + T-Zelldefekt + Thymushypoplasie)

Parathormon, vermehrtes

Wermer-Syndrom
(+ Gastrin, erhöhtes + Gastrinom + Hyperinsulinismus + Hyperparathyreoidismus + Insulinom + Lipome + Nebenschilddrüsenadenom + Nebenschilddrüsenhyperplasie + Polyposis coli + Struma)

17-Reductase-Mangel

Reifenstein-Syndrom
(+ 17-Hydroxysteroid-Dehydrogenase-Mangel + Androgenresistenz + Gynäkomastie + Hypogonadismus + Hypospadie + Pseudohermaphroditismus masculinus)

Renin, erhöhtes

18-Hydroxysteroiddehydrogenase-Mangel
(+ Azidose, metabolische + Gedeihstörungen + Hyperkaliämie + Hyponatriämie + Minderwuchs + Salzverlust)

Hyperreninismus, primärer
(+ Aldosteron-Sekretion, gesteigerte + Hypernatriämie + Hypertonie + Hypokaliämie)

Schilddrüsenatrophie

Simmonds-Sheehan-Syndrom
(+ Achselbehaarung, Verlust + alabasterartiges Aussehen der Haut + Antriebsschwäche + Genitalatrophie + Gynäkotropie + Hypoglykämie + Hypothermie + Hypotonie + Pubesbehaarung, Verlust)

Schilddrüsenvergrößerung

Hashimoto-Thyreoiditis
(+ Hyperthyreose + Hypothyreose)

Schilddrüse, schmerzhafte

(de-)Quervain-Thyreoiditis
(+ Gynäkotropie + Temperaturen, subfebrile + Thyreoiditis)

Endokrine Organe

Struma

Akromegalie
(+ Akromegalie + Diabetes mellitus + Hemianopsie + Hirsutismus + Keimdrüsenatrophie + Stauungspapille + Wachstumshormon-(STH-)Spiegel, erhöhter)
Ascher-Syndrom
(+ Blepharochalasis + Doppellippe + Oberlidschwellung + Oberlippenschwellung)
Bannayan-Riley-Ruvalcaba-Syndrom
(+ Angiokeratome + Blutungen, gastrointestinale + Embryotoxon posterius + Entwicklungsrückstand, motorischer und geistiger + geistige Behinderung + Hämangiome + Hamartome + Hamartome, mesodermale + Ileus + Lipome + Makrosomie, fetale + Makrozephalie + Megalenzephalie + Myopathie + Penis, Hyperpigmentation + Polypose + Pseudopapillenödem + Sprachentwicklung, verzögerte)
von-Basedow-Krankheit
(+ v.-Graefe-Zeichen + Abadie-Zeichen + Boston-Zeichen + Dalrymple-Zeichen + Exophthalmus + Fremdkörpergefühl in den Augen + Gifford-Zeichen + Glanzauge + Hungergefühl + Kocher-Zeichen + Konjunktivitis + Lidödem + Lidsymptome + Moebius-Zeichen + Photophobie + Stellwag-Zeichen + T_3-Erhöhung + T_4-Erhöhung + Tachykardie + Temperaturen, subfebrile + Temperaturregulationsstörungen + Tremor + TSH, basales, Suppression)
Basedow-Psychose
(+ Angstzustände + Delir + Halluzinationen + Hungergefühl + Hyperthyreose + T_3-Erhöhung + T_4-Erhöhung + Tachykardie + Verwirrtheitszustände)
Pendred-Syndrom
(+ Schallempfindungsstörung + Schwerhörigkeit)
Refetoff-(de-)Wind-(de-)Groot-Syndrom
(+ »stippled« Epiphysen + Gesichtsdysmorphien + Hühnerbrust + Knochenwachstum, verzögertes + Scapulae alatae + Schallempfindungsstörung + T_3-Erhöhung + T_4-Erhöhung + Taubheit)
Schilddrüsenhormon-Resistenz-Syndrome
(+ T_3-Erhöhung + T_4-Erhöhung)
Wermer-Syndrom
(+ Gastrin, erhöhtes + Gastrinom + Hyperinsulinismus + Hyperparathyreoidismus + Insulinom + Lipome + Nebenschilddrüsenadenom + Nebenschilddrüsenhyperplasie + Parathormon, vermehrtes + Polyposis coli)

Thymushypoplasie

CATCH22
(+ Gaumenspalte + Gesichtsdysmorphien + Herzfehler + Hypokalzämie + Hypoparathyreoidismus + Nebenschilddrüsen, Hypoplasie bzw. Agenesie)
DiGeorge-Syndrom
(+ Aortenbogen, unterbrochener + Herzfehler + Nebenschilddrüsen, Hypoplasie bzw. Agenesie + T-Zelldefekt)

Thyreoiditis

(de-)Quervain-Thyreoiditis
(+ Gynäkotropie + Schilddrüse, schmerzhafte + Temperaturen, subfebrile)

TSH, basales, Suppression

von-Basedow-Krankheit
(+ v.-Graefe-Zeichen + Abadie-Zeichen + Boston-Zeichen + Dalrymple-Zeichen + Exophthalmus + Fremdkörpergefühl in den Augen + Gifford-Zeichen + Glanzauge + Hungergefühl + Kocher-Zeichen + Konjunktivitis + Lidödem + Lidsymptome + Moebius-Zeichen + Photophobie + Stellwag-Zeichen + Struma + T_3-Erhöhung + T_4-Erhöhung + Tachykardie + Temperaturen, subfebrile + Temperaturregulationsstörungen + Tremor)

Wachstumshormon, Mangel

Wachstumshormonmangel Typ 1
(+ Makrozephalie + Minderwuchs + Puppengesicht + Stammfettsucht)

Wachstumshormon-(STH-)Spiegel, erhöhter

Akromegalie
(+ Akromegalie + Diabetes mellitus + Hemianopsie + Hirsutismus + Keimdrüsenatrophie + Stauungspapille + Struma)
Laron-Syndrom
(+ Minderwuchs + Puppengesicht + Stammfettsucht)

Entwicklung, fetale

Acardius

Acardius
(+ Duplikationen, unvollständige + Hydramnion)
Transfusion, feto-fetale
(+ Anämie + Erythroblastose + Fetus papyraceus + Fruchttod, intrauteriner + Hydramnion + Polyglobulie)

Aszites, fetaler, ohne Hydrops

Perlman-Syndrom
(+ Gesichtsdysmorphien + Hamartome, renale + Hochwuchs + innere Organe, Organomegalie + Kryptorchismus + Nephroblastomatose, fokale + Polyhydramnion + Wilms-Tumor)

Duplikationen, unvollständige

Acardius
(+ Acardius + Hydramnion)

Fetus papyraceus

Transfusion, feto-fetale
(+ Acardius + Anämie + Erythroblastose + Fruchttod, intrauteriner + Hydramnion + Polyglobulie)

Geburtsgewicht, hohes

Sotos-Syndrom
(+ Gesichtsdysmorphien + Hochwuchs + Knochenreifung, beschleunigte + Lidachsenstellung, antimongoloide + Makrodolichozephalie + Makrosomie, fetale + Wachstum, beschleunigtes)

Geburtsgewicht, niedriges

Mucolipidose II
(+ Dysostosen + Entwicklungsrückstand, statomotorischer + Gelenkkontrakturen + Gesichtsdysmorphien + Hautverdickung + Hepatomegalie + Hernien + Infekte des Respirationstrakts + Minderwuchs + Splenomegalie + vakuolisierte Zellen)
Myhre-Syndrom
(+ Blepharophimose + geistige Behinderung + Herzfehler + Hyperopie + Kryptorchismus + Maxillahypoplasie + Minderwuchs + Taubheit)
Pearson-Syndrom
(+ Anämie + Diabetes mellitus + Diarrhö + Enzephalopathie + Gedeihstörungen + Hämoglobin-F-Erhöhung + Hepatomegalie + Laktaterhöhung + Malabsorption + Myopathie + Neutropenie + Pankreasfibrose + Pankreasinsuffizienz + Thrombozytopenie + Tubulopathie)
Phenylalanin-Embryopathie
(+ geistige Behinderung + Herzfehler + Mikrozephalie)
Trisomie 18
(+ Fersen, prominente + Fingerkontrakturen + Gesicht, dreieckiges + Gesichtsdysmorphien + Großzehen, zurückversetzte + Herzfehler + Hinterhaupt, prominentes + Hydramnion + Hypertonie + Klitorishypertrophie + Lidspaltenverengung + Mikrozephalie + Mund-Kinnpartie, kleine + Nierenanomalien + Ösophagusatresie + Plexus-choreoideus-Zysten (Ultraschall) + Radiusaplasie + Rippen, schmale)
Wrinkly-skin-Syndrom
(+ geistige Behinderung + Gesichtsdysmorphien + Hautfalten, herdförmige + Minderwuchs + Skelettanomalien + Venenzeichnung, verstärkte)

Hydrops fetalis

Dysostose, spondylokostale, mit viszeralen Defekten und Dandy-Walker-Malformation
(+ Balkenmangel + Dandy-Walker-Anomalie + Finger, Brachydaktylie + Hemiwirbelbildung + Herzfehler + Hydramnion + Hydronephrose + Lungenhypoplasie + Malrotation + Mikromelie + Nierendysplasie + Rippendefekte + Thoraxdysplasie + Wirbelanomalien + Zehen, Brachydaktylie)
dyssegmentale Dysplasie
(+ Enzephalozele + Gaumenspalte + Minderwuchs, pränataler + Wirbelkörper, mangelhafte oder fehlende Ossifikation)
Gillin-Pryse//Davis-Syndrom
(+ Bauchwandmuskulatur, Hypo- oder Aplasie + Beugekontrakturen der Extremitäten + Genitalfehlbildungen + Gesichtsdysmorphien + Magen-Darm-Atresien + Malrotation + Nackenödem + Oberlippe, zeltförmige)
Neu-Laxova-Syndrom
(+ Balkenmangel + Exophthalmus + Gesichtsdysmorphien + Ichthyose + Lissenzephalie + Mikrophthalmie + Minderwuchs, pränataler)
Pterygium-Syndrom, letales multiples, Typ IV
(+ Gelenkkontrakturen + Gesichtsdysmorphien + Halspterygium + Muskelatrophie + Pterygien + Vorderhornzellendegeneration)
Sialidose
(+ Blindheit + Dysostosen + Fundus, kirschroter Fleck + Gesichtsdysmorphien + Hepatomegalie + Neuraminsäureausscheidung im Urin, vermehrte + Splenomegalie)

innere Organe, Anomalien

CHILD-Syndrom
(+ Dermatitis, halbseitige ichthyosiforme, mit Erythem + Erytheme + Nävi + Röhrenknochen, Anomalien, ipsilaterale)
Triploidie
(+ Aborte + Genitalfehlbildungen + Iriskolobom + Längen- und Gewichtsreduktion + Mikrophthalmie + Minderwuchs, pränataler + Nierenanomalien + Plazenta, hydatidiforme Degeneration + Syndaktylien + ZNS-Fehlbildungen)

innere Organe, Organomegalie

Perlman-Syndrom
(+ Aszites, fetaler, ohne Hydrops + Gesichtsdysmorphien + Hamartome, renale + Hochwuchs + Kryptorchismus + Nephroblastomatose, fokale + Polyhydramnion + Wilms-Tumor)
Wiedemann-Beckwith-Syndrom
(+ Gesichtsdysmorphien + Hemihypertrophie + Hochwuchs + Hypoglykämie + Kerbenohren + Makroglossie + Makrosomie, fetale + Malignome + Mittelgesichtshypoplasie oder -dysplasie + Nabelhernie + Omphalozele)

Kindsbewegungen, verminderte

Akinesie, fetale
(+ Arthrogrypose + Gelenkfehlstellungen + Lungenhypoplasie)
Dermopathie, restriktive
(+ Arthrogrypose + Gelenkbeweglichkeit, eingeschränkte + Gelenkkontrakturen + Gesichtsdysmorphien + Hautdysplasien und -aplasien + Hauteinschnürungen + Lungenhypoplasie + Mikrognathie + Mund, kleiner + Nase, kleine + Ohren, tief angesetzte + Polyhydramnion + Röhrenknochen, Ossifikationsstörung)
Dystrophia myotonica Curschmann-Steinert
(+ Alopezie + Atemstörung + Dickdarmdilatation, verminderte + Dysfunktion, ovarielle + Facies myopathica + geistige Behinderung + Gesicht, schmales + Herzrhythmusstörungen + Hirnatrophie + Hodenatrophie + Hydramnion + Hypoventilation, alveoläre + Katarakt + Klumpfuß + Magenmotilität, verminderte + Mimik, verminderte + Muskelatrophie + Muskelhypotonie + Muskel-

75

Entwicklung, fetale

schwäche + Myotonie + Ösophagusdilatation + Ösophagusperistaltik, verminderte + Paresen + Peristaltik, verminderte + Ptosis + Skelettanomalien + Trinkschwierigkeiten)

Pena-Shokeir-Syndrom I
(+ Arthrogrypose + Gelenkfehlstellungen + Gelenkkontrakturen + Hydramnion + Lungenhypoplasie)

Prader-Willi-Syndrom
(+ Adipositas + Akromikrie + Entwicklungsrückstand, motorischer und geistiger + Genitalhypoplasie + Muskelhypotonie + Verhaltensstörungen)

Längen- und Gewichtsreduktion

Silver-Russell-Syndrom
(+ Fontanellenschluß, verzögerter + Gesichtsasymmetrie + Hirnschädel, hydrozephaloid wirkender + Längenasymmetrie, isolierte, der Arme + Längenasymmetrie, isolierte, der Beine + Längenasymmetrie, isolierte, des Rumpfes + Minderwuchs + Minderwuchs, pränataler + Pseudohydrozephalus)

Triploidie
(+ Aborte + Genitalfehlbildungen + innere Organe, Anomalien + Iriskolobom + Mikrophthalmie + Minderwuchs, pränataler + Nierenanomalien + Plazenta, hydatidiforme Degeneration + Syndaktylien + ZNS-Fehlbildungen)

Makrosomie, fetale

Bannayan-Riley-Ruvalcaba-Syndrom
(+ Angiokeratome + Blutungen, gastrointestinale + Embryotoxon posterius + Entwicklungsrückstand, motorischer und geistiger + geistige Behinderung + Hämangiome + Hamartome + Hamartome, mesodermale + Ileus + Lipome + Makrozephalie + Megalenzephalie + Myopathie + Penis, Hyperpigmentation + Polypose + Pseudopapillenödem + Sprachentwicklung, verzögerte + Struma)

Osteochondrodysplasie mit Hypertrichose
(+ Coxa valga + Gesicht, plumpes + Hypertrichose + Kardiomegalie + Kortikalisverschmächtigung + Metaphysendysplasie + Os pubis und Os ischium, dysplastische + Osteopenie + Platyspondylie + Rippen, breite + Thorax, schmaler)

Simpson-Golabi-Behmel-Syndrom
(+ Alveolarkerben + Gesicht, plumpes + Gesichtszüge, grobe + Hepatomegalie + Herzfehler + Hexadaktylie + Hochwuchs + Hypodontie + Makroglossie + Nabelhernie + Omphalozele + Splenomegalie + Unterlippenkerbe)

Sotos-Syndrom
(+ Geburtsgewicht, hohes + Gesichtsdysmorphien + Hochwuchs + Knochenreifung, beschleunigte + Lidachsenstellung, antimongoloide + Makrodolichozephalie + Wachstum, beschleunigtes)

Wiedemann-Beckwith-Syndrom
(+ Gesichtsdysmorphien + Hemihypertrophie + Hochwuchs + Hypoglykämie + innere Organe, Organomegalie + Kerbenohren + Makroglossie + Malignome + Mittelgesichtshypoplasie oder -dysplasie + Nabelhernie + Omphalozele)

Minderwuchs, pränataler

Aase-Syndrom
(+ Anämie + Daumen, triphalangeale + Lidachsenstellung, antimongoloide + Lippen-Kiefer-Gaumen-Spalte + Minderwuchs + radio-ulnare Synostose + Radius, verkürzter + Radiushypoplasie + Skelettanomalien + Thenarhypoplasie)

Achondrogenesis I-A und I-B
(+ Minderwuchs + Ossifikation, verzögerte bis fehlende)

Achondrogenesis II
(+ Minderwuchs + Ossifikation, verzögerte bis fehlende)

Achondroplasie
(+ Hyperlordose + Makrozephalie + Minderwuchs + Muskelhypotonie)

Alkoholembryopathie
(+ Blepharophimose + Dystrophie, allgemeine + Endphalangen, Hypoplasie + Entwicklungsrückstand, statomotorischer + geistige Behinderung + Gesichtsdysmorphien + Herzfehler + Hyperaktivität + Hypospadie + Kryptorchismus + Labien, große, Hypoplasie + Maxillahypoplasie + Mikrogenie + Mikrozephalie + Minderwuchs + Oberlippe, schmale + Onychohypoplasie + Philtrum, hypoplastisches + ZNS-Störungen)

Antiepileptika-Embryofetopathie
(+ Endphalangen, Hypoplasie + Epikanthus + Finger, überlappende + Herzfehler + Hypertelorismus + Hypospadie + Lippen-Kiefer-Gaumen-Spalte + Meningomyelozele + Minderwuchs + Onychohypoplasie + Sattelnase + Zehen, überlappende)

Atelosteogenesis
(+ Femurverkürzung, distale + Femurverschmächtigung, distale + Minderwuchs + Oberarmverkürzung + Oberarmverschmächtigung)

Bloom-Syndrom
(+ Erythem, schmetterlingsförmiges + Erytheme + Immundefekt + Infektanfälligkeit + Minderwuchs + Pigmentationsanomalien)

Bumerang-Dysplasie
(+ Gesichtsdysmorphien + Lippen-Kiefer-Gaumen-Spalte + Mikrogenie + Röhrenknochen, Ossifikationsstörung + Röhrenknochen, verkürzte)

Chromosom 3p⁻ Syndrom
(+ Brachyzephalie + Epikanthus + geistige Behinderung + Gesichtsdysmorphien + Lidachsenstellung, mongoloide + Metopika, prominente + Mikrozephalie + Minderwuchs + Nase, kurze + Ptosis + Trigonozephalie)

Chromosom 4p⁻ Syndrom
(+ Anhängsel, präaurikuläre + Fisteln, präaurikuläre + geistige Behinderung + Gesichtsdysmorphien + Hakennase + Hypertelorismus + Hypospadie + Iriskolobom + Lidachsenstellung, antimongoloide + Lippen-Kiefer-Gaumen-Spalte + Minderwuchs + Oberlippe, kurze prominente + Ptosis + Stirn, vorgewölbte + zerebrale Anfälle)

Chromosom 7q⁻ Syndrom
(+ Arrhinenzephalie + Gaumenspalte + Gesichtsdysmorphien + Lidachsenstellung, mongoloide + Mikrozephalie + Minderwuchs + Nase, kurze + Stirn, vorgewölbte)

Chromosom 8p⁻ Syndrom
(+ Entwicklungsrückstand, motorischer und geistiger + Gesichtsdysmorphien + Herzfehler + Hinterhaupt, prominentes + Mikrozephalie + Minderwuchs + Nasenwurzel, prominente + Stirn, fliehende)

Chromosom 10p⁻ Syndrom
(+ Entwicklungsrückstand, motorischer und geistiger + Gesicht, quadratisches + Gesichtsdysmorphien + Herzfehler + Lidachsenstellung, antimongoloide + Minderwuchs + Ptosis + Stirn, vorgewölbte)

Chromosom 10q⁻ Syndrom
(+ Gesichtsdysmorphien + Herzfehler + Lidachsenstellung, antimongoloide + Minderwuchs + Ohranomalien + Syndaktylien)

Chromosom 13q⁻ Syndrom
(+ Analatresie + Balkenmangel + Daumenaplasie + geistige Behinderung + Genitalfehlbildungen + Gesichtsdysmorphien + Herzfehler + Hirnfehlbildungen + Hypospadie + Iriskolobom + Mesenterium commune + Mikrophthalmie + Mikrozephalie + Minderwuchs + Netzhaut, Retinoblastom + Nierenanomalien + Stirn, fliehende + Syndaktylien + Synostosen + zerebrale Anfälle)

Chromosom 18q⁻ Syndrom
(+ Alopezie + Anthelix, prominente + Daumen, proximal angesetzte + Entwicklungsrückstand, motorischer und geistiger + Finger, distal konisch zulaufende + Gehörgänge, äußere, enge bis verschlossene + Gesichtsdysmorphien + Hauteinsenkungen + Iriskolobom + Minderwuchs + Mittelgesichtsretraktion)

Cocain-Embryopathie
(+ Hirnfehlbildungen + Mikrozephalie)

Coffin-Siris-Syndrom
(+ Entwicklungsrückstand, motorischer und geistiger + Fingerhypoplasien + Gesichtsdysmorphien + Haar, schütteres + Hypertri-

Entwicklung, fetale

chose + Lippen, volle + Minderwuchs + Nase, kurze, breite + Onychohypoplasie)

Dubowitz-Syndrom
(+ Ekzeme + geistige Behinderung + Gesichtsdysmorphien + Lidspaltenverengerung + Mikrozephalie + Minderwuchs + Ptosis)

dyssegmentale Dysplasie
(+ Enzephalozele + Gaumenspalte + Hydrops fetalis + Wirbelkörper, mangelhafte oder fehlende Ossifikation)

Fibrochondrogenesis
(+ Minderwuchs + Nasenwurzel, breite, flache + Stirn, hohe + Stirn, vorgewölbte + Thorax, schmaler)

genito-palato-kardiales Syndrom
(+ Gaumenspalte + Gesichtsdysmorphien + Herzfehler + Minderwuchs + Polydaktylie + Pseudohermaphroditismus masculinus)

immuno-ossäre Dysplasie Schimke
(+ Fistelstimme + Haar, feines + Immundefekt + Lymphozytopenie + Minderwuchs + Nase, breite, flache + Nasenspitze, breite, plumpe + Nephropathie + Nierenversagen + Ödeme, allg. + Pigmentflecken)

kyphomele Dysplasie
(+ Femurhypoplasie + Femurverbiegung + Kinn, kleines + Minderwuchs + Mittelgesicht, flaches)

mesomele Dysplasie Typ Langer
(+ Fibulaverkürzung + Mikrogenie + Minderwuchs + Ulna, verkürzte)

Mietens-Syndrom
(+ Ellenbogengelenk, Kontrakturen + geistige Behinderung + Kniegelenke, Kontrakturen + Minderwuchs + Nase, schmale + Verkürzung der Unterarme)

3-M-Syndrom
(+ Gesichtsdysmorphien + Minderwuchs + Röhrenknochen, schmale + Wirbelkörper, hohe)

Neu-Laxova-Syndrom
(+ Balkenmangel + Exophthalmus + Gesichtsdysmorphien + Hydrops fetalis + Ichthyose + Lissenzephalie + Mikrophthalmie)

Oligomeganephronie
(+ Erbrechen + Fieber + Gedeihstörungen + Glomeruli, vergrößerte + Nierenhypoplasie + Polyurie + zerebrale Anfälle)

Omodysplasie
(+ Gesichtsdysmorphien + Minderwuchs + Nase, kleine + Oberarmverkürzung + Stirn, hohe + Stirn, vorgewölbte)

osteodysplastischer primordialer Minderwuchs Typ I
(+ Mikrozephalie + Minderwuchs)

osteodysplastischer primordialer Minderwuchs Typ II
(+ Entwicklungsrückstand, motorischer und geistiger + Mikrozephalie + Minderwuchs)

Pitt-Syndrom
(+ epileptische Anfälle + Exophthalmus + geistige Behinderung + Gesichtsdysmorphien + Hyperaktivität, motorische + Mikrozephalie + Minderwuchs + Oberlippe, schmale + Schallempfindungsstörung + Schwerhörigkeit + Telekanthus)

Pterygium-Syndrom, letales multiples, Typ III
(+ Extremitäten, dünne + Knorpelstücke der langen Röhrenknochen, Fusion + Mandibulawinkel, fehlender + Nase, hypoplastische + Pterygien)

Ruvalcaba-Syndrom
(+ Alaknorpel, Hypoplasie + Brachymetakarpie + Brachyphalangie + geistige Behinderung + Genitalhypoplasie + Gesichtsdysmorphien + Hauthypoplasien + Hyperpigmentierung + Kraniosynostose + Lidachsenstellung, antimongoloide + Lippen, schmale + Maxillahypoplasie + Mikrozephalie + Wirbelkörperdysplasie)

Schneckenbecken-Dysplasie
(+ Beckendysplasie + Gesicht, flaches + Mikromelie + Minderwuchs + Thorax, schmaler)

Seckel-Syndrom
(+ Gaumen, hoher + Gaumenspalte + geistige Behinderung + Gesichtsdysmorphien + Knochenwachstum, verzögertes + Lidachsenstellung, antimongoloide + Mikrogenie + Mikrozephalie + Minderwuchs + Nase, prominente + Ohrmuscheldysplasie + Stirn, fliehende)

SHORT-Syndrom
(+ Gedeihstörungen + Gelenkbeweglichkeit, abnorme + Gesichtsdysmorphien + Knochenwachstum, verzögertes + Lipodystrophie + Mikrognathie + Minderwuchs + Nasenwurzel, breite, flache + Ohren, abstehende + Rieger-Sequenz + Sprachentwicklung, verzögerte + Telekanthus + Zahnung, verzögerte)

Silver-Russell-Syndrom
(+ Fontanellenschluß, verzögerter + Gesichtsasymmetrie + Hirnschädel, hydrozephaloid wirkender + Längen- und Gewichtsreduktion + Längenasymmetrie, isolierte, der Arme + Längenasymmetrie, isolierte, der Beine + Längenasymmetrie, isolierte, des Rumpfes + Minderwuchs + Pseudohydrozephalus)

Smith-Fineman-Myers-Syndrom
(+ Entwicklungsrückstand, motorischer und geistiger + geistige Behinderung + Gesicht, schmales + Gesichtsdysmorphien + Lidachsenstellung, antimongoloide + Lidachsenstellung, mongoloide + Lider, kurze + Minderwuchs)

SPONASTRIME Dysplasie
(+ Gesichtsdysmorphien + Hirnschädel, hydrozephaloid wirkender + Metaphysendysplasie + Minderwuchs + Nasenwurzel, eingesunkene + Stirn, vorgewölbte + Wirbelkörperdysplasie)

spondylo-epi-metaphysäre Dysplasie mit überstreckbaren Gelenken
(+ Gelenkbeweglichkeit, abnorme + Genu valgum + Kyphoskoliose + Metaphysendysplasie + Minderwuchs)

thanatophore Dysplasie
(+ Makrozephalie + Minderwuchs + Thorax, schmaler)

Triploidie
(+ Aborte + Genitalfehlbildungen + innere Organe, Anomalien + Iriskolobom + Längen- und Gewichtsreduktion + Mikrophthalmie + Nierenanomalien + Plazenta, hydatidiforme Degeneration + Syndaktylien + ZNS-Fehlbildungen)

Trisomie-9-Mosaik
(+ geistige Behinderung + Gelenkluxationen, multiple + Gesichtsdysmorphien + Kamptodaktylie + Lidachsenstellung, mongoloide + Lidspaltenverengerung + Mikrozephalie + Minderwuchs + Nase, knollig deformierte + Stirn, fliehende)

Trisomie 10p
(+ Anhängsel, präaurikuläre + Dolichozephalus + Entwicklungsrückstand, motorischer und geistiger + Fisteln, präaurikuläre + Gesicht, schmales + Gesichtsdysmorphien + Hypertelorismus + Mandibulahypoplasie + Minderwuchs + Ohranomalien + Stirn, hohe)

Trisomie 13
(+ Arrhinenzephalie + Gesichtsdysmorphien + Herzfehler + Iriskolobom + Kopfhautdefekte + Lippen-Kiefer-Gaumen-Spalte + Mikrophthalmie + Mikrozephalie + Minderwuchs + Polydaktylie + Präeklampsie + Stirn-Oberlidhämangiome + Zyklopie)

Trisomie-14-Mosaik
(+ Epispadie + Fallot-Tetralogie + Gesichtsdysmorphien + Herzfehler + Mikrophthalmie + Minderwuchs)

Wiedemann-Rautenstrauch-Syndrom
(+ Fontanellenschluß, verzögerter + Füße, große + Gesichtsdysmorphien + Hände, große + Inzisivi, »angeborene« + Minderwuchs + neurologische Störungen + Ohren, tief angesetzte + progeroides Aussehen + Pseudohydrozephalus)

Williams-Beuren-Syndrom
(+ Aortenstenose + geistige Behinderung + Genitalhypoplasie + Gesichtsdysmorphien + Irisdysplasie + Mikrodontie + Minderwuchs + Pubertas praecox + Pulmonalstenose + Stimme, rauhe tiefe + Zahnanomalien)

Zwilling, intrauterin abgestorbener

Zwillingsdisruptions-Sequenz
(+ Extremitätennekrose + geistige Behinderung + Magen-Darm-Atresien + Mikrozephalie + Narbenbildung + Paraparesen + Porenzephalie + Tetraplegie)

Zwillingsanomalie

Siamesische Zwillinge
(Übersicht)

Entwicklung, motorische und geistige

Abbau, psychomotorischer

Asperger-Verhalten
(+ Autismus + Dysarthrie + Entwicklungsrückstand, motorischer und geistiger + Sprachentwicklung, verzögerte)
Autismus, frühkindlicher
(+ Androtropie + Autismus + Dysarthrie + Entwicklungsrückstand, motorischer und geistiger + Sprachentwicklung, verzögert)
Ceroidlipofuscinose, neuronale, Typ Haltia-Santavuori
(+ Aphasie + Ataxie + EEG, pathologisches + Netzhautdepigmentierung + Optikusatrophie + Sehstörungen)
Ceroidlipofuscinose, neuronale, Typ Jansky-Bielschowsky
(+ Blindheit + Myoklonien + Optikusatrophie + Pigmentationsanomalien + Verhaltensstörungen + zerebrale Anfälle)

Entwicklungsrückstand, motorischer

Dysäquilibrium-Syndrom
(+ Eigenreflexe, gesteigerte + Gangstörungen + geistige Behinderung + Gleichgewichtsstörungen + Muskelhypotonie + Pyramidenbahnzeichen)
King-Syndrom
(+ Creatinkinase, erhöhte + Kryptorchismus + Lidachsenstellung, antimongoloide + Minderwuchs + Myopathie + Ohren, tief angesetzte + Skoliose + Trichterbrust)
Stiff-baby
(+ Apnoezustände + Fallneigung + Hernien + Muskelhypertonie)
Trimethadion-Embryopathie
(+ Dysarthrie + geistige Behinderung + Gesichtsdysmorphien + Gesichtsspalten + Herzfehler + Hypospadie + Mikrozephalie + Wachstumsstörungen)
Troyer-Syndrom
(+ Handmuskulatur, Paresen und Atrophien + Hohlfuß + Klumpfuß + Minderwuchs + Paraparesen, spastische + psychische Störungen + Sprachentwicklung, verzögerte)

Entwicklungsrückstand, motorischer und geistiger

Adenylsuccinaturie
(+ Autismus + Minderwuchs + Muskelschwäche + Succinyladenosin, erhöht + zerebrale Anfälle)
Adrenomyodystrophie(-Syndrom)
(+ Fettleber + Gedeihstörungen + Harnblasenektasie + Megalokornea + Myopathie + Nebennierenrinden-Insuffizienz + Obstipation)
Aicardi-Goutières-Syndrom
(+ Basalganglienverkalkung + Bewegungsstörungen, dystone + Blindheit + Dystonie, motorische + Dystonie, muskuläre + Enzephalopathie + geistige Behinderung + Liquorlymphozytose + Mikrozephalie + Muskelhypotonie + Nystagmus + Opisthotonus + Paraparesen, spastische)
Alexander-Krankheit
(+ Hydrozephalus + Makrozephalie + Spastik + Tetraplegie, spastische + zerebrale Anfälle)
Angelman-Syndrom
(+ Ataxie + Brachyzephalie + Diastema + EEG, pathologisches + Enophthalmus + epileptische Anfälle + Gangataxie + geistige Behinderung + Gesichtsdysmorphien + Herausschnellen + Hyperaktivität + Hyperaktivität, motorische + Iris, blaue + Katzenschreien, 1. Lebensjahr + Lachanfälle, unmotivierte + Makrostomie + Mikro-Brachyzephalie + Mikrozephalie + Mittelgesichtshypoplasie oder -dysplasie + Oberlippe, schmale + Progenie + Prognathie + Schlafstörungen + Sprachentwicklung, verzögerte + zerebrale Anfälle)
Argininämie
(+ Argininseaktivität, verminderte + Ataxie + Diplegie, spastische + Erbrechen + Hyperammonämie + Hyperargininämie + Orotacidurie + Tetraplegie, spastische + Trinkschwierigkeiten + zerebrale Anfälle)

Asperger-Verhalten
(+ Abbau, psychomotorischer + Autismus + Dysarthrie + Sprachentwicklung, verzögerte)
Autismus, frühkindlicher
(+ Abbau, psychomotorischer + Androtropie + Autismus + Dysarthrie + Sprachentwicklung, verzögerte)
Balkenmangel mit Neuronopathie
(+ Balkenmangel + Brachyzephalie + Gesichtsasymmetrie + Ptosis + Strabismus + Tetraplegie)
Bannayan-Riley-Ruvalcaba-Syndrom
(+ Angiokeratome + Blutungen, gastrointestinale + Embryotoxon posterius + geistige Behinderung + Hämangiome + Hamartome + Hamartome, mesodermale + Ileus + Lipome + Makrosomie, fetale + Makrozephalie + Megalenzephalie + Myopathie + Penis, Hyperpigmentation + Polypose + Pseudopapillenödem + Sprachentwicklung, verzögerte + Struma)
BNS-Epilepsie
(+ Blitz-Krämpfe + EEG, burst suppression pattern + EEG, Hypsarrhythmie + Muskelzuckungen + Nick-Krämpfe + Salaam-Krämpfe + zerebrale Anfälle)
Börjeson-Forssman-Lehmann-Syndrom
(+ Enophthalmus + Genitalhypoplasie + Gesichtsdysmorphien + Lidachsenstellung, mongoloide + Mikrozephalie + Ptosis)
Carnosinämie
(+ Anserinämie + Carnosinämie + Carnosinase-Aktivität im Plasma vermindert + Carnosinurie + Myoklonien + zerebrale Anfälle)
CHARGE-Assoziation
(+ Anophthalmie + Choanalatresie + Genitalhypoplasie + Helices, dysplastische + Herzfehler + Hypospadie + Kolobom + Mikrophthalmie + Schalleitungsschwerhörigkeit + Schallempfindungsstörung + Schwerhörigkeit)
Chromosom 1q⁻ Syndrom
(+ Gesichtsdysmorphien + Mikro-Brachyzephalie + Minderwuchs)
Chromosom 4q⁻ Syndrom
(+ Brachyzephalie + Choanalatresie + Endphalangen, krallenartige Deformation + Gaumenspalte + Gesichtsdysmorphien + Herzfehler + Hypertelorismus + Lidachsenstellung, mongoloide + Mikrogenie + Mikrozephalie + Minderwuchs)
Chromosom 8p⁻ Syndrom
(+ Gesichtsdysmorphien + Herzfehler + Hinterhaupt, prominentes + Mikrozephalie + Minderwuchs + Minderwuchs, pränataler + Nasenwurzel, prominente + Stirn, fliehende)
Chromosom 9p⁻ Syndrom
(+ Brachyzephalie + Gesichtsdysmorphien + Lidachsenstellung, mongoloide + Metopika, prominente + Nase, kleine + Ohrmuscheldysplasie + Stirn, vorgewölbte + Synophrys + Trigonozephalie)
Chromosom 10p⁻ Syndrom
(+ Gesicht, quadratisches + Gesichtsdysmorphien + Herzfehler + Lidachsenstellung, antimongoloide + Minderwuchs + Minderwuchs, pränataler + Ptosis + Stirn, vorgewölbte)
Chromosom 18p⁻ Syndrom
(+ Arrhinenzephalie + Gesicht, breites + Gesichtsdysmorphien + Hypertelorismus + Hypotonie + IgA-Mangel + Karies + Minderwuchs + Ptosis + Trichterbrust)
Chromosom 18q⁻ Syndrom
(+ Alopezie + Anthelix, prominente + Daumen, proximal angesetzte + Finger, distal konisch zulaufende + Gehörgänge, äußere, enge bis verschlossene + Gesichtsdysmorphien + Hauteinsenkungen + Iriskolobom + Minderwuchs + Minderwuchs, pränataler + Mittelgesichtsretraktion)
Cockayne-Syndrom
(+ Demyelinisierung + geistige Behinderung + Minderwuchs + Netzhautdegeneration + Ohrmuscheldysplasie + Photosensibilität + Schwerhörigkeit + Sehstörungen)
Coffin-Lowry-Syndrom
(+ Finger, distal konisch zulaufende + Gesichtsdysmorphien + Kyphose + Lidachsenstellung, antimongoloide + Lippen, verdickte + Mikrozephalie + Skoliose)
Coffin-Siris-Syndrom
(+ Fingerhypoplasien + Gesichtsdysmorphien + Haar, schütteres +

Entwicklung, motorische und geistige

Hypertrichose + Lippen, volle + Minderwuchs + Minderwuchs, pränataler + Nase, kurze, breite + Onychohypoplasie)
Cystathioninurie
(+ Cystathioninämie + Cystathioninurie + Klumpfuß + Mikrozephalie + Minderwuchs + Thrombozytopenie + zerebrale Anfälle)
Epidermolysis bullosa dystrophica mutilans Hallopeau-Siemens
(+ Alopezie + Blasenbildung + Erosionen + Milien + Mundschleimhaut, Leukoplakie + Narbenbildung + Narbenschrumpfung + Onychodystrophie + Plattenepithelkarzinome + Schmelzanomalien + Symblepharon + Syndaktylien + Wachstumsstörungen + Zahnanomalien)
Galloway-Syndrom
(+ Erbrechen + Hämaturie + Hiatushernie + Kraniostenose + Mikrozephalie + Muskelhypotonie + Nephrose + Optikusatrophie + Proteinurie + Stirn, fliehende + zerebrale Anfälle)
G_{M1}-Gangliosidose, Typ I
(+ Blindheit + Dysostosen + Fundus, kirschroter Fleck + Gedeihstörungen + Gesichtsdysmorphien + Hepatomegalie + Makrozephalie + Muskelhypotonie + Splenomegalie + Taubheit + Tetraplegie, spastische + zerebrale Anfälle)
German-Syndrom
(+ Dolichozephalus + Ellenbogengelenk, Kontrakturen + Fußdeformitäten + Kamptodaktylie + Karpfenmund + Kniegelenke, Kontrakturen + Lymphödem + Zunge, schmale)
Homocystinurie I
(+ Genu valgum + Hochwuchs + Homocystin im Serum, erhöhtes + Homocystinurie + Hypermethioninämie + Kopfbehaarung, spärliche + Kyphoskoliose + Linsenluxation + marfanoider Habitus + Myopie + Trichterbrust)
Homocystinurie III
(+ Anämie, makrozytäre + Anämie, megaloblastische + Erbrechen + Lethargie + Muskelhypotonie + zerebrale Anfälle)
Hyperphosphatasie, familiäre, mit geistiger Retardierung
(+ Phosphatase, alkalische, erhöhte + zerebrale Anfälle)
Hyperpipecolatämie
(+ Hepatomegalie + Lethargie + Linsendysplasie + Linsentrübung + Optikusdysplasie + Paresen, schlaffe)
Joubert-Syndrom
(+ Apnoezustände + Ataxie + Degeneration, tapetoretinale + Enzephalozele + Kleinhirnwurm, Aplasie oder Hypoplasie + Netzhautkolobom + Sprachentwicklung, verzögerte + Tachypnoe)
kardio-fazio-kutanes Syndrom
(+ EEG, pathologisches + Ekzeme + Exophthalmus + Gesichtsdysmorphien + Haar, gekräuseltes + Herzfehler + Hydrozephalus + Hyperkeratose, follikuläre + Hypertelorismus + Ichthyose + Inguinalhernien + Kopfbehaarung, spärliche + Lidachsenstellung, antimongoloide + Makrozephalie + Minderwuchs + Nystagmus + Pulmonalstenose + Splenomegalie + Stirn, hohe + Strabismus + Ventrikelseptumdefekt + Vorhofseptumdefekt)
Keratose, palmoplantare
(+ Endphalangen, Hypoplasie + Hornhautdystrophie + Keratosis palmo-plantaris + Tyrosinämie + Tyrosinurie)
Klinefelter-Syndrom
(+ Genitalhypoplasie + Hochwuchs + Hypogonadismus + Peniswachstum, pubertäres, fehlendes + Testeswachstum, pubertäres, fehlendes + Verhaltensstörungen)
kortiko-striato-zerebellares Syndrom, familiäres
(+ Ataxie + Bewegungsstörungen, choreo-athetotische + Dysarthrie + Intentionstremor + Pyramidenbahnzeichen + Skelettanomalien)
Krabbe-Krankheit
(+ Koordinationsstörung, zentrale + Myoklonien + Optikusatrophie + tonische Anfälle + zerebrale Anfälle)
kraniodiaphysäre Dysplasie
(+ Hyperostose, kraniale + Hyperostose, mandibuläre + Nasenwulst, knöcherner + Optikusatrophie + Röhrenknochen, fehlende diaphysäre Modellierung + Schädelknochensklerose)
Kurzketten-Acyl-CoA-Dehydrogenase-Defekt
(+ Azidose + Ethylmalonsäure, erhöht + Muskelschwäche)
(Cornelia-de-)Lange-Syndrom (II)
(+ Anomalien, gastrointestinale + Basalganglienanomalien + Fieber + geistige Behinderung + Lungenzysten + Makroglossie + Mikrogyrie + Muskelhyperplasie + Muskelhypertrophie + Nävi + Porenzephalie + Rigor + Teleangiektasien)
Leukodystrophie, metachromatische, Typ Greenfield
(+ Blindheit + Dezerebration + Dysarthrie + Eiweißgehalt, erhöhter, im Liquor + Fallneigung + Gangstörungen + Infektanfälligkeit + Muskelschwäche + Nervenleitgeschwindigkeit, verzögerte + Tetraplegie, spastische + Verhaltensstörungen)
Lowe-Syndrom
(+ Buphthalmus + Enophthalmus + Glaukom + Hornhauttrübung + Hyperphosphaturie + Katarakt + Rachitis)
β-Mannosidose
(+ Angiokeratome + geistige Behinderung + Gesichtsdysmorphien + Schallempfindungsstörung + Schwerhörigkeit)
Marden-Walker-Syndrom
(+ Blepharophimose + Gelenkkontrakturen + Minderwuchs)
Menkes-Syndrom
(+ Coeruloplasmin, vermindertes + epileptische Anfälle + Haar, sprödes + Haaranomalien + Hypothermie + Kupfer, erniedrigtes + Kupferaufnahme, erhöhte + zerebrale Anfälle)
Mirhosseini-Holmes-Walton-Syndrom
(+ geistige Behinderung + Mikrozephalie + Netzhautdegeneration + Netzhautdepigmentierung)
Mucolipidose IV
(+ Extrapyramidalsymptome + Hornhauttrübung + Hyperreflexie + Muskelhypotonie)
Mucopolysaccharidose II
(+ Dysostosen + Gelenkkontrakturen + Gesichtszüge, grobe + Hepatomegalie + Minderwuchs + Schwerhörigkeit + Splenomegalie)
muscle-eye-brain disease
(+ Glaukom + Hirnfehlbildungen + Muskelhypotonie + Myopie + Netzhauthypoplasie + Sehnervenpapille, Hypoplasie + Sehstörungen + Trinkschwierigkeiten)
neuroaxonale Dystrophie Seitelberger
(+ Blindheit + Bulbärsymptomatik + Gelenkkontrakturen + Myoklonien + Optikusatrophie + Sensibilitätsstörungen + Spastik + Temperaturregulationsstörungen + zerebrale Anfälle)
okulo-enzephalo-hepato-renales Syndrom
(+ Ataxie + Gesichtsdysmorphien + Hepatomegalie + Kleinhirnwurm, Aplasie oder Hypoplasie + Kolobom + Muskelhypotonie + Nierenzysten + Spastik + Tachypnoe)
okulo-zerebro-kutanes Syndrom
(+ Gehirnzysten + Hautveränderungen + Hirnfehlbildungen + Orbitalzysten)
osteodysplastischer primordialer Minderwuchs Typ II
(+ Mikrozephalie + Minderwuchs + Minderwuchs, pränataler)
Osteopetrose, autosomal-rezessiv-frühinfantile Form
(+ Anämie + Exophthalmus + Gedeihstörungen + Hepatomegalie + Hypokalzämie + Hypophosphatämie + Makrozephalie + Muskelkrämpfe + Nystagmus + Optikusatrophie + Osteosklerose + Splenomegalie + Strabismus + Thrombozytopenie)
Pelizaeus-Merzbacher-Krankheit
(+ neurologische Störungen + Nystagmus)
Pigmentdystrophie, kongenitale
(+ Adipositas + Café-au-lait-Flecken + Genitalhypoplasie + Nebenniereninsuffizienz + Pigmentflecken)
Poliodystrophie Alpers
(+ Ataxie + Bewegungsstörungen, choreo-athetotische + Bewegungsstörungen, zentrale + EEG, pathologisches + epileptische Anfälle + Hepatopathie + Myoklonien + Rigidität + Spastik + zerebrale Anfälle)
Prader-Willi-Syndrom
(+ Adipositas + Akromikrie + Genitalhypoplasie + Kindsbewegungen, verminderte + Muskelhypotonie + Verhaltensstörungen)
Pyruvatdehydrogenase-Defekt
(+ Ataxie + Atemstörung + Azidose + Laktat/Pyruvat-Quotient gestört + Mikrozephalie + Neutropenie + Optikusatrophie + Trinkschwierigkeiten)
Sandhoff-Krankheit
(+ Blindheit + Dezerebration + Fundus, kirschroter Fleck + Speichervakuolen + zerebrale Anfälle)
Schinzel-Giedion-Syndrom
(+ Fingerhypoplasien + Gesichtsdysmorphien + Herzfehler + Min-

Entwicklung, motorische und geistige

derwuchs + Mittelgesichtsretraktion + Polydaktylie + Schädelbasissklerose + Zehenhypoplasien)
(Torsten-)Sjögren-Syndrom
(+ Dyspraxie + geistige Behinderung + Katarakt + Mikrophthalmie + Muskelhypotonie)
Smith-Fineman-Myers-Syndrom
(+ geistige Behinderung + Gesicht, schmales + Gesichtsdysmorphien + Lidachsenstellung, antimongoloide + Lidachsenstellung, mongoloide + Lider, kurze + Minderwuchs + Minderwuchs, pränataler)
Smith-Lemli-Opitz-Syndrom Typ I
(+ Augenanomalien + Blepharophimose + Epikanthus + Extremitätenfehlbildungen + Gedeihstörungen + Gesichtsdysmorphien + Glaukom + Harnwegsanomalien + Herzfehler + Katarakt + Mikrozephalie + Minderwuchs + neurologische Störungen + Ohren, tief angesetzte + Ohrmuscheldysplasie + Ptosis + Strabismus + ZNS-Fehlbildungen)
Tay-Sachs-Krankheit
(+ Blindheit + Dezerebration + Fundus, kirschroter Fleck + Hyperakusis + Makrozephalie + Speichervakuolen + zerebrale Anfälle)
11/22-Translokation, unbalancierte
(+ Analatresie + Anhängsel, präaurikuläre + Fisteln, präaurikuläre + Gaumenspalte + Herzfehler + Kinn, kleines + Lidachsenstellung, antimongoloide + Minderwuchs)
Trisomie 3q, partielle distale
(+ Arrhinenzephalie + Balkenmangel + geistige Behinderung + Glaukom + Herzfehler + Hypertrichose + Lider, verdickte + Meningomyelozele + Minderwuchs + Trigonozephalie + Untergewicht + zerebrale Anfälle)
Trisomie 9p
(+ Brachyphalangie + Epiphysenvergrößerung + geistige Behinderung + Gesichtsdysmorphien + Hypertelorismus + Klinodaktylie + Knochenwachstum, verzögertes + Lidachsenstellung, antimongoloide + Mikro-Brachyzephalie + Nase, knollig deformierte + Ohren, abstehende + Pseudoepiphysen)
Trisomie 10p
(+ Anhängsel, präaurikuläre + Dolichozephalus + Fisteln, präaurikuläre + Gesicht, schmales + Gesichtsdysmorphien + Hypertelorismus + Mandibulahypoplasie + Minderwuchs + Minderwuchs, pränataler + Ohranomalien + Stirn, hohe)
Zellweger-Syndrom
(+ Areflexie + Demyelinisierung + Dyskranie + Gesichtsdysmorphien + Hepatomegalie + Hornhauttrübung + Hyporeflexie + Katarakt + Leberfunktionsstörung + Muskelhypotonie + Neugeborenenikterus + Nierenzysten + Peroxisomen, fehlende, in Leber- und Nierenzellen + Schwerhörigkeit + Stirn, hohe + zerebrale Anfälle)

Entwicklungsrückstand, statomotorischer

Alkoholembryopathie
(+ Blepharophimose + Dystrophie, allgemeine + Endphalangen, Hypoplasie + geistige Behinderung + Gesichtsdysmorphien + Herzfehler + Hyperaktivität + Hypospadie + Kryptorchismus + Labien, große, Hypoplasie + Maxillahypoplasie + Mikrogenie + Mikrozephalie + Minderwuchs + Minderwuchs, pränataler + Oberlippe, schmale + Onychohypoplasie + Philtrum, hypoplastisches + ZNS-Störungen)
Alpha-N-Acetylgalaktosaminidase-Defizienz
(+ Angiokeratome + geistige Behinderung + Gesichtszüge, grobe + Hirnatrophie + Koordinationsstörung, zentrale + Koordinationsstörungen + Muskelschwäche + Myoklonien + neurodegenerative Symptome + Nystagmus + Strabismus + Teleangiektasien)
Farber-Krankheit
(+ Arthralgien + Atemstörung + Ceramid-haltige intralysosomale Ablagerungen + Dysphonie + Gedeihstörungen + geistige Behinderung + Knochendestruktionen, gelenknahe + Schwellungen, erythematöse, schmerzhafte)
γ-Hydroxybuttersäure-Ausscheidung
(+ γ-Hydroxybuttersäure im Urin + Apraxie + Ataxie + Sprachentwicklung, verzögerte + zerebrale Anfälle)

de-Lange-Syndrom (l)
(+ Augenbrauen, dichte, konvex geschwungene + Bogenmuster, vermehrte + Brachymesophalangie V + Daumen, proximal angesetzte + Dysphonie + Dystrophie, allgemeine + Epikanthus + Füße, kleine + Gedeihstörungen + geistige Behinderung + Genitalfehlbildungen + Hände, kleine + Hypertrichose + Klinodaktylie + Metacarpalia, Anomalien + Mikrozephalie + Minderwuchs + Nasenboden, antevertierter, mit retrahiertem Septum + Oberlippe, schmale + Ohrmuschelanomalien + Philtrum, langes + Philtrum, wenig strukturiertes + Retrogenie + Sprachentwicklung, verzögerte + Strahldefekte + Synophrys + Vierfingerfurche)
megalocornea-mental retardation syndrome (e)
(+ geistige Behinderung + Gesichtsdysmorphien + Iridodonesis + Irishypoplasie + Koordinationsstörungen + Lidachsenstellung, antimongoloide + Megalokornea + Muskelhypotonie + Myopie + zerebrale Anfälle)
Mevalonazidämie
(+ Anämie + Hepatomegalie + Katarakt + Mevalonsäure im Urin, vermehrte + Mevalonsäure, hohe Konzentrationen, im Blut + Splenomegalie)
Mucolipidose II
(+ Dysostosen + Geburtsgewicht, niedriges + Gelenkkontrakturen + Gesichtsdysmorphien + Hautverdickung + Hepatomegalie + Hernien + Infekte des Respirationstrakts + Minderwuchs + Splenomegalie + vakuolisierte Zellen)
Nyssen-van-Bogaert-Syndrom
(+ Abbau, geistiger + Dystonie, motorische + Hirnatrophie + Hörverlust + Ophthalmoplegie + Sprachabbau + Visusminderung)
Ornithintranscarbamylase-Mangel
(+ Erbrechen + Hyperammonämie + Hypothermie + Lethargie + Schläfrigkeit + Tachypnoe + zerebrale Anfälle)
Phenylketonurie
(+ Ekzeme + geistige Behinderung + Haar, blondes + Iris, blaue + Phenylbrenztraubensäure-Geruch + zerebrale Anfälle)
Riesenaxon-Neuropathie
(+ Axonauftreibung + Haar, gekräuseltes + Neuropathien + Zwiebelschalenformationen)
Tetrahydrobiopterin-Mangel
(+ Bewegungsstörungen, choreo-athetotische + Myotonie der Arm- und Beinmuskulatur + Nystagmus + Schluckbeschwerden + Speichelfluß, vermehrter + Strabismus)

Entwicklung, pubertäre

Frühreife, sexuelle

Lipodystrophie, progressive
(+ Acanthosis nigricans + athletischer Habitus + Diabetes mellitus + Füße, große + Haar, lockiges + Hände, große + Hepatomegalie + Hochwuchs + Hyperlipidämie + Hyperpigmentierung + Hypertrichose + Klitorishypertrophie + Labienhypertrophie + Lipodystrophie + Makropenis + Muskelhypertrophie + Ohren, große + Oligomenorrhö + Ovarien, polyzystische + Splenomegalie + Venenzeichnung, verstärkte + Virilisierung)

Peniswachstum, pubertäres, fehlendes

Klinefelter-Syndrom
(+ Entwicklungsrückstand, motorischer und geistiger + Genitalhypoplasie + Hochwuchs + Hypogonadismus + Testeswachstum, pubertäres, fehlendes + Verhaltensstörungen)

Pseudopubertas praecox

adrenogenitales Syndrom Typ 3
(+ Adrenarche, frühe + Diarrhö + Epiphysenschluß, vorzeitiger + Erbrechen + Exsikkose + Klitorishypertrophie + Knochenreifung, beschleunigte + Nebenniereninsuffizienz + Pseudohermaphroditismus femininus + Salzverlust + Thelarche, ausbleibende + Virilisierung)

Pubertät, ausbleibende

adrenogenitales Syndrom Typ 5
(+ Gynäkomastie + Hypertonie + Hypokaliämie + Menarche, ausbleibende + Thelarche, ausbleibende + Virilisierung, fehlende)

Pubertät, verzögerte

adrenogenitales Syndrom Typ 2
(+ Achselbehaarung, frühzeitige + Adrenarche, frühe + Diarrhö + Erbrechen + Exsikkose + Gynäkomastie + Klitorishypertrophie + Nebenniereninsuffizienz + Salzverlust + Schambehaarung, frühzeitige + Thelarche, ausbleibende + Virilisierung + Virilisierung, inkomplette)
Aldolase-A-Mangel
(+ Anämie, hämolytische + geistige Behinderung + Gesichtsdysmorphien + Hepatomegalie + Minderwuchs)
Mulibrey-Syndrom
(+ Dolichozephalus + Dysplasie, polyostotische + Gesicht, dreieckiges + Gesichtsdysmorphien + Hämangiome + Hepatomegalie + Mikroglossie + Minderwuchs + Muskelhypotonie + Muskelschwäche + Netzhaut, Pigmentflecken + Perikarditis + Röhrenknochen, schmale + Sellaveränderung + Splenomegalie + Stimme, hohe, piepsige + Stirn, vorgewölbte)
Swyer-Phänotyp
(+ Amenorrhö + Hypogonadismus + Infantilismus, genitaler + Keimstränge + Sterilität)
β-Thalassämie, homozygote
(+ Anämie, hämolytische + Anämie, hypochrome + Anämie, mikrozytäre + Bürstenschädel + Cooley-Facies + Hämatopoese, extramedulläre + Hepatomegalie + Maxillahyperplasie + Osteoporose + Pankreasinsuffizienz + Siderose + Splenomegalie)
ulno-mammäres Syndrom
(+ Achselbehaarung, spärliche + Adipositas + apokrine Drüsen, Hypoplasie + Brustdrüsen, Hypoplasien und Aplasien + Fertilität, verspätete/verminderte + Genitalhypoplasie + Hypotrichose + Infertilität + Mamillenhypoplasie + Strahldefekte)

Pubertas praecox

fibröse Dysplasie
(+ Akromegalie + Café-au-lait-Flecken + Cushing-Symptomatik + Hyperparathyreoidismus + Hyperthyreose + Läsionen, zystische, des Skeletts + Osteosklerose + Spontanfrakturen)
McCune-Albright-Syndrom
(+ Akromegalie + Café-au-lait-Flecken + Cushing-Symptomatik + Dysplasie, polyostotische + Endokrinopathie + Hochwuchs + Hyperparathyreoidismus + Hyperthyreose + Osteomalazie + Rachitis)
Pubertas praecox bei Hypothyreose
(+ Galaktorrhö + Hyperpigmentierung + Hypothyreose + Sellavergrößerung)
Williams-Beuren-Syndrom
(+ Aortenstenose + geistige Behinderung + Genitalhypoplasie + Gesichtsdysmorphien + Irisdysplasie + Mikrodontie + Minderwuchs + Minderwuchs, pränataler + Pulmonalstenose + Stimme, rauhe tiefe + Zahnanomalien)

Testeswachstum, pubertäres, fehlendes

Klinefelter-Syndrom
(+ Entwicklungsrückstand, motorischer und geistiger + Genitalhypoplasie + Hochwuchs + Hypogonadismus + Peniswachstum, pubertäres, fehlendes + Verhaltensstörungen)

Adipositas

Adipositas-Hyperthermie-Oligomenorrhö-Parotis-Komplex
(+ Dysmenorrhö + Fieber + Menstruationsstörungen + Oligomenorrhö + Parotisschwellung)
Alström(-Hallgren)-Syndrom
(+ Diabetes mellitus + Netzhaut, Retinopathie + Niereninsuffizienz + Schallempfindungsstörung + Schwerhörigkeit)
Bardet-Biedl-Syndrom
(+ Degeneration, tapetoretinale + geistige Behinderung + Genitalhypoplasie + Polydaktylie)
Biemond-Syndrom
(+ geistige Behinderung + Genitalhypoplasie + Iriskolobom + Polydaktylie)
Choroideremie-Taubheit-Obesitas(-Syndrom)
(+ Chorioideadegeneration + Fundus, Pigmentepithelatrophie + geistige Behinderung + Nachtblindheit + Netzhautdepigmentierung + Schalleitungsschwerhörigkeit + Schallempfindungsstörung + Schwerhörigkeit + Skotom)
Cohen-Syndrom
(+ Brachyphalangie + Fazies, hypotone + geistige Behinderung + Inzisivi, obere, prominente + Myopie + Strabismus)
Eunuchoidismus, fertiler
(+ Fistelstimme + Hochwuchs + Leydig-Zellen, Verminderung + LH-Spiegel, erniedrigter + Sekundärbehaarung, mangelnde oder fehlende)
hypothalamischer Symptomenkomplex
(+ Hypothalamus-Hypophysen-Insuffizienz + Infantilismus, genitaler + Minderwuchs + Sehstörungen + Sellavergrößerung)
Hypothalamus-Syndrom
(+ ADH-Sekretion, verminderte + Depression + Diabetes insipidus + Diabetes mellitus + Fieber + Hypothermie + Lethargie + Manien + Schlaflosigkeit + Schlafstörungen + Schlafsucht + Untergewicht)
Morgagni(-Stewart-Morel)-Syndrom
(+ Gynäkotropie + Hirsutismus + Hyperostosis frontalis interna + Kopfschmerz + Virilisierung)
Pigmentdystrophie, kongenitale
(+ Café-au-lait-Flecken + Entwicklungsrückstand, motorischer und geistiger + Genitalhypoplasie + Nebenniereninsuffizienz + Pigmentflecken)
Prader-Willi-Syndrom
(+ Akromikrie + Entwicklungsrückstand, motorischer und geistiger + Genitalhypoplasie + Kindsbewegungen, verminderte + Muskelhypotonie + Verhaltensstörungen)

Schlafapnoe(-Syndrom)
(+ Apnoezustände + Cor pulmonale + Hypertonie, pulmonale + Schnarchen)
ulno-mammäres Syndrom
(+ Achselbehaarung, spärliche + apokrine Drüsen, Hypoplasie + Brustdrüsen, Hypoplasien und Aplasien + Fertilität, verspätete/verminderte + Genitalhypoplasie + Hypotrichose + Infertilität + Mamillenhypoplasie + Pubertät, verzögerte + Strahldefekte)

Ernährungsstörungen

Diogenes-Symptomenkomplex
(+ Vernachlässigung, eigene)
Fructose-Intoleranz
(+ Abneigung gegen Süßigkeiten und Obst + Akrozyanose + Bewußtseinsstörungen + Blässe + Erbrechen + Fructosämie + Fructosurie + Hyperhidrose + Hypermagnesiämie + Hypophosphatämie + Tremor + Übelkeit)
Galaktosämie II
(+ Aszites + Diarrhö + Erbrechen + Galaktosämie + Glucosurie + Hepatomegalie + Katarakt + Neugeborenenikterus + Trinkschwierigkeiten)

Gewichtsabnahme

Angina abdominalis
(+ Abdominalschmerzen + Gefäßstenosen + Gefäßverschlüsse + Malabsorption + Übelkeit)
Cholestase, familiäre, benigne rekurrierende
(+ Abdominalschmerzen + Appetitlosigkeit + Bilirubin, erhöhtes + Cholestase + Gallensäuren, erhöhte + Ikterus + Phosphatase, alkalische, erhöhte)
Felty-Syndrom
(+ Arthritiden + Fieber + Granulozytopenie + Hyperpigmentierung + Infektanfälligkeit + Splenomegalie + Thrombozytopenie)
Good-Syndrom
(+ B-Lymphozyten, völliges Fehlen + Diarrhö + Hypogammaglobulinämie + Infekte des Respirationstrakts + Mediastinaltumor + Schwächegefühl, allgemeines)
hypereosinophiles Syndrom
(+ Appetitlosigkeit + Arthralgien + Endomyokardnekrosen + Eosinophilie + Eosinophilie im Knochenmark + Exantheme + Fieber + Gynäkotropie + Hepatomegalie + Husten + Lungeninfiltrate + Myokardfibrose + Neuropathien + Pleuraerguß + Splenomegalie)
Morbus Crohn
(+ Abdominalschmerzen + Arthralgien + Diarrhö + Erythema nodosum + Fistelbildungen, anale + Fistelbildungen, entero-enterale + Ileitis + Iritis + Kolitis + Uveitis)
Myopathie, viszerale
(+ Abdominalschmerzen + Diarrhö + Erbrechen + Meteorismus + Untergewicht)
Panarteriitis nodosa
(+ Abdominalschmerzen + apoplektischer Insult + Arthralgien + Blutungen, gastrointestinale + Darminfarzierung + Darmperforation + Erbrechen + Fieber + HbsAG-positiv + Herzversagen, kongestives + Hypertonie + Knoten + Livedo racemosa + Myalgien + Myokardinfarkt + Neuropathien + Perikarditis + Persönlichkeitsveränderungen + Übelkeit)
Richter-Lymphom
(+ Fieber + Leukämie + Lymphknotenschwellung + Lymphome + Splenomegalie)
Sprue (tropische und nicht-tropische)
(+ D-Xylose-Test, pathologischer + Anämie + Diarrhö + Dünndarmzottenatrophie + Glutenintoleranz + Hypoproteinämie + Osteomalazie + Steatorrhö)
Verner-Morrison-Syndrom
(+ Azidose, metabolische + Diarrhö + Erbrechen + Exsikkose + Hypokaliämie + Steatorrhö)
Whipple-Krankheit
(+ Arthralgien + Diarrhö + Eiweißmangelödeme + Lymphknotenschwellung + Meteorismus + Polyserositis + Steatorrhö + Vitamin-Mangel)

Kachexie

Achalasie, krikopharyngeale
(+ Aspiration + Dysphagie + Globusgefühl + Regurgitation)
AIDS
(+ Candidiasis + Diarrhö + Enzephalopathie + Herpes simplex +

Ernährungszustand

Histoplasmose + HIV + Immundefekt + Infektanfälligkeit + Infektionen, opportunistische + Isosporiasis + Kaposi-Sarkom + Kokzidioidomykose + Kryptokokkose + Kryptosporidiose + Leukoenzephalopathie + Lymphadenopathie + Lymphome + mykobakterielle Erkrankungen + Pneumocystis carinii + Pneumonie + Toxoplasmose des Gehirns + Zytomegalie)
dienzephale Sequenz
(+ Appetitlosigkeit + Astrozytom + Diabetes insipidus + Hungergefühl + Hyperaktivität, motorische + Nystagmus)

Kwashiorkor

Enterokinasemangel, kongenitaler
(+ Aszites + Chymotrypsinmangel + Diarrhö + Enteropathie, eiweißverlierende + Gedeihstörungen + Hypoproteinämie + Ödeme, allg. + Trypsinmangel)

Untergewicht

Abetalipoproteinämie
(+ Beta-Lipoproteine, fehlende + Akanthozytose + Appetitlosigkeit + Areflexie + Ataxie + Chylomikronen, fehlende + Erbrechen + Erythrozyten, Stechapfelform + Fettmalabsorption + Gedeihstörungen + Herzrhythmusstörungen + Intentionstremor + Kyphoskoliose + Minderwuchs + Muskelatrophie + Myokardfibrose + Netzhaut, Retinitis + Paresen + Serumlipide, erniedrigte + Steatorrhö)
Hypothalamus-Syndrom
(+ ADH-Sekretion, verminderte + Adipositas + Depression + Diabetes insipidus + Diabetes mellitus + Fieber + Hypothermie + Lethargie + Manien + Schlaflosigkeit + Schlafstörungen + Schlafsucht)
Myopathie, viszerale
(+ Abdominalschmerzen + Diarrhö + Erbrechen + Gewichtsabnahme + Meteorismus)
Trisomie 3q, partielle distale
(+ Arrhinenzephalie + Balkenmangel + Entwicklungsrückstand, motorischer und geistiger + geistige Behinderung + Glaukom + Herzfehler + Hypertrichose + Lider, verdickte + Meningomyelozele + Minderwuchs + Trigonozephalie + zerebrale Anfälle)
Wolman-Krankheit
(+ Diarrhö + Eigenreflexe, gesteigerte + Erbrechen + Exantheme + Fieber + Hepatomegalie + Ikterus + Leberzellen, Cholesterinspeicherung + Lymphozyten, vakuolisierte + Meteorismus + Opisthotonus + Osteoporose + Schaumzellen + Splenomegalie + Verkalkungen, punktförmige, der vergrößerten Nebennieren)

Exokrine Drüsen

Parotis, Hypoplasie oder Aplasie

LADD-Syndrom
(+ Dakryozystitis + Daumen, fingerähnliche + Daumen, geteilte + Daumenhypoplasie + Finger, 2.–5., Anomalien + Hypothenarhypoplasie + Schalleitungsschwerhörigkeit + Schallempfindungsstörung + Schmelzhypoplasie + Schwerhörigkeit + Submandibularis, Hypoplasie oder Aplasie + Tränenapparat, Aplasien + Tränensekretion, verminderte bis fehlende + Zahnausfall, vorzeitiger + Zahnhypoplasie)

Parotisschwellung

Adipositas-Hyperthermie-Oligomenorrhö-Parotis-Komplex
(+ Adipositas + Dysmenorrhö + Fieber + Menstruationsstörungen + Oligomenorrhö)
Parotis-Masseter-Hypertrophie
(+ Gesichtsschmerz + Musculus masseter, Hypertrophie)

Parotitis

Heerfordt-Syndrom
(+ Fazialislähmung + Iridozyklitis + Sarkoidose + Uveitis)

Schleimdrüsen, Anschwellung zu hirse- bzw. erbsgroßen Papeln

Cheilitis glandularis apostematosa
(+ Cheilitis glandularis + Lippen, Entzündung, chronische, schmerzhafte)

Speicheldrüsenatrophie

v.-Mikulicz-Syndrom
(+ Keratitis + Mundtrockenheit + Speicheldrüsenschwellung + Tränendrüsenschwellung + Tränensekretion, verminderte bis fehlende)

Speicheldrüsenschwellung

v.-Mikulicz-Syndrom
(+ Keratitis + Mundtrockenheit + Speicheldrüsenatrophie + Tränendrüsenschwellung + Tränensekretion, verminderte bis fehlende)

Speichelfluß, vermehrter

Erythema exsudativum multiforme, Major-Form, Konjunktivitis und Stomatitis
(+ Exantheme + Genitalschleimhauterosionen + Konjunktiva, Erosionen + Konjunktivitis + Krusten, hämorrhagische + Mundschleimhaut, Erosionen)
Neuroleptika-induziertes Parkinsonoid
(+ Abulie + Akinesie + Bradykinesie + Mimik, verminderte + Neuroleptika + Rigor + Tremor)
Neuropathie, hereditäre sensible, Typ III
(+ Analgesie + Apnoezustände + Erbrechen + Fieber + Gelenkveränderungen + Hyperhidrose + Hypertonie + Hypotonie + Lidschluß, fehlender + Megakolon + Megaösophagus + Minderwuchs + Pylorospasmus + Schluckbeschwerden + Skoliose + Sprachentwicklung, verzögerte + Tränensekretion, verminderte bis fehlende + Trinkschwierigkeiten + zerebrale Anfälle + Zungenpapillen, fungiforme, Fehlen)
Parkinson-Krankheit
(+ Akinesie + Bradyphrenie + Demenz + Hyperhidrose + Mikrographie + Mimik, verminderte + monotone Sprache + Rigor + Tremor + zittriger, schlürfender Gang)

Tetrahydrobiopterin-Mangel
(+ Bewegungsstörungen, choreo-athetotische + Entwicklungsrückstand, statomotorischer + Myotonie der Arm- und Beinmuskulatur + Nystagmus + Schluckbeschwerden + Strabismus)

Submandibularis, Hypoplasie oder Aplasie

LADD-Syndrom
(+ Dakryozystitis + Daumen, fingerähnliche + Daumen, geteilte + Daumenhypoplasie + Finger, 2.–5., Anomalien + Hypothenarhypoplasie + Parotis, Hypoplasie oder Aplasie + Schalleitungsschwerhörigkeit + Schallempfindungsstörung + Schmelzhypoplasie + Schwerhörigkeit + Tränenapparat, Aplasien + Tränensekretion, verminderte bis fehlende + Zahnausfall, vorzeitiger + Zahnhypoplasie)

Akren, kalte

Effort-Reaktion
(+ Aerophagie + Angstzustände + Atemstörung + Globusgefühl + Herzrhythmusstörungen + Herzschmerzen + Hyperventilation + Konzentrationsstörungen + Parästhesien + Schwindel + Tetanien + Tremor)

Akrodystrophie

Vinylchloridkrankheit
(+ Armparesen + Asthma-ähnliche Atemnot + Bewußtseinsstörungen + Eigenreflexe, abgeschwächte + Endphalangen, Osteolyse + Fazialislähmung + Hepatomegalie + Hyperhidrose + Parästhesien + Potenzstörungen + Raynaud-Phänomen + Schwindel + Splenomegalie + Thrombozytopenie + Übelkeit)

Akrogerie

Akrogerie (Gottron)
(+ Akromikrie + Hautatrophie + Onychodystrophie)

Akromegalie

Akromegalie
(+ Diabetes mellitus + Hemianopsie + Hirsutismus + Keimdrüsenatrophie + Stauungspapille + Struma + Wachstumshormon-(STH-) Spiegel, erhöhter)
fibröse Dysplasie
(+ Café-au-lait-Flecken + Cushing-Symptomatik + Hyperparathyreoidismus + Hyperthyreose + Läsionen, zystische, des Skeletts + Osteosklerose + Pubertas praecox + Spontanfrakturen)
McCune-Albright-Syndrom
(+ Café-au-lait-Flecken + Cushing-Symptomatik + Dysplasie, polyostotische + Endokrinopathie + Hochwuchs + Hyperparathyreoidismus + Hyperthyreose + Osteomalazie + Pubertas praecox + Rachitis)
Pachydermoperiostose
(+ Hautverdickung + Hyperostosen + Trommelschlegelfinger + Uhrglasnägel)

Akromikrie

Akrogerie (Gottron)
(+ Akrogerie + Hautatrophie + Onychodystrophie)
akromikrische Dysplasie
(+ Minderwuchs)
geleophysische Dysplasie
(+ Brachymetakarpie + Brachyphalangie + Herzfehler + Herzklappeninsuffizienz + Minderwuchs + Mitralstenose)
Hutchinson-Gilford-Syndrom
(+ Alopezie + Arteriosklerose + Exophthalmus + Fettgewebsatrophie + Gelenkkontrakturen + Hirnschädel, hydrozephaloid wirkender + Mikrogenie + Minderwuchs + Nase, schnabelartige + Progerie)
Poikilodermie, kongenitale, Typus Rothmund-Thomson
(+ Alopezie + Amenorrhö + Daumenhypoplasie + Erytheme, retikuläre + Gynäkotropie + Haar, weißes + Hodenhypoplasie + Hypotrichose + Infantilismus, genitaler + Katarakt + Menstruationsstörungen + Minderwuchs + Nagelanomalien + Poikilodermie + Radiushypoplasie + Sattelnase + Ulnahypoplasie + Zahnanomalien)
Prader-Willi-Syndrom
(+ Adipositas + Entwicklungsrückstand, motorischer und geistiger + Genitalhypoplasie + Kindsbewegungen, verminderte + Muskelhypotonie + Verhaltensstörungen)

Extremitäten

Akroosteolyse

van-Bogaert-Hozay-Syndrom
(+ Anonychie + Brachymelie + Gesichtsdysmorphien + Mikrogenie + Nase, breite, flache + Onychodysplasie + Phalangen, distale, Verkürzung)
Endangitis obliterans von-Winiwarter-Buerger
(+ Claudicatio intermittens + Ischämieschmerz der Wirbelsäule + Panangiitis + Raynaud-Phänomen + Verschlußkrankheit, arterielle + Zyanose)
Keutel-Syndrom
(+ Brachytelephalangie + Gesichtsdysmorphien + Knorpelkalzifizierung + Schwerhörigkeit)
mandibulo-akrale Dysplasie
(+ Alopezie + Gesichtsdysmorphien + Kopfvenenzeichnung, prominente + Minderwuchs + Sklerose + Vogelgesicht)
Osteolyse, hereditäre idiopathische, Typ I (Lamy-Maroteaux)
(+ Endphalangen, kurze + Onychohypoplasie)

Akrozyanose

Akrodynie
(+ Adynamie + Antriebsschwäche + Füße, Schmerzen + Hyperhidrose + Muskelhypotonie + Neuritis + Pruritus + Schmerzen der Hände + Schuppung, groblamellöse)
Angiomatose, diffuse kortikomeningeale
(+ Angiomatose, kortikomeningeale + Bewegungsstörungen, zentrale + Cutis marmorata + Demenz + zerebrale Anfälle)
Fructose-Intoleranz
(+ Abneigung gegen Süßigkeiten und Obst + Bewußtseinsstörungen + Blässe + Erbrechen + Ernährungsstörungen + Fructosämie + Fructosurie + Hyperhidrose + Hypermagnesiämie + Hypophosphatämie + Tremor + Übelkeit)
Sneddon-Sequenz
(+ Demenz + Durchblutungsstörungen + Durchblutungsstörungen, zerebrale + epileptische Anfälle + Herdsymptome, zerebrale + Livedo racemosa)

Amelie

Tetraamelie mit multiplen Fehlbildungen
(+ Analatresie + Arrhinie + Beckenaplasie + Gesichtsspalten + Lungenhypoplasie + Makrozephalie + Ohrmuschel, fehlende)

Amputationen, kongenitale

ADAM-Komplex
(+ Bauchwanddefekt + Extremitätenfehlbildungen + Gesichtsspalten + Harnblasenekstrophie + Oligodaktylie + Omphalozele + Schädeldefekte + Schnürfurchen, ringförmige + Syndaktylien + Thoraxspalte)

Beugekontrakturen der Extremitäten

Gillin-Pryse//Davis-Syndrom
(+ Bauchwandmuskulatur, Hypo- oder Aplasie + Genitalfehlbildungen + Gesichtsdysmorphien + Hydrops fetalis + Magen-Darm-Atresien + Malrotation + Nackenödem + Oberlippe, zeltförmige)

Brachymelie

van-Bogaert-Hozay-Syndrom
(+ Akroosteolyse + Anonychie + Gesichtsdysmorphien + Mikrogenie + Nase, breite, flache + Onychodysplasie + Phalangen, distale, Verkürzung)

Enchondromatose, generalisierte
(+ Enchondrome + Extremitätenasymmetrien + Hämangiome + Minderwuchs)
kardio-fazio-mele Dysplasie
(+ Epikanthus + Fibulahypoplasie + Herzfehler + Hypertelorismus + Mikroretrognathie + Nackenhautmantel, weiter + Ohren, tief angesetzte + Radiushypoplasie + Ulnahypoplasie)
kranioektodermale Dysplasie
(+ Brachyphalangie + Diastema + Dolichozephalus + Epikanthus + Frenula, orale + Gesichtsdysmorphien + Haarschaft, dünner + Haarwachstumsstörung + Hypodontie + Hypotrichose + Klinodaktylie + Lidachsenstellung, antimongoloide + Mikrodontie + Minderwuchs + Nystagmus + Pigmentstörungen der Haare + Refraktionsanomalien + Rhizomelie + Schmelzhypoplasie + Syndaktylien + Synostosen + Taurodontie + Zahnanomalien)
Spondyloenchondrodysplasie
(+ Basalganglienverkalkung + Corpus ossis ilii, kurzes und breites + geistige Behinderung + Hyperlordose + Knochenzysten + Kyphose + Metaphysen, unregelmäßige, breite + Metaphysendysplasie + Minderwuchs + Platyspondylie + Röhrenknochen, verkürzte + Skoliose + Spastik)
Tetrasomie 12p
(+ Brachyzephalie + geistige Behinderung + Gesichtsdysmorphien + Haar, schütteres + Kryptorchismus + Mamillenzahl, abnorme + Nase, kurze, mit stark eingezogener Wurzel und nach vorn stehenden Öffnungen + Philtrum, langes prominentes + zerebrale Anfälle)

Dolichostenomelie

Arachnodaktylie, kongenitale kontrakturelle
(+ Arachnodaktylie + Gelenkkontrakturen + Knautschohren + Ohrmuschelanomalien + Wirbelsäulendeformierungen)
Marfan-Syndrom
(+ Aneurysmen + Aorta ascendens, Erweiterung, progressive + Aortenruptur + Arachnodaktylie + Hühnerbrust + Kyphoskoliose + Linsenluxation + Murdoch-Zeichen + Sinus Valsalvae, progressive Erweiterung + Steinberg-Zeichen + Trichterbrust)

Dysplasie, akromesomele

akromesomele Dysplasie
(+ Minderwuchs + Platyspondylie)

Extremitätenasymmetrien

Enchondromatose, generalisierte
(+ Brachymelie + Enchondrome + Hämangiome + Minderwuchs)
Naevus achromians Ito
(+ Blaschko-Linien + Dysplasie, polyostotische + Gelenkbeweglichkeit, abnorme + Gesichtsasymmetrie + Hypopigmentierung + Kyphoskoliose + Muskelhypotonie + Schiefhals + Spina bifida occulta + Steißbeinluxation + Strabismus + Zahndysplasie + zerebrale Anfälle)
splenogonadale Fusion mit Extremitätenfehlbildungen
(+ Endphalangen, Aplasie + Extremitätenfehlbildungen + Mikrogenie + Peromelien + splenogonadale Fusion)

Extremitätenatrophie

Epidermolysis bullosa atrophicans progressiva
(+ Blasenbildung + Hautatrophie + Onychodystrophie)

Extremitäten, dünne

Pterygium-Syndrom, letales multiples, Typ III
(+ Knorpelstücke der langen Röhrenknochen, Fusion + Mandibu-

Extremitäten

lawinkel, fehlender + Minderwuchs, pränataler + Nase, hypoplastische + Pterygien)

Extremitätenfehlbildungen

ADAM-Komplex
(+ Amputationen, kongenitale + Bauchwanddefekt + Gesichtsspalten + Harnblasenekstrophie + Oligodaktylie + Omphalozele + Schädeldefekte + Schnürfurchen, ringförmige + Syndaktylien + Thoraxspalte)
Polysplenie-Syndrom
(+ Bauchorgane, Lageanomalien + Genitalfehlbildungen + Harnwegsanomalien + Herzfehler + Lungenlappung, symmetrische + Polysplenie + ZNS-Fehlbildungen)
Smith-Lemli-Opitz-Syndrom Typ I
(+ Augenanomalien + Blepharophimose + Entwicklungsrückstand, motorischer und geistiger + Epikanthus + Gedeihstörungen + Gesichtsdysmorphien + Glaukom + Harnwegsanomalien + Herzfehler + Katarakt + Mikrozephalie + Minderwuchs + neurologische Störungen + Ohren, tief angesetzte + Ohrmuscheldysplasie + Ptosis + Strabismus + ZNS-Fehlbildungen)
splenogonadale Fusion mit Extremitätenfehlbildungen
(+ Endphalangen, Aplasie + Extremitätenasymmetrien + Mikrogenie + Peromelien + splenogonadale Fusion)
Varizellen-Embryo-Fetopathie
(+ Augenanomalien + Dilatation des Herzens + Erosionen + Extremitätenhypoplasien + Hautdysplasien und -aplasien + Hirnatrophie + Hirnfehlbildungen + Narbenbildung + Schluckbeschwerden)

Extremitätenhypoplasien

Thalidomid-Embryopathie
(+ Endphalangen, Aplasie + Phokomelie + Reduktionsfehlbildungen der Extremitäten + Reduktionsfehlbildungen der Schulter)
Varizellen-Embryo-Fetopathie
(+ Augenanomalien + Dilatation des Herzens + Erosionen + Extremitätenfehlbildungen + Hautdysplasien und -aplasien + Hirnatrophie + Hirnfehlbildungen + Narbenbildung + Schluckbeschwerden)
Warfarin-Embryopathie
(+ Alaknorpel, Einkerbungen, tiefe + Epiphysen, kalkspritzerartige Veränderungen + Nase, hypoplastische + Nasenöffnungen, schmale)

Extremitäten, kurze breite

Pterygium-Syndrom, letales multiples, Typ II
(+ Humerus-Ulna, Fusion + Hypertelorismus + Lungenhypoplasie + Nackenödem + Pterygien + Synostose, radio-ulnare)

Extremitätennekrose

Zwillingsdisruptions-Sequenz
(+ geistige Behinderung + Magen-Darm-Atresien + Mikrozephalie + Narbenbildung + Paraparesen + Porenzephalie + Tetraplegie + Zwilling, intrauterin abgestorbener)

Extremitäten, Schmerzen

Fabry-Krankheit
(+ Abdominalschmerzen + Angiokeratome + Cornea verticillata + Hautveränderungen + Hornhauttrübung + Niereninsuffizienz)
Goldbloom-Syndrom
(+ Hypalbuminämie + Hypergammaglobulinämie + Hyperostosen, kortikale + Knochenschmerzen)

Extremitätenweichteile, Hypertrophie bzw. Hemihypertrophie

Klippel-Trenaunay-Symptomenkomplex
(+ Hämangiomatose + Hautveränderungen + Lymphknotenschwellung + Makrodaktylie + Skelettanteile der Extremitäten, Hypertrophie bzw. Hemihypertrophie)

Kamptomelie

Antley-Bixler-Syndrom
(+ Gesichtsdysmorphien + humero-radiale Synostose + Kamptodaktylie + Kraniosynostose + Synostosen)

Mikromelie

Dysostose, spondylokostale, mit viszeralen Defekten und Dandy-Walker-Malformation
(+ Balkenmangel + Dandy-Walker-Anomalie + Finger, Brachydaktylie + Hemiwirbelbildung + Herzfehler + Hydramnion + Hydronephrose + Hydrops fetalis + Lungenhypoplasie + Malrotation + Nierendysplasie + Rippendefekte + Thoraxdysplasie + Wirbelanomalien + Zehen, Brachydaktylie)
Schneckenbecken-Dysplasie
(+ Beckendysplasie + Gesicht, flaches + Minderwuchs + Minderwuchs, pränataler + Thorax, schmaler)

oro-akrale Fehlbildungen

Hyperthermie-Sequenz
(+ Anenzephalie + Gesichtsdysmorphien + Meningomyelozele)

Peromelien

Femur-Fibula-Ulna-Komplex
(+ Femurhypoplasie + Fibulaaplasie + Fibulahypoplasie + humero-radiale Synostose + Oligodaktylie)
Freire//Maia-Syndrom I
(+ Dysplasien, ektodermale + Minderwuchs + Spaltfüße + Spalthände)
oro-akraler Fehlbildungskomplex
(+ Aglossie + Ankyloglossie + Mikrogenie + Mikroglossie + Oligodaktylie + Reduktionsfehlbildungen der Extremitäten + Symbrachydaktylien + Syngnathie)
splenogonadale Fusion mit Extremitätenfehlbildungen
(+ Endphalangen, Aplasie + Extremitätenasymmetrien + Extremitätenfehlbildungen + Mikrogenie + splenogonadale Fusion)

Phokomelie

Dysostose, akrofaziale, Typ Rodriguez
(+ Arme, kurze + mandibulo-faziale Dysostose + Oberarmverkürzung + Strahldefekte + Syndaktylien)
fazio-aurikulo-radiales Syndrom
(+ Daumenhypoplasie + Gelenkkontrakturen + Grübchen, präaurikuläre + Minderwuchs + Radiusdysplasie + Wimpernhypoplasie)
Roberts-Syndrom
(+ Daumenaplasie + Daumenhypoplasie + Gelenkkontrakturen + Klitorishypertrophie + Lippenspalte + Makropenis + Mikrozephalie + Minderwuchs + Nieren, dysplastische oder zystisch veränderte + Radiusaplasie + Radiushypoplasie + Strahldefekte)
Thalidomid-Embryopathie
(+ Endphalangen, Aplasie + Extremitätenhypoplasien + Reduktionsfehlbildungen der Extremitäten + Reduktionsfehlbildungen der Schulter)

Extremitäten

Reduktionsfehlbildungen der Extremitäten

Acheiropodie
(+ Acheirie + Apodie + Fibulaaplasie + Radiusaplasie + Tibiahypoplasie + Ulnaaplasie)
Adams-Oliver-Syndrom
(+ Cutis marmorata + Ektrodaktylie + Kopfhautdefekte + Reduktionsanomalien der Beine + Schädeldefekte)
Karsch-Neugebauer-Syndrom
(+ Ektrodaktylie + Kamptodaktylie + Nystagmus + Spalthände)
oro-akraler Fehlbildungskomplex
(+ Aglossie + Ankyloglossie + Mikrogenie + Mikroglossie + Oligodaktylie + Peromelien + Symbrachydaktylien + Syngnathie)
Thalidomid-Embryopathie
(+ Endphalangen, Aplasie + Extremitätenhypoplasien + Phokomelie + Reduktionsfehlbildungen der Schulter)

Rhizomelie

kranioektodermale Dysplasie
(+ Brachymelie + Brachyphalangie + Diastema + Dolichozephalus + Epikanthus + Frenula, orale + Gesichtsdysmorphien + Haarschaft, dünner + Haarwachstumsstörung + Hypodontie + Hypotrichose + Klinodaktylie + Lidachsenstellung, antimongoloide + Mikrodontie + Minderwuchs + Nystagmus + Pigmentstörungen der Haare + Refraktionsanomalien + Schmelzhypoplasie + Syndaktylien + Synostosen + Taurodontie + Zahnanomalien)

Schwellung, schmerzhafte, einer Extremität

Muskelkontraktur, ischämische, von Volkmann
(+ Muskelkontraktur + Paresen + Zyanose einer Extremität)

Sirenomelie

Mittellinien-Entwicklungsfeld-Komplex
(+ kaudale Dysplasie + Meningomyelozele + Mittellinie, Fehlbildungen + Omphalozele)

Skelettanteile der Extremitäten, Hypertrophie bzw. Hemihypertrophie

Klippel-Trenaunay-Symptomenkomplex
(+ Extremitätenweichteile, Hypertrophie bzw. Hemihypertrophie + Hämangiomatose + Hautveränderungen + Lymphknotenschwellung + Makrodaktylie)

Strahldefekte

Baller-Gerold-Syndrom
(+ Daumenhypoplasie + Kraniosynostose + Minderwuchs + Radiusaplasie + Radiushypoplasie)
Carpenter-Syndrom
(+ Brachyzephalie + Gesichtsdysmorphien + Kraniosynostose + Lidachsenstellung, mongoloide + Polydaktylie + Stirn, fliehende + Syndaktylien + Turrizephalie)
Dysostose, akrofaziale, Typ Rodriguez
(+ Arme, kurze + mandibulo-faziale Dysostose + Oberarmverkürzung + Phokomelie + Syndaktylien)
Dysostose, akrofaziale, überwiegend postaxialer Typ
(+ Gaumenspalte + Lippenspalte + Mikroretrognathie + Unterlidkolobom + Verkürzung der Unterarme)
Ektrodaktylie
(+ Spaltfüße + Spalthände + Syndaktylien)
de-Lange-Syndrom (I)
(+ Augenbrauen, dichte, konvex geschwungene + Bogenmuster, vermehrte + Brachymesophalangie V + Daumen, proximal angesetzte + Dysphonie + Dystrophie, allgemeine + Entwicklungsrückstand, statomotorischer + Epikanthus + Füße, kleine + Gedeihstörungen + geistige Behinderung + Genitalfehlbildungen + Hände, kleine + Hypertrichose + Klinodaktylie + Metacarpalia, Anomalien + Mikrozephalie + Minderwuchs + Nasenboden, antevertierter, mit retrahiertem Septum + Oberlippe, schmale + Ohrmuschelanomalien + Philtrum, langes + Philtrum, wenig strukturiertes + Retrogenie + Sprachentwicklung, verzögerte + Synophrys + Vierfingerfurche)
Roberts-Syndrom
(+ Daumenaplasie + Daumenhypoplasie + Gelenkkontrakturen + Klitorishypertrophie + Lippenspalte + Makropenis + Mikrozephalie + Minderwuchs + Nieren, dysplastische oder zystisch veränderte + Phokomelie + Radiusaplasie + Radiushypoplasie)
ulno-mammäres Syndrom
(+ Achselbehaarung, spärliche + Adipositas + apokrine Drüsen, Hypoplasie + Brustdrüsen, Hypoplasien und Aplasien + Fertilität, verspätete/verminderte + Genitalhypoplasie + Hypotrichose + Infertilität + Mamillenhypoplasie + Pubertät, verzögerte)

Zyanose einer Extremität

Muskelkontraktur, ischämische, von Volkmann
(+ Muskelkontraktur + Paresen + Schwellung, schmerzhafte, einer Extremität)

Fuß

Apodie

Acheiropodie
(+ Acheirie + Fibulaaplasie + Radiusaplasie + Reduktionsfehlbildungen der Extremitäten + Tibiahypoplasie + Ulnaaplasie)

Brachyphalangie

Aarskog-Syndrom
(+ Hypertelorismus + Inguinalhernien + Kryptorchismus + Minderwuchs + Nase, kurze, breite + Ptosis + Schalskrotum + Schwimmhautbildung)
akromesomele Dysplasie Typ Du Pan
(+ Fibulahypoplasie + Finger, Brachydaktylie)
akromesomele Dysplasie Typ Hunter-Thompson
(+ Becken, schmales + Fibulahypoplasie + Gelenkluxationen, multiple + Hände, kurze + Minderwuchs + Ulnahypoplasie)
Chondrodysplasia punctata, X-chromosomal rezessive Form
(+ Endphalangen, Hypoplasie + Endphalangen, kurze + Minderwuchs + Nase, kurze + Nasenwurzel, breite, flache + Phalangen, distale, Verkürzung)
mesomele Dysplasie Typ Campailla-Martinelli
(+ Endphalangen, kurze + Fibulaverkürzung + Minderwuchs + Phalangen, distale, Verkürzung + Radiusdysplasie + Tibia, verkürzte + Ulna, verkürzte + Verkrümmung der Unterarme)
Osebold-Remondini-Syndrom
(+ Mesomelie der Arme + Mesomelie der Beine + Minderwuchs + Synostosen)
Weill-Marchesani-Syndrom
(+ Linse, kleine sphärische + Minderwuchs + Myopie + Zahnform, abnorme)

Diplopodie

Diplocheirie und Diplopodie
(+ Daumenaplasie + Diplocheirie + Fibula-Verdoppelung + Heptadaktylie + Radiusaplasie + Tibiaaplasie + Ulna-Verdoppelung)

Ektrodaktylie

Adams-Oliver-Syndrom
(+ Cutis marmorata + Kopfhautdefekte + Reduktionsanomalien der Beine + Reduktionsfehlbildungen der Extremitäten + Schädeldefekte)
Karsch-Neugebauer-Syndrom
(+ Kamptodaktylie + Nystagmus + Reduktionsfehlbildungen der Extremitäten + Spalthände)

Endphalangen, Hypoplasie

Antiepileptika-Embryofetopathie
(+ Epikanthus + Finger, überlappende + Herzfehler + Hypertelorismus + Hypospadie + Lippen-Kiefer-Gaumen-Spalte + Meningomyelozele + Minderwuchs + Minderwuchs, pränataler + Onychohypoplasie + Sattelnase + Zehen, überlappende)
Chondrodysplasia punctata, X-chromosomal rezessive Form
(+ Brachyphalangie + Endphalangen, kurze + Minderwuchs + Nase, kurze + Nasenwurzel, breite, flache + Phalangen, distale, Verkürzung)

Endphalangen, krallenartige Deformation

Chromosom 4q⁻ Syndrom
(+ Brachyzephalie + Choanalatresie + Entwicklungsrückstand, motorischer und geistiger + Gaumenspalte + Gesichtsdysmorphien + Herzfehler + Hypertelorismus + Lidachsenstellung, mongoloide + Mikrogenie + Mikrozephalie + Minderwuchs)

Endphalangen, kurze

Chondrodysplasia punctata durch X-chromosomale Deletion
(+ Alopezie + Brachyphalangie + Epiphysen, Kalzifikationen, bilateral symmetrische + geistige Behinderung + Hypogonadismus + Katarakt + Minderwuchs + Nase, hypoplastische + Sattelnase)
Chondrodysplasia punctata, X-chromosomal rezessive Form
(+ Brachyphalangie + Endphalangen, Hypoplasie + Minderwuchs + Nase, kurze + Nasenwurzel, breite, flache + Phalangen, distale, Verkürzung)
Osteolyse, hereditäre idiopathische, Typ I (Lamy-Maroteaux)
(+ Akroosteolyse + Onychohypoplasie)

Fersen, prominente

Trisomie 18
(+ Fingerkontrakturen + Geburtsgewicht, niedriges + Gesicht, dreieckiges + Gesichtsdysmorphien + Großzehen, zurückversetzte + Herzfehler + Hinterhaupt, prominentes + Hydramnion + Hypertonie + Klitorishypertrophie + Lidspaltenverengerung + Mikrozephalie + Mund-Kinnpartie, kleine + Nierenanomalien + Ösophagusatresie + Plexus-choreoideus-Zysten (Ultraschall) + Radiusaplasie + Rippen, schmale)

Füße, große

Lipodystrophie, progressive
(+ Acanthosis nigricans + athletischer Habitus + Diabetes mellitus + Frühreife, sexuelle + Haar, lockiges + Hände, große + Hepatomegalie + Hochwuchs + Hyperlipidämie + Hyperpigmentierung + Hypertrichose + Klitorishypertrophie + Labienhypertrophie + Lipodystrophie + Makropenis + Muskelhypertrophie + Ohren, große + Oligomenorrhö + Ovarien, polyzystische + Splenomegalie + Venenzeichnung, verstärkte + Virilisierung)
Proteus-Syndrom
(+ Exostosen am Schädel + Hals, langer + Hände, große + Hemihypertrophie + Kyphoskoliose + Lipome + Nävi + Rumpflänge, abnorme + Tumoren, subkutane + Weichteilhypertrophie, plantare + Weichteilhypertrophie, volare)
Wiedemann-Rautenstrauch-Syndrom
(+ Fontanellenschluß, verzögerter + Gesichtsdysmorphien + Hände, große + Inzisivi, »angeborene« + Minderwuchs + Minderwuchs, pränataler + neurologische Störungen + Ohren, tief angesetzte + progeroides Aussehen + Pseudohydrozephalus)

Füße, kleine

KBG-Syndrom
(+ Brachyphalangie + geistige Behinderung + Hände, kleine + Hypertelorismus + Minderwuchs + Skelettanomalien + Wirbelanomalien + Zahnanomalien)
de-Lange-Syndrom (I)
(+ Augenbrauen, dichte, konvex geschwungene + Bogenmuster, vermehrte + Brachymesophalangie V + Daumen, proximal angesetzte + Dysphonie + Dystrophie, allgemeine + Entwicklungsrückstand, statomotorischer + Epikanthus + Gedeihstörungen + geistige Behinderung + Genitalfehlbildungen + Hände, kleine + Hypertrichose + Klinodaktylie + Metacarpalia, Anomalien + Mikrozephalie + Minderwuchs + Nasenboden, antevertierter, mit retrahiertem Septum + Oberlippe, schmale + Ohrmuschelanomalien + Philtrum, langes + Philtrum, wenig strukturiertes + Retrogenie + Sprachentwicklung, verzögerte + Strahldefekte + Synophrys + Vierfingerfurche)

Füße, Schmerzen

Akrodynie
(+ Adynamie + Akrozyanose + Antriebsschwäche + Hyperhidrose

+ Muskelhypotonie + Neuritis + Pruritus + Schmerzen der Hände + Schuppung, groblamellöse)
Morton-Symptomatik
(+ Nervenleitgeschwindigkeit, verzögerte)
Osteochondrose, aseptische, Typ Brinon
(+ Os cuneiforme, Schmerz)
Osteochondrose, aseptische, Typ Freiberg-Köhler
(+ Metatarsus, Druckempfindlichkeit + Metatarsus, Verdickung)
Osteochondrose, aseptische, Typ Köhler
(+ Hinken + Os naviculare, Defekt + Os naviculare, Schmerz + Os naviculare, Schwellung)
Osteochondrose, aseptische, Typ Müller-Weiss
(+ Gangstörungen + Os naviculare, Abplattung + Os naviculare, Defekt)
Sequenz der blauen Zehe
(+ Claudicatio intermittens + Zehen, Zyanose)
Tarsaltunnel-Symptomatik, vordere
(+ Fußrücken, Sensibilitätsstörungen)
Tarsaltunnel-Syndrom
(+ Fußsohle, trophische Störungen + Hautulzerationen)

Fußdeformitäten

Ataxie mit hypogonadotropem Hypogonadismus, zerebellare familiäre
(+ Areflexie + Ataxie + geistige Behinderung + Genitalhypoplasie + Hypogonadismus + Kyphoskoliose + Muskelatrophie + Muskelhypotonie + Nystagmus + Taubheit)
Dystasie, hereditäre, areflektorische
(+ Areflexie + Gangstörungen + Haltetremor + Hammerzehen + Hohlfuß + Nervenleitgeschwindigkeit, verzögerte + Nervenverdickung + Neuropathien + Zwiebelschalenformationen)
Emery-Nelson-Syndrom
(+ Handdeformitäten + Handkontrakturen + Minderwuchs)
German-Syndrom
(+ Dolichozephalus + Ellenbogengelenk, Kontrakturen + Entwicklungsrückstand, motorischer und geistiger + Kamptodaktylie + Karpfenmund + Kniegelenke, Kontrakturen + Lymphödem + Zunge, schmale)
Hypertrichosis-Skelettdysplasien-Retardierungs-Syndrom mit Hyperurikämie
(+ Brachyzephalie + Coxa valga + Daumenfehlbildungen + geistige Behinderung + Gesichtsdysmorphien + Hirsutismus + Hypertrichose + Hyperurikämie + Thorax, schmaler, langer)
Neuropathie, hereditäre motorisch-sensible, Typ I
(+ Areflexie + Eiweißgehalt, erhöhter, im Liquor + Faszikulationen + Krallenhand + Nervenleitgeschwindigkeit, verzögerte + Nervenverdickung + Neuropathien + Schmerzen der Beine + Steppergang + Storchenbeine + Tremor + Zwiebelschalenformationen)
Neuropathie, hereditäre motorisch-sensible, Typ III
(+ Anisokorie + Ataxie + Eiweißgehalt, erhöhter, im Liquor + Faszikulationen + Miosis + Myoklonien + Nervenleitgeschwindigkeit, verzögerte + Nervenverdickung + Neuropathien + Pupillenstarre + Pupillotonie + Schmerzen der Beine + Thoraxdeformität + Tremor + Zwiebelschalenformationen)

Fußgelenke, Weichteilschwellungen

Osteolyse, hereditäre idiopathische, Typ VII (Torg)
(+ Handgelenke, Weichteilschwellungen + Handwurzelknochen, Synostosen + Osteolysen)

Fußkontrakturen

Arthrogrypose, distale, Typ II C
(+ Lippenspalte)
Arthrogrypose, distale, Typ II F
(+ Gelenkkontrakturen + Gesicht, dreieckiges + Handkontrakturen + Ptosis + Schultergelenk, Innenrotation)

Arthrogrypose, X-gebundene, Typ I
(+ Fingerkontrakturen + Gesichtsdysmorphien + Glossoptose + Kamptodaktylie + Skaphozephalie + Skoliose + Thoraxdeformität)
Arthrogrypose, X-gebundene, Typ III
(+ Hüftgelenk, Kontrakturen)
Kuskokwim-Syndrom
(+ Kniegelenke, Kontrakturen + Muskelatrophie)

Fußsohle, trophische Störungen

Tarsaltunnel-Syndrom
(+ Füße, Schmerzen + Hautulzerationen)

Fußwurzelknochen, Kalzifikationsherde

Chondrodysplasia punctata Typ Sheffield
(+ Handwurzelknochen, Kalzifikationsherde + Minderwuchs + Nase, breite, flache + Polydaktylie)

Großzehen, breite

Rubinstein-Taybi-Syndrom
(+ Daumen, breite + geistige Behinderung + Gesichtsdysmorphien + Hakennase + Kryptorchismus + Lidachsenstellung, antimongoloide + Mikrozephalie + Minderwuchs + Nasenseptum, langes)

Großzehenendphalanx, basale Verbreiterung und Verkürzung

Brachydaktylie Typ D
(+ Daumenendglieder, breite + Daumenendglieder, kurze + Finger, Brachydaktylie)

Großzehengrundgelenk, Epiphysendysplasie

Osteochondrose, aseptische, Typ Thiemann
(+ Epiphysendysplasie + Fingergelenke, Epiphysendysplasie)

Fuß: Großzehenverdoppelung

Eaton-McKusick-Syndrom
(+ Daumen, triphalangeale + Hexadaktylie + Polydaktylie + Tibiaaplasie + Tibiahypoplasie)
Mohr-Syndrom
(+ Frenula, orale + Gesichtsdysmorphien + Lippenspalte + Naseneinkerbungen + Syndaktylien + Zungenkerben)

Großzehenverkürzung

Gaumenspalte, Taubheit und Oligodontie
(+ Gaumenspalte + Oligo- oder Adontie + Schalleitungsschwerhörigkeit + Taubheit + Zahnanomalien)

Großzehen, zurückversetzte

Trisomie 18
(+ Fersen, prominente + Fingerkontrakturen + Geburtsgewicht, niedriges + Gesicht, dreieckiges + Gesichtsdysmorphien + Herzfehler + Hinterhaupt, prominentes + Hydramnion + Hypertonie + Klitorishypertrophie + Lidspaltenverengerung + Mikrozephalie + Mund-Kinnpartie, kleine + Nierenanomalien + Ösophagusatresie + Plexus-choreoideus-Zysten (Ultraschall) + Radiusaplasie + Rippen, schmale)

Fuß

Hackenfuß

Ikterus, cholestatischer, mit tubulärer Niereninsuffizienz
(+ Azidose, metabolische + Faßthorax + Gesichtsdysmorphien + Glucosurie + Hüftgelenkluxation + Hyperaminoazidurie + Hypophosphatämie + Ikterus + Klumpfuß + Mikrogenie + Skelettanomalien + Turrizephalie)
Nephrose, kongenitale
(+ Dystrophie, allgemeine + Fontanellen, weite + Frühgeburt + Gefäßzeichnung, vermehrte abdominelle + Hypalbuminämie + Hyperlipidämie + Nabelhernie + Plazentomegalie + Proteinurie)

Hammerzehen

Dystasie, hereditäre, areflektorische
(+ Areflexie + Fußdeformitäten + Gangstörungen + Haltetremor + Hohlfuß + Nervenleitgeschwindigkeit, verzögerte + Nervenverdickung + Neuropathien + Zwiebelschalenformationen)

Hautfarbe des Fußes zwischen wächserner Blässe und purpurner Zyanose

Raynaud-Phänomen
(+ Abblassen einzelner Finger + Fingerspitzen, Ulzerationen + Gynäkotropie + Hautfarbe der Hand zwischen wächserner Blässe und purpurner Zyanose + Vasokonstriktion, symmetrische schmerzhafte + Zehen, Ulzerationen)

Heptadaktylie

Diplocheirie und Diplopodie
(+ Daumenaplasie + Diplocheirie + Diplopodie + Fibula-Verdoppelung + Radiusaplasie + Tibiaaplasie + Ulna-Verdoppelung)

Hexadaktylie

chondroektodermale Dysplasie
(+ Dysplasie, polyostotische + Herzfehler + Minderwuchs + Oberlippenfrenula + Onychohypoplasie + Zähne, angeborene)
Weyers-Syndrom
(+ Inzisivi, Hypoplasie + Mandibula, Spaltbildung + Onychodysplasie + Synostosen + Vestibulum oris, Fehlbildung)

Hohlfuß

Diastematomyelie
(+ Dermalsinus + Hämangiomatose + Hautatrophie + Klumpfuß + Lipome + Muskelatrophie + Nävi + Pilonidalsinus + Sensibilitätsstörungen + Skoliose + trophische Störungen der Gefäße)
Dystasie, hereditäre, areflektorische
(+ Areflexie + Fußdeformitäten + Gangstörungen + Haltetremor + Hammerzehen + Nervenleitgeschwindigkeit, verzögerte + Nervenverdickung + Neuropathien + Zwiebelschalenformationen)
Friedreich-Ataxie
(+ Areflexie + Ataxie + Dysarthrie + Gangstörungen + Kardiomyopathie + Kyphoskoliose + Nystagmus + Schluckbeschwerden + Sensibilitätsstörungen)
geistige Retardierung mit spastischer Paraplegie und palmoplantarer Hyperkeratose
(+ Astigmatismus + Eigenreflexe, gesteigerte + Gangstörungen + geistige Behinderung + Gelenkbeweglichkeit, abnorme + Keratosis palmo-plantaris + Nase, prominente + Paraparesen, spastische + Sprachentwicklung, verzögerte + Stirn, hohe)
Muckle-Wells-Syndrom
(+ Glaukom + Hodenatrophie + Hörverlust + Nephrose + Schallempfindungsstörung + Schüttelfröste + Schwerhörigkeit + Urtikaria)

Muskelatrophie, spinale, Typ Kugelberg-Welander
(+ Bulbärsymptomatik + Creatinkinase, erhöhte + Eigenreflexe, abgeschwächte + EMG, Mischbilder von Neuropathie- und Myopathiemuster + EMG, pseudomyotone Entladungen + Faszikulationen + Fingertremor, feinschlägiger + Hyperlordose + Kyphoskoliose + Muskelhypotonie + Myopathie + Scapulae alatae + Skoliose + Spitzfuß, paretischer + Wadenhypertrophie + Zungenfibrillationen)
Spinalparalyse, (hereditäre) spastische
(+ Adduktorenspastik + Gangbild, spastisches + Klumpfuß)
Troyer-Syndrom
(+ Entwicklungsrückstand, motorischer + Handmuskulatur, Paresen und Atrophien + Klumpfuß + Minderwuchs + Paraparesen, spastische + psychische Störungen + Sprachentwicklung, verzögerte)

Hohl-Klumpfuß-Deformationen

tethered cord (e)
(+ Dermalsinus + Haarbildungen, lumbosakrale + Lipome + Muskelatrophie + Pilonidalsinus)

Hypodaktylie

Aminopterin-Embryopathie
(+ Anenzephalie + Hydrozephalus + Klumpfuß + Knochendysplasien, kraniale + Kraniosynostose + Maxillahypoplasie + Mesomelie + Mikrogenie + Oxyzephalie + Schädelnähte, fehlende + Synostosen)

Kalkaneusapophyse, Defekt

Osteochondrose, aseptische, Typ Haglund I
(+ Achillessehne, Bewegungseinschränkung, schmerzhafte)
Osteochondrose, aseptische, Typ Haglund II
(+ Bursitis achillea + Tuber calcanei, oberer Pol, harte Vorwölbung)

Kamptodaktylie

Gordon-Syndrom
(+ Finger, Interphalangealgelenke, fehlende Beugefalten + Gaumenspalte + Gesichtsdysmorphien + Minderwuchs + Pseudoepiphysen + Ptosis)
Guadalajara-Kamptodaktylie-Syndrom Typ II
(+ Ellenbogengelenk, Kontrakturen + Gesichtsdysmorphien + Kniegelenke, Kontrakturen + Mikrozephalie + Ptosis + Skoliose)
Trisomie-9-Mosaik
(+ geistige Behinderung + Gelenkluxationen, multiple + Gesichtsdysmorphien + Lidachsenstellung, mongoloide + Lidspaltenverengerung + Mikrozephalie + Minderwuchs + Minderwuchs, pränataler + Nase, knollig deformierte + Stirn, fliehende)

Klumpfuß

Adducted-thumb-Sequenz
(+ Daumen, adduzierte + Kraniostenose + Mikrozephalie + Myopathie + Ophthalmoplegie + Trinkschwierigkeiten)
Aminopterin-Embryopathie
(+ Anenzephalie + Hydrozephalus + Hypodaktylie + Knochendysplasien, kraniale + Kraniosynostose + Maxillahypoplasie + Mesomelie + Mikrogenie + Oxyzephalie + Schädelnähte, fehlende + Synostosen)
Arthrogrypose, distale, Typ I
(+ Finger, überlappende + Fingerkontrakturen + ulnare Deviation)
Cystathioninurie
(+ Cystathioninämie + Cystathioninurie + Entwicklungsrückstand,

motorischer und geistiger + Mikrozephalie + Minderwuchs + Thrombozytopenie + zerebrale Anfälle)
Diastematomyelie
(+ Dermalsinus + Hämangiomatose + Hautatrophie + Hohlfuß + Lipome + Muskelatrophie + Nävi + Pilonidalsinus + Sensibilitätsstörungen + Skoliose + trophische Störungen der Gefäße)
diastrophische Dysplasie
(+ Daumen, abduzierte + Gaumenspalte + Minderwuchs + Ohrknorpel, Tumoren, zystische)
Dystrophia myotonica Curschmann-Steinert
(+ Alopezie + Atemstörung + Dickdarmdilatation, verminderte + Dysfunktion, ovarielle + Facies myopathica + geistige Behinderung + Gesicht, schmales + Herzrhythmusstörungen + Hirnatrophie + Hodenatrophie + Hydramnion + Hypoventilation, alveoläre + Katarakt + Kindsbewegungen, verminderte + Magenmotilität, verminderte + Mimik, verminderte + Muskelatrophie + Muskelhypotonie + Muskelschwäche + Myotonie + Ösophagusdilatation + Ösophagusperistaltik, verminderte + Paresen + Peristaltik, verminderte + Ptosis + Skelettanomalien + Trinkschwierigkeiten)
Ehlers-Danlos-Syndrom
(+ Aneurysmen + Arterien, große und mittlere, Ruptur + Blutungsrisiko intra partum + Bulbi, abnorm große + Bulbusruptur + Cutis hyperelastica + Ekchymosen + Gelenkbeweglichkeit, abnorme + Hämatome + Haut, dünne + Haut- und Schleimhautblutungen + Keloidbildung + Lippen, schmale + Muskelhypotonie + Narben, hypertrophe + Narbenbildung + Nase, zierliche + Uterusruptur während der Geburt + viszerale Organe, Ruptur + Wundheilungsstörungen)
Holoprosenzephalie
(+ Aglossie + Anophthalmie + Anosmie + Arrhinenzephalie + Arrhinie + Balkenmangel + Daumenaplasie + Daumenhypoplasie + geistige Behinderung + Hirn, monoventrikuläres + Hypertelorismus + Hypopituitarismus + Hyposmie + Hypotelorismus + Kolobom + Lippen-Kiefer-Gaumen-Spalte + Mikroglossie + Oberlippenspalte + Philtrum, fehlendes + Polydaktylie + Proboscis + Syndaktylien + Synophthalmie + Zyklopie)
Ikterus, cholestatischer, mit tubulärer Niereninsuffizienz
(+ Azidose, metabolische + Faßthorax + Gesichtsdysmorphien + Glucosurie + Hackenfuß + Hüftgelenkluxation + Hyperaminoazidurie + Hypophosphatämie + Ikterus + Mikrogenie + Skelettanomalien + Turrizephalie)
Lowry-Syndrom
(+ Exophthalmus + Fibulaaplasie + Gesichtsdysmorphien + Kraniosynostose)
Meckel-Gruber-Syndrom
(+ Arrhinenzephalie + Enzephalozele + Epispadie + Gaumenspalte + Harnblasenekstrophie + Hexadaktylie + Hypospadie + Katarakt + Kleinhirnagenesie + Kolobom + Leberfibrose + Mikrogenie + Mikrophthalmie + Mikrozephalie + Nierenzysten + Optikusaplasie + Polydaktylie + Stirn, fliehende + Zungenfehlbildung)
Potter-Sequenz
(+ »Potter facies« + Adysplasie, urogenitale + Anomalien, anorektale + Epikanthus + Gesichtsdysmorphien + Hypertelorismus + Lungenhypoplasie + Nierenagenesie + Ohrmuscheldysplasie + Uterusanomalien + Wirbelanomalien)
Spinalparalyse, (hereditäre) spastische
(+ Adduktorenspastik + Gangbild, spastisches + Hohlfuß)
Tetrasomie 9p
(+ geistige Behinderung + Gelenkluxationen, multiple + Gesichtsdysmorphien + Herzfehler + Hypertelorismus + Knollennase + Kyphose + Kyphoskoliose + Lippen-Kiefer-Gaumen-Spalte + Mikrozephalie + Nasenwurzel, breite, prominente + Skoliose + Stirn, vorgewölbte)
Troyer-Syndrom
(+ Entwicklungsrückstand, motorischer + Handmuskulatur, Paresen und Atrophien + Hohlfuß + Minderwuchs + Paraparesen, spastische + psychische Störungen + Sprachentwicklung, verzögerte)
Valproat-Embryopathie
(+ geistige Behinderung + Gesichtsdysmorphien + Hypospadie + Meningomyelozele + Minderwuchs)

Knochenfehlbildungen, kleine

Hand-Fuß-Genital-Syndrom
(+ Hypospadie + Uterus und Vagina, Fusionsanomalien)

laterale Fußseite, derb-fibröse Knoten am Faszienrand

Fibrose der Plantaraponeurose
(+ Zehen, Beugekontraktur, fortschreitende)

Makrodaktylie

Klippel-Trenaunay-Symptomenkomplex
(+ Extremitätenweichteile, Hypertrophie bzw. Hemihypertrophie + Hämangiomatose + Hautveränderungen + Lymphknotenschwellung + Skelettanteile der Extremitäten, Hypertrophie bzw. Hemihypertrophie)

Metatarsus, Druckempfindlichkeit

Osteochondrose, aseptische, Typ Freiberg-Köhler
(+ Füße, Schmerzen + Metatarsus, Verdickung)

Metatarsus, Osteolysen

Osteolyse, hereditäre idiopathische, Typ IV (Thieffry-Shurtleff)
(+ Handwurzelknochen, Osteolysen + marfanoider Habitus + Mikrognathie + Proteinurie)

Metatarsus, Verdickung

Osteochondrose, aseptische, Typ Freiberg-Köhler
(+ Füße, Schmerzen + Metatarsus, Druckempfindlichkeit)

Oligodaktylie

ADAM-Komplex
(+ Amputationen, kongenitale + Bauchwanddefekt + Extremitätenfehlbildungen + Gesichtsspalten + Harnblasenekstrophie + Omphalozele + Schädeldefekte + Schnürfurchen, ringförmige + Syndaktylien + Thoraxspalte)
ECP-Syndrom
(+ Gaumenspalte + Monodaktylie + Spaltfüße + Spalthände + Syndaktylien)
Femur-Fibula-Ulna-Komplex
(+ Femurhypoplasie + Fibulaaplasie + Fibulahypoplasie + humeroradiale Synostose + Peromelien)

Os cuneiforme, Schmerz

Osteochondrose, aseptische, Typ Brinon
(+ Füße, Schmerzen)

Os naviculare, Abplattung

Osteochondrose, aseptische, Typ Müller-Weiss
(+ Füße, Schmerzen + Gangstörungen + Os naviculare, Defekt)

Os naviculare, Defekt

Osteochondrose, aseptische, Typ Köhler
(+ Füße, Schmerzen + Hinken + Os naviculare, Schmerz + Os naviculare, Schwellung)

Fuß

Osteochondrose, aseptische, Typ Müller-Weiss
(+ Füße, Schmerzen + Gangstörungen + Os naviculare, Abplattung)

Os naviculare, Schmerz

Osteochondrose, aseptische, Typ Köhler
(+ Füße, Schmerzen + Hinken + Os naviculare, Defekt + Os naviculare, Schwellung)

Os naviculare, Schwellung

Osteochondrose, aseptische, Typ Köhler
(+ Füße, Schmerzen + Hinken + Os naviculare, Defekt + Os naviculare, Schmerz)

Phalangen, distale, Verkürzung

van-Bogaert-Hozay-Syndrom
(+ Akroosteolyse + Anonychie + Brachymelie + Gesichtsdysmorphien + Mikrogenie + Nase, breite, flache + Onychodysplasie)
Chondrodysplasia punctata, X-chromosomal rezessive Form
(+ Brachyphalangie + Endphalangen, Hypoplasie + Endphalangen, kurze + Minderwuchs + Nase, kurze + Nasenwurzel, breite, flache)
mesomele Dysplasie Typ Campailla-Martinelli
(+ Brachyphalangie + Endphalangen, kurze + Fibulaverkürzung + Minderwuchs + Radiusdysplasie + Tibia, verkürzte + Ulna, verkürzte + Verkrümmung der Unterarme)

Plantarfurchen, tiefe

Tetrasomie 8p
(+ Balkenmangel + geistige Behinderung + Gesichtsdysmorphien + Hemiwirbelbildung + Hydronephrose + Makrozephalie + Nasenwurzel, breite, flache + Palmarfurchen, tiefe + Spina bifida + Stirn, hohe + Wirbelanomalien)
Trisomie-8-Mosaik
(+ Arthrogrypose + Balkenmangel + Gesichtsdysmorphien + Hydronephrose + Nase, birnenförmige + Palmarfurchen, tiefe + Patellaaplasie + Pigmentationsanomalien + Spina bifida + Unterlippe, umgestülpte + Wirbelanomalien)

Polydaktylie

akrokallosales Syndrom
(+ Anenzephalie + Balkenmangel + Gesichtsdysmorphien + Makrozephalie)
Carpenter-Syndrom
(+ Brachyzephalie + Gesichtsdysmorphien + Kraniosynostose + Lidachsenstellung, mongoloide + Stirn, fliehende + Strahldefekte + Syndaktylien + Turrizephalie)
Chondrodysplasia punctata Typ Sheffield
(+ Fußwurzelknochen, Kalzifikationsherde + Handwurzelknochen, Kalzifikationsherde + Minderwuchs + Nase, breite, flache)
Eaton-McKusick-Syndrom
(+ Daumen, triphalangeale + Großzehenverdoppelung + Hexadaktylie + Tibiaaplasie + Tibiahypoplasie)
F-Syndrom
(+ Gaumen, hoher + Gesichtsdysmorphien + Hypertelorismus + Kinn, kleines + Nase, birnenförmige + Syndaktylien + Zahnstellungsanomalien)
Goltz-Gorlin-Syndrom
(+ Aniridie + Anophthalmie + Beckenfehlbildungen + Fingeraplasien + Fingerhypoplasien + Gaumen, hoher + Gynäkotropie + Haar, schütteres + Hautatrophie + Hyperhidrose + Hypertelorismus + Hypohidrose + Kolobom + Kyphose + Malokklusion + Mikrophthalmie + Nystagmus + Onychodystrophie + Optikusatrophie + Osteopathien + Osteoporose + Papillome + Poikilodermie + Prognathie + Rippenfehlbildungen + Schlüsselbeinfehlbildungen + Skoliose + Spina bifida + Strabismus + Syndaktylien + Vorwölbung, hernienartige + Wirbelanomalien + Zahnanomalien + Zehenaplasien + Zehenhypoplasien)
Greig-Zephalopolysyndaktylie
(+ Gesichtsdysmorphien + Hypertelorismus + Makrozephalie + Syndaktylien)
Herz-Hand-Syndrom Typ IV
(+ Hemiwirbelbildung + Herzfehler + Hypodontie + Klinodaktylie + Makrodontie + Minderwuchs + Syndaktylien + Wirbelanomalien)
Hydroletalus-Syndrom
(+ Arrhinenzephalie + Balkenmangel + Gesichtsdysmorphien + Gesichtsspalten + Hydramnion + Hydrozephalus + Lungenagenesie + Mikrophthalmie + Nase, kleine)
Kopfhautdefekte und Polydaktylie
(+ Kopfhautdefekte)
Kurzripp-Polydaktylie-Syndrome
(+ Analatresie + Arrhinenzephalie + Epiglottisdysplasie + Gaumenspalte + Herzfehler + Leberzysten + Lippenspalte + Mikropenis + Minderwuchs + Nierenaplasie + Nierenzysten + Pankreaszysten + Rippen, kurze + Thoraxdysplasie + Urethralatresie + Uterus duplex + Zähne, angeborene)
Polysyndaktylie, Bonola-Typ
(+ Daumen, abduzierte + Daumen, breite + Daumen, kurze + Syndaktylien + Zehenhypoplasien)
Schinzel-Giedion-Syndrom
(+ Entwicklungsrückstand, motorischer und geistiger + Fingerhypoplasien + Gesichtsdysmorphien + Herzfehler + Minderwuchs + Mittelgesichtsretraktion + Schädelbasissklerose + Zehenhypoplasien)
Syndrom der postaxialen Polydaktylie und progressiven Myopie
(+ Myopie)
Trisomie 13
(+ Arrhinenzephalie + Gesichtsdysmorphien + Herzfehler + Iriskolobom + Kopfhautdefekte + Lippen-Kiefer-Gaumen-Spalte + Mikrophthalmie + Mikrozephalie + Minderwuchs + Minderwuchs, pränataler + Präeklampsie + Stirn-Oberlidhämangiome + Zyklopie)

Röhrenknochen, kurze, des Fußes, periphere Dysplasie

Akrodysplasie
(+ geistige Behinderung + Minderwuchs + Nase, hypoplastische + Röhrenknochen, kurze, der Hand, periphere Dysplasie + Zapfenepiphysen)

Sandalenlücke

Down-Syndrom
(+ Brushfield-Flecken + Epikanthus + geistige Behinderung + Gelenkbeweglichkeit, abnorme + Gesichtsdysmorphien + Hände, kurze + Herzfehler + Lidachsenstellung, mongoloide + Minderwuchs + Muskelhypotonie + Vierfingerfurche)
koxo-podo-patellares Syndrom
(+ Beckendysplasie + Patelladislokation + Patellahypoplasie + Zehenhypoplasien)

Spaltfüße

akrorenaler Symptomenkomplex
(+ Doppelnieren + Nierenagenesie + Nierenhypoplasie + Spalthände)
ECP-Syndrom
(+ Gaumenspalte + Monodaktylie + Oligodaktylie + Spalthände + Syndaktylien)

EEC-Syndrom
(+ Anodontie + Augenbrauen, Hypoplasie + Blepharitis + Hypotrichose + Inzisivi, stiftförmige Reduktion + Konjunktivitis + Lippen-Kiefer-Gaumen-Spalte + Mikrodontie + Photophobie + Spalthände + Tränen-Nasengänge, Atresie + Wimpernhypoplasie)
Ektrodaktylie
(+ Spalthände + Strahldefekte + Syndaktylien)
Ektrodaktylie-Tibiahypoplasie
(+ Femurhypoplasie + Spalthände + Tibiaaplasie + Tibiahypoplasie + Ulnahypoplasie)
Freire//Maia-Syndrom I
(+ Dysplasien, ektodermale + Minderwuchs + Peromelien + Spalthände)
Gollop-Wolfgang-Komplex
(+ Femur, gegabelter + Spalthände + Tibiaaplasie)
Rosselli-Gulienetti-Syndrom
(+ Alopezie + Anhidrose + Dysplasien, ektodermale + Hypertrichose + Lippen-Kiefer-Gaumen-Spalte + Oligo- oder Adontie + Radiushypoplasie + Schmelzdefekte + Spalthände + Syndaktylien)

Spitzfuß, paretischer

Muskelatrophie, infantile spinale, Typ Werdnig-Hoffmann
(+ Areflexie + head-drop-Phänomen + Hypokinese + Kyphoskoliose + Muskelatrophie + Muskelhypotonie + Schluckbeschwerden + Taschenmesserphänomen + Thoraxdeformität + Vorderhornzellendegeneration + Zungenatrophie + Zungenfibrillationen)
Muskelatrophie, spinale, Typ Kugelberg-Welander
(+ Bulbärsymptomatik + Creatinkinase, erhöhte + Eigenreflexe, abgeschwächte + EMG, Mischbilder von Neuropathie- und Myopathiemuster + EMG, pseudomyotone Entladungen + Faszikulationen + Fingertremor, feinschlägiger + Hohlfuß + Hyperlordose + Kyphoskoliose + Muskelhypotonie + Myopathie + Scapulae alatae + Skoliose + Wadenhypertrophie + Zungenfibrillationen)

Syndaktylien

ADAM-Komplex
(+ Amputationen, kongenitale + Bauchwanddefekt + Extremitätenfehlbildungen + Gesichtsspalten + Harnblasenekstrophie + Oligodaktylie + Omphalozele + Schädeldefekte + Schnürfurchen, ringförmige + Thoraxspalte)
Apert-Syndrom
(+ Brachyzephalie + Exophthalmus + Gesichtsdysmorphien + Kraniosynostose + Löffelhände + Turrizephalie)
Bartsocas-Papas-Syndrom
(+ Ankyloblepharon + Anonychie + Daumenhypoplasie + Lippen-Kiefer-Gaumen-Spalte + Pterygien, popliteale + Zehenhypoplasien)
Carpenter-Syndrom
(+ Brachyzephalie + Gesichtsdysmorphien + Kraniosynostose + Lidachsenstellung, mongoloide + Polydaktylie + Stirn, fliehende + Strahldefekte + Turrizephalie)
Cenani-Lenz-Syndaktylie
(+ Fingerhypoplasien + Mesomelie der Unterarme)
Chromosom 10q⁻ Syndrom
(+ Gesichtsdysmorphien + Herzfehler + Lidachsenstellung, antimongoloide + Minderwuchs + Minderwuchs, pränataler + Ohranomalien)
Chromosom 13q⁻ Syndrom
(+ Analatresie + Balkenmangel + Daumenaplasie + geistige Behinderung + Genitalfehlbildungen + Gesichtsdysmorphien + Herzfehler + Hirnfehlbildungen + Hypospadie + Iriskolobom + Mesenterium commune + Mikrophthalmie + Mikrozephalie + Minderwuchs + Minderwuchs, pränataler + Netzhaut, Retinoblastom + Nierenanomalien + Stirn, fliehende + Synostosen + zerebrale Anfälle)
C-Trigonozephalie(-Syndrom)
(+ Frenula des Zahnfleisches + Lidachsenstellung, mongoloide + Nase, hypoplastische + Trigonozephalie)

Dysostose, akrofaziale, Typ Rodriguez
(+ Arme, kurze + mandibulo-faziale Dysostose + Oberarmverkürzung + Phokomelie + Strahldefekte)
ECP-Syndrom
(+ Gaumenspalte + Monodaktylie + Oligodaktylie + Spaltfüße + Spalthände)
Ektrodaktylie
(+ Spaltfüße + Spalthände + Strahldefekte)
Epidermolysis bullosa dystrophica mutilans Hallopeau-Siemens
(+ Alopezie + Blasenbildung + Entwicklungsrückstand, motorischer und geistiger + Erosionen + Milien + Mundschleimhaut, Leukoplakie + Narbenbildung + Narbenschrumpfung + Onychodystrophie + Plattenepithelkarzinome + Schmelzanomalien + Symblepharon + Wachstumsstörungen + Zahnanomalien)
Goltz-Gorlin-Syndrom
(+ Aniridie + Anophthalmie + Beckenfehlbildungen + Fingeraplasien + Fingerhypoplasien + Gaumen, hoher + Gynäkotropie + Haar, schütteres + Hautatrophie + Hyperhidrose + Hypertelorismus + Hypohidrose + Kolobom + Kyphose + Malokklusion + Mikrophthalmie + Nystagmus + Onychodystrophie + Optikusatrophie + Osteopathien + Osteoporose + Papillome + Poikilodermie + Polydaktylie + Prognathie + Rippenfehlbildungen + Schlüsselbeinfehlbildungen + Skoliose + Spina bifida + Strabismus + Vorwölbung, hernienartige + Wirbelanomalien + Zahnanomalien + Zehenaplasien + Zehenhypoplasien)
Greig-Zephalopolysyndaktylie
(+ Gesichtsdysmorphien + Hypertelorismus + Makrozephalie + Polydaktylie)
Herz-Hand-Syndrom Typ IV
(+ Hemiwirbelbildung + Herzfehler + Hypodontie + Klinodaktylie + Makrodontie + Minderwuchs + Polydaktylie + Wirbelanomalien)
Juberg-Hayward-Syndrom
(+ Daumenhypoplasie + Epikanthus + Hypertelorismus + Lippen-Kiefer-Gaumen-Spalte + Mikrozephalie + Minderwuchs + Nasenwurzel, breite, flache + Radiushypoplasie + Zehe, 4., Klinodaktylie)
kraniodigitales Syndrom (Scott)
(+ Brachyzephalie + geistige Behinderung + Gesichtsdysmorphien + Minderwuchs + Ossifikation, verzögerte oder fehlende + Spina bifida occulta)
kranioektodermale Dysplasie
(+ Brachymelie + Brachyphalangie + Diastema + Dolichozephalus + Epikanthus + Frenula, orale + Gesichtsdysmorphien + Haarschaft, dünner + Haarwachstumsstörung + Hypodontie + Hypotrichose + Klinodaktylie + Lidachsenstellung, antimongoloide + Mikrodontie + Minderwuchs + Nystagmus + Pigmentstörungen der Haare + Refraktionsanomalien + Rhizomelie + Schmelzhypoplasie + Synostosen + Taurodontie + Zahnanomalien)
Lymphödem, hereditäres, Typ II (Meige)
(+ Distichiasis + Lymphödem an den unteren Extremitäten + Nägel, Gelb- bis Grünverfärbung + Wirbelanomalien)
Mohr-Syndrom
(+ Frenula, orale + Gesichtsdysmorphien + Großzehenverdoppelung + Lippenspalte + Naseneinkerbungen + Zungenkerben)
Pfeiffer-Syndrom
(+ Brachyzephalie + Endphalangen, breite + Gesichtsasymmetrie + Gesichtsdysmorphien + Kraniosynostose + Schädelasymmetrie + Turrizephalie)
Polysyndaktylie, Bonola-Typ
(+ Daumen, abduzierte + Daumen, breite + Daumen, kurze + Polydaktylie + Zehenhypoplasien)
Pterygium-Syndrom, popliteales
(+ Gaumenspalte + Lippen-Kiefer-Gaumen-Spalte + Pterygien, popliteale + Unterlippenfisteln)
Rosselli-Gulienetti-Syndrom
(+ Alopezie + Anhidrose + Dysplasien, ektodermale + Hypertrichose + Lippen-Kiefer-Gaumen-Spalte + Oligo- oder Adontie + Radiushypoplasie + Schmelzdefekte + Spaltfüße + Spalthände)
Saethre-Chotzen-Syndrom
(+ Brachyphalangie + Gesichtsasymmetrie + Gesichtsdysmorphien

Fuß

+ Hakennase + Kraniosynostose + Ptosis + Schädelasymmetrie + Stirn, fliehende + Trigonozephalie + Turrizephalie)
Sakati-Nyhan-Syndrom
(+ Gesichtsdysmorphien + Makrozephalie + Polydaktylie + Turrizephalie)
Smith-Magenis-Syndrom
(+ Aggressivität + Androtropie + Autismus + Epikanthus + geistige Behinderung + Gesichtsdysmorphien + Hände, kurze + Lidachsenstellung, mongoloide + Mikrozephalie + Minderwuchs + Mittelgesichtshypoplasie oder -dysplasie + Schalleitungsschwerhörigkeit + Schwerhörigkeit + Stirn, vorgewölbte + Telekanthus + Verhaltensstörungen + zerebrale Anfälle)
Syndrom der multiplen Synostosen
(+ Finger, Brachydaktylie + humero-radiale Synostose + Schwerhörigkeit + Synostosen)
Triploidie
(+ Aborte + Genitalfehlbildungen + innere Organe, Anomalien + Iriskolobom + Längen- und Gewichtsreduktion + Mikrophthalmie + Minderwuchs, pränataler + Nierenanomalien + Plazenta, hydatidiforme Degeneration + ZNS-Fehlbildungen)
Waardenburg-Anophthalmie-Syndrom
(+ Anophthalmie)

Synostosen

Chromosom 13q⁻ Syndrom
(+ Analatresie + Balkenmangel + Daumenaplasie + geistige Behinderung + Genitalfehlbildungen + Gesichtsdysmorphien + Herzfehler + Hirnfehlbildungen + Hypospadie + Iriskolobom + Mesenterium commune + Mikrophthalmie + Mikrozephalie + Minderwuchs + Minderwuchs, pränataler + Netzhaut, Retinoblastom + Nierenanomalien + Stirn, fliehende + Syndaktylien + zerebrale Anfälle)
Nievergelt-Syndrom
(+ Minderwuchs + radio-ulnare Synostose + Tibia, verkürzte + Tibia, Verplumpung)
Patellaaplasie-Talokalkaneussynostose-Syndrom
(+ Beckendysplasie + Oligodaktylie + Patellaaplasie)
Syndrom der multiplen Synostosen
(+ Finger, Brachydaktylie + humero-radiale Synostose + Schwerhörigkeit + Syndaktylien)

Talusluxation

von-Volkmann-Deformität
(+ Tibiaverbiegung)

Tarsaltunnel-Sequenz

Neuropathie, familiäre, rezidivierende, polytope
(+ Karpaltunnel-Sequenz + Markscheidenverdickung, tomakulöse + Nervendruckläsion + Neuropathien + Paresen + Sensibilitätsstörungen + Supinatorsyndrom)

Trommelschlegelzehen

Arteria-pulmonalis-Sklerose
(+ Cor pulmonale + Dyspnoe + Polyglobulie + Teleangiektasien + Trommelschlegelfinger + Zyanose)
Fischer-Syndrom
(+ Hyperhidrose + Hyperkeratose + Hypotrichose + Keratosis palmo-plantaris + Onychogrypose + Trommelschlegelfinger)
Keratosis palmaris bei Syringomyelie
(+ Keratosis palmoplantaris + Onychodystrophie + Trommelschlegelfinger)
Muskelhyperplasie, pulmonale
(+ Kurzatmigkeit + Lungenzeichnung, Honigwabenmuster + Lymphknotenschwellung + Mikrozysten in der Lunge + Trommelschlegelfinger)

Williams-Campbell-Syndrom
(+ Bronchopathie, chronische + Thoraxdeformität + Trommelschlegelfinger)

Tuber calcanei, oberer Pol, harte Vorwölbung

Osteochondrose, aseptische, Typ Haglund II
(+ Bursitis achillea + Kalkaneusapophyse, Defekt)

Tuber calcanei, Schmerzen

Osteochondrose, aseptische, Typ Blencke
(+ Achillessehne, Bewegungseinschränkung, schmerzhafte + Achillessehne, Ossifikation)

Weichteilhypertrophie, plantare

Proteus-Syndrom
(+ Exostosen am Schädel + Füße, große + Hals, langer + Hände, große + Hemihypertrophie + Kyphoskoliose + Lipome + Nävi + Rumpflänge, abnorme + Tumoren, subkutane + Weichteilhypertrophie, volare)

Zehe, 4., Klinodaktylie

Juberg-Hayward-Syndrom
(+ Daumenhypoplasie + Epikanthus + Hypertelorismus + Lippen-Kiefer-Gaumen-Spalte + Mikrozephalie + Minderwuchs + Nasenwurzel, breite, flache + Radiushypoplasie + Syndaktylien)

Zehenaplasien

Goltz-Gorlin-Syndrom
(+ Aniridie + Anophthalmie + Beckenfehlbildungen + Fingeraplasien + Fingerhypoplasien + Gaumen, hoher + Gynäkotropie + Haar, schütteres + Hautatrophie + Hyperhidrose + Hypertelorismus + Hypohidrose + Kolobom + Kyphose + Malokklusion + Mikrophthalmie + Nystagmus + Onychodystrophie + Optikusatrophie + Osteopathien + Osteoporose + Papillome + Poikilodermie + Polydaktylie + Prognathie + Rippenfehlbildungen + Schlüsselbeinfehlbildungen + Skoliose + Spina bifida + Strabismus + Syndaktylien + Vorwölbung, hernienartige + Wirbelanomalien + Zahnanomalien + Zehenhypoplasien)
okulo-dento-digitale Dysplasie
(+ Alaknorpel, Hypoplasie + Finger, 4.–5., Syndaktylien + Hyperostose, kraniale + Hypertrichose + Hypotelorismus + Irisdysplasie + Kamptodaktylie + Mikrokornea + Nase, lange dünne + Schmelzdysplasie + Schmelzhypoplasie + Zehen, Dysplasie + Zehenhypoplasien)
zerebro-arthro-digitale Sequenz
(+ Arthromyodysplasie + Fingeraplasien + Hirnfehlbildungen + Sakralagenesie)
zerebro-renales Syndrom
(+ Anonychie + Fingeraplasien + Gesichtsdysmorphien + Herzfehler + Mikrozephalie + Minderwuchs + Nierenanomalien + zerebrale Anfälle)

Zehenatrophien

Akrodermatitis continua suppurativa Hallopeau
(+ Fingeratrophien + Hautatrophie + Onychodystrophie + Pusteln, palmare und plantare)

Fuß

Zehen, Beugekontraktur, fortschreitende

Fibrose der Plantaraponeurose
(+ laterale Fußseite, derb-fibröse Knoten am Faszienrand)

Zehen, Brachydaktylie

Dysostose, spondylokostale, mit viszeralen Defekten und Dandy-Walker-Malformation
(+ Balkenmangel + Dandy-Walker-Anomalie + Finger, Brachydaktylie + Hemiwirbelbildung + Herzfehler + Hydramnion + Hydronephrose + Hydrops fetalis + Lungenhypoplasie + Malrotation + Mikromelie + Nierendysplasie + Rippendefekte + Thoraxdysplasie + Wirbelanomalien)

Zehen, Dysplasie

okulo-dento-digitale Dysplasie
(+ Alaknorpel, Hypoplasie + Finger, 4.–5., Syndaktylien + Hyperostose, kraniale + Hypertrichose + Hypotelorismus + Irisdysplasie + Kamptodaktylie + Mikrokornea + Nase, lange dünne + Schmelzdysplasie + Schmelzhypoplasie + Zehenaplasien + Zehenhypoplasien)

Zehenhypoplasien

Bartsocas-Papas-Syndrom
(+ Ankyloblepharon + Anonychie + Daumenhypoplasie + Lippen-Kiefer-Gaumen-Spalte + Pterygien, popliteale + Syndaktylien)
Fryns-Syndrom
(+ Fingerhypoplasien + Gesichtsdysmorphien + Hornhauttrübung + Zwerchfelldefekt)
Goltz-Gorlin-Syndrom
(+ Aniridie + Anophthalmie + Beckenfehlbildungen + Fingeraplasien + Fingerhypoplasien + Gaumen, hoher + Gynäkotropie + Haar, schütteres + Hautatrophie + Hyperhidrose + Hypertelorismus + Hypohidrose + Kolobom + Kyphose + Malokklusion + Mikrophthalmie + Nystagmus + Onychodystrophie + Optikusatrophie + Osteopathien + Osteoporose + Papillome + Poikilodermie + Polydaktylie + Prognathie + Rippenfehlbildungen + Schlüsselbeinfehlbildungen + Skoliose + Spina bifida + Strabismus + Syndaktylien + Vorwölbung, hernienartige + Wirbelanomalien + Zahnanomalien + Zehenaplasien)
koxo-podo-patellares Syndrom
(+ Beckendysplasie + Patelladislokation + Patellahypoplasie + Sandalenlücke)
okulo-dento-digitale Dysplasie
(+ Alaknorpel, Hypoplasie + Finger, 4.–5., Syndaktylien + Hyperostose, kraniale + Hypertrichose + Hypotelorismus + Irisdysplasie + Kamptodaktylie + Mikrokornea + Nase, lange dünne + Schmelzdysplasie + Schmelzhypoplasie + Zehen, Dysplasie + Zehenaplasien)
Polysyndaktylie, Bonola-Typ
(+ Daumen, abduzierte + Daumen, breite + Daumen, kurze + Polydaktylie + Syndaktylien)
Schinzel-Giedion-Syndrom
(+ Entwicklungsrückstand, motorischer und geistiger + Fingerhypoplasien + Gesichtsdysmorphien + Herzfehler + Minderwuchs + Mittelgesichtsretraktion + Polydaktylie + Schädelbasissklerose)

Zehen, Interphalangealgelenke, Knöchelpolster

Bart-Pumphrey-Syndrom
(+ Finger, Interphalangealgelenke, Knöchelpolster + Hyperkeratose + Keratosis palmoplantaris + Leukonychie + Schalleitungsschwerhörigkeit + Schallempfindungsstörung + Schwerhörigkeit)

Zehen, kurze

oto-palato-digitales Syndrom Typ I
(+ Finger, kurze + Gaumenspalte + Gesichtsdysmorphien + Minderwuchs + Schalleitungsschwerhörigkeit + Schwerhörigkeit)

Zehen, überlappende

Antiepileptika-Embryofetopathie
(+ Endphalangen, Hypoplasie + Epikanthus + Finger, überlappende + Herzfehler + Hypertelorismus + Hypospadie + Lippen-Kiefer-Gaumen-Spalte + Meningomyelozele + Minderwuchs + Minderwuchs, pränataler + Onychohypoplasie + Sattelnase)

Zehen, Ulzerationen

Raynaud-Phänomen
(+ Abblassen einzelner Finger + Fingerspitzen, Ulzerationen + Gynäkotropie + Hautfarbe der Hand zwischen wächserner Blässe und purpurner Zyanose + Hautfarbe des Fußes zwischen wächserner Blässe und purpurner Zyanose + Vasokonstriktion, symmetrische schmerzhafte)

Zehen, Zyanose

Sequenz der blauen Zehe
(+ Claudicatio intermittens + Füße, Schmerzen)

Gerinnung

Blutungsneigung

Antiphospholipid-Syndrom
(+ Aborte + Gynäkotropie + Hypertonie, pulmonale + Luesreaktion falsch-positiv + Lupusantikoagulans + Thrombophilie + Thromboplastinzeit, partielle, verlängerte + Thrombosen, arterielle oder venöse)
Erythroleukämie, akute
(+ Anämie + Infektanfälligkeit + Leukämie + Megaloblastose + Myeloblasten + Ringsideroblasten + Thrombozytopenie)
Evans-Syndrom
(+ Anämie, hämolytische + Antikörper, antithrombozytäre + Antikörper, erythrozytäre + Thrombozytopenie)
Faktor-XI-Mangel
(+ Thromboplastinzeit, partielle, verlängerte)
Hämoglobinurie, paroxysmale nächtliche
(+ Abdominalschmerzen + Anämie + Anämie, hämolytische + Hämoglobinurie + Hämolyse + Hämosiderinurie + Ikterus + Infektanfälligkeit + Thrombosen, arterielle oder venöse)
Hämophilie A
(+ Androtropie + Gelenkblutungen + Hämatome + Hämophilie + Muskelblutungen + Subhämophilie + Thromboplastinzeit, partielle, verlängerte + Zahnfleischblutung + Zahnwechselblutungen)
Hageman-Syndrom
(+ Thrombophilie + Thromboplastinzeit, partielle, verlängerte)
Hermansky-Pudlak-Syndrom
(+ Albinismus + Depigmentierungen + Haar, blondes + Haar, weißes + Kolitis + Lungenveränderungen, restriktive + Nystagmus + Photophobie)
Osteogenesis imperfecta
(+ Frakturneigung, Frakturen + Gelenkbeweglichkeit, abnorme + Haut, dünne + Knochendichte, verminderte + Schwerhörigkeit + Skleren, blaue + Spontanfrakturen + Zahndysplasie)
Owren-Syndrom I
(+ Blutungszeit, verlängerte + Hämatome + Haut- und Schleimhautblutungen + Thromboplastinzeit, partielle, verlängerte)
Post-Perfusions-Symptomatik
(+ Fieber + Leukozytose)
PTC-Mangel
(+ Androtropie + Gelenkblutungen + Hämatome + Hämophilie + Muskelblutungen + Subhämophilie + Thromboplastinzeit, partielle, verlängerte + Zahnfleischblutung + Zahnwechselblutungen)
Teleangiectasia hereditaria haemorrhagica (Rendu-Osler-Weber)
(+ Anämie + Anastomosen, arteriovenöse + Leberzirrhose + Nasenbluten + Papeln, dunkelrote, stecknadelkopf- bis hirsekorngroße, angiomatöse, im Gesicht + Teleangiektasien)

Blutungszeit, verlängerte

Bernard-Soulier-Syndrom
(+ hämorrhagische Diathese + Haut- und Schleimhautblutungen + Thrombozytenaggregation, Ristocetin-induzierte, nicht auslösbar + Thrombozytenüberlebenszeit, verkürzte + Thrombozytopenie)
Gray-platelet-Syndrom
(+ hämorrhagische Diathese + Haut- und Schleimhautblutungen + Myelofibrose + Thrombozytenfunktion, pathologische + Thrombozytenüberlebenszeit, verkürzte + Thrombozytopenie)
Owren-Syndrom I
(+ Blutungsneigung + Hämatome + Haut- und Schleimhautblutungen + Thromboplastinzeit, partielle, verlängerte)
Pseudo-v.-Willebrand-Syndrom
(+ hämorrhagische Diathese + Haut- und Schleimhautblutungen + Thrombozytenaggregation, Ristocetin-induzierte, gesteigerte + Thrombozytopenie)
Thrombasthenie Glanzmann(-Naegeli)
(+ hämorrhagische Diathese + Haut- und Schleimhautblutungen + Thrombozytenaggregation, gestörte)
v.-Willebrand-(Jürgens-)Syndrom
(+ Faktor-VIII(antihämophiles Globulin)-Erniedrigung + Faktor-VIII-Multimere, Störung + hämorrhagische Diathese + Haut- und Schleimhautblutungen + Thrombozytenaggregation, Ristocetin-induzierte, nicht auslösbar + Thrombozytopenie)

Faktor-VIII(antihämophiles Globulin)-Erniedrigung

v.-Willebrand-(Jürgens-)Syndrom
(+ Blutungszeit, verlängerte + Faktor-VIII-Multimere, Störung + hämorrhagische Diathese + Haut- und Schleimhautblutungen + Thrombozytenaggregation, Ristocetin-induzierte, nicht auslösbar + Thrombozytopenie)

Faktor-VIII-Multimere, Störung

v.-Willebrand-(Jürgens-)Syndrom
(+ Blutungszeit, verlängerte + Faktor-VIII(antihämophiles Globulin)-Erniedrigung + hämorrhagische Diathese + Haut- und Schleimhautblutungen + Thrombozytenaggregation, Ristocetin-induzierte, nicht auslösbar + Thrombozytopenie)

Gerinnung, diffuse intravasale, kompensierte

Stauffer-Symptomenkomplex
(+ Gamma-GT, erhöhte + Hepatomegalie + Nierenzellkarzinom + Phosphatase, alkalische, erhöhte + Prothrombinzeit, verlängerte + Splenomegalie)

Gerinnung, disseminierte intravasale

Fruchtwasserembolie
(+ Blutdruckabfall bei Schwangerschaft + Fruchtwasserembolie + Gynäkotropie)
hämorrhagischer Schock mit Enzephalopathie
(+ Azidose + Bewußtlosigkeit + Diarrhö + Harnstoff, erhöhter + Schock + Thrombozytopenie + Transaminasenerhöhung + Verbrauchskoagulopathie + zerebrale Anfälle)
Kasabach-Merritt-Sequenz
(+ Hämangiome + Thrombosen, arterielle oder venöse + Thrombozytopenie + Verbrauchskoagulopathie)

Hämophilie

Hämophilie A
(+ Androtropie + Blutungsneigung + Gelenkblutungen + Hämatome + Muskelblutungen + Subhämophilie + Thromboplastinzeit, partielle, verlängerte + Zahnfleischblutung + Zahnwechselblutungen)
PTC-Mangel
(+ Androtropie + Blutungsneigung + Gelenkblutungen + Hämatome + Muskelblutungen + Subhämophilie + Thromboplastinzeit, partielle, verlängerte + Zahnfleischblutung + Zahnwechselblutungen)

hämorrhagische Diathese

Bernard-Soulier-Syndrom
(+ Blutungszeit, verlängerte + Haut- und Schleimhautblutungen + Thrombozytenaggregation, Ristocetin-induzierte, nicht auslösbar + Thrombozytenüberlebenszeit, verkürzte + Thrombozytopenie)
Dead-fetus-Koagulopathie
(+ Fruchttod, intrauteriner + Gynäkotropie + Hypofibrinogenämie)
Epstein-Syndrom
(+ Nasenbluten + Nephritis + Taubheit + Thrombozytopenie)
Gray-platelet-Syndrom
(+ Blutungszeit, verlängerte + Haut- und Schleimhautblutungen +

Myelofibrose + Thrombozytenfunktion, pathologische + Thrombozytenüberlebenszeit, verkürzte + Thrombozytopenie)
Hyperviskositätssyndrom
(+ Bewußtlosigkeit + Haut- und Schleimhautblutungen + Hypergammaglobulinämie + Kopfschmerz + Nasenbluten + Netzhaut, Retinopathie + Netzhautblutungen + Ohrgeräusche + Papillenödem + Parästhesien + Purpura + Raynaud-Phänomen + Schwindel + Sehstörungen)
Pseudo-v.-Willebrand-Syndrom
(+ Blutungszeit, verlängerte + Haut- und Schleimhautblutungen + Thrombozytenaggregation, Ristocetin-induzierte, gesteigerte + Thrombozytopenie)
Thrombasthenie Glanzmann(-Naegeli)
(+ Blutungszeit, verlängerte + Haut- und Schleimhautblutungen + Thrombozytenaggregation, gestörte)
Waterhouse-Friderichsen-Syndrom
(+ Bewußtseinsstörungen + Krampfneigung + Meningokokken im Liquor + Nebenniereninfarkte + Nebenniereninsuffizienz)
v.-Willebrand-(Jürgens-)Syndrom
(+ Blutungszeit, verlängerte + Faktor-VIII(antihämophiles Globulin)-Erniedrigung + Faktor-VIII-Multimere, Störung + Haut- und Schleimhautblutungen + Thrombozytenaggregation, Ristocetin-induzierte, nicht auslösbar + Thrombozytopenie)

Hypofibrinogenämie

Dead-fetus-Koagulopathie
(+ Fruchttod, intrauteriner + Gynäkotropie + hämorrhagische Diathese)
Morbus Farquhar
(+ Fieber + Hepatomegalie + Hyperlipidämie + Ikterus + Meningitis + Panzytopenie + Splenomegalie)

Koagulopathien

Blindsack-Syndrom
(+ Anämie, Eisenmangel + Anämie, hypochrome + Anämie, megaloblastische + Diarrhö + Hypokalzämie + Hypoproteinämie + Osteomalazie + Steatorrhö)

Lupusantikoagulans

Antiphospholipid-Syndrom
(+ Aborte + Blutungsneigung + Gynäkotropie + Hypertonie, pulmonale + Luesreaktion falsch positiv + Thrombophilie + Thromboplastinzeit, partielle, verlängerte + Thrombosen, arterielle oder venöse)

Prothrombinzeit, verlängerte

Stauffer-Symptomenkomplex
(+ Gamma-GT, erhöhte + Gerinnung, diffuse intravasale, kompensierte + Hepatomegalie + Nierenzellkarzinom + Phosphatase, alkalische, erhöhte + Splenomegalie)

Subhämophilie

Hämophilie A
(+ Androtropie + Blutungsneigung + Gelenkblutungen + Hämatome + Hämophilie + Muskelblutungen + Thromboplastinzeit, partielle, verlängerte + Zahnfleischblutung + Zahnwechselblutungen)
PTC-Mangel
(+ Androtropie + Blutungsneigung + Gelenkblutungen + Hämatome + Hämophilie + Muskelblutungen + Thromboplastinzeit, partielle, verlängerte + Zahnfleischblutung + Zahnwechselblutungen)

Thrombophilie

Antiphospholipid-Syndrom
(+ Aborte + Blutungsneigung + Gynäkotropie + Hypertonie, pulmonale + Luesreaktion falsch positiv + Lupusantikoagulans + Thromboplastinzeit, partielle, verlängerte + Thrombosen, arterielle oder venöse)
Antithrombin-III-Mangel
(+ apoplektischer Insult + Lungenembolie + Myokardinfarkt + Thrombosen, arterielle oder venöse)
Armvenenthrombose Paget-von-Schroetter
(+ Androtropie + Kollaterale, venöse, über die Schulter- und Pektoralisregion + Lungenembolie + Schulter-Oberarm-Unterarmregion, Schmerz und Spannungsgefühl + Schwellung und Zyanose der Schulterregion + Vena axillaris, Thrombose)
Hageman-Syndrom
(+ Blutungsneigung + Thromboplastinzeit, partielle, verlängerte)
Protein-C-Mangel
(+ Cumarin-Nekrosen + Thromboembolien + Thrombophlebitis, rezidivierende + Thrombosen, arterielle oder venöse)
Protein-S-Mangel
(+ Thromboembolien + Thrombosen, arterielle oder venöse)

Thromboplastinfreisetzung

Hyperthermie, maligne
(+ Anurie + Azidose, metabolische + Fieber + Herzstillstand + Hyperkaliämie + Hypoglykämie + Muskelkontrakturtest positiv + Muskelödem + Myoglobinurie + Rhabdomyolyse + Rigor + Succinylcholin, abnorme Reaktionen + Tachykardie + Tachypnoe + Verbrauchskoagulopathie)

Thromboplastinzeit, partielle, verlängerte

Antiphospholipid-Syndrom
(+ Aborte + Blutungsneigung + Gynäkotropie + Hypertonie, pulmonale + Luesreaktion falsch positiv + Lupusantikoagulans + Thrombophilie + Thrombosen, arterielle oder venöse)
Faktor-XI-Mangel
(+ Blutungsneigung)
Hämophilie A
(+ Androtropie + Blutungsneigung + Gelenkblutungen + Hämatome + Hämophilie + Muskelblutungen + Subhämophilie + Zahnfleischblutung + Zahnwechselblutungen)
Hageman-Syndrom
(+ Blutungsneigung + Thrombophilie)
Owren-Syndrom I
(+ Blutungsneigung + Blutungszeit, verlängerte + Hämatome + Haut- und Schleimhautblutungen)
PTC-Mangel
(+ Androtropie + Blutungsneigung + Gelenkblutungen + Hämatome + Hämophilie + Muskelblutungen + Subhämophilie + Zahnfleischblutung + Zahnwechselblutungen)

Thrombozytenaggregation, gestörte

Thrombasthenie Glanzmann(-Naegeli)
(+ Blutungszeit, verlängerte + hämorrhagische Diathese + Haut- und Schleimhautblutungen)

Thrombozytenaggregation, Ristocetin-induzierte, gesteigerte

Pseudo-v.-Willebrand-Syndrom
(+ Blutungszeit, verlängerte + hämorrhagische Diathese + Haut- und Schleimhautblutungen + Thrombozytopenie)

Gerinnung

Thrombozytenaggregation, Ristocetin-induzierte, nicht auslösbar

Bernard-Soulier-Syndrom
(+ Blutungszeit, verlängerte + hämorrhagische Diathese + Haut- und Schleimhautblutungen + Thrombozytenüberlebenszeit, verkürzte + Thrombozytopenie)
v.-Willebrand-(Jürgens-)Syndrom
(+ Blutungszeit, verlängerte + Faktor-VIII(antihämophiles Globulin)-Erniedrigung + Faktor-VIII-Multimere, Störung + hämorrhagische Diathese + Haut- und Schleimhautblutungen + Thrombozytopenie)

Thrombozytenfunktion, pathologische

Gray-platelet-Syndrom
(+ Blutungszeit, verlängerte + hämorrhagische Diathese + Haut- und Schleimhautblutungen + Myelofibrose + Thrombozytenüberlebenszeit, verkürzte + Thrombozytopenie)
Purpura, idiopathische thrombozytopenische
(+ Genitalblutungen + Haut- und Schleimhautblutungen + Nasenbluten + Thrombozyten, vergrößerte + Thrombozytenüberlebenszeit, verkürzte + Thrombozytopenie)

Thrombozytenüberlebenszeit, verkürzte

Bernard-Soulier-Syndrom
(+ Blutungszeit, verlängerte + hämorrhagische Diathese + Haut- und Schleimhautblutungen + Thrombozytenaggregation, Ristocetin-induzierte, nicht auslösbar + Thrombozytopenie)
Gray-platelet-Syndrom
(+ Blutungszeit, verlängerte + hämorrhagische Diathese + Haut- und Schleimhautblutungen + Myelofibrose + Thrombozytenfunktion, pathologische + Thrombozytopenie)
May-Hegglin-Anomalie
(+ Einschlußkörperchen, basophile + Thrombozyten, vergrößerte + Thrombozytopenie)
Purpura, idiopathische thrombozytopenische
(+ Genitalblutungen + Haut- und Schleimhautblutungen + Nasenbluten + Thrombozyten, vergrößerte + Thrombozytenfunktion, pathologische + Thrombozytopenie)

Verbrauchskoagulopathie

hämorrhagischer Schock mit Enzephalopathie
(+ Azidose + Bewußtlosigkeit + Diarrhö + Gerinnung, disseminierte intravasale + Harnstoff, erhöhter + Schock + Thrombozytopenie + Transaminasenerhöhung + zerebrale Anfälle)
Hyperthermie, maligne
(+ Anurie + Azidose, metabolische + Fieber + Herzstillstand + Hyperkaliämie + Hypoglykämie + Muskelkontrakturtest positiv + Muskelödem + Myoglobinurie + Rhabdomyolyse + Rigor + Succinylcholin, abnorme Reaktionen + Tachykardie + Tachypnoe + Thromboplastinfreisetzung)
Kasabach-Merritt-Sequenz
(+ Gerinnung, disseminierte intravasale + Hämangiome + Thrombosen, arterielle oder venöse + Thrombozytopenie)
OPSI(-Syndrom)
(+ Immundefekt + Infektanfälligkeit + Infektionen, septische oder septiforme + Infektionsgefährdung nach Splenektomie)

Geruch

Ahornsirupgeruch

Ahornsirup-Krankheit
(+ Alloisoleucinämie + Alloisoleucinurie + Erbrechen + Isoleucinämie + Isoleucinurie + Ketoazidose + Leucinämie + Leucinurie + Muskelhypertonie + Opisthotonus + Trinkschwierigkeiten + Valinämie + Valinurie + zerebrale Anfälle)

Fischgeruch

Trimethylaminurie
(+ Anämie + Neutropenie + Splenomegalie)

Phenylbrenztraubensäure-Geruch

Phenylketonurie
(+ Ekzeme + Entwicklungsrückstand, statomotorischer + geistige Behinderung + Haar, blondes + Iris, blaue + zerebrale Anfälle)

saurer Geruch

Isovalerianazidämie
(+ Bewußtlosigkeit + Hyperammonämie + Isovalerianazidämie + Leukozytopenie + Schweißgeruch + Thrombozytopenie)

Schweißfuß-artiger Geruch

Glutarazidurie Typ II
(+ Apnoezustände + Bradyarrhythmien + Gesichtsdysmorphien + Hyperammonämie + Hypoglykämie + Hypospadie + Lethargie + Nierenanomalien)

Schweißgeruch

Isovalerianazidämie
(+ Bewußtlosigkeit + Hyperammonämie + Isovalerianazidämie + Leukozytopenie + saurer Geruch + Thrombozytopenie)

Uringeruch, charakteristischer

Methionin-Malabsorptions-Syndrom
(+ Diarrhö + geistige Behinderung + Haar, weißes + Hyperkapnie + Hypopigmentierung + zerebrale Anfälle)

Geschlechterverteilung

Androtropie

Akrokeratose, paraneoplastische (Bazex)
(+ Erytheme, akrale + Hyperkeratose, akrale + Karzinome des oberen Respirationstrakts, Syntropie + Karzinome, oropharyngeale, Syntropie + Keratosis palmoplantaris + Onychodystrophie + Schuppung, akrale)

Akroosteopathia ulcero-mutilans nonfamiliaris
(+ Alkoholismus + Hyperhidrose + Hyperkeratose + Neuropathien + Osteolysen + Sensibilitätsstörungen + Spontanfrakturen + Ulzera, neuropathische)

Armvenenthrombose Paget-von-Schroetter
(+ Kollaterale, venöse, über die Schulter- und Pektoralisregion + Lungenembolie + Schulter-Oberarm-Unterarmregion, Schmerz und Spannungsgefühl + Schwellung und Zyanose der Schulterregion + Thrombophilie + Vena axillaris, Thrombose)

Autismus, frühkindlicher
(+ Abbau, psychomotorischer + Autismus + Dysarthrie + Entwicklungsrückstand, motorischer und geistiger + Sprachentwicklung, verzögerte)

Ayala-Krankheit
(+ Herdsymptome, zerebrale)

Elastoidosis cutis cystica et comedonica Favre-Racouchot
(+ Epitheliome + Follikel, ausgeweitete horngefüllte + Follikelzysten, weißlich-gelbliche + Haut, verdickte gelbliche runzelige (elastotische) + Hornpfröpfe, schwarze + Komedonenplaque, ektopisches + Papeln, weißliche, kleine + Porphyria cutanea tarda + Präkanzerosen)

Erythrokeratodermia extremitatum symmetrica et hyperchromia dominans (Kogoj)
(+ Erythrokeratodermie + Hyperkeratose, dunkel pigmentierte + Hyperpigmentierung, retikuläre)

Exulceratio simplex Dieulafoy
(+ Blutungen, gastrointestinale + Hämatemesis + Magenschleimhauterosionen + Melaena)

Foramina parietalia
(+ EEG, pathologisches + Scheitelbeindefekte)

Forsius-Eriksson-Syndrom
(+ Astigmatismus + Farbsinnstörungen + Fundus, Albinismus + Hyperpigmentierung + Makulahypoplasie + Myopie + Nystagmus + Photophobie + Refraktionsanomalien + Skotom + Tränenträufeln + Visusminderung)

Gastropathie Ménétrier, hypertrophische
(+ Alpha-1-Antitrypsin-Stuhlclearance, pathologische + Hypoproteinämie + Magen, Riesenfalten + Übelkeit + Völlegefühl)

Goodpasture-Syndrom
(+ Antibasalmembran-Antikörper + Dyspnoe + Glomerulonephritis + Hämaturie + Hämoptoe + Proteinurie)

Gynäkomastie, familiäre
(+ Gynäkomastie)

Hämophilie A
(+ Blutungsneigung + Gelenkblutungen + Hämatome + Hämophilie + Muskelblutungen + Subhämophilie + Thromboplastinzeit, partielle, verlängerte + Zahnfleischblutung + Zahnwechselblutungen)

hyperkinetisches Herz
(+ Angina-pectoris-Anfall + Herzminutenvolumen, erhöhtes + Herzschlagvolumen, erhöhtes + Hypertonie + Palpitationen + Tachykardie)

Hypothenar-Hammer-Syndrom
(+ Abblassen einzelner Finger + Schmerzen der Hände)

Ichthyosis und männlicher Hypogonadismus
(+ Hochwuchs + Hodenhypoplasie + Ichthyose + Leydig-Zellen, Aplasie + Mikropenis)

Ichthyosis, X-chromosomal-rezessive
(+ Hornhauttrübung + Ichthyose + Schuppung, großfeldrige schmutziggraue)

Inspissated-milk-Syndrom
(+ Darmperforation + Ileus + Ileus des Früh- und Neugeborenen + Peritonitis)

Ivemark-Symptomenkomplex
(+ Bauchorgane, Lageanomalien + Harnwegsanomalien + Heinz-Innenkörperchen + Herzfehler + Howell-Jolly-Körperchen + Lungenlappung, symmetrische + Malrotation + Mesenterium commune + Milzagenesie + Nonrotation + ZNS-Fehlbildungen)

Kallmann-Syndrom
(+ Amenorrhö + Anosmie + Genitalhypoplasie + GnRH, hypothalamisches, verminderte Sekretion + Gonadotropinmangel + Gynäkomastie + Hoden, abnorm kleine + Sterilität)

Kleine-Levin-Syndrom
(+ Bradyarrhythmien + Polyphagie + Schlafsucht)

Lipomatose, benigne symmetrische
(+ Beinvenenvarikose + Erytheme + Fettgewebe, subkutanes, Vermehrung, symmetrische diffuse, teigig derbe + Fetthals + Hepatopathie + Hypertonie + Karzinome des oberen Respirationstrakts, Syntropie + Karzinome, oro-pharyngeale, Syntropie + Lipozyten, reife univakuoläre, Proliferation + pseudoathletischer Habitus)

Mallory-Weiss-Syndrom
(+ Erbrechen + Hämatemesis + Ösophagusschleimhaut, Risse)

Megalenzephalie
(+ Makrozephalie)

Nervus-pelvicus-Symptomatik
(+ Harnblasenatonie + Inkontinenz + Potenzstörungen)

Ösophagusruptur, atraumatische
(+ Brustschmerzen + Hautemphysem + Mediastinalemphysem + Ösophagusruptur, spontane + Vernichtungsgefühl)

Ohlsson-Syndrom
(+ Hörverlust + Myopie + Schallempfindungsstörung + Schwerhörigkeit)

Parsonage-Turner-Symptomatik
(+ Armmuskulatur, proximale, Atrophien + Armparesen + Oberarmbereich, Schmerzen + Schultergürtelbereich, Schmerzen)

PTC-Mangel
(+ Blutungsneigung + Gelenkblutungen + Hämatome + Hämophilie + Muskelblutungen + Subhämophilie + Thromboplastinzeit, partielle, verlängerte + Zahnfleischblutung + Zahnwechselblutungen)

Shy-Drager-Syndrom
(+ Akkommodationsstörungen + Anisokorie + Ataxie + Bradykinesie + Demenz + Dysarthrie + Herzrhythmusstörungen + Inkontinenz + Intentionstremor + Kreislaufdysregulation, orthostatische + Obstipation + Potenzstörungen + Rigor)

Smith-Magenis-Syndrom
(+ Aggressivität + Autismus + Epikanthus + geistige Behinderung + Gesichtsdysmorphien + Hände, kurze + Lidachsenstellung, mongoloide + Mikrozephalie + Minderwuchs + Mittelgesichtshypoplasie oder -dysplasie + Schalleitungsschwerhörigkeit + Schwerhörigkeit + Stirn, vorgewölbte + Syndaktylien + Telekanthus + Verhaltensstörungen + zerebrale Anfälle)

Staphylhämatom Bosviel
(+ Hämatome)

Stasis-Purpura (Favre-Chaix)
(+ Insuffizienz, chronisch-venöse + Pigmentationen, ockerfarbige, fleckförmige)

Wiskott-Aldrich-Syndrom
(+ Ekzeme + Haut- und Schleimhautblutungen + Immundefekt + Infektionen, opportunistische + Infektionen, pyogene + Melaena + Purpura + Thrombozytopenie)

Gynäkotropie

Allen-Masters-Syndrom
(+ Abdominalschmerzen + Beckenraum, Schmerzen + Douglas-Exsudat + Zervix, abnorm bewegliche)

Antiphospholipid-Syndrom
(+ Aborte + Blutungsneigung + Hypertonie, pulmonale + Luesreaktion falsch positiv + Lupusantikoagulans + Thrombophilie + Thromboplastinzeit, partielle, verlängerte + Thrombosen, arterielle oder venöse)

Aorten-Obliterations-Syndrom, mittleres
(+ Abdominalschmerzen + Claudicatio intermittens + Gefäßgeräusche + Gefäßverschlüsse + Hypertonie + Kopfschmerz + Nasenbluten + Ohrgeräusche + Pulse, fehlende)

Geschlechterverteilung

Calcinosis circumscripta
(+ Durchblutungsstörungen der Hände + Kalkablagerungen in der Haut der Extremitäten + Raynaud-Phänomen + Verkalkungen, subkutane)
Chandler-Syndrom
(+ Glaukom + Hornhautdystrophie)
Chondrodysplasia punctata, X-chromosomal-dominante Form
(+ Alopezie + Hautatrophie + Ichthyose + Katarakt + Minderwuchs + Nase, breite, flache + Röhrenknochen, verkürzte + Röhrenknochenepiphysen, Kalzifikationen, punktförmige + Skoliose)
Chorioamnionitis
(+ Fieber + Infektion + Leukozytose + Tachykardie)
Chromosom 5q⁻ Syndrom
(+ Anämie, makrozytäre)
CREST
(+ Ösophagusperistaltik, verminderte + Raynaud-Phänomen + Refluxösophagitis + Sklerodermie + Teleangiektasien + Verkalkungen, subkutane)
Dead-fetus-Koagulopathie
(+ Fruchttod, intrauteriner + hämorrhagische Diathese + Hypofibrinogenämie)
Dermatose, akute febrile neutrophile
(+ Arthralgien + Fieber + Iridozyklitis + Konjunktivitis + Leukozytose + Plaques, erythematöse)
Dysphagie, sideropenische
(+ Anämie, hypochrome + Cheilosis + Dysphagie + Glossitis superficialis + Mundwinkelrhagaden + Ösophagusmembran)
Erythema induratum Bazin
(+ Hautulzerationen + Knoten, subkutane, an den Unterschenkeln)
Fox-Fordyce-Syndrom
(+ Papeln, gelblich-bräunliche, in Arealen mit apokrinen Schweißdrüsen)
Fruchtwasserembolie
(+ Blutdruckabfall bei Schwangerschaft + Fruchtwasserembolie + Gerinnung, disseminierte intravasale)
Galaktorrhö-Amenorrhö(-Symptomenkomplex)
(+ Amenorrhö + Galaktorrhö + Sterilität)
genito-anorektaler Symptomenkomplex
(+ Analstrikturen + Elephantiasis der Genitoanalregion + Fistelbildungen, anale + Lymphadenitis + Periproktitis + Rektumstrikturen)
Globusgefühl
(+ Globusgefühl + Schluckzwang)
Goltz-Gorlin-Syndrom
(+ Aniridie + Anophthalmie + Beckenfehlbildungen + Fingeraplasien + Fingerhypoplasien + Gaumen, hoher + Haar, schütteres + Hautatrophie + Hyperhidrose + Hypertelorismus + Hypohidrose + Kolobom + Kyphose + Malokklusion + Mikrophthalmie + Nystagmus + Onychodystrophie + Optikusatrophie + Osteopathien + Osteoporose + Papillome + Poikilodermie + Polydaktylie + Prognathie + Rippenfehlbildungen + Schlüsselbeinfehlbildungen + Skoliose + Spina bifida + Strabismus + Syndaktylien + Vorwölbung, hernienartige + Wirbelanomalien + Zahnanomalien + Zehenaplasien + Zehenhypoplasien)
Handhämatom, paroxysmales
(+ Digitus mortuus + Finger, Hämatom + Handinnenflächen, Hämatom)
Heberden-Arthrose
(+ Finger, Knoten, knochenharte)
hypereosinophiles Syndrom
(+ Appetitlosigkeit + Arthralgien + Endomyokardnekrosen + Eosinophilie + Eosinophilie im Knochenmark + Exantheme + Fieber + Gewichtsabnahme + Hepatomegalie + Husten + Lungeninfiltrate + Myokardfibrose + Neuropathien + Pleuraerguß + Splenomegalie)
Hyperkeratosis Kyrle
(+ Papeln + Plaques, hyperkeratotische)
Incontinentia pigmenti (Bloch-Sulzberger)
(+ Effloreszenzen, bullöse, papulo-vesikulöse und verruköse + Onychodystrophie + Pigmentationsanomalien + Zahnhypoplasie)

Keratodermia climacterica (Haxthausen)
(+ Hyperkeratose + Keratosis palmo-plantaris)
Kontaktmangelparanoid
(+ paranoide Symptomatik + Wahn)
Levator-ani-Symptomatik
(+ Steißbeinbereich, Schmerzen)
Lipomatosis dolorosa (Dercum)
(+ Lipome)
Lymphadenitis, histiozytäre nekrotisierende
(+ Lymphadenitis + Lymphknotenschwellung)
Lymphadenosis benigna cutis Bäfverstedt
(+ Borrelia-burgdorferi-Infektion + Erythema migrans + Knoten, bräunlich- bis hellrote + Papeln, bräunlich- bis hellrote + Pseudolymphom + Zeckenbiß)
Mayer-von-Rokitansky-Küster-Fehlbildungskomplex
(+ Amenorrhö + Harnwegsanomalien + Nierenanomalien + Sterilität + Vaginalatresie)
Meige-Syndrom
(+ Blepharospasmus + Dystonie, muskuläre)
Melanosis Riehl
(+ Hyperpigmentierung, retikuläre)
Mitralklappenprolaps(-Syndrom)
(+ Auskultation, Geräusch, spätsystolisches + Auskultation, Klick, mittel- bis spätsystolischer + Brustschmerzen + Dyspnoe + Herzrhythmusstörungen + Synkopen)
Mondor-Phlebitis
(+ Spannungsgefühl, thorakales + Thoraxwand, strangförmige Verhärtung)
Morgagni(-Stewart-Morel)-Syndrom
(+ Adipositas + Hirsutismus + Hyperostosis frontalis interna + Kopfschmerz + Virilisierung)
Nelson-Syndrom
(+ ACTH-Sekretion, gesteigerte + Cushing-Symptomatik + Hyperpigmentierung + Hypophysentumoren + Kopfschmerz + Skotom)
Odontodysplasie
(+ Schmelzhypoplasie + Zähne, Braunverfärbung)
Osteitis condensans ilii
(+ Abdominalschmerzen + Os ilium, trianguläre Hyperostose + Schmerzen im Lumbalbereich)
Ostitis pubis
(+ Symphysenschmerzen)
Ovarien, polyzystische
(+ Hirsutismus + Menstruationsstörungen + Ovar, weißes + Ovarien, polyzystische + Sterilität)
Pfeifer-Weber-Christian-Krankheit
(+ Fettgewebsatrophie + Fieber + Hauteinsenkungen + Knoten, subkutane)
Poikilodermie, kongenitale, Typus Rothmund-Thomson
(+ Akromikrie + Alopezie + Amenorrhö + Daumenhypoplasie + Erytheme, retikuläre + Haar, weißes + Hodenhypoplasie + Hypotrichose + Infantilismus, genitaler + Katarakt + Menstruationsstörungen + Minderwuchs + Nagelanomalien + Poikilodermie + Radiushypoplasie + Sattelnase + Ulnahypoplasie + Zahnanomalien)
polyglanduläres Autoimmun-(PGA-)Syndrom, Typ II
(+ Diabetes mellitus + Hypothyreose + Nebennierenrindeninsuffizienz)
prämenstruelle Beschwerden
(+ Affektlabilität + Brustspannen, prämenstruelles)
Prurigo nodularis (Hyde)
(+ Knoten, zentral exkoriierte, kalottenförmig erhabene + Pruritus)
Pseudo-Bartter-Syndrom
(+ Hypokaliämie + Hyponatriämie + Hypotonie + Hypovolämie + Muskelkrämpfe + Ödeme, allg.)
Purpura, autoerythrozytische
(+ Abdominalschmerzen + Ekchymosen + Erytheme + Hautbrennen + psychische Störungen + Purpura + Schmerzen an den betroffenen Hautstellen)
(de-)Quervain-Thyreoiditis
(+ Schilddrüse, schmerzhafte + Temperaturen, subfebrile + Thyreoiditis)

Geschlechterverteilung

Raynaud-Krankheit
(+ Gefäßspasmen + Hyperämie, arterielle + Hyperämie, venöse + Schmerzen der Hände)
Raynaud-Phänomen
(+ Abblassen einzelner Finger + Fingerspitzen, Ulzerationen + Hautfarbe der Hand zwischen wächserner Blässe und purpurner Zyanose + Hautfarbe des Fußes zwischen wächserner Blässe und purpurner Zyanose + Vasokonstriktion, symmetrische schmerzhafte + Zehen, Ulzerationen)
Renalis-Anzapf-Syndrom
(+ Gefäßgeräusche + Hypertonie + Truncus coeliacus, Stenose)
Sarkoidose mit Erythema nodosum
(+ Erythema nodosum + Fieber + Lymphknotenschwellung)
Sicca-Komplex
(+ Arthritiden + Keratokonjunktivitis + Mundtrockenheit + Tränensekretion, verminderte bis fehlende)
Simmonds-Sheehan-Syndrom
(+ Achselbehaarung, Verlust + alabasterartiges Aussehen der Haut + Antriebsschwäche + Genitalatrophie + Hypoglykämie + Hypothermie + Hypotonie + Pubesbehaarung, Verlust + Schilddrüsenatrophie)
Sydenham-Krankheit
(+ Bewegungsstörungen, choreatische + Erregbarkeit, erhöhte + Muskelhypotonie)
Symptom der leeren Sella
(+ Hypophysentumoren + Hypopituitarismus + Kopfschmerz + Skotom)
Syndrom X
(+ Angina-pectoris-Anfall)
Takayasu-Arteriitis
(+ Blindheit + Blutdruckdifferenzen + Gefäßgeräusche + Hypertonie + Kopfschmerz + Riesenzellarteriitis + Schwindel)
TINU-Syndrom
(+ Iritis + Myelitis, unspezifische + Nephritis + Photophobie + Uveitis)
Triplo-X-Syndrom
(+ geistige Behinderung)
Uterussynechien, traumatische
(+ Aborte + Amenorrhö + Frühgeburt)

Geschlechtsorgane

Amenorrhö

adrenogenitales Syndrom, spätmanifestes
(+ Achselbehaarung, frühzeitige + Brustentwicklung, mangelhafte + Epiphysenschluß, vorzeitiger + Hirsutismus + Schambehaarung, frühzeitige)
Feminisierung, testikuläre komplette
(+ Inguinalhernien + Phänotyp, komplett weiblicher + Pseudohermaphroditismus masculinus + Sekundärbehaarung, mangelnde oder fehlende + Vaginalatresie)
Galaktorrhö-Amenorrhö(-Symptomenkomplex)
(+ Galaktorrhö + Gynäkotropie + Sterilität)
Gordan-Overstreet-Syndrom
(+ Aortenstenose + Cubitus valgus + Epikanthus + Gesichtsdysmorphien + Gonadendysgenesie + Halspterygium + Mimik, verminderte + Minderwuchs + Nävi + Nierenanomalien + Ohren, abstehende + Ptosis + Virilisierung, inkomplette)
Kallmann-Syndrom
(+ Androtropie + Anosmie + Genitalhypoplasie + GnRH, hypothalamisches, verminderte Sekretion + Gonadotropinmangel + Gynäkomastie + Hoden, abnorm kleine + Sterilität)
Mayer-von-Rokitansky-Küster-Fehlbildungskomplex
(+ Gynäkotropie + Harnwegsanomalien + Nierenanomalien + Sterilität + Vaginalatresie)
MURCS-Assoziation
(+ Harnwegsanomalien + Nierenanomalien + Reduktionsfehlbildungen der Arme + Rippenfehlbildungen + Sterilität + Vaginalatresie + Wirbelkörperdysplasie)
Perrault-Syndrom
(+ Gonadendysgenesie + Hypogonadismus + Schallempfindungsstörung + Schwerhörigkeit + Sterilität)
POEMS-Komplex
(+ Aszites + Dysglobulinämie + Endokrinopathie + Fieber + Gammopathien + Gynäkomastie + Hautveränderungen + Hautverdickung + Hautverhärtungen + Hepatomegalie + Hyperhidrose + Hyperpigmentierung + Hypertrichose + Hypothyreose + Leukonychie + Lymphknotenschwellung + M-Gradient + Muskelschwäche + Myelom + Neuropathien + Ödeme, periphere + Osteolysen + Osteosklerose + Papillenödem + Plasmozytom + Pleuraerguß + Potenzstörungen + Sklerose + Splenomegalie + Trommelschlegelfinger)
Poikilodermie, kongenitale, Typus Rothmund-Thomson
(+ Akromikrie + Alopezie + Daumenhypoplasie + Erytheme, retikuläre + Gynäkotropie + Haar, weißes + Hodenhypoplasie + Hypotrichose + Infantilismus, genitaler + Katarakt + Menstruationsstörungen + Minderwuchs + Nagelanomalien + Poikilodermie + Radiushypoplasie + Sattelnase + Ulnahypoplasie + Zahnanomalien)
Swyer-Phänotyp
(+ Hypogonadismus + Infantilismus, genitaler + Keimstränge + Pubertät, verzögerte + Sterilität)
Turner-Syndrom
(+ Aortenstenose + Cubitus valgus + Epikanthus + Gesichtsdysmorphien + Gonadendysgenesie + Halspterygium + Mimik, verminderte + Minderwuchs + Nävi + Nierenanomalien + Ohren, abstehende + Ptosis)
Uterussynechien, traumatische
(+ Aborte + Frühgeburt + Gynäkotropie)

Anorchidie

Goeminne-Syndrom
(+ Hodenhypoplasie + Kryptorchismus + Schiefhals + Spontankeloide)
XY-Gonadenagenesie
(+ Genitalfehlbildungen)

Aspermie

Aplasie, germinale
(+ Sterilität)

Geschlechtsorgane

Blasen und Erosionen des Genitale

Erythema exsudativum multiforme (majus)
(+ Erytheme, kokardenförmige, multiforme + Exsikkose + Fieber + Konjunktiva, Erosionen + Lippen, Blasenbildung + Lippen, Erosionen + Lippen, fibrinoide Beläge + Lippen, hämorrhagische Krusten + Mundschleimhaut, Blasenbildung + Mundschleimhaut, Erosionen + Mundschleimhaut, fibrinoide Beläge + Mundschleimhaut, hämorrhagische Krusten)

Dorsum penis, harte Verdickung

Induratio penis plastica
(+ Potenzstörungen)

Dysfunktion, ovarielle

Dystrophia myotonica Curschmann-Steinert
(+ Alopezie + Atemstörung + Dickdarmdilatation, verminderte + Facies myopathica + geistige Behinderung + Gesicht, schmales + Herzrhythmusstörungen + Hirnatrophie + Hodenatrophie + Hydramnion + Hypoventilation, alveoläre + Katarakt + Kindsbewegungen, verminderte + Klumpfuß + Magenmotilität, verminderte + Mimik, verminderte + Muskelatrophie + Muskelhypotonie + Muskelschwäche + Myotonie + Ösophagusdilatation + Ösophagusperistaltik, verminderte + Paresen + Peristaltik, verminderte + Ptosis + Skelettanomalien + Trinkschwierigkeiten)

Dysmenorrhö

Adipositas-Hyperthermie-Oligomenorrhö-Parotis-Komplex
(+ Adipositas + Fieber + Menstruationsstörungen + Oligomenorrhö + Parotisschwellung)

Epididymitis

Morbus Behçet
(+ Blutungen, gastrointestinale + Erythema nodosum + Genitalveränderungen, aphthös-ulzeröse + hyperergische Reaktion der Haut + Hypopyon-Iritis + Meningoenzephalitis + Mundschleimhautaphthen + Orchitis + rheumatoide Veränderungen der Gelenke + rheumatoide Veränderungen der Weichteile + Thrombophlebitis, rezidivierende + Thrombosen, arterielle oder venöse)

Epispadie

Meckel-Gruber-Syndrom
(+ Arrhinenzephalie + Enzephalozele + Gaumenspalte + Harnblasenekstrophie + Hexadaktylie + Hypospadie + Katarakt + Kleinhirnagenesie + Klumpfuß + Kolobom + Leberfibrose + Mikrogenie + Mikrophthalmie + Mikrozephalie + Nierenzysten + Optikusaplasie + Polydaktylie + Stirn, fliehende + Zungenfehlbildung)
Trisomie-14-Mosaik
(+ Fallot-Tetralogie + Gesichtsdysmorphien + Herzfehler + Mikrophthalmie + Minderwuchs + Minderwuchs, pränataler)

Fertilität, verspätete/verminderte

ulno-mammäres Syndrom
(+ Achselbehaarung, spärliche + Adipositas + apokrine Drüsen, Hypoplasie + Brustdrüsen, Hypoplasien und Aplasien + Genitalhypoplasie + Hypotrichose + Infertilität + Mamillenhypoplasie + Pubertät, verzögerte + Strahldefekte)

Genitalatrophie

Simmonds-Sheehan-Syndrom
(+ Achselbehaarung, Verlust + alabasterartiges Aussehen der Haut + Antriebsschwäche + Gynäkotropie + Hypoglykämie + Hypothermie + Hypotonie + Pubesbehaarung, Verlust + Schilddrüsenatrophie)

Genitalblutungen

Purpura, idiopathische thrombozytopenische
(+ Haut- und Schleimhautblutungen + Nasenbluten + Thrombozyten, vergrößerte + Thrombozytenfunktion, pathologische + Thrombozytenüberlebenszeit, verkürzte + Thrombozytopenie)

Genitalentzündung, pseudomembranöse

Ektodermose, pluriorifizielle
(+ Allgemeininfektion, schwere + Anus, Entzündung, pseudomembranöse + Augenentzündung, pseudomembranöse + Exantheme + Fieber + Mundschleimhaut, Entzündung, pseudomembranöse)

Genitalfehlbildungen

Chromosom 13q⁻ Syndrom
(+ Analatresie + Balkenmangel + Daumenaplasie + geistige Behinderung + Gesichtsdysmorphien + Herzfehler + Hirnfehlbildungen + Hypospadie + Iriskolobom + Mesenterium commune + Mikrophthalmie + Mikrozephalie + Minderwuchs + Minderwuchs, pränataler + Netzhaut, Retinoblastom + Nierenanomalien + Stirn, fliehende + Syndaktylien + Synostosen + zerebrale Anfälle)
Escobar-Syndrom
(+ Gesichtsdysmorphien + Minderwuchs + Pterygien + Ptosis + Schwerhörigkeit)
Gillin-Pryse//Davis-Syndrom
(+ Bauchwandmuskulatur, Hypo- oder Aplasie + Beugekontrakturen der Extremitäten + Gesichtsdysmorphien + Hydrops fetalis + Magen-Darm-Atresien + Malrotation + Nackenödem + Oberlippe, zeltförmige)
Johanson-Blizzard-Syndrom
(+ Alaknorpel, Aplasie + Alaknorpel, Hypoplasie + Analatresie + geistige Behinderung + Haardystrophie + Knochenwachstum, verzögertes + Kopfhautdefekte + Mikrodontie + Milchgebiß, persistierendes + Minderwuchs + Pankreasinsuffizienz + Taubheit)
kampomeles Syndrom
(+ Femurverbiegung + Gesichtsdysmorphien + Larynxhypoplasie + Minderwuchs + Verbiegung der Unterschenkel)
de-Lange-Syndrom (I)
(+ Augenbrauen, dichte, konvex geschwungene + Bogenmuster, vermehrte + Brachymesophalangie V + Daumen, proximal angesetzte + Dysphonie + Dystrophie, allgemeine + Entwicklungsrückstand, statomotorischer + Epikanthus + Füße, kleine + Gedeihstörungen + geistige Behinderung + Hände, kleine + Hypertrichose + Klinodaktylie + Metacarpalia, Anomalien + Mikrozephalie + Minderwuchs + Nasenboden, antevertierter, mit retrahiertem Septum + Oberlippe, schmale + Ohrmuschelanomalien + Philtrum, langes + Philtrum, wenig strukturiertes + Retrogenie + Sprachentwicklung, verzögerte + Strahldefekte + Synophrys + Vierfingerfurche)
Lenz-Syndrom
(+ Anophthalmie + geistige Behinderung + Gesichtsdysmorphien + Hypospadie + Mikrophthalmie + Mikrozephalie + Minderwuchs)
OEIS-Komplex
(+ Analstenose + Anomalien, anorektale + Harnwegsanomalien + Omphalozele + Reduktionsanomalien der Beine)
Polysplenie-Syndrom
(+ Bauchorgane, Lageanomalien + Extremitätenfehlbildungen +

Geschlechtsorgane

Harnwegsanomalien + Herzfehler + Lungenlappung, symmetrische + Polysplenie + ZNS-Fehlbildungen)
Triploidie
(+ Aborte + innere Organe, Anomalien + Iriskolobom + Längen- und Gewichtsreduktion + Mikrophthalmie + Minderwuchs, pränataler + Nierenanomalien + Plazenta, hydatidiforme Degeneration + Syndaktylien + ZNS-Fehlbildungen)
urorektale Septumfehlbildungs-Sequenz
(+ Hydronephrose + Nierenagenesie + Nierenanomalien + Nierenaplasie + Nierendysplasie + Nierenhypoplasie + Oligohydramnion)
VACTERL-Assoziation mit Hydrozephalus
(+ Analatresie + Enzephalozele + Fistel, ösophagotracheale + Herzfehler + Hirnfehlbildungen + Hydrozephalus + Malrotation + Nierenanomalien + Ösophagusatresie + Radiusaplasie + Radiusdysplasie + Wirbelanomalien)
XY-Gonadenagenesie
(+ Anorchidie)

Genitalhypoplasie

Ataxie mit hypogonadotropem Hypogonadismus, zerebellare familiäre
(+ Areflexie + Ataxie + Fußdeformitäten + geistige Behinderung + Hypogonadismus + Kyphoskoliose + Muskelatrophie + Muskelhypotonie + Nystagmus + Taubheit)
Bardet-Biedl-Syndrom
(+ Adipositas + Degeneration, tapetoretinale + geistige Behinderung + Polydaktylie)
Biemond-Syndrom
(+ Adipositas + geistige Behinderung + Iriskolobom + Polydaktylie)
Börjeson-Forssman-Lehmann-Syndrom
(+ Enophthalmus + Entwicklungsrückstand, motorischer und geistiger + Gesichtsdysmorphien + Lidachsenstellung, mongoloide + Mikrozephalie + Ptosis)
CHARGE-Assoziation
(+ Anophthalmie + Choanalatresie + Entwicklungsrückstand, motorischer und geistiger + Helices, dysplastische + Herzfehler + Hypospadie + Kolobom + Mikrophthalmie + Schalleitungsschwerhörigkeit + Schallempfindungsstörung + Schwerhörigkeit)
Dyskeratosis congenita
(+ Anämie + Ektropion + Erytheme + Hyperhidrose + Hyperkeratose + Hypotrichose + Konjunktivitis + Leukoplakien + Onychodystrophie + Panzytopenie + Poikilodermie + Tränenträufeln)
Kallmann-Syndrom
(+ Amenorrhö + Androtropie + Anosmie + GnRH, hypothalamisches, verminderte Sekretion + Gonadotropinmangel + Gynäkomastie + Hoden, abnorm kleine + Sterilität)
kardiogenitales Syndrom
(+ Kardiomyopathie + Skrotumhypoplasie + Vaginalatresie)
Klinefelter-Syndrom
(+ Entwicklungsrückstand, motorischer und geistiger + Hochwuchs + Hypogonadismus + Peniswachstum, pubertäres, fehlendes + Testeswachstum, pubertäres, fehlendes + Verhaltensstörungen)
Laurence-Moon-Syndrom
(+ Degeneration, tapetoretinale + geistige Behinderung + Paraparesen, spastische)
Lentiginose, progressive kardiomyopathische
(+ EKG, pathologisches + geistige Behinderung + Hypertelorismus + Hypospadie + Kryptorchismus + Lentigines + Minderwuchs + Ovarien, Hypoplasie + Pulmonalstenose + Schallempfindungsstörung + Schwerhörigkeit + Taubheit)
Pigmentdystrophie, kongenitale
(+ Adipositas + Café-au-lait-Flecken + Entwicklungsrückstand, motorischer und geistiger + Nebenniereninsuffizienz + Pigmentflecken)
Prader-Willi-Syndrom
(+ Adipositas + Akromikrie + Entwicklungsrückstand, motorischer und geistiger + Kindsbewegungen, verminderte + Muskelhypotonie + Verhaltensstörungen)
Ruvalcaba-Syndrom
(+ Alaknorpel, Hypoplasie + Brachymetakarpie + Brachyphalangie + geistige Behinderung + Gesichtsdysmorphien + Hauthypoplasien + Hyperpigmentierung + Kraniosynostose + Lidachsenstellung, antimongoloide + Lippen, schmale + Maxillahypoplasie + Mikrozephalie + Minderwuchs, pränataler + Wirbelkörperdysplasie)
(de-)Sanctis-Cacchione-Syndrom
(+ Ataxie + geistige Behinderung + Mikrozephalie + Paresen + Xeroderma pigmentosum)
ulno-mammäres Syndrom
(+ Achselbehaarung, spärliche + Adipositas + apokrine Drüsen, Hypoplasie + Brustdrüsen, Hypoplasien und Aplasien + Fertilität, verspätete/verminderte + Hypotrichose + Infertilität + Mamillenhypoplasie + Pubertät, verzögerte + Strahldefekte)
Williams-Beuren-Syndrom
(+ Aortenstenose + geistige Behinderung + Gesichtsdysmorphien + Irisdysplasie + Mikrodontie + Minderwuchs + Minderwuchs, pränataler + Pubertas praecox + Pulmonalstenose + Stimme, rauhe tiefe + Zahnanomalien)
XX-Mann
(+ Infertilität)

Genitalschleimhauterosionen

Erythema exsudativum multiforme, Major-Form, Konjunktivitis und Stomatitis
(+ Exantheme + Konjunktiva, Erosionen + Konjunktivitis + Krusten, hämorrhagische + Mundschleimhaut, Erosionen + Speichelfluß, vermehrter)

Genitalschleimhaut, Herde, entzündlich gerötete

Erythroplasie Queyrat
(+ Konjunktiva, Herde, entzündlich gerötete + Mundschleimhaut, Herde, entzündlich gerötete)

Genitalveränderungen, aphthös-ulzeröse

Morbus Behçet
(+ Blutungen, gastrointestinale + Epididymitis + Erythema nodosum + hyperergische Reaktion der Haut + Hypopyon-Iritis + Meningoenzephalitis + Mundschleimhautaphthen + Orchitis + rheumatoide Veränderungen der Gelenke + rheumatoide Veränderungen der Weichteile + Thrombophlebitis, rezidivierende + Thrombosen, arterielle oder venöse)
Mund- und Genital-Ulcera mit Chondritis
(+ Chondritis + hyperergische Reaktion der Haut + Hypopyon-Iritis + Mundschleimhautaphthen + Orchitis + rheumatoide Veränderungen der Gelenke + rheumatoide Veränderungen der Weichteile + Thrombophlebitis, rezidivierende)

Gonadendysgenesie

Gordan-Overstreet-Syndrom
(+ Amenorrhö + Aortenstenose + Cubitus valgus + Epikanthus + Gesichtsdysmorphien + Halspterygium + Mimik, verminderte + Minderwuchs + Nävi + Nierenanomalien + Ohren, abstehende + Ptosis + Virilisierung, inkomplette)
Perrault-Syndrom
(+ Amenorrhö + Hypogonadismus + Schallempfindungsstörung + Schwerhörigkeit + Sterilität)
Turner-Syndrom
(+ Amenorrhö + Aortenstenose + Cubitus valgus + Epikanthus + Gesichtsdysmorphien + Halspterygium + Mimik, verminderte + Minderwuchs + Nävi + Nierenanomalien + Ohren, abstehende + Ptosis)

Geschlechtsorgane

Hoden, abnorm kleine

Kallmann-Syndrom
(+ Amenorrhö + Androtropie + Anosmie + Genitalhypoplasie + GnRH, hypothalamisches, verminderte Sekretion + Gonadotropinmangel + Gynäkomastie + Sterilität)

Hodenatrophie

Dystrophia myotonica Curschmann-Steinert
(+ Alopezie + Atemstörung + Dickdarmdilatation, verminderte + Dysfunktion, ovarielle + Facies myopathica + geistige Behinderung + Gesicht, schmales + Herzrhythmusstörungen + Hirnatrophie + Hydramnion + Hypoventilation, alveoläre + Katarakt + Kindsbewegungen, verminderte + Klumpfuß + Magenmotilität, verminderte + Mimik, verminderte + Muskelatrophie + Muskelhypotonie + Muskelschwäche + Myotonie + Ösophagusdilatation + Ösophagusperistaltik, verminderte + Paresen + Peristaltik, verminderte + Ptosis + Skelettanomalien + Trinkschwierigkeiten)
Muckle-Wells-Syndrom
(+ Glaukom + Hohlfuß + Hörverlust + Nephrose + Schallempfindungsstörung + Schüttelfröste + Schwerhörigkeit + Urtikaria)

Hodendysgenesie

Denys-Drash-Syndrom
(+ Glomerulonephritis + Hypertonie + intersexuelles Genitale + Nierenversagen + Ovarien, Hypoplasie + Vaginalhypoplasie + Wilmstumor)

Hodenhypoplasie

Goeminne-Syndrom
(+ Anorchidie + Kryptorchismus + Schiefhals + Spontankeloide)
Ichthyosis und männlicher Hypogonadismus
(+ Androtropie + Hochwuchs + Ichthyose + Leydig-Zellen, Aplasie + Mikropenis)
Poikilodermie, kongenitale, Typus Rothmund-Thomson
(+ Akromikrie + Alopezie + Amenorrhö + Daumenhypoplasie + Erytheme, retikuläre + Gynäkotropie + Haar, weißes + Hypotrichose + Infantilismus, genitaler + Katarakt + Menstruationsstörungen + Minderwuchs + Nagelanomalien + Poikilodermie + Radiushypoplasie + Sattelnase + Ulnahypoplasie + Zahnanomalien)

Hodenvergrößerung

Atkin-Flaitz-Patil-Syndrom
(+ geistige Behinderung + Gesichtsdysmorphien + Makrozephalie + Minderwuchs + Supraorbitalwülste)
Syndrom des fragilen X-Chromosoms
(+ geistige Behinderung + Gesichtsdysmorphien + Ohren, abstehende + Sprachentwicklung, verzögerte)

Hydrometrokolpos

McKusick-Kaufman-Syndrom
(+ Herzfehler + Hydronephrose + Polydaktylie)

Hyperpigmentierung

adrenogenitales Syndrom Typ 1
(+ ACTH-Serumspiegel, erhöhter + Diarrhö + Erbrechen + Exsikkose + Hypokaliämie + Hyponatriämie + Hypospadie + Nebennireninsuffizienz + Renin-Serumspiegel, erhöhter + Salzverlust)
adrenogenitales Syndrom Typ 4
(+ Achselbehaarung, frühzeitige + Epiphysenschluß, vorzeitiger + Hypertonie + Klitorishypertrophie + Schambehaarung, frühzeitige + Virilisierung + Wachstum, beschleunigtes)

Hypogonadismus

Ataxie mit hypogonadotropem Hypogonadismus, zerebellare familiäre
(+ Areflexie + Ataxie + Fußdeformitäten + geistige Behinderung + Genitalhypoplasie + Kyphoskoliose + Muskelatrophie + Muskelhypotonie + Nystagmus + Taubheit)
Berlin-Syndrom
(+ Dysplasien, ektodermale + geistige Behinderung + Haut, dünne + Hypodontie + Minderwuchs + schlanke Beine)
Chondrodysplasia punctata durch X-chromosomale Deletion
(+ Alopezie + Brachyphalangie + Endphalangen, kurze + Epiphysen, Kalzifikationen, bilateral symmetrische + geistige Behinderung + Katarakt + Minderwuchs + Nase, hypoplastische + Sattelnase)
Cushing-Syndrom
(+ Büffelnacken + Diabetes mellitus + Ekchymosen + Hirsutismus + Hyperglykämie + Hypertonie + Infektanfälligkeit + Osteoporose + Stammfettsucht + Striae distensae cutis)
Hypogonadismus und partielle Alopezie
(+ Kopfbehaarung, spärliche + Sekundärbehaarung, mangelnde oder fehlende)
Hypogonadismus-Taubheit
(+ Schalleitungsschwerhörigkeit + Schallempfindungsstörung + Schwerhörigkeit)
Klinefelter-Syndrom
(+ Entwicklungsrückstand, motorischer und geistiger + Genitalhypoplasie + Hochwuchs + Peniswachstum, pubertäres, fehlendes + Testeswachstum, pubertäres, fehlendes + Verhaltensstörungen)
Martsolf-Syndrom
(+ geistige Behinderung + Gesichtsdysmorphien + Katarakt + Lidachsenstellung, antimongoloide + Maxillahypoplasie + Mikrozephalie + Minderwuchs + Nase, breite, flache + Philtrum, hypoplastisches)
Mengel-Konigsmark-Berlin-McKusick-Syndrom
(+ geistige Behinderung + Gesichtsdysmorphien + Kryptorchismus + Minderwuchs + Ohrmuscheldysplasie + Schalleitungsschwerhörigkeit + Schwerhörigkeit)
Perrault-Syndrom
(+ Amenorrhö + Gonadendysgenesie + Schallempfindungsstörung + Schwerhörigkeit + Sterilität)
Reifenstein-Syndrom
(+ 17-Hydroxysteroid-Dehydrogenase-Mangel + 17-Reductase-Mangel + Androgenresistenz + Gynäkomastie + Hypospadie + Pseudohermaphroditismus masculinus)
Swyer-Phänotyp
(+ Amenorrhö + Infantilismus, genitaler + Keimstränge + Pubertät, verzögerte + Sterilität)

Hypospadie

adrenogenitales Syndrom Typ 1
(+ ACTH-Serumspiegel, erhöhter + Diarrhö + Erbrechen + Exsikkose + Hyperpigmentierung + Hypokaliämie + Hyponatriämie + Nebennireninsuffizienz + Renin-Serumspiegel, erhöhter + Salzverlust)
Alkoholembryopathie
(+ Blepharophimose + Dystrophie, allgemeine + Endphalangen, Hypoplasie + Entwicklungsrückstand, statomotorischer + geistige Behinderung + Gesichtsdysmorphien + Herzfehler + Hyperaktivität + Kryptorchismus + Labien, große, Hypoplasie + Maxillahypoplasie + Mikrogenie + Mikrozephalie + Minderwuchs + Minderwuchs, pränataler + Oberlippe, schmale + Onychohypoplasie + Philtrum, hypoplastisches + ZNS-Störungen)
Antiepileptika-Embryofetopathie
(+ Endphalangen, Hypoplasie + Epikanthus + Finger, überlappende + Herzfehler + Hypertelorismus + Lippen-Kiefer-Gaumen-

Geschlechtsorgane

Spalte + Meningomyelozele + Minderwuchs + Minderwuchs, pränataler + Onychohypoplasie + Sattelnase + Zehen, überlappende)
branchio-skeleto-genitales Syndrom (A)
(+ geistige Behinderung + Kieferzysten + Kiemenbogenanomalie + Maxillahypoplasie + Mikropenis + Trichterbrust)
CHARGE-Assoziation
(+ Anophthalmie + Choanalatresie + Entwicklungsrückstand, motorischer und geistiger + Genitalhypoplasie + Helices, dysplastische + Herzfehler + Kolobom + Mikrophthalmie + Schalleitungsschwerhörigkeit + Schallempfindungsstörung + Schwerhörigkeit)
Chromosom 4p⁻ Syndrom
(+ Anhängsel, präaurikuläre + Fisteln, präaurikuläre + geistige Behinderung + Gesichtsdysmorphien + Hakennase + Hypertelorismus + Iriskolobom + Lidachsenstellung, antimongoloide + Lippen-Kiefer-Gaumen-Spalte + Minderwuchs + Minderwuchs, pränataler + Oberlippe, kurze prominente + Ptosis + Stirn, vorgewölbte + zerebrale Anfälle)
Chromosom 13q⁻ Syndrom
(+ Analatresie + Balkenmangel + Daumenaplasie + geistige Behinderung + Genitalfehlbildungen + Gesichtsdysmorphien + Herzfehler + Hirnfehlbildungen + Iriskolobom + Mesenterium commune + Mikrophthalmie + Mikrozephalie + Minderwuchs + Minderwuchs, pränataler + Netzhaut, Retinoblastom + Nierenanomalien + Stirn, fliehende + Syndaktylien + Synostosen + zerebrale Anfälle)
Glutarazidurie Typ II
(+ Apnoezustände + Bradyarrhythmien + Gesichtsdysmorphien + Hyperammonämie + Hypoglykämie + Lethargie + Nierenanomalien + Schweißfuß-artiger Geruch)
G-Syndrom
(+ Gesichtsdysmorphien + Hypertelorismus + Larynxspalte + Schluckbeschwerden)
Hand-Fuß-Genital-Syndrom
(+ Knochenfehlbildungen, kleine + Uterus und Vagina, Fusionsanomalien)
Hypertelorismus-Hypospadie-Syndrom
(+ Gaumenspalte + Hypertelorismus + Lippen-Kiefer-Gaumen-Spalte + Nasenwurzel, breite, prominente)
Lentiginose, progressive kardiomyopathische
(+ EKG, pathologisches + geistige Behinderung + Genitalhypoplasie + Hypertelorismus + Kryptorchismus + Lentigines + Minderwuchs + Ovarien, Hypoplasie + Pulmonalstenose + Schallempfindungsstörung + Schwerhörigkeit + Taubheit)
Lenz-Syndrom
(+ Anophthalmie + geistige Behinderung + Genitalfehlbildungen + Gesichtsdysmorphien + Mikrophthalmie + Mikrozephalie + Minderwuchs)
Malpuech-Syndrom
(+ geistige Behinderung + Hypertelorismus + Lippen-Kiefer-Gaumen-Spalte + Mikropenis + Minderwuchs + Scrotum bifidum)
Meckel-Gruber-Syndrom
(+ Arrhinenzephalie + Enzephalozele + Epispadie + Gaumenspalte + Harnblasenekstrophie + Hexadaktylie + Katarakt + Kleinhirnagenesie + Klumpfuß + Kolobom + Leberfibrose + Mikrogenie + Mikrophthalmie + Mikrozephalie + Nierenzysten + Optikusaplasie + Polydaktylie + Stirn, fliehende + Zungenfehlbildung)
Naguib-Richieri-Costa-Syndrom
(+ Hypertelorismus + Mikropenis + Polydaktylie + Schalskrotum + Syndaktylien)
N-Syndrom
(+ Dysplasie, polyostotische + epileptische Anfälle + geistige Behinderung + Gesichtsdysmorphien + Kryptorchismus + Leukämie + Minderwuchs + Sehstörungen + Taubheit + Tetraplegie, spastische)
Radiushypoplasie-triphalangeale Daumen-Hypospadie-Diastema-Syndrom
(+ Daumen, fingerähnliche + Daumen, triphalangeale + Diastema + Radialdeviation der Hand + Radiushypoplasie + Ulna, verkürzte + Verkürzung der Unterarme)
Rapp-Hodgkin-Syndrom
(+ Anhidrose + Dysplasien, ektodermale + Gaumenspalte + Haaranomalien + Hypodontie + Lippenspalte + Onychodystrophie)

Reifenstein-Syndrom
(+ 17-Hydroxysteroid-Dehydrogenase-Mangel + 17-Reductase-Mangel + Androgenresistenz + Gynäkomastie + Hypogonadismus + Pseudohermaphroditismus masculinus)
Trimethadion-Embryopathie
(+ Dysarthrie + Entwicklungsrückstand, motorischer + geistige Behinderung + Gesichtsdysmorphien + Gesichtsspalten + Herzfehler + Mikrozephalie + Wachstumsstörungen)
Valproat-Embryopathie
(+ geistige Behinderung + Gesichtsdysmorphien + Klumpfuß + Meningomyelozele + Minderwuchs)

Infantilismus, genitaler

hypothalamischer Symptomenkomplex
(+ Adipositas + Hypothalamus-Hypophysen-Insuffizienz + Minderwuchs + Sehstörungen + Sellavergrößerung)
Poikilodermie, kongenitale, Typus Rothmund-Thomson
(+ Akromikrie + Alopezie + Amenorrhö + Daumenhypoplasie + Erytheme, retikuläre + Gynäkotropie + Haar, weißes + Hodenhypoplasie + Hypotrichose + Katarakt + Menstruationsstörungen + Minderwuchs + Nagelanomalien + Poikilodermie + Radiushypoplasie + Sattelnase + Ulnahypoplasie + Zahnanomalien)
Swyer-Phänotyp
(+ Amenorrhö + Hypogonadismus + Keimstränge + Pubertät, verzögerte + Sterilität)

Infertilität

ulno-mammäres Syndrom
(+ Achselbehaarung, spärliche + Adipositas + apokrine Drüsen, Hypoplasie + Brustdrüsen, Hypoplasien und Aplasien + Fertilität, verspätete/verminderte + Genitalhypoplasie + Hypotrichose + Mamillenhypoplasie + Pubertät, verzögerte + Strahldefekte)
XX-Mann
(+ Genitalhypoplasie)

intersexuelles Genitale

Ablepharon-Makrostomie-Syndrom
(+ Augenbrauen, fehlende + Gesichtsdysmorphien + Hypertelorismus + Lider, fehlende + Makrostomie + Ohren, tief angesetzte + Ohrmuschelanomalien + Ohrmuscheldysplasie + Strabismus + Telekanthus + Vorderkammerhypoplasie + Zahnhypoplasie)
Denys-Drash-Syndrom
(+ Glomerulonephritis + Hodendysgenesie + Hypertonie + Nierenversagen + Ovarien, Hypoplasie + Vaginalhypoplasie + Wilms-Tumor)

Keimdrüsenatrophie

Akromegalie
(+ Akromegalie + Diabetes mellitus + Hemianopsie + Hirsutismus + Stauungspapille + Struma + Wachstumshormon-(STH-)Spiegel, erhöhter)

Keimstränge

Swyer-Phänotyp
(+ Amenorrhö + Hypogonadismus + Infantilismus, genitaler + Pubertät, verzögerte + Sterilität)

Klitorishypertrophie

adrenogenitales Syndrom Typ 2
(+ Achselbehaarung, frühzeitige + Adrenarche, frühe + Diarrhö +

Geschlechtsorgane

Erbrechen + Exsikkose + Gynäkomastie + Nebenniereninsuffizienz + Pubertät, verzögerte + Salzverlust + Schambehaarung, frühzeitige + Thelarche, ausbleibende + Virilisierung, inkomplette)
adrenogenitales Syndrom Typ 3
(+ Adrenarche, frühe + Diarrhö + Epiphysenschluß, vorzeitiger + Erbrechen + Exsikkose + Knochenreifung, beschleunigte + Nebenniereninsuffizienz + Pseudohermaphroditismus femininus + Pseudopubertas praecox + Salzverlust + Thelarche, ausbleibende + Virilisierung)
adrenogenitales Syndrom Typ 4
(+ Achselbehaarung, frühzeitige + Epiphysenschluß, vorzeitiger + Hyperpigmentierung + Hypertonie + Schambehaarung, frühzeitige + Virilisierung + Wachstum, beschleunigtes)
Lipodystrophie, progressive
(+ Acanthosis nigricans + athletischer Habitus + Diabetes mellitus + Frühreife, sexuelle + Füße, große + Haar, lockiges + Hände, große + Hepatomegalie + Hochwuchs + Hyperlipidämie + Hyperpigmentierung + Hypertrichose + Labienhypertrophie + Lipodystrophie + Makropenis + Muskelhypertrophie + Ohren, große + Oligomenorrhö + Ovarien, polyzystische + Splenomegalie + Venenzeichnung, verstärkte + Virilisierung)
Roberts-Syndrom
(+ Daumenaplasie + Daumenhypoplasie + Gelenkkontrakturen + Lippenspalte + Makropenis + Mikrozephalie + Minderwuchs + Nieren, dysplastische oder zystisch veränderte + Phokomelie + Radiusaplasie + Radiushypoplasie + Strahldefekte)
Trisomie 18
(+ Fersen, prominente + Fingerkontrakturen + Geburtsgewicht, niedriges + Gesicht, dreieckiges + Gesichtsdysmorphien + Großzehen, zurückversetzte + Herzfehler + Hinterhaupt, prominentes + Hydramnion + Hypertonie + Lidspaltenverengerung + Mikrozephalie + Mund-Kinnpartie, kleine + Nierenanomalien + Ösophagusatresie + Plexus-choreoideus-Zysten (Ultraschall) + Radiusaplasie + Rippen, schmale)

Kryptorchismus

Aarskog-Syndrom
(+ Brachyphalangie + Hypertelorismus + Inguinalhernien + Minderwuchs + Nase, kurze, breite + Ptosis + Schalskrotum + Schwimmhautbildung)
Alkoholembryopathie
(+ Blepharophimose + Dystrophie, allgemeine + Endphalangen, Hypoplasie + Entwicklungsrückstand, statomotorischer + geistige Behinderung + Gesichtsdysmorphien + Herzfehler + Hyperaktivität + Hypospadie + Labien, große, Hypoplasie + Maxillahypoplasie + Mikrogenie + Mikrozephalie + Minderwuchs + Minderwuchs, pränataler + Oberlippe, schmale + Onychohypoplasie + Philtrum, hypoplastisches + ZNS-Störungen)
Arthrogrypose, X-gebundene, Typ II
(+ Gelenkkontrakturen + Inguinalhernien + Ptosis)
Goeminne-Syndrom
(+ Anorchidie + Hodenhypoplasie + Schiefhals + Spontankeloide)
Juberg-Marsidi-Syndrom
(+ Epikanthus + geistige Behinderung + Kamptodaktylie + Knochenwachstum, verzögertes + Lidspaltenverengerung + Mikropenis + Minderwuchs + Sattelnase + Schwerhörigkeit + Skrotumhypoplasie + Taubheit)
King-Syndrom
(+ Creatinkinase, erhöhte + Entwicklungsrückstand, motorischer + Lidachsenstellung, antimongoloide + Minderwuchs + Myopathie + Ohren, tief angesetzte + Skoliose + Trichterbrust)
Lentiginose, progressive kardiomyopathische
(+ EKG, pathologisches + geistige Behinderung + Genitalhypoplasie + Hypertelorismus + Hypospadie + Lentigines + Minderwuchs + Ovarien, Hypoplasie + Pulmonalstenose + Schallempfindungsstörung + Schwerhörigkeit + Taubheit)
McDonough-Syndrom
(+ Bauchwanddefekt + geistige Behinderung + Gesichtsdysmorphien + Herzfehler + Kyphoskoliose + Minderwuchs + Nase, große + Ohrmuschelanomalien)

Mengel-Konigsmark-Berlin-McKusick-Syndrom
(+ geistige Behinderung + Gesichtsdysmorphien + Hypogonadismus + Minderwuchs + Ohrmuscheldysplasie + Schalleitungsschwerhörigkeit + Schwerhörigkeit)
Mikrophthalmie-Mikrozephalie-Syndrom, X-gebunden
(+ Blepharophimose + Corpus-callosum-Agenesie + geistige Behinderung + Hydrozephalus + Lider, verdickte + Mikrophthalmie)
Myhre-Syndrom
(+ Blepharophimose + Geburtsgewicht, niedriges + geistige Behinderung + Herzfehler + Hyperopie + Maxillahypoplasie + Minderwuchs + Taubheit)
N-Syndrom
(+ Dysplasie, polyostotische + epileptische Anfälle + geistige Behinderung + Gesichtsdysmorphien + Hypospadie + Leukämie + Minderwuchs + Sehstörungen + Taubheit + Tetraplegie, spastische)
Ovidukt, persistierender
(+ Inguinalhernien + Pseudohermaphroditismus masculinus)
Perlman-Syndrom
(+ Aszites, fetaler, ohne Hydrops + Gesichtsdysmorphien + Hamartome, renale + Hochwuchs + innere Organe, Organomegalie + Nephroblastomatose, fokale + Polyhydramnion + Wilms-Tumor)
Prune-belly-Sequenz
(+ Bauchwandmuskulatur, Hypo- oder Aplasie + Hydronephrose + Meatusstenose + Megaureteren + Megazystis + Nierendysplasie + Reflux, vesiko-uretero-renaler + Urethra, proximale Erweiterung)
Pterygium-Syndrom, rezessiv vererbtes multiples
(+ Gesichtsdysmorphien + Halspterygium + Hüftgelenk, Kontrakturen + Kniegelenke, Kontrakturen + Ptosis + Trismus + Wirbelanomalien)
Rubinstein-Taybi-Syndrom
(+ Daumen, breite + geistige Behinderung + Gesichtsdysmorphien + Großzehen, breite + Hakennase + Lidachsenstellung, antimongoloide + Mikrozephalie + Minderwuchs + Nasenseptum, langes)
Syndrom der angeborenen Nebennierenhypoplasie mit Gonadotropinmangel
(+ Aldosteronmangel + Cortisolmangel + GnRH, hypothalamisches, verminderte Sekretion + Gonadotropinmangel + Hörverlust + Nebennierenrindeninsuffizienz + Schallempfindungsstörung + Schwerhörigkeit)
Tay-Syndrom
(+ Cystin-Defizienz + Dysphonie + geistige Behinderung + Haar, gekräuseltes + Haar, hartes + Haar, sprödes + Ichthyose + Katarakt + Knochenwachstum, verzögertes + Minderwuchs + Onychodysplasie + Progerie + Trichothiodystrophie + Zahnanomalien)
Tetrasomie 12p
(+ Brachymelie + Brachyzephalie + geistige Behinderung + Gesichtsdysmorphien + Haar, schütteres + Mamillenzahl, abnorme + Nase, kurze, mit stark eingezogener Wurzel und nach vorn stehenden Öffnungen + Philtrum, langes prominentes + zerebrale Anfälle)

Labien, große, Hypoplasie

Alkoholembryopathie
(+ Blepharophimose + Dystrophie, allgemeine + Endphalangen, Hypoplasie + Entwicklungsrückstand, statomotorischer + geistige Behinderung + Gesichtsdysmorphien + Herzfehler + Hyperaktivität + Hypospadie + Kryptorchismus + Maxillahypoplasie + Mikrogenie + Mikrozephalie + Minderwuchs + Minderwuchs, pränataler + Oberlippe, schmale + Onychohypoplasie + Philtrum, hypoplastisches + ZNS-Störungen)
Gorlin(-Chaudhry-Moss)-Syndrom
(+ Blepharophimose + Ductus arteriosus Botalli, offener + Gesichtsprofil, konkaves + Hypertrichose + Hypodontie + Jochbogenhypoplasie oder -aplasie + Koronarnaht, Synostose, prämature + Mandibulahypoplasie + Maxillahypoplasie + Mikrodontie + Oberlidkerbung + Pupillarmembranen, persistierende + Schwerhörigkeit + Unterlippe, umgestülpte)

Geschlechtsorgane

Labienhypertrophie

Lipodystrophie, progressive
(+ Acanthosis nigricans + athletischer Habitus + Diabetes mellitus + Frühreife, sexuelle + Füße, große + Haar, lockiges + Hände, große + Hepatomegalie + Hochwuchs + Hyperlipidämie + Hyperpigmentierung + Hypertrichose + Klitorishypertrophie + Lipodystrophie + Makropenis + Muskelhypertrophie + Ohren, große + Oligomenorrhö + Ovarien, polyzystische + Splenomegalie + Venenzeichnung, verstärkte + Virilisierung)

Leydig-Zellen, Aplasie

Ichthyosis und männlicher Hypogonadismus
(+ Androtropie + Hochwuchs + Hodenhypoplasie + Ichthyose + Mikropenis)

Leydig-Zellen, Verminderung

Eunuchoidismus, fertiler
(+ Adipositas + Fistelstimme + Hochwuchs + LH-Spiegel, erniedrigter + Sekundärbehaarung, mangelnde oder fehlende)

Makropenis

Lipodystrophie, progressive
(+ Acanthosis nigricans + athletischer Habitus + Diabetes mellitus + Frühreife, sexuelle + Füße, große + Haar, lockiges + Hände, große + Hepatomegalie + Hochwuchs + Hyperlipidämie + Hyperpigmentierung + Hypertrichose + Klitorishypertrophie + Labienhypertrophie + Lipodystrophie + Muskelhypertrophie + Ohren, große + Oligomenorrhö + Ovarien, polyzystische + Splenomegalie + Venenzeichnung, verstärkte + Virilisierung)
Roberts-Syndrom
(+ Daumenaplasie + Daumenhypoplasie + Gelenkkontrakturen + Klitorishypertrophie + Lippenspalte + Mikrozephalie + Minderwuchs + Nieren, dysplastische oder zystisch veränderte + Phokomelie + Radiusaplasie + Radiushypoplasie + Strahldefekte)

Meatusstenose

Prune-belly-Sequenz
(+ Bauchwandmuskulatur, Hypo- oder Aplasie + Hydronephrose + Kryptorchismus + Megaureteren + Megazystis + Nierendysplasie + Reflux, vesiko-uretero-renaler + Urethra, proximale Erweiterung)

Menarche, ausbleibende

adrenogenitales Syndrom Typ 5
(+ Gynäkomastie + Hypertonie + Hypokaliämie + Pubertät, ausbleibende + Thelarche, ausbleibende + Virilisierung, fehlende)

Menorrhagien

thrombotisch-thrombozytopenische Purpura Moschcowitz
(+ Anämie, mikroangiopathisch-hämolytische + Bewußtlosigkeit + Blutungen, gastrointestinale + Haut- und Schleimhautblutungen + Kopfschmerz + Mikrothromben + Netzhautblutungen + Purpura + Schwindel + Thrombozytopenie + Verwirrtheitszustände)

Menstruationsstörungen

Adipositas-Hyperthermie-Oligomenorrhö-Parotis-Komplex
(+ Adipositas + Dysmenorrhö + Fieber + Oligomenorrhö + Parotisschwellung)

Ovarien, polyzystische

(+ Gynäkotropie + Hirsutismus + Ovar, weißes + Ovarien, polyzystische + Sterilität)
Poikilodermie, kongenitale, Typus Rothmund-Thomson
(+ Akromikrie + Alopezie + Amenorrhö + Daumenhypoplasie + Erytheme, retikuläre + Gynäkotropie + Haar, weißes + Hodenhypoplasie + Hypotrichose + Infantilismus, genitaler + Katarakt + Minderwuchs + Nagelanomalien + Poikilodermie + Radiushypoplasie + Sattelnase + Ulnahypoplasie + Zahnanomalien)

Mikropenis

branchio-skeleto-genitales Syndrom (A)
(+ geistige Behinderung + Hypospadie + Kieferzysten + Kiemenbogenanomalie + Maxillahypoplasie + Trichterbrust)
Ichthyosis und männlicher Hypogonadismus
(+ Androtropie + Hochwuchs + Hodenhypoplasie + Ichthyose + Leydig-Zellen, Aplasie)
Juberg-Marsidi-Syndrom
(+ Epikanthus + geistige Behinderung + Kamptodaktylie + Knochenwachstum, verzögertes + Kryptorchismus + Lidspaltenverengerung + Minderwuchs + Sattelnase + Schwerhörigkeit + Skrotumhypoplasie + Taubheit)
Kurzripp-Polydaktylie-Syndrome
(+ Analatresie + Arrhinenzephalie + Epiglottisdysplasie + Gaumenspalte + Herzfehler + Leberzysten + Lippenspalte + Minderwuchs + Nierenaplasie + Nierenzysten + Pankreaszysten + Polydaktylie + Rippen, kurze + Thoraxdysplasie + Urethralatresie + Uterus duplex + Zähne, angeborene)
Malpuech-Syndrom
(+ geistige Behinderung + Hypertelorismus + Hypospadie + Lippen-Kiefer-Gaumen-Spalte + Minderwuchs + Scrotum bifidum)
Naguib-Richieri-Costa-Syndrom
(+ Hypertelorismus + Hypospadie + Polydaktylie + Schalskrotum + Syndaktylien)
Pallister-Hall-Syndrom
(+ Analstenose + Gesichtsdysmorphien + Herzfehler + Hypothalamusregion, Hamartome + Mittelgesicht, flaches + Nebennierenhypoplasie + Ohranomalien + Polydaktylie)
Robinow-Syndrom
(+ Gesichtsdysmorphien + Minderwuchs + Nase, breite, flache + Stirn, vorgewölbte + Wirbelanomalien)

Nebenhodenzysten

von-Hippel-Lindau-Syndrom
(+ Ataxie + Hämangioblastome, retinale + Hirndruckzeichen + Kleinhirn, Hämangioblastome + Knochenzysten + Leberzysten + Lungenzysten + Medulla oblongata, Hämangioblastome + Nierenzellkarzinom + Nierenzysten + Ovarialzysten + Pankreaszysten + Phäochromozytom + Polyzythämie + Rückenmark, Hämangioblastome + ZNS-Hämangioblastom)

Oligomenorrhö

Adipositas-Hyperthermie-Oligomenorrhö-Parotis-Komplex
(+ Adipositas + Dysmenorrhö + Fieber + Menstruationsstörungen + Parotisschwellung)
Lipodystrophie, progressive
(+ Acanthosis nigricans + athletischer Habitus + Diabetes mellitus + Frühreife, sexuelle + Füße, große + Haar, lockiges + Hände, große + Hepatomegalie + Hochwuchs + Hyperlipidämie + Hyperpigmentierung + Hypertrichose + Klitorishypertrophie + Labienhypertrophie + Lipodystrophie + Makropenis + Muskelhypertrophie + Ohren, große + Ovarien, polyzystische + Splenomegalie + Venenzeichnung, verstärkte + Virilisierung)

Geschlechtsorgane

Orchitis

Morbus Behçet
(+ Blutungen, gastrointestinale + Epididymitis + Erythema nodosum + Genitalveränderungen, aphthös-ulzeröse + hyperergische Reaktion der Haut + Hypopyon-Iritis + Meningoenzephalitis + Mundschleimhautaphthen + rheumatoide Veränderungen der Gelenke + rheumatoide Veränderungen der Weichteile + Thrombophlebitis, rezidivierende + Thrombosen, arterielle oder venöse)
Mund- und Genital-Ulcera mit Chondritis
(+ Chondritis + Genitalveränderungen, aphthös-ulzeröse + hyperergische Reaktion der Haut + Hypopyon-Iritis + Mundschleimhautaphthen + rheumatoide Veränderungen der Gelenke + rheumatoide Veränderungen der Weichteile + Thrombophlebitis, rezidivierende)

Ovarialinsuffizienz

Blepharophimose-Syndrom
(+ Blepharophimose + Epikanthus inversus + Ptosis + Telekanthus)

Ovarialzysten

von-Hippel-Lindau-Syndrom
(+ Ataxie + Hämangioblastome, retinale + Hirndruckzeichen + Kleinhirn, Hämangioblastome + Knochenzysten + Leberzysten + Lungenzysten + Medulla oblongata, Hämangioblastome + Nebenhodenzysten + Nierenzellkarzinom + Nierenzysten + Pankreaszysten + Phäochromozytom + Polyzythämie + Rückenmark, Hämangioblastome + ZNS-Hämangioblastom)

Ovarien, Hypoplasie

Denys-Drash-Syndrom
(+ Glomerulonephritis + Hodendysgenesie + Hypertonie + intersexuelles Genitale + Nierenversagen + Vaginalhypoplasie + Wilms-Tumor)
Lentiginose, progressive kardiomyopathische
(+ EKG, pathologisches + geistige Behinderung + Genitalhypoplasie + Hypertelorismus + Hypospadie + Kryptorchismus + Lentigines + Minderwuchs + Pulmonalstenose + Schallempfindungsstörung + Schwerhörigkeit + Taubheit)

Ovarien, polyzystische

Lipodystrophie, progressive
(+ Acanthosis nigricans + athletischer Habitus + Diabetes mellitus + Frühreife, sexuelle + Füße, große + Haar, lockiges + Hände, große + Hepatomegalie + Hochwuchs + Hyperlipidämie + Hyperpigmentierung + Hypertrichose + Klitorishypertrophie + Labienhypertrophie + Lipodystrophie + Makropenis + Muskelhypertrophie + Ohren, große + Oligomenorrhö + Splenomegalie + Venenzeichnung, verstärkte + Virilisierung)
Ovarien, polyzystische
(+ Gynäkotropie + Hirsutismus + Menstruationsstörungen + Ovar, weißes + Sterilität)

Ovar, weißes

Ovarien, polyzystische
(+ Gynäkotropie + Hirsutismus + Menstruationsstörungen + Ovarien, polyzystische + Sterilität)

Penis, Hyperpigmentation

Bannayan-Riley-Ruvalcaba-Syndrom
(+ Angiokeratome + Blutungen, gastrointestinale + Embryotoxon posterius + Entwicklungsrückstand, motorischer und geistiger + geistige Behinderung + Hämangiome + Hamartome + Hamartome, mesodermale + Ileus + Lipome + Makrosomie, fetale + Makrozephalie + Megalenzephalie + Myopathie + Polypose + Pseudopapillenödem + Sprachentwicklung, verzögerte + Struma)

Potenzstörungen

Amyloid-Polyneuropathie Typ I
(+ Berührungsempfindlichkeit + Hautulzerationen + Malabsorption + Obstipation)
Aortenbifurkations-Syndrom
(+ Beinpulse, fehlende + Claudicatio intermittens + Ermüdbarkeit der Beine + Schwächegefühl der Beine)
Foix-Alajouanine-Syndrom
(+ Beine, schlaffe Paresen + Harnblasenstörungen + Mastdarmstörungen + Schmerzen im Lumbalbereich)
Induratio penis plastica
(+ Dorsum penis, harte Verdickung)
Konus-Symptomatik
(+ Analreflex, fehlender + Harnblasenstörungen + Mastdarmstörungen + Reithosenanästhesie)
Lambert-Eaton-Rooke-Krankheit
(+ Areflexie + Hyporeflexie + Miktionsstörungen + Mundtrockenheit + Muskelschwäche + Obstipation)
Nervus-pelvicus-Symptomatik
(+ Androtropie + Harnblasenatonie + Inkontinenz)
POEMS-Komplex
(+ Amenorrhö + Aszites + Dysglobulinämie + Endokrinopathie + Fieber + Gammopathien + Gynäkomastie + Hautveränderungen + Hautverdickung + Hautverhärtungen + Hepatomegalie + Hyperhidrose + Hyperpigmentierung + Hypertrichose + Hypothyreose + Leukonychie + Lymphknotenschwellung + M-Gradient + Muskelschwäche + Myelom + Neuropathien + Ödeme, periphere + Osteolysen + Osteosklerose + Papillenödem + Plasmozytom + Pleuraerguß + Sklerose + Splenomegalie + Trommelschlegelfinger)
Shy-Drager-Syndrom
(+ Akkommodationsstörungen + Androtropie + Anisokorie + Ataxie + Bradykinesie + Demenz + Dysarthrie + Herzrhythmusstörungen + Inkontinenz + Intentionstremor + Kreislaufdysregulation, orthostatische + Obstipation + Rigor)
Vinylchloridkrankheit
(+ Akrodystrophie + Armparesen + Asthma-ähnliche Atemnot + Bewußtseinsstörungen + Eigenreflexe, abgeschwächte + Endphalangen, Osteolyse + Fazialislähmung + Hepatomegalie + Hyperhidrose + Parästhesien + Raynaud-Phänomen + Schwindel + Splenomegalie + Thrombozytopenie + Übelkeit)

Pseudohermaphroditismus femininus

adrenogenitales Syndrom Typ 3
(+ Adrenarche, frühe + Diarrhö + Epiphysenschluß, vorzeitiger + Erbrechen + Exsikkose + Klitorishypertrophie + Knochenreifung, beschleunigte + Nebenniereninsuffizienz + Pseudopubertas praecox + Salzverlust + Thelarche, ausbleibende + Virilisierung)

Pseudohermaphroditismus masculinus

Feminisierung, testikuläre komplette
(+ Amenorrhö + Inguinalhernien + Phänotyp, komplett weiblicher + Sekundärbehaarung, mangelnde oder fehlende + Vaginalatresie)
genito-palato-kardiales Syndrom
(+ Gaumenspalte + Gesichtsdysmorphien + Herzfehler + Minderwuchs + Minderwuchs, pränataler + Polydaktylie)

Geschlechtsorgane

Ovidukt, persistierender
(+ Inguinalhernien + Kryptorchismus)
Reifenstein-Syndrom
(+ 17-Hydroxysteroid-Dehydrogenase-Mangel + 17-Reductase-Mangel + Androgenresistenz + Gynäkomastie + Hypogonadismus + Hypospadie)
WAGR-Syndrom
(+ Aniridie + geistige Behinderung + Gesichtsdysmorphien + Glaukom + Gonadoblastom + Katarakt + Nephroblastom)

Retroflexion, fixierte, des Uterus

Inienzephalus
(+ Hals, fehlender + Halswirbelsäule + Zervikalmark, Defekt)

Schalskrotum

Aarskog-Syndrom
(+ Brachyphalangie + Hypertelorismus + Inguinalhernien + Kryptorchismus + Minderwuchs + Nase, kurze, breite + Ptosis + Schwimmhautbildung)
Naguib-Richieri-Costa-Syndrom
(+ Hypertelorismus + Hypospadie + Mikropenis + Polydaktylie + Syndaktylien)

Scrotum bifidum

Malpuech-Syndrom
(+ geistige Behinderung + Hypertelorismus + Hypospadie + Lippen-Kiefer-Gaumen-Spalte + Mikropenis + Minderwuchs)

Skrotumhypoplasie

Juberg-Marsidi-Syndrom
(+ Epikanthus + geistige Behinderung + Kamptodaktylie + Knochenwachstum, verzögertes + Kryptorchismus + Lidspaltenverengerung + Mikropenis + Minderwuchs + Sattelnase + Schwerhörigkeit + Taubheit)
kardiogenitales Syndrom
(+ Genitalhypoplasie + Kardiomyopathie + Vaginalatresie)

Sterilität

Aplasie, germinale
(+ Aspermie)
Galaktorrhö-Amenorrhö(-Symptomenkomplex)
(+ Amenorrhö + Galaktorrhö + Gynäkotropie)
Kallmann-Syndrom
(+ Amenorrhö + Androtropie + Anosmie + Genitalhypoplasie + GnRH, hypothalamisches, verminderte Sekretion + Gonadotropinmangel + Gynäkomastie + Hoden, abnorm kleine)
Mayer-von-Rokitansky-Küster-Fehlbildungskomplex
(+ Amenorrhö + Gynäkotropie + Harnwegsanomalien + Nierenanomalien + Vaginalatresie)
MURCS-Assoziation
(+ Amenorrhö + Harnwegsanomalien + Nierenanomalien + Reduktionsfehlbildungen der Arme + Rippenfehlbildungen + Vaginalatresie + Wirbelkörperdysplasie)
Ovarien, polyzystische
(+ Gynäkotropie + Hirsutismus + Menstruationsstörungen + Ovar, weißes + Ovarien, polyzystische)
Perrault-Syndrom
(+ Amenorrhö + Gonadendysgenesie + Hypogonadismus + Schallempfindungsstörung + Schwerhörigkeit)
Swyer-Phänotyp
(+ Amenorrhö + Hypogonadismus + Infantilismus, genitaler + Keimstränge + Pubertät, verzögerte)

Young-Syndrom
(+ Bronchiektasen + Sinusitis, chronische, mit Polyposis nasi + Thoraxdeformität)

Uterusanomalien

Potter-Sequenz
(+ »Potter facies« + Adysplasie, urogenitale + Anomalien, anorektale + Epikanthus + Gesichtsdysmorphien + Hypertelorismus + Klumpfuß + Lungenhypoplasie + Nierenagenesie + Ohrmuscheldysplasie + Wirbelanomalien)

Uterus duplex

Kurzripp-Polydaktylie-Syndrome
(+ Analatresie + Arrhinenzephalie + Epiglottisdysplasie + Gaumenspalte + Herzfehler + Leberzysten + Lippenspalte + Mikropenis + Minderwuchs + Nierenaplasie + Nierenzysten + Pankreaszysten + Polydaktylie + Rippen, kurze + Thoraxdysplasie + Urethralatresie + Zähne, angeborene)

Uterus und Vagina, Fusionsanomalien

Hand-Fuß-Genital-Syndrom
(+ Hypospadie + Knochenfehlbildungen, kleine)

Vaginalatresie

Feminisierung, testikuläre komplette
(+ Amenorrhö + Inguinalhernien + Phänotyp, komplett weiblicher + Pseudohermaphroditismus masculinus + Sekundärbehaarung, mangelnde oder fehlende)
kardiogenitales Syndrom
(+ Genitalhypoplasie + Kardiomyopathie + Skrotumhypoplasie)
Mayer-von-Rokitansky-Küster-Fehlbildungskomplex
(+ Amenorrhö + Gynäkotropie + Harnwegsanomalien + Nierenanomalien + Sterilität)
MURCS-Assoziation
(+ Amenorrhö + Harnwegsanomalien + Nierenanomalien + Reduktionsfehlbildungen der Arme + Rippenfehlbildungen + Sterilität + Wirbelkörperdysplasie)
renale Adysplasie
(+ Doppelnieren + Nierenagenesie + Nierenzysten)
Winter-Syndrom
(+ Gehörgänge, äußere, enge bis verschlossene + Mittelohranomalien + Nierenagenesie + Nierenhypoplasie + Schalleitungsschwerhörigkeit + Schwerhörigkeit)

Vaginalhypoplasie

Denys-Drash-Syndrom
(+ Glomerulonephritis + Hodendysgenesie + Hypertonie + intersexuelles Genitale + Nierenversagen + Ovarien, Hypoplasie + Wilms-Tumor)

Virilisierung

adrenogenitales Syndrom Typ 2
(+ Achselbehaarung, frühzeitige + Adrenarche, frühe + Diarrhö + Erbrechen + Exsikkose + Gynäkomastie + Klitorishypertrophie + Nebenniereninsuffizienz + Pubertät, verzögerte + Salzverlust + Schambehaarung, frühzeitige + Thelarche, ausbleibende + Virilisierung, inkomplette)
adrenogenitales Syndrom Typ 3
(+ Adrenarche, frühe + Diarrhö + Epiphysenschluß, vorzeitiger + Erbrechen + Exsikkose + Klitorishypertrophie + Knochenreifung,

Geschlechtsorgane

beschleunigte + Nebenniereninsuffizienz + Pseudohermaphroditismus femininus + Pseudopubertas praecox + Salzverlust + Thelarche, ausbleibende)
adrenogenitales Syndrom Typ 4
(+ Achselbehaarung, frühzeitige + Epiphysenschluß, vorzeitiger + Hyperpigmentierung + Hypertonie + Klitorishypertrophie + Schambehaarung, frühzeitige + Wachstum, beschleunigtes)
Lipodystrophie, progressive
(+ Acanthosis nigricans + athletischer Habitus + Diabetes mellitus + Frühreife, sexuelle + Füße, große + Haar, lockiges + Hände, große + Hepatomegalie + Hochwuchs + Hyperlipidämie + Hyperpigmentierung + Hypertrichose + Klitorishypertrophie + Labienhypertrophie + Lipodystrophie + Makropenis + Muskelhypertrophie + Ohren, große + Oligomenorrhö + Ovarien, polyzystische + Splenomegalie + Venenzeichnung, verstärkte)
Morgagni(-Stewart-Morel)-Syndrom
(+ Adipositas + Gynäkotropie + Hirsutismus + Hyperostosis frontalis interna + Kopfschmerz)

Virilisierung, fehlende

adrenogenitales Syndrom Typ 5
(+ Gynäkomastie + Hypertonie + Hypokaliämie + Menarche, ausbleibende + Pubertät, ausbleibende + Thelarche, ausbleibende)

Virilisierung, inkomplette

adrenogenitales Syndrom Typ 2
(+ Achselbehaarung, frühzeitige + Adrenarche, frühe + Diarrhö + Erbrechen + Exsikkose + Gynäkomastie + Klitorishypertrophie + Nebenniereninsuffizienz + Pubertät, verzögerte + Salzverlust + Schambehaarung, frühzeitige + Thelarche, ausbleibende + Virilisierung)
Gordan-Overstreet-Syndrom
(+ Amenorrhö + Aortenstenose + Cubitus valgus + Epikanthus + Gesichtsdysmorphien + Gonadendysgenesie + Halspterygium + Mimik, verminderte + Minderwuchs + Nävi + Nierenanomalien + Ohren, abstehende + Ptosis)

Zervix, abnorm bewegliche

Allen-Masters-Syndrom
(+ Abdominalschmerzen + Beckenraum, Schmerzen + Douglas-Exsudat + Gynäkotropie)

Gesicht

akromegaloides Aussehen

Syndrom der akromegaloiden Fazies
(+ Blepharophimose + Hände, große + Mundschleimhaut, hyperplastische + Nase, dicker werdend + Oberlippenschwellung + Synophrys)

Amimie

Unverricht-Lundborg-Syndrom
(+ Aggressivität + Akinesie + Antriebsschwäche + Demenz + Echopraxie + emotionale Störungen + Epilepsie + epileptische Anfälle + Merkfähigkeitsstörungen + Myoklonien + Parkinson-Symptome + Perseveration + Rigor + Urteilsschwäche)

cherubismusartige Fazies

Nävobasaliomatose
(+ Basalzellepitheliome + Brachymetakarpie + Gabelrippen + Hypertelorismus + Kieferzysten + zystische Veränderungen)
Ramon-Syndrom
(+ Fontanellen, weite + Gingivafibromatose + zerebrale Anfälle)

Cooley-Facies

β-Thalassämie, homozygote
(+ Anämie, hämolytische + Anämie, hypochrome + Anämie, mikrozytäre + Bürstenschädel + Hämatopoese, extramedulläre + Hepatomegalie + Maxillahyperplasie + Osteoporose + Pankreasinsuffizienz + Pubertät, verzögerte + Siderose + Splenomegalie)

Dyskinesien, orofaziale

Levine-Critchley-Syndrom
(+ Akanthozytose + Creatinkinase, erhöhte + Hyperkinesen)

Elfengesicht

Leprechaunismus
(+ Fettgewebe, subkutanes, Mangel + Hyperinsulinismus + Hypertrichose + Minderwuchs)

Erythem, schmetterlingsförmiges

Bloom-Syndrom
(+ Erytheme + Immundefekt + Infektanfälligkeit + Minderwuchs + Minderwuchs, pränataler + Pigmentationsanomalien)

Facies leontina

faziale ektodermale Dysplasie, Typ Setleis
(+ Aplasia cutis congenita + Distichiasis + Hauteinsenkungen + Nasenspitze, breite plumpe + Schweißdrüsenhypoplasie + Talgdrüsenhypoplasie oder -aplasie)

Facies myopathica

Dystrophia myotonica Curschmann-Steinert
(+ Alopezie + Atemstörung + Dickdarmdilatation, verminderte + Dysfunktion, ovarielle + geistige Behinderung + Gesicht, schmales + Herzrhythmusstörungen + Hirnatrophie + Hodenatrophie + Hydramnion + Hypoventilation, alveoläre + Katarakt + Kindsbewegungen, verminderte + Klumpfuß + Magenmotilität, verminderte + Mimik, verminderte + Muskelatrophie + Muskelhypotonie +

Muskelschwäche + Myotonie + Ösophagusdilatation + Ösophagusperistaltik, verminderte + Paresen + Peristaltik, verminderte + Ptosis + Skelettanomalien + Trinkschwierigkeiten)
Muskeldystrophie vom fazioskapulohumeralen Typ
(+ Muskelatrophie + Muskelschwäche + Myopathie + Schwerhörigkeit)
Myasthenia gravis (pseudoparalytica)
(+ Atemstörung + Diplopie + Dysarthrie + Paresen + Ptosis + Schluckbeschwerden)
Myopathie, kongenitale zentronukleäre
(+ Muskelatrophie + Myopathie)

Fazialisspasmen

Brissaud-Symptomatik
(+ Hemiparese)

Fazies, adenoide

Hamartome, multiple
(+ Brustveränderungen, Neigung zu maligner Entartung + Gesichtsdysmorphien + Knotenbrust, große zystische + Lidachsenstellung, antimongoloide + Mandibulahypoplasie + Maxillahypoplasie + Mund, kleiner + Nase, schmale + Papillome im Lippenrot, multiple hyperkeratotische + Vogelgesicht)

Fazies, hypotone

Cohen-Syndrom
(+ Adipositas + Brachyphalangie + geistige Behinderung + Inzisivi, obere, prominente + Myopie + Strabismus)

Gesicht, breites

Chromosom 18p⁻ Syndrom
(+ Arrhinenzephalie + Entwicklungsrückstand, motorischer und geistiger + Gesichtsdysmorphien + Hypertelorismus + Hypotonie + IgA-Mangel + Karies + Minderwuchs + Ptosis + Trichterbrust)

Gesicht, dreieckiges

Arthrogrypose, distale, Typ II F
(+ Fußkontrakturen + Gelenkkontrakturen + Handkontrakturen + Ptosis + Schultergelenk, Innenrotation)
Mulibrey-Syndrom
(+ Dolichozephalus + Dysplasie, polyostotische + Gesichtsdysmorphien + Hämangiome + Hepatomegalie + Mikroglossie + Minderwuchs + Muskelhypotonie + Muskelschwäche + Netzhaut, Pigmentflecken + Perikarditis + Pubertät, verzögerte + Röhrenknochen, schmale + Sellaveränderung + Splenomegalie + Stimme, hohe, piepsige + Stirn, vorgewölbte)
Pterygium-Syndrom, progredientes, multiples
(+ Gelenkkontrakturen + Gesichtsdysmorphien + Minderwuchs + Pterygien + Zwerchfelldefekt)
Trisomie 18
(+ Fersen, prominente + Fingerkontrakturen + Geburtsgewicht, niedriges + Gesichtsdysmorphien + Großzehen, zurückversetzte + Herzfehler + Hinterhaupt, prominentes + Hydramnion + Hypertonie + Klitorishypertrophie + Lidspaltenverengung + Mikrozephalie + Mund-Kinnpartie, kleine + Nierenanomalien + Ösophagusatresie + Plexus-choreoideus-Zysten (Ultraschall) + Radiusaplasie + Rippen, schmale)

Gesicht, flaches

oto-onycho-peroneales Syndrom
(+ Dolichozephalus + Fibulahypoplasie + Gelenkkontrakturen + Gesichtsdysmorphien + Lidachsenstellung, mongoloide + Ohranomalien + Ohren, große + Onychohypoplasie)
Schneckenbecken-Dysplasie
(+ Beckendysplasie + Mikromelie + Minderwuchs + Minderwuchs, pränataler + Thorax, schmaler)

Gesicht, plumpes

Osteochondrodysplasie mit Hypertrichose
(+ Coxa valga + Hypertrichose + Kardiomegalie + Kortikalisverschmächtigung + Makrosomie, fetale + Metaphysendysplasie + Os pubis und Os ischium, dysplastische + Osteopenie + Platyspondylie + Rippen, breite + Thorax, schmaler)
Simpson-Golabi-Behmel-Syndrom
(+ Alveolarkerben + Gesichtszüge, grobe + Hepatomegalie + Herzfehler + Hexadaktylie + Hochwuchs + Hypodontie + Makroglossie + Makrosomie, fetale + Nabelhernie + Omphalozele + Splenomegalie + Unterlippenkerbe)

Gesicht, quadratisches

Chromosom 10p⁻ Syndrom
(+ Entwicklungsrückstand, motorischer und geistiger + Gesichtsdysmorphien + Herzfehler + Lidachsenstellung, antimongoloide + Minderwuchs + Minderwuchs, pränataler + Ptosis + Stirn, vorgewölbte)

Gesicht, rundes

Albright-Osteodystrophie, hereditäre
(+ Finger, Brachydaktylie + geistige Behinderung + Hypokalzämie + Minderwuchs + Verkalkungen, subkutane)

Gesichtsasymmetrie

Balkenmangel mit Neuronopathie
(+ Balkenmangel + Brachyphalie + Entwicklungsrückstand, motorischer und geistiger + Ptosis + Strabismus + Tetraplegie)
Bencze-Syndrom
(+ Amblyopie + Hemihyperplasia faciei + Strabismus)
Goldenhar-Symptomenkomplex
(+ Anhängsel, präaurikuläre + Dermoid, epibulbäres + Fisteln, präaurikuläre + Gesichtsdysmorphien + Herzfehler + Lipodermoid + Mandibulahypoplasie + Ohrmuschelhypoplasie, einseitige + Wirbelsäulenanomalien)
Kiemenbogenhypoplasie, geschlechtsgebundene Form
(+ Augenbrauen, Hypoplasie + Fisteln, präaurikuläre + Gesichtsdysmorphien + Herzfehler + Lidachsenstellung, antimongoloide + Mandibulahypoplasie + Mikrozephalie + Taubheit)
Naevus achromians Ito
(+ Blaschko-Linien + Dysplasie, polyostotische + Gelenkbeweglichkeit, abnorme + Hypopigmentierung + Kyphoskoliose + Muskelhypotonie + Schiefhals + Spina bifida occulta + Steißbeinluxation + Strabismus + Zahndysplasie + zerebrale Anfälle)
Nielson-Syndrom
(+ Blockwirbelbildung + Halspterygium + Minderwuchs)
okulopalatoskeletales Syndrom
(+ Blepharophimose + Bulbusmotilität, Einschränkung + Epikanthus inversus + geistige Behinderung + Irissynechien + Kraniosynostose + Ptosis + Sprachentwicklung, verzögerte)
Pfeiffer-Syndrom
(+ Brachyzephalie + Endphalangen, breite + Gesichtsdysmorphien + Kraniosynostose + Schädelasymmetrie + Syndaktylien + Turrizephalie)

Gesicht

Saethre-Chotzen-Syndrom
(+ Brachyphalangie + Gesichtsdysmorphien + Hakennase + Kraniosynostose + Ptosis + Schädelasymmetrie + Stirn, fliehende + Syndaktylien + Trigonozephalie + Turrizephalie)
Silver-Russell-Syndrom
(+ Fontanellenschluß, verzögerter + Hirnschädel, hydrozephaloid wirkender + Längen- und Gewichtsreduktion + Längenasymmetrie, isolierte, der Arme + Längenasymmetrie, isolierte, der Beine + Längenasymmetrie, isolierte, des Rumpfes + Minderwuchs + Minderwuchs, pränataler + Pseudohydrozephalus)

Gesichtsatrophie, halbseitige

Hemiatrophia faciei progressiva
(+ Hautatrophie + Hyperpigmentierung + zerebrale Anfälle)

Gesicht, schmales

Dystrophia myotonica Curschmann-Steinert
(+ Alopezie + Atemstörung + Dickdarmdilatation, verminderte + Dysfunktion, ovarielle + Facies myopathica + geistige Behinderung + Herzrhythmusstörungen + Hirnatrophie + Hodenatrophie + Hydramnion + Hypoventilation, alveoläre + Katarakt + Kindsbewegungen, verminderte + Klumpfuß + Magenmotilität, verminderte + Mimik, verminderte + Muskelatrophie + Muskelhypotonie + Muskelschwäche + Myotonie + Ösophagusdilatation + Ösophagusperistaltik, verminderte + Paresen + Peristaltik, verminderte + Ptosis + Skelettanomalien + Trinkschwierigkeiten)
Smith-Fineman-Myers-Syndrom
(+ Entwicklungsrückstand, motorischer und geistiger + geistige Behinderung + Gesichtsdysmorphien + Lidachsenstellung, antimongoloide + Lidachsenstellung, mongoloide + Lider, kurze + Minderwuchs + Minderwuchs, pränataler)
Trisomie 10p
(+ Anhängsel, präaurikuläre + Dolichozephalus + Entwicklungsrückstand, motorischer und geistiger + Fisteln, präaurikuläre + Gesichtsdysmorphien + Hypertelorismus + Mandibulahypoplasie + Minderwuchs + Minderwuchs, pränataler + Ohranomalien + Stirn, hohe)

Gesichtsdysmorphien

Aase-Smith-Syndrom
(+ Dandy-Walker-Anomalie + Gaumenspalte + Gelenkkontrakturen + Hydrozephalus)
Ablepharon-Makrostomie-Syndrom
(+ Augenbrauen, fehlende + Hypertelorismus + intersexuelles Genitale + Lider, fehlende + Makrostomie + Ohren, tief angesetzte + Ohrmuschelanomalien + Ohrmuscheldysplasie + Strabismus + Telekanthus + Vorderkammerhypoplasie + Zahnhypoplasie)
akrokallosales Syndrom
(+ Anenzephalie + Balkenmangel + Makrozephalie + Polydaktylie)
Akrozephalosynankie
(+ humero-radiale Synostose + Kraniosynostose + Mittelohranomalien)
Aldolase-A-Mangel
(+ Anämie, hämolytische + geistige Behinderung + Hepatomegalie + Minderwuchs + Pubertät, verzögerte)
Alkoholembryopathie
(+ Blepharophimose + Dystrophie, allgemeine + Endphalangen, Hypoplasie + Entwicklungsrückstand, statomotorischer + geistige Behinderung + Herzfehler + Hyperaktivität + Hypospadie + Kryptorchismus + Labien, große, Hypoplasie + Maxillahypoplasie + Mikrogenie + Mikrozephalie + Minderwuchs + Minderwuchs, pränataler + Oberlippe, schmale + Onychohypoplasie + Philtrum, hypoplastisches + ZNS-Störungen)
Angelman-Syndrom
(+ Ataxie + Brachyzephalie + Diastema + EEG, pathologisches + Enophthalmus + Entwicklungsrückstand, motorischer und geistiger + epileptische Anfälle + Gangataxie + geistige Behinderung + Herausschnellen + Hyperaktivität + Hyperaktivität, motorische + Iris, blaue + Katzenschreien, 1. Lebensjahr + Lachanfälle, unmotivierte + Makrostomie + Mikro-Brachyzephalie + Mikrozephalie + Mittelgesichtshypoplasie oder -dysplasie + Oberlippe, schmale + Progenie + Prognathie + Schlafstörungen + Sprachentwicklung, verzögerte + zerebrale Anfälle)
Antley-Bixler-Syndrom
(+ humero-radiale Synostose + Kamptodaktylie + Kamptomelie + Kraniosynostose + Synostosen)
Apert-Syndrom
(+ Brachyzephalie + Exophthalmus + Kraniosynostose + Löffelhände + Syndaktylien + Turrizephalie)
Armendares-Syndrom
(+ Epikanthus + Gaumen, hoher + Handdeformitäten + Kraniosynostose + Mikrognathie + Mikrozephalie + Minderwuchs + Nase, kurze + Netzhaut, Retinopathie + Ptosis + Telekanthus)
arteriohepatische Dysplasie
(+ Brachyphalangie + Cholestase + Cholestase, intrahepatische + Embryotoxon posterius + Gallenwegsmangel, intrahepatischer + Gefäßstenosen + Herzfehler + Ikterus + Minderwuchs + Pruritus + Pulmonalstenose + Schmetterlingswirbel + Wirbelanomalien)
Arthrogrypose, X-gebundene, Typ I
(+ Fingerkontrakturen + Fußkontrakturen + Glossoptose + Kamptodaktylie + Skaphozephalie + Skoliose + Thoraxdeformität)
Atkin-Flaitz-Patil-Syndrom
(+ geistige Behinderung + Hodenvergrößerung + Makrozephalie + Minderwuchs + Supraorbitalwülste)
Beare-Dodge-Nevin-Komplex
(+ Acanthosis nigricans + Cutis verticis gyrata + Hypertelorismus + Mikrogenie + Ohren, tief angesetzte + Ohrmuscheldysplasie)
Börjeson-Forssman-Lehmann-Syndrom
(+ Enophthalmus + Entwicklungsrückstand, motorischer und geistiger + Genitalhypoplasie + Lidachsenstellung, mongoloide + Mikrozephalie + Ptosis)
van-Bogaert-Hozay-Syndrom
(+ Akroosteolyse + Anonychie + Brachymelie + Mikrogenie + Nase, breite, flache + Onychodysplasie + Phalangen, distale, Verkürzung)
brachymesomel-renaler Symptomenkomplex
(+ Hornhauttrübung + Mikrogenie + Nierenzysten + Verbiegung der Unterschenkel + Verkrümmung der Unterarme + Verkürzung der Unterarme + Verkürzung der Unterschenkel)
Branchio-okulo-faziales-Syndrom
(+ Ergrauen + Kiemenbogenanomalie + Kolobom + Mikrophthalmie + Pseudolippenspalte + Tränen-Nasengänge, Atresie)
Bumerang-Dysplasie
(+ Lippen-Kiefer-Gaumen-Spalte + Mikrogenie + Minderwuchs, pränataler + Röhrenknochen, Ossifikationsstörung + Röhrenknochen, verkürzte)
Camurati-Engelmann-Syndrom
(+ Muskelhypotrophie + Muskelschwäche + Myalgien + Röhrenknochen, Diaphysen, kortikale Verdickung und Sklerose)
Carpenter-Syndrom
(+ Brachyzephalie + Kraniosynostose + Lidachsenstellung, mongoloide + Polydaktylie + Stirn, fliehende + Strahldefekte + Syndaktylien + Turrizephalie)
CATCH22
(+ Gaumenspalte + Herzfehler + Hypokalzämie + Hypoparathyreoidismus + Nebenschilddrüsen, Hypoplasie bzw. Agenesie + Thymushypoplasie)
CCC-Syndrom
(+ Dandy-Walker-Anomalie + Gaumenspalte + Herzfehler + Immundefekt + Stirn, vorgewölbte)
Chromosom 1q⁻ Syndrom
(+ Entwicklungsrückstand, motorischer und geistiger + Mikro-Brachyzephalie + Minderwuchs)
Chromosom 3p⁻ Syndrom
(+ Brachyzephalie + Epikanthus + geistige Behinderung + Lidachsenstellung, mongoloide + Metopika, prominente + Mikrozephalie

+ Minderwuchs + Minderwuchs, pränataler + Nase, kurze + Ptosis + Trigonozephalie)

Chromosom 4p⁻ Syndrom
(+ Anhängsel, präaurikuläre + Fisteln, präaurikuläre + geistige Behinderung + Hakennase + Hypertelorismus + Hypospadie + Iriskolobom + Lidachsenstellung, antimongoloide + Lippen-Kiefer-Gaumen-Spalte + Minderwuchs + Minderwuchs, pränataler + Oberlippe, kurze prominente + Ptosis + Stirn, vorgewölbte + zerebrale Anfälle)

Chromosom 4q⁻ Syndrom
(+ Brachyzephalie + Choanalatresie + Endphalangen, krallenartige Deformation + Entwicklungsrückstand, motorischer und geistiger + Gaumenspalte + Herzfehler + Hypertelorismus + Lidachsenstellung, mongoloide + Mikrogenie + Mikrozephalie + Minderwuchs)

Chromosom 5p⁻ Syndrom
(+ Epikanthus + geistige Behinderung + Katzenschreien, 1. Lebensjahr + Mikrozephalie + Minderwuchs + Mondgesicht)

Chromosom 7q⁻ Syndrom
(+ Arrhinenzephalie + Gaumenspalte + Lidachsenstellung, mongoloide + Mikrozephalie + Minderwuchs + Minderwuchs, pränataler + Nase, kurze + Stirn, vorgewölbte)

Chromosom 8p⁻ Syndrom
(+ Entwicklungsrückstand, motorischer und geistiger + Herzfehler + Hinterhaupt, prominentes + Mikrozephalie + Minderwuchs + Minderwuchs, pränataler + Nasenwurzel, prominente + Stirn, fliehende)

Chromosom 9p⁻ Syndrom
(+ Brachyzephalie + Entwicklungsrückstand, motorischer und geistiger + Lidachsenstellung, mongoloide + Metopika, prominente + Nase, kleine + Ohrmuscheldysplasie + Stirn, vorgewölbte + Synophrys + Trigonozephalie)

Chromosom 10p⁻ Syndrom
(+ Entwicklungsrückstand, motorischer und geistiger + Gesicht, quadratisches + Herzfehler + Lidachsenstellung, antimongoloide + Minderwuchs + Minderwuchs, pränataler + Ptosis + Stirn, vorgewölbte)

Chromosom 10q⁻ Syndrom
(+ Herzfehler + Lidachsenstellung, antimongoloide + Minderwuchs + Minderwuchs, pränataler + Ohranomalien + Syndaktylien)

Chromosom 11q⁻ Syndrom
(+ Brachyphalangie + Herzfehler + Lidachsenstellung, mongoloide + Lidptose + Thrombozytopenie + Trigonozephalie)

Chromosom 13q⁻ Syndrom
(+ Analatresie + Balkenmangel + Daumenaplasie + geistige Behinderung + Genitalfehlbildungen + Herzfehler + Hirnfehlbildungen + Hypospadie + Iriskolobom + Mesenterium commune + Mikrophthalmie + Mikrozephalie + Minderwuchs + Minderwuchs, pränataler + Netzhaut, Retinoblastom + Nierenanomalien + Stirn, fliehende + Syndaktylien + Synostosen + zerebrale Anfälle)

Chromosom 18p⁻ Syndrom
(+ Arrhinenzephalie + Entwicklungsrückstand, motorischer und geistiger + Gesicht, breites + Hypertelorismus + Hypotonie + IgA-Mangel + Karies + Minderwuchs + Ptosis + Trichterbrust)

Chromosom 18q⁻ Syndrom
(+ Alopezie + Anthelix, prominente + Daumen, proximal angesetzte + Entwicklungsrückstand, motorischer und geistiger + Finger, distal konisch zulaufende + Gehörgänge, äußere, enge bis verschlossene + Hauteinsenkungen + Iriskolobom + Minderwuchs + Minderwuchs, pränataler + Mittelgesichtsretraktion)

Coffin-Lowry-Syndrom
(+ Entwicklungsrückstand, motorischer und geistiger + Finger, distal konisch zulaufende + Kyphose + Lidachsenstellung, antimongoloide + Lippen, verdickte + Mikrozephalie + Skoliose)

Coffin-Siris-Syndrom
(+ Entwicklungsrückstand, motorischer und geistiger + Fingerhypoplasien + Haar, schütteres + Hypertrichose + Lippen, volle + Minderwuchs + Minderwuchs, pränataler + Nase, kurze, breite + Onychohypoplasie)

COFS-Syndrom
(+ Anophthalmie + Blepharophimose + Ellenbogengelenk, Kontrakturen + Hirnfehlbildungen + Kamptodaktylie + Katarakt + Kniegelenke, Kontrakturen + Mikrophthalmie + Mikrozephalie)

COVESDEM-Syndrom
(+ Ellenbogengelenk, Kontrakturen + Faßthorax + Hypertelorismus + Lordose + Makrozephalie + Mikrozephalie + Minderwuchs + Nase, kurze + Skoliose + Verkürzung der Unterarme + Wirbelkörper, Segmentationsstörungen)

Dermopathie, restriktive
(+ Arthrogrypose + Gelenkbeweglichkeit, eingeschränkte + Gelenkkontrakturen + Hautdysplasien und -aplasien + Hauteinschnürungen + Kindsbewegungen, verminderte + Lungenhypoplasie + Mikrognathie + Mund, kleiner + Nase, kleine + Ohren, tief angesetzte + Polyhydramnion + Röhrenknochen, Ossifikationsstörung)

Down-Syndrom
(+ Brushfield-Flecken + Epikanthus + geistige Behinderung + Gelenkbeweglichkeit, abnorme + Hände, kurze + Herzfehler + Lidachsenstellung, mongoloide + Minderwuchs + Muskelhypotonie + Sandalenlücke + Vierfingerfurche)

Dubowitz-Syndrom
(+ Ekzeme + geistige Behinderung + Lidspaltenverengerung + Mikrozephalie + Minderwuchs + Minderwuchs, pränataler + Ptosis)

Dysostose, maxillo-faziale
(+ Dysarthrie + Lidachsenstellung, antimongoloide + Maxillahypoplasie + Ohrmuscheldysplasie + Ptosis + Sprachentwicklung, verzögerte)

Dyssynostose, kraniofaziale
(+ Kraniosynostose + Minderwuchs + Stirn, vorgewölbte)

Escobar-Syndrom
(+ Genitalfehlbildungen + Minderwuchs + Pterygien + Ptosis + Schwerhörigkeit)

Extremitäten-Becken-Hypoplasie-/Aplasie-Syndrom
(+ Ellenbogengelenk, Kontrakturen + Femuraplasie + Femurhypoplasie + Fibulaaplasie + Fibulahypoplasie + Nase, breite, flache + Ulnaagenesie + Ulnahypoplasie)

Fallot-Tetralogie
(+ Fallot-Tetralogie + Herzfehler + Hypoxämie + Zyanose)

Fanconi-Schlesinger-Syndrom
(+ Hyperkalzämie + kardiovaskuläre Veränderungen + Nephrokalzinose + Osteosklerose)

fazio-okulo-akustisch-renales Syndrom
(+ Ablatio retinae + Augenanomalien + Hypertelorismus + Iriskolobom + Katarakt + Kolobom + Myopie + Proteinurie + Reflux, vesiko-uretero-renaler + Taubheit + Telekanthus)

Femurhypoplasie-Gesichtsdysmorphie-Syndrom
(+ Alaknorpel, Hypoplasie + Azetabulumhypoplasie + Beckendysplasie + Femuraplasie + Femurhypoplasie + Gaumenspalte + Lidachsenstellung, mongoloide + Mikrogenie + Minderwuchs + Mund, kleiner + Nase, kurze + Nasenspitze, plumpe + Oberarmverkürzung + Oberlippe, schmale + Philtrum, langes + Rippenanteile, hintere, Verschmälerung + Wirbelanomalien)

Freeman-Sheldon-Syndrom
(+ Alaknorpel, Hypoplasie + Epikanthus + Gesicht, wenig profiliertes + Minderwuchs + Mund, kleiner + Sattelnase)

Fryns-Syndrom
(+ Fingerhypoplasien + Hornhauttrübung + Zehenhypoplasien + Zwerchfelldefekt)

F-Syndrom
(+ Gaumen, hoher + Hypertelorismus + Kinn, kleines + Nase, birnenförmige + Polydaktylie + Syndaktylien + Zahnstellungsanomalien)

Fucosidose
(+ Angiokeratome + Ataxie + Dysostosen + Gedeihstörungen + geistige Behinderung + Infektanfälligkeit + Minderwuchs + Spastik + zerebrale Anfälle)

G_{M1}-Gangliosidose, Typ I
(+ Blindheit + Dysostosen + Entwicklungsrückstand, motorischer und geistiger + Fundus, kirschroter Fleck + Gedeihstörungen + Hepatomegalie + Makrozephalie + Muskelhypotonie + Splenomegalie + Taubheit + Tetraplegie, spastische + zerebrale Anfälle)

genito-palato-kardiales Syndrom
(+ Gaumenspalte + Herzfehler + Minderwuchs + Minderwuchs,

Gesicht

pränataler + Polydaktylie + Pseudohermaphroditismus masculinus)

Gillin-Pryse//Davis-Syndrom
(+ Bauchwandmuskulatur, Hypo- oder Aplasie + Beugekontrakturen der Extremitäten + Genitalfehlbildungen + Hydrops fetalis + Magen-Darm-Atresien + Malrotation + Nackenödem + Oberlippe, zeltförmige)

Glutarazidurie Typ II
(+ Apnoezustände + Bradyarrhythmien + Hyperammonämie + Hypoglykämie + Hypospadie + Lethargie + Nierenanomalien + Schweißfuß-artiger Geruch)

Goldenhar-Symptomenkomplex
(+ Anhängsel, präaurikuläre + Dermoid, epibulbäres + Fisteln, präaurikuläre + Gesichtsasymmetrie + Herzfehler + Lipodermoid + Mandibulahypoplasie + Ohrmuschelhypoplasie, einseitige + Wirbelsäulenanomalien)

Gordan-Overstreet-Syndrom
(+ Amenorrhö + Aortenstenose + Cubitus valgus + Epikanthus + Gonadendysgenesie + Halspterygium + Mimik, verminderte + Minderwuchs + Nävi + Nierenanomalien + Ohren, abstehende + Ptosis + Virilisierung, inkomplette)

Gordon-Syndrom
(+ Finger, Interphalangealgelenke, fehlende Beugefalten + Gaumenspalte + Kamptodaktylie + Minderwuchs + Pseudoepiphysen + Ptosis)

Greig-Zephalopolysyndaktylie
(+ Hypertelorismus + Makrozephalie + Polydaktylie + Syndaktylien)

G-Syndrom
(+ Hypertelorismus + Hypospadie + Larynxspalte + Schluckbeschwerden)

Guadalajara-Kamptodaktylie-Syndrom Typ I
(+ Gelenkkontrakturen + Mikrophthalmie + Minderwuchs + Skelettanomalien)

Guadalajara-Kamptodaktylie-Syndrom Typ II
(+ Ellenbogengelenk, Kontrakturen + Kamptodaktylie + Kniegelenke, Kontrakturen + Mikrozephalie + Ptosis + Skoliose)

Hallermann-Streiff-Syndrom
(+ Fontanellenschluß, verzögerter + Hautatrophie + Hypotrichose + Katarakt + Mikrophthalmie + Minderwuchs + Oligo- oder Adontie + Stirn, hohe + Vogelgesicht + Zähne, angeborene)

Hamartome, multiple
(+ Brustveränderungen, Neigung zu maligner Entartung + Fazies, adenoide + Knotenbrust, große zystische + Lidachsenstellung, antimongoloide + Mandibulahypoplasie + Maxillahypoplasie + Mund, kleiner + Nase, schmale + Papillome im Lippenrot, multiple hyperkeratotische + Vogelgesicht)

Hornhauthypästhesie, Retinopathie, offener Ductus arteriosus, geistige Behinderung, Schwerhörigkeit
(+ Ductus arteriosus Botalli, offener + geistige Behinderung + Herzfehler + Hornhaut, Hypästhesie + Hornhaut, Sklerokornea + Hypertelorismus + Lidachsenstellung, mongoloide + Mittelgesichtshypoplasie oder -dysplasie + Nasenwurzel, breite, flache + Netzhaut, Retinopathie + Schallempfindungsstörung + Schwerhörigkeit + Stirn, vorgewölbte)

Hydroletalus-Syndrom
(+ Arrhinenzephalie + Balkenmangel + Gesichtsspalten + Hydramnion + Hydrozephalus + Lungenagenesie + Mikrophthalmie + Nase, kleine + Polydaktylie)

Hyperthermie-Sequenz
(+ Anenzephalie + Meningomyelozele + oro-akrale Fehlbildungen)

Hypertrichosis-Skelettdysplasien-Retardierungs-Syndrom mit Hyperurikämie
(+ Brachyzephalie + Coxa valga + Daumenfehlbildungen + Fußdeformitäten + geistige Behinderung + Hirsutismus + Hypertrichose + Hyperurikämie + Thorax, schmaler, langer)

ICF-Syndrom
(+ Epikanthus + geistige Behinderung + Hypertelorismus + Immundefekt + Infektionen, rezidivierende + Makroglossie + Minderwuchs + Sprachentwicklung, verzögerte)

Ichthyosis-cheek-eyebrow-Syndrom
(+ Augenbrauen, seitlich gelichtete + Ichthyose)

Ikterus, cholestatischer, mit tubulärer Niereninsuffizienz
(+ Azidose, metabolische + Faßthorax + Glucosurie + Hackenfuß + Hüftgelenkluxation + Hyperaminoazidurie + Hypophosphatämie + Ikterus + Klumpfuß + Mikrogenie + Skelettanomalien + Turrizephalie)

kampomeles Syndrom
(+ Femurverbiegung + Genitalfehlbildungen + Larynxhypoplasie + Minderwuchs + Verbiegung der Unterschenkel)

kardio-fazio-kutanes Syndrom
(+ EEG, pathologisches + Ekzeme + Entwicklungsrückstand, motorischer und geistiger + Exophthalmus + Haar, gekräuseltes + Herzfehler + Hydrozephalus + Hyperkeratose, follikuläre + Hypertelorismus + Ichthyose + Inguinalhernien + Kopfbehaarung, spärliche + Lidachsenstellung, antimongoloide + Makrozephalie + Minderwuchs + Nystagmus + Pulmonalstenose + Splenomegalie + Stirn, hohe + Strabismus + Ventrikelseptumdefekt + Vorhofseptumdefekt)

Kaveggia-Syndrom
(+ Bewegungsstörungen + Endphalangen, breite + Hypertelorismus + Inzisivi, untere, mittlere, Weitstand oder Fehlen + Mandibula, Spaltbildung + Mikro-Brachyzephalie + Minderwuchs + Mittelgesichtshypoplasie oder -dysplasie + Ohrmuschelanomalien + Progenie)

Keutel-Syndrom
(+ Akroosteolyse + Brachytelephalangie + Knorpelkalzifizierung + Schwerhörigkeit)

Kiemenbogenhypoplasie, geschlechtsgebundene Form
(+ Augenbrauen, Hypoplasie + Fisteln, präaurikuläre + Gesichtsasymmetrie + Herzfehler + Lidachsenstellung, antimongoloide + Mandibulahypoplasie + Mikrozephalie + Taubheit)

Kleeblattschädel
(+ Exophthalmus + Kleeblattschädel + Ohren, tief angesetzte)

Klein-Waardenburg-Syndrom
(+ Albinismus, zirkumskripter + Brachyzephalie + Heterochromia iridis + Minderwuchs + Pseudohypertelorismus + Schallempfindungsstörung + Schwerhörigkeit + Taubheit + Taubstummheit)

Kousseff-Syndrom
(+ Hals, kurzer + Herzfehler + Hydrozephalus + Meningomyelozele + Mikroretrognathie + Ohren, tief angesetzte)

kraniodigitales Syndrom (Scott)
(+ Brachyzephalie + geistige Behinderung + Minderwuchs + Ossifikation, verzögerte oder fehlende + Spina bifida occulta + Syndaktylien)

kranioektodermale Dysplasie
(+ Brachymelie + Brachyphalangie + Diastema + Dolichozephalus + Epikanthus + Frenula, orale + Haarschaft, dünner + Haarwachstumsstörung + Hypodontie + Hypotrichose + Klinodaktylie + Lidachsenstellung, antimongoloide + Mikrodontie + Minderwuchs + Nystagmus + Pigmentstörungen der Haare + Refraktionsanomalien + Rhizomelie + Schmelzhypoplasie + Syndaktylien + Synostosen + Taurodontie + Zahnanomalien)

Larsen-Syndrom
(+ Gaumenspalte + Gelenkluxationen, multiple + Handwurzelknochen, überzählige)

Lenz-Majewski-Syndrom
(+ Cutis hyperelastica + Diaphysen, Sklerose + Gedeihstörungen + geistige Behinderung + Hypertelorismus + Minderwuchs + Progerie)

Lenz-Syndrom
(+ Anophthalmie + geistige Behinderung + Genitalfehlbildungen + Hypospadie + Mikrophthalmie + Mikrozephalie + Minderwuchs)

Lowry-Syndrom
(+ Exophthalmus + Fibulaaplasie + Klumpfuß + Kraniosynostose)

mandibulo-akrale Dysplasie
(+ Akroosteolyse + Alopezie + Kopfvenenzeichnung, prominente + Minderwuchs + Sklerose + Vogelgesicht)

α-Mannosidose
(+ Dysostosen + geistige Behinderung + Hepatomegalie + Oligosaccharide, Mannose-haltige + Splenomegalie)

β-Mannosidose
(+ Angiokeratome + Entwicklungsrückstand, motorischer und gei-

stiger + geistige Behinderung + Schallempfindungsstörung + Schwerhörigkeit)
Martsolf-Syndrom
(+ geistige Behinderung + Hypogonadismus + Katarakt + Lidachsenstellung, antimongoloide + Maxillahypoplasie + Mikrozephalie + Minderwuchs + Nase, breite, flache + Philtrum, hypoplastisches)
McDonough-Syndrom
(+ Bauchwanddefekt + geistige Behinderung + Herzfehler + Kryptorchismus + Kyphoskoliose + Minderwuchs + Nase, große + Ohrmuschelanomalien)
megalocornea-mental retardation syndrome (e)
(+ Entwicklungsrückstand, statomotorischer + geistige Behinderung + Iridodonesis + Irishypoplasie + Koordinationsstörungen + Lidachsenstellung, antimongoloide + Megalokornea + Muskelhypotonie + Myopie + zerebrale Anfälle)
Megazystis, Mikrokolon, intestinale Hypoperistalsis
(+ Hydronephrose + Hydroureteren + Megazystis + Mikrokolon + Peristaltik, verminderte)
megephysäre Dysplasie
(+ Epiphysenvergrößerung + Gaumenspalte + Minderwuchs)
Mengel-Konigsmark-Berlin-McKusick-Syndrom
(+ geistige Behinderung + Hypogonadismus + Kryptorchismus + Minderwuchs + Ohrmuscheldysplasie + Schalleitungsschwerhörigkeit + Schwerhörigkeit)
Miller-Dieker-Syndrom
(+ Haut, faltige, über der Glabella + Lissenzephalie + Mikrozephalie + Minderwuchs)
Mohr-Syndrom
(+ Frenula, orale + Großzehenverdoppelung + Lippenspalte + Naseneinkerbungen + Syndaktylien + Zungenkerben)
3-M-Syndrom
(+ Minderwuchs + Minderwuchs, pränataler + Röhrenknochen, schmale + Wirbelkörper, hohe)
Mucolipidose II
(+ Dysostosen + Entwicklungsrückstand, statomotorischer + Geburtsgewicht, niedriges + Gelenkkontrakturen + Hautverdickung + Hepatomegalie + Hernien + Infekte des Respirationstrakts + Minderwuchs + Splenomegalie + vakuolisierte Zellen)
Mucolipidose III
(+ Beckendysplasie + Dysostosen + geistige Behinderung + Gelenkkontrakturen + Hepatomegalie + Hornhauttrübung + Hüftdysplasie + Minderwuchs + Splenomegalie)
Mulibrey-Syndrom
(+ Dolichozephalus + Dysplasie, polyostotische + Gesicht, dreieckiges + Hämangiome + Hepatomegalie + Mikroglossie + Minderwuchs + Muskelhypotonie + Muskelschwäche + Netzhaut, Pigmentflecken + Perikarditis + Pubertät, verzögerte + Röhrenknochen, schmale + Sellaveränderung + Splenomegalie + Stimme, hohe, piepsige + Stirn, vorgewölbte)
Mutchinick-Syndrom
(+ Augenbrauen, lange und gekrauste + Gaumen, hoher + geistige Behinderung + Herzfehler + Hypertelorismus + Klinodaktylie + Lidachsenstellung, antimongoloide + Mikrozephalie + Minderwuchs + Nagelanomalien + Nasenwurzel, breite, prominente + Nierenanomalien + Ohren, große + Pigmentationsanomalien + Prognathie + Pulmonalstenose + Trichterbrust + Vorhofseptumdefekt)
Nager-Syndrom
(+ Daumenaplasie + Daumenhypoplasie + Mandibulahypoplasie + mandibulo-faziale Dysostose + Maxillahypoplasie + radio-ulnare Synostose + Radiushypoplasie)
nasopalpebrales Lipom-Kolobom-Syndrom
(+ Lidkolobome + Lipome, nasopalpebrale + Maxillahypoplasie + Telekanthus)
Neu-Laxova-Syndrom
(+ Balkenmangel + Exophthalmus + Hydrops fetalis + Ichthyose + Lissenzephalie + Mikrophthalmie + Minderwuchs, pränataler)
Neuraminsäure-Speicherkrankheit
(+ Ataxie + Dysostosen + Muskelhypotonie + Neuraminsäureausscheidung im Urin, vermehrte + neurodegenerative Symptome + Spastik + Sprachabbau + Sprachentwicklung, verzögerte)

neuro-fazio-digito-renales Syndrom
(+ geistige Behinderung + Megalenzephalie + Metacarpalia, Anomalien + Nasenspitze, angedeutete vertikale Spaltbildung + Trichterbrust + Zähne, spitze)
Noonan-Syndrom
(+ Cubitus valgus + Haargrenze, tiefe + Halspterygium + Herzfehler + Lidachsenstellung, antimongoloide + Minderwuchs + Naevi + Ptosis)
N-Syndrom
(+ Dysplasie, polyostotische + epileptische Anfälle + geistige Behinderung + Hypospadie + Kryptorchismus + Leukämie + Minderwuchs + Sehstörungen + Taubheit + Tetraplegie, spastische)
okulo-enzephalo-hepato-renales Syndrom
(+ Ataxie + Entwicklungsrückstand, motorischer und geistiger + Hepatomegalie + Kleinhirnwurm, Aplasie oder Hypoplasie + Kolobom + Muskelhypotonie + Nierenzysten + Spastik + Tachypnoe)
Omodysplasie
(+ Minderwuchs + Minderwuchs, pränataler + Nase, kleine + Oberarmverkürzung + Stirn, hohe + Stirn, vorgewölbte)
oro-fazio-digitales Syndrom Typ I
(+ Alaknorpel, Hypoplasie + Alveolarkerben + Fingerhypoplasien + Oberlippenfrenula + Zungenfrenula + Zungenkerben)
Osteodysplastie
(+ Exophthalmus + Mikrognathie + Rippen, Verbiegungen und kortikale Unregelmäßigkeiten + Röhrenknochen, lange, Verbiegungen und kortikale Unregelmäßigkeiten)
Osteolyse, hereditäre idiopathische, Typ VI (Hajdu-Cheney)
(+ Endphalangen, Hypoplasie + Fontanellen, Schaltknochen, vermehrte + Minderwuchs + Osteolysen + Zahnanomalien)
oto-fazio-zervikales Syndrom
(+ Fisteln, präaurikuläre + Ohren, abstehende + Schalleitungsschwerhörigkeit + Schwerhörigkeit)
oto-onycho-peroneales Syndrom
(+ Dolichozephalus + Fibulahypoplasie + Gelenkkontrakturen + Gesicht, flaches + Lidachsenstellung, mongoloide + Ohranomalien + Ohren, große + Onychohypoplasie)
oto-palato-digitales Syndrom Typ I
(+ Finger, kurze + Gaumenspalte + Minderwuchs + Schalleitungsschwerhörigkeit + Schwerhörigkeit + Zehen, kurze)
oto-palato-digitales Syndrom Typ II
(+ Gaumenspalte + Gelenkkontrakturen + Kamptodaktylie + Mikrozephalie)
Otozephalie
(+ Mandibulahypoplasie + Mundaplasie + Ohren, horizontale Position + Zungenaplasie + Zungenhypoplasie)
Pallister-Hall-Syndrom
(+ Analstenose + Herzfehler + Hypothalamusregion, Hamartome + Mikropenis + Mittelgesicht, flaches + Nebennierenhypoplasie + Ohranomalien + Polydaktylie)
Perlman-Syndrom
(+ Aszites, fetaler, ohne Hydrops + Hamartome, renale + Hochwuchs + innere Organe, Organomegalie + Kryptorchismus + Nephroblastomatose, fokale + Polyhydramnion + Wilms-Tumor)
Pfeiffer-Syndrom
(+ Brachyzephalie + Endphalangen, breite + Gesichtsasymmetrie + Kraniosynostose + Schädelasymmetrie + Syndaktylien + Turrizephalie)
Pitt-Syndrom
(+ epileptische Anfälle + Exophthalmus + geistige Behinderung + Hyperaktivität, motorische + Mikrozephalie + Minderwuchs + Minderwuchs, pränataler + Oberlippe, schmale + Schallempfindungsstörung + Schwerhörigkeit + Telekanthus)
Potter-Sequenz
(+ »Potter facies« + Adysplasie, urogenitale + Anomalien, anorektale + Epikanthus + Hypertelorismus + Klumpfuß + Lungenhypoplasie + Nierenagenesie + Ohrmuscheldysplasie + Uterusanomalien + Wirbelanomalien)
Pterygium-Syndrom, antekubitales
(+ Gaumenspalte + Humerus-Ulna, Fusion + Metacarpalia, Anomalien + Ohranomalien + Pterygien)

Gesicht

Pterygium-Syndrom, letales multiples, Typ IV
(+ Gelenkkontrakturen + Halspterygium + Hydrops fetalis + Muskelatrophie + Pterygien + Vorderhornzellendegeneration)
Pterygium-Syndrom, progredientes, multiples
(+ Gelenkkontrakturen + Gesicht, dreieckiges + Minderwuchs + Pterygien + Zwerchfelldefekt)
Pterygium-Syndrom, rezessiv vererbtes multiples
(+ Halspterygium + Hüftgelenk, Kontrakturen + Kniegelenke, Kontrakturen + Kryptorchismus + Ptosis + Trismus + Wirbelanomalien)
Refetoff-(de-)Wind-(de-)Groot-Syndrom
(+ »stippled« Epiphysen + Hühnerbrust + Knochenwachstum, verzögertes + Scapulae alatae + Schallempfindungsstörung + Struma + T_3-Erhöhung + T_4-Erhöhung + Taubheit)
Retinoid-Embryopathie
(+ Gaumenspalte + Herzfehler + Hypotonie + Mikrophthalmie + Mikrozephalie + Ohrmuscheln, rudimentäre)
Rieger-Syndrom
(+ Aniridie + Glaukom + Hornhauttrübung + Irisatrophie + Kolobom + Mikrophthalmie + Oligo- oder Adontie + Vorderkammerhypoplasie)
Robinow-Syndrom
(+ Mikropenis + Minderwuchs + Nase, breite, flache + Stirn, vorgewölbte + Wirbelanomalien)
Rubinstein-Taybi-Syndrom
(+ Daumen, breite + geistige Behinderung + Großzehen, breite + Hakennase + Kryptorchismus + Lidachsenstellung, antimongoloide + Mikrozephalie + Minderwuchs + Nasenseptum, langes)
Rüdiger-Syndrom
(+ Brachyphalangie + zerebrale Störungen)
Ruvalcaba-Syndrom
(+ Alaknorpelhypoplasie + Brachymetakarpie + Brachyphalangie + geistige Behinderung + Genital-, + Hauthypoplasien + Hyperpigmentierung + Kraniosynostose + Lidachsenstellung, antimongoloide + Lippen, schmale + Maxillahypoplasie + Mikrozephalie + Minderwuchs, pränataler + Wirbelkörperdysplasie)
Saethre-Chotzen-Syndrom
(+ Brachyphalangie + Gesichtsasymmetrie + Hakennase + Kraniosynostose + Ptosis + Schädelasymmetrie + Stirn, fliehende + Syndaktylien + Trigonozephalie + Turrizephalie)
Sakati-Nyhan-Syndrom
(+ Makrozephalie + Polydaktylie + Syndaktylien + Turrizephalie)
Saldino-Mainzer-Syndrom
(+ Ataxie + Nephronophthise + Schallempfindungsstörung + Schwerhörigkeit + Skelettanomalien)
Schinzel-Giedion-Syndrom
(+ Entwicklungsrückstand, motorischer und geistiger + Fingerhypoplasien + Herzfehler + Minderwuchs + Mittelgesichtsretraktion + Polydaktylie + Schädelbasissklerose + Zehenhypoplasien)
Seckel-Syndrom
(+ Gaumen, hoher + Gaumenspalte + geistige Behinderung + Knochenwachstum, verzögertes + Lidachsenstellung, antimongoloide + Mikrogenie + Mikrozephalie + Minderwuchs + Minderwuchs, pränataler + Nase, prominente + Ohrmuscheldysplasie + Stirn, fliehende)
SHORT-Syndrom
(+ Gedeihstörungen + Gelenkbeweglichkeit, abnorme + Knochenwachstum, verzögertes + Lipodystrophie + Mikrognathie + Minderwuchs + Minderwuchs, pränataler + Nasenwurzel, breite, flache + Ohren, abstehende + Rieger-Sequenz + Sprachentwicklung, verzögerte + Telekanthus + Zahnung, verzögerte)
Shprintzen-Syndrom I
(+ Larynxhypoplasie + Lernfähigkeitsstörungen + Nasenwurzel, breite, flache + Omphalozele + Pharynxhypoplasie)
Sialidose
(+ Blindheit + Dysostosen + Fundus, kirschroter Fleck + Hepatomegalie + Hydrops fetalis + Neuraminsäureausscheidung im Urin, vermehrte + Splenomegalie)
Sklerosteose
(+ Fazialislähmung + Hyperostosen + Mandibulahyperplasie + Schallempfindungsstörung + Schwerhörigkeit + Sklerose + Syndaktylien)

Smith-Fineman-Myers-Syndrom
(+ Entwicklungsrückstand, motorischer und geistiger + geistige Behinderung + Gesicht, schmales + Lidachsenstellung, antimongoloide + Lidachsenstellung, mongoloide + Lider, kurze + Minderwuchs + Minderwuchs, pränataler)
Smith-Lemli-Opitz-Syndrom Typ I
(+ Augenanomalien + Blepharophimose + Entwicklungsrückstand, motorischer und geistiger + Epikanthus + Extremitätenfehlbildungen + Gedeihstörungen + Glaukom + Harnwegsanomalien + Herzfehler + Katarakt + Mikrozephalie + Minderwuchs + neurologische Störungen + Ohren, tief angesetzte + Ohrmuscheldysplasie + Ptosis + Strabismus + ZNS-Fehlbildungen)
Smith-Magenis-Syndrom
(+ Aggressivität + Androtropie + Autismus + Epikanthus + geistige Behinderung + Hände, kurze + Lidachsenstellung, mongoloide + Mikrozephalie + Minderwuchs + Mittelgesichtshypoplasie oder -dysplasie + Schalleitungsschwerhörigkeit + Schwerhörigkeit + Stirn, vorgewölbte + Syndaktylien + Telekanthus + Verhaltensstörungen + zerebrale Anfälle)
Sotos-Syndrom
(+ Geburtsgewicht, hohes + Hochwuchs + Knochenreifung, beschleunigte + Lidachsenstellung, antimongoloide + Makrodolichozephalie + Makrosomie, fetale + Wachstum, beschleunigtes)
SPONASTRIME Dysplasie
(+ Hirnschädel, hydrozephaloid wirkender + Metaphysendysplasie + Minderwuchs + Minderwuchs, pränataler + Nasenwurzel, eingesunkene + Stirn, vorgewölbte + Wirbelkörperdysplasie)
Stanescu-Syndrom
(+ Minderwuchs + Osteosklerose)
Syndrom der Schlangenfibula und polyzystischen Nieren
(+ Fibula, schlangenförmig gewundene + Mikrogenie + Minderwuchs)
Syndrom des fragilen X-Chromosoms
(+ geistige Behinderung + Hodenvergrößerung + Ohren, abstehende + Sprachentwicklung, verzögerte)
Tel-Hashomer-Kamptodaktylie-Syndrom
(+ Kamptodaktylie + Minderwuchs + Muskelaplasie + Muskelhypoplasie + Syndaktylien)
Tetrasomie 8p
(+ Balkenmangel + geistige Behinderung + Hemiwirbelbildung + Hydronephrose + Makrozephalie + Nasenwurzel, breite, flache + Palmarfurchen, tiefe + Plantarfurchen, tiefe + Spina bifida + Stirn, hohe + Wirbelanomalien)
Tetrasomie 9p
(+ geistige Behinderung + Gelenkluxationen, multiple + Herzfehler + Hypertelorismus + Klumpfuß + Knollennase + Kyphose + Kyphoskoliose + Lippen-Kiefer-Gaumen-Spalte + Mikrozephalie + Nasenwurzel, breite, prominente + Skoliose + Stirn, vorgewölbte)
Tetrasomie 12p
(+ Brachymelie + Brachyzephalie + geistige Behinderung + Haar, schütteres + Kryptorchismus + Mamillenzahl, abnorme + Nase, kurze, mit stark eingezogener Wurzel und nach vorn stehenden Öffnungen + Philtrum, langes prominentes + zerebrale Anfälle)
Treacher Collins(-Franceschetti)-Syndrom
(+ Biß, offener + Gaumen, hoher, schmaler + Jochbogenhypoplasie oder -aplasie + Kolobom + Lidachsenstellung, antimongoloide + Makrostomie + Mandibulahypoplasie + mandibulo-faziale Dysostose + Maxillahypoplasie + Ohrmuschelanomalien)
Trimethadion-Embryopathie
(+ Dysarthrie + Entwicklungsrückstand, motorischer + geistige Behinderung + Gesichtsspalten + Herzfehler + Hypospadie + Mikrozephalie + Wachstumsstörungen)
Trismus-Pseudokamptodaktylie-Syndrom
(+ Fingerkontrakturen + Trismus)
Trisomie-8-Mosaik
(+ Arthrogrypose + Balkenmangel + Hydronephrose + Nase, birnenförmige + Palmarfurchen, tiefe + Patellaaplasie + Pigmentationsanomalien + Plantarfurchen, tiefe + Spina bifida + Unterlippe, umgestülpte + Wirbelanomalien)
Trisomie-9-Mosaik
(+ geistige Behinderung + Gelenkluxationen, multiple + Kamptodaktylie + Lidachsenstellung, mongoloide + Lidspaltenverenge-

rung + Mikrozephalie + Minderwuchs + Minderwuchs, pränataler + Nase, knollig deformierte + Stirn, fliehende)
Trisomie 9p
(+ Brachyphalangie + Entwicklungsrückstand, motorischer und geistiger + Epiphysenvergrößerung + geistige Behinderung + Hypertelorismus + Klinodaktylie + Knochenwachstum, verzögertes + Lidachsenstellung, antimongoloide + Mikro-Brachyzephalie + Nase, knollig deformierte + Ohren, abstehende + Pseudoepiphysen)
Trisomie 10p
(+ Anhängsel, präaurikuläre + Dolichozephalus + Entwicklungsrückstand, motorischer und geistiger + Fisteln, präaurikuläre + Gesicht, schmales + Hypertelorismus + Mandibulahypoplasie + Minderwuchs + Minderwuchs, pränataler + Ohranomalien + Stirn, hohe)
Trisomie 12p
(+ geistige Behinderung + Hände, kurze + Herzfehler + Mittelgesichtshypoplasie oder -dysplasie)
Trisomie 13
(+ Arrhinenzephalie + Herzfehler + Iriskolobom + Kopfhautdefekte + Lippen-Kiefer-Gaumen-Spalte + Mikrophthalmie + Mikrozephalie + Minderwuchs + Minderwuchs, pränataler + Polydaktylie + Präeklampsie + Stirn-Oberlidhämangiome + Zyklopie)
Trisomie-14-Mosaik
(+ Epispadie + Fallot-Tetralogie + Herzfehler + Mikrophthalmie + Minderwuchs + Minderwuchs, pränataler)
Trisomie 18
(+ Fersen, prominente + Fingerkontrakturen + Geburtsgewicht, niedriges + Gesicht, dreieckiges + Großzehen, zurückversetzte + Herzfehler + Hinterhaupt, prominentes + Hydramnion + Hypertonie + Klitorishypertrophie + Lidspaltenverengerung + Mikrozephalie + Mund-Kinnpartie, kleine + Nierenanomalien + Ösophagusatresie + Plexus-choreoideus-Zysten (Ultraschall) + Radiusaplasie + Rippen, schmale)
Turner-Syndrom
(+ Amenorrhö + Aortenstenose + Cubitus valgus + Epikanthus + Gonadendysgenesie + Halspterygium + Mimik, verminderte + Minderwuchs + Nävi + Nierenanomalien + Ohren, abstehende + Ptosis)
Valproat-Embryopathie
(+ geistige Behinderung + Hypospadie + Klumpfuß + Meningomyelozele + Minderwuchs)
velo-kardio-faziales Syndrom
(+ Gaumenspalte + geistige Behinderung + Herzfehler + Minderwuchs + Nase, prominente)
Waardenburg-Syndrom
(+ Albinismus + Augenbrauenpartien, mediale, Hyperplasie + Dystopia canthorum + Ergrauen + Haarsträhnen, weiße oder schwarze + Hyperpigmentierung + Hypopigmentierung + Iris, blaue + Nasenprofil, griechisches + Pigmentstörungen der Haare + Schallempfindungsstörung + Schwerhörigkeit + Synophrys + Taubstummheit)
WAGR-Syndrom
(+ Aniridie + geistige Behinderung + Glaukom + Gonadoblastom + Katarakt + Nephroblastom + Pseudohermaphroditismus masculinus)
Watson-Syndrom
(+ Café-au-lait-Flecken + Cubitus valgus + Haargrenze, tiefe + Halspterygium + Herzfehler + Lidachsenstellung, antimongoloide + Minderwuchs + Nävi + Neurofibrome + Ptosis)
Weaver-Syndrom
(+ Epikanthus + Gelenkkontrakturen + Hochwuchs + Kamptodaktylie + Knochenreifung, beschleunigte + Mikrogenie + Nasenwurzel, eingesunkene + Ohren, große + Philtrum, langes + Stirn, vorgewölbte + Telekanthus)
Wiedemann-Beckwith-Syndrom
(+ Hemihypertrophie + Hochwuchs + Hypoglykämie + innere Organe, Organomegalie + Kerbenohren + Makroglossie + Makrosomie, fetale + Malignome + Mittelgesichtshypoplasie oder -dysplasie + Nabelhernie + Omphalozele)
Wiedemann-Rautenstrauch-Syndrom
(+ Fontanellenschluß, verzögerter + Füße, große + Hände, große + Inzisivi, »angeborene« + Minderwuchs + Minderwuchs, pränataler + neurologische Störungen + Ohren, tief angesetzte + progeroides Aussehen + Pseudohydrozephalus)
Williams-Beuren-Syndrom
(+ Aortenstenose + geistige Behinderung + Genitalhypoplasie + Irisdysplasie + Mikrodontie + Minderwuchs + Minderwuchs, pränataler + Pubertas praecox + Pulmonalstenose + Stimme, rauhe tiefe + Zahnanomalien)
Wrinkly-skin-Syndrom
(+ Geburtsgewicht, niedriges + geistige Behinderung + Hautfalten, herdförmige + Minderwuchs + Skelettanomalien + Venenzeichnung, verstärkte)
W-Syndrom
(+ Gaumenspalte + geistige Behinderung + Hypertelorismus + Lidachsenstellung, antimongoloide + Stirn, hohe)
Yunis-Varón-Syndrom
(+ Daumenaplasie + Fingeraplasien + Fontanellen, offene + Mikrognathie + Schlüsselbeinhypo- oder aplasie)
Zellweger-Syndrom
(+ Areflexie + Demyelinisierung + Dyskranie + Entwicklungsrückstand, motorischer und geistiger + Hepatomegalie + Hornhauttrübung + Hyporeflexie + Katarakt + Leberfunktionsstörung + Muskelhypotonie + Neugeborenenikterus + Nierenzysten + Peroxisomen, fehlende, in Leber- und Nierenzellen + Schwerhörigkeit + Stirn, hohe + zerebrale Anfälle)
Zerebro-Osteo-Nephro-Dysplasie
(+ Gedeihstörungen + geistige Behinderung + Minderwuchs + nephrotisches Syndrom)
zerebro-renales Syndrom
(+ Anonychie + Fingeraplasien + Herzfehler + Mikrozephalie + Minderwuchs + Nierenanomalien + Zehenaplasien + zerebrale Anfälle)

Gesichtsödem

Eosinophilie-Myalgie-Syndrom
(+ L-Tryptophan + Alopezie + Eosinophilie + Exanthem, makulopapulöses + Muskelkrämpfe + Muskelschwäche + Myalgien + Myopathie + Neuropathien + Ödeme, allg. + Sklerose)
Fountain-Syndrom
(+ geistige Behinderung + Hände, kurze + Kyphose + Taubheit)
Melkersson-Rosenthal-Komplex
(+ Fazialislähmung + granulomatöse Entzündung + Lingua plicata + Lippenschwellung, rezidivierende)
Vena-cava-superior-Syndrom
(+ Dyspnoe + Exophthalmus + Neoplasien, thorakale + Venenstauung + Zyanose)

Gesichtsprofil, konkaves

Gorlin(-Chaudhry-Moss)-Syndrom
(+ Blepharophimose + Ductus arteriosus Botalli, offener + Hypertrichose + Hypodontie + Jochbogenhypoplasie oder -aplasie + Koronarnaht, Synostose, prämature + Labien, große + Hypoplasie + Mandibulahypoplasie + Maxillahypoplasie + Mikrodontie + Oberlidkerbung + Pupillarmembranen, persistierende + Schwerhörigkeit + Unterlippe, umgestülpte)

Gesichtsschmerz

Costen-Symptomatik
(+ Kiefergelenk, Schmerz)
Godtfredsen-Symptomatik
(+ Abduzenslähmung + Optikusschädigung)
Parotis-Masseter-Hypertrophie
(+ Musculus masseter, Hypertrophie + Parotisschwellung)

Gesicht

Gesichtsspalten

ADAM-Komplex
(+ Amputationen, kongenitale + Bauchwanddefekt + Extremitätenfehlbildungen + Harnblasenekstrophie + Oligodaktylie + Omphalozele + Schädeldefekte + Schnürfurchen, ringförmige + Syndaktylien + Thoraxspalte)
Embryopathia diabetica
(+ Analatresie + Arrhinenzephalie + Femurhypoplasie + Hydronephrose + Hypertelorismus + Hypotelorismus + Iriskolobom + kaudale Dysplasie + Kolon, enggestelltes + Megaureteren + Megazystis + Naseneinkerbungen + Nierenagenesie + Ureter duplex)
HMC-Syndrom
(+ Hypertelorismus + Mandibulahypoplasie + Mikrotie + Minderwuchs + Thenarhypoplasie)
Hydroletalus-Syndrom
(+ Arrhinenzephalie + Balkenmangel + Gesichtsdysmorphien + Hydramnion + Hydrozephalus + Lungenagenesie + Mikrophthalmie + Nase, kleine + Polydaktylie)
Tetraamelie mit multiplen Fehlbildungen
(+ Amelie + Analatresie + Arrhinie + Beckenaplasie + Lungenhypoplasie + Makrozephalie + Ohrmuschel, fehlende)
Trimethadion-Embryopathie
(+ Dysarthrie + Entwicklungsrückstand, motorischer + geistige Behinderung + Gesichtsdysmorphien + Herzfehler + Hypospadie + Mikrozephalie + Wachstumsstörungen)

Gesichtszüge, grobe

Alpha-N-Acetylgalaktosaminidase-Defizienz
(+ Angiokeratome + Entwicklungsrückstand, statomotorischer + geistige Behinderung + Hirnatrophie + Koordinationsstörung, zentrale + Koordinationsstörungen + Muskelschwäche + Myoklonien + neurodegenerative Symptome + Nystagmus + Strabismus + Teleangiektasien)
Aspartylglucosaminurie
(+ Aspartylglucosaminhydrolase im Urin + Demenz + Lymphozyten, vakuolisierte + Skelettanomalien)
Lipodystrophie, Typ Miescher
(+ Acanthosis nigricans + Diabetes mellitus + Hyperpigmentierung + Hypertrichose + Lipodystrophie + Ohren, große)
Mucopolysaccharidose I-H
(+ Demenz + Dysostosen + Gelenkkontrakturen + Hepatomegalie + Hornhauttrübung + Makroglossie + Minderwuchs + Mucopolysaccharide im Urin, vermehrte + Splenomegalie)
Mucopolysaccharidose II
(+ Dysostosen + Entwicklungsrückstand, motorischer und geistiger + Gelenkkontrakturen + Hepatomegalie + Minderwuchs + Schwerhörigkeit + Splenomegalie)
Mucopolysaccharidose VI
(+ Dysostosen + Gelenkkontrakturen + Hepatomegalie + Hornhauttrübung + Minderwuchs + Splenomegalie)
Mucopolysaccharidose VII
(+ Demenz + Dysostosen + Hepatomegalie + Hornhauttrübung + Minderwuchs + Mucopolysaccharide im Urin, vermehrte + Splenomegalie)
Simpson-Golabi-Behmel-Syndrom
(+ Alveolarkerben + Gesicht, plumpes + Hepatomegalie + Herzfehler + Hexadaktylie + Hochwuchs + Hypodontie + Makroglossie + Makrosomie, fetale + Nabelhernie + Omphalozele + Splenomegalie + Unterlippenkerbe)

Gesicht, wenig profiliertes

Freeman-Sheldon-Syndrom
(+ Alaknorpel, Hypoplasie + Epikanthus + Gesichtsdysmorphien + Minderwuchs + Mund, kleiner + Sattelnase)

Haut, faltige, über der Glabella

Miller-Dieker-Syndrom
(+ Gesichtsdysmorphien + Lissenzephalie + Mikrozephalie + Minderwuchs)

Hemihyperplasia faciei

Bencze-Syndrom
(+ Amblyopie + Gesichtsasymmetrie + Strabismus)

Kinn, kleines

F-Syndrom
(+ Gaumen, hoher + Gesichtsdysmorphien + Hypertelorismus + Nase, birnenförmige + Polydaktylie + Syndaktylien + Zahnstellungsanomalien)
kyphomele Dysplasie
(+ Femurhypoplasie + Femurverbiegung + Minderwuchs + Minderwuchs, pränataler + Mittelgesicht, flaches)
okulo-zerebro-faziales Syndrom
(+ geistige Behinderung + Lidachsenstellung, mongoloide + Mikrokornea + Mikrozephalie + Minderwuchs + Ohren, abstehende + Optikusatrophie)
Stickler-Syndrom
(+ Arthritiden + Gelenkbeweglichkeit, abnorme + Gelenkbeweglichkeit, eingeschränkte + Hörverlust + Myopie + Schwerhörigkeit)
11/22-Translokation, unbalancierte
(+ Analatresie + Anhängsel, präaurikuläre + Entwicklungsrückstand, motorischer und geistiger + Fisteln, präaurikuläre + Gaumenspalte + Herzfehler + Lidachsenstellung, antimongoloide + Minderwuchs)

Lipome, nasopalbebrale

nasopalpebrales Lipom-Kolobom-Syndrom
(+ Gesichtsdysmorphien + Lidkolobome + Maxillahypoplasie + Telekanthus)

Mikrogenie

Alkoholembryopathie
(+ Blepharophimose + Dystrophie, allgemeine + Endphalangen, Hypoplasie + Entwicklungsrückstand, statomotorischer + geistige Behinderung + Gesichtsdysmorphien + Herzfehler + Hyperaktivität + Hypospadie + Kryptorchismus + Labien, große, Hypoplasie + Maxillahypoplasie + Mikrozephalie + Minderwuchs + Minderwuchs, pränataler + Oberlippe, schmale + Onychohypoplasie + Philtrum, hypoplastisches + ZNS-Störungen)
Aminopterin-Embryopathie
(+ Anenzephalie + Hydrozephalus + Hypodaktylie + Klumpfuß + Knochendysplasien, kraniale + Kraniosynostose + Maxillahypoplasie + Mesomelie + Oxyzephalie + Schädelnähte, fehlende + Synostosen)
Beare-Dodge-Nevin-Komplex
(+ Acanthosis nigricans + Cutis verticis gyrata + Gesichtsdysmorphien + Hypertelorismus + Ohren, tief angesetzte + Ohrmuscheldysplasie)
van-Bogaert-Hozay-Syndrom
(+ Akroosteolyse + Anonychie + Brachymelie + Gesichtsdysmorphien + Nase, breite, flache + Onychodysplasie + Phalangen, distale, Verkürzung)
brachymesomel-renaler Symptomenkomplex
(+ Gesichtsdysmorphien + Hornhauttrübung + Nierenzysten + Verbiegung der Unterschenkel + Verkrümmung der Unterarme + Verkürzung der Unterarme + Verkürzung der Unterschenkel)

Gesicht

Bumerang-Dysplasie
(+ Gesichtsdysmorphien + Lippen-Kiefer-Gaumen-Spalte + Minderwuchs, pränataler + Röhrenknochen, Ossifikationsstörung + Röhrenknochen, verkürzte)
Catel-Manzke-Syndrom
(+ Finger, 2., Röhrenknochen, akzessorischer + Gaumenspalte + Glossoptose)
Chromosom 4q⁻ Syndrom
(+ Brachyzephalie + Choanalatresie + Endphalangen, krallenartige Deformation + Entwicklungsrückstand, motorischer und geistiger + Gaumenspalte + Gesichtsdysmorphien + Herzfehler + Hypertelorismus + Lidachsenstellung, mongoloide + Mikrozephalie + Minderwuchs)
Femurhypoplasie-Gesichtsdysmorphie-Syndrom
(+ Alaknorpel, Hypoplasie + Azetabulumhypoplasie + Beckendysplasie + Femuraplasie + Femurhypoplasie + Gaumenspalte + Gesichtsdysmorphien + Lidachsenstellung, mongoloide + Minderwuchs + Mund, kleiner + Nase, kurze + Nasenspitze, plumpe + Oberarmverkürzung + Oberlippe, schmale + Philtrum, langes + Rippenanteile, hintere, Verschmälerung + Wirbelanomalien)
Hutchinson-Gilford-Syndrom
(+ Akromikrie + Alopezie + Arteriosklerose + Exophthalmus + Fettgewebsatrophie + Gelenkkontrakturen + Hirnschädel, hydrozephaloid wirkender + Minderwuchs + Nase, schnabelartige + Progerie)
Ikterus, cholestatischer, mit tubulärer Niereninsuffizienz
(+ Azidose, metabolische + Faßthorax + Gesichtsdysmorphien + Glucosurie + Hackenfuß + Hüftgelenkluxation + Hyperaminoazidurie + Hyperphosphatämie + Ikterus + Klumpfuß + Skelettanomalien + Turrizephalie)
Meckel-Gruber-Syndrom
(+ Arrhinenzephalie + Enzephalozele + Epispadie + Gaumenspalte + Harnblasenekstrophie + Hexadaktylie + Hypospadie + Katarakt + Kleinhirnagenesie + Klumpfuß + Kolobom + Leberfibrose + Mikrophthalmie + Mikrozephalie + Nierenzysten + Optikusaplasie + Polydaktylie + Stirn, fliehende + Zungenfehlbildung)
mesomele Dysplasie Typ Langer
(+ Fibulaverkürzung + Minderwuchs + Minderwuchs, pränataler + Ulna, verkürzte)
oro-akraler Fehlbildungskomplex
(+ Aglossie + Ankyloglossie + Mikroglossie + Oligodaktylie + Peromelien + Reduktionsfehlbildungen der Extremitäten + Symbrachydaktylien + Syngnathie)
Pseudoaminopterin-Syndrom
(+ Brachyzephalie + Haaranomalien + Hypertelorismus + Koronarnaht, Synostose, prämature + Kraniosynostose + Minderwuchs + Nasenwurzel, prominente + Ohren, tief angesetzte)
(Pierre-)Robin-Sequenz
(+ Gaumenspalte + Glossoptose)
Seckel-Syndrom
(+ Gaumen, hoher + Gaumenspalte + geistige Behinderung + Gesichtsdysmorphien + Knochenwachstum, verzögertes + Lidachsenstellung, antimongoloide + Mikrozephalie + Minderwuchs + Minderwuchs, pränataler + Nase, prominente + Ohrmuscheldysplasie + Stirn, fliehende)
splenogonadale Fusion mit Extremitätenfehlbildungen
(+ Endphalangen, Aplasie + Extremitätenasymmetrien + Extremitätenfehlbildungen + Peromelien + splenogonadale Fusion)
spondylo-meta-epiphysäre Dysplasie mit kurzen Extremitäten und abnormer Kalzifikation
(+ Hypertelorismus + Minderwuchs + Nase, kurze + Oberlippe, schmale + Retrogenie + Thorax, schmaler)
Syndrom der Schlangenfibula und polyzystischen Nieren
(+ Fibula, schlangenförmig gewundene + Gesichtsdysmorphien + Minderwuchs)
Weaver-Syndrom
(+ Epikanthus + Gelenkkontrakturen + Gesichtsdysmorphien + Hochwuchs + Kamptodaktylie + Knochenreifung, beschleunigte + Nasenwurzel, eingesunkene + Ohren, große + Philtrum, langes + Stirn, vorgewölbte + Telekanthus)
Weissenbacher-Zweymüller-Phänotyp
(+ Gaumenspalte + Minderwuchs + Wirbelkörperspalten)

Mimik, inverse

Ochoa-Syndrom
(+ Harnblase, neurogene + Harnblasenhypertrophie, sekundäre + Nierenkelche, Verplumpung + Nierenschrumpfung + Obstipation + Reflux, vesiko-uretero-renaler + Sphinkterfunktion, gestörte anale)

Mimik, verminderte

Dystrophia myotonica Curschmann-Steinert
(+ Alopezie + Atemstörung + Dickdarmdilatation, verminderte + Dysfunktion, ovarielle + Facies myopathica + geistige Behinderung + Gesicht, schmales + Herzrhythmusstörungen + Hirnatrophie + Hodenatrophie + Hydramnion + Hypoventilation, alveoläre + Katarakt + Kindsbewegungen, verminderte + Klumpfuß + Magenmotilität, verminderte + Muskelatrophie + Muskelhypotonie + Muskelschwäche + Myotonie + Ösophagusdilatation + Ösophagusperistaltik, verminderte + Paresen + Peristaltik, verminderte + Ptosis + Skelettanomalien + Trinkschwierigkeiten)
Gordan-Overstreet-Syndrom
(+ Amenorrhö + Aortenstenose + Cubitus valgus + Epikanthus + Gesichtsdysmorphien + Gonadendysgenesie + Halspterygium + Minderwuchs + Nävi + Nierenanomalien + Ohren, abstehende + Ptosis + Virilisierung, inkomplette)
Neuroleptika-induziertes Parkinsonoid
(+ Abulie + Akinesie + Bradykinesie + Neuroleptika + Rigor + Speichelfluß, vermehrter + Tremor)
Parkinson-Krankheit
(+ Akinesie + Bradyphrenie + Demenz + Hyperhidrose + Mikrographie + monotone Sprache + Rigor + Speichelfluß, vermehrter + Tremor + zittriger, schlürfender Gang)
Schwartz-Jampel-Syndrom
(+ Blepharophimose + Minderwuchs + Myotonie + Schluckbeschwerden)
Sedlackova-Phänotyp
(+ Gaumensegelanomalien, angeborene + Rhinolalie)
Turner-Syndrom
(+ Amenorrhö + Aortenstenose + Cubitus valgus + Epikanthus + Gesichtsdysmorphien + Gonadendysgenesie + Halspterygium + Minderwuchs + Nävi + Nierenanomalien + Ohren, abstehende + Ptosis)

mimische Muskeln, Lähmung

Bell-Lähmung
(+ Bell-Phänomen + Geschmacksstörungen der Zunge + Hyperakusis + Hyperhidrose, gustatorische + Krokodilstränen)
Muskelatrophie, bulbospinale, Typ Kennedy
(+ Dysarthrie + Faszikulationen + Paresen der Beckengürtelmuskulatur + Paresen der Schultermuskulatur + Schluckbeschwerden + Zungenatrophie)

Mittelgesicht, flaches

kyphomele Dysplasie
(+ Femurhypoplasie + Femurverbiegung + Kinn, kleines + Minderwuchs + Minderwuchs, pränataler)
oto-spondylo-megaepiphysäre Dysplasie
(+ Epiphysenvergrößerung + Platyspondylie + Schallempfindungsstörung + Schwerhörigkeit)
Pallister-Hall-Syndrom
(+ Analstenose + Gesichtsdysmorphien + Herzfehler + Hypothalamusregion, Hamartome + Mikropenis + Nebennierenhypoplasie + Ohranomalien + Polydaktylie)

Gesicht

Mittelgesichtshypoplasie oder -dysplasie

Angelman-Syndrom
(+ Ataxie + Brachyzephalie + Diastema + EEG, pathologisches + Enophthalmus + Entwicklungsrückstand, motorischer und geistiger + epileptische Anfälle + Gangataxie + geistige Behinderung + Gesichtsdysmorphien + Herausschnellen + Hyperaktivität + Hyperaktivität, motorische + Iris, blaue + Katzenschreien, 1. Lebensjahr + Lachanfälle, unmotivierte + Makrostomie + Mikro-Brachyzephalie + Mikrozephalie + Oberlippe, schmale + Progenie + Prognathie + Schlafstörungen + Sprachentwicklung, verzögerte + zerebrale Anfälle)
Chondrodysplasia punctata, Tibia-Metacarpus-Typ
(+ Femurepiphysen, kalkspritzerartige Verdichtungen + Humerusepiphysen, kalkspritzerartige Verdichtungen + Metacarpalia, Anomalien + Minderwuchs + Tibia, verkürzte + Wirbelkörperspalten)
Hornhauthypästhesie, Retinopathie, offener Ductus arteriosus, geistige Behinderung, Schwerhörigkeit
(+ Ductus arteriosus Botalli, offener + geistige Behinderung + Gesichtsdysmorphien + Herzfehler + Hornhaut, Hypästhesie + Hornhaut, Sklerokornea + Hypertelorismus + Lidachsenstellung, mongoloide + Nasenwurzel, breite, flache + Netzhaut, Retinopathie + Schallempfindungsstörung + Schwerhörigkeit + Stirn, vorgewölbte)
Kaveggia-Syndrom
(+ Bewegungsstörungen + Endphalangen, breite + Gesichtsdysmorphien + Hypertelorismus + Inzisivi, untere, mittlere, Weitstand oder Fehlen + Mandibula, Spaltbildung + Mikro-Brachyzephalie + Minderwuchs + Ohrmuschelanomalien + Progenie)
Lippen-Gaumen-Spalte, Oligodontie, Syndaktylie, Haarveränderungen
(+ Gaumenspalte + Hypertelorismus + Lippenspalte + Milchzahnagenesis + Oligo- oder Adontie + Pili torti + Syndaktylien)
Marshall-Syndrom
(+ Anodontie + Augen, große + Hypodontie + Katarakt + Myopie + Sattelnase + Schwerhörigkeit)
Smith-Magenis-Syndrom
(+ Aggressivität + Androtropie + Autismus + Epikanthus + geistige Behinderung + Gesichtsdysmorphien + Hände, kurze + Lidachsenstellung, mongoloide + Mikrozephalie + Minderwuchs + Schalleitungsschwerhörigkeit + Schwerhörigkeit + Stirn, vorgewölbte + Syndaktylien + Telekanthus + Verhaltensstörungen + zerebrale Anfälle)
Trisomie 12p
(+ geistige Behinderung + Gesichtsdysmorphien + Hände, kurze + Herzfehler)
Wiedemann-Beckwith-Syndrom
(+ Gesichtsdysmorphien + Hemihypertrophie + Hochwuchs + Hypoglykämie + innere Organe, Organomegalie + Kerbenohren + Makroglossie + Makrosomie, fetale + Malignome + Nabelhernie + Omphalozele)

Mittelgesichtsretraktion

Chromosom 18q⁻ Syndrom
(+ Alopezie + Anthelix, prominente + Daumen, proximal angesetzte + Entwicklungsrückstand, motorischer und geistiger + Finger, distal konisch zulaufende + Gehörgänge, äußere, enge bis verschlossene + Gesichtsdysmorphien + Hauteinsenkungen + Iriskolobom + Minderwuchs + Minderwuchs, pränataler)
Schinzel-Giedion-Syndrom
(+ Entwicklungsrückstand, motorischer und geistiger + Fingerhypoplasien + Gesichtsdysmorphien + Herzfehler + Minderwuchs + Polydaktylie + Schädelbasissklerose + Zehenhypoplasien)

Mondgesicht

Chromosom 5p⁻ Syndrom
(+ Epikanthus + geistige Behinderung + Gesichtsdysmorphien + Katzenschreien, 1. Lebensjahr + Mikrozephalie + Minderwuchs)

Mund-Kinnpartie, kleine

Trisomie 18
(+ Fersen, prominente + Fingerkontrakturen + Geburtsgewicht, niedriges + Gesicht, dreieckiges + Gesichtsdysmorphien + Großzehen, zurückversetzte + Herzfehler + Hinterhaupt, prominentes + Hydramnion + Hypertonie + Klitorishypertrophie + Lidspaltenverengung + Mikrozephalie + Nierenanomalien + Ösophagusatresie + Plexus-choreoideus-Zysten (Ultraschall) + Radiusaplasie + Rippen, schmale)

Musculus masseter, Hypertrophie

Parotis-Masseter-Hypertrophie
(+ Gesichtsschmerz + Parotisschwellung)

Naevus flammeus, portweinfarbener, des Gesichts

Sturge-Weber-Phänotyp
(+ Angiomatose, kortikomeningeale + Angiome, multiple + Glaukom + kalkdichte Veränderungen am Schädel + zerebrale Anfälle)

»Potter facies«

Potter-Sequenz
(+ Adysplasie, urogenitale + Anomalien, anorektale + Epikanthus + Gesichtsdysmorphien + Hypertelorismus + Klumpfuß + Lungenhypoplasie + Nierenagenesie + Ohrmuscheldysplasie + Uterusanomalien + Wirbelanomalien)

Progenie

Angelman-Syndrom
(+ Ataxie + Brachyzephalie + Diastema + EEG, pathologisches + Enophthalmus + Entwicklungsrückstand, motorischer und geistiger + epileptische Anfälle + Gangataxie + geistige Behinderung + Gesichtsdysmorphien + Herausschnellen + Hyperaktivität + Hyperaktivität, motorische + Iris, blaue + Katzenschreien, 1. Lebensjahr + Lachanfälle, unmotivierte + Makrostomie + Mikro-Brachyzephalie + Mikrozephalie + Mittelgesichtshypoplasie oder -dysplasie + Oberlippe, schmale + Prognathie + Schlafstörungen + Sprachentwicklung, verzögerte + zerebrale Anfälle)
Kaveggia-Syndrom
(+ Bewegungsstörungen + Endphalangen, breite + Gesichtsdysmorphien + Hypertelorismus + Inzisivi, untere, mittlere, Weitstand oder Fehlen + Mandibula, Spaltbildung + Mikro-Brachyzephalie + Minderwuchs + Mittelgesichtshypoplasie oder -dysplasie + Ohrmuschelanomalien)
ophthalmo-mandibulo-mele Dysplasie (Pillay-Orth)
(+ Ellenbogendysplasie + Fibulaverkürzung + Hornhauttrübung + Kiefergelenk, Ankylose + Radius, verkürzter + Syndaktylien + Ulna, verkürzte)

Progerie

de-Barsy-Syndrom
(+ Cutis hyperelastica + Hautatrophie + Hornhauttrübung + Muskelhypotonie + Ohren, große)
Hutchinson-Gilford-Syndrom
(+ Akromikrie + Alopezie + Arteriosklerose + Exophthalmus + Fettgewebsatrophie + Gelenkkontrakturen + Hirnschädel, hydrozephaloid wirkender + Mikrogenie + Minderwuchs + Nase, schnabelartige)
Lenz-Majewski-Syndrom
(+ Cutis hyperelastica + Diaphysen, Sklerose + Gedeihstörungen + geistige Behinderung + Gesichtsdysmorphien + Hypertelorismus + Minderwuchs)

Gesicht

Metagerie
(Einzelsymptom)
Mulvihill-Smith-Syndrom
(+ Haar, schütteres + Mikrozephalie + Minderwuchs + Nävi + Vogelgesicht)
Tay-Syndrom
(+ Cystin-Defizienz + Dysphonie + geistige Behinderung + Haar, gekräuseltes + Haar, hartes + Haar, sprödes + Ichthyose + Katarakt + Knochenwachstum, verzögertes + Kryptorchismus + Minderwuchs + Onychodysplasie + Trichothiodystrophie + Zahnanomalien)

progeroides Aussehen

Wiedemann-Rautenstrauch-Syndrom
(+ Fontanellenschluß, verzögerter + Füße, große + Gesichtsdysmorphien + Hände, große + Inzisivi, »angeborene« + Minderwuchs + Minderwuchs, pränataler + neurologische Störungen + Ohren, tief angesetzte + Pseudohydrozephalus)

Puppengesicht

Glykogenspeicherkrankheit Typ 6
(+ Hepatomegalie + Hyperlipidämie + Minderwuchs + Stammfettsucht)
Laron-Syndrom
(+ Minderwuchs + Stammfettsucht + Wachstumshormon-(STH-) Spiegel, erhöhter)
Wachstumshormonmangel Typ 1
(+ Makrozephalie + Minderwuchs + Stammfettsucht + Wachstumshormon, Mangel)

Retrogenie

de-Lange-Syndrom (I)
(+ Augenbrauen, dichte, konvex geschwungene + Bogenmuster, vermehrte + Brachymesophalangie V + Daumen, proximal angesetzte + Dysphonie + Dystrophie, allgemeine + Entwicklungsrückstand, statomotorischer + Epikanthus + Füße, kleine + Gedeihstörungen + geistige Behinderung + Genitalfehlbildungen + Hände, kleine + Hypertrichose + Klinodaktylie + Metacarpalia, Anomalien + Mikrozephalie + Minderwuchs + Nasenboden, antevertierter, mit retrahiertem Septum + Oberlippe, schmale + Ohrmuschelanomalien + Philtrum, langes + Philtrum, wenig strukturiertes + Sprachentwicklung, verzögerte + Strahldefekte + Synophrys + Vierfingerfurche)
spondylo-meta-epiphysäre Dysplasie mit kurzen Extremitäten und abnormer Kalzifikation
(+ Hypertelorismus + Mikrogenie + Minderwuchs + Nase, kurze + Oberlippe, schmale + Thorax, schmaler)

Stirn, fliehende

Carpenter-Syndrom
(+ Brachyzephalie + Gesichtsdysmorphien + Kraniosynostose + Lidachsenstellung, mongoloide + Polydaktylie + Strahldefekte + Syndaktylien + Turrizephalie)
Chromosom 8p⁻ Syndrom
(+ Entwicklungsrückstand, motorischer und geistiger + Gesichtsdysmorphien + Herzfehler + Hinterhaupt, prominentes + Mikrozephalie + Minderwuchs + Minderwuchs, pränataler + Nasenwurzel, prominente)
Chromosom 13q⁻ Syndrom
(+ Analatresie + Balkenmangel + Daumenaplasie + geistige Behinderung + Genitalfehlbildungen + Gesichtsdysmorphien + Herzfehler + Hirnfehlbildungen + Hypospadie + Iriskolobom + Mesenterium commune + Mikrophthalmie + Mikrozephalie + Minderwuchs + Minderwuchs, pränataler + Netzhaut, Retinoblastom + Nierenanomalien + Syndaktylien + Synostosen + zerebrale Anfälle)
Galloway-Syndrom
(+ Entwicklungsrückstand, motorischer und geistiger + Erbrechen + Hämaturie + Hiatushernie + Kraniostenose + Mikrozephalie + Muskelhypotonie + Nephrose + Optikusatrophie + Proteinurie + zerebrale Anfälle)
Meckel-Gruber-Syndrom
(+ Arrhinenzephalie + Enzephalozele + Epispadie + Gaumenspalte + Harnblasenekstrophie + Hexadaktylie + Hypospadie + Katarakt + Kleinhirnagenesie + Klumpfuß + Kolobom + Leberfibrose + Mikrogenie + Mikrophthalmie + Mikrozephalie + Nierenzysten + Optikusaplasie + Polydaktylie + Zungenfehlbildung)
Saethre-Chotzen-Syndrom
(+ Brachyphalangie + Gesichtsasymmetrie + Gesichtsdysmorphien + Hakennase + Kraniosynostose + Ptosis + Schädelasymmetrie + Syndaktylien + Trigonozephalie + Turrizephalie)
Seckel-Syndrom
(+ Gaumen, hoher + Gaumenspalte + geistige Behinderung + Gesichtsdysmorphien + Knochenwachstum, verzögertes + Lidachsenstellung, antimongoloide + Mikrogenie + Mikrozephalie + Minderwuchs + Minderwuchs, pränataler + Nase, prominente + Ohrmuscheldysplasie)
Trisomie-9-Mosaik
(+ geistige Behinderung + Gelenkluxationen, multiple + Gesichtsdysmorphien + Kamptodaktylie + Lidachsenstellung, mongoloide + Lidspaltenverengerung + Mikrozephalie + Minderwuchs + Minderwuchs, pränataler + Nase, knollig deformierte)

Stirn, hohe

Fibrochondrogenesis
(+ Minderwuchs + Minderwuchs, pränataler + Nasenwurzel, breite, flache + Stirn, vorgewölbte + Thorax, schmaler)
geistige Retardierung mit spastischer Paraplegie und palmoplantarer Hyperkeratose
(+ Astigmatismus + Eigenreflexe, gesteigerte + Gangstörungen + geistige Behinderung + Gelenkbeweglichkeit, abnorme + Hohlfuß + Keratosis palmo-plantaris + Nase, prominente + Paraparesen, spastische + Sprachentwicklung, verzögerte)
Hallermann-Streiff-Syndrom
(+ Fontanellenschluß, verzögerter + Gesichtsdysmorphien + Hautatrophie + Hypotrichose + Katarakt + Mikrophthalmie + Minderwuchs + Oligo- oder Adontie + Vogelgesicht + Zähne, angeborene)
kardio-fazio-kutanes Syndrom
(+ EEG, pathologisches + Ekzeme + Entwicklungsrückstand, motorischer und geistiger + Exophthalmus + Gesichtsdysmorphien + Haar, gekräuseltes + Herzfehler + Hydrozephalus + Hyperkeratose, follikuläre + Hypertelorismus + Ichthyose + Inguinalhernien + Kopfbehaarung, spärliche + Lidachsenstellung, antimongoloide + Makrozephalie + Minderwuchs + Nystagmus + Pulmonalstenose + Splenomegalie + Strabismus + Ventrikelseptumdefekt + Vorhofseptumdefekt)
Omodysplasie
(+ Gesichtsdysmorphien + Minderwuchs + Minderwuchs, pränataler + Nase, kleine + Oberarmverkürzung + Stirn, vorgewölbte)
Tetrasomie 8p
(+ Balkenmangel + geistige Behinderung + Gesichtsdysmorphien + Hemiwirbelbildung + Hydronephrose + Makrozephalie + Nasenwurzel, breite, flache + Palmarfurchen, tiefe + Plantarfurchen, tiefe + Spina bifida + Wirbelanomalien)
Trisomie 10p
(+ Anhängsel, präaurikuläre + Dolichozephalus + Entwicklungsrückstand, motorischer und geistiger + Fisteln, präaurikuläre + Gesicht, schmales + Gesichtsdysmorphien + Hypertelorismus + Mandibulahypoplasie + Minderwuchs + Minderwuchs, pränataler + Ohranomalien)
W-Syndrom
(+ Gaumenspalte + geistige Behinderung + Gesichtsdysmorphien + Hypertelorismus + Lidachsenstellung, antimongoloide

Gesicht

Zellweger-Syndrom
(+ Areflexie + Demyelinisierung + Dyskranie + Entwicklungsrückstand, motorischer und geistiger + Gesichtsdysmorphien + Hepatomegalie + Hornhauttrübung + Hyporeflexie + Katarakt + Leberfunktionsstörung + Muskelhypotonie + Neugeborenenikterus + Nierenzysten + Peroxisomen, fehlende, in Leber- und Nierenzellen + Schwerhörigkeit + zerebrale Anfälle)

Stirn, vorgewölbte

AIDS-Embryopathie
(+ Lidschluß, fehlender + Mikrozephalie + Minderwuchs + Schädel, kubischer + Skleren, blaue)
CCC-Syndrom
(+ Dandy-Walker-Anomalie + Gaumenspalte + Gesichtsdysmorphien + Herzfehler + Immundefekt)
Chromosom 4p⁻ Syndrom
(+ Anhängsel, präaurikuläre + Fisteln, präaurikuläre + geistige Behinderung + Gesichtsdysmorphien + Hakennase + Hypertelorismus + Hypospadie + Iriskolobom + Lidachsenstellung, antimongoloide + Lippen-Kiefer-Gaumen-Spalte + Minderwuchs + Minderwuchs, pränataler + Oberlippe, kurze prominente + Ptosis + zerebrale Anfälle)
Chromosom 7q⁻ Syndrom
(+ Arrhinenzephalie + Gaumenspalte + Gesichtsdysmorphien + Lidachsenstellung, mongoloide + Mikrozephalie + Minderwuchs + Minderwuchs, pränataler + Nase, kurze)
Chromosom 9p⁻ Syndrom
(+ Brachyzephalie + Entwicklungsrückstand, motorischer und geistiger + Gesichtsdysmorphien + Lidachsenstellung, mongoloide + Metopika, prominente + Nase, kleine + Ohrmuscheldysplasie + Synophrys + Trigonozephalie)
Chromosom 10p⁻ Syndrom
(+ Entwicklungsrückstand, motorischer und geistiger + Gesicht, quadratisches + Gesichtsdysmorphien + Herzfehler + Lidachsenstellung, antimongoloide + Minderwuchs + Minderwuchs, pränataler + Ptosis)
Crouzon-Syndrom
(+ Canalis opticus, enger + Exophthalmus + Hypertelorismus + Keratitis + Kraniosynostose + Strabismus + Taubheit + Turrizephalie + Zahnstellungsanomalien)
Dyssynostose, kraniofaziale
(+ Gesichtsdysmorphien + Kraniosynostose + Minderwuchs)
Fibrochondrogenesis
(+ Minderwuchs + Minderwuchs, pränataler + Nasenwurzel, breite, flache + Stirn, hohe + Thorax, schmaler)
Hornhauthypästhesie, Retinopathie, offener Ductus arteriosus, geistige Behinderung, Schwerhörigkeit
(+ Ductus arteriosus Botalli, offener + geistige Behinderung + Gesichtsdysmorphien + Herzfehler + Hornhaut, Hypästhesie + Hornhaut, Sklerokornea + Hypertelorismus + Lidachsenstellung, mongoloide + Mittelgesichtshypoplasie oder -dysplasie + Nasenwurzel, breite, flache + Netzhaut, Retinopathie + Schallempfindungsstörung + Schwerhörigkeit)
Mulibrey-Syndrom
(+ Dolichozephalus + Dysplasie, polyostotische + Gesicht, dreieckiges + Gesichtsdysmorphien + Hämangiome + Hepatomegalie + Mikroglossie + Minderwuchs + Muskelhypotonie + Muskelschwäche + Netzhaut, Pigmentflecken + Perikarditis + Pubertät, verzögerte + Röhrenknochen, schmale + Sellaveränderung + Splenomegalie + Stimme, hohe, piepsige)
Omodysplasie
(+ Gesichtsdysmorphien + Minderwuchs + Minderwuchs, pränataler + Nase, kleine + Oberarmverkürzung + Stirn, hohe)
Robinow-Syndrom
(+ Gesichtsdysmorphien + Mikropenis + Minderwuchs + Nase, breite, flache + Wirbelanomalien)
Smith-Magenis-Syndrom
(+ Aggressivität + Androtropie + Autismus + Epikanthus + geistige Behinderung + Gesichtsdysmorphien + Hände, kurze + Lidachsenstellung, mongoloide + Mikrozephalie + Minderwuchs + Mittelgesichtshypoplasie oder -dysplasie + Schalleitungsschwerhörigkeit + Schwerhörigkeit + Syndaktylien + Telekanthus + Verhaltensstörungen + zerebrale Anfälle)
SPONASTRIME Dysplasie
(+ Gesichtsdysmorphien + Hirnschädel, hydrozephaloid wirkender + Metaphysendysplasie + Minderwuchs + Minderwuchs, pränataler + Nasenwurzel, eingesunkene + Wirbelkörperdysplasie)
Tetrasomie 9p
(+ geistige Behinderung + Gelenkluxationen, multiple + Gesichtsdysmorphien + Herzfehler + Hypertelorismus + Klumpfuß + Knollennase + Kyphose + Kyphoskoliose + Lippen-Kiefer-Gaumen-Spalte + Mikrozephalie + Nasenwurzel, breite, prominente + Skoliose)
Weaver-Syndrom
(+ Epikanthus + Gelenkkontrakturen + Gesichtsdysmorphien + Hochwuchs + Kamptodaktylie + Knochenreifung, beschleunigte + Mikrogenie + Nasenwurzel, eingesunkene + Ohren, große + Philtrum, langes + Telekanthus)

Supraorbitalwülste

Atkin-Flaitz-Patil-Syndrom
(+ geistige Behinderung + Gesichtsdysmorphien + Hodenvergrößerung + Makrozephalie + Minderwuchs)
frontometaphysäre Dysplasie
(+ Hörverlust + Hyperostosen + Metaphysen, Aufweitung + Muskelhypotrophie + Schwerhörigkeit + Zahnanomalien)

Vogelgesicht

Hallermann-Streiff-Syndrom
(+ Fontanellenschluß, verzögerter + Gesichtsdysmorphien + Hautatrophie + Hypotrichose + Katarakt + Mikrophthalmie + Minderwuchs + Oligo- oder Adontie + Stirn, hohe + Zähne, angeborene)
Hamartome, multiple
(+ Brustveränderungen, Neigung zu maligner Entartung + Fazies, adenoide + Gesichtsdysmorphien + Knotenbrust, große zystische + Lidachsenstellung, antimongoloide + Mandibulahypoplasie + Maxillahypoplasie + Mund, kleiner + Nase, schmale + Papillome im Lippenrot, multiple hyperkeratotische)
mandibulo-akrale Dysplasie
(+ Akroosteolyse + Alopezie + Gesichtsdysmorphien + Kopfvenenzeichnung, prominente + Minderwuchs + Sklerose)
Mulvihill-Smith-Syndrom
(+ Haar, schütteres + Mikrozephalie + Minderwuchs + Nävi + Progerie)

Wangenbereich, Hypästhesie

Sinus-cavernosus-Symptomatik, vordere
(+ Diplopie + Hornhaut, Hypästhesie + Kopfgeräusche, subjektive + Kopfschmerz + Ptosis)

Gleichgewichtsorgan

Gleichgewichtsstörungen

Arteria-vertebralis-Symptomatik
(+ Nystagmus + Schwindel)
Dysäquilibrium-Syndrom
(+ Eigenreflexe, gesteigerte + Entwicklungsrückstand, motorischer + Gangstörungen + geistige Behinderung + Muskelhypotonie + Pyramidenbahnzeichen)
Garcin-Symptomatik
(+ Abduzenslähmung + Fazialislähmung + Geschmacksstörungen der Zunge + Kaumuskelstörungen + Okulomotoriuslähmung + Riechstörungen + Sehstörungen + Sensibilitätsstörungen des Gesichts + Taubheit + Trochlearislähmung)
Kleinhirnbrückenwinkel-Symptomatik
(+ Hirnnervenausfälle)
Ménière-Krankheit
(+ Hörsturz + Hörverlust + Nystagmus + Ohrgeräusche + Recruitment, positives + Schwindel + vertebrobasiläre Insuffizienz + Zervikalsyndrom)
Mondini-Anomalie
(+ Labyrinthsymptome + Schwerhörigkeit + Schwindel)
Nervus-cochleovestibularis-Kompressions-Symptomatik
(+ Schwindel)

Labyrinthsymptome

Hunt-Neuralgie
(+ Empfindungsschwerhörigkeit für hohe Frequenzen + Fazialislähmung + Herpes zoster oticus + Kopfschmerz + Ohrgeräusche + Ohrschmerz, einseitiger)
Mondini-Anomalie
(+ Gleichgewichtsstörungen + Schwerhörigkeit + Schwindel)

Schwindel

Alice-im-Wunderland-Syndrom
(+ Derealisationssymptome + Körperschemastörung + Persönlichkeitsveränderungen + Raumwahrnehmung, gestörte + Zeitwahrnehmung, gestörte)
Arteria-vertebralis-Symptomatik
(+ Gleichgewichtsstörungen + Nystagmus)
Ataxie, periodische, vestibulär-zerebelläre
(+ Ataxie + Nystagmus)
Bárány-Symptomenkomplex
(+ Hemikranie + Hörverlust + Kopfschmerz + Ohrgeräusche)
Bruns-Symptomatik
(+ Kopfschmerz)
Effort-Reaktion
(+ Aerophagie + Akren, kalte + Angstzustände + Atemstörung + Globusgefühl + Herzrhythmusstörungen + Herzschmerzen + Hyperventilation + Konzentrationsstörungen + Parästhesien + Tetanien + Tremor)
Hyperviskositätssyndrom
(+ Bewußtlosigkeit + hämorrhagische Diathese + Haut- und Schleimhautblutungen + Hypergammaglobulinämie + Kopfschmerz + Nasenbluten + Netzhaut, Retinopathie + Netzhautblutungen + Ohrgeräusche + Papillenödem + Parästhesien + Purpura + Raynaud-Phänomen + Sehstörungen)
Keratitis interstitialis Cogan
(+ Ataxie + Gangataxie + Hörverlust + Keratitis + Nystagmus + Ohrgeräusche)
Lermoyez-Symptomenkomplex
(+ Ohrgeräusche + Schwerhörigkeit)
Ménière-Krankheit
(+ Gleichgewichtsstörungen + Hörsturz + Hörverlust + Nystagmus + Ohrgeräusche + Recruitment, positives + vertebrobasiläre Insuffizienz + Zervikalsyndrom)
Mondini-Anomalie
(+ Gleichgewichtsstörungen + Labyrinthsymptome + Schwerhörigkeit)
Nervus-cochleovestibularis-Kompressions-Symptomatik
(+ Gleichgewichtsstörungen)
Sick-Sinus-Syndrom
(+ Bewußtlosigkeit + Blockbilder + Bradyarrhythmien + Embolien + Herzstillstand + Synkopen + Tachyarrhythmie + Vorhofflimmern)
Takayasu-Arteriitis
(+ Blindheit + Blutdruckdifferenzen + Gefäßgeräusche + Gynäkotropie + Hypertonie + Kopfschmerz + Riesenzellarteriitis)
thrombotisch-thrombozytopenische Purpura Moschcowitz
(+ Anämie, mikroangiopathisch-hämolytische + Bewußtlosigkeit + Blutungen, gastrointestinale + Haut- und Schleimhautblutungen + Kopfschmerz + Menorrhagien + Mikrothromben + Netzhautblutungen + Purpura + Thrombozytopenie + Verwirrtheitszustände)
Vertebralis-Anzapf-Syndrom
(+ Bewußtseinsstörungen + Blutdruckdifferenzen + Ischämieschmerz bei Armarbeit + Radialispuls, fehlender + Übelkeit)
Vinylchloridkrankheit
(+ Akrodystrophie + Armparesen + Asthma-ähnliche Atemnot + Bewußtseinsstörungen + Eigenreflexe, abgeschwächte + Endphalangen, Osteolyse + Fazialislähmung + Hepatomegalie + Hyperhidrose + Parästhesien + Potenzstörungen + Raynaud-Phänomen + Splenomegalie + Thrombozytopenie + Übelkeit)
Wenckebach-Periode
(+ Bewußtlosigkeit + Blockbilder + Bradyarrhythmien + Reizleitungsstörungen, kardiale + Synkopen)

Hals

Büffelnacken

Cushing-Syndrom
(+ Diabetes mellitus + Ekchymosen + Hirsutismus + Hyperglykämie + Hypertonie + Hypogonadismus + Infektanfälligkeit + Osteoporose + Stammfettsucht + Striae distensae cutis)

Fetthals

Lipomatose, benigne symmetrische
(+ Androtropie + Beinvenenvarikose + Erytheme + Fettgewebe, subkutanes, Vermehrung, symmetrische diffuse, teigig derbe + Hepatopathie + Hypertonie + Karzinome des oberen Respirationstrakts, Syntropie + Karzinome, oro-pharyngeale, Syntropie + Lipozyten, reife univakuoläre, Proliferation + pseudoathletischer Habitus)

Hals, fehlender

Inienzephalus
(+ Halswirbelsäule, Defekt + Retroflexion, fixierte, des Uterus + Zervikalmark, Defekt)

Hals, kurzer

Dysostosen, spondylokostale
(+ Blockwirbelbildung + Hemiwirbelbildung + Keilwirbelbildung + Kyphoskoliose + Minderwuchs + Rippendefekte + Skoliose + Spina bifida occulta)
Klippel-Feil-Phänotyp
(+ Halswirbelkörper, obere, Fusion und Hypoplasie + neurologische Störungen + Schiefhals)
Kousseff-Syndrom
(+ Gesichtsdysmorphien + Herzfehler + Hydrozephalus + Meningomyelozele + Mikroretrognathie + Ohren, tief angesetzte)
Wildervanck-Syndrom
(+ Abduzenslähmung + Bulbusretraktion + Duane-Zeichen + Schiefhals + Taubstummheit)

Hals, langer

Proteus-Syndrom
(+ Exostosen am Schädel + Füße, große + Hände, große + Hemihypertrophie + Kyphoskoliose + Lipome + Nävi + Rumpflänge, abnorme + Tumoren, subkutane + Weichteilhypertrophie, plantare + Weichteilhypertrophie, volare)

Halspterygium

Gordan-Overstreet-Syndrom
(+ Amenorrhö + Aortenstenose + Cubitus valgus + Epikanthus + Gesichtsdysmorphien + Gonadendysgenesie + Mimik, verminderte + Minderwuchs + Nävi + Nierenanomalien + Ohren, abstehende + Ptosis + Virilisierung, inkomplette)
Nielson-Syndrom
(+ Blockwirbelbildung + Gesichtsasymmetrie + Minderwuchs)
Noonan-Syndrom
(+ Cubitus valgus + Gesichtsdysmorphien + Haargrenze, tiefe + Herzfehler + Lidachsenstellung, antimongoloide + Minderwuchs + Naevi + Ptosis)
Pterygium-Syndrom, letales multiples, Typ IV
(+ Gelenkkontrakturen + Gesichtsdysmorphien + Hydrops fetalis + Muskelatrophie + Pterygien + Vorderhornzellendegeneration)
Pterygium-Syndrom, multiples, Typ Frias
(+ Pterygien + Ptosis + Skoliose)
Pterygium-Syndrom, rezessiv vererbtes multiples
(+ Gesichtsdysmorphien + Hüftgelenk, Kontrakturen + Kniegelenke, Kontrakturen + Kryptorchismus + Ptosis + Trismus + Wirbelanomalien)
Turner-Syndrom
(+ Amenorrhö + Aortenstenose + Cubitus valgus + Epikanthus + Gesichtsdysmorphien + Gonadendysgenesie + Mimik, verminderte + Minderwuchs + Nävi + Nierenanomalien + Ohren, abstehende + Ptosis)
Watson-Syndrom
(+ Café-au-lait-Flecken + Cubitus valgus + Gesichtsdysmorphien + Haargrenze, tiefe + Herzfehler + Lidachsenstellung, antimongoloide + Minderwuchs + Nävi + Neurofibrome + Ptosis)

Halsrippe

Halsrippen-Symptomatik
(+ Brachialgien + Durchblutungsstörungen der Hände + Handbinnenmuskulatur, Paresen + Sensibilitätsstörungen)

Kiemengangsfisteln, -zysten

branchio-oto-renales Syndrom
(+ Harnwegsanomalien + Nierenanomalien + Ohranomalien + Schwerhörigkeit)

Nackenextension

Steele-Richardson-Olszewski-Krankheit
(+ Bradykinesie + Demenz + Dysarthrie + Ophthalmoplegie + Persönlichkeitsveränderungen + Pyramidenbahnzeichen + Rigor + Schluckbeschwerden)

Nackenhautmantel, weiter

kardio-fazio-mele Dysplasie
(+ Brachymelie + Epikanthus + Fibulahypoplasie + Herzfehler + Hypertelorismus + Mikroretrognathie + Ohren, tief angesetzte + Radiushypoplasie + Ulnahypoplasie)

Nackenödem

Gillin-Pryse//Davis-Syndrom
(+ Bauchwandmuskulatur, Hypo- oder Aplasie + Beugekontrakturen der Extremitäten + Genitalfehlbildungen + Gesichtsdysmorphien + Hydrops fetalis + Magen-Darm-Atresien + Malrotation + Oberlippe, zeltförmige)
Pterygium-Syndrom, letales multiples, Typ II
(+ Extremitäten, kurze breite + Humerus-Ulna, Fusion + Hypertelorismus + Lungenhypoplasie + Pterygien + Synostose, radio-ulnare)

Nackenschmerz

Grisel-Sequenz
(+ Schiefhals)

Schiefhals

Goeminne-Syndrom
(+ Anorchidie + Hodenhypoplasie + Kryptorchismus + Spontankeloide)
Grisel-Sequenz
(+ Nackenschmerz)
Johnson-Symptomenkomplex
(+ Pseudoparalyse, okuläre + Strabismus)

Hals

Klippel-Feil-Phänotyp
(+ Hals, kurzer + Halswirbelkörper, obere, Fusion und Hypoplasie + neurologische Störungen)
Lisch-Syndrom
(+ Fundus flavus periphericus + Iris, perluzide + Nystagmus)
Naevus achromians Ito
(+ Blaschko-Linien + Dysplasie, polyostotische + Extremitätenasymmetrien + Gelenkbeweglichkeit, abnorme + Gesichtsasymmetrie + Hypopigmentierung + Kyphoskoliose + Muskelhypotonie + Spina bifida occulta + Steißbeinluxation + Strabismus + Zahndysplasie + zerebrale Anfälle)
Wildervanck-Syndrom
(+ Abduzenslähmung + Bulbusretraktion + Duane-Zeichen + Hals, kurzer + Taubstummheit)

Hand

Abblassen einzelner Finger

Hypothenar-Hammer-Syndrom
(+ Androtropie + Schmerzen der Hände)
Raynaud-Phänomen
(+ Fingerspitzen, Ulzerationen + Gynäkotropie + Hautfarbe der Hand zwischen wächserner Blässe und purpurner Zyanose + Hautfarbe des Fußes zwischen wächserner Blässe und purpurner Zyanose + Vasokonstriktion, symmetrische schmerzhafte + Zehen, Ulzerationen)

Acheirie

Acheiropodie
(+ Apodie + Fibulaaplasie + Radiusaplasie + Reduktionsfehlbildungen der Extremitäten + Tibiahypoplasie + Ulnaaplasie)

Arachnodaktylie

Arachnodaktylie, kongenitale kontrakturelle
(+ Dolichostenomelie + Gelenkkontrakturen + Knautschohren + Ohrmuschelanomalien + Wirbelsäulendeformierungen)
Marfan-Syndrom
(+ Aneurysmen + Aorta ascendens, Erweiterung, progressive + Aortenruptur + Dolichostenomelie + Hühnerbrust + Kyphoskoliose + Linsenluxation + Murdoch-Zeichen + Sinus Valsalvae, progressive Erweiterung + Steinberg-Zeichen + Trichterbrust)

Bajonettstellung der Hände

Dyschondrosteosis Léri-Weill
(+ Madelung-Deformität + Minderwuchs + Radius, verkürzter + Verkrümmung der Unterarme)

Brachymesophalangie V

de-Lange-Syndrom (I)
(+ Augenbrauen, dichte, konvex geschwungene + Bogenmuster, vermehrte + Daumen, proximal angesetzte + Dysphonie + Dystrophie, allgemeine + Entwicklungsrückstand, statomotorischer + Epikanthus + Füße, kleine + Gedeihstörungen + geistige Behinderung + Genitalfehlbildungen + Hände, kleine + Hypertrichose + Klinodaktylie + Metacarpalia, Anomalien + Mikrozephalie + Minderwuchs + Nasenboden, antevertierter, mit retrahiertem Septum + Oberlippe, schmale + Ohrmuschelanomalien + Philtrum, langes + Philtrum, wenig strukturiertes + Retrogenie + Sprachentwicklung, verzögerte + Strahldefekte + Synophrys + Vierfingerfurche)
Pippow-Syndrom
(+ Rückenschmerzen + Wirbelbogenanomalien)

Brachymetakarpie

geleophysische Dysplasie
(+ Akromikrie + Brachyphalangie + Herzfehler + Herzklappeninsuffizienz + Minderwuchs + Mitralstenose)
Nävobasaliomatose
(+ Basalzellepitheliome + cherubismusartige Fazies + Gabelrippen + Hypertelorismus + Kieferzysten + zystische Veränderungen)
Ruvalcaba-Syndrom
(+ Alaknorpel, Hypoplasie + Brachyphalangie + geistige Behinderung + Genitalhypoplasie + Gesichtsdysmorphien + Hauthypoplasien + Hyperpigmentierung + Kraniosynostose + Lidachsenstellung, antimongoloide + Lippen, schmale + Maxillahypoplasie + Mikrozephalie + Minderwuchs, pränataler + Wirbelkörperdysplasie)

Hand

Brachyphalangie

Aarskog-Syndrom
(+ Hypertelorismus + Inguinalhernien + Kryptorchismus + Minderwuchs + Nase, kurze, breite + Ptosis + Schalskrotum + Schwimmhautbildung)
akromesomele Dysplasie Typ Du Pan
(+ Fibulahypoplasie + Finger, Brachydaktylie)
akromesomele Dysplasie Typ Hunter-Thompson
(+ Becken, schmales + Fibulahypoplasie + Gelenkluxationen, multiple + Hände, kurze + Minderwuchs + Ulnahypoplasie)
arteriohepatische Dysplasie
(+ Cholestase + Cholestase, intrahepatische + Embryotoxon posterius + Gallenwegsmangel, intrahepatischer + Gefäßstenosen + Gesichtsdysmorphien + Herzfehler + Ikterus + Minderwuchs + Pruritus + Pulmonalstenose + Schmetterlingswirbel + Wirbelanomalien)
Chondrodysplasia punctata durch X-chromosomale Deletion
(+ Alopezie + Endphalangen, kurze + Epiphysen, Kalzifikationen, bilateral symmetrische + geistige Behinderung + Hypogonadismus + Katarakt + Minderwuchs + Nase, hypoplastische + Sattelnase)
Chondrodysplasia punctata, X-chromosomal rezessive Form
(+ Endphalangen, Hypoplasie + Endphalangen, kurze + Minderwuchs + Nase, kurze + Nasenwurzel, breite, flache + Phalangen, distale, Verkürzung)
Chromosom 11q⁻ Syndrom
(+ Gesichtsdysmorphien + Herzfehler + Lidachsenstellung, mongoloide + Lidptose + Thrombozytopenie + Trigonozephalie)
Cohen-Syndrom
(+ Adipositas + Fazies, hypotone + geistige Behinderung + Inzisivi, obere, prominente + Myopie + Strabismus)
geleophysische Dysplasie
(+ Akromikrie + Brachymetakarpie + Herzfehler + Herzklappeninsuffizienz + Minderwuchs + Mitralstenose)
KBG-Syndrom
(+ Füße, kleine + geistige Behinderung + Hände, kleine + Hypertelorismus + Minderwuchs + Skelettanomalien + Wirbelanomalien + Zahnanomalien)
kranioektodermale Dysplasie
(+ Brachymelie + Diastema + Dolichozephalus + Epikanthus + Frenula, orale + Gesichtsdysmorphien + Haarschaft, dünner + Haarwachstumsstörung + Hypodontie + Hypotrichose + Klinodaktylie + Lidachsenstellung, antimongoloide + Mikrodontie + Minderwuchs + Nystagmus + Pigmentstörungen der Haare + Refraktionsanomalien + Rhizomelie + Schmelzhypoplasie + Syndaktylien + Synostosen + Taurodontie + Zahnanomalien)
mesomele Dysplasie Typ Campailla-Martinelli
(+ Endphalangen, kurze + Fibulaverkürzung + Minderwuchs + Phalangen, distale, Verkürzung + Radiusdysplasie + Tibia, verkürzte + Ulna, verkürzte + Verkrümmung der Unterarme)
Osebold-Remondini-Syndrom
(+ Mesomelie der Arme + Mesomelie der Beine + Minderwuchs + Synostosen)
Rüdiger-Syndrom
(+ Gesichtsdysmorphien + zerebrale Störungen)
Ruvalcaba-Syndrom
(+ Alaknorpel, Hypoplasie + Brachymetakarpie + geistige Behinderung + Genitalhypoplasie + Gesichtsdysmorphien + Hauthypoplasien + Hyperpigmentierung + Kraniosynostose + Lidachsenstellung, antimongoloide + Lippen, schmale + Maxillahypoplasie + Mikrozephalie + Minderwuchs, pränataler + Wirbelkörperdysplasie)
Saethre-Chotzen-Syndrom
(+ Gesichtsasymmetrie + Gesichtsdysmorphien + Hakennase + Kraniosynostose + Ptosis + Schädelasymmetrie + Stirn, fliehende + Syndaktylien + Trigonozephalie + Turrizephalie)
Trisomie 9p
(+ Entwicklungsrückstand, motorischer und geistiger + Epiphysenvergrößerung + geistige Behinderung + Gesichtsdysmorphien + Hypertelorismus + Klinodaktylie + Knochenwachstum, verzögertes + Lidachsenstellung, antimongoloide + Mikro-Brachyzephalie + Nase, knollig deformierte + Ohren, abstehende + Pseudoepiphysen)

Weill-Marchesani-Syndrom
(+ Linse, kleine sphärische + Minderwuchs + Myopie + Zahnform, abnorme)

Brachysyndaktylie

Poland-Symptomenkomplex
(+ Armasymmetrien + Musculus pectoralis, Hypo- bis Aplasie + Syndaktylien)

Brachytelephalangie

Keutel-Syndrom
(+ Akroosteolyse + Gesichtsdysmorphien + Knorpelkalzifizierung + Schwerhörigkeit)

Daumen, abduzierte

diastrophische Dysplasie
(+ Gaumenspalte + Klumpfuß + Minderwuchs + Ohrknorpel, Tumoren, zystische)
Polysyndaktylie, Bonola-Typ
(+ Daumen, breite + Daumen, kurze + Polydaktylie + Syndaktylien + Zehenhypoplasien)

Daumen, adduzierte

Adducted-thumb-Sequenz
(+ Klumpfuß + Kraniostenose + Mikrozephalie + Myopathie + Ophthalmoplegie + Trinkschwierigkeiten)
MASA-Syndrom
(+ Aphasie + Daumenkontraktur + Gangbild, spastisches + geistige Behinderung + Skelettanomalien)

Daumenaplasie

Chromosom 13q⁻ Syndrom
(+ Analatresie + Balkenmangel + geistige Behinderung + Genitalfehlbildungen + Gesichtsdysmorphien + Herzfehler + Hirnfehlbildungen + Hypospadie + Iriskolobom + Mesenterium commune + Mikrophthalmie + Mikrozephalie + Minderwuchs + Minderwuchs, pränataler + Netzhaut, Retinoblastom + Nierenanomalien + Stirn, fliehende + Syndaktylien + Synostosen + zerebrale Anfälle)
Diplocheirie und Diplopodie
(+ Diplocheirie + Diplopodie + Fibula-Verdoppelung + Heptadaktylie + Radiusaplasie + Tibiaaplasie + Ulna-Verdoppelung)
Fanconi-Anämie
(+ Daumenhypoplasie + Hyperpigmentierung + Minderwuchs + Panmyelopathie + Radiushypoplasie)
Holoprosenzephalie
(+ Aglossie + Anophthalmie + Anosmie + Arrhinenzephalie + Arrhinie + Balkenmangel + Daumenhypoplasie + geistige Behinderung + Hirn, monoventrikuläres + Hypertelorismus + Hypopituitarismus + Hyposmie + Hypotelorismus + Klumpfuß + Kolobom + Lippen-Kiefer-Gaumen-Spalte + Mikroglossie + Oberlippenspalte + Philtrum, fehlendes + Polydaktylie + Proboscis + Syndaktylien + Synophthalmie + Zyklopie)
Holt-Oram-Syndrom
(+ Daumenhypoplasie + Herzfehler + Reduktionsfehlbildungen der Arme + Reduktionsfehlbildungen der Schulter)
Nager-Syndrom
(+ Daumenhypoplasie + Gesichtsdysmorphien + Mandibulahypoplasie + mandibulo-faziale Dysostose + Maxillahypoplasie + radio-ulnare Synostose + Radiushypoplasie)
Roberts-Syndrom
(+ Daumenhypoplasie + Gelenkkontrakturen + Klitorishypertro-

phie + Lippenspalte + Makropenis + Mikrozephalie + Minderwuchs + Nieren, dysplastische oder zystisch veränderte + Phokomelie + Radiusaplasie + Radiushypoplasie + Strahldefekte)
WT-Syndrom
(+ Anämie + Anämie, aregeneratorische + Daumenhypoplasie + Kamptodaktylie + Klinodaktylie + Leukämie + Panmyelopathie + Panzytopenie + radio-ulnare Synostose)
Yunis-Varón-Syndrom
(+ Fingeraplasien + Fontanellen, offene + Gesichtsdysmorphien + Mikrognathie + Schlüsselbeinhypo- oder -aplasie)

Daumen, breite

Polysyndaktylie, Bonola-Typ
(+ Daumen, abduzierte + Daumen, kurze + Polydaktylie + Syndaktylien + Zehenhypoplasien)
Rubinstein-Taybi-Syndrom
(+ geistige Behinderung + Gesichtsdysmorphien + Großzehen, breite + Hakennase + Kryptorchismus + Lidachsenstellung, antimongoloide + Mikrozephalie + Minderwuchs + Nasenseptum, langes)

Daumenendglieder, breite

Brachydaktylie Typ D
(+ Daumenendglieder, kurze + Finger, Brachydaktylie + Großzehenendphalanx, basale Verbreiterung und Verkürzung)

Daumenendglieder, kurze

Brachydaktylie Typ D
(+ Daumenendglieder, breite + Finger, Brachydaktylie + Großzehenendphalanx, basale Verbreiterung und Verkürzung)
Tabatznik-Syndrom
(+ Arme, kurze + Herzrhythmusstörungen + Musculus deltoideus, Hypoplasie)

Daumenfehlbildungen

Hypertrichosis-Skelettdysplasien-Retardierungs-Syndrom mit Hyperurikämie
(+ Brachyzephalie + Coxa valga + Fußdeformitäten + geistige Behinderung + Gesichtsdysmorphien + Hirsutismus + Hypertrichose + Hyperurikämie + Thorax, schmaler, langer)

Daumen, fingerähnliche

DOOR-Syndrom
(+ Endphalangen, Aplasie + Endphalangen, Hypoplasie + Onychodystrophie + Onychohypoplasie + Schwerhörigkeit)
LADD-Syndrom
(+ Dakryozystitis + Daumen, geteilte + Daumenhypoplasie + Finger, 2.–5., Anomalien + Hypothenarhypoplasie + Parotis, Hypoplasie oder Aplasie + Schalleitungsschwerhörigkeit + Schallempfindungsstörung + Schmelzhypoplasie + Schwerhörigkeit + Submandibularis, Hypoplasie oder Aplasie + Tränenapparat, Aplasien + Tränensekretion, verminderte bis fehlende + Zahnausfall, vorzeitiger + Zahnhypoplasie)
Radiushypoplasie-triphalangeale Daumen-Hypospadie-Diastema-Syndrom
(+ Daumen, triphalangeale + Diastema + Hypospadie + Radialdeviation der Hand + Radiushypoplasie + Ulna, verkürzte + Verkürzung der Unterarme)

Daumen, geteilte

LADD-Syndrom
(+ Dakryozystitis + Daumen, fingerähnliche + Daumenhypoplasie + Finger, 2.–5., Anomalien + Hypothenarhypoplasie + Parotis, Hypoplasie oder Aplasie + Schalleitungsschwerhörigkeit + Schallempfindungsstörung + Schmelzhypoplasie + Schwerhörigkeit + Submandibularis, Hypoplasie oder Aplasie + Tränenapparat, Aplasien + Tränensekretion, verminderte bis fehlende + Zahnausfall, vorzeitiger + Zahnhypoplasie)

Daumenhypoplasie

akro-reno-okuläres Syndrom
(+ Augenanomalien + Duane-Zeichen + Finger, Dermatoglyphen, abnorme + Harnwegsanomalien + Kolobom + Nierenanomalien + Polydaktylie + Ptosis + Reflux, vesiko-uretero-renaler)
Aquäduktstenose, geschlechts-gebunden erbliche
(+ Aquäduktstenose + Daumenkontraktur + Hydrozephalus + Paraparesen, spastische)
Baller-Gerold-Syndrom
(+ Kraniosynostose + Minderwuchs + Radiusaplasie + Radiushypoplasie + Strahldefekte)
Bartsocas-Papas-Syndrom
(+ Ankyloblepharon + Anonychie + Lippen-Kiefer-Gaumen-Spalte + Pterygien, popliteale + Syndaktylien + Zehenhypoplasien)
Brachydaktylie Typ A-1
(+ Finger, 2.–5., Mittelphalangen, Hypoplasien + Finger, Brachydaktylie)
Fanconi-Anämie
(+ Daumenaplasie + Hyperpigmentierung + Minderwuchs + Panmyelopathie + Radiushypoplasie)
fazio-aurikulo-radiales Syndrom
(+ Gelenkkontrakturen + Grübchen, präaurikuläre + Minderwuchs + Phokomelie + Radiusdysplasie + Wimpernhypoplasie)
Holoprosenzephalie
(+ Aglossie + Anophthalmie + Anosmie + Arrhinenzephalie + Arrhinie + Balkenmangel + Daumenaplasie + geistige Behinderung + Hirn, monoventrikuläres + Hypertelorismus + Hypopituitarismus + Hyposmie + Hypotelorismus + Klumpfuß + Kolobom + Lippen-Kiefer-Gaumen-Spalte + Mikroglossie + Oberlippenspalte + Philtrum, fehlendes + Polydaktylie + Proboscis + Syndaktylien + Synophthalmie + Zyklopie)
Holt-Oram-Syndrom
(+ Daumenaplasie + Herzfehler + Reduktionsfehlbildungen der Arme + Reduktionsfehlbildungen der Schulter)
Juberg-Hayward-Syndrom
(+ Epikanthus + Hypertelorismus + Lippen-Kiefer-Gaumen-Spalte + Mikrozephalie + Minderwuchs + Nasenwurzel, breite, flache + Radiushypoplasie + Syndaktylien + Zehe, 4., Klinodaktylie)
LADD-Syndrom
(+ Dakryozystitis + Daumen, fingerähnliche + Daumen, geteilte + Finger, 2.–5., Anomalien + Hypothenarhypoplasie + Parotis, Hypoplasie oder Aplasie + Schalleitungsschwerhörigkeit + Schallempfindungsstörung + Schmelzhypoplasie + Schwerhörigkeit + Submandibularis, Hypoplasie oder Aplasie + Tränenapparat, Aplasien + Tränensekretion, verminderte bis fehlende + Zahnausfall, vorzeitiger + Zahnhypoplasie)
Nager-Syndrom
(+ Daumenaplasie + Gesichtsdysmorphien + Mandibulahypoplasie + mandibulo-faziale Dysostose + Maxillahypoplasie + radio-ulnare Synostose + Radiushypoplasie)
Poikilodermie, kongenitale, Typus Rothmund-Thomson
(+ Akromikrie + Alopezie + Amenorrhö + Erytheme, retikuläre + Gynäkotropie + Haar, weißes + Hodenhypoplasie + Hypotrichose + Infantilismus, genitaler + Katarakt + Menstruationsstörungen + Minderwuchs + Nagelanomalien + Poikilodermie + Radiushypoplasie + Sattelnase + Ulnahypoplasie + Zahnanomalien)
Poikilodermie, kongenitale, Typus Thomson
(+ Depigmentierungen + Erytheme, retikuläre + Hautatrophie + Hyperpigmentierung, bräunliche + Hypertelorismus + Keratosis

Hand

palmoplantaris + Papeln, lichenoide + Photosensibilität + Radiushypoplasie + Teleangiektasien + Ulnahypoplasie)
Roberts-Syndrom
(+ Daumenaplasie + Gelenkkontrakturen + Klitorishypertrophie + Lippenspalte + Makropenis + Mikrozephalie + Minderwuchs + Nieren, dysplastische oder zystisch veränderte + Phokomelie + Radiusaplasie + Radiushypoplasie + Strahldefekte)
WT-Syndrom
(+ Anämie + Anämie, aregeneratorische + Daumenaplasie + Kamptodaktylie + Klinodaktylie + Leukämie + Panmyelopathie + Panzytopenie + radio-ulnare Synostose)

Daumenkontraktur

Aquäduktstenose, geschlechts-gebunden erbliche
(+ Aquäduktstenose + Daumenhypoplasie + Hydrozephalus + Paraparesen, spastische)
MASA-Syndrom
(+ Aphasie + Daumen, adduzierte + Gangbild, spastisches + geistige Behinderung + Skelettanomalien)

Daumen, kurze

Polysyndaktylie, Bonola-Typ
(+ Daumen, abduzierte + Daumen, breite + Polydaktylie + Syndaktylien + Zehenhypoplasien)

Daumen, proximal angesetzte

Chromosom 18q⁻ Syndrom
(+ Alopezie + Anthelix, prominente + Entwicklungsrückstand, motorischer und geistiger + Finger, distal konisch zulaufende + Gehörgänge, äußere, enge bis verschlossene + Gesichtsdysmorphien + Hauteinsenkungen + Iriskolobom + Minderwuchs + Minderwuchs, pränataler + Mittelgesichtsretraktion)
de-Lange-Syndrom (I)
(+ Augenbrauen, dichte, konvex geschwungene + Bogenmuster, vermehrte + Brachymesophalangie V + Dysphonie + Dystrophie, allgemeine + Entwicklungsrückstand, statomotorischer + Epikanthus + Füße, kleine + Gedeihstörungen + geistige Behinderung + Genitalfehlbildungen + Hände, kleine + Hypertrichose + Klinodaktylie + Metacarpalia, Anomalien + Mikrozephalie + Minderwuchs + Nasenboden, antevertierter, mit retrahiertem Septum + Oberlippe, schmale + Ohrmuschelanomalien + Philtrum, langes + Philtrum, wenig strukturiertes + Retrogenie + Sprachentwicklung, verzögerte + Strahldefekte + Synophrys + Vierfingerfurche)

Daumen, triphalangeale

Aase-Syndrom
(+ Anämie + Lidachsenstellung, antimongoloide + Lippen-Kiefer-Gaumen-Spalte + Minderwuchs + Minderwuchs, pränataler + radio-ulnare Synostose + Radius, verkürzter + Radiushypoplasie + Skelettanomalien + Thenarhypoplasie)
Eaton-McKusick-Syndrom
(+ Großzehenverdoppelung + Hexadaktylie + Polydaktylie + Tibiaaplasie + Tibiahypoplasie)
Radiushypoplasie-triphalangeale Daumen-Hypospadie-Diastema-Syndrom
(+ Daumen, fingerähnliche + Diastema + Hypospadie + Radialdeviation der Hand + Radiushypoplasie + Ulna, verkürzte + Verkürzung der Unterarme)
Townes-Brocks-Syndrom
(+ Analatresie + Schwerhörigkeit)

Digitus mortuus

Handhämatom, paroxysmales
(+ Finger, Hämatom + Gynäkotropie + Handinnenflächen, Hämatom)

Diplocheirie

Diplocheirie und Diplopodie
(+ Daumenaplasie + Diplopodie + Fibula-Verdoppelung + Heptadaktylie + Radiusaplasie + Tibiaaplasie + Ulna-Verdoppelung)

Durchblutungsstörungen der Hände

Calcinosis circumscripta
(+ Gynäkotropie + Kalkablagerungen in der Haut der Extremitäten + Raynaud-Phänomen + Verkalkungen, subkutane)
Halsrippen-Symptomatik
(+ Brachialgien + Halsrippe + Handbinnenmuskulatur, Paresen + Sensibilitätsstörungen)

Ektrodaktylie

Adams-Oliver-Syndrom
(+ Cutis marmorata + Kopfhautdefekte + Reduktionsanomalien der Beine + Reduktionsfehlbildungen der Extremitäten + Schädeldefekte)
Karsch-Neugebauer-Syndrom
(+ Kamptodaktylie + Nystagmus + Reduktionsfehlbildungen der Extremitäten + Spalthände)

Endphalangen, Aplasie

DOOR-Syndrom
(+ Daumen, fingerähnliche + Endphalangen, Hypoplasie + Onychodystrophie + Onychohypoplasie + Schwerhörigkeit)
splenogonadale Fusion mit Extremitätenfehlbildungen
(+ Extremitätenasymmetrien + Extremitätenfehlbildungen + Mikrogenie + Peromelien + splenogonadale Fusion)
Thalidomid-Embryopathie
(+ Extremitätenhypoplasien + Phokomelie + Reduktionsfehlbildungen der Extremitäten + Reduktionsfehlbildungen der Schulter)

Endphalangen, breite

Kaveggia-Syndrom
(+ Bewegungsstörungen + Gesichtsdysmorphien + Hypertelorismus + Inzisivi, untere, mittlere, Weitstand oder Fehlen + Mandibula, Spaltbildung + Mikro-Brachyzephalie + Minderwuchs + Mittelgesichtshypoplasie oder -dysplasie + Ohrmuschelanomalien + Progenie)
Pfeiffer-Syndrom
(+ Brachyzephalie + Gesichtsasymmetrie + Gesichtsdysmorphien + Kraniosynostose + Schädelasymmetrie + Syndaktylien + Turrizephalie)

Endphalangen, Hypoplasie

Alkoholembryopathie
(+ Blepharophimose + Dystrophie, allgemeine + Entwicklungsrückstand, statomotorischer + geistige Behinderung + Gesichtsdysmorphien + Herzfehler + Hyperaktivität + Hypospadie + Kryptorchismus + Labien, große, Hypoplasie + Maxillahypoplasie + Mikrogenie + Mikrozephalie + Minderwuchs + Minderwuchs, pränataler + Oberlippe, schmale + Onychohypoplasie + Philtrum, hypoplastisches + ZNS-Störungen)

Hand

Antiepileptika-Embryofetopathie
(+ Epikanthus + Finger, überlappende + Herzfehler + Hypertelorismus + Hypospadie + Lippen-Kiefer-Gaumen-Spalte + Meningomyelozele + Minderwuchs + Minderwuchs, pränataler + Onychohypoplasie + Sattelnase + Zehen, überlappende)

DOOR-Syndrom
(+ Daumen, fingerähnliche + Endphalangen, Aplasie + Onychodystrophie + Onychohypoplasie + Schwerhörigkeit)

Keratose, palmoplantare
(+ Entwicklungsrückstand, motorischer und geistiger + Hornhautdystrophie + Keratosis palmo-plantaris + Tyrosinämie + Tyrosinurie)

Liebenberg-Syndrom
(+ Ellenbogen, Anlagestörung + Handwurzelknochen, Synostosen + Nägel, kleine + Radialdeviation der Hand)

Makulakolobome mit Brachytelephalangie
(+ Makulakolobome)

Osteolyse, hereditäre idiopathische, Typ VI (Hajdu-Cheney)
(+ Fontanellen, Schaltknochen, vermehrte + Gesichtsdysmorphien + Minderwuchs + Osteolysen + Zahnanomalien)

Pyknodysostose
(+ Fontanellen, offene + Frakturneigung, Frakturen + Minderwuchs + Osteosklerose + Schaltknochen + Spontanfrakturen + Zahnanomalien)

Endphalangen, krallenartige Deformation

Chromosom 4q⁻ Syndrom
(+ Brachyzephalie + Choanalatresie + Entwicklungsrückstand, motorischer und geistiger + Gaumenspalte + Gesichtsdysmorphien + Herzfehler + Hypertelorismus + Lidachsenstellung, mongoloide + Mikrogenie + Mikrozephalie + Minderwuchs)

Endphalangen, kurze

Chondrodysplasia punctata durch X-chromosomale Deletion
(+ Alopezie + Brachyphalangie + Epiphysen, Kalzifikationen, bilateral symmetrische + geistige Behinderung + Hypogonadismus + Katarakt + Minderwuchs + Nase, hypoplastische + Sattelnase)

Chondrodysplasia punctata, X-chromosomal rezessive Form
(+ Brachyphalangie + Endphalangen, Hypoplasie + Minderwuchs + Nase, kurze + Nasenwurzel, breite, flache + Phalangen, distale, Verkürzung)

mesomele Dysplasie Typ Campailla-Martinelli
(+ Brachyphalangie + Fibulaverkürzung + Minderwuchs + Phalangen, distale, Verkürzung + Radiusdysplasie + Tibia, verkürzte + Ulna, verkürzte + Verkrümmung der Unterarme)

Osteolyse, hereditäre idiopathische, Typ I (Lamy-Maroteaux)
(+ Akroosteolyse + Onychohypoplasie)

Endphalangen, Osteolyse

Vinylchloridkrankheit
(+ Akrodystrophie + Armparesen + Asthma-ähnliche Atemnot + Bewußtseinsstörungen + Eigenreflexe, abgeschwächte + Fazialislähmung + Hepatomegalie + Hyperhidrose + Parästhesien + Potenzstörungen + Raynaud-Phänomen + Schwindel + Splenomegalie + Thrombozytopenie + Übelkeit)

Endphalangen, Schwellung

Osteolyse, hereditäre idiopathische, Typ II (Joseph)
(+ Osteolysen)

Finger, 2., 3., 5., Mittelphalangen, Hypoplasien

Brachydaktylie Typ C
(+ Finger, 2., 3., Hyperphalangie + Finger, Brachydaktylie + Metacarpalia, Anomalien)

Finger, 2., 3., Hyperphalangie

Brachydaktylie Typ C
(+ Finger, 2., 3., 5., Mittelphalangen, Hypoplasien + Finger, Brachydaktylie + Metacarpalia, Anomalien)

Finger, 2.–5., Anomalien

LADD-Syndrom
(+ Dakryozystitis + Daumen, fingerähnliche + Daumen, geteilte + Daumenhypoplasie + Hypothenarhypoplasie + Parotis, Hypoplasie oder Aplasie + Schalleitungsschwerhörigkeit + Schallempfindungsstörung + Schmelzhypoplasie + Schwerhörigkeit + Submandibularis, Hypoplasie oder Aplasie + Tränenapparat, Aplasien + Tränensekretion, verminderte bis fehlende + Zahnausfall, vorzeitiger + Zahnhypoplasie)

Finger, 2.–5., Endphalangen, Aplasien und Hypoplasien

Brachydaktylie Typ B
(+ Finger, Brachydaktylie)

Finger, 2.–5., Mittelphalangen, Hypoplasien

Brachydaktylie Typ A-1
(+ Daumenhypoplasie + Finger, Brachydaktylie)

Finger, 2., Mittelphalangen, Verkürzung und deltaförmige Deformierung

Brachydaktylie Typ A-2
(+ Finger, Brachydaktylie)

Finger, 2., Röhrenknochen, akzessorischer

Catel-Manzke-Syndrom
(+ Gaumenspalte + Glossoptose + Mikrogenie)

Finger, 4.–5., Syndaktylien

okulo-dento-digitale Dysplasie
(+ Alaknorpel, Hypoplasie + Hyperostose, kraniale + Hypertrichose + Hypotelorismus + Irisdysplasie + Kamptodaktylie + Mikrokornea + Nase, lange dünne + Schmelzdysplasie + Schmelzhypoplasie + Zehen, Dysplasie + Zehenaplasien + Zehenhypoplasien)

Finger, 5., Endglied, Verdickung und Palmarverkrümmung mit radialer Deviation

Kirner-Deformität

Finger, 5., Mittelphalanx, Hypoplasie und Verformung

Brachydaktylie Typ A-3
(+ Finger, Brachydaktylie)

Hand

Fingeraplasien

Goltz-Gorlin-Syndrom
(+ Aniridie + Anophthalmie + Beckenfehlbildungen + Fingerhypoplasien + Gaumen, hoher + Gynäkotropie + Haar, schütteres + Hautatrophie + Hyperhidrose + Hypertelorismus + Hypohidrose + Kolobom + Kyphose + Malokklusion + Mikrophthalmie + Nystagmus + Onychodystrophie + Optikusatrophie + Osteopathien + Osteoporose + Papillome + Poikilodermie + Polydaktylie + Prognathie + Rippenfehlbildungen + Schlüsselbeinfehlbildungen + Skoliose + Spina bifida + Strabismus + Syndaktylien + Vorwölbung, hernienartige + Wirbelanomalien + Zahnanomalien + Zehenaplasien + Zehenhypoplasien)
Yunis-Varón-Syndrom
(+ Daumenaplasie + Fontanellen, offene + Gesichtsdysmorphien + Mikrognathie + Schlüsselbeinhypo- oder aplasie)
zerebro-arthro-digitale Sequenz
(+ Arthromyodysplasie + Hirnfehlbildungen + Sakralagenesie + Zehenaplasien)
zerebro-renales Syndrom
(+ Anonychie + Gesichtsdysmorphien + Herzfehler + Mikrozephalie + Minderwuchs + Nierenanomalien + Zehenaplasien + zerebrale Anfälle)

Finger, asymmetrisches Fehlen

Anonychie-Ektrodaktylie-Syndrom
(+ Anonychie + Syndaktylien)

Fingeratrophien

Akrodermatitis continua suppurativa Hallopeau
(+ Hautatrophie + Onychodystrophie + Pusteln, palmare und plantare + Zehenatrophien)

Finger, Brachydaktylie

akromesomele Dysplasie Typ Du Pan
(+ Brachyphalangie + Fibulahypoplasie)
Albright-Osteodystrophie, hereditäre
(+ geistige Behinderung + Gesicht, rundes + Hypokalzämie + Minderwuchs + Verkalkungen, subkutane)
Brachydaktylie Typ A-1
(+ Daumenhypoplasie + Finger, 2.–5., Mittelphalangen, Hypoplasien)
Brachydaktylie Typ A-2
(+ Finger, 2., Mittelphalangen, Verkürzung und deltaförmige Deformierung)
Brachydaktylie Typ A-3
(+ Finger, 5., Mittelphalanx, Hypoplasie und Verformung)
Brachydaktylie Typ B
(+ Finger, 2.–5., Endphalangen, Aplasien und Hypoplasien)
Brachydaktylie Typ C
(+ Finger, 2., 3., 5., Mittelphalangen, Hypoplasien + Finger, 2., 3., Hyperphalangie + Metacarpalia, Anomalien)
Brachydaktylie Typ D
(+ Daumenendglieder, breite + Daumenendglieder, kurze + Großzehenendphalanx, basale Verbreiterung und Verkürzung)
Dysostose, cheirolumbale
(+ Rückenschmerzen + Wirbelkanalstenose)
Dysostose, spondylokostale, mit viszeralen Defekten und Dandy-Walker-Malformation
(+ Balkenmangel + Dandy-Walker-Anomalie + Hemiwirbelbildung + Herzfehler + Hydramnion + Hydronephrose + Hydrops fetalis + Lungenhypoplasie + Malrotation + Mikromelie + Nierendysplasie + Rippendefekte + Thoraxdysplasie + Wirbelanomalien + Zehen, Brachydaktylie)
Ektrodaktylie-Fibulaaplasie
(+ Fibulaaplasie + Fibulahypoplasie + Spalthände + Syndaktylien)

korneo-dermato-ossäres Syndrom
(+ Erytheme + Erythrodermie + Hornhautdystrophie + Keratosis palmoplantaris + Phalangen, distale, Verkürzung + Photophobie + Schmelzanomalien)
Syndrom der multiplen Synostosen
(+ humero-radiale Synostose + Schwerhörigkeit + Syndaktylien + Synostosen)

Finger, Deformierung

Osteolyse, hereditäre idiopathische, Typ V (François)
(+ Berührungsempfindlichkeit + Hornhauttrübung + Xanthome)

Finger, Dermatoglyphen, abnorme

akro-reno-okuläres Syndrom
(+ Augenanomalien + Daumenhypoplasie + Duane-Zeichen + Harnwegsanomalien + Kolobom + Nierenanomalien + Polydaktylie + Ptosis + Reflux, vesiko-uretero-renaler)

Finger, distal konisch zulaufende

Chromosom 18q⁻ Syndrom
(+ Alopezie + Anthelix, prominente + Daumen, proximal angesetzte + Entwicklungsrückstand, motorischer und geistiger + Gehörgänge, äußere, enge bis verschlossene + Gesichtsdysmorphien + Hauteinsenkungen + Iriskolobom + Minderwuchs + Minderwuchs, pränataler + Mittelgesichtsretraktion)
Coffin-Lowry-Syndrom
(+ Entwicklungsrückstand, motorischer und geistiger + Gesichtsdysmorphien + Kyphose + Lidachsenstellung, antimongoloide + Lippen, verdickte + Mikrozephalie + Skoliose)

Fingergelenke, Epiphysendysplasie

Osteochondrose, aseptische, Typ Thiemann
(+ Epiphysendysplasie + Großzehengrundgelenk, Epiphysendysplasie)

Fingergelenksluxationen

Desbuquois-Syndrom
(+ Epiphysendysplasie + Metaphysendysplasie + Minderwuchs + Muskelhypotonie + Skoliose)

Finger, Hämatom

Handhämatom, paroxysmales
(+ Digitus mortuus + Gynäkotropie + Handinnenflächen, Hämatom)

Fingerhypoplasien

Cenani-Lenz-Syndaktylie
(+ Mesomelie der Unterarme + Syndaktylien)
Coffin-Siris-Syndrom
(+ Entwicklungsrückstand, motorischer und geistiger + Gesichtsdysmorphien + Haar, schütteres + Hypertrichose + Lippen, volle + Minderwuchs + Minderwuchs, pränataler + Nase, kurze, breite + Onychohypoplasie)
Fryns-Syndrom
(+ Gesichtsdysmorphien + Hornhauttrübung + Zehenhypoplasien + Zwerchfelldefekt)
Goltz-Gorlin-Syndrom
(+ Aniridie + Anophthalmie + Beckenfehlbildungen + Fingerapla-

Hand

sien + Gaumen, hoher + Gynäkotropie + Haar, schütteres + Hautatrophie + Hyperhidrose + Hypertelorismus + Hypohidrose + Kolobom + Kyphose + Malokklusion + Mikrophthalmie + Nystagmus + Onychodystrophie + Optikusatrophie + Osteopathien + Osteoporose + Papillome + Poikilodermie + Polydaktylie + Prognathie + Rippenfehlbildungen + Schlüsselbeinfehlbildungen + Skoliose + Spina bifida + Strabismus + Syndaktylien + Vorwölbung, hernienartige + Wirbelanomalien + Zahnanomalien + Zehenaplasien + Zehenhypoplasien)

oro-fazio-digitales Syndrom Typ I
(+ Alaknorpel, Hypoplasie + Alveolarkerben + Gesichtsdysmorphien + Oberlippenfrenula + Zungenfrenula + Zungenkerben)

Schinzel-Giedion-Syndrom
(+ Entwicklungsrückstand, motorischer und geistiger + Gesichtsdysmorphien + Herzfehler + Minderwuchs + Mittelgesichtsretraktion + Polydaktylie + Schädelbasissklerose + Zehenhypoplasien)

TAR-Syndrom
(+ Armasymmetrien + Corpus-callosum-Agenesie + Eosinophilie + Humerusagenesie + Humerusdysplasie + Karpalhypoplasien + Kleinhirnwurm, Aplasie oder Hypoplasie + Kuhmilchallergie + leukämoide Reaktionen + Radialdeviation der Hand + Radiusaplasie + Thrombozytopenie + Ulna, verkürzte + Ulnaagenesie + Ulnafehlbildung)

Finger, Interphalangealgelenke, fehlende Beugefalten

Gordon-Syndrom
(+ Gaumenspalte + Gesichtsdysmorphien + Kamptodaktylie + Minderwuchs + Pseudoepiphysen + Ptosis)

Finger, Interphalangealgelenke, Knöchelpolster

Bart-Pumphrey-Syndrom
(+ Hyperkeratose + Keratosis palmoplantaris + Leukonychie + Schalleitungsschwerhörigkeit + Schallempfindungsstörung + Schwerhörigkeit + Zehen, Interphalangealgelenke, Knöchelpolster)

Finger, Knoten, knochenharte

Heberden-Arthrose
(+ Gynäkotropie)

Fingerkontrakturen

Arthritis-Kamptodaktylie-Perikarditis-Syndrom
(+ Arthritiden + Kamptodaktylie + Perikarditis)

Arthrogrypose, distale, Typ I
(+ Finger, überlappende + Klumpfuß + ulnare Deviation)

Arthrogrypose, distale, Typ II D
(+ Ellenbogengelenk, Bewegung, eingeschränkte + Kniegelenke, Streckung, eingeschränkte + Skoliose + Wirbelanomalien)

Arthrogrypose, X-gebundene, Typ I
(+ Fußkontrakturen + Gesichtsdysmorphien + Glossoptose + Kamptodaktylie + Skaphozephalie + Skoliose + Thoraxdeformität)

Dupuytren-Kontraktur
(+ Palmaraponeurose, Schrumpfung)

Pleonosteose
(+ Gelenkkontrakturen + Hände, kurze + Lidachsenstellung, mongoloide + Minderwuchs)

Trismus-Pseudokamptodaktylie-Syndrom
(+ Gesichtsdysmorphien + Trismus)

Trisomie 18
(+ Fersen, prominente + Geburtsgewicht, niedriges + Gesicht, dreieckiges + Gesichtsdysmorphien + Großzehen, zurückversetzte + Herzfehler + Hinterhaupt, prominentes + Hydramnion + Hypertonie + Klitorishypertrophie + Lidspaltenverengerung + Mikrozephalie + Mund-Kinnpartie, kleine + Nierenanomalien + Ösophagusatresie + Plexus-choreoideus-Zysten (Ultraschall) + Radiusaplasie + Rippen, schmale)

Finger, kurze

oto-palato-digitales Syndrom Typ I
(+ Gaumenspalte + Gesichtsdysmorphien + Minderwuchs + Schalleitungsschwerhörigkeit + Schwerhörigkeit + Zehen, kurze)

Finger, Mutilationen

Lesch-Nyhan-Syndrom
(+ Aggressivität + geistige Behinderung + Hyperurikämie + Mutilationen + Nephrolithiasis + Selbstbeschädigungen + Verletzungen, allg.)

Neuropathie, hereditäre sensible und autonome, Typ IV
(+ Anhidrose + Frakturneigung, Frakturen + Hypohidrose + Mutilationen + Schmerzunempfindlichkeit, kongenitale + Temperaturempfindungsstörung)

Porphyrie, kongenitale erythropoetische
(+ Hämolyse + Hyperpigmentierung + Mutilationen + Photosensibilität + Porphyrinämie + Porphyrinurie, Isomer-I-Dominanz + Zähne, Rotverfärbung)

Fingerschwellungen, chronische

Kostoklavikular-Symptomatik
(+ Armschwäche + Neuralgien im Handbereich + Parästhesien im Handbereich)

Syndrom der mikrogeodischen Phalangen
(+ Phalangen, zystische Veränderungen)

Fingerspitzen, polsterähnliche

Kabuki-Syndrom
(+ Ektropion + Gaumenspalte + geistige Behinderung + Minderwuchs + Nasenseptum, kurzes + Nasenspitze, eingesunkene + Patelladislokation + Patellahypoplasie)

Fingerspitzen, Ulzerationen

Raynaud-Phänomen
(+ Abblassen einzelner Finger + Gynäkotropie + Hautfarbe der Hand zwischen wächserner Blässe und purpurner Zyanose + Hautfarbe des Fußes zwischen wächserner Blässe und purpurner Zyanose + Vasokonstriktion, symmetrische schmerzhafte + Zehen, Ulzerationen)

Finger, Streckschwäche

Supinatortunnel-Symptomatik
(+ Epicondylitis humeri lateralis + Oberarm, Druckschmerzen unterhalb des Epicondylus lateralis)

Finger, überlappende

Antiepileptika-Embryofetopathie
(+ Endphalangen, Hypoplasie + Epikanthus + Herzfehler + Hypertelorismus + Hypospadie + Lippen-Kiefer-Gaumen-Spalte + Meningomyelozele + Minderwuchs + Minderwuchs, pränataler + Onychohypoplasie + Sattelnase + Zehen, überlappende)

Arthrogrypose, distale, Typ I
(+ Fingerkontrakturen + Klumpfuß + ulnare Deviation)

Hand

Hände, große

Lipodystrophie, progressive
(+ Acanthosis nigricans + athletischer Habitus + Diabetes mellitus + Frühreife, sexuelle + Füße, große + Haar, lockiges + Hepatomegalie + Hochwuchs + Hyperlipidämie + Hyperpigmentierung + Hypertrichose + Klitorishypertrophie + Labienhypertrophie + Lipodystrophie + Makropenis + Muskelhypertrophie + Ohren, große + Oligomenorrhö + Ovarien, polyzystische + Splenomegalie + Venenzeichnung, verstärkte + Virilisierung)
Proteus-Syndrom
(+ Exostosen am Schädel + Füße, große + Hals, langer + Hemihypertrophie + Kyphoskoliose + Lipome + Nävi + Rumpflänge, abnorme + Tumoren, subkutane + Weichteilhypertrophie, plantare + Weichteilhypertrophie, volare)
Syndrom der akromegaloiden Fazies
(+ akromegaloides Aussehen + Blepharophimose + Mundschleimhaut, hyperplastische + Nase, dicker werdend + Oberlippenschwellung + Synophrys)
Wiedemann-Rautenstrauch-Syndrom
(+ Fontanellenschluß, verzögerter + Füße, große + Gesichtsdysmorphien + Inzisivi, »angeborene« + Minderwuchs + Minderwuchs, pränataler + neurologische Störungen + Ohren, tief angesetzte + progeroides Aussehen + Pseudohydrozephalus)

Hände, kleine

KBG-Syndrom
(+ Brachyphalangie + Füße, kleine + geistige Behinderung + Hypertelorismus + Minderwuchs + Skelettanomalien + Wirbelanomalien + Zahnanomalien)
de-Lange-Syndrom (I)
(+ Augenbrauen, dichte, konvex geschwungene + Bogenmuster, vermehrte + Brachymesophalangie V + Daumen, proximal angesetzte + Dysphonie + Dystrophie, allgemeine + Entwicklungsrückstand, statomotorischer + Epikanthus + Füße, kleine + Gedeihstörungen + geistige Behinderung + Genitalfehlbildungen + Hypertrichose + Klinodaktylie + Metacarpalia, Anomalien + Mikrozephalie + Minderwuchs + Nasenboden, antevertierter, mit retrahiertem Septum + Oberlippe, schmale + Ohrmuschelanomalien + Philtrum, langes + Philtrum, wenig strukturiertes + Retrogenie + Sprachentwicklung, verzögerte + Strahldefekte + Synophrys + Vierfingerfurche)

Hände, kurze

akromesomele Dysplasie Typ Hunter-Thompson
(+ Becken, schmales + Brachyphalangie + Fibulahypoplasie + Gelenkluxationen, multiple + Minderwuchs + Ulnahypoplasie)
Down-Syndrom
(+ Brushfield-Flecken + Epikanthus + geistige Behinderung + Gelenkbeweglichkeit, abnorme + Gesichtsdysmorphien + Herzfehler + Lidachsenstellung, mongoloide + Minderwuchs + Muskelhypotonie + Sandalenlücke + Vierfingerfurche)
Fountain-Syndrom
(+ geistige Behinderung + Gesichtsödem + Kyphose + Taubheit)
Pleonosteose
(+ Fingerkontrakturen + Gelenkkontrakturen + Lidachsenstellung, mongoloide + Minderwuchs)
Smith-Magenis-Syndrom
(+ Aggressivität + Androtropie + Autismus + Epikanthus + geistige Behinderung + Gesichtsdysmorphien + Lidachsenstellung, mongoloide + Mikrozephalie + Minderwuchs + Mittelgesichtshypoplasie oder -dysplasie + Schalleitungsschwerhörigkeit + Schwerhörigkeit + Stirn, vorgewölbte + Syndaktylien + Telekanthus + Verhaltensstörungen + zerebrale Anfälle)
Trisomie 12p
(+ geistige Behinderung + Gesichtsdysmorphien + Herzfehler + Mittelgesichtshypoplasie oder -dysplasie)

Handdeformitäten

Armendares-Syndrom
(+ Epikanthus + Gaumen, hoher + Gesichtsdysmorphien + Kraniosynostose + Mikrognathie + Mikrozephalie + Minderwuchs + Nase, kurze + Netzhaut, Retinopathie + Ptosis + Telekanthus)
Emery-Nelson-Syndrom
(+ Fußdeformitäten + Handkontrakturen + Minderwuchs)

Handfunktion, Verlust

Rett-Syndrom
(+ Anarthrie + Gangapraxie + Gangataxie + geistige Behinderung + Mikrozephalie + Minderwuchs + Skoliose + Tachypnoe + zerebrale Anfälle)

Handgelenke, Schmerzen

Osteochondrose, aseptische, Typ Kienböck
(+ Os lunatum, Defekt + Os lunatum, Schmerz + Weichteilschwellung)

Handgelenke, Weichteilschwellungen

Osteolyse, hereditäre idiopathische, Typ VII (Torg)
(+ Fußgelenke, Weichteilschwellungen + Handwurzelknochen, Synostosen + Osteolysen)
Sharp-Syndrom
(+ Arthralgien + Arthritiden + Fieber + Lupus erythematodes + Lymphadenopathie + Ösophagusperistaltik, verminderte + Polymyositis + Raynaud-Phänomen + Sklerodermie + Weichteilschwellung)

Handgelenk nach hinten außen rotiert

Amyoplasie
(+ Ellenbogengelenk, Kontrakturen + Gelenkkontrakturen + Schultergelenk, Innenrotation)

Handinnenflächen, Hämatom

Handhämatom, paroxysmales
(+ Digitus mortuus + Finger, Hämatom + Gynäkotropie)

Handkontrakturen

Arthrogrypose, distale, Typ II F
(+ Fußkontrakturen + Gelenkkontrakturen + Gesicht, dreieckiges + Ptosis + Schultergelenk, Innenrotation)
Emery-Nelson-Syndrom
(+ Fußdeformitäten + Handdeformitäten + Minderwuchs)
Lundbaek-Symptomatik
(+ Diabetes mellitus + Handarterien, Sklerose + Handbinnenmuskulatur, Atrophie + Handsteife + Muskelsteifigkeit der Unterarme + Myalgien + Parästhesien + Unterarmkontrakturen)
Mucopolysaccharidose I-S
(+ Gelenkkontrakturen + Katarakt + Minderwuchs + Mucopolysaccharide im Urin, vermehrte + Schwerhörigkeit)

Hand, linke, ideomotorische Apraxie

Corpus-callosum-Symptomatik
(+ Hemiparese + Hörverlust + Konzentrationsstörungen + Persönlichkeitsveränderungen)

Hand

Handsteife

Karpaltunnel-Symptomatik
(+ Finger, radiale, Parästhesien + Schmerzen der Hände)
Lundbaek-Symptomatik
(+ Diabetes mellitus + Handarterien, Sklerose + Handbinnenmuskulatur, Atrophie + Handkontrakturen + Muskelsteifigkeit der Unterarme + Myalgien + Parästhesien + Unterarmkontrakturen)

Handwurzelknochen, Kalzifikationsherde

Chondrodysplasia punctata Typ Sheffield
(+ Fußwurzelknochen, Kalzifikationsherde + Minderwuchs + Nase, breite, flache + Polydaktylie)

Handwurzelknochen, Osteolysen

Osteolyse, hereditäre idiopathische, Typ IV (Thieffry-Shurtleff)
(+ marfanoider Habitus + Metatarsus, Osteolysen + Mikrognathie + Proteinurie)

Handwurzelknochen, Synostosen

Liebenberg-Syndrom
(+ Ellenbogen, Anlagestörung + Endphalangen, Hypoplasie + Nägel, kleine + Radialdeviation der Hand)
Osteolyse, hereditäre idiopathische, Typ VII (Torg)
(+ Fußgelenke, Weichteilschwellungen + Handgelenke, Weichteilschwellungen + Osteolysen)

Handwurzelknochen, überzählige

Larsen-Syndrom
(+ Gaumenspalte + Gelenkluxationen, multiple + Gesichtsdysmorphien)

Hautfarbe der Hand zwischen wächserner Blässe und purpurner Zyanose

Raynaud-Phänomen
(+ Abblassen einzelner Finger + Fingerspitzen, Ulzerationen + Gynäkotropie + Hautfarbe des Fußes zwischen wächserner Blässe und purpurner Zyanose + Vasokonstriktion, symmetrische schmerzhafte + Zehen, Ulzerationen)

Heptadaktylie

Diplocheirie und Diplopodie
(+ Daumenaplasie + Diplocheirie + Diplopodie + Fibula-Verdoppelung + Radiusaplasie + Tibiaaplasie + Ulna-Verdoppelung)

Hexadaktylie

chondroektodermale Dysplasie
(+ Dysplasie, polyostotische + Herzfehler + Minderwuchs + Oberlippenfrenula + Onychohypoplasie + Zähne, angeborene)
Eaton-McKusick-Syndrom
(+ Daumen, triphalangeale + Großzehenverdoppelung + Polydaktylie + Tibiaaplasie + Tibiahypoplasie)
Meckel-Gruber-Syndrom
(+ Arrhinenzephalie + Enzephalozele + Epispadie + Gaumenspalte + Harnblasenekstrophie + Hypospadie + Katarakt + Kleinhirnagenesie + Klumpfuß + Kolobom + Leberfibrose + Mikrogenie + Mikrophthalmie + Mikrozephalie + Nierenzysten + Optikusaplasie + Polydaktylie + Stirn, fliehende + Zungenfehlbildung)

Simpson-Golabi-Behmel-Syndrom
(+ Alveolarkerben + Gesicht, plumpes + Gesichtszüge, grobe + Hepatomegalie + Herzfehler + Hochwuchs + Hypodontie + Makroglossie + Makrosomie, fetale + Nabelhernie + Omphalozele + Splenomegalie + Unterlippenkerbe)
Weyers-Syndrom
(+ Inzisivi, Hypoplasie + Mandibula, Spaltbildung + Onychodysplasie + Synostosen + Vestibulum oris, Fehlbildung)

Hypodaktylie

Aminopterin-Embryopathie
(+ Anenzephalie + Hydrozephalus + Klumpfuß + Knochendysplasien, kraniale + Kraniosynostose + Maxillahypoplasie + Mesomelie + Mikrogenie + Oxyzephalie + Schädelnähte, fehlende + Synostosen)

Hypothenarhypoplasie

LADD-Syndrom
(+ Dakryozystitis + Daumen, fingerähnliche + Daumen, geteilte + Daumenhypoplasie + Finger, 2.–5., Anomalien + Parotis, Hypoplasie oder Aplasie + Schalleitungsschwerhörigkeit + Schallempfindungsstörung + Schmelzhypoplasie + Schwerhörigkeit + Submandibularis, Hypoplasie oder Aplasie + Tränenapparat, Aplasien + Tränensekretion, verminderte bis fehlende + Zahnausfall, vorzeitiger + Zahnhypoplasie)

Interphalangealgelenke, Schwellung und Steifigkeit

Kashin-Beck-Krankheit
(+ Knorpelnekrosen + Minderwuchs + Osteoarthritis + Osteophytenbildung)

Kamptodaktylie

Antley-Bixler-Syndrom
(+ Gesichtsdysmorphien + humero-radiale Synostose + Kamptomelie + Kraniosynostose + Synostosen)
Arthritis-Kamptodaktylie-Perikarditis-Syndrom
(+ Arthritiden + Fingerkontrakturen + Perikarditis)
Arthrogrypose, distale, Typ II B
(+ Minderwuchs + Ptosis + ulnare Deviation)
Arthrogrypose, X-gebundene, Typ I
(+ Fingerkontrakturen + Fußkontrakturen + Gesichtsdysmorphien + Glossoptose + Skaphozephalie + Skoliose + Thoraxdeformität)
COFS-Syndrom
(+ Anophthalmie + Blepharophimose + Ellenbogengelenk, Kontrakturen + Gesichtsdysmorphien + Hirnfehlbildungen + Katarakt + Kniegelenke, Kontrakturen + Mikrophthalmie + Mikrozephalie)
Dysostosis cleidofacialis
(+ Exophthalmus + geistige Behinderung + Hypertelorismus + Mikrozephalie + Oberlidhypoplasie + Schlüsselbeinhypo- oder -aplasie)
German-Syndrom
(+ Dolichozephalus + Ellenbogengelenk, Kontrakturen + Entwicklungsrückstand, motorischer und geistiger + Fußdeformitäten + Karpfenmund + Kniegelenke, Kontrakturen + Lymphödem + Zunge, schmale)
Gordon-Syndrom
(+ Finger, Interphalangealgelenke, fehlende Beugefalten + Gaumenspalte + Gesichtsdysmorphien + Minderwuchs + Pseudoepiphysen + Ptosis)
Guadalajara-Kamptodaktylie-Syndrom Typ II
(+ Ellenbogengelenk, Kontrakturen + Gesichtsdysmorphien + Kniegelenke, Kontrakturen + Mikrozephalie + Ptosis + Skoliose)
Juberg-Marsidi-Syndrom
(+ Epikanthus + geistige Behinderung + Knochenwachstum, ver-

133

Hand

zögertes + Kryptorchismus + Lidspaltenverengerung + Mikropenis + Minderwuchs + Sattelnase + Schwerhörigkeit + Skrotumhypoplasie + Taubheit)

Karsch-Neugebauer-Syndrom
(+ Ektrodaktylie + Nystagmus + Reduktionsfehlbildungen der Extremitäten + Spalthände)

okulo-dento-digitale Dysplasie
(+ Alaknorpel, Hypoplasie + Finger, 4.–5., Syndaktylien + Hyperostose, kraniale + Hypertrichose + Hypotelorismus + Irisdysplasie + Mikrokornea + Nase, lange dünne + Schmelzdysplasie + Schmelzhypoplasie + Zehen, Dysplasie + Zehenaplasien + Zehenhypoplasien)

oto-palato-digitales Syndrom Typ II
(+ Gaumenspalte + Gelenkkontrakturen + Gesichtsdysmorphien + Mikrozephalie)

Tel-Hashomer-Kamptodaktylie-Syndrom
(+ Gesichtsdysmorphien + Minderwuchs + Muskelaplasie + Muskelhypoplasie + Syndaktylien)

Trisomie-9-Mosaik
(+ geistige Behinderung + Gelenkluxationen, multiple + Gesichtsdysmorphien + Lidachsenstellung, mongoloide + Lidspaltenverengerung + Mikrozephalie + Minderwuchs + Minderwuchs, pränataler + Nase, knollig deformierte + Stirn, fliehende)

Weaver-Syndrom
(+ Epikanthus + Gelenkkontrakturen + Gesichtsdysmorphien + Hochwuchs + Knochenreifung, beschleunigte + Mikrogenie + Nasenwurzel, eingesunkene + Ohren, große + Philtrum, langes + Stirn, vorgewölbte + Telekanthus)

WT-Syndrom
(+ Anämie + Anämie, aregeneratorische + Daumenaplasie + Daumenhypoplasie + Klinodaktylie + Leukämie + Panmyelopathie + Panzytopenie + radio-ulnare Synostose)

Karpalhypoplasien

TAR-Syndrom
(+ Armasymmetrien + Corpus-callosum-Agenesie + Eosinophilie + Fingerhypoplasien + Humerusagenesie + Humerusdysplasie + Kleinhirnwurm, Aplasie oder Hypoplasie + Kuhmilchallergie + leukämoide Reaktionen + Radialdeviation der Hand + Radiusaplasie + Thrombozytopenie + Ulna, verkürzte + Ulnaagenesie + Ulnafehlbildung)

Karpalia, radiale, Defizienz

IVIC-Syndrom
(+ Radiusaplasie + Radiushypoplasie + Schwerhörigkeit + Strabismus)

Karpaltunnel-Sequenz

Amyloid-Polyneuropathie Typ II
(+ Glaskörpertrübung + Hepatomegalie + Herzrhythmusstörungen)

Neuropathie, familiäre, rezidivierende, polytope
(+ Markscheidenverdickung, tomakulöse + Nervendruckläsion + Neuropathien + Paresen + Sensibilitätsstörungen + Supinatorsyndrom + Tarsaltunnel-Sequenz)

Klinodaktylie

Herz-Hand-Syndrom Typ IV
(+ Hemiwirbelbildung + Herzfehler + Hypodontie + Makrodontie + Minderwuchs + Polydaktylie + Syndaktylien + Wirbelanomalien)

kranioektodermale Dysplasie
(+ Brachymelie + Brachyphalangie + Diastema + Dolichozephalus + Epikanthus + Frenula, orale + Gesichtsdysmorphien + Haarschaft, dünner + Haarwachstumsstörung + Hypodontie + Hypotrichose + Lidachsenstellung, antimongoloide + Mikrodontie + Minderwuchs + Nystagmus + Pigmentstörungen der Haare + Refraktionsanomalien + Rhizomelie + Schmelzhypoplasie + Syndaktylien + Synostosen + Taurodontie + Zahnanomalien)

de-Lange-Syndrom (I)
(+ Augenbrauen, dichte, konvex geschwungene + Bogenmuster, vermehrte + Brachymesophalangie V + Daumen, proximal angesetzte + Dysphonie + Dystrophie, allgemeine + Entwicklungsrückstand, statomotorischer + Epikanthus + Füße, kleine + Gedeihstörungen + geistige Behinderung + Genitalfehlbildungen + Hände, kleine + Hypertrichose + Metacarpalia, Anomalien + Mikrozephalie + Minderwuchs + Nasenboden, antevertierter, mit retrahiertem Septum + Oberlippe, schmale + Ohrmuschelanomalien + Philtrum, langes + Philtrum, wenig strukturiertes + Retrogenie + Sprachentwicklung, verzögerte + Strahldefekte + Synophrys + Vierfingerfurche)

Mutchinick-Syndrom
(+ Augenbrauen, lange und gekrauste + Gaumen, hoher + geistige Behinderung + Gesichtsdysmorphien + Herzfehler + Hypertelorismus + Lidachsenstellung, antimongoloide + Mikrozephalie + Minderwuchs + Nagelanomalien + Nasenwurzel, breite, prominente + Nierenanomalien + Ohren, große + Pigmentationsanomalien + Prognathie + Pulmonalstenose + Trichterbrust + Vorhofseptumdefekt)

Trisomie 9p
(+ Brachyphalangie + Entwicklungsrückstand, motorischer und geistiger + Epiphysenvergrößerung + geistige Behinderung + Gesichtsdysmorphien + Hypertelorismus + Knochenwachstum, verzögertes + Lidachsenstellung, antimongoloide + Mikro-Brachyzephalie + Nase, knollig deformierte + Ohren, abstehende + Pseudoepiphysen)

WT-Syndrom
(+ Anämie + Anämie, aregeneratorische + Daumenaplasie + Daumenhypoplasie + Kamptodaktylie + Leukämie + Panmyelopathie + Panzytopenie + radio-ulnare Synostose)

Knochenfehlbildungen, kleine

Hand-Fuß-Genital-Syndrom
(+ Hypospadie + Uterus und Vagina, Fusionsanomalien)

Knöchelzeichen

Brachydaktylie Typ E
(+ Metacarpalia, Anomalien)

Krallenhand

Armplexuslähmung, untere
(+ Handmuskulatur, Paresen und Atrophien + Horner-Trias)

Neuropathie, hereditäre motorisch-sensible, Typ I
(+ Areflexie + Eiweißgehalt, erhöhter, im Liquor + Faszikulationen + Fußdeformitäten + Nervenleitgeschwindigkeit, verzögerte + Nervenverdickung + Neuropathien + Schmerzen der Beine + Steppergang + Storchenbeine + Tremor + Zwiebelschalenformationen)

Löffelhände

Apert-Syndrom
(+ Brachyzephalie + Exophthalmus + Gesichtsdysmorphien + Kraniosynostose + Syndaktylien + Turrizephalie)

Makrodaktylie

Klippel-Trenaunay-Symptomenkomplex
(+ Extremitätenweichteile, Hypertrophie bzw. Hemihypertrophie

Hand

+ Hämangiomatose + Hautveränderungen + Lymphknotenschwellung + Skelettanteile der Extremitäten, Hypertrophie bzw. Hemihypertrophie)

Metacarpalia, Anomalien

Brachydaktylie Typ C
(+ Finger, 2., 3., 5., Mittelphalangen, Hypoplasien + Finger, 2., 3., Hyperphalangie + Finger, Brachydaktylie)
Brachydaktylie Typ E
(+ Knöchelzeichen)
Chondrodysplasia punctata, Tibia-Metacarpus-Typ
(+ Femurepiphysen, kalkspritzerartige Verdichtungen + Humerusepiphysen, kalkspritzerartige Verdichtungen + Minderwuchs + Mittelgesichtshypoplasie oder -dysplasie + Tibia, verkürzte + Wirbelkörperspalten)
de-Lange-Syndrom (I)
(+ Augenbrauen, dichte, konvex geschwungene + Bogenmuster, vermehrte + Brachymesophalangie V + Daumen, proximal angesetzte + Dysphonie + Dystrophie, allgemeine + Entwicklungsrückstand, statomotorischer + Epikanthus + Füße, kleine + Gedeihstörungen + geistige Behinderung + Genitalfehlbildungen + Hände, kleine + Hypertrichose + Klinodaktylie + Mikrozephalie + Minderwuchs + Nasenboden, antevertierter, mit retrahiertem Septum + Oberlippe, schmale + Ohrmuschelanomalien + Philtrum, langes + Philtrum, wenig strukturiertes + Retrogenie + Sprachentwicklung, verzögerte + Strahldefekte + Synophrys + Vierfingerfurche)
neuro-fazio-digito-renales Syndrom
(+ geistige Behinderung + Gesichtsdysmorphien + Megalenzephalie + Nasenspitze, angedeutete vertikale Spaltbildung + Trichterbrust + Zähne, spitze)
Pterygium-Syndrom, antekubitales
(+ Gaumenspalte + Gesichtsdysmorphien + Humerus-Ulna, Fusion + Ohranomalien + Pterygien)

Metakarpophalangealgelenk, Hyperextension

Arthrogrypose, distale, Typ II E
(+ Gelenkkontrakturen + Trismus)

Monodaktylie

ECP-Syndrom
(+ Gaumenspalte + Oligodaktylie + Spaltfüße + Spalthände + Syndaktylien)

Oligodaktylie

ADAM-Komplex
(+ Amputationen, kongenitale + Bauchwanddefekt + Extremitätenfehlbildungen + Gesichtsspalten + Harnblasenekstrophie + Omphalozele + Schädeldefekte + Schnürfurchen, ringförmige + Syndaktylien + Thoraxspalte)
ECP-Syndrom
(+ Gaumenspalte + Monodaktylie + Spaltfüße + Spalthände + Syndaktylien)
Oligodaktylie-Syndrom (Grebe-Weyers)
(+ Ellenbogengelenk, Ankylose + Lippen-Kiefer-Gaumen-Spalte + Nierenanomalien)
oro-akraler Fehlbildungskomplex
(+ Aglossie + Ankyloglossie + Mikrogenie + Mikroglossie + Peromelien + Reduktionsfehlbildungen der Extremitäten + Symbrachydaktylien + Syngnathie)
Patellaaplasie-Talokalkaneussynostose-Syndrom
(+ Beckendysplasie + Patellaaplasie + Synostosen)

Os lunatum, Defekt

Osteochondrose, aseptische, Typ Kienböck
(+ Handgelenke, Schmerzen + Os lunatum, Schmerz + Weichteilschwellung)

Os lunatum, Schmerz

Osteochondrose, aseptische, Typ Kienböck
(+ Handgelenke, Schmerzen + Os lunatum, Defekt + Weichteilschwellung)

Palmaraponeurose, Schrumpfung

Dupuytren-Kontraktur
(+ Fingerkontrakturen)

Palmarfurchen, tiefe

Tetrasomie 8p
(+ Balkenmangel + geistige Behinderung + Gesichtsdysmorphien + Hemiwirbelbildung + Hydronephrose + Makrozephalie + Nasenwurzel, breite, flache + Plantarfurchen, tiefe + Spina bifida + Stirn, hohe + Wirbelanomalien)
Trisomie-8-Mosaik
(+ Arthrogrypose + Balkenmangel + Gesichtsdysmorphien + Hydronephrose + Nase, birnenförmige + Patellaaplasie + Pigmentationsanomalien + Plantarfurchen, tiefe + Spina bifida + Unterlippe, umgestülpte + Wirbelanomalien)

Phalangen, distale, Verkürzung

van-Bogaert-Hozay-Syndrom
(+ Akroosteolyse + Anonychie + Brachymelie + Gesichtsdysmorphien + Mikrogenie + Nase, breite, flache + Onychodysplasie)
Chondrodysplasia punctata, X-chromosomal rezessive Form
(+ Brachyphalangie + Endphalangen, Hypoplasie + Endphalangen, kurze + Minderwuchs + Nase, kurze + Nasenwurzel, breite, flache)
korneo-dermato-ossäres Syndrom
(+ Erytheme + Erythrodermie + Finger, Brachydaktylie + Hornhautdystrophie + Keratosis palmoplantaris + Photophobie + Schmelzanomalien)
mesomele Dysplasie Typ Campailla-Martinelli
(+ Brachyphalangie + Endphalangen, kurze + Fibulaverkürzung + Minderwuchs + Radiusdysplasie + Tibia, verkürzte + Ulna, verkürzte + Verkrümmung der Unterarme)

Phalangen, zystische Veränderungen

Syndrom der mikrogeodischen Phalangen
(+ Fingerschwellungen, chronische)

Polydaktylie

akrokallosales Syndrom
(+ Anenzephalie + Balkenmangel + Gesichtsdysmorphien + Makrozephalie)
akro-reno-okuläres Syndrom
(+ Augenanomalien + Daumenhypoplasie + Duane-Zeichen + Finger, Dermatoglyphen, abnorme + Harnwegsanomalien + Kolobom + Nierenanomalien + Ptosis + Reflux, vesiko-uretero-renaler)
Bardet-Biedl-Syndrom
(+ Adipositas + Degeneration, tapetoretinale + geistige Behinderung + Genitalhypoplasie)

Hand

Biemond-Syndrom
(+ Adipositas + geistige Behinderung + Genitalhypoplasie + Iriskolobom)

Carpenter-Syndrom
(+ Brachyzephalie + Gesichtsdysmorphien + Kraniosynostose + Lidachsenstellung, mongoloide + Stirn, fliehende + Strahldefekte + Syndaktylien + Turrizephalie)

Chondrodysplasia punctata Typ Sheffield
(+ Fußwurzelknochen, Kalzifikationsherde + Handwurzelknochen, Kalzifikationsherde + Minderwuchs + Nase, breite, flache)

Eaton-McKusick-Syndrom
(+ Daumen, triphalangeale + Großzehenverdoppelung + Hexadaktylie + Tibiaaplasie + Tibiahypoplasie)

F-Syndrom
(+ Gaumen, hoher + Gesichtsdysmorphien + Hypertelorismus + Kinn, kleines + Nase, birnenförmige + Syndaktylien + Zahnstellungsanomalien)

genito-palato-kardiales Syndrom
(+ Gaumenspalte + Gesichtsdysmorphien + Herzfehler + Minderwuchs + Minderwuchs, pränataler + Pseudohermaphroditismus masculinus)

Goltz-Gorlin-Syndrom
(+ Aniridie + Anophthalmie + Beckenfehlbildungen + Fingeraplasien + Fingerhypoplasien + Gaumen, hoher + Gynäkotropie + Haar, schütteres + Hautatrophie + Hyperhidrose + Hypertelorismus + Hypohidrose + Kolobom + Kyphose + Malokklusion + Mikrophthalmie + Nystagmus + Onychodystrophie + Optikusatrophie + Osteopathien + Osteoporose + Papillome + Poikilodermie + Prognathie + Rippenfehlbildungen + Schlüsselbeinfehlbildungen + Skoliose + Spina bifida + Strabismus + Syndaktylien + Vorwölbung, hernienartige + Wirbelanomalien + Zahnanomalien + Zehenaplasien + Zehenhypoplasien)

Greig-Zephalopolysyndaktylie
(+ Gesichtsdysmorphien + Hypertelorismus + Makrozephalie + Syndaktylien)

Herz-Hand-Syndrom Typ IV
(+ Hemiwirbelbildung + Herzfehler + Hypodontie + Klinodaktylie + Makrodontie + Minderwuchs + Syndaktylien + Wirbelanomalien)

Holoprosenzephalie
(+ Aglossie + Anophthalmie + Anosmie + Arrhinenzephalie + Arrhinie + Balkenmangel + Daumenaplasie + Daumenhypoplasie + geistige Behinderung + Hirn, monoventrikuläres + Hypertelorismus + Hypopituitarismus + Hyposmie + Hypotelorismus + Klumpfuß + Kolobom + Lippen-Kiefer-Gaumen-Spalte + Mikroglossie + Oberlippenspalte + Philtrum, fehlendes + Proboscis + Syndaktylien + Synophthalmie + Zyklopie)

Hydroletalus-Syndrom
(+ Arrhinenzephalie + Balkenmangel + Gesichtsdysmorphien + Gesichtsspalten + Hydramnion + Hydrozephalus + Lungenagenesie + Mikrophthalmie + Nase, kleine)

Kopfhautdefekte und Polydaktylie
(+ Kopfhautdefekte)

Kurzripp-Polydaktylie-Syndrome
(+ Analatresie + Arrhinenzephalie + Epiglottisdysplasie + Gaumenspalte + Herzfehler + Leberzysten + Lippenspalte + Mikropenis + Minderwuchs + Nierenaplasie + Nierenzysten + Pankreaszysten + Rippen, kurze + Thoraxdysplasie + Urethralatresie + Uterus duplex + Zähne, angeborene)

McKusick-Kaufman-Syndrom
(+ Herzfehler + Hydrometrokolpos + Hydronephrose)

Meckel-Gruber-Syndrom
(+ Arrhinenzephalie + Enzephalozele + Epispadie + Gaumenspalte + Harnblasenekstrophie + Hexadaktylie + Hypospadie + Katarakt + Kleinhirnagenesie + Klumpfuß + Kolobom + Leberfibrose + Mikrogenie + Mikrophthalmie + Mikrozephalie + Nierenzysten + Optikusaplasie + Stirn, fliehende + Zungenfehlbildung)

Naguib-Richieri-Costa-Syndrom
(+ Hypertelorismus + Hypospadie + Mikropenis + Schalskrotum + Syndaktylien)

Pallister-Hall-Syndrom
(+ Analstenose + Gesichtsdysmorphien + Herzfehler + Hypothalamusregion, Hamartome + Mikropenis + Mittelgesicht, flaches + Nebennierenhypoplasie + Ohranomalien)

Polysyndaktylie, Bonola-Typ
(+ Daumen, abduzierte + Daumen, breite + Daumen, kurze + Syndaktylien + Zehenhypoplasien)

Sakati-Nyhan-Syndrom
(+ Gesichtsdysmorphien + Makrozephalie + Syndaktylien + Turrizephalie)

Say-Gerald-Syndrom
(+ Analatresie + Wirbelsäulenanomalien)

Schinzel-Giedion-Syndrom
(+ Entwicklungsrückstand, motorischer und geistiger + Fingerhypoplasien + Gesichtsdysmorphien + Herzfehler + Minderwuchs + Mittelgesichtsretraktion + Schädelbasissklerose + Zehenhypoplasien)

Syndrom der postaxialen Polydaktylie und progressiven Myopie
(+ Myopie)

Trisomie 13
(+ Arrhinenzephalie + Gesichtsdysmorphien + Herzfehler + Iriskolobom + Kopfhautdefekte + Lippen-Kiefer-Gaumen-Spalte + Mikrophthalmie + Mikrozephalie + Minderwuchs + Minderwuchs, pränataler + Präeklampsie + Stirn-Oberlidhämangiome + Zyklopie)

VATER-Assoziation
(+ Analatresie + Fistel, ösophagotracheale + Nabelarterienagenesie + Nierenagenesie + Nierenanomalien + Ösophagusatresie + Radiusaplasie + Radiusdysplasie + Ventrikelseptumdefekt + Wirbelanomalien)

Radialdeviation der Hand

Liebenberg-Syndrom
(+ Ellenbogen, Anlagestörung + Endphalangen, Hypoplasie + Handwurzelknochen, Synostosen + Nägel, kleine)

Radiushypoplasie-triphalangeale Daumen-Hypospadie-Diastema-Syndrom
(+ Daumen, fingerähnliche + Daumen, triphalangeale + Diastema + Hypospadie + Radiushypoplasie + Ulna, verkürzte + Verkürzung der Unterarme)

TAR-Syndrom
(+ Armasymmetrien + Corpus-callosum-Agenesie + Eosinophilie + Fingerhypoplasien + Humerusagenesie + Humerusdysplasie + Karpalhypoplasien + Kleinhirnwurm, Aplasie oder Hypoplasie + Kuhmilchallergie + leukämoide Reaktionen + Radiusaplasie + Thrombozytopenie + Ulna, verkürzte + Ulnaagenesie + Ulnafehlbildung)

Röhrenknochen, kurze, der Hand, periphere Dysplasie

Akrodysplasie
(+ geistige Behinderung + Minderwuchs + Nase, hypoplastische + Röhrenknochen, kurze, des Fußes, periphere Dysplasie + Zapfenepiphysen)

Schmerzen der Hände

Akrodynie
(+ Adynamie + Akrozyanose + Antriebsschwäche + Füße, Schmerzen + Hyperhidrose + Muskelhypotonie + Neuritis + Pruritus + Schuppung, groblamellöse)

Hypothenar-Hammer-Syndrom
(+ Abblassen einzelner Finger + Androtropie)

Karpaltunnel-Symptomatik
(+ Finger, radiale, Parästhesien + Handsteife)

Nervus-ulnaris-Kompressionsneuropathie
(+ Handbinnenmuskulatur, Atrophie und Paresen)

Raynaud-Krankheit
(+ Gefäßspasmen + Gynäkotropie + Hyperämie, arterielle + Hyperämie, venöse)

Hand

Schreibkrampf

Pronator-teres-Symptomatik
(+ Finger, radiale, Parästhesien + Unterarm, Schmerzen)

Schwimmhautbildung

Aarskog-Syndrom
(+ Brachyphalangie + Hypertelorismus + Inguinalhernien + Kryptorchismus + Minderwuchs + Nase, kurze, breite + Ptosis + Schalskrotum)

Spalthände

akrodentale Dysplasie (Weyers)
(+ Hypertrichose + Hypodontie + Hypotrichose + Schmelzhypoplasie)
akrorenaler Symptomenkomplex
(+ Doppelnieren + Nierenagenesie + Nierenhypoplasie + Spaltfüße)
ECP-Syndrom
(+ Gaumenspalte + Monodaktylie + Oligodaktylie + Spaltfüße + Syndaktylien)
EEC-Syndrom
(+ Anodontie + Augenbrauen, Hypoplasie + Blepharitis + Hypotrichose + Inzisivi, stiftförmige Reduktion + Konjunktivitis + Lippen-Kiefer-Gaumen-Spalte + Mikrodontie + Photophobie + Spaltfüße + Tränen-Nasengänge, Atresie + Wimpernhypoplasie)
Ektrodaktylie
(+ Spaltfüße + Strahldefekte + Syndaktylien)
Ektrodaktylie-Fibulaaplasie
(+ Fibulaaplasie + Fibulahypoplasie + Finger, Brachydaktylie + Syndaktylien)
Ektrodaktylie-Tibiahypoplasie
(+ Femurhypoplasie + Spaltfüße + Tibiaaplasie + Tibiahypoplasie + Ulnahypoplasie)
Freire//Maia-Syndrom I
(+ Dysplasien, ektodermale + Minderwuchs + Peromelien + Spaltfüße)
Gollop-Wolfgang-Komplex
(+ Femur, gegabelter + Spaltfüße + Tibiaaplasie)
Karsch-Neugebauer-Syndrom
(+ Ektrodaktylie + Kamptodaktylie + Nystagmus + Reduktionsfehlbildungen der Extremitäten)
Rosselli-Gulienetti-Syndrom
(+ Alopezie + Anhidrose + Dysplasien, ektodermale + Hypertrichose + Lippen-Kiefer-Gaumen-Spalte + Oligo- oder Adontie + Radiushypoplasie + Schmelzdefekte + Spaltfüße + Syndaktylien)

Supinatorsyndrom

Neuropathie, familiäre, rezidivierende, polytope
(+ Karpaltunnel-Sequenz + Markscheidenverdickung, tomakulöse + Nervendruckläsion + Neuropathien + Paresen + Sensibilitätsstörungen + Tarsaltunnel-Sequenz)

Symbrachydaktylien

oro-akraler Fehlbildungskomplex
(+ Aglossie + Ankyloglossie + Mikrogenie + Mikroglossie + Oligodaktylie + Peromelien + Reduktionsfehlbildungen der Extremitäten + Syngnathie)

Syndaktylien

ADAM-Komplex
(+ Amputationen, kongenitale + Bauchwanddefekt + Extremitätenfehlbildungen + Gesichtsspalten + Harnblasenekstrophie + Oligodaktylie + Omphalozele + Schädeldefekte + Schnürfurchen, ringförmige + Thoraxspalte)
Anonychie-Ektrodaktylie-Syndrom
(+ Anonychie + Finger, asymmetrisches Fehlen)
Apert-Syndrom
(+ Brachyzephalie + Exophthalmus + Gesichtsdysmorphien + Kraniosynostose + Löffelhände + Turrizephalie)
Bartsocas-Papas-Syndrom
(+ Ankyloblepharon + Anonychie + Daumenhypoplasie + Lippen-Kiefer-Gaumen-Spalte + Pterygien, popliteale + Zehenhypoplasien)
Carpenter-Syndrom
(+ Brachyzephalie + Gesichtsdysmorphien + Kraniosynostose + Lidachsenstellung, mongoloide + Polydaktylie + Stirn, fliehende + Strahldefekte + Turrizephalie)
Cenani-Lenz-Syndaktylie
(+ Fingerhypoplasien + Mesomelie der Unterarme)
Dysostose, akrofaziale, Typ Rodriguez
(+ Arme, kurze + mandibulo-faziale Dysostose + Oberarmverkürzung + Phokomelie + Strahldefekte)
ECP-Syndrom
(+ Gaumenspalte + Monodaktylie + Oligodaktylie + Spaltfüße + Spalthände)
Ektrodaktylie
(+ Spaltfüße + Spalthände + Strahldefekte)
Ektrodaktylie-Fibulaaplasie
(+ Fibulaaplasie + Fibulahypoplasie + Finger, Brachydaktylie + Spalthände)
Epidermolysis bullosa dystrophica mutilans Hallopeau-Siemens
(+ Alopezie + Blasenbildung + Entwicklungsrückstand, motorischer und geistiger + Erosionen + Milien + Mundschleimhaut, Leukoplakie + Narbenbildung + Narbenschrumpfung + Onychodystrophie + Plattenepithelkarzinome + Schmelzanomalien + Symblepharon + Wachstumsstörungen + Zahnanomalien)
F-Syndrom
(+ Gaumen, hoher + Gesichtsdysmorphien + Hypertelorismus + Kinn, kleines + Nase, birnenförmige + Polydaktylie + Zahnstellungsanomalien)
Goltz-Gorlin-Syndrom
(+ Aniridie + Anophthalmie + Beckenfehlbildungen + Fingeraplasien + Fingerhypoplasien + Gaumen, hoher + Gynäkotropie + Haar, schütteres + Hautatrophie + Hyperhidrose + Hypertelorismus + Hypohidrose + Kolobom + Kyphose + Malokklusion + Mikrophthalmie + Nystagmus + Onychodystrophie + Optikusatrophie + Osteopathien + Osteoporose + Papillome + Poikilodermie + Polydaktylie + Prognathie + Rippenfehlbildungen + Schlüsselbeinfehlbildungen + Skoliose + Spina bifida + Strabismus + Vorwölbung, hernienartige + Wirbelanomalien + Zahnanomalien + Zehenaplasien + Zehenhypoplasien)
Greig-Zephalopolysyndaktylie
(+ Gesichtsdysmorphien + Hypertelorismus + Makrozephalie + Polydaktylie)
Holoprosenzephalie
(+ Aglossie + Anophthalmie + Anosmie + Arrhinenzephalie + Arrhinie + Balkenmangel + Daumenaplasie + Daumenhypoplasie + geistige Behinderung + Hirn, monoventrikuläres + Hypertelorismus + Hypopituitarismus + Hyposmie + Hypotelorismus + Klumpfuß + Kolobom + Lippen-Kiefer-Gaumen-Spalte + Mikroglossie + Oberlippenspalte + Philtrum, fehlendes + Polydaktylie + Proboscis + Synophthalmie + Zyklopie)
Hyperostosis corticalis Typ van Buchem
(+ Endostose + Hirnnervenausfälle + Kortikalisverdickung + Mandibulahyperplasie + Osteosklerose + Schädelknochensklerose + Sklerose)
kraniodigitales Syndrom (Scott)
(+ Brachyzephalie + geistige Behinderung + Gesichtsdysmorphien + Minderwuchs + Ossifikation, verzögerte oder fehlende + Spina bifida occulta)
kranioektodermale Dysplasie
(+ Brachymelie + Brachyphalangie + Diastema + Dolichozephalus + Epikanthus + Frenula, orale + Gesichtsdysmorphien + Haar-

Hand

schaft, dünner + Haarwachstumsstörung + Hypodontie + Hypotrichose + Klinodaktylie + Lidachsenstellung, antimongoloide + Mikrodontie + Minderwuchs + Nystagmus + Pigmentstörungen der Haare + Refraktionsanomalien + Rhizomelie + Schmelzhypoplasie + Synostosen + Taurodontie + Zahnanomalien)

Kryptophthalmus-Syndrom
(+ Anophthalmie + geistige Behinderung + Kryptophthalmus + Lidöffnungen, fehlende + Mikrophthalmie + Nierenagenesie)

Lippen-Gaumen-Spalte, Oligodontie, Syndaktylie, Haarveränderungen
(+ Gaumenspalte + Hypertelorismus + Lippenspalte + Milchzahnagenesis + Mittelgesichtshypoplasie oder -dysplasie + Oligo- oder Adontie + Pili torti)

Mohr-Syndrom
(+ Frenula, orale + Gesichtsdysmorphien + Großzehenverdoppelung + Lippenspalte + Naseneinkerbungen + Zungenkerben)

Naguib-Richieri-Costa-Syndrom
(+ Hypertelorismus + Hypospadie + Mikropenis + Polydaktylie + Schalskrotum)

ophthalmo-mandibulo-mele Dysplasie (Pillay-Orth)
(+ Ellenbogendysplasie + Fibulaverkürzung + Hornhauttrübung + Kiefergelenk, Ankylose + Progenie + Radius, verkürzter + Ulna, verkürzte)

Pfeiffer-Syndrom
(+ Brachyzephalie + Endphalangen, breite + Gesichtsasymmetrie + Gesichtsdysmorphien + Kraniosynostose + Schädelasymmetrie + Turrizephalie)

Poland-Symptomenkomplex
(+ Armasymmetrien + Brachysyndaktylie + Musculus pectoralis, Hypo- bis Aplasie)

Polysyndaktylie, Bonola-Typ
(+ Daumen, abduzierte + Daumen, breite + Daumen, kurze + Polydaktylie + Zehenhypoplasien)

Rosselli-Gulienetti-Syndrom
(+ Alopezie + Anhidrose + Dysplasien, ektodermale + Hypertrichose + Lippen-Kiefer-Gaumen-Spalte + Oligo- oder Adontie + Radiushypoplasie + Schmelzdefekte + Spaltfüße + Spalthände)

Saethre-Chotzen-Syndrom
(+ Brachyphalangie + Gesichtsasymmetrie + Gesichtsdysmorphien + Hakennase + Kraniosynostose + Ptosis + Schädelasymmetrie + Stirn, fliehende + Trigonozephalie + Turrizephalie)

Sklerosteose
(+ Fazialislähmung + Gesichtsdysmorphien + Hyperostosen + Mandibulahyperplasie + Schallempfindungsstörung + Schwerhörigkeit + Sklerose)

Strasburger-Hawkins-Eldridge-Syndrom
(+ Schalleitungsschwerhörigkeit + Schwerhörigkeit + Skelettanomalien + Strabismus)

Syndaktylie Typ I–V
(Übersicht)

Syndrom der multiplen Synostosen
(+ Finger, Brachydaktylie + humero-radiale Synostose + Schwerhörigkeit + Synostosen)

Tel-Hashomer-Kamptodaktylie-Syndrom
(+ Gesichtsdysmorphien + Kamptodaktylie + Minderwuchs + Muskelaplasie + Muskelhypoplasie)

Triploidie
(+ Aborte + Genitalfehlbildungen + innere Organe, Anomalien + Iriskolobom + Längen- und Gewichtsreduktion + Mikrophthalmie + Minderwuchs, pränataler + Nierenanomalien + Plazenta, hydatidiforme Degeneration + ZNS-Fehlbildungen)

Waardenburg-Anophthalmie-Syndrom
(+ Anophthalmie)

Synostosen

Chromosom 13q⁻ Syndrom
(+ Analatresie + Balkenmangel + Daumenaplasie + geistige Behinderung + Genitalfehlbildungen + Gesichtsdysmorphien + Herzfehler + Hirnfehlbildungen + Hypospadie + Iriskolobom + Mesenterium commune + Mikrophthalmie + Mikrozephalie + Minderwuchs + Minderwuchs, pränataler + Netzhaut, Retinoblastom + Nierenanomalien + Stirn, fliehende + Syndaktylien + zerebrale Anfälle)

Syndrom der multiplen Synostosen
(+ Finger, Brachydaktylie + humero-radiale Synostose + Schwerhörigkeit + Syndaktylien)

Thenarhypoplasie

Aase-Syndrom
(+ Anämie + Daumen, triphalangeale + Lidachsenstellung, antimongoloide + Lippen-Kiefer-Gaumen-Spalte + Minderwuchs + Minderwuchs, pränataler + radio-ulnare Synostose + Radius, verkürzter + Radiushypoplasie + Skelettanomalien)

HMC-Syndrom
(+ Gesichtsspalten + Hypertelorismus + Mandibulahypoplasie + Mikrotie + Minderwuchs)

Hand: Trommelschlegelfinger

Arteria-pulmonalis-Sklerose
(+ Cor pulmonale + Dyspnoe + Polyglobulie + Teleangiektasien + Trommelschlegelzehen + Zyanose)

Fischer-Syndrom
(+ Hyperhidrose + Hyperkeratose + Hypotrichose + Keratosis palmo-plantaris + Onychogrypose + Trommelschlegelzehen)

Keratodermia palmo-plantaris diffusa Bureau-Barrière-Thomas
(+ Hyperhidrose + Hyperkeratose + Hyperostosen + Keratosis palmo-plantaris)

Keratosis palmaris bei Syringomyelie
(+ Keratosis palmoplantaris + Onychodystrophie + Trommelschlegelzehen)

Muskelhyperplasie, pulmonale
(+ Kurzatmigkeit + Lungenzeichnung, Honigwabenmuster + Lymphknotenschwellung + Mikrozysten in der Lunge + Trommelschlegelzehen)

Pachydermoperiostose
(+ Akromegalie + Hautverdickung + Hyperostosen + Uhrglasnägel)

POEMS-Komplex
(+ Amenorrhö + Aszites + Dysglobulinämie + Endokrinopathie + Fieber + Gammopathien + Gynäkomastie + Hautveränderungen + Hautverdickung + Hautverhärtungen + Hepatomegalie + Hyperhidrose + Hyperpigmentierung + Hypertrichose + Hypothyreose + Leukonychie + Lymphknotenschwellung + M-Gradient + Muskelschwäche + Myelom + Neuropathien + Ödeme, periphere + Osteolysen + Osteosklerose + Papillenödem + Plasmozytom + Pleuraerguß + Potenzstörungen + Sklerose + Splenomegalie)

Williams-Campbell-Syndrom
(+ Bronchopathie, chronische + Thoraxdeformität + Trommelschlegelzehen)

ulnare Deviation

Arthrogrypose, distale, Typ I
(+ Finger, überlappende + Fingerkontrakturen + Klumpfuß)

Arthrogrypose, distale, Typ II B
(+ Kamptodaktylie + Minderwuchs + Ptosis)

Vierfingerfurche

Down-Syndrom
(+ Brushfield-Flecken + Epikanthus + geistige Behinderung + Gelenkbeweglichkeit, abnorme + Gesichtsdysmorphien + Hände, kurze + Herzfehler + Lidachsenstellung, mongoloide + Minderwuchs + Muskelhypotonie + Sandalenlücke)

de-Lange-Syndrom (I)
(+ Augenbrauen, dichte, konvex geschwungene + Bogenmuster, vermehrte + Brachymesophalangie V + Daumen, proximal ange-

setzte + Dysphonie + Dystrophie, allgemeine + Entwicklungsrückstand, statomotorischer + Epikanthus + Füße, kleine + Gedeihstörungen + geistige Behinderung + Genitalfehlbildungen + Hände, kleine + Hypertrichose + Klinodaktylie + Metacarpalia, Anomalien + Mikrozephalie + Minderwuchs + Nasenboden, anvertierter, mit retrahiertem Septum + Oberlippe, schmale + Ohrmuschelanomalien + Philtrum, langes + Philtrum, wenig strukturiertes + Retrogenie + Sprachentwicklung, verzögerte + Strahldefekte + Synophrys)

Weichteilhypertrophie, volare

Proteus-Syndrom
(+ Exostosen am Schädel + Füße, große + Hals, langer + Hände, große + Hemihypertrophie + Kyphoskoliose + Lipome + Nävi + Rumpflänge, abnorme + Tumoren, subkutane + Weichteilhypertrophie, plantare)

Weichteilschwellung

Osteochondrose, aseptische, Typ Kienböck
(+ Handgelenke, Schmerzen + Os lunatum, Defekt + Os lunatum, Schmerz)
Sharp-Syndrom
(+ Arthralgien + Arthritiden + Fieber + Handgelenke, Weichteilschwellungen + Lupus erythematodes + Lymphadenopathie + Ösophagusperistaltik, verminderte + Polymyositis + Raynaud-Phänomen + Sklerodermie)

Acanthosis nigricans

Beare-Dodge-Nevin-Komplex
(+ Cutis verticis gyrata + Gesichtsdysmorphien + Hypertelorismus + Mikrogenie + Ohren, tief angesetzte + Ohrmuscheldysplasie)
Dysostose, kongenitale kraniofaziale, und Cutis gyratum
(+ Gaumenspalte + Hautfalten, wulstförmige + Hypertelorismus)
Lipodystrophie, familiäre, Typ Koebberling-Dunnigan
(+ Diabetes mellitus + Fettgewebsatrophie + Hyperlipidämie + Hyperurikämie + Lipodystrophie + Xanthome)
Lipodystrophie, progressive
(+ athletischer Habitus + Diabetes mellitus + Frühreife, sexuelle + Füße, große + Haar, lockiges + Hände, große + Hepatomegalie + Hochwuchs + Hyperlipidämie + Hyperpigmentierung + Hypertrichose + Klitorishypertrophie + Labienhypertrophie + Lipodystrophie + Makropenis + Muskelhypertrophie + Ohren, große + Oligomenorrhö + Ovarien, polyzystische + Splenomegalie + Venenzeichnung, verstärkte + Virilisierung)
Lipodystrophie, Typ Miescher
(+ Diabetes mellitus + Gesichtszüge, grobe + Hyperpigmentierung + Hypertrichose + Lipodystrophie + Ohren, große)

Achselbehaarung, frühzeitige

adrenogenitales Syndrom, spätmanifestes
(+ Amenorrhö + Brustentwicklung, mangelhafte + Epiphysenschluß, vorzeitiger + Hirsutismus + Schambehaarung, frühzeitige)
adrenogenitales Syndrom Typ 2
(+ Adrenarche, frühe + Diarrhö + Erbrechen + Exsikkose + Gynäkomastie + Klitorishypertrophie + Nebenniereninsuffizienz + Pubertät, verzögerte + Salzverlust + Schambehaarung, frühzeitige + Thelarche, ausbleibende + Virilisierung + Virilisierung, inkomplette)
adrenogenitales Syndrom Typ 4
(+ Epiphysenschluß, vorzeitiger + Hyperpigmentierung + Hypertonie + Klitorishypertrophie + Schambehaarung, frühzeitige + Virilisierung + Wachstum, beschleunigtes)

Achselbehaarung, spärliche

ulno-mammäres Syndrom
(+ Adipositas + apokrine Drüsen, Hypoplasie + Brustdrüsen, Hypoplasien und Aplasien + Fertilität, verspätete/verminderte + Genitalhypoplasie + Hypotrichose + Infertilität + Mamillenhypoplasie + Pubertät, verzögerte + Strahldefekte)

Achselbehaarung, Verlust

Simmonds-Sheehan-Syndrom
(+ alabasterartiges Aussehen der Haut + Antriebsschwäche + Genitalatrophie + Gynäkotropie + Hypoglykämie + Hypothermie + Hypotonie + Pubesbehaarung, Verlust + Schilddrüsenatrophie)

Akne urticata

Prurigo Hebra
(+ Lymphknotenschwellung + Narbenbildung + Papeln, juckende + Pruritus)

Akrochordone

multiple Trichodiskome, Fibrofollikulome und Akrochordone
(+ Fibrofollikulome, multiple + Trichodiskome, multiple)

Haut, Haare, Nägel

alabasterartiges Aussehen der Haut

Simmonds-Sheehan-Syndrom
(+ Achselbehaarung, Verlust + Antriebsschwäche + Genitalatrophie + Gynäkotropie + Hypoglykämie + Hypothermie + Hypotonie + Pubesbehaarung, Verlust + Schilddrüsenatrophie)

Albinismus

Albinismus-Taubheit
(+ Augenbrauen, Hypoplasie + Augenbrauen, Weißfärbung + Iris, blaue + Schallempfindungsstörung + Taubheit + Taubstummheit)
Chediak-Higashi-Syndrom
(+ Immundefekt + Infektanfälligkeit + Infektionen, bakterielle rezidivierende + NK-Zell-Defekt + Phagozytendefekt + Riesengranulation in allen granulahaltigen Zellen)
Griscelli-Syndrom
(+ Immundefekt + Infektionen, rezidivierende)
Hermansky-Pudlak-Syndrom
(+ Blutungsneigung + Depigmentierungen + Haar, blondes + Haar, weißes + Kolitis + Lungenveränderungen, restriktive + Nystagmus + Photophobie)
Waardenburg-Syndrom
(+ Augenbrauenpartien, mediale, Hyperplasie + Dystopia canthorum + Ergrauen + Gesichtsdysmorphien + Haarsträhnen, weiße oder schwarze + Hyperpigmentierung + Hypopigmentierung + Iris, blaue + Nasenprofil, griechisches + Pigmentstörungen der Haare + Schallempfindungsstörung + Schwerhörigkeit + Synophrys + Taubstummheit)

Albinismus, zirkumskripter

Klein-Waardenburg-Syndrom
(+ Brachyzephalie + Gesichtsdysmorphien + Heterochromia iridis + Minderwuchs + Pseudohypertelorismus + Schallempfindungsstörung + Schwerhörigkeit + Taubheit + Taubstummheit)
Piebaldismus-Taubheits-Syndrom
(+ Iris, blaue + Schallempfindungsstörung + Taubheit)

Alopezie

Akrodermatitis enteropathica
(+ Diarrhö + Erytheme, akrale + Erytheme, periorifizielle + Erytheme, psoriasiforme + Paronychie + Wachstumsstörungen)
Biotinidase-Defekt
(+ 3-Hydroxy-Isovaleriat im Urin + 3-Hydroxy-Propionat im Urin + Ataxie + Azidose, metabolische + Biotinidase, nicht meßbare Aktivität + Hautläsionen, periorifizielle + Hörverlust + Hypotonie + Laktatazidämie + Methylcitrat im Urin + Muskelhypotonie + Optikusatrophie + Propionazidämie)
Chondrodysplasia punctata durch X-chromosomale Deletion
(+ Brachyphalangie + Endphalangen, kurze + Epiphysen, Kalzifikationen, bilateral symmetrische + geistige Behinderung + Hypogonadismus + Katarakt + Minderwuchs + Nase, hypoplastische + Sattelnase)
Chondrodysplasia punctata, X-chromosomal-dominante Form
(+ Gynäkotropie + Hautatrophie + Ichthyose + Katarakt + Minderwuchs + Nase, breite, flache + Röhrenknochen, verkürzte + Röhrenknochenepiphysen, Kalzifikationen, punktförmige + Skoliose)
Chromosom 18q⁻ Syndrom
(+ Anthelix, prominente + Daumen, proximal angesetzte + Entwicklungsrückstand, motorischer und geistiger + Finger, distal konisch zulaufende + Gehörgänge, äußere, enge bis verschlossene + Gesichtsdysmorphien + Hauteinsenkungen + Iriskolobom + Minderwuchs + Minderwuchs, pränataler + Mittelgesichtsretraktion)
Cronkhite-Canada-Syndrom
(+ Anämie + Enteropathien + Hypokalzämie + Hypomagnesiämie + Malabsorption + Pigmentationsanomalien + Polypose)

Dystrophia myotonica Curschmann-Steinert
(+ Atemstörung + Dickdarmdilatation, verminderte + Dysfunktion, ovarielle + Facies myopathica + geistige Behinderung + Gesicht, schmales + Herzrhythmusstörungen + Hirnatrophie + Hodenatrophie + Hydramnion + Hypoventilation, alveoläre + Katarakt + Kindsbewegungen, verminderte + Klumpfuß + Magenmotilität, verminderte + Mimik, verminderte + Muskelatrophie + Muskelhypotonie + Muskelschwäche + Myotonie + Ösophagusdilatation + Ösophagusperistaltik, verminderte + Paresen + Peristaltik, verminderte + Ptosis + Skelettanomalien + Trinkschwierigkeiten)
Eosinophilie-Myalgie-Syndrom
(+ L-Tryptophan + Eosinophilie + Exanthem, makulopapulöses + Gesichtsödem + Muskelkrämpfe + Muskelschwäche + Myalgien + Myopathie + Neuropathien + Ödeme, allg. + Sklerose)
Epidermolysis bullosa atrophicans generalisata mitis
(+ Blasenbildung + Blasenbildung im Bereich der Schleimhäute + Erosionen + Mundschleimhaut, Blasenbildung)
Epidermolysis bullosa dystrophica mutilans Hallopeau-Siemens
(+ Blasenbildung + Entwicklungsrückstand, motorischer und geistiger + Erosionen + Milien + Mundschleimhaut, Leukoplakie + Narbenbildung + Narbenschrumpfung + Onychodystrophie + Plattenepithelkarzinome + Schmelzanomalien + Symblepharon + Syndaktylien + Wachstumsstörungen + Zahnanomalien)
GAPO-Syndrom
(+ Hypotrichose + Minderwuchs + Optikusatrophie + Pseudoanodontie + Wachstumsstörungen)
Hutchinson-Gilford-Syndrom
(+ Akromikrie + Arteriosklerose + Exophthalmus + Fettgewebsatrophie + Gelenkkontrakturen + Hirnschädel, hydrozephaloid wirkender + Mikrogenie + Minderwuchs + Nase, schnabelartige + Progerie)
Keratosis follicularis spinulosa decalvans
(+ Ektropion + Hornhauttrübung + Hyperkeratose, follikuläre + Narben, follikuläre + Papeln, follikuläre + Photophobie + Tränenträufeln)
mandibulo-akrale Dysplasie
(+ Akroosteolyse + Gesichtsdysmorphien + Kopfvenenzeichnung, prominente + Minderwuchs + Sklerose + Vogelgesicht)
mukoepitheliale Dysplasie, hereditäre
(+ Blepharospasmus + Candidiasis + Cor pulmonale + Hornhaut, Vaskularisierung, mit Pannusbildung + Hornhautvernarbung + Hyperkeratose, follikuläre + Katarakt + Keratokonjunktivitis + Lungenfibrose + Nystagmus + Photophobie + Pneumonie + Pneumothorax, spontaner)
Naevus sebaceus, linearer
(+ Augenanomalien + geistige Behinderung + Nävuszellnävi + Talgdrüsennävi + zerebrale Anfälle)
Öl-Syndrom, toxisches
(+ Diarrhö + Dyspnoe + Eosinophilie + Exantheme + Fieber + Gelenkkontrakturen + Hepatopathie + Husten + Hypertonie, pulmonale + Hypoxämie + Lungeninfiltrate + Myalgien + Neuropathien + Pleuraerguß + Pneumonie)
Omenn-Syndrom
(+ Allgemeininfektion, schwere + Diarrhö + Eosinophilie + Exanthem, makulopapulöses + Hepatomegalie + Lymphadenopathie)
Pemphigoid, vernarbendes Typ II
(+ Blasenbildung in der Kopf-Hals-Region + Erosionen + Narbenbildung)
Poikilodermie, kongenitale, Typus Rothmund-Thomson
(+ Akromikrie + Amenorrhö + Daumenhypoplasie + Erytheme, retikuläre + Gynäkotropie + Haar, weißes + Hodenhypoplasie + Hypotrichose + Infantilismus, genitaler + Katarakt + Menstruationsstörungen + Minderwuchs + Nagelanomalien + Poikilodermie + Radiushypoplasie + Sattelnase + Ulnahypoplasie + Zahnanomalien)
Rosselli-Gulienetti-Syndrom
(+ Anhidrose + Dysplasien, ektodermale + Hypertrichose + Lippen-Kiefer-Gaumen-Spalte + Oligo- oder Adontie + Radiushypoplasie + Schmelzdefekte + Spaltfüße + Spalthände + Syndaktylien)

Haut, Haare, Nägel

Satoyoshi-Syndrom
(+ Creatinkinase, erhöhte + Diarrhö + Malabsorption + Muskelkrämpfe + Skelettanomalien)

Angiokeratome

Alpha-N-Acetylgalaktosaminidase-Defizienz
(+ Entwicklungsrückstand, statomotorischer + geistige Behinderung + Gesichtszüge, grobe + Hirnatrophie + Koordinationsstörung, zentrale + Koordinationsstörungen + Muskelschwäche + Myoklonien + neurodegenerative Symptome + Nystagmus + Strabismus + Teleangiektasien)
Bannayan-Riley-Ruvalcaba-Syndrom
(+ Blutungen, gastrointestinale + Embryotoxon posterius + Entwicklungsrückstand, motorischer und geistiger + geistige Behinderung + Hämangiome + Hamartome + Hamartome, mesodermale + Ileus + Lipome + Makrosomie, fetale + Makrozephalie + Megalenzephalie + Myopathie + Penis, Hyperpigmentation + Polypose + Pseudopapillenödem + Sprachentwicklung, verzögerte + Struma)
Fabry-Krankheit
(+ Abdominalschmerzen + Cornea verticillata + Extremitäten, Schmerzen + Hautveränderungen + Hornhauttrübung + Niereninsuffizienz)
Fucosidose
(+ Ataxie + Dysostosen + Gedeihstörungen + geistige Behinderung + Gesichtsdysmorphien + Infektanfälligkeit + Minderwuchs + Spastik + zerebrale Anfälle)
β-Mannosidose
(+ Entwicklungsrückstand, motorischer und geistiger + geistige Behinderung + Gesichtsdysmorphien + Schallempfindungsstörung + Schwerhörigkeit)

Angiomatose

Katzenkratzkrankheit
(+ Abszesse, neutrophile + Arthralgien + Exantheme + Granulome, tuberkuloide + Inokulationsreaktion, papulöse + Knötchen, furunkelähnliches + Konjunktivitis + Kopfschmerz + Lymphadenitis + Lymphknoteneinschmelzung + Müdigkeit + Myalgien + Nekrose, sternförmige verkäsende + Neuritis + Neuroretinitis + Papeln, rötlich-bräunliche)

Angioödem

Heiner-Syndrom
(+ Atelektasen + Bronchitis, obstruktive + Diarrhö + Dyspnoe + Erbrechen + Gedeihstörungen + Hämoptoe + Hämosiderose + Husten + Kuhmilchallergie + Rhinitis + Urtikaria)

Anhidrose

Anhidrose, familiäre
(+ Exsikkationsekzematide + Hypohidrose + Pupillotonie)
Ektodermaldysplasie
(+ Dysplasien, ektodermale + Haaranomalien + Hautveränderungen + Hyperhidrose + Hypohidrose + Nagelanomalien + Zahnanomalien)
Horner-Trias
(+ Enophthalmus + Hypohidrose + Miosis + Ptosis)
Neuropathie, hereditäre sensible und autonome, Typ IV
(+ Finger, Mutilationen + Frakturneigung, Frakturen + Hypohidrose + Mutilationen + Schmerzunempfindlichkeit, kongenitale + Temperaturempfindungsstörung)
Rapp-Hodgkin-Syndrom
(+ Dysplasien, ektodermale + Gaumenspalte + Haaranomalien + Hypodontie + Hypospadie + Lippenspalte + Onychodystrophie)
Rosselli-Gulienetti-Syndrom
(+ Alopezie + Dysplasien, ektodermale + Hypertrichose + Lippen-Kiefer-Gaumen-Spalte + Oligo- oder Adontie + Radiushypoplasie + Schmelzdefekte + Spaltfüße + Spalthände + Syndaktylien)

Anonychie

Anonychie-Ektrodaktylie-Syndrom
(+ Finger, asymmetrisches Fehlen + Syndaktylien)
Bartsocas-Papas-Syndrom
(+ Ankyloblepharon + Daumenhypoplasie + Lippen-Kiefer-Gaumen-Spalte + Pterygien, popliteale + Syndaktylien + Zehenhypoplasien)
van-Bogaert-Hozay-Syndrom
(+ Akroosteolyse + Brachymelie + Gesichtsdysmorphien + Mikrogenie + Nase, breite, flache + Onychodysplasie + Phalangen, distale, Verkürzung)
Epidermolysis bullosa (dystrophica) Bart
(+ Blasenbildung, mechanische + Hautdysplasien und -aplasien + Onychodystrophie)
zerebro-renales Syndrom
(+ Fingeraplasien + Gesichtsdysmorphien + Herzfehler + Mikrozephalie + Minderwuchs + Nierenanomalien + Zehenaplasien + zerebrale Anfälle)
Zimmermann-Laband-Fibromatose
(+ Alaknorpel, Hyperplasie + geistige Behinderung + Gingivafibromatose + Hepatomegalie + Hirsutismus + Ohrmuschelhyperplasie + Onychodysplasie + Onychohypoplasie + Skoliose + Splenomegalie)

Aplasia cutis congenita

Carmi-Syndrom
(+ Arthrogrypose + Blasenbildung + Ektropion + Erosionen der Mund- und Genitalschleimhaut + Magenschleimhauterosionen + Mundschleimhaut, Erosionen + Ösophagusatresie + Pylorusatresie)
faziale ektodermale Dysplasie, Typ Setleis
(+ Distichiasis + Facies leontina + Hauteinsenkungen + Nasenspitze, breite plumpe + Schweißdrüsenhypoplasie + Talgdrüsenhypoplasie oder -aplasie)

apokrine Drüsen, Hypoplasie

ulno-mammäres Syndrom
(+ Achselbehaarung, spärliche + Adipositas + Brustdrüsen, Hypoplasien und Aplasien + Fertilität, verspätete/verminderte + Genitalhypoplasie + Hypotrichose + Infertilität + Mamillenhypoplasie + Pubertät, verzögerte + Strahldefekte)

Bambushaar

Netherton-Syndrom
(+ Diathese, atopische + Erytheme, ichthyosiforme migratorische + Ichthyose + Minderwuchs + Trichorrhexis invaginata)

Bindegewebsnävi

tuberöse Sklerose
(+ Angiofibrome + Depigmentierungen + geistige Behinderung + Optikusatrophie + zerebrale Anfälle)

Bläschen

Pemphigus chronicus benignus familiaris (Gougerot-Hailey-Hailey)
(+ Blasenbildung + Erosionen + Hyperpigmentierung + Papeln)

141

Haut, Haare, Nägel

Bläschenbildungen an den Händen und/oder Füßen

Hand-Fuß-Mund-Krankheit
(+ Coxsackie-Viren + Exantheme + Mundschleimhaut, Bläschen)

Bläschen, derbe, herpetiform gruppierte

Dermatitis herpetiformis (Duhring)
(+ Blasenbildung + Dermatose, polymorphe + Enteropathien + Hautveränderungen + Pruritus)

Blässe

Fructose-Intoleranz
(+ Abneigung gegen Süßigkeiten und Obst + Akrozyanose + Bewußtseinsstörungen + Erbrechen + Ernährungsstörungen + Fructosämie + Fructosurie + Hyperhidrose + Hypermagnesiämie + Hypophosphatämie + Tremor + Übelkeit)

Blaschko-Linien

Naevus achromians Ito
(+ Dysplasie, polyostotische + Extremitätenasymmetrien + Gelenkbeweglichkeit, abnorme + Gesichtsasymmetrie + Hypopigmentierung + Kyphoskoliose + Muskelhypotonie + Schiefhals + Spina bifida occulta + Steißbeinluxation + Strabismus + Zahndysplasie + zerebrale Anfälle)

Blasenbildung

Carmi-Syndrom
(+ Aplasia cutis congenita + Arthrogrypose + Ektropion + Erosionen der Mund- und Genitalschleimhaut + Magenschleimhauterosionen + Mundschleimhaut, Erosionen + Ösophagusatresie + Pylorusatresie)
Dermatitis exfoliativa Ritter von Rittershain
(+ Erosionen + Erythrodermie + Nikolski-Phänomen, positives + Staphylococcus-aureus-Infektion)
Dermatitis herpetiformis (Duhring)
(+ Bläschen, derbe, herpetiform gruppierte + Dermatose, polymorphe + Enteropathien + Hautveränderungen + Pruritus)
Epidermolysis bullosa
(Übersicht)
Epidermolysis bullosa atrophicans cicatricans
(+ Blasenbildung an den Extremitäten + Blasenbildung im Bereich der Schleimhäute)
Epidermolysis bullosa atrophicans generalisata mitis
(+ Alopezie + Blasenbildung im Bereich der Schleimhäute + Erosionen + Mundschleimhaut, Blasenbildung)
Epidermolysis bullosa atrophicans (gravis) Herlitz
(+ Blasenbildung an den Extremitäten + Blasenbildung an Stamm und Extremitäten + Blasenbildung im Bereich der Schleimhäute + Erosionen + Onychodystrophie)
Epidermolysis bullosa atrophicans inversa
(+ Blasenbildung an Stamm und Extremitäten + Blasenbildung im Bereich der Schleimhäute + Dysphonie + Onychodystrophie + Schmelzdysplasie)
Epidermolysis bullosa atrophicans localisata
(+ Blasenbildung an den Extremitäten + Onychodystrophie)
Epidermolysis bullosa atrophicans progressiva
(+ Extremitätenatrophie + Hautatrophie + Onychodystrophie)
Epidermolysis bullosa dystrophica albopapuloidea Pasini
(+ Blasenbildung, hämorrhagische + Onychodystrophie + Papeln, haut- bis elfenbeinfarbene)
Epidermolysis bullosa dystrophica Cockayne-Touraine
(+ Blasenbildung an den Extremitäten + Hautdysplasien und -aplasien + Milien + Narbenbildung + Onychodystrophie)
Epidermolysis bullosa dystrophica generalisata non-mutilans
(+ Blasenbildung im Bereich der Schleimhäute + Onychodystrophie + Schmelzdysplasie)
Epidermolysis bullosa dystrophica inversa
(+ Blasenbildung im Bereich der Schleimhäute + Narbenbildung + Onychodystrophie)
Epidermolysis bullosa dystrophica localisata
(+ Blasenbildung an den Extremitäten + Narbenbildung + Onychodystrophie + Schmelzdysplasie)
Epidermolysis bullosa dystrophica mutilans Hallopeau-Siemens
(+ Alopezie + Entwicklungsrückstand, motorischer und geistiger + Erosionen + Milien + Mundschleimhaut, Leukoplakie + Narbenbildung + Narbenschrumpfung + Onychodystrophie + Plattenepithelkarzinome + Schmelzanomalien + Symblepharon + Syndaktylien + Wachstumsstörungen + Zahnanomalien)
Epidermolysis bullosa (simplex) herpetiformis Dowling-Meara
(+ Blasenbildung, disseminierte herpetiform angeordnete + Keratosis palmo-plantaris + Onychodystrophie)
Epidermolysis bullosa simplex mit gesprenkelter Pigmentation
(+ Pigmentationsanomalien)
Epidermolysis bullosa simplex mit Muskeldystrophie
(+ Hautatrophie + Muskelatrophie + Muskelschwäche)
Epidermolysis bullosa simplex Ogna
(+ epidermale Zytolyse)
Epidermolysis bullosa simplex Weber-Cockayne
(+ epidermale Zytolyse)
Erythrodermia ichthyosiformis congenita bullosa (Brocq)
(+ »verbrühte Kinder« + Eritheme + Hyperkeratose)
Keratosis follicularis acneiformis Typ Siemens
(+ geistige Behinderung + Hyperhidrose + Hyperkeratose + Keratosis palmoplantaris + Leukoplakien + Lingua plicata)
Lyell-Syndrom
(+ Blasenbildung im Bereich der Schleimhäute + Eritheme + Erythrodermie + Keratitis + Konjunktiva, Erosionen + Konjunktivitis + Mundschleimhaut, Blasenbildung + Mundschleimhaut, Erosionen + Mundschleimhaut, fibrinoide Beläge + Nagelanomalien + Symblepharon)
Pachyonychia congenita
(+ Dysphonie + Hornhautdystrophie + Hyperhidrose + Hyperkeratose, follikuläre + Hyperkeratosen, subunguale + Hyperpigmentierung, retikuläre + Hypotrichose + Katarakt + Keratosis palmoplantaris + Mundschleimhaut, Leukoplakie + Nagelverdickung + Nagelverfärbung + Schwerhörigkeit + Steatocystoma multiplex + Zähne, angeborene)
Pemphigoid, vernarbendes
(+ Narbenbildung)
Pemphigoid, vernarbendes Typ I
(+ Erosionen + Konjunktiva, Erosionen + Mundschleimhaut, Blasenbildung + Mundschleimhaut, Erosionen + Narbenbildung)
Pemphigus chronicus benignus familiaris
(+ Bläschen + Erosionen + Hyperpigmentierung + Papeln)
Pemphigus vegetans (Typ Neumann und Typ Hallopeau)
(+ Blasenbildung im Bereich der Schleimhäute + Erosionen + verruköse Vegetationen)
Poikilodermie, kongenitale, mit Blasenbildung
(+ Depigmentierungen + Eritheme, retikuläre + Hautatrophie + Hautveränderungen, poikilodermatische + Hyperpigmentierung + Hypotrichose + Keratosis palmo-plantaris + Onychodystrophie + Teleangiektasien + Zahndysplasie)

Blasenbildung, disseminierte herpetiform angeordnete

Epidermolysis bullosa (simplex) herpetiformis Dowling-Meara
(+ Blasenbildung + Keratosis palmo-plantaris + Onychodystrophie)

Blasenbildung an den Extremitäten

Epidermolysis bullosa atrophicans cicatricans
(+ Blasenbildung + Blasenbildung im Bereich der Schleimhäute)

Haut, Haare, Nägel

Epidermolysis bullosa atrophicans (gravis) Herlitz
(+ Blasenbildung + Blasenbildung an Stamm und Extremitäten + Blasenbildung im Bereich der Schleimhäute + Erosionen + Onychodystrophie)
Epidermolysis bullosa atrophicans localisata
(+ Blasenbildung + Onychodystrophie)
Epidermolysis bullosa dystrophica Cockayne-Touraine
(+ Blasenbildung + Hautdysplasien und -aplasien + Milien + Narbenbildung + Onychodystrophie)
Epidermolysis bullosa dystrophica localisata
(+ Blasenbildung + Narbenbildung + Onychodystrophie + Schmelzdysplasie)

Blasenbildung, hämorrhagische

Epidermolysis bullosa dystrophica albopapuloidea Pasini
(+ Blasenbildung + Onychodystrophie + Papeln, haut- bis elfenbeinfarbene)
Purpura fulminans
(+ Blutungen, gastrointestinale + Hämaturie + Hautnekrosen + Purpura)

Blasenbildung in der Kopf-Hals-Region

Pemphigoid, vernarbendes Typ II
(+ Alopezie + Erosionen + Narbenbildung)

Blasenbildung, mechanische

Epidermolysis bullosa (dystrophica) Bart
(+ Anonychie + Hautdysplasien und -aplasien + Onychodystrophie)
Epidermolysis bullosa simplex Koebner

Blasenbildung im Bereich der Schleimhäute

Epidermolysis bullosa atrophicans cicatricans
(+ Blasenbildung + Blasenbildung an den Extremitäten)
Epidermolysis bullosa atrophicans generalisata mitis
(+ Alopezie + Blasenbildung + Erosionen + Mundschleimhaut, Blasenbildung)
Epidermolysis bullosa atrophicans (gravis) Herlitz
(+ Blasenbildung + Blasenbildung an den Extremitäten + Blasenbildung an Stamm und Extremitäten + Erosionen + Onychodystrophie)
Epidermolysis bullosa atrophicans inversa
(+ Blasenbildung + Blasenbildung an Stamm und Extremitäten + Dysphonie + Onychodystrophie + Schmelzdysplasie)
Epidermolysis bullosa dystrophica generalisata non-mutilans
(+ Blasenbildung + Onychodystrophie + Schmelzdysplasie)
Epidermolysis bullosa dystrophica inversa
(+ Blasenbildung + Narbenbildung + Onychodystrophie)
Lyell-Syndrom
(+ Blasenbildung + Eritheme + Erythrodermie + Keratitis + Konjunktiva, Erosionen + Konjunktivitis + Mundschleimhaut, Blasenbildung + Mundschleimhaut, Erosionen + Mundschleimhaut, fibrinoide Beläge + Nagelanomalien + Symblepharon)
Pemphigus vegetans (Typ Neumann und Typ Hallopeau)
(+ Blasenbildung + Erosionen + verruköse Vegetationen)

Blasenbildung an Stamm und Extremitäten

Epidermolysis bullosa atrophicans (gravis) Herlitz
(+ Blasenbildung + Blasenbildung an den Extremitäten + Blasenbildung im Bereich der Schleimhäute + Erosionen + Onychodystrophie)

Epidermolysis bullosa atrophicans inversa
(+ Blasenbildung + Blasenbildung im Bereich der Schleimhäute + Dysphonie + Onychodystrophie + Schmelzdysplasie)
Pemphigoid, vernarbendes Typ III
(+ Narbenbildung)

Bogenmuster, vermehrte

de-Lange-Syndrom (I)
(+ Augenbrauen, dichte, konvex geschwungene + Brachymesophalangie V + Daumen, proximal angesetzte + Dysphonie + Dystrophie, allgemeine + Entwicklungsrückstand, statomotorischer + Epikanthus + Füße, kleine + Gedeihstörungen + geistige Behinderung + Genitalfehlbildungen + Hände, kleine + Hypertrichose + Klinodaktylie + Metacarpalia, Anomalien + Mikrozephalie + Minderwuchs + Nasenboden, antevertierter, mit retrahiertem Septum + Oberlippe, schmale + Ohrmuschelanomalien + Philtrum, langes + Philtrum, wenig strukturiertes + Retrogenie + Sprachentwicklung, verzögerte + Strahldefekte + Synophrys + Vierfingerfurche)

Café-au-lait-Flecken

fibröse Dysplasie
(+ Akromegalie + Cushing-Symptomatik + Hyperparathyreoidismus + Hyperthyreose + Läsionen, zystische, des Skeletts + Osteosklerose + Pubertas praecox + Spontanfrakturen)
gastro-kutaner Komplex
(+ Hiatushernie + Hypertelorismus + Lentigines + Myopie + Ulzera, peptische)
Hämangiomatose, intestinale, mit mukokutanen Pigmentflecken
(+ Anämie + Epheliden + Hämangiomatose, intestinale + Pigmentflecken)
McCune-Albright-Syndrom
(+ Akromegalie + Cushing-Symptomatik + Dysplasie, polyostotische + Endokrinopathie + Hochwuchs + Hyperparathyreoidismus + Hyperthyreose + Osteomalazie + Pubertas praecox + Rachitis)
Neurofibromatose-1
(+ Hyperpigmentierung, kleinfleckige + Irishamartome + Neurofibrome + Optikusgliom + Sehbahntumor)
Pigmentdystrophie, kongenitale
(+ Adipositas + Entwicklungsrückstand, motorischer und geistiger + Genitalhypoplasie + Nebenniereninsuffizienz + Pigmentflecken)
Watson-Syndrom
(+ Cubitus valgus + Gesichtsdysmorphien + Haargrenze, tiefe + Halspterygium + Herzfehler + Lidachsenstellung, antimongoloide + Minderwuchs + Nävi + Neurofibrome + Ptosis)

Cumarin-Nekrosen

Protein-C-Mangel
(+ Thromboembolien + Thrombophilie + Thrombophlebitis, rezidivierende + Thrombosen, arterielle oder venöse)

Cutis hyperelastica

de-Barsy-Syndrom
(+ Hautatrophie + Hornhauttrübung + Muskelhypotonie + Ohren, große + Progerie)
Ehlers-Danlos-Syndrom
(+ Aneurysmen + Arterien, große und mittlere, Ruptur + Blutungsrisiko intra partum + Bulbi, abnorm große + Bulbusruptur + Ekchymosen + Gelenkbeweglichkeit, abnorme + Hämatome + Haut, dünne + Haut- und Schleimhautblutungen + Keloidbildung + Klumpfuß + Lippen, schmale + Muskelhypotonie + Narben, hypertrophe + Narbenbildung + Nase, zierliche + Uterusruptur während der Geburt + viszerale Organe, Ruptur + Wundheilungsstörungen)

Haut, Haare, Nägel

Geroderma osteodysplastica
(+ Glaukom + Hornhauttrübung + Mikrokornea + Osteoporose + Skoliose)

Lenz-Majewski-Syndrom
(+ Diaphysen, Sklerose + Gedeihstörungen + geistige Behinderung + Gesichtsdysmorphien + Hypertelorismus + Minderwuchs + Progerie)

Cutis laxa

Patterson-Syndrom
(+ Dysplasie, polyostotische + geistige Behinderung + Hirsutismus + Kyphoskoliose + Minderwuchs + Ossifikation, verzögerte oder fehlende + Pigmentationsanomalien + zerebrale Anfälle)

Cutis marmorata

Adams-Oliver-Syndrom
(+ Ektrodaktylie + Kopfhautdefekte + Reduktionsanomalien der Beine + Reduktionsfehlbildungen der Extremitäten + Schädeldefekte)

Angiomatose, diffuse kortikomeningeale
(+ Akrozyanose + Angiomatose, kortikomeningeale + Bewegungsstörungen, zentrale + Demenz + zerebrale Anfälle)

Cutis marmorata teleangiectatica congenita
(+ Haut, dünne + Hautatrophie + Teleangiektasien + Venenzeichnung, verstärkte)

Cutis verticis gyrata

Beare-Dodge-Nevin-Komplex
(+ Acanthosis nigricans + Gesichtsdysmorphien + Hypertelorismus + Mikrogenie + Ohren, tief angesetzte + Ohrmuscheldysplasie)

Cutis verticis gyrata
(+ Hautfalten, wulstförmige)

Depigmentierungen

Hermansky-Pudlak-Syndrom
(+ Albinismus + Blutungsneigung + Haar, blondes + Haar, weißes + Kolitis + Lungenveränderungen, restriktive + Nystagmus + Photophobie)

Hypopigmentierungs-Taubheits-Syndrom
(+ Augenbrauen, Weißfärbung + Haar, weißes + Hyperpigmentierung + Hypopigmentierung + Schallempfindungsstörung + Taubheit + Wimpern, Weißfärbung)

Poikilodermie, kongenitale, mit Blasenbildung
(+ Blasenbildung + Erytheme, retikuläre + Hautatrophie + Hautveränderungen, poikilodermatische + Hyperpigmentierung + Hypotrichose + Keratosis palmo-plantaris + Onychodystrophie + Teleangiektasien + Zahndysplasie)

Poikilodermie, kongenitale, Typus Thomson
(+ Daumenhypoplasie + Erytheme, retikuläre + Hautatrophie + Hyperpigmentierung, bräunliche + Hypertelorismus + Keratosis palmoplantaris + Papeln, lichenoide + Photosensibilität + Radiushypoplasie + Teleangiektasien + Ulnahypoplasie)

tuberöse Sklerose
(+ Angiofibrome + Bindegewebsnävi + geistige Behinderung + Optikusatrophie + zerebrale Anfälle)

Dermalsinus

Diastematomyelie
(+ Hämangiomatose + Hautatrophie + Hohlfuß + Klumpfuß + Lipome + Muskelatrophie + Nävi + Pilonidalsinus + Sensibilitätsstörungen + Skoliose + trophische Störungen der Gefäße)

tethered cord (e)
(+ Haarbildungen, lumbosakrale + Hohl-Klumpfuß-Deformationen + Lipome + Muskelatrophie + Pilonidalsinus)

Dermatitis, atopische

Konigsmark-Hollander-Berlin-Syndrom
(+ Pruritus + Schallempfindungsstörung + Schwerhörigkeit)

Dermatitis, ekzematoide

Hyper-IgE-Syndrom
(+ Eosinophilie + IgE-Erhöhung + Infektionen, abszedierende)

Dermatitis, halbseitige ichthyosiforme, mit Erythem

CHILD-Syndrom
(+ Erytheme + innere Organe, Anomalien + Nävi + Röhrenknochen, Anomalien, ipsilaterale)

Dermatitis, ulzerative

Dermatoosteolysis, kirgisischer Typ
(+ Blindheit + Hautulzerationen + Hornhautvernarbung + Keratitis + Mundschleimhaut, Ulzerationen + Nasenschleimhaut, Ulzerationen + Zahnanomalien)

Iminodipeptidurie
(+ Ptosis + Röhrenknochen, lange, Entkalkung + Splenomegalie + Suturen, prominente, kraniale)

Dermatomyositis

Poikilodermatomyositis
(+ Hautatrophie + Hyperpigmentierung + Lichen planus + Lymphome + Poikilodermie + Pruritus + Teleangiektasien)

Dermatose, polymorphe

Dermatitis herpetiformis (Duhring)
(+ Bläschen, derbe, herpetiform gruppierte + Blasenbildung + Enteropathien + Hautveränderungen + Pruritus)

Dermoidzysten

Gardner-Syndrom
(+ Fibrome + Hyperkeratose + Nävi + Osteome + Polypose + Talgdrüsenzysten)

Diathese, atopische

Netherton-Syndrom
(+ Bambushaar + Erytheme, ichthyosiforme migratorische + Ichthyose + Minderwuchs + Trichorrhexis invaginata)

Dysplasien, ektodermale

Berlin-Syndrom
(+ geistige Behinderung + Haut, dünne + Hypodontie + Hypogonadismus + Minderwuchs + schlanke Beine)

Ektodermaldysplasie
(+ Anhidrose + Haaranomalien + Hautveränderungen + Hyperhidrose + Hypohidrose + Nagelanomalien + Zahnanomalien)

Haut, Haare, Nägel

Freire//Maia-Syndrom I
(+ Minderwuchs + Peromelien + Spaltfüße + Spalthände)
Hay-Wells-Syndrom
(+ Ankyloblepharon + Erosionen + Gaumenspalte + Haaranomalien + Hypodontie + Hypohidrose + Kopfhautdefekte + Lippenspalte + Onychodystrophie)
Ichthyosis congenita
(+ Hyperkeratose, erythematöse + Ichthyose + Rhagadenbildung, palmare und plantare)
Rapp-Hodgkin-Syndrom
(+ Anhidrose + Gaumenspalte + Haaranomalien + Hypodontie + Hypospadie + Lippenspalte + Onychodystrophie)
Rosselli-Gulienetti-Syndrom
(+ Alopezie + Anhidrose + Hypertrichose + Lippen-Kiefer-Gaumen-Spalte + Oligo- oder Adontie + Radiushypoplasie + Schmelzdefekte + Spaltfüße + Spalthände + Syndaktylien)

Effloreszenzen, bullöse, papulo-vesikulöse und verruköse

Incontinentia pigmenti (Bloch-Sulzberger)
(+ Gynäkotropie + Onychodystrophie + Pigmentationsanomalien + Zahnhypoplasie)

Ekchymosen

Cushing-Syndrom
(+ Büffelnacken + Diabetes mellitus + Hirsutismus + Hyperglykämie + Hypertonie + Hypogonadismus + Infektanfälligkeit + Osteoporose + Stammfettsucht + Striae distensae cutis)
Ehlers-Danlos-Syndrom
(+ Aneurysmen + Arterien, große und mittlere, Ruptur + Blutungsrisiko intra partum + Bulbi, abnorm große + Bulbusruptur + Cutis hyperelastica + Gelenkbeweglichkeit, abnorme + Hämatome + Haut, dünne + Haut- und Schleimhautblutungen + Keloidbildung + Klumpfuß + Lippen, schmale + Muskelhypotonie + Narben, hypertrophe + Narbenbildung + Nase, zierliche + Uterusruptur während der Geburt + viszerale Organe, Ruptur + Wundheilungsstörungen)
Glucocorticoid-Entzugssyndrom
(+ Affektlabilität + Arthralgien + Ermüdbarkeit + Fieber + Hyperkalzämie + Myalgien)
Purpura, autoerythrozytische
(+ Abdominalschmerzen + Eritheme + Gynäkotropie + Hautbrennen + psychische Störungen + Purpura + Schmerzen an den betroffenen Hautstellen)

Ekzeme

Dubowitz-Syndrom
(+ geistige Behinderung + Gesichtsdysmorphien + Lidspaltenverengerung + Mikrozephalie + Minderwuchs + Minderwuchs, pränataler + Ptosis)
Ekzema herpeticatum (Juliusberg)
(+ Exanthem, vesiko-papulöses + Fieber)
kardio-fazio-kutanes Syndrom
(+ EEG, pathologisches + Entwicklungsrückstand, motorischer und geistiger + Exophthalmus + Gesichtsdysmorphien + Haar, gekräuseltes + Herzfehler + Hydrozephalus + Hyperkeratose, follikuläre + Hypertelorismus + Ichthyose + Inguinalhernien + Kopfbehaarung, spärliche + Lidachsenstellung, antimongoloide + Makrozephalie + Minderwuchs + Nystagmus + Pulmonalstenose + Splenomegalie + Stirn, hohe + Strabismus + Ventrikelseptumdefekt + Vorhofseptumdefekt)
Phenylketonurie
(+ Entwicklungsrückstand, statomotorischer + geistige Behinderung + Haar, blondes + Iris, blaue + Phenylbrenztraubensäure-Geruch + zerebrale Anfälle)

Wiskott-Aldrich-Syndrom
(+ Androtropie + Haut- und Schleimhautblutungen + Immundefekt + Infektionen, opportunistische + Infektionen, pyogene + Melaena + Purpura + Thrombozytopenie)

Elephantiasis der Genitoanalregion

genito-anorektaler Symptomenkomplex
(+ Analstrikturen + Fistelbildungen, anale + Gynäkotropie + Lymphadenitis + Periproktitis + Rektumstrikturen)

Epheliden

Hämangiomatose, intestinale, mit mukokutanen Pigmentflecken
(+ Anämie + Café-au-lait-Flecken + Hämangiomatose, intestinale + Pigmentflecken)

Ergrauen

Branchio-okulo-faziales-Syndrom
(+ Gesichtsdysmorphien + Kiemenbogenanomalie + Kolobom + Mikrophthalmie + Pseudolippenspalte + Tränen-Nasengänge, Atresie)
DLS-Syndrom
(+ Haut- und Schleimhautblutungen + Hyperdontie + Schmelzhypoplasie + Zahnanomalien)
Ektodermaldysplasie mit Prämolarenaplasie, Hyperhidrosis und Canities praematura
(+ Hyperhidrose, palmar, plantar und axillar + Prämolarenaplasie)
Vogt-Koyanagi-Harada-Sequenz
(+ Augenbrauen, Weißfärbung + Meningoenzephalitis + Sehstörungen + Uveitis + Vitiligo + Wimpern, Weißfärbung)
Waardenburg-Syndrom
(+ Albinismus + Augenbrauenpartien, mediale, Hyperplasie + Dystopia canthorum + Gesichtsdysmorphien + Haarsträhnen, weiße oder schwarze + Hyperpigmentierung + Hypopigmentierung + Iris, blaue + Nasenprofil, griechisches + Pigmentstörungen der Haare + Schallempfindungsstörung + Schwerhörigkeit + Synophrys + Taubstummheit)
Werner-Syndrom
(+ Arteriosklerose + Fettgewebsatrophie + Hautulzerationen + Hyaluronsäure, erhöhte Ausscheidung + Hyperkeratose + Katarakt + Larynxveränderungen + Wachstumsstörungen)

Erosionen

Dermatitis exfoliativa Ritter von Rittershain
(+ Blasenbildung + Erythrodermie + Nikolski-Phänomen, positives + Staphylococcus-aureus-Infektion)
Epidermolysis bullosa atrophicans generalisata mitis
(+ Alopezie + Blasenbildung + Blasenbildung im Bereich der Schleimhäute + Mundschleimhaut, Blasenbildung)
Epidermolysis bullosa atrophicans (gravis) Herlitz
(+ Blasenbildung + Blasenbildung an den Extremitäten + Blasenbildung an Stamm und Extremitäten + Blasenbildung im Bereich der Schleimhäute + Onychodystrophie)
Epidermolysis bullosa dystrophica mutilans Hallopeau-Siemens
(+ Alopezie + Blasenbildung + Entwicklungsrückstand, motorischer und geistiger + Milien + Mundschleimhaut, Leukoplakie + Narbenbildung + Narbenschrumpfung + Onychodystrophie + Plattenepithelkarzinome + Schmelzanomalien + Symblepharon + Syndaktylien + Wachstumsstörungen + Zahnanomalien)
Hay-Wells-Syndrom
(+ Ankyloblepharon + Dysplasien, ektodermale + Gaumenspalte + Haaranomalien + Hypodontie + Hypohidrose + Kopfhautdefekte + Lippenspalte + Onychodystrophie)

Haut, Haare, Nägel

Pemphigoid, vernarbendes Typ I
(+ Blasenbildung + Konjunktiva, Erosionen + Mundschleimhaut, Blasenbildung + Mundschleimhaut, Erosionen + Narbenbildung)
Pemphigoid, vernarbendes Typ II
(+ Alopezie + Blasenbildung in der Kopf-Hals-Region + Narbenbildung)
Pemphigus chronicus benignus familiaris (Gougerot-Hailey-Hailey)
(+ Bläschen + Blasenbildung + Hyperpigmentierung + Papeln)
Pemphigus vegetans (Typ Neumann und Typ Hallopeau)
(+ Blasenbildung + Blasenbildung im Bereich der Schleimhäute + verruköse Vegetationen)
Pustulosis subcornealis (Sneddon-Wilkinson)
(+ Erytheme + Pusteln)
Varizellen-Embryo-Fetopathie
(+ Augenanomalien + Dilatation des Herzens + Extremitätenfehlbildungen + Extremitätenhypoplasien + Hautdysplasien und -aplasien + Hirnatrophie + Hirnfehlbildungen + Narbenbildung + Schluckbeschwerden)

Erosionen der Mund- und Genitalschleimhaut

Carmi-Syndrom
(+ Aplasia cutis congenita + Arthrogrypose + Blasenbildung + Ektropion + Magenschleimhauterosionen + Mundschleimhaut, Erosionen + Ösophagusatresie + Pylorusatresie)

Erythema migrans

Bannwarth-Krankheit
(+ Fazialislähmung + heftige Schmerzen + Hirnnervenausfälle + Meningitis + Neuritis + Radikulitis + Zeckenbiß)
Lymphadenosis benigna cutis Bäfverstedt
(+ Borrelia-burgdorferi-Infektion + Gynäkotropie + Knoten, bräunlich- bis hellrote + Papeln, bräunlich- bis hellrote + Pseudolymphom + Zeckenbiß)

Erythema nodosum

Morbus Behçet
(+ Blutungen, gastrointestinale + Epididymitis + Genitalveränderungen, aphthös-ulzeröse + hyperergische Reaktion der Haut + Hypopyon-Iritis + Meningoenzephalitis + Mundschleimhautaphthen + Orchitis + rheumatoide Veränderungen der Gelenke + rheumatoide Veränderungen der Weichteile + Thrombophlebitis, rezidivierende + Thrombosen, arterielle oder venöse)
Morbus Crohn
(+ Abdominalschmerzen + Arthralgien + Diarrhö + Fistelbildungen, anale + Fistelbildungen, entero-enterale + Gewichtsabnahme + Ileitis + Iritis + Kolitis + Uveitis)
Sarkoidose mit Erythema nodosum
(+ Fieber + Gynäkotropie + Lymphknotenschwellung)

Erythema palmo-plantaris

Erythema palmare hereditarium
Kawasaki-Syndrom
(+ Anämie + Arthralgien + Exantheme + Fieber + Koronariitis + Leukozytose + Leukozyturie + Lymphknotenschwellung)

Erytheme

Bloom-Syndrom
(+ Erythem, schmetterlingsförmiges + Immundefekt + Infektanfälligkeit + Minderwuchs + Minderwuchs, pränataler + Pigmentationsanomalien)

Carboxylase-Defekt, multipler
(+ Ataxie + Azidose + Exantheme + Laktaterhöhung + Leukozytopenie + Monozytopenie + Propionaterhöhung + Pyruvaterhöhung + T-Zelldefekt + zerebrale Anfälle)
CHILD-Syndrom
(+ Dermatitis, halbseitige ichthyosiforme, mit Erythem + innere Organe, Anomalien + Nävi + Röhrenknochen, Anomalien, ipsilaterale)
Dyskeratosis congenita
(+ Anämie + Ektropion + Genitalhypoplasie + Hyperhidrose + Hyperkeratose + Hypotrichose + Konjunktivitis + Leukoplakien + Onychodystrophie + Panzytopenie + Poikilodermie + Tränenträufeln)
Erythrodermia ichthyosiformis congenita bullosa (Brocq)
(+ »verbrühte Kinder« + Blasenbildung + Hyperkeratose)
korneo-dermato-ossäres Syndrom
(+ Erythrodermie + Finger, Brachydaktylie + Hornhautdystrophie + Keratosis palmoplantaris + Phalangen, distale, Verkürzung + Photophobie + Schmelzanomalien)
Lipomatose, benigne symmetrische
(+ Androtropie + Beinvenenvarikose + Fettgewebe, subkutanes, Vermehrung, symmetrische diffuse, teigig derbe + Fetthals + Hepatopathie + Hypertonie + Karzinome des oberen Respirationstrakts, Syntropie + Karzinome, oro-pharyngeale, Syntropie + Lipozyten, reife univakuoläre, Proliferation + pseudoathletischer Habitus)
Lyell-Syndrom
(+ Blasenbildung + Blasenbildung im Bereich der Schleimhäute + Erythrodermie + Keratitis + Konjunktiva, Erosionen + Konjunktivitis + Mundschleimhaut, Blasenbildung + Mundschleimhaut, Erosionen + Mundschleimhaut, fibrinoide Beläge + Nagelanomalien + Symblepharon)
Muzinose, retikuläre erythematöse
(+ Alcianblau-positives Material + Maculae + Papeln)
odonto-onychodermale Dysplasie
(+ Hyperhidrose + Hyperkeratose + Hypotrichose + Onychodystrophie + Zähne, angeborene + Zähne, konische)
Pseudo-Lupus-erythematodes
(+ Arthralgien + Fieber + Myalgien + Perimyokarditis + Pleuritiden)
Purpura, autoerythrozytische
(+ Abdominalschmerzen + Ekchymosen + Gynäkotropie + Hautbrennen + psychische Störungen + Purpura + Schmerzen an den betroffenen Hautstellen)
Pustulosis subcornealis (Sneddon-Wilkinson)
(+ Erosionen + Pusteln)
Zellulitis, eosinophile
(+ Eosinophilie + Eosinophilie im Knochenmark + Hautinfiltrate + Plaques + sklerodermieartige Verhärtung der Haut)

Erytheme, akrale

Akrodermatitis enteropathica
(+ Alopezie + Diarrhö + Erytheme, periorifizielle + Erytheme, psoriasiforme + Paronychie + Wachstumsstörungen)
Akrokeratose, paraneoplastische (Bazex)
(+ Androtropie + Hyperkeratose, akrale + Karzinome des oberen Respirationstrakts, Syntropie + Karzinome, oropharyngeale, Syntropie + Keratosis palmoplantaris + Onychodystrophie + Schuppung, akrale)

Erytheme, anuläre

Erythema anulare centrifugum (Darier)
(+ Urtikaria)

Erytheme, ichthyosiforme migratorische

Netherton-Syndrom
(+ Bambushaar + Diathese, atopische + Ichthyose + Minderwuchs + Trichorrhexis invaginata)

Haut, Haare, Nägel

Erytheme, kokardenförmige, multiforme

Erythema exsudativum multiforme (majus)
(+ Blasen und Erosionen des Genitale + Exsikkose + Fieber + Konjunktiva, Erosionen + Lippen, Blasenbildung + Lippen, Erosionen + Lippen, fibrinoide Beläge + Lippen, hämorrhagische Krusten + Mundschleimhaut, Blasenbildung + Mundschleimhaut, Erosionen + Mundschleimhaut, fibrinoide Beläge + Mundschleimhaut, hämorrhagische Krusten)

Erytheme, periorifizielle

Akrodermatitis enteropathica
(+ Alopezie + Diarrhö + Erytheme, akrale + Erytheme, psoriasiforme + Paronychie + Wachstumsstörungen)

Erytheme, psoriasiforme

Akrodermatitis enteropathica
(+ Alopezie + Diarrhö + Erytheme, akrale + Erytheme, periorifizielle + Paronychie + Wachstumsstörungen)
Psoriasis pustulosa palmo-plantaris (Königsbeck-Barber)
(+ Pusteleruptionen + Pusteln, palmare und plantare)

Erytheme, retikuläre

Poikilodermie, kongenitale, mit Blasenbildung
(+ Blasenbildung + Depigmentierungen + Hautatrophie + Hautveränderungen, poikilodermatische + Hyperpigmentierung + Hypotrichose + Keratosis palmo-plantaris + Onychodystrophie + Teleangiektasien + Zahndysplasie)
Poikilodermie, kongenitale, Typus Rothmund-Thomson
(+ Akromikrie + Alopezie + Amenorrhö + Daumenhypoplasie + Gynäkotropie + Haar, weißes + Hodenhypoplasie + Hypotrichose + Infantilismus, genitaler + Katarakt + Menstruationsstörungen + Minderwuchs + Nagelanomalien + Poikilodermie + Radiushypoplasie + Sattelnase + Ulnahypoplasie + Zahnanomalien)
Poikilodermie, kongenitale, Typus Thomson
(+ Daumenhypoplasie + Depigmentierungen + Hautatrophie + Hyperpigmentierung, bräunliche + Hypertelorismus + Keratosis palmoplantaris + Papeln, lichenoide + Photosensibilität + Radiushypoplasie + Teleangiektasien + Ulnahypoplasie)

Erytheme, rhagadiforme

Ariboflavinose
(+ Blepharitis + Cheilitis sicca + Hornhauttrübung + Konjunktivitis + Mundwinkelrhagaden + Paronychie + Zungenoberfläche, glatte atrophische und gerötete)

Erytheme, schilfernde

Pityriasis rubra pilaris
(+ Erythrodermie + Keratosis palmo-plantaris + nappes claires + Papeln, follikuläre)

Erytheme, teleangiektatische

Naevus flammeus, posttraumatischer
(+ Fleck, dunkelroter + Teleangiektasien)

Erytheme, wandernde

Erythrokeratodermia figurata variabilis Mendes Da Costa
(+ Hyperkeratose)

Erythrodermie

Dermatitis exfoliativa Ritter von Rittershain
(+ Blasenbildung + Erosionen + Nikolski-Phänomen, positives + Staphylococcus-aureus-Infektion)
Erythrodermia desquamativa Leiner
(+ Lymphknotenschwellung + Onychodystrophie)
Katarakt-Ichthyosis
(+ Ichthyose + Katarakt + Myopathie + Taubheit)
korneo-dermato-ossäres Syndrom
(+ Erytheme + Finger, Brachydaktylie + Hornhautdystrophie + Keratosis palmoplantaris + Phalangen, distale, Verkürzung + Photophobie + Schmelzanomalien)
Lyell-Syndrom
(+ Blasenbildung + Blasenbildung im Bereich der Schleimhäute + Erytheme + Keratitis + Konjunktiva, Erosionen + Konjunktivitis + Mundschleimhaut, Blasenbildung + Mundschleimhaut, Erosionen + Mundschleimhaut, fibrinoide Beläge + Nagelanomalien + Symblepharon)
Pityriasis rubra pilaris
(+ Erytheme, schilfernde + Keratosis palmo-plantaris + nappes claires + Papeln, follikuläre)
Retikulose, lipomelanotische (Pautrier-Woringer)
(+ Lymphknotenschwellung)
Sézary-Syndrom
(+ Lymphknotenschwellung + Ödeme, allg. + Pruritus)

Erythrokeratodermie

Erythrokeratodermia extremitatum symmetrica et hyperchromia dominans (Kogoj)
(+ Androtropie + Hyperkeratose, dunkel pigmentierte + Hyperpigmentierung, retikuläre)
Erythrokeratodermia progressiva Typ Burns
(+ Augenbrauen, fehlende + Haar, feines + Hyperkeratose + Keratosis palmo-plantaris + Plaques, erythematöse verruköse + Schwerhörigkeit + Wimpern, fehlende)

Exantheme

Carboxylase-Defekt, multipler
(+ Ataxie + Azidose + Erytheme + Laktaterhöhung + Leukozytopenie + Monozytopenie + Propionaterhöhung + Pyruvaterhöhung + T-Zelldefekt + zerebrale Anfälle)
Dermatoarthritis, familiäre histiozytäre
(+ Arthritiden + Blindheit + Gelenkbeweglichkeit, eingeschränkte + Gelenkschwellung + Glaukom + Iritis + Katarakt + Uveitis + Visusminderung)
Ektodermose, pluriorifizielle
(+ Allgemeininfektion, schwere + Anus, Entzündung, pseudomembranöse + Augenentzündung, pseudomembranöse + Fieber + Genitalentzündung, pseudomembranöse + Mundschleimhaut, Entzündung, pseudomembranöse)
Erythema exsudativum multiforme, Major-Form, Konjunktivitis und Stomatitis
(+ Genitalschleimhauterosionen + Konjunktiva, Erosionen + Konjunktivitis + Krusten, hämorrhagische + Mundschleimhaut, Erosionen + Speichelfluß, vermehrter)
Hand-Fuß-Mund-Krankheit
(+ Bläschenbildungen an den Händen und/oder Füßen + Coxsackie-Viren + Mundschleimhaut, Bläschen)
hypereosinophiles Syndrom
(+ Appetitlosigkeit + Arthralgien + Endomyokardnekrosen + Eosinophilie + Eosinophilie im Knochenmark + Fieber + Gewichtsabnahme + Gynäkotropie + Hepatomegalie + Husten + Lungeninfiltrate + Myokardfibrose + Neuropathien + Pleuraerguß + Splenomegalie)
Katzenkratzkrankheit
(+ Abszesse, neutrophile + Angiomatose + Arthralgien + Granulome, tuberkuloide + Inokulationsreaktion, papulöse + Knötchen,

Haut, Haare, Nägel

furunkelähnliches + Konjunktivitis + Kopfschmerz + Lymphadenitis + Lymphknoteneinschmelzung + Müdigkeit + Myalgien + Nekrose, sternförmige verkäsende + Neuritis + Neuroretinitis + Papeln, rötlich-bräunliche)

Kawasaki-Syndrom
(+ Anämie + Arthralgien + Erythema palmo-plantaris + Fieber + Koronariitis + Leukozytose + Leukozyturie + Lymphknotenschwellung)

Öl-Syndrom, toxisches
(+ Alopezie + Diarrhö + Dyspnoe + Eosinophilie + Fieber + Gelenkkontrakturen + Hepatopathie + Husten + Hypertonie, pulmonale + Hypoxämie + Lungeninfiltrate + Myalgien + Neuropathien + Pleuraerguß + Pneumonie)

Prieur-Griscelli-Syndrom
(+ Arthralgien + Fieber + Gelenkschwellung + Knochendestruktionen, gelenknahe + Lymphadenopathie + Meningitis + Splenomegalie)

Subsepsis allergica Wissler
(+ Arthralgien + Fieber + Weichteilschwellung)

Wolman-Krankheit
(+ Diarrhö + Eigenreflexe, gesteigerte + Erbrechen + Fieber + Hepatomegalie + Ikterus + Leberzellen, Cholesterinspeicherung + Lymphozyten, vakuolisierte + Meteorismus + Opisthotonus + Osteoporose + Schaumzellen + Splenomegalie + Untergewicht + Verkalkungen, punktförmige, der vergrößerten Nebennieren)

Exanthem, makulopapulöses

Eosinophilie-Myalgie-Syndrom
(+ L-Tryptophan + Alopezie + Eosinophilie + Gesichtsödem + Muskelkrämpfe + Muskelschwäche + Myalgien + Myopathie + Neuropathien + Ödeme, allg. + Sklerose)

Omenn-Syndrom
(+ Allgemeininfektion, schwere + Alopezie + Diarrhö + Eosinophilie + Hepatomegalie + Lymphadenopathie)

Exanthem, vesiko-papulöses

Ekzema herpeticatum (Juliusberg)
(+ Ekzeme + Fieber)

Exsikkationsekzematide

Anhidrose, familiäre
(+ Anhidrose + Hypohidrose + Pupillotonie)

Fettgewebe, subkutanes, Mangel

Leprechaunismus
(+ Elfengesicht + Hyperinsulinismus + Hypertrichose + Minderwuchs)

Fettgewebe, subkutanes, Vermehrung, symmetrische diffuse, teigig derbe

Lipomatose, benigne symmetrische
(+ Androtropie + Beinvenenvarikose + Erytheme + Fetthals + Hepatopathie + Hypertonie + Karzinome des oberen Respirationstrakts, Syntropie + Karzinome, oro-pharyngeale, Syntropie + Lipozyten, reife univakuoläre, Proliferation + pseudoathletischer Habitus)

Fettgewebsatrophie

Hutchinson-Gilford-Syndrom
(+ Akromikrie + Alopezie + Arteriosklerose + Exophthalmus + Gelenkkontrakturen + Hirnschädel, hydrozephaloid wirkender + Mikrogenie + Minderwuchs + Nase, schnabelartige + Progerie)

Lipodystrophie, familiäre, Typ Koebberling-Dunnigan
(+ Acanthosis nigricans + Diabetes mellitus + Hyperlipidämie + Hyperurikämie + Lipodystrophie + Xanthome)

Pfeifer-Weber-Christian-Krankheit
(+ Fieber + Gynäkotropie + Hauteinsenkungen + Knoten, subkutane)

Rowley-Rosenberg-Syndrom
(+ Atelektasen + Hyperaminoazidurie + Hyperlipidämie + Minderwuchs + Muskelatrophie + Pneumonie)

Werner-Syndrom
(+ Arteriosklerose + Ergrauen + Hautulzerationen + Hyaluronsäure, erhöhte Ausscheidung + Hyperkeratose + Katarakt + Larynxveränderungen + Wachstumsstörungen)

Fingergelenke, Papeln, lichenoide blaß-rote

Dermatomyositis
(+ Adynamie + Gliederschmerzen + Lider, Erythem, weinrotes bis bläulich-violettes + Muskelschwäche + Ödem, periorbitales)

Fleck, dunkelroter

Naevus flammeus, posttraumatischer
(+ Erytheme, teleangiektatische + Teleangiektasien)

Flecken, rotbraune bis blaurote

Kaposi-Sarkom
(+ HIV + Knoten + Papeln)

Flecken, teleangiektatische

Purpura teleangiektodes anularis
(+ Petechien + Purpura)

Flush

Dumping-Syndrom
(+ Blutdruckabfall + Hungergefühl + Hyperhidrose + Hypoglykämie + Palpitationen)

Karzinoid-Syndrom
(+ Abdominalschmerzen + Asthma bronchiale + Diarrhö + Endocarditis fibroplastica + Herzfehler + Tachykardie + Teleangiektasien)

Follikel, ausgeweitete horngefüllte

Elastoidosis cutis cystica et comedonica Favre-Racouchot
(+ Androtropie + Epitheliome + Follikelzysten, weißlich-gelbliche + Haut, verdickte gelbliche runzelige (elastotische) + Hornpfröpfe, schwarze + Komedonenplaque, ektopisches + Papeln, weißliche, kleine + Porphyria cutanea tarda + Präkanzerosen)

Follikelzysten, weißlich-gelbliche

Elastoidosis cutis cystica et comedonica Favre-Racouchot
(+ Androtropie + Epitheliome + Follikel, ausgeweitete horngefüllte + Haut, verdickte gelbliche runzelige (elastotische) + Hornpfröpfe, schwarze + Komedonenplaque, ektopisches + Papeln, weißliche, kleine + Porphyria cutanea tarda + Präkanzerosen)

Haut, Haare, Nägel

Furchen parallel zur Haarachse

Haare, unkämmbare
(+ Haar, festes + Haar, im Querschnitt dreieckiges + Haar, im Querschnitt nierenförmiges + Haar, im Querschnitt ovales + Haar, strohblondes + Haar, unkämmbares)

Granulomatosis disciformis

Necrobiosis lipoidica (diabeticorum)
(+ Diabetes mellitus + Hautinfiltrate + Hautulzerationen + Infiltrate, plattenartige, an den Unterschenkeln)

Haaranomalien

Ektodermaldysplasie
(+ Anhidrose + Dysplasien, ektodermale + Hautveränderungen + Hyperhidrose + Hypohidrose + Nagelanomalien + Zahnanomalien)
Hay-Wells-Syndrom
(+ Ankyloblepharon + Dysplasien, ektodermale + Erosionen + Gaumenspalte + Hypodontie + Hypohidrose + Kopfhautdefekte + Lippenspalte + Onychodystrophie)
Menkes-Syndrom
(+ Coeruloplasmin, vermindertes + Entwicklungsrückstand, motorischer und geistiger + epileptische Anfälle + Haar, sprödes + Hypothermie + Kupfer, erniedrigtes + Kupferaufnahme, erhöhte + zerebrale Anfälle)
Monilethrichose
(+ Haar, dünnes + Hyperkeratose, follikuläre + Koilonychie + Spindelhaar)
Pseudoaminopterin-Syndrom
(+ Brachyzephalie + Hypertelorismus + Koronarnaht, Synostose, prämature + Kraniosynostose + Mikrogenie + Minderwuchs + Nasenwurzel, prominente + Ohren, tief angesetzte)
Rapp-Hodgkin-Syndrom
(+ Anhidrose + Dysplasien, ektodermale + Gaumenspalte + Hypodontie + Hypospadie + Lippenspalte + Onychodystrophie)

Haarbildungen, lumbosakrale

tethered cord (e)
(+ Dermalsinus + Hohl-Klumpfuß-Deformationen + Lipome + Muskelatrophie + Pilonidalsinus)

Haar, blondes

Hermansky-Pudlak-Syndrom
(+ Albinismus + Blutungsneigung + Depigmentierungen + Haar, weißes + Kolitis + Lungenveränderungen, restriktive + Nystagmus + Photophobie)
Phenylketonurie
(+ Ekzeme + Entwicklungsrückstand, statomotorischer + geistige Behinderung + Iris, blaue + Phenylbrenztraubensäure-Geruch + zerebrale Anfälle)

Haar, dünnes

ektodermale Dysplasie, hypohidrotische
(+ Haar, fehlendes, bei Geburt + Haar, gekräuseltes + Hautatrophie + Hypodontie + Hypotrichose + Pigmentstörungen der Haare + Schweißdrüsenhypoplasie + Talgdrüsenhypoplasie oder -aplasie)
Monilethrichose
(+ Haaranomalien + Hyperkeratose, follikuläre + Koilonychie + Spindelhaar)

Haardysplasie

tricho-dento-ossäres Syndrom
(+ Dolichozephalus + Makrozephalie + Nägel, brüchige + Prognathie + Röhrenknochen, lange, Sklerosierung + Schmelzhypoplasie)

Haardystrophie

Johanson-Blizzard-Syndrom
(+ Alaknorpel, Aplasie + Alaknorpel, Hypoplasie + Analatresie + geistige Behinderung + Genitalfehlbildungen + Knochenwachstum, verzögertes + Kopfhautdefekte + Mikrodontie + Milchgebiß, persistierendes + Minderwuchs + Pankreasinsuffizienz + Taubheit)

Haar, fehlendes, bei Geburt

ektodermale Dysplasie, hypohidrotische
(+ Haar, dünnes + Haar, gekräuseltes + Hautatrophie + Hypodontie + Hypotrichose + Pigmentstörungen der Haare + Schweißdrüsenhypoplasie + Talgdrüsenhypoplasie oder -aplasie)

Haar, feines

Erythrokeratodermia progressiva Typ Burns
(+ Augenbrauen, fehlende + Erythrokeratodermie + Hyperkeratose + Keratosis palmo-plantaris + Plaques, erythematöse verruköse + Schwerhörigkeit + Wimpern, fehlende)
immuno-ossäre Dysplasie Schimke
(+ Fistelstimme + Immundefekt + Lymphozytopenie + Minderwuchs + Minderwuchs, pränataler + Nase, breite, flache + Nasenspitze, breite, plumpe + Nephropathie + Nierenversagen + Ödeme, allg. + Pigmentflecken)
Knorpel-Haar-Hypoplasie
(+ Hypotrichose + Immundefekt + Metaphysendysplasie + Minderwuchs + T-Zelldefekt)

Haar, festes

Haare, unkämmbare
(+ Furchen parallel zur Haarachse + Haar, im Querschnitt dreieckiges + Haar, im Querschnitt nierenförmiges + Haar, im Querschnitt ovales + Haar, strohblondes + Haar, unkämmbares)

Haar, gekräuseltes

CHANDS
(+ Lidöffnungen, fehlende + Onychohypoplasie)
ektodermale Dysplasie, hypohidrotische
(+ Haar, dünnes + Haar, fehlendes, bei Geburt + Hautatrophie + Hypodontie + Hypotrichose + Pigmentstörungen der Haare + Schweißdrüsenhypoplasie + Talgdrüsenhypoplasie oder -aplasie)
kardio-fazio-kutanes Syndrom
(+ EEG, pathologisches + Ekzeme + Entwicklungsrückstand, motorischer und geistiger + Exophthalmus + Gesichtsdysmorphien + Herzfehler + Hydrozephalus + Hyperkeratose, follikuläre + Hypertelorismus + Ichthyose + Inguinalhernien + Kopfbehaarung, spärliche + Lidachsenstellung, antimongoloide + Makrozephalie + Minderwuchs + Nystagmus + Pulmonalstenose + Splenomegalie + Stirn, hohe + Strabismus + Ventrikelseptumdefekt + Vorhofseptumdefekt)
Keratodermia palmo-plantaris varians mit Helikotrichie
(+ Hyperkeratose + Keratosis palmo-plantaris)
Riesenaxon-Neuropathie
(+ Axonauftreibung + Entwicklungsrückstand, statomotorischer + Neuropathien + Zwiebelschalenformationen)

Haut, Haare, Nägel

Tay-Syndrom
(+ Cystin-Defizienz + Dysphonie + geistige Behinderung + Haar, hartes + Haar, sprödes + Ichthyose + Katarakt + Knochenwachstum, verzögertes + Kryptorchismus + Minderwuchs + Onychodysplasie + Progerie + Trichothiodystrophie + Zahnanomalien)

Haargrenze, tiefe

Noonan-Syndrom
(+ Cubitus valgus + Gesichtsdysmorphien + Halspterygium + Herzfehler + Lidachsenstellung, antimongoloide + Minderwuchs + Naevi + Ptosis)

Watson-Syndrom
(+ Café-au-lait-Flecken + Cubitus valgus + Gesichtsdysmorphien + Halspterygium + Herzfehler + Lidachsenstellung, antimongoloide + Minderwuchs + Nävi + Neurofibrome + Ptosis)

Haar, hartes

Tay-Syndrom
(+ Cystin-Defizienz + Dysphonie + geistige Behinderung + Haar, gekräuseltes + Haar, sprödes + Ichthyose + Katarakt + Knochenwachstum, verzögertes + Kryptorchismus + Minderwuchs + Onychodysplasie + Progerie + Trichothiodystrophie + Zahnanomalien)

Haar, im Querschnitt dreieckiges

Haare, unkämmbare
(+ Furchen parallel zur Haarachse + Haar, festes + Haar, im Querschnitt nierenförmiges + Haar, im Querschnitt ovales + Haar, strohblondes + Haar, unkämmbares)

Haar, im Querschnitt nierenförmiges

Haare, unkämmbare
(+ Furchen parallel zur Haarachse + Haar, festes + Haar, im Querschnitt dreieckiges + Haar, im Querschnitt ovales + Haar, strohblondes + Haar, unkämmbares)

Haar, im Querschnitt ovales

Haare, unkämmbare
(+ Furchen parallel zur Haarachse + Haar, festes + Haar, im Querschnitt dreieckiges + Haar, im Querschnitt nierenförmiges + Haar, strohblondes + Haar, unkämmbares)

Haar, lockiges

Lipodystrophie, progressive
(+ Acanthosis nigricans + athletischer Habitus + Diabetes mellitus + Frühreife, sexuelle + Füße, große + Hände, große + Hepatomegalie + Hochwuchs + Hyperlipidämie + Hyperpigmentierung + Hypertrichose + Klitorishypertrophie + Labienhypertrophie + Lipodystrophie + Makropenis + Muskelhypertrophie + Ohren, große + Oligomenorrhö + Ovarien, polyzystische + Splenomegalie + Venenzeichnung, verstärkte + Virilisierung)

Haarschaft, dünner

kranioektodermale Dysplasie
(+ Brachymelie + Brachyphalangie + Diastema + Dolichozephalus + Epikanthus + Frenula, orale + Gesichtsdysmorphien + Haarwachstumsstörung + Hypodontie + Hypotrichose + Klinodaktylie + Lidachsenstellung, antimongoloide + Mikrodontie + Minderwuchs + Nystagmus + Pigmentstörungen der Haare + Refraktionsanomalien + Rhizomelie + Schmelzhypoplasie + Syndaktylien + Synostosen + Taurodontie + Zahnanomalien)

Haar, schütteres

Coffin-Siris-Syndrom
(+ Entwicklungsrückstand, motorischer und geistiger + Fingerhypoplasien + Gesichtsdysmorphien + Hypertrichose + Lippen, volle + Minderwuchs + Minderwuchs, pränataler + Nase, kurze, breite + Onychohypoplasie)

Goltz-Gorlin-Syndrom
(+ Aniridie + Anophthalmie + Beckenfehlbildungen + Fingeraplasien + Fingerhypoplasien + Gaumen, hoher + Gynäkotropie + Hautatrophie + Hyperhidrose + Hypertelorismus + Hypohidrose + Kolobom + Kyphose + Malokklusion + Mikrophthalmie + Nystagmus + Onychodystrophie + Optikusatrophie + Osteopathien + Osteoporose + Papillome + Poikilodermie + Polydaktylie + Prognathie + Rippenfehlbildungen + Schlüsselbeinfehlbildungen + Skoliose + Spina bifida + Strabismus + Syndaktylien + Vorwölbung, hernienartige + Wirbelanomalien + Zahnanomalien + Zehenaplasien + Zehenhypoplasien)

Mulvihill-Smith-Syndrom
(+ Mikrozephalie + Minderwuchs + Nävi + Progerie + Vogelgesicht)

Tetrasomie 12p
(+ Brachymelie + Brachyzephalie + geistige Behinderung + Gesichtsdysmorphien + Kryptorchismus + Mamillenzahl, abnorme + Nase, kurze, mit stark eingezogener Wurzel und nach vorn stehenden Öffnungen + Philtrum, langes prominentes + zerebrale Anfälle)

Haar, sprödes

Menkes-Syndrom
(+ Coeruloplasmin, vermindertes + Entwicklungsrückstand, motorischer und geistiger + epileptische Anfälle + Haaranomalien + Hypothermie + Kupfer, erniedrigtes + Kupferaufnahme, erhöhte + zerebrale Anfälle)

Tay-Syndrom
(+ Cystin-Defizienz + Dysphonie + geistige Behinderung + Haar, gekräuseltes + Haar, hartes + Ichthyose + Katarakt + Knochenwachstum, verzögertes + Kryptorchismus + Minderwuchs + Onychodysplasie + Progerie + Trichothiodystrophie + Zahnanomalien)

Trichothiodystrophie-Syndrom
(+ geistige Behinderung + Hautveränderungen + Katarakt + Minderwuchs + Photosensibilität + Trichorrhexis)

Haarsträhnen, weiße oder schwarze

Waardenburg-Syndrom
(+ Albinismus + Augenbrauenpartien, mediale, Hyperplasie + Dystopia canthorum + Ergrauen + Gesichtsdysmorphien + Hyperpigmentierung + Hypopigmentierung + Iris, blaue + Nasenprofil, griechisches + Pigmentstörungen der Haare + Schallempfindungsstörung + Schwerhörigkeit + Synophrys + Taubstummheit)

Haar, strohblondes

Haare, unkämmbare
(+ Furchen parallel zur Haarachse + Haar, festes + Haar, im Querschnitt dreieckiges + Haar, im Querschnitt nierenförmiges + Haar, im Querschnitt ovales + Haar, unkämmbares)

Haut, Haare, Nägel

Haar, unkämmbares

Haare, unkämmbare
(+ Furchen parallel zur Haarachse + Haar, festes + Haar, im Querschnitt dreieckiges + Haar, im Querschnitt nierenförmiges + Haar, im Querschnitt ovales + Haar, strohblondes)

Haarwachstumsstörung

Hypotrichosis congenita hereditaria Marie Unna
(+ Hypotrichose + Kopfbehaarung, spärliche + Sekundärbehaarung, mangelnde oder fehlende)
kranioektodermale Dysplasie
(+ Brachymelie + Brachyphalangie + Diastema + Dolichozephalus + Epikanthus + Frenula, orale + Gesichtsdysmorphien + Haarschaft, dünner + Hypodontie + Hypotrichose + Klinodaktylie + Lidachsenstellung, antimongoloide + Mikrodontie + Minderwuchs + Nystagmus + Pigmentstörungen der Haare + Refraktionsanomalien + Rhizomelie + Schmelzhypoplasie + Syndaktylien + Synostosen + Taurodontie + Zahnanomalien)

Haar, weißes

Hermansky-Pudlak-Syndrom
(+ Albinismus + Blutungsneigung + Depigmentierungen + Haar, blondes + Kolitis + Lungenveränderungen, restriktive + Nystagmus + Photophobie)
Hypopigmentierungs-Taubheits-Syndrom
(+ Augenbrauen, Weißfärbung + Depigmentierungen + Hyperpigmentierung + Hypopigmentierung + Schallempfindungsstörung + Taubheit + Wimpern, Weißfärbung)
Methionin-Malabsorptions-Syndrom
(+ Diarrhö + geistige Behinderung + Hyperkapnie + Hypopigmentierung + Uringeruch, charakteristischer + zerebrale Anfälle)
Poikilodermie, kongenitale, Typus Rothmund-Thomson
(+ Akromikrie + Alopezie + Amenorrhö + Daumenhypoplasie +Autheme, retikuläre + Gynäkotropie + Hodenhypoplasie + Hypotrichose + Infantilismus, genitaler + Katarakt + Menstruationsstörungen + Minderwuchs + Nagelanomalien + Poikilodermie + Radiushypoplasie + Sattelnase + Ulnahypoplasie + Zahnanomalien)

Hämatome

Ehlers-Danlos-Syndrom
(+ Aneurysmen + Arterien, große und mittlere, Ruptur + Blutungsrisiko intra partum + Bulbi, abnorm große + Bulbusruptur + Cutis hyperelastica + Ekchymosen + Gelenkbeweglichkeit, abnorme + Haut, dünne + Haut- und Schleimhautblutungen + Keloidbildung + Klumpfuß + Lippen, schmale + Muskelhypotonie + Narben, hypertrophe + Narbenbildung + Nase, zierliche + Uterusruptur während der Geburt + viszerale Organe, Ruptur + Wundheilungsstörungen)
Hämophilie A
(+ Androtropie + Blutungsneigung + Gelenkblutungen + Hämophilie + Muskelblutungen + Subhämophilie + Thromboplastinzeit, partielle, verlängerte + Zahnfleischblutung + Zahnwechselblutungen)
Owren-Syndrom I
(+ Blutungsneigung + Blutungszeit, verlängerte + Haut- und Schleimhautblutungen + Thromboplastinzeit, partielle, verlängerte)
PTC-Mangel
(+ Androtropie + Blutungsneigung + Gelenkblutungen + Hämophilie + Muskelblutungen + Subhämophilie + Thromboplastinzeit, partielle, verlängerte + Zahnfleischblutung + Zahnwechselblutungen)
Staphylhämatom Bosviel
(+ Androtropie)

Hautatrophie

Akrodermatitis chronica atrophicans
(+ Hautödem + Hautverfärbung, livide + Sklerose)
Akrodermatitis continua suppurativa Hallopeau
(+ Fingeratrophien + Onychodystrophie + Pusteln, palmare und plantare + Zehenatrophien)
Akrogerie (Gottron)
(+ Akrogerie + Akromikrie + Onychodystrophie)
Anetodermie
(+ Maculae)
Angiomatose, metamere
(+ Angiom + Dysästhesie + Livedo racemosa + Nävi + Parästhesien)
Atrophodermia idiopathica progressiva Pasini-Pierini
(+ Hautverfärbung + Sklerodermie)
de-Barsy-Syndrom
(+ Cutis hyperelastica + Hornhauttrübung + Muskelhypotonie + Ohren, große + Progerie)
Chondrodysplasia punctata, X-chromosomal-dominante Form
(+ Alopezie + Gynäkotropie + Ichthyose + Katarakt + Minderwuchs + Nase, breite, flache + Röhrenknochen, verkürzte + Röhrenknochenepiphysen, Kalzifikationen, punktförmige + Skoliose)
Cutis marmorata teleangiectatica congenita
(+ Cutis marmorata + Haut, dünne + Teleangiektasien + Venenzeichnung, verstärkte)
Diastematomyelie
(+ Dermalsinus + Hämangiomatose + Hohlfuß + Klumpfuß + Lipome + Muskelatrophie + Nävi + Pilonidalsinus + Sensibilitätsstörungen + Skoliose + trophische Störungen der Gefäße)
ektodermale Dysplasie, hypohidrotische
(+ Haar, dünnes + Haar, fehlendes, bei Geburt + Haar, gekräuseltes + Hypodontie + Hypotrichose + Pigmentstörungen der Haare + Schweißdrüsenhypoplasie + Talgdrüsenhypoplasie oder -aplasie)
Epidermolysis bullosa atrophicans progressiva
(+ Blasenbildung + Extremitätenatrophie + Onychodystrophie)
Epidermolysis bullosa simplex mit Muskeldystrophie
(+ Blasenbildung + Muskelatrophie + Muskelschwäche)
Exostosen-Anetodermie-Brachydaktylie E der Füße
(+ Exostosen, kartilaginäre)
Goltz-Gorlin-Syndrom
(+ Aniridie + Anophthalmie + Beckenfehlbildungen + Fingeraplasien + Fingerhypoplasien + Gaumen, hoher + Gynäkotropie + Haar, schütteres + Hyperhidrose + Hypertelorismus + Hypohidrose + Kolobom + Kyphose + Malokklusion + Mikrophthalmie + Nystagmus + Onychodystrophie + Optikusatrophie + Osteopathien + Osteoporose + Papillome + Poikilodermie + Polydaktylie + Prognathie + Rippenfehlbildungen + Schlüsselbeinfehlbildungen + Skoliose + Spina bifida + Strabismus + Syndaktylien + Vorwölbung, hernienartige + Wirbelanomalien + Zahnanomalien + Zehenaplasien + Zehenhypoplasien)
Hallermann-Streiff-Syndrom
(+ Fontanellenschluß, verzögerter + Gesichtsdysmorphien + Hypotrichose + Katarakt + Mikrophthalmie + Minderwuchs + Oligo- oder Adontie + Stirn, hohe + Vogelgesicht + Zähne, angeborene)
Hemiatrophia faciei progressiva
(+ Gesichtsatrophie, halbseitige + Hyperpigmentierung + zerebrale Anfälle)
metaphysäre Dysplasie, Anetodermie, Optikusatrophie
(+ Blindheit + Hirsutismus + Metaphysendysplasie + Minderwuchs + Optikusatrophie + Osteopenie + Platyspondylie + Schädelbasissklerose)
Osteolyse, hereditäre idiopathische, Typ III (Hozay)
(+ geistige Behinderung + Minderwuchs + Osteolysen)
Poikilodermatomyositis
(+ Dermatomyositis + Hyperpigmentierung + Lichen planus + Lymphome + Poikilodermie + Pruritus + Teleangiektasien)
Poikilodermie, kongenitale, mit Blasenbildung
(+ Blasenbildung + Depigmentierungen + Erytheme, retikuläre +

Haut, Haare, Nägel

Hautveränderungen, poikilodermatische + Hyperpigmentierung + Hypotrichose + Keratosis palmo-plantaris + Onychodystrophie + Teleangiektasien + Zahndysplasie)
Poikilodermie, kongenitale, Typus Thomson
(+ Daumenhypoplasie + Depigmentierungen + Erytheme, retikuläre + Hyperpigmentierung, bräunliche + Hypertelorismus + Keratosis palmoplantaris + Papeln, lichenoide + Photosensibilität + Radiushypoplasie + Teleangiektasien + Ulnahypoplasie)
Pseudoxanthoma elasticum
(+ »angioid streaks« + Blutungen, gastrointestinale + Durchblutungsstörungen + Endokrinopathie + Gelenkblutungen + neurovegetative Störungen + Papeln, livide, später leicht gelbliche + Pseudoxanthoma elasticum (Darier) + psychische Störungen)
Sudeck-Dystrophie
(+ Belastungsschmerz + Bewegungsschmerz + Frakturneigung, Frakturen + Muskelatrophie + Ödeme, allg. + Prellungen)

Hautblutungen, kokardenartige, im Gesicht und Streckseiten der Arme

Seidlmayer-Kokardenpurpura
(+ Purpura)

Haut, dünne

Berlin-Syndrom
(+ Dysplasien, ektodermale + geistige Behinderung + Hypodontie + Hypogonadismus + Minderwuchs + schlanke Beine)
Cutis marmorata teleangiectatica congenita
(+ Cutis marmorata + Hautatrophie + Teleangiektasien + Venenzeichnung, verstärkte)
Ehlers-Danlos-Syndrom
(+ Aneurysmen + Arterien, große und mittlere, Ruptur + Blutungsrisiko intra partum + Bulbi, abnorm große + Bulbusruptur + Cutis hyperelastica + Ekchymosen + Gelenkbeweglichkeit, abnorme + Hämatome + Haut- und Schleimhautblutungen + Keloidbildung + Klumpfuß + Lippen, schmale + Muskelhypotonie + Narben, hypertrophe + Narbenbildung + Nase, zierliche + Uterusruptur während der Geburt + viszerale Organe, Ruptur + Wundheilungsstörungen)
Osteogenesis imperfecta
(+ Blutungsneigung + Frakturneigung, Frakturen + Gelenkbeweglichkeit, abnorme + Knochendichte, verminderte + Schwerhörigkeit + Skleren, blaue + Spontanfrakturen + Zahndysplasie)

Hautdysplasien und -aplasien

Dermopathie, restriktive
(+ Arthrogrypose + Gelenkbeweglichkeit, eingeschränkte + Gelenkkontrakturen + Gesichtsdysmorphien + Hauteinschnürungen + Kindsbewegungen, verminderte + Lungenhypoplasie + Mikrognathie + Mund, kleiner + Nase, kleine + Ohren, tief angesetzte + Polyhydramnion + Röhrenknochen, Ossifikationsstörung)
Epidermolysis bullosa (dystrophica) Bart
(+ Anonychie + Blasenbildung, mechanische + Onychodystrophie)
Epidermolysis bullosa dystrophica Cockayne-Touraine
(+ Blasenbildung + Blasenbildung an den Extremitäten + Milien + Narbenbildung + Onychodystrophie)
Varizellen-Embryo-Fetopathie
(+ Augenanomalien + Dilatation des Herzens + Erosionen + Extremitätenfehlbildungen + Extremitätenhypoplasien + Hirnatrophie + Hirnfehlbildungen + Narbenbildung + Schluckbeschwerden)

Hauteinschnürungen

Dermopathie, restriktive
(+ Arthrogrypose + Gelenkbeweglichkeit, eingeschränkte + Gelenkkontrakturen + Gesichtsdysmorphien + Hautdysplasien und -aplasien + Kindsbewegungen, verminderte + Lungenhypoplasie + Mikrognathie + Mund, kleiner + Nase, kleine + Ohren, tief angesetzte + Polyhydramnion + Röhrenknochen, Ossifikationsstörung)

Hauteinsenkungen

Chromosom 18q⁻ Syndrom
(+ Alopezie + Anthelix, prominente + Daumen, proximal angesetzte + Entwicklungsrückstand, motorischer und geistiger + Finger, distal konisch zulaufende + Gehörgänge, äußere, enge bis verschlossene + Gesichtsdysmorphien + Iriskolobom + Minderwuchs + Minderwuchs, pränataler + Mittelgesichtsretraktion)
faziale ektodermale Dysplasie, Typ Setleis
(+ Aplasia cutis congenita + Distichiasis + Facies leontina + Nasenspitze, breite plumpe + Schweißdrüsenhypoplasie + Talgdrüsenhypoplasie oder -aplasie)
Pfeifer-Weber-Christian-Krankheit
(+ Fettgewebsatrophie + Fieber + Gynäkotropie + Knoten, subkutane)

Hautemphysem

Ösophagusruptur, atraumatische
(+ Androtropie + Brustschmerzen + Mediastinalemphysem + Ösophagusruptur, spontane + Vernichtungsgefühl)

Hautfalten, herdförmige

Wrinkly-skin-Syndrom
(+ Geburtsgewicht, niedriges + geistige Behinderung + Gesichtsdysmorphien + Minderwuchs + Skelettanomalien + Venenzeichnung, verstärkte)

Hautfalten, ringförmige

Michelin-tire-baby-Syndrom
(Einzelsymptom)

Hautfalten, wulstförmige

Cutis verticis gyrata
(+ Cutis verticis gyrata)
Dysostose, kongenitale kraniofaziale, und Cutis gyratum
(+ Acanthosis nigricans + Gaumenspalte + Hypertelorismus)

Hautfarbe, gelbliche

Niemann-Pick-Krankheit
(+ Ataxie + Fundus, kirschroter Fleck + Gedeihstörungen + hämatopoetische Störungen + Hepatomegalie + Infektanfälligkeit + Minderwuchs + neurodegenerative Symptome + Nystagmus + Schaumzellen + Skelettanomalien + Sphingomyelininfiltration der Lunge + Splenomegalie + Tetraplegie, spastische)

Hauthypoplasien

Ruvalcaba-Syndrom
(+ Alaknorpel, Hypoplasie + Brachymetakarpie + Brachyphalan-

Haut, Haare, Nägel

gie + geistige Behinderung + Genitalhypoplasie + Gesichtsdysmorphien + Hyperpigmentierung + Kraniosynostose + Lidachsenstellung, antimongoloide + Lippen, schmale + Maxillahypoplasie + Mikrozephalie + Minderwuchs, pränataler + Wirbelkörperdysplasie)

Hautinfektionen, akut-abszedierende

Granulomatose, septische
(+ Allgemeininfektion, schwere + Entzündungsherde, chronischgranulomatöse, der Harnwege + Entzündungsherde, chronischgranulomatöse, im Gastrointestinaltrakt + Immundefekt + Infektanfälligkeit + Infekte des Respirationstrakts + Infektionen, abszedierende + Infektionen, akut-abszedierende, der Leber + Infektionen, akut-abszedierende, der Lunge + Infektionen, akut-abszedierende, der Lymphknoten + Infektionen, akut-abszedierende, der Milz + Infektionen, akut-abszedierende, des Gastrointestinaltrakts + Phagozytendefekt)

Hautinfektionen, rezidivierende

Nezelof-Syndrom
(+ Candidiasis + Immundefekt + Infektanfälligkeit + Lymphozytopenie + T-Lymphozyten, fehlende + T-Zelldefekt + Thymusschatten, fehlender)

Hautinfiltrate

Necrobiosis lipoidica (diabeticorum)
(+ Diabetes mellitus + Granulomatosis disciformis + Hautulzerationen + Infiltrate, plattenartige, an den Unterschenkeln)
Retikulose, pagetoide
Sarkoidose
(+ Knoten)
Zellulitis, eosinophile
(+ Eosinophilie + Eosinophilie im Knochenmark + Eritheme + Plaques + sklerodermieartige Verhärtung der Haut)

Hautläsionen, bandförmige, serpiginöse oder bogig begrenzte

Elastosis perforans serpiginosa (Lutz-Miescher)
(+ Papeln, keratotische)

Hautläsionen, periorifizielle

Biotinidase-Defekt
(+ 3-Hydroxy-Isovaleriat im Urin + 3-Hydroxy-Propionat im Urin + Alopezie + Ataxie + Azidose, metabolische + Biotinidase, nicht meßbare Aktivität + Hörverlust + Hypotonie + Laktatazidämie + Methylcitrat im Urin + Muskelhypotonie + Optikusatrophie + Propionazidämie)

Hautnekrosen

Embolia cutis medicamentosa
(+ Hautverfärbung, livide, blitzfigurenartige)
Purpura fulminans
(+ Blasenbildung, hämorrhagische + Blutungen, gastrointestinale + Hämaturie + Purpura)

Hautödem

Akrodermatitis chronica atrophicans
(+ Hautatrophie + Hautverfärbung, livide + Sklerose)

Kwashiorkor
(+ Anämie + Diarrhö + Dystrophie, allgemeine + Erregbarkeit, erhöhte + Gedeihstörungen + Hypopigmentierung + Ödeme, allg. + Vitamin-Mangel + Wachstumsstörungen)

Hautulzera am Knöchel, chronisch-rezidivierende saisongebundene

Livedo reticularis mit Sommerulzerationen
(+ Hautulzerationen + Hautverfärbung, livide, blitzfigurenartige + Livedo racemosa)

Hautulzerationen

Amyloid-Polyneuropathie Typ I
(+ Berührungsempfindlichkeit + Malabsorption + Obstipation + Potenzstörungen)
Dermatoosteolysis, kirgisischer Typ
(+ Blindheit + Dermatitis, ulzerative + Hornhautvernarbung + Keratitis + Mundschleimhaut, Ulzerationen + Nasenschleimhaut, Ulzerationen + Zahnanomalien)
Erythema induratum Bazin
(+ Gynäkotropie + Knoten, subkutane, an den Unterschenkeln)
Livedo reticularis mit Sommerulzerationen
(+ Hautulzera am Knöchel, chronisch-rezidivierende saisongebundene + Hautverfärbung, livide, blitzfigurenartige + Livedo racemosa)
Necrobiosis lipoidica (diabeticorum)
(+ Diabetes mellitus + Granulomatosis disciformis + Hautinfiltrate + Infiltrate, plattenartige, an den Unterschenkeln)
Neuropathie, hereditäre sensible, Typ I
(+ burning feet + lanzinierende Schmerzen + Mal perforant + Mutilationen + Osteolysen + Schmerzen der Beine + Sensibilitätsstörungen)
Neuropathie, hereditäre sensible, Typ II
(+ Mal perforant + Mutilationen + Osteolysen + Paronychie + Sensibilitätsstörungen)
Tarsaltunnel-Syndrom
(+ Füße, Schmerzen + Fußsohle, trophische Störungen)
Werner-Syndrom
(+ Arteriosklerose + Ergrauen + Fettgewebsatrophie + Hyaluronsäure, erhöhte Ausscheidung + Hyperkeratose + Katarakt + Larynxveränderungen + Wachstumsstörungen)

Haut- und Schleimhautblutungen

Bernard-Soulier-Syndrom
(+ Blutungszeit, verlängerte + hämorrhagische Diathese + Thrombozytenaggregation, Ristocetin-induzierte, nicht auslösbar + Thrombozytenüberlebenszeit, verkürzte + Thrombozytopenie)
DLS-Syndrom
(+ Ergrauen + Hyperdontie + Schmelzhypoplasie + Zahnanomalien)
Ehlers-Danlos-Syndrom
(+ Aneurysmen + Arterien, große und mittlere, Ruptur + Blutungsrisiko intra partum + Bulbi, abnorm große + Bulbusruptur + Cutis hyperelastica + Ekchymosen + Gelenkbeweglichkeit, abnorme + Hämatome + Haut, dünne + Keloidbildung + Klumpfuß + Lippen, schmale + Muskelhypotonie + Narben, hypertrophe + Narbenbildung + Nase, zierliche + Uterusruptur während der Geburt + viszerale Organe, Ruptur + Wundheilungsstörungen)
Gray-platelet-Syndrom
(+ Blutungszeit, verlängerte + hämorrhagische Diathese + Myelofibrose + Thrombozytenfunktion, pathologische + Thrombozytenüberlebenszeit, verkürzte + Thrombozytopenie)
Hyperviskositätssyndrom
(+ Bewußtlosigkeit + hämorrhagische Diathese + Hypergammaglobulinämie + Kopfschmerz + Nasenbluten + Netzhaut, Retinopathie + Netzhautblutungen + Ohrgeräusche + Papillenödem +

Haut, Haare, Nägel

Parästhesien + Purpura + Raynaud-Phänomen + Schwindel + Sehstörungen)
Moeller-Barlow-Krankheit
(+ Berührungsempfindlichkeit + Froschhaltung + Hämaturie + Knorpelknochengrenze, Auftreibung + Melaena + Ödeme, allg. + Pseudoparalyse der Beine + Zahnfleischblutung)
Owren-Syndrom I
(+ Blutungsneigung + Blutungszeit, verlängerte + Hämatome + Thromboplastinzeit, partielle, verlängerte)
Pseudo-v.-Willebrand-Syndrom
(+ Blutungszeit, verlängerte + hämorrhagische Diathese + Thrombozytenaggregation, Ristocetin-induzierte, gesteigerte + Thrombozytopenie)
Purpura, idiopathische thrombozytopenische
(+ Genitalblutungen + Nasenbluten + Thrombozyten, vergrößerte + Thrombozytenfunktion, pathologische + Thrombozytenüberlebenszeit, verkürzte + Thrombozytopenie)
Thrombasthenie Glanzmann(-Naegeli)
(+ Blutungszeit, verlängerte + hämorrhagische Diathese + Thrombozytenaggregation, gestörte)
thrombotisch-thrombozytopenische Purpura Moschcowitz
(+ Anämie, mikroangiopathisch-hämolytische + Bewußtlosigkeit + Blutungen, gastrointestinale + Kopfschmerz + Menorrhagien + Mikrothromben + Netzhautblutungen + Purpura + Schwindel + Thrombozytopenie + Verwirrtheitszustände)
v.-Willebrand-(Jürgens-)Syndrom
(+ Blutungszeit, verlängerte + Faktor-VIII(antihämophiles Globulin)-Erniedrigung + Faktor-VIII-Multimere, Störung + hämorrhagische Diathese + Thrombozytenaggregation, Ristocetin-induzierte, nicht auslösbar + Thrombozytopenie)
Wiskott-Aldrich-Syndrom
(+ Androtropie + Ekzeme + Immundefekt + Infektionen, opportunistische + Infektionen, pyogene + Melaena + Purpura + Thrombozytopenie)

Hautveränderungen

Chondrodysplasia punctata, autosomal-rezessive Form
(+ Femurepiphysen, kalkspritzerartige Verdichtungen + Humerusepiphysen, kalkspritzerartige Verdichtungen + Katarakt + Minderwuchs)
Dermatitis herpetiformis (Duhring)
(+ Bläschen, derbe, herpetiform gruppierte + Blasenbildung + Dermatose, polymorphe + Enteropathien + Pruritus)
Dermatose, exsudative diskoide lichenoide Sulzberger-Garbe
(+ Eosinophilie + Pruritus)
Ektodermaldysplasie
(+ Anhidrose + Dysplasien, ektodermale + Haaranomalien + Hyperhidrose + Hypohidrose + Nagelanomalien + Zahnanomalien)
Fabry-Krankheit
(+ Abdominalschmerzen + Angiokeratome + Cornea verticillata + Extremitäten, Schmerzen + Hornhauttrübung + Niereninsuffizienz)
Klippel-Trenaunay-Symptomenkomplex
(+ Extremitätenweichteile, Hypertrophie bzw. Hemihypertrophie + Hämangiomatose + Lymphknotenschwellung + Makrodaktylie + Skelettanteile der Extremitäten, Hypertrophie bzw. Hemihypertrophie)
Lactatdehydrogenase-Mangel
(+ Gliederschmerzen + Muskelsteifigkeit + Myoglobinurie + Rhabdomyolyse)
okulo-zerebro-kutanes Syndrom
(+ Entwicklungsrückstand, motorischer und geistiger + Gehirnzysten + Hirnfehlbildungen + Orbitalzysten)
POEMS-Komplex
(+ Amenorrhö + Aszites + Dysglobulinämie + Endokrinopathie + Fieber + Gammopathien + Gynäkomastie + Hautverdickung + Hautverhärtungen + Hepatomegalie + Hyperhidrose + Hyperpigmentierung + Hypertrichose + Hypothyreose + Leukonychie + Lymphknotenschwellung + M-Gradient + Muskelschwäche + Myelom + Neuropathien + Ödeme, periphere + Osteolysen + Osteosklerose + Papillenödem + Plasmozytom + Pleuraerguß + Potenzstörungen + Sklerose + Splenomegalie + Trommelschlegelfinger)
Trichothiodystrophie-Syndrom
(+ geistige Behinderung + Haar, sprödes + Katarakt + Minderwuchs + Photosensibilität + Trichorrhexis)

Hautveränderungen, hämorrhagisch-ekzematoide

Letterer-Siwe-Krankheit
(+ Fieber + Hepatomegalie + Lymphknotenschwellung + Mundschleimhaut, Ulzerationen + Purpura + Splenomegalie)

Hautveränderungen, netzförmige dunkellivide, bräunliche

Livedo racemosa
(+ Gefäßverschlüsse + Hautveränderungen, rankenförmige)

Hautveränderungen, poikilodermatische

Poikilodermie, kongenitale, mit Blasenbildung
(+ Blasenbildung + Depigmentierungen + Erytheme, retikuläre + Hautatrophie + Hyperpigmentierung + Hypotrichose + Keratosis palmo-plantaris + Onychodystrophie + Teleangiektasien + Zahndysplasie)

Hautveränderungen, rankenförmige

Livedo racemosa
(+ Gefäßverschlüsse + Hautveränderungen, netzförmige dunkellivide, bräunliche)

Haut, verdickte gelbliche runzelige (elastotische)

Elastoidosis cutis cystica et comedonica Favre-Racouchot
(+ Androtropie + Epitheliome + Follikel, ausgeweitete horngefüllte + Follikelzysten, weißlich-gelbliche + Hornpfröpfe, schwarze + Komedonenplaque, ektopisches + Papeln, weißliche, kleine + Porphyria cutanea tarda + Präkanzerosen)

Hautverdickung

Melorheostose
(+ Faszienfibrose + Hyperostosen + Weichteilkontrakturen)
Mucolipidose II
(+ Dysostosen + Entwicklungsrückstand, statomotorischer + Geburtsgewicht, niedriges + Gelenkkontrakturen + Gesichtsdysmorphien + Hepatomegalie + Hernien + Infekte des Respirationstrakts + Minderwuchs + Splenomegalie + vakuolisierte Zellen)
Pachydermoperiostose
(+ Akromegalie + Hyperostosen + Trommelschlegelfinger + Uhrglasnägel)
POEMS-Komplex
(+ Amenorrhö + Aszites + Dysglobulinämie + Endokrinopathie + Fieber + Gammopathien + Gynäkomastie + Hautveränderungen + Hautverhärtungen + Hepatomegalie + Hyperhidrose + Hyperpigmentierung + Hypertrichose + Hypothyreose + Leukonychie + Lymphknotenschwellung + M-Gradient + Muskelschwäche + Myelom + Neuropathien + Ödeme, periphere + Osteolysen + Osteosklerose + Papillenödem + Plasmozytom + Pleuraerguß + Potenzstörungen + Sklerose + Splenomegalie + Trommelschlegelfinger)

Haut, Haare, Nägel

Hautverdickung, prätibiale, teigige

E.M.O.-Komplex
(+ Exophthalmus + Osteoarthropathia hypertrophicans)

Hautverfärbung

Atrophodermia idiopathica progressiva Pasini-Pierini
(+ Hautatrophie + Sklerodermie)

Hautverfärbung, grau-braune

Bronze-Baby
(+ Bilirubin, erhöhtes)

Hautverfärbung, livide

Akrodermatitis chronica atrophicans
(+ Hautatrophie + Hautödem + Sklerose)

Hautverfärbung, livide, blitzfigurenartige

Embolia cutis medicamentosa
(+ Hautnekrosen)
Livedo reticularis mit Sommerulzerationen
(+ Hautulzera am Knöchel, chronisch-rezidivierende saisongebundene + Hautulzerationen + Livedo racemosa)

Hautverfärbung, rot-orange

Red-man(child)-Syndrom
(+ Diarrhö + Erbrechen + Kopfschmerz + Tränen, rot-orange Verfärbung + Urinverfärbung, rot-orange)

Hautverhärtungen

POEMS-Komplex
(+ Amenorrhö + Aszites + Dysglobulinämie + Endokrinopathie + Fieber + Gammopathien + Gynäkomastie + Hautveränderungen + Hautverdickung + Hepatomegalie + Hyperhidrose + Hyperpigmentierung + Hypertrichose + Hypothyreose + Leukonychie + Lymphknotenschwellung + M-Gradient + Muskelschwäche + Myelom + Neuropathien + Ödeme, periphere + Osteolysen + Osteosklerose + Papillenödem + Plasmozytom + Pleuraerguß + Potenzstörungen + Sklerose + Splenomegalie + Trommelschlegelfinger)

Herpes simplex

AIDS
(+ Candidiasis + Diarrhö + Enzephalopathie + Histoplasmose + HIV + Immundefekt + Infektanfälligkeit + Infektionen, opportunistische + Isosporiasis + Kachexie + Kaposi-Sarkom + Kokzidioidomykose + Kryptokokkose + Kryptosporidiose + Leukoenzephalopathie + Lymphadenopathie + Lymphome + mykobakterielle Erkrankungen + Pneumocystis carinii + Pneumonie + Toxoplasmose des Gehirns + Zytomegalie)

Hirsutismus

adrenogenitales Syndrom, spätmanifestes
(+ Achselbehaarung, frühzeitige + Amenorrhö + Brustentwicklung, mangelhafte + Epiphysenschluß, vorzeitiger + Schambehaarung, frühzeitige)

Akromegalie
(+ Akromegalie + Diabetes mellitus + Hemianopsie + Keimdrüsenatrophie + Stauungspapille + Struma + Wachstumshormon-(STH-)Spiegel, erhöhter)
Cushing-Syndrom
(+ Büffelnacken + Diabetes mellitus + Ekchymosen + Hyperglykämie + Hypertonie + Hypogonadismus + Infektanfälligkeit + Osteoporose + Stammfettsucht + Striae distensae cutis)
Hypertrichosis-Skelettdysplasien-Retardierungs-Syndrom mit Hyperurikämie
(+ Brachyzephalie + Coxa valga + Daumenfehlbildungen + Fußdeformitäten + geistige Behinderung + Gesichtsdysmorphien + Hypertrichose + Hyperurikämie + Thorax, schmaler, langer)
metaphysäre Dysplasie, Anetodermie, Optikusatrophie
(+ Blindheit + Hautatrophie + Metaphysendysplasie + Minderwuchs + Optikusatrophie + Osteopenie + Platyspondylie + Schädelbasissklerose)
Morgagni(-Stewart-Morel)-Syndrom
(+ Adipositas + Gynäkotropie + Hyperostosis frontalis interna + Kopfschmerz + Virilisierung)
Ovarien, polyzystische
(+ Gynäkotropie + Menstruationsstörungen + Ovar, weißes + Ovarien, polyzystische + Sterilität)
Patterson-Syndrom
(+ Cutis laxa + Dysplasie, polyostotische + geistige Behinderung + Kyphoskoliose + Minderwuchs + Ossifikation, verzögerte oder fehlende + Pigmentationsanomalien + zerebrale Anfälle)
Zimmermann-Laband-Fibromatose
(+ Alaknorpel, Hyperplasie + Anonychie + geistige Behinderung + Gingivafibromatose + Hepatomegalie + Ohrmuschelhyperplasie + Onychodysplasie + Onychohypoplasie + Skoliose + Splenomegalie)

Hornpfröpfe, schwarze

Elastoidosis cutis cystica et comedonica Favre-Racouchot
(+ Androtropie + Epitheliome + Follikel, ausgeweitete horngefüllte + Follikelzysten, weißlich-gelbliche + Haut, verdickte gelbliche runzelige (elastotische) + Komedonenplaque, ektopisches + Papeln, weißliche, kleine + Porphyria cutanea tarda + Präkanzerosen)

hyperergische Reaktion der Haut

Morbus Behçet
(+ Blutungen, gastrointestinale + Epididymitis + Erythema nodosum + Genitalveränderungen, aphthös-ulzeröse + Hypopyon-Iritis + Meningoenzephalitis + Mundschleimhautaphthen + Orchitis + rheumatoide Veränderungen der Gelenke + rheumatoide Veränderungen der Weichteile + Thrombophlebitis, rezidivierende + Thrombosen, arterielle oder venöse)
Mund- und Genital-Ulcera mit Chondritis
(+ Chondritis + Genitalveränderungen, aphthös-ulzeröse + Hypopyon-Iritis + Mundschleimhautaphthen + Orchitis + rheumatoide Veränderungen der Gelenke + rheumatoide Veränderungen der Weichteile + Thrombophlebitis, rezidivierende)

Hyperhidrose

Akrodynie
(+ Adynamie + Akrozyanose + Antriebsschwäche + Füße, Schmerzen + Muskelhypotonie + Neuritis + Pruritus + Schmerzen der Hände + Schuppung, groblamellöse)
Akroosteopathia ulcero-mutilans nonfamiliaris
(+ Alkoholismus + Androtropie + Hyperkeratose + Neuropathien + Osteolysen + Sensibilitätsstörungen + Spontanfrakturen + Ulzera, neuropathische)
Angststörung, generalisierte
(+ Angstzustände + Dyspnoe + Hyperventilation + neurovegetative Störungen + Palpitationen + Tremor + vegetative Störungen)

Haut, Haare, Nägel

China-Restaurant-Syndrom
(+ Asthma bronchiale + Engegefühl + Hitzegefühl + Kopfschmerz + Parästhesien)
Dumping-Syndrom
(+ Blutdruckabfall + Flush + Hungergefühl + Hypoglykämie + Palpitationen)
Dyskeratosis congenita
(+ Anämie + Ektropion + Erytheme + Genitalhypoplasie + Hyperkeratose + Hypotrichose + Konjunktivitis + Leukoplakien + Onychodystrophie + Panzytopenie + Poikilodermie + Tränenträufeln)
Ektodermaldysplasie
(+ Anhidrose + Dysplasien, ektodermale + Haaranomalien + Hautveränderungen + Hypohidrose + Nagelanomalien + Zahnanomalien)
Entzugserscheinungen
(+ Angstzustände + Diarrhö + Erbrechen + Krampfneigung + Myalgien + Palpitationen + Psychosen + Schlafstörungen + Tremor + Übelkeit)
Fischer-Syndrom
(+ Hyperkeratose + Hypotrichose + Keratosis palmo-plantaris + Onychogrypose + Trommelschlegelfinger + Trommelschlegelzehen)
Fructose-Intoleranz
(+ Abneigung gegen Süßigkeiten und Obst + Akrozyanose + Bewußtseinsstörungen + Blässe + Erbrechen + Ernährungsstörungen + Fructosämie + Fructosurie + Hypermagnesiämie + Hypophosphatämie + Tremor + Übelkeit)
Goltz-Gorlin-Syndrom
(+ Aniridie + Anophthalmie + Beckenfehlbildungen + Fingeraplasien + Fingerhypoplasien + Gaumen, hoher + Gynäkotropie + Haar, schütteres + Hautatrophie + Hypertelorismus + Hypohidrose + Kolobom + Kyphose + Malokklusion + Mikrophthalmie + Nystagmus + Onychodystrophie + Optikusatrophie + Osteopathien + Osteoporose + Papillome + Poikilodermie + Polydaktylie + Prognathie + Rippenfehlbildungen + Schlüsselbeinfehlbildungen + Skoliose + Spina bifida + Strabismus + Syndaktylien + Vorwölbung, hernienartige + Wirbelanomalien + Zahnanomalien + Zehenaplasien + Zehenhypoplasien)
Ichthyosis linearis circumflexa (Comel)
(+ Aminosäuren-Ausscheidung, erhöhte, im Urin + Hyperkeratose + Ichthyose + Keratinkomposition, Veränderung)
Keratodermia palmo-plantaris diffusa Bureau-Barrière-Thomas
(+ Hyperkeratose + Hyperostosen + Keratosis palmo-plantaris + Trommelschlegelfinger)
Keratodermia palmo-plantaris diffusa Clarke-Howel/Evans-McConnell
(+ Hyperkeratose + Keratosis palmo-plantaris + Ösophaguskarzinom)
Keratodermia palmo-plantaris transgrediens et progrediens Greither
(+ Hyperkeratose + Keratosis palmo-plantaris)
Keratodermia palmo-plantaris transgrediens et progrediens (Typ Mljet)
(+ Gelenkkontrakturen + Hyperkeratose + Keratosis palmo-plantaris + Nagelanomalien)
Keratosis follicularis acneiformis Typ Siemens
(+ Blasenbildung + geistige Behinderung + Hyperkeratose + Keratosis palmoplantaris + Leukoplakien + Lingua plicata)
Keratosis palmoplantaris diffusa circumscripta (Unna-Thost)
(+ Keratosis palmoplantaris)
Neuromyotonie
(+ Faszikulationen + Myokymien + Versteifung und Verhärtung der gesamten Körpermuskulatur)
Neuropathie, hereditäre sensible, Typ III
(+ Analgesie + Apnoezustände + Erbrechen + Fieber + Gelenkveränderungen + Hypertonie + Hypotonie + Lidschluß, fehlender + Megakolon + Megaösophagus + Minderwuchs + Pylorospasmus + Schluckbeschwerden + Skoliose + Speichelfluß, vermehrter + Sprachentwicklung, verzögerte + Tränensekretion, verminderte bis fehlende + Trinkschwierigkeiten + zerebrale Anfälle + Zungenpapillen, fungiforme, Fehlen)

odonto-onychodermale Dysplasie
(+ Erytheme + Hyperkeratose + Hypotrichose + Onychodystrophie + Zähne, angeborene + Zähne, konische)
Pachyonychia congenita
(+ Blasenbildung + Dysphonie + Hornhautdystrophie + Hyperkeratose, follikuläre + Hyperkeratosen, subunguale + Hyperpigmentierung, retikuläre + Hypotrichose + Katarakt + Keratosis palmoplantaris + Mundschleimhaut, Leukoplakie + Nagelverdickung + Nagelverfärbung + Schwerhörigkeit + Steatocystoma multiplex + Zähne, angeborene)
Panikstörung
(+ Angstzustände + Brustschmerzen + Diarrhö + Dyspnoe + Hyperventilation + Konzentrationsstörungen + Mundtrockenheit + neurovegetative Störungen + Palpitationen + Panikattacken + Phobien + Schlafstörungen + Tremor + vegetative Störungen)
paraneoplastische Hypoglykämie
(+ Angstzustände + Bewußtseinsstörungen + Dysarthrie + Hungergefühl + Kopfschmerz + Neoplasien + Persönlichkeitsveränderungen + Schwächegefühl, allgemeines + Sehstörungen + Tachykardie + Tremor + Verwirrtheitszustände + zerebrale Anfälle)
Parkinson-Krankheit
(+ Akinesie + Bradyphrenie + Demenz + Mikrographie + Mimik, verminderte + monotone Sprache + Rigor + Speichelfluß, vermehrter + Tremor + zittriger, schlürfender Gang)
POEMS-Komplex
(+ Amenorrhö + Aszites + Dysglobulinämie + Endokrinopathie + Fieber + Gammopathien + Gynäkomastie + Hautveränderungen + Hautverdickung + Hautverhärtungen + Hepatomegalie + Hyperpigmentierung + Hypertrichose + Hypothyreose + Leukonychie + Lymphknotenschwellung + M-Gradient + Muskelschwäche + Myelom + Neuropathien + Ödeme, periphere + Osteolysen + Osteosklerose + Papillenödem + Plasmozytom + Pleuraerguß + Potenzstörungen + Sklerose + Splenomegalie + Trommelschlegelfinger)
Stiff man
(+ Hyperlordose + Muskelspasmen, schmerzhafte + Muskelsteifigkeit + Myoklonien + Rigor)
Vinylchloridkrankheit
(+ Akrodystrophie + Armparesen + Asthma-ähnliche Atemnot + Bewußtseinsstörungen + Eigenreflexe, abgeschwächte + Endphalangen, Osteolyse + Fazialislähmung + Hepatomegalie + Parästhesien + Potenzstörungen + Raynaud-Phänomen + Schwindel + Splenomegalie + Thrombozytopenie + Übelkeit)

Hyperhidrose, gustatorische

Bell-Lähmung
(+ Bell-Phänomen + Geschmacksstörungen der Zunge + Hyperakusis + Krokodilstränen + mimische Muskeln, Lähmung)
Schwitzen, gustatorisches
(+ Dysästhesie)

Hyperhidrose, palmar, plantar und axillar

Ektodermaldysplasie mit Prämolarenaplasie, Hyperhidrosis und Canities praematura
(+ Ergrauen + Prämolarenaplasie)

Hyperkeratose

Akrokeratosis verruciformis Hopf
(+ Papeln, flache, multiple)
Akroosteopathia ulcero-mutilans nonfamiliaris
(+ Alkoholismus + Androtropie + Hyperhidrose + Neuropathien + Osteolysen + Sensibilitätsstörungen + Spontanfrakturen + Ulzera, neuropathische)
Bart-Pumphrey-Syndrom
(+ Finger, Interphalangealgelenke, Knöchelpolster + Keratosis palmoplantaris + Leukonychie + Schalleitungsschwerhörigkeit +

Schallempfindungsstörung + Schwerhörigkeit + Zehen, Interphalangealgelenke, Knöchelpolster)
Dyskeratosis congenita
(+ Anämie + Ektropion + Erytheme + Genitalhypoplasie + Hyperhidrose + Hypotrichose + Konjunktivitis + Leukoplakien + Onychodystrophie + Panzytopenie + Poikilodermie + Tränenträufeln)
Erythrodermia ichthyosiformis congenita bullosa (Brocq)
(+ »verbrühte Kinder« + Blasenbildung + Erytheme)
Erythrokeratodermia congenitalis progressiva symmetrica (Gottron)
Erythrokeratodermia figurata variabilis Mendes Da Costa
(+ Erytheme, wandernde)
Erythrokeratodermia progressiva Typ Burns
(+ Augenbrauen, fehlende + Erythrokeratodermie + Haar, feines + Keratosis palmo-plantaris + Plaques, erythematöse verruköse + Schwerhörigkeit + Wimpern, fehlende)
Fischer-Syndrom
(+ Hyperhidrose + Hypotrichose + Keratosis palmo-plantaris + Onychogrypose + Trommelschlegelfinger + Trommelschlegelzehen)
Gardner-Syndrom
(+ Dermoidzysten + Fibrome + Nävi + Osteome + Polypose + Talgdrüsenzysten)
Hyperkeratosis lenticularis perstans (Flegel)
(+ Keratosis palmoplantaris + Malignome + Papeln, gelbbraune oder rötliche, keratotische)
Ichthyosis linearis circumflexa (Comel)
(+ Aminosäuren-Ausscheidung, erhöhte, im Urin + Hyperhidrose + Ichthyose + Keratinkomposition, Veränderung)
Keratodermia climacterica (Haxthausen)
(+ Gynäkotropie + Keratosis palmo-plantaris)
Keratodermia palmo-plantaris diffusa Bureau-Barrière-Thomas
(+ Hyperhidrose + Hyperostosen + Keratosis palmo-plantaris + Trommelschlegelfinger)
Keratodermia palmo-plantaris diffusa Clarke-Howel/Evans-McConnell
(+ Hyperhidrose + Keratosis palmo-plantaris + Ösophaguskarzinom)
Keratodermia palmo-plantaris diffusa Papillon-Lefèvre
(+ Gingivitis + Keratosis palmo-plantaris + Parodontitis + Zahnausfall, vorzeitiger)
Keratodermia palmo-plantaris mutilans Vohwinkel
(+ Keratosis palmo-plantaris + Schnürfurchen + Schwerhörigkeit)
Keratodermia palmo-plantaris papulosa Buschke-Fischer-Brauer
(+ Keratosis palmo-plantaris)
Keratodermia palmo-plantaris papulosa Hanhart
(+ Keratosis palmo-plantaris + Lipome)
Keratodermia palmo-plantaris transgrediens et progrediens Greither
(+ Hyperhidrose + Keratosis palmo-plantaris)
Keratodermia palmo-plantaris transgrediens et progrediens (Typ Mljet)
(+ Gelenkkontrakturen + Hyperhidrose + Keratosis palmo-plantaris + Nagelanomalien)
Keratodermia palmo-plantaris varians mit Helikotrichie
(+ Haar, gekräuseltes + Keratosis palmo-plantaris)
Keratose-Komplex
(Übersicht)
Keratosis follicularis acneiformis Typ Siemens
(+ Blasenbildung + geistige Behinderung + Hyperhidrose + Keratosis palmoplantaris + Leukoplakien + Lingua plicata)
Keratosis follicularis contagiosa
(+ leukokeratotische Veränderungen in der Mundhöhle + Papeln)
odonto-onychodermale Dysplasie
(+ Erytheme + Hyperhidrose + Hypotrichose + Onychodystrophie + Zähne, angeborene + Zähne, konische)
Porokeratosis Mibelli
(+ Papeln + Parakeratose)
Werner-Syndrom
(+ Arteriosklerose + Ergrauen + Fettgewebsatrophie + Hautulzerationen + Hyaluronsäure, erhöhte Ausscheidung + Katarakt + Larynxveränderungen + Wachstumsstörungen)

Hyperkeratose, akrale

Akrokeratose, paraneoplastische (Bazex)
(+ Androtropie + Erytheme, akrale + Karzinome des oberen Respirationstrakts, Syntropie + Karzinome, oropharyngeale, Syntropie + Keratosis palmoplantaris + Onychodystrophie + Schuppung, akrale)

Hyperkeratose, dunkel pigmentierte

Erythrokeratodermia extremitatum symmetrica et hyperchromia dominans (Kogoj)
(+ Androtropie + Erythrokeratodermie + Hyperpigmentierung, retikuläre)

Hyperkeratose, erythematöse

Ichthyosis congenita
(+ Dysplasien, ektodermale + Ichthyose + Rhagadenbildung, palmare und plantare)

Hyperkeratose, follikuläre

Ektodermaldysplasie mit neurolabyrinthärer Ertaubung
(+ Hypohidrose + Schallempfindungsstörung + Schweißdrüsenhypoplasie + Schwerhörigkeit + Talgdrüsenhypoplasie oder -aplasie)
kardio-fazio-kutanes Syndrom
(+ EEG, pathologisches + Ekzeme + Entwicklungsrückstand, motorischer und geistiger + Exophthalmus + Gesichtsdysmorphien + Haar, gekräuseltes + Herzfehler + Hydrozephalus + Hypertelorismus + Ichthyose + Inguinalhernien + Kopfbehaarung, spärliche + Lidachsenstellung, antimongoloide + Makrozephalie + Minderwuchs + Nystagmus + Pulmonalstenose + Splenomegalie + Stirn, hohe + Strabismus + Ventrikelseptumdefekt + Vorhofseptumdefekt)
Keratosis follicularis (Darier-White)
(+ Leukonychie + Papeln + Papillarlinienunterbrechung)
Keratosis follicularis spinulosa decalvans
(+ Alopezie + Ektropion + Hornhauttrübung + Narben, follikuläre + Papeln, follikuläre + Photophobie + Tränenträufeln)
Monilethrichose
(+ Haar, dünnes + Haaranomalien + Koilonychie + Spindelhaar)
mukoepitheliale Dysplasie, hereditäre
(+ Alopezie + Blepharospasmus + Candidiasis + Cor pulmonale + Hornhaut, Vaskularisierung, mit Pannusbildung + Hornhautvernarbung + Katarakt + Keratokonjunktivitis + Lungenfibrose + Nystagmus + Photophobie + Pneumonie + Pneumothorax, spontaner)
Pachyonychia congenita
(+ Blasenbildung + Dysphonie + Hornhautdystrophie + Hyperhidrose + Hyperkeratosen, subunguale + Hyperpigmentierung, retikuläre + Hypotrichose + Katarakt + Keratosis palmo-plantaris + Mundschleimhaut, Leukoplakie + Nagelverdickung + Nagelverfärbung + Schwerhörigkeit + Steatocystoma multiplex + Zähne, angeborene)
Pigmentdermatose, retikuläre
(+ Papeln, flach erhabene, in den Hautbeugen + Pigmentationen, netzförmige, in den Beugen)

Hyperkeratosen, subunguale

Pachyonychia congenita
(+ Blasenbildung + Dysphonie + Hornhautdystrophie + Hyperhidrose + Hyperkeratose, follikuläre + Hyperpigmentierung, retiku-

Haut, Haare, Nägel

läre + Hypotrichose + Katarakt + Keratosis palmo-plantaris + Mundschleimhaut, Leukoplakie + Nagelverdickung + Nagelverfärbung + Schwerhörigkeit + Steatocystoma multiplex + Zähne, angeborene)

Hyperpigmentierung

ACTH-Unempfindlichkeit
(+ ACTH-Serumspiegel, erhöhter + Gedeihstörungen + Hypoglykämie + Lethargie + Nebenniereninsuffizienz + Nebennierensteroidspiegel, erniedrigte + Renin-Serumspiegel, erhöhter + Salzverlust)
adrenogenitales Syndrom Typ 1
(+ ACTH-Serumspiegel, erhöhter + Diarrhö + Erbrechen + Exsikkose + Hypokaliämie + Hyponatriämie + Hypospadie + Nebenniereninsuffizienz + Renin-Serumspiegel, erhöhter + Salzverlust)
Adrenoleukodystrophie
(+ Abbau, geistiger + Demyelinisierung + Gangstörungen + Hörstörung + Nebennierenrindeninsuffizienz + Neuropathien + Sehstörungen + Verhaltensstörungen)
Fanconi-Anämie
(+ Daumenaplasie + Daumenhypoplasie + Minderwuchs + Panmyelopathie + Radiushypoplasie)
Felty-Syndrom
(+ Arthritiden + Fieber + Gewichtsabnahme + Granulozytopenie + Infektanfälligkeit + Splenomegalie + Thrombozytopenie)
Forsius-Eriksson-Syndrom
(+ Androtropie + Astigmatismus + Farbsinnstörungen + Fundus, Albinismus + Makulahypoplasie + Myopie + Nystagmus + Photophobie + Refraktionsanomalien + Skotom + Tränenträufeln + Visusminderung)
Hemiatrophia faciei progressiva
(+ Gesichtsatrophie, halbseitige + Hautatrophie + zerebrale Anfälle)
Hemihypertrophie, idiopathische
(+ Hemihypertrophie + Wilms-Tumor)
Hypopigmentierungs-Taubheits-Syndrom
(+ Augenbrauen, Weißfärbung + Depigmentierungen + Haar, weißes + Hypopigmentierung + Schallempfindungsstörung + Taubheit + Wimpern, Weißfärbung)
Lipodystrophie, progressive
(+ Acanthosis nigricans + athletischer Habitus + Diabetes mellitus + Frühreife, sexuelle + Füße, große + Haar, lockiges + Hände, große + Hepatomegalie + Hochwuchs + Hyperlipidämie + Hypertrichose + Klitorishypertrophie + Labienhypertrophie + Lipodystrophie + Makropenis + Muskelhypertrophie + Ohren, große + Oligomenorrhö + Ovarien, polyzystische + Splenomegalie + Venenzeichnung, verstärkte + Virilisierung)
Lipodystrophie, Typ Miescher
(+ Acanthosis nigricans + Diabetes mellitus + Gesichtszüge, grobe + Hypertrichose + Lipodystrophie + Ohren, große)
Nelson-Syndrom
(+ ACTH-Sekretion, gesteigerte + Cushing-Symptomatik + Gynäkotropie + Hypophysentumoren + Kopfschmerz + Skotom)
Pemphigus chronicus benignus familiaris (Gougerot-Hailey-Hailey)
(+ Bläschen + Blasenbildung + Erosionen + Papeln)
POEMS-Komplex
(+ Amenorrhö + Aszites + Dysglobulinämie + Endokrinopathie + Fieber + Gammapathien + Gynäkomastie + Hautveränderungen + Hautverdickung + Hautverhärtungen + Hepatomegalie + Hyperhidrose + Hypertrichose + Hypothyreose + Leukonychie + Lymphknotenschwellung + M-Gradient + Muskelschwäche + Myelom + Neuropathien + Ödeme, periphere + Osteolysen + Osteosklerose + Papillenödem + Plasmozytom + Pleuraerguß + Potenzstörungen + Sklerose + Splenomegalie + Trommelschlegelfinger)
Poikilodermatomyositis
(+ Dermatomyositis + Hautatrophie + Lichen planus + Lymphome + Poikilodermie + Pruritus + Teleangiektasien)
Poikilodermie, kongenitale, mit Blasenbildung
(+ Blasenbildung + Depigmentierungen + Erytheme, retikuläre + Hautatrophie + Hautveränderungen, poikilodermatische + Hypotrichose + Keratosis palmo-plantaris + Onychodystrophie + Teleangiektasien + Zahndysplasie)
Porphyrie, kongenitale erythropoetische
(+ Finger, Mutilationen + Hämolyse + Mutilationen + Photosensibilität + Porphyrinämie + Porphyrinurie, Isomer-I-Dominanz + Zähne, Rotverfärbung)
Pubertas praecox bei Hypothyreose
(+ Galaktorrhö + Hypothyreose + Pubertas praecox + Sellavergrößerung)
Ruvalcaba-Syndrom
(+ Alaknorpel, Hypoplasie + Brachymetakarpie + Brachyphalangie + geistige Behinderung + Genitalhypoplasie + Gesichtsdysmorphien + Hauthypoplasien + Kraniosynostose + Lidachsenstellung, antimongoloide + Lippen, schmale + Maxillahypoplasie + Mikrozephalie + Minderwuchs, pränataler + Wirbelkörperdysplasie)
Waardenburg-Syndrom
(+ Albinismus + Augenbrauenpartien, mediale, Hyperplasie + Dystopia canthorum + Ergrauen + Gesichtsdysmorphien + Haarsträhnen, weiße oder schwarze + Hypopigmentierung + Iris, blaue + Nasenprofil, griechisches + Pigmentstörungen der Haare + Schallempfindungsstörung + Schwerhörigkeit + Synophrys + Taubstummheit)

Hyperpigmentierung, bräunliche

Addison-Krankheit
(+ Abdominalschmerzen + ACTH-Sekretion, gesteigerte + Adynamie + Aldosteronmangel + Appetitlosigkeit + Cortisolmangel + Diarrhö + Erbrechen + Hyperkaliämie + Hypoglykämie + Hyponatriämie + Hypotonie + Kreislaufdysregulation, orthostatische + Nebennierenrindeninsuffizienz + Niereninsuffizienz + Übelkeit)
Poikilodermie, kongenitale, Typus Thomson
(+ Daumenhypoplasie + Depigmentierungen + Erytheme, retikuläre + Hautatrophie + Hypertelorismus + Keratosis palmoplantaris + Papeln, lichenoide + Photosensibilität + Radiushypoplasie + Teleangiektasien + Ulnahypoplasie)

Hyperpigmentierung, kleinfleckige

Neurofibromatose-1
(+ Café-au-lait-Flecken + Irishamartome + Neurofibrome + Optikusgliom + Sehbahntumor)

Hyperpigmentierung, retikuläre

Erythrokeratodermia extremitatum symmetrica et hyperchromia dominans (Kogoj)
(+ Androtropie + Erythrokeratodermie + Hyperkeratose, dunkel pigmentierte)
Melanosis Riehl
(+ Gynäkotropie)
Pachyonychia congenita
(+ Blasenbildung + Dysphonie + Hornhautdystrophie + Hyperhidrose + Hyperkeratose, follikuläre + Hyperkeratosen, subunguale + Hypotrichose + Katarakt + Keratosis palmo-plantaris + Mundschleimhaut, Leukoplakie + Nagelverdickung + Nagelverfärbung + Schwerhörigkeit + Steatocystoma multiplex + Zähne, angeborene)
Papillomatosis confluens et reticularis
(+ Papeln + Pseudoacanthosis nigricans)
Pigmentdermatose, anhidrotische, retikuläre
(+ Hypohidrose + Keratosis palmoplantaris + Zahnanomalien)

Hypertrichose

akrodentale Dysplasie (Weyers)
(+ Hypodontie + Hypotrichose + Schmelzhypoplasie + Spalthände)

Haut, Haare, Nägel

Coffin-Siris-Syndrom
(+ Entwicklungsrückstand, motorischer und geistiger + Fingerhypoplasien + Gesichtsdysmorphien + Haar, schütteres + Lippen, volle + Minderwuchs + Minderwuchs, pränataler + Nase, kurze, breite + Onychohypoplasie)
Gingivafibromatose mit Hypertrichose
(+ Gingivafibromatose)
Gorlin(-Chaudhry-Moss)-Syndrom
(+ Blepharophimose + Ductus arteriosus Botalli, offener + Gesichtsprofil, konkaves + Hypodontie + Jochbogenhypoplasie oder -aplasie + Koronarnaht, Synostose, prämature + Labien, große, Hypoplasie + Mandibulahypoplasie + Maxillahypoplasie + Mikrodontie + Oberlidkerbung + Pupillarmembranen, persistierende + Schwerhörigkeit + Unterlippe, umgestülpte)
Hypertrichosis lanuginosa acquisita Herzberg-Potjan-Gebauer
(+ Hypertrichose, paraneoplastische)
Hypertrichosis-Skelettdysplasien-Retardierungs-Syndrom mit Hyperurikämie
(+ Brachyzephalie + Coxa valga + Daumenfehlbildungen + Fußdeformitäten + geistige Behinderung + Gesichtsdysmorphien + Hirsutismus + Hyperurikämie + Thorax, schmaler, langer)
de-Lange-Syndrom (I)
(+ Augenbrauen, dichte, konvex geschwungene + Bogenmuster, vermehrte + Brachymesophalangie V + Daumen, proximal angesetzte + Dysphonie + Dystrophie, allgemeine + Entwicklungsrückstand, statomotorischer + Epikanthus + Füße, kleine + Gedeihstörungen + geistige Behinderung + Genitalfehlbildungen + Hände, kleine + Klinodaktylie + Metacarpalia, Anomalien + Mikrozephalie + Minderwuchs + Nasenboden, antevertierter, mit retrahiertem Septum + Oberlippe, schmale + Ohrmuschelanomalien + Philtrum, langes + Philtrum, wenig strukturiertes + Retrogenie + Sprachentwicklung, verzögerte + Strahldefekte + Synophrys + Vierfingerfurche)
Leprechaunismus
(+ Elfengesicht + Fettgewebe, subkutanes, Mangel + Hyperinsulinismus + Minderwuchs)
Lipodystrophie, progressive
(+ Acanthosis nigricans + athletischer Habitus + Diabetes mellitus + Frühreife, sexuelle + Füße, große + Haar, lockiges + Hände, große + Hepatomegalie + Hochwuchs + Hyperlipidämie + Hyperpigmentierung + Klitorishypertrophie + Labienhypertrophie + Lipodystrophie + Makropenis + Muskelhypertrophie + Ohren, große + Oligomenorrhö + Ovarien, polyzystische + Splenomegalie + Venenzeichnung, verstärkte + Virilisierung)
Lipodystrophie, Typ Miescher
(+ Acanthosis nigricans + Diabetes mellitus + Gesichtszüge, grobe + Hyperpigmentierung + Lipodystrophie + Ohren, große)
Minoxidil-Embryopathie
(Einzelsymptom)
okulo-dento-digitale Dysplasie
(+ Alaknorpel, Hypoplasie + Finger, 4.–5., Syndaktylien + Hyperostose, kraniale + Hypotelorismus + Irisdysplasie + Kamptodaktylie + Mikrokornea + Nase, lange dünne + Schmelzdysplasie + Schmelzhypoplasie + Zehen, Dysplasie + Zehenaplasien + Zehenhypoplasien)
Osteochondrodysplasie mit Hypertrichose
(+ Coxa valga + Gesicht, plumpes + Kardiomegalie + Kortikalisverschmächtigung + Makrosomie, fetale + Metaphysendysplasie + Os pubis und Os ischium, dysplastische + Osteopenie + Platyspondylie + Rippen, breite + Thorax, schmaler)
POEMS-Komplex
(+ Amenorrhö + Aszites + Dysglobulinämie + Endokrinopathie + Fieber + Gammopathien + Gynäkomastie + Hautveränderungen + Hautverdickung + Hautverhärtungen + Hepatomegalie + Hyperhidrose + Hyperpigmentierung + Hypothyreose + Leukonychie + Lymphknotenschwellung + M-Gradient + Muskelschwäche + Myelom + Neuropathien + Ödeme, periphere + Osteolysen + Osteosklerose + Papillenödem + Plasmozytom + Pleuraerguß + Potenzstörungen + Sklerose + Splenomegalie + Trommelschlegelfinger)
Rosselli-Gulienetti-Syndrom
(+ Alopezie + Anhidrose + Dysplasien, ektodermale + Lippen-Kiefer-Gaumen-Spalte + Oligo- oder Adontie + Radiushypoplasie + Schmelzdefekte + Spaltfüße + Spalthände + Syndaktylien)
Syndrom der haarigen Ellenbogen
(+ Hypertrichosis cubiti)
Trisomie 3q, partielle distale
(+ Arrhinenzephalie + Balkenmangel + Entwicklungsrückstand, motorischer und geistiger + geistige Behinderung + Glaukom + Herzfehler + Lider, verdickte + Meningomyelozele + Minderwuchs + Trigonozephalie + Untergewicht + zerebrale Anfälle)

Hypertrichose, paraneoplastische

Hypertrichosis lanuginosa acquisita Herzberg-Potjan-Gebauer
(+ Hypertrichose)

Hypertrichosis cubiti

Syndrom der haarigen Ellenbogen
(+ Hypertrichose)

Hypohidrose

amelo-zerebro-hypohidrotisches Syndrom
(+ Abbau, geistiger + geistige Behinderung + Schmelzhypoplasie + Spastik + Zähne, Gelbverfärbung + zerebrale Anfälle)
Anhidrose, familiäre
(+ Anhidrose + Exsikkationsekzematide + Pupillotonie)
Ektodermaldysplasie
(+ Anhidrose + Dysplasien, ektodermale + Haaranomalien + Hautveränderungen + Hyperhidrose + Nagelanomalien + Zahnanomalien)
Ektodermaldysplasie mit neurolabyrinthärer Ertaubung
(+ Hyperkeratose, follikuläre + Schallempfindungsstörung + Schweißdrüsenhypoplasie + Schwerhörigkeit + Talgdrüsenhypoplasie oder -aplasie)
Ektodermaldysplasie mit Xerodermie
(+ geistige Behinderung + Schmelzdysplasie + Schweißdrüsenhypoplasie + zerebrale Anfälle + zerebrale Störungen)
Goltz-Gorlin-Syndrom
(+ Aniridie + Anophthalmie + Beckenfehlbildungen + Fingeraplasien + Fingerhypoplasien + Gaumen, hoher + Gynäkotropie + Haar, schütteres + Hautatrophie + Hyperhidrose + Hypertelorismus + Kolobom + Kyphose + Malokklusion + Mikrophthalmie + Nystagmus + Onychodystrophie + Optikusatrophie + Osteopathien + Osteoporose + Papillome + Poikilodermie + Polydaktylie + Prognathie + Rippenfehlbildungen + Schlüsselbeinfehlbildungen + Skoliose + Spina bifida + Strabismus + Syndaktylien + Vorwölbung, hernienartige + Wirbelanomalien + Zahnanomalien + Zehenaplasien + Zehenhypoplasien)
Hay-Wells-Syndrom
(+ Ankyloblepharon + Dysplasien, ektodermale + Erosionen + Gaumenspalte + Haaranomalien + Hypodontie + Kopfhautdefekte + Lippenspalte + Onychodystrophie)
Horner-Trias
(+ Anhidrose + Enophthalmus + Miosis + Ptosis)
Neuropathie, hereditäre sensible und autonome, Typ IV
(+ Anhidrose + Finger, Mutilationen + Frakturneigung, Frakturen + Mutilationen + Schmerzunempfindlichkeit, kongenitale + Temperaturempfindungsstörung)
Onycho-Dento-Dysplasie, hypohidrotische
(+ Onycholysis + Schmelzdysplasie + Schmelzhypoplasie)
Pigmentdermatose, anhidrotische, retikuläre
(+ Hyperpigmentierung, retikuläre + Keratosis palmoplantaris + Zahnanomalien)

Haut, Haare, Nägel

Hypopigmentierung

Cross-Syndrom
(+ geistige Behinderung + Pigmentstörungen der Haare + Spastik + zerebrale Anfälle)
Hypopigmentierungs-Taubheits-Syndrom
(+ Augenbrauen, Weißfärbung + Depigmentierungen + Haar, weißes + Hyperpigmentierung + Schallempfindungsstörung + Taubheit + Wimpern, Weißfärbung)
Kwashiorkor
(+ Anämie + Diarrhö + Dystrophie, allgemeine + Erregbarkeit, erhöhte + Gedeihstörungen + Hautödem + Ödeme, allg. + Vitamin-Mangel + Wachstumsstörungen)
Methionin-Malabsorptions-Syndrom
(+ Diarrhö + geistige Behinderung + Haar, weißes + Hyperkapnie + Uringeruch, charakteristischer + zerebrale Anfälle)
Naevus achromians Ito
(+ Blaschko-Linien + Dysplasie, polyostotische + Extremitätenasymmetrien + Gelenkbeweglichkeit, abnorme + Gesichtsasymmetrie + Kyphoskoliose + Muskelhypotonie + Schiefhals + Spina bifida occulta + Steißbeinluxation + Strabismus + Zahndysplasie + zerebrale Anfälle)
Waardenburg-Syndrom
(+ Albinismus + Augenbrauenpartien, mediale, Hyperplasie + Dystopia canthorum + Ergrauen + Gesichtsdysmorphien + Haarsträhnen, weiße oder schwarze + Hyperpigmentierung + Iris, blaue + Nasenprofil, griechisches + Pigmentstörungen der Haare + Schallempfindungsstörung + Schwerhörigkeit + Synophrys + Taubstummheit)

Hypotrichose

akrodentale Dysplasie (Weyers)
(+ Hypertrichose + Hypodontie + Schmelzhypoplasie + Spalthände)
Dyskeratosis congenita
(+ Anämie + Ektropion + Erytheme + Genitalhypoplasie + Hyperhidrose + Hyperkeratose + Konjunktivitis + Leukoplakien + Onychodystrophie + Panzytopenie + Poikilodermie + Tränenträufeln)
EEC-Syndrom
(+ Anodontie + Augenbrauen, Hypoplasie + Blepharitis + Inzisivi, stiftförmige Reduktion + Konjunktivitis + Lippen-Kiefer-Gaumen-Spalte + Mikrodontie + Photophobie + Spaltfüße + Spalthände + Tränen-Nasengänge, Atresie + Wimpernhypoplasie)
ektodermale Dysplasie, hypohidrotische
(+ Haar, dünnes + Haar, fehlendes, bei Geburt + Haar, gekräuseltes + Hautatrophie + Hypodontie + Pigmentstörungen der Haare + Schweißdrüsenhypoplasie + Talgdrüsenhypoplasie oder -aplasie)
Fischer-Syndrom
(+ Hyperhidrose + Hyperkeratose + Keratosis palmo-plantaris + Onychogrypose + Trommelschlegelfinger + Trommelschlegelzehen)
GAPO-Syndrom
(+ Alopezie + Minderwuchs + Optikusatrophie + Pseudoanodontie + Wachstumsstörungen)
Hallermann-Streiff-Syndrom
(+ Fontanellenschluß, verzögerter + Gesichtsdysmorphien + Hautatrophie + Katarakt + Mikrophthalmie + Minderwuchs + Oligo- oder Adontie + Stirn, hohe + Vogelgesicht + Zähne, angeborene)
Hypotrichosis congenita hereditaria Marie Unna
(+ Haarwachstumsstörung + Kopfbehaarung, spärliche + Sekundärbehaarung, mangelnde oder fehlende)
Knorpel-Haar-Hypoplasie
(+ Haar, feines + Immundefekt + Metaphysendysplasie + Minderwuchs + T-Zelldefekt)
kranioektodermale Dysplasie
(+ Brachymelie + Brachyphalangie + Diastema + Dolichozephalus + Epikanthus + Frenula, orale + Gesichtsdysmorphien + Haarschaft, dünner + Haarwachstumsstörung + Hypodontie + Klinodaktylie + Lidachsenstellung, antimongoloide + Mikrodontie + Minderwuchs + Nystagmus + Pigmentstörungen der Haare + Refraktionsanomalien + Rhizomelie + Schmelzhypoplasie + Syndaktylien + Synostosen + Taurodontie + Zahnanomalien)
odonto-onychodermale Dysplasie
(+ Erytheme + Hyperhidrose + Hyperkeratose + Onychodystrophie + Zähne, angeborene + Zähne, konische)
Pachyonychia congenita
(+ Blasenbildung + Dysphonie + Hornhautdystrophie + Hyperhidrose + Hyperkeratose, follikuläre + Hyperkeratosen, subunguale + Hyperpigmentierung, retikuläre + Katarakt + Keratosis palmo-plantaris + Mundschleimhaut, Leukoplakie + Nagelverdickung + Nagelverfärbung + Schwerhörigkeit + Steatocystoma multiplex + Zähne, angeborene)
Poikilodermie, kongenitale, mit Blasenbildung
(+ Blasenbildung + Depigmentierungen + Erytheme, retikuläre + Hautatrophie + Hautveränderungen, poikilodermatische + Hyperpigmentierung + Keratosis palmo-plantaris + Onychodystrophie + Teleangiektasien + Zahndysplasie)
Poikilodermie, kongenitale, Typus Rothmund-Thomson
(+ Akromikrie + Alopezie + Amenorrhö + Daumenhypoplasie + Erytheme, retikuläre + Gynäkotropie + Haar, weißes + Hodenhypoplasie + Infantilismus, genitaler + Katarakt + Menstruationsstörungen + Minderwuchs + Nagelanomalien + Poikilodermie + Radiushypoplasie + Sattelnase + Ulnahypoplasie + Zahnanomalien)
Tuomaala-Haapanen-Syndrom
(+ Anodontie + Augenanomalien + geistige Behinderung + Maxillahypoplasie + Minderwuchs)
ulno-mammäres Syndrom
(+ Achselbehaarung, spärliche + Adipositas + apokrine Drüsen, Hypoplasie + Brustdrüsen, Hypoplasien und Aplasien + Fertilität, verspätete/verminderte + Genitalhypoplasie + Infertilität + Mamillenhypoplasie + Pubertät, verzögerte + Strahldefekte)

Ichthyose

Chondrodysplasia punctata, X-chromosomal-dominante Form
(+ Alopezie + Gynäkotropie + Hautatrophie + Katarakt + Minderwuchs + Nase, breite, flache + Röhrenknochen, verkürzte + Röhrenknochenepiphysen, Kalzifikationen, punktförmige + Skoliose)
Hooft-Syndrom
(+ geistige Behinderung + Leukonychie + Minderwuchs + Serumlipide, erniedrigte)
Ichthyosis-cheek-eyebrow-Syndrom
(+ Augenbrauen, seitlich gelichtete + Gesichtsdysmorphien)
Ichthyosis congenita
(+ Dysplasien, ektodermale + Hyperkeratose, erythematöse + Rhagadenbildung, palmare und plantare)
Ichthyosis linearis circumflexa (Comel)
(+ Aminosäuren-Ausscheidung, erhöhte, im Urin + Hyperhidrose + Hyperkeratose + Keratinkomposition, Veränderung)
Ichthyosis und männlicher Hypogonadismus
(+ Androtropie + Hochwuchs + Hodenhypoplasie + Leydig-Zellen, Aplasie + Mikropenis)
Ichthyosis, X-chromosomal-rezessive
(+ Androtropie + Hornhauttrübung + Schuppung, großfeldrige schmutziggraue)
kardio-fazio-kutanes Syndrom
(+ EEG, pathologisches + Ekzeme + Entwicklungsrückstand, motorischer und geistiger + Exophthalmus + Gesichtsdysmorphien + Haar, gekräuseltes + Herzfehler + Hydrozephalus + Hyperkeratose, follikuläre + Hypertelorismus + Inguinalhernien + Kopfbehaarung, spärliche + Lidachsenstellung, antimongoloide + Makrozephalie + Minderwuchs + Nystagmus + Pulmonalstenose + Splenomegalie + Stirn, hohe + Strabismus + Ventrikelseptumdefekt + Vorhofseptumdefekt)
Katarakt-Ichthyosis
(+ Erythrodermie + Katarakt + Myopathie + Taubheit)
Nephropathie-Prolinurie-Ichthyose-Schwerhörigkeit
(+ Nephritis + Niereninsuffizienz + Nierenzysten + Schallempfindungsstörung + Schwerhörigkeit)

Haut, Haare, Nägel

Netherton-Syndrom
(+ Bambushaar + Diathese, atopische + Erytheme, ichthyosiforme migratorische + Minderwuchs + Trichorrhexis invaginata)
Neu-Laxova-Syndrom
(+ Balkenmangel + Exophthalmus + Gesichtsdysmorphien + Hydrops fetalis + Lissenzephalie + Mikrophthalmie + Minderwuchs, pränataler)
Sjögren-Larsson-Syndrom
(+ Bewegungsstörungen, zentrale + Dysarthrie + Epilepsie + epileptische Anfälle + Fundusanomalien + geistige Behinderung + Kyphose + Minderwuchs + Schmelzdefekte + Tonusstörungen, zerebrale)
Skelettverbiegungen, Kortikalis-Verdickung, Knochenbrüchigkeit, Ichthyosis
(+ Frakturneigung, Frakturen + Kortikalisverdickung + Muskelatrophie + Muskelschwäche + Röhrenknochen, lange, Verbiegungen)
Tay-Syndrom
(+ Cystin-Defizienz + Dysphonie + geistige Behinderung + Haar, gekräuseltes + Haar, hartes + Haar, sprödes + Katarakt + Knochenwachstum, verzögertes + Kryptorchismus + Minderwuchs + Onychodysplasie + Progerie + Trichothiodystrophie + Zahnanomalien)
Triglycerid-Speicherkrankheit
(+ Granulozyten, vakuolisierte + Hepatomegalie + Myopathie + Splenomegalie)

Ikterus

arteriohepatische Dysplasie
(+ Brachyphalangie + Cholestase + Cholestase, intrahepatische + Embryotoxon posterius + Gallenwegsmangel, intrahepatischer + Gefäßstenosen + Gesichtsdysmorphien + Herzfehler + Minderwuchs + Pruritus + Pulmonalstenose + Schmetterlingswirbel + Wirbelanomalien)
Budd-Chiari-Syndrom
(+ Abdominalschmerzen + Aszites + Block, posthepatischer + Hepatomegalie + Hypertonie, portale + Splenomegalie)
Byler-Krankheit
(+ Cholelithiasis + Cholestase, intrahepatische + Dystrophie, allgemeine + Hepatomegalie + Leberzirrhose + Minderwuchs + Pankreatitis + Pruritus + Splenomegalie + Steatorrhö + Stuhl, entfärbter)
Cholestase, familiäre, benigne rekurrierende
(+ Abdominalschmerzen + Appetitlosigkeit + Bilirubin, erhöhtes + Cholestase + Gallensäuren, erhöhte + Gewichtsabnahme + Phosphatase, alkalische, erhöhte)
Courvoisier-Zeichen
(+ Abdominalschmerzen + Bilirubinurie + Choledochusobstruktion + Cholestase + Gallenblasenhydrops + Gallenwegserweiterung + Rückenschmerzen)
Crigler-Najjar-Syndrom Typ I
(+ Bilirubin, erhöhtes + Enzephalopathie + Kernikterus)
Crigler-Najjar-Syndrom Typ II
(+ Bilirubin, erhöhtes)
Dubin-Johnson-Syndrom
(+ Bilirubin, erhöhtes + Hepatomegalie + Koproporphyrin I im Urin, vermehrtes)
Fettleber des Neugeborenen, familiäre
(+ Bewußtlosigkeit + Hepatomegalie + Hypoglykämie + Muskelhypotonie)
Gilbert-Syndrom
(+ Bilirubin, erhöhtes + Bradyarrhythmien + Dyspepsie + Hypotonie + Koproporphyrin-Isomer I, erhöhtes + Skleralikterus)
Hämoglobinurie, paroxysmale nächtliche
(+ Abdominalschmerzen + Anämie + Anämie, hämolytische + Blutungsneigung + Hämoglobinurie + Hämolyse + Hämosiderinurie + Infektanfälligkeit + Thrombosen, arterielle oder venöse)
hepato-renales Syndrom
(+ Anurie + Aszites + Cholestase, intrahepatische + Enzephalopathie + Hyponatriämie + Leberfunktionsstörung + Niereninsuffizienz)

Ikterus, cholestatischer, mit tubulärer Niereninsuffizienz
(+ Azidose, metabolische + Faßthorax + Gesichtsdysmorphien + Glucosurie + Hackenfuß + Hüftgelenkluxation + Hyperaminoazidurie + Hypophosphatämie + Klumpfuß + Mikrogenie + Skelettanomalien + Turrizephalie)
Inspissated-bile-Syndrom
(+ Bilirubin, erhöhtes + Leberzirrhose + Stuhl, acholischer)
Mirizzi-Syndrom
(+ Abdominalschmerzen + Bilirubin, erhöhtes + Bilirubinurie + Cholangitiden + Cholelithiasis + Cholestase + Gallenkoliken + Gallenwegserweiterung + Hepatomegalie + Phosphatase, alkalische, erhöhte + Transaminasenerhöhung)
Morbus Farquhar
(+ Fieber + Hepatomegalie + Hyperlipidämie + Hypofibrinogenämie + Meningitis + Panzytopenie + Splenomegalie)
Postcholezystektomie-Folgen
(+ Abdominalschmerzen + Cholestase + Diarrhö + Obstipation + Völlegefühl)
Rotor-Syndrom
(+ Bilirubin, erhöhtes + Koproporphyrin-Isomer I, erhöhtes)
Sichelzellanämie, homozygote
(+ Abdominalschmerzen + Anämie, hämolytische + Autosplenektomie + Gefäßverschlüsse + Knochenschmerzen + Schmerzkrisen + Sichelzellenanämie)
Sphärozytose
(+ Anämie, hämolytische + Cholelithiasis + Hämolyse + Kugelzellen + Splenomegalie)
Wolman-Krankheit
(+ Diarrhö + Eigenreflexe, gesteigerte + Erbrechen + Exantheme + Fieber + Hepatomegalie + Leberzellen, Cholesterinspeicherung + Lymphozyten, vakuolisierte + Meteorismus + Opisthotonus + Osteoporose + Schaumzellen + Splenomegalie + Untergewicht + Verkalkungen, punktförmige, der vergrößerten Nebennieren)
Zieve-Syndrom
(+ Abdominalschmerzen + Fettleber + Fieber + Hämolyse + Hepatomegalie + Hyperlipidämie + Pankreatitis + Übelkeit)

Induration, bretthart

eosinophile Fasciitis
(+ Eosinophilie + Fasciitis + Hypergammaglobulinämie + Venenzeichnung, negative)
Stiff-skin-Syndrom
(+ Gelenkbeweglichkeit, eingeschränkte)

Inokulationsreaktion, papulöse

Katzenkratzkrankheit
(+ Abszesse, neutrophile + Angiomatose + Arthralgien + Exantheme + Granulome, tuberkuloide + Knötchen, furunkelähnliches + Konjunktivitis + Kopfschmerz + Lymphadenitis + Lymphknoteneinschmelzung + Müdigkeit + Myalgien + Nekrose, sternförmige verkäsende + Neuritis + Neuroretinitis + Papeln, rötlich-bräunliche)

Kalkablagerungen in der Haut der Extremitäten

Calcinosis circumscripta
(+ Durchblutungsstörungen der Hände + Gynäkotropie + Raynaud-Phänomen + Verkalkungen, subkutane)

Keloidbildung

Ehlers-Danlos-Syndrom
(+ Aneurysmen + Arterien, große und mittlere, Ruptur + Blutungsrisiko intra partum + Bulbi, abnorm große + Bulbusruptur + Cutis hyperelastica + Ekchymosen + Gelenkbeweglichkeit, abnorme + Hämatome + Haut, dünne + Haut- und Schleimhautblutungen +

Haut, Haare, Nägel

Klumpfuß + Lippen, schmale + Muskelhypotonie + Narben, hypertrophe + Narbenbildung + Nase, zierliche + Uterusruptur während der Geburt + viszerale Organe, Ruptur + Wundheilungsstörungen)

Keratinkomposition, Veränderung

Ichthyosis linearis circumflexa (Comel)
(+ Aminosäuren-Ausscheidung, erhöhte, im Urin + Hyperhidrose + Hyperkeratose + Ichthyose)

Keratoakanthome

Talgdrüsentumoren, multiple
(+ Neoplasien + Polyposis coli + Talgdrüsentumoren)

Keratosis palmoplantaris

Akrokeratose, paraneoplastische (Bazex)
(+ Androtropie + Erytheme, akrale + Hyperkeratose, akrale + Karzinome des oberen Respirationstrakts, Syntropie + Karzinome, oropharyngeale, Syntropie + Onychodystrophie + Schuppung, akrale)
Bart-Pumphrey-Syndrom
(+ Finger, Interphalangealgelenke, Knöchelpolster + Hyperkeratose + Leukonychie + Schalleitungsschwerhörigkeit + Schallempfindungsstörung + Schwerhörigkeit + Zehen, Interphalangealgelenke, Knöchelpolster)
Epidermolysis bullosa (simplex) herpetiformis Dowling-Meara
(+ Blasenbildung + Blasenbildung, disseminierte herpetiform angeordnete + Onychodystrophie)
Erythrokeratodermia progressiva Typ Burns
(+ Augenbrauen, fehlende + Erythrokeratodermie + Haar, feines + Hyperkeratose + Plaques, erythematöse verruköse + Schwerhörigkeit + Wimpern, fehlende)
Fischer-Syndrom
(+ Hyperhidrose + Hyperkeratose + Hypotrichose + Onychogrypose + Trommelschlegelfinger + Trommelschlegelzehen)
geistige Retardierung mit spastischer Paraplegie und palmoplantarer Hyperkeratose
(+ Astigmatismus + Eigenreflexe, gesteigerte + Gangstörungen + geistige Behinderung + Gelenkbeweglichkeit, abnorme + Hohlfuß + Nase, prominente + Paraparesen, spastische + Sprachentwicklung, verzögerte + Stirn, hohe)
Hyperkeratosis lenticularis perstans (Flegel)
(+ Hyperkeratose + Malignome + Papeln, gelbbraune oder rötliche, keratotische)
Keratodermia climacterica (Haxthausen)
(+ Gynäkotropie + Hyperkeratose)
Keratodermia palmo-plantaris diffusa Bureau-Barrière-Thomas
(+ Hyperhidrose + Hyperkeratose + Hyperostosen + Trommelschlegelfinger)
Keratodermia palmo-plantaris diffusa Clarke-Howel//Evans-McConnell
(+ Hyperhidrose + Hyperkeratose + Ösophaguskarzinom)
Keratodermia palmo-plantaris diffusa Papillon-Lefèvre
(+ Gingivitis + Hyperkeratose + Parodontitis + Zahnausfall, vorzeitiger)
Keratodermia palmo-plantaris mutilans Vohwinkel
(+ Hyperkeratose + Schnürfurchen + Schwerhörigkeit)
Keratodermia palmo-plantaris papulosa Buschke-Fischer-Brauer
(+ Hyperkeratose)
Keratodermia palmo-plantaris papulosa Hanhart
(+ Hyperkeratose + Lipome)
Keratodermia palmo-plantaris transgrediens et progrediens Greither
(+ Hyperhidrose + Hyperkeratose)

Keratodermia palmo-plantaris transgrediens et progrediens (Typ Mljet)
(+ Gelenkkontrakturen + Hyperhidrose + Hyperkeratose + Nagelanomalien)
Keratodermia palmo-plantaris varians mit Helikotrichie
(+ Haar, gekräuseltes + Hyperkeratose)
Keratose, palmoplantare
(+ Endphalangen, Hypoplasie + Entwicklungsrückstand, motorischer und geistiger + Hornhautdystrophie + Tyrosinämie + Tyrosinurie)
Keratosis follicularis acneiformis Typ Siemens
(+ Blasenbildung + geistige Behinderung + Hyperhidrose + Hyperkeratose + Leukoplakien + Lingua plicata)
Keratosis palmaris bei Syringomyelie
(+ Onychodystrophie + Trommelschlegelfinger + Trommelschlegelzehen)
Keratosis palmoplantaris diffusa circumscripta (Unna-Thost)
(+ Hyperhidrose)
korneo-dermato-ossäres Syndrom
(+ Erytheme + Erythrodermie + Finger, Brachydaktylie + Hornhautdystrophie + Phalangen, distale, Verkürzung + Photophobie + Schmelzanomalien)
Pachyonychia congenita
(+ Blasenbildung + Dysphonie + Hornhautdystrophie + Hyperhidrose + Hyperkeratose, follikuläre + Hyperkeratosen, subunguale + Hyperpigmentierung, retikuläre + Hypotrichose + Katarakt + Mundschleimhaut, Leukoplakie + Nagelverdickung + Nagelverfärbung + Schwerhörigkeit + Steatocystoma multiplex + Zähne, angeborene)
Pigmentdermatose, anhidrotische, retikuläre
(+ Hyperpigmentierung, retikuläre + Hypohidrose + Zahnanomalien)
Pityriasis rubra pilaris
(+ Erytheme, schilfernde + Erythrodermie + nappes claires + Papeln, follikuläre)
Poikilodermie, kongenitale, mit Blasenbildung
(+ Blasenbildung + Depigmentierungen + Erytheme, retikuläre + Hautatrophie + Hautveränderungen, poikilodermatische + Hyperpigmentierung + Hypotrichose + Onychodystrophie + Teleangiektasien + Zahndysplasie)
Poikilodermie, kongenitale, Typus Thomson
(+ Daumenhypoplasie + Depigmentierungen + Erytheme, retikuläre + Hautatrophie + Hyperpigmentierung, bräunliche + Hypertelorismus + Papeln, lichenoide + Photosensibilität + Radiushypoplasie + Teleangiektasien + Ulnahypoplasie)

Knötchen, furunkelähnliches

Katzenkratzkrankheit
(+ Abszesse, neutrophile + Angiomatose + Arthralgien + Exantheme + Granulome, tuberkuloide + Inokulationsreaktion, papulöse + Konjunktivitis + Kopfschmerz + Lymphadenitis + Lymphknoteneinschmelzung + Müdigkeit + Myalgien + Nekrose, sternförmige verkäsende + Neuritis + Neuroretinitis + Papeln, rotbraune)

Knoten

Kaposi-Sarkom
(+ Flecken, rotbraune bis blaurote + HIV + Papeln)
Panarteriitis nodosa
(+ Abdominalschmerzen + apoplektischer Insult + Arthralgien + Blutungen, gastrointestinale + Darminfarzierung + Darmperforation + Erbrechen + Fieber + Gewichtsabnahme + HbsAG-positiv + Herzversagen, kongestives + Hypertonie + Livedo racemosa + Myalgien + Myokardinfarkt + Neuropathien + Perikarditis + Persönlichkeitsveränderungen + Übelkeit)
Sarkoidose
(+ Hautinfiltrate)

Haut, Haare, Nägel

Knoten, bräunlich- bis hellrote

Lymphadenosis benigna cutis Bäfverstedt
(+ Borrelia-burgdorferi-Infektion + Erythema migrans + Gynäkotropie + Papeln, bräunlich- bis hellrote + Pseudolymphom + Zeckenbiß)

Knoten, graubläuliche

Glomustumoren, multiple
(+ Glomustumoren, multiple)

Knoten, gummiartige

Blue-rubber-bleb-Nävus
(+ Hämangiome + Knoten, tiefblaue)

Knoten, hautfarbene oder gelbliche

Naevus lipomatodes superficialis Hoffmann-Zurhelle
(+ Papeln, hautfarbene oder gelbliche)

Knoten, kutane, derbe livide, rasch wachsende

Stewart-Treves-Angiosarkom
(+ Angiosarkom + Armödem, chronisches + Knoten, subkutane, derbe livide, rasch wachsende + Lymphödem)

Knoten, subkutane

Lipogranulomatosis subcutanea (Rothmann-Makai)
(+ Knoten, subkutane, an den Unterschenkeln)
Pfeifer-Weber-Christian-Krankheit
(+ Fettgewebsatrophie + Fieber + Gynäkotropie + Hauteinsenkungen)

Knoten, subkutane, derbe livide, rasch wachsende

Stewart-Treves-Angiosarkom
(+ Angiosarkom + Armödem, chronisches + Knoten, kutane, derbe livide, rasch wachsende + Lymphödem)

Knoten, subkutane, in symmetrischer Anordnung

Angiolipomatosis, familiäre
(+ Angiolipome)

Knoten, tiefblaue

Blue-rubber-bleb-Nävus
(+ Hämangiome + Knoten, gummiartige)

Knoten, zentral exkoriierte, kalottenförmig erhabene

Prurigo nodularis (Hyde)
(+ Gynäkotropie + Pruritus)

Köbner-Zeichen

Still-Krankheit
(+ Arthritiden + Fieber + Hepatomegalie + Lymphadenopathie + Splenomegalie)

Koilonychie

Monilethrichose
(+ Haar, dünnes + Haaranomalien + Hyperkeratose, follikuläre + Spindelhaar)

Komedonenplaque, ektopisches

Elastoidosis cutis cystica et comedonica Favre-Racouchot
(+ Androtropie + Epitheliome + Follikel, ausgeweitete horngefüllte + Follikelzysten, weißlich-gelbliche + Haut, verdickte gelbliche runzelige (elastotische) + Hornpfröpfe, schwarze + Papeln, weißliche, kleine + Porphyria cutanea tarda + Präkanzerosen)

Kopfbehaarung, spärliche

Homocystinurie I
(+ Entwicklungsrückstand, motorischer und geistiger + Genu valgum + Hochwuchs + Homocystin im Serum, erhöhtes + Homocystinurie + Hypermethioninämie + Kyphoskoliose + Linsenluxation + marfanoider Habitus + Myopie + Trichterbrust)
Hypogonadismus und partielle Alopezie
(+ Hypogonadismus + Sekundärbehaarung, mangelnde oder fehlende)
Hypotrichosis congenita hereditaria Marie Unna
(+ Haarwachstumsstörung + Hypotrichose + Sekundärbehaarung, mangelnde oder fehlende)
kardio-fazio-kutanes Syndrom
(+ EEG, pathologisches + Ekzeme + Entwicklungsrückstand, motorischer und geistiger + Exophthalmus + Gesichtsdysmorphien + Haar, gekräuseltes + Herzfehler + Hydrozephalus + Hyperkeratose, follikuläre + Hypertelorismus + Ichthyose + Inguinalhernien + Lidachsenstellung, antimongoloide + Makrozephalie + Minderwuchs + Nystagmus + Pulmonalstenose + Splenomegalie + Stirn, hohe + Strabismus + Ventrikelseptumdefekt + Vorhofseptumdefekt)
Trichomegalie-Syndrom (Oliver-McFarlane)
(+ Augenbrauen, lange und kräftige + Minderwuchs + Netzhautdegeneration + Wimpern, lange und kräftige)
tricho-rhino-phalangeale Dysplasie I
(+ Epiphysendysplasie + Nase, birnenförmige + Zapfenepiphysen)
tricho-rhino-phalangeale Dysplasie II
(+ Epiphysendysplasie + Exostosen, kartilaginäre + geistige Behinderung + Nase, birnenförmige + Zapfenepiphysen)

Krusten, hämorrhagische

Erythema exsudativum multiforme, Major-Form, Konjunktivitis und Stomatitis
(+ Exantheme + Genitalschleimhauterosionen + Konjunktiva, Erosionen + Konjunktivitis + Mundschleimhaut, Erosionen + Speichelfluß, vermehrter)

Kutis, nekrotisierende Entzündung

Fournier-Gangrän
(+ Schock, septischer + Subkutis, nekrotisierende Entzündung)

Lentigines

Carney-Komplex
(+ Cushing-Phänotyp + Fibroadenome, myxoide, der Mammae + Hodentumoren + Myxome, kardiale + Myxome, kutane + Naevi coerulei + Nebennierenrindenhyperplasie)
gastro-kutaner Komplex
(+ Café-au-lait-Flecken + Hiatushernie + Hypertelorismus + Myopie + Ulzera, peptische)

Haut, Haare, Nägel

Lentiginose, progressive kardiomyopathische
(+ EKG, pathologisches + geistige Behinderung + Genitalhypoplasie + Hypertelorismus + Hypospadie + Kryptorchismus + Minderwuchs + Ovarien, Hypoplasie + Pulmonalstenose + Schallempfindungsstörung + Schwerhörigkeit + Taubheit)
Nävi, dysplastische, familiäre
(+ Melanome, maligne + Nävi)
Peutz-Jeghers-Syndrom
(+ Anämie + Blutungen, gastrointestinale + Ileus + Pigmentflecken + Polypose)

Leukonychie

Bart-Pumphrey-Syndrom
(+ Finger, Interphalangealgelenke, Knöchelpolster + Hyperkeratose + Keratosis palmoplantaris + Schalleitungsschwerhörigkeit + Schallempfindungsstörung + Schwerhörigkeit + Zehen, Interphalangealgelenke, Knöchelpolster)
Hooft-Syndrom
(+ geistige Behinderung + Ichthyose + Minderwuchs + Serumlipide, erniedrigte)
Keratosis follicularis (Darier-White)
(+ Hyperkeratose, follikuläre + Papeln + Papillarlinienunterbrechung)
POEMS-Komplex
(+ Amenorrhö + Aszites + Dysglobulinämie + Endokrinopathie + Fieber + Gammopathien + Gynäkomastie + Hautveränderungen + Hautverdickung + Hautverhärtungen + Hepatomegalie + Hyperhidrose + Hyperpigmentierung + Hypertrichose + Hypothyreose + Lymphknotenschwellung + M-Gradient + Muskelschwäche + Myelom + Neuropathien + Ödeme, periphere + Osteolysen + Osteosklerose + Papillenödem + Plasmozytom + Pleuraerguß + Potenzstörungen + Sklerose + Splenomegalie + Trommelschlegelfinger)

Leukoplakien

Dyskeratosis congenita
(+ Anämie + Ektropion + Erytheme + Genitalhypoplasie + Hyperhidrose + Hyperkeratose + Hypotrichose + Konjunktivitis + Onychodystrophie + Panzytopenie + Poikilodermie + Tränenträufeln)
Keratosis follicularis acneiformis Typ Siemens
(+ Blasenbildung + geistige Behinderung + Hyperhidrose + Hyperkeratose + Keratosis palmoplantaris + Lingua plicata)

Lichen planus

Poikilodermatomyositis
(+ Dermatomyositis + Hautatrophie + Hyperpigmentierung + Lymphome + Poikilodermie + Pruritus + Teleangiektasien)

Lichen-ruber-artiger Befund

Erythema dyschromicum perstans (Ramirez)
(+ Maculae)

Lipodermoid

Goldenhar-Symptomenkomplex
(+ Anhängsel, präaurikuläre + Dermoid, epibulbäres + Fisteln, präaurikuläre + Gesichtsasymmetrie + Gesichtsdysmorphien + Herzfehler + Mandibulahypoplasie + Ohrmuschelhypoplasie, einseitige + Wirbelsäulenanomalien)

Lipodystrophie

Lipodystrophie, familiäre, Typ Koebberling-Dunnigan
(+ Acanthosis nigricans + Diabetes mellitus + Fettgewebsatrophie + Hyperlipidämie + Hyperurikämie + Xanthome)
Lipodystrophie mit Rieger-Phänotyp
(+ Minderwuchs + Ohren, große + Rieger-Sequenz)
Lipodystrophie, progressive
(+ Acanthosis nigricans + athletischer Habitus + Diabetes mellitus + Frühreife, sexuelle + Füße, große + Haar, lockiges + Hände, große + Hepatomegalie + Hochwuchs + Hyperlipidämie + Hyperpigmentierung + Hypertrichose + Klitorishypertrophie + Labienhypertrophie + Makropenis + Muskelhypertrophie + Ohren, große + Oligomenorrhö + Ovarien, polyzystische + Splenomegalie + Venenzeichnung, verstärkte + Virilisierung)
Lipodystrophie, Typ Miescher
(+ Acanthosis nigricans + Diabetes mellitus + Gesichtszüge, grobe + Hyperpigmentierung + Hypertrichose + Ohren, große)
SHORT-Syndrom
(+ Gedeihstörungen + Gelenkbeweglichkeit, abnorme + Gesichtsdysmorphien + Knochenwachstum, verzögertes + Mikrognathie + Minderwuchs + Minderwuchs, pränataler + Nasenwurzel, breite, flache + Ohren, abstehende + Rieger-Sequenz + Sprachentwicklung, verzögerte + Telekanthus + Zahnung, verzögerte)

Lipoidgranulome

Lipogranulomatosis Erdheim-Chester
(+ Osteosklerose)

Lipome

Bannayan-Riley-Ruvalcaba-Syndrom
(+ Angiokeratome + Blutungen, gastrointestinale + Embryotoxon posterius + Entwicklungsrückstand, motorischer und geistiger + geistige Behinderung + Hämangiome + Hamartome + Hamartome, mesodermale + Ileus + Makrosomie, fetale + Makrozephalie + Megalenzephalie + Myopathie + Penis, Hyperpigmentation + Polypose + Pseudopapillenödem + Sprachentwicklung, verzögerte + Struma)
Diastematomyelie
(+ Dermalsinus + Hämangiomatose + Hautatrophie + Hohlfuß + Klumpfuß + Muskelatrophie + Nävi + Pilonidalsinus + Sensibilitätsstörungen + Skoliose + trophische Störungen der Gefäße)
Keratodermia palmo-plantaris papulosa Hanhart
(+ Hyperkeratose + Keratosis palmo-plantaris)
Lipomatosis dolorosa (Dercum)
(+ Gynäkotropie)
MERRF-Syndrom
(+ Abbau, geistiger + Ataxie + Atemstörung + Enzephalopathie + Epilepsie + epileptische Anfälle + Kardiomyopathie + Laktaterhöhung + Minderwuchs + Myoklonien + Myopathie + Schallempfindungsstörung + Schwerhörigkeit + zerebrale Anfälle)
Proteus-Syndrom
(+ Exostosen am Schädel + Füße, große + Hals, langer + Hände, große + Hemihypertrophie + Kyphoskoliose + Nävi + Rumpflänge, abnorme + Tumoren, subkutane + Weichteilhypertrophie, plantare + Weichteilhypertrophie, volare)
tethered cord (e)
(+ Dermalsinus + Haarbildungen, lumbosakrale + Hohl-Klumpfuß-Deformationen + Muskelatrophie + Pilonidalsinus)
Wermer-Syndrom
(+ Gastrin, erhöhtes + Gastrinom + Hyperinsulinismus + Hyperparathyreoidismus + Insulinom + Nebenschilddrüsenadenom + Nebenschilddrüsenhyperplasie + Parathormon, vermehrtes + Polyposis coli + Struma)

Haut, Haare, Nägel

Livedo racemosa

Angiomatose, metamere
(+ Angiom + Dysästhesie + Hautatrophie + Nävi + Parästhesien)
Livedo reticularis mit Sommerulzerationen
(+ Hautulzera am Knöchel, chronisch-rezidivierende saisongebundene + Hautulzerationen + Hautverfärbung, livide, blitzfigurenartige)
Panarteriitis nodosa
(+ Abdominalschmerzen + apoplektischer Insult + Arthralgien + Blutungen, gastrointestinale + Darminfarzierung + Darmperforation + Erbrechen + Fieber + Gewichtsabnahme + HbsAG-positiv + Herzversagen, kongestives + Hypertonie + Knoten + Myalgien + Myokardinfarkt + Neuropathien + Perikarditis + Persönlichkeitsveränderungen + Übelkeit)
Sneddon-Sequenz
(+ Akrozyanose + Demenz + Durchblutungsstörungen + Durchblutungsstörungen, zerebrale + epileptische Anfälle + Herdsymptome, zerebrale)

Lupus erythematodes

Sharp-Syndrom
(+ Arthralgien + Arthritiden + Fieber + Handgelenke, Weichteilschwellungen + Lymphadenopathie + Ösophagusperistaltik, verminderte + Polymyositis + Raynaud-Phänomen + Sklerodermie + Weichteilschwellung)

Maculae

Anetodermie
(+ Hautatrophie)
Dermatitis lichenoides purpurica et pigmentosa (Gougerot-Blum)
(+ Papeln + Petechien + Purpura)
Erythema dyschromicum perstans (Ramirez)
(+ Lichen-ruber-artiger Befund)
Muzinose, retikuläre erythematöse
(+ Alcianblau-positives Material + Erytheme + Papeln)
Purpura pigmentosa progressiva
(+ Petechien)

Mal perforant

Neuropathie, hereditäre sensible, Typ I
(+ burning feet + Hautulzerationen + lanzinierende Schmerzen + Mutilationen + Osteolysen + Schmerzen der Beine + Sensibilitätsstörungen)
Neuropathie, hereditäre sensible, Typ II
(+ Hautulzerationen + Mutilationen + Osteolysen + Paronychie + Sensibilitätsstörungen)

Milien

Epidermolysis bullosa dystrophica Cockayne-Touraine
(+ Blasenbildung + Blasenbildung an den Extremitäten + Hautdysplasien und -aplasien + Narbenbildung + Onychodystrophie)
Epidermolysis bullosa dystrophica mutilans Hallopeau-Siemens
(+ Alopezie + Blasenbildung + Entwicklungsrückstand, motorischer und geistiger + Erosionen + Mundschleimhaut, Leukoplakie + Narbenbildung + Narbenschrumpfung + Onychodystrophie + Plattenepithelkarzinome + Schmelzanomalien + Symblepharon + Syndaktylien + Wachstumsstörungen + Zahnanomalien)

Nägel, brüchige

tricho-dento-ossäres Syndrom
(+ Dolichozephalus + Haardysplasie + Makrozephalie + Prognathie + Röhrenknochen, lange, Sklerosierung + Schmelzhypoplasie)

Nägel, Gelb- bis Grünverfärbung

Lymphödem, hereditäres, Typ II (Meige)
(+ Distichiasis + Lymphödem an den unteren Extremitäten + Syndaktylien + Wirbelanomalien)

Nägel, kleine

Liebenberg-Syndrom
(+ Ellenbogen, Anlagestörung + Endphalangen, Hypoplasie + Handwurzelknochen, Synostosen + Radialdeviation der Hand)

Nävi

Angiomatose, metamere
(+ Angiom + Dysästhesie + Hautatrophie + Livedo racemosa + Parästhesien)
CHILD-Syndrom
(+ Dermatitis, halbseitige ichthyosiforme, mit Erythem + Erytheme + innere Organe, Anomalien + Röhrenknochen, Anomalien, ipsilaterale)
Diastematomyelie
(+ Dermalsinus + Hämangiomatose + Hautatrophie + Hohlfuß + Klumpfuß + Lipome + Muskelatrophie + Pilonidalsinus + Sensibilitätsstörungen + Skoliose + trophische Störungen der Gefäße)
Gardner-Syndrom
(+ Dermoidzysten + Fibrome + Hyperkeratose + Osteome + Polypose + Talgdrüsenzysten)
Gordan-Overstreet-Syndrom
(+ Amenorrhö + Aortenstenose + Cubitus valgus + Epikanthus + Gesichtsdysmorphien + Gonadendysgenesie + Halspterygium + Mimik, verminderte + Minderwuchs + Nierenanomalien + Ohren, abstehende + Ptosis + Virilisierung, inkomplette)
(Cornelia-de-)Lange-Syndrom (II)
(+ Anomalien, gastrointestinale + Basalganglienanomalien + Entwicklungsrückstand, motorischer und geistiger + Fieber + geistige Behinderung + Lungenzysten + Makroglossie + Mikrogyrie + Muskelhyperplasie + Muskelhypertrophie + Porenzephalie + Rigor + Teleangiektasien)
Mulvihill-Smith-Syndrom
(+ Haar, schütteres + Mikrozephalie + Minderwuchs + Progerie + Vogelgesicht)
Nävi, dysplastische, familiäre
(+ Lentigines + Melanome, maligne)
Noonan-Syndrom
(+ Cubitus valgus + Gesichtsdysmorphien + Haargrenze, tiefe + Halspterygium + Herzfehler + Lidachsenstellung, antimongoloide + Minderwuchs + Ptosis)
Proteus-Syndrom
(+ Exostosen am Schädel + Füße, große + Hals, langer + Hände, große + Hemihypertrophie + Kyphoskoliose + Lipome + Rumpflänge, abnorme + Tumoren, subkutane + Weichteilhypertrophie + Weichteilhypertrophie, volare)
Turner-Syndrom
(+ Amenorrhö + Aortenstenose + Cubitus valgus + Epikanthus + Gesichtsdysmorphien + Gonadendysgenesie + Halspterygium + Mimik, verminderte + Minderwuchs + Nierenanomalien + Ohren, abstehende + Ptosis)
Watson-Syndrom
(+ Café-au-lait-Flecken + Cubitus valgus + Gesichtsdysmorphien + Haargrenze, tiefe + Halspterygium + Herzfehler + Lidachsenstellung, antimongoloide + Minderwuchs + Neurofibrome + Ptosis)

Haut, Haare, Nägel

Naevi coerulei

Carney-Komplex
(+ Cushing-Phänotyp + Fibroadenome, myxoide, der Mammae + Hodentumoren + Lentigines + Myxome, kardiale + Myxome, kutane + Nebennierenrindenhyperplasie)

Nävus, melanozytärer

Melanoblastome, neurokutane
(+ Bewußtseinsstörungen + Hirndruckzeichen + Hydrozephalus + Kompressionszeichen, spinale + Melanome, maligne + zerebrale Anfälle)

Nävuszellnävi

Naevus sebaceus, linearer
(+ Alopezie + Augenanomalien + geistige Behinderung + Talgdrüsennävi + zerebrale Anfälle)

Nagelanomalien

Ektodermaldysplasie
(+ Anhidrose + Dysplasien, ektodermale + Haaranomalien + Hautveränderungen + Hyperhidrose + Hypohidrose + Zahnanomalien)
Keratodermia palmo-plantaris transgrediens et progrediens (Typ Mljet)
(+ Gelenkkontrakturen + Hyperhidrose + Hyperkeratose + Keratosis palmo-plantaris)
Lyell-Syndrom
(+ Blasenbildung + Blasenbildung im Bereich der Schleimhäute + Erytheme + Erythrodermie + Keratitis + Konjunktiva, Erosionen + Konjunktivitis + Mundschleimhaut, Blasenbildung + Mundschleimhaut, Erosionen + Mundschleimhaut, fibrinoide Beläge + Symblepharon)
Mutchinick-Syndrom
(+ Augenbrauen, lange und gekrauste + Gaumen, hoher + geistige Behinderung + Gesichtsdysmorphien + Herzfehler + Hypertelorismus + Klinodaktylie + Lidachsenstellung, antimongoloide + Mikrozephalie + Minderwuchs + Nasenwurzel, breite, prominente + Nierenanomalien + Ohren, große + Pigmentationsanomalien + Prognathie + Pulmonalstenose + Trichterbrust + Vorhofseptumdefekt)
Poikilodermie, kongenitale, Typus Rothmund-Thomson
(+ Akromikrie + Alopezie + Amenorrhö + Daumenhypoplasie + Erytheme, retikuläre + Gynäkotropie + Haar, weißes + Hodenhypoplasie + Hypotrichose + Infantilismus, genitaler + Katarakt + Menstruationsstörungen + Minderwuchs + Poikilodermie + Radiushypoplasie + Sattelnase + Ulnahypoplasie + Zahnanomalien)

Nagelverdickung

Pachyonychia congenita
(+ Blasenbildung + Dysphonie + Hornhautdystrophie + Hyperhidrose + Hyperkeratose, follikuläre + Hyperkeratosen, subunguale + Hyperpigmentierung, retikuläre + Hypotrichose + Katarakt + Keratosis palmo-plantaris + Mundschleimhaut, Leukoplakie + Nagelverfärbung + Schwerhörigkeit + Steatocystoma multiplex + Zähne, angeborene)
Skleronychie
(+ Lymphödem + Nagelverfärbung + Pleuraerguß)

Nagelverfärbung

Pachyonychia congenita
(+ Blasenbildung + Dysphonie + Hornhautdystrophie + Hyperhidrose + Hyperkeratose, follikuläre + Hyperkeratosen, subunguale + Hyperpigmentierung, retikuläre + Hypotrichose + Katarakt + Keratosis palmo-plantaris + Mundschleimhaut, Leukoplakie + Nagelverdickung + Schwerhörigkeit + Steatocystoma multiplex + Zähne, angeborene)
Skleronychie
(+ Lymphödem + Nagelverdickung + Pleuraerguß)

nappes claires

Pityriasis rubra pilaris
(+ Erytheme, schilfernde + Erythrodermie + Keratosis palmo-plantaris + Papeln, follikuläre)

Narbenbildung

Ehlers-Danlos-Syndrom
(+ Aneurysmen + Arterien, große und mittlere, Ruptur + Blutungsrisiko intra partum + Bulbi, abnorm große + Bulbusruptur + Cutis hyperelastica + Ekchymosen + Gelenkbeweglichkeit, abnorme + Hämatome + Haut, dünne + Haut- und Schleimhautblutungen + Keloidbildung + Klumpfuß + Lippen, schmale + Muskelhypotonie + Narben, hypertrophe + Nase, zierliche + Uterusruptur während der Geburt + viszerale Organe, Ruptur + Wundheilungsstörungen)
Epidermolysis bullosa dystrophica Cockayne-Touraine
(+ Blasenbildung + Blasenbildung an den Extremitäten + Hautdysplasien und -aplasien + Milien + Onychodystrophie)
Epidermolysis bullosa dystrophica inversa
(+ Blasenbildung + Blasenbildung im Bereich der Schleimhäute + Onychodystrophie)
Epidermolysis bullosa dystrophica localisata
(+ Blasenbildung + Blasenbildung an den Extremitäten + Onychodystrophie + Schmelzdysplasie)
Epidermolysis bullosa dystrophica mutilans Hallopeau-Siemens
(+ Alopezie + Blasenbildung + Entwicklungsrückstand, motorischer und geistiger + Erosionen + Milien + Mundschleimhaut, Leukoplakie + Narbenschrumpfung + Onychodystrophie + Plattenepithelkarzinome + Schmelzanomalien + Symblepharon + Syndaktylien + Wachstumsstörungen + Zahnanomalien)
Kollagenose, (familiäre) reaktive perforierende (Mehregan)
(+ Papeln + Papeln mit zentralem Pfropf)
Pemphigoid, vernarbendes
(+ Blasenbildung)
Pemphigoid, vernarbendes Typ I
(+ Blasenbildung + Erosionen + Konjunktiva, Erosionen + Mundschleimhaut, Blasenbildung + Mundschleimhaut, Erosionen)
Pemphigoid, vernarbendes Typ II
(+ Alopezie + Blasenbildung in der Kopf-Hals-Region + Erosionen)
Pemphigoid, vernarbendes Typ III
(+ Blasenbildung an Stamm und Extremitäten)
Pityriasis lichenoides et varioliformis acuta (Mucha-Habermann)
(+ Papeln + Papeln, ulzerierte)
Prurigo Hebra
(+ Akne urticata + Lymphknotenschwellung + Papeln, juckende + Pruritus)
Varizellen-Embryo-Fetopathie
(+ Augenanomalien + Dilatation des Herzens + Erosionen + Extremitätenfehlbildungen + Extremitätenhypoplasien + Hautdysplasien und -aplasien + Hirnatrophie + Hirnfehlbildungen + Schluckbeschwerden)
Zwillingsdisruptions-Sequenz
(+ Extremitätennekrose + geistige Behinderung + Magen-Darm-Atresien + Mikrozephalie + Paraparesen + Porenzephalie + Tetraplegie + Zwilling, intrauterin abgestorbener)

Haut, Haare, Nägel

Narben, follikuläre

Keratosis follicularis spinulosa decalvans
(+ Alopezie + Ektropion + Hornhauttrübung + Hyperkeratose, follikuläre + Papeln, follikuläre + Photophobie + Tränenträufeln)

Narben, hypertrophe

Ehlers-Danlos-Syndrom
(+ Aneurysmen + Arterien, große und mittlere, Ruptur + Blutungsrisiko intra partum + Bulbi, abnorm große + Bulbusruptur + Cutis hyperelastica + Ekchymosen + Gelenkbeweglichkeit, abnorme + Hämatome + Haut, dünne + Haut- und Schleimhautblutungen + Keloidbildung + Klumpfuß + Lippen, schmale + Muskelhypotonie + Narbenbildung + Nase, zierliche + Uterusruptur während der Geburt + viszerale Organe, Ruptur + Wundheilungsstörungen)

Narbenschrumpfung

Epidermolysis bullosa dystrophica mutilans Hallopeau-Siemens
(+ Alopezie + Blasenbildung + Entwicklungsrückstand, motorischer und geistiger + Erosionen + Milien + Mundschleimhaut, Leukoplakie + Narbenbildung + Onychodystrophie + Plattenepithelkarzinome + Schmelzanomalien + Symblepharon + Syndaktylien + Wachstumsstörungen + Zahnanomalien)

Narben, varioliforme

Lipoidproteinose (Urbach-Wiethe)
(+ Dysphonie + Lidrandpapeln, perlschnurartig aufgereihte + Milchgebiß, persistierendes + Mundschleimhaut, Ablagerungen + Papeln, wächserne)

Nikolski-Phänomen, positives

Dermatitis exfoliativa Ritter von Rittershain
(+ Blasenbildung + Erosionen + Erythrodermie + Staphylococcus-aureus-Infektion)

Onychodysplasie

van-Bogaert-Hozay-Syndrom
(+ Akroosteolyse + Anonychie + Brachymelie + Gesichtsdysmorphien + Mikrogenie + Nase, breite, flache + Phalangen, distale, Verkürzung)
Osteoonychodysplasie
(+ Beckenhörner + Ellenbogendysplasie + Nephropathie + Onychodystrophie + Onychohypoplasie + Patellaaplasie + Patellahypoplasie + Proteinurie + Pterygien + Radiusluxation + Riffelung der Nägel)
Tay-Syndrom
(+ Cystin-Defizienz + Dysphonie + geistige Behinderung + Haar, gekräuseltes + Haar, hartes + Haar, sprödes + Ichthyose + Katarakt + Knochenwachstum, verzögertes + Kryptorchismus + Minderwuchs + Progerie + Trichothiodystrophie + Zahnanomalien)
Weyers-Syndrom
(+ Hexadaktylie + Inzisivi, Hypoplasie + Mandibula, Spaltbildung + Synostosen + Vestibulum oris, Fehlbildung)
Zimmermann-Laband-Fibromatose
(+ Alaknorpel, Hyperplasie + Anonychie + geistige Behinderung + Gingivafibromatose + Hepatomegalie + Hirsutismus + Ohrmuschelhyperplasie + Onychohypoplasie + Skoliose + Splenomegalie)

Onychodystrophie

Akrodermatitis continua suppurativa Hallopeau
(+ Fingeratrophien + Hautatrophie + Pusteln, palmare und plantare + Zehenatrophien)
Akrogerie (Gottron)
(+ Akrogerie + Akromikrie + Hautatrophie)
Akrokeratose, paraneoplastische (Bazex)
(+ Androtropie + Erytheme, akrale + Hyperkeratose, akrale + Karzinome des oberen Respirationstrakts, Syntropie + Karzinome, oropharyngeale, Syntropie + Keratosis palmoplantaris + Schuppung, akrale)
DOOR-Syndrom
(+ Daumen, fingerähnliche + Endphalangen, Aplasie + Endphalangen, Hypoplasie + Onychohypoplasie + Schwerhörigkeit)
Dyskeratosis congenita
(+ Anämie + Ektropion + Erytheme + Genitalhypoplasie + Hyperhidrose + Hyperkeratose + Hypotrichose + Konjunktivitis + Leukoplakien + Panzytopenie + Poikilodermie + Tränenträufeln)
Epidermolysis bullosa atrophicans (gravis) Herlitz
(+ Blasenbildung + Blasenbildung an den Extremitäten + Blasenbildung an Stamm und Extremitäten + Blasenbildung im Bereich der Schleimhäute + Erosionen)
Epidermolysis bullosa atrophicans inversa
(+ Blasenbildung + Blasenbildung an Stamm und Extremitäten + Blasenbildung im Bereich der Schleimhäute + Dysphonie + Schmelzdysplasie)
Epidermolysis bullosa atrophicans localisata
(+ Blasenbildung + Blasenbildung an den Extremitäten)
Epidermolysis bullosa atrophicans progressiva
(+ Blasenbildung + Extremitätenatrophie + Hautatrophie)
Epidermolysis bullosa dystrophica albopapuloidea Pasini
(+ Blasenbildung + Blasenbildung, hämorrhagische + Papeln, haut- bis elfenbeinfarbene)
Epidermolysis bullosa (dystrophica) Bart
(+ Anonychie + Blasenbildung, mechanische + Hautdysplasien und -aplasien)
Epidermolysis bullosa dystrophica Cockayne-Touraine
(+ Blasenbildung + Blasenbildung an den Extremitäten + Hautdysplasien und -aplasien + Milien + Narbenbildung)
Epidermolysis bullosa dystrophica generalisata non-mutilans
(+ Blasenbildung + Blasenbildung im Bereich der Schleimhäute + Schmelzdysplasie)
Epidermolysis bullosa dystrophica inversa
(+ Blasenbildung + Blasenbildung im Bereich der Schleimhäute + Narbenbildung)
Epidermolysis bullosa dystrophica localisata
(+ Blasenbildung + Blasenbildung an den Extremitäten + Narbenbildung + Schmelzdysplasie)
Epidermolysis bullosa dystrophica mutilans Hallopeau-Siemens
(+ Alopezie + Blasenbildung + Entwicklungsrückstand, motorischer und geistiger + Erosionen + Milien + Mundschleimhaut, Leukoplakie + Narbenbildung + Narbenschrumpfung + Plattenepithelkarzinome + Schmelzanomalien + Symblepharon + Syndaktylien + Wachstumsstörungen + Zahnanomalien)
Epidermolysis bullosa (simplex) herpetiformis Dowling-Meara
(+ Blasenbildung + Blasenbildung, disseminierte herpetiform angeordnete + Keratosis palmo-plantaris)
Erythrodermia desquamativa Leiner
(+ Erythrodermie + Lymphknotenschwellung)
Goltz-Gorlin-Syndrom
(+ Aniridie + Anophthalmie + Beckenfehlbildungen + Fingeraplasien + Fingerhypoplasien + Gaumen, hoher + Gynäkotropie + Haar, schütteres + Hautatrophie + Hyperhidrose + Hypertelorismus + Hypohidrose + Kolobom + Kyphose + Malokklusion + Mikrophthalmie + Nystagmus + Optikusatrophie + Osteopathien + Osteoporose + Papillome + Poikilodermie + Polydaktylie + Prognathie + Rippenfehlbildungen + Schlüsselbeinfehlbildungen + Skoliose + Spina bifida + Strabismus + Syndaktylien + Vorwölbung, hernienartige + Wirbelanomalien + Zahnanomalien + Zehenaplasien + Zehenhypoplasien)

Haut, Haare, Nägel

Hay-Wells-Syndrom
(+ Ankyloblepharon + Dysplasien, ektodermale + Erosionen + Gaumenspalte + Haaranomalien + Hypodontie + Hypohidrose + Kopfhautdefekte + Lippenspalte)
Incontinentia pigmenti (Bloch-Sulzberger)
(+ Effloreszenzen, bullöse, papulo-vesikulöse und verruköse + Gynäkotropie + Pigmentationsanomalien + Zahnhypoplasie)
Keratosis palmaris bei Syringomyelie
(+ Keratosis palmoplantaris + Trommelschlegelfinger + Trommelschlegelzehen)
odonto-onychodermale Dysplasie
(+ Erytheme + Hyperhidrose + Hyperkeratose + Hypotrichose + Zähne, angeborene + Zähne, konische)
Osteoonychodysplasie
(+ Beckenhörner + Ellenbogendysplasie + Nephropathie + Onychodysplasie + Onychohypoplasie + Patellaaplasie + Patellahypoplasie + Proteinurie + Pterygien + Radiusluxation + Riffelung der Nägel)
Poikilodermie, kongenitale, mit Blasenbildung
(+ Blasenbildung + Depigmentierungen + Erytheme, retikuläre + Hautatrophie + Hautveränderungen, poikilodermatische + Hyperpigmentierung + Hypotrichose + Keratosis palmo-plantaris + Teleangiektasien + Zahndysplasie)
Rapp-Hodgkin-Syndrom
(+ Anhidrose + Dysplasien, ektodermale + Gaumenspalte + Haaranomalien + Hypodontie + Hypospadie + Lippenspalte)

Onychogrypose

Fischer-Syndrom
(+ Hyperhidrose + Hyperkeratose + Hypotrichose + Keratosis palmo-plantaris + Trommelschlegelfinger + Trommelschlegelzehen)

Onychohypoplasie

Alkoholembryopathie
(+ Blepharophimose + Dystrophie, allgemeine + Endphalangen, Hypoplasie + Entwicklungsrückstand, statomotorischer + geistige Behinderung + Gesichtsdysmorphien + Herzfehler + Hyperaktivität + Hypospadie + Kryptorchismus + Labien, große, Hypoplasie + Maxillahypoplasie + Mikrogenie + Mikrozephalie + Minderwuchs + Minderwuchs, pränataler + Oberlippe, schmale + Philtrum, hypoplastisches + ZNS-Störungen)
Antiepileptika-Embryofetopathie
(+ Endphalangen, Hypoplasie + Epikanthus + Finger, überlappende + Herzfehler + Hypertelorismus + Hypospadie + Lippen-Kiefer-Gaumen-Spalte + Meningomyelozele + Minderwuchs + Minderwuchs, pränataler + Sattelnase + Zehen, überlappende)
CHANDS
(+ Haar, gekräuseltes + Lidöffnungen, fehlende)
chondroektodermale Dysplasie
(+ Dysplasie, polyostotische + Herzfehler + Hexadaktylie + Minderwuchs + Oberlippenfrenula + Zähne, angeborene)
Coffin-Siris-Syndrom
(+ Entwicklungsrückstand, motorischer und geistiger + Fingerhypoplasien + Gesichtsdysmorphien + Haar, schütteres + Hypertrichose + Lippen, volle + Minderwuchs + Minderwuchs, pränataler + Nase, kurze, breite)
DOOR-Syndrom
(+ Daumen, fingerähnliche + Endphalangen, Aplasie + Endphalangen, Hypoplasie + Onychodystrophie + Schwerhörigkeit)
Osteolyse, hereditäre idiopathische, Typ I (Lamy-Maroteaux)
(+ Akroosteolyse + Endphalangen, kurze)
Osteoonychodysplasie
(+ Beckenhörner + Ellenbogendysplasie + Nephropathie + Onychodysplasie + Onychodystrophie + Patellaaplasie + Patellahypoplasie + Proteinurie + Pterygien + Radiusluxation + Riffelung der Nägel)
oto-onycho-peroneales Syndrom
(+ Dolichozephalus + Fibulahypoplasie + Gelenkkontrakturen + Gesicht, flaches + Gesichtsdysmorphien + Lidachsenstellung, mongoloide + Ohranomalien + Ohren, große)
Zimmermann-Laband-Fibromatose
(+ Alaknorpel, Hyperplasie + Anonychie + geistige Behinderung + Gingivafibromatose + Hepatomegalie + Hirsutismus + Ohrmuschelhyperplasie + Onychodysplasie + Skoliose + Splenomegalie)

Onycholysis

Onycho-Dento-Dysplasie, hypohidrotische
(+ Hypohidrose + Schmelzdysplasie + Schmelzhypoplasie)

Papeln

Dermatitis lichenoides purpurica et pigmentosa (Gougerot-Blum)
(+ Maculae + Petechien + Purpura)
Hyperkeratosis Kyrle
(+ Gynäkotropie + Plaques, hyperkeratotische)
Kaposi-Sarkom
(+ Flecken, rotbraune bis blaurote + HIV + Knoten)
Keratosis follicularis contagiosa
(+ Hyperkeratose + leukokeratotische Veränderungen in der Mundhöhle)
Keratosis follicularis (Darier-White)
(+ Hyperkeratose, follikuläre + Leukonychie + Papillarlinienunterbrechung)
Kollagenose, (familiäre) reaktive perforierende (Mehregan)
(+ Narbenbildung + Papeln mit zentralem Pfropf)
Muzinose, retikuläre erythematöse
(+ Alcianblau-positives Material + Erytheme + Maculae)
Papillomatosis confluens et reticularis
(+ Hyperpigmentierung, retikuläre + Pseudoacanthosis nigricans)
Papulose, lymphomatoide
(+ Pseudolymphom)
Pemphigus chronicus benignus familiaris (Gougerot-Hailey-Hailey)
(+ Bläschen + Blasenbildung + Erosionen + Hyperpigmentierung)
Pityriasis lichenoides et varioliformis acuta (Mucha-Habermann)
(+ Narbenbildung + Papeln, ulzerierte)
Porokeratosis Mibelli
(+ Hyperkeratose + Parakeratose)

Papeln, bräunlich- bis hellrote

Lymphadenosis benigna cutis Bäfverstedt
(+ Borrelia-burgdorferi-Infektion + Erythema migrans + Gynäkotropie + Knoten, bräunlich- bis hellrote + Pseudolymphom + Zeckenbiß)

Papeln, bräunlich-gelbe

Retikulohistiozytose, multizentrische
(+ Anämie + Arthropathien, synoviale, mutilierende + Malignome)

Papeln, dunkelrote, stecknadelkopf- bis hirsekorngroße, angiomatöse, im Gesicht

Teleangiectasia hereditaria haemorrhagica (Rendu-Osler-Weber)
(+ Anämie + Anastomosen, arteriovenöse + Blutungsneigung + Leberzirrhose + Nasenbluten + Teleangiektasien)

Haut, Haare, Nägel

Papeln, flache, multiple

Akrokeratosis verruciformis Hopf
(+ Hyperkeratose)

Papeln, flach erhabene, in den Hautbeugen

Pigmentdermatose, retikuläre
(+ Hyperkeratose, follikuläre + Pigmentationen, netzförmige, in den Beugen)

Papeln, follikuläre

Keratosis follicularis spinulosa decalvans
(+ Alopezie + Ektropion + Hornhauttrübung + Hyperkeratose, follikuläre + Narben, follikuläre + Photophobie + Tränenträufeln)
Pityriasis rubra pilaris
(+ Erytheme, schilfernde + Erythrodermie + Keratosis palmo-plantaris + nappes claires)

Papeln, gelbbraune oder rötliche, keratotische

Hyperkeratosis lenticularis perstans (Flegel)
(+ Hyperkeratose + Keratosis palmoplantaris + Malignome)

Papeln, gelblich-bräunliche, in Arealen mit apokrinen Schweißdrüsen

Fox-Fordyce-Syndrom
(+ Gynäkotropie)

Papeln, haut- bis elfenbeinfarbene

Epidermolysis bullosa dystrophica albopapuloidea Pasini
(+ Blasenbildung + Blasenbildung, hämorrhagische + Onychodystrophie)
Fibrome, perifollikuläre generalisierte
(+ Fibrome + Polyposis coli)

Papeln, hautfarbene, mäßig derbe, zentrofaziale

Epithelioma adenoides cysticum (Brooke)

Papeln, hautfarbene oder gelbliche

Naevus lipomatodes superficialis Hoffmann-Zurhelle
(+ Knoten, hautfarbene oder gelbliche)

Papeln, juckende

Prurigo Hebra
(+ Akne urticata + Lymphknotenschwellung + Narbenbildung + Pruritus)
Urticaria pigmentosa
(+ Pruritus + Urtikaria)

Papeln, keratotische

Elastosis perforans serpiginosa (Lutz-Miescher)
(+ Hautläsionen, bandförmige, serpiginöse oder bogig begrenzte)

Papeln, lichenoide

Poikilodermie, kongenitale, Typus Thomson
(+ Daumenhypoplasie + Depigmentierungen + Erytheme, retikuläre + Hautatrophie + Hyperpigmentierung, bräunliche + Hypertelorismus + Keratosis palmoplantaris + Photosensibilität + Radiushypoplasie + Teleangiektasien + Ulnahypoplasie)
Skleromyxödem Arndt-Gottron
(+ Gammopathien + Paraproteinämie + Sklerose)

Papeln, livide, später leicht gelbliche

Pseudoxanthoma elasticum
(+ »angioid streaks« + Blutungen, gastrointestinale + Durchblutungsstörungen + Endokrinopathie + Gelenkblutungen + Hautatrophie + neurovegetative Störungen + Pseudoxanthoma elasticum (Darier) + psychische Störungen)

Papeln mit zentralem Pfropf

Kollagenose, (familiäre) reaktive perforierende (Mehregan)
(+ Narbenbildung + Papeln)

Papeln mit porzellanweißer, zentraler Einsenkung

Papulose, maligne atrophische

Papeln, rötlich-bräunliche

Katzenkratzkrankheit
(+ Abszesse, neutrophile + Angiomatose + Arthralgien + Exantheme + Granulome, tuberkuloide + Inokulationsreaktion, papulöse + Knötchen, furunkelähnliches + Konjunktivitis + Kopfschmerz + Lymphadenitis + Lymphknoteneinschmelzung + Müdigkeit + Myalgien + Nekrose, sternförmige verkäsende + Neuritis + Neuroretinitis)

Papeln, ulzerierte

Pityriasis lichenoides et varioliformis acuta (Mucha-Habermann)
(+ Narbenbildung + Papeln)

Papeln, wächserne

Lipoidproteinose (Urbach-Wiethe)
(+ Dysphonie + Lidrandpapeln, perlschnurartig aufgereihte + Milchgebiß, persistierendes + Mundschleimhaut, Ablagerungen + Narben, varioliforme)

Papeln, weißliche, kleine

Elastoidosis cutis cystica et comedonica Favre-Racouchot
(+ Androtropie + Epitheliome + Follikel, ausgeweitete horngefüllte + Follikelzysten, weißlich-gelbliche + Haut, verdickte gelbliche runzelige (elastotische) + Hornpfröpfe, schwarze + Komedonenplaque, ektopisches + Porphyria cutanea tarda + Präkanzerosen)

Papillarlinienunterbrechung

Keratosis follicularis (Darier-White)
(+ Hyperkeratose, follikuläre + Leukonychie + Papeln)

Haut, Haare, Nägel

Papillome

Goltz-Gorlin-Syndrom
(+ Aniridie + Anophthalmie + Beckenfehlbildungen + Fingeraplasien + Fingerhypoplasien + Gaumen, hoher + Gynäkotropie + Haar, schütteres + Hautatrophie + Hyperhidrose + Hypertelorismus + Hypohidrose + Kolobom + Kyphose + Malokklusion + Mikrophthalmie + Nystagmus + Onychodystrophie + Optikusatrophie + Osteopathien + Osteoporose + Poikilodermie + Polydaktylie + Prognathie + Rippenfehlbildungen + Schlüsselbeinfehlbildungen + Skoliose + Spina bifida + Strabismus + Syndaktylien + Vorwölbung, hernienartige + Wirbelanomalien + Zahnanomalien + Zehenaplasien + Zehenhypoplasien)

Paronychie

Akrodermatitis enteropathica
(+ Alopezie + Diarrhö + Erytheme, akrale + Erytheme, periorifizielle + Erytheme, psoriasiforme + Wachstumsstörungen)
Ariboflavinose
(+ Blepharitis + Cheilitis sicca + Erytheme, rhagadiforme + Hornhauttrübung + Konjunktivitis + Mundwinkelrhagaden + Zungenoberfläche, glatte atrophische und gerötete)
Neuropathie, hereditäre sensible, Typ II
(+ Hautulzerationen + Mal perforant + Mutilationen + Osteolysen + Sensibilitätsstörungen)

Pellagra-ähnliche Hautsymptome

Hartnup-Syndrom
(+ Alanin im Urin, vermehrtes + Asparagin im Urin, vermehrtes + Ataxie + Histidinurie + Isoleucinurie + Leucinurie + Methioninurie + Phenylalanin im Urin, vermehrtes + Serin im Urin, vermehrtes + Threonin im Urin, vermehrtes + Tyrosinurie + Valinurie)

Periproktitis

genito-anorektaler Symptomenkomplex
(+ Analstrikturen + Elephantiasis der Genitoanalregion + Fistelbildungen, anale + Gynäkotropie + Lymphadenitis + Rektumstrikturen)

Petechien

Dermatitis lichenoides purpurica et pigmentosa (Gougerot-Blum)
(+ Maculae + Papeln + Purpura)
Purpura pigmentosa progressiva
(+ Maculae)
Purpura teleangiektodes anularis
(+ Flecken, teleangiektatische + Purpura)

Photosensibilität

Cockayne-Syndrom
(+ Demyelinisierung + Entwicklungsrückstand, motorischer und geistiger + geistige Behinderung + Minderwuchs + Netzhautdegeneration + Ohrmuscheldysplasie + Schwerhörigkeit + Sehstörungen)
Epilepsie, juvenile myoklonische
(+ EEG, Poly-spike-wave-Komplexe + EEG, Spike-and-slow-wave-Komplexe + Muskelzuckungen)
Poikilodermie, kongenitale, Typus Thomson
(+ Daumenhypoplasie + Depigmentierungen + Erytheme, retikuläre + Hautatrophie + Hyperpigmentierung, bräunliche + Hypertelorismus + Keratosis palmoplantaris + Papeln, lichenoide + Radiushypoplasie + Teleangiektasien + Ulnahypoplasie)

Porphyrie, kongenitale erythropoetische
(+ Finger, Mutilationen + Hämolyse + Hyperpigmentierung + Mutilationen + Porphyrinämie + Porphyrinurie, Isomer-I-Dominanz + Zähne, Rotverfärbung)
Trichothiodystrophie-Syndrom
(+ geistige Behinderung + Haar, sprödes + Hautveränderungen + Katarakt + Minderwuchs + Trichorrhexis)

Pigmentationen, netzförmige, in den Beugen

Pigmentdermatose, retikuläre
(+ Hyperkeratose, follikuläre + Papeln, flach erhabene, in den Hautbeugen)

Pigmentationen, ockerfarbige, fleckförmige

Stasis-Purpura (Favre-Chaix)
(+ Androtropie + Insuffizienz, chronisch-venöse)

Pigmentationsanomalien

Bloom-Syndrom
(+ Erythem, schmetterlingsförmiges + Erytheme + Immundefekt + Infektanfälligkeit + Minderwuchs + Minderwuchs, pränataler)
Ceroidlipofuscinose, neuronale, Typ Jansky-Bielschowsky
(+ Abbau, psychomotorischer + Blindheit + Myoklonien + Optikusatrophie + Verhaltensstörungen + zerebrale Anfälle)
Cronkhite-Canada-Syndrom
(+ Alopezie + Anämie + Enteropathien + Hypokalzämie + Hypomagnesiämie + Malabsorption + Polypose)
Epidermolysis bullosa simplex mit gesprenkelter Pigmentation
(+ Blasenbildung)
Incontinentia pigmenti (Bloch-Sulzberger)
(+ Effloreszenzen, bullöse, papulo-vesikulöse und verruköse + Gynäkotropie + Onychodystrophie + Zahnhypoplasie)
Jeune-Tommasi-Freycon-Nivelon-Syndrom
(+ Ataxie + geistige Behinderung + Handmuskulatur, kleine, Atrophie + Hepatomegalie + Hörverlust + Kardiomyopathie + Minderwuchs + Schallempfindungsstörung + Schwerhörigkeit + Zahnausfall, vorzeitiger)
Mastozytose
(+ Pruritus + Urtikaria)
Mutchinick-Syndrom
(+ Augenbrauen, lange und gekrauste + Gaumen, hoher + geistige Behinderung + Gesichtsdysmorphien + Herzfehler + Hypertelorismus + Klinodaktylie + Lidachsenstellung, antimongoloide + Mikrozephalie + Minderwuchs + Nagelanomalien + Nasenwurzel, breite, prominente + Nierenanomalien + Ohren, große + Prognathie + Pulmonalstenose + Trichterbrust + Vorhofseptumdefekt)
Patterson-Syndrom
(+ Cutis laxa + Dysplasie, polyostotische + geistige Behinderung + Hirsutismus + Kyphoskoliose + Minderwuchs + Ossifikation, verzögerte oder fehlende + zerebrale Anfälle)
Trisomie-8-Mosaik
(+ Arthrogrypose + Balkenmangel + Gesichtsdysmorphien + Hydronephrose + Nase, birnenförmige + Palmarfurchen, tiefe + Patellaaplasie + Plantarfurchen, tiefe + Spina bifida + Unterlippe, umgestülpte + Wirbelanomalien)

Pigmentflecken

Hämangiomatose, intestinale, mit mukokutanen Pigmentflecken
(+ Anämie + Café-au-lait-Flecken + Epheliden + Hämangiomatose, intestinale)
immuno-ossäre Dysplasie Schimke
(+ Fistelstimme + Haar, feines + Immundefekt + Lymphozytopenie + Minderwuchs + Minderwuchs, pränataler + Nase, breite, flache

Haut, Haare, Nägel

+ Nasenspitze, breite, plumpe + Nephropathie + Nierenversagen + Ödeme, allg.)

Peutz-Jeghers-Syndrom
(+ Anämie + Blutungen, gastrointestinale + Ileus + Lentigines + Polypose)

Pigmentdystrophie, kongenitale
(+ Adipositas + Café-au-lait-Flecken + Entwicklungsrückstand, motorischer und geistiger + Genitalhypoplasie + Nebenniereninsuffizienz)

Pigmentstörungen der Haare

Cross-Syndrom
(+ geistige Behinderung + Hypopigmentierung + Spastik + zerebrale Anfälle)

ektodermale Dysplasie, hypohidrotische
(+ Haar, dünnes + Haar, fehlendes, bei Geburt + Haar, gekräuseltes + Hautatrophie + Hypodontie + Hypotrichose + Schweißdrüsenhypoplasie + Talgdrüsenhypoplasie oder -aplasie)

kranioektodermale Dysplasie
(+ Brachymelie + Brachyphalangie + Diastema + Dolichozephalus + Epikanthus + Frenula, orale + Gesichtsdysmorphien + Haarschaft, dünner + Haarwachstumsstörung + Hypodontie + Hypotrichose + Klinodaktylie + Lidachsenstellung, antimongoloide + Mikrodontie + Minderwuchs + Nystagmus + Refraktionsanomalien + Rhizomelie + Schmelzhypoplasie + Syndaktylien + Synostosen + Taurodontie + Zahnanomalien)

Waardenburg-Syndrom
(+ Albinismus + Augenbrauenpartien, mediale, Hyperplasie + Dystopia canthorum + Ergrauen + Gesichtsdysmorphien + Haarsträhnen, weiße oder schwarze + Hyperpigmentierung + Hypopigmentierung + Iris, blaue + Nasenprofil, griechisches + Schallempfindungsstörung + Schwerhörigkeit + Synophrys + Taubstummheit)

Pili torti

Björnstad-Syndrom
(+ Schallempfindungsstörung + Schwerhörigkeit)

Lippen-Gaumen-Spalte, Oligodontie, Syndaktylie, Haarveränderungen
(+ Gaumenspalte + Hypertelorismus + Lippenspalte + Milchzahnagenesis + Mittelgesichtshypoplasie oder -dysplasie + Oligo- oder Adontie + Syndaktylien)

Pilonidalsinus

Diastematomyelie
(+ Dermalsinus + Hämangiomatose + Hautatrophie + Hohlfuß + Klumpfuß + Lipome + Muskelatrophie + Nävi + Sensibilitätsstörungen + Skoliose + trophische Störungen der Gefäße)

tethered cord (e)
(+ Dermalsinus + Haarbildungen, lumbosakrale + Hohl-Klumpfuß-Deformationen + Lipome + Muskelatrophie)

Pityriasis versicolor

Epidermodysplasia verruciformis (Lewandowsky-Lutz)
(+ Verrucae planae + Verrucae seborrhoicae, flache)

Plaques

Zellulitis, eosinophile
(+ Eosinophilie + Eosinophilie im Knochenmark + Erytheme + Hautinfiltrate + sklerodermieartige Verhärtung der Haut)

Plaques, erythematöse

Dermatose, akute febrile neutrophile
(+ Arthralgien + Fieber + Gynäkotropie + Iridozyklitis + Konjunktivitis + Leukozytose)

Plaques, erythematöse verruköse

Erythrokeratodermia progressiva Typ Burns
(+ Augenbrauen, fehlende + Erythrokeratodermie + Haar, feines + Hyperkeratose + Keratosis palmo-plantaris + Schwerhörigkeit + Wimpern, fehlende)

Plaques, hyperkeratotische

Hyperkeratosis Kyrle
(+ Gynäkotropie + Papeln)

Platonychie

Mikroblepharie (Tost)
(+ Augenbrauen, Dystopie + Mikroblepharie, doppelseitige + Wimperndysplasie)

Poikilodermie

Dyskeratosis congenita
(+ Anämie + Ektropion + Erytheme + Genitalhypoplasie + Hyperhidrose + Hyperkeratose + Hypotrichose + Konjunktivitis + Leukoplakien + Onychodystrophie + Panzytopenie + Tränenträufeln)

Goltz-Gorlin-Syndrom
(+ Aniridie + Anophthalmie + Beckenfehlbildungen + Fingeraplasien + Fingerhypoplasien + Gaumen, hoher + Gynäkotropie + Haar, schütteres + Hautatrophie + Hyperhidrose + Hypertelorismus + Hypohidrose + Kolobom + Kyphose + Malokklusion + Mikrophthalmie + Nystagmus + Onychodystrophie + Optikusatrophie + Osteopathien + Osteoporose + Papillome + Polydaktylie + Prognathie + Rippenfehlbildungen + Schlüsselbeinfehlbildungen + Skoliose + Spina bifida + Strabismus + Syndaktylien + Vorwölbung, hernienartige + Wirbelanomalien + Zahnanomalien + Zehenaplasien + Zehenhypoplasien)

Poikilodermatomyositis
(+ Dermatomyositis + Hautatrophie + Hyperpigmentierung + Lichen planus + Lymphome + Pruritus + Teleangiektasien)

Poikilodermie, kongenitale, Typus Rothmund-Thomson
(+ Akromikrie + Alopezie + Amenorrhö + Daumenhypoplasie + Erytheme, retikuläre + Gynäkotropie + Haar, weißes + Hodenhypoplasie + Hypotrichose + Infantilismus, genitaler + Katarakt + Menstruationsstörungen + Minderwuchs + Nagelanomalien + Radiushypoplasie + Sattelnase + Ulnahypoplasie + Zahnanomalien)

Porphyria cutanea tarda

Elastoidosis cutis cystica et comedonica Favre-Racouchot
(+ Androtropie + Epitheliome + Follikel, ausgeweitete horngefüllte + Follikelzysten, weißlich-gelbliche + Haut, verdickte gelbliche runzelige (elastotische) + Hornpfröpfe, schwarze + Komedonenplaque, ektopisches + Papeln, weißliche, kleine + Präkanzerosen)

Präkanzerosen

Elastoidosis cutis cystica et comedonica Favre-Racouchot
(+ Androtropie + Epitheliome + Follikel, ausgeweitete horngefüllte + Follikelzysten, weißlich-gelbliche + Haut, verdickte gelbliche runzelige (elastotische) + Hornpfröpfe, schwarze + Komedonen-

Haut, Haare, Nägel

plaque, ektopisches + Papeln, weißliche, kleine + Porphyria cutanea tarda)

Pruritus

Akrodynie
(+ Adynamie + Akrozyanose + Antriebsschwäche + Füße, Schmerzen + Hyperhidrose + Muskelhypotonie + Neuritis + Schmerzen der Hände + Schuppung, groblamellöse)
arteriohepatische Dysplasie
(+ Brachyphalangie + Cholestase + Cholestase, intrahepatische + Embryotoxon posterius + Gallenwegsmangel, intrahepatischer + Gefäßstenosen + Gesichtsdysmorphien + Herzfehler + Ikterus + Minderwuchs + Pulmonalstenose + Schmetterlingswirbel + Wirbelanomalien)
Byler-Krankheit
(+ Cholelithiasis + Cholestase, intrahepatische + Dystrophie, allgemeine + Hepatomegalie + Ikterus + Leberzirrhose + Minderwuchs + Pankreatitis + Splenomegalie + Steatorrhö + Stuhl, entfärbter)
Dermatitis herpetiformis (Duhring)
(+ Bläschen, derbe, herpetiform gruppierte + Blasenbildung + Dermatose, polymorphe + Enteropathien + Hautveränderungen)
Dermatose, exsudative diskoide lichenoide Sulzberger-Garbe
(+ Eosinophilie + Hautveränderungen)
Konigsmark-Hollander-Berlin-Syndrom
(+ Dermatitis, atopische + Schallempfindungsstörung + Schwerhörigkeit)
Mastozytose
(+ Pigmentationsanomalien + Urtikaria)
Poikilodermatomyositis
(+ Dermatomyositis + Hautatrophie + Hyperpigmentierung + Lichen planus + Lymphome + Poikilodermie + Teleangiektasien)
Prurigo Hebra
(+ Akne urticata + Lymphknotenschwellung + Narbenbildung + Papeln, juckende)
Prurigo nodularis (Hyde)
(+ Gynäkotropie + Knoten, zentral exkoriierte, kalottenförmig erhabene)
Sézary-Syndrom
(+ Erythrodermie + Lymphknotenschwellung + Ödeme, allg.)
Urticaria pigmentosa
(+ Papeln, juckende + Urtikaria)

Pseudoacanthosis nigricans

Papillomatosis confluens et reticularis
(+ Hyperpigmentierung, retikuläre + Papeln)

Pseudosklerose

Morbus Wilson
(+ Coeruloplasmin, vermindertes + Dysarthrie + Hepatitis + Hornhaut, Kupferspeicherung, vermehrte + Kayser-Fleischer-Ring + Kupferausscheidung, vermehrte + Kupfergehalt der Leber, erhöhter + Leberzirrhose + Rigor + Tremor)

Pseudoxanthoma elasticum (Darier)

Pseudoxanthoma elasticum
(+ »angioid streaks« + Blutungen, gastrointestinale + Durchblutungsstörungen + Endokrinopathie + Gelenkblutungen + Hautatrophie + neurovegetative Störungen + Papeln, livide, später leicht gelbliche + psychische Störungen)

Pterygien

Escobar-Syndrom
(+ Genitalfehlbildungen + Gesichtsdysmorphien + Minderwuchs + Ptosis + Schwerhörigkeit)
Osteoonychodysplasie
(+ Beckenhörner + Ellenbogendysplasie + Nephropathie + Onychodysplasie + Onychodystrophie + Onychohypoplasie + Patellaaplasie + Patellahypoplasie + Proteinurie + Radiusluxation + Riffelung der Nägel)
Pterygium-Syndrom, antekubitales
(+ Gaumenspalte + Gesichtsdysmorphien + Humerus-Ulna, Fusion + Metacarpalia, Anomalien + Ohranomalien)
Pterygium-Syndrome, multiple
(Übersicht)
Pterygium-Syndrom, letales multiples, Typ II
(+ Extremitäten, kurze breite + Humerus-Ulna, Fusion + Hypertelorismus + Lungenhypoplasie + Nackenödem + Synostose, radioulnare)
Pterygium-Syndrom, letales multiples, Typ III
(+ Extremitäten, dünne + Knorpelstücke der langen Röhrenknochen, Fusion + Mandibulawinkel, fehlender + Minderwuchs, pränataler + Nase, hypoplastische)
Pterygium-Syndrom, letales multiples, Typ IV
(+ Gelenkkontrakturen + Gesichtsdysmorphien + Halspterygium + Hydrops fetalis + Muskelatrophie + Vorderhornzellendegeneration)
Pterygium-Syndrom, multiples, Typ Frias
(+ Halspterygium + Ptosis + Skoliose)
Pterygium-Syndrom, progredientes, multiples
(+ Gelenkkontrakturen + Gesicht, dreieckiges + Gesichtsdysmorphien + Minderwuchs + Zwerchfelldefekt)

Pterygien, popliteale

Bartsocas-Papas-Syndrom
(+ Ankyloblepharon + Anonychie + Daumenhypoplasie + Lippen-Kiefer-Gaumen-Spalte + Syndaktylien + Zehenhypoplasien)
Pterygium-Syndrom, popliteales
(+ Gaumenspalte + Lippen-Kiefer-Gaumen-Spalte + Syndaktylien + Unterlippenfisteln)

Pubesbehaarung, Verlust

Simmonds-Sheehan-Syndrom
(+ Achselbehaarung, Verlust + alabasterartiges Aussehen der Haut + Antriebsschwäche + Genitalatrophie + Gynäkotropie + Hypoglykämie + Hypothermie + Hypotonie + Schilddrüsenatrophie)

Purpura

Akroangiodermatitis Mali
(+ Insuffizienz, chronisch-venöse)
Dermatitis lichenoides purpurica et pigmentosa (Gougerot-Blum)
(+ Maculae + Papeln + Petechien)
Hyperviskositätssyndrom
(+ Bewußtlosigkeit + hämorrhagische Diathese + Haut- und Schleimhautblutungen + Hypergammaglobulinämie + Kopfschmerz + Nasenbluten + Netzhaut, Retinopathie + Netzhautblutungen + Ohrgeräusche + Papillenödem + Parästhesien + Raynaud-Phänomen + Schwindel + Sehstörungen)
Letterer-Siwe-Krankheit
(+ Fieber + Hautveränderungen, hämorrhagisch-ekzematoide + Hepatomegalie + Lymphknotenschwellung + Mundschleimhaut, Ulzerationen + Splenomegalie)
Purpura, autoerythrozytische
(+ Abdominalschmerzen + Ekchymosen + Eryheme + Gynäkotro-

Haut, Haare, Nägel

pie + Hautbrennen + psychische Störungen + Schmerzen an den betroffenen Hautstellen)
Purpura fulminans
(+ Blasenbildung, hämorrhagische + Blutungen, gastrointestinale + Hämaturie + Hautnekrosen)
Purpura Schoenlein-Henoch
(+ Abdominalschmerzen + Arthritiden + Erbrechen + Hautgefäße, IgA-Ablagerungen + Melaena + Nephritis)
Purpura teleangiektodes anularis
(+ Flecken, teleangiektatische + Petechien)
Seidlmayer-Kokardenpurpura
(+ Hautblutungen, kokardenartige, im Gesicht und Streckseiten der Arme)
thrombotisch-thrombozytopenische Purpura Moschcowitz
(+ Anämie, mikroangiopathisch-hämolytische + Bewußtlosigkeit + Blutungen, gastrointestinale + Haut- und Schleimhautblutungen + Kopfschmerz + Menorrhagien + Mikrothromben + Netzhautblutungen + Schwindel + Thrombozytopenie + Verwirrtheitszustände)
Wiskott-Aldrich-Syndrom
(+ Androtropie + Ekzeme + Haut- und Schleimhautblutungen + Immundefekt + Infektionen, opportunistische + Infektionen, pyogene + Melaena + Thrombozytopenie)

Pusteleruptionen

Psoriasis pustulosa palmo-plantaris (Königsbeck-Barber)
(+ Erytheme, psoriasiforme + Pusteln, palmare und plantare)

Pusteln

Pustulosis subcornealis (Sneddon-Wilkinson)
(+ Erosionen + Erytheme)

Pusteln, palmare und plantare

Akrodermatitis continua suppurativa Hallopeau
(+ Fingeratrophien + Hautatrophie + Onychodystrophie + Zehenatrophien)
Psoriasis pustulosa palmo-plantaris (Königsbeck-Barber)
(+ Erytheme, psoriasiforme + Pusteleruptionen)
Pustularbakterid
(+ Schuppenkrusten, braune)

Rhagadenbildung, palmare und plantare

Ichthyosis congenita
(+ Dysplasien, ektodermale + Hyperkeratose, erythematöse + Ichthyose)

Riesenkondylome

Riesenkondylome Buschke-Loewenstein
(+ Hautkarzinom, verruköses)

Riffelung der Nägel

Osteoonychodysplasie
(+ Beckenhörner + Ellenbogendysplasie + Nephropathie + Onychodysplasie + Onychodystrophie + Onychohypoplasie + Patellaaplasie + Patellahypoplasie + Proteinurie + Pterygien + Radiusluxation)

Schambehaarung, frühzeitige

adrenogenitales Syndrom, spätmanifestes
(+ Achselbehaarung, frühzeitige + Amenorrhö + Brustentwicklung, mangelhafte + Epiphysenschluß, vorzeitiger + Hirsutismus)
adrenogenitales Syndrom Typ 2
(+ Achselbehaarung, frühzeitige + Adrenarche, frühe + Diarrhö + Erbrechen + Exsikkose + Gynäkomastie + Klitorishypertrophie + Nebenniereninsuffizienz + Pubertät, verzögerte + Salzverlust + Thelarche, ausbleibende + Virilisierung + Virilisierung, inkomplette)
adrenogenitales Syndrom Typ 4
(+ Achselbehaarung, frühzeitige + Epiphysenschluß, vorzeitiger + Hyperpigmentierung + Hypertonie + Klitorishypertrophie + Virilisierung + Wachstum, beschleunigtes)

Schnürfurchen

Keratodermia palmo-plantaris mutilans Vohwinkel
(+ Hyperkeratose + Keratosis palmo-plantaris + Schwerhörigkeit)

Schnürfurchen, ringförmige

ADAM-Komplex
(+ Amputationen, kongenitale + Bauchwanddefekt + Extremitätenfehlbildungen + Gesichtsspalten + Harnblasenekstrophie + Oligodaktylie + Omphalozele + Schädeldefekte + Syndaktylien + Thoraxspalte)

Schuppenkrusten, braune

Pustularbakterid
(+ Pusteln, palmare und plantare)

Schuppung, akrale

Akrokeratose, paraneoplastische (Bazex)
(+ Androtropie + Erytheme, akrale + Hyperkeratose, akrale + Karzinome des oberen Respirationstrakts, Syntropie + Karzinome, oropharyngeale, Syntropie + Keratosis palmoplantaris + Onychodystrophie)

Schuppung, groblamellöse

Akrodynie
(+ Adynamie + Akrozyanose + Antriebsschwäche + Füße, Schmerzen + Hyperhidrose + Muskelhypotonie + Neuritis + Pruritus + Schmerzen der Hände)

Schuppung, großfeldrige schmutziggraue

Ichthyosis, X-chromosomal-rezessive
(+ Androtropie + Hornhauttrübung + Ichthyose)

Schweißdrüsenhypoplasie

Ektodermaldysplasie mit neurolabyrinthärer Ertaubung
(+ Hyperkeratose, follikuläre + Hypohidrose + Schallempfindungsstörung + Schwerhörigkeit + Talgdrüsenhypoplasie oder -aplasie)
Ektodermaldysplasie mit Xerodermie
(+ geistige Behinderung + Hypohidrose + Schmelzdysplasie + zerebrale Anfälle + zerebrale Störungen)
ektodermale Dysplasie, hypohidrotische
(+ Haar, dünnes + Haar, fehlendes, bei Geburt + Haar, gekräusel-

Haut, Haare, Nägel

tes + Hautatrophie + Hypodontie + Hypotrichose + Pigmentstörungen der Haare + Talgdrüsenhypoplasie oder -aplasie)
faziale ektodermale Dysplasie, Typ Setleis
(+ Aplasia cutis congenita + Distichiasis + Facies leontina + Hauteinsenkungen + Nasenspitze, breite plumpe + Talgdrüsenhypoplasie oder -aplasie)

Schwellungen, erythematöse, schmerzhafte

Farber-Krankheit
(+ Arthralgien + Atemstörung + Ceramid-haltige intralysosomale Ablagerungen + Dysphonie + Entwicklungsrückstand, statomotorischer + Gedeihstörungen + geistige Behinderung + Knochendestruktionen, gelenknahe)

Sekundärbehaarung, mangelnde oder fehlende

Eunuchoidismus, fertiler
(+ Adipositas + Fistelstimme + Hochwuchs + Leydig-Zellen, Verminderung + LH-Spiegel, erniedrigter)
Feminisierung, testikuläre komplette
(+ Amenorrhö + Inguinalhernien + Phänotyp, komplett weiblicher + Pseudohermaphroditismus masculinus + Vaginalatresie)
Hypogonadismus und partielle Alopezie
(+ Hypogonadismus + Kopfbehaarung, spärliche)
Hypotrichosis congenita hereditaria Marie Unna
(+ Haarwachstumsstörung + Hypotrichose + Kopfbehaarung, spärliche)

Sklerodermie

Atrophodermia idiopathica progressiva Pasini-Pierini
(+ Hautatrophie + Hautverfärbung)
CREST
(+ Gynäkotropie + Ösophagusperistaltik, verminderte + Raynaud-Phänomen + Refluxösophagitis + Teleangiektasien + Verkalkungen, subkutane)
Sharp-Syndrom
(+ Arthralgien + Arthritiden + Fieber + Handgelenke, Weichteilschwellungen + Lupus erythematodes + Lymphadenopathie + Ösophagusperistaltik, verminderte + Polymyositis + Raynaud-Phänomen + Weichteilschwellung)

sklerodermieartige Verhärtung der Haut

Zellulitis, eosinophile
(+ Eosinophilie + Eosinophilie im Knochenmark + Eritheme + Hautinfiltrate + Plaques)

Sklerose

Akrodermatitis chronica atrophicans
(+ Hautatrophie + Hautödem + Hautverfärbung, livide)
Eosinophilie-Myalgie-Syndrom
(+ L-Tryptophan + Alopezie + Eosinophilie + Exanthem, makulopapulöses + Gesichtsödem + Muskelkrämpfe + Muskelschwäche + Myalgien + Myopathie + Neuropathien + Ödeme, allg.)
Hyperostosis corticalis Typ van Buchem
(+ Endostose + Hirnnervenausfälle + Kortikalisverdickung + Mandibulahyperplasie + Osteosklerose + Schädelknochensklerose + Syndaktylien)
mandibulo-akrale Dysplasie
(+ Akroosteolyse + Alopezie + Gesichtsdysmorphien + Kopfvenenzeichnung, prominente + Minderwuchs + Vogelgesicht)
POEMS-Komplex
(+ Amenorrhö + Aszites + Dysglobulinämie + Endokrinopathie + Fieber + Gammopathien + Gynäkomastie + Hautveränderungen + Hautverdickung + Hautverhärtungen + Hepatomegalie + Hyperhidrose + Hyperpigmentierung + Hypertrichose + Hypothyreose + Leukonychie + Lymphknotenschwellung + M-Gradient + Muskelschwäche + Myelom + Neuropathien + Ödeme, periphere + Osteolysen + Osteosklerose + Papillenödem + Plasmozytom + Pleuraerguß + Potenzstörungen + Splenomegalie + Trommelschlegelfinger)
Skleromyxödem Arndt-Gottron
(+ Gammopathien + Papeln, lichenoide + Paraproteinämie)
Sklerosteose
(+ Fazialislähmung + Gesichtsdysmorphien + Hyperostosen + Mandibulahyperplasie + Schallempfindungsstörung + Schwerhörigkeit + Syndaktylien)

Spindelhaar

Monilethrichose
(+ Haar, dünnes + Haaranomalien + Hyperkeratose, follikuläre + Koilonychie)

Spontankeloide

Goeminne-Syndrom
(+ Anorchidie + Hodenhypoplasie + Kryptorchismus + Schiefhals)

Steatocystoma multiplex

Pachyonychia congenita
(+ Blasenbildung + Dysphonie + Hornhautdystrophie + Hyperhidrose + Hyperkeratose, follikuläre + Hyperkeratosen, subunguale + Hyperpigmentierung, retikuläre + Hypotrichose + Katarakt + Keratosis palmo-plantaris + Mundschleimhaut, Leukoplakie + Nagelverdickung + Nagelverfärbung + Schwerhörigkeit + Zähne, angeborene)

Striae distensae cutis

Cushing-Syndrom
(+ Büffelnacken + Diabetes mellitus + Ekchymosen + Hirsutismus + Hyperglykämie + Hypertonie + Hypogonadismus + Infektanfälligkeit + Osteoporose + Stammfettsucht)

Subkutis, nekrotisierende Entzündung

Fournier-Gangrän
(+ Kutis, nekrotisierende Entzündung + Schock, septischer)

Talgdrüsenhypoplasie oder -aplasie

Ektodermaldysplasie mit neurolabyrinthärer Ertaubung
(+ Hyperkeratose, follikuläre + Hypohidrose + Schallempfindungsstörung + Schweißdrüsenhypoplasie + Schwerhörigkeit)
ektodermale Dysplasie, hypohidrotische
(+ Haar, dünnes + Haar, fehlendes, bei Geburt + Haar, gekräuseltes + Hautatrophie + Hypodontie + Hypotrichose + Pigmentstörungen der Haare + Schweißdrüsenhypoplasie)
faziale ektodermale Dysplasie, Typ Setleis
(+ Aplasia cutis congenita + Distichiasis + Facies leontina + Hauteinsenkungen + Nasenspitze, breite plumpe + Schweißdrüsenhypoplasie)

Haut, Haare, Nägel

Talgdrüsennävi

Naevus sebaceus, linearer
(+ Alopezie + Augenanomalien + geistige Behinderung + Nävuszellnävi + zerebrale Anfälle)

Talgdrüsenzysten

Gardner-Syndrom
(+ Dermoidzysten + Fibrome + Hyperkeratose + Nävi + Osteome + Polypose)
Oldfield-Syndrom
(+ Polypose)

Teleangiektasien

Alpha-N-Acetylgalaktosaminidase-Defizienz
(+ Angiokeratome + Entwicklungsrückstand, statomotorischer + geistige Behinderung + Gesichtszüge, grobe + Hirnatrophie + Koordinationsstörung, zentrale + Koordinationsstörungen + Muskelschwäche + Myoklonien + neurodegenerative Symptome + Nystagmus + Strabismus)
Arteria-pulmonalis-Sklerose
(+ Cor pulmonale + Dyspnoe + Polyglobulie + Trommelschlegelfinger + Trommelschlegelzehen + Zyanose)
CREST
(+ Gynäkotropie + Ösophagusperistaltik, verminderte + Raynaud-Phänomen + Refluxösophagitis + Sklerodermie + Verkalkungen, subkutane)
Cutis marmorata teleangiectatica congenita
(+ Cutis marmorata + Haut, dünne + Hautatrophie + Venenzeichnung, verstärkte)
Karzinoid-Syndrom
(+ Abdominalschmerzen + Asthma bronchiale + Diarrhö + Endocarditis fibroplastica + Flush + Herzfehler + Tachykardie)
(Cornelia-de-)Lange-Syndrom (II)
(+ Anomalien, gastrointestinale + Basalganglienanomalien + Entwicklungsrückstand, motorischer und geistiger + Fieber + geistige Behinderung + Lungenzysten + Makroglossie + Mikrogyrie + Muskelhyperplasie + Muskelhypertrophie + Nävi + Porenzephalie + Rigor)
Louis//Bar-Syndrom
(+ Ataxie + geistige Behinderung + Konjunktiva, Teleangiektasien)
Naevus flammeus, posttraumatischer
(+ Erytheme, teleangiektatische + Fleck, dunkelroter)
Poikilodermatomyositis
(+ Dermatomyositis + Hautatrophie + Hyperpigmentierung + Lichen planus + Lymphome + Poikilodermie + Pruritus)
Poikilodermie, kongenitale, mit Blasenbildung
(+ Blasenbildung + Depigmentierungen + Erytheme, retikuläre + Hautatrophie + Hautveränderungen, poikilodermatische + Hyperpigmentierung + Hypotrichose + Keratosis palmo-plantaris + Onychodystrophie + Zahndysplasie)
Poikilodermie, kongenitale, Typus Thomson
(+ Daumenhypoplasie + Depigmentierungen + Erytheme, retikuläre + Hautatrophie + Hyperpigmentierung, bräunliche + Hyperiorismus + Keratosis palmoplantaris + Papeln, lichenoide + Photosensibilität + Radiushypoplasie + Ulnahypoplasie)
Teleangiectasia hereditaria haemorrhagica (Rendu-Osler-Weber)
(+ Anämie + Anastomosen, arteriovenöse + Blutungsneigung + Leberzirrhose + Nasenbluten + Papeln, dunkelrote, stecknadelkopf- bis hirsekorngroße, angiomatöse, im Gesicht)

Trichorrhexis

Argininbernsteinsäure-Krankheit
(+ Argininsuccinatämie + Ataxie + Bewußtlosigkeit + Hyperammonämie + Lethargie + Tremor + zerebrale Anfälle)

Trichothiodystrophie-Syndrom
(+ geistige Behinderung + Haar, sprödes + Hautveränderungen + Katarakt + Minderwuchs + Photosensibilität)

Trichorrhexis invaginata

Netherton-Syndrom
(+ Bambushaar + Diathese, atopische + Erytheme, ichthyosiforme migratorische + Ichthyose + Minderwuchs)

Trichothiodystrophie

Tay-Syndrom
(+ Cystin-Defizienz + Dysphonie + geistige Behinderung + Haar, gekräuseltes + Haar, hartes + Haar, sprödes + Ichthyose + Katarakt + Knochenwachstum, verzögertes + Kryptorchismus + Minderwuchs + Onychodysplasie + Progerie + Zahnanomalien)

Uhrglasnägel

Pachydermoperiostose
(+ Akromegalie + Hautverdickung + Hyperostosen + Trommelschlegelfinger)

Urtikaria

Erythema anulare centrifugum (Darier)
(+ Erytheme, anuläre)
Heiner-Syndrom
(+ Angioödem + Atelektasen + Bronchitis, obstruktive + Diarrhö + Dyspnoe + Erbrechen + Gedeihstörungen + Hämoptoe + Hämosiderose + Husten + Kuhmilchallergie + Rhinitis)
Mastozytose
(+ Pigmentationsanomalien + Pruritus)
Muckle-Wells-Syndrom
(+ Glaukom + Hodenatrophie + Hohlfuß + Hörverlust + Nephrose + Schallempfindungsstörung + Schüttelfröste + Schwerhörigkeit)
Urticaria pigmentosa
(+ Papeln, juckende + Pruritus)
Xanthurenazidurie
(+ 3-OH-Kynurenin im Urin + Anämie + Asthma bronchiale + Diabetes mellitus + Kynureninsäure im Urin + Xanthurensäure im Urin)

»verbrühte Kinder«

Erythrodermia ichthyosiformis congenita bullosa (Brocq)
(+ Blasenbildung + Erytheme + Hyperkeratose)

Verkalkungen, subkutane

Albright-Osteodystrophie, hereditäre
(+ Finger, Brachydaktylie + geistige Behinderung + Gesicht, rundes + Hypokalzämie + Minderwuchs)
Calcinosis circumscripta
(+ Durchblutungsstörungen der Hände + Gynäkotropie + Kalkablagerungen in der Haut der Extremitäten + Raynaud-Phänomen)
CREST
(+ Gynäkotropie + Ösophagusperistaltik, verminderte + Raynaud-Phänomen + Refluxösophagitis + Sklerodermie + Teleangiektasien)

Haut, Haare, Nägel

Verrucae planae

Epidermodysplasia verruciformis (Lewandowsky-Lutz)
(+ Pityriasis versicolor + Verrucae seborrhoicae, flache)

Verrucae seborrhoicae, flache

Epidermodysplasia verruciformis (Lewandowsky-Lutz)
(+ Pityriasis versicolor + Verrucae planae)

verruköse Vegetationen

Pemphigus vegetans (Typ Neumann und Typ Hallopeau)
(+ Blasenbildung + Blasenbildung im Bereich der Schleimhäute + Erosionen)

Vitiligo

Vogt-Koyanagi-Harada-Sequenz
(+ Augenbrauen, Weißfärbung + Ergrauen + Meningoenzephalitis + Sehstörungen + Uveitis + Wimpern, Weißfärbung)

Vorwölbung, hernienartige

Goltz-Gorlin-Syndrom
(+ Aniridie + Anophthalmie + Beckenfehlbildungen + Fingeraplasien + Fingerhypoplasien + Gaumen, hoher + Gynäkotropie + Haar, schütteres + Hautatrophie + Hyperhidrose + Hypertelorismus + Hypohidrose + Kolobom + Kyphose + Malokklusion + Mikrophthalmie + Nystagmus + Onychodystrophie + Optikusatrophie + Osteopathien + Osteoporose + Papillome + Poikilodermie + Polydaktylie + Prognathie + Rippenfehlbildungen + Schlüsselbeinfehlbildungen + Skoliose + Spina bifida + Strabismus + Syndaktylien + Wirbelanomalien + Zahnanomalien + Zehenaplasien + Zehenhypoplasien)

Wundheilungsstörungen

Ehlers-Danlos-Syndrom
(+ Aneurysmen + Arterien, große und mittlere, Ruptur + Blutungsrisiko intra partum + Bulbi, abnorm große + Bulbusruptur + Cutis hyperelastica + Ekchymosen + Gelenkbeweglichkeit, abnorme + Hämatome + Haut, dünne + Haut- und Schleimhautblutungen + Keloidbildung + Klumpfuß + Lippen, schmale + Muskelhypotonie + Narben, hypertrophe + Narbenbildung + Nase, zierliche + Uterusruptur während der Geburt + viszerale Organe, Ruptur)

Xanthome

Glykogenspeicherkrankheit Typ 1
(+ Hepatomegalie + Hypoglykämie + Minderwuchs)
Lipodystrophie, familiäre, Typ Koebberling-Dunnigan
(+ Acanthosis nigricans + Diabetes mellitus + Fettgewebsatrophie + Hyperlipidämie + Hyperurikämie + Lipodystrophie)
Osteolyse, hereditäre idiopathische, Typ V (François)
(+ Berührungsempfindlichkeit + Finger, Deformierung + Hornhauttrübung)

Xeroderma pigmentosum

(de-)Sanctis-Cacchione-Syndrom
(+ Ataxie + geistige Behinderung + Genitalhypoplasie + Mikrozephalie + Paresen)

Zeckenbiß

Bannwarth-Krankheit
(+ Erythema migrans + Fazialislähmung + heftige Schmerzen + Hirnnervenausfälle + Meningitis + Neuritis + Radikulitis)
Lymphadenosis benigna cutis Bäfverstedt
(+ Borrelia-burgdorferi-Infektion + Erythema migrans + Gynäkotropie + Knoten, bräunlich- bis hellrote + Papeln, bräunlich- bis hellrote + Pseudolymphom)

Zyanose

Arteria-pulmonalis-Sklerose
(+ Cor pulmonale + Dyspnoe + Polyglobulie + Teleangiektasien + Trommelschlegelfinger + Trommelschlegelzehen)
Bland-White-Garland-Syndrom
(+ Atemstörung + Dilatation des Herzens + Dysphonie + Herzinsuffizienz + Husten + Infarkt-EKG + Q-Zacken, tiefe im EKG + Regurgitation + T-Inversionen im EKG + Tachypnoe)
Chloramphenicol-Vergiftung beim Säugling
(+ Blutdruckabfall + Hyperammonämie + Hypothermie + Schock)
Ebstein-Anomalie
(+ Auskultation, Spindelgeräusch, systolisches hoch- bis mittelfrequentes + Dyspnoe + Rechtsschenkelblock + Tachykardie)
Eisenmenger-Komplex
(+ Hypertonie, pulmonale + Shunt-Umkehr + Ventrikelseptumdefekt)
Endangitis obliterans von-Winiwarter-Buerger
(+ Akroosteolyse + Claudicatio intermittens + Ischämieschmerz der Wirbelsäule + Panangiitis + Raynaud-Phänomen + Verschlußkrankheit, arterielle)
Fallot-Pentalogie
(+ Fallot-Tetralogie + Herzfehler + Hypoxämie + Vorhofseptumdefekt)
Fallot-Tetralogie
(+ Fallot-Tetralogie + Gesichtsdysmorphien + Herzfehler + Hypoxämie)
Höhenkrankheit, chronische
(+ Hypertonie, pulmonale + Hypoventilation, alveoläre + Polyglobulie)
Hypoventilation, primäre
(+ Apnoezustände + Hypoxämie + Polyglobulie)
Linksherzhypoplasie
(+ Aorta, Hypoplasie + asphyktische Anfälle + Dyspnoe + Kardiomegalie + Pulsus parvus + Rechtshypertrophie + Tachypnoe)
Lungendysplasie, kongenitale zystische adenomatoide
(+ Atemnot des Neugeborenen + Atemstörung)
Mikity-Wilson-Komplex
(+ Apnoezustände + Atemnot des Neugeborenen + Atemstörung + Dyspnoe + Lungenzeichnung, netzförmige)
paroxysmale Kältehämoglobinurie (Donath-Landsteiner)
(+ Antikörper, hämolysierende, bithermische + Hämolyse + Kältehämoglobinurie + Lues)
Taussig-Bing-Komplex
(+ Auskultation, Pulmonalklappenschlußton + Gedeihstörungen + Herzinsuffizienz + Kardiomegalie)
Vena-cava-superior-Syndrom
(+ Dyspnoe + Exophthalmus + Gesichtsödem + Neoplasien, thorakale + Venenstauung)

zystische Veränderungen

Nävobasaliomatose
(+ Basalzellepitheliome + Brachymetakarpie + cherubismusartige Fazies + Gabelrippen + Hypertelorismus + Kieferzysten)

Herz-Kreislauf-System

Amyloidosen, senile

Amyloidosen
(+ Amyloidnachweis + Demenz + Hepatomegalie + Herzinsuffizienz + Infekt, chronischer + Kardiomyopathie + Kreislaufdysregulation, orthostatische + Makroglossie + Neuropathien + Niereninsuffizienz + Proteinurie + Splenomegalie)

Anastomosen, arteriovenöse

Teleangiectasia hereditaria haemorrhagica (Rendu-Osler-Weber)
(+ Anämie + Blutungsneigung + Leberzirrhose + Nasenbluten + Papeln, dunkelrote, stecknadelkopf- bis hirsekorngroße, angiomatöse, im Gesicht + Teleangiektasien)

Aneurysmen

Ehlers-Danlos-Syndrom
(+ Arterien, große und mittlere, Ruptur + Blutungsrisiko intra partum + Bulbi, abnorm große + Bulbusruptur + Cutis hyperelastica + Ekchymosen + Gelenkbeweglichkeit, abnorme + Hämatome + Haut, dünne + Haut- und Schleimhautblutungen + Keloidbildung + Klumpfuß + Lippen, schmale + Muskelhypotonie + Narben, hypertrophe + Narbenbildung + Nase, zierliche + Uterusruptur während der Geburt + viszerale Organe, Ruptur + Wundheilungsstörungen)
Hughes-Stovin-Syndrom
(+ Hämoptoe + Husten + Hypertonie, pulmonale + Thrombosen, arterielle oder venöse)
Marfan-Syndrom
(+ Aorta ascendens, Erweiterung, progressive + Aortenruptur + Arachnodaktylie + Dolichostenomelie + Hühnerbrust + Kyphoskoliose + Linsenluxation + Murdoch-Zeichen + Sinus Valsalvae, progressive Erweiterung + Steinberg-Zeichen + Trichterbrust)

Angina-pectoris-Anfall

hyperkinetisches Herz
(+ Androtropie + Herzminutenvolumen, erhöhtes + Herzschlagvolumen, erhöhtes + Hypertonie + Palpitationen + Tachykardie)
Prinzmetal-Angina(-pectoris)
(+ Angina, vasospastische)
Syndrom X
(+ Gynäkotropie)

Angina, vasospastische

Prinzmetal-Angina(-pectoris)
(+ Angina-pectoris-Anfall)

Aorta ascendens, Erweiterung, progressive

Marfan-Syndrom
(+ Aneurysmen + Aortenruptur + Arachnodaktylie + Dolichostenomelie + Hühnerbrust + Kyphoskoliose + Linsenluxation + Murdoch-Zeichen + Sinus Valsalvae, progressive Erweiterung + Steinberg-Zeichen + Trichterbrust)

Aorta, Hypoplasie

Linksherzhypoplasie
(+ asphyktische Anfälle + Dyspnoe + Kardiomegalie + Pulsus parvus + Rechtshypertrophie + Tachypnoe + Zyanose)

Aortenbogen, unterbrochener

DiGeorge-Syndrom
(+ Herzfehler + Nebenschilddrüsen, Hypoplasie bzw. Agenesie + T-Zelldefekt + Thymushypoplasie)

Aortenkalzifikation

Singleton-Merten-Syndrom
(+ Muskelschwäche + Osteoporose + Zahndysplasie)

Aortenruptur

Marfan-Syndrom
(+ Aneurysmen + Aorta ascendens, Erweiterung, progressive + Arachnodaktylie + Dolichostenomelie + Hühnerbrust + Kyphoskoliose + Linsenluxation + Murdoch-Zeichen + Sinus Valsalvae, progressive Erweiterung + Steinberg-Zeichen + Trichterbrust)

Aortenstenose

Bonnet-Symptomatik
(+ Netzhautarterien, Schlängelung, vermehrte)
Gordan-Overstreet-Syndrom
(+ Amenorrhö + Cubitus valgus + Epikanthus + Gesichtsdysmorphien + Gonadendysgenesie + Halspterygium + Mimik, verminderte + Minderwuchs + Nävi + Nierenanomalien + Ohren, abstehende + Ptosis + Virilisierung, inkomplette)
Turner-Syndrom
(+ Amenorrhö + Cubitus valgus + Epikanthus + Gesichtsdysmorphien + Gonadendysgenesie + Halspterygium + Mimik, verminderte + Minderwuchs + Nävi + Nierenanomalien + Ohren, abstehende + Ptosis)
Williams-Beuren-Syndrom
(+ geistige Behinderung + Genitalhypoplasie + Gesichtsdysmorphien + Irisdysplasie + Mikrodontie + Minderwuchs + Minderwuchs, pränataler + Pubertas praecox + Pulmonalstenose + Stimme, rauhe tiefe + Zahnanomalien)

Arm, Minderdurchblutung

Subclavian-steal-Sequenz, angeborene
(+ Choanalatresie + Herzfehler)

Arterien, große und mittlere, Ruptur

Ehlers-Danlos-Syndrom
(+ Aneurysmen + Blutungsrisiko intra partum + Bulbi, abnorm große + Bulbusruptur + Cutis hyperelastica + Ekchymosen + Gelenkbeweglichkeit, abnorme + Hämatome + Haut, dünne + Haut- und Schleimhautblutungen + Keloidbildung + Klumpfuß + Lippen, schmale + Muskelhypotonie + Narben, hypertrophe + Narbenbildung + Nase, zierliche + Uterusruptur während der Geburt + viszerale Organe, Ruptur + Wundheilungsstörungen)

Arteriosklerose

Hutchinson-Gilford-Syndrom
(+ Akromikrie + Alopezie + Exophthalmus + Fettgewebsatrophie + Gelenkkontrakturen + Hirnschädel, hydrozephaloid wirkender + Mikrogenie + Minderwuchs + Nase, schnabelartige + Progerie)
Werner-Syndrom
(+ Ergrauen + Fettgewebsatrophie + Hautulzerationen + Hyaluronsäure, erhöhte Ausscheidung + Hyperkeratose + Katarakt + Larynxveränderungen + Wachstumsstörungen)

Herz-Kreislauf-System

Xanthomatose, zerebrotendinöse
(+ Ataxie + Bulbärparalyse + Cholestanol im Plasma, erhöhtes + Demenz + Katarakt + Sehnenxanthome)

Auskultation, 2. Herzton, Anomalie

Herzinsuffizienz, energetisch-dynamische
(+ Hyperkaliämie + Hypokaliämie + QT-Dauer, verlängerte im EKG + Synkopen)

Auskultation, Geräusch, spätsystolisches

Mitralklappenprolaps(-Syndrom)
(+ Auskultation, Klick, mittel- bis spätsystolischer + Brustschmerzen + Dyspnoe + Gynäkotropie + Herzrhythmusstörungen + Synkopen)

Auskultation, Klick, mittel- bis spätsystolischer

Mitralklappenprolaps(-Syndrom)
(+ Auskultation, Geräusch, spätsystolisches + Brustschmerzen + Dyspnoe + Gynäkotropie + Herzrhythmusstörungen + Synkopen)

Auskultation, Pulmonalklappenschlußton

Taussig-Bing-Komplex
(+ Gedeihstörungen + Herzinsuffizienz + Kardiomegalie + Zyanose)

Auskultation, Spindelgeräusch, systolisches hoch- bis mittelfrequentes

Ebstein-Anomalie
(+ Dyspnoe + Rechtsschenkelblock + Tachykardie + Zyanose)

Auskultation, Systolodiastolikum

Aorten-Anzapf-Syndrom, diastolisches
(+ Blutdruckamplitude, hohe + Durchblutungsstörungen, zerebrale + Links-Rechts-Shunt + Linksbelastung, vermehrte + linksventrikuläre Hypertrophie + Pulsamplitude, hohe)

Beinpulse, fehlende

Aortenbifurkations-Syndrom
(+ Claudicatio intermittens + Ermüdbarkeit der Beine + Potenzstörungen + Schwächegefühl der Beine)

Beinvenenthrombosen

postthrombotisches Syndrom
(+ Venenstauung + Venenzeichnung, verstärkte)

Beinvenenvarikose

Lipomatose, benigne symmetrische
(+ Androtropie + Erytheme + Fettgewebe, subkutanes, Vermehrung, symmetrische diffuse, teigig derbe + Fetthals + Hepatopathie + Hypertonie + Karzinome des oberen Respirationstrakts, Syntropie + Karzinome, oro-pharyngeale, Syntropie + Lipozyten, reife univakuoläre, Proliferation + pseudoathletischer Habitus)

Blockbilder

Adams-Stokes-Anfall
(+ Bewußtlosigkeit + Bradyarrhythmien + Herzrhythmusstörungen + Herzstillstand + Synkopen + Tachykardie + zerebrale Anfälle)
Karotis-Sinus-Syndrom
(+ Bewußtlosigkeit + Herzstillstand + Synkopen)
Sick-Sinus-Syndrom
(+ Bewußtlosigkeit + Bradyarrhythmien + Embolien + Herzstillstand + Schwindel + Synkopen + Tachyarrhythmie + Vorhofflimmern)
Wenckebach-Periode
(+ Bewußtlosigkeit + Bradyarrhythmien + Reizleitungsstörungen, kardiale + Schwindel + Synkopen)

Blutdruckabfall

Chloramphenicol-Vergiftung beim Säugling
(+ Hyperammonämie + Hypothermie + Schock + Zyanose)
Dumping-Syndrom
(+ Flush + Hungergefühl + Hyperhidrose + Hypoglykämie + Palpitationen)
Tourniquet-Syndrom
(+ Azidose, metabolische + Hyperkapnie + Hypokaliämie + Hypokaliurie + Tachykardie)

Blutdruckamplitude, hohe

Aorten-Anzapf-Syndrom, diastolisches
(+ Auskultation, Systolodiastolikum + Durchblutungsstörungen, zerebrale + Links-Rechts-Shunt + Linksbelastung, vermehrte + linksventrikuläre Hypertrophie + Pulsamplitude, hohe)

Blutdruckdifferenzen

Koronar-Subklavia-Anzapf-Syndrom
(+ Gefäßstenosen + pektanginöse Beschwerden)
Takayasu-Arteriitis
(+ Blindheit + Gefäßgeräusche + Gynäkotropie + Hypertonie + Kopfschmerz + Riesenzellarteriitis + Schwindel)
Vertebralis-Anzapf-Syndrom
(+ Bewußtseinsstörungen + Ischämieschmerz bei Armarbeit + Radialispuls, fehlender + Schwindel + Übelkeit)

Bradyarrhythmien

Adams-Stokes-Anfall
(+ Bewußtlosigkeit + Blockbilder + Herzrhythmusstörungen + Herzstillstand + Synkopen + Tachykardie + zerebrale Anfälle)
Gilbert-Syndrom
(+ Bilirubin, erhöhtes + Dyspepsie + Hypotonie + Ikterus + Koproporphyrin-Isomer I, erhöhtes + Skleralikterus)
Glutarazidurie Typ II
(+ Apnoezustände + Gesichtsdysmorphien + Hyperammonämie + Hypoglykämie + Hypospadie + Lethargie + Nierenanomalien + Schweißfuß-artiger Geruch)
Kleine-Levin-Syndrom
(+ Androtropie + Polyphagie + Schlafsucht)
Romano-Ward-Syndrom
(+ Herzrhythmusstörungen + QT-Dauer, verlängerte im EKG + Synkopen + Tachykardie)
Sick-Sinus-Syndrom
(+ Bewußtlosigkeit + Blockbilder + Embolien + Herzstillstand + Schwindel + Synkopen + Tachyarrhythmie + Vorhofflimmern)
Wenckebach-Periode
(+ Bewußtlosigkeit + Blockbilder + Reizleitungsstörungen, kardiale + Schwindel + Synkopen)

Herz-Kreislauf-System

Claudicatio intermittens

Aortenbifurkations-Syndrom
(+ Beinpulse, fehlende + Ermüdbarkeit der Beine + Potenzstörungen + Schwächegefühl der Beine)
Aorten-Obliterations-Syndrom, mittleres
(+ Abdominalschmerzen + Gefäßgeräusche + Gefäßverschlüsse + Gynäkotropie + Hypertonie + Kopfschmerz + Nasenbluten + Ohrgeräusche + Pulse, fehlende)
Arteria-poplitea-Kompressions-Syndrom
(+ Fußpulse, fehlende + Popliteapuls, fehlender)
Endangitis obliterans von-Winiwarter-Buerger
(+ Akroosteolyse + Ischämieschmerz der Wirbelsäule + Panangiitis + Raynaud-Phänomen + Verschlußkrankheit, arterielle + Zyanose)
Sequenz der blauen Zehe
(+ Füße, Schmerzen + Zehen, Zyanose)

Cor pulmonale

Arteria-pulmonalis-Sklerose
(+ Dyspnoe + Polyglobulie + Teleangiektasien + Trommelschlegelfinger + Trommelschlegelzehen + Zyanose)
Caplan-Syndrom
(+ Arthritiden + Bronchitis + Dyspnoe + Husten + Lungeninfiltrate)
Mounier//Kuhn-Syndrom
(+ Bronchiektasen + Husten + Pneumonie + Trachealerweiterung)
mukoepitheliale Dysplasie, hereditäre
(+ Alopezie + Blepharospasmus + Candidiasis + Hornhaut, Vaskularisierung, mit Pannusbildung + Hornhautvernarbung + Hyperkeratose, follikuläre + Katarakt + Keratokonjunktivitis + Lungenfibrose + Nystagmus + Photophobie + Pneumonie + Pneumothorax, spontaner)
Schlafapnoe(-Syndrom)
(+ Adipositas + Apnoezustände + Hypertonie, pulmonale + Schnarchen)

Dilatation des Herzens

Bland-White-Garland-Syndrom
(+ Atemstörung + Dysphonie + Herzinsuffizienz + Husten + Infarkt-EKG + Q-Zacken, tiefe im EKG + Regurgitation + T-Inversionen im EKG + Tachypnoe + Zyanose)
Varizellen-Embryo-Fetopathie
(+ Augenanomalien + Erosionen + Extremitätenfehlbildungen + Extremitätenhypoplasien + Hautdysplasien und -aplasien + Hirnatrophie + Hirnfehlbildungen + Narbenbildung + Schluckbeschwerden)

Druckerhöhung im rechten Herzen

Lutembacher-Komplex
(+ Hilusgefäße, pulsierende + Mitralstenose + P-dextrocardiale im EKG + Pulmonalarterie, Druckerhöhung + Rechtsschenkelblock + Vorhofflimmern + Vorhofseptumdefekt)

Ductus arteriosus Botalli, offener

Berry-Fehlbildungskomplex
(+ Herzfehler)
Gorlin(-Chaudhry-Moss)-Syndrom
(+ Blepharophimose + Gesichtsprofil, konkaves + Hypertrichose + Hypodontie + Jochbogenhypoplasie oder -aplasie + Koronarnaht, Synostose, prämature + Labien, große, Hypoplasie + Mandibulahypoplasie + Maxillahypoplasie + Mikrodontie + Oberlidkerbung + Pupillarmembranen, persistierende + Schwerhörigkeit + Unterlippe, umgestülpte)

Hornhauthypästhesie, Retinopathie, offener Ductus arteriosus, geistige Behinderung, Schwerhörigkeit
(+ geistige Behinderung + Gesichtsdysmorphien + Herzfehler + Hornhaut, Hypästhesie + Hornhaut, Sklerokornea + Hypertelorismus + Lidachsenstellung, mongoloide + Mittelgesichtshypoplasie oder -dysplasie + Nasenwurzel, breite, flache + Netzhaut, Retinopathie + Schallempfindungsstörung + Schwerhörigkeit + Stirn, vorgewölbte)

Durchblutungsstörungen

Pseudoxanthoma elasticum
(+ »angioid streaks« + Blutungen, gastrointestinale + Endokrinopathie + Gelenkblutungen + Hautatrophie + neurovegetative Störungen + Papeln, livide, später leicht gelbliche + Pseudoxanthoma elasticum (Darier) + psychische Störungen)
Sneddon-Sequenz
(+ Akrozyanose + Demenz + Durchblutungsstörungen, zerebrale + epileptische Anfälle + Herdsymptome, zerebrale + Livedo racemosa)
thoracic outlet syndrome
(+ Brachialgien + Handmuskulatur, Paresen und Atrophien)

Echokardiogramm, auffälliges

Muskeldystrophie, X-chromosomal rezessive, Typ Duchenne
(+ Atemstörung + Creatinkinase, erhöhte + EKG, pathologisches + geistige Behinderung + Gelenkkontrakturen + Gower-Manöver + Kardiomyopathie + Lordose + Makroglossie + Muskelatrophie + Muskelschwäche + Myopathie + Paresen + Skoliose + Trendelenburg-Zeichen, positives + Wadenhypertrophie + Wadenschmerzen + Watschelgang + Zehenspitzengang)

Einflußstauung, obere

Pancoast-Tumor
(+ Armplexuslähmung + Bronchialkarzinom + Horner-Trias + Schulter-Armschmerz)

EKG, pathologisches

Hyperaldosteronismus, primärer
(+ Aldosteron-Sekretion, gesteigerte + Alkalose, metabolische + Hyperaldosteronämie + Hyperkaliurie + Hypernatriämie + Hypertonie + Hypokaliämie + Hyposthenurie + Kopfschmerz + Muskelschwäche + Nephritis + Netzhaut, Retinopathie + Paralyse, periodische + Polydipsie + Polyurie + Proteinurie)
Lentiginose, progressive kardiomyopathische
(+ geistige Behinderung + Genitalhypoplasie + Hypertelorismus + Hypospadie + Kryptorchismus + Lentigines + Minderwuchs + Ovarien, Hypoplasie + Pulmonalstenose + Schallempfindungsstörung + Schwerhörigkeit + Taubheit)
Muskeldystrophie, X-chromosomal rezessive, Typ Duchenne
(+ Atemstörung + Creatinkinase, erhöhte + Echokardiogramm, auffälliges + geistige Behinderung + Gelenkkontrakturen + Gower-Manöver + Kardiomyopathie + Lordose + Makroglossie + Muskelatrophie + Muskelschwäche + Myopathie + Paresen + Skoliose + Trendelenburg-Zeichen, positives + Wadenhypertrophie + Wadenschmerzen + Watschelgang + Zehenspitzengang)
Nathalie-Krankheit
(+ Katarakt + Muskelatrophie + Taubheit)

Embolien

Sick-Sinus-Syndrom
(+ Bewußtlosigkeit + Blockbilder + Bradyarrhythmien + Herzstill-

Herz-Kreislauf-System

stand + Schwindel + Synkopen + Tachyarrhythmie + Vorhofflimmern)

Endocarditis fibroplastica

Karzinoid-Syndrom
(+ Abdominalschmerzen + Asthma bronchiale + Diarrhö + Flush + Herzfehler + Tachykardie + Teleangiektasien)

Endocarditis verrucosa

Libman-Sacks-Endokarditis
(+ Arthralgien)

Endomyokardnekrosen

hypereosinophiles Syndrom
(+ Appetitlosigkeit + Arthralgien + Eosinophilie + Eosinophilie im Knochenmark + Exantheme + Fieber + Gewichtsabnahme + Gynäkotropie + Hepatomegalie + Husten + Lungeninfiltrate + Myokardfibrose + Neuropathien + Pleuraerguß + Splenomegalie)

Fallot-Tetralogie

Fallot-Pentalogie
(+ Herzfehler + Hypoxämie + Vorhofseptumdefekt + Zyanose)
Fallot-Tetralogie
(+ Gesichtsdysmorphien + Herzfehler + Hypoxämie + Zyanose)
Trisomie-14-Mosaik
(+ Epispadie + Gesichtsdysmorphien + Herzfehler + Mikrophthalmie + Minderwuchs + Minderwuchs, pränataler)

Fußpulse, fehlende

Arteria-poplitea-Kompressions-Syndrom
(+ Claudicatio intermittens + Popliteapuls, fehlender)

Gefäßgeräusche

Aorten-Obliterations-Syndrom, mittleres
(+ Abdominalschmerzen + Claudicatio intermittens + Gefäßverschlüsse + Gynäkotropie + Hypertonie + Kopfschmerz + Nasenbluten + Ohrgeräusche + Pulse, fehlende)
Renalis-Anzapf-Syndrom
(+ Gynäkotropie + Hypertonie + Truncus coeliacus, Stenose)
Takayasu-Arteriitis
(+ Blindheit + Blutdruckdifferenzen + Gynäkotropie + Hypertonie + Kopfschmerz + Riesenzellarteriitis + Schwindel)

Gefäßkompression

Hyperabduktions-Symptomatik des Arms
(+ Brachialgien + Oberarmbereich, Schmerzen + Parästhesien + Raynaud-Phänomen)

Gefäßspasmen

Oxalose Typ I
(+ Anämie + Appetitlosigkeit + Arthritiden + Herzinsuffizienz + Herzrhythmusstörungen + Hydronephrose + Makrohämaturie + Minderwuchs + Nephrokalzinose + Nephrolithiasis + Netzhaut, Retinitis + Niereninsuffizienz + Nierenkoliken + Osteopathien + Polyurie + Pyelonephritis + Raynaud-Phänomen + Spontanfrakturen)

Raynaud-Krankheit
(+ Gynäkotropie + Hyperämie, arterielle + Hyperämie, venöse + Schmerzen der Hände)

Gefäßstenosen

Angina abdominalis
(+ Abdominalschmerzen + Gefäßverschlüsse + Gewichtsabnahme + Malabsorption + Übelkeit)
arteriohepatische Dysplasie
(+ Brachyphalangie + Cholestase + Cholestase, intrahepatische + Embryotoxon posterius + Gallenwegsmangel, intrahepatischer + Gesichtsdysmorphien + Herzfehler + Ikterus + Minderwuchs + Pruritus + Pulmonalstenose + Schmetterlingswirbel + Wirbelanomalien)
Koronar-Subklavia-Anzapf-Syndrom
(+ Blutdruckdifferenzen + pektanginöse Beschwerden)

Gefäßverschlüsse

Angina abdominalis
(+ Abdominalschmerzen + Gefäßstenosen + Gewichtsabnahme + Malabsorption + Übelkeit)
Aorten-Obliterations-Syndrom, mittleres
(+ Abdominalschmerzen + Claudicatio intermittens + Gefäßgeräusche + Gynäkotropie + Hypertonie + Kopfschmerz + Nasenbluten + Ohrgeräusche + Pulse, fehlende)
Livedo racemosa
(+ Hautveränderungen, netzförmige dunkellivide, bräunliche + Hautveränderungen, rankenförmige)
Sichelzellanämie, homozygote
(+ Abdominalschmerzen + Anämie, hämolytische + Autosplenektomie + Ikterus + Knochenschmerzen + Schmerzkrisen + Sichelzellenanämie)

Handarterien, Sklerose

Lundbaek-Symptomatik
(+ Diabetes mellitus + Handbinnenmuskulatur, Atrophie + Handkontrakturen + Handsteife + Muskelsteifigkeit der Unterarme + Myalgien + Parästhesien + Unterarmkontrakturen)

Herzfehler

Alkoholembryopathie
(+ Blepharophimose + Dystrophie, allgemeine + Endphalangen, Hypoplasie + Entwicklungsrückstand, statomotorischer + geistige Behinderung + Gesichtsdysmorphien + Hyperaktivität + Hypospadie + Kryptorchismus + Labien, große, Hypoplasie + Maxillahypoplasie + Mikrogenie + Mikrozephalie + Minderwuchs + Minderwuchs, pränataler + Oberlippe, schmale + Onychohypoplasie + Philtrum, hypoplastisches + ZNS-Störungen)
Antiepileptika-Embryofetopathie
(+ Endphalangen, Hypoplasie + Epikanthus + Finger, überlappende + Hypertelorismus + Hypospadie + Lippen-Kiefer-Gaumen-Spalte + Meningomyelozele + Minderwuchs + Minderwuchs, pränataler + Onychohypoplasie + Sattelnase + Zehen, überlappende)
arteriohepatische Dysplasie
(+ Brachyphalangie + Cholestase + Cholestase, intrahepatische + Embryotoxon posterius + Gallenwegsmangel, intrahepatischer + Gefäßstenosen + Gesichtsdysmorphien + Ikterus + Minderwuchs + Pruritus + Pulmonalstenose + Schmetterlingswirbel + Wirbelanomalien)
Berry-Fehlbildungskomplex
(+ Ductus arteriosus Botalli, offener)
Cantrell-Sequenz
(+ Bauchwanddefekt + Perikarddefekt, partieller + Sternumanomalien + Zwerchfelldefekt)

Herz-Kreislauf-System

CATCH22
(+ Gaumenspalte + Gesichtsdysmorphien + Hypokalzämie + Hypoparathyreoidismus + Nebenschilddrüsen, Hypoplasie bzw. Agenesie + Thymushypoplasie)

CCC-Syndrom
(+ Dandy-Walker-Anomalie + Gaumenspalte + Gesichtsdysmorphien + Immundefekt + Stirn, vorgewölbte)

CHARGE-Assoziation
(+ Anophthalmie + Choanalatresie + Entwicklungsrückstand, motorischer und geistiger + Genitalhypoplasie + Helices, dysplastische + Hypospadie + Kolobom + Mikrophthalmie + Schalleitungsschwerhörigkeit + Schallempfindungsstörung + Schwerhörigkeit)

chondroektodermale Dysplasie
(+ Dysplasie, polyostotische + Hexadaktylie + Minderwuchs + Oberlippenfrenula + Onychohypoplasie + Zähne, angeborene)

Chromosom 4q⁻ Syndrom
(+ Brachyzephalie + Choanalatresie + Endphalangen, krallenartige Deformation + Entwicklungsrückstand, motorischer und geistiger + Gaumenspalte + Gesichtsdysmorphien + Hypertelorismus + Lidachsenstellung, mongoloide + Mikrogenie + Mikrozephalie + Minderwuchs)

Chromosom 8p⁻ Syndrom
(+ Entwicklungsrückstand, motorischer und geistiger + Gesichtsdysmorphien + Hinterhaupt, prominentes + Mikrozephalie + Minderwuchs + Minderwuchs, pränataler + Nasenwurzel, prominente + Stirn, fliehende)

Chromosom 10p⁻ Syndrom
(+ Entwicklungsrückstand, motorischer und geistiger + Gesicht, quadratisches + Gesichtsdysmorphien + Lidachsenstellung, antimongoloide + Minderwuchs + Minderwuchs, pränataler + Ptosis + Stirn, vorgewölbte)

Chromosom 10q⁻ Syndrom
(+ Gesichtsdysmorphien + Lidachsenstellung, antimongoloide + Minderwuchs + Minderwuchs, pränataler + Ohranomalien + Syndaktylien)

Chromosom 11q⁻ Syndrom
(+ Brachyphalangie + Gesichtsdysmorphien + Lidachsenstellung, mongoloide + Lidptose + Thrombozytopenie + Trigonozephalie)

Chromosom 13q⁻ Syndrom
(+ Analatresie + Balkenmangel + Daumenaplasie + geistige Behinderung + Genitalfehlbildungen + Gesichtsdysmorphien + Hirnfehlbildungen + Hypospadie + Iriskolobom + Mesenterium commune + Mikrophthalmie + Mikrozephalie + Minderwuchs + Minderwuchs, pränataler + Netzhaut, Retinoblastom + Nierenanomalien + Stirn, fliehende + Syndaktylien + Synostosen + zerebrale Anfälle)

Currarino-Silverman-Syndrom
(+ Hühnerbrust + Sternumanomalien)

DiGeorge-Syndrom
(+ Aortenbogen, unterbrochener + Nebenschilddrüsen, Hypoplasie bzw. Agenesie + T-Zelldefekt + Thymushypoplasie)

Down-Syndrom
(+ Brushfield-Flecken + Epikanthus + geistige Behinderung + Gelenkbeweglichkeit, abnorme + Gesichtsdysmorphien + Hände, kurze + Lidachsenstellung, mongoloide + Minderwuchs + Muskelhypotonie + Sandalenlücke + Vierfingerfurche)

Dysostose, humero-spinale
(+ Ellenbogen, Anlagestörung + Humerusdysplasie + Minderwuchs + Oberarmverkürzung + Wirbelkörperspalten)

Dysostose, spondylokostale, mit viszeralen Defekten und Dandy-Walker-Malformation
(+ Balkenmangel + Dandy-Walker-Anomalie + Finger, Brachydaktylie + Hemiwirbelbildung + Hydramnion + Hydronephrose + Hydrops fetalis + Lungenhypoplasie + Malrotation + Mikromelie + Nierendysplasie + Rippendefekte + Thoraxdysplasie + Wirbelanomalien + Zehen, Brachydaktylie)

Fallot-Pentalogie
(+ Fallot-Tetralogie + Hypoxämie + Vorhofseptumdefekt + Zyanose)

Fallot-Tetralogie
(+ Fallot-Tetralogie + Gesichtsdysmorphien + Hypoxämie + Zyanose)

geleophysische Dysplasie
(+ Akromikrie + Brachymetakarpie + Brachyphalangie + Herzklappeninsuffizienz + Minderwuchs + Mitralstenose)

genito-palato-kardiales Syndrom
(+ Gaumenspalte + Gesichtsdysmorphien + Minderwuchs + Minderwuchs, pränataler + Polydaktylie + Pseudohermaphroditismus masculinus)

Goldenhar-Symptomenkomplex
(+ Anhängsel, präaurikuläre + Dermoid, epibulbäres + Fisteln, präaurikuläre + Gesichtsasymmetrie + Gesichtsdysmorphien + Lipodermoid + Mandibulahypoplasie + Ohrmuschelhypoplasie, einseitige + Wirbelsäulenanomalien)

Herz-Hand-Syndrom Typ IV
(+ Hemiwirbelbildung + Hypodontie + Klinodaktylie + Makrodontie + Minderwuchs + Polydaktylie + Syndaktylien + Wirbelanomalien)

Heyde-Syndrom
(+ Blutungen, gastrointestinale)

Holt-Oram-Syndrom
(+ Daumenaplasie + Daumenhypoplasie + Reduktionsfehlbildungen der Arme + Reduktionsfehlbildungen der Schulter)

Hornhauthypästhesie, Retinopathie, offener Ductus arteriosus, geistige Behinderung, Schwerhörigkeit
(+ Ductus arteriosus Botalli, offener + geistige Behinderung + Gesichtsdysmorphien + Hornhaut, Hypästhesie + Hornhaut, Sklerokornea + Hypertelorismus + Lidachsenstellung, mongoloide + Mittelgesichtshypoplasie oder -dysplasie + Nasenwurzel, breite, flache + Netzhaut, Retinopathie + Schallempfindungsstörung + Schwerhörigkeit + Stirn, vorgewölbte)

Ivemark-Symptomenkomplex
(+ Androtropie + Bauchorgane, Lageanomalien + Harnwegsanomalien + Heinz-Innenkörperchen + Howell-Jolly-Körperchen + Lungenlappung, symmetrische + Malrotation + Mesenterium commune + Milzagenesie + Nonrotation + ZNS-Fehlbildungen)

kardio-fazialer Symptomenkomplex
(+ Mundwinkel, asymmetrisches Verziehen + Ohrmuschelanomalien)

kardio-fazio-kutanes Syndrom
(+ EEG, pathologisches + Ekzeme + Entwicklungsrückstand, motorischer und geistiger + Exophthalmus + Gesichtsdysmorphien + Haar, gekräuseltes + Hydrozephalus + Hyperkeratose, follikuläre + Hypertelorismus + Ichthyose + Inguinalhernien + Kopfbehaarung, spärliche + Lidachsenstellung, antimongoloide + Makrozephalie + Minderwuchs + Nystagmus + Pulmonalstenose + Splenomegalie + Stirn, hohe + Strabismus + Ventrikelseptumdefekt + Vorhofseptumdefekt)

kardio-fazio-mele Dysplasie
(+ Brachymelie + Epikanthus + Fibulahypoplasie + Hypertelorismus + Mikroretrognathie + Nackenhautmantel, weiter + Ohren, tief angesetzte + Radiushypoplasie + Ulnahypoplasie)

Karzinoid-Syndrom
(+ Abdominalschmerzen + Asthma bronchiale + Diarrhö + Endocarditis fibroplastica + Flush + Tachykardie + Teleangiektasien)

Kiemenbogenhypoplasie, geschlechtsgebundene Form
(+ Augenbrauen, Hypoplasie + Fisteln, präaurikuläre + Gesichtsasymmetrie + Gesichtsdysmorphien + Lidachsenstellung, antimongoloide + Mandibulahypoplasie + Mikrozephalie + Taubheit)

Kousseff-Syndrom
(+ Gesichtsdysmorphien + Hals, kurzer + Hydrozephalus + Meningomyelozele + Mikroretrognathie + Ohren, tief angesetzte)

Kurzripp-Polydaktylie-Syndrome
(+ Analatresie + Arrhinenzephalie + Epiglottisdysplasie + Gaumenspalte + Leberzysten + Lippenspalte + Mikropenis + Minderwuchs + Nierenaplasie + Nierenzysten + Pankreaszysten + Polydaktylie + Rippen, kurze + Thoraxdysplasie + Urethralatresie + Uterus duplex + Zähne, angeborene)

Laubry-Pezzi-Anomalie

McDonough-Syndrom
(+ Bauchwanddefekt + geistige Behinderung + Gesichtsdysmorphien + Kryptorchismus + Kyphoskoliose + Minderwuchs + Nase, große + Ohrmuschelanomalien)

181

Herz-Kreislauf-System

McKusick-Kaufman-Syndrom
(+ Hydrometrokolpos + Hydronephrose + Polydaktylie)

Mutchinick-Syndrom
(+ Augenbrauen, lange und gekrauste + Gaumen, hoher + geistige Behinderung + Gesichtsdysmorphien + Hypertelorismus + Klinodaktylie + Lidachsenstellung, antimongoloide + Mikrozephalie + Minderwuchs + Nagelanomalien + Nasenwurzel, breite, prominente + Nierenanomalien + Ohren, große + Pigmentationsanomalien + Prognathie + Pulmonalstenose + Trichterbrust + Vorhofseptumdefekt)

Myhre-Syndrom
(+ Blepharophimose + Geburtsgewicht, niedriges + geistige Behinderung + Hyperopie + Kryptorchismus + Maxillahypoplasie + Minderwuchs + Taubheit)

Noonan-Syndrom
(+ Cubitus valgus + Gesichtsdysmorphien + Haargrenze, tiefe + Halspterygium + Lidachsenstellung, antimongoloide + Minderwuchs + Naevi + Ptosis)

Ortner-Syndrom I
(+ Dysphonie + Rekurrensparese)

Pallister-Hall-Syndrom
(+ Analstenose + Gesichtsdysmorphien + Hypothalamusregion, Hamartome + Mikropenis + Mittelgesicht, flaches + Nebennierenhypoplasie + Ohranomalien + Polydaktylie)

Phenylalanin-Embryopathie
(+ Geburtsgewicht, niedriges + geistige Behinderung + Mikrozephalie)

Polysplenie-Syndrom
(+ Bauchorgane, Lageanomalien + Extremitätenfehlbildungen + Genitalfehlbildungen + Harnwegsanomalien + Lungenlappen, symmetrische + Polysplenie + ZNS-Fehlbildungen)

Retinoid-Embryopathie
(+ Gaumenspalte + Gesichtsdysmorphien + Hypotonie + Mikrophthalmie + Mikrozephalie + Ohrmuscheln, rudimentäre)

Rötelnembryopathie
(+ Chorioretinitis + Glaukom + Katarakt + Mikrophthalmie + Mikrozephalie + Mittelohranomalien + Ohranomalien + Schwerhörigkeit + Taubheit)

Schinzel-Giedion-Syndrom
(+ Entwicklungsrückstand, motorischer und geistiger + Fingerhypoplasien + Gesichtsdysmorphien + Minderwuchs + Mittelgesichtsretraktion + Polydaktylie + Schädelbasissklerose + Zehenhypoplasien)

Simpson-Golabi-Behmel-Syndrom
(+ Alveolarkerben + Gesicht, plumpes + Gesichtszüge, grobe + Hepatomegalie + Hexadaktylie + Hochwuchs + Hypodontie + Makroglossie + Makrosomie, fetale + Nabelhernie + Omphalozele + Splenomegalie + Unterlippenkerbe)

Smith-Lemli-Opitz-Syndrom Typ I
(+ Augenanomalien + Blepharophimose + Entwicklungsrückstand, motorischer und geistiger + Epikanthus + Extremitätenfehlbildungen + Gedeihstörungen + Gesichtsdysmorphien + Glaukom + Harnwegsanomalien + Katarakt + Mikrozephalie + Minderwuchs + neurologische Störungen + Ohren, tief angesetzte + Ohrmuscheldysplasie + Ptosis + Strabismus + ZNS-Fehlbildungen)

Subclavian-steal-Sequenz, angeborene
(+ Arm, Minderdurchblutung + Choanalatresie)

Tetrasomie 9p
(+ geistige Behinderung + Gelenkluxationen, multiple + Gesichtsdysmorphien + Hypertelorismus + Klumpfuß + Knollennase + Kyphose + Kyphoskoliose + Lippen-Kiefer-Gaumen-Spalte + Mikrozephalie + Nasenwurzel, breite, prominente + Skoliose + Stirn, vorgewölbte)

11/22-Translokation, unbalancierte
(+ Analatresie + Anhängsel, präaurikuläre + Entwicklungsrückstand, motorischer und geistiger + Fisteln, präaurikuläre + Gaumenspalte + Kinn, kleines + Lidachsenstellung, antimongoloide + Minderwuchs)

Trimethadion-Embryopathie
(+ Dysarthrie + Entwicklungsrückstand, motorischer + geistige Behinderung + Gesichtsdysmorphien + Gesichtsspalten + Hypospadie + Mikrozephalie + Wachstumsstörungen)

Trisomie 3q, partielle distale
(+ Arrhinenzephalie + Balkenmangel + Entwicklungsrückstand, motorischer und geistiger + geistige Behinderung + Glaukom + Hypertrichose + Lider, verdickte + Meningomyelozele + Minderwuchs + Trigonozephalie + Untergewicht + zerebrale Anfälle)

Trisomie 12p
(+ geistige Behinderung + Gesichtsdysmorphien + Hände, kurze + Mittelgesichtshypoplasie oder -dysplasie)

Trisomie 13
(+ Arrhinenzephalie + Gesichtsdysmorphien + Iriskolobom + Kopfhautdefekte + Lippen-Kiefer-Gaumen-Spalte + Mikrophthalmie + Mikrozephalie + Minderwuchs + Minderwuchs, pränataler + Polydaktylie + Präeklampsie + Stirn-Oberlidhämangiome + Zyklopie)

Trisomie-14-Mosaik
(+ Epispadie + Fallot-Tetralogie + Gesichtsdysmorphien + Mikrophthalmie + Minderwuchs + Minderwuchs, pränataler)

Trisomie 18
(+ Fersen, prominente + Fingerkontrakturen + Geburtsgewicht, niedriges + Gesicht, dreieckiges + Gesichtsdysmorphien + Großzehen, zurückversetzte + Hinterhaupt, prominentes + Hydramnion + Hypertonie + Klitorishypertrophie + Lidspaltenverengerung + Mikrozephalie + Mund-Kinnpartie, kleine + Nierenanomalien + Ösophagusatresie + Plexus-choreoideus-Zysten (Ultraschall) + Radiusaplasie + Rippen, schmale)

VACTERL-Assoziation mit Hydrozephalus
(+ Analatresie + Enzephalozele + Fistel, ösophagotracheale + Genitalfehlbildungen + Hirnfehlbildungen + Hydrozephalus + Malrotation + Nierenanomalien + Ösophagusatresie + Radiusaplasie + Radiusdysplasie + Wirbelanomalien)

velo-kardio-faziales Syndrom
(+ Gaumenspalte + geistige Behinderung + Gesichtsdysmorphien + Minderwuchs + Nase, prominente)

Watson-Syndrom
(+ Café-au-lait-Flecken + Cubitus valgus + Gesichtsdysmorphien + Haargrenze, tiefe + Halspterygium + Lidachsenstellung, antimongoloide + Minderwuchs + Nävi + Neurofibrome + Ptosis)

zerebro-renales Syndrom
(+ Anonychie + Fingeraplasien + Gesichtsdysmorphien + Mikrozephalie + Minderwuchs + Nierenanomalien + Zehenaplasien + zerebrale Anfälle)

Herzinsuffizienz

Amyloidose, kardialer Typ
(+ Glaskörpertrübung + Nephropathie + Netzhaut, Retinopathie + Niedervoltage im EKG + Parästhesien)

Amyloidosen
(+ Amyloidnachweis + Amyloidosen, senile + Demenz + Hepatomegalie + Infekt, chronischer + Kardiomyopathie + Kreislaufdysregulation, orthostatische + Makroglossie + Neuropathien + Niereninsuffizienz + Proteinurie + Splenomegalie)

Bland-White-Garland-Syndrom
(+ Atemstörung + Dilatation des Herzens + Dysphonie + Husten + Infarkt-EKG + Q-Zacken, tiefe im EKG + Regurgitation + T-Inversionen im EKG + Tachypnoe + Zyanose)

Glykogenspeicherkrankheit Typ 2
(+ Hyporeflexie + Kardiomegalie + Makroglossie + Muskelatrophie + Muskelhypotonie)

Karotis-Torsions-Syndrom
(+ Blindheit + Hemihypästhesie + Hemiparese + Hypertonie + Kopfschmerz)

Oxalose Typ I
(+ Anämie + Appetitlosigkeit + Arthritiden + Gefäßspasmen + Herzrhythmusstörungen + Hydronephrose + Makrohämaturie + Minderwuchs + Nephrokalzinose + Nephrolithiasis + Netzhaut, Retinitis + Niereninsuffizienz + Nierenkoliken + Osteopathien + Polyurie + Pyelonephritis + Raynaud-Phänomen + Spontanfrakturen)

Herz-Kreislauf-System

Taussig-Bing-Komplex
(+ Auskultation, Pulmonalklappenschlußton + Gedeihstörungen + Kardiomegalie + Zyanose)

Herzklappeninsuffizienz

geleophysische Dysplasie
(+ Akromikrie + Brachymetakarpie + Brachyphalangie + Herzfehler + Minderwuchs + Mitralstenose)

Herz-Kreislauf-Symptome, vegetative

Groll-Hirschowitz-Syndrom
(+ Areflexie + Dünndarmdivertikel + Duodenumdivertikel + Dysarthrie + Enteropathien + Hirnnervenausfälle + Malnutrition + Neuropathien + Ophthalmoplegie + Ösophagusperistaltik, verminderte + Peristaltik, verminderte + Ptosis + Schwerhörigkeit + Steatorrhö + Taubheit)

Herzminutenvolumen, erhöhtes

hyperkinetisches Herz
(+ Androtropie + Angina-pectoris-Anfall + Herzschlagvolumen, erhöhtes + Hypertonie + Palpitationen + Tachykardie)

Herzrhythmusstörungen

Abetalipoproteinämie
(+ Beta-Lipoproteine, fehlende + Akanthozytose + Appetitlosigkeit + Areflexie + Ataxie + Chylomikronen, fehlende + Erbrechen + Erythrozyten, Stechapfelform + Fettmalabsorption + Gedeihstörungen + Intentionstremor + Kyphoskoliose + Minderwuchs + Muskelatrophie + Myokardfibrose + Netzhaut, Retinitis + Paresen + Serumlipide, erniedrigte + Steatorrhö + Untergewicht)
Adams-Stokes-Anfall
(+ Bewußtlosigkeit + Blockbilder + Bradyarrhythmien + Herzstillstand + Synkopen + Tachykardie + zerebrale Anfälle)
Amyloid-Polyneuropathie Typ II
(+ Glaskörpertrübung + Hepatomegalie + Karpaltunnel-Sequenz)
Dressler-Syndrom II
(+ BSG-Beschleunigung + Fieber + Leukozytose + Myokardinfarkt + Perikarderguß + Perikarditis + Perikardtamponade + Tachykardie)
Dystrophia myotonica Curschmann-Steinert
(+ Alopezie + Atemstörung + Dickdarmdilatation, verminderte + Dysfunktion, ovarielle + Facies myopathica + geistige Behinderung + Gesicht, schmales + Hirnatrophie + Hodenatrophie + Hydramnion + Hypoventilation, alveoläre + Katarakt + Kindsbewegungen, verminderte + Klumpfuß + Magenmotilität, verminderte + Mimik, verminderte + Muskelatrophie + Muskelhypotonie + Muskelschwäche + Myotonie + Ösophagusdilatation + Ösophagusperistaltik, verminderte + Paresen + Peristaltik, verminderte + Ptosis + Skelettanomalien + Trinkschwierigkeiten)
Effort-Reaktion
(+ Aerophagie + Akren, kalte + Angstzustände + Atemstörung + Globusgefühl + Herzschmerzen + Hyperventilation + Konzentrationsstörungen + Parästhesien + Schwindel + Tetanien + Tremor)
Holiday-heart(-Syndrom)
(+ Alkoholismus + Vorhofflimmern)
Lähmung, episodische hypokaliämische
(+ Hypokaliämie + Paresen, schlaffe)
Landry-Paralyse
(+ Atemlähmung, periphere und zentrale + Dissoziation, zytoalbuminäre, im Liquor + Eigenreflexe, erloschene + Kreislaufstörungen + Paresen)
Mitralklappenprolaps(-Syndrom)
(+ Auskultation, Geräusch, spätsystolisches + Auskultation, Klick, mittel- bis spätsystolischer + Brustschmerzen + Dyspnoe + Gynäkotropie + Synkopen)

Oxalose Typ I
(+ Anämie + Appetitlosigkeit + Arthritiden + Gefäßspasmen + Herzinsuffizienz + Hydronephrose + Makrohämaturie + Minderwuchs + Nephrokalzinose + Nephrolithiasis + Netzhaut, Retinitis + Niereninsuffizienz + Nierenkoliken + Osteopathien + Polyurie + Pyelonephritis + Raynaud-Phänomen + Spontanfrakturen)
Präexzitationssyndrom
(+ Präexzitation)
Roemheld-Symptomenkomplex
(+ Meteorismus + pektanginöse Beschwerden)
Romano-Ward-Syndrom
(+ Bradyarrhythmien + QT-Dauer, verlängerte im EKG + Synkopen + Tachykardie)
Shy-Drager-Syndrom
(+ Akkommodationsstörungen + Androtropie + Anisokorie + Ataxie + Bradykinesie + Demenz + Dysarthrie + Inkontinenz + Intentionstremor + Kreislaufdysregulation, orthostatische + Obstipation + Potenzstörungen + Rigor)
Tabatznik-Syndrom
(+ Arme, kurze + Daumenendglieder, kurze + Musculus deltoideus, Hypoplasie)
Wolff-Parkinson-White-Syndrom
(+ Herztod, plötzlicher + Präexzitation + Tachykardie)

Herzschlagvolumen, erhöhtes

hyperkinetisches Herz
(+ Androtropie + Angina-pectoris-Anfall + Herzminutenvolumen, erhöhtes + Hypertonie + Palpitationen + Tachykardie)

Herzschmerzen

Effort-Reaktion
(+ Aerophagie + Akren, kalte + Angstzustände + Atemstörung + Globusgefühl + Herzrhythmusstörungen + Hyperventilation + Konzentrationsstörungen + Parästhesien + Schwindel + Tetanien + Tremor)

Herzstillstand

Adams-Stokes-Anfall
(+ Bewußtlosigkeit + Blockbilder + Bradyarrhythmien + Herzrhythmusstörungen + Synkopen + Tachykardie + zerebrale Anfälle)
Hyperthermie, maligne
(+ Anurie + Azidose, metabolische + Fieber + Hyperkaliämie + Hypoglykämie + Muskelkontrakturtest positiv + Muskelödem + Myoglobinurie + Rhabdomyolyse + Rigor + Succinylcholin, abnorme Reaktionen + Tachykardie + Tachypnoe + Thromboplastinfreisetzung + Verbrauchskoagulopathie)
Karotis-Sinus-Syndrom
(+ Bewußtlosigkeit + Blockbilder + Synkopen)
Sick-Sinus-Syndrom
(+ Bewußtlosigkeit + Blockbilder + Bradyarrhythmien + Embolien + Schwindel + Synkopen + Tachyarrhythmie + Vorhofflimmern)

Herztod, plötzlicher

Wolff-Parkinson-White-Syndrom
(+ Herzrhythmusstörungen + Präexzitation + Tachykardie)

Herzversagen, kongestives

Panarteriitis nodosa
(+ Abdominalschmerzen + apoplektischer Insult + Arthralgien + Blutungen, gastrointestinale + Darminfarzierung + Darmperfora-

Herz-Kreislauf-System

tion + Erbrechen + Fieber + Gewichtsabnahme + HbsAG-positiv + Hypertonie + Knoten + Livedo racemosa + Myalgien + Myokardinfarkt + Neuropathien + Perikarditis + Persönlichkeitsveränderungen + Übelkeit)

Hyperämie, arterielle

Erythromelalgie
(+ Hyperämie, venöse)
Raynaud-Krankheit
(+ Gefäßspasmen + Gynäkotropie + Hyperämie, venöse + Schmerzen der Hände)

Hyperämie, venöse

Erythromelalgie
(+ Hyperämie, arterielle)
Raynaud-Krankheit
(+ Gefäßspasmen + Gynäkotropie + Hyperämie, arterielle + Schmerzen der Hände)

Hypertonie

adrenogenitales Syndrom Typ 4
(+ Achselbehaarung, frühzeitige + Epiphysenschluß, vorzeitiger + Hyperpigmentierung + Klitorishypertrophie + Schambehaarung, frühzeitige + Virilisierung + Wachstum, beschleunigtes)
adrenogenitales Syndrom Typ 5
(+ Gynäkomastie + Hypokaliämie + Menarche, ausbleibende + Pubertät, ausbleibende + Thelarche, ausbleibende + Virilisierung, fehlende)
Amyloid-Polyneuropathie Typ III
(+ Analgesie + Beine, Parästhesien + Katarakt + Neuropathien + Niereninsuffizienz + Parästhesien + Schmerzen der Beine + Wadenschmerzen)
Aorten-Obliterations-Syndrom, mittleres
(+ Abdominalschmerzen + Claudicatio intermittens + Gefäßgeräusche + Gefäßverschlüsse + Gynäkotropie + Kopfschmerz + Nasenbluten + Ohrgeräusche + Pulse, fehlende)
Cushing-Syndrom
(+ Büffelnacken + Diabetes mellitus + Ekchymosen + Hirsutismus + Hyperglykämie + Hypogonadismus + Infektanfälligkeit + Osteoporose + Stammfettsucht + Striae distensae cutis)
Denys-Drash-Syndrom
(+ Glomerulonephritis + Hodendysgenesie + intersexuelles Genitale + Nierenversagen + Ovarien, Hypoplasie + Vaginalhypoplasie + Wilmstumor)
HELLP-Syndrom
(+ Anämie, hämolytische + EPH-Gestose + Leberenzymwerte, erhöhte + Ödeme, allg. + Präeklampsie + Proteinurie + Thrombozytopenie)
Hyperaldosteronismus, primärer
(+ Aldosteron-Sekretion, gesteigerte + Alkalose, metabolische + EKG, pathologisches + Hyperaldosteronämie + Hyperkaliurie + Hypernatriämie + Hypokaliämie + Hyposthenurie + Kopfschmerz + Muskelschwäche + Nephritis + Netzhaut, Retinopathie + Paralyse, periodische + Polydipsie + Polyurie + Proteinurie)
Hyperaldosteronismus, sekundärer
(+ Hyperaldosteronämie + Hypernatriämie + Hypokaliämie)
hyperkinetisches Herz
(+ Androtropie + Angina-pectoris-Anfall + Herzminutenvolumen, erhöhtes + Herzschlagvolumen, erhöhtes + Palpitationen + Tachykardie)
Hyperreninismus, primärer
(+ Aldosteron-Sekretion, gesteigerte + Hypernatriämie + Hypokaliämie + Renin, erhöhtes)
Hypertension, enzephalopathische
(+ Bewußtlosigkeit + Bewußtseinsstörungen + Blindheit + Netzhaut, Retinopathie + Sehstörungen + zerebrale Anfälle)

Karotis-Torsions-Syndrom
(+ Blindheit + Hemihypästhesie + Hemiparese + Herzinsuffizienz + Kopfschmerz)
Lipomatose, benigne symmetrische
(+ Androtropie + Beinvenenvarikose + Erytheme + Fettgewebe, subkutanes, Vermehrung, symmetrische diffuse, teigig derbe + Fetthals + Hepatopathie + Karzinome des oberen Respirationstrakts, Syntropie + Karzinome, oro-pharyngeale, Syntropie + Lipozyten, reife univakuoläre, Proliferation + pseudoathletischer Habitus)
multiple endokrine Neoplasie
(+ Diarrhö + Ganglioneurom + Gastrinom + Gelenkbeweglichkeit, abnorme + Hypophysentumoren + Insulinom + Karzinoid + marfanoider Habitus + Nebennierentumoren + Nebenschilddrüsenadenom + Nebenschilddrüsenhyperplasie + Neurom + Pankreas-Inselzell-Tumoren + Phäochromozytom + Schilddrüsentumoren)
Neuropathie, hereditäre sensible, Typ III
(+ Analgesie + Apnoezustände + Erbrechen + Fieber + Gelenkveränderungen + Hyperhidrose + Hypotonie + Lidschluß, fehlender + Megakolon + Megaösophagus + Minderwuchs + Pylorospasmus + Schluckbeschwerden + Skoliose + Speichelfluß, vermehrter + Sprachentwicklung, verzögerte + Tränensekretion, verminderte bis fehlende + Trinkschwierigkeiten + zerebrale Anfälle + Zungenpapillen, fungiforme, Fehlen)
Nieren, polyzystische (adulte Form)
(+ Leberzysten + Niereninsuffizienz + Nieren- + Pankreaszysten)
Nieren, polyzystische (infantile Form)
(+ Hypertonie, portale + kleinzystische Veränderungen, diffuse, der Niere + Leberfibrose + Nieren, vergrößerte, meist tastbare + Ösophagusvarizen + Zwerchfelldefekt)
Panarteriitis nodosa
(+ Abdominalschmerzen + apoplektischer Insult + Arthralgien + Blutungen, gastrointestinale + Darminfarzierung + Darmperforation + Erbrechen + Fieber + Gewichtsabnahme + HbsAG-positiv + Herzversagen, kongestives + Knoten + Livedo racemosa + Myalgien + Myokardinfarkt + Neuropathien + Perikarditis + Persönlichkeitsveränderungen + Übelkeit)
Polyglobulie, benigne familiäre
(+ Polyglobulie + Thromboembolien)
Pseudo-Conn-Syndrom
(+ Hypernatriämie + Hypokaliämie + Polydipsie + Polyurie)
Pseudohyperaldosteronismus
(+ Alkalose, metabolische + Hyperkaliurie + Hypokaliämie)
Pyruvatcarboxylase-Defekt
(+ Azidose, metabolische + Laktaterhöhung + zerebrale Anfälle)
Renalis-Anzapf-Syndrom
(+ Gefäßgeräusche + Gynäkotropie + Truncus coeliacus, Stenose)
Syndrom der multiplen endokrinen Hyperplasien und Adenome
(+ Catecholamine, erhöhte + Hyperkalzämie)
Takayasu-Arteriitis
(+ Blindheit + Blutdruckdifferenzen + Gefäßgeräusche + Gynäkotropie + Kopfschmerz + Riesenzellarteriitis + Schwindel)
Trisomie 18
(+ Fersen, prominente + Fingerkontrakturen + Geburtsgewicht, niedriges + Gesicht, dreieckiges + Gesichtsdysmorphien + Großzehen, zurückversetzte + Herzfehler + Hinterhaupt, prominentes + Hydramnion + Klitorishypertrophie + Lidspaltenverengerung + Mikrozephalie + Mund-Kinnpartie, kleine + Nierenanomalien + Ösophagusatresie + Plexus-choreoideus-Zysten (Ultraschall) + Radiusaplasie + Rippen, schmale)
Ulcus cruris hypertonicum (Martorell)
(+ Ulcus cruris)

Hypotonie

Addison-Krankheit
(+ Abdominalschmerzen + ACTH-Sekretion, gesteigerte + Adynamie + Aldosteronmangel + Appetitlosigkeit + Cortisolmangel + Diarrhö + Erbrechen + Hyperkaliämie + Hyperpigmentierung, bräunliche + Hypoglykämie + Hyponatriämie + Kreislaufdysregu-

Herz-Kreislauf-System

lation, orthostatische + Nebennierenrindeninsuffizienz + Niereninsuffizienz + Übelkeit)
Biotinidase-Defekt
(+ 3-Hydroxy-Isovaleriat im Urin + 3-Hydroxy-Propionat im Urin + Alopezie + Ataxie + Azidose, metabolische + Biotinidase, nicht meßbare Aktivität + Hautläsionen, periorifizielle + Hörverlust + Laktatazidämie + Methylcitrat im Urin + Muskelhypotonie + Optikusatrophie + Propionazidämie)
Carbamylphosphatsynthetase-Defekte
(+ Erbrechen + Hyperammonämie + Hypothermie + Lethargie + Neutropenie)
Chromosom 18p⁻ Syndrom
(+ Arrhinenzephalie + Entwicklungsrückstand, motorischer und geistiger + Gesicht, breites + Gesichtsdysmorphien + Hypertelorismus + IgA-Mangel + Karies + Minderwuchs + Ptosis + Trichterbrust)
Gilbert-Syndrom
(+ Bilirubin, erhöhtes + Bradyarrythmien + Dyspepsie + Ikterus + Koproporphyrin-Isomer I, erhöhtes + Skleralikterus)
Langketten-Acyl-CoA-Dehydrogenase-Defekt
(+ Dicarbonazidurie + Erbrechen + Fieber + Hepatomegalie + Hypoglykämie + Kardiomegalie + Kardiomyopathie + Lethargie)
Mittelketten-Acyl-CoA-Dehydrogenase-Defekt
(+ Bewußtlosigkeit + Dicarbonazidurie + Erbrechen + Hypoglykämie + Lethargie)
Neuropathie, hereditäre sensible, Typ III
(+ Analgesie + Apnoezustände + Erbrechen + Fieber + Gelenkveränderungen + Hyperhidrose + Hypertonie + Lidschluß, fehlender + Megakolon + Megaösophagus + Minderwuchs + Pylorospasmus + Schluckbeschwerden + Skoliose + Speichelfluß, vermehrter + Sprachentwicklung, verzögerte + Tränensekretion, verminderte bis fehlende + Trinkschwierigkeiten + zerebrale Anfälle + Zungenpapillen, fungiforme, Fehlen)
Pseudo-Bartter-Syndrom
(+ Gynäkotropie + Hypokaliämie + Hyponatriämie + Hypovolämie + Muskelkrämpfe + Ödeme, allg.)
Retinoid-Embryopathie
(+ Gaumenspalte + Gesichtsdysmorphien + Herzfehler + Mikrophthalmie + Mikrozephalie + Ohrmuscheln, rudimentäre)
Simmonds-Sheehan-Syndrom
(+ Achselbehaarung, Verlust + alabasterartiges Aussehen der Haut + Antriebsschwäche + Genitalatrophie + Gynäkotropie + Hypoglykämie + Hypothermie + Pubesbehaarung, Verlust + Schilddrüsenatrophie)

Hypovolämie

Pseudo-Bartter-Syndrom
(+ Gynäkotropie + Hypokaliämie + Hyponatriämie + Hypotonie + Muskelkrämpfe + Ödeme, allg.)

Infarkt-EKG

Bland-White-Garland-Syndrom
(+ Atemstörung + Dilatation des Herzens + Dysphonie + Herzinsuffizienz + Husten + Q-Zacken, tiefe im EKG + Regurgitation + T-Inversionen im EKG + Tachypnoe + Zyanose)

Insuffizienz, chronisch-venöse

Akroangiodermatitis Mali
(+ Purpura)
Stasis-Purpura (Favre-Chaix)
(+ Androtropie + Pigmentationen, ockerfarbige, fleckförmige)

Kammerflattern und Kammerflimmern, Wechsel

Jervell-Lange//Nielsen-Syndrom
(+ QT-Dauer, verlängerte im EKG + Schallempfindungsstörung + Schwerhörigkeit + Synkopen + Taubheit + Taubstummheit + Torsades de pointes)

kardiochirurgischer Eingriff, Z.n.

Postperikardiotomie-Syndrom
(+ Antikörper, antimyokardiale bzw. antimyolemmale + BSG-Beschleunigung + Fieber + Kardiozytolyse + Perikarderguß + Perikarditis + Perikardtamponade + Pleuraerguß + Pleuritiden)

Kardiomegalie

Äthanolaminose
(+ Äthanolaminausscheidung, hohe, im Urin + Äthanolaminkinase-Aktivität in der Leber, erniedrigte + Muskelhypotonie + zerebrale Störungen)
Glykogenspeicherkrankheit Typ 2
(+ Herzinsuffizienz + Hyporeflexie + Makroglossie + Muskelatrophie + Muskelhypotonie)
Langketten-Acyl-CoA-Dehydrogenase-Defekt
(+ Dicarbonazidurie + Erbrechen + Fieber + Hepatomegalie + Hypoglykämie + Hypotonie + Kardiomyopathie + Lethargie)
Linksherzhypoplasie
(+ Aorta, Hypoplasie + asphyktische Anfälle + Dyspnoe + Pulsus parvus + Rechtshypertrophie + Tachypnoe + Zyanose)
Löffler-Endokarditis
(+ allergische Reaktion + Dyspnoe + Eosinophilie + Mitralinsuffizienz + Thromboembolien)
Osteochondrodysplasie mit Hypertrichose
(+ Coxa valga + Gesicht, plumpes + Hypertrichose + Kortikalisverschmächtigung + Makrosomie, fetale + Metaphysendysplasie + Os pubis und Os ischium, dysplastische + Osteopenie + Platyspondylie + Rippen, breite + Thorax, schmaler)
Taussig-Bing-Komplex
(+ Auskultation, Pulmonalklappenschlußton + Gedeihstörungen + Herzinsuffizienz + Zyanose)
Uhl-Anomalie
(+ Kardiomyopathie + Rechtsherzinsuffizienz)

Kardiomyopathie

Amyloidosen
(+ Amyloidnachweis + Amyloidosen, senile + Demenz + Hepatomegalie + Herzinsuffizienz + Infekt, chronischer + Kreislaufdysregulation, orthostatische + Makroglossie + Neuropathien + Niereninsuffizienz + Proteinurie + Splenomegalie)
Friedreich-Ataxie
(+ Areflexie + Ataxie + Dysarthrie + Gangstörungen + Hohlfuß + Kyphoskoliose + Nystagmus + Schluckbeschwerden + Sensibilitätsstörungen)
Jeune-Tommasi-Freycon-Nivelon-Syndrom
(+ Ataxie + geistige Behinderung + Handmuskulatur, kleine, Atrophie + Hepatomegalie + Hörverlust + Minderwuchs + Pigmentationsanomalien + Schallempfindungsstörung + Schwerhörigkeit + Zahnausfall, vorzeitiger)
kardiogenitales Syndrom
(+ Genitalhypoplasie + Skrotumhypoplasie + Vaginalatresie)
Kollagenom, familiäres kutanes
(+ Irisdysplasie + Kollagenome + Schwerhörigkeit + Vaskulitis, rezidivierende)
Langketten-Acyl-CoA-Dehydrogenase-Defekt
(+ Dicarbonazidurie + Erbrechen + Fieber + Hepatomegalie + Hypoglykämie + Hypotonie + Kardiomegalie + Lethargie)
MELAS-Syndrom
(+ Abbau, geistiger + Creatinkinase, erhöhte + Diabetes mellitus +

Herz-Kreislauf-System

Enzephalopathie + Laktaterhöhung + Minderwuchs + Myoklonien + Myopathie + Schallempfindungsstörung + Schwerhörigkeit + zerebrale Anfälle)
MERRF-Syndrom
(+ Abbau, geistiger + Ataxie + Atemstörung + Enzephalopathie + Epilepsie + epileptische Anfälle + Laktaterhöhung + Lipome + Minderwuchs + Myoklonien + Myopathie + Schallempfindungsstörung + Schwerhörigkeit + zerebrale Anfälle)
Muskeldystrophie, X-chromosomal rezessive, Typ Duchenne
(+ Atemstörung + Creatinkinase, erhöhte + Echokardiogramm, auffälliges + EKG, pathologisches + geistige Behinderung + Gelenkkontrakturen + Gower-Manöver + Lordose + Makroglossie + Muskelatrophie + Muskelschwäche + Myopathie + Paresen + Skoliose + Trendelenburg-Zeichen, positives + Wadenhypertrophie + Wadenschmerzen + Watschelgang + Zehenspitzengang)
Uhl-Anomalie
(+ Kardiomegalie + Rechtsherzinsuffizienz)

kardiovaskuläre Veränderungen

Fanconi-Schlesinger-Syndrom
(+ Gesichtsdysmorphien + Hyperkalzämie + Nephrokalzinose + Osteosklerose)

Kardiozytolyse

Postperikardiotomie-Syndrom
(+ Antikörper, antimyokardiale bzw. antimyolemmale + BSG-Beschleunigung + Fieber + kardiochirurgischer Eingriff, Z.n. + Perikarderguß + Perikarditis + Perikardtamponade + Pleuraerguß + Pleuritiden)

Kollaterale, venöse, über die Schulter- und Pektoralisregion

Armvenenthrombose Paget-von-Schroetter
(+ Androtropie + Lungenembolie + Schulter-Oberarm-Unterarmregion, Schmerz und Spannungsgefühl + Schwellung und Zyanose der Schulterregion + Thrombophilie + Vena axillaris, Thrombose)

Koronariitis

Kawasaki-Syndrom
(+ Anämie + Arthralgien + Erythema palmo-plantaris + Exantheme + Fieber + Leukozytose + Leukozyturie + Lymphknotenschwellung)

Kreislaufdysregulation, orthostatische

Addison-Krankheit
(+ Abdominalschmerzen + ACTH-Sekretion, gesteigerte + Adynamie + Aldosteronmangel + Appetitlosigkeit + Cortisolmangel + Diarrhö + Erbrechen + Hyperkaliämie + Hyperpigmentierung, bräunliche + Hypoglykämie + Hyponatriämie + Hypotonie + Nebennierenrindeninsuffizienz + Niereninsuffizienz + Übelkeit)
Amyloidosen
(+ Amyloidnachweis + Amyloidosen, senile + Demenz + Hepatomegalie + Herzinsuffizienz + Infekt, chronischer + Kardiomyopathie + Makroglossie + Neuropathien + Niereninsuffizienz + Proteinurie + Splenomegalie)
Shy-Drager-Syndrom
(+ Akkommodationsstörungen + Androtropie + Anisokorie + Ataxie + Bradykinesie + Demenz + Dysarthrie + Herzrhythmusstörungen + Inkontinenz + Intentionstremor + Obstipation + Potenzstörungen + Rigor)

Kreislaufstörungen

Landry-Paralyse
(+ Atemlähmung, periphere und zentrale + Dissoziation, zytoalbuminäre, im Liquor + Eigenreflexe, erloschene + Herzrhythmusstörungen + Paresen)

Linksbelastung, vermehrte

Aorten-Anzapf-Syndrom, diastolisches
(+ Auskultation, Systolodiastolikum + Blutdruckamplitude, hohe + Durchblutungsstörungen, zerebrale + Links-Rechts-Shunt + linksventrikuläre Hypertrophie + Pulsamplitude, hohe)

Links-Rechts-Shunt

Aorten-Anzapf-Syndrom, diastolisches
(+ Auskultation, Systolodiastolikum + Blutdruckamplitude, hohe + Durchblutungsstörungen, zerebrale + Linksbelastung, vermehrte + linksventrikuläre Hypertrophie + Pulsamplitude, hohe)
Scimitar-Anomalie
(+ Dyspnoe + Infekte des Respirationstrakts + parakardiale Verschattung)

linksventrikuläre Hypertrophie

Aorten-Anzapf-Syndrom, diastolisches
(+ Auskultation, Systolodiastolikum + Blutdruckamplitude, hohe + Durchblutungsstörungen, zerebrale + Links-Rechts-Shunt + Linksbelastung, vermehrte + Pulsamplitude, hohe)
Bernheim-Syndrom
(+ Ödeme, allg. + Venenstauung)

Lungenvenen, totale Fehleinmündung

Cat-eye-Syndrom
(+ Analatresie + Anhängsel, präaurikuläre + Fisteln, präaurikuläre + Iriskolobom + Lidachsenstellung, antimongoloide + Nierenanomalien)

Mikrothromben

thrombotisch-thrombozytopenische Purpura Moschcowitz
(+ Anämie, mikroangiopathisch-hämolytische + Bewußtlosigkeit + Blutungen, gastrointestinale + Haut- und Schleimhautblutungen + Kopfschmerz + Menorrhagien + Netzhautblutungen + Purpura + Schwindel + Thrombozytopenie + Verwirrtheitszustände)

Mitralinsuffizienz

Forney-Syndrom
(+ Minderwuchs + Schalleitungsschwerhörigkeit + Schwerhörigkeit + Synostosen)
Löffler-Endokarditis
(+ allergische Reaktion + Dyspnoe + Eosinophilie + Kardiomegalie + Thromboembolien)

Mitralstenose

geleophysische Dysplasie
(+ Akromikrie + Brachymetakarpie + Brachyphalangie + Herzfehler + Herzklappeninsuffizienz + Minderwuchs)
Lutembacher-Komplex
(+ Druckerhöhung im rechten Herzen + Hilusgefäße, pulsierende + P-dextrocardiale im EKG + Pulmonalarterie, Druckerhöhung

Herz-Kreislauf-System

+ Rechtsschenkelblock + Vorhofflimmern + Vorhofseptumdefekt)

Myokardfibrose

Abetalipoproteinämie
(+ Beta-Lipoproteine, fehlende + Akanthozytose + Appetitlosigkeit + Areflexie + Ataxie + Chylomikronen, fehlende + Erbrechen + Erythrozyten, Stechapfelform + Fettmalabsorption + Gedeihstörungen + Herzrhythmusstörungen + Intentionstremor + Kyphoskoliose + Minderwuchs + Muskelatrophie + Netzhaut, Retinitis + Paresen + Serumlipide, erniedrigte + Steatorrhö + Untergewicht)
hypereosinophiles Syndrom
(+ Appetitlosigkeit + Arthralgien + Endomyokardnekrosen + Eosinophilie + Eosinophilie im Knochenmark + Exantheme + Fieber + Gewichtsabnahme + Gynäkotropie + Hepatomegalie + Husten + Lungeninfiltrate + Neuropathien + Pleuraerguß + Splenomegalie)

Myokardinfarkt

Antithrombin-III-Mangel
(+ apoplektischer Insult + Lungenembolie + Thrombophilie + Thrombosen, arterielle oder venöse)
Dressler-Syndrom II
(+ BSG-Beschleunigung + Fieber + Herzrhythmusstörungen + Leukozytose + Perikarderguß + Perikarditis + Perikardtamponade + Tachykardie)
Panarteriitis nodosa
(+ Abdominalschmerzen + apoplektischer Insult + Arthralgien + Blutungen, gastrointestinale + Darminfarzierung + Darmperforation + Erbrechen + Fieber + Gewichtsabnahme + HbsAG-positiv + Herzversagen, kongestives + Hypertonie + Knoten + Livedo racemosa + Myalgien + Neuropathien + Perikarditis + Persönlichkeitsveränderungen + Übelkeit)

Niedervoltage im EKG

Amyloidose, kardialer Typ
(+ Glaskörpertrübung + Herzinsuffizienz + Nephropathie + Netzhaut, Retinopathie + Parästhesien)

Palpitationen

Angststörung, generalisierte
(+ Angstzustände + Dyspnoe + Hyperhidrose + Hyperventilation + neurovegetative Störungen + Tremor + vegetative Störungen)
Dumping-Syndrom
(+ Blutdruckabfall + Flush + Hungergefühl + Hyperhidrose + Hypoglykämie)
Entzugserscheinungen
(+ Angstzustände + Diarrhö + Erbrechen + Hyperhidrose + Krampfneigung + Myalgien + Psychosen + Schlafstörungen + Tremor + Übelkeit)
hyperkinetisches Herz
(+ Androtropie + Angina-pectoris-Anfall + Herzminutenvolumen, erhöhtes + Herzschlagvolumen, erhöhtes + Hypertonie + Tachykardie)
Lown-Ganong-Levine-Syndrom
(+ PQ-Intervall, verkürztes im EKG + Tachykardie)
Panikstörung
(+ Angstzustände + Brustschmerzen + Diarrhö + Dyspnoe + Hyperhidrose + Hyperventilation + Konzentrationsstörungen + Mundtrockenheit + neurovegetative Störungen + Panikattacken + Phobien + Schlafstörungen + Tremor + vegetative Störungen)

Panangiitis

Endangitis obliterans von-Winiwarter-Buerger
(+ Akroosteolyse + Claudicatio intermittens + Ischämieschmerz der Wirbelsäule + Raynaud-Phänomen + Verschlußkrankheit, arterielle + Zyanose)

P-dextrocardiale im EKG

Lutembacher-Komplex
(+ Druckerhöhung im rechten Herzen + Hilusgefäße, pulsierende + Mitralstenose + Pulmonalarterie, Druckerhöhung + Rechtsschenkelblock + Vorhofflimmern + Vorhofseptumdefekt)

pektanginöse Beschwerden

Koronar-Subklavia-Anzapf-Syndrom
(+ Blutdruckdifferenzen + Gefäßstenosen)
Roemheld-Symptomenkomplex
(+ Herzrhythmusstörungen + Meteorismus)

Perikarddefekt, partieller

Cantrell-Sequenz
(+ Bauchwanddefekt + Herzfehler + Sternumanomalien + Zwerchfelldefekt)

Perikarderguß

Dressler-Syndrom II
(+ BSG-Beschleunigung + Fieber + Herzrhythmusstörungen + Leukozytose + Myokardinfarkt + Perikarditis + Perikardtamponade + Tachykardie)
Postperikardiotomie-Syndrom
(+ Antikörper, antimyokardiale bzw. antimyolemmale + BSG-Beschleunigung + Fieber + kardiochirurgischer Eingriff, Z.n. + Perikarditis + Perikardtamponade + Pleuraerguß + Pleuritiden)

Perikarditis

Arthritis-Kamptodaktylie-Perikarditis-Syndrom
(+ Arthritiden + Fingerkontrakturen + Kamptodaktylie)
Dressler-Syndrom II
(+ BSG-Beschleunigung + Fieber + Herzrhythmusstörungen + Leukozytose + Myokardinfarkt + Perikarderguß + Perikardtamponade + Tachykardie)
Mulibrey-Syndrom
(+ Dolichozephalus + Dysplasie, polyostotische + Gesicht, dreieckiges + Gesichtsdysmorphien + Hämangiome + Hepatomegalie + Mikroglossie + Minderwuchs + Muskelhypotonie + Muskelschwäche + Netzhaut, Pigmentflecken + Pubertät, verzögerte + Röhrenknochen, schmale + Sellaveränderung + Splenomegalie + Stimme, hohe, piepsige + Stirn, vorgewölbte)
Panarteriitis nodosa
(+ Abdominalschmerzen + apoplektischer Insult + Arthralgien + Blutungen, gastrointestinale + Darminfarzierung + Darmperforation + Erbrechen + Fieber + Gewichtsabnahme + HbsAG-positiv + Herzversagen, kongestives + Hypertonie + Knoten + Livedo racemosa + Myalgien + Myokardinfarkt + Neuropathien + Persönlichkeitsveränderungen + Übelkeit)
Postcardiac-Injury-Syndrom
(+ Fieber + Leukozytose)
Postperikardiotomie-Syndrom
(+ Antikörper, antimyokardiale bzw. antimyolemmale + BSG-Beschleunigung + Fieber + kardiochirurgischer Eingriff, Z.n. + Perikarderguß + Perikardtamponade + Pleuraerguß + Pleuritiden)

Herz-Kreislauf-System

Perikardtamponade

Dressler-Syndrom II
(+ BSG-Beschleunigung + Fieber + Herzrhythmusstörungen + Leukozytose + Myokardinfarkt + Perikarderguß + Perikarditis + Tachykardie)
Postperikardiotomie-Syndrom
(+ Antikörper, antimyokardiale bzw. antimyolemmale + BSG-Beschleunigung + Fieber + kardiochirurgischer Eingriff, Z.n. + Kardiozytolyse + Perikarderguß + Perikarditis + Pleuraerguß + Pleuritiden)

Perimyokarditis

Pseudo-Lupus-erythematodes
(+ Arthralgien + Erytheme + Fieber + Myalgien + Pleuritiden)

Popliteapuls, fehlender

Arteria-poplitea-Kompressions-Syndrom
(+ Claudicatio intermittens + Fußpulse, fehlende)

PQ-Intervall, verkürztes im EKG

Lown-Ganong-Levine-Syndrom
(+ Palpitationen + Tachykardie)

Präexzitation

Präexzitationssyndrom
(+ Herzrhythmusstörungen)
Wolff-Parkinson-White-Syndrom
(+ Herzrhythmusstörungen + Herztod, plötzlicher + Tachykardie)

Pulmonalarterie, Druckerhöhung

Lutembacher-Komplex
(+ Druckerhöhung im rechten Herzen + Hilusgefäße, pulsierende + Mitralstenose + P-dextrocardiale im EKG + Rechtsschenkelblock + Vorhofflimmern + Vorhofseptumdefekt)

Pulmonalstenose

arteriohepatische Dysplasie
(+ Brachyphalangie + Cholestase + Cholestase, intrahepatische + Embryotoxon posterius + Gallenwegsmangel, intrahepatischer + Gefäßstenosen + Gesichtsdysmorphien + Herzfehler + Ikterus + Minderwuchs + Pruritus + Schmetterlingswirbel + Wirbelanomalien)
kardio-fazio-kutanes Syndrom
(+ EEG, pathologisches + Ekzeme + Entwicklungsrückstand, motorischer und geistiger + Exophthalmus + Gesichtsdysmorphien + Haar, gekräuseltes + Herzfehler + Hydrozephalus + Hyperkeratose, follikuläre + Hypertelorismus + Ichthyose + Inguinalhernien + Kopfbehaarung, spärliche + Lidachsenstellung, antimongoloide + Makrozephalie + Minderwuchs + Nystagmus + Splenomegalie + Stirn, hohe + Strabismus + Ventrikelseptumdefekt + Vorhofseptumdefekt)
Lentiginose, progressive kardiomyopathische
(+ EKG, pathologisches + geistige Behinderung + Genitalhypoplasie + Hypertelorismus + Hypospadie + Kryptorchismus + Lentigines + Minderwuchs + Ovarien, Hypoplasie + Schallempfindungsstörung + Schwerhörigkeit + Taubheit)
Mutchinick-Syndrom
(+ Augenbrauen, lange und gekrauste + Gaumen, hoher + geistige Behinderung + Gesichtsdysmorphien + Herzfehler + Hypertelorismus + Klinodaktylie + Lidachsenstellung, antimongoloide + Mikrozephalie + Minderwuchs + Nagelanomalien + Nasenwurzel, breite, prominente + Nierenanomalien + Ohren, große + Pigmentationsanomalien + Prognathie + Trichterbrust + Vorhofseptumdefekt)
Williams-Beuren-Syndrom
(+ Aortenstenose + geistige Behinderung + Genitalhypoplasie + Gesichtsdysmorphien + Irisdysplasie + Mikrodontie + Minderwuchs + Minderwuchs, pränataler + Pubertas praecox + Stimme, rauhe tiefe + Zahnanomalien)

Pulsamplitude, hohe

Aorten-Anzapf-Syndrom, diastolisches
(+ Auskultation, Systolodiastolikum + Blutdruckamplitude, hohe + Durchblutungsstörungen, zerebrale + Links-Rechts-Shunt + Linksbelastung, vermehrte + linksventrikuläre Hypertrophie)

Pulse, fehlende

Aorten-Obliterations-Syndrom, mittleres
(+ Abdominalschmerzen + Claudicatio intermittens + Gefäßgeräusche + Gefäßverschlüsse + Gynäkotropie + Hypertonie + Kopfschmerz + Nasenbluten + Ohrgeräusche)

Pulsus parvus

Linksherzhypoplasie
(+ Aorta, Hypoplasie + asphyktische Anfälle + Dyspnoe + Kardiomegalie + Rechtshypertrophie + Tachypnoe + Zyanose)

QT-Dauer, verlängerte im EKG

Herzinsuffizienz, energetisch-dynamische
(+ Auskultation, 2. Herzton, Anomalie + Hyperkaliämie + Hypokaliämie + Synkopen)
Jervell-Lange//Nielsen-Syndrom
(+ Kammerflattern und Kammerflimmern, Wechsel + Schallempfindungsstörung + Schwerhörigkeit + Synkopen + Taubheit + Taubstummheit + Torsades de pointes)
Romano-Ward-Syndrom
(+ Bradyarrhythmien + Herzrhythmusstörungen + Synkopen + Tachykardie)

Q-Zacken, tiefe im EKG

Bland-White-Garland-Syndrom
(+ Atemstörung + Dilatation des Herzens + Dysphonie + Herzinsuffizienz + Husten + Infarkt-EKG + Regurgitation + T-Inversionen im EKG + Tachypnoe + Zyanose)

Radialispuls, fehlender

Vertebralis-Anzapf-Syndrom
(+ Bewußtseinsstörungen + Blutdruckdifferenzen + Ischämieschmerz bei Armarbeit + Schwindel + Übelkeit)

Raynaud-Phänomen

Calcinosis circumscripta
(+ Durchblutungsstörungen der Hände + Gynäkotropie + Kalkablagerungen in der Haut der Extremitäten + Verkalkungen, subkutane)
CREST
(+ Gynäkotropie + Ösophagusperistaltik, verminderte + Reflux-

Herz-Kreislauf-System

ösophagitis + Sklerodermie + Teleangiektasien + Verkalkungen, subkutane)
Endangitis obliterans von-Winiwarter-Buerger
(+ Akroosteolyse + Claudicatio intermittens + Ischämieschmerz der Wirbelsäule + Panangiitis + Verschlußkrankheit, arterielle + Zyanose)
Hyperabduktions-Symptomatik des Arms
(+ Brachialgien + Gefäßkompression + Oberarmbereich, Schmerzen + Parästhesien)
Hyperviskositätssyndrom
(+ Bewußtlosigkeit + hämorrhagische Diathese + Haut- und Schleimhautblutungen + Hypergammaglobulinämie + Kopfschmerz + Nasenbluten + Netzhaut, Retinopathie + Netzhautblutungen + Ohrgeräusche + Papillenödem + Parästhesien + Purpura + Schwindel + Sehstörungen)
Oxalose Typ I
(+ Anämie + Appetitlosigkeit + Arthritiden + Gefäßspasmen + Herzinsuffizienz + Herzrhythmusstörungen + Hydronephrose + Makrohämaturie + Minderwuchs + Nephrokalzinose + Nephrolithiasis + Netzhaut, Retinitis + Niereninsuffizienz + Nierenkoliken + Osteopathien + Polyurie + Pyelonephritis + Spontanfrakturen)
Sharp-Syndrom
(+ Arthralgien + Arthritiden + Fieber + Handgelenke, Weichteilschwellungen + Lupus erythematodes + Lymphadenopathie + Ösophagusperistaltik, verminderte + Polymyositis + Sklerodermie + Weichteilschwellung)
Skalenus-Symptomatik
(+ Brachialgien + Handbinnenmuskulatur, Atrophie und Paresen + Handkante, Parästhesien und Hypästhesie + Unterarmkante, ulnare, Parästhesien)
Vinylchloridkrankheit
(+ Akrodystrophie + Armparesen + Asthma-ähnliche Atemnot + Bewußtseinsstörungen + Eigenreflexe, abgeschwächte + Endphalangen, Osteolyse + Fazialislähmung + Hepatomegalie + Hyperhidrose + Parästhesien + Potenzstörungen + Schwindel + Splenomegalie + Thrombozytopenie + Übelkeit)

Rechtsherzinsuffizienz

Uhl-Anomalie
(+ Kardiomegalie + Kardiomyopathie)

Rechtshypertrophie

Linksherzhypoplasie
(+ Aorta, Hypoplasie + asphyktische Anfälle + Dyspnoe + Kardiomegalie + Pulsus parvus + Tachypnoe + Zyanose)

Rechtsschenkelblock

Ebstein-Anomalie
(+ Auskultation, Spindelgeräusch, systolisches hoch- bis mittelfrequentes + Dyspnoe + Tachykardie + Zyanose)
Lutembacher-Komplex
(+ Druckerhöhung im rechten Herzen + Hilusgefäße, pulsierende + Mitralstenose + P-dextrocardiale im EKG + Pulmonalarterie, Druckerhöhung + Vorhofflimmern + Vorhofseptumdefekt)

Reizleitungsstörungen, kardiale

Kearns-Sayre-Syndrom
(+ Ataxie + Degeneration, tapetoretinale + Diabetes mellitus + Minderwuchs + Ophthalmoplegie + Ptosis + Schallempfindungsstörung)
Wenckebach-Periode
(+ Bewußtlosigkeit + Blockbilder + Bradyarrhythmien + Schwindel + Synkopen)

Riesenzellarteriitis

Takayasu-Arteriitis
(+ Blindheit + Blutdruckdifferenzen + Gefäßgeräusche + Gynäkotropie + Hypertonie + Kopfschmerz + Schwindel)

Schock

Chloramphenicol-Vergiftung beim Säugling
(+ Blutdruckabfall + Hyperammonämie + Hypothermie + Zyanose)
Crush-Sequenz
(+ Anurie + Hyperkaliämie + Muskelnekrosen + Muskelödem + Muskulatur, quergestreifte, ausgedehnter Zerfall + Nierennekrosen + Nierenversagen)
hämorrhagischer Schock mit Enzephalopathie
(+ Azidose + Bewußtlosigkeit + Diarrhö + Gerinnung, disseminierte intravasale + Harnstoff, erhöhter + Thrombozytopenie + Transaminasenerhöhung + Verbrauchskoagulopathie + zerebrale Anfälle)

Schock, septischer

Fournier-Gangrän
(+ Kutis, nekrotisierende Entzündung + Subkutis, nekrotisierende Entzündung)

Schrittmachersystem, Funktionsstörungen

Pacemaker-Twiddler-Syndrom

Shunt-Umkehr

Eisenmenger-Komplex
(+ Hypertonie, pulmonale + Ventrikelseptumdefekt + Zyanose)
Eisenmenger-Reaktion
(+ Hypertonie, pulmonale)

Sinus Valsalvae, progressive Erweiterung

Marfan-Syndrom
(+ Aneurysmen + Aorta ascendens, Erweiterung, progressive + Aortenruptur + Arachnodaktylie + Dolichostenomelie + Hühnerbrust + Kyphoskoliose + Linsenluxation + Murdoch-Zeichen + Steinberg-Zeichen + Trichterbrust)

Tachyarrhythmie

Sick-Sinus-Syndrom
(+ Bewußtlosigkeit + Blockbilder + Bradyarrhythmien + Embolien + Herzstillstand + Schwindel + Synkopen + Vorhofflimmern)

Tachykardie

Adams-Stokes-Anfall
(+ Bewußtlosigkeit + Blockbilder + Bradyarrhythmien + Herzrhythmusstörungen + Herzstillstand + Synkopen + zerebrale Anfälle)
von-Basedow-Krankheit
(+ v.-Graefe-Zeichen + Abadie-Zeichen + Boston-Zeichen + Dalrymple-Zeichen + Exophthalmus + Fremdkörpergefühl in den Augen + Gifford-Zeichen + Glanzauge + Hungergefühl + Kocher-Zeichen + Konjunktivitis + Lidödem + Lidsymptome + Moebius-Zeichen + Photophobie + Stellwag-Zeichen + Struma + T_3-Erhöhung + T_4-Erhöhung + Temperaturen, subfebrile + Tempe-

Herz-Kreislauf-System

raturregulationsstörungen + Tremor + TSH, basales, Suppression)

Basedow-Psychose
(+ Angstzustände + Delir + Halluzinationen + Hungergefühl + Hyperthyreose + Struma + T_3-Erhöhung + T_4-Erhöhung + Verwirrtheitszustände)

Chorioamnionitis
(+ Fieber + Gynäkotropie + Infektion + Leukozytose)

Dressler-Syndrom II
(+ BSG-Beschleunigung + Fieber + Herzrhythmusstörungen + Leukozytose + Myokardinfarkt + Perikarderguß + Perikarditis + Perikardtamponade)

Ebstein-Anomalie
(+ Auskultation, Spindelgeräusch, systolisches hoch- bis mittelfrequentes + Dyspnoe + Rechtsschenkelblock + Zyanose)

hyperkinetisches Herz
(+ Androtropie + Angina-pectoris-Anfall + Herzminutenvolumen, erhöhtes + Herzschlagvolumen, erhöhtes + Hypertonie + Palpitationen)

Hyperthermie, maligne
(+ Anurie + Azidose, metabolische + Fieber + Herzstillstand + Hyperkaliämie + Hypoglykämie + Muskelkontrakturtest positiv + Muskelödem + Myoglobinurie + Rhabdomyolyse + Rigor + Succinylcholin, abnorme Reaktionen + Tachypnoe + Thromboplastinfreisetzung + Verbrauchskoagulopathie)

Karzinoid-Syndrom
(+ Abdominalschmerzen + Asthma bronchiale + Diarrhö + Endocarditis fibroplastica + Flush + Herzfehler + Teleangiektasien)

Lown-Ganong-Levine-Syndrom
(+ Palpitationen + PQ-Intervall, verkürztes im EKG)

neuroleptisches Syndrom, malignes
(+ Bewegungsstörungen + Bewußtseinsstörungen + Fieber + Neuroleptika + Rigor + Stupor + Tachypnoe + Tremor)

paraneoplastische Hypoglykämie
(+ Angstzustände + Bewußtseinsstörungen + Dysarthrie + Hungergefühl + Hyperhidrose + Kopfschmerz + Neoplasien + Persönlichkeitsveränderungen + Schwächegefühl, allgemeines + Sehstörungen + Tremor + Verwirrtheitszustände + zerebrale Anfälle)

Romano-Ward-Syndrom
(+ Bradyarrhythmien + Herzrhythmusstörungen + QT-Dauer, verlängerte im EKG + Synkopen)

Tourniquet-Syndrom
(+ Azidose, metabolische + Blutdruckabfall + Hyperkapnie + Hypokaliämie + Hypokaliurie)

Wolff-Parkinson-White-Syndrom
(+ Herzrhythmusstörungen + Herztod, plötzlicher + Präexzitation)

Thromboembolien

Löffler-Endokarditis
(+ allergische Reaktion + Dyspnoe + Eosinophilie + Kardiomegalie + Mitralinsuffizienz)

Polyglobulie, benigne familiäre
(+ Hypertonie + Polyglobulie)

Protein-C-Mangel
(+ Cumarin-Nekrosen + Thrombophilie + Thrombophlebitis, rezidivierende + Thrombosen, arterielle oder venöse)

Protein-S-Mangel
(+ Thrombophilie + Thrombosen, arterielle oder venöse)

Thrombophlebitis, rezidivierende

Morbus Behçet
(+ Blutungen, gastrointestinale + Epididymitis + Erythema nodosum + Genitalveränderungen, aphthös-ulzeröse + hyperergische Reaktion der Haut + Hypopyon-Iritis + Meningoenzephalitis + Mundschleimhautaphthen + Orchitis + rheumatoide Veränderungen der Gelenke + rheumatoide Veränderungen der Weichteile + Thrombosen, arterielle oder venöse)

Mund- und Genital-Ulcera mit Chondritis
(+ Chondritis + Genitalveränderungen, aphthös-ulzeröse + hyperergische Reaktion der Haut + Hypopyon-Iritis + Mundschleimhautaphthen + Orchitis + rheumatoide Veränderungen der Gelenke + rheumatoide Veränderungen der Weichteile)

Protein-C-Mangel
(+ Cumarin-Nekrosen + Thromboembolien + Thrombophilie + Thrombosen, arterielle oder venöse)

Thrombosen, arterielle oder venöse

Antiphospholipid-Syndrom
(+ Aborte + Blutungsneigung + Gynäkotropie + Hypertonie, pulmonale + Luesreaktion falsch positiv + Lupusantikoagulans + Thrombophilie + Thromboplastinzeit, partielle, verlängerte)

Antithrombin-III-Mangel
(+ apoplektischer Insult + Lungenembolie + Myokardinfarkt + Thrombophilie)

Hämoglobinurie, paroxysmale nächtliche
(+ Abdominalschmerzen + Anämie + Anämie, hämolytische + Blutungsneigung + Hämoglobinurie + Hämolyse + Hämosiderinurie + Ikterus + Infektanfälligkeit)

Homocystinurie II
(+ geistige Behinderung + Homocystin im Serum, erhöhtes + Homocystinurie + Neuropathien + Schizophrenie + Tetraplegie, spastische + zerebrale Anfälle)

Hughes-Stovin-Syndrom
(+ Aneurysmen + Hämoptoe + Husten + Hypertonie, pulmonale)

Kasabach-Merritt-Sequenz
(+ Gerinnung, disseminierte intravasale + Hämangiome + Thrombozytopenie + Verbrauchskoagulopathie)

Morbus Behçet
(+ Blutungen, gastrointestinale + Epididymitis + Erythema nodosum + Genitalveränderungen, aphthös-ulzeröse + hyperergische Reaktion der Haut + Hypopyon-Iritis + Meningoenzephalitis + Mundschleimhautaphthen + Orchitis + rheumatoide Veränderungen der Gelenke + rheumatoide Veränderungen der Weichteile + Thrombophlebitis, rezidivierende)

Protein-C-Mangel
(+ Cumarin-Nekrosen + Thromboembolien + Thrombophilie + Thrombophlebitis, rezidivierende)

Protein-S-Mangel
(+ Thromboembolien + Thrombophilie)

T-Inversionen im EKG

Bland-White-Garland-Syndrom
(+ Atemstörung + Dilatation des Herzens + Dysphonie + Herzinsuffizienz + Husten + Infarkt-EKG + Q-Zacken, tiefe im EKG + Regurgitation + Tachypnoe + Zyanose)

Torsades de pointes

Jervell-Lange//Nielsen-Syndrom
(+ Kammerflattern und Kammerflimmern, Wechsel + QT-Dauer, verlängerte im EKG + Schallempfindungsstörung + Schwerhörigkeit + Synkopen + Taubheit + Taubstummheit)

trophische Störungen der Gefäße

Diastematomyelie
(+ Dermalsinus + Hämangiomatose + Hautatrophie + Hohlfuß + Klumpfuß + Lipome + Muskelatrophie + Nävi + Pilonidalsinus + Sensibilitätsstörungen + Skoliose)

Herz-Kreislauf-System

Truncus coeliacus, Stenose

Ligamentum-arcuatum-medianum-Syndrom
(+ Abdominalschmerzen + Malabsorption + Meteorismus + Übelkeit)
Renalis-Anzapf-Syndrom
(+ Gefäßgeräusche + Gynäkotropie + Hypertonie)

Vaskulitis, nekrotisierende

Churg-Strauss-Syndrom
(+ allergische Reaktion + Asthma bronchiale + Eosinophilie + Lungeninfiltrate + Mononeuritis multiplex + Neuropathien + Sinusitis)
Wegener-Granulomatose
(+ Glomerulonephritis + Nasenschleimhaut, Ulzerationen + Otitis media + Rhinitis + Schwerhörigkeit)

Vaskulitis, rezidivierende

Kollagenom, familiäres kutanes
(+ Irisdysplasie + Kardiomyopathie + Kollagenome + Schwerhörigkeit)

Vasokonstriktion, symmetrische schmerzhafte

Raynaud-Phänomen
(+ Abblassen einzelner Finger + Fingerspitzen, Ulzerationen + Gynäkotropie + Hautfarbe der Hand zwischen wächserner Blässe und purpurner Zyanose + Hautfarbe des Fußes zwischen wächserner Blässe und purpurner Zyanose + Zehen, Ulzerationen)

Vena axillaris, Thrombose

Armvenenthrombose Paget-von-Schroetter
(+ Androtropie + Kollaterale, venöse, über die Schulter- und Pektoralisregion + Lungenembolie + Schulter-Oberarm-Unterarmregion, Schmerz und Spannungsgefühl + Schwellung und Zyanose der Schulterregion + Thrombophilie)

Venenstauung

Bernheim-Syndrom
(+ linksventrikuläre Hypertrophie + Ödeme, allg.)
postthrombotisches Syndrom
(+ Beinvenenthrombosen + Venenzeichnung, verstärkte)
Vena-cava-superior-Syndrom
(+ Dyspnoe + Exophthalmus + Gesichtsödem + Neoplasien, thorakale + Zyanose)

Venenzeichnung, negative

eosinophile Fasciitis
(+ Eosinophilie + Fasciitis + Hypergammaglobulinämie + Induration, brettharte)

Venenzeichnung, verstärkte

Cutis marmorata teleangiectatica congenita
(+ Cutis marmorata + Haut, dünne + Hautatrophie + Teleangiektasien)
Lipodystrophie, progressive
(+ Acanthosis nigricans + athletischer Habitus + Diabetes mellitus + Frühreife, sexuelle + Füße, große + Haar, lockiges + Hände, große + Hepatomegalie + Hochwuchs + Hyperlipidämie + Hyperpigmentierung + Hypertrichose + Klitorishypertrophie + Labienhypertrophie + Lipodystrophie + Makropenis + Muskelhypertrophie + Ohren, große + Oligomenorrhö + Ovarien, polyzystische + Splenomegalie + Virilisierung)
postthrombotisches Syndrom
(+ Beinvenenthrombosen + Venenstauung)
Wrinkly-skin-Syndrom
(+ Geburtsgewicht, niedriges + geistige Behinderung + Gesichtsdysmorphien + Hautfalten, herdförmige + Minderwuchs + Skelettanomalien)

Ventrikelseptumdefekt

Eisenmenger-Komplex
(+ Hypertonie, pulmonale + Shunt-Umkehr + Zyanose)
kardio-fazio-kutanes Syndrom
(+ EEG, pathologisches + Ekzeme + Entwicklungsrückstand, motorischer und geistiger + Exophthalmus + Gesichtsdysmorphien + Haar, gekräuseltes + Herzfehler + Hydrozephalus + Hyperkeratose, follikuläre + Hypertelorismus + Ichthyose + Inguinalhernien + Kopfbehaarung, spärliche + Lidachsenstellung, antimongoloide + Makrozephalie + Minderwuchs + Nystagmus + Pulmonalstenose + Splenomegalie + Stirn, hohe + Strabismus + Vorhofseptumdefekt)
VATER-Assoziation
(+ Analatresie + Fistel, ösophagotracheale + Nabelarterienagenesie + Nierenagenesie + Nierenanomalien + Ösophagusatresie + Polydaktylie + Radiusaplasie + Radiusdysplasie + Wirbelanomalien)

Verkalkungen, intraluminale

Atresia multiplex congenita
(+ Erbrechen + Hydramnion + Magen-Darm-Atresien)

Verschlußkrankheit, arterielle

Endangitis obliterans von-Winiwarter-Buerger
(+ Akroosteolyse + Claudicatio intermittens + Ischämieschmerz der Wirbelsäule + Panangiitis + Raynaud-Phänomen + Zyanose)

vertebrobasiläre Insuffizienz

Ménière-Krankheit
(+ Gleichgewichtsstörungen + Hörsturz + Hörverlust + Nystagmus + Ohrgeräusche + Recruitment, positives + Schwindel + Zervikalsyndrom)

Vorhofflimmern

Holiday-heart(-Syndrom)
(+ Alkoholismus + Herzrhythmusstörungen)
Lutembacher-Komplex
(+ Druckerhöhung im rechten Herzen + Hilusgefäße, pulsierende + Mitralstenose + P-dextrocardiale im EKG + Pulmonalarterie, Druckerhöhung + Rechtsschenkelblock + Vorhofseptumdefekt)
Sick-Sinus-Syndrom
(+ Bewußtlosigkeit + Blockbilder + Bradyarrhythmien + Embolien + Herzstillstand + Schwindel + Synkopen + Tachyarrhythmie)

Vorhofseptumdefekt

Fallot-Pentalogie
(+ Fallot-Tetralogie + Herzfehler + Hypoxämie + Zyanose)
kardio-fazio-kutanes Syndrom
(+ EEG, pathologisches + Ekzeme + Entwicklungsrückstand, motorischer und geistiger + Exophthalmus + Gesichtsdysmorphien + Haar, gekräuseltes + Herzfehler + Hydrozephalus + Hyperkerato-

se, follikuläre + Hypertelorismus + Ichthyose + Inguinalhernien + Kopfbehaarung, spärliche + Lidachsenstellung, antimongoloide + Makrozephalie + Minderwuchs + Nystagmus + Pulmonalstenose + Splenomegalie + Stirn, hohe + Strabismus + Ventrikelseptumdefekt)
Lutembacher-Komplex
(+ Druckerhöhung im rechten Herzen + Hilusgefäße, pulsierende + Mitralstenose + P-dextrocardiale im EKG + Pulmonalarterie, Druckerhöhung + Rechtsschenkelblock + Vorhofflimmern)
Mutchinick-Syndrom
(+ Augenbrauen, lange und gekrauste + Gaumen, hoher + geistige Behinderung + Gesichtsdysmorphien + Herzfehler + Hypertelorismus + Klinodaktylie + Lidachsenstellung, antimongoloide + Mikrozephalie + Minderwuchs + Nagelanomalien + Nasenwurzel, breite, prominente + Nierenanomalien + Ohren, große + Pigmentationsanomalien + Prognathie + Pulmonalstenose + Trichterbrust)

Abszesse, neutrophile

Katzenkratzkrankheit
(+ Angiomatose + Arthralgien + Exantheme + Granulome, tuberkuloide + Inokulationsreaktion, papulöse + Knötchen, furunkelähnliches + Konjunktivitis + Kopfschmerz + Lymphadenitis + Lymphknoteneinschmelzung + Müdigkeit + Myalgien + Nekrose, sternförmige verkäsende + Neuritis + Neuroretinitis + Papeln, rötlich-bräunliche)

Alcianblau-positives Material

Muzinose, retikuläre erythematöse
(+ Erytheme + Maculae + Papeln)

Amyloidplaques

Ataxie, spinozerebellare, Typ Gerstmann-Sträussler
(+ Ataxie + Demenz + Dysarthrie + Enzephalopathie + Hinterstrangsymptome + Intentionstremor + Muskelhypotonie + Nystagmus + Pyramidenbahnzeichen + Rigor)

Ceramid-haltige intralysosomale Ablagerungen

Farber-Krankheit
(+ Arthralgien + Atemstörung + Dysphonie + Entwicklungsrückstand, statomotorischer + Gedeihstörungen + geistige Behinderung + Knochendestruktionen, gelenknahe + Schwellungen, erythematöse, schmerzhafte)

Einschlußkörperchen, basophile

May-Hegglin-Anomalie
(+ Thrombozyten, vergrößerte + Thrombozytenüberlebenszeit, verkürzte + Thrombozytopenie)

epidermale Zytolyse

Epidermolysis bullosa simplex Ogna
(+ Blasenbildung)
Epidermolysis bullosa simplex Weber-Cockayne
(+ Blasenbildung)

Glomeruli, vergrößerte

Oligomeganephronie
(+ Erbrechen + Fieber + Gedeihstörungen + Minderwuchs, pränataler + Nierenhypoplasie + Polyurie + zerebrale Anfälle)

Glycin, erhöhtes, im Gehirn

Hyperglycinämie, nichtketotische, isolierte
(+ Apnoezustände + geistige Behinderung + Glycin, erhöhtes, im Liquor + Glycin, erhöhtes, im Plasma + Glycin, erhöhtes, im Urin + Lethargie + Muskelhypotonie + Spastik + zerebrale Anfälle)

granulomatöse Entzündung

Melkersson-Rosenthal-Komplex
(+ Fazialislähmung + Gesichtsödem + Lingua plicata + Lippenschwellung, rezidivierende)

Histologie

Granulome, tuberkuloide

Katzenkratzkrankheit
(+ Abszesse, neutrophile + Angiomatose + Arthralgien + Exantheme + Inokulationsreaktion, papulöse + Knötchen, furunkelähnliches + Konjunktivitis + Kopfschmerz + Lymphadenitis + Lymphknoteneinschmelzung + Müdigkeit + Myalgien + Nekrose, sternförmige verkäsende + Neuritis + Neuroretinitis + Papeln, rötlich-bräunliche)

Hautgefäße, IgA-Ablagerungen

Purpura Schoenlein-Henoch
(+ Abdominalschmerzen + Arthritiden + Erbrechen + Melaena + Nephritis + Purpura)

Histiozyten, seeblaue

Syndrom der seeblauen Histiozyten
(+ Hepatomegalie + Splenomegalie + Thrombozytopenie)

Kupfergehalt der Leber, erhöhter

Morbus Wilson
(+ Coeruloplasmin, vermindertes + Dysarthrie + Hepatitis + Hornhaut, Kupferspeicherung, vermehrte + Kayser-Fleischer-Ring + Kupferausscheidung, vermehrte + Leberzirrhose + Pseudosklerose + Rigor + Tremor)

Leberzellen, Cholesterinspeicherung

Wolman-Krankheit
(+ Diarrhö + Eigenreflexe, gesteigerte + Erbrechen + Exantheme + Fieber + Hepatomegalie + Ikterus + Lymphozyten, vakuolisierte + Meteorismus + Opisthotonus + Osteoporose + Schaumzellen + Splenomegalie + Untergewicht + Verkalkungen, punktförmige, der vergrößerten Nebennieren)

Lipopigmentablagerungen, intralysosomale

Ceroidlipofuscinose, neuronale, Typ Kufs
(+ Abbau, geistiger + Ataxie + Demenz + EEG, pathologisches + Myoklonien + zerebrale Anfälle)

Lipozyten, reife univakuoläre, Proliferation

Lipomatose, benigne symmetrische
(+ Androtropie + Beinvenenvarikose + Erytheme + Fettgewebe, subkutanes, Vermehrung, symmetrische diffuse, teigig derbe + Fetthals + Hepatopathie + Hypertonie + Karzinome des oberen Respirationstrakts, Syntropie + Karzinome, oro-pharyngeale, Syntropie + pseudoathletischer Habitus)

Lymphozyten, vakuolisierte

Aspartylglucosaminurie
(+ Aspartylglucosaminhydrolase im Urin + Demenz + Gesichtszüge, grobe + Skelettanomalien)
Wolman-Krankheit
(+ Diarrhö + Eigenreflexe, gesteigerte + Erbrechen + Exantheme + Fieber + Hepatomegalie + Ikterus + Leberzellen, Cholesterinspeicherung + Meteorismus + Opisthotonus + Osteoporose + Schaumzellen + Splenomegalie + Untergewicht + Verkalkungen, punktförmige, der vergrößerten Nebennieren)

Nekrose, sternförmige verkäsende

Katzenkratzkrankheit
(+ Abszesse, neutrophile + Angiomatose + Arthralgien + Exantheme + Granulome, tuberkuloide + Inokulationsreaktion, papulöse + Knötchen, furunkelähnliches + Konjunktivitis + Kopfschmerz + Lymphadenitis + Lymphknoteneinschmelzung + Müdigkeit + Myalgien + Neuritis + Neuroretinitis + Papeln, rötlich-bräunliche)

Parakeratose

Porokeratosis Mibelli
(+ Hyperkeratose + Papeln)

Peroxisomen, fehlende, in Leber- und Nierenzellen

Zellweger-Syndrom
(+ Areflexie + Demyelinisierung + Dyskranie + Entwicklungsrückstand, motorischer und geistiger + Gesichtsdysmorphien + Hepatomegalie + Hornhauttrübung + Hyporeflexie + Katarakt + Leberfunktionsstörung + Muskelhypotonie + Neugeborenenikterus + Nierenzysten + Schwerhörigkeit + Stirn, hohe + zerebrale Anfälle)

Riesengranulation in allen granulahaltigen Zellen

Chediak-Higashi-Syndrom
(+ Albinismus + Immundefekt + Infektanfälligkeit + Infektionen, bakterielle rezidivierende + NK-Zell-Defekt + Phagozytendefekt)

Schaumzellen

DAF-Symptomatik
(+ Ataxie + Ophthalmoplegie)
Niemann-Pick-Krankheit
(+ Ataxie + Fundus, kirschroter Fleck + Gedeihstörungen + hämatopoetische Störungen + Hautfarbe, gelbliche + Hepatomegalie + Infektanfälligkeit + Minderwuchs + neurodegenerative Symptome + Nystagmus + Skelettanomalien + Sphingomyelininfiltration der Lunge + Splenomegalie + Tetraplegie, spastische)
Tangier-Krankheit
(+ Alpha-Lipoproteine, fehlende + EMG, pathologisches + Hirnnerven, Neuropathie + Hornhauttrübung + Muskelatrophie + Nervenleitgeschwindigkeit, verzögerte + Neuropathien + Schleimhautverfärbung + Serumlipide, erniedrigte + Splenomegalie + Tonsillenhypertrophie)
Wolman-Krankheit
(+ Diarrhö + Eigenreflexe, gesteigerte + Erbrechen + Exantheme + Fieber + Hepatomegalie + Ikterus + Leberzellen, Cholesterinspeicherung + Lymphozyten, vakuolisierte + Meteorismus + Opisthotonus + Osteoporose + Splenomegalie + Untergewicht + Verkalkungen, punktförmige, der vergrößerten Nebennieren)

Speichervakuolen

Sandhoff-Krankheit
(+ Blindheit + Dezerebration + Entwicklungsrückstand, motorischer und geistiger + Fundus, kirschroter Fleck + zerebrale Anfälle)
Tay-Sachs-Krankheit
(+ Blindheit + Dezerebration + Entwicklungsrückstand, motorischer und geistiger + Fundus, kirschroter Fleck + Hyperakusis + Makrozephalie + zerebrale Anfälle)

Histologie

Speicherzellen

Gaucher-Krankheit
(+ Anämie + Arthralgien + Demenz + Fundus, Veränderungen, fleckförmig-weiße + Gedeihstörungen + geistige Behinderung + Hepatomegalie + Knochenschmerzen + Minderwuchs + Reflexe, pathologische + Spastik + Splenomegalie + Thrombozytopenie + zerebrale Anfälle)

vakuolisierte Zellen

Mucolipidose II
(+ Dysostosen + Entwicklungsrückstand, statomotorischer + Geburtsgewicht, niedriges + Gelenkkontrakturen + Gesichtsdysmorphien + Hautverdickung + Hepatomegalie + Hernien + Infekte des Respirationstrakts + Minderwuchs + Splenomegalie)

Verkalkungen, punktförmige, der vergrößerten Nebennieren

Wolman-Krankheit
(+ Diarrhö + Eigenreflexe, gesteigerte + Erbrechen + Exantheme + Fieber + Hepatomegalie + Ikterus + Leberzellen, Cholesterinspeicherung + Lymphozyten, vakuolisierte + Meteorismus + Opisthotonus + Osteoporose + Schaumzellen + Splenomegalie + Untergewicht)

Immunität

allergische Reaktion

Churg-Strauss-Syndrom
(+ Asthma bronchiale + Eosinophilie + Lungeninfiltrate + Mononeuritis multiplex + Neuropathien + Sinusitis + Vaskulitis, nekrotisierende)

Löffler-Endokarditis
(+ Dyspnoe + Eosinophilie + Kardiomegalie + Mitralinsuffizienz + Thromboembolien)

Immundefekt

Adenosindesaminase-Mangel
(+ Candidiasis + Chondrodysplasie, metaphysäre + Diarrhö + Gedeihstörungen)

Agammaglobulinämie Typ Bruton
(+ B-Lymphozyten, völliges Fehlen + Immunglobuline, Verminderung der Hauptfraktion + Infektanfälligkeit + Infektionen, rezidivierende + Lungenfibrose + Plasmazellen, fehlende)

AIDS
(+ Candidiasis + Diarrhö + Enzephalopathie + Herpes simplex + Histoplasmose + HIV + Infektanfälligkeit + Infektionen, opportunistische + Isosporiasis + Kachexie + Kaposi-Sarkom + Kokzidioidomykose + Kryptokokkose + Kryptosporidiose + Leukoenzephalopathie + Lymphadenopathie + Lymphome + mykobakterielle Erkrankungen + Pneumocystis carinii + Pneumonie + Toxoplasmose des Gehirns + Zytomegalie)

Bloom-Syndrom
(+ Erythem, schmetterlingsförmiges + Erytheme + Infektanfälligkeit + Minderwuchs + Minderwuchs, pränataler + Pigmentationsanomalien)

CCC-Syndrom
(+ Dandy-Walker-Anomalie + Gaumenspalte + Gesichtsdysmorphien + Herzfehler + Stirn, vorgewölbte)

Chediak-Higashi-Syndrom
(+ Albinismus + Infektanfälligkeit + Infektionen, bakterielle rezidivierende + NK-Zell-Defekt + Phagozytendefekt + Riesengranulation in allen granulahaltigen Zellen)

Dysgenesie, retikuläre
(+ Granulozytopenie + Hypogammaglobulinämie + Infektionen, septische oder septiforme + Leukozytopenie + Lymphozytopenie + Myelopoese, fehlende + Thymusschatten, fehlender)

Granulomatose, septische
(+ Allgemeininfektion, schwere + Entzündungsherde, chronischgranulomatöse, der Harnwege + Entzündungsherde, chronischgranulomatöse, im Gastrointestinaltrakt + Hautinfektionen, akutabszedierende + Infektanfälligkeit + Infekte des Respirationstrakts + Infektionen, abszedierende (der Leber, der Lunge, der Lymphknoten, der Milz, des Gastrointestinaltrakts) + Phagozytendefekt)

Griscelli-Syndrom
(+ Albinismus + Infektionen, rezidivierende)

ICF-Syndrom
(+ Epikanthus + geistige Behinderung + Gesichtsdysmorphien + Hypertelorismus + Infektionen, rezidivierende + Makroglossie + Minderwuchs + Sprachentwicklung, verzögerte)

Immundefekte
(+ Allgemeininfektion, schwere + Infektanfälligkeit)

immuno-ossäre Dysplasie Schimke
(+ Fistelstimme + Haar, feines + Lymphozytopenie + Minderwuchs + Minderwuchs, pränataler + Nase, breite, flache + Nasenspitze, breite, plumpe + Nephropathie + Nierenversagen + Ödeme, allg. + Pigmentflecken)

Knorpel-Haar-Hypoplasie
(+ Haar, feines + Hypotrichose + Metaphysendysplasie + Minderwuchs + T-Zelldefekt)

Nezelof-Syndrom
(+ Candidiasis + Hautinfektionen, rezidivierende + Infektanfälligkeit + Lymphozytopenie + T-Lymphozyten, fehlende + T-Zelldefekt + Thymusschatten, fehlender)

Immunität

Nijmegen-Chromosomenbruch-Syndrom
(+ geistige Behinderung + IgA-Mangel + Infektanfälligkeit + Mikrozephalie + Minderwuchs)
OPSI(-Syndrom)
(+ Infektanfälligkeit + Infektionen, septische oder septiforme + Infektionsgefährdung nach Splenektomie + Verbrauchskoagulopathie)
Wiskott-Aldrich-Syndrom
(+ Androtropie + Ekzeme + Haut- und Schleimhautblutungen + Infektionen, opportunistische + Infektionen, pyogene + Melaena + Purpura + Thrombozytopenie)

Infektanfälligkeit

Agammaglobulinämie Typ Bruton
(+ B-Lymphozyten, völliges Fehlen + Immundefekt + Immunglobuline, Verminderung der Hauptfraktion + Infektionen, rezidivierende + Lungenfibrose + Plasmazellen, fehlende)
AIDS
(+ Candidiasis + Diarrhö + Enzephalopathie + Herpes simplex + Histoplasmose + HIV + Immundefekt + Infektionen, opportunistische + Isosporiasis + Kachexie + Kaposi-Sarkom + Kokzidioidomykose + Kryptokokkose + Kryptosporidiose + Leukoenzephalopathie + Lymphadenopathie + Lymphome + mykobakterielle Erkrankungen + Pneumocystis carinii + Pneumonie + Toxoplasmose des Gehirns + Zytomegalie)
Anämie, megaloblastische
(+ Achylie, Histamin-sensible + Anämie, hyperchrome + Anämie, megaloblastische + Infektionen, rezidivierende)
Bloom-Syndrom
(+ Erythem, schmetterlingsförmiges + Erytheme + Immundefekt + Minderwuchs + Minderwuchs, pränataler + Pigmentationsanomalien)
Chediak-Higashi-Syndrom
(+ Albinismus + Immundefekt + Infektionen, bakterielle rezidivierende + NK-Zell-Defekt + Phagozytendefekt + Riesengranulation in allen granulahaltigen Zellen)
Cushing-Syndrom
(+ Büffelnacken + Diabetes mellitus + Ekchymosen + Hirsutismus + Hyperglykämie + Hypertonie + Hypogonadismus + Osteoporose + Stammfettsucht + Striae distensae cutis)
Erythroleukämie, akute
(+ Anämie + Blutungsneigung + Leukämie + Megaloblastose + Myeloblasten + Ringsideroblasten + Thrombozytopenie)
Felty-Syndrom
(+ Arthritiden + Fieber + Gewichtsabnahme + Granulozytopenie + Hyperpigmentierung + Splenomegalie + Thrombozytopenie)
Fucosidose
(+ Angiokeratome + Ataxie + Dysostosen + Gedeihstörungen + geistige Behinderung + Gesichtsdysmorphien + Minderwuchs + Spastik + zerebrale Anfälle)
Granulomatose, septische
(+ Allgemeininfektion, schwere + Entzündungsherde, chronisch-granulomatöse, der Harnwege + Entzündungsherde, chronisch-granulomatöse, im Gastrointestinaltrakt + Hautinfektionen, akut-abszedierende + Immundefekt + Infekte des Respirationstrakts + Infektionen, abszedierende + Infektionen, akut-abszedierende, der Leber + Infektionen, akut-abszedierende, der Lunge + Infektionen, akut-abszedierende, der Lymphknoten + Infektionen, akut-abszedierende, der Milz + Infektionen, akut-abszedierende, des Gastrointestinaltrakts + Phagozytendefekt)
Hämoglobinurie, paroxysmale nächtliche
(+ Abdominalschmerzen + Anämie + Anämie, hämolytische + Blutungsneigung + Hämoglobinurie + Hämolyse + Hämosiderinurie + Ikterus + Thrombosen, arterielle oder venöse)
Immundefekte
(+ Allgemeininfektion, schwere + Immundefekt)
Leukodystrophie, metachromatische, Typ Greenfield
(+ Blindheit + Dezerebration + Dysarthrie + Eiweißgehalt, erhöhter, im Liquor + Entwicklungsrückstand, motorischer und geistiger + Fallneigung + Gangstörungen + Muskelschwäche + Nervenleitgeschwindigkeit, verzögerte + Tetraplegie, spastische + Verhaltensstörungen)
Nezelof-Syndrom
(+ Candidiasis + Hautinfektionen, rezidivierende + Immundefekt + Lymphozytopenie + T-Lymphozyten, fehlende + T-Zelldefekt + Thymusschatten, fehlender)
Niemann-Pick-Krankheit
(+ Ataxie + Fundus, kirschroter Fleck + Gedeihstörungen + hämatopoetische Störungen + Hautfarbe, gelbliche + Hepatomegalie + Minderwuchs + neurodegenerative Symptome + Nystagmus + Schaumzellen + Skelettanomalien + Sphingomyelininfiltration der Lunge + Splenomegalie + Tetraplegie, spastische)
Nijmegen-Chromosomenbruch-Syndrom
(+ geistige Behinderung + IgA-Mangel + Immundefekt + Mikrozephalie + Minderwuchs)
OPSI(-Syndrom)
(+ Immundefekt + Infektionen, septische oder septiforme + Infektionsgefährdung nach Splenektomie + Verbrauchskoagulopathie)
γ-Schwerkettenkrankheit
(+ Gamma-Schwerketten, monoklonale, defekte + Lymphadenopathie + Lymphozytose)

Kuhmilchallergie

Heiner-Syndrom
(+ Angioödem + Atelektasen + Bronchitis, obstruktive + Diarrhö + Dyspnoe + Erbrechen + Gedeihstörungen + Hämoptoe + Hämosiderose + Husten + Rhinitis + Urtikaria)
TAR-Syndrom
(+ Armasymmetrien + Corpus-callosum-Agenesie + Eosinophilie + Fingerhypoplasien + Humerusagenesie + Humerusdysplasie + Karpalhypoplasien + Kleinhirnwurm, Aplasie oder Hypoplasie + leukämoide Reaktionen + Radialdeviation der Hand + Radiusaplasie + Thrombozytopenie + Ulna, verkürzte + Ulnaagenesie + Ulnafehlbildung)

NK-Zell-Defekt

Chediak-Higashi-Syndrom
(+ Albinismus + Immundefekt + Infektanfälligkeit + Infektionen, bakterielle rezidivierende + Phagozytendefekt + Riesengranulation in allen granulahaltigen Zellen)

Phagozytendefekt

Chediak-Higashi-Syndrom
(+ Albinismus + Immundefekt + Infektanfälligkeit + Infektionen, bakterielle rezidivierende + NK-Zell-Defekt + Riesengranulation in allen granulahaltigen Zellen)
Granulomatose, septische
(+ Allgemeininfektion, schwere + Entzündungsherde, chronisch-granulomatöse, der Harnwege + Entzündungsherde, chronisch-granulomatöse, im Gastrointestinaltrakt + Hautinfektionen, akut-abszedierende + Immundefekt + Infektanfälligkeit + Infekte des Respirationstrakts + Infektionen, abszedierende + Infektionen, akut-abszedierende, der Leber + Infektionen, akut-abszedierende, der Lunge + Infektionen, akut-abszedierende, der Lymphknoten + Infektionen, akut-abszedierende, der Milz + Infektionen, akut-abszedierende, des Gastrointestinaltrakts)

Infektionen

Allgemeininfektion, schwere

Ektodermose, pluriorifizielle
(+ Anus, Entzündung, pseudomembranöse + Augenentzündung, pseudomembranöse + Exantheme + Fieber + Genitalentzündung, pseudomembranöse + Mundschleimhaut, Entzündung, pseudomembranöse)

Granulomatose, septische
(+ Entzündungsherde, chronisch-granulomatöse, der Harnwege + Entzündungsherde, chronisch-granulomatöse, im Gastrointestinaltrakt + Hautinfektionen, akut-abszedierende + Immundefekt + Infektanfälligkeit + Infekte des Respirationstrakts + Infektionen, abszedierende + Infektionen, akut-abszedierende, der Leber + Infektionen, akut-abszedierende, der Lunge + Infektionen, akut-abszedierende, der Lymphknoten + Infektionen, akut-abszedierende, der Milz + Infektionen, akut-abszedierende, des Gastrointestinaltrakts + Phagozytendefekt)

Immundefekte
(+ Immundefekt + Infektanfälligkeit)

Omenn-Syndrom
(+ Alopezie + Diarrhö + Eosinophilie + Exanthem, makulopapulöses + Hepatomegalie + Lymphadenopathie)

Borrelia-burgdorferi-Infektion

Lymphadenosis benigna cutis Bäfverstedt
(+ Erythema migrans + Gynäkotropie + Knoten, bräunlich- bis hellrote + Papeln, bräunlich- bis hellrote + Pseudolymphom + Zeckenbiß)

Candidiasis

Adenosindesaminase-Mangel
(+ Chondrodysplasie, metaphysäre + Diarrhö + Gedeihstörungen + Immundefekt)

AIDS
(+ Diarrhö + Enzephalopathie + Herpes simplex + Histoplasmose + HIV + Immundefekt + Infektanfälligkeit + Infektionen, opportunistische + Isosporiasis + Kachexie + Kaposi-Sarkom + Kokzidioidomykose + Kryptokokkose + Kryptosporidiose + Leukoenzephalopathie + Lymphadenopathie + Lymphome + mykobakterielle Erkrankungen + Pneumocystis carinii + Pneumonie + Toxoplasmose des Gehirns + Zytomegalie)

mukoepitheliale Dysplasie, hereditäre
(+ Alopezie + Blepharospasmus + Cor pulmonale + Hornhaut, Vaskularisierung, mit Pannusbildung + Hornhautvernarbung + Hyperkeratose, follikuläre + Katarakt + Keratokonjunktivitis + Lungenfibrose + Nystagmus + Photophobie + Pneumonie + Pneumothorax, spontaner)

Nezelof-Syndrom
(+ Hautinfektionen, rezidivierende + Immundefekt + Infektanfälligkeit + Lymphozytopenie + T-Lymphozyten, fehlende + T-Zelldefekt + Thymusschatten, fehlender)

polyglanduläres Autoimmun-(PGA-)Syndrom, Typ I
(+ Hypoparathyreoidismus + Nebennierenrindeninsuffizienz)

Coxsackie-Viren

Hand-Fuß-Mund-Krankheit
(+ Bläschenbildungen an den Händen und/oder Füßen + Exantheme + Mundschleimhaut, Bläschen)

Histoplasmose

AIDS
(+ Candidiasis + Diarrhö + Enzephalopathie + Herpes simplex + HIV + Immundefekt + Infektanfälligkeit + Infektionen, opportunistische + Isosporiasis + Kachexie + Kaposi-Sarkom + Kokzidioidomykose + Kryptokokkose + Kryptosporidiose + Leukoenzephalopathie + Lymphadenopathie + Lymphome + mykobakterielle Erkrankungen + Pneumocystis carinii + Pneumonie + Toxoplasmose des Gehirns + Zytomegalie)

HIV

AIDS
(+ Candidiasis + Diarrhö + Enzephalopathie + Herpes simplex + Histoplasmose + Immundefekt + Infektanfälligkeit + Infektionen, opportunistische + Isosporiasis + Kachexie + Kaposi-Sarkom + Kokzidioidomykose + Kryptokokkose + Kryptosporidiose + Leukoenzephalopathie + Lymphadenopathie + Lymphome + mykobakterielle Erkrankungen + Pneumocystis carinii + Pneumonie + Toxoplasmose des Gehirns + Zytomegalie)

Kaposi-Sarkom
(+ Flecken, rotbraune bis blaurote + Knoten + Papeln)

Infekt, chronischer

Amyloidosen
(+ Amyloidnachweis + Amyloidosen, senile + Demenz + Hepatomegalie + Herzinsuffizienz + Kardiomyopathie + Kreislaufdysregulation, orthostatische + Makroglossie + Neuropathien + Niereninsuffizienz + Proteinurie + Splenomegalie)

Infektionen, abszedierende

Granulomatose, septische
(+ Allgemeininfektion, schwere + Entzündungsherde, chronisch-granulomatöse, der Harnwege + Entzündungsherde, chronisch-granulomatöse, im Gastrointestinaltrakt + Hautinfektionen, akut-abszedierende + Immundefekt + Infektanfälligkeit + Infekte des Respirationstrakts + Infektionen, akut-abszedierende, der Leber + Infektionen, akut-abszedierende, der Lunge + Infektionen, akut-abszedierende, der Lymphknoten + Infektionen, akut-abszedierende, der Milz + Infektionen, akut-abszedierende, des Gastrointestinaltrakts + Phagozytendefekt)

Hyper-IgE-Syndrom
(+ Dermatitis, ekzematoide + Eosinophilie + IgE-Erhöhung)

Infektionen, bakterielle rezidivierende

Chediak-Higashi-Syndrom
(+ Albinismus + Immundefekt + Infektanfälligkeit + NK-Zell-Defekt + Phagozytendefekt + Riesengranulation in allen granulahaltigen Zellen)

Infektionen, opportunistische

AIDS
(+ Candidiasis + Diarrhö + Enzephalopathie + Herpes simplex + Histoplasmose + HIV + Immundefekt + Infektanfälligkeit + Isosporiasis + Kachexie + Kaposi-Sarkom + Kokzidioidomykose + Kryptokokkose + Kryptosporidiose + Leukoenzephalopathie + Lymphadenopathie + Lymphome + mykobakterielle Erkrankungen + Pneumocystis carinii + Pneumonie + Toxoplasmose des Gehirns + Zytomegalie)

Wiskott-Aldrich-Syndrom
(+ Androtropie + Ekzeme + Haut- und Schleimhautblutungen + Immundefekt + Infektionen, pyogene + Melaena + Purpura + Thrombozytopenie)

Infektionen

Infektionen, pyogene

Kostmann-Syndrom
(+ Agranulozytose + Eosinophilie + Monozytose)
Neutropenie, zyklische
(+ Agranulozytose + Neutropenie)
Wiskott-Aldrich-Syndrom
(+ Androtropie + Ekzeme + Haut- und Schleimhautblutungen + Immundefekt + Infektionen, opportunistische + Melaena + Purpura + Thrombozytopenie)

Infektionen, rezidivierende

Agammaglobulinämie Typ Bruton
(+ B-Lymphozyten, völliges Fehlen + Immundefekt + Immunglobuline, Verminderung der Hauptfraktion + Infektanfälligkeit + Lungenfibrose + Plasmazellen, fehlende)
Anämie, megaloblastische
(+ Achylie, Histamin-sensible + Anämie, hyperchrome + Anämie, megaloblastische + Infektanfälligkeit)
Blue-diaper-Syndrom
(+ Blaufärbung der Windeln + Fieber + Gedeihstörungen + Hyperkalzämie + Hyperphosphaturie + Indikanurie + Obstipation)
Griscelli-Syndrom
(+ Albinismus + Immundefekt)
ICF-Syndrom
(+ Epikanthus + geistige Behinderung + Gesichtsdysmorphien + Hypertelorismus + Immundefekt + Makroglossie + Minderwuchs + Sprachentwicklung, verzögerte)
Lazy-leukocyte-Syndrom
(+ Granulozytenfunktionsstörung + Neutropenie)

Infektionen, septische oder septiforme

Dysgenesie, retikuläre
(+ Granulozytopenie + Hypogammaglobulinämie + Immundefekt + Leukozytopenie + Lymphozytopenie + Myelopoese, fehlende + Thymusschatten, fehlender)
OPSI(-Syndrom)
(+ Immundefekt + Infektanfälligkeit + Infektionsgefährdung nach Splenektomie + Verbrauchskoagulopathie)

Infektionsgefährdung nach Splenektomie

OPSI(-Syndrom)
(+ Immundefekt + Infektanfälligkeit + Infektionen, septische oder septiforme + Verbrauchskoagulopathie)

Isosporiasis

AIDS
(+ Candidiasis + Diarrhö + Enzephalopathie + Herpes simplex + Histoplasmose + HIV + Immundefekt + Infektanfälligkeit + Infektionen, opportunistische + Kachexie + Kaposi-Sarkom + Kokzidioidomykose + Kryptokokkose + Kryptosporidiose + Leukoenzephalopathie + Lymphadenopathie + Lymphome + mykobakterielle Erkrankungen + Pneumocystis carinii + Pneumonie + Toxoplasmose des Gehirns + Zytomegalie)

Kokzidioidomykose

AIDS
(+ Candidiasis + Diarrhö + Enzephalopathie + Herpes simplex + Histoplasmose + HIV + Immundefekt + Infektanfälligkeit + Infektionen, opportunistische + Isosporiasis + Kachexie + Kaposi-Sarkom + Kryptokokkose + Kryptosporidiose + Leukoenzephalopathie + Lymphadenopathie + Lymphome + mykobakterielle Erkrankungen + Pneumocystis carinii + Pneumonie + Toxoplasmose des Gehirns + Zytomegalie)

Kryptokokkose

AIDS
(+ Candidiasis + Diarrhö + Enzephalopathie + Herpes simplex + Histoplasmose + HIV + Immundefekt + Infektanfälligkeit + Infektionen, opportunistische + Isosporiasis + Kachexie + Kaposi-Sarkom + Kokzidioidomykose + Kryptosporidiose + Leukoenzephalopathie + Lymphadenopathie + Lymphome + mykobakterielle Erkrankungen + Pneumocystis carinii + Pneumonie + Toxoplasmose des Gehirns + Zytomegalie)

Kryptosporidiose

AIDS
(+ Candidiasis + Diarrhö + Enzephalopathie + Herpes simplex + Histoplasmose + HIV + Immundefekt + Infektanfälligkeit + Infektionen, opportunistische + Isosporiasis + Kachexie + Kaposi-Sarkom + Kokzidioidomykose + Kryptokokkose + Leukoenzephalopathie + Lymphadenopathie + Lymphome + mykobakterielle Erkrankungen + Pneumocystis carinii + Pneumonie + Toxoplasmose des Gehirns + Zytomegalie)

Lues

paroxysmale Kältehämoglobinurie (Donath-Landsteiner)
(+ Antikörper, hämolysierende, bithermische + Hämolyse + Kältehämoglobinurie + Zyanose)
Parrot-Lähmung
(+ Epiphysenlösung + Osteochondritis + Periostitis + Pseudoparalyse im Bereich der oberen Extremitäten)

Mikrofilarien-Infektion

Eosinophilie, tropische
(+ Eosinophilie + Lungeninfiltrate)

Mononukleose, infektiöse

Purtilo-Syndrom
(+ Hypogammaglobulinämie + Lymphome + Lymphozytose)

mykobakterielle Erkrankungen

AIDS
(+ Candidiasis + Diarrhö + Enzephalopathie + Herpes simplex + Histoplasmose + HIV + Immundefekt + Infektanfälligkeit + Infektionen, opportunistische + Isosporiasis + Kachexie + Kaposi-Sarkom + Kokzidioidomykose + Kryptokokkose + Kryptosporidiose + Leukoenzephalopathie + Lymphadenopathie + Lymphome + Pneumocystis carinii + Pneumonie + Toxoplasmose des Gehirns + Zytomegalie)

Parvovirus B 19

Knochenmarkaplasie, passagere
(+ Anämie, hämolytische + aplastische Krise + Fieber + Leukozytopenie + Panzytopenie + Proerythroblasten + Retikulozytopenie + Schwächegefühl, allgemeines + Thrombozytopenie)

Infektionen

Pneumocystis carinii

AIDS
(+ Candidiasis + Diarrhö + Enzephalopathie + Herpes simplex + Histoplasmose + HIV + Immundefekt + Infektanfälligkeit + Infektionen, opportunistische + Isosporiasis + Kachexie + Kaposi-Sarkom + Kokzidioidomykose + Kryptokokkose + Kryptosporidiose + Leukoenzephalopathie + Lymphadenopathie + Lymphome + mykobakterielle Erkrankungen + Pneumonie + Toxoplasmose des Gehirns + Zytomegalie)

Staphylococcus-aureus-Infektion

Dermatitis exfoliativa Ritter von Rittershain
(+ Blasenbildung + Erosionen + Erythrodermie + Nikolski-Phänomen, positives)

urogenitale Infektion

Morbus Reiter
(+ Arthralgien + Arthritiden + Enteritis + Konjunktivitis + Urethritis)

Zytomegalie

AIDS
(+ Candidiasis + Diarrhö + Enzephalopathie + Herpes simplex + Histoplasmose + HIV + Immundefekt + Infektanfälligkeit + Infektionen, opportunistische + Isosporiasis + Kachexie + Kaposi-Sarkom + Kokzidioidomykose + Kryptokokkose + Kryptosporidiose + Leukoenzephalopathie + Lymphadenopathie + Lymphome + mykobakterielle Erkrankungen + Pneumocystis carinii + Pneumonie + Toxoplasmose des Gehirns)

Intelligenz

Abbau, geistiger

Adrenoleukodystrophie
(+ Demyelinisierung + Gangstörungen + Hörstörung + Hyperpigmentierung + Nebennierenrindeninsuffizienz + Neuropathien + Sehstörungen + Verhaltensstörungen)
amelo-zerebro-hypohidrotisches Syndrom
(+ geistige Behinderung + Hypohidrose + Schmelzhypoplasie + Spastik + Zähne, Gelbverfärbung + zerebrale Anfälle)
Boxer-Enzephalopathie, traumatische
(+ Ataxie + Denkstörung + Dysarthrie + Hyperreflexie + Merkfähigkeitsstörungen + Parkinson-Symptome)
Ceroidlipofuscinose, neuronale, Typ Kufs
(+ Ataxie + Demenz + EEG, pathologisches + Lipopigmentablagerungen, intralysosomale + Myoklonien + zerebrale Anfälle)
Ceroidlipofuscinose, neuronale, Typ Spielmeyer-Vogt
(+ Blindheit + Demenz + Fundus, Pigmentationen + Haltungsanomalien + Makuladegeneration + motorische Störungen + Optikusatrophie + psychische Störungen + zerebrale Anfälle)
Hysteroid, organisches
(+ Demenz)
Lafora-Syndrom
(+ Anfälle, visuelle, fokale + Ataxie + Blindheit + Dysarthrie + Epilepsie + epileptische Anfälle)
Leukodystrophie, metachromatische, Typ Austin
(+ Affektlabilität + Angstzustände + Antriebsschwäche + Ataxie + Athetose + Distanzlosigkeit + Dysarthrie + Dystonie, motorische + Nervenleitgeschwindigkeit, verzögerte + Optikusatrophie + Persönlichkeitsveränderungen + Spastik)
MELAS-Syndrom
(+ Creatinkinase, erhöhte + Diabetes mellitus + Enzephalopathie + Kardiomyopathie + Laktaterhöhung + Minderwuchs + Myoklonien + Myopathie + Schallempfindungsstörung + Schwerhörigkeit + zerebrale Anfälle)
MERRF-Syndrom
(+ Ataxie + Atemstörung + Enzephalopathie + Epilepsie + epileptische Anfälle + Kardiomyopathie + Laktaterhöhung + Lipome + Minderwuchs + Myoklonien + Myopathie + Schallempfindungsstörung + Schwerhörigkeit + zerebrale Anfälle)
Moyamoya-Symptomenkomplex
(+ Hämatome, intrazerebrale + ischämische Attacken, transitorische + Schlaganfall, ischämischer + Subarachnoidalblutung + zerebrale Anfälle)
Nyssen-van-Bogaert-Syndrom
(+ Dystonie, motorische + Entwicklungsrückstand, statomotorischer + Hirnatrophie + Hörverlust + Ophthalmoplegie + Sprachabbau + Visusminderung)
Panenzephalitis, subakute, sklerosierende, van Bogaert
(+ epileptische Anfälle + Hinstürzen + Hyperkinesen + Sehstörungen + Spastik + vegetative Störungen + zerebellare Symptomatik)

Bradyphrenie

Parkinson-Krankheit
(+ Akinesie + Demenz + Hyperhidrose + Mikrographie + Mimik, verminderte + monotone Sprache + Rigor + Speichelfluß, vermehrter + Tremor + zittriger, schlürfender Gang)

Demenz

Alzheimer-Krankheit
(+ Aphasie + Apraxie + gnostische Störungen + Hirnatrophie + Merkfähigkeitsstörungen + Orientierungsstörungen)
Amyloidosen
(+ Amyloidnachweis + Amyloidosen, senile + Hepatomegalie + Herzinsuffizienz + Infekt, chronischer + Kardiomyopathie + Kreislaufdysregulation, orthostatische + Makroglossie + Neuropathien + Niereninsuffizienz + Proteinurie + Splenomegalie)

Intelligenz

Angiomatose, diffuse kortikomeningeale
(+ Akrozyanose + Angiomatose, kortikomeningeale + Bewegungsstörungen, zentrale + Cutis marmorata + zerebrale Anfälle)
Aspartylglucosaminurie
(+ Aspartylglucosaminhydrolase im Urin + Gesichtszüge, grobe + Lymphozyten, vakuolisierte + Skelettanomalien)
Ataxie, spinozerebellare, Typ Gerstmann-Sträussler
(+ Amyloidplaques + Ataxie + Dysarthrie + Enzephalopathie + Hinterstrangsymptome + Intentionstremor + Muskelhypotonie + Nystagmus + Pyramidenbahnzeichen + Rigor)
Atrophia cerebellaris tardiva (Typ Marie-Foix-Alajouanine)
(+ Ataxie + Dysarthrie + Gangataxie + Nystagmus)
Ceroidlipofuscinose, neuronale, Typ Kufs
(+ Abbau, geistiger + Ataxie + EEG, pathologisches + Lipopigmentablagerungen, intralysosomale + Myoklonien + zerebrale Anfälle)
Ceroidlipofuscinose, neuronale, Typ Spielmeyer-Vogt
(+ Abbau, geistiger + Blindheit + Fundus, Pigmentationen + Haltungsanomalien + Makuladegeneration + motorische Störungen + Optikusatrophie + psychische Störungen + zerebrale Anfälle)
Demenz, progrediente und polyzystische Osteodysplasie
(+ Arthralgien + Basalganglienverkalkung + Frakturneigung, Frakturen + Hirnatrophie + Knochenzysten + Merkfähigkeitsstörungen + Pyramidenbahnläsion + zerebrale Anfälle)
Fahr-Krankheit
(+ Basalganglienanomalien + Hyperkinesen + Nucleus caudatus, Verkalkung + Rigor)
Gaucher-Krankheit
(+ Anämie + Arthralgien + Fundus, Veränderungen, fleckförmigweiße + Gedeihstörungen + geistige Behinderung + Hepatomegalie + Knochenschmerzen + Minderwuchs + Reflexe, pathologische + Spastik + Speicherzellen + Splenomegalie + Thrombozytopenie + zerebrale Anfälle)
Hallervorden-Spatz-Syndrom
(+ Akinesie + Bewegungsstörungen, choreo-athetotische + Dysarthrie + Dystonie, motorische + Nachtblindheit + Rigor + Tremor)
Heidenhain-Krankheit
(+ Sehstörungen)
Heller-Demenz
(+ Affektlabilität + Aggressivität + Aphasie + Echolalie + epileptische Anfälle + Katatonie + Sprachverständnis, gestörtes + Stereotypien + Unruhephase)
Herrmann-Aguilar-Sacks-Syndrom
(+ Diabetes mellitus + Glykoproteine, erhöhte + Mukoproteine, erhöhte + Nephropathie + Schallempfindungsstörung + Schwerhörigkeit + zerebrale Anfälle)
Holmes-Syndrom
(+ Ataxie + Dysarthrie + Haltetremor + Intentionstremor + Kopftremor + Muskelhypotonie + Nystagmus + Sphinkterstörungen)
Hysteroid, organisches
(+ Abbau, geistiger)
Kuru
(+ Bewegungsstörungen, choreo-athetotische + Dysarthrie + Gangataxie + Gehunfähigkeit + Inkontinenz + Lachanfälle, unmotivierte + Myoklonien + Paresen + Schluckbeschwerden + Tremor)
Leukoenzephalopathie, progressive multifokale
(+ Herdsymptome, zerebrale)
Marchiafava-Bignami-Krankheit
(+ Antriebsschwäche + Apraxie + Ataxie + Depression + Dysarthrie + paranoid-halluzinatorische Zustände + Pyramidenbahnzeichen + Rigor + Tremor)
(Pierre-)Marie-Syndrom
(+ Ataxie + Dysarthrie + Hirnnervenausfälle + Paraparesen, spastische + Paresen)
Mast-Syndrom
(+ Bradykinesie + Dysarthrie + Gangstörungen + Merkfähigkeitsstörungen + Myoklonien + Rigor + Spastik)
Mucopolysaccharidose I-H
(+ Dysostosen + Gelenkkontrakturen + Gesichtszüge, grobe + Hepatomegalie + Hornhauttrübung + Makroglossie + Minderwuchs + Mucopolysaccharide im Urin, vermehrte + Splenomegalie)
Mucopolysaccharidose III
(+ Dysarthrie + Dysostosen + Erregbarkeit, erhöhte + Heparansulfat, vermehrte Ausscheidung, im Urin + Schlafstörungen)
Mucopolysaccharidose VII
(+ Dysostosen + Gesichtszüge, grobe + Hepatomegalie + Hornhauttrübung + Minderwuchs + Mucopolysaccharide im Urin, vermehrte + Splenomegalie)
Parkinson-Krankheit
(+ Akinesie + Bradyphrenie + Hyperhidrose + Mikrographie + Mimik, verminderte + monotone Sprache + Rigor + Speichelfluß, vermehrter + Tremor + zittriger, schlürfender Gang)
Pick-Krankheit
(+ Affektlabilität + Aphasie + Persönlichkeitsveränderungen)
Psychosyndrome, organische
(+ Affektlabilität + Auffassungsstörungen + Denkstörung + Konzentrationsstörungen + Merkfähigkeitsstörungen + Orientierungsstörungen + Perseveration + Persönlichkeitsveränderungen)
Shy-Drager-Syndrom
(+ Akkommodationsstörungen + Androtropie + Anisokorie + Ataxie + Bradykinesie + Dysarthrie + Herzrhythmusstörungen + Inkontinenz + Intentionstremor + Kreislaufdysregulation, orthostatische + Obstipation + Potenzstörungen + Rigor)
Sneddon-Sequenz
(+ Akrozyanose + Durchblutungsstörungen + Durchblutungsstörungen, zerebrale + epileptische Anfälle + Herdsymptome, zerebrale + Livedo racemosa)
Steele-Richardson-Olszewski-Krankheit
(+ Bradykinesie + Dysarthrie + Nackenextension + Ophthalmoplegie + Persönlichkeitsveränderungen + Pyramidenbahnzeichen + Rigor + Schluckbeschwerden)
Unverricht-Lundborg-Syndrom
(+ Aggressivität + Akinesie + Amimie + Antriebsschwäche + Echopraxie + emotionale Störungen + Epilepsie + epileptische Anfälle + Merkfähigkeitsstörungen + Myoklonien + Parkinson-Symptome + Perseveration + Rigor + Urteilsschwäche)
Xanthomatose, zerebrotendinöse
(+ Arteriosklerose + Ataxie + Bulbärparalyse + Cholestanol im Plasma, erhöhtes + Katarakt + Sehnenxanthome)

Denkstörung

Beziehungswahn, sensitiver
(+ paranoid-halluzinatorische Zustände)
Boxer-Enzephalopathie, traumatische
(+ Abbau, geistiger + Ataxie + Dysarthrie + Hyperreflexie + Merkfähigkeitsstörungen + Parkinson-Symptome)
Durchgangssyndrom
(+ Antriebsschwäche + Halluzinationen + Merkfähigkeitsstörungen + Orientierungsstörungen + Wahn)
Psychosyndrome, organische
(+ Affektlabilität + Auffassungsstörungen + Demenz + Konzentrationsstörungen + Merkfähigkeitsstörungen + Orientierungsstörungen + Perseveration + Persönlichkeitsveränderungen)

geistige Behinderung

Aicardi-Goutières-Syndrom
(+ Basalganglienverkalkung + Bewegungsstörungen, dystone + Blindheit + Dystonie, motorische + Dystonie, muskuläre + Entwicklungsrückstand, motorischer und geistiger + Enzephalopathie + Liquorlymphozytose + Mikrozephalie + Muskelhypotonie + Nystagmus + Opisthotonus + Paraparesen, spastische)
Akrodysplasie
(+ Minderwuchs + Nase, hypoplastische + Röhrenknochen, kurze, der Hand, periphere Dysplasie + Röhrenknochen, kurze, des Fußes, periphere Dysplasie + Zapfenepiphysen)
Akroskyphodysplasie, metaphysäre
(+ Minderwuchs + Nasenwurzel, breite, flache + Röhrenknochen, verkürzte)

Intelligenz

Albright-Osteodystrophie, hereditäre
(+ Finger, Brachydaktylie + Gesicht, rundes + Hypokalzämie + Minderwuchs + Verkalkungen, subkutane)

Aldolase-A-Mangel
(+ Anämie, hämolytische + Gesichtsdysmorphien + Hepatomegalie + Minderwuchs + Pubertät, verzögerte)

Alkoholembryopathie
(+ Blepharophimose + Dystrophie, allgemeine + Endphalangen, Hypoplasie + Entwicklungsrückstand, statomotorischer + Gesichtsdysmorphien + Herzfehler + Hyperaktivität + Hypospadie + Kryptorchismus + Labien, große, Hypoplasie + Maxillahypoplasie + Mikrogenie + Mikrozephalie + Minderwuchs + Minderwuchs, pränataler + Oberlippe, schmale + Onychohypoplasie + Philtrum, hypoplastisches + ZNS-Störungen)

Allan-Herndon-Dudley-Syndrom
(+ Ataxie + Dysarthrie + Muskelhypoplasie + Muskelhypotonie + Paraparesen, spastische)

Alpha-N-Acetylgalaktosaminidase-Defizienz
(+ Angiokeratome + Entwicklungsrückstand, statomotorischer + Gesichtszüge, grobe + Hirnatrophie + Koordinationsstörung, zentrale + Koordinationsstörungen + Muskelschwäche + Myoklonien + neurodegenerative Symptome + Nystagmus + Strabismus + Teleangiektasien)

amelo-zerebro-hypohidrotisches Syndrom
(+ Abbau, geistiger + Hypohidrose + Schmelzhypoplasie + Spastik + Zähne, Gelbverfärbung + zerebrale Anfälle)

Angelman-Syndrom
(+ Ataxie + Brachyzephalie + Diastema + EEG, pathologisches + Enophthalmus + Entwicklungsrückstand, motorischer und geistiger + epileptische Anfälle + Gangataxie + Gesichtsdysmorphien + Herausschnellen + Hyperaktivität + Hyperaktivität, motorische + Iris, blaue + Katzenschreien, 1. Lebensjahr + Lachanfälle, unmotivierte + Makrostomie + Mikro-Brachyzephalie + Mikrozephalie + Mittelgesichtshypoplasie oder -dysplasie + Oberlippe, schmale + Progenie + Prognathie + Schlafstörungen + Sprachentwicklung, verzögerte + zerebrale Anfälle)

Ataxie mit hypogonadotropem Hypogonadismus, zerebellare familiäre
(+ Areflexie + Ataxie + Fußdeformitäten + Genitalhypoplasie + Hypogonadismus + Kyphoskoliose + Muskelatrophie + Muskelhypotonie + Nystagmus + Taubheit)

Ataxie-Taubheits-Retardierungs-Symptomenkomplex
(+ Ataxie + Taubheit)

Atkin-Flaitz-Patil-Syndrom
(+ Gesichtsdysmorphien + Hodenvergrößerung + Makrozephalie + Minderwuchs + Supraorbitalwülste)

Bannayan-Riley-Ruvalcaba-Syndrom
(+ Angiokeratome + Blutungen, gastrointestinale + Embryotoxon posterius + Entwicklungsrückstand, motorischer und geistiger + Hämangiome + Hamartome + Hamartome, mesodermale + Ileus + Lipome + Makrosomie, fetale + Makrozephalie + Megalenzephalie + Myopathie + Penis, Hyperpigmentation + Polypose + Pseudopapillenödem + Sprachentwicklung, verzögerte + Struma)

Bardet-Biedl-Syndrom
(+ Adipositas + Degeneration, tapetoretinale + Genitalhypoplasie + Polydaktylie)

Berlin-Syndrom
(+ Dysplasien, ektodermale + Haut, dünne + Hypodontie + Hypogonadismus + Minderwuchs + schlanke Beine)

Biemond-Syndrom
(+ Adipositas + Genitalhypoplasie + Iriskolobom + Polydaktylie)

Blepharo-naso-faziales-Syndrom
(+ Nase, knollig deformierte + Telekanthus + Torsionsbewegungen + Tränen-Nasengänge, Atresie)

Bobble-head-doll-Verhalten
(+ Hydrozephalus + Kopfumfang, Vergrößerung + Schaukelbewegungen des Kopfes und Rumpfes)

branchio-skeleto-genitales Syndrom (A)
(+ Hypospadie + Kieferzysten + Kiemenbogenanomalie + Maxillahypoplasie + Mikropenis + Trichterbrust)

Carboanhydrase-II-Mangel
(+ Azidose + Basalganglienverkalkung + Knochenwachstum, verzögertes + Mikrognathie + Minderwuchs + Osteopetrose + Spontanfrakturen + Zahnanomalien + zerebrale Verkalkungen)

Chondrodysplasia punctata durch X-chromosomale Deletion
(+ Alopezie + Brachyphalangie + Endphalangen, kurze + Epiphysen, Kalzifikationen, bilateral symmetrische + Hypogonadismus + Katarakt + Minderwuchs + Nase, hypoplastische + Sattelnase)

Choroideremie-Taubheit-Obesitas(-Syndrom)
(+ Adipositas + Chorioideadegeneration + Fundus, Pigmentepithelatrophie + Nachtblindheit + Netzhautdepigmentierung + Schalleitungsschwerhörigkeit + Schallempfindungsstörung + Schwerhörigkeit + Skotom)

Chromosom 3p⁻ Syndrom
(+ Brachyzephalie + Epikanthus + Gesichtsdysmorphien + Lidachsenstellung, mongoloide + Metopika, prominente + Mikrozephalie + Minderwuchs + Minderwuchs, pränataler + Nase, kurze + Ptosis + Trigonozephalie)

Chromosom 4p⁻ Syndrom
(+ Anhängsel, präaurikuläre + Fisteln, präaurikuläre + Gesichtsdysmorphien + Hakennase + Hypertelorismus + Hypospadie + Iriskolobom + Lidachsenstellung, antimongoloide + Lippen-Kiefer-Gaumen-Spalte + Minderwuchs + Minderwuchs, pränataler + Oberlippe, kurze prominente + Ptosis + Stirn, vorgewölbte + zerebrale Anfälle)

Chromosom 5p⁻ Syndrom
(+ Epikanthus + Gesichtsdysmorphien + Katzenschreien, 1. Lebensjahr + Mikrozephalie + Minderwuchs + Mondgesicht)

Chromosom 13q⁻ Syndrom
(+ Analatresie + Balkenmangel + Daumenaplasie + Genitalfehlbildungen + Gesichtsdysmorphien + Herzfehler + Hirnfehlbildungen + Hypospadie + Iriskolobom + Mesenterium commune + Mikrophthalmie + Mikrozephalie + Minderwuchs + Minderwuchs, pränataler + Netzhaut, Retinoblastom + Nierenanomalien + Stirn, fliehende + Syndaktylien + Synostosen + zerebrale Anfälle)

Cockayne-Syndrom
(+ Demyelinisierung + Entwicklungsrückstand, motorischer und geistiger + Minderwuchs + Netzhautdegeneration + Ohrmuscheldysplasie + Photosensibilität + Schwerhörigkeit + Sehstörungen)

Cohen-Syndrom
(+ Adipositas + Brachyphalangie + Fazies, hypotone + Inzisivi, obere, prominente + Myopie + Strabismus)

Cross-Syndrom
(+ Hypopigmentierung + Pigmentstörungen der Haare + Spastik + zerebrale Anfälle)

Down-Syndrom
(+ Brushfield-Flecken + Epikanthus + Gelenkbeweglichkeit, abnorme + Gesichtsdysmorphien + Hände, kurze + Herzfehler + Lidachsenstellung, mongoloide + Minderwuchs + Muskelhypotonie + Sandalenlücke + Vierfingerfurche)

Dubowitz-Syndrom
(+ Ekzeme + Gesichtsdysmorphien + Lidspaltenverengerung + Mikrozephalie + Minderwuchs + Minderwuchs, pränataler + Ptosis)

Dyggve-Melchior-Clausen-Syndrom
(+ Minderwuchs + Platyspondylie + Skelettanomalien + Skoliose)

Dysäquilibrium-Syndrom
(+ Eigenreflexe, gesteigerte + Entwicklungsrückstand, motorischer + Gangstörungen + Gleichgewichtsstörungen + Muskelhypotonie + Pyramidenbahnzeichen)

Dysostosis cleidofacialis
(+ Exophthalmus + Hypertelorismus + Kamptodaktylie + Mikrozephalie + Oberlidhypoplasie + Schlüsselbeinhypo- oder -aplasie)

Dystrophia myotonica Curschmann-Steinert
(+ Alopezie + Atemstörung + Dickdarmdilatation, verminderte + Dysfunktion, ovarielle + Facies myopathica + Gesicht, schmales + Herzrhythmusstörungen + Hirnatrophie + Hodenatrophie + Hydramnion + Hypoventilation, alveoläre + Katarakt + Kindsbewegungen, verminderte + Klumpfuß + Magenmotilität, verminderte + Mimik, verminderte + Muskelatrophie + Muskelhypotonie + Muskelschwäche + Myotonie + Ösophagusdilatation + Ösophagusperistaltik, verminderte + Paresen + Peristaltik, verminderte + Ptosis + Skelettanomalien + Trinkschwierigkeiten)

Intelligenz

Ektodermaldysplasie mit Xerodermie
(+ Hypohidrose + Schmelzdysplasie + Schweißdrüsenhypoplasie + zerebrale Anfälle + zerebrale Störungen)
Farber-Krankheit
(+ Arthralgien + Atemstörung + Ceramid-haltige intralysosomale Ablagerungen + Dysphonie + Entwicklungsrückstand, statomotorischer + Gedeihstörungen + Knochendestruktionen, gelenknahe + Schwellungen, erythematöse, schmerzhafte)
FG-Syndrom
(+ Analstenose + Hypertelorismus + Makrozephalie + Minderwuchs + Muskelschwäche)
Fountain-Syndrom
(+ Gesichtsödem + Hände, kurze + Kyphose + Taubheit)
Fucosidose
(+ Angiokeratome + Ataxie + Dysostosen + Gedeihstörungen + Gesichtsdysmorphien + Infektanfälligkeit + Minderwuchs + Spastik + zerebrale Anfälle)
Gaucher-Krankheit
(+ Anämie + Arthralgien + Demenz + Fundus, Veränderungen, fleckförmig-weiße + Gedeihstörungen + Hepatomegalie + Knochenschmerzen + Minderwuchs + Reflexe, pathologische + Spastik + Speicherzellen + Splenomegalie + Thrombozytopenie + zerebrale Anfälle)
geistige Behinderung, geschlechtsgebundene
(Übersicht)
geistige Retardierung mit spastischer Paraplegie und palmoplantarer Hyperkeratose
(+ Astigmatismus + Eigenreflexe, gesteigerte + Gangstörungen + Gelenkbeweglichkeit, abnorme + Hohlfuß + Keratosis palmoplantaris + Nase, prominente + Paraparesen, spastische + Sprachentwicklung, verzögerte + Stirn, hohe)
Gillespie-Syndrom
(+ Aniridie + Ataxie + Muskelhypotonie + Ohrmuscheldysplasie)
Glutarazidurie Typ I
(+ Bewegungsstörungen, choreo-athetotische + Dysarthrie + Makrozephalie + Opisthotonus)
Glykogensynthetase-Mangel
(+ Fettleber + Glykogengehalt der Leber, erniedrigter + Hypoglykämie + Ketonämie)
Holoprosenzephalie
(+ Aglossie + Anophthalmie + Anosmie + Arrhinenzephalie + Arrhinie + Balkenmangel + Daumenaplasie + Daumenhypoplasie + Hirn, monoventrikuläres + Hypertelorismus + Hypopituitarismus + Hyposmie + Hypotelorismus + Klumpfuß + Kolobom + Lippen-Kiefer-Gaumen-Spalte + Mikroglossie + Oberlippenspalte + Philtrum, fehlendes + Polydaktylie + Proboscis + Syndaktylien + Synophthalmie + Zyklopie)
Homocystinurie II
(+ Homocystin im Serum, erhöhtes + Homocystinurie + Neuropathien + Schizophrenie + Tetraplegie, spastische + Thrombosen, arterielle oder venöse + zerebrale Anfälle)
Hooft-Syndrom
(+ Ichthyose + Leukonychie + Minderwuchs + Serumlipide, erniedrigte)
Hornhauthypästhesie, Retinopathie, offener Ductus arteriosus, geistige Behinderung, Schwerhörigkeit
(+ Ductus arteriosus Botalli, offener + Gesichtsdysmorphien + Herzfehler + Hornhaut, Hypästhesie + Hornhaut, Sklerokornea + Hypertelorismus + Lidachsenstellung, mongoloide + Mittelgesichtshypoplasie oder -dysplasie + Nasenwurzel, breite, flache + Netzhaut, Retinopathie + Schallempfindungsstörung + Schwerhörigkeit + Stirn, vorgewölbte)
Hyperglycerinämie
(+ Osteoporose + Wachstumsstörungen)
Hyperglycinämie, nichtketotische, isolierte
(+ Apnoezustände + Glycin, erhöhtes, im Gehirn + Glycin, erhöhtes, im Liquor + Glycin, erhöhtes, im Plasma + Glycin, erhöhtes, im Urin + Lethargie + Muskelhypotonie + Spastik + zerebrale Anfälle)
Hypertrichosis-Skelettdysplasien-Retardierungs-Syndrom mit Hyperurikämie
(+ Brachyzephalie + Coxa valga + Daumenfehlbildungen + Fußdeformitäten + Gesichtsdysmorphien + Hirsutismus + Hypertrichose + Hyperurikämie + Thorax, schmaler, langer)
ICF-Syndrom
(+ Epikanthus + Gesichtsdysmorphien + Hypertelorismus + Immundefekt + Infektionen, rezidivierende + Makroglossie + Minderwuchs + Sprachentwicklung, verzögerte)
Jeune-Tommasi-Freycon-Nivelon-Syndrom
(+ Ataxie + Handmuskulatur, kleine, Atrophie + Hepatomegalie + Hörverlust + Kardiomyopathie + Minderwuchs + Pigmentationsanomalien + Schallempfindungsstörung + Schwerhörigkeit + Zahnausfall, vorzeitiger)
Johanson-Blizzard-Syndrom
(+ Alaknorpel, Aplasie + Alaknorpel, Hypoplasie + Analatresie + Genitalfehlbildungen + Haardystrophie + Knochenwachstum, verzögertes + Kopfhautdefekte + Mikrodontie + Milchgebiß, persistierendes + Minderwuchs + Pankreasinsuffizienz + Taubheit)
Juberg-Marsidi-Syndrom
(+ Epikanthus + Kamptodaktylie + Knochenwachstum, verzögertes + Kryptorchismus + Lidspaltenverengung + Mikropenis + Minderwuchs + Sattelnase + Schwerhörigkeit + Skrotumhypoplasie + Taubheit)
Kabuki-Syndrom
(+ Ektropion + Fingerspitzen, polsterähnliche + Gaumenspalte + Minderwuchs + Nasenseptum, kurzes + Nasenspitze, eingesunkene + Patelladislokation + Patellahypoplasie)
KBG-Syndrom
(+ Brachyphalangie + Füße, kleine + Hände, kleine + Hypertelorismus + Minderwuchs + Skelettanomalien + Wirbelanomalien + Zahnanomalien)
Keratosis follicularis acneiformis Typ Siemens
(+ Blasenbildung + Hyperhidrose + Hyperkeratose + Keratosis palmoplantaris + Leukoplakien + Lingua plicata)
Kjellin-Syndrom
(+ Faszikulationen + Muskelatrophie + Netzhautdegeneration + Paraparesen, spastische)
kraniodigitales Syndrom (Scott)
(+ Brachyzephalie + Gesichtsdysmorphien + Minderwuchs + Ossifikation, verzögerte oder fehlende + Spina bifida occulta + Syndaktylien)
kraniotelenzephale Dysplasie
(+ Anhängsel, präaurikuläre + Hirnfehlbildungen + Kraniosynostose + Mikrophthalmie)
Kryptophthalmus-Syndrom
(+ Anophthalmie + Kryptophthalmus + Lidöffnungen, fehlende + Mikrophthalmie + Nierenagenesie + Syndaktylien)
de-Lange-Syndrom (I)
(+ Augenbrauen, dichte, konvex geschwungene + Bogenmuster, vermehrte + Brachymesophalangie V + Daumen, proximal angesetzte + Dysphonie + Dystrophie, allgemeine + Entwicklungsrückstand, statomotorischer + Epikanthus + Füße, kleine + Gedeihstörungen + Genitalfehlbildungen + Hände, kleine + Hypertrichose + Klinodaktylie + Metacarpalia, Anomalien + Mikrozephalie + Minderwuchs + Nasenboden, antevertierter, mit retrahiertem Septum + Oberlippe, schmale + Ohrmuschelanomalien + Philtrum, langes + Philtrum, wenig strukturiertes + Retrogenie + Sprachentwicklung, verzögerte + Strahldefekte + Synophrys + Vierfingerfurche)
(Cornelia-de-)Lange-Syndrom (II)
(+ Anomalien, gastrointestinale + Basalganglienanomalien + Entwicklungsrückstand, motorischer und geistiger + Fieber + Lungenzysten + Makroglossie + Mikrogyrie + Muskelhyperplasie + Muskelhypertrophie + Nävi + Porenzephalie + Rigor + Teleangiektasien)
Laurence-Moon-Syndrom
(+ Degeneration, tapetoretinale + Genitalhypoplasie + Paraparesen, spastische)
Lentiginose, progressive kardiomyopathische
(+ EKG, pathologisches + Genitalhypoplasie + Hypertelorismus + Hypospadie + Kryptorchismus + Lentigines + Minderwuchs + Ovarien, Hypoplasie + Pulmonalstenose + Schallempfindungsstörung + Schwerhörigkeit + Taubheit)

Intelligenz

Lenz-Majewski-Syndrom
(+ Cutis hyperelastica + Diaphysen, Sklerose + Gedeihstörungen + Gesichtsdysmorphien + Hypertelorismus + Minderwuchs + Progerie)
Lenz-Syndrom
(+ Anophthalmie + Genitalfehlbildungen + Gesichtsdysmorphien + Hypospadie + Mikrophthalmie + Mikrozephalie + Minderwuchs)
Lesch-Nyhan-Syndrom
(+ Aggressivität + Finger, Mutilationen + Hyperurikämie + Mutilationen + Nephrolithiasis + Selbstbeschädigungen + Verletzungen, allg.)
Louis//Bar-Syndrom
(+ Ataxie + Konjunktiva, Teleangiektasien + Teleangiektasien)
Malpuech-Syndrom
(+ Hypertelorismus + Hypospadie + Lippen-Kiefer-Gaumen-Spalte + Mikropenis + Minderwuchs + Scrotum bifidum)
α-Mannosidose
(+ Dysostosen + Gesichtsdysmorphien + Hepatomegalie + Oligosaccharide, Mannose-haltige + Splenomegalie)
β-Mannosidose
(+ Angiokeratome + Entwicklungsrückstand, motorischer und geistiger + Gesichtsdysmorphien + Schallempfindungsstörung + Schwerhörigkeit)
Marinescu-Sjögren-Syndrom I
(+ Areflexie + Ataxie + Babinski-Zeichen, positives + Dysarthrie + Dyskranie + Epikanthus + Hyporeflexie + Katarakt + Minderwuchs + Muskelschwäche + Nystagmus + Ophthalmoplegie + Ptosis + Strabismus)
Martsolf-Syndrom
(+ Gesichtsdysmorphien + Hypogonadismus + Katarakt + Lidachsenstellung, antimongoloide + Maxillahypoplasie + Mikrozephalie + Minderwuchs + Nase, breite, flache + Philtrum, hypoplastisches)
MASA-Syndrom
(+ Aphasie + Daumen, adduzierte + Daumenkontraktur + Gangbild, spastisches + Skelettanomalien)
McDonough-Syndrom
(+ Bauchwanddefekt + Gesichtsdysmorphien + Herzfehler + Kryptorchismus + Kyphoskoliose + Minderwuchs + Nase, große + Ohrmuschelanomalien)
megalocornea-mental retardation syndrome (e)
(+ Entwicklungsrückstand, statomotorischer + Gesichtsdysmorphien + Iridodonesis + Irishypoplasie + Koordinationsstörungen + Lidachsenstellung, antimongoloide + Megalokornea + Muskelhypotonie + Myopie + zerebrale Anfälle)
Mengel-Konigsmark-Berlin-McKusick-Syndrom
(+ Gesichtsdysmorphien + Hypogonadismus + Kryptorchismus + Minderwuchs + Ohrmuscheldysplasie + Schalleitungsschwerhörigkeit + Schwerhörigkeit)
Methionin-Malabsorptions-Syndrom
(+ Diarrhö + Haar, weißes + Hyperkapnie + Hypopigmentierung + Uringeruch, charakteristischer + zerebrale Anfälle)
Mietens-Syndrom
(+ Ellenbogengelenk, Kontrakturen + Kniegelenke, Kontrakturen + Minderwuchs + Minderwuchs, pränataler + Nase, schmale + Verkürzung der Unterarme)
Mikrophthalmie-Mikrozephalie-Syndrom, X-gebunden
(+ Blepharophimose + Corpus-callosum-Agenesie + Hydrozephalus + Kryptorchismus + Lider, verdickte + Mikrophthalmie)
Mirhosseini-Holmes-Walton-Syndrom
(+ Entwicklungsrückstand, motorischer und geistiger + Mikrozephalie + Netzhautdegeneration + Netzhautdepigmentierung)
Mucolipidose III
(+ Beckendysplasie + Dysostosen + Gelenkkontrakturen + Gesichtsdysmorphien + Hepatomegalie + Hornhauttrübung + Hüftdysplasie + Minderwuchs + Splenomegalie)
Muskeldystrophie, X-chromosomal rezessive, Typ Duchenne
(+ Atemstörung + Creatinkinase, erhöhte + Echokardiogramm, auffälliges + EKG, pathologisches + Gelenkkontrakturen + Gower-Manöver + Kardiomyopathie + Lordose + Makroglossie + Muskelatrophie + Muskelschwäche + Myopathie + Paresen + Skoliose + Trendelenburg-Zeichen, positives + Wadenhypertrophie + Wadenschmerzen + Watschelgang + Zehenspitzengang)
Mutchinick-Syndrom
(+ Augenbrauen, lange und gekrauste + Gaumen, hoher + Gesichtsdysmorphien + Herzfehler + Hypertelorismus + Klinodaktylie + Lidachsenstellung, antimongoloide + Mikrozephalie + Minderwuchs + Nagelanomalien + Nasenwurzel, breite, prominente + Nierenanomalien + Ohren, große + Pigmentationsanomalien + Prognathie + Pulmonalstenose + Trichterbrust + Vorhofseptumdefekt)
Myhre-Syndrom
(+ Blepharophimose + Geburtsgewicht, niedriges + Herzfehler + Hyperopie + Kryptorchismus + Maxillahypoplasie + Minderwuchs + Taubheit)
Naevus sebaceus, linearer
(+ Alopezie + Augenanomalien + Nävuszellnävi + Talgdrüsennävi + zerebrale Anfälle)
neuro-fazio-digito-renales Syndrom
(+ Gesichtsdysmorphien + Megalenzephalie + Metacarpalia, Anomalien + Nasenspitze, angedeutete vertikale Spaltbildung + Trichterbrust + Zähne, spitze)
Nijmegen-Chromosomenbruch-Syndrom
(+ IgA-Mangel + Immundefekt + Infektanfälligkeit + Mikrozephalie + Minderwuchs)
Norrie-Syndrom
(+ Blindheit + Bulbusatrophie + Glaskörperblutungen + Glaukom + Hornhauttrübung + Hörverlust + Irisatrophie + Irissynechien + Katarakt + Netzhautpseudogliom + Phthisis bulbi + Proliferation, vaskuläre, des Auges + Schallempfindungsstörung + Vorderkammerobliteration)
N-Syndrom
(+ Dysplasie, polyostotische + epileptische Anfälle + Gesichtsdysmorphien + Hypospadie + Kryptorchismus + Leukämie + Minderwuchs + Sehstörungen + Taubheit + Tetraplegie, spastische)
Ohdo-Blepharophimose-Syndrom
(+ Blepharophimose + Muskelhypotonie + Nasenwurzel, breite, flache + Proteinurie + Ptosis + Taubheit + Zahnhypoplasie)
okulopalatoskeletales Syndrom
(+ Blepharophimose + Bulbusmotilität, Einschränkung + Epikanthus inversus + Gesichtsasymmetrie + Irissynechien + Kraniosynostose + Ptosis + Sprachentwicklung, verzögerte)
okulo-zerebro-faziales Syndrom
(+ Kinn, kleines + Lidachsenstellung, mongoloide + Mikrokornea + Mikrozephalie + Minderwuchs + Ohren, abstehende + Optikusatrophie)
Osteolyse, hereditäre idiopathische, Typ III (Hozay)
(+ Hautatrophie + Minderwuchs + Osteolysen)
Paine-Syndrom
(+ epileptische Anfälle + Hyperaminoazidurie + Mikrozephalie + Optikusatrophie + Paraparesen, spastische)
Patterson-Syndrom
(+ Cutis laxa + Dysplasie, polyostotische + Hirsutismus + Kyphoskoliose + Minderwuchs + Ossifikation, verzögerte oder fehlende + Pigmentationsanomalien + zerebrale Anfälle)
Phenylalanin-Embryopathie
(+ Geburtsgewicht, niedriges + Herzfehler + Mikrozephalie)
Phenylketonurie
(+ Ekzeme + Entwicklungsrückstand, statomotorischer + Haar, blondes + Iris, blaue + Phenylbrenztraubensäure-Geruch + zerebrale Anfälle)
Pica-Syndrom
(+ Autismus + Erbrechen + Eßverhalten, abnormes)
Pitt-Syndrom
(+ epileptische Anfälle + Exophthalmus + Gesichtsdysmorphien + Hyperaktivität, motorische + Mikrozephalie + Minderwuchs + Minderwuchs, pränataler + Oberlippe, schmale + Schallempfindungsstörung + Schwerhörigkeit + Telekanthus)
Renpenning-Syndrom
(+ Mikrozephalie + Minderwuchs)
Rett-Syndrom
(+ Anarthrie + Gangapraxie + Gangataxie + Handfunktion, Ver-

lust + Mikrozephalie + Minderwuchs + Skoliose + Tachypnoe + zerebrale Anfälle)
Rubinstein-Taybi-Syndrom
(+ Daumen, breite + Gesichtsdysmorphien + Großzehen, breite + Hakennase + Kryptorchismus + Lidachsenstellung, antimongoloide + Mikrozephalie + Minderwuchs + Nasenseptum, langes)
Ruvalcaba-Syndrom
(+ Alaknorpel, Hypoplasie + Brachymetakarpie + Brachyphalangie + Genitalhypoplasie + Gesichtsdysmorphien + Hauthypoplasien + Hyperpigmentierung + Kraniosynostose + Lidachsenstellung, antimongoloide + Lippen, schmale + Maxillahypoplasie + Mikrozephalie + Minderwuchs, pränataler + Wirbelkörperdysplasie)
(de-)Sanctis-Cacchione-Syndrom
(+ Ataxie + Genitalhypoplasie + Mikrozephalie + Paresen + Xeroderma pigmentosum)
Seckel-Syndrom
(+ Gaumen, hoher + Gaumenspalte + Gesichtsdysmorphien + Knochenwachstum, verzögertes + Lidachsenstellung, antimongoloide + Mikrogenie + Mikrozephalie + Minderwuchs + Minderwuchs, pränataler + Nase, prominente + Ohrmuscheldysplasie + Stirn, fliehende)
Sjögren-Larsson-Syndrom
(+ Bewegungsstörungen, zentrale + Dysarthrie + Epilepsie + epileptische Anfälle + Fundusanomalien + Ichthyose + Kyphose + Minderwuchs + Schmelzdefekte + Tonusstörungen, zerebrale)
(Torsten-)Sjögren-Syndrom
(+ Dyspraxie + Entwicklungsrückstand, motorischer und geistiger + Katarakt + Mikrophthalmie + Muskelhypotonie)
Smith-Fineman-Myers-Syndrom
(+ Entwicklungsrückstand, motorischer und geistiger + Gesicht, schmales + Gesichtsdysmorphien + Lidachsenstellung, antimongoloide + Lidachsenstellung, mongoloide + Lider, kurze + Minderwuchs + Minderwuchs, pränataler)
Smith-Magenis-Syndrom
(+ Aggressivität + Androtropie + Autismus + Epikanthus + Gesichtsdysmorphien + Hände, kurze + Lidachsenstellung, mongoloide + Mikrozephalie + Minderwuchs + Mittelgesichtshypoplasie oder -dysplasie + Schalleitungsschwerhörigkeit + Schwerhörigkeit + Stirn, vorgewölbte + Syndaktylien + Telekanthus + Verhaltensstörungen + zerebrale Anfälle)
Spondyloenchondrodysplasie
(+ Basalganglienverkalkung + Brachymelie + Corpus ossis ilii, kurzes und breites + Hyperlordose + Knochenzysten + Kyphose + Metaphysen, unregelmäßige, breite + Metaphysendysplasie + Minderwuchs + Platyspondylie + Röhrenknochen, verkürzte + Skoliose + Spastik)
Syndrom des fragilen X-Chromosoms
(+ Gesichtsdysmorphien + Hodenvergrößerung + Ohren, abstehende + Sprachentwicklung, verzögerte)
Tay-Syndrom
(+ Cystin-Defizienz + Dysphonie + Haar, gekräuseltes + Haar, hartes + Haar, sprödes + Ichthyose + Katarakt + Knochenwachstum, verzögertes + Kryptorchismus + Minderwuchs + Onychodysplasie + Progerie + Trichothiodystrophie + Zahnanomalien)
Tetrasomie 8p
(+ Balkenmangel + Gesichtsdysmorphien + Hemiwirbelbildung + Hydronephrose + Makrozephalie + Nasenwurzel, breite, flache + Palmarfurchen, tiefe + Plantarfurchen, tiefe + Spina bifida + Stirn, hohe + Wirbelanomalien)
Tetrasomie 9p
(+ Gelenkluxationen, multiple + Gesichtsdysmorphien + Herzfehler + Hypertelorismus + Klumpfuß + Knollennase + Kyphose + Kyphoskoliose + Lippen-Kiefer-Gaumen-Spalte + Mikrozephalie + Nasenwurzel, breite, prominente + Skoliose + Stirn, vorgewölbte)
Tetrasomie 12p
(+ Brachymelie + Brachyzephalie + Gesichtsdysmorphien + Haar, schütteres + Kryptorchismus + Mamillenzahl, abnorme + Nase, kurze, mit stark eingezogener Wurzel und nach vorn stehenden Öffnungen + Philtrum, langes prominentes + zerebrale Anfälle)
Tetrasomie 15, partielle
(+ BNS-Anfälle + Epikanthus + Lidachsenstellung, mongoloide + Spastik + Strabismus + Tetraplegie + zerebrale Anfälle)

tricho-rhino-phalangeale Dysplasie II
(+ Epiphysendysplasie + Exostosen, kartilaginäre + Kopfbehaarung, spärliche + Nase, birnenförmige + Zapfenepiphysen)
Trichothiodystrophie-Syndrom
(+ Haar, sprödes + Hautveränderungen + Katarakt + Minderwuchs + Photosensibilität + Trichorrhexis)
Trimethadion-Embryopathie
(+ Dysarthrie + Entwicklungsrückstand, motorischer + Gesichtsdysmorphien + Gesichtsspalten + Herzfehler + Hypospadie + Mikrozephalie + Wachstumsstörungen)
Triplo-X-Syndrom
(+ Gynäkotropie)
Trisomie 3q, partielle distale
(+ Arrhinenzephalie + Balkenmangel + Entwicklungsrückstand, motorischer und geistiger + Glaukom + Herzfehler + Hypertrichose + Lider, verdickte + Meningomyelozele + Minderwuchs + Trigonozephalie + Untergewicht + zerebrale Anfälle)
Trisomie-9-Mosaik
(+ Gelenkluxationen, multiple + Gesichtsdysmorphien + Kamptodaktylie + Lidachsenstellung, mongoloide + Lidspaltenverengerung + Mikrozephalie + Minderwuchs + Minderwuchs, pränataler + Nase, knollig deformierte + Stirn, fliehende)
Trisomie 9p
(+ Brachyphalangie + Entwicklungsrückstand, motorischer und geistiger + Epiphysenvergrößerung + Gesichtsdysmorphien + Hypertelorismus + Klinodaktylie + Knochenwachstum, verzögertes + Lidachsenstellung, antimongoloide + Mikro-Brachyzephalie + Nase, knollig deformierte + Ohren, abstehende + Pseudoepiphysen)
Trisomie 12p
(+ Gesichtsdysmorphien + Hände, kurze + Herzfehler + Mittelgesichtshypoplasie oder -dysplasie)
tuberöse Sklerose
(+ Angiofibrome + Bindegewebsnävi + Depigmentierungen + Optikusatrophie + zerebrale Anfälle)
Tuomaala-Haapanen-Syndrom
(+ Anodontie + Augenanomalien + Hypotrichose + Maxillahypoplasie + Minderwuchs)
Usher-Syndrom
(+ Netzhaut, Retinitis + Schallempfindungsstörung + Schwerhörigkeit)
Valproat-Embryopathie
(+ Gesichtsdysmorphien + Hypospadie + Klumpfuß + Meningomyelozele + Minderwuchs)
velo-kardio-faziales Syndrom
(+ Gaumenspalte + Gesichtsdysmorphien + Herzfehler + Minderwuchs + Nase, prominente)
WAGR-Syndrom
(+ Aniridie + Gesichtsdysmorphien + Glaukom + Gonadoblastom + Katarakt + Nephroblastom + Pseudohermaphroditismus masculinus)
Williams-Beuren-Syndrom
(+ Aortenstenose + Genitalhypoplasie + Gesichtsdysmorphien + Irisdysplasie + Mikrodontie + Minderwuchs + Minderwuchs, pränataler + Pubertas praecox + Pulmonalstenose + Stimme, rauhe tiefe + Zahnanomalien)
Wrinkly-skin-Syndrom
(+ Geburtsgewicht, niedriges + Gesichtsdysmorphien + Hautfalten, herdförmige + Minderwuchs + Skelettanomalien + Venenzeichnung, verstärkte)
W-Syndrom
(+ Gaumenspalte + Gesichtsdysmorphien + Hypertelorismus + Lidachsenstellung, antimongoloide + Stirn, hohe)
zerebro-kosto-mandibuläres Syndrom
(+ Bewegungsstörungen, zentrale + Gaumenspalte + Glossoptose + Mandibulahypoplasie + Mikrozephalie + Rippendefekte)
Zerebro-Osteo-Nephro-Dysplasie
(+ Gedeihstörungen + Gesichtsdysmorphien + Minderwuchs + nephrotisches Syndrom)
Zimmermann-Laband-Fibromatose
(+ Alaknorpel, Hyperplasie + Anonychie + Gingivafibromatose + Hepatomegalie + Hirsutismus + Ohrmuschelhyperplasie + Onychodysplasie + Onychohypoplasie + Skoliose + Splenomegalie)

Intelligenz

Zwillingsdisruptions-Sequenz
(+ Extremitätennekrose + Magen-Darm-Atresien + Mikrozephalie + Narbenbildung + Paraparesen + Porenzephalie + Tetraplegie + Zwilling, intrauterin abgestorbener)

intellektueller Entwicklungsrückstand

Kaspar-Hauser-Syndrom
(+ emotionaler Entwicklungsrückstand + sozialer Entwicklungsrückstand + Sprachentwicklung, verzögerte)

Kiefer, Zähne und Zahnfleisch

Alveolarkerben

oro-fazio-digitales Syndrom Typ I
(+ Alaknorpel, Hypoplasie + Fingerhypoplasien + Gesichtsdysmorphien + Oberlippenfrenula + Zungenfrenula + Zungenkerben)
Simpson-Golabi-Behmel-Syndrom
(+ Gesicht, plumpes + Gesichtszüge, grobe + Hepatomegalie + Herzfehler + Hexadaktylie + Hochwuchs + Hypodontie + Makroglossie + Makrosomie, fetale + Nabelhernie + Omphalozele + Splenomegalie + Unterlippenkerbe)

Alveolarpyorrhö, maligne

Akatalasie
(+ Mundschleimhaut, Ulzerationen + Nasenschleimhaut, Ulzerationen)

Anodontie

EEC-Syndrom
(+ Augenbrauen, Hypoplasie + Blepharitis + Hypotrichose + Inzisivi, stiftförmige Reduktion + Konjunktivitis + Lippen-Kiefer-Gaumen-Spalte + Mikrodontie + Photophobie + Spaltfüße + Spalthände + Tränen-Nasengänge, Atresie + Wimpernhypoplasie)
Marshall-Syndrom
(+ Augen, große + Hypodontie + Katarakt + Mittelgesichtshypoplasie oder -dysplasie + Myopie + Sattelnase + Schwerhörigkeit)
Tuomaala-Haapanen-Syndrom
(+ Augenanomalien + geistige Behinderung + Hypotrichose + Maxillahypoplasie + Minderwuchs)

Biß, offener

Treacher Collins(-Franceschetti)-Syndrom
(+ Gaumen, hoher, schmaler + Gesichtsdysmorphien + Jochbogenhypoplasie oder -aplasie + Kolobom + Lidachsenstellung, antimongoloide + Makrostomie + Mandibulahypoplasie + mandibulo-faziale Dysostose + Maxillahypoplasie + Ohrmuschelanomalien)

Bißsenkung

Dentinogenesis imperfecta II
(+ Zähne, Braunverfärbung + Zähne, Graublauverfärbung + Zahnkronen, abnorme)

Dentindysplasie

Dentindysplasie I
(+ Zahnanomalien + Zahnstellungsanomalien + Zahnwurzelfehlbildung)
Dentindysplasie II
(+ Zahnanomalien)

Diastema

Angelman-Syndrom
(+ Ataxie + Brachyzephalie + EEG, pathologisches + Enophthalmus + Entwicklungsrückstand, motorischer und geistiger + epileptische Anfälle + Gangataxie + geistige Behinderung + Gesichtsdysmorphien + Herausschnellen + Hyperaktivität + Hyperaktivität, motorische + Iris, blaue + Katzenschreien, 1. Lebensjahr + Lachanfälle, unmotivierte + Makrostomie + Mikro-Brachyzephalie + Mikrozephalie + Mittelgesichtshypoplasie oder -dysplasie + Oberlippe, schmale + Progenie + Prognathie + Schlafstörungen + Sprachentwicklung, verzögerte + zerebrale Anfälle)

Kiefer, Zähne und Zahnfleisch

kranioektodermale Dysplasie
(+ Brachymelie + Brachyphalangie + Dolichozephalus + Epikanthus + Frenula, orale + Gesichtsdysmorphien + Haarschaft, dünner + Haarwachstumsstörung + Hypodontie + Hypotrichose + Klinodaktylie + Lidachsenstellung, antimongoloide + Mikrodontie + Minderwuchs + Nystagmus + Pigmentstörungen der Haare + Refraktionsanomalien + Rhizomelie + Schmelzhypoplasie + Syndaktylien + Synostosen + Taurodontie + Zahnanomalien)
Radiushypoplasie-triphalangeale Daumen-Hypospadie-Diastema-Syndrom
(+ Daumen, fingerähnliche + Daumen, triphalangeale + Hypospadie + Radialdeviation der Hand + Radiushypoplasie + Ulna, verkürzte + Verkürzung der Unterarme)

Frenula des Zahnfleisches

C-Trigonozephalie(-Syndrom)
(+ Lidachsenstellung, mongoloide + Nase, hypoplastische + Syndaktylien + Trigonozephalie)

Gingivafibromatose

Gingivafibromatose mit Hypertrichose
(+ Hypertrichose)
Ramon-Syndrom
(+ cherubismusartige Fazies + Fontanellen, weite + zerebrale Anfälle)
Zimmermann-Laband-Fibromatose
(+ Alaknorpel, Hyperplasie + Anonychie + geistige Behinderung + Hepatomegalie + Hirsutismus + Ohrmuschelhyperplasie + Onychodysplasie + Onychohypoplasie + Skoliose + Splenomegalie)

Gingivahypertrophie

Fibromatose, juvenile hyaline
(+ Fibrome, subkutane + Gelenkkontrakturen + Muskelhypoplasie)
Rutherfurd-Syndrom
(+ Hornhauttrübung + Hypodontie)

Gingivitis

Keratodermia palmo-plantaris diffusa Papillon-Lefèvre
(+ Hyperkeratose + Keratosis palmo-plantaris + Parodontitis + Zahnausfall, vorzeitiger)

Hutchinsonzähne

Hutchinson-Trias
(+ Keratitis + Schallempfindungsstörung + Schwerhörigkeit)

Hyperodontie

DLS-Syndrom
(+ Ergrauen + Haut- und Schleimhautblutungen + Schmelzhypoplasie + Zahnanomalien)
Dysostosis cleidocranialis
(+ Brachyzephalie + Fontanellenschluß, verzögerter + Hypodontie + Maxillahypoplasie + Milchgebiß, persistierendes + Minderwuchs + Nasenwurzel, breite, flache + Schlüsselbeinhypo- oder -aplasie)

Hyperostose, mandibuläre

kraniodiaphysäre Dysplasie
(+ Entwicklungsrückstand, motorischer und geistiger + Hyperostose, kraniale + Nasenwulst, knöcherner + Optikusatrophie + Röhrenknochen, fehlende diaphysäre Modellierung + Schädelknochensklerose)

Hypodontie

akrodentale Dysplasie (Weyers)
(+ Hypertrichose + Hypotrichose + Schmelzhypoplasie + Spalthände)
Berlin-Syndrom
(+ Dysplasien, ektodermale + geistige Behinderung + Haut, dünne + Hypogonadismus + Minderwuchs + schlanke Beine)
Dysostosis cleidocranialis
(+ Brachyzephalie + Fontanellenschluß, verzögerter + Hyperdontie + Maxillahypoplasie + Milchgebiß, persistierendes + Minderwuchs + Nasenwurzel, breite, flache + Schlüsselbeinhypo- oder -aplasie)
ektodermale Dysplasie, hypohidrotische
(+ Haar, dünnes + Haar, fehlendes, bei Geburt + Haar, gekräuseltes + Hautatrophie + Hypotrichose + Pigmentstörungen der Haare + Schweißdrüsenhypoplasie + Talgdrüsenhypoplasie oder -aplasie)
Gorlin(-Chaudhry-Moss)-Syndrom
(+ Blepharophimose + Ductus arteriosus Botalli, offener + Gesichtsprofil, konkaves + Hypertrichose + Jochbogenhypoplasie oder -aplasie + Koronarnaht, Synostose, prämature + Labien, große, Hypoplasie + Mandibulahypoplasie + Maxillahypoplasie + Mikrodontie + Oberlidkerbung + Pupillarmembranen, persistierende + Schwerhörigkeit + Unterlippe, umgestülpte)
Hay-Wells-Syndrom
(+ Ankyloblepharon + Dysplasien, ektodermale + Erosionen + Gaumenspalte + Haaranomalien + Hypohidrose + Kopfhautdefekte + Lippenspalte + Onychodystrophie)
Herz-Hand-Syndrom Typ IV
(+ Hemiwirbelbildung + Herzfehler + Klinodaktylie + Makrodontie + Minderwuchs + Polydaktylie + Syndaktylien + Wirbelanomalien)
kranioektodermale Dysplasie
(+ Brachymelie + Brachyphalangie + Diastema + Dolichozephalus + Epikanthus + Frenula, orale + Gesichtsdysmorphien + Haarschaft, dünner + Haarwachstumsstörung + Hypotrichose + Klinodaktylie + Lidachsenstellung, antimongoloide + Mikrodontie + Minderwuchs + Nystagmus + Pigmentstörungen der Haare + Refraktionsanomalien + Rhizomelie + Schmelzhypoplasie + Syndaktylien + Synostosen + Taurodontie + Zahnanomalien)
Marshall-Syndrom
(+ Anodontie + Augen, große + Katarakt + Mittelgesichtshypoplasie oder -dysplasie + Myopie + Sattelnase + Schwerhörigkeit)
Rapp-Hodgkin-Syndrom
(+ Anhidrose + Dysplasien, ektodermale + Gaumenspalte + Haaranomalien + Hypospadie + Lippenspalte + Onychodystrophie)
Rutherfurd-Syndrom
(+ Gingivahypertrophie + Hornhauttrübung)
Simpson-Golabi-Behmel-Syndrom
(+ Alveolarkerben + Gesicht, plumpes + Gesichtszüge, grobe + Hepatomegalie + Herzfehler + Hexadaktylie + Hochwuchs + Makroglossie + Makrosomie, fetale + Nabelhernie + Omphalozele + Splenomegalie + Unterlippenkerbe)
van-der-Woude-Syndrom
(+ Gaumenspalte + Lippen-Kiefer-Gaumen-Spalte + Lippenspalte + Unterlippenfisteln)

Inzisivi, »angeborene«

Wiedemann-Rautenstrauch-Syndrom
(+ Fontanellenschluß, verzögerter + Füße, große + Gesichtsdysmorphien + Hände, große + Minderwuchs + Minderwuchs, pränataler + neurologische Störungen + Ohren, tief angesetzte + progeroides Aussehen + Pseudohydrozephalus)

Kiefer, Zähne und Zahnfleisch

Inzisivi, Hypoplasie

Weyers-Syndrom
(+ Hexadaktylie + Mandibula, Spaltbildung + Onychodysplasie + Synostosen + Vestibulum oris, Fehlbildung)

Inzisivi, obere, prominente

Cohen-Syndrom
(+ Adipositas + Brachyphalangie + Fazies, hypotone + geistige Behinderung + Myopie + Strabismus)

Inzisivi, stiftförmige Reduktion

EEC-Syndrom
(+ Anodontie + Augenbrauen, Hypoplasie + Blepharitis + Hypotrichose + Konjunktivitis + Lippen-Kiefer-Gaumen-Spalte + Mikrodontie + Photophobie + Spaltfüße + Spalthände + Tränen-Nasengänge, Atresie + Wimpernhypoplasie)

Inzisivi, untere, mittlere, Weitstand oder Fehlen

Kaveggia-Syndrom
(+ Bewegungsstörungen + Endphalangen, breite + Gesichtsdysmorphien + Hypertelorismus + Mandibula, Spaltbildung + Mikro-Brachyzephalie + Minderwuchs + Mittelgesichtshypoplasie oder -dysplasie + Ohrmuschelanomalien + Progenie)

Karies

Chromosom 18p⁻ Syndrom
(+ Arrhinenzephalie + Entwicklungsrückstand, motorischer und geistiger + Gesicht, breites + Gesichtsdysmorphien + Hypertelorismus + Hypotonie + IgA-Mangel + Minderwuchs + Ptosis + Trichterbrust)
clefting-ectropion-conical teeth-syndrome, familial (e)
(+ Ektropion + Gaumenspalte + Hypertelorismus + Lippenspalte + Zähne, konische)
Flynn-Aird-Syndrom
(+ Aphasie + Ataxie + Dysästhesie + epileptische Anfälle + Katarakt + Kyphoskoliose + Myopie + Nachtblindheit + Netzhaut, Retinitis + Osteoporose + Parästhesien + Schallempfindungsstörung + Schwerhörigkeit + Taubheit)

Kiefergelenk, Ankylose

ophthalmo-mandibulo-mele Dysplasie (Pillay-Orth)
(+ Ellenbogendysplasie + Fibulaverkürzung + Hornhauttrübung + Progenie + Radius, verkürzter + Syndaktylien + Ulna, verkürzte)

Kiefergelenk, Schmerz

Costen-Symptomatik
(+ Gesichtsschmerz)

Kieferzysten

branchio-skeleto-genitales Syndrom (A)
(+ geistige Behinderung + Hypospadie + Kiemenbogenanomalie + Maxillahypoplasie + Mikropenis + Trichterbrust)
Nävobasaliomatose
(+ Basalzellepitheliome + Brachymetakarpie + cherubismusartige Fazies + Gabelrippen + Hypertelorismus + zystische Veränderungen)

Makrodontie

Herz-Hand-Syndrom Typ IV
(+ Hemiwirbelbildung + Herzfehler + Hypodontie + Klinodaktylie + Minderwuchs + Polydaktylie + Syndaktylien + Wirbelanomalien)

Malokklusion

Goltz-Gorlin-Syndrom
(+ Aniridie + Anophthalmie + Beckenfehlbildungen + Fingeraplasien + Fingerhypoplasien + Gaumen, hoher + Gynäkotropie + Haar, schütteres + Hautatrophie + Hyperhidrose + Hypertelorismus + Hypohidrose + Kolobom + Kyphose + Mikrophthalmie + Nystagmus + Onychodystrophie + Optikusatrophie + Osteopathien + Osteoporose + Papillome + Poikilodermie + Polydaktylie + Prognathie + Rippenfehlbildungen + Schlüsselbeinfehlbildungen + Skoliose + Spina bifida + Strabismus + Syndaktylien + Vorwölbung, hernienartige + Wirbelanomalien + Zahnanomalien + Zehenaplasien + Zehenhypoplasien)
maxillonasale Dysplasie (Assoziation), Typ Binder
(+ Alaknorpel, Hypoplasie + Maxillahypoplasie + Nase, kleine + Philtrum, hypoplastisches)

Mandibula, Aufhellungen und Auftreibungen, multizystische

Cherubismus
(+ Mandibula, Schwellung)

Mandibulahyperplasie

Hyperostosis corticalis Typ van Buchem
(+ Endostose + Hirnnervenausfälle + Kortikalisverdickung + Osteosklerose + Schädelknochensklerose + Sklerose + Syndaktylien)
Sklerosteose
(+ Fazialislähmung + Gesichtsdysmorphien + Hyperostosen + Schallempfindungsstörung + Schwerhörigkeit + Sklerose + Syndaktylien)

Mandibulahypoplasie

Goldenhar-Symptomenkomplex
(+ Anhängsel, präaurikuläre + Dermoid, epibulbäres + Fisteln, präaurikuläre + Gesichtsasymmetrie + Gesichtsdysmorphien + Herzfehler + Lipodermoid + Ohrmuschelhypoplasie, einseitige + Wirbelsäulenanomalien)
Gorlin(-Chaudhry-Moss)-Syndrom
(+ Blepharophimose + Ductus arteriosus Botalli, offener + Gesichtsprofil, konkaves + Hypertrichose + Hypodontie + Jochbogenhypoplasie oder -aplasie + Koronarnaht, Synostose, prämature + Labien, große, Hypoplasie + Maxillahypoplasie + Mikrodontie + Oberlidkerbung + Pupillarmembranen, persistierende + Schwerhörigkeit + Unterlippe, umgestülpte)
Hamartome, multiple
(+ Brustveränderungen, Neigung zu maligner Entartung + Fazies, adenoide + Gesichtsdysmorphien + Knotenbrust, große zystische + Lidachsenstellung, antimongoloide + Maxillahypoplasie + Mund, kleiner + Nase, schmale + Papillome im Lippenrot, multiple hyperkeratotische + Vogelgesicht)
HMC-Syndrom
(+ Gesichtsspalten + Hypertelorismus + Mikrotie + Minderwuchs + Thenarhypoplasie)
Kiemenbogenhypoplasie, geschlechtsgebundene Form
(+ Augenbrauen, Hypoplasie + Fisteln, präaurikuläre + Gesichtsasymmetrie + Gesichtsdysmorphien + Herzfehler + Lidachsenstellung, antimongoloide + Mikrozephalie + Taubheit)

Kiefer, Zähne und Zahnfleisch

Nager-Syndrom
(+ Daumenaplasie + Daumenhypoplasie + Gesichtsdysmorphien + mandibulo-faziale Dysostose + Maxillahypoplasie + radio-ulnare Synostose + Radiushypoplasie)
Otozephalie
(+ Gesichtsdysmorphien + Mundaplasie + Ohren, horizontale Position + Zungenaplasie + Zungenhypoplasie)
Treacher Collins(-Franceschetti)-Syndrom
(+ Biß, offener + Gaumen, hoher, schmaler + Gesichtsdysmorphien + Jochbogenhypoplasie oder -aplasie + Kolobom + Lidachsenstellung, antimongoloide + Makrostomie + mandibulo-faziale Dysostose + Maxillahypoplasie + Ohrmuschelanomalien)
Trisomie 10p
(+ Anhängsel, präaurikuläre + Dolichozephalus + Entwicklungsrückstand, motorischer und geistiger + Fisteln, präaurikuläre + Gesicht, schmales + Gesichtsdysmorphien + Hypertelorismus + Minderwuchs + Minderwuchs, pränataler + Ohranomalien + Stirn, hohe)
zerebro-kosto-mandibuläres Syndrom
(+ Bewegungsstörungen, zentrale + Gaumenspalte + geistige Behinderung + Glossoptose + Mikrozephalie + Rippendefekte)

Mandibula, Schwellung

Cherubismus
(+ Mandibula, Aufhellungen und Auftreibungen, multizystische)

Mandibula, Spaltbildung

Kaveggia-Syndrom
(+ Bewegungsstörungen + Endphalangen, breite + Gesichtsdysmorphien + Hypertelorismus + Inzisivi, untere, mittlere, Weitstand oder Fehlen + Mikro-Brachyzephalie + Minderwuchs + Mittelgesichtshypoplasie oder -dysplasie + Ohrmuschelanomalien + Progenie)
Weyers-Syndrom
(+ Hexadaktylie + Inzisivi, Hypoplasie + Onychodysplasie + Synostosen + Vestibulum oris, Fehlbildung)

Mandibula, Verplumpung

Hyperostose, endostale, Typ Worth
(+ Hyperostosen + Kortikalisverdickung)

Mandibulawinkel, fehlender

Pterygium-Syndrom, letales multiples, Typ III
(+ Extremitäten, dünne + Knorpelstücke der langen Röhrenknochen, Fusion + Minderwuchs, pränataler + Nase, hypoplastische + Pterygien)

Maxillahyperplasie

β-Thalassämie, homozygote
(+ Anämie, hämolytische + Anämie, hypochrome + Anämie, mikrozytäre + Bürstenschädel + Cooley-Facies + Hämatopoese, extramedulläre + Hepatomegalie + Osteoporose + Pankreasinsuffizienz + Pubertät, verzögerte + Siderose + Splenomegalie)

Maxillahypoplasie

Alkoholembryopathie
(+ Blepharophimose + Dystrophie, allgemeine + Endphalangen, Hypoplasie + Entwicklungsrückstand, statomotorischer + geistige Behinderung + Gesichtsdysmorphien + Herzfehler + Hyperaktivität + Hypospadie + Kryptorchismus + Labien, große, Hypoplasie + Mikrogenie + Mikrozephalie + Minderwuchs + Minderwuchs, pränataler + Oberlippe, schmale + Onychohypoplasie + Philtrum, hypoplastisches + ZNS-Störungen)
Aminopterin-Embryopathie
(+ Anenzephalie + Hydrozephalus + Hypodaktylie + Klumpfuß + Knochendysplasien, kraniale + Kraniosynostose + Mesomelie + Mikrogenie + Oxyzephalie + Schädelnähte, fehlende + Synostosen)
branchio-skeleto-genitales Syndrom (A)
(+ geistige Behinderung + Hypospadie + Kieferzysten + Kiemenbogenanomalie + Mikropenis + Trichterbrust)
Dysostose, maxillo-faziale
(+ Dysarthrie + Gesichtsdysmorphien + Lidachsenstellung, antimongoloide + Ohrmuscheldysplasie + Ptosis + Sprachentwicklung, verzögerte)
Dysostosis cleidocranialis
(+ Brachyzephalie + Fontanellenschluß, verzögerter + Hyperdontie + Hypodontie + Milchgebiß, persistierendes + Minderwuchs + Nasenwurzel, breite, flache + Schlüsselbeinhypo- oder aplasie)
Gorlin(-Chaudhry-Moss)-Syndrom
(+ Blepharophimose + Ductus arteriosus Botalli, offener + Gesichtsprofil, konkaves + Hypertrichose + Hypodontie + Jochbogenhypoplasie oder -aplasie + Koronarnaht, Synostose, prämature + Labien, große, Hypoplasie + Mandibulahypoplasie + Mikrodontie + Oberlidkerbung + Pupillarmembranen, persistierende + Schwerhörigkeit + Unterlippe, umgestülpte)
Hamartome, multiple
(+ Brustveränderungen, Neigung zu maligner Entartung + Fazies, adenoide + Gesichtsdysmorphien + Knotenbrust, große zystische + Lidachsenstellung, antimongoloide + Mandibulahypoplasie + Mund, kleiner + Nase, schmale + Papillome im Lippenrot, multiple hyperkeratotische + Vogelgesicht)
Martsolf-Syndrom
(+ geistige Behinderung + Gesichtsdysmorphien + Hypogonadismus + Katarakt + Lidachsenstellung, antimongoloide + Mikrozephalie + Minderwuchs + Nase, breite, flache + Philtrum, hypoplastisches)
maxillonasale Dysplasie (Assoziation), Typ Binder
(+ Alaknorpel, Hypoplasie + Malokklusion + Nase, kleine + Philtrum, hypoplastisches)
Myhre-Syndrom
(+ Blepharophimose + Geburtsgewicht, niedriges + geistige Behinderung + Herzfehler + Hyperopie + Kryptorchismus + Minderwuchs + Taubheit)
Nager-Syndrom
(+ Daumenaplasie + Daumenhypoplasie + Gesichtsdysmorphien + Mandibulahypoplasie + mandibulo-faziale Dysostose + radio-ulnare Synostose + Radiushypoplasie)
nasopalpebrales Lipom-Kolobom-Syndrom
(+ Gesichtsdysmorphien + Lidkolobome + Lipome, nasopalpebrale + Telekanthus)
Ruvalcaba-Syndrom
(+ Alaknorpel, Hypoplasie + Brachymetakarpie + Brachyphalangie + geistige Behinderung + Genitalhypoplasie + Gesichtsdysmorphien + Hauthypoplasien + Hyperpigmentierung + Kraniosynostose + Lidachsenstellung, antimongoloide + Lippen, schmale + Mikrozephalie + Minderwuchs, pränataler + Wirbelkörperdysplasie)
Treacher Collins(-Franceschetti)-Syndrom
(+ Biß, offener + Gaumen, hoher, schmaler + Gesichtsdysmorphien + Jochbogenhypoplasie oder -aplasie + Kolobom + Lidachsenstellung, antimongoloide + Makrostomie + Mandibulahypoplasie + mandibulo-faziale Dysostose + Ohrmuschelanomalien)
Tuomaala-Haapanen-Syndrom
(+ Anodontie + Augenanomalien + geistige Behinderung + Hypotrichose + Minderwuchs)

Maxilla, Schmerzen

Sluder-Neuralgie
(+ Augapfel, Schmerzen + Augenwinkel, innerer, Schmerzen +

Kiefer, Zähne und Zahnfleisch

Niesreiz + Schmerzen der Nase + Schmerzen des Gaumens + Tränenträufeln)

Mediodens

Nance-Horan-Syndrom
(+ Katarakt)

Mikrodontie

EEC-Syndrom
(+ Anodontie + Augenbrauen, Hypoplasie + Blepharitis + Hypotrichose + Inzisivi, stiftförmige Reduktion + Konjunktivitis + Lippen-Kiefer-Gaumen-Spalte + Photophobie + Spaltfüße + Spalthände + Tränen-Nasengänge, Atresie + Wimpernhypoplasie)
Gorlin(-Chaudhry-Moss)-Syndrom
(+ Blepharophimose + Ductus arteriosus Botalli, offener + Gesichtsprofil, konkaves + Hypertrichose + Hypodontie + Jochbogenhypoplasie oder -aplasie + Koronarnaht, Synostose, prämature + Labien, große, Hypoplasie + Mandibulahypoplasie + Maxillahypoplasie + Oberlidkerbung + Pupillarmembranen, persistierende + Schwerhörigkeit + Unterlippe, umgestülpte)
Johanson-Blizzard-Syndrom
(+ Alaknorpel, Aplasie + Alaknorpel, Hypoplasie + Analatresie + geistige Behinderung + Genitalfehlbildungen + Haardystrophie + Knochenwachstum, verzögertes + Kopfhautdefekte + Milchgebiß, persistierendes + Minderwuchs + Pankreasinsuffizienz + Taubheit)
kranioektodermale Dysplasie
(+ Brachymelie + Brachyphalangie + Diastema + Dolichozephalus + Epikanthus + Frenula, orale + Gesichtsdysmorphien + Haarschaft, dünner + Haarwachstumsstörung + Hypodontie + Hypotrichose + Klinodaktylie + Lidachsenstellung, antimongoloide + Minderwuchs + Nystagmus + Pigmentstörungen der Haare + Refraktionsanomalien + Rhizomelie + Schmelzhypoplasie + Syndaktylien + Synostosen + Taurodontie + Zahnanomalien)
Williams-Beuren-Syndrom
(+ Aortenstenose + geistige Behinderung + Genitalhypoplasie + Gesichtsdysmorphien + Irisdysplasie + Minderwuchs + Minderwuchs, pränataler + Pubertas praecox + Pulmonalstenose + Stimme, rauhe tiefe + Zahnanomalien)

Mikrognathie

Armendares-Syndrom
(+ Epikanthus + Gaumen, hoher + Gesichtsdysmorphien + Handdeformitäten + Kraniosynostose + Mikrozephalie + Minderwuchs + Nase, kurze + Netzhaut, Retinopathie + Ptosis + Telekanthus)
Carboanhydrase-II-Mangel
(+ Azidose + Basalganglienverkalkung + geistige Behinderung + Knochenwachstum, verzögertes + Minderwuchs + Osteopetrose + Spontanfrakturen + Zahnanomalien + zerebrale Verkalkungen)
Chondrodysplasie, metaphysäre, Typ Murk Jansen
(+ Metaphysen, gekehlte, aufgefaserte + Minderwuchs)
Dermopathie, restriktive
(+ Arthrogrypose + Gelenkbeweglichkeit, eingeschränkte + Gelenkkontrakturen + Gesichtsdysmorphien + Hautdysplasien und -aplasien + Hauteinschnürungen + Kindsbewegungen, verminderte + Lungenhypoplasie + Mund, kleiner + Nase, kleine + Ohren, tief angesetzte + Polyhydramnion + Röhrenknochen, Ossifikationsstörung)
Osteodysplastie
(+ Exophthalmus + Gesichtsdysmorphien + Rippen, Verbiegungen und kortikale Unregelmäßigkeiten + Röhrenknochen, lange, Verbiegungen und kortikale Unregelmäßigkeiten)
Osteolyse, hereditäre idiopathische, Typ IV (Thieffry-Shurtleff)
(+ Handwurzelknochen, Osteolysen + marfanoider Habitus + Metatarsus, Osteolysen + Proteinurie)

SHORT-Syndrom
(+ Gedeihstörungen + Gelenkbeweglichkeit, abnorme + Gesichtsdysmorphien + Knochenwachstum, verzögertes + Lipodystrophie + Minderwuchs + Minderwuchs, pränataler + Nasenwurzel, breite, flache + Ohren, abstehende + Rieger-Sequenz + Sprachentwicklung, verzögerte + Telekanthus + Zahnung, verzögerte)
Yunis-Varón-Syndrom
(+ Daumenaplasie + Fingeraplasien + Fontanellen, offene + Gesichtsdysmorphien + Schlüsselbeinhypo- oder -aplasie)

Mikroretrognathie

Dysostose, akrofaziale, überwiegend postaxialer Typ
(+ Gaumenspalte + Lippenspalte + Strahldefekte + Unterlidkolobom + Verkürzung der Unterarme)
kardio-fazio-mele Dysplasie
(+ Brachymelie + Epikanthus + Fibulahypoplasie + Herzfehler + Hypertelorismus + Nackenhautmantel, weiter + Ohren, tief angesetzte + Radiushypoplasie + Ulnahypoplasie)
Kousseff-Syndrom
(+ Gesichtsdysmorphien + Hals, kurzer + Herzfehler + Hydrozephalus + Meningomyelozele + Ohren, tief angesetzte)

Milchgebiß, persistierendes

Dysostosis cleidocranialis
(+ Brachyzephalie + Fontanellenschluß, verzögerter + Hyperdontie + Hypodontie + Maxillahypoplasie + Minderwuchs + Nasenwurzel, breite, flache + Schlüsselbeinhypo- oder aplasie)
Johanson-Blizzard-Syndrom
(+ Alaknorpel, Aplasie + Alaknorpel, Hypoplasie + Analatresie + geistige Behinderung + Genitalfehlbildungen + Haardystrophie + Knochenwachstum, verzögertes + Kopfhautdefekte + Mikrodontie + Minderwuchs + Pankreasinsuffizienz + Taubheit)
Lipoidproteinose (Urbach-Wiethe)
(+ Dysphonie + Lidrandpapeln, perlschnurartig aufgereihte + Mundschleimhaut, Ablagerungen + Narben, varioliforme + Papeln, wächserne)

Milchzahnagenesis

Lippen-Gaumen-Spalte, Oligodontie, Syndaktylie, Haarveränderungen
(+ Gaumenspalte + Hypertelorismus + Lippenspalte + Mittelgesichtshypoplasie oder -dysplasie + Oligo- oder Adontie + Pili torti + Syndaktylien)

Oligo- oder Adontie

Gaumenspalte, Taubheit und Oligodontie
(+ Gaumenspalte + Großzehenverkürzung + Schalleitungsschwerhörigkeit + Taubheit + Zahnanomalien)
Hallermann-Streiff-Syndrom
(+ Fontanellenschluß, verzögerter + Gesichtsdysmorphien + Hautatrophie + Hypotrichose + Katarakt + Mikrophthalmie + Minderwuchs + Stirn, hohe + Vogelgesicht + Zähne, angeborene)
Lippen-Gaumen-Spalte, Oligodontie, Syndaktylie, Haarveränderungen
(+ Gaumenspalte + Hypertelorismus + Lippenspalte + Milchzahnagenesis + Mittelgesichtshypoplasie oder -dysplasie + Pili torti + Syndaktylien)
Rieger-Syndrom
(+ Aniridie + Gesichtsdysmorphien + Glaukom + Hornhauttrübung + Irisatrophie + Kolobom + Mikrophthalmie + Vorderkammerhypoplasie)
Robinson-Syndrom
(+ Schallempfindungsstörung + Schwerhörigkeit)

Kiefer, Zähne und Zahnfleisch

Rosselli-Gulienetti-Syndrom
(+ Alopezie + Anhidrose + Dysplasien, ektodermale + Hypertrichose + Lippen-Kiefer-Gaumen-Spalte + Radiushypoplasie + Schmelzdefekte + Spaltfüße + Spalthände + Syndaktylien)

Parodontitis

Keratodermia palmo-plantaris diffusa Papillon-Lefèvre
(+ Gingivitis + Hyperkeratose + Keratosis palmo-plantaris + Zahnausfall, vorzeitiger)

Prämolarenaplasie

Ektodermaldysplasie mit Prämolarenaplasie, Hyperhidrosis und Canities praematura
(+ Ergrauen + Hyperhidrose, palmar, plantar und axillar)

Prognathie

Angelman-Syndrom
(+ Ataxie + Brachyzephalie + Diastema + EEG, pathologisches + Enophthalmus + Entwicklungsrückstand, motorischer und geistiger + epileptische Anfälle + Gangataxie + geistige Behinderung + Gesichtsdysmorphien + Herausschnellen + Hyperaktivität + Hyperaktivität, motorische + Iris, blaue + Katzenschreien, 1. Lebensjahr + Lachanfälle, unmotivierte + Makrostomie + Mikro-Brachyzephalie + Mikrozephalie + Mittelgesichtshypoplasie oder -dysplasie + Oberlippe, schmale + Progenie + Schlafstörungen + Sprachentwicklung, verzögerte + zerebrale Anfälle)
Goltz-Gorlin-Syndrom
(+ Aniridie + Anophthalmie + Beckenfehlbildungen + Fingeraplasien + Fingerhypoplasien + Gaumen, hoher + Gynäkotropie + Haar, schütteres + Hautatrophie + Hyperhidrose + Hypertelorismus + Hypohidrose + Kolobom + Kyphose + Malokklusion + Mikrophthalmie + Nystagmus + Onychodystrophie + Optikusatrophie + Osteopathien + Osteoporose + Papillome + Poikilodermie + Polydaktylie + Rippenfehlbildungen + Schlüsselbeinfehlbildungen + Skoliose + Spina bifida + Strabismus + Syndaktylien + Vorwölbung, hernienartige + Wirbelanomalien + Zahnanomalien + Zehenaplasien + Zehenhypoplasien)
Mutchinick-Syndrom
(+ Augenbrauen, lange und gekrauste + Gaumen, hoher + geistige Behinderung + Gesichtsdysmorphien + Herzfehler + Hypertelorismus + Klinodaktylie + Lidachsenstellung, antimongoloide + Mikrozephalie + Minderwuchs + Nagelanomalien + Nasenwurzel, breite, prominente + Nierenanomalien + Ohren, große + Pigmentationsanomalien + Pulmonalstenose + Trichterbrust + Vorhofseptumdefekt)
tricho-dento-ossäres Syndrom
(+ Dolichozephalus + Haardysplasie + Makrozephalie + Nägel, brüchige + Röhrenknochen, lange, Sklerosierung + Schmelzhypoplasie)

Pseudoanodontie

GAPO-Syndrom
(+ Alopezie + Hypotrichose + Minderwuchs + Optikusatrophie + Wachstumsstörungen)

Schmelzanomalien

Epidermolysis bullosa dystrophica mutilans Hallopeau-Siemens
(+ Alopezie + Blasenbildung + Entwicklungsrückstand, motorischer und geistiger + Erosionen + Milien + Mundschleimhaut, Leukoplakie + Narbenbildung + Narbenschrumpfung + Onychodystrophie + Plattenepithelkarzinome + Symblepharon + Syndaktylien + Wachstumsstörungen + Zahnanomalien)

korneo-dermato-ossäres Syndrom
(+ Erytheme + Erythrodermie + Finger, Brachydaktylie + Hornhautdystrophie + Keratosis palmoplantaris + Phalangen, distale, Verkürzung + Photophobie)

Schmelzaplasie

Amelogenesis imperfecta mit Nephrokalzinose
(+ Hypokalziurie + Nephrokalzinose + Zahnkronen, abnorme)

Schmelzdefekte

Amelogenesis imperfecta
(+ Schmelzdicke, reduzierte + Schmelzhypoplasie + Schmelzoberfläche, gerfiete + Schmelzstruktur, veränderte + Zähne, Braunverfärbung + Zähne, Gelbverfärbung)
Mucopolysaccharidose IV
(+ Dysplasie, polyostotische + Hornhauttrübung + Keratansulfat im Urin, vermehrtes + Minderwuchs + Platyspondylie)
Rosselli-Gulienetti-Syndrom
(+ Alopezie + Anhidrose + Dysplasien, ektodermale + Hypertrichose + Lippen-Kiefer-Gaumen-Spalte + Oligo- oder Adontie + Radiushypoplasie + Spaltfüße + Spalthände + Syndaktylien)
Sjögren-Larsson-Syndrom
(+ Bewegungsstörungen, zentrale + Dysarthrie + Epilepsie + epileptische Anfälle + Fundusanomalien + geistige Behinderung + Ichthyose + Kyphose + Minderwuchs + Tonusstörungen, zerebrale)

Schmelzdicke, reduzierte

Amelogenesis imperfecta
(+ Schmelzdefekte + Schmelzhypoplasie + Schmelzoberfläche, gerfiete + Schmelzstruktur, veränderte + Zähne, Braunverfärbung + Zähne, Gelbverfärbung)

Schmelzdysplasie

Ektodermaldysplasie mit Xerodermie
(+ geistige Behinderung + Hypohidrose + Schweißdrüsenhypoplasie + zerebrale Anfälle + zerebrale Störungen)
Epidermolysis bullosa atrophicans inversa
(+ Blasenbildung + Blasenbildung an Stamm und Extremitäten + Blasenbildung im Bereich der Schleimhäute + Dysphonie + Onychodystrophie)
Epidermolysis bullosa dystrophica generalisata non-mutilans
(+ Blasenbildung + Blasenbildung im Bereich der Schleimhäute + Onychodystrophie)
Epidermolysis bullosa dystrophica localisata
(+ Blasenbildung + Blasenbildung an den Extremitäten + Narbenbildung + Onychodystrophie)
okulo-dento-digitale Dysplasie
(+ Alaknorpel, Hypoplasie + Finger, 4.–5., Syndaktylien + Hyperostose, kraniale + Hypertrichose + Hypotelorismus + Irisdysplasie + Kamptodaktylie + Mikrokornea + Nase, lange dünne + Schmelzhypoplasie + Zehen, Dysplasie + Zehenaplasien + Zehenhypoplasien)
Onycho-Dento-Dysplasie, hypohidrotische
(+ Hypohidrose + Onycholysis + Schmelzhypoplasie)

Schmelzhypoplasie

akrodentale Dysplasie (Weyers)
(+ Hypertrichose + Hypodontie + Hypotrichose + Spalthände)
Amelogenesis imperfecta
(+ Schmelzdefekte + Schmelzdicke, reduzierte + Schmelzoberfläche, gerfiete + Schmelzstruktur, veränderte + Zähne, Braunverfärbung + Zähne, Gelbverfärbung)

Kiefer, Zähne und Zahnfleisch

amelo-zerebro-hypohidrotisches Syndrom
(+ Abbau, geistiger + geistige Behinderung + Hypohidrose + Spastik + Zähne, Gelbverfärbung + zerebrale Anfälle)
DLS-Syndrom
(+ Ergrauen + Haut- und Schleimhautblutungen + Hyperdontie + Zahnanomalien)
kranioektodermale Dysplasie
(+ Brachymelie + Brachyphalangie + Diastema + Dolichozephalus + Epikanthus + Frenula, orale + Gesichtsdysmorphien + Haarschaft, dünner + Haarwachstumsstörung + Hypodontie + Hypotrichose + Klinodaktylie + Lidachsenstellung, antimongoloide + Mikrodontie + Minderwuchs + Nystagmus + Pigmentstörungen der Haare + Refraktionsanomalien + Rhizomelie + Syndaktylien + Synostosen + Taurodontie + Zahnanomalien)
LADD-Syndrom
(+ Dakryozystitis + Daumen, fingerähnliche + Daumen, geteilte + Daumenhypoplasie + Finger, 2.–5., Anomalien + Hypothenarhypoplasie + Parotis, Hypoplasie oder Aplasie + Schalleitungsschwerhörigkeit + Schallempfindungsstörung + Schwerhörigkeit + Submandibularis, Hypoplasie oder Aplasie + Tränenapparat, Aplasien + Tränensekretion, verminderte bis fehlende + Zahnausfall, vorzeitiger + Zahnhypoplasie)
Odontodysplasie
(+ Gynäkotropie + Zähne, Braunverfärbung)
okulo-dento-digitale Dysplasie
(+ Alaknorpel, Hypoplasie + Finger, 4.–5., Syndaktylien + Hyperostose, kraniale + Hypertrichose + Hypotelorismus + Irisdysplasie + Kamptodaktylie + Mikrokornea + Nase, lange dünne + Schmelzdysplasie + Zehen, Dysplasie + Zehenaplasien + Zehenhypoplasien)
Onycho-Dento-Dysplasie, hypohidrotische
(+ Hypohidrose + Onycholysis + Schmelzdysplasie)
tricho-dento-ossäres Syndrom
(+ Dolichozephalus + Haardysplasie + Makrozephalie + Nägel, brüchige + Prognathie + Röhrenknochen, lange, Sklerosierung)

Schmelzoberfläche, geriefte

Amelogenesis imperfecta
(+ Schmelzdefekte + Schmelzdicke, reduzierte + Schmelzhypoplasie + Schmelzstruktur, veränderte + Zähne, Braunverfärbung + Zähne, Gelbverfärbung)

Schmelzstruktur, veränderte

Amelogenesis imperfecta
(+ Schmelzdefekte + Schmelzdicke, reduzierte + Schmelzhypoplasie + Schmelzoberfläche, geriefte + Zähne, Braunverfärbung + Zähne, Gelbverfärbung)

Syngnathie

oro-akraler Fehlbildungskomplex
(+ Aglossie + Ankyloglossie + Mikrogenie + Mikroglossie + Oligodaktylie + Peromelien + Reduktionsfehlbildungen der Extremitäten + Symbrachydaktylien)

Taurodontie

kranioektodermale Dysplasie
(+ Brachymelie + Brachyphalangie + Diastema + Dolichozephalus + Epikanthus + Frenula, orale + Gesichtsdysmorphien + Haarschaft, dünner + Haarwachstumsstörung + Hypodontie + Hypotrichose + Klinodaktylie + Lidachsenstellung, antimongoloide + Mikrodontie + Minderwuchs + Nystagmus + Pigmentstörungen der Haare + Refraktionsanomalien + Rhizomelie + Schmelzhypoplasie + Syndaktylien + Synostosen + Zahnanomalien)

otodentale Dysplasie
(+ Hörverlust + Schallempfindungsstörung + Taubheit + Zahnfragmente + Zahnkronen, abnorme)

Zähne, angeborene

chondroektodermale Dysplasie
(+ Dysplasie, polyostotische + Herzfehler + Hexadaktylie + Minderwuchs + Oberlippenfrenula + Onychohypoplasie)
Hallermann-Streiff-Syndrom
(+ Fontanellenschluß, verzögerter + Gesichtsdysmorphien + Hautatrophie + Hypotrichose + Katarakt + Mikrophthalmie + Minderwuchs + Oligo- oder Adontie + Stirn, hohe + Vogelgesicht)
Kurzripp-Polydaktylie-Syndrome
(+ Analatresie + Arrhinenzephalie + Epiglottisdysplasie + Gaumenspalte + Herzfehler + Leberzysten + Lippenspalte + Mikropenis + Minderwuchs + Nierenaplasie + Nierenzysten + Pankreaszysten + Polydaktylie + Rippen, kurze + Thoraxdysplasie + Urethralatresie + Uterus duplex)
odonto-onychodermale Dysplasie
(+ Erytheme + Hyperhidrose + Hyperkeratose + Hypotrichose + Onychodystrophie + Zähne, konische)
Pachyonychia congenita
(+ Blasenbildung + Dysphonie + Hornhautdystrophie + Hyperhidrose + Hyperkeratose, follikuläre + Hyperkeratosen, subunguale + Hyperpigmentierung, retikuläre + Hypotrichose + Katarakt + Keratosis palmo-plantaris + Mundschleimhaut, Leukoplakie + Nagelverdickung + Nagelverfärbung + Schwerhörigkeit + Steatocystoma multiplex)

Zähne, Braunverfärbung

Amelogenesis imperfecta
(+ Schmelzdefekte + Schmelzdicke, reduzierte + Schmelzhypoplasie + Schmelzoberfläche, geriefte + Schmelzstruktur, veränderte + Zähne, Gelbverfärbung)
Dentinogenesis imperfecta II
(+ Bißsenkung + Zähne, Graublauverfärbung + Zahnkronen, abnorme)
Dentinogenesis imperfecta III
(+ Zähne, Graublauverfärbung + Zahnfrakturneigung + Zahnkronen, abnorme)
Odontodysplasie
(+ Gynäkotropie + Schmelzhypoplasie)

Zähne, Gelbverfärbung

Amelogenesis imperfecta
(+ Schmelzdefekte + Schmelzdicke, reduzierte + Schmelzhypoplasie + Schmelzoberfläche, geriefte + Schmelzstruktur, veränderte + Zähne, Braunverfärbung)
amelo-zerebro-hypohidrotisches Syndrom
(+ Abbau, geistiger + geistige Behinderung + Hypohidrose + Schmelzhypoplasie + Spastik + zerebrale Anfälle)

Zähne, Graublauverfärbung

Dentinogenesis imperfecta II
(+ Bißsenkung + Zähne, Braunverfärbung + Zahnkronen, abnorme)
Dentinogenesis imperfecta III
(+ Zähne, Braunverfärbung + Zahnfrakturneigung + Zahnkronen, abnorme)

Kiefer, Zähne und Zahnfleisch

Zähne, konische

clefting-ectropion-conical teeth-syndrome, familial (e)
(+ Ektropion + Gaumenspalte + Hypertelorismus + Karies + Lippenspalte)
odonto-onychodermale Dysplasie
(+ Erytheme + Hyperhidrose + Hyperkeratose + Hypotrichose + Onychodystrophie + Zähne, angeborene)

Zähne, Rotverfärbung

Porphyrie, kongenitale erythropoetische
(+ Finger, Mutilationen + Hämolyse + Hyperpigmentierung + Mutilationen + Photosensibilität + Porphyrinämie + Porphyrinurie, Isomer-I-Dominanz)

Zähne, spitze

neuro-fazio-digito-renales Syndrom
(+ geistige Behinderung + Gesichtsdysmorphien + Megalenzephalie + Metacarpalia, Anomalien + Nasenspitze, angedeutete vertikale Spaltbildung + Trichterbrust)

Zahnanomalien

Carboanhydrase-II-Mangel
(+ Azidose + Basalganglienverkalkung + geistige Behinderung + Knochenwachstum, verzögertes + Mikrognathie + Minderwuchs + Osteopetrose + Spontanfrakturen + zerebrale Verkalkungen)
Dentindysplasie I
(+ Dentindysplasie + Zahnstellungsanomalien + Zahnwurzelfehlbildung)
Dentindysplasie II
(+ Dentindysplasie)
Dermatoosteolysis, kirgisischer Typ
(+ Blindheit + Dermatitis, ulzerative + Hautulzerationen + Hornhautvernarbung + Keratitis + Mundschleimhaut, Ulzerationen + Nasenschleimhaut, Ulzerationen)
DLS-Syndrom
(+ Ergrauen + Haut- und Schleimhautblutungen + Hyperdontie + Schmelzhypoplasie)
Dysosteosklerose
(+ Frakturneigung, Frakturen + Minderwuchs + Optikusatrophie + Osteosklerose + Platyspondylie)
Ektodermaldysplasie
(+ Anhidrose + Dysplasien, ektodermale + Haaranomalien + Hautveränderungen + Hyperhidrose + Hypohidrose + Nagelanomalien)
Epidermolysis bullosa dystrophica mutilans Hallopeau-Siemens
(+ Alopezie + Blasenbildung + Entwicklungsrückstand, motorischer und geistiger + Erosionen + Milien + Mundschleimhaut, Leukoplakie + Narbenbildung + Narbenschrumpfung + Onychodystrophie + Plattenepithelkarzinome + Schmelzanomalien + Symblepharon + Syndaktylien + Wachstumsstörungen)
frontometaphysäre Dysplasie
(+ Hörverlust + Hyperostosen + Metaphysen, Aufweitung + Muskelhypotrophie + Schwerhörigkeit + Supraorbitalwülste)
Gaumenspalte, Taubheit und Oligodontie
(+ Gaumenspalte + Großzehenverkürzung + Oligo- oder Adontie + Schalleitungsschwerhörigkeit + Taubheit)
Goltz-Gorlin-Syndrom
(+ Aniridie + Anophthalmie + Beckenfehlbildungen + Fingeraplasien + Fingerhypoplasien + Gaumen, hoher + Gynäkotropie + Haar, schütteres + Hautatrophie + Hyperhidrose + Hypertelorismus + Hypohidrose + Kolobom + Kyphose + Malokklusion + Mikrophthalmie + Nystagmus + Onychodystrophie + Optikusatrophie + Osteopathien + Osteoporose + Papillome + Poikilodermie + Polydaktylie + Prognathie + Rippenfehlbildungen + Schlüsselbeinfehlbildungen + Skoliose + Spina bifida + Strabismus + Syndaktylien + Vorwölbung, hernienartige + Wirbelanomalien + Zehenaplasien + Zehenhypoplasien)
KBG-Syndrom
(+ Brachyphalangie + Füße, kleine + geistige Behinderung + Hände, kleine + Hypertelorismus + Minderwuchs + Skelettanomalien + Wirbelanomalien)
kranioektodermale Dysplasie
(+ Brachymelie + Brachyphalangie + Diastema + Dolichozephalus + Epikanthus + Frenula, orale + Gesichtsdysmorphien + Haarschaft, dünner + Haarwachstumsstörung + Hypodontie + Hypotrichose + Klinodaktylie + Lidachsenstellung, antimongoloide + Mikrodontie + Minderwuchs + Nystagmus + Pigmentstörungen der Haare + Refraktionsanomalien + Rhizomelie + Schmelzhypoplasie + Syndaktylien + Synostosen + Taurodontie)
Osteolyse, hereditäre idiopathische, Typ VI (Hajdu-Cheney)
(+ Endphalangen, Hypoplasie + Fontanellen, Schaltknochen, vermehrte + Gesichtsdysmorphien + Minderwuchs + Osteolysen)
Pigmentdermatose, anhidrotische, retikuläre
(+ Hyperpigmentierung, retikuläre + Hypohidrose + Keratosis palmoplantaris)
Poikilodermie, kongenitale, Typus Rothmund-Thomson
(+ Akromikrie + Alopezie + Amenorrhö + Daumenhypoplasie + Erytheme, retikuläre + Gynäkotropie + Haar, weißes + Hodenhypoplasie + Hypotrichose + Infantilismus, genitaler + Katarakt + Menstruationsstörungen + Minderwuchs + Nagelanomalien + Poikilodermie + Radiushypoplasie + Sattelnase + Ulnahypoplasie)
Pyknodysostose
(+ Endphalangen, Hypoplasie + Fontanellen, offene + Frakturneigung, Frakturen + Minderwuchs + Osteosklerose + Schaltknochen + Spontanfrakturen)
Tay-Syndrom
(+ Cystin-Defizienz + Dysphonie + geistige Behinderung + Haar, gekräuseltes + Haar, hartes + Haar, sprödes + Ichthyose + Katarakt + Knochenwachstum, verzögertes + Kryptorchismus + Minderwuchs + Onychodysplasie + Progerie + Trichothiodystrophie)
Williams-Beuren-Syndrom
(+ Aortenstenose + geistige Behinderung + Genitalhypoplasie + Gesichtsdysmorphien + Irisdysplasie + Mikrodontie + Minderwuchs + Minderwuchs, pränataler + Pubertas praecox + Pulmonalstenose + Stimme, rauhe tiefe)

Zahnausfall, vorzeitiger

Hypophosphatasie
(+ Kraniosynostose + Minderwuchs + Ossifikationsdefekte + Phosphatase, alkalische, erniedrigte + Phosphoäthanolamin erhöht im Urin + Rachitis)
Jeune-Tommasi-Freycon-Nivelon-Syndrom
(+ Ataxie + geistige Behinderung + Handmuskulatur, kleine, Atrophie + Hepatomegalie + Hörverlust + Kardiomyopathie + Minderwuchs + Pigmentationsanomalien + Schallempfindungsstörung + Schwerhörigkeit)
Keratodermia palmo-plantaris diffusa Papillon-Lefèvre
(+ Gingivitis + Hyperkeratose + Keratosis palmo-plantaris + Parodontitis)
LADD-Syndrom
(+ Dakryozystitis + Daumen, fingerähnliche + Daumen, geteilte + Daumenhypoplasie + Finger, 2.–5., Anomalien + Hypothenarhypoplasie + Parotis, Hypoplasie oder Aplasie + Schalleitungsschwerhörigkeit + Schallempfindungsstörung + Schmelzhypoplasie + Schwerhörigkeit + Submandibularis, Hypoplasie oder Aplasie + Tränenapparat, Aplasien + Tränensekretion, verminderte bis fehlende + Zahnhypoplasie)

Zahndysplasie

Naevus achromians Ito
(+ Blaschko-Linien + Dysplasie, polyostotische + Extremitätenasymmetrien + Gelenkbeweglichkeit, abnorme + Gesichtsasymmetrie + Hypopigmentierung + Kyphoskoliose + Muskelhypotonie

Kiefer, Zähne und Zahnfleisch

+ Schiefhals + Spina bifida occulta + Steißbeinluxation + Strabismus + zerebrale Anfälle)
Osteogenesis imperfecta
(+ Blutungsneigung + Frakturneigung, Frakturen + Gelenkbeweglichkeit, abnorme + Haut, dünne + Knochendichte, verminderte + Schwerhörigkeit + Skleren, blaue + Spontanfrakturen)
Poikilodermie, kongenitale, mit Blasenbildung
(+ Blasenbildung + Depigmentierungen + Erytheme, retikuläre + Hautatrophie + Hautveränderungen, poikilodermatische + Hyperpigmentierung + Hypotrichose + Keratosis palmo-plantaris + Onychodystrophie + Teleangiektasien)
Singleton-Merten-Syndrom
(+ Aortenkalzifikation + Muskelschwäche + Osteoporose)

Zahnfleischblutung

Hämophilie A
(+ Androtropie + Blutungsneigung + Gelenkblutungen + Hämatome + Hämophilie + Muskelblutungen + Subhämophilie + Thromboplastinzeit, partielle, verlängerte + Zahnwechselblutungen)
Moeller-Barlow-Krankheit
(+ Berührungsempfindlichkeit + Froschhaltung + Hämaturie + Haut- und Schleimhautblutungen + Knorpelknochengrenze, Auftreibung + Melaena + Ödeme, allg. + Pseudoparalyse der Beine)
PTC-Mangel
(+ Androtropie + Blutungsneigung + Gelenkblutungen + Hämatome + Hämophilie + Muskelblutungen + Subhämophilie + Thromboplastinzeit, partielle, verlängerte + Zahnwechselblutungen)

Zahnform, abnorme

Weill-Marchesani-Syndrom
(+ Brachyphalangie + Linse, kleine sphärische + Minderwuchs + Myopie)

Zahnfragmente

otodentale Dysplasie
(+ Hörverlust + Schallempfindungsstörung + Taubheit + Taurodontie + Zahnkronen, abnorme)

Zahnfrakturneigung

Dentinogenesis imperfecta III
(+ Zähne, Braunverfärbung + Zähne, Graublauverfärbung + Zahnkronen, abnorme)

Zahnhypoplasie

Ablepharon-Makrostomie-Syndrom
(+ Augenbrauen, fehlende + Gesichtsdysmorphien + Hypertelorismus + intersexuelles Genitale + Lider, fehlende + Makrostomie + Ohren, tief angesetzte + Ohrmuschelanomalien + Ohrmuscheldysplasie + Strabismus + Telekanthus + Vorderkammerhypoplasie)
Incontinentia pigmenti (Bloch-Sulzberger)
(+ Effloreszenzen, bullöse, papulo-vesikulöse und verruköse + Gynäkotropie + Onychodystrophie + Pigmentationsanomalien)
LADD-Syndrom
(+ Dakryozystitis + Daumen, fingerähnliche + Daumen, geteilte + Daumenhypoplasie + Finger, 2.–5., Anomalien + Hypothenarhypoplasie + Parotis, Hypoplasie oder Aplasie + Schalleitungsschwerhörigkeit + Schallempfindungsstörung + Schmelzhypoplasie + Schwerhörigkeit + Submandibularis, Hypoplasie oder Aplasie + Tränenapparat, Aplasien + Tränensekretion, verminderte bis fehlende + Zahnausfall, vorzeitiger)

Ohdo-Blepharophimose-Syndrom
(+ Blepharophimose + geistige Behinderung + Muskelhypotonie + Nasenwurzel, breite, flache + Proteinurie + Ptosis + Taubheit)

Zahnkronen, abnorme

Amelogenesis imperfecta mit Nephrokalzinose
(+ Hypokalziurie + Nephrokalzinose + Schmelzaplasie)
Dentinogenesis imperfecta II
(+ Bißsenkung + Zähne, Braunverfärbung + Zähne, Graublauverfärbung)
Dentinogenesis imperfecta III
(+ Zähne, Braunverfärbung + Zähne, Graublauverfärbung + Zahnfrakturneigung)
otodentale Dysplasie
(+ Hörverlust + Schallempfindungsstörung + Taubheit + Taurodontie + Zahnfragmente)

Zahnstellungsanomalien

Crouzon-Syndrom
(+ Canalis opticus, enger + Exophthalmus + Hypertelorismus + Keratitis + Kraniosynostose + Stirn, vorgewölbte + Strabismus + Taubheit + Turrizephalie)
Dentindysplasie I
(+ Dentindysplasie + Zahnanomalien + Zahnwurzelfehlbildung)
F-Syndrom
(+ Gaumen, hoher + Gesichtsdysmorphien + Hypertelorismus + Kinn, kleines + Nase, birnenförmige + Polydaktylie + Syndaktylien)

Zahnung, verzögerte

SHORT-Syndrom
(+ Gedeihstörungen + Gelenkbeweglichkeit, abnorme + Gesichtsdysmorphien + Knochenwachstum, verzögertes + Lipodystrophie + Mikrognathie + Minderwuchs + Minderwuchs, pränataler + Nasenwurzel, breite, flache + Ohren, abstehende + Rieger-Sequenz + Sprachentwicklung, verzögerte + Telekanthus)

Zahnwechselblutungen

Hämophilie A
(+ Androtropie + Blutungsneigung + Gelenkblutungen + Hämatome + Hämophilie + Muskelblutungen + Subhämophilie + Thromboplastinzeit, partielle, verlängerte + Zahnfleischblutung)
PTC-Mangel
(+ Androtropie + Blutungsneigung + Gelenkblutungen + Hämatome + Hämophilie + Muskelblutungen + Subhämophilie + Thromboplastinzeit, partielle, verlängerte + Zahnfleischblutung)

Zahnwurzelfehlbildung

Dentindysplasie I
(+ Dentindysplasie + Zahnanomalien + Zahnstellungsanomalien)

Knochen und Gelenke

Arthralgien

Alkaptonurie
(+ Alkaptonurie + Arthritiden + Homogentisinsäure, vermehrte + Ochronose + Pseudogicht)
Chondrokalzinose
(+ Arthrose + Gicht-ähnliche Anfälle + Hyperparathyreoidismus + Pseudogicht)
Demenz, progrediente und polyzystische Osteodysplasie
(+ Basalganglienverkalkung + Demenz + Frakturneigung, Frakturen + Hirnatrophie + Knochenzysten + Merkfähigkeitsstörungen + Pyramidenbahnläsion + zerebrale Anfälle)
Dermatose, akute febrile neutrophile
(+ Fieber + Gynäkotropie + Iridozyklitis + Konjunktivitis + Leukozytose + Plaques, erythematöse)
epiphysäre Dysplasie, multiple
(+ Epiphysendysplasie)
Farber-Krankheit
(+ Atemstörung + Ceramid-haltige intralysosomale Ablagerungen + Dysphonie + Entwicklungsrückstand, statomotorischer + Gedeihstörungen + geistige Behinderung + Knochendestruktionen, gelenknahe + Schwellungen, erythematöse, schmerzhafte)
Gaucher-Krankheit
(+ Anämie + Demenz + Fundus, Veränderungen, fleckförmig-weiße + Gedeihstörungen + geistige Behinderung + Hepatomegalie + Knochenschmerzen + Minderwuchs + Reflexe, pathologische + Spastik + Speicherzellen + Splenomegalie + Thrombozytopenie + zerebrale Anfälle)
Glucocorticoid-Entzugssyndrom
(+ Affektlabilität + Ekchymosen + Ermüdbarkeit + Fieber + Hyperkalzämie + Myalgien)
hypereosinophiles Syndrom
(+ Appetitlosigkeit + Endomyokardnekrosen + Eosinophilie + Eosinophilie im Knochenmark + Exantheme + Fieber + Gewichtsabnahme + Gynäkotropie + Hepatomegalie + Husten + Lungeninfiltrate + Myokardfibrose + Neuropathien + Pleuraerguß + Splenomegalie)
Katzenkratzkrankheit
(+ Abszesse, neutrophile + Angiomatose + Exantheme + Granulome, tuberkuloide + Inokulationsreaktion, papulöse + Knötchen, furunkelähnliches + Konjunktivitis + Kopfschmerz + Lymphadenitis + Lymphknoteneinschmelzung + Müdigkeit + Myalgien + Nekrose, sternförmige verkäsende + Neuritis + Neuroretinitis + Papeln, rötlich-bräunliche)
Kawasaki-Syndrom
(+ Anämie + Erythema palmo-plantaris + Exantheme + Fieber + Koronariitis + Leukozytose + Leukozyturie + Lymphknotenschwellung)
Libman-Sacks-Endokarditis
(+ Endocarditis verrucosa)
Mittelmeerfieber, familiäres
(+ Abdominalschmerzen + Amyloidnachweis + Arthritiden + Brustschmerzen + Fieber + Pleuritiden)
Morbus Crohn
(+ Abdominalschmerzen + Diarrhö + Erythema nodosum + Fistelbildungen, anale + Fistelbildungen, entero-enterale + Gewichtsabnahme + Ileitis + Iritis + Kolitis + Uveitis)
Morbus Reiter
(+ Arthritiden + Enteritis + Konjunktivitis + Urethritis + urogenitale Infektion)
Osteochondrose, aseptische, Typ König
(+ Femurepiphysendefekt + Gelenkbeweglichkeit, eingeschränkte + Gelenkergüsse)
Osteoporose, idiopathische juvenile
(+ Frakturneigung, Frakturen + Osteoporose + Spontanfrakturen)
Panarteriitis nodosa
(+ Abdominalschmerzen + apoplektischer Insult + Blutungen, gastrointestinale + Darminfarzierung + Darmperforation + Erbrechen + Fieber + Gewichtsabnahme + HbsAG-positiv + Herzversagen, kongestives + Hypertonie + Knoten + Livedo racemosa + Myalgien + Myokardinfarkt + Neuropathien + Perikarditis + Persönlichkeitsveränderungen + Übelkeit)
Postpolio-Syndrom
(+ Adynamie + Ermüdbarkeit + Gliederschmerzen + Muskelatrophie + Muskelschwäche)
Prieur-Griscelli-Syndrom
(+ Exantheme + Fieber + Gelenkschwellung + Knochendestruktionen, gelenknahe + Lymphadenopathie + Meningitis + Splenomegalie)
Pseudo-Lupus-erythematodes
(+ Erytheme + Fieber + Myalgien + Perimyokarditis + Pleuritiden)
Riesenzellarteriitis
(+ Blindheit + BSG-Beschleunigung + Diplopie + Kopfschmerz + Myalgien)
Sharp-Syndrom
(+ Arthritiden + Fieber + Handgelenke, Weichteilschwellungen + Lupus erythematodes + Lymphadenopathie + Ösophagusperistaltik, verminderte + Polymyositis + Raynaud-Phänomen + Sklerodermie + Weichteilschwellung)
Subsepsis allergica Wissler
(+ Exantheme + Fieber + Weichteilschwellung)
Whipple-Krankheit
(+ Diarrhö + Eiweißmangelödeme + Gewichtsabnahme + Lymphknotenschwellung + Meteorismus + Polyserositis + Steatorrhö + Vitamin-Mangel)

Arthritiden

Alkaptonurie
(+ Alkaptonurie + Arthralgien + Homogentisinsäure, vermehrte + Ochronose + Pseudogicht)
Arthritis-Kamptodaktylie-Perikarditis-Syndrom
(+ Fingerkontrakturen + Kamptodaktylie + Perikarditis)
Caplan-Syndrom
(+ Bronchitis + Cor pulmonale + Dyspnoe + Husten + Lungeninfiltrate)
Chondrodysplasie, progrediente pseudorheumatoide
(+ Gangstörungen + Gelenkbeweglichkeit, eingeschränkte + Gelenkversteifungen + Platyspondylie + Wirbelkörperdysplasie)
Dermatoarthritis, familiäre histiozytäre
(+ Blindheit + Exantheme + Gelenkbeweglichkeit, eingeschränkte + Gelenkschwellung + Glaukom + Iritis + Katarakt + Uveitis + Visusminderung)
Felty-Syndrom
(+ Fieber + Gewichtsabnahme + Granulozytopenie + Hyperpigmentierung + Infektanfälligkeit + Splenomegalie + Thrombozytopenie)
Mittelmeerfieber, familiäres
(+ Abdominalschmerzen + Amyloidnachweis + Arthralgien + Brustschmerzen + Fieber + Pleuritiden)
Morbus Reiter
(+ Arthralgien + Enteritis + Konjunktivitis + Urethritis + urogenitale Infektion)
Oxalose Typ I
(+ Anämie + Appetitlosigkeit + Gefäßspasmen + Herzinsuffizienz + Herzrhythmusstörungen + Hydronephrose + Makrohämaturie + Minderwuchs + Nephrokalzinose + Nephrolithiasis + Netzhaut, Retinitis + Niereninsuffizienz + Nierenkoliken + Osteopathien + Polyurie + Pyelonephritis + Raynaud-Phänomen + Spontanfrakturen)
Purpura Schoenlein-Henoch
(+ Abdominalschmerzen + Erbrechen + Hautgefäße, IgA-Ablagerungen + Melaena + Nephritis + Purpura)
Sharp-Syndrom
(+ Arthralgien + Fieber + Handgelenke, Weichteilschwellungen + Lupus erythematodes + Lymphadenopathie + Ösophagusperistaltik, verminderte + Polymyositis + Raynaud-Phänomen + Sklerodermie + Weichteilschwellung)
Sicca-Komplex
(+ Gynäkotropie + Keratokonjunktivitis + Mundtrockenheit + Tränensekretion, verminderte bis fehlende)
Stickler-Syndrom
(+ Gelenkbeweglichkeit, abnorme + Gelenkbeweglichkeit, einge-

Knochen und Gelenke

schränkte + Hörverlust + Kinn, kleines + Myopie + Schwerhörigkeit)
Still-Krankheit
(+ Fieber + Hepatomegalie + Köbner-Zeichen + Lymphadenopathie + Splenomegalie)

Arthrogrypose

Akinesie, fetale
(+ Gelenkfehlstellungen + Kindsbewegungen, verminderte + Lungenhypoplasie)
Carmi-Syndrom
(+ Aplasia cutis congenita + Blasenbildung + Ektropion + Erosionen der Mund- und Genitalschleimhaut + Magenschleimhauterosionen + Mundschleimhaut, Erosionen + Ösophagusatresie + Pylorusatresie)
Dermopathie, restriktive
(+ Gelenkbeweglichkeit, eingeschränkte + Gelenkkontrakturen + Gesichtsdysmorphien + Hautdysplasien und -aplasien + Hauteinschnürungen + Kindsbewegungen, verminderte + Lungenhypoplasie + Mikrognathie + Mund, kleiner + Nase, kleine + Ohren, tief angesetzte + Polyhydramnion + Röhrenknochen, Ossifikationsstörung)
Muskeldystrophie, kongenitale
(+ Creatinkinase, erhöhte + Gelenkkontrakturen + Muskelhypotonie + Myopathie + zerebrale Störungen)
Pena-Shokeir-Syndrom I
(+ Gelenkfehlstellungen + Gelenkkontrakturen + Hydramnion + Kindsbewegungen, verminderte + Lungenhypoplasie)
Trisomie-8-Mosaik
(+ Balkenmangel + Gesichtsdysmorphien + Hydronephrose + Nase, birnenförmige + Palmarfurchen, tiefe + Patellaaplasie + Pigmentationsanomalien + Plantarfurchen, tiefe + Spina bifida + Unterlippe, umgestülpte + Wirbelanomalien)

Arthromyodysplasie

zerebro-arthro-digitale Sequenz
(+ Fingeraplasien + Hirnfehlbildungen + Sakralagenesie + Zehenaplasien)

Arthropathien, synoviale, mutilierende

Retikulohistiozytose, multizentrische
(+ Anämie + Malignome + Papeln, bräunlich-gelbe)

Arthrose

Chondrokalzinose
(+ Arthralgien + Gicht-ähnliche Anfälle + Hyperparathyreoidismus + Pseudogicht)

Chondritis

Mund- und Genital-Ulcera mit Chondritis
(+ Genitalveränderungen, aphthös-ulzeröse + hyperergische Reaktion der Haut + Hypopyon-Iritis + Mundschleimhautaphthen + Orchitis + rheumatoide Veränderungen der Gelenke + rheumatoide Veränderungen der Weichteile + Thrombophlebitis, rezidivierende)

Chondrodysplasie, metaphysäre

Adenosindesaminase-Mangel
(+ Candidiasis + Diarrhö + Gedeihstörungen + Immundefekt)
Shwachman-Diamond-Syndrom
(+ Diarrhö + Gedeihstörungen + Minderwuchs + Neutropenie + Pankreasinsuffizienz + Thorax, schmaler + Thrombozytopenie)

Diaphysen, Sklerose

Lenz-Majewski-Syndrom
(+ Cutis hyperelastica + Gedeihstörungen + geistige Behinderung + Gesichtsdysmorphien + Hypertelorismus + Minderwuchs + Progerie)

Dysostosen

Fucosidose
(+ Angiokeratome + Ataxie + Gedeihstörungen + geistige Behinderung + Gesichtsdysmorphien + Infektanfälligkeit + Minderwuchs + Spastik + zerebrale Anfälle)
G_{M1}-Gangliosidose, Typ I
(+ Blindheit + Entwicklungsrückstand, motorischer und geistiger + Fundus, kirschroter Fleck + Gedeihstörungen + Gesichtsdysmorphien + Hepatomegalie + Makrozephalie + Muskelhypotonie + Splenomegalie + Taubheit + Tetraplegie, spastische + zerebrale Anfälle)
α-Mannosidose
(+ geistige Behinderung + Gesichtsdysmorphien + Hepatomegalie + Oligosaccharide, Mannose-haltige + Splenomegalie)
Mucolipidose II
(+ Entwicklungsrückstand, statomotorischer + Geburtsgewicht, niedriges + Gelenkkontrakturen + Gesichtsdysmorphien + Hautverdickung + Hepatomegalie + Hernien + Infekte des Respirationstrakts + Minderwuchs + Splenomegalie + vakuolisierte Zellen)
Mucolipidose III
(+ Beckendysplasie + geistige Behinderung + Gelenkkontrakturen + Gesichtsdysmorphien + Hepatomegalie + Hornhauttrübung + Hüftdysplasie + Minderwuchs + Splenomegalie)
Mucopolysaccharidose I-H
(+ Demenz + Gelenkkontrakturen + Gesichtszüge, grobe + Hepatomegalie + Hornhauttrübung + Makroglossie + Minderwuchs + Mucopolysaccharide im Urin, vermehrte + Splenomegalie)
Mucopolysaccharidose II
(+ Entwicklungsrückstand, motorischer und geistiger + Gelenkkontrakturen + Gesichtszüge, grobe + Hepatomegalie + Minderwuchs + Schwerhörigkeit + Splenomegalie)
Mucopolysaccharidose III
(+ Demenz + Dysarthrie + Erregbarkeit, erhöhte + Heparansulfat, vermehrte Ausscheidung, im Urin + Schlafstörungen)
Mucopolysaccharidose VI
(+ Gelenkkontrakturen + Gesichtszüge, grobe + Hepatomegalie + Hornhauttrübung + Minderwuchs + Splenomegalie)
Mucopolysaccharidose VII
(+ Demenz + Gesichtszüge, grobe + Hepatomegalie + Hornhauttrübung + Minderwuchs + Mucopolysaccharide im Urin, vermehrte + Splenomegalie)
Nephronophthise
(+ Anämie + Degeneration, tapeto-retinale + Katarakt + Kolobom + Leberfibrose + Niereninsuffizienz + Nierenversagen + Nystagmus + Osteopathien + Polydipsie + Polyurie + Salzverlust + zerebrale Störungen)
Neuraminsäure-Speicherkrankheit
(+ Ataxie + Gesichtsdysmorphien + Muskelhypotonie + Neuraminsäureausscheidung im Urin, vermehrte + neurodegenerative Symptome + Spastik + Sprachabbau + Sprachentwicklung, verzögerte)
Sialidose
(+ Blindheit + Fundus, kirschroter Fleck + Gesichtsdysmorphien + Hepatomegalie + Hydrops fetalis + Neuraminsäureausscheidung im Urin, vermehrte + Splenomegalie)

Knochen und Gelenke

Dysplasie, mesomele

mesomele Dysplasie
(Übersicht)

Dysplasie, polyostotische

chondroektodermale Dysplasie
(+ Herzfehler + Hexadaktylie + Minderwuchs + Oberlippenfrenula + Onychohypoplasie + Zähne, angeborene)
McCune-Albright-Syndrom
(+ Akromegalie + Café-au-lait-Flecken + Cushing-Symptomatik + Endokrinopathie + Hochwuchs + Hyperparathyreoidismus + Hyperthyreose + Osteomalazie + Pubertas praecox + Rachitis)
Mucopolysaccharidose IV
(+ Hornhauttrübung + Keratansulfat im Urin, vermehrtes + Minderwuchs + Platyspondylie + Schmelzdefekte)
Mulibrey-Syndrom
(+ Dolichozephalus + Gesicht, dreieckiges + Gesichtsdysmorphien + Hämangiome + Hepatomegalie + Mikroglossie + Minderwuchs + Muskelhypotonie + Muskelschwäche + Netzhaut, Pigmentflecken + Perikarditis + Pubertät, verzögerte + Röhrenknochen, schmale + Sellaveränderung + Splenomegalie + Stimme, hohe, piepsige + Stirn, vorgewölbte)
Naevus achromians Ito
(+ Blaschko-Linien + Extremitätenasymmetrien + Gelenkbeweglichkeit, abnorme + Gesichtsasymmetrie + Hypopigmentierung + Kyphoskoliose + Muskelhypotonie + Schiefhals + Spina bifida occulta + Steißbeinluxation + Strabismus + Zahndysplasie + zerebrale Anfälle)
N-Syndrom
(+ epileptische Anfälle + geistige Behinderung + Gesichtsdysmorphien + Hypospadie + Kryptorchismus + Leukämie + Minderwuchs + Sehstörungen + Taubheit + Tetraplegie, spastische)
Patterson-Syndrom
(+ Cutis laxa + geistige Behinderung + Hirsutismus + Kyphoskoliose + Minderwuchs + Ossifikation, verzögerte oder fehlende + Pigmentationsanomalien + zerebrale Anfälle)
Smith-McCort-Syndrom
(+ Beckenrand, gehäkelter + Minderwuchs + Platyspondylie)

Endostose

Hyperostosis corticalis Typ van Buchem
(+ Hirnnervenausfälle + Kortikalisverdickung + Mandibulahyperplasie + Osteosklerose + Schädelknochensklerose + Sklerose + Syndaktylien)

Epiphysendysplasie

Desbuquois-Syndrom
(+ Fingergelenksluxationen + Metaphysendysplasie + Minderwuchs + Muskelhypotonie + Skoliose)
epiphysäre Dysplasie, multiple
(+ Arthralgien)
Lowry-Wood-Syndrom
(+ Mikrozephalie + Minderwuchs)
Osteochondrose, aseptische, Typ Thiemann
(+ Fingergelenke, Epiphysendysplasie + Großzehengrundgelenk, Epiphysendysplasie)
Pseudoachondroplasie
(+ Gelenkbeweglichkeit, abnorme + Metaphysendysplasie + Minderwuchs)
tricho-rhino-phalangeale Dysplasie I
(+ Kopfbehaarung, spärliche + Nase, birnenförmige + Zapfenepiphysen)
tricho-rhino-phalangeale Dysplasie II
(+ Exostosen, kartilaginäre + geistige Behinderung + Kopfbehaarung, spärliche + Nase, birnenförmige + Zapfenepiphysen)

Epiphysen, kalkspritzerartige Veränderungen

Warfarin-Embryopathie
(+ Alaknorpel, Einkerbungen, tiefe + Extremitätenhypoplasien + Nase, hypoplastische + Nasenöffnungen, schmale)

Epiphysen, Kalzifikationen, bilateral symmetrische

Chondrodysplasia punctata durch X-chromosomale Deletion
(+ Alopezie + Brachyphalangie + Endphalangen, kurze + geistige Behinderung + Hypogonadismus + Katarakt + Minderwuchs + Nase, hypoplastische + Sattelnase)

Epiphysenlösung

Parrot-Lähmung
(+ Lues + Osteochondritis + Periostitis + Pseudoparalyse im Bereich der oberen Extremitäten)

Epiphysenschluß, vorzeitiger

adrenogenitales Syndrom, spätmanifestes
(+ Achselbehaarung, frühzeitige + Amenorrhö + Brustentwicklung, mangelhafte + Hirsutismus + Schambehaarung, frühzeitige)
adrenogenitales Syndrom Typ 3
(+ Adrenarche, frühe + Diarrhö + Erbrechen + Exsikkose + Klitorishypertrophie + Knochenreifung, beschleunigte + Nebenniereninsuffizienz + Pseudohermaphroditismus femininus + Pseudopubertas praecox + Salzverlust + Thelarche, ausbleibende + Virilisierung)
adrenogenitales Syndrom Typ 4
(+ Achselbehaarung, frühzeitige + Hyperpigmentierung + Hypertonie + Klitorishypertrophie + Schambehaarung, frühzeitige + Virilisierung + Wachstum, beschleunigtes)

Epiphysenvergrößerung

Anosteogenesis partialis
(+ Minderwuchs + Wirbelkörper, mangelhafte oder fehlende Ossifikation)
Dysplasia epiphysealis hemimelica
(+ Osteochondrome, epiphysäre)
megephysäre Dysplasie
(+ Gaumenspalte + Gesichtsdysmorphien + Minderwuchs)
oto-spondylo-megaepiphysäre Dysplasie
(+ Mittelgesicht, flaches + Platyspondylie + Schallempfindungsstörung + Schwerhörigkeit)
Trisomie 9p
(+ Brachyphalangie + Entwicklungsrückstand, motorischer und geistiger + geistige Behinderung + Gesichtsdysmorphien + Hypertelorismus + Klinodaktylie + Knochenwachstum, verzögertes + Lidachsenstellung, antimongoloide + Mikro-Brachyzephalie + Nase, knollig deformierte + Ohren, abstehende + Pseudoepiphysen)
Wolcott-Rallison-Syndrom
(+ Diabetes mellitus + Minderwuchs)

Exostosen

kartilaginäre Exostosen, multiple
(+ Knochentumoren)
Metachondromatose
(+ Enchondrome + Röhrenknochen, Verkalkungsherde + Tumoren, knochenharte)

Knochen und Gelenke

Exostosen, kartilaginäre

Exostosen-Anetodermie-Brachydaktylie E der Füße
(+ Hautatrophie)
tricho-rhino-phalangeale Dysplasie II
(+ Epiphysendysplasie + geistige Behinderung + Kopfbehaarung, spärliche + Nase, birnenförmige + Zapfenepiphysen)

Knochen und Gelenke: Frakturneigung, Frakturen

Battered-child
(+ Deprivation + emotionale Störungen + Schädigung durch Vernachlässigung + Zeichen der Kindsmißhandlung + Zeichen sexuellen Mißbrauchs)
Demenz, progrediente und polyzystische Osteodysplasie
(+ Arthralgien + Basalganglienverkalkung + Demenz + Hirnatrophie + Knochenzysten + Merkfähigkeitsstörungen + Pyramidenbahnläsion + zerebrale Anfälle)
Dysosteosklerose
(+ Minderwuchs + Optikusatrophie + Osteosklerose + Platyspondylie + Zahnanomalien)
Neuropathie, hereditäre sensible und autonome, Typ IV
(+ Anhidrose + Finger, Mutilationen + Hypohidrose + Mutilationen + Schmerzunempfindlichkeit, kongenitale + Temperaturempfindungsstörung)
Osteogenesis imperfecta
(+ Blutungsneigung + Gelenkbeweglichkeit, abnorme + Haut, dünne + Knochendichte, verminderte + Schwerhörigkeit + Skleren, blaue + Spontanfrakturen + Zahndysplasie)
Osteopetrose, autosomal-dominante
(+ Anämie + Fazialislähmung + Knochendichte, vermehrte + Metaphysen, Auftreibung + Osteomyelitis, rezidivierende + Osteosklerose + Schwerhörigkeit)
Osteoporose, idiopathische juvenile
(+ Arthralgien + Osteoporose + Spontanfrakturen)
Osteoporose-Pseudoglioma-Syndrom
(+ Blindheit + hyaloretinale Dysplasie + Katarakt + Minderwuchs + Osteoporose + Pseudogliom + Spontanfrakturen)
Pyknodysostose
(+ Endphalangen, Hypoplasie + Fontanellen, offene + Minderwuchs + Osteosklerose + Schaltknochen + Spontanfrakturen + Zahnanomalien)
Skelettverbiegungen, Kortikalis-Verdickung, Knochenbrüchigkeit, Ichthyosis
(+ Ichthyose + Kortikalisverdickung + Muskelatrophie + Muskelschwäche + Röhrenknochen, lange, Verbiegungen)
Sudeck-Dystrophie
(+ Belastungsschmerz + Bewegungsschmerz + Hautatrophie + Muskelatrophie + Ödeme, allg. + Prellungen)

Gelenkbeweglichkeit, abnorme

Down-Syndrom
(+ Brushfield-Flecken + Epikanthus + geistige Behinderung + Gesichtsdysmorphien + Hände, kurze + Herzfehler + Lidachsenstellung, mongoloide + Minderwuchs + Muskelhypotonie + Sandalenlücke + Vierfingerfurche)
Ehlers-Danlos-Syndrom
(+ Aneurysmen + Arterien, große und mittlere, Ruptur + Blutungsrisiko intra partum + Bulbi, abnorm große + Bulbusruptur + Cutis hyperelastica + Ekchymosen + Hämatome + Haut, dünne + Haut- und Schleimhautblutungen + Keloidbildung + Klumpfuß + Lippen, schmale + Muskelhypotonie + Narben, hypertrophe + Narbenbildung + Nase, zierliche + Uterusruptur während der Geburt + viszerale Organe, Ruptur + Wundheilungsstörungen)
Floppy-Infant-Symptomatik
(+ Bradykinesie + Trinkschwierigkeiten)
geistige Retardierung mit spastischer Paraplegie und palmoplantarer Hyperkeratose
(+ Astigmatismus + Eigenreflexe, gesteigerte + Gangstörungen + geistige Behinderung + Hohlfuß + Keratosis palmo-plantaris + Nase, prominente + Paraparesen, spastische + Sprachentwicklung, verzögerte + Stirn, hohe)
multiple endokrine Neoplasie
(+ Diarrhö + Ganglioneurom + Gastrinom + Hypertonie + Hypophysentumoren + Insulinom + Karzinoid + marfanoider Habitus + Nebennierentumoren + Nebenschilddrüsenadenom + Nebenschilddrüsenhyperplasie + Neurom + Pankreas-Inselzell-Tumoren + Phäochromozytom + Schilddrüsenkarzinom + Schilddrüsentumoren)
Naevus achromians Ito
(+ Blaschko-Linien + Dysplasie, polyostotische + Extremitätenasymmetrien + Gesichtsasymmetrie + Hypopigmentierung + Kyphoskoliose + Muskelhypotonie + Schiefhals + Spina bifida occulta + Steißbeinluxation + Strabismus + Zahndysplasie + zerebrale Anfälle)
Osteogenesis imperfecta
(+ Blutungsneigung + Frakturneigung, Frakturen + Haut, dünne + Knochendichte, verminderte + Schwerhörigkeit + Skleren, blaue + Spontanfrakturen + Zahndysplasie)
Pseudoachondroplasie
(+ Epiphysendysplasie + Metaphysendysplasie + Minderwuchs)
SHORT-Syndrom
(+ Gedeihstörungen + Gesichtsdysmorphien + Knochenwachstum, verzögertes + Lipodystrophie + Mikrognathie + Minderwuchs + Minderwuchs, pränataler + Nasenwurzel, breite, flache + Ohren, abstehende + Rieger-Sequenz + Sprachentwicklung, verzögerte + Telekanthus + Zahnung, verzögerte)
spondylo-epi-metaphysäre Dysplasie mit überstreckbaren Gelenken
(+ Genu valgum + Kyphoskoliose + Metaphysendysplasie + Minderwuchs + Minderwuchs, pränataler)
Stickler-Syndrom
(+ Arthritiden + Gelenkbeweglichkeit, eingeschränkte + Hörverlust + Kinn, kleines + Myopie + Schwerhörigkeit)

Gelenkbeweglichkeit, eingeschränkte

Chondrodysplasie, progrediente pseudorheumatoïde
(+ Arthritiden + Gangstörungen + Gelenkversteifungen + Platyspondylie + Wirbelkörperdysplasie)
Dermatoarthritis, familiäre histiozytäre
(+ Arthritiden + Blindheit + Exantheme + Gelenkschwellung + Glaukom + Iritis + Katarakt + Uveitis + Visusminderung)
Dermopathie, restriktive
(+ Arthrogrypose + Gelenkkontrakturen + Gesichtsdysmorphien + Hautdysplasien und -aplasien + Hauteinschnürungen + Kindsbewegungen, verminderte + Lungenhypoplasie + Mikrognathie + Mund, kleiner + Nase, kleine + Ohren, tief angesetzte + Polyhydramnion + Röhrenknochen, Ossifikationsstörung)
Fibrodysplasia ossificans progressiva
(+ Gelenkkontrakturen + Gelenkversteifungen + Ossifikation zahlreicher Muskeln)
Gelenksteife, diabetische
(+ Gelenkkontrakturen + Gelenkversteifungen + Hautverdickung über den betroffenen Gelenken)
okulo-arthro-skeletales Syndrom
(+ Ablatio retinae + Glaukom + Hyperopie + Katarakt + Minderwuchs)
Osteochondrose, aseptische, Typ König
(+ Arthralgien + Femurepiphysendefekt + Gelenkergüsse)
Stickler-Syndrom
(+ Arthritiden + Gelenkbeweglichkeit, abnorme + Hörverlust + Kinn, kleines + Myopie + Schwerhörigkeit)
Stiff-skin-Syndrom
(+ Induration, brettharte)
syndesmodysplastischer Minderwuchs
(+ Minderwuchs)

Knochen und Gelenke

Gelenkblutungen

Hämophilie A
(+ Androtropie + Blutungsneigung + Hämatome + Hämophilie + Muskelblutungen + Subhämophilie + Thromboplastinzeit, partielle, verlängerte + Zahnfleischblutung + Zahnwechselblutungen)

Pseudoxanthoma elasticum
(+ »angioid streaks« + Blutungen, gastrointestinale + Durchblutungsstörungen + Endokrinopathie + Hautatrophie + neurovegetative Störungen + Papeln, livide, später leicht gelbliche + Pseudoxanthoma elasticum (Darier) + psychische Störungen)

PTC-Mangel
(+ Androtropie + Blutungsneigung + Hämatome + Hämophilie + Muskelblutungen + Subhämophilie + Thromboplastinzeit, partielle, verlängerte + Zahnfleischblutung + Zahnwechselblutungen)

Gelenkergüsse

Osteochondrose, aseptische, Typ König
(+ Arthralgien + Femurepiphysendefekt + Gelenkbeweglichkeit, eingeschränkte)

Osteochondrose, aseptische, Typ Larsen-Johansson
(+ Ligamentum patellae, Schmerzen + Patelladefekt + Patellapol, unterer, Schwellung und Druckschmerzhaftigkeit)

Gelenkfehlstellungen

Akinesie, fetale
(+ Arthrogrypose + Kindsbewegungen, verminderte + Lungenhypoplasie)

Pena-Shokeir-Syndrom I
(+ Arthrogrypose + Gelenkkontrakturen + Hydramnion + Kindsbewegungen, verminderte + Lungenhypoplasie)

Gelenkkontrakturen

Aase-Smith-Syndrom
(+ Dandy-Walker-Anomalie + Gaumenspalte + Gesichtsdysmorphien + Hydrozephalus)

Amyoplasie
(+ Ellenbogengelenk, Kontrakturen + Handgelenk nach hinten außen rotiert + Schultergelenk, Innenrotation)

Arachnodaktylie, kongenitale kontrakturelle
(+ Arachnodaktylie + Dolichostenomelie + Knautschohren + Ohrmuschelanomalien + Wirbelsäulendeformierungen)

Arthrogrypose, distale, Typ II E
(+ Metakarpophalangealgelenk, Hyperextension + Trismus)

Arthrogrypose, distale, Typ II F
(+ Fußkontrakturen + Gesicht, dreieckiges + Handkontrakturen + Ptosis + Schultergelenk, Innenrotation)

Arthrogrypose, X-gebundene, Typ II
(+ Inguinalhernien + Kryptorchismus + Ptosis)

Arthrogryposis multiplex congenita
(Übersicht)

Bruck-Syndrom
(+ Osteoporose + Schaltknochen + Spontanfrakturen)

Dermopathie, restriktive
(+ Arthrogrypose + Gelenkbeweglichkeit, eingeschränkte + Gesichtsdysmorphien + Hautdysplasien und -aplasien + Hauteinschnürungen + Kindsbewegungen, verminderte + Lungenhypoplasie + Mikrognathie + Mund, kleiner + Nase, kleine + Ohren, tief angesetzte + Polyhydramnion + Röhrenknochen, Ossifikationsstörung)

fazio-aurikulo-radiales Syndrom
(+ Daumenhypoplasie + Grübchen, präaurikuläre + Minderwuchs + Phokomelie + Radiusdysplasie + Wimpernhypoplasie)

Fibrodysplasia ossificans progressiva
(+ Gelenkbeweglichkeit, eingeschränkte + Gelenkversteifungen + Ossifikation zahlreicher Muskeln)

Fibromatose, juvenile hyaline
(+ Fibrome, subkutane + Gingivahypertrophie + Muskelhypoplasie)

Gelenksteife, diabetische
(+ Gelenkbeweglichkeit, eingeschränkte + Gelenkversteifungen + Hautverdickung über den betroffenen Gelenken)

Guadalajara-Kamptodaktylie-Syndrom Typ I
(+ Gesichtsdysmorphien + Mikrophthalmie + Minderwuchs + Skelettanomalien)

Hutchinson-Gilford-Syndrom
(+ Akromikrie + Alopezie + Arteriosklerose + Exophthalmus + Fettgewebsatrophie + Hirnschädel, hydrozephaloid wirkender + Mikrogenie + Minderwuchs + Nase, schnabelartige + Progerie)

Keratodermia palmo-plantaris transgrediens et progrediens (Typ Mljet)
(+ Hyperhidrose + Hyperkeratose + Keratosis palmo-plantaris + Nagelanomalien)

Kompartment-Sequenz
(+ Muskelinduration + Muskelischämie + Muskelnekrosen + Myoglobinurie + Nervendruckläsion + Paresen)

Marden-Walker-Syndrom
(+ Blepharophimose + Entwicklungsrückstand, motorischer und geistiger + Minderwuchs)

Mucolipidose II
(+ Dysostosen + Entwicklungsrückstand, statomotorischer + Geburtsgewicht, niedriges + Gesichtsdysmorphien + Hautverdickung + Hepatomegalie + Hernien + Infekte des Respirationstrakts + Minderwuchs + Splenomegalie + vakuolisierte Zellen)

Mucolipidose III
(+ Beckendysplasie + Dysostosen + geistige Behinderung + Gesichtsdysmorphien + Hepatomegalie + Hornhauttrübung + Hüftdysplasie + Minderwuchs + Splenomegalie)

Mucopolysaccharidose I-H
(+ Demenz + Dysostosen + Gesichtszüge, grobe + Hepatomegalie + Hornhauttrübung + Makroglossie + Minderwuchs + Mucopolysaccharide im Urin, vermehrte + Splenomegalie)

Mucopolysaccharidose I-S
(+ Handkontrakturen + Katarakt + Minderwuchs + Mucopolysaccharide im Urin, vermehrte + Schwerhörigkeit)

Mucopolysaccharidose II
(+ Dysostosen + Entwicklungsrückstand, motorischer und geistiger + Gesichtszüge, grobe + Hepatomegalie + Minderwuchs + Schwerhörigkeit + Splenomegalie)

Mucopolysaccharidose VI
(+ Dysostosen + Gesichtszüge, grobe + Hepatomegalie + Hornhauttrübung + Minderwuchs + Splenomegalie)

Muskeldystrophie, kongenitale
(+ Arthrogrypose + Creatinkinase, erhöhte + Muskelhypotonie + Myopathie + zerebrale Störungen)

Muskeldystrophie, X-chromosomal rezessive, Typ Duchenne
(+ Atemstörung + Creatinkinase, erhöhte + Echokardiogramm, auffälliges + EKG, pathologisches + geistige Behinderung + Gower-Manöver + Kardiomyopathie + Lordose + Makroglossie + Muskelatrophie + Muskelschwäche + Myopathie + Paresen + Skoliose + Trendelenburg-Zeichen, positives + Wadenhypertrophie + Wadenschmerzen + Watschelgang + Zehenspitzengang)

neuroaxonale Dystrophie Seitelberger
(+ Blindheit + Bulbärsymptomatik + Entwicklungsrückstand, motorischer und geistiger + Myoklonien + Optikusatrophie + Sensibilitätsstörungen + Spastik + Temperaturregulationsstörungen + zerebrale Anfälle)

Öl-Syndrom, toxisches
(+ Alopezie + Diarrhö + Dyspnoe + Eosinophilie + Exantheme + Fieber + Hepatopathie + Husten + Hypertonie, pulmonale + Hypoxämie + Lungeninfiltrate + Myalgien + Neuropathien + Pleuraerguß + Pneumonie)

oto-onycho-peroneales Syndrom
(+ Dolichozephalus + Fibulahypoplasie + Gesicht, flaches + Gesichtsdysmorphien + Lidachsenstellung, mongoloide + Ohranomalien + Ohren, große + Onychohypoplasie)

Knochen und Gelenke

oto-palato-digitales Syndrom Typ II
(+ Gaumenspalte + Gesichtsdysmorphien + Kamptodaktylie + Mikrozephalie)
Pena-Shokeir-Syndrom I
(+ Arthrogrypose + Gelenkfehlstellungen + Hydramnion + Kindsbewegungen, verminderte + Lungenhypoplasie)
Pleonosteose
(+ Fingerkontrakturen + Hände, kurze + Lidachsenstellung, mongoloide + Minderwuchs)
Pterygium-Syndrom, letales multiples, Typ IV
(+ Gesichtsdysmorphien + Halspterygium + Hydrops fetalis + Muskelatrophie + Pterygien + Vorderhornzellendegeneration)
Pterygium-Syndrom, progredientes, multiples
(+ Gesicht, dreieckiges + Gesichtsdysmorphien + Minderwuchs + Pterygien + Zwerchfelldefekt)
Roberts-Syndrom
(+ Daumenaplasie + Daumenhypoplasie + Klitorishypertrophie + Lippenspalte + Makropenis + Mikrozephalie + Minderwuchs + Nieren, dysplastische oder zystisch veränderte + Phokomelie + Radiusaplasie + Radiushypoplasie + Strahldefekte)
spondylo-epi-metaphysäre Dysplasie Typ Irapa
(+ Metaphysendysplasie + Minderwuchs + Platyspondylie)
Weaver-Syndrom
(+ Epikanthus + Gesichtsdysmorphien + Hochwuchs + Kamptodaktylie + Knochenreifung, beschleunigte + Mikrogenie + Nasenwurzel, eingesunkene + Ohren, große + Philtrum, langes + Stirn, vorgewölbte + Telekanthus)
Winchester-Syndrom
(+ Gelenkschwellung + Hornhauttrübung + Minderwuchs + Osteolysen + Osteoporose)

Gelenkluxationen, multiple

akromesomele Dysplasie Typ Hunter-Thompson
(+ Becken, schmales + Brachyphalangie + Fibulahypoplasie + Hände, kurze + Minderwuchs + Ulnahypoplasie)
Larsen-Syndrom
(+ Gaumenspalte + Gesichtsdysmorphien + Handwurzelknochen, überzählige)
parastremmatische Dysplasie
(+ Kyphoskoliose + Minderwuchs + Mineralisationsherde, flockige + Platyspondylie)
Tetrasomie 9p
(+ geistige Behinderung + Gesichtsdysmorphien + Herzfehler + Hypertelorismus + Klumpfuß + Knollennase + Kyphose + Kyphoskoliose + Lippen-Kiefer-Gaumen-Spalte + Mikrozephalie + Nasenwurzel, breite, prominente + Skoliose + Stirn, vorgewölbte)
Trisomie-9-Mosaik
(+ geistige Behinderung + Gesichtsdysmorphien + Kamptodaktylie + Lidachsenstellung, mongoloide + Lidspaltenverengung + Mikrozephalie + Minderwuchs + Minderwuchs, pränataler + Nase, knollig deformierte + Stirn, fliehende)

Gelenkschwellung

Dermatoarthritis, familiäre histiozytäre
(+ Arthritiden + Blindheit + Exantheme + Gelenkbeweglichkeit, eingeschränkte + Glaukom + Iritis + Katarakt + Uveitis + Visusminderung)
Osteochondromatose, karpotarsale
(+ Osteochondrome)
Prieur-Griscelli-Syndrom
(+ Arthralgien + Exantheme + Fieber + Knochendestruktionen, gelenknahe + Lymphadenopathie + Meningitis + Splenomegalie)
Winchester-Syndrom
(+ Gelenkkontrakturen + Hornhauttrübung + Minderwuchs + Osteolysen + Osteoporose)

Gelenkveränderungen

Neuropathie, hereditäre sensible, Typ III
(+ Analgesie + Apnoezustände + Erbrechen + Fieber + Hyperhidrose + Hypertonie + Hypotonie + Lidschluß, fehlender + Megakolon + Megaösophagus + Minderwuchs + Pylorospasmus + Schluckbeschwerden + Skoliose + Speichelfluß, vermehrter + Sprachentwicklung, verzögerte + Tränensekretion, verminderte bis fehlende + Trinkschwierigkeiten + zerebrale Anfälle + Zungenpapillen, fungiforme, Fehlen)

Gelenkversteifungen

Chondrodysplasie, progrediente pseudorheumatoide
(+ Arthritiden + Gangstörungen + Gelenkbeweglichkeit, eingeschränkte + Platyspondylie + Wirbelkörperdysplasie)
Fibrodysplasia ossificans progressiva
(+ Gelenkbeweglichkeit, eingeschränkte + Gelenkkontrakturen + Ossifikation zahlreicher Muskeln)
Gelenksteife, diabetische
(+ Gelenkbeweglichkeit, eingeschränkte + Gelenkkontrakturen + Hautverdickung über den betroffenen Gelenken)

Gicht-ähnliche Anfälle

Chondrokalzinose
(+ Arthralgien + Arthrose + Hyperparathyreoidismus + Pseudogicht)

Hautverdickung über den betroffenen Gelenken

Gelenksteife, diabetische
(+ Gelenkbeweglichkeit, eingeschränkte + Gelenkkontrakturen + Gelenkversteifungen)

Hyperostosen

frontometaphysäre Dysplasie
(+ Hörverlust + Metaphysen, Aufweitung + Muskelhypotrophie + Schwerhörigkeit + Supraorbitalwülste + Zahnanomalien)
Hyperostose, endostale, Typ Worth
(+ Kortikalisverdickung + Mandibula, Verplumpung)
Hyperostose, infantile kortikale
(+ Kortikalisverdickung + Pseudoparesen + Thrombozytose + Weichteilschwellung)
Keratodermia palmo-plantaris diffusa Bureau-Barrière-Thomas
(+ Hyperhidrose + Hyperkeratose + Keratosis palmo-plantaris + Trommelschlegelfinger)
Melorheostose
(+ Faszienfibrose + Hautverdickung + Weichteilkontrakturen)
Pachydermoperiostose
(+ Akromegalie + Hautverdickung + Trommelschlegelfinger + Uhrglasnägel)
Sklerosteose
(+ Fazialislähmung + Gesichtsdysmorphien + Mandibulahyperplasie + Schallempfindungsstörung + Schwerhörigkeit + Sklerose + Syndaktylien)

Hyperostosen, kortikale

Goldbloom-Syndrom
(+ Extremitäten, Schmerzen + Hypalbuminämie + Hypergammaglobulinämie + Knochenschmerzen)

Knochen und Gelenke

kaudale Dysplasie

Mittellinien-Entwicklungsfeld-Komplex
(+ Meningomyelozele + Mittellinie, Fehlbildungen + Omphalozele + Sirenomelie)

Knochendefekte, submetaphysäre, fibröse

osteoglophone Dysplasie
(+ Gedeihstörungen + Kraniosynostose + Minderwuchs + Synostosen)

Knochendestruktionen, gelenknahe

Farber-Krankheit
(+ Arthralgien + Atemstörung + Ceramid-haltige intralysosomale Ablagerungen + Dysphonie + Entwicklungsrückstand, statomotorischer + Gedeihstörungen + geistige Behinderung + Schwellungen, erythematöse, schmerzhafte)
Prieur-Griscelli-Syndrom
(+ Arthralgien + Exantheme + Fieber + Gelenkschwellung + Lymphadenopathie + Meningitis + Splenomegalie)

Knochendichte, vermehrte

Osteopetrose, autosomal-dominante
(+ Anämie + Fazialislähmung + Frakturneigung, Frakturen + Metaphysen, Auftreibung + Osteomyelitis, rezidivierende + Osteosklerose + Schwerhörigkeit)

Knochendichte, verminderte

Osteogenesis imperfecta
(+ Blutungsneigung + Frakturneigung, Frakturen + Gelenkbeweglichkeit, abnorme + Haut, dünne + Schwerhörigkeit + Skleren, blaue + Spontanfrakturen + Zahndysplasie)

Knochenreifung, beschleunigte

adrenogenitales Syndrom Typ 3
(+ Adrenarche, frühe + Diarrhö + Epiphysenschluß, vorzeitiger + Erbrechen + Exsikkose + Klitorishypertrophie + Nebenniereninsuffizienz + Pseudohermaphroditismus femininus + Pseudopubertas praecox + Salzverlust + Thelarche, ausbleibende + Virilisierung)
Sotos-Syndrom
(+ Geburtsgewicht, hohes + Gesichtsdysmorphien + Hochwuchs + Lidachsenstellung, antimongoloide + Makrodolichozephalie + Makrosomie, fetale + Wachstum, beschleunigtes)
Weaver-Syndrom
(+ Epikanthus + Gelenkkontrakturen + Gesichtsdysmorphien + Hochwuchs + Kamptodaktylie + Mikrogenie + Nasenwurzel, eingesunkene + Ohren, große + Philtrum, langes + Stirn, vorgewölbte + Telekanthus)

Knochenschmerzen

Gaucher-Krankheit
(+ Anämie + Arthralgien + Demenz + Fundus, Veränderungen, fleckförmig-weiße + Gedeihstörungen + geistige Behinderung + Hepatomegalie + Minderwuchs + Reflexe, pathologische + Spastik + Speicherzellen + Splenomegalie + Thrombozytopenie + zerebrale Anfälle)
Goldbloom-Syndrom
(+ Extremitäten, Schmerzen + Hypalbuminämie + Hypergammaglobulinämie + Hyperostosen, kortikale)
Milkman-Frakturen
(+ Osteomalazie + Spontanfrakturen)
Osteochondrosen, aseptische
(+ Osteochondrose)
Sichelzellanämie, homozygote
(+ Abdominalschmerzen + Anämie, hämolytische + Autosplenektomie + Gefäßverschlüsse + Ikterus + Schmerzkrisen + Sichelzellenanämie)

Knochenwachstum, verzögertes

Carboanhydrase-II-Mangel
(+ Azidose + Basalganglienverkalkung + geistige Behinderung + Mikrognathie + Minderwuchs + Osteopetrose + Spontanfrakturen + Zahnanomalien + zerebrale Verkalkungen)
Johanson-Blizzard-Syndrom
(+ Alaknorpel, Aplasie + Alaknorpel, Hypoplasie + Analatresie + geistige Behinderung + Genitalfehlbildungen + Haardystrophie + Kopfhautdefekte + Mikrodontie + Milchgebiß, persistierendes + Minderwuchs + Pankreasinsuffizienz + Taubheit)
Juberg-Marsidi-Syndrom
(+ Epikanthus + geistige Behinderung + Kamptodaktylie + Kryptorchismus + Lidspaltenverengerung + Mikropenis + Minderwuchs + Sattelnase + Schwerhörigkeit + Skrotumhypoplasie + Taubheit)
Opsismodysplasie
(+ Metaphysendysplasie + Minderwuchs + Muskelhypotonie + Thorax, schmaler)
Refetoff-(de-)Wind-(de-)Groot-Syndrom
(+ »stippled« Epiphysen + Gesichtsdysmorphien + Hühnerbrust + Scapulae alatae + Schallempfindungsstörung + Struma + T_3-Erhöhung + T_4-Erhöhung + Taubheit)
Seckel-Syndrom
(+ Gaumen, hoher + Gaumenspalte + geistige Behinderung + Gesichtsdysmorphien + Lidachsenstellung, antimongoloide + Mikrogenie + Mikrozephalie + Minderwuchs + Minderwuchs, pränataler + Nase, prominente + Ohrmuscheldysplasie + Stirn, fliehende)
SHORT-Syndrom
(+ Gedeihstörungen + Gelenkbeweglichkeit, abnorme + Gesichtsdysmorphien + Lipodystrophie + Mikrognathie + Minderwuchs + Minderwuchs, pränataler + Nasenwurzel, breite, flache + Ohren, abstehende + Rieger-Sequenz + Sprachentwicklung, verzögerte + Telekanthus + Zahnung, verzögerte)
Tay-Syndrom
(+ Cystin-Defizienz + Dysphonie + geistige Behinderung + Haar, gekräuseltes + Haar, hartes + Haar, sprödes + Ichthyose + Katarakt + Kryptorchismus + Minderwuchs + Onychodysplasie + Progerie + Trichothiodystrophie + Zahnanomalien)
Trisomie 9p
(+ Brachyphalangie + Entwicklungsrückstand, motorischer und geistiger + Epiphysenvergrößerung + geistige Behinderung + Gesichtsdysmorphien + Hypertelorismus + Klinodaktylie + Lidachsenstellung, antimongoloide + Mikro-Brachyzephalie + Nase, knollig deformierte + Ohren, abstehende + Pseudoepiphysen)

Knochenzysten

Demenz, progrediente und polyzystische Osteodysplasie
(+ Arthralgien + Basalganglienverkalkung + Demenz + Frakturneigung, Frakturen + Hirnatrophie + Merkfähigkeitsstörungen + Pyramidenbahnläsion + zerebrale Anfälle)
von-Hippel-Lindau-Syndrom
(+ Ataxie + Hämangioblastome, retinale + Hirndruckzeichen + Kleinhirn, Hämangioblastome + Leberzysten + Lungenzysten + Medulla oblongata, Hämangioblastome + Nebenhodenzysten + Nierenzellkarzinom + Nierenzysten + Ovarialzysten + Pankreaszysten + Phäochromozytom + Polyzythämie + Rückenmark, Hämangioblastome + ZNS-Hämangioblastom)
Spondyloenchondrodysplasie
(+ Basalganglienverkalkung + Brachymelie + Corpus ossis ilii, kurzes und breites + geistige Behinderung + Hyperlordose + Kyphose

Knochen und Gelenke

+ Metaphysen, unregelmäßige, breite + Metaphysendysplasie + Minderwuchs + Platyspondylie + Röhrenknochen, verkürzte + Skoliose + Spastik)

Knorpelkalzifizierung

Keutel-Syndrom
(+ Akroosteolyse + Brachytelephalangie + Gesichtsdysmorphien + Schwerhörigkeit)

Knorpelknochengrenze, Auftreibung

Moeller-Barlow-Krankheit
(+ Berührungsempfindlichkeit + Froschhaltung + Hämaturie + Haut- und Schleimhautblutungen + Melaena + Ödeme, allg. + Pseudoparalyse der Beine + Zahnfleischblutung)

Knorpelknötchen

Reichel-Gelenkchondromatose

Knorpelnekrosen

Kashin-Beck-Krankheit
(+ Interphalangealgelenke, Schwellung und Steifigkeit + Minderwuchs + Osteoarthritis + Osteophytenbildung)

Knorpelstücke der langen Röhrenknochen, Fusion

Pterygium-Syndrom, letales multiples, Typ III
(+ Extremitäten, dünne + Mandibulawinkel, fehlender + Minderwuchs, pränataler + Nase, hypoplastische + Pterygien)

Kortikalisverdickung

Hyperostose, endostale, Typ Worth
(+ Hyperostosen + Mandibula, Verplumpung)
Hyperostose, infantile kortikale
(+ Hyperostosen + Pseudoparesen + Thrombozytose + Weichteilschwellung)
Hyperostosis corticalis Typ van Buchem
(+ Endostose + Hirnnervenausfälle + Mandibulahyperplasie + Osteosklerose + Schädelknochensklerose + Sklerose + Syndaktylien)
Skelettverbiegungen, Kortikalis-Verdickung, Knochenbrüchigkeit, Ichthyosis
(+ Frakturneigung, Frakturen + Ichthyose + Muskelatrophie + Muskelschwäche + Röhrenknochen, lange, Verbiegungen)

Kortikalisverschmächtigung

Osteochondrodysplasie mit Hypertrichose
(+ Coxa valga + Gesicht, plumpes + Hypertrichose + Kardiomegalie + Makrosomie, fetale + Metaphysendysplasie + Os pubis und Os ischium, dysplastische + Osteopenie + Platyspondylie + Rippen, breite + Thorax, schmaler)

Läsionen, zystische, des Skeletts

fibröse Dysplasie
(+ Akromegalie + Café-au-lait-Flecken + Cushing-Symptomatik + Hyperparathyreoidismus + Hyperthyreose + Osteosklerose + Pubertas praecox + Spontanfrakturen)

Mesomelie

Aminopterin-Embryopathie
(+ Anenzephalie + Hydrozephalus + Hypodaktylie + Klumpfuß + Knochendysplasien, kraniale + Kraniosynostose + Maxillahypoplasie + Mikrogenie + Oxyzephalie + Schädelnähte, fehlende + Synostosen)

Metaphysen, Auftreibung

Osteopetrose, autosomal-dominante
(+ Anämie + Fazialislähmung + Frakturneigung, Frakturen + Knochendichte, vermehrte + Osteomyelitis, rezidivierende + Osteosklerose + Schwerhörigkeit)
Pyle-Krankheit
(+ Genu valgum + Metaphysendysplasie)

Metaphysen, Aufweitung

frontometaphysäre Dysplasie
(+ Hörverlust + Hyperostosen + Muskelhypotrophie + Schwerhörigkeit + Supraorbitalwülste + Zahnanomalien)

Metaphysendysplasie

Chondrodysplasia metaphysaria Typ Schmid
(+ Coxa vara + Genu varum + Minderwuchs)
Chondrodysplasie, metaphysäre, Typ Vaandrager-Pena
(+ Minderwuchs)
Desbuquois-Syndrom
(+ Epiphysendysplasie + Fingergelenksluxationen + Minderwuchs + Muskelhypotonie + Skoliose)
Knorpel-Haar-Hypoplasie
(+ Haar, feines + Hypotrichose + Immundefekt + Minderwuchs + T-Zelldefekt)
kraniometaphysäre Dysplasie
(+ Blindheit + Hirnnervenausfälle + Hyperostose, kraniale + Nasenwulst, knöcherner + Schwerhörigkeit)
metaphysäre Anadysplasie
(+ Minderwuchs + Schmetterlingswirbel + Wirbelkörperspalten)
metaphysäre Dysplasie, Anetodermie, Optikusatrophie
(+ Blindheit + Hautatrophie + Hirsutismus + Minderwuchs + Optikusatrophie + Osteopenie + Platyspondylie + Schädelbasissklerose)
Opsismodysplasie
(+ Knochenwachstum, verzögertes + Minderwuchs + Muskelhypotonie + Thorax, schmaler)
Osteochondrodysplasie mit Hypertrichose
(+ Coxa valga + Gesicht, plumpes + Hypertrichose + Kardiomegalie + Kortikalisverschmächtigung + Makrosomie, fetale + Os pubis und Os ischium, dysplastische + Osteopenie + Platyspondylie + Rippen, breite + Thorax, schmaler)
Pseudoachondroplasie
(+ Epiphysendysplasie + Gelenkbeweglichkeit, abnorme + Minderwuchs)
Pyle-Krankheit
(+ Genu valgum + Metaphysen, Auftreibung)
SPONASTRIME Dysplasie
(+ Gesichtsdysmorphien + Hirnschädel, hydrozephaloid wirkender + Minderwuchs + Minderwuchs, pränataler + Nasenwurzel, eingesunkene + Stirn, vorgewölbte + Wirbelkörperdysplasie)
Spondyloenchondrodysplasie
(+ Basalganglienverkalkung + Brachymelie + Corpus ossis ilii, kurzes und breites + geistige Behinderung + Hyperlordose + Knochenzysten + Kyphose + Metaphysen, unregelmäßige, breite + Minderwuchs + Platyspondylie + Röhrenknochen, verkürzte + Skoliose + Spastik)

Knochen und Gelenke

spondylo-epi-metaphysäre Dysplasie mit überstreckbaren Gelenken
(+ Gelenkbeweglichkeit, abnorme + Genu valgum + Kyphoskoliose + Minderwuchs + Minderwuchs, pränataler)
spondylo-epi-metaphysäre Dysplasie Typ Irapa
(+ Gelenkkontrakturen + Minderwuchs + Platyspondylie)
spondylometaphysäre Dysplasie Typ Kozlowski
(+ Minderwuchs + Platyspondylie)

Metaphysen, gekehlte, aufgefaserte

Chondrodysplasie, metaphysäre, Typ Murk Jansen
(+ Mikrognathie + Minderwuchs)

Metaphysen, unregelmäßige, breite

Spondyloenchondrodysplasie
(+ Basalganglienverkalkung + Brachymelie + Corpus ossis ilii, kurzes und breites + geistige Behinderung + Hyperlordose + Knochenzysten + Kyphose + Metaphysendysplasie + Minderwuchs + Platyspondylie + Röhrenknochen, verkürzte + Skoliose + Spastik)

Mineralisationsherde, flockige

parastremmatische Dysplasie
(+ Gelenkluxationen, multiple + Kyphoskoliose + Minderwuchs + Platyspondylie)

Murdoch-Zeichen

Marfan-Syndrom
(+ Aneurysmen + Aorta ascendens, Erweiterung, progressive + Aortenruptur + Arachnodaktylie + Dolichostenomelie + Hühnerbrust + Kyphoskoliose + Linsenluxation + Sinus Valsalvae, progressive Erweiterung + Steinberg-Zeichen + Trichterbrust)

Ossifikationsdefekte

Hypophosphatasie
(+ Kraniosynostose + Minderwuchs + Phosphatase, alkalische, erniedrigte + Phosphoäthanolamin erhöht im Urin + Rachitis + Zahnausfall, vorzeitiger)

Ossifikation, verzögerte bis fehlende

Achondrogenesis I-A
(+ Minderwuchs + Minderwuchs, pränataler)
Achondrogenesis I-B
(+ Minderwuchs + Minderwuchs, pränataler)
Achondrogenesis II
(+ Minderwuchs + Minderwuchs, pränataler)
Dysplasia spondyloepiphysaria congenita
(+ Ablatio retinae + Gaumenspalte + Minderwuchs + Myopie)
Hypochondrogenesis
(+ Minderwuchs)
Hypophosphatasie
(+ Kraniosynostose + Phosphatase, alkalische, erniedrigte + Ossifikationsdefekte + Rachitis + Phosphoäthanolamin erhöht im Urin + Minderwuchs + Zahnausfall, vorzeitiger)
kraniodigitales Syndrom (Scott)
(+ Brachyzephalie + geistige Behinderung + Gesichtsdysmorphien + Minderwuchs + Spina bifida occulta + Syndaktylien)
Patterson-Syndrom
(+ Cutis laxa + Dysplasie, polyostotische + geistige Behinderung + Hirsutismus + Kyphoskoliose + Minderwuchs + Pigmentationsanomalien + zerebrale Anfälle)

Osteoarthritis

Kashin-Beck-Krankheit
(+ Interphalangealgelenke, Schwellung und Steifigkeit + Knorpelnekrosen + Minderwuchs + Osteophytenbildung)

Osteoarthropathia hypertrophicans

E.M.O.-Komplex
(+ Exophthalmus + Hautverdickung, prätibiale, teigige)

Osteochondritis

Parrot-Lähmung
(+ Epiphysenlösung + Lues + Periostitis + Pseudoparalyse im Bereich der oberen Extremitäten)

Osteochondrome

Osteochondromatose, karpotarsale
(+ Gelenkschwellung)

Osteochondrome, epiphysäre

Dysplasia epiphysealis hemimelica
(+ Epiphysenvergrößerung)

Osteochondrose

Osteochondrosen, aseptische
(+ Knochenschmerzen)

Osteolysen

Akroosteopathia ulcero-mutilans nonfamiliaris
(+ Alkoholismus + Androtropie + Hyperhidrose + Hyperkeratose + Neuropathien + Sensibilitätsstörungen + Spontanfrakturen + Ulzera, neuropathische)
Gorham-Osteolyse
(+ Brachialgien + Schmerzen der Beine)
Hand-Schüller-Christian-Krankheit
(+ Diabetes insipidus + Exophthalmus + Landkartenschädel)
Neuropathie, hereditäre sensible, Typ I
(+ burning feet + Hautulzerationen + lanzinierende Schmerzen + Mal perforant + Mutilationen + Schmerzen der Beine + Sensibilitätsstörungen)
Neuropathie, hereditäre sensible, Typ II
(+ Hautulzerationen + Mal perforant + Mutilationen + Paronychie + Sensibilitätsstörungen)
Osteolyse, hereditäre idiopathische, Typ III (Hozay)
(+ geistige Behinderung + Hautatrophie + Minderwuchs)
Osteolyse, hereditäre idiopathische, Typ II (Joseph)
(+ Endphalangen, Schwellung)
Osteolyse, hereditäre idiopathische, Typ VI (Hajdu-Cheney)
(+ Endphalangen, Hypoplasie + Fontanellen, Schaltknochen, vermehrte + Gesichtsdysmorphien + Minderwuchs + Zahnanomalien)
Osteolyse, hereditäre idiopathische, Typ VII (Torg)
(+ Fußgelenke, Weichteilschwellungen + Handgelenke, Weichteilschwellungen + Handwurzelknochen, Synostosen)
POEMS-Komplex
(+ Amenorrhö + Aszites + Dysglobulinämie + Endokrinopathie + Fieber + Gammopathien + Gynäkomastie + Hautveränderungen + Hautverdickung + Hautverhärtungen + Hepatomegalie + Hyperhidrose + Hyperpigmentierung + Hypertrichose + Hypothyreose + Leukonychie + Lymphknotenschwellung + M-Gradient + Muskel-

Knochen und Gelenke

schwäche + Myelom + Neuropathien + Ödeme, periphere + Osteosklerose + Papillenödem + Plasmozytom + Pleuraerguß + Potenzstörungen + Sklerose + Splenomegalie + Trommelschlegelfinger)
Winchester-Syndrom
(+ Gelenkkontrakturen + Gelenkschwellung + Hornhauttrübung + Minderwuchs + Osteoporose)

Osteomalazie

Blindsack-Syndrom
(+ Anämie, Eisenmangel + Anämie, hypochrome + Anämie, megaloblastische + Diarrhö + Hypokalzämie + Hypoproteinämie + Koagulopathien + Steatorrhö)
Gallensäurenmalabsorption (Typ I–III)
(+ ^{14}C-Glykocholatatemtest, pathologischer + ^{14}C-Taurocholsäure-Resorptionstest, pathologischer + ^{75}Se-Homotaurocholsäure-Retention, pathologische + Cholelithiasis + Diarrhö + Schilling-Test, pathologischer + Steatorrhö)
Kurzdarm-Syndrom
(+ Anämie, makrozytäre + Diarrhö + Disaccharidasenmangel + Eiweißmangelödeme + Hyperkalzämie + Hypermagnesiämie + Hypernatriämie + Hypokaliämie + Vitamin-D-Mangel)
McCune-Albright-Syndrom
(+ Akromegalie + Café-au-lait-Flecken + Cushing-Symptomatik + Dysplasie, polyostotische + Endokrinopathie + Hochwuchs + Hyperparathyreoidismus + Hyperthyreose + Pubertas praecox + Rachitis)
Milkman-Frakturen
(+ Knochenschmerzen + Spontanfrakturen)
Sprue (tropische und nicht-tropische)
(+ D-Xylose-Test, pathologischer + Anämie + Diarrhö + Dünndarmzottenatrophie + Gewichtsabnahme + Glutenintoleranz + Hypoproteinämie + Steatorrhö)

Osteomyelitis, rezidivierende

Osteopetrose, autosomal-dominante
(+ Anämie + Fazialislähmung + Frakturneigung, Frakturen + Knochendichte, vermehrte + Metaphysen, Auftreibung + Osteosklerose + Schwerhörigkeit)

Osteopathien

Goltz-Gorlin-Syndrom
(+ Aniridie + Anophthalmie + Beckenfehlbildungen + Fingeraplasien + Fingerhypoplasien + Gaumen, hoher + Gynäkotropie + Haar, schütteres + Hautatrophie + Hyperhidrose + Hypertelorismus + Hypohidrose + Kolobom + Kyphose + Malokklusion + Mikrophthalmie + Nystagmus + Onychodystrophie + Optikusatrophie + Osteoporose + Papillome + Poikilodermie + Polydaktylie + Prognathie + Rippenfehlbildungen + Schlüsselbeinfehlbildungen + Skoliose + Spina bifida + Strabismus + Syndaktylien + Vorwölbung, hernienartige + Wirbelanomalien + Zahnanomalien + Zehenaplasien + Zehenhypoplasien)
Nephronophthise
(+ Anämie + Degeneration, tapeto-retinale + Dysostosen + Katarakt + Kolobom + Leberfibrose + Niereninsuffizienz + Nierenversagen + Nystagmus + Polydipsie + Polyurie + Salzverlust + zerebrale Störungen)
Oxalose Typ I
(+ Anämie + Appetitlosigkeit + Arthritiden + Gefäßspasmen + Herzinsuffizienz + Herzrhythmusstörungen + Hydronephrose + Makrohämaturie + Minderwuchs + Nephrokalzinose + Nephrolithiasis + Netzhaut, Retinitis + Niereninsuffizienz + Nierenkoliken + Polyurie + Pyelonephritis + Raynaud-Phänomen + Spontanfrakturen)

Osteopenie

metaphysäre Dysplasie, Anetodermie, Optikusatrophie
(+ Blindheit + Hautatrophie + Hirsutismus + Metaphysendysplasie + Minderwuchs + Optikusatrophie + Platyspondylie + Schädelbasissklerose)
Osteochondrodysplasie mit Hypertrichose
(+ Coxa valga + Gesicht, plumpes + Hypertrichose + Kardiomegalie + Kortikalisverschmächtigung + Makrosomie, fetale + Metaphysendysplasie + Os pubis und Os ischium, dysplastische + Platyspondylie + Rippen, breite + Thorax, schmaler)

Osteopetrose

Carboanhydrase-II-Mangel
(+ Azidose + Basalganglienverkalkung + geistige Behinderung + Knochenwachstum, verzögertes + Mikrognathie + Minderwuchs + Spontanfrakturen + Zahnanomalien + zerebrale Verkalkungen)

Osteophytenbildung

Kashin-Beck-Krankheit
(+ Interphalangealgelenke, Schwellung und Steifigkeit + Knorpelnekrosen + Minderwuchs + Osteoarthritis)

Osteoporose

Aminoazidurie, hyperdibasische, Typ II
(+ Argininurie + Diarrhö, chronische, beim Übergang auf Kuhmilchernährung + Erbrechen beim Übergang auf Kuhmilchernährung + Hepatomegalie + Hyperammonämie + Hyperdibasicaminazidurie + Lysinurie + Malabsorption + Muskelatrophie + Muskelschwäche + Ornithinurie + proteinreiche Nahrung, Abneigung + Splenomegalie)
Bruck-Syndrom
(+ Gelenkkontrakturen + Schaltknochen + Spontanfrakturen)
Cushing-Syndrom
(+ Büffelnacken + Diabetes mellitus + Ekchymosen + Hirsutismus + Hyperglykämie + Hypertonie + Hypogonadismus + Infektanfälligkeit + Stammfettsucht + Striae distensae cutis)
Flynn-Aird-Syndrom
(+ Aphasie + Ataxie + Dysästhesie + epileptische Anfälle + Karies + Katarakt + Kyphoskoliose + Myopie + Nachtblindheit + Netzhaut, Retinitis + Parästhesien + Schallempfindungsstörung + Schwerhörigkeit + Taubheit)
Geroderma osteodysplastica
(+ Cutis hyperelastica + Glaukom + Hornhauttrübung + Mikrokornea + Skoliose)
Goltz-Gorlin-Syndrom
(+ Aniridie + Anophthalmie + Beckenfehlbildungen + Fingeraplasien + Fingerhypoplasien + Gaumen, hoher + Gynäkotropie + Haar, schütteres + Hautatrophie + Hyperhidrose + Hypertelorismus + Hypohidrose + Kolobom + Kyphose + Malokklusion + Mikrophthalmie + Nystagmus + Onychodystrophie + Optikusatrophie + Osteopathien + Papillome + Poikilodermie + Polydaktylie + Prognathie + Rippenfehlbildungen + Schlüsselbeinfehlbildungen + Skoliose + Spina bifida + Strabismus + Syndaktylien + Vorwölbung, hernienartige + Wirbelanomalien + Zahnanomalien + Zehenaplasien + Zehenhypoplasien)
Hyperglycerinämie
(+ geistige Behinderung + Wachstumsstörungen)
Methylmalonazidämie (Mutase-Defekt)
(+ Bewußtlosigkeit + Erbrechen + Gedeihstörungen + Glycin, erhöhtes, im Plasma + Hyperammonämie + Hyperventilation + Lethargie + Muskelhypotonie + Niereninsuffizienz + Trinkschwierigkeiten + zerebrale Anfälle)
Osteoporose, idiopathische juvenile
(+ Arthralgien + Frakturneigung, Frakturen + Spontanfrakturen)

Knochen und Gelenke

Osteoporose-Pseudoglioma-Syndrom
(+ Blindheit + Frakturneigung, Frakturen + hyaloretinale Dysplasie + Katarakt + Minderwuchs + Pseudogliom + Spontanfrakturen)
Propionazidämie
(+ Azidose, metabolische + Bewußtlosigkeit + Hyperammonämie + Hypoglykämie + Neutropenie + Thrombozytopenie)
Singleton-Merten-Syndrom
(+ Aortenkalzifikation + Muskelschwäche + Zahndysplasie)
β-Thalassämie, homozygote
(+ Anämie, hämolytische + Anämie, hypochrome + Anämie, mikrozytäre + Bürstenschädel + Cooley-Facies + Hämatopoese, extramedulläre + Hepatomegalie + Maxillahyperplasie + Pankreasinsuffizienz + Pubertät, verzögerte + Siderose + Splenomegalie)
Winchester-Syndrom
(+ Gelenkkontrakturen + Gelenkschwellung + Hornhauttrübung + Minderwuchs + Osteolysen)
Wolman-Krankheit
(+ Diarrhö + Eigenreflexe, gesteigerte + Erbrechen + Exantheme + Fieber + Hepatomegalie + Ikterus + Leberzellen, Cholesterinspeicherung + Lymphozyten, vakuolisierte + Meteorismus + Opisthotonus + Schaumzellen + Splenomegalie + Untergewicht + Verkalkungen, punktförmige, der vergrößerten Nebennieren)

Osteosklerose

Dysosteosklerose
(+ Frakturneigung, Frakturen + Minderwuchs + Optikusatrophie + Platyspondylie + Zahnanomalien)
Fanconi-Schlesinger-Syndrom
(+ Gesichtsdysmorphien + Hyperkalzämie + kardiovaskuläre Veränderungen + Nephrokalzinose)
fibröse Dysplasie
(+ Akromegalie + Café-au-lait-Flecken + Cushing-Symptomatik + Hyperparathyreoidismus + Hyperthyreose + Läsionen, zystische, des Skeletts + Pubertas praecox + Spontanfrakturen)
Hyperostosis corticalis Typ van Buchem
(+ Endostose + Hirnnervenausfälle + Kortikalisverdickung + Mandibulahyperplasie + Schädelknochensklerose + Sklerose + Syndaktylien)
Lipogranulomatosis Erdheim-Chester
(+ Lipoidgranulome)
Osteopathia striata und Schädelsklerose
(+ Makrozephalie + Schädelbasissklerose)
Osteopetrose, autosomal-dominante
(+ Anämie + Fazialislähmung + Frakturneigung, Frakturen + Knochendichte, vermehrte + Metaphysen, Auftreibung + Osteomyelitis, rezidivierende + Schwerhörigkeit)
Osteopetrose, autosomal-rezessiv-frühinfantile Form
(+ Anämie + Entwicklungsrückstand, motorischer und geistiger + Exophthalmus + Gedeihstörungen + Hepatomegalie + Hypokalzämie + Hypophosphatämie + Makrozephalie + Muskelkrämpfe + Nystagmus + Optikusatrophie + Splenomegalie + Strabismus + Thrombozytopenie)
POEMS-Komplex
(+ Amenorrhö + Aszites + Dysglobulinämie + Endokrinopathie + Fieber + Gammopathien + Gynäkomastie + Hautveränderungen + Hautverdickung + Hautverhärtungen + Hepatomegalie + Hyperhidrose + Hyperpigmentierung + Hypertrichose + Hypothyreose + Leukonychie + Lymphknotenschwellung + M-Gradient + Muskelschwäche + Myelom + Neuropathien + Ödeme, periphere + Osteolysen + Papillenödem + Plasmozytom + Pleuraerguß + Potenzstörungen + Sklerose + Splenomegalie + Trommelschlegelfinger)
Pyknodysostose
(+ Endphalangen, Hypoplasie + Fontanellen, offene + Frakturneigung, Frakturen + Minderwuchs + Schaltknochen + Spontanfrakturen + Zahnanomalien)
Stanescu-Syndrom
(+ Gesichtsdysmorphien + Minderwuchs)

Pachyostose

Paget-Krankheit
(+ Hornhautdystrophie + Kyphose + Netzhautblutungen + Periostose + Röhrenknochen, Verdickung und Verbiegung)

Periostitis

Parrot-Lähmung
(+ Epiphysenlösung + Lues + Osteochondritis + Pseudoparalyse im Bereich der oberen Extremitäten)

Periostose

Paget-Krankheit
(+ Hornhautdystrophie + Kyphose + Netzhautblutungen + Pachyostose + Röhrenknochen, Verdickung und Verbiegung)

Pseudoepiphysen

Gordon-Syndrom
(+ Finger, Interphalangealgelenke, fehlende Beugefalten + Gaumenspalte + Gesichtsdysmorphien + Kamptodaktylie + Minderwuchs + Ptosis)
Trisomie 9p
(+ Brachyphalangie + Entwicklungsrückstand, motorischer und geistiger + Epiphysenvergrößerung + geistige Behinderung + Gesichtsdysmorphien + Hypertelorismus + Klinodaktylie + Knochenwachstum, verzögertes + Lidachsenstellung, antimongoloide + Mikro-Brachyzephalie + Nase, knollig deformierte + Ohren, abstehende)

Pseudogicht

Alkaptonurie
(+ Alkaptonurie + Arthralgien + Arthritiden + Homogentisinsäure, vermehrte + Ochronose)
Chondrokalzinose
(+ Arthralgien + Arthrose + Gicht-ähnliche Anfälle + Hyperparathyreoidismus)

Rachitis

Cystinose
(+ Azidose, metabolische + Hornhaut, Cystinkristalle + Hypokaliämie + Minderwuchs + Netzhaut, Retinopathie + Photophobie)
Hypophosphatasie
(+ Kraniosynostose + Minderwuchs + Ossifikationsdefekte + Phosphatase, alkalische, erniedrigte + Phosphoäthanolamin erhöht im Urin + Zahnausfall, vorzeitiger)
Lowe-Syndrom
(+ Buphthalmus + Enophthalmus + Entwicklungsrückstand, motorischer und geistiger + Glaukom + Hornhauttrübung + Hyperphosphaturie + Katarakt)
McCune-Albright-Syndrom
(+ Akromegalie + Café-au-lait-Flecken + Cushing-Symptomatik + Dysplasie, polyostotische + Endokrinopathie + Hochwuchs + Hyperparathyreoidismus + Hyperthyreose + Osteomalazie + Pubertas praecox)
Rachitis, familiäre hypophosphatämische
(+ Beindeformitäten + Hypophosphatämie + Minderwuchs)
de-Toni-Debré-Fanconi-Komplex
(+ Azidose + Exsikkose + Glucosurie + Hyperaminoazidurie + Hypokaliämie + Hypophosphatämie + Hypourikämie + Minderwuchs + Polyurie + Proteinurie)
Tyrosinose Typ I
(+ δ-Aminolävulinsäure im Urin + Fumarylacetoacetase, Mangel +

Knochen und Gelenke

Hyperaminoazidurie + Leberversagen + Methionin, erhöhtes + Porphyrie-ähnliche Krise + Succinylacetoacetat-Ausscheidung, erhöhte + Succinylaceton-Ausscheidung, erhöhte + Tyrosinämie)

rheumatoide Veränderungen der Gelenke

Morbus Behçet
(+ Blutungen, gastrointestinale + Epididymitis + Erythema nodosum + Genitalveränderungen, aphthös-ulzeröse + hyperergische Reaktion der Haut + Hypopyon-Iritis + Meningoenzephalitis + Mundschleimhautaphthen + Orchitis + rheumatoide Veränderungen der Weichteile + Thrombophlebitis, rezidivierende + Thrombosen, arterielle oder venöse)
Mund- und Genital-Ulcera mit Chondritis
(+ Chondritis + Genitalveränderungen, aphthös-ulzeröse + hyperergische Reaktion der Haut + Hypopyon-Iritis + Mundschleimhautaphthen + Orchitis + rheumatoide Veränderungen der Weichteile + Thrombophlebitis, rezidivierende)

Röhrenknochen, Anomalien, ipsilaterale

CHILD-Syndrom
(+ Dermatitis, halbseitige ichthyosiforme, mit Erythem + Erytheme + innere Organe, Anomalien + Nävi)

Röhrenknochen, Diaphysen, kortikale Verdickung und Sklerose

Camurati-Engelmann-Syndrom
(+ Gesichtsdysmorphien + Muskelhypotrophie + Muskelschwäche + Myalgien)

Röhrenknochenepiphysen, Kalzifikationen, punktförmige

Chondrodysplasia punctata, X-chromosomal-dominante Form
(+ Alopezie + Gynäkotropie + Hautatrophie + Ichthyose + Katarakt + Minderwuchs + Nase, breite, flache + Röhrenknochen, verkürzte + Skoliose)

Röhrenknochen, fehlende diaphysäre Modellierung

kraniodiaphysäre Dysplasie
(+ Entwicklungsrückstand, motorischer und geistiger + Hyperostose, kraniale + Hyperostose, mandibuläre + Nasenwulst, knöcherner + Optikusatrophie + Schädelknochensklerose)

Röhrenknochen, lange, Entkalkung

Iminodipeptidurie
(+ Dermatitis, ulzerative + Ptosis + Splenomegalie + Suturen, prominente, kraniale)

Röhrenknochen, lange, Sklerosierung

tricho-dento-ossäres Syndrom
(+ Dolichozephalus + Haardysplasie + Makrozephalie + Nägel, brüchige + Prognathie + Schmelzhypoplasie)

Röhrenknochen, lange, Verbiegungen

Skelettverbiegungen, Kortikalis-Verdickung, Knochenbrüchigkeit, Ichthyosis
(+ Frakturneigung, Frakturen + Ichthyose + Kortikalisverdickung + Muskelatrophie + Muskelschwäche)

Röhrenknochen, lange, Verbiegungen und kortikale Unregelmäßigkeiten

Osteodysplastie
(+ Exophthalmus + Gesichtsdysmorphien + Mikrognathie + Rippen, Verbiegungen und kortikale Unregelmäßigkeiten)

Röhrenknochen, Ossifikationsstörung

Bumerang-Dysplasie
(+ Gesichtsdysmorphien + Lippen-Kiefer-Gaumen-Spalte + Mikrogenie + Minderwuchs, pränataler + Röhrenknochen, verkürzte)
Dermopathie, restriktive
(+ Arthrogrypose + Gelenkbeweglichkeit, eingeschränkte + Gelenkkontrakturen + Gesichtsdysmorphien + Hautdysplasien und -aplasien + Hauteinschnürungen + Kindsbewegungen, verminderte + Lungenhypoplasie + Mikrognathie + Mund, kleiner + Nase, kleine + Ohren, tief angesetzte + Polyhydramnion)

Röhrenknochen, schmale

3-M-Syndrom
(+ Gesichtsdysmorphien + Minderwuchs + Minderwuchs, pränataler + Wirbelkörper, hohe)
Mulibrey-Syndrom
(+ Dolichozephalus + Dysplasie, polyostotische + Gesicht, dreieckiges + Gesichtsdysmorphien + Hämangiome + Hepatomegalie + Mikroglossie + Minderwuchs + Muskelhypotonie + Muskelschwäche + Netzhaut, Pigmentflecken + Perikarditis + Pubertät, verzögerte + Sellaveränderung + Splenomegalie + Stimme, hohe, piepsige + Stirn, vorgewölbte)

Röhrenknochen, Verdickung und Verbiegung

Osteoektasie mit Hyperphosphatasie
(+ Hyperphosphatasie + Makrozephalie + Minderwuchs + Phosphatase, alkalische, erhöhte)
Paget-Krankheit
(+ Hornhautdystrophie + Kyphose + Netzhautblutungen + Pachyostose + Periostose)

Röhrenknochen, Verkalkungsherde

Metachondromatose
(+ Enchondrome + Exostosen + Tumoren, knochenharte)

Röhrenknochen, verkürzte

Akroskyphodysplasie, metaphysäre
(+ geistige Behinderung + Minderwuchs + Nasenwurzel, breite, flache)
Bumerang-Dysplasie
(+ Gesichtsdysmorphien + Lippen-Kiefer-Gaumen-Spalte + Mikrogenie + Minderwuchs, pränataler + Röhrenknochen, Ossifikationsstörung)
Chondrodysplasia punctata, X-chromosomal-dominante Form
(+ Alopezie + Gynäkotropie + Hautatrophie + Ichthyose + Katarakt + Minderwuchs + Nase, breite, flache + Röhrenknochenepiphysen, Kalzifikationen, punktförmige + Skoliose)
Hypochondroplasie
(+ Makrozephalie + Minderwuchs)

Knochen und Gelenke

Spondyloenchondrodysplasie
(+ Basalganglienverkalkung + Brachymelie + Corpus ossis ilii, kurzes und breites + geistige Behinderung + Hyperlordose + Knochenzysten + Kyphose + Metaphysen, unregelmäßige, breite + Metaphysendysplasie + Minderwuchs + Platyspondylie + Skoliose + Spastik)

Schaltknochen

Bruck-Syndrom
(+ Gelenkkontrakturen + Osteoporose + Spontanfrakturen)
Pyknodysostose
(+ Endphalangen, Hypoplasie + Fontanellen, offene + Frakturneigung, Frakturen + Minderwuchs + Osteosklerose + Spontanfrakturen + Zahnanomalien)

Skelettanomalien

Aase-Syndrom
(+ Anämie + Daumen, triphalangeale + Lidachsenstellung, antimongoloide + Lippen-Kiefer-Gaumen-Spalte + Minderwuchs + Minderwuchs, pränataler + radio-ulnare Synostose + Radius, verkürzter + Radiushypoplasie + Thenarhypoplasie)
Aspartylglucosaminurie
(+ Aspartylglucosaminhydrolase im Urin + Demenz + Gesichtszüge, grobe + Lymphozyten, vakuolisierte)
Dyggve-Melchior-Clausen-Syndrom
(+ geistige Behinderung + Minderwuchs + Platyspondylie + Skoliose)
Dystrophia myotonica Curschmann-Steinert
(+ Alopezie + Atemstörung + Dickdarmdilatation, verminderte + Dysfunktion, ovarielle + Facies myopathica + geistige Behinderung + Gesicht, schmales + Herzrhythmusstörungen + Hirnatrophie + Hodenatrophie + Hydramnion + Hypoventilation, alveoläre + Katarakt + Kindsbewegungen, verminderte + Klumpfuß + Magenmotilität, verminderte + Mimik, verminderte + Muskelatrophie + Muskelhypotonie + Muskelschwäche + Myotonie + Ösophagusdilatation + Ösophagusperistaltik, verminderte + Paresen + Peristaltik, verminderte + Ptosis + Trinkschwierigkeiten)
Guadalajara-Kamptodaktylie-Syndrom Typ I
(+ Gelenkkontrakturen + Gesichtsdysmorphien + Mikrophthalmie + Minderwuchs)
Ikterus, cholestatischer, mit tubulärer Niereninsuffizienz
(+ Azidose, metabolische + Faßthorax + Gesichtsdysmorphien + Glucosurie + Hackenfuß + Hüftgelenkluxation + Hyperaminoazidurie + Hypophosphatämie + Ikterus + Klumpfuß + Mikrogenie + Turrizephalie)
KBG-Syndrom
(+ Brachyphalangie + Füße, kleine + geistige Behinderung + Hände, kleine + Hypertelorismus + Minderwuchs + Wirbelanomalien + Zahnanomalien)
kortiko-striato-zerebellares Syndrom, familiäres
(+ Ataxie + Bewegungsstörungen, choreo-athetotische + Dysarthrie + Entwicklungsrückstand, motorischer und geistiger + Intentionstremor + Pyramidenbahnzeichen)
MASA-Syndrom
(+ Aphasie + Daumen, adduzierte + Daumenkontraktur + Gangbild, spastisches + geistige Behinderung)
Niemann-Pick-Krankheit
(+ Ataxie + Fundus, kirschroter Fleck + Gedeihstörungen + hämatopoetische Störungen + Hautfarbe, gelbliche + Hepatomegalie + Infektanfälligkeit + Minderwuchs + neurodegenerative Symptome + Nystagmus + Schaumzellen + Sphingomyelininfiltration der Lunge + Splenomegalie + Tetraplegie, spastische)
Saldino-Mainzer-Syndrom
(+ Ataxie + Gesichtsdysmorphien + Nephronophthise + Schallempfindungsstörung + Schwerhörigkeit)
Satoyoshi-Syndrom
(+ Alopezie + Creatinkinase, erhöhte + Diarrhö + Malabsorption + Muskelkrämpfe)

Strasburger-Hawkins-Eldridge-Syndrom
(+ Schalleitungsschwerhörigkeit + Schwerhörigkeit + Strabismus + Syndaktylien)
Wrinkly-skin-Syndrom
(+ Geburtsgewicht, niedriges + geistige Behinderung + Gesichtsdysmorphien + Hautfalten, herdförmige + Minderwuchs + Venenzeichnung, verstärkte)

Skelettdemineralisation

Azidose, renale tubuläre, Typ 1
(+ Minderwuchs + Muskelschwäche + Nephrokalzinose + Nephrolithiasis + Polyurie)

Spontanfrakturen

Akroosteopathia ulcero-mutilans nonfamiliaris
(+ Alkoholismus + Androtropie + Hyperhidrose + Hyperkeratose + Neuropathien + Osteolysen + Sensibilitätsstörungen + Ulzera, neuropathische)
Bruck-Syndrom
(+ Gelenkkontrakturen + Osteoporose + Schaltknochen)
Carboanhydrase-II-Mangel
(+ Azidose + Basalganglienverkalkung + geistige Behinderung + Knochenwachstum, verzögertes + Mikrognathie + Minderwuchs + Osteopetrose + Zahnanomalien + zerebrale Verkalkungen)
fibröse Dysplasie
(+ Akromegalie + Café-au-lait-Flecken + Cushing-Symptomatik + Hyperparathyreoidismus + Hyperthyreose + Läsionen, zystische, des Skeletts + Osteosklerose + Pubertas praecox)
Milkman-Frakturen
(+ Knochenschmerzen + Osteomalazie)
Osteogenesis imperfecta
(+ Blutungsneigung + Frakturneigung, Frakturen + Gelenkbeweglichkeit, abnorme + Haut, dünne + Knochendichte, verminderte + Schwerhörigkeit + Skleren, blaue + Zahndysplasie)
Osteoporose, idiopathische juvenile
(+ Arthralgien + Frakturneigung, Frakturen + Osteoporose)
Osteoporose-Pseudoglioma-Syndrom
(+ Blindheit + Frakturneigung, Frakturen + hyaloretinale Dysplasie + Katarakt + Minderwuchs + Osteoporose + Pseudogliom)
Oxalose Typ I
(+ Anämie + Appetitlosigkeit + Arthritiden + Gefäßspasmen + Herzinsuffizienz + Herzrhythmusstörungen + Hydronephrose + Makrohämaturie + Minderwuchs + Nephrokalzinose + Nephrolithiasis + Netzhaut, Retinitis + Niereninsuffizienz + Nierenkoliken + Osteopathien + Polyurie + Pyelonephritis + Raynaud-Phänomen)
Pyknodysostose
(+ Endphalangen, Hypoplasie + Fontanellen, offene + Frakturneigung, Frakturen + Minderwuchs + Osteosklerose + Schaltknochen + Zahnanomalien)

Steinberg-Zeichen

Marfan-Syndrom
(+ Aneurysmen + Aorta ascendens, Erweiterung, progressive + Aortenruptur + Arachnodaktylie + Dolichostenomelie + Hühnerbrust + Kyphoskoliose + Linsenluxation + Murdoch-Zeichen + Sinus Valsalvae, progressive Erweiterung + Trichterbrust)

»stippled« Epiphysen

Refetoff-(de-)Wind-(de-)Groot-Syndrom
(+ Gesichtsdysmorphien + Hühnerbrust + Knochenwachstum, verzögertes + Scapulae alatae + Schallempfindungsstörung + Struma + T_3-Erhöhung + T_4-Erhöhung + Taubheit)

Knochen und Gelenke

Synostosen

Aminopterin-Embryopathie
(+ Anenzephalie + Hydrozephalus + Hypodaktylie + Klumpfuß + Knochendysplasien, kraniale + Kraniosynostose + Maxillahypoplasie + Mesomelie + Mikrogenie + Oxyzephalie + Schädelnähte, fehlende)
Antley-Bixler-Syndrom
(+ Gesichtsdysmorphien + humero-radiale Synostose + Kamptodaktylie + Kamptomelie + Kraniosynostose)
Forney-Syndrom
(+ Minderwuchs + Mitralinsuffizienz + Schalleitungsschwerhörigkeit + Schwerhörigkeit)
kranioektodermale Dysplasie
(+ Brachymelie + Brachyphalangie + Diastema + Dolichozephalus + Epikanthus + Frenula, orale + Gesichtsdysmorphien + Haarschaft, dünner + Haarwachstumsstörung + Hypodontie + Hypotrichose + Klinodaktylie + Lidachsenstellung, antimongoloide + Mikrodontie + Minderwuchs + Nystagmus + Pigmentstörungen der Haare + Refraktionsanomalien + Rhizomelie + Schmelzhypoplasie + Syndaktylien + Taurodontie + Zahnanomalien)
Osebold-Remondini-Syndrom
(+ Brachyphalangie + Mesomelie der Arme + Mesomelie der Beine + Minderwuchs)
osteoglophone Dysplasie
(+ Gedeihstörungen + Knochendefekte, submetaphysäre, fibröse + Kraniosynostose + Minderwuchs)
Weyers-Syndrom
(+ Hexadaktylie + Inzisivi, Hypoplasie + Mandibula, Spaltbildung + Onychodysplasie + Vestibulum oris, Fehlbildung)

Zapfenepiphysen

Akrodysplasie
(+ geistige Behinderung + Minderwuchs + Nase, hypoplastische + Röhrenknochen, kurze, der Hand, periphere Dysplasie + Röhrenknochen, kurze, des Fußes, periphere Dysplasie)
tricho-rhino-phalangeale Dysplasie I
(+ Epiphysendysplasie + Kopfbehaarung, spärliche + Nase, birnenförmige)
tricho-rhino-phalangeale Dysplasie II
(+ Epiphysendysplasie + Exostosen, kartilaginäre + geistige Behinderung + Kopfbehaarung, spärliche + Nase, birnenförmige)

Körpertemperatur

Fieber

Adipositas-Hyperthermie-Oligomenorrhö-Parotis-Komplex
(+ Adipositas + Dysmenorrhö + Menstruationsstörungen + Oligomenorrhö + Parotisschwellung)
Blue-diaper-Syndrom
(+ Blaufärbung der Windeln + Gedeihstörungen + Hyperkalzämie + Hyperphosphaturie + Indikanurie + Infektionen, rezidivierende + Obstipation)
Caroli-Krankheit
(+ Abdominalschmerzen + Blutungen, gastrointestinale + Cholangitiden + Choledochuszyste + Cholelithiasis + Gallenwegserweiterung + Hepatomegalie + Hypertonie, portale + Ösophagusvarizen + Phosphatase, alkalische, erhöhte + Transaminasenerhöhung)
Chorioamnionitis
(+ Gynäkotropie + Infektion + Leukozytose + Tachykardie)
Dermatose, akute febrile neutrophile
(+ Arthralgien + Gynäkotropie + Iridozyklitis + Konjunktivitis + Leukozytose + Plaques, erythematöse)
Dressler-Syndrom II
(+ BSG-Beschleunigung + Herzrhythmusstörungen + Leukozytose + Myokardinfarkt + Perikarderguß + Perikarditis + Perikardtamponade + Tachykardie)
Ektodermose, pluriorifizielle
(+ Allgemeininfektion, schwere + Anus, Entzündung, pseudomembranöse + Augenentzündung, pseudomembranöse + Exantheme + Genitalentzündung, pseudomembranöse + Mundschleimhaut, Entzündung, pseudomembranöse)
Ekzema herpeticatum (Juliusberg)
(+ Ekzeme + Exanthem, vesiko-papulöses)
Erythema exsudativum multiforme (majus)
(+ Blasen und Erosionen des Genitale + Erytheme, kokardenförmige, multiforme + Exsikkose + Konjunktiva, Erosionen + Lippen, Blasenbildung + Lippen, Erosionen + Lippen, fibrinoide Beläge + Lippen, hämorrhagische Krusten + Mundschleimhaut, Blasenbildung + Mundschleimhaut, Erosionen + Mundschleimhaut, fibrinoide Beläge + Mundschleimhaut, hämorrhagische Krusten)
Felty-Syndrom
(+ Arthritiden + Gewichtsabnahme + Granulozytopenie + Hyperpigmentierung + Infektanfälligkeit + Splenomegalie + Thrombozytopenie)
Gitelman-Syndrom
(+ Abdominalschmerzen + Alkalose, metabolische + Erbrechen + Hyperkaliurie + Hypokaliämie + Hypokalziurie + Hypomagnesiämie + Muskelschwäche + Tetanien)
Glucocorticoid-Entzugssyndrom
(+ Affektlabilität + Arthralgien + Ekchymosen + Ermüdbarkeit + Hyperkalzämie + Myalgien)
hypereosinophiles Syndrom
(+ Appetitlosigkeit + Arthralgien + Endomyokardnekrosen + Eosinophilie + Eosinophilie im Knochenmark + Exantheme + Gewichtsabnahme + Gynäkotropie + Hepatomegalie + Husten + Lungeninfiltrate + Myokardfibrose + Neuropathien + Pleuraerguß + Splenomegalie)
Hyperthermie, maligne
(+ Anurie + Azidose, metabolische + Herzstillstand + Hyperkaliämie + Hypoglykämie + Muskelkontrakturtest positiv + Muskelödem + Myoglobinurie + Rhabdomyolyse + Rigor + Succinylcholin, abnorme Reaktionen + Tachykardie + Tachypnoe + Thromboplastinfreisetzung + Verbrauchskoagulopathie)
Hypothalamus-Syndrom
(+ ADH-Sekretion, verminderte + Adipositas + Depression + Diabetes insipidus + Diabetes mellitus + Hypothermie + Lethargie + Manien + Schlaflosigkeit + Schlafstörungen + Schlafsucht + Untergewicht)
Kawasaki-Syndrom
(+ Anämie + Arthralgien + Erythema palmo-plantaris + Exantheme + Koronariitis + Leukozytose + Leukozyturie + Lymphknotenschwellung)
Knochenmarkaplasie, passagere
(+ Anämie, hämolytische + aplastische Krise + Leukozytopenie +

Körpertemperatur

Panzytopenie + Parvovirus B 19 + Proerythroblasten + Retikulozytopenie + Schwächegefühl, allgemeines + Thrombozytopenie)
(Cornelia-de-)Lange-Syndrom (II)
(+ Anomalien, gastrointestinale + Basalganglienanomalien + Entwicklungsrückstand, motorischer und geistiger + geistige Behinderung + Lungenzysten + Makroglossie + Mikrogyrie + Muskelhyperplasie + Muskelhypertrophie + Nävi + Porenzephalie + Rigor + Teleangiektasien)
Langketten-Acyl-CoA-Dehydrogenase-Defekt
(+ Dicarbonazidurie + Erbrechen + Hepatomegalie + Hypoglykämie + Hypotonie + Kardiomegalie + Kardiomyopathie + Lethargie)
Letterer-Siwe-Krankheit
(+ Hautveränderungen, hämorrhagisch-ekzematoide + Hepatomegalie + Lymphknotenschwellung + Mundschleimhaut, Ulzerationen + Purpura + Splenomegalie)
Löffler-Syndrom
(+ Dyspnoe + Eosinophilie + Husten + Leukozytose + Lungeninfiltrate)
Mittelmeerfieber, familiäres
(+ Abdominalschmerzen + Amyloidnachweis + Arthralgien + Arthritiden + Brustschmerzen + Pleuritiden)
Morbus Farquhar
(+ Hepatomegalie + Hyperlipidämie + Hypofibrinogenämie + Ikterus + Meningitis + Panzytopenie + Splenomegalie)
neuroleptisches Syndrom, malignes
(+ Bewegungsstörungen + Bewußtseinsstörungen + Neuroleptika + Rigor + Stupor + Tachykardie + Tachypnoe + Tremor)
Neuropathie, hereditäre sensible, Typ III
(+ Analgesie + Apnoezustände + Erbrechen + Gelenkveränderungen + Hyperhidrose + Hypertonie + Hypotonie + Lidschluß, fehlender + Megakolon + Megaösophagus + Minderwuchs + Pylorospasmus + Schluckbeschwerden + Skoliose + Speichelfluß, vermehrter + Sprachentwicklung, verzögerte + Tränensekretion, verminderte bis fehlende + Trinkschwierigkeiten + zerebrale Anfälle + Zungenpapillen, fungiforme, Fehlen)
Öl-Syndrom, toxisches
(+ Alopezie + Diarrhö + Dyspnoe + Eosinophilie + Exantheme + Gelenkkontrakturen + Hepatopathie + Husten + Hypertonie, pulmonale + Hypoxämie + Lungeninfiltrate + Myalgien + Neuropathien + Pleuraerguß + Pneumonie)
Oligomeganephronie
(+ Erbrechen + Gedeihstörungen + Glomeruli, vergrößerte + Minderwuchs, pränataler + Nierenhypoplasie + Polyurie + zerebrale Anfälle)
Panarteriitis nodosa
(+ Abdominalschmerzen + apoplektischer Insult + Arthralgien + Blutungen, gastrointestinale + Darminfarzierung + Darmperforation + Erbrechen + Gewichtsabnahme + HbsAG-positiv + Herzversagen, kongestives + Hypertonie + Knoten + Livedo racemosa + Myalgien + Myokardinfarkt + Neuropathien + Perikarditis + Persönlichkeitsveränderungen + Übelkeit)
Pfeifer-Weber-Christian-Krankheit
(+ Fettgewebsatrophie + Gynäkotropie + Hauteinsenkungen + Knoten, subkutane)
POEMS-Komplex
(+ Amenorrhö + Aszites + Dysglobulinämie + Endokrinopathie + Gammopathien + Gynäkomastie + Hautveränderungen + Hautverdickung + Hauthärtungen + Hepatomegalie + Hyperhidrose + Hyperpigmentierung + Hypertrichose + Hypothyreose + Leukonychie + Lymphknotenschwellung + M-Gradient + Muskelschwäche + Myelom + Neuropathien + Ödeme, periphere + Osteolysen + Osteosklerose + Papillenödem + Plasmozytom + Pleuraerguß + Potenzstörungen + Sklerose + Splenomegalie + Trommelschlegelfinger)
Postcardiac-Injury-Syndrom
(+ Leukozytose + Perikarditis)
Post-Perfusions-Symptomatik
(+ Blutungsneigung + Leukozytose)
Postperikardiotomie-Syndrom
(+ Antikörper, antimyokardiale bzw. antimyolemmale + BSG-Beschleunigung + kardiochirurgischer Eingriff, Z.n. + Kardiozytolyse + Perikarderguß + Perikarditis + Perikardtamponade + Pleuraerguß + Pleuritiden)
Prieur-Griscelli-Syndrom
(+ Arthralgien + Exantheme + Gelenkschwellung + Knochendestruktionen, gelenknahe + Lymphadenopathie + Meningitis + Splenomegalie)
Pseudo-Lupus-erythematodes
(+ Arthralgien + Erytheme + Myalgien + Perimyokarditis + Pleuritiden)
Reye-Sequenz
(+ Delir + Enzephalopathie + Erregbarkeit, erhöhte + Halluzinationen + Hämatemesis + Hepatomegalie + Hyperventilation + Orientierungsstörungen + zerebrale Anfälle)
Richter-Lymphom
(+ Gewichtsabnahme + Leukämie + Lymphknotenschwellung + Lymphome + Splenomegalie)
Sarkoidose mit Erythema nodosum
(+ Erythema nodosum + Gynäkotropie + Lymphknotenschwellung)
Sharp-Syndrom
(+ Arthralgien + Arthritiden + Handgelenke, Weichteilschwellungen + Lupus erythematodes + Lymphadenopathie + Ösophagusperistaltik, verminderte + Polymyositis + Raynaud-Phänomen + Sklerodermie + Weichteilschwellung)
Sinus-Histiozytose mit massiver Lymphadenopathie
(+ Leukozytose + Lymphadenopathie + Lymphknotendestruktion)
Still-Krankheit
(+ Arthritiden + Hepatomegalie + Köbner-Zeichen + Lymphadenopathie + Splenomegalie)
Subsepsis allergica Wissler
(+ Arthralgien + Exantheme + Weichteilschwellung)
Wolman-Krankheit
(+ Diarrhö + Eigenreflexe, gesteigerte + Erbrechen + Exantheme + Hepatomegalie + Ikterus + Leberzellen, Cholesterinspeicherung + Lymphozyten, vakuolisierte + Meteorismus + Opisthotonus + Osteoporose + Schaumzellen + Splenomegalie + Untergewicht + Verkalkungen, punktförmige, der vergrößerten Nebennieren)
Zieve-Syndrom
(+ Abdominalschmerzen + Fettleber + Hämolyse + Hepatomegalie + Hyperlipidämie + Ikterus + Pankreatitis + Übelkeit)

Hypothermie

Carbamylphosphatsynthetase-Defekte
(+ Erbrechen + Hyperammonämie + Hypotonie + Lethargie + Neutropenie)
Chloramphenicol-Vergiftung beim Säugling
(+ Blutdruckabfall + Hyperammonämie + Schock + Zyanose)
Hypothalamus-Syndrom
(+ ADH-Sekretion, verminderte + Adipositas + Depression + Diabetes insipidus + Diabetes mellitus + Fieber + Lethargie + Manien + Schlaflosigkeit + Schlafstörungen + Schlafsucht + Untergewicht)
Menkes-Syndrom
(+ Coeruloplasmin, vermindertes + Entwicklungsrückstand, motorischer und geistiger + epileptische Anfälle + Haar, sprödes + Haaranomalien + Kupfer, erniedrigtes + Kupferaufnahme, erhöhte + zerebrale Anfälle)
Ornithintranscarbamylase-Mangel
(+ Entwicklungsrückstand, statomotorischer + Erbrechen + Hyperammonämie + Lethargie + Schläfrigkeit + Tachypnoe + zerebrale Anfälle)
Simmonds-Sheehan-Syndrom
(+ Achselbehaarung, Verlust + alabasterartiges Aussehen der Haut + Antriebsschwäche + Genitalatrophie + Gynäkotropie + Hypoglykämie + Hypotonie + Pubesbehaarung, Verlust + Schilddrüsenatrophie)

Körpertemperatur

Schüttelfröste

Muckle-Wells-Syndrom
(+ Glaukom + Hodenatrophie + Hohlfuß + Hörverlust + Nephrose + Schallempfindungsstörung + Schwerhörigkeit + Urtikaria)

Temperaturen, subfebrile

von-Basedow-Krankheit
(+ v.-Graefe-Zeichen + Abadie-Zeichen + Boston-Zeichen + Dalrymple-Zeichen + Exophthalmus + Fremdkörpergefühl in den Augen + Gifford-Zeichen + Glanzauge + Hungergefühl + Kocher-Zeichen + Konjunktivitis + Lidödem + Lidsymptome + Moebius-Zeichen + Photophobie + Stellwag-Zeichen + Struma + T_3-Erhöhung + T_4-Erhöhung + Tachykardie + Temperaturregulationsstörungen + Tremor + TSH, basales, Suppression)
(de-)Quervain-Thyreoiditis
(+ Gynäkotropie + Schilddrüse, schmerzhafte + Thyreoiditis)

Temperaturregulationsstörungen

von-Basedow-Krankheit
(+ v.-Graefe-Zeichen + Abadie-Zeichen + Boston-Zeichen + Dalrymple-Zeichen + Exophthalmus + Fremdkörpergefühl in den Augen + Gifford-Zeichen + Glanzauge + Hungergefühl + Kocher-Zeichen + Konjunktivitis + Lidödem + Lidsymptome + Moebius-Zeichen + Photophobie + Stellwag-Zeichen + Struma + T_3-Erhöhung + T_4-Erhöhung + Tachykardie + Temperaturen, subfebrile + Tremor + TSH, basales, Suppression)
neuroaxonale Dystrophie Seitelberger
(+ Blindheit + Bulbärsymptomatik + Entwicklungsrückstand, motorischer und geistiger + Gelenkkontrakturen + Myoklonien + Optikusatrophie + Sensibilitätsstörungen + Spastik + zerebrale Anfälle)

Kopf

Brachyzephalie

Angelman-Syndrom
(+ Ataxie + Diastema + EEG, pathologisches + Enophthalmus + Entwicklungsrückstand, motorischer und geistiger + epileptische Anfälle + Gangataxie + geistige Behinderung + Gesichtsdysmorphien + Herausschnellen + Hyperaktivität + Hyperaktivität, motorische + Iris, blaue + Katzenschreien, 1. Lebensjahr + Lachanfälle, unmotivierte + Makrostomie + Mikro-Brachyzephalie + Mikrozephalie + Mittelgesichtshypoplasie oder -dysplasie + Oberlippe, schmale + Progenie + Prognathie + Schlafstörungen + Sprachentwicklung, verzögerte + zerebrale Anfälle)
Apert-Syndrom
(+ Exophthalmus + Gesichtsdysmorphien + Kraniosynostose + Löffelhände + Syndaktylien + Turrizephalie)
Balkenmangel mit Neuronopathie
(+ Balkenmangel + Entwicklungsrückstand, motorischer und geistiger + Gesichtsasymmetrie + Ptosis + Strabismus + Tetraplegie)
Carpenter-Syndrom
(+ Gesichtsdysmorphien + Kraniosynostose + Lidachsenstellung, mongoloide + Polydaktylie + Stirn, fliehende + Strahldefekte + Syndaktylien + Turrizephalie)
Chromosom 3p⁻ Syndrom
(+ Epikanthus + geistige Behinderung + Gesichtsdysmorphien + Lidachsenstellung, mongoloide + Metopika, prominente + Mikrozephalie + Minderwuchs + Minderwuchs, pränataler + Nase, kurze + Ptosis + Trigonozephalie)
Chromosom 4q⁻ Syndrom
(+ Choanalatresie + Endphalangen, krallenartige Deformation + Entwicklungsrückstand, motorischer und geistiger + Gaumenspalte + Gesichtsdysmorphien + Herzfehler + Hypertelorismus + Lidachsenstellung, mongoloide + Mikrogenie + Mikrozephalie + Minderwuchs)
Chromosom 9p⁻ Syndrom
(+ Entwicklungsrückstand, motorischer und geistiger + Gesichtsdysmorphien + Lidachsenstellung, mongoloide + Metopika, prominente + Nase, kleine + Ohrmuscheldysplasie + Stirn, vorgewölbte + Synophrys + Trigonozephalie)
Dysostosis cleidocranialis
(+ Fontanellenschluß, verzögerter + Hyperdontie + Hypodontie + Maxillahypoplasie + Milchgebiß, persistierendes + Minderwuchs + Nasenwurzel, breite, flache + Schlüsselbeinhypo- oder aplasie)
Hypertrichosis-Skelettdysplasien-Retardierungs-Syndrom mit Hyperurikämie
(+ Coxa valga + Daumenfehlbildungen + Fußdeformitäten + geistige Behinderung + Gesichtsdysmorphien + Hirsutismus + Hypertrichose + Hyperurikämie + Thorax, schmaler, langer)
Klein-Waardenburg-Syndrom
(+ Albinismus, zirkumskripter + Gesichtsdysmorphien + Heterochromia iridis + Minderwuchs + Pseudohypertelorismus + Schallempfindungsstörung + Schwerhörigkeit + Taubheit + Taubstummheit)
kraniodigitales Syndrom (Scott)
(+ geistige Behinderung + Gesichtsdysmorphien + Minderwuchs + Ossifikation, verzögerte oder fehlende + Spina bifida occulta + Syndaktylien)
Pfeiffer-Syndrom
(+ Endphalangen, breite + Gesichtsasymmetrie + Gesichtsdysmorphien + Kraniosynostose + Schädelasymmetrie + Syndaktylien + Turrizephalie)
Pseudoaminopterin-Syndrom
(+ Haaranomalien + Hypertelorismus + Koronarnaht, Synostose, prämature + Kraniosynostose + Mikrogenie + Minderwuchs + Nasenwurzel, prominente + Ohren, tief angesetzte)
Tetrasomie 12p
(+ Brachymelie + geistige Behinderung + Gesichtsdysmorphien + Haar, schütteres + Kryptorchismus + Mamillenzahl, abnorme + Nase, kurze, mit stark eingezogener Wurzel und nach vorn stehenden Öffnungen + Philtrum, langes prominentes + zerebrale Anfälle)

Kopf

Bürstenschädel

β-Thalassämie, homozygote
(+ Anämie, hämolytische + Anämie, hypochrome + Anämie, mikrozytäre + Cooley-Facies + Hämatopoese, extramedulläre + Hepatomegalie + Maxillahyperplasie + Osteoporose + Pankreasinsuffizienz + Pubertät, verzögerte + Siderose + Splenomegalie)

Cranium bifidum occultum

frontonasale Dysplasie
(+ Balkenmangel + Hypertelorismus + Lippen-Kiefer-Gaumen-Spalte + Naseneinkerbungen + Spaltnase)

Dolichozephalus

German-Syndrom
(+ Ellenbogengelenk, Kontrakturen + Entwicklungsrückstand, motorischer und geistiger + Fußdeformitäten + Kamptodaktylie + Karpfenmund + Kniegelenke, Kontrakturen + Lymphödem + Zunge, schmale)
kranioektodermale Dysplasie
(+ Brachymelie + Brachyphalangie + Diastema + Epikanthus + Frenula, orale + Gesichtsdysmorphien + Haarschaft, dünner + Haarwachstumsstörung + Hypodontie + Hypotrichose + Klinodaktylie + Lidachsenstellung, antimongoloide + Mikrodontie + Minderwuchs + Nystagmus + Pigmentstörungen der Haare + Refraktionsanomalien + Rhizomelie + Schmelzhypoplasie + Syndaktylien + Synostosen + Taurodontie + Zahnanomalien)
Mulibrey-Syndrom
(+ Dysplasie, polyostotische + Gesicht, dreieckiges + Gesichtsdysmorphien + Hämangiome + Hepatomegalie + Mikroglossie + Minderwuchs + Muskelhypotonie + Muskelschwäche + Netzhaut, Pigmentflecken + Perikarditis + Pubertät, verzögerte + Röhrenknochen, schmale + Sellaveränderung + Splenomegalie + Stimme, hohe, piepsige + Stirn, vorgewölbte)
oto-onycho-peroneales Syndrom
(+ Fibulahypoplasie + Gelenkkontrakturen + Gesicht, flaches + Gesichtsdysmorphien + Lidachsenstellung, mongoloide + Ohranomalien + Ohren, große + Onychohypoplasie)
tricho-dento-ossäres Syndrom
(+ Haardysplasie + Makrozephalie + Nägel, brüchige + Prognathie + Röhrenknochen, lange, Sklerosierung + Schmelzhypoplasie)
Trisomie 10p
(+ Anhängsel, präaurikuläre + Entwicklungsrückstand, motorischer und geistiger + Fisteln, präaurikuläre + Gesicht, schmales + Gesichtsdysmorphien + Hypertelorismus + Mandibulahypoplasie + Minderwuchs + Minderwuchs, pränataler + Ohranomalien + Stirn, hohe)

Dyskranie

Marinescu-Sjögren-Syndrom I
(+ Areflexie + Ataxie + Babinski-Zeichen, positives + Dysarthrie + Epikanthus + geistige Behinderung + Hyporeflexie + Katarakt + Minderwuchs + Muskelschwäche + Nystagmus + Ophthalmoplegie + Ptosis + Strabismus)
Zellweger-Syndrom
(+ Areflexie + Demyelinisierung + Entwicklungsrückstand, motorischer und geistiger + Gesichtsdysmorphien + Hepatomegalie + Hornhauttrübung + Hyporeflexie + Katarakt + Leberfunktionsstörung + Muskelhypotonie + Neugeborenenikterus + Nierenzysten + Peroxisomen, fehlende, in Leber- und Nierenzellen + Schwerhörigkeit + Stirn, hohe + zerebrale Anfälle)

Exostosen am Schädel

Proteus-Syndrom
(+ Füße, große + Hals, langer + Hände, große + Hemihypertrophie + Kyphoskoliose + Lipome + Nävi + Rumpflänge, abnorme + Tumoren, subkutane + Weichteilhypertrophie, plantare + Weichteilhypertrophie, volare)

Fisteln, präaurikuläre

Kiemenbogenhypoplasie, geschlechtsgebundene Form
(+ Augenbrauen, Hypoplasie + Gesichtsasymmetrie + Gesichtsdysmorphien + Herzfehler + Lidachsenstellung, antimongoloide + Mandibulahypoplasie + Mikrozephalie + Taubheit)

Fontanellen, offene

Pyknodysostose
(+ Endphalangen, Hypoplasie + Frakturneigung, Frakturen + Minderwuchs + Osteosklerose + Schaltknochen + Spontanfrakturen + Zahnanomalien)
Yunis-Varón-Syndrom
(+ Daumenaplasie + Fingeraplasien + Gesichtsdysmorphien + Mikrognathie + Schlüsselbeinhypo- oder aplasie)

Fontanellen, Schaltknochen, vermehrte

Osteolyse, hereditäre idiopathische, Typ VI (Hajdu-Cheney)
(+ Endphalangen, Hypoplasie + Gesichtsdysmorphien + Minderwuchs + Osteolysen + Zahnanomalien)

Fontanellenschluß, verzögerter

Dysostosis cleidocranialis
(+ Brachyzephalie + Hyperdontie + Hypodontie + Maxillahypoplasie + Milchgebiß, persistierendes + Minderwuchs + Nasenwurzel, breite, flache + Schlüsselbeinhypo- oder aplasie)
Hallermann-Streiff-Syndrom
(+ Gesichtsdysmorphien + Hautatrophie + Hypotrichose + Katarakt + Mikrophthalmie + Minderwuchs + Oligo- oder Adontie + Stirn, hohe + Vogelgesicht + Zähne, angeborene)
Silver-Russell-Syndrom
(+ Gesichtsasymmetrie + Hirnschädel, hydrozephaloid wirkender + Längen- und Gewichtsreduktion + Längenasymmetrie, isolierte, der Arme + Längenasymmetrie, isolierte, der Beine + Längenasymmetrie, isolierte, des Rumpfes + Minderwuchs + Minderwuchs, pränataler + Pseudohydrozephalus)
Wiedemann-Rautenstrauch-Syndrom
(+ Füße, große + Gesichtsdysmorphien + Hände, große + Inzisivi, »angeborene« + Minderwuchs + Minderwuchs, pränataler + neurologische Störungen + Ohren, tief angesetzte + progeroides Aussehen + Pseudohydrozephalus)

Fontanellen, weite

Nephrose, kongenitale
(+ Dystrophie, allgemeine + Frühgeburt + Gefäßzeichnung, vermehrte abdominelle + Hackenfuß + Hypalbuminämie + Hyperlipidämie + Nabelhernie + Plazentomegalie + Proteinurie)
Ramon-Syndrom
(+ cherubismusartige Fazies + Gingivafibromatose + zerebrale Anfälle)

Kopf

Foramina parietalia

Dysostosis cleidocranialis und Foramina parietalia
(+ Scheitelbeindefekte + Schlüsselbeinhypo- oder -aplasie)

Fossa-posterior-Zyste

Dandy-Walker-Sequenz
(+ Hydrozephalus + Kleinhirnwurm, Aplasie oder Hypoplasie)

head-drop-Phänomen

Muskelatrophie, infantile spinale, Typ Werdnig-Hoffmann
(+ Areflexie + Hypokinese + Kyphoskoliose + Muskelatrophie + Muskelhypotonie + Schluckbeschwerden + Spitzfuß, paretischer + Taschenmesserphänomen + Thoraxdeformität + Vorderhornzellendegeneration + Zungenatrophie + Zungenfibrillationen)

Hemikranie

Bárány-Symptomenkomplex
(+ Hörverlust + Kopfschmerz + Ohrgeräusche + Schwindel)

Hinterhaupt, prominentes

Chromosom 8p⁻ Syndrom
(+ Entwicklungsrückstand, motorischer und geistiger + Gesichtsdysmorphien + Herzfehler + Mikrozephalie + Minderwuchs + Minderwuchs, pränataler + Nasenwurzel, prominente + Stirn, fliehende)

Trisomie 18
(+ Fersen, prominente + Fingerkontrakturen + Geburtsgewicht, niedriges + Gesicht, dreieckiges + Gesichtsdysmorphien + Großzehen, zurückversetzte + Herzfehler + Hydramnion + Hypertonie + Klitorishypertrophie + Lidspaltenverengerung + Mikrozephalie + Mund-Kinnpartie, kleine + Nierenanomalien + Ösophagusatresie + Plexus-choreoideus-Zysten (Ultraschall) + Radiusaplasie + Rippen, schmale)

Hirnschädel, hydrozephaloid wirkender

Hutchinson-Gilford-Syndrom
(+ Akromikrie + Alopezie + Arteriosklerose + Exophthalmus + Fettgewebsatrophie + Gelenkkontrakturen + Mikrogenie + Minderwuchs + Nase, schnabelartige + Progerie)

Silver-Russell-Syndrom
(+ Fontanellenschluß, verzögerter + Gesichtsasymmetrie + Längen- und Gewichtsreduktion + Längenasymmetrie, isolierte, der Arme + Längenasymmetrie, isolierte, der Beine + Längenasymmetrie, isolierte, des Rumpfes + Minderwuchs + Minderwuchs, pränataler + Pseudohydrozephalus)

SPONASTRIME Dysplasie
(+ Gesichtsdysmorphien + Metaphysendysplasie + Minderwuchs + Minderwuchs, pränataler + Nasenwurzel, eingesunkene + Stirn, vorgewölbte + Wirbelkörperdysplasie)

Hydrozephalus

Aase-Smith-Syndrom
(+ Dandy-Walker-Anomalie + Gaumenspalte + Gelenkkontrakturen + Gesichtsdysmorphien)

Alexander-Krankheit
(+ Entwicklungsrückstand, motorischer und geistiger + Makrozephalie + Spastik + Tetraplegie, spastische + zerebrale Anfälle)

Aminopterin-Embryopathie
(+ Anenzephalie + Hypodaktylie + Klumpfuß + Knochendysplasien, kraniale + Kraniosynostose + Maxillahypoplasie + Mesomelie + Mikrogenie + Oxyzephalie + Schädelnähte, fehlende + Synostosen)

Aquäduktstenose, geschlechts-gebunden erbliche
(+ Aquäduktstenose + Daumenhypoplasie + Daumenkontraktur + Paraparesen, spastische)

Arnold-Chiari-Sequenz
(+ Ataxie + Kleinhirnprolaps + Kompressionszeichen, spinale + Meningomyelozele + Nystagmus + Schädelgrube, hintere, Verflachung)

Bobble-head-doll-Verhalten
(+ geistige Behinderung + Kopfumfang, Vergrößerung + Schaukelbewegungen des Kopfes und Rumpfes)

Cocktailparty-Verhalten
(+ Hirnatrophie)

Dandy-Walker-Sequenz
(+ Fossa-posterior-Zyste + Kleinhirnwurm, Aplasie oder Hypoplasie)

Hämangiomatose-Porenzephalie
(+ Angiome, multiple + Bewegungsstörungen, zentrale + Porenzephalie + zerebrale Anfälle)

Hydroletalus-Syndrom
(+ Arrhinenzephalie + Balkenmangel + Gesichtsdysmorphien + Gesichtsspalten + Hydramnion + Lungenagenesie + Mikrophthalmie + Nase, kleine + Polydaktylie)

kardio-fazio-kutanes Syndrom
(+ EEG, pathologisches + Ekzeme + Entwicklungsrückstand, motorischer und geistiger + Exophthalmus + Gesichtsdysmorphien + Haar, gekräuseltes + Herzfehler + Hyperkeratose, follikuläre + Hypertelorismus + Ichthyose + Inguinalhernien + Kopfbehaarung, spärliche + Lidachsenstellung, antimongoloide + Makrozephalie + Minderwuchs + Nystagmus + Pulmonalstenose + Splenomegalie + Stirn, hohe + Strabismus + Ventrikelseptumdefekt + Vorhofseptumdefekt)

Kleinhirnhypertrophie, diffuse
(+ Hirndruckzeichen + Makrozephalie + zerebellare Symptomatik)

Kousseff-Syndrom
(+ Gesichtsdysmorphien + Hals, kurzer + Herzfehler + Meningomyelozele + Mikroretrognathie + Ohren, tief angesetzte)

Melanoblastome, neurokutane
(+ Bewußtseinsstörungen + Hirndruckzeichen + Kompressionszeichen, spinale + Melanome, maligne + Nävus, melanozytärer + zerebrale Anfälle)

Mikrophthalmie-Mikrozephalie-Syndrom, X-gebunden
(+ Blepharophimose + Corpus-callosum-Agenesie + geistige Behinderung + Kryptorchismus + Lider, verdickte + Mikrophthalmie)

retinale Dysplasie Reese-Blodi
(+ Hirnhypoplasie + Iriskolobom + Mikrophthalmie + Netzhautdysplasie + Orbitalzysten)

VACTERL-Assoziation mit Hydrozephalus
(+ Analatresie + Enzephalozele + Fistel, ösophagotracheale + Genitalfehlbildungen + Herzfehler + Hirnfehlbildungen + Malrotation + Nierenanomalien + Ösophagusatresie + Radiusaplasie + Radiusdysplasie + Wirbelanomalien)

Walker-Warburg-Syndrom
(+ Aquäduktstenose + Balkenmangel + Enzephalozele + Irishypoplasie + Katarakt + Lissenzephalie + Mikrophthalmie + Mikrozephalie + Muskeldystrophie + Netzhautdysplasie + Optikuskolobom + zerebellare Dysplasie)

Hyperostose, kraniale

Dyke-Davidoff-Masson-Sequenz
(+ Hirnatrophie + Pneumatisationsräume, erweiterte, des Schädels)

kraniodiaphysäre Dysplasie
(+ Entwicklungsrückstand, motorischer und geistiger + Hyperostose, mandibuläre + Nasenwulst, knöcherner + Optikusatrophie + Röhrenknochen, fehlende diaphysäre Modellierung + Schädelknochensklerose)

Kopf

kraniometaphysäre Dysplasie
(+ Blindheit + Hirnnervenausfälle + Metaphysendysplasie + Nasenwulst, knöcherner + Schwerhörigkeit)
okulo-dento-digitale Dysplasie
(+ Alaknorpel, Hypoplasie + Finger, 4.–5., Syndaktylien + Hypertrichose + Hypotelorismus + Irisdysplasie + Kamptodaktylie + Mikrokornea + Nase, lange dünne + Schmelzdysplasie + Schmelzhypoplasie + Zehen, Dysplasie + Zehenaplasien + Zehenhypoplasien)

Hyperostosis frontalis interna

Morgagni(-Stewart-Morel)-Syndrom
(+ Adipositas + Gynäkotropie + Hirsutismus + Kopfschmerz + Virilisierung)

Jochbogenhypoplasie oder -aplasie

Gorlin(-Chaudhry-Moss)-Syndrom
(+ Blepharophimose + Ductus arteriosus Botalli, offener + Gesichtsprofil, konkaves + Hypertrichose + Hypodontie + Koronarnaht, Synostose, prämature + Labien, große, Hypoplasie + Mandibulahypoplasie + Maxillahypoplasie + Mikrodontie + Oberlidkerbung + Pupillarmembranen, persistierende + Schwerhörigkeit + Unterlippe, umgestülpte)
Treacher Collins(-Franceschetti)-Syndrom
(+ Biß, offener + Gaumen, hoher, schmaler + Gesichtsdysmorphien + Kolobom + Lidachsenstellung, antimongoloide + Makrostomie + Mandibulahypoplasie + mandibulo-faziale Dysostose + Maxillahypoplasie + Ohrmuschelanomalien)

kalkdichte Veränderungen am Schädel

Sturge-Weber-Phänotyp
(+ Angiomatose, kortikomeningeale + Angiome, multiple + Glaukom + Naevus flammeus, portweinfarbener, des Gesichts + zerebrale Anfälle)

Kiemenbogenanomalie

Branchio-okulo-faziales-Syndrom
(+ Ergrauen + Gesichtsdysmorphien + Kolobom + Mikrophthalmie + Pseudolippenspalte + Tränen-Nasengänge, Atresie)
branchio-skeleto-genitales Syndrom (A)
(+ geistige Behinderung + Hypospadie + Kieferzysten + Maxillahypoplasie + Mikropenis + Trichterbrust)

Kleeblattschädel

Kleeblattschädel
(+ Exophthalmus + Gesichtsdysmorphien + Ohren, tief angesetzte)

Knochendysplasien, kraniale

Aminopterin-Embryopathie
(+ Anenzephalie + Hydrozephalus + Hypodaktylie + Klumpfuß + Kraniosynostose + Maxillahypoplasie + Mesomelie + Mikrogenie + Oxyzephalie + Schädelnähte, fehlende + Synostosen)

Kopfhautdefekte

Adams-Oliver-Syndrom
(+ Cutis marmorata + Ektrodaktylie + Reduktionsanomalien der Beine + Reduktionsfehlbildungen der Extremitäten + Schädeldefekte)

Hay-Wells-Syndrom
(+ Ankyloblepharon + Dysplasien, ektodermale + Erosionen + Gaumenspalte + Haaranomalien + Hypodontie + Hypohidrose + Lippenspalte + Onychodystrophie)
Johanson-Blizzard-Syndrom
(+ Alaknorpel, Aplasie + Alaknorpel, Hypoplasie + Analatresie + geistige Behinderung + Genitalfehlbildungen + Haardystrophie + Knochenwachstum, verzögertes + Mikrodontie + Milchgebiß, persistierendes + Minderwuchs + Pankreasinsuffizienz + Taubheit)
Kopfhautdefekte und Polydaktylie
(+ Polydaktylie)
Trisomie 13
(+ Arrhinenzephalie + Gesichtsdysmorphien + Herzfehler + Iriskolobom + Lippen-Kiefer-Gaumen-Spalte + Mikrophthalmie + Mikrozephalie + Minderwuchs + Minderwuchs, pränataler + Polydaktylie + Präeklampsie + Stirn-Oberlidhämangiome + Zyklopie)

Kopfschmerz

Aorten-Obliterations-Syndrom, mittleres
(+ Abdominalschmerzen + Claudicatio intermittens + Gefäßgeräusche + Gefäßverschlüsse + Gynäkotropie + Hypertonie + Nasenbluten + Ohrgeräusche + Pulse, fehlende)
Bárány-Symptomenkomplex
(+ Hemikranie + Hörverlust + Ohrgeräusche + Schwindel)
Bruns-Symptomatik
(+ Schwindel)
China-Restaurant-Syndrom
(+ Asthma bronchiale + Engegefühl + Hitzegefühl + Hyperhidrose + Parästhesien)
Cluster-Kopfschmerz
(+ Rhinorrhö + Tränenträufeln)
Gradenigo-Syndrom
(+ Abduzenslähmung + Mastoiditis, komplizierte + Okulomotoriuslähmung + Otitis media + Trigeminusschmerz + Trochlearislähmung)
Hämodialyse-Disäquilibrium
(+ Bewußtseinsstörungen + Erbrechen + Unruhephase + Verwirrtheitszustände + zerebrale Anfälle)
Hunt-Neuralgie
(+ Empfindungsschwerhörigkeit für hohe Frequenzen + Fazialislähmung + Herpes zoster oticus + Labyrinthsymptome + Ohrgeräusche + Ohrschmerz, einseitiger)
Hyperaldosteronismus, primärer
(+ Aldosteron-Sekretion, gesteigerte + Alkalose, metabolische + EKG, pathologisches + Hyperaldosteronämie + Hyperkaliurie + Hypernatriämie + Hypertonie + Hypokaliämie + Hyposthenurie + Muskelschwäche + Nephritis + Netzhaut, Retinopathie + Paralyse, periodische + Polydipsie + Polyurie + Proteinurie)
Hyperviskositätssyndrom
(+ Bewußtlosigkeit + hämorrhagische Diathese + Haut- und Schleimhautblutungen + Hypergammaglobulinämie + Nasenbluten + Netzhaut, Retinopathie + Netzhautblutungen + Ohrgeräusche + Papillenödem + Parästhesien + Purpura + Raynaud-Phänomen + Schwindel + Sehstörungen)
Karotis-Torsions-Syndrom
(+ Blindheit + Hemihypästhesie + Hemiparese + Herzinsuffizienz + Hypertonie)
Katzenkratzkrankheit
(+ Abszesse, neutrophile + Angiomatose + Arthralgien + Exantheme + Granulome, tuberkuloide + Inokulationsreaktion, papulöse + Knötchen, furunkelähnliches + Konjunktivitis + Lymphadenitis + Lymphknoteneinschmelzung + Müdigkeit + Myalgien + Nekrose, sternförmige verkäsende + Neuritis + Neuroretinitis + Papeln, rötlich-bräunliche)
Morgagni(-Stewart-Morel)-Syndrom
(+ Adipositas + Gynäkotropie + Hirsutismus + Hyperostosis frontalis interna + Virilisierung)
Nelson-Syndrom
(+ ACTH-Sekretion, gesteigerte + Cushing-Symptomatik + Gynä-

Kopf

kotropie + Hyperpigmentierung + Hypophysentumoren + Skotom)
paraneoplastische Hypoglykämie
(+ Angstzustände + Bewußtseinsstörungen + Dysarthrie + Hungergefühl + Hyperhidrose + Neoplasien + Persönlichkeitsveränderungen + Schwächegefühl, allgemeines + Sehstörungen + Tachykardie + Tremor + Verwirrtheitszustände + zerebrale Anfälle)
Raeder-Symptomatik
(+ Erbrechen + Horner-Trias + Übelkeit)
Red-man(child)-Syndrom
(+ Diarrhö + Erbrechen + Hautverfärbung, rot-orange + Tränen, rot-orange Verfärbung + Urinverfärbung, rot-orange)
Riesenzellarteriitis
(+ Arthralgien + Blindheit + BSG-Beschleunigung + Diplopie + Myalgien)
Sinus-cavernosus-Symptomatik, vordere
(+ Diplopie + Hornhaut, Hypästhesie + Kopfgeräusche, subjektive + Ptosis + Wangenbereich, Hypästhesie)
Symptom der leeren Sella
(+ Gynäkotropie + Hypophysentumoren + Hypopituitarismus + Skotom)
Takayasu-Arteriitis
(+ Blindheit + Blutdruckdifferenzen + Gefäßgeräusche + Gynäkotropie + Hypertonie + Riesenzellarteriitis + Schwindel)
thrombotisch-thrombozytopenische Purpura Moschcowitz
(+ Anämie, mikroangiopathisch-hämolytische + Bewußtlosigkeit + Blutungen, gastrointestinale + Haut- und Schleimhautblutungen + Menorrhagien + Mikrothromben + Netzhautblutungen + Purpura + Schwindel + Thrombozytopenie + Verwirrtheitszustände)

Kopfumfang, Vergrößerung

Bobble-head-doll-Verhalten
(+ geistige Behinderung + Hydrozephalus + Schaukelbewegungen des Kopfes und Rumpfes)

Kopfvenenzeichnung, prominente

mandibulo-akrale Dysplasie
(+ Akroosteolyse + Alopezie + Gesichtsdysmorphien + Minderwuchs + Sklerose + Vogelgesicht)

Kopfzwangshaltung

Obliquus-superior-Sehnenscheiden-Syndrom
(+ Bulbusmotilität, Einschränkung)
Stilling-Türk-Duane-Syndrom
(+ Abduzenskernaplasie + Binokularfunktionen, eingeschränkte + Bulbusmotilität, Einschränkung + Bulbusretraktion + Lidspaltenverengerung + Pseudoabduzensparese)

Koronarnaht, Synostose, prämature

Gorlin(-Chaudhry-Moss)-Syndrom
(+ Blepharophimose + Ductus arteriosus Botalli, offener + Gesichtsprofil, konkaves + Hypertrichose + Hypodontie + Jochbogenhypoplasie oder -aplasie + Labien, große, Hypoplasie + Mandibulahypoplasie + Maxillahypoplasie + Mikrodontie + Oberlidkerbung + Pupillarmembranen, persistierende + Schwerhörigkeit + Unterlippe, umgestülpte)
Pseudoaminopterin-Syndrom
(+ Brachyzephalie + Haaranomalien + Hypertelorismus + Kraniosynostose + Mikrogenie + Minderwuchs + Nasenwurzel, prominente + Ohren, tief angesetzte)

Kraniostenose

Adducted-thumb-Sequenz
(+ Daumen, adduzierte + Klumpfuß + Mikrozephalie + Myopathie + Ophthalmoplegie + Trinkschwierigkeiten)
Galloway-Syndrom
(+ Entwicklungsrückstand, motorischer und geistiger + Erbrechen + Hämaturie + Hiatushernie + Mikrozephalie + Muskelhypotonie + Nephrose + Optikusatrophie + Proteinurie + Stirn, fliehende + zerebrale Anfälle)

Kraniosynostose

Akrozephalosynankie
(+ Gesichtsdysmorphien + humero-radiale Synostose + Mittelohranomalien)
Aminopterin-Embryopathie
(+ Anenzephalie + Hydrozephalus + Hypodaktylie + Klumpfuß + Knochendysplasien, kraniale + Maxillahypoplasie + Mesomelie + Mikrogenie + Oxyzephalie + Schädelnähte, fehlende + Synostosen)
Antley-Bixler-Syndrom
(+ Gesichtsdysmorphien + humero-radiale Synostose + Kamptodaktylie + Kamptomelie + Synostosen)
Apert-Syndrom
(+ Brachyzephalie + Exophthalmus + Gesichtsdysmorphien + Löffelhände + Syndaktylien + Turrizephalie)
Armendares-Syndrom
(+ Epikanthus + Gaumen, hoher + Gesichtsdysmorphien + Handdeformitäten + Mikrognathie + Mikrozephalie + Minderwuchs + Nase, kurze + Netzhaut, Retinopathie + Ptosis + Telekanthus)
Baller-Gerold-Syndrom
(+ Daumenhypoplasie + Minderwuchs + Radiusaplasie + Radiushypoplasie + Strahldefekte)
Carpenter-Syndrom
(+ Brachyzephalie + Gesichtsdysmorphien + Lidachsenstellung, mongoloide + Polydaktylie + Stirn, fliehende + Strahldefekte + Syndaktylien + Turrizephalie)
Crouzon-Syndrom
(+ Canalis opticus, enger + Exophthalmus + Hypertelorismus + Keratitis + Stirn, vorgewölbte + Strabismus + Taubheit + Turrizephalie + Zahnstellungsanomalien)
Dyssynostose, kraniofaziale
(+ Gesichtsdysmorphien + Minderwuchs + Stirn, vorgewölbte)
Hypophosphatasie
(+ Minderwuchs + Ossifikationsdefekte + Phosphatase, alkalische, erniedrigte + Phosphoäthanolamin erhöht im Urin + Rachitis + Zahnausfall, vorzeitiger)
kraniotelenzephale Dysplasie
(+ Anhängsel, präaurikuläre + geistige Behinderung + Hirnfehlbildungen + Mikrophthalmie)
Lowry-Syndrom
(+ Exophthalmus + Fibulaaplasie + Gesichtsdysmorphien + Klumpfuß)
okulopalatoskeletales Syndrom
(+ Blepharophimose + Bulbusmotilität, Einschränkung + Epikanthus inversus + geistige Behinderung + Gesichtsasymmetrie + Irissynechien + Ptosis + Sprachentwicklung, verzögerte)
osteoglophone Dysplasie
(+ Gedeihstörungen + Knochendefekte, submetaphysäre, fibröse + Minderwuchs + Synostosen)
Pfeiffer-Syndrom
(+ Brachyzephalie + Endphalangen, breite + Gesichtsasymmetrie + Gesichtsdysmorphien + Schädelasymmetrie + Syndaktylien + Turrizephalie)
Pseudoaminopterin-Syndrom
(+ Brachyzephalie + Haaranomalien + Hypertelorismus + Koronarnaht, Synostose, prämature + Mikrogenie + Minderwuchs + Nasenwurzel, prominente + Ohren, tief angesetzte)
Ruvalcaba-Syndrom
(+ Alaknorpel, Hypoplasie + Brachymetakarpie + Brachyphalan-

gie + geistige Behinderung + Genitalhypoplasie + Gesichtsdysmorphien + Hauthypoplasien + Hyperpigmentierung + Lidachsenstellung, antimongoloide + Lippen, schmale + Maxillahypoplasie + Mikrozephalie + Minderwuchs, pränataler + Wirbelkörperdysplasie)
Saethre-Chotzen-Syndrom
(+ Brachyphalangie + Gesichtsasymmetrie + Gesichtsdysmorphien + Hakennase + Ptosis + Schädelasymmetrie + Stirn, fliehende + Syndaktylien + Trigonozephalie + Turrizephalie)

Landkartenschädel

Hand-Schüller-Christian-Krankheit
(+ Diabetes insipidus + Exophthalmus + Osteolysen)

Makrodolichozephalie

Sotos-Syndrom
(+ Geburtsgewicht, hohes + Gesichtsdysmorphien + Hochwuchs + Knochenreifung, beschleunigte + Lidachsenstellung, antimongoloide + Makrosomie, fetale + Wachstum, beschleunigtes)

Makrozephalie

Achondroplasie
(+ Hyperlordose + Minderwuchs + Minderwuchs, pränataler + Muskelhypotonie)
akrokallosales Syndrom
(+ Anenzephalie + Balkenmangel + Gesichtsdysmorphien + Polydaktylie)
Alexander-Krankheit
(+ Entwicklungsrückstand, motorischer und geistiger + Hydrozephalus + Spastik + Tetraplegie, spastische + zerebrale Anfälle)
Atkin-Flaitz-Patil-Syndrom
(+ geistige Behinderung + Gesichtsdysmorphien + Hodenvergrößerung + Minderwuchs + Supraorbitalwülste)
Bannayan-Riley-Ruvalcaba-Syndrom
(+ Angiokeratome + Blutungen, gastrointestinale + Embryotoxon posterius + Entwicklungsrückstand, motorischer und geistiger + geistige Behinderung + Hämangiome + Hamartome + Hamartome, mesodermale + Ileus + Lipome + Makrosomie, fetale + Megalenzephalie + Myopathie + Penis, Hyperpigmentation + Polypose + Pseudopapillenödem + Sprachentwicklung, verzögerte + Struma)
COVESDEM-Syndrom
(+ Ellenbogengelenk, Kontrakturen + Faßthorax + Gesichtsdysmorphien + Hypertelorismus + Lordose + Mikrozephalie + Minderwuchs + Nase, kurze + Skoliose + Verkürzung der Unterarme + Wirbelkörper, Segmentationsstörungen)
FG-Syndrom
(+ Analstenose + geistige Behinderung + Hypertelorismus + Minderwuchs + Muskelschwäche)
G$_{M1}$-Gangliosidose, Typ I
(+ Blindheit + Dysostosen + Entwicklungsrückstand, motorischer und geistiger + Fundus, kirschroter Fleck + Gedeihstörungen + Gesichtsdysmorphien + Hepatomegalie + Muskelhypotonie + Splenomegalie + Taubheit + Tetraplegie, spastische + zerebrale Anfälle)
Glutarazidurie Typ I
(+ Bewegungsstörungen, choreo-athetotische + Dysarthrie + geistige Behinderung + Opisthotonus)
Greig-Zephalopolysyndaktylie
(+ Gesichtsdysmorphien + Hypertelorismus + Polydaktylie + Syndaktylien)
Hypochondroplasie
(+ Minderwuchs + Röhrenknochen, verkürzte)
kardio-fazio-kutanes Syndrom
(+ EEG, pathologisches + Ekzeme + Entwicklungsrückstand, motorischer und geistiger + Exophthalmus + Gesichtsdysmorphien + Haar, gekräuseltes + Herzfehler + Hydrozephalus + Hyperkeratose, follikuläre + Hypertelorismus + Ichthyose + Inguinalhernien + Kopfbehaarung, spärliche + Lidachsenstellung, antimongoloide + Minderwuchs + Nystagmus + Pulmonalstenose + Splenomegalie + Stirn, hohe + Strabismus + Ventrikelseptumdefekt + Vorhofseptumdefekt)
Kleinhirnhypertrophie, diffuse
(+ Hirndruckzeichen + Hydrozephalus + zerebellare Symptomatik)
Megalenzephalie
(+ Androtropie)
Osteoektasie mit Hyperphosphatasie
(+ Hyperphosphatasie + Minderwuchs + Phosphatase, alkalische, erhöhte + Röhrenknochen, Verdickung und Verbiegung)
Osteopathia striata und Schädelsklerose
(+ Osteosklerose + Schädelbasissklerose)
Osteopetrose, autosomal-rezessiv-frühinfantile Form
(+ Anämie + Entwicklungsrückstand, motorischer und geistiger + Exophthalmus + Gedeihstörungen + Hepatomegalie + Hypokalzämie + Hypophosphatämie + Muskelkrämpfe + Nystagmus + Optikusatrophie + Osteosklerose + Splenomegalie + Strabismus + Thrombozytopenie)
Sakati-Nyhan-Syndrom
(+ Gesichtsdysmorphien + Polydaktylie + Syndaktylien + Turrizephalie)
Tay-Sachs-Krankheit
(+ Blindheit + Dezerebration + Entwicklungsrückstand, motorischer und geistiger + Fundus, kirschroter Fleck + Hyperakusis + Speichervakuolen + zerebrale Anfälle)
Tetraamelie mit multiplen Fehlbildungen
(+ Amelie + Analatresie + Arrhinie + Beckenaplasie + Gesichtsspalten + Lungenhypoplasie + Ohrmuschel, fehlende)
Tetrasomie 8p
(+ Balkenmangel + geistige Behinderung + Gesichtsdysmorphien + Hemiwirbelbildung + Hydronephrose + Nasenwurzel, breite, flache + Palmarfurchen, tiefe + Plantarfurchen, tiefe + Spina bifida + Stirn, hohe + Wirbelanomalien)
thanatophore Dysplasie
(+ Minderwuchs + Minderwuchs, pränataler + Thorax, schmaler)
tricho-dento-ossäres Syndrom
(+ Dolichozephalus + Haardysplasie + Nägel, brüchige + Prognathie + Röhrenknochen, lange, Sklerosierung + Schmelzhypoplasie)
Wachstumshormonmangel Typ 1
(+ Minderwuchs + Puppengesicht + Stammfettsucht + Wachstumshormon, Mangel)

mandibulo-faziale Dysostose

Dysostose, akrofaziale, Typ Rodriguez
(+ Arme, kurze + Oberarmverkürzung + Phokomelie + Strahldefekte + Syndaktylien)
Nager-Syndrom
(+ Daumenaplasie + Daumenhypoplasie + Gesichtsdysmorphien + Mandibulahypoplasie + Maxillahypoplasie + radio-ulnare Synostose + Radiushypoplasie)
Treacher Collins(-Franceschetti)-Syndrom
(+ Biß, offener + Gaumen, hoher, schmaler + Gesichtsdysmorphien + Jochbogenhypoplasie oder -aplasie + Kolobom + Lidachsenstellung, antimongoloide + Makrostomie + Mandibulahypoplasie + Maxillahypoplasie + Ohrmuschelanomalien)

Metopika, prominente

Chromosom 3p⁻ Syndrom
(+ Brachyzephalie + Epikanthus + geistige Behinderung + Gesichtsdysmorphien + Lidachsenstellung, mongoloide + Mikrozephalie + Minderwuchs + Minderwuchs, pränataler + Nase, kurze + Ptosis + Trigonozephalie)
Chromosom 9p⁻ Syndrom
(+ Brachyzephalie + Entwicklungsrückstand, motorischer und gei-

Kopf

stiger + Gesichtsdysmorphien + Lidachsenstellung, mongoloide + Nase, kleine + Ohrmuscheldysplasie + Stirn, vorgewölbte + Synophrys + Trigonozephalie)

Mikro-Brachyzephalie

Angelman-Syndrom
(+ Ataxie + Brachyzephalie + Diastema + EEG, pathologisches + Enophthalmus + Entwicklungsrückstand, motorischer und geistiger + epileptische Anfälle + Gangataxie + geistige Behinderung + Gesichtsdysmorphien + Herausschnellen + Hyperaktivität + Hyperaktivität, motorische + Iris, blaue + Katzenschreien, 1. Lebensjahr + Lachanfälle, unmotivierte + Makrostomie + Mikrozephalie + Mittelgesichtshypoplasie oder -dysplasie + Oberlippe, schmale + Progenie + Prognathie + Schlafstörungen + Sprachentwicklung, verzögerte + zerebrale Anfälle)
Chromosom 1q⁻ Syndrom
(+ Entwicklungsrückstand, motorischer und geistiger + Gesichtsdysmorphien + Minderwuchs)
Kaveggia-Syndrom
(+ Bewegungsstörungen + Endphalangen, breite + Gesichtsdysmorphien + Hypertelorismus + Inzisivi, untere, mittlere, Weitstand oder Fehlen + Mandibula, Spaltbildung + Minderwuchs + Mittelgesichtshypoplasie oder -dysplasie + Ohrmuschelanomalien + Progenie)
Trisomie 9p
(+ Brachyphalangie + Entwicklungsrückstand, motorischer und geistiger + Epiphysenvergrößerung + geistige Behinderung + Gesichtsdysmorphien + Hypertelorismus + Klinodaktylie + Knochenwachstum, verzögertes + Lidachsenstellung, antimongoloide + Nase, knollig deformierte + Ohren, abstehende + Pseudoepiphysen)

Mikrozephalie

Adducted-thumb-Sequenz
(+ Daumen, adduzierte + Klumpfuß + Kraniostenose + Myopathie + Ophthalmoplegie + Trinkschwierigkeiten)
Aicardi-Goutières-Syndrom
(+ Basalganglienverkalkung + Bewegungsstörungen, dystone + Blindheit + Dystonie, motorische + Dystonie, muskuläre + Entwicklungsrückstand, motorischer und geistiger + Enzephalopathie + geistige Behinderung + Liquorlymphozytose + Muskelhypotonie + Nystagmus + Opisthotonus + Paraparesen, spastische)
Aicardi-Syndrom
(+ Balkenmangel + BNS-Anfälle + Chorioretinopathien, lakunäre + Hirnfehlbildungen + kostovertebrale Fehlbildungen + Mikrophthalmie)
AIDS-Embryopathie
(+ Lidschluß, fehlender + Minderwuchs + Schädel, kubischer + Skleren, blaue + Stirn, vorgewölbte)
Alkoholembryopathie
(+ Blepharophimose + Dystrophie, allgemeine + Endphalangen, Hypoplasie + Entwicklungsrückstand, statomotorischer + geistige Behinderung + Gesichtsdysmorphien + Herzfehler + Hyperaktivität + Hypospadie + Kryptorchismus + Labien, große, Hypoplasie + Maxillahypoplasie + Mikrogenie + Minderwuchs + Minderwuchs, pränataler + Oberlippe, schmale + Onychohypoplasie + Philtrum, hypoplastisches + ZNS-Störungen)
Angelman-Syndrom
(+ Ataxie + Brachyzephalie + Diastema + EEG, pathologisches + Enophthalmus + Entwicklungsrückstand, motorischer und geistiger + epileptische Anfälle + Gangataxie + geistige Behinderung + Gesichtsdysmorphien + Herausschnellen + Hyperaktivität + Hyperaktivität, motorische + Iris, blaue + Katzenschreien, 1. Lebensjahr + Lachanfälle, unmotivierte + Makrostomie + Mikro-Brachyzephalie + Mittelgesichtshypoplasie oder -dysplasie + Oberlippe, schmale + Progenie + Prognathie + Schlafstörungen + Sprachentwicklung, verzögerte + zerebrale Anfälle)
Armendares-Syndrom
(+ Epikanthus + Gaumen, hoher + Gesichtsdysmorphien + Handdeformitäten + Kraniosynostose + Mikrognathie + Minderwuchs + Nase, kurze + Netzhaut, Retinopathie + Ptosis + Telekanthus)
Börjeson-Forssman-Lehmann-Syndrom
(+ Enophthalmus + Entwicklungsrückstand, motorischer und geistiger + Genitalhypoplasie + Gesichtsdysmorphien + Lidachsenstellung, mongoloide + Ptosis)
Chromosom 3p⁻ Syndrom
(+ Brachyzephalie + Epikanthus + geistige Behinderung + Gesichtsdysmorphien + Lidachsenstellung, mongoloide + Metopika, prominente + Minderwuchs + Minderwuchs, pränataler + Nase, kurze + Ptosis + Trigonozephalie)
Chromosom 4q⁻ Syndrom
(+ Brachyzephalie + Choanalatresie + Endphalangen, krallenartige Deformation + Entwicklungsrückstand, motorischer und geistiger + Gaumenspalte + Gesichtsdysmorphien + Herzfehler + Hypertelorismus + Lidachsenstellung, mongoloide + Mikrogenie + Minderwuchs)
Chromosom 5p⁻ Syndrom
(+ Epikanthus + geistige Behinderung + Gesichtsdysmorphien + Katzenschreien, 1. Lebensjahr + Minderwuchs + Mondgesicht)
Chromosom 7q⁻ Syndrom
(+ Arrhinenzephalie + Gaumenspalte + Gesichtsdysmorphien + Lidachsenstellung, mongoloide + Minderwuchs + Minderwuchs, pränataler + Nase, kurze + Stirn, vorgewölbte)
Chromosom 8p⁻ Syndrom
(+ Entwicklungsrückstand, motorischer und geistiger + Gesichtsdysmorphien + Herzfehler + Hinterhaupt, prominentes + Minderwuchs + Minderwuchs, pränataler + Nasenwurzel, prominente + Stirn, fliehende)
Chromosom 13q⁻ Syndrom
(+ Analatresie + Balkenmangel + Daumenaplasie + geistige Behinderung + Genitalfehlbildungen + Gesichtsdysmorphien + Herzfehler + Hirnfehlbildungen + Hypospadie + Iriskolobom + Mesenterium commune + Mikrophthalmie + Minderwuchs + Minderwuchs, pränataler + Netzhaut, Retinoblastom + Nierenanomalien + Stirn, fliehende + Syndaktylien + Synostosen + zerebrale Anfälle)
Cocain-Embryopathie
(+ Hirnfehlbildungen + Minderwuchs, pränataler)
Coffin-Lowry-Syndrom
(+ Entwicklungsrückstand, motorischer und geistiger + Finger, distal konisch zulaufende + Gesichtsdysmorphien + Kyphose + Lidachsenstellung, antimongoloide + Lippen, verdickte + Skoliose)
COFS-Syndrom
(+ Anophthalmie + Blepharophimose + Ellenbogengelenk, Kontrakturen + Gesichtsdysmorphien + Hirnfehlbildungen + Kamptodaktylie + Katarakt + Kniegelenke, Kontrakturen + Mikrophthalmie)
COVESDEM-Syndrom
(+ Ellenbogengelenk, Kontrakturen + Faßthorax + Gesichtsdysmorphien + Hypertelorismus + Lordose + Makrozephalie + Minderwuchs + Nase, kurze + Skoliose + Verkürzung der Unterarme + Wirbelkörper, Segmentationsstörungen)
Cystathioninurie
(+ Cystathioninämie + Cystathioninurie + Entwicklungsrückstand, motorischer und geistiger + Klumpfuß + Minderwuchs + Thrombozytopenie + zerebrale Anfälle)
Dubowitz-Syndrom
(+ Ekzeme + geistige Behinderung + Gesichtsdysmorphien + Lidspaltenverengerung + Minderwuchs + Minderwuchs, pränataler + Ptosis)
Dysostosis cleidofacialis
(+ Exophthalmus + geistige Behinderung + Hypertelorismus + Kamptodaktylie + Oberlidhypoplasie + Schlüsselbeinhypo- oder -aplasie)
Galloway-Syndrom
(+ Entwicklungsrückstand, motorischer und geistiger + Erbrechen + Hämaturie + Hiatushernie + Kraniostenose + Muskelhypotonie + Nephrose + Optikusatrophie + Proteinurie + Stirn, fliehende + zerebrale Anfälle)
Guadalajara-Kamptodaktylie-Syndrom Typ II
(+ Ellenbogengelenk, Kontrakturen + Gesichtsdysmorphien + Kamptodaktylie + Kniegelenke, Kontrakturen + Ptosis + Skoliose)

Kopf

Juberg-Hayward-Syndrom
(+ Daumenhypoplasie + Epikanthus + Hypertelorismus + Lippen-Kiefer-Gaumen-Spalte + Minderwuchs + Nasenwurzel, breite, flache + Radiushypoplasie + Syndaktylien + Zehe, 4., Klinodaktylie)

Kiemenbogenhypoplasie, geschlechtsgebundene Form
(+ Augenbrauen, Hypoplasie + Fisteln, präaurikuläre + Gesichtsasymmetrie + Gesichtsdysmorphien + Herzfehler + Lidachsenstellung, antimongoloide + Mandibulahypoplasie + Taubheit)

de-Lange-Syndrom (I)
(+ Augenbrauen, dichte, konvex geschwungene + Bogenmuster, vermehrte + Brachymesophalangie V + Daumen, proximal angesetzte + Dysphonie + Dystrophie, allgemeine + Entwicklungsrückstand, statomotorischer + Epikanthus + Füße, kleine + Gedeihstörungen + geistige Behinderung + Genitalfehlbildungen + Hände, kleine + Hypertrichose + Klinodaktylie + Metacarpalia, Anomalien + Minderwuchs + Nasenboden, antevertierter, mit retrahiertem Septum + Oberlippe, schmale + Ohrmuschelanomalien + Philtrum, langes + Philtrum, wenig strukturiertes + Retrogenie + Sprachentwicklung, verzögerte + Strahldefekte + Synophrys + Vierfingerfurche)

Lenz-Syndrom
(+ Anophthalmie + geistige Behinderung + Genitalfehlbildungen + Gesichtsdysmorphien + Hypospadie + Mikrophthalmie + Minderwuchs)

Leung-Syndrom
(+ Atrophie, chorioretinale + Lymphödem an den unteren Extremitäten)

Lowry-Wood-Syndrom
(+ Epiphysendysplasie + Minderwuchs)

Martsolf-Syndrom
(+ geistige Behinderung + Gesichtsdysmorphien + Hypogonadismus + Katarakt + Lidachsenstellung, antimongoloide + Maxillahypoplasie + Minderwuchs + Nase, breite, flache + Philtrum, hypoplastisches)

Meckel-Gruber-Syndrom
(+ Arrhinenzephalie + Enzephalozele + Epispadie + Gaumenspalte + Harnblasenekstrophie + Hexadaktylie + Hypospadie + Katarakt + Kleinhirnagenesie + Klumpfuß + Kolobom + Leberfibrose + Mikrogenie + Mikrophthalmie + Nierenzysten + Optikusaplasie + Polydaktylie + Stirn, fliehende + Zungenfehlbildung)

Mikrozephalie, chorioretinale Dysplasie
(+ Chorioretinitis + Netzhautdysplasie)

Miller-Dieker-Syndrom
(+ Gesichtsdysmorphien + Haut, faltige, über der Glabella + Lissenzephalie + Minderwuchs)

Mirhosseini-Holmes-Walton-Syndrom
(+ Entwicklungsrückstand, motorischer und geistiger + geistige Behinderung + Netzhautdegeneration + Netzhautdepigmentierung)

Mulvihill-Smith-Syndrom
(+ Haar, schütteres + Minderwuchs + Nävi + Progerie + Vogelgesicht)

Mutchinick-Syndrom
(+ Augenbrauen, lange und gekrauste + Gaumen, hoher + geistige Behinderung + Gesichtsdysmorphien + Herzfehler + Hypertelorismus + Klinodaktylie + Lidachsenstellung, antimongoloide + Minderwuchs + Nagelanomalien + Nasenwurzel, breite, prominente + Nierenanomalien + Ohren, große + Pigmentationsanomalien + Prognathie + Pulmonalstenose + Trichterbrust + Vorhofseptumdefekt)

Nijmegen-Chromosomenbruch-Syndrom
(+ geistige Behinderung + IgA-Mangel + Immundefekt + Infektanfälligkeit + Minderwuchs)

okulo-zerebro-faziales Syndrom
(+ geistige Behinderung + Kinn, kleines + Lidachsenstellung, mongoloide + Mikrokornea + Ohren, abstehende + Optikusatrophie)

osteodysplastischer primordialer Minderwuchs Typ I
(+ Minderwuchs + Minderwuchs, pränataler)

osteodysplastischer primordialer Minderwuchs Typ II
(+ Entwicklungsrückstand, motorischer und geistiger + Minderwuchs + Minderwuchs, pränataler)

oto-palato-digitales Syndrom Typ II
(+ Gaumenspalte + Gelenkkontrakturen + Gesichtsdysmorphien + Kamptodaktylie)

Paine-Syndrom
(+ epileptische Anfälle + geistige Behinderung + Hyperaminoazidurie + Optikusatrophie + Paraparesen, spastische)

Phenylalanin-Embryopathie
(+ Geburtsgewicht, niedriges + geistige Behinderung + Herzfehler)

Pitt-Syndrom
(+ epileptische Anfälle + Exophthalmus + geistige Behinderung + Gesichtsdysmorphien + Hyperaktivität, motorische + Minderwuchs + Minderwuchs, pränataler + Oberlippe, schmale + Schallempfindungsstörung + Schwerhörigkeit + Telekanthus)

Pyruvatdehydrogenase-Defekt
(+ Ataxie + Atemstörung + Azidose + Entwicklungsrückstand, motorischer und geistiger + Laktat/Pyruvat-Quotient gestört + Neutropenie + Optikusatrophie + Trinkschwierigkeiten)

Renpenning-Syndrom
(+ geistige Behinderung + Minderwuchs)

Retinoid-Embryopathie
(+ Gaumenspalte + Gesichtsdysmorphien + Herzfehler + Hypotonie + Mikrophthalmie + Ohrmuscheln, rudimentäre)

Rett-Syndrom
(+ Anarthrie + Gangapraxie + Gangataxie + geistige Behinderung + Handfunktion, Verlust + Minderwuchs + Skoliose + Tachypnoe + zerebrale Anfälle)

Roberts-Syndrom
(+ Daumenaplasie + Daumenhypoplasie + Gelenkkontrakturen + Klitorishypertrophie + Lippenspalte + Makropenis + Minderwuchs + Nieren, dysplastische oder zystisch veränderte + Phokomelie + Radiusaplasie + Radiushypoplasie + Strahldefekte)

Rötelnembryopathie
(+ Chorioretinitis + Glaukom + Herzfehler + Katarakt + Mikrophthalmie + Mittelohranomalien + Ohranomalien + Schwerhörigkeit + Taubheit)

Rubinstein-Taybi-Syndrom
(+ Daumen, breite + geistige Behinderung + Gesichtsdysmorphien + Großzehen, breite + Hakennase + Kryptorchismus + Lidachsenstellung, antimongoloide + Minderwuchs + Nasenseptum, langes)

Ruvalcaba-Syndrom
(+ Alaknorpel, Hypoplasie + Brachymetakarpie + Brachyphalangie + geistige Behinderung + Genitalhypoplasie + Gesichtsdysmorphien + Hauthypoplasien + Hyperpigmentierung + Kraniosynostose + Lidachsenstellung, antimongoloide + Lippen, schmale + Maxillahypoplasie + Minderwuchs, pränataler + Wirbelkörperdysplasie)

(de-)Sanctis-Cacchione-Syndrom
(+ Ataxie + geistige Behinderung + Genitalhypoplasie + Paresen + Xeroderma pigmentosum)

Seckel-Syndrom
(+ Gaumen, hoher + Gaumenspalte + geistige Behinderung + Gesichtsdysmorphien + Knochenwachstum, verzögertes + Lidachsenstellung, antimongoloide + Mikrogenie + Minderwuchs + Minderwuchs, pränataler + Nase, prominente + Ohrmuscheldysplasie + Stirn, fliehende)

Smith-Lemli-Opitz-Syndrom Typ I
(+ Augenanomalien + Blepharophimose + Entwicklungsrückstand, motorischer und geistiger + Epikanthus + Extremitätenfehlbildungen + Gedeihstörungen + Gesichtsdysmorphien + Glaukom + Harnwegsanomalien + Herzfehler + Katarakt + Minderwuchs + neurologische Störungen + Ohren, tief angesetzte + Ohrmuscheldysplasie + Ptosis + Strabismus + ZNS-Fehlbildungen)

Smith-Magenis-Syndrom
(+ Aggressivität + Androtropie + Autismus + Epikanthus + geistige Behinderung + Gesichtsdysmorphien + Hände, kurze + Lidachsenstellung, mongoloide + Minderwuchs + Mittelgesichtshypoplasie oder -dysplasie + Schalleitungsschwerhörigkeit + Schwerhörigkeit + Stirn, vorgewölbte + Syndaktylien + Telekanthus + Verhaltensstörungen + zerebrale Anfälle)

Tetrasomie 9p
(+ geistige Behinderung + Gelenkluxationen, multiple + Gesichtsdysmorphien + Herzfehler + Hypertelorismus + Klumpfuß + Knol-

lennase + Kyphose + Kyphoskoliose + Lippen-Kiefer-Gaumen-Spalte + Nasenwurzel, breite, prominente + Skoliose + Stirn, vorgewölbte)

Trimethadion-Embryopathie
(+ Dysarthrie + Entwicklungsrückstand, motorischer + geistige Behinderung + Gesichtsdysmorphien + Gesichtsspalten + Herzfehler + Hypospadie + Wachstumsstörungen)

Trisomie-9-Mosaik
(+ geistige Behinderung + Gelenkluxationen, multiple + Gesichtsdysmorphien + Kamptodaktylie + Lidachsenstellung, mongoloide + Lidspaltenverengerung + Minderwuchs + Minderwuchs, pränataler + Nase, knollig deformierte + Stirn, fliehende)

Trisomie 13
(+ Arrhinenzephalie + Gesichtsdysmorphien + Herzfehler + Iriskolobom + Kopfhautdefekte + Lippen-Kiefer-Gaumen-Spalte + Mikrophthalmie + Minderwuchs + Minderwuchs, pränataler + Polydaktylie + Präeklampsie + Stirn-Oberlidhämangiome + Zyklopie)

Trisomie 18
(+ Fersen, prominente + Fingerkontrakturen + Geburtsgewicht, niedriges + Gesicht, dreieckiges + Gesichtsdysmorphien + Großzehen, zurückversetzte + Herzfehler + Hinterhaupt, prominentes + Hydramnion + Hypertonie + Klitorishypertrophie + Lidspaltenverengerung + Mund-Kinnpartie, kleine + Nierenanomalien + Ösophagusatresie + Plexus-choreoideus-Zysten (Ultraschall) + Radiusaplasie + Rippen, schmale)

Walker-Warburg-Syndrom
(+ Aquäduktstenose + Balkenmangel + Enzephalozele + Hydrozephalus + Irishypoplasie + Katarakt + Lissenzephalie + Mikrophthalmie + Muskeldystrophie + Netzhautdysplasie + Optikuskolobom + zerebellare Dysplasie)

zerebro-kosto-mandibuläres Syndrom
(+ Bewegungsstörungen, zentrale + Gaumenspalte + geistige Behinderung + Glossoptose + Mandibulahypoplasie + Rippendefekte)

zerebro-renales Syndrom
(+ Anonychie + Fingeraplasien + Gesichtsdysmorphien + Herzfehler + Minderwuchs + Nierenanomalien + Zehenaplasien + zerebrale Anfälle)

Zwillingsdisruptions-Sequenz
(+ Extremitätennekrose + geistige Behinderung + Magen-Darm-Atresien + Narbenbildung + Paraparesen + Porenzephalie + Tetraplegie + Zwilling, intrauterin abgestorbener)

Oxyzephalie

Aminopterin-Embryopathie
(+ Anenzephalie + Hydrozephalus + Hypodaktylie + Klumpfuß + Knochendysplasien, kraniale + Kraniosynostose + Maxillahypoplasie + Mesomelie + Mikrogenie + Schädelnähte, fehlende + Synostosen)

Pneumatisationsräume, erweiterte, des Schädels

Dyke-Davidoff-Masson-Sequenz
(+ Hirnatrophie + Hyperostose, kraniale)

Processus styloideus, Anomalie

Processus-styloideus-Symptomatik
(+ Fremdkörpergefühl im Rachen + Pharynxregion, laterale, Schmerzen + Zungenregion, laterale, Schmerzen)

Pseudohydrozephalus

Silver-Russell-Syndrom
(+ Fontanellenschluß, verzögerter + Gesichtsasymmetrie + Hirnschädel, hydrozephaloid wirkender + Längen- und Gewichtsreduktion + Längenasymmetrie, isolierte, der Arme + Längenasymmetrie, isolierte, der Beine + Längenasymmetrie, isolierte, des Rumpfes + Minderwuchs + Minderwuchs, pränataler)

Wiedemann-Rautenstrauch-Syndrom
(+ Fontanellenschluß, verzögerter + Füße, große + Gesichtsdysmorphien + Hände, große + Inzisivi, »angeborene« + Minderwuchs + Minderwuchs, pränataler + neurologische Störungen + Ohren, tief angesetzte + progeroides Aussehen)

Schädelasymmetrie

Pfeiffer-Syndrom
(+ Brachyzephalie + Endphalangen, breite + Gesichtsasymmetrie + Gesichtsdysmorphien + Kraniosynostose + Syndaktylien + Turrizephalie)

Saethre-Chotzen-Syndrom
(+ Brachyphalangie + Gesichtsasymmetrie + Gesichtsdysmorphien + Hakennase + Kraniosynostose + Ptosis + Stirn, fliehende + Syndaktylien + Trigonozephalie + Turrizephalie)

Schädelbasissklerose

metaphysäre Dysplasie, Anetodermie, Optikusatrophie
(+ Blindheit + Hautatrophie + Hirsutismus + Metaphysendysplasie + Minderwuchs + Optikusatrophie + Osteopenie + Platyspondylie)

Osteopathia striata und Schädelsklerose
(+ Makrozephalie + Osteosklerose)

Schinzel-Giedion-Syndrom
(+ Entwicklungsrückstand, motorischer und geistiger + Fingerhypoplasien + Gesichtsdysmorphien + Herzfehler + Minderwuchs + Mittelgesichtsretraktion + Polydaktylie + Zehenhypoplasien)

Schädeldefekte

ADAM-Komplex
(+ Amputationen, kongenitale + Bauchwanddefekt + Extremitätenfehlbildungen + Gesichtsspalten + Harnblasenekstrophie + Oligodaktylie + Omphalozele + Schnürfurchen, ringförmige + Syndaktylien + Thoraxspalte)

Adams-Oliver-Syndrom
(+ Cutis marmorata + Ektrodaktylie + Kopfhautdefekte + Reduktionsanomalien der Beine + Reduktionsfehlbildungen der Extremitäten)

Schädelgrube, hintere, Verflachung

Arnold-Chiari-Sequenz
(+ Ataxie + Hydrozephalus + Kleinhirnprolaps + Kompressionszeichen, spinale + Meningomyelozele + Nystagmus)

Schädelknochensklerose

Hyperostosis corticalis Typ van Buchem
(+ Endostose + Hirnnervenausfälle + Kortikalisverdickung + Mandibulahyperplasie + Osteosklerose + Sklerose + Syndaktylien)

kraniodiaphysäre Dysplasie
(+ Entwicklungsrückstand, motorischer und geistiger + Hyperostose, kraniale + Hyperostose, mandibuläre + Nasenwulst, knöcherner + Optikusatrophie + Röhrenknochen, fehlende diaphysäre Modellierung)

Schädelkonfiguration, abnorme

Betablocker-Embryopathie
(+ Entwicklungsstörungen, einseitige, der unteren Extremität + Fistel, ösophagotracheale + Hüftgelenkluxation + Pylorusstenose)

Kopf

Schädel, kubischer

AIDS-Embryopathie
(+ Lidschluß, fehlender + Mikrozephalie + Minderwuchs + Skleren, blaue + Stirn, vorgewölbte)

Schädelnähte, fehlende

Aminopterin-Embryopathie
(+ Anenzephalie + Hydrozephalus + Hypodaktylie + Klumpfuß + Knochendysplasien, kraniale + Kraniosynostose + Maxillahypoplasie + Mesomelie + Mikrogenie + Oxyzephalie + Synostosen)

Scheitelbeindefekte

Dysostosis cleidocranialis und Foramina parietalia
(+ Foramina parietalia + Schlüsselbeinhypo- oder -aplasie)
Foramina parietalia
(+ Androtropie + EEG, pathologisches)

Sellaveränderung

Chiasma-Symptomatik
(+ Hemianopsie + Optikusatrophie + Scheuklappensehen + Skotom + Visusminderung)
Mulibrey-Syndrom
(+ Dolichozephalus + Dysplasie, polyostotische + Gesicht, dreieckiges + Gesichtsdysmorphien + Hämangiome + Hepatomegalie + Mikroglossie + Minderwuchs + Muskelhypotonie + Muskelschwäche + Netzhaut, Pigmentflecken + Perikarditis + Pubertät, verzögerte + Röhrenknochen, schmale + Splenomegalie + Stimme, hohe, piepsige + Stirn, vorgewölbte)

Sellavergrößerung

Hansen-Larsen-Berg-Syndrom
(+ Creatinkinase, erhöhte + Farbsinnstörungen + Hörstörung + Nystagmus + Papillenabblassung + Photophobie + Transaminasenerhöhung)
hypothalamischer Symptomenkomplex
(+ Adipositas + Hypothalamus-Hypophysen-Insuffizienz + Infantilismus, genitaler + Minderwuchs + Sehstörungen)
Pubertas praecox bei Hypothyreose
(+ Galaktorrhö + Hyperpigmentierung + Hypothyreose + Pubertas praecox)

Skaphozephalie

Arthrogrypose, X-gebundene, Typ I
(+ Fingerkontrakturen + Fußkontrakturen + Gesichtsdysmorphien + Glossoptose + Kamptodaktylie + Skoliose + Thoraxdeformität)

Suturen, prominente, kraniale

Iminodipeptidurie
(+ Dermatitis, ulzerative + Ptosis + Röhrenknochen, lange, Entkalkung + Splenomegalie)

Trigonozephalie

Chromosom 3p⁻ Syndrom
(+ Brachyzephalie + Epikanthus + geistige Behinderung + Gesichtsdysmorphien + Lidachsenstellung, mongoloide + Metopika, prominente + Mikrozephalie + Minderwuchs + Minderwuchs, pränataler + Nase, kurze + Ptosis)

Chromosom 9p⁻ Syndrom
(+ Brachyzephalie + Entwicklungsrückstand, motorischer und geistiger + Gesichtsdysmorphien + Lidachsenstellung, mongoloide + Metopika, prominente + Nase, kleine + Ohrmuscheldysplasie + Stirn, vorgewölbte + Synophrys)
Chromosom 11q⁻ Syndrom
(+ Brachyphalangie + Gesichtsdysmorphien + Herzfehler + Lidachsenstellung, mongoloide + Lidptose + Thrombozytopenie)
C-Trigonozephalie(-Syndrom)
(+ Frenula des Zahnfleisches + Lidachsenstellung, mongoloide + Nase, hypoplastische + Syndaktylien)
Saethre-Chotzen-Syndrom
(+ Brachyphalangie + Gesichtsasymmetrie + Gesichtsdysmorphien + Hakennase + Kraniosynostose + Ptosis + Schädelasymmetrie + Stirn, fliehende + Syndaktylien + Turrizephalie)
Trisomie 3q, partielle distale
(+ Arrhinenzephalie + Balkenmangel + Entwicklungsrückstand, motorischer und geistiger + geistige Behinderung + Glaukom + Herzfehler + Hypertrichose + Lider, verdickte + Meningomyelozele + Minderwuchs + Untergewicht + zerebrale Anfälle)

Turrizephalie

Apert-Syndrom
(+ Brachyzephalie + Exophthalmus + Gesichtsdysmorphien + Kraniosynostose + Löffelhände + Syndaktylien)
Carpenter-Syndrom
(+ Brachyzephalie + Gesichtsdysmorphien + Kraniosynostose + Lidachsenstellung, mongoloide + Polydaktylie + Stirn, fliehende + Strahldefekte + Syndaktylien)
Crouzon-Syndrom
(+ Canalis opticus, enger + Exophthalmus + Hypertelorismus + Keratitis + Kraniosynostose + Stirn, vorgewölbte + Strabismus + Taubheit + Zahnstellungsanomalien)
Ikterus, cholestatischer, mit tubulärer Niereninsuffizienz
(+ Azidose, metabolische + Faßthorax + Gesichtsdysmorphien + Glucosurie + Hackenfuß + Hüftgelenkluxation + Hyperaminoazidurie + Hypophosphatämie + Ikterus + Klumpfuß + Mikrogenie + Skelettanomalien)
Pfeiffer-Syndrom
(+ Brachyzephalie + Endphalangen, breite + Gesichtsasymmetrie + Gesichtsdysmorphien + Kraniosynostose + Schädelasymmetrie + Syndaktylien)
Saethre-Chotzen-Syndrom
(+ Brachyphalangie + Gesichtsasymmetrie + Gesichtsdysmorphien + Hakennase + Kraniosynostose + Ptosis + Schädelasymmetrie + Stirn, fliehende + Syndaktylien + Trigonozephalie)
Sakati-Nyhan-Syndrom
(+ Gesichtsdysmorphien + Makrozephalie + Polydaktylie + Syndaktylien)

Labor

ACTH-Serumspiegel, erhöhter

ACTH-Unempfindlichkeit
(+ Gedeihstörungen + Hyperpigmentierung + Hypoglykämie + Lethargie + Nebenniereninsuffizienz + Nebennierensteroidspiegel, erniedrigte + Renin-Serumspiegel, erhöhter + Salzverlust)
adrenogenitales Syndrom Typ 1
(+ Diarrhö + Erbrechen + Exsikkose + Hyperpigmentierung + Hypokaliämie + Hyponatriämie + Hypospadie + Nebenniereninsuffizienz + Renin-Serumspiegel, erhöhter + Salzverlust)

Äthanolaminausscheidung, hohe, im Urin

Äthanolaminose
(+ Äthanolaminkinase-Aktivität in der Leber, erniedrigte + Kardiomegalie + Muskelhypotonie + zerebrale Störungen)

Äthanolaminkinase-Aktivität in der Leber, erniedrigte

Äthanolaminose
(+ Äthanolaminausscheidung, hohe, im Urin + Kardiomegalie + Muskelhypotonie + zerebrale Störungen)

Alanin im Urin, vermehrtes

Hartnup-Syndrom
(+ Asparagin im Urin, vermehrtes + Ataxie + Histidinurie + Isoleucinurie + Leucinurie + Methioninurie + Pellagra-ähnliche Hautsymptome + Phenylalanin im Urin, vermehrtes + Serin im Urin, vermehrtes + Threonin im Urin, vermehrtes + Tyrosinurie + Valinurie)

Alkaptonurie

Alkaptonurie
(+ Arthralgien + Arthritiden + Homogentisinsäure, vermehrte + Ochronose + Pseudogicht)

Alloisoleucinämie

Ahornsirup-Krankheit
(+ Ahornsirupgeruch + Alloisoleucinurie + Erbrechen + Isoleucinämie + Isoleucinurie + Ketoazidose + Leucinämie + Leucinurie + Muskelhypertonie + Opisthotonus + Trinkschwierigkeiten + Valinämie + Valinurie + zerebrale Anfälle)

Alloisoleucinurie

Ahornsirup-Krankheit
(+ Ahornsirupgeruch + Alloisoleucinämie + Erbrechen + Isoleucinämie + Isoleucinurie + Ketoazidose + Leucinämie + Leucinurie + Muskelhypertonie + Opisthotonus + Trinkschwierigkeiten + Valinämie + Valinurie + zerebrale Anfälle)

Alpha-1-Antitrypsin-Stuhlclearance, pathologische

Gastropathie Ménétrier, hypertrophische
(+ Androtropie + Hypoproteinämie + Magen, Riesenfalten + Übelkeit + Völlegefühl)

Alpha-Schwerkettenfragmente, monoklonale

α-Schwerkettenkrankheit
(+ Diarrhö + Lymphome + Malabsorption)

δ-Aminolävulinsäure im Urin

Doss-Porphyrie
(+ Abdominalkoliken + Koproporphyrin I im Urin, vermehrtes + Neuropathien)
Tyrosinose Typ I
(+ Fumarylacetoacetase, Mangel + Hyperaminoazidurie + Leberversagen + Methionin, erhöhtes + Porphyrie-ähnliche Krise + Rachitis + Succinylacetoacetat-Ausscheidung, erhöhte + Succinylaceton-Ausscheidung, erhöhte + Tyrosinämie)

3-Amino-2-Piperidin im Urin

HHH-Syndrom
(+ Ataxie + Homocitrullinämie + Homocitrullinurie + Hyperammonämie + Hyperornithinämie + Lethargie + Paraparesen, spastische + Stupor + zerebrale Anfälle)

Aminosäuren-Ausscheidung, erhöhte, im Urin

Ichthyosis linearis circumflexa (Comel)
(+ Hyperhidrose + Hyperkeratose + Ichthyose + Keratinkomposition, Veränderung)

Amyloidnachweis

Amyloidosen
(+ Amyloidosen, senile + Demenz + Hepatomegalie + Herzinsuffizienz + Infekt, chronischer + Kardiomyopathie + Kreislaufdysregulation, orthostatische + Makroglossie + Neuropathien + Niereninsuffizienz + Proteinurie + Splenomegalie)
Mittelmeerfieber, familiäres
(+ Abdominalschmerzen + Arthralgien + Arthritiden + Brustschmerzen + Fieber + Pleuritiden)

Anserinämie

Carnosinämie
(+ Carnosinämie + Carnosinase-Aktivität im Plasma vermindert + Carnosinurie + Entwicklungsrückstand, motorischer und geistiger + Myoklonien + zerebrale Anfälle)

Antibasalmembran-Antikörper

Goodpasture-Syndrom
(+ Androtropie + Dyspnoe + Glomerulonephritis + Hämaturie + Hämoptoe + Proteinurie)

Antikörper, antimyokardiale bzw. antimyolemmale

Postperikardiotomie-Syndrom
(+ BSG-Beschleunigung + Fieber + kardiochirurgischer Eingriff, Z.n. + Kardiozytolyse + Perikarderguß + Perikarditis + Perikardtamponade + Pleuraerguß + Pleuritiden)

Antikörper, antithrombozytäre

Evans-Syndrom
(+ Anämie, hämolytische + Antikörper, erythrozytäre + Blutungsneigung + Thrombozytopenie)

Labor

Antikörper, erythrozytäre

Evans-Syndrom
(+ Anämie, hämolytische + Antikörper, antithrombozytäre + Blutungsneigung + Thrombozytopenie)

Antikörper, hämolysierende, bithermische

paroxysmale Kältehämoglobinurie (Donath-Landsteiner)
(+ Hämolyse + Kältehämoglobinurie + Lues + Zyanose)

Arginaseaktivität, verminderte

Argininämie
(+ Ataxie + Diplegie, spastische + Entwicklungsrückstand, motorischer und geistiger + Erbrechen + Hyperammonämie + Hyperargininämie + Orotaturie + Tetraplegie, spastische + Trinkschwierigkeiten + zerebrale Anfälle)

Argininsuccinatämie

Argininbernsteinsäure-Krankheit
(+ Ataxie + Bewußtlosigkeit + Hyperammonämie + Lethargie + Tremor + Trichorrhexis + zerebrale Anfälle)

Argininurie

Aminoazidurie, hyperdibasische, Typ II
(+ Diarrhö, chronische, beim Übergang auf Kuhmilchernährung + Erbrechen beim Übergang auf Kuhmilchernährung + Hepatomegalie + Hyperammonämie + Hyperdibasicaminazidurie + Lysinurie + Malabsorption + Muskelatrophie + Muskelschwäche + Ornithinurie + Osteoporose + proteinreiche Nahrung, Abneigung + Splenomegalie)
Cystinurie
(+ Cystinkristalle im Urin + Cystinurie + Lysinurie + Nephrolithiasis + Ornithinurie)

Asparagin im Urin, vermehrtes

Hartnup-Syndrom
(+ Alanin im Urin, vermehrtes + Ataxie + Histidinurie + Isoleucinurie + Leucinurie + Methioninurie + Pellagra-ähnliche Hautsymptome + Phenylalanin im Urin, vermehrtes + Serin im Urin, vermehrtes + Threonin im Urin, vermehrtes + Tyrosinurie + Valinurie)

Aspartylglucosaminhydrolase im Urin

Aspartylglucosaminurie
(+ Demenz + Gesichtszüge, grobe + Lymphozyten, vakuolisierte + Skelettanomalien)

Banden, oligoklonale, im Liquor

Polyradikuloneuritis Typ Guillain-Barré
(+ Areflexie + Dissoziation, zytoalbuminäre, im Liquor + Gangataxie + Myalgien + Neuropathien + Papillenödem + Polyradikuloneuritis)

Bilirubin, erhöhtes

Bronze-Baby
(+ Hautverfärbung, grau-braune)

Cholestase, familiäre, benigne rekurrierende
(+ Abdominalschmerzen + Appetitlosigkeit + Cholestase + Gallensäuren, erhöhte + Gewichtsabnahme + Ikterus + Phosphatase, alkalische, erhöhte)
Crigler-Najjar-Syndrom Typ I
(+ Enzephalopathie + Ikterus + Kernikterus)
Crigler-Najjar-Syndrom Typ II
(+ Ikterus)
Dubin-Johnson-Syndrom
(+ Hepatomegalie + Ikterus + Koproporphyrin I im Urin, vermehrtes)
Gilbert-Syndrom
(+ Bradyarrhythmien + Dyspepsie + Hypotonie + Ikterus + Koproporphyrin-Isomer I, erhöhtes + Skleralikterus)
Inspissated-bile-Syndrom
(+ Ikterus + Leberzirrhose + Stuhl, acholischer)
Lucey-Driscoll-Syndrom
(+ Kernikterus)
Mirizzi-Syndrom
(+ Abdominalschmerzen + Bilirubinurie + Cholangitiden + Cholelithiasis + Cholestase + Gallenkoliken + Gallenwegserweiterung + Hepatomegalie + Ikterus + Phosphatase, alkalische, erhöhte + Transaminasenerhöhung)
Rotor-Syndrom
(+ Ikterus + Koproporphyrin-Isomer I, erhöhtes)

Bilirubinurie

Courvoisier-Zeichen
(+ Abdominalschmerzen + Choledochusobstruktion + Cholestase + Gallenblasenhydrops + Gallenwegserweiterung + Ikterus + Rückenschmerzen)
Mirizzi-Syndrom
(+ Abdominalschmerzen + Bilirubin, erhöhtes + Cholangitiden + Cholelithiasis + Cholestase + Gallenkoliken + Gallenwegserweiterung + Hepatomegalie + Ikterus + Phosphatase, alkalische, erhöhte + Transaminasenerhöhung)

Biotinidase, nicht meßbare Aktivität

Biotinidase-Defekt
(+ 3-Hydroxy-Isovaleriat im Urin + 3-Hydroxy-Propionat im Urin + Alopezie + Ataxie + Azidose, metabolische + Hautläsionen, periorifizielle + Hörverlust + Hypotonie + Laktatazidämie + Methylcitrat im Urin + Muskelhypotonie + Optikusatrophie + Propionazidämie)

BSG-Beschleunigung

Dressler-Syndrom II
(+ Fieber + Herzrhythmusstörungen + Leukozytose + Myokardinfarkt + Perikarderguß + Perikarditis + Perikardtamponade + Tachykardie)
Postperikardiotomie-Syndrom
(+ Antikörper, antimyokardiale bzw. antimyolemmale + Fieber + kardiochirurgischer Eingriff, Z.n. + Kardiozytolyse + Perikarderguß + Perikarditis + Perikardtamponade + Pleuraerguß + Pleuritiden)
Riesenzellarteriitis
(+ Arthralgien + Blindheit + Diplopie + Kopfschmerz + Myalgien)

Calcitonin, erhöhtes

Sipple-Syndrom
(+ Catecholamine, erhöhte + Diarrhö + Dysphonie + Knotenstruma + Nebenschilddrüsentumoren + Phäochromozytom + Schluckbeschwerden)

Labor

Carnosinämie

Carnosinämie
(+ Anserinämie + Carnosinase-Aktivität im Plasma vermindert + Carnosinurie + Entwicklungsrückstand, motorischer und geistiger + Myoklonien + zerebrale Anfälle)

Carnosinase-Aktivität im Plasma vermindert

Carnosinämie
(+ Anserinämie + Carnosinämie + Carnosinurie + Entwicklungsrückstand, motorischer und geistiger + Myoklonien + zerebrale Anfälle)

Carnosinurie

Carnosinämie
(+ Anserinämie + Carnosinämie + Carnosinase-Aktivität im Plasma vermindert + Entwicklungsrückstand, motorischer und geistiger + Myoklonien + zerebrale Anfälle)

Catecholamine, erhöhte

Sipple-Syndrom
(+ Calcitonin, erhöhtes + Diarrhö + Dysphonie + Knotenstruma + Nebenschilddrüsentumoren + Phäochromozytom + Schluckbeschwerden)
Syndrom der multiplen endokrinen Hyperplasien und Adenome
(+ Hyperkalzämie + Hypertonie)

C1-Esterase-Inhibitor (INH), verminderter Serumspiegel

Quincke-Ödem
(+ Abdominalschmerzen + Epiglottisödem, akutes + Hypoxämie + Larynxödem + Lidödem + Lippenödem + Ödem, allergisches + Ödeme, allg.)

Cholestanol im Plasma, erhöhtes

Xanthomatose, zerebrotendinöse
(+ Arteriosklerose + Ataxie + Bulbärparalyse + Demenz + Katarakt + Sehnenxanthome)

Chylomikronen, fehlende

Abetalipoproteinämie
(+ Beta-Lipoproteine, fehlende + Akanthozytose + Appetitlosigkeit + Areflexie + Ataxie + Erbrechen + Erythrozyten, Stechapfelform + Fettmalabsorption + Gedeihstörungen + Herzrhythmusstörungen + Intentionstremor + Kyphoskoliose + Minderwuchs + Muskelatrophie + Myokardfibrose + Netzhaut, Retinitis + Paresen + Serumlipide, erniedrigte + Steatorrhö + Untergewicht)

Coeruloplasmin, vermindertes

Menkes-Syndrom
(+ Entwicklungsrückstand, motorischer und geistiger + epileptische Anfälle + Haar, sprödes + Haaranomalien + Hypothermie + Kupfer, erniedrigtes + Kupferaufnahme, erhöhte + zerebrale Anfälle)
Morbus Wilson
(+ Dysarthrie + Hepatitis + Hornhaut, Kupferspeicherung, vermehrte + Kayser-Fleischer-Ring + Kupferausscheidung, vermehrte + Kupfergehalt der Leber, erhöhter + Leberzirrhose + Pseudosklerose + Rigor + Tremor)

Creatinkinase, erhöhte

Carnitinmangel, muskulärer, primärer
(+ Muskelatrophie + Muskelschwäche + Myopathie)
Carnitin-Palmitoyltransferase-Mangel I und II
(+ Hyperlipidämie + Myoglobinurie)
Gliedergürteldystrophie
(+ EMG, pathologisches + Muskelatrophie, Beginn im Beckengürtel-Oberschenkelbereich + Muskelschwäche, Beginn im Beckengürtel-Oberschenkelbereich + Myopathie + Wadenhypertrophie)
Glykogenspeicherkrankheit Typ 7 (Tarui)
(+ Anämie, hämolytische + Muskelkrämpfe)
Hansen-Larsen-Berg-Syndrom
(+ Farbsinnstörungen + Hörstörung + Nystagmus + Papillenabblassung + Photophobie + Sellavergrößerung + Transaminasenerhöhung)
Hoffmann-Syndrom
(+ Hypothyreose + Muskelschwäche)
King-Syndrom
(+ Entwicklungsrückstand, motorischer + Kryptorchismus + Lidachsenstellung, antimongoloide + Minderwuchs + Myopathie + Ohren, tief angesetzte + Skoliose + Trichterbrust)
Kocher-Debré-Semelaigne-Syndrom
(+ Hypothyreose + Muskelhypertrophie + Muskelschwäche)
Levine-Critchley-Syndrom
(+ Akanthozytose + Dyskinesien, orofaziale + Hyperkinesen)
McLeod-Syndrom
(+ Akanthozytose + Myopathie)
MELAS-Syndrom
(+ Abbau, geistiger + Diabetes mellitus + Enzephalopathie + Kardiomyopathie + Laktaterhöhung + Minderwuchs + Myoklonien + Myopathie + Schallempfindungsstörung + Schwerhörigkeit + zerebrale Anfälle)
Musculus-rectus-abdominis-Symptomatik
(+ Abdominalschmerzen + Rhabdomyolyse)
Muskelatrophie, spinale, Typ Kugelberg-Welander
(+ Bulbärsymptomatik + Eigenreflexe, abgeschwächte + EMG, Mischbilder von Neuropathie- und Myopathiemuster + EMG, pseudomyotone Entladungen + Faszikulationen + Fingertremor, feinschlägiger + Hohlfuß + Hyperlordose + Kyphoskoliose + Muskelhypotonie + Myopathie + Scapulae alatae + Skoliose + Spitzfuß, paretischer + Wadenhypertrophie + Zungenfibrillationen)
Muskeldystrophie, kongenitale
(+ Arthrogrypose + Gelenkkontrakturen + Muskelhypotonie + Myopathie + zerebrale Störungen)
Muskeldystrophie, X-chromosomal rezessive, Typ Becker-Kiener
(+ Muskelatrophie, Beginn im Beckengürtel-Oberschenkelbereich + Muskelschwäche, Beginn im Beckengürtel-Oberschenkelbereich + Myopathie)
Muskeldystrophie, X-chromosomal rezessive, Typ Duchenne
(+ Atemstörung + Echokardiogramm, auffälliges + EKG, pathologisches + geistige Behinderung + Gelenkkontrakturen + Gower-Manöver + Kardiomyopathie + Lordose + Makroglossie + Muskelatrophie + Muskelschwäche + Myopathie + Paresen + Skoliose + Trendelenburg-Zeichen, positives + Wadenhypertrophie + Wadenschmerzen + Watschelgang + Zehenspitzengang)
Myopathien, distale
(+ Muskelatrophie, distal im Bereich der Hand- und Fußmuskulatur beginnende + Muskelschwäche, distal im Bereich der Hand- und Fußmuskulatur beginnende + Myopathie)
Rigid-spine-Syndrom
(+ Flexionsbehinderung der Wirbelsäule)
Satoyoshi-Syndrom
(+ Alopezie + Diarrhö + Malabsorption + Muskelkrämpfe + Skelettanomalien)

Cystathioninämie

Cystathioninurie
(+ Cystathioninurie + Entwicklungsrückstand, motorischer und geistiger + Klumpfuß + Mikrozephalie + Minderwuchs + Thrombozytopenie + zerebrale Anfälle)

Cystathioninurie

Cystathioninurie
(+ Cystathioninämie + Entwicklungsrückstand, motorischer und geistiger + Klumpfuß + Mikrozephalie + Minderwuchs + Thrombozytopenie + zerebrale Anfälle)

Cystinkristalle im Urin

Cystinurie
(+ Argininurie + Cystinurie + Lysinurie + Nephrolithiasis + Ornithinurie)

Cystinurie

Cystinurie
(+ Argininurie + Cystinkristalle im Urin + Lysinurie + Nephrolithiasis + Ornithinurie)

Dicarbonazidurie

Langketten-Acyl-CoA-Dehydrogenase-Defekt
(+ Erbrechen + Fieber + Hepatomegalie + Hypoglykämie + Hypotonie + Kardiomegalie + Kardiomyopathie + Lethargie)
Mittelketten-Acyl-CoA-Dehydrogenase-Defekt
(+ Bewußtlosigkeit + Erbrechen + Hypoglykämie + Hypotonie + Lethargie)

Dissoziation, zytoalbuminäre, im Liquor

Landry-Paralyse
(+ Atemlähmung, periphere und zentrale + Eigenreflexe, erloschene + Herzrhythmusstörungen + Kreislaufstörungen + Paresen)
Polyradikuloneuritis Typ Fisher
(+ Areflexie + Gangataxie + Hirnnervenausfälle + Neuropathien + Ophthalmoplegie + Ptosis)
Polyradikuloneuritis Typ Guillain-Barré
(+ Areflexie + Banden, oligoklonale, im Liquor + Gangataxie + Myalgien + Neuropathien + Papillenödem + Polyradikuloneuritis)

Dysglobulinämie

POEMS-Komplex
(+ Amenorrhö + Aszites + Endokrinopathie + Fieber + Gammopathien + Gynäkomastie + Hautveränderungen + Hautverdickung + Hautverhärtungen + Hepatomegalie + Hyperhidrose + Hyperpigmentierung + Hypertrichose + Hypothyreose + Leukonychie + Lymphknotenschwellung + M-Gradient + Muskelschwäche + Myelom + Neuropathien + Ödeme, periphere + Osteolysen + Osteosklerose + Papillenödem + Plasmozytom + Pleuraerguß + Potenzstörungen + Sklerose + Splenomegalie + Trommelschlegelfinger)

Dyslipoproteinämie

Fischaugen-Syndrom
(+ Hornhauttrübung)

Eiweißgehalt, erhöhter, im Liquor

Leukodystrophie, metachromatische, Typ Greenfield
(+ Blindheit + Dezerebration + Dysarthrie + Entwicklungsrückstand, motorischer und geistiger + Fallneigung + Gangstörungen + Infektanfälligkeit + Muskelschwäche + Nervenleitgeschwindigkeit, verzögerte + Tetraplegie, spastische + Verhaltensstörungen)
Leukodystrophie, metachromatische, Typ Scholz
(+ Ataxie + Dezerebration + Dysarthrie + Eigenreflexe, erloschene + Extrapyramidalsymptome + Fallneigung + Koordinationsstörungen + Lernfähigkeitsstörungen + motorische Störungen + Nervenleitgeschwindigkeit, verzögerte + Spastik + Tagträumereien + Verhaltensstörungen + zerebrale Anfälle)
Neuropathie, hereditäre motorisch-sensible, Typ I
(+ Areflexie + Faszikulationen + Fußdeformitäten + Krallenhand + Nervenleitgeschwindigkeit, verzögerte + Nervenverdickung + Neuropathien + Schmerzen der Beine + Steppergang + Storchenbeine + Tremor + Zwiebelschalenformationen)
Neuropathie, hereditäre motorisch-sensible, Typ III
(+ Anisokorie + Ataxie + Faszikulationen + Fußdeformitäten + Miosis + Myoklonien + Nervenleitgeschwindigkeit, verzögerte + Nervenverdickung + Neuropathien + Pupillenstarre + Pupillotonie + Schmerzen der Beine + Thoraxdeformität + Tremor + Zwiebelschalenformationen)

Ethylmalonsäure, erhöht

Kurzketten-Acyl-CoA-Dehydrogenase-Defekt
(+ Azidose + Entwicklungsrückstand, motorischer und geistiger + Muskelschwäche)

Fructosämie

Fructose-Intoleranz
(+ Abneigung gegen Süßigkeiten und Obst + Akrozyanose + Bewußtseinsstörungen + Blässe + Erbrechen + Ernährungsstörungen + Fructosurie + Hyperhidrose + Hypermagnesiämie + Hypophosphatämie + Tremor + Übelkeit)

Fructosurie

Fructose-Intoleranz
(+ Abneigung gegen Süßigkeiten und Obst + Akrozyanose + Bewußtseinsstörungen + Blässe + Erbrechen + Ernährungsstörungen + Fructosämie + Hyperhidrose + Hypermagnesiämie + Hypophosphatämie + Tremor + Übelkeit)

Fumarylacetoacetase, Mangel

Tyrosinose Typ I
(+ δ-Aminolävulinsäure im Urin + Hyperaminoazidurie + Leberversagen + Methionin, erhöhtes + Porphyrie-ähnliche Krise + Rachitis + Succinylacetoacetat-Ausscheidung, erhöhte + Succinylaceton-Ausscheidung, erhöhte + Tyrosinämie)

Galaktosämie

Galaktosämie II
(+ Aszites + Diarrhö + Erbrechen + Ernährungsstörungen + Glucosurie + Hepatomegalie + Katarakt + Neugeborenenikterus + Trinkschwierigkeiten)
Galaktosämie III
(+ Erbrechen + Galaktosurie + Hepatomegalie + Übelkeit + Wachstumsstörungen)

Labor

Galaktosurie

Galaktosämie I
(+ Hypergalaktosämie + Katarakt)
Galaktosämie III
(+ Erbrechen + Galaktosämie + Hepatomegalie + Übelkeit + Wachstumsstörungen)

Gallensäuren, erhöhte

Cholestase, familiäre, benigne rekurrierende
(+ Abdominalschmerzen + Appetitlosigkeit + Bilirubin, erhöhtes + Cholestase + Gewichtsabnahme + Ikterus + Phosphatase, alkalische, erhöhte)

Gamma-GT, erhöhte

Stauffer-Symptomenkomplex
(+ Gerinnung, diffuse intravasale, kompensierte + Hepatomegalie + Nierenzellkarzinom + Phosphatase, alkalische, erhöhte + Prothrombinzeit, verlängerte + Splenomegalie)

Gamma-Schwerketten, monoklonale, defekte

γ-Schwerkettenkrankheit
(+ Infektanfälligkeit + Lymphadenopathie + Lymphozytose)

Gammopathien

POEMS-Komplex
(+ Amenorrhö + Aszites + Dysglobulinämie + Endokrinopathie + Fieber + Gynäkomastie + Hautveränderungen + Hautverdickung + Hautverhärtungen + Hepatomegalie + Hyperhidrose + Hyperpigmentierung + Hypertrichose + Hypothyreose + Leukonychie + Lymphknotenschwellung + M-Gradient + Muskelschwäche + Myelom + Neuropathien + Ödeme, periphere + Osteolysen + Osteosklerose + Papillenödem + Plasmozytom + Pleuraerguß + Potenzstörungen + Sklerose + Splenomegalie + Trommelschlegelfinger)
Skleromyxödem Arndt-Gottron
(+ Papeln, lichenoide + Paraproteinämie + Sklerose)

Gastrin, erhöhtes

Wermer-Syndrom
(+ Gastrinom + Hyperinsulinismus + Hyperparathyreoidismus + Insulinom + Lipome + Nebenschilddrüsenadenom + Nebenschilddrüsenhyperplasie + Parathormon, vermehrtes + Polyposis coli + Struma)

Glucosurie

Galaktosämie II
(+ Aszites + Diarrhö + Erbrechen + Ernährungsstörungen + Galaktosämie + Hepatomegalie + Katarakt + Neugeborenenikterus + Trinkschwierigkeiten)
Glucose-Galaktose-Malabsorption
(+ Diarrhö + Hexosen im Stuhl + Hypoglykämie)
Ikterus, cholestatischer, mit tubulärer Niereninsuffizienz
(+ Azidose, metabolische + Faßthorax + Gesichtsdysmorphien + Hackenfuß + Hüftgelenkluxation + Hyperaminoazidurie + Hypophosphatämie + Ikterus + Klumpfuß + Mikrogenie + Skelettanomalien + Turrizephalie)
de-Toni-Debré-Fanconi-Komplex
(+ Azidose + Exsikkose + Hyperaminoazidurie + Hypokaliämie + Hypophosphatämie + Hypourikämie + Minderwuchs + Polyurie + Proteinurie + Rachitis)

Glycin, erhöhtes, im Liquor

Hyperglycinämie, nichtketotische, isolierte
(+ Apnoezustände + geistige Behinderung + Glycin, erhöhtes, im Gehirn + Glycin, erhöhtes, im Plasma + Glycin, erhöhtes, im Urin + Lethargie + Muskelhypotonie + Spastik + zerebrale Anfälle)

Glycin, erhöhtes, im Plasma

Hyperglycinämie, nichtketotische, isolierte
(+ Apnoezustände + geistige Behinderung + Glycin, erhöhtes, im Gehirn + Glycin, erhöhtes, im Liquor + Glycin, erhöhtes, im Urin + Lethargie + Muskelhypotonie + Spastik + zerebrale Anfälle)
3-Ketothiolase-Defekt
(+ 2-Methyl-3-Hydroxybuttersäure im Urin + 2-Methylacetoacetat im Urin + 2-Methylglutaconsäure im Urin + Abdominalschmerzen + Azidose, metabolische + Erbrechen + Tiglylglycin im Urin + zerebrale Anfälle)
Methylmalonazidämie (Mutase-Defekt)
(+ Bewußtlosigkeit + Erbrechen + Gedeihstörungen + Hyperammonämie + Hyperventilation + Lethargie + Muskelhypotonie + Niereninsuffizienz + Osteoporose + Trinkschwierigkeiten + zerebrale Anfälle)

Glycin, erhöhtes, im Urin

Hyperglycinämie, nichtketotische, isolierte
(+ Apnoezustände + geistige Behinderung + Glycin, erhöhtes, im Gehirn + Glycin, erhöhtes, im Liquor + Glycin, erhöhtes, im Plasma + Lethargie + Muskelhypotonie + Spastik + zerebrale Anfälle)

14C-Glykocholatatemtest, pathologischer

Gallensäurenmalabsorption (Typ I–III)
(+ ^{14}C-Taurocholsäure-Resorptionstest, pathologischer + ^{75}Se-Homotaurocholsäure-Retention, pathologische + Cholelithiasis + Diarrhö + Osteomalazie + Schilling-Test, pathologischer + Steatorrhö)

Glykoproteine, erhöhte

Herrmann-Aguilar-Sacks-Syndrom
(+ Demenz + Diabetes mellitus + Mukoproteine, erhöhte + Nephropathie + Schallempfindungsstörung + Schwerhörigkeit + zerebrale Anfälle)

Hämaturie

Alport-Syndrom mit viszeraler Leiomyomatose und kongenitaler Katarakt
(+ Katarakt + Leiomyomatose + Schwerhörigkeit)
Balkan-Nephropathie
(+ Anämie + Niereninsuffizienz + Polyurie)
Fraley-Anomalie
(+ Flankengegend, Schmerz + Nephrolithiasis + Pyelonephritis)
Galloway-Syndrom
(+ Entwicklungsrückstand, motorischer und geistiger + Erbrechen + Hiatushernie + Kraniostenose + Mikrozephalie + Muskelhypotonie + Nephrose + Optikusatrophie + Proteinurie + Stirn, fliehende + zerebrale Anfälle)
Goodpasture-Syndrom
(+ Androtropie + Antibasalmembran-Antikörper + Dyspnoe + Glomerulonephritis + Hämoptoe + Proteinurie)
Moeller-Barlow-Krankheit
(+ Berührungsempfindlichkeit + Froschhaltung + Haut- und Schleimhautblutungen + Knorpelknochengrenze, Auftreibung +

Melaena + Ödeme, allg. + Pseudoparalyse der Beine + Zahnfleischblutung)
Purpura fulminans
(+ Blasenbildung, hämorrhagische + Blutungen, gastrointestinale + Hautnekrosen + Purpura)
Tubuloektasie, präkalizielle
(+ Nephrokalzinose + Nephrolithiasis + Pyelonephritis)

Hämoglobinurie

Hämoglobinurie, paroxysmale nächtliche
(+ Abdominalschmerzen + Anämie + Anämie, hämolytische + Blutungsneigung + Hämolyse + Hämosiderinurie + Ikterus + Infektanfälligkeit + Thrombosen, arterielle oder venöse)

Hämosiderinurie

Hämoglobinurie, paroxysmale nächtliche
(+ Abdominalschmerzen + Anämie + Anämie, hämolytische + Blutungsneigung + Hämoglobinurie + Hämolyse + Ikterus + Infektanfälligkeit + Thrombosen, arterielle oder venöse)

Harnstoff, erhöhter

hämorrhagischer Schock mit Enzephalopathie
(+ Azidose + Bewußtlosigkeit + Diarrhö + Gerinnung, disseminierte intravasale + Schock + Thrombozytopenie + Transaminasenerhöhung + Verbrauchskoagulopathie + zerebrale Anfälle)

HbsAG-positiv

Panarteriitis nodosa
(+ Abdominalschmerzen + apoplektischer Insult + Arthralgien + Blutungen, gastrointestinale + Darminfarzierung + Darmperforation + Erbrechen + Fieber + Gewichtsabnahme + Herzversagen, kongestives + Hypertonie + Knoten + Livedo racemosa + Myalgien + Myokardinfarkt + Neuropathien + Perikarditis + Persönlichkeitsveränderungen + Übelkeit)

Heparansulfat, vermehrte Ausscheidung, im Urin

Mucopolysaccharidose III
(+ Demenz + Dysarthrie + Dysostosen + Erregbarkeit, erhöhte + Schlafstörungen)

Hexosen im Stuhl

Glucose-Galaktose-Malabsorption
(+ Diarrhö + Glucosurie + Hypoglykämie)

Histidinämie

Histidinämie
(+ Histidinurie + Sprachentwicklung, verzögerte + Verhaltensstörungen)

Histidinurie

Hartnup-Syndrom
(+ Alanin im Urin, vermehrtes + Asparagin im Urin, vermehrtes + Ataxie + Isoleucinurie + Leucinurie + Methioninurie + Pellagra-ähnliche Hautsymptome + Phenylalanin im Urin, vermehrtes + Serin im Urin, vermehrtes + Threonin im Urin, vermehrtes + Tyrosinurie + Valinurie)

Histidinämie
(+ Histidinämie + Sprachentwicklung, verzögerte + Verhaltensstörungen)

Homocitrullinämie

HHH-Syndrom
(+ 3-Amino-2-Piperidin im Urin + Ataxie + Homocitrullinurie + Hyperammonämie + Hyperornithinämie + Lethargie + Paraparesen, spastische + Stupor + zerebrale Anfälle)

Homocitrullinurie

HHH-Syndrom
(+ 3-Amino-2-Piperidin im Urin + Ataxie + Homocitrullinämie + Hyperammonämie + Hyperornithinämie + Lethargie + Paraparesen, spastische + Stupor + zerebrale Anfälle)

Homocystin im Serum, erhöhtes

Homocystinurie I
(+ Entwicklungsrückstand, motorischer und geistiger + Genu valgum + Hochwuchs + Homocystinurie + Hypermethioninämie + Kopfbehaarung, spärliche + Kyphoskoliose + Linsenluxation + marfanoider Habitus + Myopie + Trichterbrust)
Homocystinurie II
(+ geistige Behinderung + Homocystinurie + Neuropathien + Schizophrenie + Tetraplegie, spastische + Thrombosen, arterielle oder venöse + zerebrale Anfälle)

Homocystinurie

Homocystinurie I
(+ Entwicklungsrückstand, motorischer und geistiger + Genu valgum + Hochwuchs + Homocystin im Serum, erhöhtes + Hypermethioninämie + Kopfbehaarung, spärliche + Kyphoskoliose + Linsenluxation + marfanoider Habitus + Myopie + Trichterbrust)
Homocystinurie II
(+ geistige Behinderung + Homocystin im Serum, erhöhtes + Neuropathien + Schizophrenie + Tetraplegie, spastische + Thrombosen, arterielle oder venöse + zerebrale Anfälle)

Homogentisinsäure, vermehrte

Alkaptonurie
(+ Alkaptonurie + Arthralgien + Arthritiden + Ochronose + Pseudogicht)

75Se-Homotaurocholsäure-Retention, pathologische

Gallensäurenmalabsorption (Typ I–III)
(+ ^{14}C-Glykocholatatemtest, pathologischer + ^{14}C-Taurocholsäure-Resorptionstest, pathologischer + Cholelithiasis + Diarrhö + Osteomalazie + Schilling-Test, pathologischer + Steatorrhö)

Hyaluronsäure, erhöhte Ausscheidung

Werner-Syndrom
(+ Arteriosklerose + Ergrauen + Fettgewebsatrophie + Hautulzerationen + Hyperkeratose + Katarakt + Larynxveränderungen + Wachstumsstörungen)

Labor

γ-Hydroxybuttersäure im Urin

γ-Hydroxybuttersäure-Ausscheidung
(+ Apraxie + Ataxie + Entwicklungsrückstand, statomotorischer + Sprachentwicklung, verzögerte + zerebrale Anfälle)

3-Hydroxy-Isovaleriat im Urin

Biotinidase-Defekt
(+ 3-Hydroxy-Propionat im Urin + Alopezie + Ataxie + Azidose, metabolische + Biotinidase, nicht meßbare Aktivität + Hautläsionen, periorifizielle + Hörverlust + Hypotonie + Laktatazidämie + Methylcitrat im Urin + Muskelhypotonie + Optikusatrophie + Propionazidämie)

3-Hydroxy-Propionat im Urin

Biotinidase-Defekt
(+ 3-Hydroxy-Isovaleriat im Urin + Alopezie + Ataxie + Azidose, metabolische + Biotinidase, nicht meßbare Aktivität + Hautläsionen, periorifizielle + Hörverlust + Hypotonie + Laktatazidämie + Methylcitrat im Urin + Muskelhypotonie + Optikusatrophie + Propionazidämie)

Hypalbuminämie

Goldbloom-Syndrom
(+ Extremitäten, Schmerzen + Hypergammaglobulinämie + Hyperostosen, kortikale + Knochenschmerzen)
Nephrose, kongenitale
(+ Dystrophie, allgemeine + Fontanellen, weite + Frühgeburt + Gefäßzeichnung, vermehrte abdominelle + Hackenfuß + Hyperlipidämie + Nabelhernie + Plazentomegalie + Proteinurie)

Hyperaldosteronämie

Hyperaldosteronismus, primärer
(+ Aldosteron-Sekretion, gesteigerte + Alkalose, metabolische + EKG, pathologisches + Hyperkaliurie + Hypernatriämie + Hypertonie + Hypokaliämie + Hyposthenurie + Kopfschmerz + Muskelschwäche + Nephritis + Netzhaut, Retinopathie + Paralyse, periodische + Polydipsie + Polyurie + Proteinurie)
Hyperaldosteronismus, sekundärer
(+ Hypernatriämie + Hypertonie + Hypokaliämie)

Hyperaminoazidurie

Ikterus, cholestatischer, mit tubulärer Niereninsuffizienz
(+ Azidose, metabolische + Faßthorax + Gesichtsdysmorphien + Glucosurie + Hackenfuß + Hüftgelenkluxation + Hypophosphatämie + Ikterus + Klumpfuß + Mikrogenie + Skelettanomalien + Turrizephalie)
Paine-Syndrom
(+ epileptische Anfälle + geistige Behinderung + Mikrozephalie + Optikusatrophie + Paraparesen, spastische)
Rowley-Rosenberg-Syndrom
(+ Atelektasen + Fettgewebsatrophie + Hyperlipidämie + Minderwuchs + Muskelatrophie + Pneumonie)
de-Toni-Debré-Fanconi-Komplex
(+ Azidose + Exsikkose + Glucosurie + Hypokaliämie + Hypophosphatämie + Hypourikämie + Minderwuchs + Polyurie + Proteinurie + Rachitis)
Tyrosinose Typ I
(+ δ-Aminolävulinsäure im Urin + Fumarylacetoacetase, Mangel + Leberversagen + Methionin, erhöhtes + Porphyrie-ähnliche Krise + Rachitis + Succinylacetoacetat-Ausscheidung, erhöhte + Succinylaceton-Ausscheidung, erhöhte + Tyrosinämie)

Hyperammonämie

Aminoazidurie, hyperdibasische, Typ II
(+ Argininurie + Diarrhö, chronische, beim Übergang auf Kuhmilchernährung + Erbrechen beim Übergang auf Kuhmilchernährung + Hepatomegalie + Hyperdibasicaminazidurie + Lysinurie + Malabsorption + Muskelatrophie + Muskelschwäche + Ornithinurie + Osteoporose + proteinreiche Nahrung, Abneigung + Splenomegalie)
Argininämie
(+ Arginaseaktivität, verminderte + Ataxie + Diplegie, spastische + Entwicklungsrückstand, motorischer und geistiger + Erbrechen + Hyperargininämie + Orotaturie + Tetraplegie, spastische + Trinkschwierigkeiten + zerebrale Anfälle)
Argininbernsteinsäure-Krankheit
(+ Argininsuccinatämie + Ataxie + Bewußtlosigkeit + Lethargie + Tremor + Trichorrhexis + zerebrale Anfälle)
Carbamylphosphatsynthetase-Defekte
(+ Erbrechen + Hypothermie + Hypotonie + Lethargie + Neutropenie)
Chloramphenicol-Vergiftung beim Säugling
(+ Blutdruckabfall + Hypothermie + Schock + Zyanose)
Citrullinämie
(+ Erbrechen + Hypercitrullinämie + Muskelhypotonie + Myotonie + Tremor + zerebrale Anfälle)
Glutarazidurie Typ II
(+ Apnoezustände + Bradyarrhythmien + Gesichtsdysmorphien + Hypoglykämie + Hypospadie + Lethargie + Nierenanomalien + Schweißfuß-artiger Geruch)
HHH-Syndrom
(+ 3-Amino-2-Piperidin im Urin + Ataxie + Homocitrullinämie + Homocitrullinurie + Hyperornithinämie + Lethargie + Paraparesen, spastische + Stupor + zerebrale Anfälle)
Isovalerianazidämie
(+ Bewußtlosigkeit + Isovalerianazidämie + Leukozytopenie + saurer Geruch + Schweißgeruch + Thrombozytopenie)
Methylmalonazidämie (Mutase-Defekt)
(+ Bewußtlosigkeit + Erbrechen + Gedeihstörungen + Glycin, erhöhtes, im Plasma + Hyperventilation + Lethargie + Muskelhypotonie + Niereninsuffizienz + Osteoporose + Trinkschwierigkeiten + zerebrale Anfälle)
Ornithintranscarbamylase-Mangel
(+ Entwicklungsrückstand, statomotorischer + Erbrechen + Hypothermie + Lethargie + Schläfrigkeit + Tachypnoe + zerebrale Anfälle)
Propionazidämie
(+ Azidose, metabolische + Bewußtlosigkeit + Hypoglykämie + Neutropenie + Osteoporose + Thrombozytopenie)

Hyperargininämie

Argininämie
(+ Arginaseaktivität, verminderte + Ataxie + Diplegie, spastische + Entwicklungsrückstand, motorischer und geistiger + Erbrechen + Hyperammonämie + Orotaturie + Tetraplegie, spastische + Trinkschwierigkeiten + zerebrale Anfälle)

Hypercitrullinämie

Citrullinämie
(+ Erbrechen + Hyperammonämie + Muskelhypotonie + Myotonie + Tremor + zerebrale Anfälle)

Hyperdibasicaminazidurie

Aminoazidurie, hyperdibasische, Typ II
(+ Argininurie + Diarrhö, chronische, beim Übergang auf Kuhmilchernährung + Erbrechen beim Übergang auf Kuhmilchernährung + Hepatomegalie + Hyperammonämie + Lysinurie +

Malabsorption + Muskelatrophie + Muskelschwäche + Ornithinurie + Osteoporose + proteinreiche Nahrung, Abneigung + Splenomegalie)

Hypergalaktosämie

Galaktosämie I
(+ Galaktosurie + Katarakt)

Hypergammaglobulinämie

eosinophile Fasciitis
(+ Eosinophilie + Fasciitis + Induration, brettharte + Venenzeichnung, negative)
Goldbloom-Syndrom
(+ Extremitäten, Schmerzen + Hypalbuminämie + Hyperostosen, kortikale + Knochenschmerzen)
Hyperviskositätssyndrom
(+ Bewußtlosigkeit + hämorrhagische Diathese + Haut- und Schleimhautblutungen + Kopfschmerz + Nasenbluten + Netzhaut, Retinopathie + Netzhautblutungen + Ohrgeräusche + Papillenödem + Parästhesien + Purpura + Raynaud-Phänomen + Schwindel + Sehstörungen)

Hyperglykämie

Cushing-Syndrom
(+ Büffelnacken + Diabetes mellitus + Ekchymosen + Hirsutismus + Hypertonie + Hypogonadismus + Infektanfälligkeit + Osteoporose + Stammfettsucht + Striae distensae cutis)

Hyperkaliämie

Addison-Krankheit
(+ Abdominalschmerzen + ACTH-Sekretion, gesteigerte + Adynamie + Aldosteronmangel + Appetitlosigkeit + Cortisolmangel + Diarrhö + Erbrechen + Hyperpigmentierung, bräunliche + Hypoglykämie + Hyponatriämie + Hypotonie + Kreislaufdysregulation, orthostatische + Nebennierenrindeninsuffizienz + Niereninsuffizienz + Übelkeit)
Adynamia episodica hereditaria
(+ Paresen, schlaffe)
Crush-Sequenz
(+ Anurie + Muskelnekrosen + Muskelödem + Muskulatur, quergestreifte, ausgedehnter Zerfall + Nierennekrosen + Nierenversagen + Schock)
Herzinsuffizienz, energetisch-dynamische
(+ Auskultation, 2. Herzton, Anomalie + Hypokaliämie + QT-Dauer, verlängerte im EKG + Synkopen)
18-Hydroxysteroiddehydrogenase-Mangel
(+ Azidose, metabolische + Gedeihstörungen + Hyponatriämie + Minderwuchs + Renin, erhöhtes + Salzverlust)
Hyperthermie, maligne
(+ Anurie + Azidose, metabolische + Fieber + Herzstillstand + Hypoglykämie + Muskelkontrakturtest positiv + Muskelödem + Myoglobinurie + Rhabdomyolyse + Rigor + Succinylcholin, abnorme Reaktionen + Tachykardie + Tachypnoe + Thromboplastinfreisetzung + Verbrauchskoagulopathie)

Hyperkaliurie

Bartter-Syndrom
(+ Adynamie + Aldosteron-Sekretion, gesteigerte + Alkalose, metabolische + Hypokaliämie + Myalgien + Renin-Serumspiegel, erhöhter)
Gitelman-Syndrom
(+ Abdominalschmerzen + Alkalose, metabolische + Erbrechen + Fieber + Hypokaliämie + Hypokalziurie + Hypomagnesiämie + Muskelschwäche + Tetanien)
Hyperaldosteronismus, primärer
(+ Aldosteron-Sekretion, gesteigerte + Alkalose, metabolische + EKG, pathologisches + Hyperaldosteronämie + Hypernatriämie + Hypertonie + Hypokaliämie + Hyposthenurie + Kopfschmerz + Muskelschwäche + Nephritis + Netzhaut, Retinopathie + Paralyse, periodische + Polydipsie + Polyurie + Proteinurie)
Pseudohyperaldosteronismus
(+ Alkalose, metabolische + Hypertonie + Hypokaliämie)

Hyperkalzämie

Blue-diaper-Syndrom
(+ Blaufärbung der Windeln + Fieber + Gedeihstörungen + Hyperphosphaturie + Indikanurie + Infektionen, rezidivierende + Obstipation)
Fanconi-Schlesinger-Syndrom
(+ Gesichtsdysmorphien + kardiovaskuläre Veränderungen + Nephrokalzinose + Osteosklerose)
Glucocorticoid-Entzugssyndrom
(+ Affektlabilität + Arthralgien + Ekchymosen + Ermüdbarkeit + Fieber + Myalgien)
Kurzdarm-Syndrom
(+ Anämie, makrozytäre + Diarrhö + Disaccharidasenmangel + Eiweißmangelödeme + Hypermagnesiämie + Hypernatriämie + Hypokaliämie + Osteomalazie + Vitamin-D-Mangel)
Milch-Alkali-Hyperkalziämie
(+ Alkalose, metabolische + Erbrechen + Nephrokalzinose + Obstipation + Polydipsie + Polyurie)
Syndrom der multiplen endokrinen Hyperplasien und Adenome
(+ Catecholamine, erhöhte + Hypertonie)

Hyperkalziurie

Azidose, renale tubuläre, mit progressiver Taubheit
(+ Erbrechen + Gedeihstörungen + Hyperphosphaturie + Minderwuchs + Nephrokalzinose + Obstipation + Polyurie + Schallempfindungsstörung + Schwerhörigkeit + Urin-pH > 6)

Hyperlipidämie

Carnitin-Palmitoyltransferase-Mangel I und II
(+ Creatinkinase, erhöhte + Myoglobinurie)
Cholesterinester-Speicherkrankheit
(+ Abdominalschmerzen + Hepatomegalie + Splenomegalie)
Glykogenspeicherkrankheit Typ 3
(+ Glykogenspeicherung + Hepatomegalie + Minderwuchs)
Glykogenspeicherkrankheit Typ 6
(+ Hepatomegalie + Minderwuchs + Puppengesicht + Stammfettsucht)
Lipodystrophie, familiäre, Typ Koebberling-Dunnigan
(+ Acanthosis nigricans + Diabetes mellitus + Fettgewebsatrophie + Hyperurikämie + Lipodystrophie + Xanthome)
Lipodystrophie, progressive
(+ Acanthosis nigricans + athletischer Habitus + Diabetes mellitus + Frühreife, sexuelle + Füße, große + Haar, lockiges + Hände, große + Hepatomegalie + Hochwuchs + Hyperpigmentierung + Hypertrichose + Klitorishypertrophie + Labienhypertrophie + Lipodystrophie + Makropenis + Muskelhypertrophie + Ohren, große + Oligomenorrhö + Ovarien, polyzystische + Splenomegalie + Venenzeichnung, verstärkte + Virilisierung)
Morbus Farquhar
(+ Fieber + Hepatomegalie + Hypofibrinogenämie + Ikterus + Meningitis + Panzytopenie + Splenomegalie)
Nephrose, kongenitale
(+ Dystrophie, allgemeine + Fontanellen, weite + Frühgeburt + Gefäßzeichnung, vermehrte abdominelle + Hackenfuß + Hypalbuminämie + Nabelhernie + Plazentomegalie + Proteinurie)

Labor

Rowley-Rosenberg-Syndrom
(+ Atelektasen + Fettgewebsatrophie + Hyperaminoazidurie + Minderwuchs + Muskelatrophie + Pneumonie)
Schnyder-Hornhautdystrophie
(+ Hornhautdystrophie + Hornhauttrübung + Visusminderung)
Zieve-Syndrom
(+ Abdominalschmerzen + Fettleber + Fieber + Hämolyse + Hepatomegalie + Ikterus + Pankreatitis + Übelkeit)

Hypermagnesiämie

Fructose-Intoleranz
(+ Abneigung gegen Süßigkeiten und Obst + Akrozyanose + Bewußtseinsstörungen + Blässe + Erbrechen + Ernährungsstörungen + Fructosämie + Fructosurie + Hyperhidrose + Hypophosphatämie + Tremor + Übelkeit)
Kurzdarm-Syndrom
(+ Anämie, makrozytäre + Diarrhö + Disaccharidasenmangel + Eiweißmangelödeme + Hyperkalzämie + Hypernatriämie + Hypokaliämie + Osteomalazie + Vitamin-D-Mangel)

Hypermethioninämie

Homocystinurie I
(+ Entwicklungsrückstand, motorischer und geistiger + Genu valgum + Hochwuchs + Homocystin im Serum, erhöhtes + Homocystinurie + Kopfbehaarung, spärliche + Kyphoskoliose + Linsenluxation + marfanoider Habitus + Myopie + Trichterbrust)

Hypernatriämie

Hyperaldosteronismus, primärer
(+ Aldosteron-Sekretion, gesteigerte + Alkalose, metabolische + EKG, pathologisches + Hyperaldosteronämie + Hyperkaliurie + Hypertonie + Hypokaliämie + Hyposthenurie + Kopfschmerz + Muskelschwäche + Nephritis + Netzhaut, Retinopathie + Paralyse, periodische + Polydipsie + Polyurie + Proteinurie)
Hyperaldosteronismus, sekundärer
(+ Hyperaldosteronämie + Hypertonie + Hypokaliämie)
Hyperreninismus, primärer
(+ Aldosteron-Sekretion, gesteigerte + Hypertonie + Hypokaliämie + Renin, erhöhtes)
Kurzdarm-Syndrom
(+ Anämie, makrozytäre + Diarrhö + Disaccharidasenmangel + Eiweißmangelödeme + Hyperkalzämie + Hypermagnesiämie + Hypokaliämie + Osteomalazie + Vitamin-D-Mangel)
Pseudo-Conn-Syndrom
(+ Hypertonie + Hypokaliämie + Polydipsie + Polyurie)

Hypernatriurie

ADH-Sekretion, inadäquate
(+ ADH-Sekretion, gesteigerte + Bewußtseinsstörungen + Erbrechen + Hyponatriämie + Hypoosmolarität + Übelkeit + Verwirrtheitszustände)

Hyperornithinämie

HHH-Syndrom
(+ 3-Amino-2-Piperidin im Urin + Ataxie + Homocitrullinämie + Homocitrullinurie + Hyperammonämie + Lethargie + Paraparesen, spastische + Stupor + zerebrale Anfälle)
Ornithinämie mit Gyratatrophie
(+ Atrophie, chorioretinale + Blindheit + Katarakt + Myopie + Nachtblindheit + Skotom)

Hyperphosphatasie

Osteoektasie mit Hyperphosphatasie
(+ Makrozephalie + Minderwuchs + Phosphatase, alkalische, erhöhte + Röhrenknochen, Verdickung und Verbiegung)

Hyperphosphaturie

Azidose, renale tubuläre, mit progressiver Taubheit
(+ Erbrechen + Gedeihstörungen + Hyperkalziurie + Minderwuchs + Nephrokalzinose + Obstipation + Polyurie + Schallempfindungsstörung + Schwerhörigkeit + Urin-pH > 6)
Blue-diaper-Syndrom
(+ Blaufärbung der Windeln + Fieber + Gedeihstörungen + Hyperkalzämie + Indikanurie + Infektionen, rezidivierende + Obstipation)
Lowe-Syndrom
(+ Buphthalmus + Enophthalmus + Entwicklungsrückstand, motorischer und geistiger + Glaukom + Hornhauttrübung + Katarakt + Rachitis)

Hyperurikämie

Hypertrichosis-Skelettdysplasien-Retardierungs-Syndrom mit Hyperurikämie
(+ Brachyzephalie + Coxa valga + Daumenfehlbildungen + Fußdeformitäten + geistige Behinderung + Gesichtsdysmorphien + Hirsutismus + Hypertrichose + Thorax, schmaler, langer)
Lesch-Nyhan-Syndrom
(+ Aggressivität + Finger, Mutilationen + geistige Behinderung + Mutilationen + Nephrolithiasis + Selbstbeschädigungen + Verletzungen, allg.)
Lipodystrophie, familiäre, Typ Koebberling-Dunnigan
(+ Acanthosis nigricans + Diabetes mellitus + Fettgewebsatrophie + Hyperlipidämie + Lipodystrophie + Xanthome)

Hyperurikurie

Hypourikämie
(+ Hypourikämie)

Hypochlorämie

Chlorid-Diarrhö, kongenitale
(+ Alkalose, metabolische + Diarrhö + Exsikkose + Gedeihstörungen + Hydramnion + Hypokaliämie + Hyponatriämie + Meteorismus + Neugeborenenikterus)

Hypocholesterinämie

Anderson-Syndrom
(+ Beta-Lipoproteine, erniedrigte + Diarrhö + Gedeihstörungen + Steatorrhö + Vitamin-Mangel)

Hypogammaglobulinämie

Dysgenesie, retikuläre
(+ Granulozytopenie + Immundefekt + Infektionen, septische oder septiforme + Leukozytopenie + Lymphozytopenie + Myelopoese, fehlende + Thymusschatten, fehlender)
Good-Syndrom
(+ B-Lymphozyten, völliges Fehlen + Diarrhö + Gewichtsabnahme + Infekte des Respirationstrakts + Mediastinaltumor + Schwächegefühl, allgemeines)
Purtilo-Syndrom
(+ Lymphome + Lymphozytose + Mononukleose, infektiöse)

Labor

Hypoglykämie

ACTH-Unempfindlichkeit
(+ ACTH-Serumspiegel, erhöhter + Gedeihstörungen + Hyperpigmentierung + Lethargie + Nebenniereninsuffizienz + Nebennierensteroidspiegel, erniedrigte + Renin-Serumspiegel, erhöhter + Salzverlust)

Addison-Krankheit
(+ Abdominalschmerzen + ACTH-Sekretion, gesteigerte + Adynamie + Aldosteronmangel + Appetitlosigkeit + Cortisolmangel + Diarrhö + Erbrechen + Hyperkaliämie + Hyperpigmentierung, bräunliche + Hyponatriämie + Hypotonie + Kreislaufdysregulation, orthostatische + Nebennierenrindeninsuffizienz + Niereninsuffizienz + Übelkeit)

Carnitinmangel, systemischer, primärer
(+ Enzephalopathie + Leberfunktionsstörung + Muskelhypotonie)

Dumping-Syndrom
(+ Blutdruckabfall + Flush + Hungergefühl + Hyperhidrose + Palpitationen)

Fettleber des Neugeborenen, familiäre
(+ Bewußtlosigkeit + Hepatomegalie + Ikterus + Muskelhypotonie)

Glucose-Galaktose-Malabsorption
(+ Diarrhö + Glucosurie + Hexosen im Stuhl)

Glutarazidurie Typ II
(+ Apnoezustände + Bradyarrhythmien + Gesichtsdysmorphien + Hyperammonämie + Hypospadie + Lethargie + Nierenanomalien + Schweißfuß-artiger Geruch)

Glykogenspeicherkrankheit Typ 1
(+ Hepatomegalie + Minderwuchs + Xanthome)

Glykogensynthetase-Mangel
(+ Fettleber + geistige Behinderung + Glykogengehalt der Leber, erniedrigter + Ketonämie)

Houssay-Phänomen
(+ Stupor)

Hyperthermie, maligne
(+ Anurie + Azidose, metabolische + Fieber + Herzstillstand + Hyperkaliämie + Muskelkontrakturtest positiv + Muskelödem + Myoglobinurie + Rhabdomyolyse + Rigor + Succinylcholin, abnorme Reaktionen + Tachykardie + Tachypnoe + Thromboplastinfreisetzung + Verbrauchskoagulopathie)

Hypoglykämie, Leucin-sensible
(+ Hyperinsulinismus + Krampfneigung)

Langketten-Acyl-CoA-Dehydrogenase-Defekt
(+ Dicarbonazidurie + Erbrechen + Fieber + Hepatomegalie + Hypotonie + Kardiomegalie + Kardiomyopathie + Lethargie)

3-Methylglutaconsäure-Ausscheidung
(+ Degeneration, chorioretinale + Makuladegeneration + Optikusatrophie)

Mittelketten-Acyl-CoA-Dehydrogenase-Defekt
(+ Bewußtlosigkeit + Dicarbonazidurie + Erbrechen + Hypotonie + Lethargie)

Nesidioblastose, familiäre
(+ Hyperinsulinismus)

Propionazidämie
(+ Azidose, metabolische + Bewußtlosigkeit + Hyperammonämie + Neutropenie + Osteoporose + Thrombozytopenie)

Simmonds-Sheehan-Syndrom
(+ Achselbehaarung, Verlust + alabasterartiges Aussehen der Haut + Antriebsschwäche + Genitalatrophie + Gynäkotropie + Hypothermie + Hypotonie + Pubesbehaarung, Verlust + Schilddrüsenatrophie)

Wiedemann-Beckwith-Syndrom
(+ Gesichtsdysmorphien + Hemihypertrophie + Hochwuchs + innere Organe, Organomegalie + Kerbenohren + Makroglossie + Makrosomie, fetale + Malignome + Mittelgesichtshypoplasie oder -dysplasie + Nabelhernie + Omphalozele)

Hypokaliämie

adrenogenitales Syndrom Typ 1
(+ ACTH-Serumspiegel, erhöhter + Diarrhö + Erbrechen + Exsikkose + Hyperpigmentierung + Hyponatriämie + Hypospadie + Nebenniereninsuffizienz + Renin-Serumspiegel, erhöhter + Salzverlust)

adrenogenitales Syndrom Typ 5
(+ Gynäkomastie + Hypertonie + Menarche, ausbleibende + Pubertät, ausbleibende + Thelarche, ausbleibende + Virilisierung, fehlende)

Bartter-Syndrom
(+ Adynamie + Aldosteron-Sekretion, gesteigerte + Alkalose, metabolische + Hyperkaliurie + Myalgien + Renin-Serumspiegel, erhöhter)

Chlorid-Diarrhö, kongenitale
(+ Alkalose, metabolische + Diarrhö + Exsikkose + Gedeihstörungen + Hydramnion + Hypochlorämie + Hyponatriämie + Meteorismus + Neugeborenenikterus)

Cystinose
(+ Azidose, metabolische + Hornhaut, Cystinkristalle + Minderwuchs + Netzhaut, Retinopathie + Photophobie + Rachitis)

Gitelman-Syndrom
(+ Abdominalschmerzen + Alkalose, metabolische + Erbrechen + Fieber + Hyperkaliurie + Hypokalziurie + Hypomagnesiämie + Muskelschwäche + Tetanien)

Herzinsuffizienz, energetisch-dynamische
(+ Auskultation, 2. Herzton, Anomalie + Hyperkaliämie + QT-Dauer, verlängerte im EKG + Synkopen)

Hyperaldosteronismus, primärer
(+ Aldosteron-Sekretion, gesteigerte + Alkalose, metabolische + EKG, pathologisches + Hyperaldosteronämie + Hyperkaliurie + Hypernatriämie + Hypertonie + Hyposthenurie + Kopfschmerz + Muskelschwäche + Nephritis + Netzhaut, Retinopathie + Paralyse, periodische + Polydipsie + Polyurie + Proteinurie)

Hyperaldosteronismus, sekundärer
(+ Hyperaldosteronämie + Hypernatriämie + Hypertonie)

Hyperreninismus, primärer
(+ Aldosteron-Sekretion, gesteigerte + Hypernatriämie + Hypertonie + Renin, erhöhtes)

Kurzdarm-Syndrom
(+ Anämie, makrozytäre + Diarrhö + Disaccharidasenmangel + Eiweißmangelödeme + Hyperkalzämie + Hypermagnesiämie + Hypernatriämie + Osteomalazie + Vitamin-D-Mangel)

Lähmung, episodische hypokaliämische
(+ Herzrhythmusstörungen + Paresen, schlaffe)

Pseudo-Bartter-Syndrom
(+ Gynäkotropie + Hyponatriämie + Hypotonie + Hypovolämie + Muskelkrämpfe + Ödeme, allg.)

Pseudo-Conn-Syndrom
(+ Hypernatriämie + Hypertonie + Polydipsie + Polyurie)

Pseudohyperaldosteronismus
(+ Alkalose, metabolische + Hyperkaliurie + Hypertonie)

de-Toni-Debré-Fanconi-Komplex
(+ Azidose + Exsikkose + Glucosurie + Hyperaminoazidurie + Hypophosphatämie + Hypourikämie + Minderwuchs + Polyurie + Proteinurie + Rachitis)

Tourniquet-Syndrom
(+ Azidose, metabolische + Blutdruckabfall + Hyperkapnie + Hypokaliurie + Tachykardie)

Verner-Morrison-Syndrom
(+ Azidose, metabolische + Diarrhö + Erbrechen + Exsikkose + Gewichtsabnahme + Steatorrhö)

Hypokaliurie

Tourniquet-Syndrom
(+ Azidose, metabolische + Blutdruckabfall + Hyperkapnie + Hypokaliämie + Tachykardie)

Labor

Hypokalzämie

Albright-Osteodystrophie, hereditäre
(+ Finger, Brachydaktylie + geistige Behinderung + Gesicht, rundes + Minderwuchs + Verkalkungen, subkutane)
Blindsack-Syndrom
(+ Anämie, Eisenmangel + Anämie, hypochrome + Anämie, megaloblastische + Diarrhö + Hypoproteinämie + Koagulopathien + Osteomalazie + Steatorrhö)
CATCH22
(+ Gaumenspalte + Gesichtsdysmorphien + Herzfehler + Hypoparathyreoidismus + Nebenschilddrüsen, Hypoplasie bzw. Agenesie + Thymushypoplasie)
Cronkhite-Canada-Syndrom
(+ Alopezie + Anämie + Enteropathien + Hypomagnesiämie + Malabsorption + Pigmentationsanomalien + Polypose)
Lymphangiektasie, intestinale, angeborene
(+ chylöse Ergüsse + Diarrhö + Eiweißmangelödeme + Lymphozytopenie + Tetanien)
Osteopetrose, autosomal-rezessiv-frühinfantile Form
(+ Anämie + Entwicklungsrückstand, motorischer und geistiger + Exophthalmus + Gedeihstörungen + Hepatomegalie + Hypophosphatämie + Makrozephalie + Muskelkrämpfe + Nystagmus + Optikusatrophie + Osteosklerose + Splenomegalie + Strabismus + Thrombozytopenie)
tubuläre Stenose mit Hypokalzämie
(+ Basalganglienanomalien + Hypoparathyreoidismus + Minderwuchs + Stenose, tubuläre + Tetanien)

Hypokalziurie

Amelogenesis imperfecta mit Nephrokalzinose
(+ Nephrokalzinose + Schmelzaplasie + Zahnkronen, abnorme)
Gitelman-Syndrom
(+ Abdominalschmerzen + Alkalose, metabolische + Erbrechen + Fieber + Hyperkaliurie + Hypokaliämie + Hypomagnesiämie + Muskelschwäche + Tetanien)

Hypomagnesiämie

Cronkhite-Canada-Syndrom
(+ Alopezie + Anämie + Enteropathien + Hypokalzämie + Malabsorption + Pigmentationsanomalien + Polypose)
Gitelman-Syndrom
(+ Abdominalschmerzen + Alkalose, metabolische + Erbrechen + Fieber + Hyperkaliurie + Hypokaliämie + Hypokalziurie + Muskelschwäche + Tetanien)

Hyponatriämie

Addison-Krankheit
(+ Abdominalschmerzen + ACTH-Sekretion, gesteigerte + Adynamie + Aldosteronmangel + Appetitlosigkeit + Cortisolmangel + Diarrhö + Erbrechen + Hyperkaliämie + Hyperpigmentierung, bräunliche + Hypoglykämie + Hypotonie + Kreislaufdysregulation, orthostatische + Nebennierenrindeninsuffizienz + Niereninsuffizienz + Übelkeit)
ADH-Sekretion, inadäquate
(+ ADH-Sekretion, gesteigerte + Bewußtseinsstörungen + Erbrechen + Hypernatriurie + Hypoosmolarität + Übelkeit + Verwirrtheitszustände)
adrenogenitales Syndrom Typ 1
(+ ACTH-Serumspiegel, erhöhter + Diarrhö + Erbrechen + Exsikkose + Hyperpigmentierung + Hypokaliämie + Hypospadie + Nebennireninsuffizienz + Renin-Serumspiegel, erhöhter + Salzverlust)
Chlorid-Diarrhö, kongenitale
(+ Alkalose, metabolische + Diarrhö + Exsikkose + Gedeihstörungen + Hydramnion + Hypochlorämie + Hypokaliämie + Meteorismus + Neugeborenenikterus)

hepato-renales Syndrom
(+ Anurie + Aszites + Cholestase, intrahepatische + Enzephalopathie + Ikterus + Leberfunktionsstörung + Niereninsuffizienz)
18-Hydroxysteroiddehydrogenase-Mangel
(+ Azidose, metabolische + Gedeihstörungen + Hyperkaliämie + Minderwuchs + Renin, erhöhtes + Salzverlust)
Pseudo-Bartter-Syndrom
(+ Gynäkotropie + Hypokaliämie + Hypotonie + Hypovolämie + Muskelkrämpfe + Ödeme, allg.)

Hypoosmolarität

ADH-Sekretion, inadäquate
(+ ADH-Sekretion, gesteigerte + Bewußtseinsstörungen + Erbrechen + Hypernatriurie + Hyponatriämie + Übelkeit + Verwirrtheitszustände)

Hypophosphatämie

Fructose-Intoleranz
(+ Abneigung gegen Süßigkeiten und Obst + Akrozyanose + Bewußtseinsstörungen + Blässe + Erbrechen + Ernährungsstörungen + Fructosämie + Fructosurie + Hyperhidrose + Hypermagnesiämie + Tremor + Übelkeit)
Ikterus, cholestatischer, mit tubulärer Niereninsuffizienz
(+ Azidose, metabolische + Faßthorax + Gesichtsdysmorphien + Glucosurie + Hackenfuß + Hüftgelenkluxation + Hyperaminoazidurie + Ikterus + Klumpfuß + Mikrogenie + Skelettanomalien + Turrizephalie)
Osteopetrose, autosomal-rezessiv-frühinfantile Form
(+ Anämie + Entwicklungsrückstand, motorischer und geistiger + Exophthalmus + Gedeihstörungen + Hepatomegalie + Hypokalzämie + Makrozephalie + Muskelkrämpfe + Nystagmus + Optikusatrophie + Osteosklerose + Splenomegalie + Strabismus + Thrombozytopenie)
Rachitis, familiäre hypophosphatämische
(+ Beindeformitäten + Minderwuchs + Rachitis)
de-Toni-Debré-Fanconi-Komplex
(+ Azidose + Exsikkose + Glucosurie + Hyperaminoazidurie + Hypokaliämie + Hypourikämie + Minderwuchs + Polyurie + Proteinurie + Rachitis)

Hypoproteinämie

Blindsack-Syndrom
(+ Anämie, Eisenmangel + Anämie, hypochrome + Anämie, megaloblastische + Diarrhö + Hypokalzämie + Koagulopathien + Osteomalazie + Steatorrhö)
Enterokinasemangel, kongenitaler
(+ Aszites + Chymotrypsinmangel + Diarrhö + Enteropathie, eiweißverlierende + Gedeihstörungen + Kwashiorkor + Ödeme, allg. + Trypsinmangel)
Gastropathie Ménétrier, hypertrophische
(+ Alpha-1-Antitrypsin-Stuhlclearance, pathologische + Androtropie + Magen, Riesenfalten + Übelkeit + Völlegefühl)
Sprue (tropische und nicht-tropische)
(+ D-Xylose-Test, pathologischer + Anämie + Diarrhö + Dünndarmzottenatrophie + Gewichtsabnahme + Glutenintoleranz + Osteomalazie + Steatorrhö)

Hyposthenurie

Hyperaldosteronismus, primärer
(+ Aldosteron-Sekretion, gesteigerte + Alkalose, metabolische + EKG, pathologisches + Hyperaldosteronämie + Hyperkaliurie + Hypernatriämie + Hypertonie + Hypokaliämie + Kopfschmerz + Muskelschwäche + Nephritis + Netzhaut, Retinopathie + Paralyse, periodische + Polydipsie + Polyurie + Proteinurie)

Labor

Hypourikämie

Hypourikämie
(+ Hyperurikurie)
de-Toni-Debré-Fanconi-Komplex
(+ Azidose + Exsikkose + Glucosurie + Hyperaminoazidurie + Hypokaliämie + Hypophosphatämie + Minderwuchs + Polyurie + Proteinurie + Rachitis)

IgA-Mangel

Chromosom 18p⁻ Syndrom
(+ Arrhinenzephalie + Entwicklungsrückstand, motorischer und geistiger + Gesicht, breites + Gesichtsdysmorphien + Hypertelorismus + Hypotonie + Karies + Minderwuchs + Ptosis + Trichterbrust)
Nijmegen-Chromosomenbruch-Syndrom
(+ geistige Behinderung + Immundefekt + Infektanfälligkeit + Mikrozephalie + Minderwuchs)

IgE-Erhöhung

Hyper-IgE-Syndrom
(+ Dermatitis, ekzematoide + Eosinophilie + Infektionen, abszedierende)

IGF-1-Spiegel, erniedrigter

Wachstumshormonmangel, afrikanischer Pygmäentyp
(+ Minderwuchs)

Immunglobuline, Verminderung der Hauptfraktion

Agammaglobulinämie Typ Bruton
(+ B-Lymphozyten, völliges Fehlen + Immundefekt + Infektanfälligkeit + Infektionen, rezidivierende + Lungenfibrose + Plasmazellen, fehlende)

Indikanurie

Blue-diaper-Syndrom
(+ Blaufärbung der Windeln + Fieber + Gedeihstörungen + Hyperkalzämie + Hyperphosphaturie + Infektionen, rezidivierende + Obstipation)

Isoleucinämie

Ahornsirup-Krankheit
(+ Ahornsirupgeruch + Alloisoleucinämie + Alloisoleucinurie + Erbrechen + Isoleucinurie + Ketoazidose + Leucinämie + Leucinurie + Muskelhypertonie + Opisthotonus + Trinkschwierigkeiten + Valinämie + Valinurie + zerebrale Anfälle)

Isoleucinurie

Ahornsirup-Krankheit
(+ Ahornsirupgeruch + Alloisoleucinämie + Alloisoleucinurie + Erbrechen + Isoleucinämie + Ketoazidose + Leucinämie + Leucinurie + Muskelhypertonie + Opisthotonus + Trinkschwierigkeiten + Valinämie + Valinurie + zerebrale Anfälle)
Hartnup-Syndrom
(+ Alanin im Urin, vermehrtes + Asparagin im Urin, vermehrtes + Ataxie + Histidinurie + Leucinurie + Methioninurie + Pellagraähnliche Hautsymptome + Phenylalanin im Urin, vermehrtes + Serin im Urin, vermehrtes + Threonin im Urin, vermehrtes + Tyrosinurie + Valinurie)

Isovalerianazidämie

Isovalerianazidämie
(+ Bewußtlosigkeit + Hyperammonämie + Leukozytopenie + saurer Geruch + Schweißgeruch + Thrombozytopenie)

Kältehämoglobinurie

paroxysmale Kältehämoglobinurie (Donath-Landsteiner)
(+ Antikörper, hämolysierende, bithermische + Hämolyse + Lues + Zyanose)

Keratansulfat im Urin, vermehrtes

Mucopolysaccharidose IV
(+ Dysplasie, polyostotische + Hornhauttrübung + Minderwuchs + Platyspondylie + Schmelzdefekte)

Ketonämie

Glykogensynthetase-Mangel
(+ Fettleber + geistige Behinderung + Glykogengehalt der Leber, erniedrigter + Hypoglykämie)

Koproporphyrin I im Urin, vermehrtes

Doss-Porphyrie
(+ δ-Aminolävulinsäure im Urin + Abdominalkoliken + Neuropathien)
Dubin-Johnson-Syndrom
(+ Bilirubin, erhöhtes + Hepatomegalie + Ikterus)

Koproporphyrin-Isomer I, erhöhtes

Gilbert-Syndrom
(+ Bilirubin, erhöhtes + Bradyarrhythmien + Dyspepsie + Hypotonie + Ikterus + Skleralikterus)
Rotor-Syndrom
(+ Bilirubin, erhöhtes + Ikterus)

Kupferausscheidung, vermehrte

Morbus Wilson
(+ Coeruloplasmin, vermindertes + Dysarthrie + Hepatitis + Hornhaut, Kupferspeicherung, vermehrte + Kayser-Fleischer-Ring + Kupfergehalt der Leber, erhöhter + Leberzirrhose + Pseudosklerose + Rigor + Tremor)

Kupfer, erniedrigtes

Menkes-Syndrom
(+ Coeruloplasmin, vermindertes + Entwicklungsrückstand, motorischer und geistiger + epileptische Anfälle + Haar, sprödes + Haaranomalien + Hypothermie + Kupferaufnahme, erhöhte + zerebrale Anfälle)

3-OH-Kynurenin im Urin

Xanthurenazidurie
(+ Anämie + Asthma bronchiale + Diabetes mellitus + Kynureninsäure im Urin + Urtikaria + Xanthurensäure im Urin)

Labor

Kynureninsäure im Urin

Xanthurenazidurie
(+ 3-OH-Kynurenin im Urin + Anämie + Asthma bronchiale + Diabetes mellitus + Urtikaria + Xanthurensäure im Urin)

Laktatazidämie

Biotinidase-Defekt
(+ 3-Hydroxy-Isovaleriat im Urin + 3-Hydroxy-Propionat im Urin + Alopezie + Ataxie + Azidose, metabolische + Biotinidase, nicht meßbare Aktivität + Hautläsionen, periorifizielle + Hörverlust + Hypotonie + Methylcitrat im Urin + Muskelhypotonie + Optikusatrophie + Propionazidämie)

Laktaterhöhung

Carboxylase-Defekt, multipler
(+ Ataxie + Azidose + Erytheme + Exantheme + Leukozytopenie + Monozytopenie + Propionaterhöhung + Pyruvaterhöhung + T-Zelldefekt + zerebrale Anfälle)
MELAS-Syndrom
(+ Abbau, geistiger + Creatinkinase, erhöhte + Diabetes mellitus + Enzephalopathie + Kardiomyopathie + Minderwuchs + Myoklonien + Myopathie + Schallempfindungsstörung + Schwerhörigkeit + zerebrale Anfälle)
MERRF-Syndrom
(+ Abbau, geistiger + Ataxie + Atemstörung + Enzephalopathie + Epilepsie + epileptische Anfälle + Kardiomyopathie + Lipome + Minderwuchs + Myoklonien + Myopathie + Schallempfindungsstörung + Schwerhörigkeit + zerebrale Anfälle)
Pearson-Syndrom
(+ Anämie + Diabetes mellitus + Diarrhö + Enzephalopathie + Geburtsgewicht, niedriges + Gedeihstörungen + Hämoglobin-F-Erhöhung + Hepatomegalie + Malabsorption + Myopathie + Neutropenie + Pankreasfibrose + Pankreasinsuffizienz + Thrombozytopenie + Tubulopathie)
Pyruvatcarboxylase-Defekt
(+ Azidose, metabolische + Hypertonie + zerebrale Anfälle)

Laktat/Pyruvat-Quotient gestört

Pyruvatdehydrogenase-Defekt
(+ Ataxie + Atemstörung + Azidose + Entwicklungsrückstand, motorischer und geistiger + Mikrozephalie + Neutropenie + Optikusatrophie + Trinkschwierigkeiten)

Leberenzymwerte, erhöhte

HELLP-Syndrom
(+ Anämie, hämolytische + EPH-Gestose + Hypertonie + Ödeme, allg. + Präeklampsie + Proteinurie + Thrombozytopenie)

Leucinämie

Ahornsirup-Krankheit
(+ Ahornsirupgeruch + Alloisoleucinämie + Alloisoleucinurie + Erbrechen + Isoleucinämie + Isoleucinurie + Ketoazidose + Leucinurie + Muskelhypertonie + Opisthotonus + Trinkschwierigkeiten + Valinämie + Valinurie + zerebrale Anfälle)

Leucinurie

Ahornsirup-Krankheit
(+ Ahornsirupgeruch + Alloisoleucinämie + Alloisoleucinurie + Erbrechen + Isoleucinämie + Isoleucinurie + Ketoazidose + Leucinämie + Muskelhypertonie + Opisthotonus + Trinkschwierigkeiten + Valinämie + Valinurie + zerebrale Anfälle)
Hartnup-Syndrom
(+ Alanin im Urin, vermehrtes + Asparagin im Urin, vermehrtes + Ataxie + Histidinurie + Isoleucinurie + Methioninurie + Pellagraähnliche Hautsymptome + Phenylalanin im Urin, vermehrtes + Serin im Urin, vermehrtes + Threonin im Urin, vermehrtes + Tyrosinurie + Valinurie)

Leukozyturie

Kawasaki-Syndrom
(+ Anämie + Arthralgien + Erythema palmo-plantaris + Exantheme + Fieber + Koronariitis + Leukozytose + Lymphknotenschwellung)

Beta-Lipoproteine, erniedrigte

Anderson-Syndrom
(+ Diarrhö + Gedeihstörungen + Hypocholesterinämie + Steatorrhö + Vitamin-Mangel)

Beta-Lipoproteine, fehlende

Abetalipoproteinämie
(+ Akanthozytose + Appetitlosigkeit + Areflexie + Ataxie + Chylomikronen, fehlende + Erbrechen + Erythrozyten, Stechapfelform + Fettmalabsorption + Gedeihstörungen + Herzrhythmusstörungen + Intentionstremor + Kyphoskoliose + Minderwuchs + Muskelatrophie + Myokardfibrose + Netzhaut, Retinitis + Paresen + Serumlipide, erniedrigte + Steatorrhö + Untergewicht)
Tangier-Krankheit
(+ EMG, pathologisches + Hirnnerven, Neuropathie + Hornhauttrübung + Muskelatrophie + Nervenleitgeschwindigkeit, verzögerte + Neuropathien + Schaumzellen + Schleimhautverfärbung + Serumlipide, erniedrigte + Splenomegalie + Tonsillenhypertrophie)

Liquorlymphozytose

Aicardi-Goutières-Syndrom
(+ Basalganglienverkalkung + Bewegungsstörungen, dystone + Blindheit + Dystonie, motorische + Dystonie, muskuläre + Entwicklungsrückstand, motorischer und geistiger + Enzephalopathie + geistige Behinderung + Mikrozephalie + Muskelhypotonie + Nystagmus + Opisthotonus + Paraparesen, spastische)

Luesreaktion falsch positiv

Antiphospholipid-Syndrom
(+ Aborte + Blutungsneigung + Gynäkotropie + Hypertonie, pulmonale + Lupusantikoagulans + Thrombophilie + Thromboplastinzeit, partielle, verlängerte + Thrombosen, arterielle oder venöse)

Lysinurie

Aminoazidurie, hyperdibasische, Typ II
(+ Argininurie + Diarrhö, chronische, beim Übergang auf Kuhmilchernährung + Erbrechen beim Übergang auf Kuhmilchernährung + Hepatomegalie + Hyperammonämie + Hyperdibasicaminazidurie + Malabsorption + Muskelatrophie + Muskelschwäche + Ornithinurie + Osteoporose + proteinreiche Nahrung, Abneigung + Splenomegalie)
Cystinurie
(+ Argininurie + Cystinkristalle im Urin + Cystinurie + Nephrolithiasis + Ornithinurie)

Magensekretionsanalyse, pathologische

Zollinger-Ellison-Syndrom
(+ Basalsekretion, erhöhte + Diarrhö + Läsionen, peptische + Neoplasie, multiple endokrine + Serumgastrin, erhöhtes)

Makrohämaturie

Oxalose Typ I
(+ Anämie + Appetitlosigkeit + Arthritiden + Gefäßspasmen + Herzinsuffizienz + Herzrhythmusstörungen + Hydronephrose + Minderwuchs + Nephrokalzinose + Nephrolithiasis + Netzhaut, Retinitis + Niereninsuffizienz + Nierenkoliken + Osteopathien + Polyurie + Pyelonephritis + Raynaud-Phänomen + Spontanfrakturen)

Meningokokken im Liquor

Waterhouse-Friderichsen-Syndrom
(+ Bewußtseinsstörungen + hämorrhagische Diathese + Krampfneigung + Nebenniereninfarkte + Nebenniereninsuffizienz)

Methionin, erhöhtes

Tyrosinose Typ I
(+ δ-Aminolävulinsäure im Urin + Fumarylacetoacetase, Mangel + Hyperaminoazidurie + Leberversagen + Porphyrie-ähnliche Krise + Rachitis + Succinylacetoacetat-Ausscheidung, erhöhte + Succinylaceton-Ausscheidung, erhöhte + Tyrosinämie)

Methioninurie

Hartnup-Syndrom
(+ Alanin im Urin, vermehrtes + Asparagin im Urin, vermehrtes + Ataxie + Histidinurie + Isoleucinurie + Leucinurie + Pellagra-ähnliche Hautsymptome + Phenylalanin im Urin, vermehrtes + Serin im Urin, vermehrtes + Threonin im Urin, vermehrtes + Tyrosinurie + Valinurie)

2-Methylacetoacetat im Urin

3-Ketothiolase-Defekt
(+ 2-Methyl-3-Hydroxybuttersäure im Urin + 2-Methylglutaconsäure im Urin + Abdominalschmerzen + Azidose, metabolische + Erbrechen + Glycin, erhöhtes, im Plasma + Tiglylglycin im Urin + zerebrale Anfälle)

Methylcitrat im Urin

Biotinidase-Defekt
(+ 3-Hydroxy-Isovaleriat im Urin + 3-Hydroxy-Propionat im Urin + Alopezie + Ataxie + Azidose, metabolische + Biotinidase, nicht meßbare Aktivität + Hautläsionen, periorifizielle + Hörverlust + Hypotonie + Laktatazidämie + Muskelhypotonie + Optikusatrophie + Propionazidämie)

2-Methylglutaconsäure im Urin

3-Ketothiolase-Defekt
(+ 2-Methyl-3-Hydroxybuttersäure im Urin + 2-Methylacetoacetat im Urin + Abdominalschmerzen + Azidose, metabolische + Erbrechen + Glycin, erhöhtes, im Plasma + Tiglylglycin im Urin + zerebrale Anfälle)

2-Methyl-3-Hydroxybuttersäure im Urin

3-Ketothiolase-Defekt
(+ 2-Methylacetoacetat im Urin + 2-Methylglutaconsäure im Urin + Abdominalschmerzen + Azidose, metabolische + Erbrechen + Glycin, erhöhtes, im Plasma + Tiglylglycin im Urin + zerebrale Anfälle)

Mevalonsäure, hohe Konzentrationen, im Blut

Mevalonazidämie
(+ Anämie + Entwicklungsrückstand, statomotorischer + Hepatomegalie + Katarakt + Mevalonsäure im Urin, vermehrte + Splenomegalie)

Mevalonsäure im Urin, vermehrte

Mevalonazidämie
(+ Anämie + Entwicklungsrückstand, statomotorischer + Hepatomegalie + Katarakt + Mevalonsäure, hohe Konzentrationen, im Blut + Splenomegalie)

M-Gradient

POEMS-Komplex
(+ Amenorrhö + Aszites + Dysglobulinämie + Endokrinopathie + Fieber + Gammapathien + Gynäkomastie + Hautveränderungen + Hautverdickung + Hautverhärtungen + Hepatomegalie + Hyperhidrose + Hyperpigmentierung + Hypertrichose + Hypothyreose + Leukonychie + Lymphknotenschwellung + Muskelschwäche + Myelom + Neuropathien + Ödeme, periphere + Osteolysen + Osteosklerose + Papillenödem + Plasmozytom + Pleuraerguß + Potenzstörungen + Sklerose + Splenomegalie + Trommelschlegelfinger)

Mucopolysaccharide im Urin, vermehrte

Mucopolysaccharidose I-H
(+ Demenz + Dysostosen + Gelenkkontrakturen + Gesichtszüge, grobe + Hepatomegalie + Hornhauttrübung + Makroglossie + Minderwuchs + Splenomegalie)
Mucopolysaccharidose I-S
(+ Gelenkkontrakturen + Handkontrakturen + Katarakt + Minderwuchs + Schwerhörigkeit)
Mucopolysaccharidose VII
(+ Demenz + Dysostosen + Gesichtszüge, grobe + Hepatomegalie + Hornhauttrübung + Minderwuchs + Splenomegalie)

Mukoproteine, erhöhte

Herrmann-Aguilar-Sacks-Syndrom
(+ Demenz + Diabetes mellitus + Glykoproteine, erhöhte + Nephropathie + Schallempfindungsstörung + Schwerhörigkeit + zerebrale Anfälle)

Myoglobinurie

Carnitin-Palmitoyltransferase-Mangel I und II
(+ Creatinkinase, erhöhte + Hyperlipidämie)
Hyperthermie, maligne
(+ Anurie + Azidose, metabolische + Fieber + Herzstillstand + Hyperkaliämie + Hypoglykämie + Muskelkontrakturtest positiv + Muskelödem + Rhabdomyolyse + Rigor + Succinylcholin, abnorme Reaktionen + Tachykardie + Tachypnoe + Thromboplastinfreisetzung + Verbrauchskoagulopathie)
Kompartment-Sequenz
(+ Gelenkkontrakturen + Muskelinduration + Muskelischämie + Muskelnekrosen + Nervendruckläsion + Paresen)

Labor

Lactatdehydrogenase-Mangel
(+ Gliederschmerzen + Hautveränderungen + Muskelsteifigkeit + Rhabdomyolyse)
Myoglobinurie, idiopathische paroxysmale (Meyer//Betz)
(+ Muskelschwäche + Myalgien)

Neuraminsäureausscheidung im Urin, vermehrte

Neuraminsäure-Speicherkrankheit
(+ Ataxie + Dysostosen + Gesichtsdysmorphien + Muskelhypotonie + neurodegenerative Symptome + Spastik + Sprachabbau + Sprachentwicklung, verzögerte)
Sialidose
(+ Blindheit + Dysostosen + Fundus, kirschroter Fleck + Gesichtsdysmorphien + Hepatomegalie + Hydrops fetalis + Splenomegalie)

Oligosaccharide, Mannose-haltige

α-Mannosidose
(+ Dysostosen + geistige Behinderung + Gesichtsdysmorphien + Hepatomegalie + Splenomegalie)

Ornithinurie

Aminoazidurie, hyperdibasische, Typ II
(+ Argininurie + Diarrhö, chronische, beim Übergang auf Kuhmilchernährung + Erbrechen beim Übergang auf Kuhmilchernährung + Hepatomegalie + Hyperammonämie + Hyperdibasicaminazidurie + Lysinurie + Malabsorption + Muskelatrophie + Muskelschwäche + Osteoporose + proteinreiche Nahrung, Abneigung + Splenomegalie)
Cystinurie
(+ Argininurie + Cystinkristalle im Urin + Cystinurie + Lysinurie + Nephrolithiasis)

Orotaturie

Argininämie
(+ Arginaseaktivität, verminderte + Ataxie + Diplegie, spastische + Entwicklungsrückstand, motorischer und geistiger + Erbrechen + Hyperammonämie + Hyperargininämie + Tetraplegie, spastische + Trinkschwierigkeiten + zerebrale Anfälle)

5-Oxoprolin im Plasma

Pyroglutamatazidurie
(+ 5-Oxoprolin im Urin + Ataxie + Azidose, metabolische + Hämolyse + Spastik)

5-Oxoprolin im Urin

Pyroglutamatazidurie
(+ 5-Oxoprolin im Plasma + Ataxie + Azidose, metabolische + Hämolyse + Spastik)

Paraproteinämie

Skleromyxödem Arndt-Gottron
(+ Gammopathien + Papeln, lichenoide + Sklerose)

Phenylalanin im Urin, vermehrtes

Hartnup-Syndrom
(+ Alanin im Urin, vermehrtes + Asparagin im Urin, vermehrtes + Ataxie + Histidinurie + Isoleucinurie + Leucinurie + Methioninurie + Pellagra-ähnliche Hautsymptome + Serin im Urin, vermehrtes + Threonin im Urin, vermehrtes + Tyrosinurie + Valinurie)

Phosphatase, alkalische, erhöhte

Caroli-Krankheit
(+ Abdominalschmerzen + Blutungen, gastrointestinale + Cholangitiden + Choledochuszyste + Cholelithiasis + Fieber + Gallenwegserweiterung + Hepatomegalie + Hypertonie, portale + Ösophagusvarizen + Transaminasenerhöhung)
Cholestase, familiäre, benigne rekurrierende
(+ Abdominalschmerzen + Appetitlosigkeit + Bilirubin, erhöhtes + Cholestase + Gallensäuren, erhöhte + Gewichtsabnahme + Ikterus)
Hyperphosphatasie, familiäre, mit geistiger Retardierung
(+ Entwicklungsrückstand, motorischer und geistiger + zerebrale Anfälle)
Mirizzi-Syndrom
(+ Abdominalschmerzen + Bilirubin, erhöhtes + Bilirubinurie + Cholangitiden + Cholelithiasis + Cholestase + Gallenkoliken + Gallenwegserweiterung + Hepatomegalie + Ikterus + Transaminasenerhöhung)
Osteoektasie mit Hyperphosphatasie
(+ Hyperphosphatasie + Makrozephalie + Minderwuchs + Röhrenknochen, Verdickung und Verbiegung)
Stauffer-Symptomenkomplex
(+ Gamma-GT, erhöhte + Gerinnung, diffuse intravasale, kompensierte + Hepatomegalie + Nierenzellkarzinom + Prothrombinzeit, verlängerte + Splenomegalie)

Phosphatase, alkalische, erniedrigte

Hypophosphatasie
(+ Kraniosynostose + Minderwuchs + Ossifikationsdefekte + Phosphoäthanolamin erhöht im Urin + Rachitis + Zahnausfall, vorzeitiger)

Phosphoäthanolamin erhöht im Urin

Hypophosphatasie
(+ Kraniosynostose + Minderwuchs + Ossifikationsdefekte + Phosphatase, alkalische, erniedrigte + Rachitis + Zahnausfall, vorzeitiger)

Porphyrinurie

Porphyrien
(Übersicht)

Porphyrinurie, Isomer-I-Dominanz

Porphyrie, kongenitale erythropoetische
(+ Finger, Mutilationen + Hämolyse + Hyperpigmentierung + Mutilationen + Photosensibilität + Porphyrinämie + Zähne, Rotverfärbung)

Propionaterhöhung

Carboxylase-Defekt, multipler
(+ Ataxie + Azidose + Erytheme + Exantheme + Laktaterhöhung + Leukozytopenie + Monozytopenie + Pyruvaterhöhung + T-Zelldefekt + zerebrale Anfälle)

Propionazidämie

Biotinidase-Defekt
(+ 3-Hydroxy-Isovaleriat im Urin + 3-Hydroxy-Propionat im Urin + Alopezie + Ataxie + Azidose, metabolische + Biotinidase, nicht meßbare Aktivität + Hautläsionen, periorifizielle + Hörverlust + Hypotonie + Laktatazidämie + Methylcitrat im Urin + Muskelhypotonie + Optikusatrophie)

Proteinurie

Amyloidosen
(+ Amyloidnachweis + Amyloidosen, senile + Demenz + Hepatomegalie + Herzinsuffizienz + Infekt, chronischer + Kardiomyopathie + Kreislaufdysregulation, orthostatische + Makroglossie + Neuropathien + Niereninsuffizienz + Splenomegalie)
fazio-okulo-akustisch-renales Syndrom
(+ Ablatio retinae + Augenanomalien + Gesichtsdysmorphien + Hypertelorismus + Iriskolobom + Katarakt + Kolobom + Myopie + Reflux, vesiko-uretero-renaler + Taubheit + Telekanthus)
Galloway-Syndrom
(+ Entwicklungsrückstand, motorischer und geistiger + Erbrechen + Hämaturie + Hiatushernie + Kraniostenose + Mikrozephalie + Muskelhypotonie + Nephrose + Optikusatrophie + Stirn, fliehende + zerebrale Anfälle)
Goodpasture-Syndrom
(+ Androtropie + Antibasalmembran-Antikörper + Dyspnoe + Glomerulonephritis + Hämaturie + Hämoptoe)
HELLP-Syndrom
(+ Anämie, hämolytische + EPH-Gestose + Hypertonie + Leberenzymwerte, erhöhte + Ödeme, allg. + Präeklampsie + Thrombozytopenie)
Hyperaldosteronismus, primärer
(+ Aldosteron-Sekretion, gesteigerte + Alkalose, metabolische + EKG, pathologisches + Hyperaldosteronämie + Hyperkaliurie + Hypernatriämie + Hypertonie + Hypokaliämie + Hyposthenurie + Kopfschmerz + Muskelschwäche + Nephritis + Netzhaut, Retinopathie + Paralyse, periodische + Polydipsie + Polyurie)
Imerslund-Gräsbeck-Syndrom
(+ Anämie, megaloblastische)
Nephrose, kongenitale
(+ Dystrophie, allgemeine + Fontanellen, weite + Frühgeburt + Gefäßzeichnung, vermehrte abdominelle + Hackenfuß + Hypalbuminämie + Hyperlipidämie + Nabelhernie + Plazentomegalie)
Ohdo-Blepharophimose-Syndrom
(+ Blepharophimose + geistige Behinderung + Muskelhypotonie + Nasenwurzel, breite, flache + Ptosis + Taubheit + Zahnhypoplasie)
Osteolyse, hereditäre idiopathische, Typ IV (Thieffry-Shurtleff)
(+ Handwurzelknochen, Osteolysen + marfanoider Habitus + Metatarsus, Osteolysen + Mikrognathie)
Osteoonychodysplasie
(+ Beckenhörner + Ellenbogendysplasie + Nephropathie + Onychodysplasie + Onychodystrophie + Onychohypoplasie + Patellaaplasie + Patellahypoplasie + Pterygien + Radiusluxation + Riffelung der Nägel)
de-Toni-Debré-Fanconi-Komplex
(+ Azidose + Exsikkose + Glucosurie + Hyperaminoazidurie + Hypokaliämie + Hypophosphatämie + Hypourikämie + Minderwuchs + Polyurie + Rachitis)

Pseudocholinesterase-Aktivität im Serum, verminderte

Pseudocholinesterase-Mangel
(+ Succinylcholin, abnorme Reaktionen)

Pyruvaterhöhung

Carboxylase-Defekt, multipler
(+ Ataxie + Azidose + Eltheme + Exantheme + Laktaterhöhung + Leukozytopenie + Monozytopenie + Propionaterhöhung + T-Zelldefekt + zerebrale Anfälle)

Renin-Serumspiegel, erhöhter

ACTH-Unempfindlichkeit
(+ ACTH-Serumspiegel, erhöhter + Gedeihstörungen + Hyperpigmentierung + Hypoglykämie + Lethargie + Nebenniereninsuffizienz + Nebennierensteroidspiegel, erniedrigte + Salzverlust)
adrenogenitales Syndrom Typ 1
(+ ACTH-Serumspiegel, erhöhter + Diarrhö + Erbrechen + Exsikkose + Hyperpigmentierung + Hypokaliämie + Hyponatriämie + Hypospadie + Nebenniereninsuffizienz + Salzverlust)
Bartter-Syndrom
(+ Adynamie + Aldosteron-Sekretion, gesteigerte + Alkalose, metabolische + Hyperkaliurie + Hypokaliämie + Myalgien)

Schilling-Test, pathologischer

Gallensäurenmalabsorption (Typ I–III)
(+ ^{14}C-Glykocholatatemtest, pathologischer + ^{14}C-Taurocholsäure-Resorptionstest, pathologischer + ^{75}Se-Homotaurocholsäure-Retention, pathologische + Cholelithiasis + Diarrhö + Osteomalazie + Steatorrhö)

Serin im Urin, vermehrtes

Hartnup-Syndrom
(+ Alanin im Urin, vermehrtes + Asparagin im Urin, vermehrtes + Ataxie + Histidinurie + Isoleucinurie + Leucinurie + Methioninurie + Pellagra-ähnliche Hautsymptome + Phenylalanin im Urin, vermehrtes + Threonin im Urin, vermehrtes + Tyrosinurie + Valinurie)

Serumgastrin, erhöhtes

Zollinger-Ellison-Syndrom
(+ Basalsekretion, erhöhte + Diarrhö + Läsionen, peptische + Magensekretionsanalyse, pathologische + Neoplasie, multiple endokrine)

Serumlipide, erniedrigte

Abetalipoproteinämie
(+ Beta-Lipoproteine, fehlende + Akanthozytose + Appetitlosigkeit + Areflexie + Ataxie + Chylomikronen, fehlende + Erbrechen + Erythrozyten, Stechapfelform + Fettmalabsorption + Gedeihstörungen + Herzrhythmusstörungen + Intentionstremor + Kyphoskoliose + Minderwuchs + Muskelatrophie + Myokardfibrose + Netzhaut, Retinitis + Paresen + Steatorrhö + Untergewicht)
Hooft-Syndrom
(+ geistige Behinderung + Ichthyose + Leukonychie + Minderwuchs)
Tangier-Krankheit
(+ Alpha-Lipoproteine, fehlende + EMG, pathologisches + Hirnnerven, Neuropathie + Hornhauttrübung + Muskelatrophie + Nervenleitgeschwindigkeit, verzögerte + Neuropathien + Schaumzellen + Schleimhautverfärbung + Splenomegalie + Tonsillenhypertrophie)

Succinylacetoacetat-Ausscheidung, erhöhte

Tyrosinose Typ I
(+ δ-Aminolävulinsäure im Urin + Fumarylacetoacetase, Mangel + Hyperaminoazidurie + Leberversagen + Methionin, erhöhtes +

Porphyrie-ähnliche Krise + Rachitis + Succinylaceton-Ausscheidung, erhöhte + Tyrosinämie)

Succinylaceton-Ausscheidung, erhöhte

Tyrosinose Typ I
(+ δ-Aminolävulinsäure im Urin + Fumarylacetoacetase, Mangel + Hyperaminoazidurie + Leberversagen + Methionin, erhöhtes + Porphyrie-ähnliche Krise + Rachitis + Succinylacetoacetat-Ausscheidung, erhöhte + Tyrosinämie)

Succinyladenosin, erhöht

Adenylsuccinaturie
(+ Autismus + Entwicklungsrückstand, motorischer und geistiger + Minderwuchs + Muskelschwäche + zerebrale Anfälle)

Sulfit im Plasma

Sulfitoxidase-Mangel
(+ S-Sulfocystein im Plasma + S-Sulfocystein im Urin + Linsenektopie + neurologische Störungen + Sulfit im Urin + Thiosulfat im Urin)

Sulfit im Urin

Sulfitoxidase-Mangel
(+ S-Sulfocystein im Plasma + S-Sulfocystein im Urin + Linsenektopie + neurologische Störungen + Sulfit im Plasma + Thiosulfat im Urin)

S-Sulfocystein im Plasma

Sulfitoxidase-Mangel
(+ S-Sulfocystein im Urin + Linsenektopie + neurologische Störungen + Sulfit im Plasma + Sulfit im Urin + Thiosulfat im Urin)

S-Sulfocystein im Urin

Sulfitoxidase-Mangel
(+ S-Sulfocystein im Plasma + Linsenektopie + neurologische Störungen + Sulfit im Plasma + Sulfit im Urin + Thiosulfat im Urin)

T_3-Erhöhung

von-Basedow-Krankheit
(+ v.-Graefe-Zeichen + Abadie-Zeichen + Boston-Zeichen + Dalrymple-Zeichen + Exophthalmus + Fremdkörpergefühl in den Augen + Gifford-Zeichen + Glanzauge + Hungergefühl + Kocher-Zeichen + Konjunktivitis + Lidödem + Lidsymptome + Moebius-Zeichen + Photophobie + Stellwag-Zeichen + Struma + T_4-Erhöhung + Tachykardie + Temperaturen, subfebrile + Temperaturregulationsstörungen + Tremor + TSH, basales, Suppression)
Basedow-Psychose
(+ Angstzustände + Delir + Halluzinationen + Hungergefühl + Hyperthyreose + Struma + T_4-Erhöhung + Tachykardie + Verwirrtheitszustände)
Refetoff-(de-)Wind-(de-)Groot-Syndrom
(+ »stippled« Epiphysen + Gesichtsdysmorphien + Hühnerbrust + Knochenwachstum, verzögertes + Scapulae alatae + Schallempfindungsstörung + Struma + T_4-Erhöhung + Taubheit)
Schilddrüsenhormon-Resistenz-Syndrome
(+ Struma + T_4-Erhöhung)

T_4-Erhöhung

von-Basedow-Krankheit
(+ v.-Graefe-Zeichen + Abadie-Zeichen + Boston-Zeichen + Dalrymple-Zeichen + Exophthalmus + Fremdkörpergefühl in den Augen + Gifford-Zeichen + Glanzauge + Hungergefühl + Kocher-Zeichen + Konjunktivitis + Lidödem + Lidsymptome + Moebius-Zeichen + Photophobie + Stellwag-Zeichen + Struma + T_3-Erhöhung + Tachykardie + Temperaturen, subfebrile + Temperaturregulationsstörungen + Tremor + TSH, basales, Suppression)
Basedow-Psychose
(+ Angstzustände + Delir + Halluzinationen + Hungergefühl + Hyperthyreose + Struma + T_3-Erhöhung + Tachykardie + Verwirrtheitszustände)
Refetoff-(de-)Wind-(de-)Groot-Syndrom
(+ »stippled« Epiphysen + Gesichtsdysmorphien + Hühnerbrust + Knochenwachstum, verzögertes + Scapulae alatae + Schallempfindungsstörung + Struma + T_3-Erhöhung + Taubheit)
Schilddrüsenhormon-Resistenz-Syndrome
(+ Struma + T_3-Erhöhung)

14C-Taurocholsäure-Resorptionstest, pathologischer

Gallensäurenmalabsorption (Typ I–III)
(+ ^{14}C-Glykocholatatemtest, pathologischer + ^{75}Se-Homotaurocholsäure-Retention, pathologische + Cholelithiasis + Diarrhö + Osteomalazie + Schilling-Test, pathologischer + Steatorrhö)

Thiosulfat im Urin

Sulfitoxidase-Mangel
(+ S-Sulfocystein im Plasma + S-Sulfocystein im Urin + Linsenektopie + neurologische Störungen + Sulfit im Plasma + Sulfit im Urin)

Threonin im Urin, vermehrtes

Hartnup-Syndrom
(+ Alanin im Urin, vermehrtes + Asparagin im Urin, vermehrtes + Ataxie + Histidinurie + Isoleucinurie + Leucinurie + Methioninurie + Pellagra-ähnliche Hautsymptome + Phenylalanin im Urin, vermehrtes + Serin im Urin, vermehrtes + Tyrosinurie + Valinurie)

Tiglylglycin im Urin

3-Ketothiolase-Defekt
(+ 2-Methyl-3-Hydroxybuttersäure im Urin + 2-Methylacetoacetat im Urin + 2-Methylglutaconsäure im Urin + Abdominalschmerzen + Azidose, metabolische + Erbrechen + Glycin, erhöhtes, im Plasma + zerebrale Anfälle)

Transaminasenerhöhung

Caroli-Krankheit
(+ Abdominalschmerzen + Blutungen, gastrointestinale + Cholangitiden + Choledochuszyste + Cholelithiasis + Fieber + Gallenwegserweiterung + Hepatomegalie + Hypertonie, portale + Ösophagusvarizen + Phosphatase, alkalische, erhöhte)
hämorrhagischer Schock mit Enzephalopathie
(+ Azidose + Bewußtlosigkeit + Diarrhö + Gerinnung, disseminierte intravasale + Harnstoff, erhöhter + Schock + Thrombozytopenie + Verbrauchskoagulopathie + zerebrale Anfälle)
Hansen-Larsen-Berg-Syndrom
(+ Creatinkinase, erhöhte + Farbsinnstörungen + Hörstörung + Nystagmus + Papillenabblassung + Photophobie + Sellavergrößerung)

Mirizzi-Syndrom
(+ Abdominalschmerzen + Bilirubin, erhöhtes + Bilirubinurie + Cholangitiden + Cholelithiasis + Cholestase + Gallenkoliken + Gallenwegserweiterung + Hepatomegalie + Ikterus + Phosphatase, alkalische, erhöhte)

Tyrosinämie

Keratose, palmoplantare
(+ Endphalangen, Hypoplasie + Entwicklungsrückstand, motorischer und geistiger + Hornhautdystrophie + Keratosis palmo-plantaris + Tyrosinurie)

Tyrosinose Typ I
(+ δ-Aminolävulinsäure im Urin + Fumarylacetoacetase, Mangel + Hyperaminoazidurie + Leberversagen + Methionin, erhöhtes + Porphyrie-ähnliche Krise + Rachitis + Succinylacetoacetat-Ausscheidung, erhöhte + Succinylaceton-Ausscheidung, erhöhte)

Tyrosinurie

Hartnup-Syndrom
(+ Alanin im Urin, vermehrtes + Asparagin im Urin, vermehrtes + Ataxie + Histidinurie + Isoleucinurie + Leucinurie + Methioninurie + Pellagra-ähnliche Hautsymptome + Phenylalanin im Urin, vermehrtes + Serin im Urin, vermehrtes + Threonin im Urin, vermehrtes + Valinurie)

Keratose, palmoplantare
(+ Endphalangen, Hypoplasie + Entwicklungsrückstand, motorischer und geistiger + Hornhautdystrophie + Keratosis palmo-plantaris + Tyrosinämie)

Urin-pH > 6

Azidose, renale tubuläre, mit progressiver Taubheit
(+ Erbrechen + Gedeihstörungen + Hyperkalziurie + Hyperphosphaturie + Minderwuchs + Nephrokalzinose + Obstipation + Polyurie + Schallempfindungsstörung + Schwerhörigkeit)

Urinverfärbung, rot-orange

Red-man(child)-Syndrom
(+ Diarrhö + Erbrechen + Hautverfärbung, rot-orange + Kopfschmerz + Tränen, rot-orange Verfärbung)

Valinämie

Ahornsirup-Krankheit
(+ Ahornsirupgeruch + Alloisoleucinämie + Alloisoleucinurie + Erbrechen + Isoleucinämie + Isoleucinurie + Ketoazidose + Leucinämie + Leucinurie + Muskelhypertonie + Opisthotonus + Trinkschwierigkeiten + Valinurie + zerebrale Anfälle)

Valinurie

Ahornsirup-Krankheit
(+ Ahornsirupgeruch + Alloisoleucinämie + Alloisoleucinurie + Erbrechen + Isoleucinämie + Isoleucinurie + Ketoazidose + Leucinämie + Leucinurie + Muskelhypertonie + Opisthotonus + Trinkschwierigkeiten + Valinämie + zerebrale Anfälle)

Hartnup-Syndrom
(+ Alanin im Urin, vermehrtes + Asparagin im Urin, vermehrtes + Ataxie + Histidinurie + Isoleucinurie + Leucinurie + Methioninurie + Pellagra-ähnliche Hautsymptome + Phenylalanin im Urin, vermehrtes + Serin im Urin, vermehrtes + Threonin im Urin, vermehrtes + Tyrosinurie)

Xanthurensäure im Urin

Xanthurenazidurie
(+ 3-OH-Kynurenin im Urin + Anämie + Asthma bronchiale + Diabetes mellitus + Kynureninsäure im Urin + Urtikaria)

D-Xylose-Test, pathologischer

Sprue (tropische und nicht-tropische)
(+ Anämie + Diarrhö + Dünndarmzottenatrophie + Gewichtsabnahme + Glutenintoleranz + Hypoproteinämie + Osteomalazie + Steatorrhö)

Leber und Gallenwege

Aerobilie

Bouveret-Syndrom
(+ Abdominalschmerzen + Erbrechen + Magenektasie + Retentionsmagen)

Block, posthepatischer

Budd-Chiari-Syndrom
(+ Abdominalschmerzen + Aszites + Hepatomegalie + Hypertonie, portale + Ikterus + Splenomegalie)

Cholangitiden

Caroli-Krankheit
(+ Abdominalschmerzen + Blutungen, gastrointestinale + Choledochuszyste + Cholelithiasis + Fieber + Gallenwegserweiterung + Hepatomegalie + Hypertonie, portale + Ösophagusvarizen + Phosphatase, alkalische, erhöhte + Transaminasenerhöhung)
Fibrose, retroperitoneale
(+ Fibrose, retroperitoneale + Hydroureteren + Lymphödem + Mediastinalfibrose + Nephropathie + Nierenversagen)
Mirizzi-Syndrom
(+ Abdominalschmerzen + Bilirubin, erhöhtes + Bilirubinurie + Cholelithiasis + Cholestase + Gallenkoliken + Gallenwegserweiterung + Hepatomegalie + Ikterus + Phosphatase, alkalische, erhöhte + Transaminasenerhöhung)

Choledochusobstruktion

Courvoisier-Zeichen
(+ Abdominalschmerzen + Bilirubinurie + Cholestase + Gallenblasenhydrops + Gallenwegserweiterung + Ikterus + Rückenschmerzen)

Choledochuszyste

Caroli-Krankheit
(+ Abdominalschmerzen + Blutungen, gastrointestinale + Cholangitiden + Cholelithiasis + Fieber + Gallenwegserweiterung + Hepatomegalie + Hypertonie, portale + Ösophagusvarizen + Phosphatase, alkalische, erhöhte + Transaminasenerhöhung)
reno-hepato-pankreatische Dysplasie
(+ Nierenzysten + Pankreasfibrose + Pankreaszysten)

Cholelithiasis

Byler-Krankheit
(+ Cholestase, intrahepatische + Dystrophie, allgemeine + Hepatomegalie + Ikterus + Leberzirrhose + Minderwuchs + Pankreatitis + Pruritus + Splenomegalie + Steatorrhö + Stuhl, entfärbter)
Caroli-Krankheit
(+ Abdominalschmerzen + Blutungen, gastrointestinale + Cholangitiden + Choledochuszyste + Fieber + Gallenwegserweiterung + Hepatomegalie + Hypertonie, portale + Ösophagusvarizen + Phosphatase, alkalische, erhöhte + Transaminasenerhöhung)
Gallensäurenmalabsorption (Typ I–III)
(+ ^{14}C-Glykocholatatemtest, pathologischer + ^{14}C-Taurocholsäure-Resorptionstest, pathologischer + ^{75}Se-Homotaurocholsäure-Retention, pathologische + Diarrhö + Osteomalazie + Schilling-Test, pathologischer + Steatorrhö)
Mirizzi-Syndrom
(+ Abdominalschmerzen + Bilirubin, erhöhtes + Bilirubinurie + Cholangitiden + Cholestase + Gallenkoliken + Gallenwegserweiterung + Hepatomegalie + Ikterus + Phosphatase, alkalische, erhöhte + Transaminasenerhöhung)

Sphärozytose
(+ Anämie, hämolytische + Hämolyse + Ikterus + Kugelzellen + Splenomegalie)

Cholestase

Aagenaes-Syndrom
(+ Hepatomegalie + Lymphödem)
arteriohepatische Dysplasie
(+ Brachyphalangie + Cholestase, intrahepatische + Embryotoxon posterius + Gallenwegsmangel, intrahepatischer + Gefäßstenosen + Gesichtsdysmorphien + Herzfehler + Ikterus + Minderwuchs + Pruritus + Pulmonalstenose + Schmetterlingswirbel + Wirbelanomalien)
Cholestase, familiäre, benigne rekurrierende
(+ Abdominalschmerzen + Appetitlosigkeit + Bilirubin, erhöhtes + Gallensäuren, erhöhte + Gewichtsabnahme + Ikterus + Phosphatase, alkalische, erhöhte)
Courvoisier-Zeichen
(+ Abdominalschmerzen + Bilirubinurie + Choledochusobstruktion + Gallenblasenhydrops + Gallenwegserweiterung + Ikterus + Rückenschmerzen)
Lymphödem, hereditäres, Typ I (Nonne-Milroy)
(+ Lymphangiektasie, intestinale + Lymphödem)
Mirizzi-Syndrom
(+ Abdominalschmerzen + Bilirubin, erhöhtes + Bilirubinurie + Cholangitiden + Cholelithiasis + Gallenkoliken + Gallenwegserweiterung + Hepatomegalie + Ikterus + Phosphatase, alkalische, erhöhte + Transaminasenerhöhung)
Postcholezystektomie-Folgen
(+ Abdominalschmerzen + Diarrhö + Ikterus + Obstipation + Völlegefühl)

Cholestase, intrahepatische

arteriohepatische Dysplasie
(+ Brachyphalangie + Cholestase + Embryotoxon posterius + Gallenwegsmangel, intrahepatischer + Gefäßstenosen + Gesichtsdysmorphien + Herzfehler + Ikterus + Minderwuchs + Pruritus + Pulmonalstenose + Schmetterlingswirbel + Wirbelanomalien)
Byler-Krankheit
(+ Cholelithiasis + Dystrophie, allgemeine + Hepatomegalie + Ikterus + Leberzirrhose + Minderwuchs + Pankreatitis + Pruritus + Splenomegalie + Steatorrhö + Stuhl, entfärbter)
hepato-renales Syndrom
(+ Anurie + Aszites + Enzephalopathie + Hyponatriämie + Ikterus + Leberfunktionsstörung + Niereninsuffizienz)

Fettleber

Adrenomyodystrophie(-Syndrom)
(+ Entwicklungsrückstand, motorischer und geistiger + Gedeihstörungen + Harnblasenektasie + Megalokornea + Myopathie + Nebennierenrinden-Insuffizienz + Obstipation)
Glykogensynthetase-Mangel
(+ geistige Behinderung + Glykogengehalt der Leber, erniedrigter + Hypoglykämie + Ketonämie)
Zieve-Syndrom
(+ Abdominalschmerzen + Fieber + Hämolyse + Hepatomegalie + Hyperlipidämie + Ikterus + Pankreatitis + Übelkeit)

Gallenblase, Entleerung, verzögerte

Ductus-cysticus-Syndrom
(+ Abdominalkoliken + Abdominalschmerzen)

Leber und Gallenwege

Gallenblasenhydrops

Courvoisier-Zeichen
(+ Abdominalschmerzen + Bilirubinurie + Choledochusobstruktion + Cholestase + Gallenwegserweiterung + Ikterus + Rückenschmerzen)

Gallenkoliken

Mirizzi-Syndrom
(+ Abdominalschmerzen + Bilirubin, erhöhtes + Bilirubinurie + Cholangitiden + Cholelithiasis + Cholestase + Gallenwegserweiterung + Hepatomegalie + Ikterus + Phosphatase, alkalische, erhöhte + Transaminasenerhöhung)

Gallenwegserweiterung

Caroli-Krankheit
(+ Abdominalschmerzen + Blutungen, gastrointestinale + Cholangitiden + Choledochuszyste + Cholelithiasis + Fieber + Hepatomegalie + Hypertonie, portale + Ösophagusvarizen + Phosphatase, alkalische, erhöhte + Transaminasenerhöhung)

Courvoisier-Zeichen
(+ Abdominalschmerzen + Bilirubinurie + Choledochusobstruktion + Cholestase + Gallenblasenhydrops + Ikterus + Rückenschmerzen)

Mirizzi-Syndrom
(+ Abdominalschmerzen + Bilirubin, erhöhtes + Bilirubinurie + Cholangitiden + Cholelithiasis + Cholestase + Gallenkoliken + Hepatomegalie + Ikterus + Phosphatase, alkalische, erhöhte + Transaminasenerhöhung)

Gallenwegsmangel, intrahepatischer

arteriohepatische Dysplasie
(+ Brachyphalangie + Cholestase + Cholestase, intrahepatische + Embryotoxon posterius + Gefäßstenosen + Gesichtsdysmorphien + Herzfehler + Ikterus + Minderwuchs + Pruritus + Pulmonalstenose + Schmetterlingswirbel + Wirbelanomalien)

Glykogengehalt der Leber, erniedrigter

Glykogensynthetase-Mangel
(+ Fettleber + geistige Behinderung + Hypoglykämie + Ketonämie)

Hepatitis

Morbus Wilson
(+ Coeruloplasmin, vermindertes + Dysarthrie + Hornhaut, Kupferspeicherung, vermehrte + Kayser-Fleischer-Ring + Kupferausscheidung, vermehrte + Kupfergehalt der Leber, erhöhter + Leberzirrhose + Pseudosklerose + Rigor + Tremor)

Hepatomegalie

Aagenaes-Syndrom
(+ Cholestase + Lymphödem)
Aldolase-A-Mangel
(+ Anämie, hämolytische + geistige Behinderung + Gesichtsdysmorphien + Minderwuchs + Pubertät, verzögerte)
Aminoazidurie, hyperdibasische, Typ II
(+ Argininurie + Diarrhö, chronische, beim Übergang auf Kuhmilchernährung + Erbrechen beim Übergang auf Kuhmilchernährung + Hyperammonämie + Hyperdibasicaminazidurie + Lysinurie + Malabsorption + Muskelatrophie + Muskelschwäche + Ornithinurie + Osteoporose + proteinreiche Nahrung, Abneigung + Splenomegalie)
Amyloidosen
(+ Amyloidnachweis + Amyloidosen, senile + Demenz + Herzinsuffizienz + Infekt, chronischer + Kardiomyopathie + Kreislaufdysregulation, orthostatische + Makroglossie + Neuropathien + Niereninsuffizienz + Proteinurie + Splenomegalie)
Amyloid-Polyneuropathie Typ II
(+ Glaskörpertrübung + Herzrhythmusstörungen + Karpaltunnel-Sequenz)
Budd-Chiari-Syndrom
(+ Abdominalschmerzen + Aszites + Block, posthepatischer + Hypertonie, portale + Ikterus + Splenomegalie)
Byler-Krankheit
(+ Cholelithiasis + Cholestase, intrahepatische + Dystrophie, allgemeine + Ikterus + Leberzirrhose + Minderwuchs + Pankreatitis + Pruritus + Splenomegalie + Steatorrhö + Stuhl, entfärbter)
Caroli-Krankheit
(+ Abdominalschmerzen + Blutungen, gastrointestinale + Cholangitiden + Choledochuszyste + Cholelithiasis + Fieber + Gallenwegserweiterung + Hypertonie, portale + Ösophagusvarizen + Phosphatase, alkalische, erhöhte + Transaminasenerhöhung)
Cholesterinester-Speicherkrankheit
(+ Abdominalschmerzen + Hyperlipidämie + Splenomegalie)
Dubin-Johnson-Syndrom
(+ Bilirubin, erhöhtes + Ikterus + Koproporphyrin I im Urin, vermehrtes)
Fettleber des Neugeborenen, familiäre
(+ Bewußtlosigkeit + Hypoglykämie + Ikterus + Muskelhypotonie)
Galaktosämie II
(+ Aszites + Diarrhö + Erbrechen + Ernährungsstörungen + Galaktosämie + Glucosurie + Katarakt + Neugeborenenikterus + Trinkschwierigkeiten)
Galaktosämie III
(+ Erbrechen + Galaktosämie + Galaktosurie + Übelkeit + Wachstumsstörungen)
G_{M1}-Gangliosidose, Typ I
(+ Blindheit + Dysostosen + Entwicklungsrückstand, motorischer und geistiger + Fundus, kirschroter Fleck + Gedeihstörungen + Gesichtsdysmorphien + Makrozephalie + Muskelhypotonie + Splenomegalie + Taubheit + Tetraplegie, spastische + zerebrale Anfälle)
Gaucher-Krankheit
(+ Anämie + Arthralgien + Demenz + Fundus, Veränderungen, fleckförmig-weiße + Gedeihstörungen + geistige Behinderung + Knochenschmerzen + Minderwuchs + Reflexe, pathologische + Spastik + Speicherzellen + Splenomegalie + Thrombozytopenie + zerebrale Anfälle)
Glykogenspeicherkrankheit Typ 1
(+ Hypoglykämie + Minderwuchs + Xanthome)
Glykogenspeicherkrankheit Typ 3
(+ Glykogenspeicherung + Hyperlipidämie + Minderwuchs)
Glykogenspeicherkrankheit Typ 4
(+ Leberzirrhose + Mikropolyadenie + Minderwuchs + Splenomegalie)
Glykogenspeicherkrankheit Typ 6
(+ Hyperlipidämie + Minderwuchs + Puppengesicht + Stammfettsucht)
hypereosinophiles Syndrom
(+ Appetitlosigkeit + Arthralgien + Endomyokardnekrosen + Eosinophilie + Eosinophilie im Knochenmark + Exantheme + Fieber + Gewichtsabnahme + Gynäkotropie + Husten + Lungeninfiltrate + Myokardfibrose + Neuropathien + Pleuraerguß + Splenomegalie)
Hyperpipecolatämie
(+ Entwicklungsrückstand, motorischer und geistiger + Lethargie + Linsendysplasie + Linsentrübung + Optikusdysplasie + Paresen, schlaffe)
Jeune-Tommasi-Freycon-Nivelon-Syndrom
(+ Ataxie + geistige Behinderung + Handmuskulatur, kleine, Atrophie + Hörverlust + Kardiomyopathie + Minderwuchs + Pigmentationsanomalien + Schallempfindungsstörung + Schwerhörigkeit + Zahnausfall, vorzeitiger)

Leber und Gallenwege

Langketten-Acyl-CoA-Dehydrogenase-Defekt
(+ Dicarbonazidurie + Erbrechen + Fieber + Hypoglykämie + Hypotonie + Kardiomegalie + Kardiomyopathie + Lethargie)

Letterer-Siwe-Krankheit
(+ Fieber + Hautveränderungen, hämorrhagisch-ekzematoide + Lymphknotenschwellung + Mundschleimhaut, Ulzerationen + Purpura + Splenomegalie)

Lipodystrophie, progressive
(+ Acanthosis nigricans + athletischer Habitus + Diabetes mellitus + Frühreife, sexuelle + Füße, große + Haar, lockiges + Hände, große + Hochwuchs + Hyperlipidämie + Hyperpigmentierung + Hypertrichose + Klitorishypertrophie + Labienhypertrophie + Lipodystrophie + Makropenis + Muskelhypertrophie + Ohren, große + Oligomenorrhö + Ovarien, polyzystische + Splenomegalie + Venenzeichnung, verstärkte + Virilisierung)

α-Mannosidose
(+ Dysostosen + geistige Behinderung + Gesichtsdysmorphien + Oligosaccharide, Mannose-haltige + Splenomegalie)

Mevalonazidämie
(+ Anämie + Entwicklungsrückstand, statomotorischer + Katarakt + Mevalonsäure im Urin, vermehrte + Mevalonsäure, hohe Konzentrationen, im Blut + Splenomegalie)

Minderwuchs, diabetischer
(+ Diabetes mellitus + Glykogenspeicherung + Minderwuchs + Stammfettsucht)

Mirizzi-Syndrom
(+ Abdominalschmerzen + Bilirubin, erhöhtes + Bilirubinurie + Cholangitiden + Cholelithiasis + Cholestase + Gallenkoliken + Gallenwegserweiterung + Ikterus + Phosphatase, alkalische, erhöhte + Transaminasenerhöhung)

Morbus Farquhar
(+ Fieber + Hyperlipidämie + Hypofibrinogenämie + Ikterus + Meningitis + Panzytopenie + Splenomegalie)

Mucolipidose II
(+ Dysostosen + Entwicklungsrückstand, statomotorischer + Geburtsgewicht, niedriges + Gelenkkontrakturen + Gesichtsdysmorphien + Hautverdickung + Hernien + Infekte des Respirationstrakts + Minderwuchs + Splenomegalie + vakuolisierte Zellen)

Mucolipidose III
(+ Beckendysplasie + Dysostosen + geistige Behinderung + Gelenkkontrakturen + Gesichtsdysmorphien + Hornhauttrübung + Hüftdysplasie + Minderwuchs + Splenomegalie)

Mucopolysaccharidose I-H
(+ Demenz + Dysostosen + Gelenkkontrakturen + Gesichtszüge, grobe + Hornhauttrübung + Makroglossie + Minderwuchs + Mucopolysaccharide im Urin, vermehrte + Splenomegalie)

Mucopolysaccharidose II
(+ Dysostosen + Entwicklungsrückstand, motorischer und geistiger + Gelenkkontrakturen + Gesichtszüge, grobe + Minderwuchs + Schwerhörigkeit + Splenomegalie)

Mucopolysaccharidose VI
(+ Dysostosen + Gelenkkontrakturen + Gesichtszüge, grobe + Hornhauttrübung + Minderwuchs + Splenomegalie)

Mucopolysaccharidose VII
(+ Demenz + Dysostosen + Gesichtszüge, grobe + Hornhauttrübung + Minderwuchs + Mucopolysaccharide im Urin, vermehrte + Splenomegalie)

Mulibrey-Syndrom
(+ Dolichozephalus + Dysplasie, polyostotische + Gesicht, dreieckiges + Gesichtsdysmorphien + Hämangiome + Mikroglossie + Minderwuchs + Muskelhypotonie + Muskelschwäche + Netzhaut, Pigmentflecken + Perikarditis + Pubertät, verzögerte + Röhrenknochen, schmale + Sellaveränderung + Splenomegalie + Stimme, hohe, piepsige + Stirn, vorgewölbte)

Niemann-Pick-Krankheit
(+ Ataxie + Fundus, kirschroter Fleck + Gedeihstörungen + hämatopoetische Störungen + Hautfarbe, gelbliche + Infektanfälligkeit + Minderwuchs + neurodegenerative Symptome + Nystagmus + Schaumzellen + Skelettanomalien + Sphingomyelininfiltration der Lunge + Splenomegalie + Tetraplegie, spastische)

okulo-enzephalo-hepato-renales Syndrom
(+ Ataxie + Entwicklungsrückstand, motorischer und geistiger + Gesichtsdysmorphien + Kleinhirnwurm, Aplasie oder Hypoplasie + Kolobom + Muskelhypotonie + Nierenzysten + Spastik + Tachypnoe)

Omenn-Syndrom
(+ Allgemeininfektion, schwere + Alopezie + Diarrhö + Eosinophilie + Exanthem, makulopapulöses + Lymphadenopathie)

Osteopetrose, autosomal-rezessiv-frühinfantile Form
(+ Anämie + Entwicklungsrückstand, motorischer und geistiger + Exophthalmus + Gedeihstörungen + Hypokalzämie + Hypophosphatämie + Makrozephalie + Muskelkrämpfe + Nystagmus + Optikusatrophie + Osteosklerose + Splenomegalie + Strabismus + Thrombozytopenie)

Pearson-Syndrom
(+ Anämie + Diabetes mellitus + Diarrhö + Enzephalopathie + Geburtsgewicht, niedriges + Gedeihstörungen + Hämoglobin-F-Erhöhung + Laktaterhöhung + Malabsorption + Myopathie + Neutropenie + Pankreasfibrose + Pankreasinsuffizienz + Thrombozytopenie + Tubulopathie)

POEMS-Komplex
(+ Amenorrhö + Aszites + Dysglobulinämie + Endokrinopathie + Fieber + Gammopathien + Gynäkomastie + Hautveränderungen + Hautverdickung + Hautverhärtungen + Hyperhidrose + Hyperpigmentierung + Hypertrichose + Hypothyreose + Leukonychie + Lymphknotenschwellung + M-Gradient + Muskelschwäche + Myelom + Neuropathien + Ödeme, periphere + Osteolysen + Osteosklerose + Papillenödem + Plasmozytom + Pleuraerguß + Potenzstörungen + Sklerose + Splenomegalie + Trommelschlegelfinger)

Reye-Sequenz
(+ Delir + Enzephalopathie + Erregbarkeit, erhöhte + Fieber + Halluzinationen + Hämatemesis + Hyperventilation + Orientierungsstörungen + zerebrale Anfälle)

Sialidose
(+ Blindheit + Dysostosen + Fundus, kirschroter Fleck + Gesichtsdysmorphien + Hydrops fetalis + Neuraminsäureausscheidung im Urin, vermehrte + Splenomegalie)

Simpson-Golabi-Behmel-Syndrom
(+ Alveolarkerben + Gesicht, plumpes + Gesichtszüge, grobe + Herzfehler + Hexadaktylie + Hochwuchs + Hypodontie + Makroglossie + Makrosomie, fetale + Nabelhernie + Omphalozele + Splenomegalie + Unterlippenkerbe)

Stauffer-Symptomenkomplex
(+ Gamma-GT, erhöhte + Gerinnung, diffuse intravasale, kompensierte + Nierenzellkarzinom + Phosphatase, alkalische, erhöhte + Prothrombinzeit, verlängerte + Splenomegalie)

Still-Krankheit
(+ Arthritiden + Fieber + Köbner-Zeichen + Lymphadenopathie + Splenomegalie)

Syndrom der seeblauen Histiozyten
(+ Histiozyten, seeblaue + Splenomegalie + Thrombozytopenie)

β-Thalassämie, homozygote
(+ Anämie, hämolytische + Anämie, hypochrome + Anämie, mikrozytäre + Bürstenschädel + Cooley-Facies + Hämatopoese, extramedulläre + Maxillahyperplasie + Osteoporose + Pankreasinsuffizienz + Pubertät, verzögerte + Siderose + Splenomegalie)

Triglycerid-Speicherkrankheit
(+ Granulozyten, vakuolisierte + Ichthyose + Myopathie + Splenomegalie)

veno-occlusive disease (e)
(+ Aszites + Hypertonie, portale + Leberzirrhose)

Vinylchloridkrankheit
(+ Akrodystrophie + Armparesen + Asthma-ähnliche Atemnot + Bewußtseinsstörungen + Eigenreflexe, abgeschwächte + Endphalangen, Osteolyse + Fazialislähmung + Hyperhidrose + Parästhesien + Potenzstörungen + Raynaud-Phänomen + Schwindel + Splenomegalie + Thrombozytopenie + Übelkeit)

Wolman-Krankheit
(+ Diarrhö + Eigenreflexe, gesteigerte + Erbrechen + Exantheme + Fieber + Ikterus + Leberzellen, Cholesterinspeicherung + Lymphozyten, vakuolisierte + Meteorismus + Opisthotonus + Osteoporose + Schaumzellen + Splenomegalie + Untergewicht + Verkalkungen, punktförmige, der vergrößerten Nebennieren)

Leber und Gallenwege

Zellweger-Syndrom
(+ Areflexie + Demyelinisierung + Dyskranie + Entwicklungsrückstand, motorischer und geistiger + Gesichtsdysmorphien + Hornhauttrübung + Hyporeflexie + Katarakt + Leberfunktionsstörung + Muskelhypotonie + Neugeborenenikterus + Nierenzysten + Peroxisomen, fehlende, in Leber- und Nierenzellen + Schwerhörigkeit + Stirn, hohe + zerebrale Anfälle)

Zieve-Syndrom
(+ Abdominalschmerzen + Fettleber + Fieber + Hämolyse + Hyperlipidämie + Ikterus + Pankreatitis + Übelkeit)

Zimmermann-Laband-Fibromatose
(+ Alaknorpel, Hyperplasie + Anonychie + geistige Behinderung + Gingivafibromatose + Hirsutismus + Ohrmuschelhyperplasie + Onychodysplasie + Onychohypoplasie + Skoliose + Splenomegalie)

Hepatopathie

Alpha-1-Antitrypsinmangel
(+ Bronchialemphysem, obstruktives + Leberzellkarzinom + Leberzirrhose)

Alpha-1-Antichymotrypsin-Mangel
(+ Pneumopathie)

Lipomatose, benigne symmetrische
(+ Androtropie + Beinvenenvarikose + Erytheme + Fettgewebe, subkutanes, Vermehrung, symmetrische diffuse, teigig derbe + Fetthals + Hypertonie + Karzinome des oberen Respirationstrakts, Syntropie + Karzinome, oro-pharyngeale, Syntropie + Lipozyten, reife univakuoläre, Proliferation + pseudoathletischer Habitus)

Öl-Syndrom, toxisches
(+ Alopezie + Diarrhö + Dyspnoe + Eosinophilie + Exantheme + Fieber + Gelenkkontrakturen + Husten + Hypertonie, pulmonale + Hypoxämie + Lungeninfiltrate + Myalgien + Neuropathien + Pleuraerguß + Pneumonie)

Poliodystrophie Alpers
(+ Ataxie + Bewegungsstörungen, choreo-athetotische + Bewegungsstörungen, zentrale + EEG, pathologisches + Entwicklungsrückstand, motorischer und geistiger + epileptische Anfälle + Myoklonien + Rigidität + Spastik + zerebrale Anfälle)

Hypertonie, portale

Budd-Chiari-Syndrom
(+ Abdominalschmerzen + Aszites + Block, posthepatischer + Hepatomegalie + Ikterus + Splenomegalie)

Caroli-Krankheit
(+ Abdominalschmerzen + Blutungen, gastrointestinale + Cholangitiden + Choledochuszyste + Cholelithiasis + Fieber + Gallenwegserweiterung + Hepatomegalie + Ösophagusvarizen + Phosphatase, alkalische, erhöhte + Transaminasenerhöhung)

Nieren, polyzystische (infantile Form)
(+ Hypertonie + kleinzystische Veränderungen, diffuse, der Niere + Leberfibrose + Nieren, vergrößerte, meist tastbare + Ösophagusvarizen + Zwerchfelldefekt)

veno-occlusive disease (e)
(+ Aszites + Hepatomegalie + Leberzirrhose)

Infektionen, akut-abszedierende, der Leber

Granulomatose, septische
(+ Allgemeininfektion, schwere + Entzündungsherde, chronisch-granulomatöse, der Harnwege + Entzündungsherde, chronisch-granulomatöse, im Gastrointestinaltrakt + Hautinfektionen, akut-abszedierende + Immundefekt + Infektanfälligkeit + Infekte des Respirationstrakts + Infektionen, abszedierende + Infektionen, akut-abszedierende, der Lunge + Infektionen, akut-abszedierende, der Lymphknoten + Infektionen, akut-abszedierende, der Milz + Infektionen, akut-abszedierende, des Gastrointestinaltrakts + Phagozytendefekt)

Leberfibrose

Meckel-Gruber-Syndrom
(+ Arrhinenzephalie + Enzephalozele + Epispadie + Gaumenspalte + Harnblasenekstrophie + Hexadaktylie + Hypospadie + Katarakt + Kleinhirnagenesie + Klumpfuß + Kolobom + Mikrogenie + Mikrophthalmie + Mikrozephalie + Nierenzysten + Optikusaplasie + Polydaktylie + Stirn, fliehende + Zungenfehlbildung)

Nephronophthise
(+ Anämie + Degeneration, tapeto-retinale + Dysostosen + Katarakt + Kolobom + Niereninsuffizienz + Nierenversagen + Nystagmus + Osteopathien + Polydipsie + Polyurie + Salzverlust + zerebrale Störungen)

Nieren, polyzystische (infantile Form)
(+ Hypertonie + Hypertonie, portale + kleinzystische Veränderungen, diffuse, der Niere + Nieren, vergrößerte, meist tastbare + Ösophagusvarizen + Zwerchfelldefekt)

Leberfunktionsstörung

Carnitinmangel, systemischer, primärer
(+ Enzephalopathie + Hypoglykämie + Muskelhypotonie)

hepato-renales Syndrom
(+ Anurie + Aszites + Cholestase, intrahepatische + Enzephalopathie + Hyponatriämie + Ikterus + Niereninsuffizienz)

Zellweger-Syndrom
(+ Areflexie + Demyelinisierung + Dyskranie + Entwicklungsrückstand, motorischer und geistiger + Gesichtsdysmorphien + Hepatomegalie + Hornhauttrübung + Hyporeflexie + Katarakt + Muskelhypotonie + Neugeborenenikterus + Nierenzysten + Peroxisomen, fehlende, in Leber- und Nierenzellen + Schwerhörigkeit + Stirn, hohe + zerebrale Anfälle)

Leberversagen

Anzapf-Syndrom, viszerales
(+ Erbrechen + Ileus + Mesenterialstenosen + Peritonitis)

Tyrosinose Typ I
(+ δ-Aminolävulinsäure im Urin + Fumarylacetoacetase, Mangel + Hyperaminoazidurie + Methionin, erhöhtes + Porphyrie-ähnliche Krise + Rachitis + Succinylacetoacetat-Ausscheidung, erhöhte + Succinylaceton-Ausscheidung, erhöhte + Tyrosinämie)

Leberzirrhose

Alpha-1-Antitrypsinmangel
(+ Bronchialemphysem, obstruktives + Hepatopathie + Leberzellkarzinom)

Byler-Krankheit
(+ Cholelithiasis + Cholestase, intrahepatische + Dystrophie, allgemeine + Hepatomegalie + Ikterus + Minderwuchs + Pankreatitis + Pruritus + Splenomegalie + Steatorrhö + Stuhl, entfärbter)

Glykogenspeicherkrankheit Typ 4
(+ Hepatomegalie + Mikropolyadenie + Minderwuchs + Splenomegalie)

Inspissated-bile-Syndrom
(+ Bilirubin, erhöhtes + Ikterus + Stuhl, acholischer)

Morbus Wilson
(+ Coeruloplasmin, vermindertes + Dysarthrie + Hepatitis + Hornhaut, Kupferspeicherung, vermehrte + Kayser-Fleischer-Ring + Kupferausscheidung, vermehrte + Kupfergehalt der Leber, erhöhter + Pseudosklerose + Rigor + Tremor)

Teleangiectasia hereditaria haemorrhagica (Rendu-Osler-Weber)
(+ Anämie + Anastomosen, arteriovenöse + Blutungsneigung + Nasenbluten + Papeln, dunkelrote, stecknadelkopf- bis hirskorngroße, angiomatöse, im Gesicht + Teleangiektasien)

veno-occlusive disease (e)
(+ Aszites + Hepatomegalie + Hypertonie, portale)

Leber und Gallenwege

Leberzysten

von-Hippel-Lindau-Syndrom
(+ Ataxie + Hämangioblastome, retinale + Hirndruckzeichen + Kleinhirn, Hämangioblastome + Knochenzysten + Lungenzysten + Medulla oblongata, Hämangioblastome + Nebenhodenzysten + Nierenzellkarzinom + Nierenzysten + Ovarialzysten + Pankreaszysten + Phäochromozytom + Polyzythämie + Rückenmark, Hämangioblastome + ZNS-Hämangioblastom)

Kurzripp-Polydaktylie-Syndrome
(+ Analatresie + Arrhinenzephalie + Epiglottisdysplasie + Gaumenspalte + Herzfehler + Lippenspalte + Mikropenis + Minderwuchs + Nierenaplasie + Nierenzysten + Pankreaszysten + Polydaktylie + Rippen, kurze + Thoraxdysplasie + Urethralatresie + Uterus duplex + Zähne, angeborene)

Nieren, polyzystische (adulte Form)
(+ Hypertonie + Niereninsuffizienz + Nierenzysten + Pankreaszysten)

Lippen, Mundhöhle und Gaumen

Aglossie

Holoprosenzephalie
(+ Anophthalmie + Anosmie + Arrhinenzephalie + Arrhinie + Balkenmangel + Daumenaplasie + Daumenhypoplasie + geistige Behinderung + Hirn, monoventrikuläres + Hypertelorismus + Hypopituitarismus + Hyposmie + Hypotelorismus + Klumpfuß + Kolobom + Lippen-Kiefer-Gaumen-Spalte + Mikroglossie + Oberlippenspalte + Philtrum, fehlendes + Polydaktylie + Proboscis + Syndaktylien + Synophthalmie + Zyklopie)

oro-akraler Fehlbildungskomplex
(+ Ankyloglossie + Mikrogenie + Mikroglossie + Oligodaktylie + Peromelien + Reduktionsfehlbildungen der Extremitäten + Symbrachydaktylien + Syngnathie)

Ankyloglossie

oro-akraler Fehlbildungskomplex
(+ Aglossie + Mikrogenie + Mikroglossie + Oligodaktylie + Peromelien + Reduktionsfehlbildungen der Extremitäten + Symbrachydaktylien + Syngnathie)

Cheilitis glandularis

Cheilitis glandularis apostematosa
(+ Lippen, Entzündung, chronische, schmerzhafte + Schleimdrüsen, Anschwellung zu hirse- bzw. erbsgroßen Papeln)

Makrocheilie, essentielle granulomatöse (Miescher)
(+ Lippen, verdickte)

Cheilitis sicca

Ariboflavinose
(+ Blepharitis + Erytheme, rhagadiforme + Hornhauttrübung + Konjunktivitis + Mundwinkelrhagaden + Paronychie + Zungenoberfläche, glatte atrophische und gerötete)

Cheilosis

Dysphagie, sideropenische
(+ Anämie, hypochrome + Dysphagie + Glossitis superficialis + Gynäkotropie + Mundwinkelrhagaden + Ösophagusmembran)

Doppellippe

Ascher-Syndrom
(+ Blepharochalasis + Oberlidschwellung + Oberlippenschwellung + Struma)

Frenula, orale

kranioektodermale Dysplasie
(+ Brachymelie + Brachyphalangie + Diastema + Dolichozephalus + Epikanthus + Gesichtsdysmorphien + Haarschaft, dünner + Haarwachstumsstörung + Hypodontie + Hypotrichose + Klinodaktylie + Lidachsenstellung, antimongoloide + Mikrodontie + Minderwuchs + Nystagmus + Pigmentstörungen der Haare + Refraktionsanomalien + Rhizomelie + Schmelzhypoplasie + Syndaktylien + Synostosen + Taurodontie + Zahnanomalien)

Mohr-Syndrom
(+ Gesichtsdysmorphien + Großzehenverdoppelung + Lippenspalte + Naseneinkerbungen + Syndaktylien + Zungenkerben)

Lippen, Mundhöhle und Gaumen

Gaumen, hoher

Armendares-Syndrom
(+ Epikanthus + Gesichtsdysmorphien + Handdeformitäten + Kraniosynostose + Mikrognathie + Mikrozephalie + Minderwuchs + Nase, kurze + Netzhaut, Retinopathie + Ptosis + Telekanthus)

F-Syndrom
(+ Gesichtsdysmorphien + Hypertelorismus + Kinn, kleines + Nase, birnenförmige + Polydaktylie + Syndaktylien + Zahnstellungsanomalien)

Goltz-Gorlin-Syndrom
(+ Aniridie + Anophthalmie + Beckenfehlbildungen + Fingeraplasien + Fingerhypoplasien + Gynäkotropie + Haar, schütteres + Hautatrophie + Hyperhidrose + Hypertelorismus + Hypohidrose + Kolobom + Kyphose + Malokklusion + Mikrophthalmie + Nystagmus + Onychodystrophie + Optikusatrophie + Osteopathien + Osteoporose + Papillome + Poikilodermie + Polydaktylie + Prognathie + Rippenfehlbildungen + Schlüsselbeinfehlbildungen + Skoliose + Spina bifida + Strabismus + Syndaktylien + Vorwölbung, hernienartige + Wirbelanomalien + Zahnanomalien + Zehenaplasien + Zehenhypoplasien)

Mutchinick-Syndrom
(+ Augenbrauen, lange und gekrauste + geistige Behinderung + Gesichtsdysmorphien + Herzfehler + Hypertelorismus + Klinodaktylie + Lidachsenstellung, antimongoloide + Mikrozephalie + Minderwuchs + Nagelanomalien + Nasenwurzel, breite, prominente + Nierenanomalien + Ohren, große + Pigmentationsanomalien + Prognathie + Pulmonalstenose + Trichterbrust + Vorhofseptumdefekt)

Seckel-Syndrom
(+ Gaumenspalte + geistige Behinderung + Gesichtsdysmorphien + Knochenwachstum, verzögertes + Lidachsenstellung, antimongoloide + Mikrogenie + Mikrozephalie + Minderwuchs + Minderwuchs, pränataler + Nase, prominente + Ohrmuscheldysplasie + Stirn, fliehende)

Gaumen, hoher, schmaler

Treacher Collins(-Franceschetti)-Syndrom
(+ Biß, offener + Gesichtsdysmorphien + Jochbogenhypoplasie oder -aplasie + Kolobom + Lidachsenstellung, antimongoloide + Makrostomie + Mandibulahypoplasie + mandibulo-faziale Dysostose + Maxillahypoplasie + Ohrmuschelanomalien)

Gaumenlähmung

Avellis-Symptomatik
(+ Hemiparese + Stimmbandlähmung)

Tapia-Symptomatik
(+ Hemiparese + Larynxlähmung + Pharynxlähmung + Zungenatrophie + Zungenlähmung)

Vernet-Symptomatik
(+ Akzessoriuslähmung + Hemiparese + Pharynxlähmung + Schlucklähmung)

Villaret-Symptomatik
(+ Horner-Trias + Musculus sternocleidomastoideus, Lähmung, einseitige + Musculus trapezius, Lähmung, einseitige + Pharynxlähmung + Stimmbandlähmung)

Gaumensegelanomalien, angeborene

Sedlackova-Phänotyp
(+ Mimik, verminderte + Rhinolalie)

Gaumenspalte

Aase-Smith-Syndrom
(+ Dandy-Walker-Anomalie + Gelenkkontrakturen + Gesichtsdysmorphien + Hydrozephalus)

CATCH22
(+ Gesichtsdysmorphien + Herzfehler + Hypokalzämie + Hypoparathyreoidismus + Nebenschilddrüsen, Hypoplasie bzw. Agenesie + Thymushypoplasie)

Catel-Manzke-Syndrom
(+ Finger, 2., Röhrenknochen, akzessorischer + Glossoptose + Mikrogenie)

CCC-Syndrom
(+ Dandy-Walker-Anomalie + Gesichtsdysmorphien + Herzfehler + Immundefekt + Stirn, vorgewölbte)

Chromosom 4q⁻ Syndrom
(+ Brachyzephalie + Choanalatresie + Endphalangen, krallenartige Deformation + Entwicklungsrückstand, motorischer und geistiger + Gesichtsdysmorphien + Herzfehler + Hypertelorismus + Lidachsenstellung, mongoloide + Mikrogenie + Mikrozephalie + Minderwuchs)

Chromosom 7q⁻ Syndrom
(+ Arrhinenzephalie + Gesichtsdysmorphien + Lidachsenstellung, mongoloide + Mikrozephalie + Minderwuchs + Minderwuchs, pränataler + Nase, kurze + Stirn, vorgewölbte)

clefting-ectropion-conical teeth-syndrome, familial (e)
(+ Ektropion + Hypertelorismus + Karies + Lippenspalte + Zähne, konische)

diastrophische Dysplasie
(+ Daumen, abduzierte + Klumpfuß + Minderwuchs + Ohrknorpel, Tumoren, zystische)

Dysostose, akrofaziale, überwiegend postaxialer Typ
(+ Lippenspalte + Mikroretrognathie + Strahldefekte + Unterlidkolobom + Verkürzung der Unterarme)

Dysostose, kongenitale kraniofaziale, und Cutis gyratum
(+ Acanthosis nigricans + Hautfalten, wulstförmige + Hypertelorismus)

Dysplasia spondyloepiphysaria congenita
(+ Ablatio retinae + Minderwuchs + Myopie + Ossifikation, verzögerte bis fehlende)

dyssegmentale Dysplasie
(+ Enzephalozele + Hydrops fetalis + Minderwuchs, pränataler + Wirbelkörper, mangelhafte oder fehlende Ossifikation)

ECP-Syndrom
(+ Monodaktylie + Oligodaktylie + Spaltfüße + Spalthände + Syndaktylien)

Femurhypoplasie-Gesichtsdysmorphie-Syndrom
(+ Alaknorpel, Hypoplasie + Azetabulumhypoplasie + Beckendysplasie + Femuraplasie + Femurhypoplasie + Gesichtsdysmorphien + Lidachsenstellung, mongoloide + Mikrogenie + Minderwuchs + Mund, kleiner + Nase, kurze + Nasenspitze, plumpe + Oberarmverkürzung + Oberlippe, schmale + Philtrum, langes + Rippenanteile, hintere, Verschmälerung + Wirbelanomalien)

Gaumenspalte, Taubheit und Oligodontie
(+ Großzehenverkürzung + Oligo- oder Adontie + Schalleitungsschwerhörigkeit + Taubheit + Zahnanomalien)

genito-palato-kardiales Syndrom
(+ Gesichtsdysmorphien + Herzfehler + Minderwuchs + Minderwuchs, pränataler + Polydaktylie + Pseudohermaphroditismus masculinus)

Gordon-Syndrom
(+ Finger, Interphalangealgelenke, fehlende Beugefalten + Gesichtsdysmorphien + Kamptodaktylie + Minderwuchs + Pseudoepiphysen + Ptosis)

Hay-Wells-Syndrom
(+ Ankyloblepharon + Dysplasien, ektodermale + Erosionen + Haaranomalien + Hypodontie + Hypohidrose + Kopfhautdefekte + Lippenspalte + Onychodystrophie)

Hypertelorismus-Hypospadie-Syndrom
(+ Hypertelorismus + Hypospadie + Lippen-Kiefer-Gaumen-Spalte + Nasenwurzel, breite, prominente)

Lippen, Mundhöhle und Gaumen

Kabuki-Syndrom
(+ Ektropion + Fingerspitzen, polsterähnliche + geistige Behinderung + Minderwuchs + Nasenseptum, kurzes + Nasenspitze, eingesunkene + Patelladislokation + Patellahypoplasie)
Kniest-Dysplasie
(+ Minderwuchs + Myopie + Platyspondylie + Schenkelhälse, plumpe kurze + Schwerhörigkeit)
Kurzripp-Polydaktylie-Syndrome
(+ Analatresie + Arrhinenzephalie + Epiglottisdysplasie + Herzfehler + Leberzysten + Lippenspalte + Mikropenis + Minderwuchs + Nierenaplasie + Nierenzysten + Pankreaszysten + Polydaktylie + Rippen, kurze + Thoraxdysplasie + Urethralatresie + Uterus duplex + Zähne, angeborene)
Larsen-Syndrom
(+ Gelenkluxationen, multiple + Gesichtsdysmorphien + Handwurzelknochen, überzählige)
Lippen-Gaumen-Spalte, Oligodontie, Syndaktylie, Haarveränderungen
(+ Hypertelorismus + Lippenspalte + Milchzahnagenesis + Mittelgesichtshypoplasie oder -dysplasie + Oligo- oder Adontie + Pili torti + Syndaktylien)
Meckel-Gruber-Syndrom
(+ Arrhinenzephalie + Enzephalozele + Epispadie + Harnblasenekstrophie + Hexadaktylie + Hypospadie + Katarakt + Kleinhirnagenesie + Klumpfuß + Kolobom + Leberfibrose + Mikrogenie + Mikrophthalmie + Mikrozephalie + Nierenzysten + Optikusaplasie + Polydaktylie + Stirn, fliehende + Zungenfehlbildung)
megephysäre Dysplasie
(+ Epiphysenvergrößerung + Gesichtsdysmorphien + Minderwuchs)
oto-palato-digitales Syndrom Typ I
(+ Finger, kurze + Gesichtsdysmorphien + Minderwuchs + Schalleitungsschwerhörigkeit + Schwerhörigkeit + Zehen, kurze)
oto-palato-digitales Syndrom Typ II
(+ Gelenkkontrakturen + Gesichtsdysmorphien + Kamptodaktylie + Mikrozephalie)
Pterygium-Syndrom, antekubitales
(+ Gesichtsdysmorphien + Humerus-Ulna, Fusion + Metacarpalia, Anomalien + Ohranomalien + Pterygien)
Pterygium-Syndrom, popliteales
(+ Lippen-Kiefer-Gaumen-Spalte + Pterygien, popliteale + Syndaktylien + Unterlippenfisteln)
Rapp-Hodgkin-Syndrom
(+ Anhidrose + Dysplasien, ektodermale + Haaranomalien + Hypodontie + Hypospadie + Lippenspalte + Onychodystrophie)
Retinoid-Embryopathie
(+ Gesichtsdysmorphien + Herzfehler + Hypotonie + Mikrophthalmie + Mikrozephalie + Ohrmuscheln, rudimentäre)
(Pierre-)Robin-Sequenz
(+ Glossoptose + Mikrogenie)
Seckel-Syndrom
(+ Gaumen, hoher + geistige Behinderung + Gesichtsdysmorphien + Knochenwachstum, verzögertes + Lidachsenstellung, antimongoloide + Mikrogenie + Mikrozephalie + Minderwuchs + Minderwuchs, pränataler + Nase, prominente + Ohrmuscheldysplasie + Stirn, fliehende)
11/22-Translokation, unbalancierte
(+ Analatresie + Anhängsel, präaurikuläre + Entwicklungsrückstand, motorischer und geistiger + Fisteln, präaurikuläre + Herzfehler + Kinn, kleines + Lidachsenstellung, antimongoloide + Minderwuchs)
velo-kardio-faziales Syndrom
(+ geistige Behinderung + Gesichtsdysmorphien + Herzfehler + Minderwuchs + Nase, prominente)
Weissenbacher-Zweymüller-Phänotyp
(+ Mikrogenie + Minderwuchs + Wirbelkörperspalten)
van-der-Woude-Syndrom
(+ Hypodontie + Lippen-Kiefer-Gaumen-Spalte + Lippenspalte + Unterlippenfisteln)
W-Syndrom
(+ geistige Behinderung + Gesichtsdysmorphien + Hypertelorismus + Lidachsenstellung, antimongoloide + Stirn, hohe)

zerebro-kosto-mandibuläres Syndrom
(+ Bewegungsstörungen, zentrale + geistige Behinderung + Glossoptose + Mandibulahypoplasie + Mikrozephalie + Rippendefekte)

Geschmacksstörungen der Zunge

Bell-Lähmung
(+ Bell-Phänomen + Hyperakusis + Hyperhidrose, gustatorische + Krokodilstränen + mimische Muskeln, Lähmung)
Garcin-Symptomatik
(+ Abduzenslähmung + Fazialislähmung + Gleichgewichtsstörungen + Kaumuskelstörungen + Okulomotoriuslähmung + Riechstörungen + Sehstörungen + Sensibilitätsstörungen des Gesichts + Taubheit + Trochlearislähmung)
Sicard-Neuralgie
(+ Schmerzen des Gaumens)

Glossitis superficialis

Dysphagie, sideropenische
(+ Anämie, hypochrome + Cheilosis + Dysphagie + Gynäkotropie + Mundwinkelrhagaden + Ösophagusmembran)

Glossoptose

Arthrogrypose, X-gebundene, Typ I
(+ Fingerkontrakturen + Fußkontrakturen + Gesichtsdysmorphien + Kamptodaktylie + Skaphozephalie + Skoliose + Thoraxdeformität)
Catel-Manzke-Syndrom
(+ Finger, 2., Röhrenknochen, akzessorischer + Gaumenspalte + Mikrogenie)
(Pierre-)Robin-Sequenz
(+ Gaumenspalte + Mikrogenie)
zerebro-kosto-mandibuläres Syndrom
(+ Bewegungsstörungen, zentrale + Gaumenspalte + geistige Behinderung + Mandibulahypoplasie + Mikrozephalie + Rippendefekte)

Herausschnellen der Zunge

Angelman-Syndrom
(+ Ataxie + Brachyzephalie + Diastema + EEG, pathologisches + Enophthalmus + Entwicklungsrückstand, motorischer und geistiger + epileptische Anfälle + Gangataxie + geistige Behinderung + Gesichtsdysmorphien + Hyperaktivität + Hyperaktivität, motorische + Iris, blaue + Katzenschreien, 1. Lebensjahr + Lachanfälle, unmotivierte + Makrostomie + Mikro-Brachyzephalie + Mikrozephalie + Mittelgesichtshypoplasie oder -dysplasie + Oberlippe, schmale + Progenie + Prognathie + Schlafstörungen + Sprachentwicklung, verzögerte + zerebrale Anfälle)

Karpfenmund

German-Syndrom
(+ Dolichozephalus + Ellenbogengelenk, Kontrakturen + Entwicklungsrückstand, motorischer und geistiger + Fußdeformitäten + Kamptodaktylie + Kniegelenke, Kontrakturen + Lymphödem + Zunge, schmale)

leukokeratotische Veränderungen in der Mundhöhle

Keratosis follicularis contagiosa
(+ Hyperkeratose + Papeln)

Lippen, Mundhöhle und Gaumen

Lingua plicata

Keratosis follicularis acneiformis Typ Siemens
(+ Blasenbildung + geistige Behinderung + Hyperhidrose + Hyperkeratose + Keratosis palmoplantaris + Leukoplakien)
Melkersson-Rosenthal-Komplex
(+ Fazialislähmung + Gesichtsödem + granulomatöse Entzündung + Lippenschwellung, rezidivierende)

Lippen, Blasenbildung

Erythema exsudativum multiforme (majus)
(+ Blasen und Erosionen des Genitale + Erytheme, kokardenförmige, multiforme + Exsikkose + Fieber + Konjunktiva, Erosionen + Lippen, Erosionen + Lippen, fibrinoide Beläge + Lippen, hämorrhagische Krusten + Mundschleimhaut, Blasenbildung + Mundschleimhaut, Erosionen + Mundschleimhaut, fibrinoide Beläge + Mundschleimhaut, hämorrhagische Krusten)

Lippen, Entzündung, chronische, schmerzhafte

Cheilitis glandularis apostematosa
(+ Cheilitis glandularis + Schleimdrüsen, Anschwellung zu hirse- bzw. erbsgroßen Papeln)

Lippen, Erosionen

Erythema exsudativum multiforme (majus)
(+ Blasen und Erosionen des Genitale + Erytheme, kokardenförmige, multiforme + Exsikkose + Fieber + Konjunktiva, Erosionen + Lippen, Blasenbildung + Lippen, fibrinoide Beläge + Lippen, hämorrhagische Krusten + Mundschleimhaut, Blasenbildung + Mundschleimhaut, Erosionen + Mundschleimhaut, fibrinoide Beläge + Mundschleimhaut, hämorrhagische Krusten)

Lippen, fibrinoide Beläge

Erythema exsudativum multiforme (majus)
(+ Blasen und Erosionen des Genitale + Erytheme, kokardenförmige, multiforme + Exsikkose + Fieber + Konjunktiva, Erosionen + Lippen, Blasenbildung + Lippen, Erosionen + Lippen, hämorrhagische Krusten + Mundschleimhaut, Blasenbildung + Mundschleimhaut, Erosionen + Mundschleimhaut, fibrinoide Beläge + Mundschleimhaut, hämorrhagische Krusten)

Lippen, hämorrhagische Krusten

Erythema exsudativum multiforme (majus)
(+ Blasen und Erosionen des Genitale + Erytheme, kokardenförmige, multiforme + Exsikkose + Fieber + Konjunktiva, Erosionen + Lippen, Blasenbildung + Lippen, Erosionen + Lippen, fibrinoide Beläge + Mundschleimhaut, Blasenbildung + Mundschleimhaut, Erosionen + Mundschleimhaut, fibrinoide Beläge + Mundschleimhaut, hämorrhagische Krusten)

Lippen-Kiefer-Gaumen-Spalte

Aase-Syndrom
(+ Anämie + Daumen, triphalangeale + Lidachsenstellung, antimongoloide + Minderwuchs + Minderwuchs, pränataler + radioulnare Synostose + Radius, verkürzter + Radiushypoplasie + Skelettanomalien + Thenarhypoplasie)
Antiepileptika-Embryofetopathie
(+ Endphalangen, Hypoplasie + Epikanthus + Finger, überlappende + Herzfehler + Hypertelorismus + Hypospadie + Meningomyelozele + Minderwuchs + Minderwuchs, pränataler + Onychohypoplasie + Sattelnase + Zehen, überlappende)
Bartsocas-Papas-Syndrom
(+ Ankyloblepharon + Anonychie + Daumenhypoplasie + Pterygien, popliteale + Syndaktylien + Zehenhypoplasien)
Bumerang-Dysplasie
(+ Gesichtsdysmorphien + Mikrogenie + Minderwuchs, pränataler + Röhrenknochen, Ossifikationsstörung + Röhrenknochen, verkürzte)
Chromosom 4p⁻ Syndrom
(+ Anhängsel, präaurikuläre + Fisteln, präaurikuläre + geistige Behinderung + Gesichtsdysmorphien + Hakennase + Hypertelorismus + Hypospadie + Iriskolobom + Lidachsenstellung, antimongoloide + Minderwuchs + Minderwuchs, pränataler + Oberlippe, kurze prominente + Ptosis + Stirn, vorgewölbte + zerebrale Anfälle)
EEC-Syndrom
(+ Anodontie + Augenbrauen, Hypoplasie + Blepharitis + Hypotrichose + Inzisivi, stiftförmige Reduktion + Konjunktivitis + Mikrodontie + Photophobie + Spaltfüße + Spalthände + Tränen-Nasengänge, Atresie + Wimpernhypoplasie)
frontonasale Dysplasie
(+ Balkenmangel + Cranium bifidum occultum + Hypertelorismus + Naseneinkerbungen + Spaltnase)
Holoprosenzephalie
(+ Aglossie + Anophthalmie + Anosmie + Arrhinenzephalie + Arrhinie + Balkenmangel + Daumenaplasie + Daumenhypoplasie + geistige Behinderung + Hirn, monoventrikuläres + Hypertelorismus + Hypopituitarismus + Hyposmie + Hypotelorismus + Klumpfuß + Kolobom + Mikroglossie + Oberlippenspalte + Philtrum, fehlendes + Polydaktylie + Proboscis + Syndaktylien + Synophthalmie + Zyklopie)
Hypertelorismus-Hypospadie-Syndrom
(+ Gaumenspalte + Hypertelorismus + Hypospadie + Nasenwurzel, breite, prominente)
Juberg-Hayward-Syndrom
(+ Daumenhypoplasie + Epikanthus + Hypertelorismus + Mikrozephalie + Minderwuchs + Nasenwurzel, breite, flache + Radiushypoplasie + Syndaktylien + Zehe, 4., Klinodaktylie)
Malpuech-Syndrom
(+ geistige Behinderung + Hypertelorismus + Hypospadie + Mikropenis + Minderwuchs + Scrotum bifidum)
Oligodaktylie-Syndrom (Grebe-Weyers)
(+ Ellenbogengelenk, Ankylose + Nierenanomalien + Oligodaktylie)
Pterygium-Syndrom, popliteales
(+ Gaumenspalte + Pterygien, popliteale + Syndaktylien + Unterlippenfisteln)
Rosselli-Gulienetti-Syndrom
(+ Alopezie + Anhidrose + Dysplasien, ektodermale + Hypertrichose + Oligo- oder Adontie + Radiushypoplasie + Schmelzdefekte + Spaltfüße + Spalthände + Syndaktylien)
Tetrasomie 9p
(+ geistige Behinderung + Gelenkluxationen, multiple + Gesichtsdysmorphien + Herzfehler + Hypertelorismus + Klumpfuß + Knollennase + Kyphose + Kyphoskoliose + Mikrozephalie + Nasenwurzel, breite, prominente + Skoliose + Stirn, vorgewölbte)
Trisomie 13
(+ Arrhinenzephalie + Gesichtsdysmorphien + Herzfehler + Iriskolobom + Kopfhautdefekte + Mikrophthalmie + Mikrozephalie + Minderwuchs + Minderwuchs, pränataler + Polydaktylie + Präeklampsie + Stirn-Oberlidhämangiome + Zyklopie)
van-der-Woude-Syndrom
(+ Gaumenspalte + Hypodontie + Lippenspalte + Unterlippenfisteln)

Lippenödem

Quincke-Ödem
(+ Abdominalschmerzen + C1-Esterase-Inhibitor (INH), verminderter Serumspiegel + Epiglottisödem, akutes + Hypoxämie + Larynxödem + Lidödem + Ödem, allergisches + Ödeme, allg.)

Lippen, Mundhöhle und Gaumen

Lippen, schmale

Ehlers-Danlos-Syndrom
(+ Aneurysmen + Arterien, große und mittlere, Ruptur + Blutungsrisiko intra partum + Bulbi, abnorm große + Bulbusruptur + Cutis hyperelastica + Ekchymosen + Gelenkbeweglichkeit, abnorme + Hämatome + Haut, dünne + Haut- und Schleimhautblutungen + Keloidbildung + Klumpfuß + Muskelhypotonie + Narben, hypertrophe + Narbenbildung + Nase, zierliche + Uterusruptur während der Geburt + viszerale Organe, Ruptur + Wundheilungsstörungen)
Ruvalcaba-Syndrom
(+ Alaknorpel, Hypoplasie + Brachymetakarpie + Brachyphalangie + geistige Behinderung + Genitalhypoplasie + Gesichtsdysmorphien + Hauthypoplasien + Hyperpigmentierung + Kraniosynostose + Lidachsenstellung, antimongoloide + Maxillahypoplasie + Mikrozephalie + Minderwuchs, pränataler + Wirbelkörperdysplasie)

Lippenschwellung, rezidivierende

Melkersson-Rosenthal-Komplex
(+ Fazialislähmung + Gesichtsödem + granulomatöse Entzündung + Lingua plicata)

Lippenspalte

Arthrogrypose, distale, Typ II C
(+ Fußkontrakturen)
clefting-ectropion-conical teeth-syndrome, familial (e)
(+ Ektropion + Gaumenspalte + Hypertelorismus + Karies + Zähne, konische)
Dysostose, akrofaziale, überwiegend postaxialer Typ
(+ Gaumenspalte + Mikroretrognathie + Strahldefekte + Unterlidkolobom + Verkürzung der Unterarme)
Hay-Wells-Syndrom
(+ Ankyloblepharon + Dysplasien, ektodermale + Erosionen + Gaumenspalte + Haaranomalien + Hypodontie + Hypohidrose + Kopfhautdefekte + Onychodystrophie)
Kurzripp-Polydaktylie-Syndrome
(+ Analatresie + Arrhinenzephalie + Epiglottisdysplasie + Gaumenspalte + Herzfehler + Leberzysten + Mikropenis + Minderwuchs + Nierenaplasie + Nierenzysten + Pankreaszysten + Polydaktylie + Rippen, kurze + Thoraxdysplasie + Urethralatresie + Uterus duplex + Zähne, angeborene)
Lippen-Gaumen-Spalte, Oligodontie, Syndaktylie, Haarveränderungen
(+ Gaumenspalte + Hypertelorismus + Milchzahnagenesis + Mittelgesichtshypoplasie oder -dysplasie + Oligo- oder Adontie + Pili torti + Syndaktylien)
Mohr-Syndrom
(+ Frenula, orale + Gesichtsdysmorphien + Großzehenverdoppelung + Naseneinkerbungen + Syndaktylien + Zungenkerben)
Rapp-Hodgkin-Syndrom
(+ Anhidrose + Dysplasien, ektodermale + Gaumenspalte + Haaranomalien + Hypodontie + Hypospadie + Onychodystrophie)
Roberts-Syndrom
(+ Daumenaplasie + Daumenhypoplasie + Gelenkkontrakturen + Klitorishypertrophie + Makropenis + Mikrozephalie + Minderwuchs + Nieren, dysplastische oder zystisch veränderte + Phokomelie + Radiusaplasie + Radiushypoplasie + Strahldefekte)
van-der-Woude-Syndrom
(+ Gaumenspalte + Hypodontie + Lippen-Kiefer-Gaumen-Spalte + Unterlippenfisteln)

Lippen, verdickte

Coffin-Lowry-Syndrom
(+ Entwicklungsrückstand, motorischer und geistiger + Finger, distal konisch zulaufende + Gesichtsdysmorphien + Kyphose + Lidachsenstellung, antimongoloide + Mikrozephalie + Skoliose)

Makrocheilie, essentielle granulomatöse (Miescher)
(+ Cheilitis glandularis)

Lippen, volle

Coffin-Siris-Syndrom
(+ Entwicklungsrückstand, motorischer und geistiger + Fingerhypoplasien + Gesichtsdysmorphien + Haar, schütteres + Hypertrichose + Minderwuchs + Minderwuchs, pränataler + Nase, kurze, breite + Onychohypoplasie)

Makroglossie

Amyloidosen
(+ Amyloidnachweis + Amyloidosen, senile + Demenz + Hepatomegalie + Herzinsuffizienz + Infekt, chronischer + Kardiomyopathie + Kreislaufdysregulation, orthostatische + Neuropathien + Niereninsuffizienz + Proteinurie + Splenomegalie)
Glykogenspeicherkrankheit Typ 2
(+ Herzinsuffizienz + Hyporeflexie + Kardiomegalie + Muskelatrophie + Muskelhypotonie)
ICF-Syndrom
(+ Epikanthus + geistige Behinderung + Gesichtsdysmorphien + Hypertelorismus + Immundefekt + Infektionen, rezidivierende + Minderwuchs + Sprachentwicklung, verzögerte)
(Cornelia-de-)Lange-Syndrom (II)
(+ Anomalien, gastrointestinale + Basalganglienanomalien + Entwicklungsrückstand, motorischer und geistiger + Fieber + geistige Behinderung + Lungenzysten + Mikrogyrie + Muskelhyperplasie + Muskelhypertrophie + Nävi + Porenzephalie + Rigor + Teleangiektasien)
Mucopolysaccharidose I-H
(+ Demenz + Dysostosen + Gelenkkontrakturen + Gesichtszüge, grobe + Hepatomegalie + Hornhauttrübung + Minderwuchs + Mucopolysaccharide im Urin, vermehrte + Splenomegalie)
Muskeldystrophie, X-chromosomal rezessive, Typ Duchenne
(+ Atemstörung + Creatinkinase, erhöhte + Echokardiogramm, auffälliges + EKG, pathologisches + geistige Behinderung + Gelenkkontrakturen + Gower-Manöver + Kardiomyopathie + Lordose + Muskelatrophie + Muskelschwäche + Myopathie + Paresen + Skoliose + Trendelenburg-Zeichen, positives + Wadenhypertrophie + Wadenschmerzen + Watschelgang + Zehenspitzengang)
Simpson-Golabi-Behmel-Syndrom
(+ Alveolarkerben + Gesicht, plumpes + Gesichtszüge, grobe + Hepatomegalie + Herzfehler + Hexadaktylie + Hochwuchs + Hypodontie + Makrosomie, fetale + Nabelhernie + Omphalozele + Splenomegalie + Unterlippenkerbe)
Wiedemann-Beckwith-Syndrom
(+ Gesichtsdysmorphien + Hemihypertrophie + Hochwuchs + Hypoglykämie + innere Organe, Organomegalie + Kerbenohren + Makrosomie, fetale + Malignome + Mittelgesichtshypoplasie oder -dysplasie + Nabelhernie + Omphalozele)

Makrostomie

Ablepharon-Makrostomie-Syndrom
(+ Augenbrauen, fehlende + Gesichtsdysmorphien + Hypertelorismus + intersexuelles Genitale + Lider, fehlende + Ohren, tief angesetzte + Ohrmuschelanomalien + Ohrmuscheldysplasie + Strabismus + Telekanthus + Vorderkammerhypoplasie + Zahnhypoplasie)
Angelman-Syndrom
(+ Ataxie + Brachyzephalie + Diastema + EEG, pathologisches + Enophthalmus + Entwicklungsrückstand, motorischer und geistiger + epileptische Anfälle + Gangataxie + geistige Behinderung + Gesichtsdysmorphien + Herausschnellen + Hyperaktivität + Hyperaktivität, motorische + Iris, blaue + Katzenschreien, 1. Lebensjahr + Lachanfälle, unmotivierte + Mikro-Brachyzephalie + Mikrozephalie + Mittelgesichtshypoplasie oder -dysplasie + Oberlip-

Lippen, Mundhöhle und Gaumen

pe, schmale + Progenie + Prognathie + Schlafstörungen + Sprachentwicklung, verzögerte + zerebrale Anfälle)
Treacher Collins(-Franceschetti)-Syndrom
(+ Biß, offener + Gaumen, hoher, schmaler + Gesichtsdysmorphien + Jochbogenhypoplasie oder -aplasie + Kolobom + Lidachsenstellung, antimongoloide + Mandibulahypoplasie + mandibulo-faziale Dysostose + Maxillahypoplasie + Ohrmuschelanomalien)

Mikroglossie

Holoprosenzephalie
(+ Aglossie + Anophthalmie + Anosmie + Arrhinenzephalie + Arrhinie + Balkenmangel + Daumenaplasie + Daumenhypoplasie + geistige Behinderung + Hirn, monoventrikuläres + Hypertelorismus + Hypopituitarismus + Hyposmie + Hypotelorismus + Klumpfuß + Kolobom + Lippen-Kiefer-Gaumen-Spalte + Oberlippenspalte + Philtrum, fehlendes + Polydaktylie + Proboscis + Syndaktylien + Synophthalmie + Zyklopie)
Mulibrey-Syndrom
(+ Dolichozephalus + Dysplasie, polyostotische + Gesicht, dreieckiges + Gesichtsdysmorphien + Hämangiome + Hepatomegalie + Minderwuchs + Muskelhypotonie + Muskelschwäche + Netzhaut, Pigmentflecken + Perikarditis + Pubertät, verzögerte + Röhrenknochen, schmale + Sellaveränderung + Splenomegalie + Stimme, hohe, piepsige + Stirn, vorgewölbte)
oro-akraler Fehlbildungskomplex
(+ Aglossie + Ankyloglossie + Mikrogenie + Oligodaktylie + Peromelien + Reduktionsfehlbildungen der Extremitäten + Symbrachydaktylien + Syngnathie)

Mundaplasie

Otozephalie
(+ Gesichtsdysmorphien + Mandibulahypoplasie + Ohren, horizontale Position + Zungenaplasie + Zungenhypoplasie)

Mund, kleiner

Dermopathie, restriktive
(+ Arthrogrypose + Gelenkbeweglichkeit, eingeschränkte + Gelenkkontrakturen + Gesichtsdysmorphien + Hautdysplasien und -aplasien + Hauteinschnürungen + Kindsbewegungen, verminderte + Lungenhypoplasie + Mikrognathie + Nase, kleine + Ohren, tief angesetzte + Polyhydramnion + Röhrenknochen, Ossifikationsstörung)
Femurhypoplasie-Gesichtsdysmorphie-Syndrom
(+ Alaknorpel, Hypoplasie + Azetabulumhypoplasie + Beckendysplasie + Femuraplasie + Femurhypoplasie + Gaumenspalte + Gesichtsdysmorphien + Lidachsenstellung, mongoloide + Mikrogenie + Minderwuchs + Nase, kurze + Nasenspitze, plumpe + Oberarmverkürzung + Oberlippe, schmale + Philtrum, langes + Rippenanteile, hintere, Verschmälerung + Wirbelanomalien)
Freeman-Sheldon-Syndrom
(+ Alaknorpel, Hypoplasie + Epikanthus + Gesicht, wenig profiliertes + Gesichtsdysmorphien + Minderwuchs + Sattelnase)
Hamartome, multiple
(+ Brustveränderungen, Neigung zu maligner Entartung + Fazies, adenoide + Gesichtsdysmorphien + Knotenbrust, große zystische + Lidachsenstellung, antimongoloide + Mandibulahypoplasie + Maxillahypoplasie + Nase, schmale + Papillome im Lippenrot, multiple hyperkeratotische + Vogelgesicht)

Mundschleimhaut, Ablagerungen

Lipoidproteinose (Urbach-Wiethe)
(+ Dysphonie + Lidrandpapeln, perlschnurartig aufgereihte + Milchgebiß, persistierendes + Narben, varioliforme + Papeln, wächserne)

Mundschleimhautaphthen

Morbus Behçet
(+ Blutungen, gastrointestinale + Epididymitis + Erythema nodosum + Genitalveränderungen, aphthös-ulzeröse + hyperergische Reaktion der Haut + Hypopyon-Iritis + Meningoenzephalitis + Orchitis + rheumatoide Veränderungen der Gelenke + rheumatoide Veränderungen der Weichteile + Thrombophlebitis, rezidivierende + Thrombosen, arterielle oder venöse)
Mund- und Genital-Ulcera mit Chondritis
(+ Chondritis + Genitalveränderungen, aphthös-ulzeröse + hyperergische Reaktion der Haut + Hypopyon-Iritis + Orchitis + rheumatoide Veränderungen der Gelenke + rheumatoide Veränderungen der Weichteile + Thrombophlebitis, rezidivierende)

Mundschleimhaut, Bläschen

Hand-Fuß-Mund-Krankheit
(+ Bläschenbildungen an den Händen und/oder Füßen + Coxsackie-Viren + Exantheme)

Mundschleimhaut, Blasenbildung

Epidermolysis bullosa atrophicans generalisata mitis
(+ Alopezie + Blasenbildung + Blasenbildung im Bereich der Schleimhäute + Erosionen)
Erythema exsudativum multiforme (majus)
(+ Blasen und Erosionen des Genitale + Erytheme, kokardenförmige, multiforme + Exsikkose + Fieber + Konjunktiva, Erosionen + Lippen, Blasenbildung + Lippen, Erosionen + Lippen, fibrinoide Beläge + Lippen, hämorrhagische Krusten + Mundschleimhaut, Erosionen + Mundschleimhaut, fibrinoide Beläge + Mundschleimhaut, hämorrhagische Krusten)
Lyell-Syndrom
(+ Blasenbildung + Blasenbildung im Bereich der Schleimhäute + Erytheme + Erythrodermie + Keratitis + Konjunktiva, Erosionen + Konjunktivitis + Mundschleimhaut, Erosionen + Mundschleimhaut, fibrinoide Beläge + Nagelanomalien + Symblepharon)
Pemphigoid, vernarbendes Typ I
(+ Blasenbildung + Erosionen + Konjunktiva, Erosionen + Mundschleimhaut, Erosionen + Narbenbildung)

Mundschleimhaut, Entzündung, pseudomembranöse

Ektodermose, pluriorifizielle
(+ Allgemeininfektion, schwere + Anus, Entzündung, pseudomembranöse + Augenentzündung, pseudomembranöse + Exantheme + Fieber + Genitalentzündung, pseudomembranöse)

Mundschleimhaut, Erosionen

Carmi-Syndrom
(+ Aplasia cutis congenita + Arthrogrypose + Blasenbildung + Ektropion + Erosionen der Mund- und Genitalschleimhaut + Magenschleimhauterosionen + Ösophagusatresie + Pylorusatresie)
Erythema exsudativum multiforme, Major-Form, Konjunktivitis und Stomatitis
(+ Exantheme + Genitalschleimhauterosionen + Konjunktiva, Erosionen + Konjunktivitis + Krusten, hämorrhagische + Speichelfluß, vermehrter)
Erythema exsudativum multiforme (majus)
(+ Blasen und Erosionen des Genitale + Erytheme, kokardenförmige, multiforme + Exsikkose + Fieber + Konjunktiva, Erosionen + Lippen, Blasenbildung + Lippen, Erosionen + Lippen, fibrinoide Beläge + Lippen, hämorrhagische Krusten + Mundschleimhaut, Blasenbildung + Mundschleimhaut, fibrinoide Beläge + Mundschleimhaut, hämorrhagische Krusten)

Lippen, Mundhöhle und Gaumen

Lyell-Syndrom
(+ Blasenbildung + Blasenbildung im Bereich der Schleimhäute + Erytheme + Erythrodermie + Keratitis + Konjunktiva, Erosionen + Konjunktivitis + Mundschleimhaut, Blasenbildung + Mundschleimhaut, fibrinoide Beläge + Nagelanomalien + Symblepharon)
Pemphigoid, vernarbendes Typ I
(+ Blasenbildung + Erosionen + Konjunktiva, Erosionen + Mundschleimhaut, Blasenbildung + Narbenbildung)

Mundschleimhaut, fibrinoide Beläge

Erythema exsudativum multiforme (majus)
(+ Blasen und Erosionen des Genitale + Erytheme, kokardenförmige, multiforme + Exsikkose + Fieber + Konjunktiva, Erosionen + Lippen, Blasenbildung + Lippen, Erosionen + Lippen, fibrinoide Beläge + Lippen, hämorrhagische Krusten + Mundschleimhaut, Blasenbildung + Mundschleimhaut, Erosionen + Mundschleimhaut, hämorrhagische Krusten)
Lyell-Syndrom
(+ Blasenbildung + Blasenbildung im Bereich der Schleimhäute + Erytheme + Erythrodermie + Keratitis + Konjunktiva, Erosionen + Konjunktivitis + Mundschleimhaut, Blasenbildung + Mundschleimhaut, Erosionen + Nagelanomalien + Symblepharon)

Mundschleimhaut, hämorrhagische Krusten

Erythema exsudativum multiforme (majus)
(+ Blasen und Erosionen des Genitale + Erytheme, kokardenförmige, multiforme + Exsikkose + Fieber + Konjunktiva, Erosionen + Lippen, Blasenbildung + Lippen, Erosionen + Lippen, fibrinoide Beläge + Lippen, hämorrhagische Krusten + Mundschleimhaut, Blasenbildung + Mundschleimhaut, Erosionen + Mundschleimhaut, fibrinoide Beläge)

Mundschleimhaut, Herde, entzündlich gerötete

Erythroplasie Queyrat
(+ Genitalschleimhaut, Herde, entzündlich gerötete + Konjunktiva, Herde, entzündlich gerötete)

Mundschleimhaut, hyperplastische

Syndrom der akromegaloiden Fazies
(+ akromegaloides Aussehen + Blepharophimose + Hände, große + Nase, dicker werdend + Oberlippenschwellung + Synophrys)

Mundschleimhaut, Leukoplakie

Epidermolysis bullosa dystrophica mutilans Hallopeau-Siemens
(+ Alopezie + Blasenbildung + Entwicklungsrückstand, motorischer und geistiger + Erosionen + Milien + Narbenbildung + Narbenschrumpfung + Onychodystrophie + Plattenepithelkarzinome + Schmelzanomalien + Symblepharon + Syndaktylien + Wachstumsstörungen + Zahnanomalien)
Pachyonychia congenita
(+ Blasenbildung + Dysphonie + Hornhautdystrophie + Hyperhidrose + Hyperkeratose, folliculäre + Hyperkeratosen, subunguale + Hyperpigmentierung, retikuläre + Hypotrichose + Katarakt + Keratosis palmo-plantaris + Nagelverdickung + Nagelverfärbung + Schwerhörigkeit + Steatocystoma multiplex + Zähne, angeborene)

Mundschleimhaut, Mißempfindung

Glossodynie
(+ Zungenbrennen)

Mundschleimhaut, Ulzerationen

Akatalasie
(+ Alveolarpyorrhö, maligne + Nasenschleimhaut, Ulzerationen)
Dermatoosteolysis, kirgisischer Typ
(+ Blindheit + Dermatitis, ulzerative + Hautulzerationen + Hornhautvernarbung + Keratitis + Nasenschleimhaut, Ulzerationen + Zahnanomalien)
Letterer-Siwe-Krankheit
(+ Fieber + Hautveränderungen, hämorrhagisch-ekzematoide + Hepatomegalie + Lymphknotenschwellung + Purpura + Splenomegalie)

Mundschleimhaut, weiße Auflagerungen

Dyskeratose, hereditäre benigne intraepitheliale
(+ Blindheit + Hornhaut, Vaskularisierung + Konjunktiva, weiße Auflagerungen + Mundschleimhaut, weißer Schleimhautnävus + Photophobie)

Mundschleimhaut, weißer Schleimhautnävus

Dyskeratose, hereditäre benigne intraepitheliale
(+ Blindheit + Hornhaut, Vaskularisierung + Konjunktiva, weiße Auflagerungen + Mundschleimhaut, weiße Auflagerungen + Photophobie)

Mundtrockenheit

Lambert-Eaton-Rooke-Krankheit
(+ Areflexie + Hyporeflexie + Miktionsstörungen + Muskelschwäche + Obstipation + Potenzstörungen)
v.-Mikulicz-Syndrom
(+ Keratitis + Speicheldrüsenatrophie + Speicheldrüsenschwellung + Tränendrüsenschwellung + Tränensekretion, verminderte bis fehlende)
Panikstörung
(+ Angstzustände + Brustschmerzen + Diarrhö + Dyspnoe + Hyperhidrose + Hyperventilation + Konzentrationsstörungen + neurovegetative Störungen + Palpitationen + Panikattacken + Phobien + Schlafstörungen + Tremor + vegetative Störungen)
Sicca-Komplex
(+ Arthritiden + Gynäkotropie + Keratokonjunktivitis + Tränensekretion, verminderte bis fehlende)

Mundwinkel, asymmetrisches Verziehen

kardio-fazialer Symptomenkomplex
(+ Herzfehler + Ohrmuschelanomalien)

Mundwinkelrhagaden

Ariboflavinose
(+ Blepharitis + Cheilitis sicca + Erytheme, rhagadiforme + Hornhauttrübung + Konjunktivitis + Paronychie + Zungenoberfläche, glatte atrophische und gerötete)
Dysphagie, sideropenische
(+ Anämie, hypochrome + Cheilosis + Dysphagie + Glossitis superficialis + Gynäkotropie + Ösophagusmembran)

Mutilationen

Neuropathie, hereditäre sensible und autonome, Typ IV
(+ Anhidrose + Finger, Mutilationen + Frakturneigung, Frakturen + Hypohidrose + Schmerzunempfindlichkeit, kongenitale + Temperaturempfindungsstörung)

Lippen, Mundhöhle und Gaumen

Oberlippe, kurze prominente

Chromosom 4p⁻ Syndrom
(+ Anhängsel, präaurikuläre + Fisteln, präaurikuläre + geistige Behinderung + Gesichtsdysmorphien + Hakennase + Hypertelorismus + Hypospadie + Iriskolobom + Lidachsenstellung, antimongoloide + Lippen-Kiefer-Gaumen-Spalte + Minderwuchs + Minderwuchs, pränataler + Ptosis + Stirn, vorgewölbte + zerebrale Anfälle)

Oberlippenfrenula

chondroektodermale Dysplasie
(+ Dysplasie, polyostotische + Herzfehler + Hexadaktylie + Minderwuchs + Onychohypoplasie + Zähne, angeborene)
oro-fazio-digitales Syndrom Typ I
(+ Alaknorpel, Hypoplasie + Alveolarkerben + Fingerhypoplasien + Gesichtsdysmorphien + Zungenfrenula + Zungenkerben)

Oberlippenschwellung

Ascher-Syndrom
(+ Blepharochalasis + Doppellippe + Oberlidschwellung + Struma)
Syndrom der akromegaloiden Fazies
(+ akromegaloides Aussehen + Blepharophimose + Hände, große + Mundschleimhaut, hyperplastische + Nase, dicker werdend + Synophrys)

Oberlippenspalte

Holoprosenzephalie
(+ Aglossie + Anophthalmie + Anosmie + Arrhinenzephalie + Arrhinie + Balkenmangel + Daumenaplasie + Daumenhypoplasie + geistige Behinderung + Hirn, monoventrikuläres + Hypertelorismus + Hypopituitarismus + Hyposmie + Hypotelorismus + Klumpfuß + Kolobom + Lippen-Kiefer-Gaumen-Spalte + Mikroglossie + Philtrum, fehlendes + Polydaktylie + Proboscis + Syndaktylien + Synophthalmie + Zyklopie)

Oberlippe, schmale

Alkoholembryopathie
(+ Blepharophimose + Dystrophie, allgemeine + Endphalangen, Hypoplasie + Entwicklungsrückstand, statomotorischer + geistige Behinderung + Gesichtsdysmorphien + Herzfehler + Hyperaktivität + Hypospadie + Kryptorchismus + Labien, große, Hypoplasie + Maxillahypoplasie + Mikrogenie + Mikrozephalie + Minderwuchs + Minderwuchs, pränataler + Onychohypoplasie + Philtrum, hypoplastisches + ZNS-Störungen)
Angelman-Syndrom
(+ Ataxie + Brachyzephalie + Diastema + EEG, pathologisches + Enophthalmus + Entwicklungsrückstand, motorischer und geistiger + epileptische Anfälle + Gangataxie + geistige Behinderung + Gesichtsdysmorphien + Herausschnellen + Hyperaktivität, motorische + Iris, blaue + Katzenschreien, 1. Lebensjahr + Lachanfälle, unmotivierte + Makrostomie + Mikro-Brachyzephalie + Mikrozephalie + Mittelgesichtshypoplasie oder -dysplasie + Progenie + Prognathie + Schlafstörungen + Sprachentwicklung, verzögerte + zerebrale Anfälle)
Femurhypoplasie-Gesichtsdysmorphie-Syndrom
(+ Alaknorpel, Hypoplasie + Azetabulumhypoplasie + Beckendysplasie + Femuraplasie + Femurhypoplasie + Gaumenspalte + Gesichtsdysmorphien + Lidachsenstellung, mongoloide + Mikrogenie + Minderwuchs + Mund, kleiner + Nase, kurze + Nasenspitze, plumpe + Oberarmverkürzung + Philtrum, langes + Rippenanteile, hintere, Verschmälerung + Wirbelanomalien)
de-Lange-Syndrom (I)
(+ Augenbrauen, dichte, konvex geschwungene + Bogenmuster, vermehrte + Brachymesophalangie V + Daumen, proximal angesetzte + Dysphonie + Dystrophie, allgemeine + Entwicklungsrückstand, statomotorischer + Epikanthus + Füße, kleine + Gedeihstörungen + geistige Behinderung + Genitalfehlbildungen + Hände, kleine + Hypertrichose + Klinodaktylie + Metacarpalia, Anomalien + Mikrozephalie + Minderwuchs + Nasenboden, antevertierter, mit retrahiertem Septum + Ohrmuschelanomalien + Philtrum, langes + Philtrum, wenig strukturiertes + Retrogenie + Sprachentwicklung, verzögerte + Strahldefekte + Synophrys + Vierfingerfurche)
Pitt-Syndrom
(+ epileptische Anfälle + Exophthalmus + geistige Behinderung + Gesichtsdysmorphien + Hyperaktivität, motorische + Mikrozephalie + Minderwuchs + Minderwuchs, pränataler + Schallempfindungsstörung + Schwerhörigkeit + Telekanthus)
spondylo-meta-epiphysäre Dysplasie mit kurzen Extremitäten und abnormer Kalzifikation
(+ Hypertelorismus + Mikrogenie + Minderwuchs + Nase, kurze + Retrogenie + Thorax, schmaler)

Oberlippe, zeltförmige

Gillin-Pryse//Davis-Syndrom
(+ Bauchwandmuskulatur, Hypo- oder Aplasie + Beugekontrakturen der Extremitäten + Genitalfehlbildungen + Gesichtsdysmorphien + Hydrops fetalis + Magen-Darm-Atresien + Malrotation + Nackenödem)

Papillome im Lippenrot, multiple hyperkeratotische

Hamartome, multiple
(+ Brustveränderungen, Neigung zu maligner Entartung + Fazies, adenoide + Gesichtsdysmorphien + Knotenbrust, große zystische + Lidachsenstellung, antimongoloide + Mandibulahypoplasie + Maxillahypoplasie + Mund, kleiner + Nase, schmale + Vogelgesicht)

Philtrum, fehlendes

Holoprosenzephalie
(+ Aglossie + Anophthalmie + Anosmie + Arrhinenzephalie + Arrhinie + Balkenmangel + Daumenaplasie + Daumenhypoplasie + geistige Behinderung + Hirn, monoventrikuläres + Hypertelorismus + Hypopituitarismus + Hyposmie + Hypotelorismus + Klumpfuß + Kolobom + Lippen-Kiefer-Gaumen-Spalte + Mikroglossie + Oberlippenspalte + Polydaktylie + Proboscis + Syndaktylien + Synophthalmie + Zyklopie)

Philtrum, hypoplastisches

Alkoholembryopathie
(+ Blepharophimose + Dystrophie, allgemeine + Endphalangen, Hypoplasie + Entwicklungsrückstand, statomotorischer + geistige Behinderung + Gesichtsdysmorphien + Herzfehler + Hyperaktivität + Hypospadie + Kryptorchismus + Labien, große, Hypoplasie + Maxillahypoplasie + Mikrogenie + Mikrozephalie + Minderwuchs + Minderwuchs, pränataler + Oberlippe, schmale + Onychohypoplasie + ZNS-Störungen)
Martsolf-Syndrom
(+ geistige Behinderung + Gesichtsdysmorphien + Hypogonadismus + Katarakt + Lidachsenstellung, antimongoloide + Maxillahypoplasie + Mikrozephalie + Minderwuchs + Nase, breite, flache)
maxillonasale Dysplasie (Assoziation), Typ Binder
(+ Alaknorpel, Hypoplasie + Malokklusion + Maxillahypoplasie + Nase, kleine)

Lippen, Mundhöhle und Gaumen

Philtrum, langes

Femurhypoplasie-Gesichtsdysmorphie-Syndrom
(+ Alaknorpel, Hypoplasie + Azetabulumhypoplasie + Beckendysplasie + Femuraplasie + Femurhypoplasie + Gaumenspalte + Gesichtsdysmorphien + Lidachsenstellung, mongoloide + Mikrogenie + Minderwuchs + Mund, kleiner + Nase, kurze + Nasenspitze, plumpe + Oberarmverkürzung + Oberlippe, schmale + Rippenanteile, hintere, Verschmälerung + Wirbelanomalien)

de-Lange-Syndrom (I)
(+ Augenbrauen, dichte, konvex geschwungene + Bogenmuster, vermehrte + Brachymesophalangie V + Daumen, proximal angesetzte + Dysphonie + Dystrophie, allgemeine + Entwicklungsrückstand, statomotorischer + Epikanthus + Füße, kleine + Gedeihstörungen + geistige Behinderung + Genitalfehlbildungen + Hände, kleine + Hypertrichose + Klinodaktylie + Metacarpalia, Anomalien + Mikrozephalie + Minderwuchs + Nasenboden, antevertierter, mit retrahiertem Septum + Oberlippe, schmale + Ohrmuschelanomalien + Philtrum, wenig strukturiertes + Retrogenie + Sprachentwicklung, verzögerte + Strahldefekte + Synophrys + Vierfingerfurche)

Weaver-Syndrom
(+ Epikanthus + Gelenkkontrakturen + Gesichtsdysmorphien + Hochwuchs + Kamptodaktylie + Knochenreifung, beschleunigte + Mikrogenie + Nasenwurzel, eingesunkene + Ohren, große + Stirn, vorgewölbte + Telekanthus)

Philtrum, langes prominentes

Tetrasomie 12p
(+ Brachymelie + Brachyzephalie + geistige Behinderung + Gesichtsdysmorphien + Haar, schütteres + Kryptorchismus + Mamillenzahl, abnorme + Nase, kurze, mit stark eingezogener Wurzel und nach vorn stehenden Öffnungen + zerebrale Anfälle)

Philtrum, wenig strukturiertes

de-Lange-Syndrom (I)
(+ Augenbrauen, dichte, konvex geschwungene + Bogenmuster, vermehrte + Brachymesophalangie V + Daumen, proximal angesetzte + Dysphonie + Dystrophie, allgemeine + Entwicklungsrückstand, statomotorischer + Epikanthus + Füße, kleine + Gedeihstörungen + geistige Behinderung + Genitalfehlbildungen + Hände, kleine + Hypertrichose + Klinodaktylie + Metacarpalia, Anomalien + Mikrozephalie + Minderwuchs + Nasenboden, antevertierter, mit retrahiertem Septum + Oberlippe, schmale + Ohrmuschelanomalien + Philtrum, langes + Retrogenie + Sprachentwicklung, verzögerte + Strahldefekte + Synophrys + Vierfingerfurche)

Pseudolippenspalte

Branchio-okulo-faziales-Syndrom
(+ Ergrauen + Gesichtsdysmorphien + Kiemenbogenanomalie + Kolobom + Mikrophthalmie + Tränen-Nasengänge, Atresie)

Schmerzen des Gaumens

Sicard-Neuralgie
(+ Geschmacksstörungen der Zunge)

Sluder-Neuralgie
(+ Augapfel, Schmerzen + Augenwinkel, innerer, Schmerzen + Maxilla, Schmerzen + Niesreiz + Schmerzen der Nase + Tränenträufeln)

Unterlippenfisteln

Pterygium-Syndrom, popliteales
(+ Gaumenspalte + Lippen-Kiefer-Gaumen-Spalte + Pterygien, popliteale + Syndaktylien)

van-der-Woude-Syndrom
(+ Gaumenspalte + Hypodontie + Lippen-Kiefer-Gaumen-Spalte + Lippenspalte)

Unterlippenkerbe

Simpson-Golabi-Behmel-Syndrom
(+ Alveolarkerben + Gesicht, plumpes + Gesichtszüge, grobe + Hepatomegalie + Herzfehler + Hexadaktylie + Hochwuchs + Hypodontie + Makroglossie + Makrosomie, fetale + Nabelhernie + Omphalozele + Splenomegalie)

Unterlippe, umgestülpte

Gorlin(-Chaudhry-Moss)-Syndrom
(+ Blepharophimose + Ductus arteriosus Botalli, offener + Gesichtsprofil, konkaves + Hypertrichose + Hypodontie + Jochbogenhypoplasie oder -aplasie + Koronarnaht, Synostose, prämature + Labien, große, Hypoplasie + Mandibulahypoplasie + Maxillahypoplasie + Mikrodontie + Oberlidkerbung + Pupillarmembranen, persistierende + Schwerhörigkeit)

Trisomie-8-Mosaik
(+ Arthrogrypose + Balkenmangel + Gesichtsdysmorphien + Hydronephrose + Nase, birnenförmige + Palmarfurchen, tiefe + Patellaaplasie + Pigmentationsanomalien + Plantarfurchen, tiefe + Spina bifida + Wirbelanomalien)

Vestibulum oris, Fehlbildung

Weyers-Syndrom
(+ Hexadaktylie + Inzisivi, Hypoplasie + Mandibula, Spaltbildung + Onychodysplasie + Synostosen)

Zunge, Grünfärbung

SMON-Krankheit
(+ Paraparesen, ataktische + Paraparesen, schlaffe + Paraparesen, spastische + Sensibilitätsstörungen + Skotom)

Zungenaplasie

Otozephalie
(+ Gesichtsdysmorphien + Mandibulahypoplasie + Mundaplasie + Ohren, horizontale Position + Zungenhypoplasie)

Zungenatrophie

Jackson-Lähmung
(+ Dysarthrie + Hemiparese + Larynxlähmung + Schluckbeschwerden + Zungenlähmung)

Muskelatrophie, bulbospinale, Typ Kennedy
(+ Dysarthrie + Faszikulationen + mimische Muskeln, Lähmung + Paresen der Beckengürtelmuskulatur + Paresen der Schultermuskulatur + Schluckbeschwerden)

Muskelatrophie, infantile spinale, Typ Werdnig-Hoffmann
(+ Areflexie + head-drop-Phänomen + Hypokinese + Kyphoskoliose + Muskelatrophie + Muskelhypotonie + Schluckbeschwerden + Spitzfuß, paretischer + Taschenmesserphänomen + Thoraxdeformität + Vorderhornzellendegeneration + Zungenfibrillationen)

Lippen, Mundhöhle und Gaumen

Tapia-Symptomatik
(+ Gaumenlähmung + Hemiparese + Larynxlähmung + Pharynxlähmung + Zungenlähmung)

Zungenbrennen

Glossodynie
(+ Mundschleimhaut, Mißempfindung)

Zungenfaszikulationen

Bulbärparalyse, infantile
(+ Dysarthrie + Dyspnoe + Hirnnervenausfälle + Schluckbeschwerden + Stridor)
Machado-Krankheit
(+ Exophthalmus + Extrapyramidalsymptome + Hirnatrophie + Kleinhirnatrophie + Muskelatrophie + Neuropathien + Ophthalmoplegie + Pyramidenbahnzeichen + Schluckbeschwerden + Spastik)

Zungenfehlbildung

Meckel-Gruber-Syndrom
(+ Arrhinenzephalie + Enzephalozele + Epispadie + Gaumenspalte + Harnblasenekstrophie + Hexadaktylie + Hypospadie + Katarakt + Kleinhirnagenesie + Klumpfuß + Kolobom + Leberfibrose + Mikrogenie + Mikrophthalmie + Mikrozephalie + Nierenzysten + Optikusaplasie + Polydaktylie + Stirn, fliehende)

Zungenfibrillationen

Muskelatrophie, infantile spinale, Typ Werdnig-Hoffmann
(+ Areflexie + head-drop-Phänomen + Hypokinese + Kyphoskoliose + Muskelatrophie + Muskelhypotonie + Schluckbeschwerden + Spitzfuß, paretischer + Taschenmesserphänomen + Thoraxdeformität + Vorderhornzellendegeneration + Zungenatrophie)
Muskelatrophie, spinale, Typ Kugelberg-Welander
(+ Bulbärsymptomatik + Creatinkinase, erhöhte + Eigenreflexe, abgeschwächte + EMG, Mischbilder von Neuropathie- und Myopathiemuster + EMG, pseudomyotone Entladungen + Faszikulationen + Fingertremor, feinschlägiger + Hohlfuß + Hyperlordose + Kyphoskoliose + Muskelhypotonie + Myopathie + Scapulae alatae + Skoliose + Spitzfuß, paretischer + Wadenhypertrophie)

Zungenfrenula

oro-fazio-digitales Syndrom Typ I
(+ Alaknorpel, Hypoplasie + Alveolarkerben + Fingerhypoplasien + Gesichtsdysmorphien + Oberlippenfrenula + Zungenkerben)

Zungenhypoplasie

Otozephalie
(+ Gesichtsdysmorphien + Mandibulahypoplasie + Mundaplasie + Ohren, horizontale Position + Zungenaplasie)

Zungenkerben

Mohr-Syndrom
(+ Frenula, orale + Gesichtsdysmorphien + Großzehenverdoppelung + Lippenspalte + Naseneinkerbungen + Syndaktylien)
oro-fazio-digitales Syndrom Typ I
(+ Alaknorpel, Hypoplasie + Alveolarkerben + Fingerhypoplasien + Gesichtsdysmorphien + Oberlippenfrenula + Zungenfrenula)

Zungenlähmung

Jackson-Lähmung
(+ Dysarthrie + Hemiparese + Larynxlähmung + Schluckbeschwerden + Zungenatrophie)
Tapia-Symptomatik
(+ Gaumenlähmung + Hemiparese + Larynxlähmung + Pharynxlähmung + Zungenatrophie)

Zungenoberfläche, glatte atrophische und gerötete

Ariboflavinose
(+ Blepharitis + Cheilitis sicca + Erytheme, rhagadiforme + Hornhauttrübung + Konjunktivitis + Mundwinkelrhagaden + Paronychie)

Zungenpapillen, fungiforme, Fehlen

Neuropathie, hereditäre sensible, Typ III
(+ Analgesie + Apnoezustände + Erbrechen + Fieber + Gelenkveränderungen + Hyperhidrose + Hypertonie + Hypotonie + Lidschluß, fehlender + Megakolon + Megaösophagus + Minderwuchs + Pylorospasmus + Schluckbeschwerden + Skoliose + Speichelfluß, vermehrter + Sprachentwicklung, verzögerte + Tränensekretion, verminderte bis fehlende + Trinkschwierigkeiten + zerebrale Anfälle)

Zungenregion, laterale, Schmerzen

Processus-styloideus-Symptomatik
(+ Fremdkörpergefühl im Rachen + Pharynxregion, laterale, Schmerzen + Processus styloideus, Anomalie)

Zunge, schmale

German-Syndrom
(+ Dolichozephalus + Ellenbogengelenk, Kontrakturen + Entwicklungsrückstand, motorischer und geistiger + Fußdeformitäten + Kamptodaktylie + Karpfenmund + Kniegelenke, Kontrakturen + Lymphödem)

Lunge und Atemwege

Apnoezustände

Glutarazidurie Typ II
(+ Bradyarrhythmien + Gesichtsdysmorphien + Hyperammonämie + Hypoglykämie + Hypospadie + Lethargie + Nierenanomalien + Schweißfuß-artiger Geruch)
Hyperglycinämie, nichtketotische, isolierte
(+ geistige Behinderung + Glycin, erhöhtes, im Gehirn + Glycin, erhöhtes, im Liquor + Glycin, erhöhtes, im Plasma + Glycin, erhöhtes, im Urin + Lethargie + Muskelhypotonie + Spastik + zerebrale Anfälle)
Hypoventilation, primäre
(+ Hypoxämie + Polyglobulie + Zyanose)
Joubert-Syndrom
(+ Ataxie + Degeneration, tapetoretinale + Entwicklungsrückstand, motorischer und geistiger + Enzephalozele + Kleinhirnwurm, Aplasie oder Hypoplasie + Netzhautkolobom + Sprachentwicklung, verzögerte + Tachypnoe)
Mikity-Wilson-Komplex
(+ Atemnot des Neugeborenen + Atemstörung + Dyspnoe + Lungenzeichnung, netzförmige + Zyanose)
Neuropathie, hereditäre sensible, Typ III
(+ Analgesie + Erbrechen + Fieber + Gelenkveränderungen + Hyperhidrose + Hypertonie + Hypotonie + Lidschluß, fehlender + Megakolon + Megaösophagus + Minderwuchs + Pylorospasmus + Schluckbeschwerden + Skoliose + Speichelfluß, vermehrter + Sprachentwicklung, verzögerte + Tränensekretion, verminderte bis fehlende + Trinkschwierigkeiten + zerebrale Anfälle + Zungenpapillen, fungiforme, Fehlen)
Phencyclidin-Fetopathie
(+ Atemstörung)
Schlafapnoe(-Syndrom)
(+ Adipositas + Cor pulmonale + Hypertonie, pulmonale + Schnarchen)
Stiff-baby
(+ Entwicklungsrückstand, motorischer + Fallneigung + Hernien + Muskelhypertonie)

asphyktische Anfälle

Linksherzhypoplasie
(+ Aorta, Hypoplasie + Dyspnoe + Kardiomegalie + Pulsus parvus + Rechtshypertrophie + Tachypnoe + Zyanose)

Asthma-ähnliche Atemnot

Vinylchloridkrankheit
(+ Akrodystrophie + Armparesen + Bewußtseinsstörungen + Eigenreflexe, abgeschwächte + Endphalangen, Osteolyse + Fazialislähmung + Hepatomegalie + Hyperhidrose + Parästhesien + Potenzstörungen + Raynaud-Phänomen + Schwindel + Splenomegalie + Thrombozytopenie + Übelkeit)

Asthma bronchiale

China-Restaurant-Syndrom
(+ Engegefühl + Hitzegefühl + Hyperhidrose + Kopfschmerz + Parästhesien)
Churg-Strauss-Syndrom
(+ allergische Reaktion + Eosinophilie + Lungeninfiltrate + Mononeuritis multiplex + Neuropathien + Sinusitis + Vaskulitis, nekrotisierende)
Hopkins-Symptomenkomplex
(+ Muskelatrophie + Paresen + Pleozytose, lymphozytäre)
Karzinoid-Syndrom
(+ Abdominalschmerzen + Diarrhö + Endocarditis fibroplastica + Flush + Herzfehler + Tachykardie + Teleangiektasien)
Xanthurenazidurie
(+ 3-OH-Kynurenin im Urin + Anämie + Diabetes mellitus + Kynureninsäure im Urin + Urtikaria + Xanthurensäure im Urin)

Atelektasen

Heiner-Syndrom
(+ Angioödem + Bronchitis, obstruktive + Diarrhö + Dyspnoe + Erbrechen + Gedeihstörungen + Hämoptoe + Hämosiderose + Husten + Kuhmilchallergie + Rhinitis + Urtikaria)
Mittellappen-Syndrom
(+ Dyspnoe + Husten)
Rowley-Rosenberg-Syndrom
(+ Fettgewebsatrophie + Hyperaminoazidurie + Hyperlipidämie + Minderwuchs + Muskelatrophie + Pneumonie)

Atemlähmung, periphere und zentrale

Landry-Paralyse
(+ Dissoziation, zytoalbuminäre, im Liquor + Eigenreflexe, erloschene + Herzrhythmusstörungen + Kreislaufstörungen + Paresen)

Atemstörung

Bland-White-Garland-Syndrom
(+ Dilatation des Herzens + Dysphonie + Herzinsuffizienz + Husten + Infarkt-EKG + Q-Zacken, tiefe im EKG + Regurgitation + T-Inversionen im EKG + Tachypnoe + Zyanose)
Dysostose, thorakopelvine
(+ Beckenschaufeln, Hypoplasie + Hämangiome, kutane + Körperasymmetrie + Larynxstenose + Minderwuchs + Rippen, kurze + Skoliose + Thorax, schmaler)
Dystrophia myotonica Curschmann-Steinert
(+ Alopezie + Dickdarmdilatation, verminderte + Dysfunktion, ovarielle + Facies myopathica + geistige Behinderung + Gesicht, schmales + Herzrhythmusstörungen + Hirnatrophie + Hodenatrophie + Hydramnion + Hypoventilation, alveoläre + Katarakt + Kindsbewegungen, verminderte + Klumpfuß + Magenmotilität, verminderte + Mimik, verminderte + Muskelatrophie + Muskelhypotonie + Muskelschwäche + Myotonie + Ösophagusdilatation + Ösophagusperistaltik, verminderte + Paresen + Peristaltik, verminderte + Ptosis + Skelettanomalien + Trinkschwierigkeiten)
Effort-Reaktion
(+ Aerophagie + Akren, kalte + Angstzustände + Globusgefühl + Herzrhythmusstörungen + Herzschmerzen + Hyperventilation + Konzentrationsstörungen + Parästhesien + Schwindel + Tetanien + Tremor)
Entzugserscheinungen des Neugeborenen
(+ Diarrhö + Drogenabusus, mütterlicher + Erbrechen + Erregbarkeit, erhöhte + Hyperaktivität + Schreien, schrilles + vegetative Störungen + zerebrale Anfälle)
Farber-Krankheit
(+ Arthralgien + Ceramid-haltige intralysosomale Ablagerungen + Dysphonie + Entwicklungsrückstand, statomotorischer + Gedeihstörungen + geistige Behinderung + Knochendestruktionen, gelenknahe + Schwellungen, erythematöse, schmerzhafte)
Leigh-Enzephalomyelopathie
(+ Ataxie + Bewegungsstörungen, choreo-athetotische + Dysarthrie + Dystonie, motorische + Extrapyramidalsymptome + Hyperreflexie + Muskelhypotonie + Nystagmus + Ophthalmoplegie + Optikusatrophie + Paresen + Pyramidenbahnzeichen + Rigor + Streckspasmen + Tremor + Visusminderung + zerebrale Anfälle)
Lungendysplasie, kongenitale zystische adenomatoide
(+ Atemnot des Neugeborenen + Zyanose)
MERRF-Syndrom
(+ Abbau, geistiger + Ataxie + Enzephalopathie + Epilepsie + epileptische Anfälle + Kardiomyopathie + Laktaterhöhung + Lipome + Minderwuchs + Myoklonien + Myopathie + Schallempfindungsstörung + Schwerhörigkeit + zerebrale Anfälle)

Lunge und Atemwege

Mikity-Wilson-Komplex
(+ Apnoezustände + Atemnot des Neugeborenen + Dyspnoe + Lungenzeichnung, netzförmige + Zyanose)
Muskeldystrophie, X-chromosomal rezessive, Typ Duchenne
(+ Creatinkinase, erhöhte + Echokardiogramm, auffälliges + EKG, pathologisches + geistige Behinderung + Gelenkkontrakturen + Gower-Manöver + Kardiomyopathie + Lordose + Makroglossie + Muskelatrophie + Muskelschwäche + Myopathie + Paresen + Skoliose + Trendelenburg-Zeichen, positives + Wadenhypertrophie + Wadenschmerzen + Watschelgang + Zehenspitzengang)
Myasthenia gravis (pseudoparalytica)
(+ Diplopie + Dysarthrie + Facies myopathica + Paresen + Ptosis + Schluckbeschwerden)
Phencyclidin-Fetopathie
(+ Apnoezustände)
Pyruvatdehydrogenase-Defekt
(+ Ataxie + Azidose + Entwicklungsrückstand, motorischer und geistiger + Laktat/Pyruvat-Quotient gestört + Mikrozephalie + Neutropenie + Optikusatrophie + Trinkschwierigkeiten)
Surfactant-Mangel des Neugeborenen
(+ Dyspnoe + Hyperkapnie + Lungenzeichnung, feinretikuläre + Tachypnoe)

Bronchialemphysem, obstruktives

Alpha-1-Antitrypsinmangel
(+ Hepatopathie + Leberzellkarzinom + Leberzirrhose)

Bronchiektasen

cystische Fibrose
(+ Gedeihstörungen + Ileus des Früh- und Neugeborenen + Pankreasfibrose + Pneumopathie + Stuhl, voluminöser, stinkender, fetthaltiger)
Kartagener-Syndrom
(+ Bauchorgane, Lageanomalien + Insuffizienz, pluriglanduläre + Sinusitis, chronische, mit Polyposis nasi + Thoraxdeformität + Zilien, Strukturanomalien)
Mounier//Kuhn-Syndrom
(+ Cor pulmonale + Husten + Pneumonie + Trachealerweiterung)
Syndrom der immotilen Zilien
(+ Bauchorgane, Lageanomalien + Sinusitis, chronische, mit Polyposis nasi + Thoraxdeformität + Zilien, Strukturanomalien)
Young-Syndrom
(+ Sinusitis, chronische, mit Polyposis nasi + Sterilität + Thoraxdeformität)

Bronchitis

Caplan-Syndrom
(+ Arthritiden + Cor pulmonale + Dyspnoe + Husten + Lungeninfiltrate)

Bronchitis, obstruktive

Heiner-Syndrom
(+ Angioödem + Atelektasen + Diarrhö + Dyspnoe + Erbrechen + Gedeihstörungen + Hämoptoe + Hämosiderose + Husten + Kuhmilchallergie + Rhinitis + Urtikaria)

Bronchopathie, chronische

Williams-Campbell-Syndrom
(+ Thoraxdeformität + Trommelschlegelfinger + Trommelschlegelzehen)

Dyspnoe

alveoläre Hämorrhagie
(+ Anämie + Hämoptoe + Hypoxämie + Lungeninfiltrate)
Angststörung, generalisierte
(+ Angstzustände + Hyperhidrose + Hyperventilation + neurovegetative Störungen + Palpitationen + Tremor + vegetative Störungen)
Arteria-pulmonalis-Sklerose
(+ Cor pulmonale + Polyglobulie + Teleangiektasien + Trommelschlegelfinger + Trommelschlegelzehen + Zyanose)
Bulbärparalyse, infantile
(+ Dysarthrie + Hirnnervenausfälle + Schluckbeschwerden + Stridor + Zungenfaszikulationen)
Caplan-Syndrom
(+ Arthritiden + Bronchitis + Cor pulmonale + Husten + Lungeninfiltrate)
Ebstein-Anomalie
(+ Auskultation, Spindelgeräusch, systolisches hoch- bis mittelfrequentes + Rechtsschenkelblock + Tachykardie + Zyanose)
Goodpasture-Syndrom
(+ Androtropie + Antibasalmembran-Antikörper + Glomerulonephritis + Hämaturie + Hämoptoe + Proteinurie)
Heiner-Syndrom
(+ Angioödem + Atelektasen + Bronchitis, obstruktive + Diarrhö + Erbrechen + Gedeihstörungen + Hämoptoe + Hämosiderose + Husten + Kuhmilchallergie + Rhinitis + Urtikaria)
Hoigné-Reaktion
(+ Angstzustände + Halluzinationen + Sehstörungen + zerebrale Anfälle)
Linksherzhypoplasie
(+ Aorta, Hypoplasie + asphyktische Anfälle + Kardiomegalie + Pulsus parvus + Rechtshypertrophie + Tachypnoe + Zyanose)
Löffler-Endokarditis
(+ allergische Reaktion + Eosinophilie + Kardiomegalie + Mitralinsuffizienz + Thromboembolien)
Löffler-Syndrom
(+ Eosinophilie + Fieber + Husten + Leukozytose + Lungeninfiltrate)
Lungenhämosiderose, idiopathische
(+ Anämie, hypochrome + Hämoptoe)
Mikity-Wilson-Komplex
(+ Apnoezustände + Atemnot des Neugeborenen + Atemstörung + Lungenzeichnung, netzförmige + Zyanose)
Mitralklappenprolaps(-Syndrom)
(+ Auskultation, Geräusch, spätsystolisches + Auskultation, Klick, mittel- bis spätsystolischer + Brustschmerzen + Gynäkotropie + Herzrhythmusstörungen + Synkopen)
Mittellappen-Syndrom
(+ Atelektasen + Husten)
Öl-Syndrom, toxisches
(+ Alopezie + Diarrhö + Eosinophilie + Exantheme + Fieber + Gelenkkontrakturen + Hepatopathie + Husten + Hypertonie, pulmonale + Hypoxämie + Lungeninfiltrate + Myalgien + Neuropathien + Pleuraerguß + Pneumonie)
Panikstörung
(+ Angstzustände + Brustschmerzen + Diarrhö + Hyperhidrose + Hyperventilation + Konzentrationsstörungen + Mundtrockenheit + neurovegetative Störungen + Palpitationen + Panikattacken + Phobien + Schlafstörungen + Tremor + vegetative Störungen)
Scimitar-Anomalie
(+ Infekte des Respirationstrakts + Links-Rechts-Shunt + parakardiale Verschattung)
Surfactant-Mangel des Neugeborenen
(+ Atemstörung + Hyperkapnie + Lungenzeichnung, feinretikuläre + Tachypnoe)
Vena-cava-superior-Syndrom
(+ Exophthalmus + Gesichtsödem + Neoplasien, thorakale + Venenstauung + Zyanose)

Lunge und Atemwege

Epiglottisdysplasie

Kurzripp-Polydaktylie-Syndrome
(+ Analatresie + Arrhinenzephalie + Gaumenspalte + Herzfehler + Leberzysten + Lippenspalte + Mikropenis + Minderwuchs + Nierenaplasie + Nierenzysten + Pankreaszysten + Polydaktylie + Rippen, kurze + Thoraxdysplasie + Urethralatresie + Uterus duplex + Zähne, angeborene)

Epiglottisödem, akutes

Quincke-Ödem
(+ Abdominalschmerzen + C1-Esterase-Inhibitor (INH), verminderter Serumspiegel + Hypoxämie + Larynxödem + Lidödem + Lippenödem + Ödem, allergisches + Ödeme, allg.)

Hämoptoe

alveoläre Hämorrhagie
(+ Anämie + Dyspnoe + Hypoxämie + Lungeninfiltrate)
Goodpasture-Syndrom
(+ Androtropie + Antibasalmembran-Antikörper + Dyspnoe + Glomerulonephritis + Hämaturie + Proteinurie)
Heiner-Syndrom
(+ Angioödem + Atelektasen + Bronchitis, obstruktive + Diarrhö + Dyspnoe + Erbrechen + Gedeihstörungen + Hämosiderose + Husten + Kuhmilchallergie + Rhinitis + Urtikaria)
Hughes-Stovin-Syndrom
(+ Aneurysmen + Husten + Hypertonie, pulmonale + Thrombosen, arterielle oder venöse)
Lungenhämosiderose, idiopathische
(+ Anämie, hypochrome + Dyspnoe)

Hämosiderose

Heiner-Syndrom
(+ Angioödem + Atelektasen + Bronchitis, obstruktive + Diarrhö + Dyspnoe + Erbrechen + Gedeihstörungen + Hämoptoe + Husten + Kuhmilchallergie + Rhinitis + Urtikaria)

Hilusgefäße, pulsierende

Lutembacher-Komplex
(+ Druckerhöhung im rechten Herzen + Mitralstenose + P-dextrocardiale im EKG + Pulmonalarterie, Druckerhöhung + Rechtsschenkelblock + Vorhofflimmern + Vorhofseptumdefekt)

Husten

Bland-White-Garland-Syndrom
(+ Atemstörung + Dilatation des Herzens + Dysphonie + Herzinsuffizienz + Infarkt-EKG + Q-Zacken, tiefe im EKG + Regurgitation + T-Inversionen im EKG + Tachypnoe + Zyanose)
Caplan-Syndrom
(+ Arthritiden + Bronchitis + Cor pulmonale + Dyspnoe + Lungeninfiltrate)
Foramen-jugulare-Symptomatik
(+ Dysphonie + Kulissenphänomen + Pseudoasthma + Regurgitation + Schluckbeschwerden + Stimmbandlähmung)
Heiner-Syndrom
(+ Angioödem + Atelektasen + Bronchitis, obstruktive + Diarrhö + Dyspnoe + Erbrechen + Gedeihstörungen + Hämoptoe + Hämosiderose + Kuhmilchallergie + Rhinitis + Urtikaria)
Hughes-Stovin-Syndrom
(+ Aneurysmen + Hämoptoe + Hypertonie, pulmonale + Thrombosen, arterielle oder venöse)

hypereosinophiles Syndrom
(+ Appetitlosigkeit + Arthralgien + Endomyokardnekrosen + Eosinophilie + Eosinophilie im Knochenmark + Exantheme + Fieber + Gewichtsabnahme + Gynäkotropie + Hepatomegalie + Lungeninfiltrate + Myokardfibrose + Neuropathien + Pleuraerguß + Splenomegalie)
Löffler-Syndrom
(+ Dyspnoe + Eosinophilie + Fieber + Leukozytose + Lungeninfiltrate)
Mittellappen-Syndrom
(+ Atelektasen + Dyspnoe)
Mounier//Kuhn-Syndrom
(+ Bronchiektasen + Cor pulmonale + Pneumonie + Trachealerweiterung)
Öl-Syndrom, toxisches
(+ Alopezie + Diarrhö + Dyspnoe + Eosinophilie + Exantheme + Fieber + Gelenkkontrakturen + Hepatopathie + Hypertonie, pulmonale + Hypoxämie + Lungeninfiltrate + Myalgien + Neuropathien + Pleuraerguß + Pneumonie)

Hypertonie, pulmonale

Antiphospholipid-Syndrom
(+ Aborte + Blutungsneigung + Gynäkotropie + Luesreaktion falsch positiv + Lupusantikoagulans + Thrombophilie + Thromboplastinzeit, partielle, verlängerte + Thrombosen, arterielle oder venöse)
Eisenmenger-Komplex
(+ Shunt-Umkehr + Ventrikelseptumdefekt + Zyanose)
Eisenmenger-Reaktion
(+ Shunt-Umkehr)
Höhenkrankheit, chronische
(+ Hypoventilation, alveoläre + Polyglobulie + Zyanose)
Hughes-Stovin-Syndrom
(+ Aneurysmen + Hämoptoe + Husten + Thrombosen, arterielle oder venöse)
Öl-Syndrom, toxisches
(+ Alopezie + Diarrhö + Dyspnoe + Eosinophilie + Exantheme + Fieber + Gelenkkontrakturen + Hepatopathie + Husten + Hypoxämie + Lungeninfiltrate + Myalgien + Neuropathien + Pleuraerguß + Pneumonie)
Schlafapnoe(-Syndrom)
(+ Adipositas + Apnoezustände + Cor pulmonale + Schnarchen)

Hyperventilation

Angststörung, generalisierte
(+ Angstzustände + Dyspnoe + Hyperhidrose + neurovegetative Störungen + Palpitationen + Tremor + vegetative Störungen)
Effort-Reaktion
(+ Aerophagie + Akren, kalte + Angstzustände + Atemstörung + Globusgefühl + Herzrhythmusstörungen + Herzschmerzen + Konzentrationsstörungen + Parästhesien + Schwindel + Tetanien + Tremor)
Methylmalonazidämie (Mutase-Defekt)
(+ Bewußtlosigkeit + Erbrechen + Gedeihstörungen + Glycin, erhöhtes, im Plasma + Hyperammonämie + Lethargie + Muskelhypotonie + Niereninsuffizienz + Osteoporose + Trinkschwierigkeiten + zerebrale Anfälle)
Panikstörung
(+ Angstzustände + Brustschmerzen + Diarrhö + Dyspnoe + Hyperhidrose + Konzentrationsstörungen + Mundtrockenheit + neurovegetative Störungen + Palpitationen + Panikattacken + Phobien + Schlafstörungen + Tremor + vegetative Störungen)
Reye-Sequenz
(+ Delir + Enzephalopathie + Erregbarkeit, erhöhte + Fieber + Halluzinationen + Hämatemesis + Hepatomegalie + Orientierungsstörungen + zerebrale Anfälle)

Lunge und Atemwege

Hypoventilation, alveoläre

Dystrophia myotonica Curschmann-Steinert
(+ Alopezie + Atemstörung + Dickdarmdilatation, verminderte + Dysfunktion, ovarielle + Facies myopathica + geistige Behinderung + Gesicht, schmales + Herzrhythmusstörungen + Hirnatrophie + Hodenatrophie + Hydramnion + Katarakt + Kindsbewegungen, verminderte + Klumpfuß + Magenmotilität, verminderte + Mimik, verminderte + Muskelatrophie + Muskelhypotonie + Muskelschwäche + Myotonie + Ösophagusdilatation + Ösophagusperistaltik, verminderte + Paresen + Peristaltik, verminderte + Ptosis + Skelettanomalien + Trinkschwierigkeiten)

Höhenkrankheit, chronische
(+ Hypertonie, pulmonale + Polyglobulie + Zyanose)

Infekte des Respirationstrakts

Good-Syndrom
(+ B-Lymphozyten, völliges Fehlen + Diarrhö + Gewichtsabnahme + Hypogammaglobulinämie + Mediastinaltumor + Schwächegefühl, allgemeines)

Granulomatose, septische
(+ Allgemeininfektion, schwere + Entzündungsherde, chronisch-granulomatöse, der Harnwege + Entzündungsherde, chronisch-granulomatöse, im Gastrointestinaltrakt + Hautinfektionen, akut-abszedierende + Immundefekt + Infektanfälligkeit + Infektionen, abszedierende + Infektionen, akut-abszedierende, der Leber + Infektionen, akut-abszedierende, der Lunge + Infektionen, akut-abszedierende, der Lymphknoten + Infektionen, akut-abszedierende, der Milz + Infektionen, akut-abszedierende, des Gastrointestinaltrakts + Phagozytendefekt)

Mucolipidose II
(+ Dysostosen + Entwicklungsrückstand, statomotorischer + Geburtsgewicht, niedriges + Gelenkkontrakturen + Gesichtsdysmorphien + Hautverdickung + Hepatomegalie + Hernien + Minderwuchs + Splenomegalie + vakuolisierte Zellen)

Scimitar-Anomalie
(+ Dyspnoe + Links-Rechts-Shunt + parakardiale Verschattung)

Infektionen, akut-abszedierende, der Lunge

Granulomatose, septische
(+ Allgemeininfektion, schwere + Entzündungsherde, chronisch-granulomatöse, der Harnwege + Entzündungsherde, chronisch-granulomatöse, im Gastrointestinaltrakt + Hautinfektionen, akut-abszedierende + Immundefekt + Infektanfälligkeit + Infekte des Respirationstrakts + Infektionen, abszedierende + Infektionen, akut-abszedierende, der Leber + Infektionen, akut-abszedierende, der Lymphknoten + Infektionen, akut-abszedierende, der Milz + Infektionen, akut-abszedierende, des Gastrointestinaltrakts + Phagozytendefekt)

Inspirationsschmerz

Hedblom-Diaphragmatitis
(+ Zwerchfelldefekt)

Kurzatmigkeit

Muskelhyperplasie, pulmonale
(+ Lungenzeichnung, Honigwabenmuster + Lymphknotenschwellung + Mikrozysten in der Lunge + Trommelschlegelfinger + Trommelschlegelzehen)

Larynxhypoplasie

kampomeles Syndrom
(+ Femurverbiegung + Genitalfehlbildungen + Gesichtsdysmorphien + Minderwuchs + Verbiegung der Unterschenkel)

Shprintzen-Syndrom I
(+ Gesichtsdysmorphien + Lernfähigkeitsstörungen + Nasenwurzel, breite, flache + Omphalozele + Pharynxhypoplasie)

Larynxlähmung

Cestan-Chenais-Symptomatik
(+ Hemianästhesie + Hemiasynergie + Hemiparese + Horner-Trias)

Jackson-Lähmung
(+ Dysarthrie + Hemiparese + Schluckbeschwerden + Zungenatrophie + Zungenlähmung)

Tapia-Symptomatik
(+ Gaumenlähmung + Hemiparese + Pharynxlähmung + Zungenatrophie + Zungenlähmung)

Larynxödem

Quincke-Ödem
(+ Abdominalschmerzen + C1-Esterase-Inhibitor (INH), verminderter Serumspiegel + Epiglottisödem, akutes + Hypoxämie + Lidödem + Lippenödem + Ödem, allergisches + Ödeme, allg.)

Larynxschmerzen

Eagle-Symptomenkomplex
(+ Dysphagie + Fremdkörpergefühl im Rachen + Schluckbeschwerden)

Larynxspalte

G-Syndrom
(+ Gesichtsdysmorphien + Hypertelorismus + Hypospadie + Schluckbeschwerden)

Larynxstenose

Dysostose, thorakopelvine
(+ Atemstörung + Beckenschaufeln, Hypoplasie + Hämangiome, kutane + Körperasymmetrie + Minderwuchs + Rippen, kurze + Skoliose + Thorax, schmaler)

Larynxveränderungen

Werner-Syndrom
(+ Arteriosklerose + Ergrauen + Fettgewebsatrophie + Hautulzerationen + Hyaluronsäure, erhöhte Ausscheidung + Hyperkeratose + Katarakt + Wachstumsstörungen)

Lungenagenesie

Hydroletalus-Syndrom
(+ Arrhinenzephalie + Balkenmangel + Gesichtsdysmorphien + Gesichtsspalten + Hydramnion + Hydrozephalus + Mikrophthalmie + Nase, kleine + Polydaktylie)

Lunge und Atemwege

Lungencompliance, verminderte

ARDS
(+ Hypoxämie + Lungeninfiltrate + respiratorische Insuffizienz, akute)

Lungenembolie

Antithrombin-III-Mangel
(+ apoplektischer Insult + Myokardinfarkt + Thrombophilie + Thrombosen, arterielle oder venöse)

Armvenenthrombose Paget-von-Schroetter
(+ Androtropie + Kollaterale, venöse, über die Schulter- und Pektoralisregion + Schulter-Oberarm-Unterarmregion, Schmerz und Spannungsgefühl + Schwellung und Zyanose der Schulterregion + Thrombophilie + Vena axillaris, Thrombose)

Lungenfibrose

Agammaglobulinämie Typ Bruton
(+ B-Lymphozyten, völliges Fehlen + Immundefekt + Immunglobuline, Verminderung der Hauptfraktion + Infektanfälligkeit + Infektionen, rezidivierende + Plasmazellen, fehlende)

mukoepitheliale Dysplasie, hereditäre
(+ Alopezie + Blepharospasmus + Candidiasis + Cor pulmonale + Hornhaut, Vaskularisierung, mit Pannusbildung + Hornhautvernarbung + Hyperkeratose, follikuläre + Katarakt + Keratokonjunktivitis + Nystagmus + Photophobie + Pneumonie + Pneumothorax, spontaner)

Lungenhypoplasie

Akinesie, fetale
(+ Arthrogrypose + Gelenkfehlstellungen + Kindsbewegungen, verminderte)

Dermopathie, restriktive
(+ Arthrogrypose + Gelenkbeweglichkeit, eingeschränkte + Gelenkkontrakturen + Gesichtsdysmorphien + Hautdysplasien und -aplasien + Hauteinschnürungen + Kindsbewegungen, verminderte + Mikrognathie + Mund, kleiner + Nase, kleine + Ohren, tief angesetzte + Polyhydramnion + Röhrenknochen, Ossifikationsstörung)

Dysostose, spondylokostale, mit viszeralen Defekten und Dandy-Walker-Malformation
(+ Balkenmangel + Dandy-Walker-Anomalie + Finger, Brachydaktylie + Hemiwirbelbildung + Herzfehler + Hydramnion + Hydronephrose + Hydrops fetalis + Malrotation + Mikromelie + Nierendysplasie + Rippendefekte + Thoraxdysplasie + Wirbelanomalien + Zehen, Brachydaktylie)

Pena-Shokeir-Syndrom I
(+ Arthrogrypose + Gelenkfehlstellungen + Gelenkkontrakturen + Hydramnion + Kindsbewegungen, verminderte)

Potter-Sequenz
(+ »Potter facies« + Adysplasie, urogenitale + Anomalien, anorektale + Epikanthus + Gesichtsdysmorphien + Hypertelorismus + Klumpfuß + Nierenagenesie + Ohrmuscheldysplasie + Uterusanomalien + Wirbelanomalien)

Pterygium-Syndrom, letales multiples, Typ II
(+ Extremitäten, kurze breite + Humerus-Ulna, Fusion + Hypertelorismus + Nackenödem + Pterygien + Synostose, radio-ulnare)

Tetraamelie mit multiplen Fehlbildungen
(+ Amelie + Analatresie + Arrhinie + Beckenaplasie + Gesichtsspalten + Makrozephalie + Ohrmuschel, fehlende)

Lungeninfiltrate

alveoläre Hämorrhagie
(+ Anämie + Dyspnoe + Hämoptoe + Hypoxämie)

ARDS
(+ Hypoxämie + Lungencompliance, verminderte + respiratorische Insuffizienz, akute)

Caplan-Syndrom
(+ Arthritiden + Bronchitis + Cor pulmonale + Dyspnoe + Husten)

Churg-Strauss-Syndrom
(+ allergische Reaktion + Asthma bronchiale + Eosinophilie + Mononeuritis multiplex + Neuropathien + Sinusitis + Vaskulitis, nekrotisierende)

Eosinophilie, tropische
(+ Eosinophilie + Mikrofilarien-Infektion)

hypereosinophiles Syndrom
(+ Appetitlosigkeit + Arthralgien + Endomyokardnekrosen + Eosinophilie + Eosinophilie im Knochenmark + Exantheme + Fieber + Gewichtsabnahme + Gynäkotropie + Hepatomegalie + Husten + Myokardfibrose + Neuropathien + Pleuraerguß + Splenomegalie)

Löffler-Syndrom
(+ Dyspnoe + Eosinophilie + Fieber + Husten + Leukozytose)

Öl-Syndrom, toxisches
(+ Alopezie + Diarrhö + Dyspnoe + Eosinophilie + Exantheme + Fieber + Gelenkkontrakturen + Hepatopathie + Husten + Hypertonie, pulmonale + Hypoxämie + Myalgien + Neuropathien + Pleuraerguß + Pneumonie)

Lungenlappung, symmetrische

Ivemark-Symptomenkomplex
(+ Androtropie + Bauchorgane, Lageanomalien + Harnwegsanomalien + Heinz-Innenkörperchen + Herzfehler + Howell-Jolly-Körperchen + Malrotation + Mesenterium commune + Milzagenesie + Nonrotation + ZNS-Fehlbildungen)

Polysplenie-Syndrom
(+ Bauchorgane, Lageanomalien + Extremitätenfehlbildungen + Genitalfehlbildungen + Harnwegsanomalien + Herzfehler + Polysplenie + ZNS-Fehlbildungen)

Lungensteinchen

Mikrolithiasis, pulmonale alveoläre
(+ Lungentrübung, »sandähnliche« + Mikroknötchen, alveoläre)

Lungentrübung, »sandähnliche«

Mikrolithiasis, pulmonale alveoläre
(+ Lungensteinchen + Mikroknötchen, alveoläre)

Lungenveränderungen, restriktive

Hermansky-Pudlak-Syndrom
(+ Albinismus + Blutungsneigung + Depigmentierungen + Haar, blondes + Haar, weißes + Kolitis + Nystagmus + Photophobie)

Lungenzeichnung, feinretikuläre

Surfactant-Mangel des Neugeborenen
(+ Atemstörung + Dyspnoe + Hyperkapnie + Tachypnoe)

Lungenzeichnung, Honigwabenmuster

Muskelhyperplasie, pulmonale
(+ Kurzatmigkeit + Lymphknotenschwellung + Mikrozysten in der Lunge + Trommelschlegelfinger + Trommelschlegelzehen)

Lunge und Atemwege

Lungenzeichnung, netzförmige

Mikity-Wilson-Komplex
(+ Apnoezustände + Atemnot des Neugeborenen + Atemstörung + Dyspnoe + Zyanose)

Lungenzysten

von-Hippel-Lindau-Syndrom
(+ Ataxie + Hämangioblastome, retinale + Hirndruckzeichen + Kleinhirn, Hämangioblastome + Knochenzysten + Leberzysten + Medulla oblongata, Hämangioblastome + Nebenhodenzysten + Nierenzellkarzinom + Nierenzysten + Ovarialzysten + Pankreaszysten + Phäochromozytom + Polyzythämie + Rückenmark, Hämangioblastome + ZNS-Hämangioblastom)
(Cornelia-de-)Lange-Syndrom (II)
(+ Anomalien, gastrointestinale + Basalganglienanomalien + Entwicklungsrückstand, motorischer und geistiger + Fieber + geistige Behinderung + Makroglossie + Mikrogyrie + Muskelhyperplasie + Muskelhypertrophie + Nävi + Porenzephalie + Rigor + Teleangiektasien)

Mikroknötchen, alveoläre

Mikrolithiasis, pulmonale alveoläre
(+ Lungensteinchen + Lungentrübung, »sandähnliche«)

Mikrozysten in der Lunge

Muskelhyperplasie, pulmonale
(+ Kurzatmigkeit + Lungenzeichnung, Honigwabenmuster + Lymphknotenschwellung + Trommelschlegelfinger + Trommelschlegelzehen)

Pleuraerguß

hypereosinophiles Syndrom
(+ Appetitlosigkeit + Arthralgien + Endomyokardnekrosen + Eosinophilie + Eosinophilie im Knochenmark + Exantheme + Fieber + Gewichtsabnahme + Gynäkotropie + Hepatomegalie + Husten + Lungeninfiltrate + Myokardfibrose + Neuropathien + Splenomegalie)
Öl-Syndrom, toxisches
(+ Alopezie + Diarrhö + Dyspnoe + Eosinophilie + Exantheme + Fieber + Gelenkkontrakturen + Hepatopathie + Husten + Hypertonie, pulmonale + Hypoxämie + Lungeninfiltrate + Myalgien + Neuropathien + Pneumonie)
POEMS-Komplex
(+ Amenorrhö + Aszites + Dysglobulinämie + Endokrinopathie + Fieber + Gammopathien + Gynäkomastie + Hautveränderungen + Hautverdickung + Hautverhärtungen + Hepatomegalie + Hyperhidrose + Hyperpigmentierung + Hypertrichose + Hypothyreose + Leukonychie + Lymphknotenschwellung + M-Gradient + Muskelschwäche + Myelom + Neuropathien + Ödeme, periphere + Osteolysen + Osteosklerose + Papillenödem + Plasmozytom + Potenzstörungen + Sklerose + Splenomegalie + Trommelschlegelfinger)
Postperikardiotomie-Syndrom
(+ Antikörper, antimyokardiale bzw. antimyolemmale + BSG-Beschleunigung + Fieber + kardiochirurgischer Eingriff, Z.n. + Kardiozytolyse + Perikarderguß + Perikarditis + Perikardtamponade + Pleuritiden)
Skleronychie
(+ Lymphödem + Nagelverdickung + Nagelverfärbung)

Pleuritiden

Mittelmeerfieber, familiäres
(+ Abdominalschmerzen + Amyloidnachweis + Arthralgien + Arthritiden + Brustschmerzen + Fieber)
Postperikardiotomie-Syndrom
(+ Antikörper, antimyokardiale bzw. antimyolemmale + BSG-Beschleunigung + Fieber + kardiochirurgischer Eingriff, Z.n. + Kardiozytolyse + Perikarderguß + Perikarditis + Perikardtamponade + Pleuraerguß)
Pseudo-Lupus-erythematodes
(+ Arthralgien + Erytheme + Fieber + Myalgien + Perimyokarditis)

Pneumonie

AIDS
(+ Candidiasis + Diarrhö + Enzephalopathie + Herpes simplex + Histoplasmose + HIV + Immundefekt + Infektanfälligkeit + Infektionen, opportunistische + Isosporiasis + Kachexie + Kaposi-Sarkom + Kokzidioidomykose + Kryptokokkose + Kryptosporidiose + Leukoenzephalopathie + Lymphadenopathie + Lymphome + mykobakterielle Erkrankungen + Pneumocystis carinii + Toxoplasmose des Gehirns + Zytomegalie)
Mounier//Kuhn-Syndrom
(+ Bronchiektasen + Cor pulmonale + Husten + Trachealerweiterung)
mukoepitheliale Dysplasie, hereditäre
(+ Alopezie + Blepharospasmus + Candidiasis + Cor pulmonale + Hornhaut, Vaskularisierung, mit Pannusbildung + Hornhautvernarbung + Hyperkeratose, follikuläre + Katarakt + Keratokonjunktivitis + Lungenfibrose + Nystagmus + Photophobie + Pneumothorax, spontaner)
Öl-Syndrom, toxisches
(+ Alopezie + Diarrhö + Dyspnoe + Eosinophilie + Exantheme + Fieber + Gelenkkontrakturen + Hepatopathie + Husten + Hypertonie, pulmonale + Hypoxämie + Lungeninfiltrate + Myalgien + Neuropathien + Pleuraerguß)
Rowley-Rosenberg-Syndrom
(+ Atelektasen + Fettgewebsatrophie + Hyperaminoazidurie + Hyperlipidämie + Minderwuchs + Muskelatrophie)

Pneumopathie

Alpha-1-Antichymotrypsin-Mangel
(+ Hepatopathie)
cystische Fibrose
(+ Bronchiektasen + Gedeihstörungen + Ileus des Früh- und Neugeborenen + Pankreasfibrose + Stuhl, voluminöser, stinkender, fetthaltiger)

Pneumothorax, spontaner

mukoepitheliale Dysplasie, hereditäre
(+ Alopezie + Blepharospasmus + Candidiasis + Cor pulmonale + Hornhaut, Vaskularisierung, mit Pannusbildung + Hornhautvernarbung + Hyperkeratose, follikuläre + Katarakt + Keratokonjunktivitis + Lungenfibrose + Nystagmus + Photophobie + Pneumonie)

Pseudoasthma

Foramen-jugulare-Symptomatik
(+ Dysphonie + Husten + Kulissenphänomen + Regurgitation + Schluckbeschwerden + Stimmbandlähmung)

Lunge und Atemwege

respiratorische Insuffizienz, akute

ARDS
(+ Hypoxämie + Lungencompliance, verminderte + Lungeninfiltrate)

Sphingomyelininfiltration der Lunge

Niemann-Pick-Krankheit
(+ Ataxie + Fundus, kirschroter Fleck + Gedeihstörungen + hämatopoetische Störungen + Hautfarbe, gelbliche + Hepatomegalie + Infektanfälligkeit + Minderwuchs + neurodegenerative Symptome + Nystagmus + Schaumzellen + Skelettanomalien + Splenomegalie + Tetraplegie, spastische)

Stridor

Bulbärparalyse, infantile
(+ Dysarthrie + Dyspnoe + Hirnnervenausfälle + Schluckbeschwerden + Zungenfaszikulationen)
left pulmonary artery sling (e)
(+ Tracheomalazie)

Tachypnoe

Bland-White-Garland-Syndrom
(+ Atemstörung + Dilatation des Herzens + Dysphonie + Herzinsuffizienz + Husten + Infarkt-EKG + Q-Zacken, tiefe im EKG + Regurgitation + T-Inversionen im EKG + Zyanose)
Hyperthermie, maligne
(+ Anurie + Azidose, metabolische + Fieber + Herzstillstand + Hyperkaliämie + Hypoglykämie + Muskelkontrakturtest positiv + Muskelödem + Myoglobinurie + Rhabdomyolyse + Rigor + Succinylcholin, abnorme Reaktionen + Tachykardie + Thromboplastinfreisetzung + Verbrauchskoagulopathie)
Joubert-Syndrom
(+ Apnoezustände + Ataxie + Degeneration, tapetoretinale + Entwicklungsrückstand, motorischer und geistiger + Enzephalozele + Kleinhirnwurm, Aplasie oder Hypoplasie + Netzhautkolobom + Sprachentwicklung, verzögerte)
Linksherzhypoplasie
(+ Aorta, Hypoplasie + asphyktische Anfälle + Dyspnoe + Kardiomegalie + Pulsus parvus + Rechtshypertrophie + Zyanose)
neuroleptisches Syndrom, malignes
(+ Bewegungsstörungen + Bewußtseinsstörungen + Fieber + Neuroleptika + Rigor + Stupor + Tachykardie + Tremor)
okulo-enzephalo-hepato-renales Syndrom
(+ Ataxie + Entwicklungsrückstand, motorischer und geistiger + Gesichtsdysmorphien + Hepatomegalie + Kleinhirnwurm, Aplasie oder Hypoplasie + Kolobom + Muskelhypotonie + Nierenzysten + Spastik)
Ornithintranscarbamylase-Mangel
(+ Entwicklungsrückstand, statomotorischer + Erbrechen + Hyperammonämie + Hypothermie + Lethargie + Schläfrigkeit + zerebrale Anfälle)
Rett-Syndrom
(+ Anarthrie + Gangapraxie + Gangataxie + geistige Behinderung + Handfunktion, Verlust + Mikrozephalie + Minderwuchs + Skoliose + zerebrale Anfälle)
Surfactant-Mangel des Neugeborenen
(+ Atemstörung + Dyspnoe + Hyperkapnie + Lungenzeichnung, feinretikuläre)

Trachealagenesie

Trachealagenesie-Assoziation
(+ Anomalien, anorektale + Nierenaplasie + Radiusdysplasie)

Trachealerweiterung

Mounier//Kuhn-Syndrom
(+ Bronchiektasen + Cor pulmonale + Husten + Pneumonie)

Tracheomalazie

left pulmonary artery sling (e)
(+ Stridor)

Zilien, Strukturanomalien

Kartagener-Syndrom
(+ Bauchorgane, Lageanomalien + Bronchiektasen + Insuffizienz, pluriglanduläre + Sinusitis, chronische, mit Polyposis nasi + Thoraxdeformität)
Syndrom der immotilen Zilien
(+ Bauchorgane, Lageanomalien + Bronchiektasen + Sinusitis, chronische, mit Polyposis nasi + Thoraxdeformität)

Lymphsystem

Infektionen, akut-abszedierende, der Lymphknoten

Granulomatose, septische
(+ Allgemeininfektion, schwere + Entzündungsherde, chronisch-granulomatöse, der Harnwege + Entzündungsherde, chronisch-granulomatöse, im Gastrointestinaltrakt + Hautinfektionen, akut-abszedierende + Immundefekt + Infektanfälligkeit + Infekte des Respirationstrakts + Infektionen, abszedierende + Infektionen, akut-abszedierende, der Leber + Infektionen, akut-abszedierende, der Lunge + Infektionen, akut-abszedierende, der Milz + Infektionen, akut-abszedierende, des Gastrointestinaltrakts + Phagozytendefekt)

Lymphadenitis

genito-anorektaler Symptomenkomplex
(+ Analstrikturen + Elephantiasis der Genitoanalregion + Fistelbildungen, anale + Gynäkotropie + Periproktitis + Rektumstrikturen)
Katzenkratzkrankheit
(+ Abszesse, neutrophile + Angiomatose + Arthralgien + Exantheme + Granulome, tuberkuloide + Inokulationsreaktion, papulöse + Knötchen, furunkelähnliches + Konjunktivitis + Kopfschmerz + Lymphknoteneinschmelzung + Müdigkeit + Myalgien + Nekrose, sternförmige verkäsende + Neuritis + Neuroretinitis + Papeln, rötlich-bräunliche)
Lymphadenitis, histiozytäre nekrotisierende
(+ Gynäkotropie + Lymphknotenschwellung)

Lymphadenopathie

AIDS
(+ Candidiasis + Diarrhö + Enzephalopathie + Herpes simplex + Histoplasmose + HIV + Immundefekt + Infektanfälligkeit + Infektionen, opportunistische + Isosporiasis + Kachexie + Kaposi-Sarkom + Kokzidioidomykose + Kryptokokkose + Kryptosporidiose + Leukoenzephalopathie + Lymphome + mykobakterielle Erkrankungen + Pneumocystis carinii + Pneumonie + Toxoplasmose des Gehirns + Zytomegalie)
Omenn-Syndrom
(+ Allgemeininfektion, schwere + Alopezie + Diarrhö + Eosinophilie + Exanthem, makulopapulöses + Hepatomegalie)
Prieur-Griscelli-Syndrom
(+ Arthralgien + Exantheme + Fieber + Gelenkschwellung + Knochendestruktionen, gelenknahe + Meningitis + Splenomegalie)
γ-Schwerkettenkrankheit
(+ Gamma-Schwerketten, monoklonale, defekte + Infektanfälligkeit + Lymphozytose)
Sharp-Syndrom
(+ Arthralgien + Arthritiden + Fieber + Handgelenke, Weichteilschwellungen + Lupus erythematodes + Ösophagusperistaltik, verminderte + Polymyositis + Raynaud-Phänomen + Sklerodermie + Weichteilschwellung)
Sinus-Histiozytose mit massiver Lymphadenopathie
(+ Fieber + Leukozytose + Lymphknotendestruktion)
Still-Krankheit
(+ Arthritiden + Fieber + Hepatomegalie + Köbner-Zeichen + Splenomegalie)

Lymphangiektasie, intestinale

Lymphödem, hereditäres, Typ I (Nonne-Milroy)
(+ Cholestase + Lymphödem)

Lymphknotendestruktion

Sinus-Histiozytose mit massiver Lymphadenopathie
(+ Fieber + Leukozytose + Lymphadenopathie)

Lymphknoteneinschmelzung

Katzenkratzkrankheit
(+ Abszesse, neutrophile + Angiomatose + Arthralgien + Exantheme + Granulome, tuberkuloide + Inokulationsreaktion, papulöse + Knötchen, furunkelähnliches + Konjunktivitis + Kopfschmerz + Lymphadenitis + Müdigkeit + Myalgien + Nekrose, sternförmige verkäsende + Neuritis + Neuroretinitis + Papeln, rötlich-bräunliche)

Lymphknotenschwellung

Castleman-Lymphom
(+ Lymphome)
Erythrodermia desquamativa Leiner
(+ Erythrodermie + Onychodystrophie)
Kawasaki-Syndrom
(+ Anämie + Arthralgien + Erythema palmo-plantaris + Exantheme + Fieber + Koronariitis + Leukozytose + Leukozyturie)
Klippel-Trenaunay-Symptomenkomplex
(+ Extremitätenweichteile, Hypertrophie bzw. Hemihypertrophie + Hämangiomatose + Hautveränderungen + Makrodaktylie + Skelettanteile der Extremitäten, Hypertrophie bzw. Hemihypertrophie)
Letterer-Siwe-Krankheit
(+ Fieber + Hautveränderungen, hämorrhagisch-ekzematoide + Hepatomegalie + Mundschleimhaut, Ulzerationen + Purpura + Splenomegalie)
Lymphadenitis, histiozytäre nekrotisierende
(+ Gynäkotropie + Lymphadenitis)
Muskelhyperplasie, pulmonale
(+ Kurzatmigkeit + Lungenzeichnung, Honigwabenmuster + Mikrozysten in der Lunge + Trommelschlegelfinger + Trommelschlegelzehen)
POEMS-Komplex
(+ Amenorrhö + Aszites + Dysglobulinämie + Endokrinopathie + Fieber + Gammopathien + Gynäkomastie + Hautveränderungen + Hautverdickung + Hautverhärtungen + Hepatomegalie + Hyperhidrose + Hyperpigmentierung + Hypertrichose + Hypothyreose + Leukonychie + M-Gradient + Muskelschwäche + Myelom + Neuropathien + Ödeme, periphere + Osteolysen + Osteosklerose + Papillenödem + Plasmozytom + Pleuraerguß + Potenzstörungen + Sklerose + Splenomegalie + Trommelschlegelfinger)
Prurigo Hebra
(+ Akne urticata + Narbenbildung + Papeln, juckende + Pruritus)
Retikulose, lipomelanotische (Pautrier-Woringer)
(+ Erythrodermie)
Richter-Lymphom
(+ Fieber + Gewichtsabnahme + Leukämie + Lymphome + Splenomegalie)
Sarkoidose mit Erythema nodosum
(+ Erythema nodosum + Fieber + Gynäkotropie)
Sézary-Syndrom
(+ Erythrodermie + Ödeme, allg. + Pruritus)
Whipple-Krankheit
(+ Arthralgien + Diarrhö + Eiweißmangelödeme + Gewichtsabnahme + Meteorismus + Polyserositis + Steatorrhö + Vitamin-Mangel)

Lymphödem

Aagenaes-Syndrom
(+ Cholestase + Hepatomegalie)
Fibrose, retroperitoneale
(+ Cholangitiden + Fibrose, retroperitoneale + Hydroureteren + Mediastinalfibrose + Nephropathie + Nierenversagen)
German-Syndrom
(+ Dolichozephalus + Ellenbogengelenk, Kontrakturen + Entwicklungsrückstand, motorischer und geistiger + Fußdeformitäten

Lymphsystem

+ Kamptodaktylie + Karpfenmund + Kniegelenke, Kontrakturen + Zunge, schmale)
Lymphödem, hereditäres, Typ I (Nonne-Milroy)
(+ Cholestase + Lymphangiektasie, intestinale)
Skleronychie
(+ Nagelverdickung + Nagelverfärbung + Pleuraerguß)
Stewart-Treves-Angiosarkom
(+ Angiosarkom + Armödem, chronisches + Knoten, kutane, derbe livide, rasch wachsende + Knoten, subkutane, derbe livide, rasch wachsende)

Lymphödem an den unteren Extremitäten

Leung-Syndrom
(+ Atrophie, chorioretinale + Mikrozephalie)
Lymphödem, hereditäres, Typ II (Meige)
(+ Distichiasis + Nägel, Gelb- bis Grünverfärbung + Syndaktylien + Wirbelanomalien)

Mikropolyadenie

Glykogenspeicherkrankheit Typ 4
(+ Hepatomegalie + Leberzirrhose + Minderwuchs + Splenomegalie)

Pseudolymphom

Lymphadenosis benigna cutis Bäfverstedt
(+ Borrelia-burgdorferi-Infektion + Erythema migrans + Gynäkotropie + Knoten, bräunlich- bis hellrote + Papeln, bräunlich- bis hellrote + Zeckenbiß)
Papulose, lymphomatoide
(+ Papeln)

Magen-Darm-Trakt

Achalasie

Triple-A-Syndrom
(+ Ataxie + Dysarthrie + Hyperreflexie + Muskelschwäche + Nebennierenrindeninsuffizienz + Neuropathien + Optikusatrophie + Tränensekretion, verminderte bis fehlende + Tränenträufeln)

Achylie, Histamin-sensible

Anämie, megaloblastische
(+ Anämie, hyperchrome + Anämie, megaloblastische + Infektanfälligkeit + Infektionen, rezidivierende)

Analatresie

Cat-eye-Syndrom
(+ Anhängsel, präaurikuläre + Fisteln, präaurikuläre + Iriskolobom + Lidachsenstellung, antimongoloide + Lungenvenen, totale Fehleinmündung + Nierenanomalien)
Chromosom 13q⁻ Syndrom
(+ Balkenmangel + Daumenaplasie + geistige Behinderung + Genitalfehlbildungen + Gesichtsdysmorphien + Herzfehler + Hirnfehlbildungen + Hypospadie + Iriskolobom + Mesenterium commune + Mikrophthalmie + Mikrozephalie + Minderwuchs + Minderwuchs, pränataler + Netzhaut, Retinoblastom + Nierenanomalien + Stirn, fliehende + Syndaktylien + Synostosen + zerebrale Anfälle)
Embryopathia diabetica
(+ Arrhinenzephalie + Femurhypoplasie + Gesichtsspalten + Hydronephrose + Hypertelorismus + Hypotelorismus + Iriskolobom + kaudale Dysplasie + Kolon, enggestelltes + Megaureteren + Megazystis + Naseneinkerbungen + Nierenagenesie + Ureter duplex)
Johanson-Blizzard-Syndrom
(+ Alaknorpel, Aplasie + Alaknorpel, Hypoplasie + geistige Behinderung + Genitalfehlbildungen + Haardystrophie + Knochenwachstum, verzögertes + Kopfhautdefekte + Mikrodontie + Milchgebiß, persistierendes + Minderwuchs + Pankreasinsuffizienz + Taubheit)
Kurzripp-Polydaktylie-Syndrome
(+ Arrhinenzephalie + Epiglottisdysplasie + Gaumenspalte + Herzfehler + Leberzysten + Lippenspalte + Mikropenis + Minderwuchs + Nierenaplasie + Nierenzysten + Pankreaszysten + Polydaktylie + Rippen, kurze + Thoraxdysplasie + Urethralatresie + Uterus duplex + Zähne, angeborene)
Regression, kaudale
(+ Beckendysplasie + Harnblasenstörungen + Hypoplasie der Beine + kaudale Wirbelsäule, Agenesie + kaudale Wirbelsäule, Hypogenesie + Mastdarmstörungen + Rumpfflänge, abnorme)
Say-Gerald-Syndrom
(+ Polydaktylie + Wirbelsäulenanomalien)
Sirenomelie
(+ Beine, Fusion + Nierenagenesie + Regressionssyndrom, kaudales + sakrokokzygeale Wirbelsäule, Agenesie)
Tetraamelie mit multiplen Fehlbildungen
(+ Amelie + Arrhinie + Beckenaplasie + Gesichtsspalten + Lungenhypoplasie + Makrozephalie + Ohrmuschel, fehlende)
Townes-Brocks-Syndrom
(+ Daumen, triphalangeale + Schwerhörigkeit)
11/22-Translokation, unbalancierte
(+ Anhängsel, präaurikuläre + Entwicklungsrückstand, motorischer und geistiger + Fisteln, präaurikuläre + Gaumenspalte + Herzfehler + Kinn, kleines + Lidachsenstellung, antimongoloide + Minderwuchs)
VACTERL-Assoziation mit Hydrozephalus
(+ Enzephalozele + Fistel, ösophagotracheale + Genitalfehlbildungen + Herzfehler + Hirnfehlbildungen + Hydrozephalus + Malrotation + Nierenanomalien + Ösophagusatresie + Radiusaplasie + Radiusdysplasie + Wirbelanomalien)

Magen-Darm-Trakt

VATER-Assoziation
(+ Fistel, ösophagotracheale + Nabelarterienagenesie + Nierenagenesie + Nierenanomalien + Ösophagusatresie + Polydaktylie + Radiusaplasie + Radiusdysplasie + Ventrikelseptumdefekt + Wirbelanomalien)

Analstenose

FG-Syndrom
(+ geistige Behinderung + Hypertelorismus + Makrozephalie + Minderwuchs + Muskelschwäche)
OEIS-Komplex
(+ Anomalien, anorektale + Genitalfehlbildungen + Harnwegsanomalien + Omphalozele + Reduktionsanomalien der Beine)
Pallister-Hall-Syndrom
(+ Gesichtsdysmorphien + Herzfehler + Hypothalamusregion, Hamartome + Mikropenis + Mittelgesicht, flaches + Nebennierenhypoplasie + Ohranomalien + Polydaktylie)

Analstrikturen

genito-anorektaler Symptomenkomplex
(+ Elephantiasis der Genitoanalregion + Fistelbildungen, anale + Gynäkotropie + Lymphadenitis + Periproktitis + Rektumstrikturen)

Anomalien, anorektale

Currarino-Triade
(+ Meningitis + Meningozele, vordere + Obstipation + Os sacrum mit knöchernen Defekten)
OEIS-Komplex
(+ Analstenose + Genitalfehlbildungen + Harnwegsanomalien + Omphalozele + Reduktionsanomalien der Beine)
Potter-Sequenz
(+ »Potter facies« + Adysplasie, urogenitale + Epikanthus + Gesichtsdysmorphien + Hypertelorismus + Klumpfuß + Lungenhypoplasie + Nierenagenesie + Ohrmuscheldysplasie + Uterusanomalien + Wirbelanomalien)
Trachealagenesie-Assoziation
(+ Nierenaplasie + Radiusdysplasie + Trachealagenesie)

Anomalien, gastrointestinale

(Cornelia-de-)Lange-Syndrom (II)
(+ Basalganglienanomalien + Entwicklungsrückstand, motorischer und geistiger + Fieber + geistige Behinderung + Lungenzysten + Makroglossie + Mikrogyrie + Muskelhyperplasie + Muskelhypertrophie + Nävi + Porenzephalie + Rigor + Teleangiektasien)

Anus, Entzündung, pseudomembranöse

Ektodermose, pluriorifizielle
(+ Allgemeininfektion, schwere + Augenentzündung, pseudomembranöse + Exantheme + Fieber + Genitalentzündung, pseudomembranöse + Mundschleimhaut, Entzündung, pseudomembranöse)

Basalsekretion, erhöhte

Zollinger-Ellison-Syndrom
(+ Diarrhö + Läsionen, peptische + Magensekretionsanalyse, pathologische + Neoplasie, multiple endokrine + Serumgastrin, erhöhtes)

Blutungen, gastrointestinale

Bannayan-Riley-Ruvalcaba-Syndrom
(+ Angiokeratome + Embryotoxon posterius + Entwicklungsrückstand, motorischer und geistiger + geistige Behinderung + Hämangiome + Hamartome + Hamartome, mesodermale + Ileus + Lipome + Makrosomie, fetale + Makrozephalie + Megalenzephalie + Myopathie + Penis, Hyperpigmentation + Polypose + Pseudopapillenödem + Sprachentwicklung, verzögerte + Struma)
Caroli-Krankheit
(+ Abdominalschmerzen + Cholangitiden + Choledochuszyste + Cholelithiasis + Fieber + Gallenwegserweiterung + Hepatomegalie + Hypertonie, portale + Ösophagusvarizen + Phosphatase, alkalische, erhöhte + Transaminasenerhöhung)
Exulceratio simplex Dieulafoy
(+ Androtropie + Hämatemesis + Magenschleimhauterosionen + Melaena)
Heyde-Syndrom
(+ Herzfehler)
Morbus Behçet
(+ Epididymitis + Erythema nodosum + Genitalveränderungen, aphthös-ulzeröse + hyperergische Reaktion der Haut + Hypopyon-Iritis + Meningoenzephalitis + Mundschleimhautaphthen + Orchitis + rheumatoide Veränderungen der Gelenke + rheumatoide Veränderungen der Weichteile + Thrombophlebitis, rezidivierende + Thrombosen, arterielle oder venöse)
Panarteriitis nodosa
(+ Abdominalschmerzen + apoplektischer Insult + Arthralgien + Darminfarzierung + Darmperforation + Erbrechen + Fieber + Gewichtsabnahme + HbsAG-positiv + Herzversagen, kongestives + Hypertonie + Knoten + Livedo racemosa + Myalgien + Myokardinfarkt + Neuropathien + Perikarditis + Persönlichkeitsveränderungen + Übelkeit)
Peutz-Jeghers-Syndrom
(+ Anämie + Ileus + Lentigines + Pigmentflecken + Polypose)
Polypose, familiäre juvenile
(+ Anämie + Polypose + Polyposis coli)
Pseudoxanthoma elasticum
(+ »angioid streaks« + Durchblutungsstörungen + Endokrinopathie + Gelenkblutungen + Hautatrophie + neurovegetative Störungen + Papeln, livide, später leicht gelbliche + Pseudoxanthoma elasticum (Darier) + psychische Störungen)
Purpura fulminans
(+ Blasenbildung, hämorrhagische + Hämaturie + Hautnekrosen + Purpura)
thrombotisch-thrombozytopenische Purpura Moschcowitz
(+ Anämie, mikroangiopathisch-hämolytische + Bewußtlosigkeit + Haut- und Schleimhautblutungen + Kopfschmerz + Menorrhagien + Mikrothromben + Netzhautblutungen + Purpura + Schwindel + Thrombozytopenie + Verwirrtheitszustände)

chylöse Ergüsse

Lymphangiektasie, intestinale, angeborene
(+ Diarrhö + Eiweißmangelödeme + Hypokalzämie + Lymphozytopenie + Tetanien)

Darminfarzierung

Panarteriitis nodosa
(+ Abdominalschmerzen + apoplektischer Insult + Arthralgien + Blutungen, gastrointestinale + Darmperforation + Erbrechen + Fieber + Gewichtsabnahme + HbsAG-positiv + Herzversagen, kongestives + Hypertonie + Knoten + Livedo racemosa + Myalgien + Myokardinfarkt + Neuropathien + Perikarditis + Persönlichkeitsveränderungen + Übelkeit)

Magen-Darm-Trakt

Darmperforation

Inspissated-milk-Syndrom
(+ Androtropie + Ileus + Ileus des Früh- und Neugeborenen + Peritonitis)
Morbus Hirschsprung
(+ Darmobstruktion, neonatale + Diarrhö + Gedeihstörungen + Kotstau + Megakolon + Meteorismus + Obstipation)
Panarteriitis nodosa
(+ Abdominalschmerzen + apoplektischer Insult + Arthralgien + Blutungen, gastrointestinale + Darminfarzierung + Erbrechen + Fieber + Gewichtsabnahme + HbsAG-positiv + Herzversagen, kongestives + Hypertonie + Knoten + Livedo racemosa + Myalgien + Myokardinfarkt + Neuropathien + Perikarditis + Persönlichkeitsveränderungen + Übelkeit)

Diarrhö

Addison-Krankheit
(+ Abdominalschmerzen + ACTH-Sekretion, gesteigerte + Adynamie + Aldosteronmangel + Appetitlosigkeit + Cortisolmangel + Erbrechen + Hyperkaliämie + Hyperpigmentierung, bräunliche + Hypoglykämie + Hyponatriämie + Hypotonie + Kreislaufdysregulation, orthostatische + Nebennierenrindeninsuffizienz + Niereninsuffizienz + Übelkeit)
Adenosindesaminase-Mangel
(+ Candidiasis + Chondrodysplasie, metaphysäre + Gedeihstörungen + Immundefekt)
adrenogenitales Syndrom Typ 1
(+ ACTH-Serumspiegel, erhöhter + Erbrechen + Exsikkose + Hyperpigmentierung + Hypokaliämie + Hyponatriämie + Hypospadie + Nebenniereninsuffizienz + Renin-Serumspiegel, erhöhter + Salzverlust)
adrenogenitales Syndrom Typ 2
(+ Achselbehaarung, frühzeitige + Adrenarche, frühe + Erbrechen + Exsikkose + Gynäkomastie + Klitorishypertrophie + Nebenniereninsuffizienz + Pubertät, verzögerte + Salzverlust + Schambehaarung, frühzeitige + Thelarche, ausbleibende + Virilisierung + Virilisierung, inkomplette)
adrenogenitales Syndrom Typ 3
(+ Adrenarche, frühe + Epiphysenschluß, vorzeitiger + Erbrechen + Exsikkose + Klitorishypertrophie + Knochenreifung, beschleunigte + Nebenniereninsuffizienz + Pseudohermaphroditismus femininus + Pseudopubertas praecox + Salzverlust + Thelarche, ausbleibende + Virilisierung)
AIDS
(+ Candidiasis + Enzephalopathie + Herpes simplex + Histoplasmose + HIV + Immundefekt + Infektanfälligkeit + Infektionen, opportunistische + Isosporiasis + Kachexie + Kaposi-Sarkom + Kokzidioidomykose + Kryptokokkose + Kryptosporidiose + Leukoenzephalopathie + Lymphadenopathie + Lymphome + mykobakterielle Erkrankungen + Pneumocystis carinii + Pneumonie + Toxoplasmose des Gehirns + Zytomegalie)
Akrodermatitis enteropathica
(+ Alopezie + Erytheme, akrale + Erytheme, periorifizielle + Erytheme, psoriasiforme + Paronychie + Wachstumsstörungen)
Anderson-Syndrom
(+ Beta-Lipoproteine, erniedrigte + Gedeihstörungen + Hypocholesterinämie + Steatorrhö + Vitamin-Mangel)
Blindsack-Syndrom
(+ Anämie, Eisenmangel + Anämie, hypochrome + Anämie, megaloblastische + Hypokalzämie + Hypoproteinämie + Koagulopathien + Osteomalazie + Steatorrhö)
Chlorid-Diarrhö, kongenitale
(+ Alkalose, metabolische + Exsikkose + Gedeihstörungen + Hydramnion + Hypochlorämie + Hypokaliämie + Hyponatriämie + Meteorismus + Neugeborenenikterus)
Enterokinasemangel, kongenitaler
(+ Aszites + Chymotrypsinmangel + Enteropathie, eiweißverlierende + Gedeihstörungen + Hypoproteinämie + Kwashiorkor + Ödeme, allg. + Trypsinmangel)
Entzugserscheinungen
(+ Angstzustände + Erbrechen + Hyperhidrose + Krampfneigung + Myalgien + Palpitationen + Psychosen + Schlafstörungen + Tremor + Übelkeit)
Entzugserscheinungen des Neugeborenen
(+ Atemstörung + Drogenabusus, mütterlicher + Erbrechen + Erregbarkeit, erhöhte + Hyperaktivität + Schreien, schrilles + vegetative Störungen + zerebrale Anfälle)
Galaktosämie II
(+ Aszites + Erbrechen + Ernährungsstörungen + Galaktosämie + Glucosurie + Hepatomegalie + Katarakt + Neugeborenenikterus + Trinkschwierigkeiten)
Gallensäurenmalabsorption (Typ I–III)
(+ ^{14}C-Glykocholatatemtest, pathologischer + ^{14}C-Taurocholsäure-Resorptionstest, pathologischer + ^{75}Se-Homotaurocholsäure-Retention, pathologische + Cholelithiasis + Osteomalazie + Schilling-Test, pathologischer + Steatorrhö)
Glucose-Galaktose-Malabsorption
(+ Glucosurie + Hexosen im Stuhl + Hypoglykämie)
Good-Syndrom
(+ B-Lymphozyten, völliges Fehlen + Gewichtsabnahme + Hypogammaglobulinämie + Infekte des Respirationstrakts + Mediastinaltumor + Schwächegefühl, allgemeines)
hämorrhagischer Schock mit Enzephalopathie
(+ Azidose + Bewußtlosigkeit + Gerinnung, disseminierte intravasale + Harnstoff, erhöhter + Schock + Thrombozytopenie + Transaminasenerhöhung + Verbrauchskoagulopathie + zerebrale Anfälle)
Heiner-Syndrom
(+ Angioödem + Atelektasen + Bronchitis, obstruktive + Dyspnoe + Erbrechen + Gedeihstörungen + Hämoptoe + Hämosiderose + Husten + Kuhmilchallergie + Rhinitis + Urtikaria)
Karzinoid-Syndrom
(+ Abdominalschmerzen + Asthma bronchiale + Endocarditis fibroplastica + Flush + Herzfehler + Tachykardie + Teleangiektasien)
Kurzdarm-Syndrom
(+ Anämie, makrozytäre + Disaccharidasenmangel + Eiweißmangelödeme + Hyperkalzämie + Hypermagnesiämie + Hypernatriämie + Hypokaliämie + Osteomalazie + Vitamin-D-Mangel)
Kwashiorkor
(+ Anämie + Dystrophie, allgemeine + Erregbarkeit, erhöhte + Gedeihstörungen + Hautödem + Hypopigmentierung + Ödeme, allg. + Vitamin-Mangel + Wachstumsstörungen)
Lymphangiektasie, intestinale, angeborene
(+ chylöse Ergüsse + Eiweißmangelödeme + Hypokalzämie + Lymphozytopenie + Tetanien)
Methionin-Malabsorptions-Syndrom
(+ geistige Behinderung + Haar, weißes + Hyperkapnie + Hypopigmentierung + Uringeruch, charakteristischer + zerebrale Anfälle)
Morbus Crohn
(+ Abdominalschmerzen + Arthralgien + Erythema nodosum + Fistelbildungen, anale + Fistelbildungen, entero-enterale + Gewichtsabnahme + Ileitis + Iritis + Kolitis + Uveitis)
Morbus Hirschsprung
(+ Darmobstruktion, neonatale + Darmperforation + Gedeihstörungen + Kotstau + Megakolon + Meteorismus + Obstipation)
multiple endokrine Neoplasie
(+ Ganglioneurom + Gastrinom + Gelenkbeweglichkeit, abnorme + Hypertonie + Hypophysentumoren + Insulinom + Karzinoid + marfanoider Habitus + Nebennierentumoren + Nebenschilddrüsenadenom + Nebenschilddrüsenhyperplasie + Neurom + Pankreas-Inselzell-Tumoren + Phäochromozytom + Schilddrüsenkarzinom + Schilddrüsentumoren)
Muskeldystrophie, okulo-gastrointestinale
(+ Abdominalschmerzen + Erbrechen + Ophthalmoplegie + Ptosis + Übelkeit + Völlegefühl)
Myopathie, viszerale
(+ Abdominalschmerzen + Erbrechen + Gewichtsabnahme + Meteorismus + Untergewicht)

Magen-Darm-Trakt

Öl-Syndrom, toxisches
(+ Alopezie + Dyspnoe + Eosinophilie + Exantheme + Fieber + Gelenkkontrakturen + Hepatopathie + Husten + Hypertonie, pulmonale + Hypoxämie + Lungeninfiltrate + Myalgien + Neuropathien + Pleuraerguß + Pneumonie)
Omenn-Syndrom
(+ Allgemeininfektion, schwere + Alopezie + Eosinophilie + Exanthem, makulopapulöses + Hepatomegalie + Lymphadenopathie)
Oxalurie, intestinale
(+ Dyspepsie + Fettmalabsorption + Meteorismus + Nephrokalzinose + Nephrolithiasis + Nierenkoliken)
Panikstörung
(+ Angstzustände + Brustschmerzen + Dyspnoe + Hyperhidrose + Hyperventilation + Konzentrationsstörungen + Mundtrockenheit + neurovegetative Störungen + Palpitationen + Panikattacken + Phobien + Schlafstörungen + Tremor + vegetative Störungen)
Pearson-Syndrom
(+ Anämie + Diabetes mellitus + Enzephalopathie + Geburtsgewicht, niedriges + Gedeihstörungen + Hämoglobin-F-Erhöhung + Hepatomegalie + Laktaterhöhung + Malabsorption + Myopathie + Neutropenie + Pankreasfibrose + Pankreasinsuffizienz + Thrombozytopenie + Tubulopathie)
Polypose des Kolons, familiäre
(+ Abdominalschmerzen + Anämie, Eisenmangel + Polyposis coli)
Postcholezystektomie-Folgen
(+ Abdominalschmerzen + Cholestase + Ikterus + Obstipation + Völlegefühl)
Red-man(child)-Syndrom
(+ Erbrechen + Hautverfärbung, rot-orange + Kopfschmerz + Tränen, rot-orange Verfärbung + Urinverfärbung, rot-orange)
Satoyoshi-Syndrom
(+ Alopezie + Creatinkinase, erhöhte + Malabsorption + Muskelkrämpfe + Skelettanomalien)
α-Schwerkettenkrankheit
(+ Alpha-Schwerkettenfragmente, monoklonale + Lymphome + Malabsorption)
Shwachman-Diamond-Syndrom
(+ Chondrodysplasie, metaphysäre + Gedeihstörungen + Minderwuchs + Neutropenie + Pankreasinsuffizienz + Thorax, schmaler + Thrombozytopenie)
Sipple-Syndrom
(+ Calcitonin, erhöhtes + Catecholamine, erhöhte + Dysphonie + Knotenstruma + Nebenschilddrüsentumoren + Phäochromozytom + Schluckbeschwerden)
Sprue (tropische und nicht-tropische)
(+ D-Xylose-Test, pathologischer + Anämie + Dünndarmzottenatrophie + Gewichtsabnahme + Glutenintoleranz + Hypoproteinämie + Osteomalazie + Steatorrhö)
Verner-Morrison-Syndrom
(+ Azidose, metabolische + Erbrechen + Exsikkose + Gewichtsabnahme + Hypokaliämie + Steatorrhö)
Whipple-Krankheit
(+ Arthralgien + Eiweißmangelödeme + Gewichtsabnahme + Lymphknotenschwellung + Meteorismus + Polyserositis + Steatorrhö + Vitamin-Mangel)
Wolman-Krankheit
(+ Eigenreflexe, gesteigerte + Erbrechen + Exantheme + Fieber + Hepatomegalie + Ikterus + Leberzellen, Cholesterinspeicherung + Lymphozyten, vakuolisierte + Meteorismus + Opisthotonus + Osteoporose + Schaumzellen + Splenomegalie + Untergewicht + Verkalkungen, punktförmige, der vergrößerten Nebennieren)
Zollinger-Ellison-Syndrom
(+ Basalsekretion, erhöhte + Läsionen, peptische + Magensekretionsanalyse, pathologische + Neoplasie, multiple endokrine + Serumgastrin, erhöhtes)

Diarrhö, chronische, beim Übergang auf Kuhmilchernährung

Aminoazidurie, hyperdibasische, Typ II
(+ Argininurie + Erbrechen beim Übergang auf Kuhmilchernährung + Hepatomegalie + Hyperammonämie + Hyperdibasicaminazidurie + Lysinurie + Malabsorption + Muskelatrophie + Muskelschwäche + Ornithinurie + Osteoporose + proteinreiche Nahrung, Abneigung + Splenomegalie)

Dickdarmdilatation, verminderte

Dystrophia myotonica Curschmann-Steinert
(+ Alopezie + Atemstörung + Dysfunktion, ovarielle + Facies myopathica + geistige Behinderung + Gesicht, schmales + Herzrhythmusstörungen + Hirnatrophie + Hodenatrophie + Hydramnion + Hypoventilation, alveoläre + Katarakt + Kindsbewegungen, verminderte + Klumpfuß + Magenmotilität, verminderte + Mimik, verminderte + Muskelatrophie + Muskelhypotonie + Muskelschwäche + Myotonie + Ösophagusdilatation + Ösophagusperistaltik, verminderte + Paresen + Peristaltik, verminderte + Ptosis + Skelettanomalien + Trinkschwierigkeiten)

Dünndarm, distaler, Spiralisierung

Jejunalatresie, hereditäre
(+ Erbrechen + Hydramnion)

Dünndarmdivertikel

Groll-Hirschowitz-Syndrom
(+ Areflexie + Duodenumdivertikel + Dysarthrie + Enteropathien + Herz-Kreislauf-Symptome, vegetative + Hirnnervenausfälle + Malnutrition + Neuropathien + Ophthalmoplegie + Ösophagusperistaltik, verminderte + Peristaltik, verminderte + Ptosis + Schwerhörigkeit + Steatorrhö + Taubheit)

Dünndarmzottenatrophie

Sprue (tropische und nicht-tropische)
(+ D-Xylose-Test, pathologischer + Anämie + Diarrhö + Gewichtsabnahme + Glutenintoleranz + Hypoproteinämie + Osteomalazie + Steatorrhö)

Duodenumdivertikel

Groll-Hirschowitz-Syndrom
(+ Areflexie + Dünndarmdivertikel + Dysarthrie + Enteropathien + Herz-Kreislauf-Symptome, vegetative + Hirnnervenausfälle + Malnutrition + Neuropathien + Ophthalmoplegie + Ösophagusperistaltik, verminderte + Peristaltik, verminderte + Ptosis + Schwerhörigkeit + Steatorrhö + Taubheit)

Dyspepsie

Gilbert-Syndrom
(+ Bilirubin, erhöhtes + Bradyarrhythmien + Hypotonie + Ikterus + Koproporphyrin-Isomer I, erhöhtes + Skleralikterus)
Oxalurie, intestinale
(+ Diarrhö + Fettmalabsorption + Meteorismus + Nephrokalzinose + Nephrolithiasis + Nierenkoliken)

Enteritis

Morbus Reiter
(+ Arthralgien + Arthritiden + Konjunktivitis + Urethritis + urogenitale Infektion)

Magen-Darm-Trakt

Enteropathie, eiweißverlierende

Enterokinasemangel, kongenitaler
(+ Aszites + Chymotrypsinmangel + Diarrhö + Gedeihstörungen + Hypoproteinämie + Kwashiorkor + Ödeme, allg. + Trypsinmangel)

Enteropathien

Cronkhite-Canada-Syndrom
(+ Alopezie + Anämie + Hypokalzämie + Hypomagnesiämie + Malabsorption + Pigmentationsanomalien + Polypose)
Dermatitis herpetiformis (Duhring)
(+ Bläschen, derbe, herpetiform gruppierte + Blasenbildung + Dermatose, polymorphe + Hautveränderungen + Pruritus)
Groll-Hirschowitz-Syndrom
(+ Areflexie + Dünndarmdivertikel + Duodenumdivertikel + Dysarthrie + Herz-Kreislauf-Symptome, vegetative + Hirnnervenausfälle + Malnutrition + Neuropathien + Ophthalmoplegie + Ösophagusperistaltik, verminderte + Peristaltik, verminderte + Ptosis + Schwerhörigkeit + Steatorrhö + Taubheit)

Entzündungsherde, chronisch-granulomatöse, im Gastrointestinaltrakt

Granulomatose, septische
(+ Allgemeininfektion, schwere + Entzündungsherde, chronisch-granulomatöse, der Harnwege + Hautinfektionen, akut-abszedierende + Immundefekt + Infektanfälligkeit + Infekte des Respirationstrakts + Infektionen, abszedierende + Infektionen, akut-abszedierende, der Leber + Infektionen, akut-abszedierende, der Lunge + Infektionen, akut-abszedierende, der Lymphknoten + Infektionen, akut-abszedierende, der Milz + Infektionen, akut-abszedierende, des Gastrointestinaltrakts + Phagozytendefekt)

Erbrechen

Abetalipoproteinämie
(+ Beta-Lipoproteine, fehlende + Akanthozytose + Appetitlosigkeit + Areflexie + Ataxie + Chylomikronen, fehlende + Erythrozyten, Stechapfelform + Fettmalabsorption + Gedeihstörungen + Herzrhythmusstörungen + Intentionstremor + Kyphoskoliose + Minderwuchs + Muskelatrophie + Myokardfibrose + Netzhaut, Retinitis + Paresen + Serumlipide, erniedrigte + Steatorrhö + Untergewicht)
Addison-Krankheit
(+ Abdominalschmerzen + ACTH-Sekretion, gesteigerte + Adynamie + Aldosteronmangel + Appetitlosigkeit + Cortisolmangel + Diarrhö + Hyperkaliämie + Hyperpigmentierung, bräunliche + Hypoglykämie + Hyponatriämie + Hypotonie + Kreislaufdysregulation, orthostatische + Nebennierenrindeninsuffizienz + Niereninsuffizienz + Übelkeit)
ADH-Sekretion, inadäquate
(+ ADH-Sekretion, gesteigerte + Bewußtseinsstörungen + Hypernatriurie + Hyponatriämie + Hypoosmolarität + Übelkeit + Verwirrtheitszustände)
adrenogenitales Syndrom Typ 1
(+ ACTH-Serumspiegel, erhöhter + Diarrhö + Exsikkose + Hyperpigmentierung + Hypokaliämie + Hyponatriämie + Hypospadie + Nebenniereninsuffizienz + Renin-Serumspiegel, erhöhter + Salzverlust)
adrenogenitales Syndrom Typ 2
(+ Achselbehaarung, frühzeitige + Adrenarche, frühe + Diarrhö + Exsikkose + Gynäkomastie + Klitorishypertrophie + Nebenniereninsuffizienz + Pubertät, verzögerte + Salzverlust + Schambehaarung, frühzeitige + Thelarche, ausbleibende + Virilisierung + Virilisierung, inkomplette)
adrenogenitales Syndrom Typ 3
(+ Adrenarche, frühe + Diarrhö + Epiphysenschluß, vorzeitiger + Exsikkose + Klitorishypertrophie + Knochenreifung, beschleunigte + Nebenniereninsuffizienz + Pseudohermaphroditismus femininus + Pseudopubertas praecox + Salzverlust + Thelarche, ausbleibende + Virilisierung)
Ahornsirup-Krankheit
(+ Ahornsirupgeruch + Alloisoleucinämie + Alloisoleucinurie + Isoleucinämie + Isoleucinurie + Ketoazidose + Leucinämie + Leucinurie + Muskelhypertonie + Opisthotonus + Trinkschwierigkeiten + Valinämie + Valinurie + zerebrale Anfälle)
Anzapf-Syndrom, viszerales
(+ Ileus + Leberversagen + Mesenterialstenosen + Peritonitis)
Argininämie
(+ Arginaseaktivität, verminderte + Ataxie + Diplegie, spastische + Entwicklungsrückstand, motorischer und geistiger + Hyperammonämie + Hyperargininämie + Orotaurie + Tetraplegie, spastische + Trinkschwierigkeiten + zerebrale Anfälle)
Atresia multiplex congenita
(+ Hydramnion + Magen-Darm-Atresien + Verkalkungen, intraluminale)
Azidose, renale tubuläre, mit progressiver Taubheit
(+ Gedeihstörungen + Hyperkalziurie + Hyperphosphaturie + Minderwuchs + Nephrokalzinose + Obstipation + Polyurie + Schallempfindungsstörung + Schwerhörigkeit + Urin-pH > 6)
Bouveret-Syndrom
(+ Abdominalschmerzen + Aerobilie + Magenektasie + Retentionsmagen)
Carbamylphosphatsynthetase-Defekte
(+ Hyperammonämie + Hypothermie + Hypotonie + Lethargie + Neutropenie)
Chilaiditi-Anomalie
(+ Abdominalschmerzen + Flatulenz + Kolonverlagerung, subphrenische)
Citrullinämie
(+ Hyperammonämie + Hypercitrullinämie + Muskelhypotonie + Myotonie + Tremor + zerebrale Anfälle)
Entzugserscheinungen
(+ Angstzustände + Diarrhö + Hyperhidrose + Krampfneigung + Myalgien + Palpitationen + Psychosen + Schlafstörungen + Tremor + Übelkeit)
Entzugserscheinungen des Neugeborenen
(+ Atemstörung + Diarrhö + Drogenabusus, mütterlicher + Erregbarkeit, erhöhte + Hyperaktivität + Schreien, schrilles + vegetative Störungen + zerebrale Anfälle)
Fructose-Intoleranz
(+ Abneigung gegen Süßigkeiten und Obst + Akrozyanose + Bewußtseinsstörungen + Blässe + Ernährungsstörungen + Fructosämie + Fructosurie + Hyperhidrose + Hypermagnesiämie + Hypophosphatämie + Tremor + Übelkeit)
Galaktosämie II
(+ Aszites + Diarrhö + Ernährungsstörungen + Galaktosämie + Glucosurie + Hepatomegalie + Katarakt + Neugeborenenikterus + Trinkschwierigkeiten)
Galaktosämie III
(+ Galaktosämie + Galaktosurie + Hepatomegalie + Übelkeit + Wachstumsstörungen)
Galloway-Syndrom
(+ Entwicklungsrückstand, motorischer und geistiger + Hämaturie + Hiatushernie + Kraniostenose + Mikrozephalie + Muskelhypotonie + Nephrose + Optikusatrophie + Proteinurie + Stirn, fliehende + zerebrale Anfälle)
Gitelman-Syndrom
(+ Abdominalschmerzen + Alkalose, metabolische + Fieber + Hyperkaliurie + Hypokaliämie + Hypokalziurie + Hypomagnesiämie + Muskelschwäche + Tetanien)
Hämodialyse-Disäquilibrium
(+ Bewußtseinsstörungen + Kopfschmerz + Unruhephase + Verwirrtheitszustände + zerebrale Anfälle)
Heiner-Syndrom
(+ Angioödem + Atelektasen + Bronchitis, obstruktive + Diarrhö + Dyspnoe + Gedeihstörungen + Hämoptoe + Hämosiderose + Husten + Kuhmilchallergie + Rhinitis + Urtikaria)
Homocystinurie III
(+ Anämie, makrozytäre + Anämie, megaloblastische + Entwick-

lungsrückstand, motorischer und geistiger + Lethargie + Muskelhypotonie + zerebrale Anfälle)
Jejunalatresie, hereditäre
(+ Dünndarm, distaler, Spiralisierung + Hydramnion)
3-Ketothiolase-Defekt
(+ 2-Methyl-3-Hydroxybuttersäure im Urin + 2-Methylacetoacetat im Urin + 2-Methylglutaconsäure im Urin + Abdominalschmerzen + Azidose, metabolische + Glycin, erhöhtes, im Plasma + Tiglylglycin im Urin + zerebrale Anfälle)
Langketten-Acyl-CoA-Dehydrogenase-Defekt
(+ Dicarbonazidurie + Fieber + Hepatomegalie + Hypoglykämie + Hypotonie + Kardiomegalie + Kardiomyopathie + Lethargie)
Mallory-Weiss-Syndrom
(+ Androtropie + Hämatemesis + Ösophagusschleimhaut, Risse)
Mesenterialarterien-Syndrom, oberes
(+ Abdominalschmerzen + Ileus + Völlegefühl)
Methylmalonazidämie (Mutase-Defekt)
(+ Bewußtlosigkeit + Gedeihstörungen + Glycin, erhöhtes, im Plasma + Hyperammonämie + Hyperventilation + Lethargie + Muskelhypotonie + Niereninsuffizienz + Osteoporose + Trinkschwierigkeiten + zerebrale Anfälle)
Milch-Alkali-Hyperkalzämie
(+ Alkalose, metabolische + Hyperkalzämie + Nephrokalzinose + Obstipation + Polydipsie + Polyurie)
Mittelketten-Acyl-CoA-Dehydrogenase-Defekt
(+ Bewußtlosigkeit + Dicarbonazidurie + Hypoglykämie + Hypotonie + Lethargie)
Muskeldystrophie, okulo-gastrointestinale
(+ Abdominalschmerzen + Diarrhö + Ophthalmoplegie + Ptosis + Übelkeit + Völlegefühl)
Myopathie, viszerale
(+ Abdominalschmerzen + Diarrhö + Gewichtsabnahme + Meteorismus + Untergewicht)
Neuropathie, hereditäre sensible, Typ III
(+ Analgesie + Apnoezustände + Fieber + Gelenkveränderungen + Hyperhidrose + Hypertonie + Hypotonie + Lidschluß, fehlender + Megakolon + Megaösophagus + Minderwuchs + Pylorospasmus + Schluckbeschwerden + Skoliose + Speichelfluß, vermehrter + Sprachentwicklung, verzögerte + Tränensekretion, verminderte bis fehlende + Trinkschwierigkeiten + zerebrale Anfälle + Zungenpapillen, fungiforme, Fehlen)
Oligomeganephronie
(+ Fieber + Gedeihstörungen + Glomeruli, vergrößerte + Minderwuchs, pränataler + Nierenhypoplasie + Polyurie + zerebrale Anfälle)
Ornithintranscarbamylase-Mangel
(+ Entwicklungsrückstand, statomotorischer + Hyperammonämie + Hypothermie + Lethargie + Schläfrigkeit + Tachypnoe + zerebrale Anfälle)
Panarteriitis nodosa
(+ Abdominalschmerzen + apoplektischer Insult + Arthralgien + Blutungen, gastrointestinale + Darminfarzierung + Darmperforation + Fieber + Gewichtsabnahme + HbsAG-positiv + Herzversagen, kongestives + Hypertonie + Knoten + Livedo racemosa + Myalgien + Myokardinfarkt + Neuropathien + Perikarditis + Persönlichkeitsveränderungen + Übelkeit)
Pica-Syndrom
(+ Autismus + Eßverhalten, abnormes + geistige Behinderung)
Pseudoobstruktion, intestinale
(+ Abdominalschmerzen + Ataxie + Basalganglienanomalien + Dysarthrie + Ileus + Megazystis + Obstipation + Ophthalmoplegie + Ptosis)
Purpura Schoenlein-Henoch
(+ Abdominalschmerzen + Arthritiden + Hautgefäße, IgA-Ablagerungen + Melaena + Nephritis + Purpura)
Raeder-Symptomatik
(+ Horner-Trias + Kopfschmerz + Übelkeit)
Red-man(child)-Syndrom
(+ Diarrhö + Hautverfärbung, rot-orange + Kopfschmerz + Tränen, rot-orange Verfärbung + Urinverfärbung, rot-orange)
Roviralta-Syndrom
(+ Anämie + Hiatushernie + Pylorusstenose)

Small-left-colon-Syndrom
(+ aufgetriebenes Abdomen + Kolon, enggestelltes + Mekoniumabgang, fehlender)
Syndrom der abführenden Schlinge
(+ Abdominalschmerzen)
Syndrom der zuführenden Schlinge
(+ Abdominalschmerzen + Galleerbrechen + Völlegefühl)
Verner-Morrison-Syndrom
(+ Azidose, metabolische + Diarrhö + Exsikkose + Gewichtsabnahme + Hypokaliämie + Steatorrhö)
Wolman-Krankheit
(+ Diarrhö + Eigenreflexe, gesteigerte + Exantheme + Fieber + Hepatomegalie + Ikterus + Leberzellen, Cholesterinspeicherung + Lymphozyten, vakuolisierte + Meteorismus + Opisthotonus + Osteoporose + Schaumzellen + Splenomegalie + Untergewicht + Verkalkungen, punktförmige, der vergrößerten Nebennieren)

Erbrechen beim Übergang auf Kuhmilchernährung

Aminoazidurie, hyperdibasische, Typ II
(+ Argininurie + Diarrhö, chronische, beim Übergang auf Kuhmilchernährung + Hepatomegalie + Hyperammonämie + Hyperdibasicaminazidurie + Lysinurie + Malabsorption + Muskelatrophie + Muskelschwäche + Ornithinurie + Osteoporose + proteinreiche Nahrung, Abneigung + Splenomegalie)

Fettmalabsorption

Abetalipoproteinämie
(+ Beta-Lipoproteine, fehlende + Akanthozytose + Appetitlosigkeit + Areflexie + Ataxie + Chylomikronen, fehlende + Erbrechen + Erythrozyten, Stechapfelform + Gedeihstörungen + Herzrhythmusstörungen + Intentionstremor + Kyphoskoliose + Minderwuchs + Muskelatrophie + Myokardfibrose + Netzhaut, Retinitis + Paresen + Serumlipide, erniedrigte + Steatorrhö + Untergewicht)
Oxalurie, intestinale
(+ Diarrhö + Dyspepsie + Meteorismus + Nephrokalzinose + Nephrolithiasis + Nierenkoliken)

Fistelbildungen, anale

genito-anorektaler Symptomenkomplex
(+ Analstrikturen + Elephantiasis der Genitoanalregion + Gynäkotropie + Lymphadenitis + Periproktitis + Rektumstrikturen)
Morbus Crohn
(+ Abdominalschmerzen + Arthralgien + Diarrhö + Erythema nodosum + Fistelbildungen, entero-enterale + Gewichtsabnahme + Ileitis + Iritis + Kolitis + Uveitis)

Fistelbildungen, entero-enterale

Morbus Crohn
(+ Abdominalschmerzen + Arthralgien + Diarrhö + Erythema nodosum + Fistelbildungen, anale + Gewichtsabnahme + Ileitis + Iritis + Kolitis + Uveitis)

Flatulenz

Chilaiditi-Anomalie
(+ Abdominalschmerzen + Erbrechen + Kolonverlagerung, subphrenische)

Galleerbrechen

Mekoniumpfropf
(+ Erbrechen, galliges, kurz nach der Geburt + Ileus + Ileus des

Magen-Darm-Trakt

Früh- und Neugeborenen + Mekoniumabgang, fehlender + Mekoniumpfropf, grau-weißer)
Syndrom der zuführenden Schlinge
(+ Abdominalschmerzen + Erbrechen + Völlegefühl)

Glutenintoleranz

Sprue (tropische und nicht-tropische)
(+ D-Xylose-Test, pathologischer + Anämie + Diarrhö + Dünndarmzottenatrophie + Gewichtsabnahme + Hypoproteinämie + Osteomalazie + Steatorrhö)

Hämatemesis

Exulceratio simplex Dieulafoy
(+ Androtropie + Blutungen, gastrointestinale + Magenschleimhauterosionen + Melaena)
Mallory-Weiss-Syndrom
(+ Androtropie + Erbrechen + Ösophagusschleimhaut, Risse)
Reye-Sequenz
(+ Delir + Enzephalopathie + Erregbarkeit, erhöhte + Fieber + Halluzinationen + Hepatomegalie + Hyperventilation + Orientierungsstörungen + zerebrale Anfälle)

Ileitis

Morbus Crohn
(+ Abdominalschmerzen + Arthralgien + Diarrhö + Erythema nodosum + Fistelbildungen, anale + Fistelbildungen, entero-enterale + Gewichtsabnahme + Iritis + Kolitis + Uveitis)

Ileus

Anzapf-Syndrom, viszerales
(+ Erbrechen + Leberversagen + Mesenterialstenosen + Peritonitis)
Bannayan-Riley-Ruvalcaba-Syndrom
(+ Angiokeratome + Blutungen, gastrointestinale + Embryotoxon posterius + Entwicklungsrückstand, motorischer und geistiger + geistige Behinderung + Hämangiome + Hamartome + Hamartome, mesodermale + Lipome + Makrosomie, fetale + Makrozephalie + Megalenzephalie + Myopathie + Penis, Hyperpigmentation + Polypose + Pseudopapillenödem + Sprachentwicklung, verzögerte + Struma)
Inspissated-milk-Syndrom
(+ Androtropie + Darmperforation + Ileus des Früh- und Neugeborenen + Peritonitis)
Mekoniumpfropf
(+ Erbrechen, galliges, kurz nach der Geburt + Galleerbrechen + Ileus des Früh- und Neugeborenen + Mekoniumabgang, fehlender + Mekoniumpfropf, grau-weißer)
Mesenterialarterien-Syndrom, oberes
(+ Abdominalschmerzen + Erbrechen + Völlegefühl)
Peutz-Jeghers-Syndrom
(+ Anämie + Blutungen, gastrointestinale + Lentigines + Pigmentflecken + Polypose)
Pseudoobstruktion, intestinale
(+ Abdominalschmerzen + Ataxie + Basalganglienanomalien + Dysarthrie + Erbrechen + Megazystis + Obstipation + Ophthalmoplegie + Ptosis)

Infektionen, akut-abszedierende, des Gastrointestinaltrakts

Granulomatose, septische
(+ Allgemeininfektion, schwere + Entzündungsherde, chronisch-granulomatöse, der Harnwege + Entzündungsherde, chronisch-granulomatöse, im Gastrointestinaltrakt + Hautinfektionen, akut-abszedierende + Immundefekt + Infektanfälligkeit + Infekte des Respirationstrakts + Infektionen, abszedierende + Infektionen, akut-abszedierende, der Leber + Infektionen, akut-abszedierende, der Lunge + Infektionen, akut-abszedierende, der Lymphknoten + Infektionen, akut-abszedierende, der Milz + Phagozytendefekt)

Kolitis

Hermansky-Pudlak-Syndrom
(+ Albinismus + Blutungsneigung + Depigmentierungen + Haar, blondes + Haar, weißes + Lungenveränderungen, restriktive + Nystagmus + Photophobie)
Morbus Crohn
(+ Abdominalschmerzen + Arthralgien + Diarrhö + Erythema nodosum + Fistelbildungen, anale + Fistelbildungen, entero-enterale + Gewichtsabnahme + Ileitis + Iritis + Uveitis)

Kolon, enggestelltes

Embryopathia diabetica
(+ Analatresie + Arrhinenzephalie + Femurhypoplasie + Gesichtsspalten + Hydronephrose + Hypertelorismus + Hypotelorismus + Iriskolobom + kaudale Dysplasie + Megaureteren + Megazystis + Naseneinkerbungen + Nierenagenesie + Ureter duplex)
Small-left-colon-Syndrom
(+ aufgetriebenes Abdomen + Erbrechen + Mekoniumabgang, fehlender)

Kolonverlagerung, subphrenische

Chilaiditi-Anomalie
(+ Abdominalschmerzen + Erbrechen + Flatulenz)

Kotstau

Morbus Hirschsprung
(+ Darmobstruktion, neonatale + Darmperforation + Diarrhö + Gedeihstörungen + Megakolon + Meteorismus + Obstipation)

Läsionen, peptische

Zollinger-Ellison-Syndrom
(+ Basalsekretion, erhöhte + Diarrhö + Magensekretionsanalyse, pathologische + Neoplasie, multiple endokrine + Serumgastrin, erhöhtes)

Magen-Darm-Atresien

Atresia multiplex congenita
(+ Erbrechen + Hydramnion + Verkalkungen, intraluminale)
Gillin-Pryse//Davis-Syndrom
(+ Bauchwandmuskulatur, Hypo- oder Aplasie + Beugekontrakturen der Extremitäten + Genitalfehlbildungen + Gesichtsdysmorphien + Hydrops fetalis + Malrotation + Nackenödem + Oberlippe, zeltförmige)
Zwillingsdisruptions-Sequenz
(+ Extremitätennekrose + geistige Behinderung + Mikrozephalie + Narbenbildung + Paraparesen + Porenzephalie + Tetraplegie + Zwilling, intrauterin abgestorbener)

Magenektasie

Bouveret-Syndrom
(+ Abdominalschmerzen + Aerobilie + Erbrechen + Retentionsmagen)

Magen-Darm-Trakt

Magenmotilität, verminderte

Dystrophia myotonica Curschmann-Steinert
(+ Alopezie + Atemstörung + Dickdarmdilatation, verminderte + Dysfunktion, ovarielle + Facies myopathica + geistige Behinderung + Gesicht, schmales + Herzrhythmusstörungen + Hirnatrophie + Hodenatrophie + Hydramnion + Hypoventilation, alveoläre + Katarakt + Kindsbewegungen, verminderte + Klumpfuß + Mimik, verminderte + Muskelatrophie + Muskelhypotonie + Muskelschwäche + Myotonie + Ösophagusdilatation + Ösophagusperistaltik, verminderte + Paresen + Peristaltik, verminderte + Ptosis + Skelettanomalien + Trinkschwierigkeiten)

Magen, Riesenfalten

Gastropathie Ménétrier, hypertrophische
(+ Alpha-1-Antitrypsin-Stuhlclearance, pathologische + Androtropie + Hypoproteinämie + Übelkeit + Völlegefühl)

Magenschleimhauterosionen

Carmi-Syndrom
(+ Aplasia cutis congenita + Arthrogrypose + Blasenbildung + Ektropion + Erosionen der Mund- und Genitalschleimhaut + Mundschleimhaut, Erosionen + Ösophagusatresie + Pylorusatresie)
Exulceratio simplex Dieulafoy
(+ Androtropie + Blutungen, gastrointestinale + Hämatemesis + Melaena)

Malabsorption

Aminoazidurie, hyperdibasische, Typ II
(+ Argininurie + Diarrhö, chronische, beim Übergang auf Kuhmilchernährung + Erbrechen beim Übergang auf Kuhmilchernährung + Hepatomegalie + Hyperammonämie + Hyperdibasicaminazidurie + Lysinurie + Muskelatrophie + Muskelschwäche + Ornithinurie + Osteoporose + proteinreiche Nahrung, Abneigung + Splenomegalie)
Amyloid-Polyneuropathie Typ I
(+ Berührungsempfindlichkeit + Hautulzerationen + Obstipation + Potenzstörungen)
Angina abdominalis
(+ Abdominalschmerzen + Gefäßstenosen + Gefäßverschlüsse + Gewichtsabnahme + Übelkeit)
Cronkhite-Canada-Syndrom
(+ Alopezie + Anämie + Enteropathien + Hypokalzämie + Hypomagnesiämie + Pigmentationsanomalien + Polypose)
Ligamentum-arcuatum-medianum-Syndrom
(+ Abdominalschmerzen + Meteorismus + Truncus coeliacus, Stenose + Übelkeit)
Pearson-Syndrom
(+ Anämie + Diabetes mellitus + Diarrhö + Enzephalopathie + Geburtsgewicht, niedriges + Gedeihstörungen + Hämoglobin-F-Erhöhung + Hepatomegalie + Laktaterhöhung + Myopathie + Neutropenie + Pankreasfibrose + Pankreasinsuffizienz + Thrombozytopenie + Tubulopathie)
Satoyoshi-Syndrom
(+ Alopezie + Creatinkinase, erhöhte + Diarrhö + Muskelkrämpfe + Skelettanomalien)
α-Schwerkettenkrankheit
(+ Alpha-Schwerkettenfragmente, monoklonale + Diarrhö + Lymphome)

Malnutrition

Groll-Hirschowitz-Syndrom
(+ Areflexie + Dünndarmdivertikel + Duodenumdivertikel + Dysarthrie + Enteropathien + Herz-Kreislauf-Symptome, vegetative + Hirnnervenausfälle + Neuropathien + Ophthalmoplegie + Ösophagusperistaltik, verminderte + Peristaltik, verminderte + Ptosis + Schwerhörigkeit + Steatorrhö + Taubheit)

Malrotation

Dysostose, spondylokostale, mit viszeralen Defekten und Dandy-Walker-Malformation
(+ Balkenmangel + Dandy-Walker-Anomalie + Finger, Brachydaktylie + Hemiwirbelbildung + Herzfehler + Hydramnion + Hydronephrose + Hydrops fetalis + Lungenhypoplasie + Mikromelie + Nierendysplasie + Rippendefekte + Thoraxdysplasie + Wirbelanomalien + Zehen, Brachydaktylie)
Gillin-Pryse//Davis-Syndrom
(+ Bauchwandmuskulatur, Hypo- oder Aplasie + Beugekontrakturen der Extremitäten + Genitalfehlbildungen + Gesichtsdysmorphien + Hydrops fetalis + Magen-Darm-Atresien + Nackenödem + Oberlippe, zeltförmige)
Ivemark-Symptomenkomplex
(+ Androtropie + Bauchorgane, Lageanomalien + Harnwegsanomalien + Heinz-Innenkörperchen + Herzfehler + Howell-Jolly-Körperchen + Lungenlappen, symmetrische + Mesenterium commune + Milzagenesie + Nonrotation + ZNS-Fehlbildungen)
VACTERL-Assoziation mit Hydrozephalus
(+ Analatresie + Enzephalozele + Fistel, ösophagotracheale + Genitalfehlbildungen + Herzfehler + Hirnfehlbildungen + Hydrozephalus + Nierenanomalien + Ösophagusatresie + Radiusaplasie + Radiusdysplasie + Wirbelanomalien)

Mastdarmstörungen

Cauda(-equina)-Symptomatik
(+ Achillessehnenreflex, fehlender + Analreflex, fehlender + Harnblasenatonie + Sensibilitätsstörungen, perianale + Stuhlinkontinenz)
Foix-Alajouanine-Syndrom
(+ Beine, schlaffe Paresen + Harnblasenstörungen + Potenzstörungen + Schmerzen im Lumbalbereich)
Konus-Symptomatik
(+ Analreflex, fehlender + Harnblasenstörungen + Potenzstörungen + Reithosenanästhesie)
Pyramidenbahn-Symptomatik (spinale)
(+ Babinski-Zeichen, positives + Bauchhautreflexe, abgeschwächte + Beugespasmen + Gordon-Zeichen, positives + Harnblasenstörungen + Kremasterreflex, abgeschwächter + Muskeldehnungsreflexe, gesteigerte + Oppenheim-Zeichen, positives + Paresen + Rossolimo-Zeichen, positives + Streckspasmen)
Regression, kaudale
(+ Analatresie + Beckendysplasie + Harnblasenstörungen + Hypoplasie der Beine + kaudale Wirbelsäule, Agenesie + kaudale Wirbelsäule, Hypogenesie + Rumpflänge, abnorme)

Megakolon

Morbus Hirschsprung
(+ Darmobstruktion, neonatale + Darmperforation + Diarrhö + Gedeihstörungen + Kotstau + Meteorismus + Obstipation)
Neuropathie, hereditäre sensible, Typ III
(+ Analgesie + Apnoezustände + Erbrechen + Fieber + Gelenkveränderungen + Hyperhidrose + Hypertonie + Hypotonie + Lidschluß, fehlender + Megaösophagus + Minderwuchs + Pylorospasmus + Schluckbeschwerden + Skoliose + Speichelfluß, vermehrter + Sprachentwicklung, verzögerte + Tränensekretion, verminderte bis fehlende + Trinkschwierigkeiten + zerebrale Anfälle + Zungenpapillen, fungiforme, Fehlen)

Magen-Darm-Trakt

Melaena

Exulceratio simplex Dieulafoy
(+ Androtropie + Blutungen, gastrointestinale + Hämatemesis + Magenschleimhauterosionen)
Moeller-Barlow-Krankheit
(+ Berührungsempfindlichkeit + Froschhaltung + Hämaturie + Haut- und Schleimhautblutungen + Knorpelknochengrenze, Auftreibung + Ödeme, allg. + Pseudoparalyse der Beine + Zahnfleischblutung)
Purpura Schoenlein-Henoch
(+ Abdominalschmerzen + Arthritiden + Erbrechen + Hautgefäße, IgA-Ablagerungen + Nephritis + Purpura)
Wiskott-Aldrich-Syndrom
(+ Androtropie + Ekzeme + Haut- und Schleimhautblutungen + Immundefekt + Infektionen, opportunistische + Infektionen, pyogene + Purpura + Thrombozytopenie)

Mesenterialstenosen

Anzapf-Syndrom, viszerales
(+ Erbrechen + Ileus + Leberversagen + Peritonitis)

Mikrokolon

Megazystis, Mikrokolon, intestinale Hypoperistalsis
(+ Gesichtsdysmorphien + Hydronephrose + Hydroureteren + Megazystis + Peristaltik, verminderte)

Nonrotation

Ivemark-Symptomenkomplex
(+ Androtropie + Bauchorgane, Lageanomalien + Harnwegsanomalien + Heinz-Innenkörperchen + Herzfehler + Howell-Jolly-Körperchen + Lungenlappung, symmetrische + Malrotation + Mesenterium commune + Milzagenesie + ZNS-Fehlbildungen)

Obstipation

Adrenomyodystrophie(-Syndrom)
(+ Entwicklungsrückstand, motorischer und geistiger + Fettleber + Gedeihstörungen + Harnblasenektasie + Megalokornea + Myopathie + Nebennierenrinden-Insuffizienz)
Amyloid-Polyneuropathie Typ I
(+ Berührungsempfindlichkeit + Hautulzerationen + Malabsorption + Potenzstörungen)
Azidose, renale tubuläre, mit progressiver Taubheit
(+ Erbrechen + Gedeihstörungen + Hyperkalziurie + Hyperphosphaturie + Minderwuchs + Nephrokalzinose + Polyurie + Schallempfindungsstörung + Schwerhörigkeit + Urin-pH > 6)
Blue-diaper-Syndrom
(+ Blaufärbung der Windeln + Fieber + Gedeihstörungen + Hyperkalzämie + Hyperphosphaturie + Indikanurie + Infektionen, rezidivierende)
Currarino-Triade
(+ Anomalien, anorektale + Meningitis + Meningozele, vordere + Os sacrum mit knöchernen Defekten)
Lambert-Eaton-Rooke-Krankheit
(+ Areflexie + Hyporeflexie + Miktionsstörungen + Mundtrockenheit + Muskelschwäche + Potenzstörungen)
Milch-Alkali-Hyperkalziämie
(+ Alkalose, metabolische + Erbrechen + Hyperkalzämie + Nephrokalzinose + Polydipsie + Polyurie)
Morbus Hirschsprung
(+ Darmobstruktion, neonatale + Darmperforation + Diarrhö + Gedeihstörungen + Kotstau + Megakolon + Meteorismus)
Ochoa-Syndrom
(+ Harnblase, neurogene + Harnblasenhypertrophie, sekundäre + Mimik, inverse + Nierenkelche, Verplumpung + Nierenschrumpfung + Reflux, vesiko-uretero-renaler + Sphinkterfunktion, gestörte anale)
Postcholezystektomie-Folgen
(+ Abdominalschmerzen + Cholestase + Diarrhö + Ikterus + Völlegefühl)
Pseudoobstruktion, intestinale
(+ Abdominalschmerzen + Ataxie + Basalganglienanomalien + Dysarthrie + Erbrechen + Ileus + Megazystis + Ophthalmoplegie + Ptosis)
Shy-Drager-Syndrom
(+ Akkommodationsstörungen + Androtropie + Anisokorie + Ataxie + Bradykinesie + Demenz + Dysarthrie + Herzrhythmusstörungen + Inkontinenz + Intentionstremor + Kreislaufdysregulation, orthostatische + Potenzstörungen + Rigor)

Peristaltik, verminderte

Dystrophia myotonica Curschmann-Steinert
(+ Alopezie + Atemstörung + Dickdarmdilatation, verminderte + Dysfunktion, ovarielle + Facies myopathica + geistige Behinderung + Gesicht, schmales + Herzrhythmusstörungen + Hirnatrophie + Hodenatrophie + Hydramnion + Hypoventilation, alveoläre + Katarakt + Kindsbewegungen, verminderte + Klumpfuß + Magenmotilität, verminderte + Mimik, verminderte + Muskelatrophie + Muskelhypotonie + Muskelschwäche + Myotonie + Ösophagusdilatation + Ösophagusperistaltik, verminderte + Paresen + Ptosis + Skelettanomalien + Trinkschwierigkeiten)
Groll-Hirschowitz-Syndrom
(+ Areflexie + Dünndarmdivertikel + Duodenumdivertikel + Dysarthrie + Enteropathien + Herz-Kreislauf-Symptome, vegetative + Hirnnervenausfälle + Malnutrition + Neuropathien + Ophthalmoplegie + Ösophagusperistaltik, verminderte + Ptosis + Schwerhörigkeit + Steatorrhö + Taubheit)
Megazystis, Mikrokolon, intestinale Hypoperistalsis
(+ Gesichtsdysmorphien + Hydronephrose + Hydroureteren + Megazystis + Mikrokolon)

Polypose

Bannayan-Riley-Ruvalcaba-Syndrom
(+ Angiokeratome + Blutungen, gastrointestinale + Embryotoxon posterius + Entwicklungsrückstand, motorischer und geistiger + geistige Behinderung + Hämangiome + Hamartome + Hamartome, mesodermale + Ileus + Lipome + Makrosomie, fetale + Makrozephalie + Megalenzephalie + Myopathie + Penis, Hyperpigmentation + Pseudopapillenödem + Sprachentwicklung, verzögerte + Struma)
Cronkhite-Canada-Syndrom
(+ Alopezie + Anämie + Enteropathien + Hypokalzämie + Hypomagnesiämie + Malabsorption + Pigmentationsanomalien)
Gardner-Syndrom
(+ Dermoidzysten + Fibrome + Hyperkeratose + Nävi + Osteome + Talgdrüsenzysten)
Oldfield-Syndrom
(+ Talgdrüsenzysten)
Peutz-Jeghers-Syndrom
(+ Anämie + Blutungen, gastrointestinale + Ileus + Lentigines + Pigmentflecken)
Polypose, familiäre juvenile
(+ Anämie + Blutungen, gastrointestinale + Polyposis coli)

Polyposis coli

Fibrome, perifollikuläre generalisierte
(+ Fibrome + Papeln, haut- bis elfenbeinfarbene)
Polypose des Kolons, familiäre
(+ Abdominalschmerzen + Anämie, Eisenmangel + Diarrhö)
Polypose, familiäre juvenile
(+ Anämie + Blutungen, gastrointestinale + Polypose)

Magen-Darm-Trakt

Talgdrüsentumoren, multiple
(+ Keratoakanthome + Neoplasien + Talgdrüsentumoren)
Turcot-Syndrom
(+ ZNS, Tumoren)
Wermer-Syndrom
(+ Gastrin, erhöhtes + Gastrinom + Hyperinsulinismus + Hyperparathyreoidismus + Insulinom + Lipome + Nebenschilddrüsenadenom + Nebenschilddrüsenhyperplasie + Parathormon, vermehrtes + Struma)

Polyserositis

Whipple-Krankheit
(+ Arthralgien + Diarrhö + Eiweißmangelödeme + Gewichtsabnahme + Lymphknotenschwellung + Meteorismus + Steatorrhö + Vitamin-Mangel)

Pylorospasmus

Neuropathie, hereditäre sensible, Typ III
(+ Analgesie + Apnoezustände + Erbrechen + Fieber + Gelenkveränderungen + Hyperhidrose + Hypertonie + Hypotonie + Lidschluß, fehlender + Megakolon + Megaösophagus + Minderwuchs + Schluckbeschwerden + Skoliose + Speichelfluß, vermehrter + Sprachentwicklung, verzögerte + Tränensekretion, verminderte bis fehlende + Trinkschwierigkeiten + zerebrale Anfälle + Zungenpapillen, fungiforme, Fehlen)

Pylorusatresie

Carmi-Syndrom
(+ Aplasia cutis congenita + Arthrogrypose + Blasenbildung + Ektropion + Erosionen der Mund- und Genitalschleimhaut + Magenschleimhauterosionen + Mundschleimhaut, Erosionen + Ösophagusatresie)

Pylorusstenose

Betablocker-Embryopathie
(+ Entwicklungsstörungen, einseitige, der unteren Extremität + Fistel, ösophagotracheale + Hüftgelenkluxation + Schädelkonfiguration, abnorme)
Roviralta-Syndrom
(+ Anämie + Erbrechen + Hiatushernie)

Rektumstrikturen

genito-anorektaler Symptomenkomplex
(+ Analstrikturen + Elephantiasis der Genitoanalregion + Fistelbildungen, anale + Gynäkotropie + Lymphadenitis + Periproktitis)

Retentionsmagen

Bouveret-Syndrom
(+ Abdominalschmerzen + Aerobilie + Erbrechen + Magenektasie)

Sphinkterfunktion, gestörte anale

Ochoa-Syndrom
(+ Harnblase, neurogene + Harnblasenhypertrophie, sekundäre + Mimik, inverse + Nierenkelche, Verplumpung + Nierenschrumpfung + Obstipation + Reflux, vesiko-uretero-renaler)

Steatorrhö

Abetalipoproteinämie
(+ Beta-Lipoproteine, fehlende + Akanthozytose + Appetitlosigkeit + Areflexie + Ataxie + Chylomikronen, fehlende + Erbrechen + Erythrozyten, Stechapfelform + Fettmalabsorption + Gedeihstörungen + Herzrhythmusstörungen + Intentionstremor + Kyphoskoliose + Minderwuchs + Muskelatrophie + Myokardfibrose + Netzhaut, Retinitis + Paresen + Serumlipide, erniedrigte + Untergewicht)
Anderson-Syndrom
(+ Beta-Lipoproteine, erniedrigte + Diarrhö + Gedeihstörungen + Hypocholesterinämie + Vitamin-Mangel)
Blindsack-Syndrom
(+ Anämie, Eisenmangel + Anämie, hypochrome + Anämie, megaloblastische + Diarrhö + Hypokalzämie + Hypoproteinämie + Koagulopathien + Osteomalazie)
Byler-Krankheit
(+ Cholelithiasis + Cholestase, intrahepatische + Dystrophie, allgemeine + Hepatomegalie + Ikterus + Leberzirrhose + Minderwuchs + Pankreatitis + Pruritus + Splenomegalie + Stuhl, entfärbter)
Gallensäurenmalabsorption (Typ I–III)
(+ ^{14}C-Glykocholatatemtest, pathologischer + ^{14}C-Taurocholsäure-Resorptionstest, pathologischer + ^{75}Se-Homotaurocholsäure-Retention, pathologische + Cholelithiasis + Diarrhö + Osteomalazie + Schilling-Test, pathologischer)
Groll-Hirschowitz-Syndrom
(+ Areflexie + Dünndarmdivertikel + Duodenumdivertikel + Dysarthrie + Enteropathien + Herz-Kreislauf-Symptome, vegetative + Hirnnervenausfälle + Malnutrition + Neuropathien + Ophthalmoplegie + Ösophagusperistaltik, verminderte + Peristaltik, verminderte + Ptosis + Schwerhörigkeit + Taubheit)
Sprue (tropische und nicht-tropische)
(+ D-Xylose-Test, pathologischer + Anämie + Diarrhö + Dünndarmzottenatrophie + Gewichtsabnahme + Glutenintoleranz + Hypoproteinämie + Osteomalazie)
Verner-Morrison-Syndrom
(+ Azidose, metabolische + Diarrhö + Erbrechen + Exsikkose + Gewichtsabnahme + Hypokaliämie)
Whipple-Krankheit
(+ Arthralgien + Diarrhö + Eiweißmangelödeme + Gewichtsabnahme + Lymphknotenschwellung + Meteorismus + Polyserositis + Vitamin-Mangel)

Stuhl, acholischer

Inspissated-bile-Syndrom
(+ Bilirubin, erhöhtes + Ikterus + Leberzirrhose)

Stuhl, entfärbter

Byler-Krankheit
(+ Cholelithiasis + Cholestase, intrahepatische + Dystrophie, allgemeine + Hepatomegalie + Ikterus + Leberzirrhose + Minderwuchs + Pankreatitis + Pruritus + Splenomegalie + Steatorrhö)

Stuhlinkontinenz

Cauda(-equina)-Symptomatik
(+ Achillessehnenreflex, fehlender + Analreflex, fehlender + Harnblasenatonie + Mastdarmstörungen + Sensibilitätsstörungen, perianale)

Stuhl, voluminöser, stinkender, fetthaltiger

cystische Fibrose
(+ Bronchiektasen + Gedeihstörungen + Ileus des Früh- und Neugeborenen + Pankreasfibrose + Pneumopathie)

Magen-Darm-Trakt | Mammae

Ulzera, peptische

gastro-kutaner Komplex
(+ Café-au-lait-Flecken + Hiatushernie + Hypertelorismus + Lentigines + Myopie)

Brustdrüsen, Hypoplasien und Aplasien

ulno-mammäres Syndrom
(+ Achselbehaarung, spärliche + Adipositas + apokrine Drüsen, Hypoplasie + Fertilität, verspätete/verminderte + Genitalhypoplasie + Hypotrichose + Infertilität + Mamillenhypoplasie + Pubertät, verzögerte + Strahldefekte)

Brustentwicklung, mangelhafte

adrenogenitales Syndrom, spätmanifestes
(+ Achselbehaarung, frühzeitige + Amenorrhö + Epiphysenschluß, vorzeitiger + Hirsutismus + Schambehaarung, frühzeitige)

Brustspannen, prämenstruelles

prämenstruelle Beschwerden
(+ Affektlabilität + Gynäkotropie)

Brustveränderungen, Neigung zu maligner Entartung

Hamartome, multiple
(+ Fazies, adenoide + Gesichtsdysmorphien + Knotenbrust, große zystische + Lidachsenstellung, antimongoloide + Mandibulahypoplasie + Maxillahypoplasie + Mund, kleiner + Nase, schmale + Papillome im Lippenrot, multiple hyperkeratotische + Vogelgesicht)

Galaktorrhö

Galaktorrhö-Amenorrhö(-Symptomenkomplex)
(+ Amenorrhö + Gynäkotropie + Sterilität)
Pubertas praecox bei Hypothyreose
(+ Hyperpigmentierung + Hypothyreose + Pubertas praecox + Sellavergrößerung)

Gynäkomastie

adrenogenitales Syndrom Typ 2
(+ Achselbehaarung, frühzeitige + Adrenarche, frühe + Diarrhö + Erbrechen + Exsikkose + Klitorishypertrophie + Nebenniereninsuffizienz + Pubertät, verzögerte + Salzverlust + Schambehaarung, frühzeitige + Thelarche, ausbleibende + Virilisierung + Virilisierung, inkomplette)
adrenogenitales Syndrom Typ 5
(+ Hypertonie + Hypokaliämie + Menarche, ausbleibende + Pubertät, ausbleibende + Thelarche, ausbleibende + Virilisierung, fehlende)
Gynäkomastie, familiäre
(+ Androtropie)
Kallmann-Syndrom
(+ Amenorrhö + Androtropie + Anosmie + Genitalhypoplasie + GnRH, hypothalamisches, verminderte Sekretion + Gonadotropinmangel + Hoden, abnorm kleine + Sterilität)
POEMS-Komplex
(+ Amenorrhö + Aszites + Dysglobulinämie + Endokrinopathie + Fieber + Gammopathien + Hautveränderungen + Hautverdickung + Hautverhärtungen + Hepatomegalie + Hyperhidrose + Hyperpigmentierung + Hypertrichose + Hypothyreose + Leukonychie + Lymphknotenschwellung + M-Gradient + Muskelschwäche + Myelom + Neuropathien + Ödeme, periphere + Osteolysen + Osteosklerose + Papillenödem + Plasmozytom + Pleuraerguß + Potenzstörungen + Sklerose + Splenomegalie + Trommelschlegelfinger)
Reifenstein-Syndrom
(+ 17-Hydroxysteroid-Dehydrogenase-Mangel + 17-Reductase-Mangel + Androgenresistenz + Hypogonadismus + Hypospadie + Pseudohermaphroditismus masculinus)

Mammae

Knotenbrust, große zystische

Hamartome, multiple
(+ Brustveränderungen, Neigung zu maligner Entartung + Fazies, adenoide + Gesichtsdysmorphien + Lidachsenstellung, antimongoloide + Mandibulahypoplasie + Maxillahypoplasie + Mund, kleiner + Nase, schmale + Papillome im Lippenrot, multiple hyperkeratotische + Vogelgesicht)

Mamillenhypoplasie

ulno-mammäres Syndrom
(+ Achselbehaarung, spärliche + Adipositas + apokrine Drüsen, Hypoplasie + Brustdrüsen, Hypoplasien und Aplasien + Fertilität, verspätete/verminderte + Genitalhypoplasie + Hypotrichose + Infertilität + Pubertät, verzögerte + Strahldefekte)

Mamillen, Positionsveränderung

mammo-renale Assoziation
(+ Mamillenzahl, abnorme + Nierenanomalien)

Mamillenzahl, abnorme

mammo-renale Assoziation
(+ Mamillen, Positionsveränderung + Nierenanomalien)
Tetrasomie 12p
(+ Brachymelie + Brachyzephalie + geistige Behinderung + Gesichtsdysmorphien + Haar, schütteres + Kryptorchismus + Nase, kurze, mit stark eingezogener Wurzel und nach vorn stehenden Öffnungen + Philtrum, langes prominentes + zerebrale Anfälle)

Thelarche, ausbleibende

adrenogenitales Syndrom Typ 2
(+ Achselbehaarung, frühzeitige + Adrenarche, frühe + Diarrhö + Erbrechen + Exsikkose + Gynäkomastie + Klitorishypertrophie + Nebenniereninsuffizienz + Pubertät, verzögerte + Salzverlust + Schambehaarung, frühzeitige + Virilisierung + Virilisierung, inkomplette)
adrenogenitales Syndrom Typ 3
(+ Adrenarche, frühe + Diarrhö + Epiphysenschluß, vorzeitiger + Erbrechen + Exsikkose + Klitorishypertrophie + Knochenreifung, beschleunigte + Nebenniereninsuffizienz + Pseudohermaphroditismus femininus + Pseudopubertas praecox + Salzverlust + Virilisierung)
adrenogenitales Syndrom Typ 5
(+ Gynäkomastie + Hypertonie + Hypokaliämie + Menarche, ausbleibende + Pubertät, ausbleibende + Virilisierung, fehlende)

Medikamentenreaktion

l-Tryptophan

Eosinophilie-Myalgie-Syndrom
(+ Alopezie + Eosinophilie + Exanthem, makulopapulöses + Gesichtsödem + Muskelkrämpfe + Muskelschwäche + Myalgien + Myopathie + Neuropathien + Ödeme, allg. + Sklerose)

Neuroleptika

Neuroleptika-induzierte extrapyramidalmotorische Störungen, späte
(+ Bewegungsstörungen + Bewegungsstörungen, dystone + Bewegungsstörungen, zentrale + Dystonie, motorische + Extrapyramidalsymptome + Myoklonien + Tics)
Neuroleptika-induziertes Parkinsonoid
(+ Abulie + Akinesie + Bradykinesie + Mimik, verminderte + Rigor + Speichelfluß, vermehrter + Tremor)
neuroleptisches Syndrom, malignes
(+ Bewegungsstörungen + Bewußtseinsstörungen + Fieber + Rigor + Stupor + Tachykardie + Tachypnoe + Tremor)
Pisa-Symptomatik
(+ Bewegungsstörungen, dystone)

Succinylcholin, abnorme Reaktionen

Hyperthermie, maligne
(+ Anurie + Azidose, metabolische + Fieber + Herzstillstand + Hyperkaliämie + Hypoglykämie + Muskelkontrakturtest positiv + Muskelödem + Myoglobinurie + Rhabdomyolyse + Rigor + Tachykardie + Tachypnoe + Thromboplastinfreisetzung + Verbrauchskoagulopathie)
Pseudocholinesterase-Mangel
(+ Pseudocholinesterase-Aktivität im Serum, verminderte)

Milz

Autosplenektomie

Sichelzellanämie, homozygote
(+ Abdominalschmerzen + Anämie, hämolytische + Gefäßverschlüsse + Ikterus + Knochenschmerzen + Schmerzkrisen + Sichelzellenanämie)

Infektionen, akut-abszedierende, der Milz

Granulomatose, septische
(+ Allgemeininfektion, schwere + Entzündungsherde, chronischgranulomatöse, der Harnwege + Entzündungsherde, chronischgranulomatöse, im Gastrointestinaltrakt + Hautinfektionen, akutabszedierende + Immundefekt + Infektanfälligkeit + Infekte des Respirationstrakts + Infektionen, abszedierende + Infektionen, akut-abszedierende, der Leber + Infektionen, akut-abszedierende, der Lunge + Infektionen, akut-abszedierende, der Lymphknoten + Infektionen, akut-abszedierende, des Gastrointestinaltrakts + Phagozytendefekt)

Milzagenesie

Ivemark-Symptomenkomplex
(+ Androtropie + Bauchorgane, Lageanomalien + Harnwegsanomalien + Heinz-Innenkörperchen + Herzfehler + Howell-Jolly-Körperchen + Lungenlappung, symmetrische + Malrotation + Mesenterium commune + Nonrotation + ZNS-Fehlbildungen)

Polysplenie

Polysplenie-Syndrom
(+ Bauchorgane, Lageanomalien + Extremitätenfehlbildungen + Genitalfehlbildungen + Harnwegsanomalien + Herzfehler + Lungenlappung, symmetrische + ZNS-Fehlbildungen)

splenogonadale Fusion

splenogonadale Fusion mit Extremitätenfehlbildungen
(+ Endphalangen, Aplasie + Extremitätenasymmetrien + Extremitätenfehlbildungen + Mikrogenie + Peromelien)

Splenomegalie

Aminoazidurie, hyperdibasische, Typ II
(+ Argininurie + Diarrhö, chronische, beim Übergang auf Kuhmilchernährung + Erbrechen beim Übergang auf Kuhmilchernährung + Hepatomegalie + Hyperammonämie + Hyperdibasicaminazidurie + Lysinurie + Malabsorption + Muskelatrophie + Muskelschwäche + Ornithinurie + Osteoporose + proteinreiche Nahrung, Abneigung)

Amyloidosen
(+ Amyloidnachweis + Amyloidosen, senile + Demenz + Hepatomegalie + Herzinsuffizienz + Infekt, chronischer + Kardiomyopathie + Kreislaufdysregulation, orthostatische + Makroglossie + Neuropathien + Niereninsuffizienz + Proteinurie)

Budd-Chiari-Syndrom
(+ Abdominalschmerzen + Aszites + Block, posthepatischer + Hepatomegalie + Hypertonie, portale + Ikterus)

Byler-Krankheit
(+ Cholelithiasis + Cholestase, intrahepatische + Dystrophie, allgemeine + Hepatomegalie + Ikterus + Leberzirrhose + Minderwuchs + Pankreatitis + Pruritus + Steatorrhö + Stuhl, entfärbter)

Cholesterinester-Speicherkrankheit
(+ Abdominalschmerzen + Hepatomegalie + Hyperlipidämie)

Felty-Syndrom
(+ Arthritiden + Fieber + Gewichtsabnahme + Granulozytopenie + Hyperpigmentierung + Infektanfälligkeit + Thrombozytopenie)

G_{M1}-Gangliosidose, Typ I
(+ Blindheit + Dysostosen + Entwicklungsrückstand, motorischer und geistiger + Fundus, kirschroter Fleck + Gedeihstörungen + Gesichtsdysmorphien + Hepatomegalie + Makrozephalie + Muskelhypotonie + Taubheit + Tetraplegie, spastische + zerebrale Anfälle)

Gaucher-Krankheit
(+ Anämie + Arthralgien + Demenz + Fundus, Veränderungen, fleckförmig-weiße + Gedeihstörungen + geistige Behinderung + Hepatomegalie + Knochenschmerzen + Minderwuchs + Reflexe, pathologische + Spastik + Speicherzellen + Thrombozytopenie + zerebrale Anfälle)

Glykogenspeicherkrankheit Typ 4
(+ Hepatomegalie + Leberzirrhose + Mikropolyadenie + Minderwuchs)

hypereosinophiles Syndrom
(+ Appetitlosigkeit + Arthralgien + Endomyokardnekrosen + Eosinophilie + Eosinophilie im Knochenmark + Exantheme + Fieber + Gewichtsabnahme + Gynäkotropie + Hepatomegalie + Husten + Lungeninfiltrate + Myokardfibrose + Neuropathien + Pleuraerguß)

Hypersplenismus
(+ Panzytopenie)

Iminodipeptidurie
(+ Dermatitis, ulzerative + Ptosis + Röhrenknochen, lange, Entkalkung + Suturen, prominente, kraniale)

kardio-fazio-kutanes Syndrom
(+ EEG, pathologisches + Ekzeme + Entwicklungsrückstand, motorischer und geistiger + Exophthalmus + Gesichtsdysmorphien + Haar, gekräuseltes + Herzfehler + Hydrozephalus + Hyperkeratose, follikuläre + Hypertelorismus + Ichthyose + Inguinalhernien + Kopfbehaarung, spärliche + Lidachsenstellung, antimongoloide + Makrozephalie + Minderwuchs + Nystagmus + Pulmonalstenose + Stirn, hohe + Strabismus + Ventrikelseptumdefekt + Vorhofseptumdefekt)

Letterer-Siwe-Krankheit
(+ Fieber + Hautveränderungen, hämorrhagisch-ekzematoide + Hepatomegalie + Lymphknotenschwellung + Mundschleimhaut, Ulzerationen + Purpura)

Lipodystrophie, progressive
(+ Acanthosis nigricans + athletischer Habitus + Diabetes mellitus + Frühreife, sexuelle + Füße, große + Haar, lockiges + Hände, große + Hepatomegalie + Hochwuchs + Hyperlipidämie + Hyperpigmentierung + Hypertrichose + Klitorishypertrophie + Labienhypertrophie + Lipodystrophie + Makropenis + Muskelhypertrophie + Ohren, große + Oligomenorrhö + Ovarien, polyzystische + Venenzeichnung, verstärkte + Virilisierung)

α-Mannosidose
(+ Dysostosen + geistige Behinderung + Gesichtsdysmorphien + Hepatomegalie + Oligosaccharide, Mannose-haltige)

Mevalonazidämie
(+ Anämie + Entwicklungsrückstand, statomotorischer + Hepatomegalie + Katarakt + Mevalonsäure im Urin, vermehrte + Mevalonsäure, hohe Konzentrationen, im Blut)

Morbus Farquhar
(+ Fieber + Hepatomegalie + Hyperlipidämie + Hypofibrinogenämie + Ikterus + Meningitis + Panzytopenie)

Mucolipidose II
(+ Dysostosen + Entwicklungsrückstand, statomotorischer + Geburtsgewicht, niedriges + Gelenkkontrakturen + Gesichtsdysmorphien + Hautverdickung + Hepatomegalie + Hernien + Infekte des Respirationstrakts + Minderwuchs + vakuolisierte Zellen)

Mucolipidose III
(+ Beckendysplasie + Dysostosen + geistige Behinderung + Gelenkkontrakturen + Gesichtsdysmorphien + Hepatomegalie + Hornhauttrübung + Hüftdysplasie + Minderwuchs)

Mucopolysaccharidose I-H
(+ Demenz + Dysostosen + Gelenkkontrakturen + Gesichtszüge, grobe + Hepatomegalie + Hornhauttrübung + Makroglossie + Minderwuchs + Mucopolysaccharide im Urin, vermehrte)

Mucopolysaccharidose II
(+ Dysostosen + Entwicklungsrückstand, motorischer und geisti-

ger + Gelenkkontrakturen + Gesichtszüge, grobe + Hepatomegalie + Minderwuchs + Schwerhörigkeit)

Mucopolysaccharidose VI
(+ Dysostosen + Gelenkkontrakturen + Gesichtszüge, grobe + Hepatomegalie + Hornhauttrübung + Minderwuchs)

Mucopolysaccharidose VII
(+ Demenz + Dysostosen + Gesichtszüge, grobe + Hepatomegalie + Hornhauttrübung + Minderwuchs + Mucopolysaccharide im Urin, vermehrte)

Mulibrey-Syndrom
(+ Dolichozephalus + Dysplasie, polyostotische + Gesicht, dreieckiges + Gesichtsdysmorphien + Hämangiome + Hepatomegalie + Mikroglossie + Minderwuchs + Muskelhypotonie + Muskelschwäche + Netzhaut, Pigmentflecken + Perikarditis + Pubertät, verzögerte + Röhrenknochen, schmale + Sellaveränderung + Stimme, hohe, piepsige + Stirn, vorgewölbte)

Niemann-Pick-Krankheit
(+ Ataxie + Fundus, kirschroter Fleck + Gedeihstörungen + hämatopoetische Störungen + Hautfarbe, gelbliche + Hepatomegalie + Infektanfälligkeit + Minderwuchs + neurodegenerative Symptome + Nystagmus + Schaumzellen + Skelettanomalien + Sphingomyelininfiltration der Lunge + Tetraplegie, spastische)

Osteopetrose, autosomal-rezessiv-frühinfantile Form
(+ Anämie + Entwicklungsrückstand, motorischer und geistiger + Exophthalmus + Gedeihstörungen + Hepatomegalie + Hypokalzämie + Hypophosphatämie + Makrozephalie + Muskelkrämpfe + Nystagmus + Optikusatrophie + Osteosklerose + Strabismus + Thrombozytopenie)

POEMS-Komplex
(+ Amenorrhö + Aszites + Dysglobulinämie + Endokrinopathie + Fieber + Gammopathien + Gynäkomastie + Hautveränderungen + Hautverdickung + Hautverhärtungen + Hepatomegalie + Hyperhidrose + Hyperpigmentierung + Hypertrichose + Hypothyreose + Leukonychie + Lymphknotenschwellung + M-Gradient + Muskelschwäche + Myelom + Neuropathien + Ödeme, periphere + Osteolysen + Osteosklerose + Papillenödem + Plasmozytom + Pleuraerguß + Potenzstörungen + Sklerose + Trommelschlegelfinger)

Prieur-Griscelli-Syndrom
(+ Arthralgien + Exantheme + Fieber + Gelenkschwellung + Knochendestruktionen, gelenknahe + Lymphadenopathie + Meningitis)

Richter-Lymphom
(+ Fieber + Gewichtsabnahme + Leukämie + Lymphknotenschwellung + Lymphome)

Sialidose
(+ Blindheit + Dysostosen + Fundus, kirschroter Fleck + Gesichtsdysmorphien + Hepatomegalie + Hydrops fetalis + Neuraminsäureausscheidung im Urin, vermehrte)

Simpson-Golabi-Behmel-Syndrom
(+ Alveolarkerben + Gesicht, plumpes + Gesichtszüge, grobe + Hepatomegalie + Herzfehler + Hexadaktylie + Hochwuchs + Hypodontie + Makroglossie + Makrosomie, fetale + Nabelhernie + Omphalozele + Unterlippenkerbe)

Sphärozytose
(+ Anämie, hämolytische + Cholelithiasis + Hämolyse + Ikterus + Kugelzellen)

Stauffer-Symptomenkomplex
(+ Gamma-GT, erhöhte + Gerinnung, diffuse intravasale, kompensierte + Hepatomegalie + Nierenzellkarzinom + Phosphatase, alkalische, erhöhte + Prothrombinzeit, verlängerte)

Still-Krankheit
(+ Arthritiden + Fieber + Hepatomegalie + Köbner-Zeichen + Lymphadenopathie)

Syndrom der seeblauen Histiozyten
(+ Hepatomegalie + Histiozyten, seeblaue + Thrombozytopenie)

Tangier-Krankheit
(+ Alpha-Lipoproteine, fehlende + EMG, pathologisches + Hirnnerven, Neuropathie + Hornhauttrübung + Muskelatrophie + Nervenleitgeschwindigkeit, verzögerte + Neuropathien + Schaumzellen + Schleimhautverfärbung + Serumlipide, erniedrigte + Tonsillenhypertrophie)

β-Thalassämie, homozygote
(+ Anämie, hämolytische + Anämie, hypochrome + Anämie, mikrozytäre + Bürstenschädel + Cooley-Facies + Hämatopoese, extramedulläre + Hepatomegalie + Maxillahyperplasie + Osteoporose + Pankreasinsuffizienz + Pubertät, verzögerte + Siderose)

Triglycerid-Speicherkrankheit
(+ Granulozyten, vakuolisierte + Hepatomegalie + Ichthyose + Myopathie)

Trimethylaminurie
(+ Anämie + Fischgeruch + Neutropenie)

Vinylchloridkrankheit
(+ Akrodystrophie + Armparesen + Asthma-ähnliche Atemnot + Bewußtseinsstörungen + Eigenreflexe, abgeschwächte + Endphalangen, Osteolyse + Fazialislähmung + Hepatomegalie + Hyperhidrose + Parästhesien + Potenzstörungen + Raynaud-Phänomen + Schwindel + Thrombozytopenie + Übelkeit)

Wolman-Krankheit
(+ Diarrhö + Eigenreflexe, gesteigerte + Erbrechen + Exantheme + Fieber + Hepatomegalie + Ikterus + Leberzellen, Cholesterinspeicherung + Lymphozyten, vakuolisierte + Meteorismus + Opisthotonus + Osteoporose + Schaumzellen + Untergewicht + Verkalkungen, punktförmige, der vergrößerten Nebennieren)

Zimmermann-Laband-Fibromatose
(+ Alaknorpel, Hyperplasie + Anonychie + geistige Behinderung + Gingivafibromatose + Hepatomegalie + Hirsutismus + Ohrmuschelhyperplasie + Onychodysplasie + Onychohypoplasie + Skoliose)

Motorik

Adduktorenspastik

Spinalparalyse, (hereditäre) spastische
(+ Gangbild, spastisches + Hohlfuß + Klumpfuß)

Agraphie

Arteria-carotis-interna-Syndrom
(+ Alexie + Aphasie + Blindheit + Hemianopsie + Hemihypästhesie + Hemiparese + Neglect)
Gerstmann-Syndrom
(+ Akalkulie + Fingeragnosie + gnostische Störungen + Rechts-Links-Störung)

Akinesie

Atrophie, olivopontozerebelläre (»sporadische Form«, »SOPCA«)
(+ Ataxie + Dysarthrie + Gangstörungen + Kopftremor + Miktionsstörungen + Nystagmus + Rigor + Rumpftremor + Schluckbeschwerden)
Flexibilitas cerea
(+ Bewegungsstörungen + Hypokinese)
Hallervorden-Spatz-Syndrom
(+ Bewegungsstörungen, choreo-athetotische + Demenz + Dysarthrie + Dystonie, motorische + Nachtblindheit + Rigor + Tremor)
Neuroleptika-induziertes Parkinsonoid
(+ Abulie + Bradykinesie + Mimik, verminderte + Neuroleptika + Rigor + Speichelfluß, vermehrter + Tremor)
Pallidum-Symptomatik
(+ Bradykinesie + Rigor)
Parkinson-Krankheit
(+ Bradyphrenie + Demenz + Hyperhidrose + Mikrographie + Mimik, verminderte + monotone Sprache + Rigor + Speichelfluß, vermehrter + Tremor + zittriger, schlürfender Gang)
Unverricht-Lundborg-Syndrom
(+ Aggressivität + Amimie + Antriebsschwäche + Demenz + Echopraxie + emotionale Störungen + Epilepsie + epileptische Anfälle + Merkfähigkeitsstörungen + Myoklonien + Parkinson-Symptome + Perseveration + Rigor + Urteilsschwäche)

Apraxie

Alzheimer-Krankheit
(+ Aphasie + Demenz + gnostische Störungen + Hirnatrophie + Merkfähigkeitsstörungen + Orientierungsstörungen)
apallisches Syndrom
(+ Aphasie + gnostische Störungen + Primitivreflexe)
Aphasie, transkortikale motorische
(+ Agrammatismus + Dysarthrie + Paraphasie + Perseveration + Sprachabbau + Sprachinitiierung, gestörte)
Arteria-cerebri-anterior-Syndrom
(+ Déviation conjugée + Fazialislähmung + Hemiparese + Inkontinenz + Primitivreflexe)
Arteria-cerebri-media-Syndrom
(+ Anosognosie + Aphasie + Déviation conjugée + Fazialislähmung + Hemianopsie + Hemihypästhesie + Hemiparese)
Arteria-praerolandica-Syndrom
(+ Aphasie)
γ-Hydroxybuttersäure-Ausscheidung
(+ γ-Hydroxybuttersäure im Urin + Ataxie + Entwicklungsrückstand, statomotorischer + Sprachentwicklung, verzögerte + zerebrale Anfälle)
Marchiafava-Bignami-Krankheit
(+ Antriebsschwäche + Ataxie + Demenz + Depression + Dysarthrie + paranoid-halluzinatorische Zustände + Pyramidenbahnzeichen + Rigor + Tremor)
Ramus-parietalis-posterior-Syndrom
(+ Hemineglect)

Armparesen

Parsonage-Turner-Symptomatik
(+ Androtropie + Armmuskulatur, proximale, Atrophien + Oberarmbereich, Schmerzen + Schultergürtelbereich, Schmerzen)
Vinylchloridkrankheit
(+ Akrodystrophie + Asthma-ähnliche Atemnot + Bewußtseinsstörungen + Eigenreflexe, abgeschwächte + Endphalangen, Osteolyse + Fazialislähmung + Hepatomegalie + Hyperhidrose + Parästhesien + Potenzstörungen + Raynaud-Phänomen + Schwindel + Splenomegalie + Thrombozytopenie + Übelkeit)
Wernicke-Mann-Hemiparese
(+ Beine, spastische Paresen + Fazialislähmung + Hemihypästhesie + Paresen)

Armplexuslähmung

Armplexuslähmung, obere
(+ Paresen der Schulter- und Oberarmmuskeln)
Pancoast-Tumor
(+ Bronchialkarzinom + Einflußstauung, obere + Horner-Trias + Schulter-Armschmerz)

Ataxie

Abetalipoproteinämie
(+ Beta-Lipoproteine, fehlende + Akanthozytose + Appetitlosigkeit + Areflexie + Chylomikronen, fehlende + Erbrechen + Erythrozyten, Stechapfelform + Fettmalabsorption + Gedeihstörungen + Herzrhythmusstörungen + Intentionstremor + Kyphoskoliose + Minderwuchs + Muskelatrophie + Myokardfibrose + Netzhaut, Retinitis + Paresen + Serumlipide, erniedrigte + Steatorrhö + Untergewicht)
Allan-Herndon-Dudley-Syndrom
(+ Dysarthrie + geistige Behinderung + Muskelhypoplasie + Muskelhypotonie + Paraparesen, spastische)
Angelman-Syndrom
(+ Brachyzephalie + Diastema + EEG, pathologisches + Enophthalmus + Entwicklungsrückstand, motorischer und geistiger + epileptische Anfälle + Gangataxie + geistige Behinderung + Gesichtsdysmorphien + Herausschnellen + Hyperaktivität + Hyperaktivität, motorische + Iris, blaue + Katzenschreien, 1. Lebensjahr + Lachanfälle, unmotivierte + Makrostomie + Mikro-Brachyzephalie + Mikrozephalie + Mittelgesichtshypoplasie oder -dysplasie + Oberlippe, schmale + Progenie + Prognathie + Schlafstörungen + Sprachentwicklung, verzögerte + zerebrale Anfälle)
Argininämie
(+ Arginaseaktivität, verminderte + Diplegie, spastische + Entwicklungsrückstand, motorischer und geistiger + Erbrechen + Hyperammonämie + Hyperargininämie + Orotaturie + Tetraplegie, spastische + Trinkschwierigkeiten + zerebrale Anfälle)
Argininbernsteinsäure-Krankheit
(+ Argininsuccinatämie + Bewußtlosigkeit + Hyperammonämie + Lethargie + Tremor + Trichorrhexis + zerebrale Anfälle)
Arnold-Chiari-Sequenz
(+ Hydrozephalus + Kleinhirnprolaps + Kompressionszeichen, spinale + Meningomyelozele + Nystagmus + Schädelgrube, hintere, Verflachung)
Ataxie mit hypogonadotropem Hypogonadismus, zerebellare familiäre
(+ Areflexie + Fußdeformitäten + geistige Behinderung + Genitalhypoplasie + Hypogonadismus + Kyphoskoliose + Muskelatrophie + Muskelhypotonie + Nystagmus + Taubheit)
Ataxien, degenerative
(Übersicht)
Ataxie, periodische, vestibulär-zerebelläre
(+ Nystagmus + Schwindel)
Ataxie, spinozerebellare, Typ Gerstmann-Sträussler
(+ Amyloidplaques + Demenz + Dysarthrie + Enzephalopathie +

Motorik

Hinterstrangsymptome + Intentionstremor + Muskelhypotonie + Nystagmus + Pyramidenbahnzeichen + Rigor)

Ataxie-Taubheits-Retardierungs-Symptomenkomplex
(+ geistige Behinderung + Taubheit)

Atrophia cerebellaris tardiva (Typ Marie-Foix-Alajouanine)
(+ Demenz + Dysarthrie + Gangataxie + Nystagmus)

Atrophie, olivopontozerebelläre (»sporadische Form«, »SOPCA«)
(+ Akinesie + Dysarthrie + Gangstörungen + Kopftremor + Miktionsstörungen + Nystagmus + Rigor + Rumpftremor + Schluckbeschwerden)

Behr-Syndrom
(+ Dysarthrie + Harnblasenstörungen + Nystagmus + Optikusatrophie + Pyramidenbahnzeichen + spinozerebelläre Dystrophie + Strabismus)

Biotinidase-Defekt
(+ 3-Hydroxy-Isovaleriat im Urin + 3-Hydroxy-Propionat im Urin + Alopezie + Azidose, metabolische + Biotinidase, nicht meßbare Aktivität + Hautläsionen, periorifizielle + Hörverlust + Hypotonie + Laktatazidämie + Methylcitrat im Urin + Muskelhypotonie + Optikusatrophie + Propionazidämie)

Boxer-Enzephalopathie, traumatische
(+ Abbau, geistiger + Denkstörung + Dysarthrie + Hyperreflexie + Merkfähigkeitsstörungen + Parkinson-Symptome)

Brückenläsion, paramediane
(+ Hemiparese + Ophthalmoplegie)

Canavan-Syndrom
(+ Bewegungsstörungen, choreo-athetotische + Blindheit + Gehirn, Entmarkung + Marklageratrophie + Muskelhypotonie + Myoklonien + Optikusatrophie)

Carboxylase-Defekt, multipler
(+ Azidose + Erytheme + Exantheme + Laktaterhöhung + Leukozytopenie + Monozytopenie + Propionaterhöhung + Pyruvaterhöhung + T-Zelldefekt + zerebrale Anfälle)

Ceroidlipofuscinose, neuronale, Typ Haltia-Santavuori
(+ Abbau, psychomotorischer + Aphasie + EEG, pathologisches + Netzhautdepigmentierung + Optikusatrophie + Sehstörungen)

Ceroidlipofuscinose, neuronale, Typ Kufs
(+ Abbau, geistiger + Demenz + EEG, pathologisches + Lipopigmentablagerungen, intralysosomale + Myoklonien + zerebrale Anfälle)

DAF-Symptomatik
(+ Ophthalmoplegie + Schaumzellen)

Dyssynergia cerebellaris myoclonica
(+ Dysarthrie + Intentionstremor + Muskelhypotonie + Myoklonien + zerebrale Anfälle)

Flynn-Aird-Syndrom
(+ Aphasie + Dysästhesie + epileptische Anfälle + Karies + Katarakt + Kyphoskoliose + Myopie + Nachtblindheit + Netzhaut, Retinitis + Osteoporose + Parästhesien + Schallempfindungsstörung + Schwerhörigkeit + Taubheit)

Friedreich-Ataxie
(+ Areflexie + Dysarthrie + Gangstörungen + Hohlfuß + Kardiomyopathie + Kyphoskoliose + Nystagmus + Schluckbeschwerden + Sensibilitätsstörungen)

Fucosidose
(+ Angiokeratome + Dysostosen + Gedeihstörungen + geistige Behinderung + Gesichtsdysmorphien + Infektanfälligkeit + Minderwuchs + Spastik + zerebrale Anfälle)

Gillespie-Syndrom
(+ Aniridie + geistige Behinderung + Muskelhypotonie + Ohrmuscheldysplasie)

Hartnup-Syndrom
(+ Alanin im Urin, vermehrtes + Asparagin im Urin, vermehrtes + Histidinurie + Isoleucinurie + Leucinurie + Methioninurie + Pellagra-ähnliche Hautsymptome + Phenylalanin im Urin, vermehrtes + Serin im Urin, vermehrtes + Threonin im Urin, vermehrtes + Tyrosinurie + Valinurie)

HHH-Syndrom
(+ 3-Amino-2-Piperidin im Urin + Homocitrullinämie + Homocitrullinurie + Hyperammonämie + Hyperornithinämie + Lethargie + Paraparesen, spastische + Stupor + zerebrale Anfälle)

Hinterstrang-Symptomatik
(+ Sensibilitätsstörungen + Vibrationssinn, gestörter)

von-Hippel-Lindau-Syndrom
(+ Hämangioblastome, retinale + Hirndruckzeichen + Kleinhirn, Hämangioblastome + Knochenzysten + Leberzysten + Lungenzysten + Medulla oblongata, Hämangioblastome + Nebenhodenzysten + Nierenzellkarzinom + Nierenzysten + Ovarialzysten + Pankreaszysten + Phäochromozytom + Polyzythämie + Rückenmark, Hämangioblastome + ZNS-Hämangioblastom)

Holmes-Syndrom
(+ Demenz + Dysarthrie + Haltetremor + Intentionstremor + Kopftremor + Muskelhypotonie + Nystagmus + Sphinkterstörungen)

γ-Hydroxybuttersäure-Ausscheidung
(+ γ-Hydroxybuttersäure im Urin + Apraxie + Entwicklungsrückstand, statomotorischer + Sprachentwicklung, verzögerte + zerebrale Anfälle)

Jeune-Tommasi-Freycon-Nivelon-Syndrom
(+ geistige Behinderung + Handmuskulatur, kleine, Atrophie + Hepatomegalie + Hörverlust + Kardiomyopathie + Minderwuchs + Pigmentationsanomalien + Schallempfindungsstörung + Schwerhörigkeit + Zahnausfall, vorzeitiger)

Joubert-Syndrom
(+ Apnoezustände + Degeneration, tapetoretinale + Entwicklungsrückstand, motorischer und geistiger + Enzephalozele + Kleinhirnwurm, Aplasie oder Hypoplasie + Netzhautkolobom + Sprachentwicklung, verzögerte + Tachypnoe)

Kearns-Sayre-Syndrom
(+ Degeneration, tapetoretinale + Diabetes mellitus + Minderwuchs + Ophthalmoplegie + Ptosis + Reizleitungsstörungen, kardiale + Schallempfindungsstörung)

Keratitis interstitialis Cogan
(+ Gangataxie + Hörverlust + Keratitis + Nystagmus + Ohrgeräusche + Schwindel)

kortiko-striato-zerebellares Syndrom, familiäres
(+ Bewegungsstörungen, choreo-athetotische + Dysarthrie + Entwicklungsrückstand, motorischer und geistiger + Intentionstremor + Pyramidenbahnzeichen + Skelettanomalien)

Lafora-Syndrom
(+ Abbau, geistiger + Anfälle, visuelle, fokale + Blindheit + Dysarthrie + Epilepsie + epileptische Anfälle)

Leigh-Enzephalomyelopathie
(+ Atemstörung + Bewegungsstörungen, choreo-athetotische + Dysarthrie + Dystonie, motorische + Extrapyramidalsymptome + Hyperreflexie + Muskelhypotonie + Nystagmus + Ophthalmoplegie + Optikusatrophie + Paresen + Pyramidenbahnzeichen + Rigor + Streckspasmen + Tremor + Visusminderung + zerebrale Anfälle)

Leukodystrophie, metachromatische, Typ Austin
(+ Abbau, geistiger + Affektlabilität + Angstzustände + Antriebsschwäche + Athetose + Distanzlosigkeit + Dysarthrie + Dystonie, motorische + Nervenleitgeschwindigkeit, verzögerte + Optikusatrophie + Persönlichkeitsveränderungen + Spastik)

Leukodystrophie, metachromatische, Typ Scholz
(+ Dezerebration + Dysarthrie + Eigenreflexe, erloschene + Eiweißgehalt, erhöhter, im Liquor + Extrapyramidalsymptome + Fallneigung + Koordinationsstörungen + Lernfähigkeitsstörungen + motorische Störungen + Nervenleitgeschwindigkeit, verzögerte + Spastik + Tagträumereien + Verhaltensstörungen + zerebrale Anfälle)

Louis//Bar-Syndrom
(+ geistige Behinderung + Konjunktiva, Teleangiektasien + Teleangiektasien)

Marchiafava-Bignami-Krankheit
(+ Antriebsschwäche + Apraxie + Demenz + Depression + Dysarthrie + paranoid-halluzinatorische Zustände + Pyramidenbahnzeichen + Rigor + Tremor)

(Pierre-)Marie-Syndrom
(+ Demenz + Dysarthrie + Hirnnervenausfälle + Paraparesen, spastische + Paresen)

Marinescu-Sjögren-Syndrom I
(+ Areflexie + Babinski-Zeichen, positives + Dysarthrie + Dyskranie + Epikanthus + geistige Behinderung + Hyporeflexie + Kata-

Motorik

rakt + Minderwuchs + Muskelschwäche + Nystagmus + Ophthalmoplegie + Ptosis + Strabismus)
MERRF-Syndrom
(+ Abbau, geistiger + Atemstörung + Enzephalopathie + Epilepsie + epileptische Anfälle + Kardiomyopathie + Laktaterhöhung + Lipome + Minderwuchs + Myoklonien + Myopathie + Schallempfindungsstörung + Schwerhörigkeit + zerebrale Anfälle)
Minamata-Krankheit
(+ Dysarthrie + Tremor)
Myelinopathia centralis diffusa
(+ Bulbärsymptomatik + Optikusatrophie + Spastik)
Neuraminsäure-Speicherkrankheit
(+ Dysostosen + Gesichtsdysmorphien + Muskelhypotonie + Neuraminsäureausscheidung im Urin, vermehrte + neurodegenerative Symptome + Spastik + Sprachabbau + Sprachentwicklung, verzögerte)
Neuropathie, hereditäre motorisch-sensible, Typ III
(+ Anisokorie + Eiweißgehalt, erhöhter, im Liquor + Faszikulationen + Fußdeformitäten + Miosis + Myoklonien + Nervenleitgeschwindigkeit, verzögerte + Nervenverdickung + Neuropathien + Pupillenstarre + Pupillotonie + Schmerzen der Beine + Thoraxdeformität + Tremor + Zwiebelschalenformationen)
Niemann-Pick-Krankheit
(+ Fundus, kirschroter Fleck + Gedeihstörungen + hämatopoetische Störungen + Hautfarbe, gelbliche + Hepatomegalie + Infektanfälligkeit + Minderwuchs + neurodegenerative Symptome + Nystagmus + Schaumzellen + Skelettanomalien + Sphingomyelininfiltration der Lunge + Splenomegalie + Tetraplegie, spastische)
okulo-enzephalo-hepato-renales Syndrom
(+ Entwicklungsrückstand, motorischer und geistiger + Gesichtsdysmorphien + Hepatomegalie + Kleinhirnwurm, Aplasie oder Hypoplasie + Kolobom + Muskelhypotonie + Nierenzysten + Spastik + Tachypnoe)
Poliodystrophie Alpers
(+ Bewegungsstörungen, choreo-athetotische + Bewegungsstörungen, zentrale + EEG, pathologisches + Entwicklungsrückstand, motorischer und geistiger + epileptische Anfälle + Hepatopathie + Myoklonien + Rigidität + Spastik + zerebrale Anfälle)
Pseudoobstruktion, intestinale
(+ Abdominalschmerzen + Basalganglienanomalien + Dysarthrie + Erbrechen + Ileus + Megazystis + Obstipation + Ophthalmoplegie + Ptosis)
Pyroglutamatazidurie
(+ 5-Oxoprolin im Plasma + 5-Oxoprolin im Urin + Azidose, metabolische + Hämolyse + Spastik)
Pyruvatdehydrogenase-Defekt
(+ Atemstörung + Azidose + Entwicklungsrückstand, motorischer und geistiger + Laktat/Pyruvat-Quotient gestört + Mikrozephalie + Neutropenie + Optikusatrophie + Trinkschwierigkeiten)
Refsum-Krankheit
(+ Degeneration, tapetoretinale + Neuropathien)
Saldino-Mainzer-Syndrom
(+ Gesichtsdysmorphien + Nephronophthise + Schallempfindungsstörung + Schwerhörigkeit + Skelettanomalien)
(de-)Sanctis-Cacchione-Syndrom
(+ geistige Behinderung + Genitalhypoplasie + Mikrozephalie + Paresen + Xeroderma pigmentosum)
Shy-Drager-Syndrom
(+ Akkommodationsstörungen + Androtropie + Anisokorie + Bradykinesie + Demenz + Dysarthrie + Herzrhythmusstörungen + Inkontinenz + Intentionstremor + Kreislaufdysregulation, orthostatische + Obstipation + Potenzstörungen + Rigor)
Triple-A-Syndrom
(+ Achalasie + Dysarthrie + Hyperreflexie + Muskelschwäche + Nebennierenrindeninsuffizienz + Neuropathien + Optikusatrophie + Tränensekretion, verminderte bis fehlende + Tränenträufeln)
Wallenberg-Symptomatik
(+ Nystagmus + Sensibilitätsstörungen)
Wernicke-Krankheit
(+ Bewußtseinsstörungen + Diplopie + Nystagmus + Verwirrtheitszustände)

Xanthomatose, zerebrotendinöse
(+ Arteriosklerose + Bulbärparalyse + Cholestanol im Plasma, erhöhtes + Demenz + Katarakt + Sehnenxanthome)

Athetose

Leukodystrophie, metachromatische, Typ Austin
(+ Abbau, geistiger + Affektlabilität + Angstzustände + Antriebsschwäche + Ataxie + Distanzlosigkeit + Dysarthrie + Dystonie, motorische + Nervenleitgeschwindigkeit, verzögerte + Optikusatrophie + Persönlichkeitsveränderungen + Spastik)

»Aufwachlähmung«

Narkolepsie
(+ »Einschlaflähmung« + Diplopie + Halluzinationen + Kataplexie + Lachschlag + Muskelhypotonie + Schlaf, anfallsweiser, am Tag + Schlaf-Wach-Umkehr + Tagträumereien)

Beine, schlaffe Paresen

Foix-Alajouanine-Syndrom
(+ Harnblasenstörungen + Mastdarmstörungen + Potenzstörungen + Schmerzen im Lumbalbereich)

Beine, spastische Paresen

Brown//Séquard-Symptomatik
(+ Hemiataxie + Pyramidenbahnzeichen)
Wernicke-Mann-Hemiparese
(+ Armparesen + Fazialislähmung + Hemihypästhesie + Paresen)

Beugeschwäche im Daumenendglied

Nervus-interosseus-Symptomatik
(+ Beugeschwäche in distalem Interphalangealgelenk des Zeige- und Mittelfingers + Handmuskulatur, Paresen und Atrophien + Handmuskulatur, Schwäche + Pronationsschwäche bei gebeugtem Ellenbogen + Unterarm, Schmerzen)

Beugeschwäche in distalem Interphalangealgelenk des Zeige- und Mittelfingers

Nervus-interosseus-Symptomatik
(+ Beugeschwäche im Daumenendglied + Handmuskulatur, Paresen und Atrophien + Handmuskulatur, Schwäche + Pronationsschwäche bei gebeugtem Ellenbogen + Unterarm, Schmerzen)

Beugespasmen

Pyramidenbahn-Symptomatik (spinale)
(+ Babinski-Zeichen, positives + Bauchhautreflexe, abgeschwächte + Gordon-Zeichen, positives + Harnblasenstörungen + Kremasterreflex, abgeschwächter + Mastdarmstörungen + Muskeldehnungsreflexe, gesteigerte + Oppenheim-Zeichen, positives + Paresen + Rossolimo-Zeichen, positives + Streckspasmen)

Bewegungsstörungen

Athetose, idiopathische
(+ Haltungsanomalien + Muskelhypotonie)
Flexibilitas cerea
(+ Akinesie + Hypokinese)

Motorik

Kaveggia-Syndrom
(+ Endphalangen, breite + Gesichtsdysmorphien + Hypertelorismus + Inzisivi, untere, mittlere, Weitstand oder Fehlen + Mandibula, Spaltbildung + Mikro-Brachyzephalie + Minderwuchs + Mittelgesichtshypoplasie oder -dysplasie + Ohrmuschelanomalien + Progenie)
Neuroleptika-induzierte extrapyramidalmotorische Störungen, späte
(+ Bewegungsstörungen, dystone + Bewegungsstörungen, zentrale + Dystonie, motorische + Extrapyramidalsymptome + Myoklonien + Neuroleptika + Tics)
neuroleptisches Syndrom, malignes
(+ Bewußtseinsstörungen + Fieber + Neuroleptika + Rigor + Stupor + Tachykardie + Tachypnoe + Tremor)
Pinocchio-Syndrom
(+ emotionale Störungen)

Bewegungsstörungen, choreatische

Arteria-cerebelli-superior-Symptomatik
(+ Analgesie + Horner-Trias + Hörstörung + Temperaturempfindungsstörung + Zeigeataxie)
Chorea Huntington
(+ Depression + Dysarthrie + Gangstörungen + Persönlichkeitsveränderungen)
Choreoathetose, familiäre paroxysmale
(+ Dysarthrie)
Sydenham-Krankheit
(+ Erregbarkeit, erhöhte + Gynäkotropie + Muskelhypotonie)

Bewegungsstörungen, choreo-athetotische

Canavan-Syndrom
(+ Ataxie + Blindheit + Gehirn, Entmarkung + Marklageratrophie + Muskelhypotonie + Myoklonien + Optikusatrophie)
Glutarazidurie Typ I
(+ Dysarthrie + geistige Behinderung + Makrozephalie + Opisthotonus)
Hallervorden-Spatz-Syndrom
(+ Akinesie + Demenz + Dysarthrie + Dystonie, motorische + Nachtblindheit + Rigor + Tremor)
kortiko-striato-zerebellares Syndrom, familiäres
(+ Ataxie + Dysarthrie + Entwicklungsrückstand, motorischer und geistiger + Intentionstremor + Pyramidenbahnzeichen + Skelettanomalien)
Kuru
(+ Demenz + Dysarthrie + Gangataxie + Gehunfähigkeit + Inkontinenz + Lachanfälle, unmotivierte + Myoklonien + Paresen + Schluckbeschwerden + Tremor)
Leigh-Enzephalomyelopathie
(+ Ataxie + Atemstörung + Dysarthrie + Dystonie, motorische + Extrapyramidalsymptome + Hyperreflexie + Muskelhypotonie + Nystagmus + Ophthalmoplegie + Optikusatrophie + Paresen + Pyramidenbahnzeichen + Rigor + Streckspasmen + Tremor + Visusminderung + zerebrale Anfälle)
Pallidumatrophie, progressive (Hunt)
(+ Bradykinesie + Dystonie, motorische + Rigor + Tremor)
Poliodystrophie Alpers
(+ Ataxie + Bewegungsstörungen, zentrale + EEG, pathologisches + Entwicklungsrückstand, motorischer und geistiger + epileptische Anfälle + Hepatopathie + Myoklonien + Rigidität + Spastik + zerebrale Anfälle)
Tetrahydrobiopterin-Mangel
(+ Entwicklungsrückstand, statomotorischer + Myotonie der Arm- und Beinmuskulatur + Nystagmus + Schluckbeschwerden + Speichelfluß, vermehrter + Strabismus)

Bewegungsstörungen, dystone

Aicardi-Goutières-Syndrom
(+ Basalganglienverkalkung + Blindheit + Dystonie, motorische + Dystonie, muskuläre + Entwicklungsrückstand, motorischer und geistiger + Enzephalopathie + geistige Behinderung + Liquorlymphozytose + Mikrozephalie + Muskelhypotonie + Nystagmus + Opisthotonus + Paraparesen, spastische)
Dystonia musculorum deformans
(+ Muskelhypertonie + Muskelkontraktionen, unwillkürliche + Torsionsbewegungen + Tortipelvis)
Neuroleptika-induzierte extrapyramidalmotorische Störungen, späte
(+ Bewegungsstörungen + Bewegungsstörungen, zentrale + Dystonie, motorische + Extrapyramidalsymptome + Myoklonien + Neuroleptika + Tics)
Pisa-Symptomatik
(+ Neuroleptika)
Segawa-Syndrom
(+ Dystonie, motorische + Dystonie, muskuläre + Gangstörungen)

Bewegungsstörungen, zentrale

Angiomatose, diffuse kortikomeningeale
(+ Akrozyanose + Angiomatose, kortikomeningeale + Cutis marmorata + Demenz + zerebrale Anfälle)
Creutzfeldt-Jakob-Krankheit
(+ Extrapyramidalsymptome + Motoneuron, peripheres, Schädigung + Myoklonien + neuropsychologische Störungen + Persönlichkeitsveränderungen + Sehstörungen + Sensibilitätsstörungen + zerebellare Symptomatik)
Hämangiomatose-Porenzephalie
(+ Angiome, multiple + Hydrozephalus + Porenzephalie + zerebrale Anfälle)
Neuroleptika-induzierte extrapyramidalmotorische Störungen, späte
(+ Bewegungsstörungen + Bewegungsstörungen, dystone + Dystonie, motorische + Extrapyramidalsymptome + Myoklonien + Neuroleptika + Tics)
Poliodystrophie Alpers
(+ Ataxie + Bewegungsstörungen, choreo-athetotische + EEG, pathologisches + Entwicklungsrückstand, motorischer und geistiger + epileptische Anfälle + Hepatopathie + Myoklonien + Rigidität + Spastik + zerebrale Anfälle)
Sjögren-Larsson-Syndrom
(+ Dysarthrie + Epilepsie + epileptische Anfälle + Fundusanomalien + geistige Behinderung + Ichthyose + Kyphose + Minderwuchs + Schmelzdefekte + Tonusstörungen, zerebrale)
XYY-Syndrom
(+ Hochwuchs + Verhaltensstörungen)
zerebro-kosto-mandibuläres Syndrom
(+ Gaumenspalte + geistige Behinderung + Glossoptose + Mandibulahypoplasie + Mikrozephalie + Rippendefekte)

Bradykinesie

Floppy-Infant-Symptomatik
(+ Gelenkbeweglichkeit, abnorme + Trinkschwierigkeiten)
Mast-Syndrom
(+ Demenz + Dysarthrie + Gangstörungen + Merkfähigkeitsstörungen + Myoklonien + Rigor + Spastik)
Neuroleptika-induziertes Parkinsonoid
(+ Abulie + Akinesie + Mimik, verminderte + Neuroleptika + Rigor + Speichelfluß, vermehrter + Tremor)
Pallidumatrophie, progressive (Hunt)
(+ Bewegungsstörungen, choreo-athetotische + Dystonie, motorische + Rigor + Tremor)
Pallidum-Symptomatik
(+ Akinesie + Rigor)

Motorik

Shy-Drager-Syndrom
(+ Akkommodationsstörungen + Androtropie + Anisokorie + Ataxie + Demenz + Dysarthrie + Herzrhythmusstörungen + Inkontinenz + Intentionstremor + Kreislaufdysregulation, orthostatische + Obstipation + Potenzstörungen + Rigor)

Steele-Richardson-Olszewski-Krankheit
(+ Demenz + Dysarthrie + Nackenextension + Ophthalmoplegie + Persönlichkeitsveränderungen + Pyramidenbahnzeichen + Rigor + Schluckbeschwerden)

Diplegie, spastische

Argininämie
(+ Arginaseaktivität, verminderte + Ataxie + Entwicklungsrückstand, motorischer und geistiger + Erbrechen + Hyperammonämie + Hyperargininämie + Orotaturie + Tetraplegie, spastische + Trinkschwierigkeiten + zerebrale Anfälle)

Dyspraxie

(Torsten-)Sjögren-Syndrom
(+ Entwicklungsrückstand, motorischer und geistiger + geistige Behinderung + Katarakt + Mikrophthalmie + Muskelhypotonie)

Dystonie, motorische

Aicardi-Goutières-Syndrom
(+ Basalganglienverkalkung + Bewegungsstörungen, dystone + Blindheit + Dystonie, muskuläre + Entwicklungsrückstand, motorischer und geistiger + Enzephalopathie + geistige Behinderung + Liquorlymphozytose + Mikrozephalie + Muskelhypotonie + Nystagmus + Opisthotonus + Paraparesen, spastische)

Hallervorden-Spatz-Syndrom
(+ Akinesie + Bewegungsstörungen, choreo-athetotische + Demenz + Dysarthrie + Nachtblindheit + Rigor + Tremor)

Leigh-Enzephalomyelopathie
(+ Ataxie + Atemstörung + Bewegungsstörungen, choreo-athetotische + Dysarthrie + Extrapyramidalsymptome + Hyperreflexie + Muskelhypotonie + Nystagmus + Ophthalmoplegie + Optikusatrophie + Paresen + Pyramidenbahnzeichen + Rigor + Streckspasmen + Tremor + Visusminderung + zerebrale Anfälle)

Leukodystrophie, metachromatische, Typ Austin
(+ Abbau, geistiger + Affektlabilität + Angstzustände + Antriebsschwäche + Ataxie + Athetose + Distanzlosigkeit + Dysarthrie + Nervenleitgeschwindigkeit, verzögerte + Optikusatrophie + Persönlichkeitsveränderungen + Spastik)

Neuroleptika-induzierte extrapyramidalmotorische Störungen, späte
(+ Bewegungsstörungen + Bewegungsstörungen, dystone + Bewegungsstörungen, zentrale + Extrapyramidalsymptome + Myoklonien + Neuroleptika + Tics)

Nyssen-van-Bogaert-Syndrom
(+ Abbau, geistiger + Entwicklungsrückstand, statomotorischer + Hirnatrophie + Hörverlust + Ophthalmoplegie + Sprachabbau + Visusminderung)

Pallidumatrophie, progressive (Hunt)
(+ Bewegungsstörungen, choreo-athetotische + Bradykinesie + Rigor + Tremor)

Segawa-Syndrom
(+ Bewegungsstörungen, dystone + Dystonie, muskuläre + Gangstörungen)

Echopraxie

Psychosyndrome, hirnlokale
(+ Affektlabilität + Antriebsschwäche + Echolalie + epileptische Anfälle + Erregbarkeit, erhöhte + Euphorie + Perseveration)

Unverricht-Lundborg-Syndrom
(+ Aggressivität + Akinesie + Amimie + Antriebsschwäche + Demenz + emotionale Störungen + Epilepsie + epileptische Anfälle + Merkfähigkeitsstörungen + Myoklonien + Parkinson-Symptome + Perseveration + Rigor + Urteilsschwäche)

»Einschlaflähmung«

Narkolepsie
(+ »Aufwachlähmung« + Diplopie + Halluzinationen + Kataplexie + Lachschlag + Muskelhypotonie + Schlaf, anfallsweiser, am Tag + Schlaf-Wach-Umkehr + Tagträumereien)

Fallneigung

Leukodystrophie, metachromatische, Typ Greenfield
(+ Blindheit + Dezerebration + Dysarthrie + Eiweißgehalt, erhöhter, im Liquor + Entwicklungsrückstand, motorischer und geistiger + Gangstörungen + Infektanfälligkeit + Muskelschwäche + Nervenleitgeschwindigkeit, verzögerte + Tetraplegie, spastische + Verhaltensstörungen)

Leukodystrophie, metachromatische, Typ Scholz
(+ Ataxie + Dezerebration + Dysarthrie + Eigenreflexe, erloschene + Eiweißgehalt, erhöhter, im Liquor + Extrapyramidalsymptome + Koordinationsstörungen + Lernfähigkeitsstörungen + motorische Störungen + Nervenleitgeschwindigkeit, verzögerte + Spastik + Tagträumereien + Verhaltensstörungen + zerebrale Anfälle)

Stiff-baby
(+ Apnoezustände + Entwicklungsrückstand, motorischer + Hernien + Muskelhypertonie)

Feinmotorikstörung

Arteria-rolandica-Syndrom
(+ Paresen der kontralateralen Extremitäten)

Fingertremor, feinschlägiger

Muskelatrophie, spinale, Typ Kugelberg-Welander
(+ Bulbärsymptomatik + Creatinkinase, erhöhte + Eigenreflexe, abgeschwächte + EMG, Mischbilder von Neuropathie- und Myopathiemuster + EMG, pseudomyotone Entladungen + Faszikulationen + Hohlfuß + Hyperlordose + Kyphoskoliose + Muskelhypotonie + Myopathie + Scapulae alatae + Skoliose + Spitzfuß, paretischer + Wadenhypertrophie + Zungenfibrillationen)

Gangapraxie

Rett-Syndrom
(+ Anarthrie + Gangataxie + geistige Behinderung + Handfunktion, Verlust + Mikrozephalie + Minderwuchs + Skoliose + Tachypnoe + zerebrale Anfälle)

Gangataxie

Angelman-Syndrom
(+ Ataxie + Brachyzephalie + Diastema + EEG, pathologisches + Enophthalmus + Entwicklungsrückstand, motorischer und geistiger + epileptische Anfälle + geistige Behinderung + Gesichtsdysmorphien + Herausschnellen + Hyperaktivität + Hyperaktivität, motorische + Iris, blaue + Katzenschreien, 1. Lebensjahr + Lachanfälle, unmotivierte + Makrostomie + Mikro-Brachyzephalie + Mikrozephalie + Mittelgesichtshypoplasie oder -dysplasie + Oberlippe, schmale + Progenie + Prognathie + Schlafstörungen + Sprachentwicklung, verzögerte + zerebrale Anfälle)

Atrophia cerebellaris tardiva (Typ Marie-Foix-Alajouanine)
(+ Ataxie + Demenz + Dysarthrie + Nystagmus)
Keratitis interstitialis Cogan
(+ Ataxie + Hörverlust + Keratitis + Nystagmus + Ohrgeräusche + Schwindel)
Kuru
(+ Bewegungsstörungen, choreo-athetotische + Demenz + Dysarthrie + Gehunfähigkeit + Inkontinenz + Lachanfälle, unmotivierte + Myoklonien + Paresen + Schluckbeschwerden + Tremor)
Neuropathie, hereditäre motorisch-sensible, Typ II
(+ Faszikulationen + Neuropathien + Schmerzen der Beine + Steppergang)
Neuropathie, sensorische, Typ Denny//Brown
(+ Neuropathien + Parästhesien + Schmerzen der Beine)
Polyradikuloneuritis Typ Fisher
(+ Areflexie + Dissoziation, zytoalbuminäre, im Liquor + Hirnnervenausfälle + Neuropathien + Ophthalmoplegie + Ptosis)
Polyradikuloneuritis Typ Guillain-Barré
(+ Areflexie + Banden, oligoklonale, im Liquor + Dissoziation, zytoalbuminäre, im Liquor + Myalgien + Neuropathien + Papillenödem + Polyradikuloneuritis)
Rett-Syndrom
(+ Anarthrie + Gangapraxie + geistige Behinderung + Handfunktion, Verlust + Mikrozephalie + Minderwuchs + Skoliose + Tachypnoe + zerebrale Anfälle)
Rosenberg-Chutorian-Syndrom
(+ Neuropathien + Optikusatrophie + Schallempfindungsstörung + Schwerhörigkeit + Taubheit)

Gangbild, spastisches

MASA-Syndrom
(+ Aphasie + Daumen, adduzierte + Daumenkontraktur + geistige Behinderung + Skelettanomalien)
Spinalparalyse, (hereditäre) spastische
(+ Adduktorenspastik + Hohlfuß + Klumpfuß)

Gangstörungen

Adrenoleukodystrophie
(+ Abbau, geistiger + Demyelinisierung + Hörstörung + Hyperpigmentierung + Nebennierenrindeninsuffizienz + Neuropathien + Sehstörungen + Verhaltensstörungen)
Atrophie, olivopontozerebelläre (»sporadische Form«, »SOPCA«)
(+ Akinesie + Ataxie + Dysarthrie + Kopftremor + Miktionsstörungen + Nystagmus + Rigor + Rumpftremor + Schluckbeschwerden)
Chondrodysplasie, progrediente pseudorheumatoide
(+ Arthritiden + Gelenkbeweglichkeit, eingeschränkte + Gelenkversteifungen + Platyspondylie + Wirbelkörperdysplasie)
Chorea Huntington
(+ Bewegungsstörungen, choreatische + Depression + Dysarthrie + Persönlichkeitsveränderungen)
Dysäquilibrium-Syndrom
(+ Eigenreflexe, gesteigerte + Entwicklungsrückstand, motorischer + geistige Behinderung + Gleichgewichtsstörungen + Muskelhypotonie + Pyramidenbahnzeichen)
Dystasie, hereditäre, areflektorische
(+ Areflexie + Fußdeformitäten + Haltetremor + Hammerzehen + Hohlfuß + Nervenleitgeschwindigkeit, verzögerte + Nervenverdickung + Neuropathien + Zwiebelschalenformationen)
Friedreich-Ataxie
(+ Areflexie + Ataxie + Dysarthrie + Hohlfuß + Kardiomyopathie + Kyphoskoliose + Nystagmus + Schluckbeschwerden + Sensibilitätsstörungen)
geistige Retardierung mit spastischer Paraplegie und palmoplantarer Hyperkeratose
(+ Astigmatismus + Eigenreflexe, gesteigerte + Behinderung + Gelenkbeweglichkeit, abnorme + Hohlfuß + Keratosis palmo-plantaris + Nase, prominente + Paraparesen, spastische + Sprachentwicklung, verzögerte + Stirn, hohe)
Leukodystrophie, metachromatische, Typ Greenfield
(+ Blindheit + Dezerebration + Dysarthrie + Eiweißgehalt, erhöhter, im Liquor + Entwicklungsrückstand, motorischer und geistiger + Fallneigung + Infektanfälligkeit + Muskelschwäche + Nervenleitgeschwindigkeit, verzögerte + Tetraplegie, spastische + Verhaltensstörungen)
Mast-Syndrom
(+ Bradykinesie + Demenz + Dysarthrie + Merkfähigkeitsstörungen + Myoklonien + Rigor + Spastik)
Osteochondrose, aseptische, Typ Müller-Weiss
(+ Füße, Schmerzen + Os naviculare, Abplattung + Os naviculare, Defekt)
Segawa-Syndrom
(+ Bewegungsstörungen, dystone + Dystonie, motorische + Dystonie, muskuläre)

Gehunfähigkeit

Kuru
(+ Bewegungsstörungen, choreo-athetotische + Demenz + Dysarthrie + Gangataxie + Inkontinenz + Lachanfälle, unmotivierte + Myoklonien + Paresen + Schluckbeschwerden + Tremor)

Haltetremor

Dystasie, hereditäre, areflektorische
(+ Areflexie + Fußdeformitäten + Gangstörungen + Hammerzehen + Hohlfuß + Nervenleitgeschwindigkeit, verzögerte + Nervenverdickung + Neuropathien + Zwiebelschalenformationen)
Holmes-Syndrom
(+ Ataxie + Demenz + Dysarthrie + Intentionstremor + Kopftremor + Muskelhypotonie + Nystagmus + Sphinkterstörungen)
Tremor, essentieller (familiärer)
(+ Intentionstremor)

Hemiasynergie

Cestan-Chenais-Symptomatik
(+ Hemianästhesie + Hemiparese + Horner-Trias + Larynxlähmung)
Raymond-Cestan-Symptomatik
(+ Hemianästhesie + Hemiparese + Ophthalmoplegie)

Hemiataxie

Babinski-Nageotte-Symptomatik
(+ Hemiparese + Horner-Trias)
Benedikt-Symptomatik
(+ Okulomotoriuslähmung + Rigor)
Brown//Séquard-Symptomatik
(+ Beine, spastische Paresen + Pyramidenbahnzeichen)
Brückenhauben-Symptomatik
(+ Dysarthrie + Horner-Trias + Intentionstremor + Muskelhypotonie + Sensibilitätsstörungen + Temperaturempfindungsstörung)
Brückenläsion, laterale
(+ Hemiparese + Sensibilitätsstörungen)
Claude-Symptomatik
(+ Okulomotoriuslähmung)
Nothnagel-Symptomatik
(+ Hemichoreoathetose + Okulomotoriuslähmung)

Hemichorea

Corpus-Luysi-Symptomatik
(+ Dysarthrie + Muskelhypotonie + Schluckbeschwerden)

Motorik

Hemichoreoathetose

Nothnagel-Symptomatik
(+ Hemiataxie + Okulomotoriuslähmung)

Hemiparese

Arteria-carotis-interna-Syndrom
(+ Agraphie + Alexie + Aphasie + Blindheit + Hemianopsie + Hemihypästhesie + Neglect)
Arteria-cerebri-anterior-Syndrom
(+ Apraxie + Déviation conjugée + Fazialislähmung + Inkontinenz + Primitivreflexe)
Arteria-cerebri-media-Syndrom
(+ Anosognosie + Aphasie + Apraxie + Déviation conjugée + Fazialislähmung + Hemianopsie + Hemihypästhesie)
Arteria-choroidea-anterior-Syndrom
(+ Hemianästhesie + Hemianopsie + Hemihypästhesie)
Avellis-Symptomatik
(+ Gaumenlähmung + Stimmbandlähmung)
Babinski-Nageotte-Symptomatik
(+ Hemiataxie + Horner-Trias)
Brissaud-Symptomatik
(+ Fazialisspasmen)
Brückenläsion, laterale
(+ Hemiataxie + Sensibilitätsstörungen)
Brückenläsion, paramediane
(+ Ataxie + Ophthalmoplegie)
Cestan-Chenais-Symptomatik
(+ Hemianästhesie + Hemiasynergie + Horner-Trias + Larynxlähmung)
Corpus-callosum-Symptomatik
(+ Hand, linke, ideomotorische Apraxie + Hörverlust + Konzentrationsstörungen + Persönlichkeitsveränderungen)
Jackson-Lähmung
(+ Dysarthrie + Larynxlähmung + Schluckbeschwerden + Zungenatrophie + Zungenlähmung)
Karotis-Torsions-Syndrom
(+ Blindheit + Hemihypästhesie + Herzinsuffizienz + Hypertonie + Kopfschmerz)
Millard-Gubler-Symptomatik
(+ Abduzenslähmung + Fazialislähmung)
von-Monakow-Syndrom
(+ Hemianopsie + Hemihypästhesie)
Rasmussen-Syndrom
(+ Aphasie + Dysarthrie + Epilepsie + epileptische Anfälle + Herdsymptome, zerebrale + zerebrale Anfälle)
Raymond-Cestan-Symptomatik
(+ Hemianästhesie + Hemiasynergie + Ophthalmoplegie)
Raymond-Symptomatik
(+ Abduzenslähmung)
Sklerose, konzentrische, Typ Baló
(+ Monoparese + Paresen)
Tapia-Symptomatik
(+ Gaumenlähmung + Larynxlähmung + Pharynxlähmung + Zungenatrophie + Zungenlähmung)
Thalamus-Symptomatik, posterolaterale
(+ Aufmerksamkeitsstörungen + Hemialgie + Hemianopsie + Hemihyperpathie)
Vernet-Symptomatik
(+ Akzessorius-, + Gaumen-, + Pharynx-, + Schlucklähmung)

Hinken

Osteochondrose, aseptische, Typ Köhler
(+ Füße, Schmerzen + Os naviculare, Defekt + Os naviculare, Schmerz + Os naviculare, Schwellung)
Osteochondrose, aseptische, Typ Perthes
(+ Femurkopfdefekt + Hüftgelenk, Schmerzen + Kniegelenksschmerzen + Oberschenkelschmerzen)

Hinstürzen

Panenzephalitis, subakute, sklerosierende, van Bogaert
(+ Abbau, geistiger + epileptische Anfälle + Hyperkinesen + Sehstörungen + Spastik + vegetative Störungen + zerebellare Symptomatik)

Hyperaktivität, motorische

Angelman-Syndrom
(+ Ataxie + Brachyzephalie + Diastema + EEG, pathologisches + Enophthalmus + Entwicklungsrückstand, motorischer und geistiger + epileptische Anfälle + Gangataxie + geistige Behinderung + Gesichtsdysmorphien + Herausschnellen + Hyperaktivität + Iris, blaue + Katzenschreien, 1. Lebensjahr + Lachanfälle, unmotivierte + Makrostomie + Mikro-Brachyzephalie + Mikrozephalie + Mittelgesichtshypoplasie oder -dysplasie + Oberlippe, schmale + Progenie + Prognathie + Schlafstörungen + Sprachentwicklung, verzögerte + zerebrale Anfälle)
dienzephale Sequenz
(+ Appetitlosigkeit + Astrozytom + Diabetes insipidus + Hungergefühl + Kachexie + Nystagmus)
hyperkinetische Verhaltensstörung
(+ Affektlabilität + Aggressivität + Aufmerksamkeitsstörungen + Erregbarkeit, erhöhte)
Pitt-Syndrom
(+ epileptische Anfälle + Exophthalmus + geistige Behinderung + Gesichtsdysmorphien + Mikrozephalie + Minderwuchs + Minderwuchs, pränataler + Oberlippe, schmale + Schallempfindungsstörung + Schwerhörigkeit + Telekanthus)

Hyperkinesen

Fahr-Krankheit
(+ Basalganglienanomalien + Demenz + Nucleus caudatus, Verkalkung + Rigor)
Hyperexzitation
(+ Eigenreflexe, gesteigerte + Erregbarkeit, erhöhte + Fremdreflexe, gesteigerte + Tremor + Zitterigkeit)
Levine-Critchley-Syndrom
(+ Akanthozytose + Creatinkinase, erhöhte + Dyskinesien, orofaziale)
Panenzephalitis, subakute, sklerosierende, van Bogaert
(+ Abbau, geistiger + epileptische Anfälle + Hinstürzen + Sehstörungen + Spastik + vegetative Störungen + zerebellare Symptomatik)

Hypokinese

Flexibilitas cerea
(+ Akinesie + Bewegungsstörungen)
Muskelatrophie, infantile spinale, Typ Werdnig-Hoffmann
(+ Areflexie + head-drop-Phänomen + Kyphoskoliose + Muskelatrophie + Muskelhypotonie + Schluckbeschwerden + Spitzfuß, paretischer + Taschenmesserphänomen + Thoraxdeformität + Vorderhornzellendegeneration + Zungenatrophie + Zungenfibrillationen)

Intentionstremor

Abetalipoproteinämie
(+ Beta-Lipoproteine, fehlende + Akanthozytose + Appetitlosigkeit + Areflexie + Ataxie + Chylomikronen, fehlende + Erbrechen + Erythrozyten, Stechapfelform + Fettmalabsorption + Gedeihstörungen + Herzrhythmusstörungen + Kyphoskoliose + Minderwuchs + Muskelatrophie + Myokardfibrose + Netzhaut, Retinitis + Paresen + Serumlipide, erniedrigte + Steatorrhö + Untergewicht)

Motorik

Ataxie, spinozerebellare, Typ Gerstmann-Sträussler
(+ Amyloidplaques + Ataxie + Demenz + Dysarthrie + Enzephalopathie + Hinterstrangsymptome + Muskelhypotonie + Nystagmus + Pyramidenbahnzeichen + Rigor)

Brückenhauben-Symptomatik
(+ Dysarthrie + Hemiataxie + Horner-Trias + Muskelhypotonie + Sensibilitätsstörungen + Temperaturempfindungsstörung)

Dyssynergia cerebellaris myoclonica
(+ Ataxie + Dysarthrie + Muskelhypotonie + Myoklonien + zerebrale Anfälle)

Holmes-Syndrom
(+ Ataxie + Demenz + Dysarthrie + Haltetremor + Kopftremor + Muskelhypotonie + Nystagmus + Sphinkterstörungen)

kortiko-striato-zerebellares Syndrom, familiäres
(+ Ataxie + Bewegungsstörungen, choreo-athetotische + Dysarthrie + Entwicklungsrückstand, motorischer und geistiger + Pyramidenbahnzeichen + Skelettanomalien)

Shy-Drager-Syndrom
(+ Akkommodationsstörungen + Androtropie + Anisokorie + Ataxie + Bradykinesie + Demenz + Dysarthrie + Herzrhythmusstörungen + Inkontinenz + Kreislaufdysregulation, orthostatische + Obstipation + Potenzstörungen + Rigor)

Tremor, essentieller (familiärer)
(+ Haltetremor)

Kataplexie

Narkolepsie
(+ »Aufwachlähmung« + »Einschlaflähmung« + Diplopie + Halluzinationen + Lachschlag + Muskelhypotonie + Schlaf, anfallsweiser, am Tag + Schlaf-Wach-Umkehr + Tagträumereien)

Katatonie

Heller-Demenz
(+ Affektlabilität + Aggressivität + Aphasie + Demenz + Echolalie + epileptische Anfälle + Sprachverständnis, gestörtes + Stereotypien + Unruhephase)

Koordinationsstörungen

Alpha-N-Acetylgalaktosaminidase-Defizienz
(+ Angiokeratome + Entwicklungsrückstand, statomotorischer + geistige Behinderung + Gesichtszüge, grobe + Hirnatrophie + Koordinationsstörung, zentrale + Muskelschwäche + Myoklonien + neurodegenerative Symptome + Nystagmus + Strabismus + Teleangiektasien)

Leukodystrophie, metachromatische, Typ Scholz
(+ Ataxie + Dezerebration + Dysarthrie + Eigenreflexe, erloschene + Eiweißgehalt, erhöhter, im Liquor + Extrapyramidalsymptome + Fallneigung + Lernfähigkeitsstörungen + motorische Störungen + Nervenleitgeschwindigkeit, verzögerte + Spastik + Tagträumereien + Verhaltensstörungen + zerebrale Anfälle)

megalocornea-mental retardation syndrome (e)
(+ Entwicklungsrückstand, statomotorischer + geistige Behinderung + Gesichtsdysmorphien + Iridodonesis + Irishypoplasie + Lidachsenstellung, antimongoloide + Megalokornea + Muskelhypotonie + Myopie + zerebrale Anfälle)

Kopftremor

Atrophie, olivopontozerebelläre (»sporadische Form«)
(+ Akinesie + Ataxie + Dysarthrie + Gangstörungen + Miktionsstörungen + Nystagmus + Rigor + Rumpftremor + Schluckbeschwerden)

Holmes-Syndrom
(+ Ataxie + Demenz + Dysarthrie + Haltetremor + Intentionstremor + Muskelhypotonie + Nystagmus + Sphinkterstörungen)

Lachschlag

Narkolepsie
(+ »Aufwachlähmung« + »Einschlaflähmung« + Diplopie + Halluzinationen + Kataplexie + Muskelhypotonie + Schlaf, anfallsweiser, am Tag + Schlaf-Wach-Umkehr + Tagträumereien)

Mikrographie

Parkinson-Krankheit
(+ Akinesie + Bradyphrenie + Demenz + Hyperhidrose + Mimik, verminderte + monotone Sprache + Rigor + Speichelfluß, vermehrter + Tremor + zittriger, schlürfender Gang)

Monoparese

Sklerose, konzentrische, Typ Baló
(+ Hemiparese + Paresen)

motorische Störungen

Ceroidlipofuscinose, neuronale, Typ Spielmeyer-Vogt
(+ Abbau, geistiger + Blindheit + Demenz + Fundus, Pigmentationen + Haltungsanomalien + Makuladegeneration + Optikusatrophie + psychische Störungen + zerebrale Anfälle)

Leukodystrophie, metachromatische, Typ Scholz
(+ Ataxie + Dezerebration + Dysarthrie + Eigenreflexe, erloschene + Eiweißgehalt, erhöhter, im Liquor + Extrapyramidalsymptome + Fallneigung + Koordinationsstörungen + Lernfähigkeitsstörungen + Nervenleitgeschwindigkeit, verzögerte + Spastik + Tagträumereien + Verhaltensstörungen + zerebrale Anfälle)

Paralyse, periodische

Hyperaldosteronismus, primärer
(+ Aldosteron-Sekretion, gesteigerte + Alkalose, metabolische + EKG, pathologisches + Hyperaldosteronämie + Hyperkaliurie + Hypernatriämie + Hypertonie + Hypokaliämie + Hyposthenurie + Kopfschmerz + Muskelschwäche + Nephritis + Netzhaut, Retinopathie + Polydipsie + Polyurie + Proteinurie)

Paralyse, progressive

Lissauer-Krankheit
(+ Herdsymptome, zerebrale)

Paraparesen

Zwillingsdisruptions-Sequenz
(+ Extremitätennekrose + geistige Behinderung + Magen-Darm-Atresien + Mikrozephalie + Narbenbildung + Porenzephalie + Tetraplegie + Zwilling, intrauterin abgestorbener)

Paraparesen, ataktische

SMON-Krankheit
(+ Paraparesen, schlaffe + Paraparesen, spastische + Sensibilitätsstörungen + Skotom + Zunge, Grünfärbung)

Paraparesen, schlaffe

SMON-Krankheit
(+ Paraparesen, ataktische + Paraparesen, spastische + Sensibilitätsstörungen + Skotom + Zunge, Grünfärbung)

Motorik

Paraparesen, spastische

Aicardi-Goutières-Syndrom
(+ Basalganglienverkalkung + Bewegungsstörungen, dystone + Blindheit + Dystonie, motorische + Dystonie, muskuläre + Entwicklungsrückstand, motorischer und geistiger + Enzephalopathie + geistige Behinderung + Liquorlymphozytose + Mikrozephalie + Muskelhypotonie + Nystagmus + Opisthotonus)
Allan-Herndon-Dudley-Syndrom
(+ Ataxie + Dysarthrie + geistige Behinderung + Muskelhypoplasie + Muskelhypotonie)
Aquäduktstenose, geschlechts-gebunden erbliche
(+ Aquäduktstenose + Daumenhypoplasie + Daumenkontraktur + Hydrozephalus)
geistige Retardierung mit spastischer Paraplegie und palmoplantarer Hyperkeratose
(+ Astigmatismus + Eigenreflexe, gesteigerte + Gangstörungen + geistige Behinderung + Gelenkbeweglichkeit, abnorme + Hohlfuß + Keratosis palmo-plantaris + Nase, prominente + Sprachentwicklung, verzögerte + Stirn, hohe)
HHH-Syndrom
(+ 3-Amino-2-Piperidin im Urin + Ataxie + Homocitrullinämie + Homocitrullinurie + Hyperammonämie + Hyperornithinämie + Lethargie + Stupor + zerebrale Anfälle)
Kjellin-Syndrom
(+ Faszikulationen + geistige Behinderung + Muskelatrophie + Netzhautdegeneration)
Lathyrismus(-Symptomatik)
(+ Babinski-Zeichen, positives + Beinkrämpfe)
Laurence-Moon-Syndrom
(+ Degeneration, tapetoretinale + geistige Behinderung + Genitalhypoplasie)
(Pierre-)Marie-Syndrom
(+ Ataxie + Demenz + Dysarthrie + Hirnnervenausfälle + Paresen)
Paine-Syndrom
(+ epileptische Anfälle + geistige Behinderung + Hyperaminoazidurie + Mikrozephalie + Optikusatrophie)
SMON-Krankheit
(+ Paraparesen, ataktische + Paraparesen, schlaffe + Sensibilitätsstörungen + Skotom + Zunge, Grünfärbung)
Troyer-Syndrom
(+ Entwicklungsrückstand, motorischer + Handmuskulatur, Paresen und Atrophien + Hohlfuß + Klumpfuß + Minderwuchs + psychische Störungen + Sprachentwicklung, verzögerte)

Paresen

Abetalipoproteinämie
(+ Beta-Lipoproteine, fehlende + Akanthozytose + Appetitlosigkeit + Areflexie + Ataxie + Chylomikronen, fehlende + Erbrechen + Erythrozyten, Stechapfelform + Fettmalabsorption + Gedeihstörungen + Herzrhythmusstörungen + Intentionstremor + Kyphoskoliose + Minderwuchs + Muskelatrophie + Myokardfibrose + Netzhaut, Retinitis + Serumlipide, erniedrigte + Steatorrhö + Untergewicht)
Dystrophia myotonica Curschmann-Steinert
(+ Alopezie + Atemstörung + Dickdarmdilatation, verminderte + Dysfunktion, ovarielle + Facies myopathica + geistige Behinderung + Gesicht, schmales + Herzrhythmusstörungen + Hirnatrophie + Hodenatrophie + Hydramnion + Hypoventilation, alveoläre + Katarakt + Kindsbewegungen, verminderte + Klumpfuß + Magenmotilität, verminderte + Mimik, verminderte + Muskelatrophie + Muskelhypotonie + Muskelschwäche + Myotonie + Ösophagusdilatation + Ösophagusperistaltik, verminderte + Peristaltik, verminderte + Ptosis + Skelettanomalien + Trinkschwierigkeiten)
Foville-Symptomatik
(+ Abduzenslähmung + Fazialislähmung + Hemianästhesie)
Hopkins-Symptomenkomplex
(+ Asthma bronchiale + Muskelatrophie + Pleozytose, lymphozytäre)

Kompartment-Sequenz
(+ Gelenkkontrakturen + Muskelinduration + Muskelischämie + Muskelnekrosen + Myoglobinurie + Nervendruckläsion)
Kuru
(+ Bewegungsstörungen, choreo-athetotische + Demenz + Dysarthrie + Gangataxie + Gehunfähigkeit + Inkontinenz + Lachanfälle, unmotivierte + Myoklonien + Schluckbeschwerden + Tremor)
Landry-Paralyse
(+ Atemlähmung, periphere und zentrale + Dissoziation, zytoalbuminäre, im Liquor + Eigenreflexe, erloschene + Herzrhythmusstörungen + Kreislaufstörungen)
Leigh-Enzephalomyelopathie
(+ Ataxie + Atemstörung + Bewegungsstörungen, choreo-athetotische + Dysarthrie + Dystonie, motorische + Extrapyramidalsymptome + Hyperreflexie + Muskelhypotonie + Nystagmus + Ophthalmoplegie + Optikusatrophie + Pyramidenbahnzeichen + Rigor + Streckspasmen + Tremor + Visusminderung + zerebrale Anfälle)
(Pierre-)Marie-Syndrom
(+ Ataxie + Demenz + Dysarthrie + Hirnnervenausfälle + Paraparesen, spastische)
Muskelatrophie, spinale adulte, Typ Duchenne-Aran
(+ Areflexie + Bulbärsymptomatik + Faszikulationen + Hyporeflexie + Muskelatrophie + Vorderhornzellendegeneration)
Muskelatrophie, spinale skapulo-humerale, Typ Vulpian-Bernhardt
(+ Faszikulationen + Muskelatrophie + Muskelschwäche + Vorderhornzellendegeneration)
Muskeldystrophie, X-chromosomal rezessive, Typ Duchenne
(+ Atemstörung + Creatinkinase, erhöhte + Echokardiogramm, auffälliges + EKG, pathologisches + geistige Behinderung + Gelenkkontrakturen + Gower-Manöver + Kardiomyopathie + Lordose + Makroglossie + Muskelatrophie + Muskelschwäche + Myopathie + Skoliose + Trendelenburg-Zeichen, positives + Wadenhypertrophie + Wadenschmerzen + Watschelgang + Zehenspitzengang)
Muskelkontraktur, ischämische, von Volkmann
(+ Muskelkontraktur + Schwellung, schmerzhafte, einer Extremität + Zyanose einer Extremität)
Myasthenia gravis (pseudoparalytica)
(+ Atemstörung + Diplopie + Dysarthrie + Facies myopathica + Ptosis + Schluckbeschwerden)
Myotonia congenita (Becker)
(+ Aktionsmyotonie + EMG, Entladungsserien, myotone + Muskelhypertrophie + Muskelschwäche + Perkussionsmyotonie)
Neuropathie, familiäre, rezidivierende, polytope
(+ Karpaltunnel-Sequenz + Markscheidenverdickung, tomakulöse + Nervendruckläsion + Neuropathien + Sensibilitätsstörungen + Supinatorsyndrom + Tarsaltunnel-Sequenz)
Paramyotonia congenita Eulenburg
(+ Muskelhypertrophie + Myotonie)
Pyramidenbahn-Symptomatik (spinale)
(+ Babinski-Zeichen, positives + Bauchhautreflexe, abgeschwächte + Beugespasmen + Gordon-Zeichen, positives + Harnblasenstörungen + Kremasterreflex, abgeschwächter + Mastdarmstörungen + Muskeldehnungsreflexe, gesteigerte + Oppenheim-Zeichen, positives + Rossolimo-Zeichen, positives + Streckspasmen)
(de-)Sanctis-Cacchione-Syndrom
(+ Ataxie + geistige Behinderung + Genitalhypoplasie + Mikrozephalie + Xeroderma pigmentosum)
Sklerose, konzentrische, Typ Baló
(+ Hemiparese + Monoparese)
Weber-Symptomatik
(+ Okulomotoriuslähmung)
Wernicke-Mann-Hemiparese
(+ Armparesen + Beine, spastische Paresen + Fazialislähmung + Hemihypästhesie)

Paresen der Beckengürtelmuskulatur

Muskelatrophie, bulbospinale, Typ Kennedy
(+ Dysarthrie + Faszikulationen + mimische Muskeln, Lähmung +

Motorik

Paresen der Schultermuskulatur + Schluckbeschwerden + Zungenatrophie)

Paresen der kontralateralen Extremitäten

Arteria-rolandica-Syndrom
(+ Feinmotorikstörung)

Paresen der Schultermuskulatur

Muskelatrophie, bulbospinale, Typ Kennedy
(+ Dysarthrie + Faszikulationen + mimische Muskeln, Lähmung + Paresen der Beckengürtelmuskulatur + Schluckbeschwerden + Zungenatrophie)

Paresen der Schulter- und Oberarmmuskeln

Armplexuslähmung, obere
(+ Armplexuslähmung)

Paresen, schlaffe

Adynamia episodica hereditaria
(+ Hyperkaliämie)
Hyperpipecolatämie
(+ Entwicklungsrückstand, motorischer und geistiger + Hepatomegalie + Lethargie + Linsendysplasie + Linsentrübung + Optikusdysplasie)
Lähmung, episodische hypokaliämische
(+ Herzrhythmusstörungen + Hypokaliämie)

Pronationsschwäche bei gebeugtem Ellenbogen

Nervus-interosseus-Symptomatik
(+ Beugeschwäche im Daumenendglied + Beugeschwäche in distalem Interphalangealgelenk des Zeige- und Mittelfingers + Handmuskulatur, Paresen und Atrophien + Handmuskulatur, Schwäche + Unterarm, Schmerzen)

Pseudoparalyse der Beine

Moeller-Barlow-Krankheit
(+ Berührungsempfindlichkeit + Froschhaltung + Hämaturie + Haut- und Schleimhautblutungen + Knorpelknochengrenze, Auftreibung + Melaena + Ödeme, allg. + Zahnfleischblutung)

Pseudoparalyse im Bereich der oberen Extremitäten

Parrot-Lähmung
(+ Epiphysenlösung + Lues + Osteochondritis + Periostitis)

Pseudoparesen

Hyperostose, infantile kortikale
(+ Hyperostosen + Kortikalisverdickung + Thrombozytose + Weichteilschwellung)

Rigidität

Poliodystrophie Alpers
(+ Ataxie + Bewegungsstörungen, choreo-athetotische + Bewegungsstörungen, zentrale + EEG, pathologisches + Entwicklungsrückstand, motorischer und geistiger + epileptische Anfälle + Hepatopathie + Myoklonien + Spastik + zerebrale Anfälle)

Rumpftremor

Atrophie, olivopontozerebelläre (»sporadische Form«, »SOPCA«)
(+ Akinesie + Ataxie + Dysarthrie + Gangstörungen + Kopftremor + Miktionsstörungen + Nystagmus + Rigor + Schluckbeschwerden)

Schaukelbewegungen des Kopfes und Rumpfes

Bobble-head-doll-Verhalten
(+ geistige Behinderung + Hydrozephalus + Kopfumfang, Vergrößerung)

Spastik

Alexander-Krankheit
(+ Entwicklungsrückstand, motorischer und geistiger + Hydrozephalus + Makrozephalie + Tetraplegie, spastische + zerebrale Anfälle)
amelo-zerebro-hypohidrotisches Syndrom
(+ Abbau, geistiger + geistige Behinderung + Hypohidrose + Schmelzhypoplasie + Zähne, Gelbverfärbung + zerebrale Anfälle)
Cross-Syndrom
(+ geistige Behinderung + Hypopigmentierung + Pigmentstörungen der Haare + zerebrale Anfälle)
Fucosidose
(+ Angiokeratome + Ataxie + Dysostosen + Gedeihstörungen + geistige Behinderung + Gesichtsdysmorphien + Infektanfälligkeit + Minderwuchs + zerebrale Anfälle)
Gaucher-Krankheit
(+ Anämie + Arthralgien + Demenz + Fundus, Veränderungen, fleckförmig-weiße + Gedeihstörungen + geistige Behinderung + Hepatomegalie + Knochenschmerzen + Minderwuchs + Reflexe, pathologische + Speicherzellen + Splenomegalie + Thrombozytopenie + zerebrale Anfälle)
Hyperglycinämie, nichtketotische, isolierte
(+ Apnoezustände + geistige Behinderung + Glycin, erhöhtes, im Gehirn + Glycin, erhöhtes, im Liquor + Glycin, erhöhtes, im Plasma + Glycin, erhöhtes, im Urin + Lethargie + Muskelhypotonie + zerebrale Anfälle)
Lateralsklerose, amyotrophische
(+ Bulbärparalyse + Eigenreflexe, gesteigerte + Muskelatrophie + Muskelschwäche)
Leukodystrophie, metachromatische, Typ Austin
(+ Abbau, geistiger + Affektlabilität + Angstzustände + Antriebsschwäche + Ataxie + Athetose + Distanzlosigkeit + Dysarthrie + Dystonie, motorische + Nervenleitgeschwindigkeit, verzögerte + Optikusatrophie + Persönlichkeitsveränderungen)
Leukodystrophie, metachromatische, Typ Scholz
(+ Ataxie + Dezerebration + Dysarthrie + Eigenreflexe, erloschene + Eiweißgehalt, erhöhter, im Liquor + Extrapyramidalsymptome + Fallneigung + Koordinationsstörungen + Lernfähigkeitsstörungen + motorische Störungen + Nervenleitgeschwindigkeit, verzögerte + Tagträumereien + Verhaltensstörungen + zerebrale Anfälle)
Machado-Krankheit
(+ Exophthalmus + Extrapyramidalsymptome + Hirnatrophie + Kleinhirnatrophie + Muskelatrophie + Neuropathien + Ophthalmoplegie + Pyramidenbahnzeichen + Schluckbeschwerden + Zungenfaszikulationen)
Mast-Syndrom
(+ Bradykinesie + Demenz + Dysarthrie + Gangstörungen + Merkfähigkeitsstörungen + Myoklonien + Rigor)
Myelinopathia centralis diffusa
(+ Ataxie + Bulbärsymptomatik + Optikusatrophie)

Motorik

Neuraminsäure-Speicherkrankheit
(+ Ataxie + Dysostosen + Gesichtsdysmorphien + Muskelhypotonie + Neuraminsäureausscheidung im Urin, vermehrte + neurodegenerative Symptome + Sprachabbau + Sprachentwicklung, verzögerte)

neuroaxonale Dystrophie Seitelberger
(+ Blindheit + Bulbärsymptomatik + Entwicklungsrückstand, motorischer und geistiger + Gelenkkontrakturen + Myoklonien + Optikusatrophie + Sensibilitätsstörungen + Temperaturregulationsstörungen + zerebrale Anfälle)

okulo-enzephalo-hepato-renales Syndrom
(+ Ataxie + Entwicklungsrückstand, motorischer und geistiger + Gesichtsdysmorphien + Hepatomegalie + Kleinhirnwurm, Aplasie oder Hypoplasie + Kolobom + Muskelhypotonie + Nierenzysten + Tachypnoe)

Panenzephalitis, subakute, sklerosierende, van Bogaert
(+ Abbau, geistiger + epileptische Anfälle + Hinstürzen + Hyperkinesen + Sehstörungen + vegetative Störungen + zerebellare Symptomatik)

Poliodystrophie Alpers
(+ Ataxie + Bewegungsstörungen, choreo-athetotische + Bewegungsstörungen, zentrale + EEG, pathologisches + Entwicklungsrückstand, motorischer und geistiger + epileptische Anfälle + Hepatopathie + Myoklonien + Rigidität + zerebrale Anfälle)

Pyroglutamatazidurie
(+ 5-Oxoprolin im Plasma + 5-Oxoprolin im Urin + Ataxie + Azidose, metabolische + Hämolyse)

Spondyloenchondrodysplasie
(+ Basalganglienverkalkung + Brachymelie + Corpus ossis ilii, kurzes und breites + geistige Behinderung + Hyperlordose + Knochenzysten + Kyphose + Metaphysen, unregelmäßige, breite + Metaphysendysplasie + Minderwuchs + Platyspondylie + Röhrenknochen, verkürzte + Skoliose)

Tetrasomie 15, partielle
(+ BNS-Anfälle + Epikanthus + geistige Behinderung + Lidachsenstellung, mongoloide + Strabismus + Tetraplegie + zerebrale Anfälle)

Steppergang

Neuropathie, hereditäre motorisch-sensible, Typ I
(+ Areflexie + Eiweißgehalt, erhöhter, im Liquor + Faszikulationen + Fußdeformitäten + Krallenhand + Nervenleitgeschwindigkeit, verzögerte + Nervenverdickung + Neuropathien + Schmerzen der Beine + Storchenbeine + Tremor + Zwiebelschalenformationen)

Neuropathie, hereditäre motorisch-sensible, Typ II
(+ Faszikulationen + Gangataxie + Neuropathien + Schmerzen der Beine)

Streckspasmen

Leigh-Enzephalomyelopathie
(+ Ataxie + Atemstörung + Bewegungsstörungen, choreo-athetotische + Dysarthrie + Dystonie, motorische + Extrapyramidalsymptome + Hyperreflexie + Muskelhypotonie + Nystagmus + Ophthalmoplegie + Optikusatrophie + Paresen + Pyramidenbahnzeichen + Rigor + Tremor + Visusminderung + zerebrale Anfälle)

Pyramidenbahn-Symptomatik (spinale)
(+ Babinski-Zeichen, positives + Bauchhautreflexe, abgeschwächte + Beugespasmen + Gordon-Zeichen, positives + Harnblasenstörungen + Kremasterreflex, abgeschwächter + Mastdarmstörungen + Muskeldehnungsreflexe, gesteigerte + Oppenheim-Zeichen, positives + Paresen + Rossolimo-Zeichen, positives)

Synkinesen

(Marcus-)Gunn-Phänomen
(+ Lidsymptome + Ptosis)

Tetraplegie

Balkenmangel mit Neuronopathie
(+ Balkenmangel + Brachyzephalie + Entwicklungsrückstand, motorischer und geistiger + Gesichtsasymmetrie + Ptosis + Strabismus)

Looked-in-Symptomatik
(+ Hirnnervenausfälle)

Pyramidenbahnkreuzungs-Symptomatik
(+ Babinski-Zeichen, positives + Bauchhautreflexe, abgeschwächte)

Tetrasomie 15, partielle
(+ BNS-Anfälle + Epikanthus + geistige Behinderung + Lidachsenstellung, mongoloide + Spastik + Strabismus + zerebrale Anfälle)

Zwillingsdisruptions-Sequenz
(+ Extremitätennekrose + geistige Behinderung + Magen-Darm-Atresien + Mikrozephalie + Narbenbildung + Paraparesen + Porenzephalie + Zwilling, intrauterin abgestorbener)

Tetraplegie, spastische

Alexander-Krankheit
(+ Entwicklungsrückstand, motorischer und geistiger + Hydrozephalus + Makrozephalie + Spastik + zerebrale Anfälle)

Argininämie
(+ Arginaseaktivität, verminderte + Ataxie + Diplegie, spastische + Entwicklungsrückstand, motorischer und geistiger + Erbrechen + Hyperammonämie + Hyperargininämie + Orotaturie + Trinkschwierigkeiten + zerebrale Anfälle)

G_{M1}-Gangliosidose, Typ I
(+ Blindheit + Dysostosen + Entwicklungsrückstand, motorischer und geistiger + Fundus, kirschroter Fleck + Gedeihstörungen + Gesichtsdysmorphien + Hepatomegalie + Makrozephalie + Muskelhypotonie + Splenomegalie + Taubheit + zerebrale Anfälle)

Homocystinurie II
(+ geistige Behinderung + Homocystin im Serum, erhöhtes + Homocystinurie + Neuropathien + Schizophrenie + Thrombosen, arterielle oder venöse + zerebrale Anfälle)

Leukodystrophie, metachromatische, Typ Greenfield
(+ Blindheit + Dezerebration + Dysarthrie + Eiweißgehalt, erhöhter, im Liquor + Entwicklungsrückstand, motorischer und geistiger + Fallneigung + Gangstörungen + Infektanfälligkeit + Muskelschwäche + Nervenleitgeschwindigkeit, verzögerte + Verhaltensstörungen)

Niemann-Pick-Krankheit
(+ Ataxie + Fundus, kirschroter Fleck + Gedeihstörungen + hämatopoetische Störungen + Hautfarbe, gelbliche + Hepatomegalie + Infektanfälligkeit + Minderwuchs + neurodegenerative Symptome + Nystagmus + Schaumzellen + Skelettanomalien + Sphingomyelininfiltration der Lunge + Splenomegalie)

N-Syndrom
(+ Dysplasie, polyostotische + epileptische Anfälle + geistige Behinderung + Gesichtsdysmorphien + Hypospadie + Kryptorchismus + Leukämie + Minderwuchs + Sehstörungen + Taubheit)

Torsionsbewegungen

Blepharo-naso-faziales-Syndrom
(+ geistige Behinderung + Nase, knollig deformierte + Telekanthus + Tränen-Nasengänge, Atresie)

Dystonia musculorum deformans
(+ Bewegungsstörungen, dystone + Muskelhypertonie + Muskelkontraktionen, unwillkürliche + Tortipelvis)

Sandifer-Syndrom
(+ Erregbarkeit, erhöhte + Hiatushernie + Reflux, gastro-ösophagealer)

Motorik

Tremor

Angststörung, generalisierte
(+ Angstzustände + Dyspnoe + Hyperhidrose + Hyperventilation + neurovegetative Störungen + Palpitationen + vegetative Störungen)
Argininbernsteinsäure-Krankheit
(+ Argininsuccinatämie + Ataxie + Bewußtlosigkeit + Hyperammonämie + Lethargie + Trichorrhexis + zerebrale Anfälle)
von-Basedow-Krankheit
(+ v.-Graefe-Zeichen + Abadie-Zeichen + Boston-Zeichen + Dalrymple-Zeichen + Exophthalmus + Fremdkörpergefühl in den Augen + Gifford-Zeichen + Glanzauge + Hungergefühl + Kocher-Zeichen + Konjunktivitis + Lidödem + Lidsymptome + Moebius-Zeichen + Photophobie + Stellwag-Zeichen + Struma + T_3-Erhöhung + T_4-Erhöhung + Tachykardie + Temperaturen, subfebrile + Temperaturregulationsstörungen + TSH, basales, Suppression)
Citrullinämie
(+ Erbrechen + Hyperammonämie + Hypercitrullinämie + Muskelhypotonie + Myotonie + zerebrale Anfälle)
Effort-Reaktion
(+ Aerophagie + Akren, kalte + Angstzustände + Atemstörung + Globusgefühl + Herzrhythmusstörungen + Herzschmerzen + Hyperventilation + Konzentrationsstörungen + Parästhesien + Schwindel + Tetanien)
Entzugserscheinungen
(+ Angstzustände + Diarrhö + Erbrechen + Hyperhidrose + Krampfneigung + Myalgien + Palpitationen + Psychosen + Schlafstörungen + Übelkeit)
Fructose-Intoleranz
(+ Abneigung gegen Süßigkeiten und Obst + Akrozyanose + Bewußtseinsstörungen + Blässe + Erbrechen + Ernährungsstörungen + Fructosämie + Fructosurie + Hyperhidrose + Hypermagnesiämie + Hypophosphatämie + Übelkeit)
Hallervorden-Spatz-Syndrom
(+ Akinesie + Bewegungsstörungen, choreo-athetotische + Demenz + Dysarthrie + Dystonie, motorische + Nachtblindheit + Rigor)
Hyperexzitation
(+ Eigenreflexe, gesteigerte + Erregbarkeit, erhöhte + Fremdreflexe, gesteigerte + Hyperkinesen + Zitterigkeit)
Kuru
(+ Bewegungsstörungen, choreo-athetotische + Demenz + Dysarthrie + Gangataxie + Gehunfähigkeit + Inkontinenz + Lachanfälle, unmotivierte + Myoklonien + Paresen + Schluckbeschwerden)
Leigh-Enzephalomyelopathie
(+ Ataxie + Atemstörung + Bewegungsstörungen, choreo-athetotische + Dysarthrie + Dystonie, motorische + Extrapyramidalsymptome + Hyperreflexie + Muskelhypotonie + Nystagmus + Ophthalmoplegie + Optikusatrophie + Paresen + Pyramidenbahnzeichen + Rigor + Streckspasmen + Visusminderung + zerebrale Anfälle)
Marchiafava-Bignami-Krankheit
(+ Antriebsschwäche + Apraxie + Ataxie + Demenz + Depression + Dysarthrie + paranoid-halluzinatorische Zustände + Pyramidenbahnzeichen + Rigor)
Minamata-Krankheit
(+ Ataxie + Dysarthrie)
Morbus Wilson
(+ Coeruloplasmin, vermindertes + Dysarthrie + Hepatitis + Hornhaut, Kupferspeicherung, vermehrte + Kayser-Fleischer-Ring + Kupferausscheidung, vermehrte + Kupfergehalt der Leber, erhöhter + Leberzirrhose + Pseudosklerose + Rigor)
Neuroleptika-induziertes Parkinsonoid
(+ Abulie + Akinesie + Bradykinesie + Mimik, verminderte + Neuroleptika + Rigor + Speichelfluß, vermehrter)
neuroleptisches Syndrom, malignes
(+ Bewegungsstörungen + Bewußtseinsstörungen + Fieber + Neuroleptika + Rigor + Stupor + Tachykardie + Tachypnoe)
Neuropathie, hereditäre motorisch-sensible, Typ I
(+ Areflexie + Eiweißgehalt, erhöhter, im Liquor + Faszikulationen + Fußdeformitäten + Krallenhand + Nervenleitgeschwindigkeit, verzögerte + Nervenverdickung + Neuropathien + Schmerzen der Beine + Steppergang + Storchenbeine + Zwiebelschalenformationen)
Neuropathie, hereditäre motorisch-sensible, Typ III
(+ Anisokorie + Ataxie + Eiweißgehalt, erhöhter, im Liquor + Faszikulationen + Fußdeformitäten + Miosis + Myoklonien + Nervenleitgeschwindigkeit, verzögerte + Nervenverdickung + Neuropathien + Pupillenstarre + Pupillotonie + Schmerzen der Beine + Thoraxdeformität + Zwiebelschalenformationen)
Pallidumatrophie, progressive (Hunt)
(+ Bewegungsstörungen, choreo-athetotische + Bradykinesie + Dystonie, motorische + Rigor)
Panikstörung
(+ Angstzustände + Brustschmerzen + Diarrhö + Dyspnoe + Hyperhidrose + Hyperventilation + Konzentrationsstörungen + Mundtrockenheit + neurovegetative Störungen + Palpitationen + Panikattacken + Phobien + Schlafstörungen + vegetative Störungen)
paraneoplastische Hypoglykämie
(+ Angstzustände + Bewußtseinsstörungen + Dysarthrie + Hungergefühl + Hyperhidrose + Kopfschmerz + Neoplasien + Persönlichkeitsveränderungen + Schwächegefühl, allgemeines + Sehstörungen + Tachykardie + Verwirrtheitszustände + zerebrale Anfälle)
Parkinson-Krankheit
(+ Akinesie + Bradyphrenie + Demenz + Hyperhidrose + Mikrographie + Mimik, verminderte + monotone Sprache + Rigor + Speichelfluß, vermehrter + zittriger, schlürfender Gang)

Unruhephase

Hämodialyse-Disäquilibrium
(+ Bewußtseinsstörungen + Erbrechen + Kopfschmerz + Verwirrtheitszustände + zerebrale Anfälle)
Heller-Demenz
(+ Affektlabilität + Aggressivität + Aphasie + Demenz + Echolalie + epileptische Anfälle + Katatonie + Sprachverständnis, gestörtes + Stereotypien)

Unterarm, Paresen

Radial-Tunnel-Symptomatik
(+ Unterarm, Schmerzen)

Unterarm, Pseudoparesen

Chassaignac-Luxation
(+ Radiusköpfchensubluxation)

Watschelgang

Muskeldystrophie, X-chromosomal rezessive, Typ Duchenne
(+ Atemstörung + Creatinkinase, erhöhte + Echokardiogramm, auffälliges + EKG, pathologisches + geistige Behinderung + Gelenkkontrakturen + Gower-Manöver + Kardiomyopathie + Lordose + Makroglossie + Muskelatrophie + Muskelschwäche + Myopathie + Paresen + Skoliose + Trendelenburg-Zeichen, positives + Wadenhypertrophie + Wadenschmerzen + Zehenspitzengang)

Zehenspitzengang

Muskeldystrophie, X-chromosomal rezessive, Typ Duchenne
(+ Atemstörung + Creatinkinase, erhöhte + Echokardiogramm, auffälliges + EKG, pathologisches + geistige Behinderung + Gelenkkontrakturen + Gower-Manöver + Kardiomyopathie + Lordose + Makroglossie + Muskelatrophie + Muskelschwäche + Myopathie + Paresen + Skoliose + Trendelenburg-Zeichen, positives + Wadenhypertrophie + Wadenschmerzen + Watschelgang)

Motorik | Muskeln

Zeigeataxie

Arteria-cerebelli-superior-Symptomatik
(+ Analgesie + Bewegungsstörungen, choreatische + Horner-Trias + Hörstörung + Temperaturempfindungsstörung)

Zitterigkeit

Hyperexzitation
(+ Eigenreflexe, gesteigerte + Erregbarkeit, erhöhte + Fremdreflexe, gesteigerte + Hyperkinesen + Tremor)

zittriger, schlürfender Gang

Parkinson-Krankheit
(+ Akinesie + Bradyphrenie + Demenz + Hyperhidrose + Mikrographie + Mimik, verminderte + monotone Sprache + Rigor + Speichelfluß, vermehrter + Tremor)

Adynamie

Addison-Krankheit
(+ Abdominalschmerzen + ACTH-Sekretion, gesteigerte + Aldosteronmangel + Appetitlosigkeit + Cortisolmangel + Diarrhö + Erbrechen + Hyperkaliämie + Hyperpigmentierung, bräunliche + Hypoglykämie + Hyponatriämie + Hypotonie + Kreislaufdysregulation, orthostatische + Nebennierenrindeninsuffizienz + Niereninsuffizienz + Übelkeit)
Akrodynie
(+ Akrozyanose + Antriebsschwäche + Füße, Schmerzen + Hyperhidrose + Muskelhypotonie + Neuritis + Pruritus + Schmerzen der Hände + Schuppung, groblamellöse)
Bartter-Syndrom
(+ Aldosteron-Sekretion, gesteigerte + Alkalose, metabolische + Hyperkaliurie + Hypokaliämie + Myalgien + Renin-Serumspiegel, erhöhter)
Dermatomyositis
(+ Fingergelenke, Papeln, lichenoide blaß-rote + Gliederschmerzen + Lider, Erythem, weinrotes bis bläulich-violettes + Muskelschwäche + Ödem, periorbitales)
Postpolio-Syndrom
(+ Arthralgien + Ermüdbarkeit + Gliederschmerzen + Muskelatrophie + Muskelschwäche)

Aktionsmyotonie

Myotonia congenita (Becker)
(+ EMG, Entladungsserien, myotone + Muskelhypertrophie + Muskelschwäche + Paresen + Perkussionsmyotonie)
Myotonia congenita (Thomsen)
(+ v.-Graefe-Zeichen + EMG, Entladungsserien, myotone + Muskelhypertrophie + Perkussionsmyotonie)

Armmuskulatur, proximale, Atrophien

Parsonage-Turner-Symptomatik
(+ Androtropie + Armparesen + Oberarmbereich, Schmerzen + Schultergürtelbereich, Schmerzen)

Dystonie, muskuläre

Aicardi-Goutières-Syndrom
(+ Basalganglienverkalkung + Bewegungsstörungen, dystone + Blindheit + Dystonie, motorische + Entwicklungsrückstand, motorischer und geistiger + Enzephalopathie + geistige Behinderung + Liquorlymphozytose + Mikrozephalie + Muskelhypotonie + Nystagmus + Opisthotonus + Paraparesen, spastische)
Meige-Syndrom
(+ Blepharospasmus + Gynäkotropie)
Segawa-Syndrom
(+ Bewegungsstörungen, dystone + Dystonie, motorische + Gangstörungen)

EMG, Entladungsserien, myotone

Myotonia congenita (Becker)
(+ Aktionsmyotonie + Muskelhypertrophie + Muskelschwäche + Paresen + Perkussionsmyotonie)
Myotonia congenita (Thomsen)
(+ v.-Graefe-Zeichen + Aktionsmyotonie + Muskelhypertrophie + Perkussionsmyotonie)

Muskeln

EMG, Mischbilder von Neuropathie- und Myopathiemuster

Muskelatrophie, spinale skapulo-peroneale, Typ Brossard-Kaeser
(+ Fußmuskulatur, Atrophie + Schluckbeschwerden + Storchenbeine + Unterschenkelmuskulatur, Atrophie)

Muskelatrophie, spinale, Typ Kugelberg-Welander
(+ Bulbärsymptomatik + Creatinkinase, erhöhte + Eigenreflexe, abgeschwächte + EMG, pseudomyotone Entladungen + Faszikulationen + Fingertremor, feinschlägiger + Hohlfuß + Hyperlordose + Kyphoskoliose + Muskelhypotonie + Myopathie + Scapulae alatae + Skoliose + Spitzfuß, paretischer + Wadenhypertrophie + Zungenfibrillationen)

EMG, pathologisches

Gliedergürteldystrophie
(+ Creatinkinase, erhöhte + Muskelatrophie, Beginn im Beckengürtel-Oberschenkelbereich + Muskelschwäche, Beginn im Beckengürtel-Oberschenkelbereich + Myopathie + Wadenhypertrophie)

Musculus-piriformis-Symptomatik
(+ Ischialgie)

Tangier-Krankheit
(+ Alpha-Lipoproteine, fehlende + Hirnnerven, Neuropathie + Hornhauttrübung + Muskelatrophie + Nervenleitgeschwindigkeit, verzögerte + Neuropathien + Schaumzellen + Schleimhautverfärbung + Serumlipide, erniedrigte + Splenomegalie + Tonsillenhypertrophie)

EMG, pseudomyotone Entladungen

Muskelatrophie, spinale, Typ Kugelberg-Welander
(+ Bulbärsymptomatik + Creatinkinase, erhöhte + Eigenreflexe, abgeschwächte + EMG, Mischbilder von Neuropathie- und Myopathiemuster + Faszikulationen + Fingertremor, feinschlägiger + Hohlfuß + Hyperlordose + Kyphoskoliose + Muskelhypotonie + Myopathie + Scapulae alatae + Skoliose + Spitzfuß, paretischer + Wadenhypertrophie + Zungenfibrillationen)

Fasciitis

eosinophile Fasciitis
(+ Eosinophilie + Hypergammaglobulinämie + Induration, brettharte + Venenzeichnung, negative)

Faszienfibrose

Melorheostose
(+ Hautverdickung + Hyperostosen + Weichteilkontrakturen)

Faszikulationen

Kjellin-Syndrom
(+ geistige Behinderung + Muskelatrophie + Netzhautdegeneration + Paraparesen, spastische)

Muskelatrophie, bulbospinale, Typ Kennedy
(+ Dysarthrie + mimische Muskeln, Lähmung + Paresen der Beckengürtelmuskulatur + Paresen der Schultermuskulatur + Schluckbeschwerden + Zungenatrophie)

Muskelatrophie, spinale adulte, Typ Duchenne-Aran
(+ Areflexie + Bulbärsymptomatik + Hyporeflexie + Muskelatrophie + Paresen + Vorderhornzellendegeneration)

Muskelatrophie, spinale skapulo-humerale, Typ Vulpian-Bernhardt
(+ Muskelatrophie + Muskelschwäche + Paresen + Vorderhornzellendegeneration)

Muskelatrophie, spinale, Typ Kugelberg-Welander
(+ Bulbärsymptomatik + Creatinkinase, erhöhte + Eigenreflexe, abgeschwächte + EMG, Mischbilder von Neuropathie- und Myopathiemuster + EMG, pseudomyotone Entladungen + Fingertremor, feinschlägiger + Hohlfuß + Hyperlordose + Kyphoskoliose + Muskelhypotonie + Myopathie + Scapulae alatae + Skoliose + Spitzfuß, paretischer + Wadenhypertrophie + Zungenfibrillationen)

Myokymien, generalisierte
(+ Muskelkrämpfe + Myokymien)

Neuromyotonie
(+ Hyperhidrose + Myokymien + Versteifung und Verhärtung der gesamten Körpermuskulatur)

Neuropathie, hereditäre motorisch-sensible, Typ I
(+ Areflexie + Eiweißgehalt, erhöhter, im Liquor + Fußdeformitäten + Krallenhand + Nervenleitgeschwindigkeit, verzögerte + Nervenverdickung + Neuropathien + Schmerzen der Beine + Steppergang + Storchenbeine + Tremor + Zwiebelschalenformationen)

Neuropathie, hereditäre motorisch-sensible, Typ II
(+ Gangataxie + Neuropathien + Schmerzen der Beine + Steppergang)

Neuropathie, hereditäre motorisch-sensible, Typ III
(+ Anisokorie + Ataxie + Eiweißgehalt, erhöhter, im Liquor + Fußdeformitäten + Miosis + Myoklonien + Nervenleitgeschwindigkeit, verzögerte + Nervenverdickung + Neuropathien + Pupillenstarre + Pupillotonie + Schmerzen der Beine + Thoraxdeformität + Tremor + Zwiebelschalenformationen)

Fußmuskulatur, Atrophie

Muskelatrophie, spinale skapulo-peroneale, Typ Brossard-Kaeser
(+ EMG, Mischbilder von Neuropathie- und Myopathiemuster + Schluckbeschwerden + Storchenbeine + Unterschenkelmuskulatur, Atrophie)

Handbinnenmuskulatur, Atrophie

Lundbaek-Symptomatik
(+ Diabetes mellitus + Handarterien, Sklerose + Handkontrakturen + Handsteife + Muskelsteifigkeit der Unterarme + Myalgien + Parästhesien + Unterarmkontrakturen)

Handbinnenmuskulatur, Atrophie und Paresen

Nervus-ulnaris-Kompressionsneuropathie
(+ Schmerzen der Hände)

Skalenus-Symptomatik
(+ Brachialgien + Handkante, Parästhesien und Hypästhesie + Raynaud-Phänomen + Unterarmkante, ulnare, Parästhesien)

Sulcus-ulnaris-Symptomatik
(+ Handkante, Parästhesien und Hypästhesie + Kleinfinger, Parästhesien und Hypästhesie + Ringfinger, Parästhesien und Hypästhesie)

Handbinnenmuskulatur, Paresen

Halsrippen-Symptomatik
(+ Brachialgien + Durchblutungsstörungen der Hände + Halsrippe + Sensibilitätsstörungen)

Ulnartunnel-Symptomatik
(+ Kleinfinger, Parästhesien und Hypästhesie + Ringfinger, Parästhesien und Hypästhesie)

Muskeln

Handmuskulatur, kleine, Atrophie

Jeune-Tommasi-Freycon-Nivelon-Syndrom
(+ Ataxie + geistige Behinderung + Hepatomegalie + Hörverlust + Kardiomyopathie + Minderwuchs + Pigmentationsanomalien + Schallempfindungsstörung + Schwerhörigkeit + Zahnausfall, vorzeitiger)

Handmuskulatur, Paresen und Atrophien

Armplexuslähmung, untere
(+ Horner-Trias + Krallenhand)
Myopathia distalis tarda hereditaria Welander
(+ Handmuskulatur, Schwäche + Myopathie + Unterarmmuskulatur, Schwäche und Atrophie)
Nervus-interosseus-Symptomatik
(+ Beugeschwäche im Daumenendglied + Beugeschwäche in distalem Interphalangealgelenk des Zeige- und Mittelfingers + Handmuskulatur, Schwäche + Pronationsschwäche bei gebeugtem Ellenbogen + Unterarm, Schmerzen)
thoracic outlet syndrome
(+ Brachialgien + Durchblutungsstörungen)
Troyer-Syndrom
(+ Entwicklungsrückstand, motorischer + Hohlfuß + Klumpfuß + Minderwuchs + Paraparesen, spastische + psychische Störungen + Sprachentwicklung, verzögerte)

Handmuskulatur, Schwäche

Myopathia distalis tarda hereditaria Welander
(+ Handmuskulatur, Paresen und Atrophien + Myopathie + Unterarmmuskulatur, Schwäche und Atrophie)
Nervus-interosseus-Symptomatik
(+ Beugeschwäche im Daumenendglied + Beugeschwäche in distalem Interphalangealgelenk des Zeige- und Mittelfingers + Handmuskulatur, Paresen und Atrophien + Pronationsschwäche bei gebeugtem Ellenbogen + Unterarm, Schmerzen)

Kaumuskelstörungen

Garcin-Symptomatik
(+ Abduzenslähmung + Fazialislähmung + Geschmacksstörungen der Zunge + Gleichgewichtsstörungen + Okulomotoriuslähmung + Riechstörungen + Sehstörungen + Sensibilitätsstörungen des Gesichts + Taubheit + Trochlearislähmung)

Musculus adductor longus und brevis, Druckschmerz am Ursprung

Grazilis-Symptomatik
(+ Musculus gracilis, Druckschmerz am Ursprung)

Musculus deltoideus, Hypoplasie

Tabatznik-Syndrom
(+ Arme, kurze + Daumenendglieder, kurze + Herzrhythmusstörungen)

Musculus gracilis, Druckschmerz am Ursprung

Grazilis-Symptomatik
(+ Musculus adductor longus und brevis, Druckschmerz am Ursprung)

Musculus pectoralis, Hypo- bis Aplasie

Poland-Symptomenkomplex
(+ Armasymmetrien + Brachysyndaktylie + Syndaktylien)

Musculus sternocleidomastoideus, Lähmung, einseitige

Schmidt-Lähmung
(+ Akzessoriuslähmung + Schluckbeschwerden + Stimmbandlähmung)
Villaret-Symptomatik
(+ Gaumenlähmung + Horner-Trias + Musculus trapezius, Lähmung, einseitige + Pharynxlähmung + Stimmbandlähmung)

Musculus trapezius, Lähmung, einseitige

Villaret-Symptomatik
(+ Gaumenlähmung + Horner-Trias + Musculus sternocleidomastoideus, Lähmung, einseitige + Pharynxlähmung + Stimmbandlähmung)

Muskelaplasie

Tel-Hashomer-Kamptodaktylie-Syndrom
(+ Gesichtsdysmorphien + Kamptodaktylie + Minderwuchs + Muskelhypoplasie + Syndaktylien)

Muskelatrophie

Abetalipoproteinämie
(+ Beta-Lipoproteine, fehlende + Akanthozytose + Appetitlosigkeit + Areflexie + Ataxie + Chylomikronen, fehlende + Erbrechen + Erythrozyten, Stechapfelform + Fettmalabsorption + Gedeihstörungen + Herzrhythmusstörungen + Intentionstremor + Kyphoskoliose + Minderwuchs + Myokardfibrose + Netzhaut, Retinitis + Paresen + Serumlipide, erniedrigte + Steatorrhö + Untergewicht)
Aminoazidurie, hyperdibasische, Typ II
(+ Argininurie + Diarrhö, chronische, beim Übergang auf Kuhmilchernährung + Erbrechen beim Übergang auf Kuhmilchernährung + Hepatomegalie + Hyperammonämie + Hyperdibasicaminazidurie + Lysinurie + Malabsorption + Muskelschwäche + Ornithinurie + Osteoporose + proteinreiche Nahrung, Abneigung + Splenomegalie)
Ataxie mit hypogonadotropem Hypogonadismus, zerebellare familiäre
(+ Areflexie + Ataxie + Fußdeformitäten + geistige Behinderung + Genitalhypoplasie + Hypogonadismus + Kyphoskoliose + Muskelhypotonie + Nystagmus + Taubheit)
Brown-Vialetto-van-Laere-Symptomatik
(+ Hirnnervenausfälle + Taubheit)
Carnitinmangel, muskulärer, primärer
(+ Creatinkinase, erhöhte + Muskelschwäche + Myopathie)
Diastematomyelie
(+ Dermalsinus + Hämangiomatose + Hautatrophie + Hohlfuß + Klumpfuß + Lipome + Nävi + Pilonidalsinus + Sensibilitätsstörungen + Skoliose + trophische Störungen der Gefäße)
Dystrophia myotonica Curschmann-Steinert
(+ Alopezie + Atemstörung + Dickdarmdilatation, verminderte + Dysfunktion, ovarielle + Facies myopathica + geistige Behinderung + Gesicht, schmales + Herzrhythmusstörungen + Hirnatrophie + Hodenatrophie + Hydramnion + Hypoventilation, alveoläre + Katarakt + Kindsbewegungen, verminderte + Klumpfuß + Magenmotilität, verminderte + Mimik, verminderte + Muskelhypotonie + Muskelschwäche + Myotonie + Ösophagusdilatation + Ösophagusperistaltik, verminderte + Paresen + Peristaltik, verminderte + Ptosis + Skelettanomalien + Trinkschwierigkeiten)

Muskeln

Epidermolysis bullosa simplex mit Muskeldystrophie
(+ Blasenbildung + Hautatrophie + Muskelschwäche)
Glykogenspeicherkrankheit Typ 2
(+ Herzinsuffizienz + Hyporeflexie + Kardiomegalie + Makroglossie + Muskelhypotonie)
Granularkörper-Myopathie
(+ Muskelschwäche)
Hopkins-Symptomenkomplex
(+ Asthma bronchiale + Paresen + Pleozytose, lymphozytäre)
Kjellin-Syndrom
(+ Faszikulationen + geistige Behinderung + Netzhautdegeneration + Paraparesen, spastische)
Kuskokwim-Syndrom
(+ Fußkontrakturen + Kniegelenke, Kontrakturen)
Lateralsklerose, amyotrophische
(+ Bulbärparalyse + Eigenreflexe, gesteigerte + Muskelschwäche + Spastik)
Machado-Krankheit
(+ Exophthalmus + Extrapyramidalsymptome + Hirnatrophie + Kleinhirnatrophie + Neuropathien + Ophthalmoplegie + Pyramidenbahnzeichen + Schluckbeschwerden + Spastik + Zungenfaszikulationen)
3-Methylcrotonylglycinurie
(+ Muskelhypotonie)
Muskelatrophie, infantile spinale, Typ Werdnig-Hoffmann
(+ Areflexie + head-drop-Phänomen + Hypokinese + Kyphoskoliose + Muskelhypotonie + Schluckbeschwerden + Spitzfuß, paretischer + Taschenmesserphänomen + Thoraxdeformität + Vorderhornzellendegeneration + Zungenatrophie + Zungenfibrillationen)
Muskelatrophie, spinale adulte, Typ Duchenne-Aran
(+ Areflexie + Bulbärsymptomatik + Faszikulationen + Hyporeflexie + Paresen + Vorderhornzellendegeneration)
Muskelatrophie, spinale skapulo-humerale, Typ Vulpian-Bernhardt
(+ Faszikulationen + Muskelschwäche + Paresen + Vorderhornzellendegeneration)
Muskeldystrophie vom fazioskapulohumeralen Typ
(+ Facies myopathica + Muskelschwäche + Myopathie + Schwerhörigkeit)
Muskeldystrophie, X-chromosomal rezessive, Typ Duchenne
(+ Atemstörung + Creatinkinase, erhöhte + Echokardiogramm, auffälliges + EKG, pathologisches + geistige Behinderung + Gelenkkontrakturen + Gower-Manöver + Kardiomyopathie + Lordose + Makroglossie + Muskelschwäche + Myopathie + Paresen + Skoliose + Trendelenburg-Zeichen, positives + Wadenhypertrophie + Wadenschmerzen + Watschelgang + Zehenspitzengang)
Myopathie, kongenitale zentronukleäre
(+ Facies myopathica + Myopathie)
Nathalie-Krankheit
(+ EKG, pathologisches + Katarakt + Taubheit)
Postpolio-Syndrom
(+ Adynamie + Arthralgien + Ermüdbarkeit + Gliederschmerzen + Muskelschwäche)
Pterygium-Syndrom, letales multiples, Typ IV
(+ Gelenkkontrakturen + Gesichtsdysmorphien + Halspterygium + Hydrops fetalis + Pterygien + Vorderhornzellendegeneration)
Rowley-Rosenberg-Syndrom
(+ Atelektasen + Fettgewebsatrophie + Hyperaminoazidurie + Hyperlipidämie + Minderwuchs + Pneumonie)
Skelettverbiegungen, Kortikalis-Verdickung, Knochenbrüchigkeit, Ichthyosis
(+ Frakturneigung, Frakturen + Ichthyose + Kortikalisverdickung + Muskelschwäche + Röhrenknochen, lange, Verbiegungen)
Stäbchenmyopathie, kongenitale
(+ Muskelschwäche + Myopathie)
Sudeck-Dystrophie
(+ Belastungsschmerz + Bewegungsschmerz + Frakturneigung, Frakturen + Hautatrophie + Ödeme, allg. + Prellungen)
Tangier-Krankheit
(+ Alpha-Lipoproteine, fehlende + EMG, pathologisches + Hirnnerven, Neuropathie + Hornhauttrübung + Nervenleitgeschwindigkeit, verzögerte + Neuropathien + Schaumzellen + Schleimhautverfärbung + Serumlipide, erniedrigte + Splenomegalie + Tonsillenhypertrophie)
tethered cord (e)
(+ Dermalsinus + Haarbildungen, lumbosakrale + Hohl-Klumpfuß-Deformationen + Lipome + Pilonidalsinus)
Zentralfibrillenmyopathie
(+ Muskelschwäche)

Muskelatrophie, Beginn im Beckengürtel-Oberschenkelbereich

Gliedergürteldystrophie
(+ Creatinkinase, erhöhte + EMG, pathologisches + Muskelschwäche, Beginn im Beckengürtel-Oberschenkelbereich + Myopathie + Wadenhypertrophie)
Muskeldystrophie, X-chromosomal rezessive, Typ Becker-Kiener
(+ Creatinkinase, erhöhte + Muskelschwäche, Beginn im Beckengürtel-Oberschenkelbereich + Myopathie)

Muskelatrophie, distal im Bereich der Hand- und Fußmuskulatur beginnende

Myopathien, distale
(+ Creatinkinase, erhöhte + Muskelschwäche, distal im Bereich der Hand- und Fußmuskulatur beginnende + Myopathie)

Muskelblutungen

Hämophilie A
(+ Androtropie + Blutungsneigung + Gelenkblutungen + Hämatome + Hämophilie + Subhämophilie + Thromboplastinzeit, partielle, verlängerte + Zahnfleischblutung + Zahnwechselblutungen)
PTC-Mangel
(+ Androtropie + Blutungsneigung + Gelenkblutungen + Hämatome + Hämophilie + Subhämophilie + Thromboplastinzeit, partielle, verlängerte + Zahnfleischblutung + Zahnwechselblutungen)

Muskeldystrophie

Walker-Warburg-Syndrom
(+ Aquäduktstenose + Balkenmangel + Enzephalozele + Hydrozephalus + Irishypoplasie + Katarakt + Lissenzephalie + Mikrophthalmie + Mikrozephalie + Netzhautdysplasie + Optikuskolobom + zerebellare Dysplasie)

Muskelhyperplasie

(Cornelia-de-)Lange-Syndrom (II)
(+ Anomalien, gastrointestinale + Basalganglienanomalien + Entwicklungsrückstand, motorischer und geistiger + Fieber + geistige Behinderung + Lungenzysten + Makroglossie + Mikrogyrie + Muskelhypertrophie + Nävi + Porenzephalie + Rigor + Teleangiektasien)

Muskelhypertonie

Ahornsirup-Krankheit
(+ Ahornsirupgeruch + Alloisoleucinämie + Alloisoleucinurie + Erbrechen + Isoleucinämie + Isoleucinurie + Ketoazidose + Leucinämie + Leucinurie + Opisthotonus + Trinkschwierigkeiten + Valinämie + Valinurie + zerebrale Anfälle)
Dystonia musculorum deformans
(+ Bewegungsstörungen, dystone + Muskelkontraktionen, unwillkürliche + Torsionsbewegungen + Tortipelvis)

Muskeln

Stiff-baby
(+ Apnoezustände + Entwicklungsrückstand, motorischer + Fallneigung + Hernien)

Muskelhypertrophie

Kocher-Debré-Semelaigne-Syndrom
(+ Creatinkinase, erhöhte + Hypothyreose + Muskelschwäche)
(Cornelia-de-)Lange-Syndrom (II)
(+ Anomalien, gastrointestinale + Basalganglienanomalien + Entwicklungsrückstand, motorischer und geistiger + Fieber + geistige Behinderung + Lungenzysten + Makroglossie + Mikrogyrie + Muskelhyperplasie + Nävi + Porenzephalie + Rigor + Teleangiektasien)
Lipodystrophie, progressive
(+ Acanthosis nigricans + athletischer Habitus + Diabetes mellitus + Frühreife, sexuelle + Füße, große + Haar, lockiges + Hände, große + Hepatomegalie + Hochwuchs + Hyperlipidämie + Hyperpigmentierung + Hypertrichose + Klitorishypertrophie + Labienhypertrophie + Lipodystrophie + Makropenis + Ohren, große + Oligomenorrhö + Ovarien, polyzystische + Splenomegalie + Venenzeichnung, verstärkte + Virilisierung)
Myotonia congenita (Becker)
(+ Aktionsmyotonie + EMG, Entladungsserien, myotone + Muskelschwäche + Paresen + Perkussionsmyotonie)
Myotonia congenita (Thomsen)
(+ v.-Graefe-Zeichen + Aktionsmyotonie + EMG, Entladungsserien, myotone + Perkussionsmyotonie)
Paramyotonia congenita Eulenburg
(+ Myotonie + Paresen)

Muskelhypoplasie

Allan-Herndon-Dudley-Syndrom
(+ Ataxie + Dysarthrie + geistige Behinderung + Muskelhypotonie + Paraparesen, spastische)
Fibromatose, juvenile hyaline
(+ Fibrome, subkutane + Gelenkkontrakturen + Gingivahypertrophie)
Tel-Hashomer-Kamptodaktylie-Syndrom
(+ Gesichtsdysmorphien + Kamptodaktylie + Minderwuchs + Muskelaplasie + Syndaktylien)

Muskelhypotonie

Achondroplasie
(+ Hyperlordose + Makrozephalie + Minderwuchs + Minderwuchs, pränataler)
Äthanolaminose
(+ Äthanolaminausscheidung, hohe, im Urin + Äthanolaminkinase-Aktivität in der Leber, erniedrigte + Kardiomegalie + zerebrale Störungen)
Aicardi-Goutières-Syndrom
(+ Basalganglienverkalkung + Bewegungsstörungen, dystone + Blindheit + Dystonie, motorische + Dystonie, muskuläre + Entwicklungsrückstand, motorischer und geistiger + Enzephalopathie + geistige Behinderung + Liquorlymphozytose + Mikrozephalie + Nystagmus + Opisthotonus + Paraparesen, spastische)
Akrodynie
(+ Adynamie + Akrozyanose + Antriebsschwäche + Füße, Schmerzen + Hyperhidrose + Neuritis + Pruritus + Schmerzen der Hände + Schuppung, groblamellöse)
Allan-Herndon-Dudley-Syndrom
(+ Ataxie + Dysarthrie + geistige Behinderung + Muskelhypoplasie + Paraparesen, spastische)
Ataxie mit hypogonadotropem Hypogonadismus, zerebellare familiäre
(+ Areflexie + Ataxie + Fußdeformitäten + geistige Behinderung + Genitalhypoplasie + Hypogonadismus + Kyphoskoliose + Muskelatrophie + Nystagmus + Taubheit)

Ataxie, spinozerebellare, Typ Gerstmann-Sträussler
(+ Amyloidplaques + Ataxie + Demenz + Dysarthrie + Enzephalopathie + Hinterstrangsymptome + Intentionstremor + Nystagmus + Pyramidenbahnzeichen + Rigor)
Athetose, idiopathische
(+ Bewegungsstörungen + Haltungsanomalien)
de-Barsy-Syndrom
(+ Cutis hyperelastica + Hautatrophie + Hornhauttrübung + Ohren, große + Progerie)
Biotinidase-Defekt
(+ 3-Hydroxy-Isovaleriat im Urin + 3-Hydroxy-Propionat im Urin + Alopezie + Ataxie + Azidose, metabolische + Biotinidase, nicht meßbare Aktivität + Hautläsionen, periorifizielle + Hörverlust + Hypotonie + Laktatazidämie + Methylcitrat im Urin + Optikusatrophie + Propionazidämie)
Brückenhauben-Symptomatik
(+ Dysarthrie + Hemiataxie + Horner-Trias + Intentionstremor + Sensibilitätsstörungen + Temperaturempfindungsstörung)
Canavan-Syndrom
(+ Ataxie + Bewegungsstörungen, choreo-athetotische + Blindheit + Gehirn, Entmarkung + Marklageratrophie + Myoklonien + Optikusatrophie)
Carnitinmangel, systemischer, primärer
(+ Enzephalopathie + Hypoglykämie + Leberfunktionsstörung)
Citrullinämie
(+ Erbrechen + Hyperammonämie + Hypercitrullinämie + Myotonie + Tremor + zerebrale Anfälle)
Corpus-Luysi-Symptomatik
(+ Dysarthrie + Hemichorea + Schluckbeschwerden)
Desbuquois-Syndrom
(+ Epiphysendysplasie + Fingergelenksluxationen + Metaphysendysplasie + Minderwuchs + Skoliose)
Down-Syndrom
(+ Brushfield-Flecken + Epikanthus + geistige Behinderung + Gelenkbeweglichkeit, abnorme + Gesichtsdysmorphien + Hände, kurze + Herzfehler + Lidachsenstellung, mongoloide + Minderwuchs + Sandalenlücke + Vierfingerfurche)
Dysäquilibrium-Syndrom
(+ Eigenreflexe, gesteigerte + Entwicklungsrückstand, motorischer + Gangstörungen + geistige Behinderung + Gleichgewichtsstörungen + Pyramidenbahnzeichen)
Dyssynergia cerebellaris myoclonica
(+ Ataxie + Dysarthrie + Intentionstremor + Myoklonien + zerebrale Anfälle)
Dystrophia myotonica Curschmann-Steinert
(+ Alopezie + Atemstörung + Dickdarmdilatation, verminderte + Dysfunktion, ovarielle + Facies myopathica + geistige Behinderung + Gesicht, schmales + Herzrhythmusstörungen + Hirnatrophie + Hodenatrophie + Hydramnion + Hypoventilation, alveoläre + Katarakt + Kindsbewegungen, verminderte + Klumpfuß + Magenmotilität, verminderte + Mimik, verminderte + Muskelatrophie + Muskelschwäche + Myotonie + Ösophagusdilatation + Ösophagusperistaltik, verminderte + Paresen + Peristaltik, verminderte + Ptosis + Skelettanomalien + Trinkschwierigkeiten)
Ehlers-Danlos-Syndrom
(+ Aneurysmen + Arterien, große und mittlere, Ruptur + Blutungsrisiko intra partum + Bulbi, abnorm große + Bulbusruptur + Cutis hyperelastica + Ekchymosen + Gelenkbeweglichkeit, abnorme + Hämatome + Haut, dünne + Haut- und Schleimhautblutungen + Keloidbildung + Klumpfuß + Lippen, schmale + Narben, hypertrophe + Narbenbildung + Nase, zierliche + Uterusruptur während der Geburt + viszerale Organe, Ruptur + Wundheilungsstörungen)
Fettleber des Neugeborenen, familiäre
(+ Bewußtlosigkeit + Hepatomegalie + Hypoglykämie + Ikterus)
Galloway-Syndrom
(+ Entwicklungsrückstand, motorischer und geistiger + Erbrechen + Hämaturie + Hiatushernie + Kraniostenose + Mikrozephalie + Nephrose + Optikusatrophie + Proteinurie + Stirn, fliehende + zerebrale Anfälle)
G_{M1}-Gangliosidose, Typ I
(+ Blindheit + Dysostosen + Entwicklungsrückstand, motorischer und geistiger + Fundus, kirschroter Fleck + Gedeihstörungen +

Muskeln

Gesichtsdysmorphien + Hepatomegalie + Makrozephalie + Splenomegalie + Taubheit + Tetraplegie, spastische + zerebrale Anfälle)
Gillespie-Syndrom
(+ Aniridie + Ataxie + geistige Behinderung + Ohrmuscheldysplasie)
Glykogenspeicherkrankheit Typ 2
(+ Herzinsuffizienz + Hyporeflexie + Kardiomegalie + Makroglossie + Muskelatrophie)
Holmes-Syndrom
(+ Ataxie + Demenz + Dysarthrie + Haltetremor + Intentionstremor + Kopftremor + Nystagmus + Sphinkterstörungen)
Homocystinurie III
(+ Anämie, makrozytäre + Anämie, megaloblastische + Entwicklungsrückstand, motorischer und geistiger + Erbrechen + Lethargie + zerebrale Anfälle)
Hyperglycinämie, nichtketotische, isolierte
(+ Apnoezustände + geistige Behinderung + Glycin, erhöhtes, im Gehirn + Glycin, erhöhtes, im Liquor + Glycin, erhöhtes, im Plasma + Glycin, erhöhtes, im Urin + Lethargie + Spastik + zerebrale Anfälle)
Leigh-Enzephalomyelopathie
(+ Ataxie + Atemstörung + Bewegungsstörungen, choreo-athetotische + Dysarthrie + Dystonie, motorische + Extrapyramidalsymptome + Hyperreflexie + Nystagmus + Ophthalmoplegie + Optikusatrophie + Paresen + Pyramidenbahnzeichen + Rigor + Streckspasmen + Tremor + Visusminderung + zerebrale Anfälle)
megalocornea-mental retardation syndrome (e)
(+ Entwicklungsrückstand, statomotorischer + geistige Behinderung + Gesichtsdysmorphien + Iridodonesis + Irishypoplasie + Koordinationsstörungen + Lidachsenstellung, antimongoloide + Megalokornea + Myopie + zerebrale Anfälle)
3-Methylcrotonylglycinurie
(+ Muskelatrophie)
Methylmalonazidämie (Mutase-Defekt)
(+ Bewußtlosigkeit + Erbrechen + Gedeihstörungen + Glycin, erhöhtes, im Plasma + Hyperammonämie + Hyperventilation + Lethargie + Niereninsuffizienz + Osteoporose + Trinkschwierigkeiten + zerebrale Anfälle)
Mucolipidose IV
(+ Entwicklungsrückstand, motorischer und geistiger + Extrapyramidalsymptome + Hornhauttrübung + Hyperreflexie)
Mulibrey-Syndrom
(+ Dolichozephalus + Dysplasie, polyostotische + Gesicht, dreieckiges + Gesichtsdysmorphien + Hämangiome + Hepatomegalie + Mikroglossie + Minderwuchs + Muskelschwäche + Netzhaut, Pigmentflecken + Perikarditis + Pubertät, verzögerte + Röhrenknochen, schmale + Sellaveränderung + Splenomegalie + Stimme, hohe, piepsige + Stirn, vorgewölbte)
muscle-eye-brain disease
(+ Entwicklungsrückstand, motorischer und geistiger + Glaukom + Hirnfehlbildungen + Myopie + Netzhauthypoplasie + Sehnervenpapille, Hypoplasie + Sehstörungen + Trinkschwierigkeiten)
Muskelatrophie, infantile spinale, Typ Werdnig-Hoffmann
(+ Areflexie + head-drop-Phänomen + Hypokinese + Kyphoskoliose + Muskelatrophie + Schluckbeschwerden + Spitzfuß, paretischer + Taschenmesserphänomen + Thoraxdeformität + Vorderhornzellendegeneration + Zungenatrophie + Zungenfibrillationen)
Muskelatrophie, spinale, Typ Kugelberg-Welander
(+ Bulbärsymptomatik + Creatinkinase, erhöhte + Eigenreflexe, abgeschwächte + EMG, Mischbilder von Neuropathie- und Myopathiemuster + EMG, pseudomyotone Entladungen + Faszikulationen + Fingertremor, feinschlägiger + Hohlfuß + Hyperlordose + Kyphoskoliose + Myopathie + Scapulae alatae + Skoliose + Spitzfuß, paretischer + Wadenhypertrophie + Zungenfibrillationen)
Muskeldystrophie, kongenitale
(+ Arthrogrypose + Creatinkinase, erhöhte + Gelenkkontrakturen + Myopathie + zerebrale Störungen)
Naevus achromians Ito
(+ Blaschko-Linien + Dysplasie, polyostotische + Extremitätenasymmetrien + Gelenkbeweglichkeit, abnorme + Gesichtsasymmetrie + Hypopigmentierung + Kyphoskoliose + Schiefhals + Spina bifida occulta + Steißbeinluxation + Strabismus + Zahndysplasie + zerebrale Anfälle)
Narkolepsie
(+ »Aufwachlähmung« + »Einschlaflähmung« + Diplopie + Halluzinationen + Kataplexie + Lachschlag + Schlaf, anfallsweiser, am Tag + Schlaf-Wach-Umkehr + Tagträumereien)
Neuraminsäure-Speicherkrankheit
(+ Ataxie + Dysostosen + Gesichtsdysmorphien + Neuraminsäureausscheidung im Urin, vermehrte + neurodegenerative Symptome + Spastik + Sprachabbau + Sprachentwicklung, verzögerte)
Ohdo-Blepharophimose-Syndrom
(+ Blepharophimose + geistige Behinderung + Nasenwurzel, breite, flache + Proteinurie + Ptosis + Taubheit + Zahnhypoplasie)
okulo-enzephalo-hepato-renales Syndrom
(+ Ataxie + Entwicklungsrückstand, motorischer und geistiger + Gesichtsdysmorphien + Hepatomegalie + Kleinhirnwurm, Aplasie oder Hypoplasie + Kolobom + Nierenzysten + Spastik + Tachypnoe)
Opsismodysplasie
(+ Knochenwachstum, verzögertes + Metaphysendysplasie + Minderwuchs + Thorax, schmaler)
Prader-Willi-Syndrom
(+ Adipositas + Akromikrie + Entwicklungsrückstand, motorischer und geistiger + Genitalhypoplasie + Kindsbewegungen, verminderte + Verhaltensstörungen)
Pyknolepsie
(+ Absencen + EEG, 3/sec-Spike-wave-Komplexe + zerebrale Anfälle)
(Torsten-)Sjögren-Syndrom
(+ Dyspraxie + Entwicklungsrückstand, motorischer und geistiger + geistige Behinderung + Katarakt + Mikrophthalmie)
Sydenham-Krankheit
(+ Bewegungsstörungen, choreatische + Erregbarkeit, erhöhte + Gynäkotropie)
Zellweger-Syndrom
(+ Areflexie + Demyelinisierung + Dyskranie + Entwicklungsrückstand, motorischer und geistiger + Gesichtsdysmorphien + Hepatomegalie + Hornhauttrübung + Hyporeflexie + Katarakt + Leberfunktionsstörung + Neugeborenenikterus + Nierenzysten + Peroxisomen, fehlende, in Leber- und Nierenzellen + Schwerhörigkeit + Stirn, hohe + zerebrale Anfälle)

Muskelhypotrophie

Camurati-Engelmann-Syndrom
(+ Gesichtsdysmorphien + Muskelschwäche + Myalgien + Röhrenknochen, Diaphysen, kortikale Verdickung und Sklerose)
frontometaphysäre Dysplasie
(+ Hörverlust + Hyperostosen + Metaphysen, Aufweitung + Schwerhörigkeit + Supraorbitalwülste + Zahnanomalien)

Muskelinduration

Kompartment-Sequenz
(+ Gelenkkontrakturen + Muskelischämie + Muskelnekrosen + Myoglobinurie + Nervendruckläsion + Paresen)

Muskelischämie

Kompartment-Sequenz
(+ Gelenkkontrakturen + Muskelinduration + Muskelnekrosen + Myoglobinurie + Nervendruckläsion + Paresen)

Muskelkontraktionen, unwillkürliche

Dystonia musculorum deformans
(+ Bewegungsstörungen, dystone + Muskelhypertonie + Torsionsbewegungen + Tortipelvis)

Muskeln

Muskelkontraktur

Muskelkontraktur, ischämische, von Volkmann
(+ Paresen + Schwellung, schmerzhafte, einer Extremität + Zyanose einer Extremität)

Muskelkontrakturtest positiv

Hyperthermie, maligne
(+ Anurie + Azidose, metabolische + Fieber + Herzstillstand + Hyperkaliämie + Hypoglykämie + Muskelödem + Myoglobinurie + Rhabdomyolyse + Rigor + Succinylcholin, abnorme Reaktionen + Tachykardie + Tachypnoe + Thromboplastinfreisetzung + Verbrauchskoagulopathie)

Muskelkrämpfe

Eosinophilie-Myalgie-Syndrom
(+ L-Tryptophan + Alopezie + Eosinophilie + Exanthem, makulopapulöses + Gesichtsödem + Muskelschwäche + Myalgien + Myopathie + Neuropathien + Ödeme, allg. + Sklerose)
Glykogenspeicherkrankheit Typ 7 (Tarui)
(+ Anämie, hämolytische + Creatinkinase, erhöhte)
Glykogenspeicherkrankheit Typ 5 (McArdle)
(+ Myalgien)
Jackson-Anfälle
(+ epileptische Anfälle)
Myokymien, generalisierte
(+ Faszikulationen + Myokymien)
Osteopetrose, autosomal-rezessiv-frühinfantile Form
(+ Anämie + Entwicklungsrückstand, motorischer und geistiger + Exophthalmus + Gedeihstörungen + Hepatomegalie + Hypokalzämie + Hypophosphatämie + Makrozephalie + Nystagmus + Optikusatrophie + Osteosklerose + Splenomegalie + Strabismus + Thrombozytopenie)
Pseudo-Bartter-Syndrom
(+ Gynäkotropie + Hypokaliämie + Hyponatriämie + Hypotonie + Hypovolämie + Ödeme, allg.)
Satoyoshi-Syndrom
(+ Alopezie + Creatinkinase, erhöhte + Diarrhö + Malabsorption + Skelettanomalien)

Muskelnekrosen

Crush-Sequenz
(+ Anurie + Hyperkaliämie + Muskelödem + Muskulatur, quergestreifte, ausgedehnter Zerfall + Nierennekrosen + Nierenversagen + Schock)
Kompartment-Sequenz
(+ Gelenkkontrakturen + Muskelinduration + Muskelischämie + Myoglobinurie + Nervendruckläsion + Paresen)

Muskelödem

Crush-Sequenz
(+ Anurie + Hyperkaliämie + Muskelnekrosen + Muskulatur, quergestreifte, ausgedehnter Zerfall + Nierennekrosen + Nierenversagen + Schock)
Hyperthermie, maligne
(+ Anurie + Azidose, metabolische + Fieber + Herzstillstand + Hyperkaliämie + Hypoglykämie + Muskelkontrakturtest positiv + Myoglobinurie + Rhabdomyolyse + Rigor + Succinylcholin, abnorme Reaktionen + Tachykardie + Tachypnoe + Thromboplastinfreisetzung + Verbrauchskoagulopathie)
Tibialis-anterior-Sequenz
(+ Fußrücken, Sensibilitätsstörungen + Musculus tibialis anterior, Schmerz, Schwellung, Rötung, Verhärtung, Druckempfindlichkeit + Unterschenkel, Sensibilitätsstörungen)

Muskelschwäche

Adenylsuccinaturie
(+ Autismus + Entwicklungsrückstand, motorischer und geistiger + Minderwuchs + Succinyladenosin, erhöht + zerebrale Anfälle)
Alpha-N-Acetylgalaktosaminidase-Defizienz
(+ Angiokeratome + Entwicklungsrückstand, statomotorischer + geistige Behinderung + Gesichtszüge, grobe + Hirnatrophie + Koordinationsstörung, zentrale + Koordinationsstörungen + Myoklonien + neurodegenerative Symptome + Nystagmus + Strabismus + Teleangiektasien)
Aminoazidurie, hyperdibasische, Typ II
(+ Argininurie + Diarrhö, chronische, beim Übergang auf Kuhmilchernährung + Erbrechen beim Übergang auf Kuhmilchernährung + Hepatomegalie + Hyperammonämie + Hyperdibasicaminazidurie + Lysinurie + Malabsorption + Muskelatrophie + Ornithinurie + Osteoporose + proteinreiche Nahrung, Abneigung + Splenomegalie)
Azidose, renale tubuläre, Typ 1
(+ Minderwuchs + Nephrokalzinose + Nephrolithiasis + Polyurie + Skelettdemineralisation)
Camurati-Engelmann-Syndrom
(+ Gesichtsdysmorphien + Muskelhypotrophie + Myalgien + Röhrenknochen, Diaphysen, kortikale Verdickung und Sklerose)
Carnitinmangel, muskulärer, primärer
(+ Creatinkinase, erhöhte + Muskelatrophie + Myopathie)
Dermatomyositis
(+ Adynamie + Fingergelenke, Papeln, lichenoide blaß-rote + Gliederschmerzen + Lider, Erythem, weinrotes bis bläulich-violettes + Ödem, periorbitales)
Dystrophia myotonica Curschmann-Steinert
(+ Alopezie + Atemstörung + Dickdarmdilatation, verminderte + Dysfunktion, ovarielle + Facies myopathica + geistige Behinderung + Gesicht, schmales + Herzrhythmusstörungen + Hirnatrophie + Hodenatrophie + Hydramnion + Hypoventilation, alveoläre + Katarakt + Kindsbewegungen, verminderte + Klumpfuß + Magenmotilität, verminderte + Mimik, verminderte + Muskelatrophie + Muskelhypotonie + Myotonie + Ösophagusdilatation + Ösophagusperistaltik, verminderte + Paresen + Peristaltik, verminderte + Ptosis + Skelettanomalien + Trinkschwierigkeiten)
Eosinophilie-Myalgie-Syndrom
(+ L-Tryptophan + Alopezie + Eosinophilie + Exanthem, makulopapulöses + Gesichtsödem + Muskelkrämpfe + Myalgien + Myopathie + Neuropathien + Ödeme, allg. + Sklerose)
Epidermolysis bullosa simplex mit Muskeldystrophie
(+ Blasenbildung + Hautatrophie + Muskelatrophie)
FG-Syndrom
(+ Analstenose + geistige Behinderung + Hypertelorismus + Makrozephalie + Minderwuchs)
Gitelman-Syndrom
(+ Abdominalschmerzen + Alkalose, metabolische + Erbrechen + Fieber + Hyperkaliurie + Hypokaliämie + Hypokalziurie + Hypomagnesiämie + Tetanien)
Granularkörper-Myopathie
(+ Muskelatrophie)
Hoffmann-Syndrom
(+ Creatinkinase, erhöhte + Hypothyreose)
Hyperaldosteronismus, primärer
(+ Aldosteron-Sekretion, gesteigerte + Alkalose, metabolische + EKG, pathologisches + Hyperaldosteronämie + Hyperkaliurie + Hypernatriämie + Hypertonie + Hypokaliämie + Hyposthenurie + Kopfschmerz + Nephritis + Netzhaut, Retinopathie + Paralyse, periodische + Polydipsie + Polyurie + Proteinurie)
Kocher-Debré-Semelaigne-Syndrom
(+ Creatinkinase, erhöhte + Hypothyreose + Muskelhypertrophie)
Kurzketten-Acyl-CoA-Dehydrogenase-Defekt
(+ Azidose + Entwicklungsrückstand, motorischer und geistiger + Ethylmalonsäure, erhöht)
Lambert-Eaton-Rooke-Krankheit
(+ Areflexie + Hyporeflexie + Miktionsstörungen + Mundtrockenheit + Obstipation + Potenzstörungen)

Lateralsklerose, amyotrophische
(+ Bulbärparalyse + Eigenreflexe, gesteigerte + Muskelatrophie + Spastik)
Leukodystrophie, metachromatische, Typ Greenfield
(+ Blindheit + Dezerebration + Dysarthrie + Eiweißgehalt, erhöhter, im Liquor + Entwicklungsrückstand, motorischer und geistiger + Fallneigung + Gangstörungen + Infektanfälligkeit + Nervenleitgeschwindigkeit, verzögerte + Tetraplegie, spastische + Verhaltensstörungen)
Marinescu-Sjögren-Syndrom I
(+ Areflexie + Ataxie + Babinski-Zeichen, positives + Dysarthrie + Dyskranie + Epikanthus + geistige Behinderung + Hyporeflexie + Katarakt + Minderwuchs + Nystagmus + Ophthalmoplegie + Ptosis + Strabismus)
Mulibrey-Syndrom
(+ Dolichozephalus + Dysplasie, polyostotische + Gesicht, dreieckiges + Gesichtsdysmorphien + Hämangiome + Hepatomegalie + Mikroglossie + Minderwuchs + Muskelhypotonie + Netzhaut, Pigmentflecken + Perikarditis + Pubertät, verzögerte + Röhrenknochen, schmale + Sellaveränderung + Splenomegalie + Stimme, hohe, piepsige + Stirn, vorgewölbte)
Muskelatrophie, spinale skapulo-humerale, Typ Vulpian-Bernhardt
(+ Faszikulationen + Muskelatrophie + Paresen + Vorderhornzellendegeneration)
Muskeldystrophie vom fazioskapulohumeralen Typ
(+ Facies myopathica + Muskelatrophie + Myopathie + Schwerhörigkeit)
Muskeldystrophie, X-chromosomal rezessive, Typ Duchenne
(+ Atemstörung + Creatinkinase, erhöhte + Echokardiogramm, auffälliges + EKG, pathologisches + geistige Behinderung + Gelenkkontrakturen + Gower-Manöver + Kardiomyopathie + Lordose + Makroglossie + Muskelatrophie + Myopathie + Paresen + Skoliose + Trendelenburg-Zeichen, positives + Wadenhypertrophie + Wadenschmerzen + Watschelgang + Zehenspitzengang)
Myoglobinurie, idiopathische paroxysmale (Meyer//Betz)
(+ Myalgien + Myoglobinurie)
Myotonia congenita (Becker)
(+ Aktionsmyotonie + EMG, Entladungsserien, myotone + Muskelhypertrophie + Paresen + Perkussionsmyotonie)
POEMS-Komplex
(+ Amenorrhö + Aszites + Dysglobulinämie + Endokrinopathie + Fieber + Gammopathien + Gynäkomastie + Hautveränderungen + Hautverdickung + Hautverhärtungen + Hepatomegalie + Hyperhidrose + Hyperpigmentierung + Hypertrichose + Hypothyreose + Leukonychie + Lymphknotenschwellung + M-Gradient + Myelom + Neuropathien + Ödeme, periphere + Osteolysen + Osteosklerose + Papillenödem + Plasmozytom + Pleuraerguß + Potenzstörungen + Sklerose + Splenomegalie + Trommelschlegelfinger)
Postpolio-Syndrom
(+ Adynamie + Arthralgien + Ermüdbarkeit + Gliederschmerzen + Muskelatrophie)
Singleton-Merten-Syndrom
(+ Aortenkalzifikation + Osteoporose + Zahndysplasie)
Skelettverbiegungen, Kortikalis-Verdickung, Knochenbrüchigkeit, Ichthyosis
(+ Frakturneigung, Frakturen + Ichthyose + Kortikalisverdickung + Muskelatrophie + Röhrenknochen, lange, Verbiegungen)
Stäbchenmyopathie, kongenitale
(+ Muskelatrophie + Myopathie)
Triple-A-Syndrom
(+ Achalasie + Ataxie + Dysarthrie + Hyperreflexie + Nebennierenrindeninsuffizienz + Neuropathien + Optikusatrophie + Tränensekretion, verminderte bis fehlende + Tränenträufeln)
Zentralfibrillenmyopathie
(+ Muskelatrophie)

Muskelschwäche, Beginn im Beckengürtel-Oberschenkelbereich

Gliedergürteldystrophie
(+ Creatinkinase, erhöhte + EMG, pathologisches + Muskelatrophie, Beginn im Beckengürtel-Oberschenkelbereich + Myopathie + Wadenhypertrophie)
Muskeldystrophie, X-chromosomal rezessive, Typ Becker-Kiener
(+ Creatinkinase, erhöhte + Muskelatrophie, Beginn im Beckengürtel-Oberschenkelbereich + Myopathie)

Muskelschwäche, distal im Bereich der Hand- und Fußmuskulatur beginnende

Myopathien, distale
(+ Creatinkinase, erhöhte + Muskelatrophie, distal im Bereich der Hand- und Fußmuskulatur beginnende + Myopathie)

Muskelspasmen, schmerzhafte

Stiff man
(+ Hyperhidrose + Hyperlordose + Muskelsteifigkeit + Myoklonien + Rigor)

Muskelsteifigkeit

Lactatdehydrogenase-Mangel
(+ Gliederschmerzen + Hautveränderungen + Myoglobinurie + Rhabdomyolyse)
Stiff man
(+ Hyperhidrose + Hyperlordose + Muskelspasmen, schmerzhafte + Myoklonien + Rigor)

Muskelzuckungen

BNS-Epilepsie
(+ Blitz-Krämpfe + EEG, burst suppression pattern + EEG, Hypsarrhythmie + Entwicklungsrückstand, motorischer und geistiger + Nick-Krämpfe + Salaam-Krämpfe + zerebrale Anfälle)
Epilepsie, juvenile myoklonische
(+ EEG, Poly-spike-wave-Komplexe + EEG, Spike-and-slow-wave-Komplexe + Photosensibilität)
Kinsbourne-Enzephalopathie
(+ Lidmyoklonien + Myoklonus, okulärer + Neuroblastom + Opsoklonus)

Muskulatur, quergestreifte, ausgedehnter Zerfall

Crush-Sequenz
(+ Anurie + Hyperkaliämie + Muskelnekrosen + Muskelödem + Nierennekrosen + Nierenversagen + Schock)

Myalgien

Bartter-Syndrom
(+ Adynamie + Aldosteron-Sekretion, gesteigerte + Alkalose, metabolische + Hyperkaliurie + Hypokaliämie + Renin-Serumspiegel, erhöhter)
Camurati-Engelmann-Syndrom
(+ Gesichtsdysmorphien + Muskelhypotonie + Muskelschwäche + Röhrenknochen, Diaphysen, kortikale Verdickung und Sklerose)
Entzugserscheinungen
(+ Angstzustände + Diarrhö + Erbrechen + Hyperhidrose + Krampfneigung + Palpitationen + Psychosen + Schlafstörungen + Tremor + Übelkeit)

Muskeln

Eosinophilie-Myalgie-Syndrom
(+ L-Tryptophan + Alopezie + Eosinophilie + Exanthem, makulopapulöses + Gesichtsödem + Muskelkrämpfe + Muskelschwäche + Myopathie + Neuropathien + Ödeme, allg. + Sklerose)
Glucocorticoid-Entzugssyndrom
(+ Affektlabilität + Arthralgien + Ekchymosen + Ermüdbarkeit + Fieber + Hyperkalzämie)
Glykogenspeicherkrankheit Typ 5 (McArdle)
(+ Muskelkrämpfe)
Katzenkratzkrankheit
(+ Abszesse, neutrophile + Angiomatose + Arthralgien + Exantheme + Granulome, tuberkuloide + Inokulationsreaktion, papulöse + Knötchen, furunkelähnliches + Konjunktivitis + Kopfschmerz + Lymphadenitis + Lymphknoteneinschmelzung + Müdigkeit + Nekrose, sternförmige verkäsende + Neuritis + Neuroretinitis + Papeln, rötlich-bräunliche)
Lundbaek-Symptomatik
(+ Diabetes mellitus + Handarterien, Sklerose + Handbinnenmuskulatur, Atrophie + Handkontrakturen + Handsteife + Muskelsteifigkeit der Unterarme + Parästhesien + Unterarmkontrakturen)
Myoglobinurie, idiopathische paroxysmale (Meyer//Betz)
(+ Muskelschwäche + Myoglobinurie)
Öl-Syndrom, toxisches
(+ Alopezie + Diarrhö + Dyspnoe + Eosinophilie + Exantheme + Fieber + Gelenkkontrakturen + Hepatopathie + Husten + Hypertonie, pulmonale + Hypoxämie + Lungeninfiltrate + Neuropathien + Pleuraerguß + Pneumonie)
Panarteriitis nodosa
(+ Abdominalschmerzen + apoplektischer Insult + Arthralgien + Blutungen, gastrointestinale + Darminfarzierung + Darmperforation + Erbrechen + Fieber + Gewichtsabnahme + HbsAG-positiv + Herzversagen, kongestives + Hypertonie + Knoten + Livedo racemosa + Myokardinfarkt + Neuropathien + Perikarditis + Persönlichkeitsveränderungen + Übelkeit)
Polyradikuloneuritis Typ Guillain-Barré
(+ Areflexie + Banden, oligoklonale, im Liquor + Dissoziation, zytoalbuminäre, im Liquor + Gangataxie + Neuropathien + Papillenödem + Polyradikuloneuritis)
Pseudo-Lupus-erythematodes
(+ Arthralgien + Erytheme + Fieber + Perimyokarditis + Pleuritiden)
Riesenzellarteriitis
(+ Arthralgien + Blindheit + BSG-Beschleunigung + Diplopie + Kopfschmerz)

Myoklonien

Alpha-N-Acetylgalaktosaminidase-Defizienz
(+ Angiokeratome + Entwicklungsrückstand, statomotorischer + geistige Behinderung + Gesichtszüge, grobe + Hirnatrophie + Koordinationsstörung, zentrale + Koordinationsstörungen + Muskelschwäche + neurodegenerative Symptome + Nystagmus + Strabismus + Teleangiektasien)
Canavan-Syndrom
(+ Ataxie + Bewegungsstörungen, choreo-athetotische + Blindheit + Gehirn, Entmarkung + Marklageratrophie + Muskelhypotonie + Optikusatrophie)
Carnosinämie
(+ Anserinämie + Carnosinämie + Carnosinase-Aktivität im Plasma vermindert + Carnosinurie + Entwicklungsrückstand, motorischer und geistiger + zerebrale Anfälle)
Ceroidlipofuscinose, neuronale, Typ Jansky-Bielschowsky
(+ Abbau, psychomotorischer + Blindheit + Optikusatrophie + Pigmentationsanomalien + Verhaltensstörungen + zerebrale Anfälle)
Ceroidlipofuscinose, neuronale, Typ Kufs
(+ Abbau, geistiger + Ataxie + Demenz + EEG, pathologisches + Lipopigmentablagerungen, intralysosomale + zerebrale Anfälle)

Creutzfeldt-Jakob-Krankheit
(+ Bewegungsstörungen, zentrale + Extrapyramidalsymptome + Motoneuron, peripheres, Schädigung + neuropsychologische Störungen + Persönlichkeitsveränderungen + Sehstörungen + Sensibilitätsstörungen + zerebellare Symptomatik)
Dyssynergia cerebellaris myoclonica
(+ Ataxie + Dysarthrie + Intentionstremor + Muskelhypotonie + zerebrale Anfälle)
Epilepsia partialis continua (Koshewnikoff)
(+ Epilepsie + epileptische Anfälle)
Krabbe-Krankheit
(+ Entwicklungsrückstand, motorischer und geistiger + Koordinationsstörung, zentrale + Optikusatrophie + tonische Anfälle + zerebrale Anfälle)
Kuru
(+ Bewegungsstörungen, choreo-athetotische + Demenz + Dysarthrie + Gangataxie + Gehunfähigkeit + Inkontinenz + Lachanfälle, unmotivierte + Paresen + Schluckbeschwerden + Tremor)
Lennox-Enzephalopathie
(+ zerebrale Anfälle)
Mast-Syndrom
(+ Bradykinesie + Demenz + Dysarthrie + Gangstörungen + Merkfähigkeitsstörungen + Rigor + Spastik)
MELAS-Syndrom
(+ Abbau, geistiger + Creatinkinase, erhöhte + Diabetes mellitus + Enzephalopathie + Kardiomyopathie + Laktaterhöhung + Minderwuchs + Myopathie + Schallempfindungsstörung + Schwerhörigkeit + zerebrale Anfälle)
MERRF-Syndrom
(+ Abbau, geistiger + Ataxie + Atemstörung + Enzephalopathie + Epilepsie + epileptische Anfälle + Kardiomyopathie + Laktaterhöhung + Lipome + Minderwuchs + Myopathie + Schallempfindungsstörung + Schwerhörigkeit + zerebrale Anfälle)
neuroaxonale Dystrophie Seitelberger
(+ Blindheit + Bulbärsymptomatik + Entwicklungsrückstand, motorischer und geistiger + Gelenkkontrakturen + Optikusatrophie + Sensibilitätsstörungen + Spastik + Temperaturregulationsstörungen + zerebrale Anfälle)
Neuroleptika-induzierte extrapyramidalmotorische Störungen, späte
(+ Bewegungsstörungen + Bewegungsstörungen, dystone + Bewegungsstörungen, zentrale + Dystonie, motorische + Extrapyramidalsymptome + Neuroleptika + Tics)
Neuropathie, hereditäre motorisch-sensible, Typ III
(+ Anisokorie + Ataxie + Eiweißgehalt, erhöhter, im Liquor + Faszikulationen + Fußdeformitäten + Miosis + Nervenleitgeschwindigkeit, verzögerte + Nervenverdickung + Neuropathien + Pupillenstarre + Pupillotonie + Schmerzen der Beine + Thoraxdeformität + Tremor + Zwiebelschalenformationen)
Paramyoklonus
(+ epileptische Anfälle)
Poliodystrophie Alpers
(+ Ataxie + Bewegungsstörungen, choreo-athetotische + Bewegungsstörungen, zentrale + EEG, pathologisches + Entwicklungsrückstand, motorischer und geistiger + epileptische Anfälle + Hepatopathie + Rigidität + Spastik + zerebrale Anfälle)
Restless-legs
(+ Beine, Parästhesien + Schmerzen der Beine)
Stiff man
(+ Hyperhidrose + Hyperlordose + Muskelspasmen, schmerzhafte + Muskelsteifigkeit + Rigor)
Unverricht-Lundborg-Syndrom
(+ Aggressivität + Akinese + Amimie + Antriebsschwäche + Demenz + Echopraxie + emotionale Störungen + Epilepsie + epileptische Anfälle + Merkfähigkeitsstörungen + Parkinson-Symptome + Perseveration + Rigor + Urteilsschwäche)

Myokymien

Myokymien, generalisierte
(+ Faszikulationen + Muskelkrämpfe)

Muskeln

Neuromyotonie
(+ Faszikulationen + Hyperhidrose + Versteifung und Verhärtung der gesamten Körpermuskulatur)

Myopathie

Adducted-thumb-Sequenz
(+ Daumen, adduzierte + Klumpfuß + Kraniostenose + Mikrozephalie + Ophthalmoplegie + Trinkschwierigkeiten)
Adrenomyodystrophie(-Syndrom)
(+ Entwicklungsrückstand, motorischer und geistiger + Fettleber + Gedeihstörungen + Harnblasenektasie + Megalokornea + Nebennierenrinden-Insuffizienz + Obstipation)
Bannayan-Riley-Ruvalcaba-Syndrom
(+ Angiokeratome + Blutungen, gastrointestinale + Embryotoxon posterius + Entwicklungsrückstand, motorischer und geistiger + geistige Behinderung + Hämangiome + Hamartome + Hamartome, mesodermale + Ileus + Lipome + Makrosomie, fetale + Makrozephalie + Megalenzephalie + Penis, Hyperpigmentation + Polypose + Pseudopapillenödem + Sprachentwicklung, verzögerte + Struma)
Carnitinmangel, muskulärer, primärer
(+ Creatinkinase, erhöhte + Muskelatrophie + Muskelschwäche)
Eosinophilie-Myalgie-Syndrom
(+ L-Tryptophan + Alopezie + Eosinophilie + Exanthem, makulopapulöses + Gesichtsödem + Muskelkrämpfe + Muskelschwäche + Myalgien + Neuropathien + Ödeme, allg. + Sklerose)
Gliedergürteldystrophie
(+ Creatinkinase, erhöhte + EMG, pathologisches + Muskelatrophie, Beginn im Beckengürtel-Oberschenkelbereich + Muskelschwäche, Beginn im Beckengürtel-Oberschenkelbereich + Wadenhypertrophie)
Katarakt-Ichtyosis
(+ Erythrodermie + Ichthyose + Katarakt + Taubheit)
King-Syndrom
(+ Creatinkinase, erhöhte + Entwicklungsrückstand, motorischer + Kryptorchismus + Lidachsenstellung, antimongoloide + Minderwuchs + Ohren, tief angesetzte + Skoliose + Trichterbrust)
McLeod-Syndrom
(+ Akanthozytose + Creatinkinase, erhöhte)
MELAS-Syndrom
(+ Abbau, geistiger + Creatinkinase, erhöhte + Diabetes mellitus + Enzephalopathie + Kardiomyopathie + Laktaterhöhung + Minderwuchs + Myoklonien + Schallempfindungsstörung + Schwerhörigkeit + zerebrale Anfälle)
MERRF-Syndrom
(+ Abbau, geistiger + Ataxie + Atemstörung + Enzephalopathie + Epilepsie + epileptische Anfälle + Kardiomyopathie + Laktaterhöhung + Lipome + Minderwuchs + Myoklonien + Schallempfindungsstörung + Schwerhörigkeit + zerebrale Anfälle)
Muskelatrophie, spinale, Typ Kugelberg-Welander
(+ Bulbärsymptomatik + Creatinkinase, erhöhte + Eigenreflexe, abgeschwächte + EMG, Mischbilder von Neuropathie- und Myopathiemuster + EMG, pseudomyotone Entladungen + Faszikulationen + Fingertremor, feinschlägiger + Hohlfuß + Hyperlordose + Kyphoskoliose + Muskelhypotonie + Scapulae alatae + Skoliose + Spitzfuß, paretischer + Wadenhypertrophie + Zungenfibrillationen)
Muskeldystrophie, kongenitale
(+ Arthrogrypose + Creatinkinase, erhöhte + Gelenkkontrakturen + Muskelhypotonie + zerebrale Störungen)
Muskeldystrophie vom fazioskapulohumeralen Typ
(+ Facies myopathica + Muskelatrophie + Muskelschwäche + Schwerhörigkeit)
Muskeldystrophie, X-chromosomal rezessiv, Typ Becker-Kiener
(+ Creatinkinase, erhöhte + Muskelatrophie, Beginn im Beckengürtel-Oberschenkelbereich + Muskelschwäche, Beginn im Beckengürtel-Oberschenkelbereich)
Muskeldystrophie, X-chromosomal rezessive, Typ Duchenne
(+ Atemstörung + Creatinkinase, erhöhte + Echokardiogramm, auffälliges + EKG, pathologisches + geistige Behinderung + Gelenkkontrakturen + Gower-Manöver + Kardiomyopathie + Lordose + Makroglossie + Muskelatrophie + Muskelschwäche + Paresen + Skoliose + Trendelenburg-Zeichen, positives + Wadenhypertrophie + Wadenschmerzen + Watschelgang + Zehenspitzengang)
Myopathia distalis tarda hereditaria Welander
(+ Handmuskulatur, Paresen und Atrophien + Handmuskulatur, Schwäche + Unterarmmuskulatur, Schwäche und Atrophie)
Myopathie, kongenitale zentronukleäre
(+ Facies myopathica + Muskelatrophie)
Myopathien, distale
(+ Creatinkinase, erhöhte + Muskelatrophie, distal im Bereich der Hand- und Fußmuskulatur beginnende + Muskelschwäche, distal im Bereich der Hand- und Fußmuskulatur beginnende)
Pearson-Syndrom
(+ Anämie + Diabetes mellitus + Diarrhö + Enzephalopathie + Geburtsgewicht, niedriges + Gedeihstörungen + Hämoglobin-F-Erhöhung + Hepatomegalie + Laktaterhöhung + Malabsorption + Neutropenie + Pankreasfibrose + Pankreasinsuffizienz + Thrombozytopenie + Tubulopathie)
Stäbchenmyopathie, kongenitale
(+ Muskelatrophie + Muskelschwäche)
Triglycerid-Speicherkrankheit
(+ Granulozyten, vakuolisierte + Hepatomegalie + Ichthyose + Splenomegalie)

Myotonie

Citrullinämie
(+ Erbrechen + Hyperammonämie + Hypercitrullinämie + Muskelhypotonie + Tremor + zerebrale Anfälle)
Dystrophia myotonica Curschmann-Steinert
(+ Alopezie + Atemstörung + Dickdarmdilatation, verminderte + Dysfunktion, ovarielle + Facies myopathica + geistige Behinderung + Gesicht, schmales + Herzrhythmusstörungen + Hirnatrophie + Hodenatrophie + Hydramnion + Hypoventilation, alveoläre + Katarakt + Kindsbewegungen, verminderte + Klumpfuß + Magenmotilität, verminderte + Mimik, verminderte + Muskelatrophie + Muskelhypotonie + Muskelschwäche + Ösophagusdilatation + Ösophagusperistaltik, verminderte + Paresen + Peristaltik, verminderte + Ptosis + Skelettanomalien + Trinkschwierigkeiten)
Paramyotonia congenita Eulenburg
(+ Muskelhypertrophie + Paresen)
Schwartz-Jampel-Syndrom
(+ Blepharophimose + Mimik, verminderte + Minderwuchs + Schluckbeschwerden)

Myotonie der Arm- und Beinmuskulatur

Tetrahydrobiopterin-Mangel
(+ Bewegungsstörungen, choreo-athetotische + Entwicklungsrückstand, statomotorischer + Nystagmus + Schluckbeschwerden + Speichelfluß, vermehrter + Strabismus)

Opisthotonus

Ahornsirup-Krankheit
(+ Ahornsirupgeruch + Alloisoleucinämie + Alloisoleucinurie + Erbrechen + Isoleucinämie + Isoleucinurie + Ketoazidose + Leucinämie + Leucinurie + Muskelhypertonie + Trinkschwierigkeiten + Valinämie + Valinurie + zerebrale Anfälle)
Aicardi-Goutières-Syndrom
(+ Basalganglienverkalkung + Bewegungsstörungen, dystone + Blindheit + Dystonie, motorische + Dystonie, muskuläre + Entwicklungsrückstand, motorischer und geistiger + Enzephalopathie + geistige Behinderung + Liquorlymphozytose + Mikrozephalie + Muskelhypotonie + Nystagmus + Paraparesen, spastische)

Muskeln

Glutarazidurie Typ I
(+ Bewegungsstörungen, choreo-athetotische + Dysarthrie + geistige Behinderung + Makrozephalie)
Wolman-Krankheit
(+ Diarrhö + Eigenreflexe, gesteigerte + Erbrechen + Exantheme + Fieber + Hepatomegalie + Ikterus + Leberzellen, Cholesterinspeicherung + Lymphozyten, vakuolisierte + Meteorismus + Osteoporose + Schaumzellen + Splenomegalie + Untergewicht + Verkalkungen, punktförmige, der vergrößerten Nebennieren)

Opsoklonus

Kinsbourne-Enzephalopathie
(+ Lidmyoklonien + Muskelzuckungen + Myoklonus, okulärer + Neuroblastom)

Ossifikation zahlreicher Muskeln

Fibrodysplasia ossificans progressiva
(+ Gelenkbeweglichkeit, eingeschränkte + Gelenkkontrakturen + Gelenkversteifungen)

Perkussionsmyotonie

Myotonia congenita (Becker)
(+ Aktionsmyotonie + EMG, Entladungsserien, myotone + Muskelhypertrophie + Muskelschwäche + Paresen)
Myotonia congenita (Thomsen)
(+ v.-Graefe-Zeichen + Aktionsmyotonie + EMG, Entladungsserien, myotone + Muskelhypertrophie)

Polymyositis

Sharp-Syndrom
(+ Arthralgien + Arthritiden + Fieber + Handgelenke, Weichteilschwellungen + Lupus erythematodes + Lymphadenopathie + Ösophagusperistaltik, verminderte + Raynaud-Phänomen + Sklerodermie + Weichteilschwellung)

Rhabdomyolyse

Hyperthermie, maligne
(+ Anurie + Azidose, metabolische + Fieber + Herzstillstand + Hyperkaliämie + Hypoglykämie + Muskelkontrakturtest positiv + Muskelödem + Myoglobinurie + Rigor + Succinylcholin, abnorme Reaktionen + Tachykardie + Tachypnoe + Thromboplastinfreisetzung + Verbrauchskoagulopathie)
Lactatdehydrogenase-Mangel
(+ Gliederschmerzen + Hautveränderungen + Muskelsteifigkeit + Myoglobinurie)
Musculus-rectus-abdominis-Symptomatik
(+ Abdominalschmerzen + Creatinkinase, erhöhte)

Rigor

Ataxie, spinozerebellare, Typ Gerstmann-Sträussler
(+ Amyloidplaques + Ataxie + Demenz + Dysarthrie + Enzephalopathie + Hinterstrangsymptome + Intentionstremor + Muskelhypotonie + Nystagmus + Pyramidenbahnzeichen)
Atrophie, olivopontozerebelläre (»sporadische Form«, »SOPCA«)
(+ Akinesie + Ataxie + Dysarthrie + Gangstörungen + Kopftremor + Miktionsstörungen + Nystagmus + Rumpftremor + Schluckbeschwerden)
Benedikt-Symptomatik
(+ Hemiataxie + Okulomotoriuslähmung)

Fahr-Krankheit
(+ Basalganglienanomalien + Demenz + Hyperkinesen + Nucleus caudatus, Verkalkung)
Hallervorden-Spatz-Syndrom
(+ Akinesie + Bewegungsstörungen, choreo-athetotische + Demenz + Dysarthrie + Dystonie, motorische + Nachtblindheit + Tremor)
Hyperthermie, maligne
(+ Anurie + Azidose, metabolische + Fieber + Herzstillstand + Hyperkaliämie + Hypoglykämie + Muskelkontrakturtest positiv + Muskelödem + Myoglobinurie + Rhabdomyolyse + Succinylcholin, abnorme Reaktionen + Tachykardie + Tachypnoe + Thromboplastinfreisetzung + Verbrauchskoagulopathie)
(Cornelia-de-)Lange-Syndrom (II)
(+ Anomalien, gastrointestinale + Basalganglienanomalien + Entwicklungsrückstand, motorischer und geistiger + Fieber + geistige Behinderung + Lungenzysten + Makroglossie + Mikrogyrie + Muskelhyperplasie + Muskelhypertrophie + Nävi + Porenzephalie + Teleangiektasien)
Leigh-Enzephalomyelopathie
(+ Ataxie + Atemstörung + Bewegungsstörungen, choreo-athetotische + Dysarthrie + Dystonie, motorische + Extrapyramidalsymptome + Hyperreflexie + Muskelhypotonie + Nystagmus + Ophthalmoplegie + Optikusatrophie + Paresen + Pyramidenbahnzeichen + Streckspasmen + Tremor + Visusminderung + zerebrale Anfälle)
Marchiafava-Bignami-Krankheit
(+ Antriebsschwäche + Apraxie + Ataxie + Demenz + Depression + Dysarthrie + paranoid-halluzinatorische Zustände + Pyramidenbahnzeichen + Tremor)
Mast-Syndrom
(+ Bradykinesie + Demenz + Dysarthrie + Gangstörungen + Merkfähigkeitsstörungen + Myoklonien + Spastik)
Morbus Wilson
(+ Coeruloplasmin, vermindertes + Dysarthrie + Hepatitis + Hornhaut, Kupferspeicherung, vermehrte + Kayser-Fleischer-Ring + Kupferausscheidung, vermehrte + Kupfergehalt der Leber, erhöhter + Leberzirrhose + Pseudosklerose + Tremor)
Neuroleptika-induziertes Parkinsonoid
(+ Abulie + Akinesie + Bradykinesie + Mimik, verminderte + Neuroleptika + Speichelfluß, vermehrter + Tremor)
neuroleptisches Syndrom, malignes
(+ Bewegungsstörungen + Bewußtseinsstörungen + Fieber + Neuroleptika + Stupor + Tachykardie + Tachypnoe + Tremor)
Pallidumatrophie, progressive (Hunt)
(+ Bewegungsstörungen, choreo-athetotische + Bradykinesie + Dystonie, motorische + Tremor)
Pallidum-Symptomatik
(+ Akinesie + Bradykinesie)
Parkinson-Krankheit
(+ Akinesie + Bradyphrenie + Demenz + Hyperhidrose + Mikrographie + Mimik, verminderte + monotone Sprache + Speichelfluß, vermehrter + Tremor + zittriger, schlürfender Gang)
Shy-Drager-Syndrom
(+ Akkommodationsstörungen + Androtropie + Anisokorie + Ataxie + Bradykinesie + Demenz + Dysarthrie + Herzrhythmusstörungen + Inkontinenz + Intentionstremor + Kreislaufdysregulation, orthostatische + Obstipation + Potenzstörungen)
Steele-Richardson-Olszewski-Krankheit
(+ Bradykinesie + Demenz + Dysarthrie + Nackenextension + Ophthalmoplegie + Persönlichkeitsveränderungen + Pyramidenbahnzeichen + Schluckbeschwerden)
Stiff man
(+ Hyperhidrose + Hyperlordose + Muskelspasmen, schmerzhafte + Muskelsteifigkeit + Myoklonien)
Unverricht-Lundborg-Syndrom
(+ Aggressivität + Akinesie + Amimie + Antriebsschwäche + Demenz + Echopraxie + emotionale Störungen + Epilepsie + epileptische Anfälle + Merkfähigkeitsstörungen + Myoklonien + Parkinson-Symptome + Perseveration + Urteilsschwäche)

Muskeln

Sehnenxanthome

Xanthomatose, zerebrotendinöse
(+ Arteriosklerose + Ataxie + Bulbärparalyse + Cholestanol im Plasma, erhöhtes + Demenz + Katarakt)

Sphinkterstörungen

Holmes-Syndrom
(+ Ataxie + Demenz + Dysarthrie + Haltetremor + Intentionstremor + Kopftremor + Muskelhypotonie + Nystagmus)

Taschenmesserphänomen

Muskelatrophie, infantile spinale, Typ Werdnig-Hoffmann
(+ Areflexie + head-drop-Phänomen + Hypokinese + Kyphoskoliose + Muskelatrophie + Muskelhypotonie + Schluckbeschwerden + Spitzfuß, paretischer + Thoraxdeformität + Vorderhornzellendegeneration + Zungenatrophie + Zungenfibrillationen)

Tetanien

Effort-Reaktion
(+ Aerophagie + Akren, kalte + Angstzustände + Atemstörung + Globusgefühl + Herzrhythmusstörungen + Herzschmerzen + Hyperventilation + Konzentrationsstörungen + Parästhesien + Schwindel + Tremor)

Gitelman-Syndrom
(+ Abdominalschmerzen + Alkalose, metabolische + Erbrechen + Fieber + Hyperkaliurie + Hypokaliämie + Hypokalziurie + Hypomagnesiämie + Muskelschwäche)

Lymphangiektasie, intestinale, angeborene
(+ chylöse Ergüsse + Diarrhö + Eiweißmangelödeme + Hypokalzämie + Lymphozytopenie)

tubuläre Stenose mit Hypokalzämie
(+ Basalganglienanomalien + Hypokalzämie + Hypoparathyreoidismus + Minderwuchs + Stenose, tubuläre)

Trismus

Arthrogrypose, distale, Typ II E
(+ Gelenkkontrakturen + Metakarpophalangealgelenk, Hyperextension)

Pterygium-Syndrom, rezessiv vererbtes multiples
(+ Gesichtsdysmorphien + Halspterygium + Hüftgelenk, Kontrakturen + Kniegelenke, Kontrakturen + Kryptorchismus + Ptosis + Wirbelanomalien)

Trismus-Pseudokamptodaktylie-Syndrom
(+ Fingerkontrakturen + Gesichtsdysmorphien)

Unterarmmuskulatur, Schwäche und Atrophie

Myopathia distalis tarda hereditaria Welander
(+ Handmuskulatur, Paresen und Atrophien + Handmuskulatur, Schwäche + Myopathie)

Unterschenkelmuskulatur, Atrophie

Muskelatrophie, spinale skapulo-peroneale, Typ Brossard-Kaeser
(+ EMG, Mischbilder von Neuropathie- und Myopathiemuster + Fußmuskulatur, Atrophie + Schluckbeschwerden + Storchenbeine)

Unterschenkelmuskulatur, Schwäche

Muskeldystrophie Typ Emery-Dreifuss
(+ Ellenbogengelenk, Kontrakturen + Flexionsbehinderung der Wirbelsäule + Oberarme, Schwäche)

Versteifung und Verhärtung der gesamten Körpermuskulatur

Neuromyotonie
(+ Faszikulationen + Hyperhidrose + Myokymien)

Nase

Alaknorpel, Aplasie

Johanson-Blizzard-Syndrom
(+ Alaknorpel, Hypoplasie + Analatresie + geistige Behinderung + Genitalfehlbildungen + Haardystrophie + Knochenwachstum, verzögertes + Kopfhautdefekte + Mikrodontie + Milchgebiß, persistierendes + Minderwuchs + Pankreasinsuffizienz + Taubheit)

Alaknorpel, Einkerbungen, tiefe

Warfarin-Embryopathie
(+ Epiphysen, kalkspritzerartige Veränderungen + Extremitätenhypoplasien + Nase, hypoplastische + Nasenöffnungen, schmale)

Alaknorpel, Hyperplasie

Zimmermann-Laband-Fibromatose
(+ Anonychie + geistige Behinderung + Gingivafibromatose + Hepatomegalie + Hirsutismus + Ohrmuschelhyperplasie + Onychodysplasie + Onychohypoplasie + Skoliose + Splenomegalie)

Alaknorpel, Hypoplasie

Femurhypoplasie-Gesichtsdysmorphie-Syndrom
(+ Azetabulumhypoplasie + Beckendysplasie + Femuraplasie + Femurhypoplasie + Gaumenspalte + Gesichtsdysmorphien + Lidachsenstellung, mongoloide + Mikrogenie + Minderwuchs + Mund, kleiner + Nase, kurze + Nasenspitze, plumpe + Oberarmverkürzung + Oberlippe, schmale + Philtrum, langes + Rippenanteile, hintere, Verschmälerung + Wirbelanomalien)
Freeman-Sheldon-Syndrom
(+ Epikanthus + Gesicht, wenig profiliertes + Gesichtsdysmorphien + Minderwuchs + Mund, kleiner + Sattelnase)
Johanson-Blizzard-Syndrom
(+ Alaknorpel, Aplasie + Analatresie + geistige Behinderung + Genitalfehlbildungen + Haardystrophie + Knochenwachstum, verzögertes + Kopfhautdefekte + Mikrodontie + Milchgebiß, persistierendes + Minderwuchs + Pankreasinsuffizienz + Taubheit)
maxillonasale Dysplasie (Assoziation), Typ Binder
(+ Malokklusion + Maxillahypoplasie + Nase, kleine + Philtrum, hypoplastisches)
okulo-dento-digitale Dysplasie
(+ Finger, 4.-5., Syndaktylien + Hyperostose, kraniale + Hypertrichose + Hypotelorismus + Irisdysplasie + Kamptodaktylie + Mikrokornea + Nase, lange dünne + Schmelzdysplasie + Schmelzhypoplasie + Zehen, Dysplasie + Zehenaplasien + Zehenhypoplasien)
oro-fazio-digitales Syndrom Typ I
(+ Alveolarkerben + Fingerhypoplasien + Gesichtsdysmorphien + Oberlippenfrenula + Zungenfrenula + Zungenkerben)
Ruvalcaba-Syndrom
(+ Brachymetakarpie + Brachyphalangie + geistige Behinderung + Genitalhypoplasie + Gesichtsdysmorphien + Hauthypoplasien + Hyperpigmentierung + Kraniosynostose + Lidachsenstellung, antimongoloide + Lippen, schmale + Maxillahypoplasie + Mikrozephalie + Minderwuchs, pränataler + Wirbelkörperdysplasie)

Anosmie

Holoprosenzephalie
(+ Aglossie + Anophthalmie + Arrhinenzephalie + Arrhinie + Balkenmangel + Daumenaplasie + Daumenhypoplasie + geistige Behinderung + Hirn, monoventrikuläres + Hypertelorismus + Hypopituitarismus + Hyposmie + Hypotelorismus + Klumpfuß + Kolobom + Lippen-Kiefer-Gaumen-Spalte + Mikroglossie + Oberlippenspalte + Philtrum, fehlendes + Polydaktylie + Proboscis + Syndaktylien + Synophthalmie + Zyklopie)

Kallmann-Syndrom
(+ Amenorrhö + Androtropie + Genitalhypoplasie + GnRH, hypothalamisches, verminderte Sekretion + Gonadotropinmangel + Gynäkomastie + Hoden, abnorm kleine + Sterilität)

Arrhinie

Holoprosenzephalie
(+ Aglossie + Anophthalmie + Anosmie + Arrhinenzephalie + Balkenmangel + Daumenaplasie + Daumenhypoplasie + geistige Behinderung + Hirn, monoventrikuläres + Hypertelorismus + Hypopituitarismus + Hyposmie + Hypotelorismus + Klumpfuß + Kolobom + Lippen-Kiefer-Gaumen-Spalte + Mikroglossie + Oberlippenspalte + Philtrum, fehlendes + Polydaktylie + Proboscis + Syndaktylien + Synophthalmie + Zyklopie)
Tetraamelie mit multiplen Fehlbildungen
(+ Amelie + Analatresie + Beckenaplasie + Gesichtsspalten + Lungenhypoplasie + Makrozephalie + Ohrmuschel, fehlende)

Choanalatresie

CHARGE-Assoziation
(+ Anophthalmie + Entwicklungsrückstand, motorischer und geistiger + Genitalhypoplasie + Helices, dysplastische + Herzfehler + Hypospadie + Kolobom + Mikrophthalmie + Schalleitungsschwerhörigkeit + Schallempfindungsstörung + Schwerhörigkeit)
Chromosom 4q⁻ Syndrom
(+ Brachyzephalie + Endphalangen, krallenartige Deformation + Entwicklungsrückstand, motorischer und geistiger + Gaumenspalte + Gesichtsdysmorphien + Herzfehler + Hypertelorismus + Lidachsenstellung, mongoloide + Mikrogenie + Mikrozephalie + Minderwuchs)
Subclavian-steal-Sequenz, angeborene
(+ Arm, Minderdurchblutung + Herzfehler)

Hakennase

Chromosom 4p⁻ Syndrom
(+ Anhängsel, präaurikuläre + Fisteln, präaurikuläre + geistige Behinderung + Gesichtsdysmorphien + Hypertelorismus + Hypospadie + Iriskolobom + Lidachsenstellung, antimongoloide + Lippen-Kiefer-Gaumen-Spalte + Minderwuchs + Minderwuchs, pränataler + Oberlippe, kurze prominente + Ptosis + Stirn, vorgewölbte + zerebrale Anfälle)
Rubinstein-Taybi-Syndrom
(+ Daumen, breite + geistige Behinderung + Gesichtsdysmorphien + Großzehen, breite + Kryptorchismus + Lidachsenstellung, antimongoloide + Mikrozephalie + Minderwuchs + Nasenseptum, langes)
Saethre-Chotzen-Syndrom
(+ Brachyphalangie + Gesichtsasymmetrie + Gesichtsdysmorphien + Kraniosynostose + Ptosis + Schädelasymmetrie + Stirn, fliehende + Syndaktylien + Trigonozephalie + Turrizephalie)

Hyperästhesie der Nase

Charlin-Neuralgie
(+ Augenwinkel, innerer, Schmerzen + Nasenschleimhaut, Schwellung + Photophobie + Rhinorrhö + Tränenträufeln)

Hyposmie

Holoprosenzephalie
(+ Aglossie + Anophthalmie + Anosmie + Arrhinenzephalie + Arrhinie + Balkenmangel + Daumenaplasie + Daumenhypoplasie + geistige Behinderung + Hirn, monoventrikuläres + Hypertelorismus + Hypopituitarismus + Hypotelorismus + Klumpfuß + Kolo-

bom + Lippen-Kiefer-Gaumen-Spalte + Mikroglossie + Oberlippenspalte + Philtrum, fehlendes + Polydaktylie + Proboscis + Syndaktylien + Synophthalmie + Zyklopie)

Knollennase

Tetrasomie 9p
(+ geistige Behinderung + Gelenkluxationen, multiple + Gesichtsdysmorphien + Herzfehler + Hypertelorismus + Klumpfuß + Kyphose + Kyphoskoliose + Lippen-Kiefer-Gaumen-Spalte + Mikrozephalie + Nasenwurzel, breite, prominente + Skoliose + Stirn, vorgewölbte)

Nase, birnenförmige

F-Syndrom
(+ Gaumen, hoher + Gesichtsdysmorphien + Hypertelorismus + Kinn, kleines + Polydaktylie + Syndaktylien + Zahnstellungsanomalien)
tricho-rhino-phalangeale Dysplasie I
(+ Epiphysendysplasie + Kopfbehaarung, spärliche + Zapfenepiphysen)
tricho-rhino-phalangeale Dysplasie II
(+ Epiphysendysplasie + Exostosen, kartilaginäre + geistige Behinderung + Kopfbehaarung, spärliche + Zapfenepiphysen)
Trisomie-8-Mosaik
(+ Arthrogrypose + Balkenmangel + Gesichtsdysmorphien + Hydronephrose + Palmarfurchen, tiefe + Patellaaplasie + Pigmentationsanomalien + Plantarfurchen, tiefe + Spina bifida + Unterlippe, umgestülpte + Wirbelanomalien)

Nase, breite, flache

van-Bogaert-Hozay-Syndrom
(+ Akroosteolyse + Anonychie + Brachymelie + Gesichtsdysmorphien + Mikrogenie + Onychodysplasie + Phalangen, distale, Verkürzung)
Chondrodysplasia punctata Typ Sheffield
(+ Fußwurzelknochen, Kalzifikationsherde + Handwurzelknochen, Kalzifikationsherde + Minderwuchs + Polydaktylie)
Chondrodysplasia punctata, X-chromosomal-dominante Form
(+ Alopezie + Gynäkotropie + Hautatrophie + Ichthyose + Katarakt + Minderwuchs + Röhrenknochen, verkürzte + Röhrenknochenepiphysen, Kalzifikationen, punktförmige + Skoliose)
Extremitäten-Becken-Hypoplasie-/Aplasie-Syndrom
(+ Ellenbogengelenk, Kontrakturen + Femuraplasie + Femurhypoplasie + Fibulaaplasie + Fibulahypoplasie + Gesichtsdysmorphien + Ulnaagenesie + Ulnahypoplasie)
immuno-ossäre Dysplasie Schimke
(+ Fistelstimme + Haar, feines + Immundefekt + Lymphozytopenie + Minderwuchs + Minderwuchs, pränataler + Nasenspitze, breite, plumpe + Nephropathie + Nierenversagen + Ödeme, allg. + Pigmentflecken)
Martsolf-Syndrom
(+ geistige Behinderung + Gesichtsdysmorphien + Hypogonadismus + Katarakt + Lidachsenstellung, antimongoloide + Maxillahypoplasie + Mikrozephalie + Minderwuchs + Philtrum, hypoplastisches)
Robinow-Syndrom
(+ Gesichtsdysmorphien + Mikropenis + Minderwuchs + Stirn, vorgewölbte + Wirbelanomalien)

Nase, dicker werdend

Syndrom der akromegaloiden Fazies
(+ akromegaloides Aussehen + Blepharophimose + Hände, große + Mundschleimhaut, hyperplastische + Oberlippenschwellung + Synophrys)

Nase, große

McDonough-Syndrom
(+ Bauchwanddefekt + geistige Behinderung + Gesichtsdysmorphien + Herzfehler + Kryptorchismus + Kyphoskoliose + Minderwuchs + Ohrmuschelanomalien)

Nase, hypoplastische

Akrodysplasie
(+ geistige Behinderung + Minderwuchs + Röhrenknochen, kurze, der Hand, periphere Dysplasie + Röhrenknochen, kurze, des Fußes, periphere Dysplasie + Zapfenepiphysen)
Chondrodysplasia punctata durch X-chromosomale Deletion
(+ Alopezie + Brachyphalangie + Endphalangen, kurze + Epiphysen, Kalzifikationen, bilateral symmetrische + geistige Behinderung + Hypogonadismus + Katarakt + Minderwuchs + Sattelnase)
C-Trigonozephalie(-Syndrom)
(+ Frenula des Zahnfleisches + Lidachsenstellung, mongoloide + Syndaktylien + Trigonozephalie)
Pterygium-Syndrom, letales multiples, Typ III
(+ Extremitäten, dünne + Knorpelstücke der langen Röhrenknochen, Fusion + Mandibulawinkel, fehlender + Minderwuchs, pränataler + Pterygien)
Warfarin-Embryopathie
(+ Alaknorpel, Einkerbungen, tiefe + Epiphysen, kalkspritzerartige Veränderungen + Extremitätenhypoplasien + Nasenöffnungen, schmale)

Nase, kleine

Chromosom 9p⁻ Syndrom
(+ Brachyzephalie + Entwicklungsrückstand, motorischer und geistiger + Gesichtsdysmorphien + Lidachsenstellung, mongoloide + Metopika, prominente + Ohrmuscheldysplasie + Stirn, vorgewölbte + Synophrys + Trigonozephalie)
Dermopathie, restriktive
(+ Arthrogrypose + Gelenkbeweglichkeit, eingeschränkte + Gelenkkontrakturen + Gesichtsdysmorphien + Hautdysplasien und -aplasien + Hauteinschnürungen + Kindsbewegungen, verminderte + Lungenhypoplasie + Mikrognathie + Mund, kleiner + Ohren, tief angesetzte + Polyhydramnion + Röhrenknochen, Ossifikationsstörung)
Hydroletalus-Syndrom
(+ Arrhinenzephalie + Balkenmangel + Gesichtsdysmorphien + Gesichtsspalten + Hydramnion + Hydrozephalus + Lungenagenesie + Mikrophthalmie + Polydaktylie)
maxillonasale Dysplasie (Assoziation), Typ Binder
(+ Alaknorpel, Hypoplasie + Malokklusion + Maxillahypoplasie + Philtrum, hypoplastisches)
Omodysplasie
(+ Gesichtsdysmorphien + Minderwuchs + Minderwuchs, pränataler + Oberarmverkürzung + Stirn, hohe + Stirn, vorgewölbte)

Nase, knollig deformierte

Blepharo-naso-faziales-Syndrom
(+ geistige Behinderung + Telekanthus + Torsionsbewegungen + Tränen-Nasengänge, Atresie)
Trisomie-9-Mosaik
(+ geistige Behinderung + Gelenkluxationen, multiple + Gesichtsdysmorphien + Kamptodaktylie + Lidachsenstellung, mongoloide + Lidspaltenverengerung + Mikrozephalie + Minderwuchs + Minderwuchs, pränataler + Stirn, fliehende)
Trisomie 9p
(+ Brachyphalangie + Entwicklungsrückstand, motorischer und geistiger + Epiphysenvergrößerung + geistige Behinderung + Gesichtsdysmorphien + Hypertelorismus + Klinodaktylie + Knochen-

Nase

wachstum, verzögertes + Lidachsenstellung, antimongoloide + Mikro-Brachyzephalie + Ohren, abstehende + Pseudoepiphysen)

Nase, kurze

Armendares-Syndrom
(+ Epikanthus + Gaumen, hoher + Gesichtsdysmorphien + Handdeformitäten + Kraniosynostose + Mikrognathie + Mikrozephalie + Minderwuchs + Netzhaut, Retinopathie + Ptosis + Telekanthus)
Chondrodysplasia punctata, X-chromosomal rezessive Form
(+ Brachyphalangie + Endphalangen, Hypoplasie + Endphalangen, kurze + Minderwuchs + Nasenwurzel, breite, flache + Phalangen, distale, Verkürzung)
Chromosom 3p⁻ Syndrom
(+ Brachyzephalie + Epikanthus + geistige Behinderung + Gesichtsdysmorphien + Lidachsenstellung, mongoloide + Metopika, prominente + Mikrozephalie + Minderwuchs + Minderwuchs, pränataler + Ptosis + Trigonozephalie)
Chromosom 7q⁻ Syndrom
(+ Arrhinenzephalie + Gaumenspalte + Gesichtsdysmorphien + Lidachsenstellung, mongoloide + Mikrozephalie + Minderwuchs + Minderwuchs, pränataler + Stirn, vorgewölbte)
COVESDEM-Syndrom
(+ Ellenbogengelenk, Kontrakturen + Faßthorax + Gesichtsdysmorphien + Hypertelorismus + Lordose + Makrozephalie + Mikrozephalie + Minderwuchs + Skoliose + Verkürzung der Unterarme + Wirbelkörper, Segmentationsstörungen)
Femurhypoplasie-Gesichtsdysmorphie-Syndrom
(+ Alaknorpel, Hypoplasie + Azetabulumhypoplasie + Beckendysplasie + Femuraplasie + Femurhypoplasie + Gaumenspalte + Gesichtsdysmorphien + Lidachsenstellung, mongoloide + Mikrogenie + Minderwuchs + Mund, kleiner + Nasenspitze, plumpe + Oberarmverkürzung + Oberlippe, schmale + Philtrum, langes + Rippenanteile, hintere, Verschmälerung + Wirbelanomalien)
spondylo-meta-epiphysäre Dysplasie mit kurzen Extremitäten und abnormer Kalzifikation
(+ Hypertelorismus + Mikrogenie + Minderwuchs + Oberlippe, schmale + Retrogenie + Thorax, schmaler)

Nase, kurze, breite

Aarskog-Syndrom
(+ Brachyphalangie + Hypertelorismus + Inguinalhernien + Kryptorchismus + Minderwuchs + Ptosis + Schalskrotum + Schwimmhautbildung)
Coffin-Siris-Syndrom
(+ Entwicklungsrückstand, motorischer und geistiger + Fingerhypoplasien + Gesichtsdysmorphien + Haar, schütteres + Hypertrichose + Lippen, volle + Minderwuchs + Minderwuchs, pränataler + Onychohypoplasie)

Nase, kurze, mit stark eingezogener Wurzel und nach vorn stehenden Öffnungen

Tetrasomie 12p
(+ Brachymelie + Brachyzephalie + geistige Behinderung + Gesichtsdysmorphien + Haar, schütteres + Kryptorchismus + Mamillenzahl, abnorme + Philtrum, langes prominentes + zerebrale Anfälle)

Nase, lange dünne

okulo-dento-digitale Dysplasie
(+ Alaknorpel, Hypoplasie + Finger, 4.–5., Syndaktylien + Hyperostose, kraniale + Hypertrichose + Hypotelorismus + Irisdysplasie + Kamptodaktylie + Mikrokornea + Schmelzdysplasie + Schmelzhypoplasie + Zehen, Dysplasie + Zehenaplasien + Zehenhypoplasien)

Nasenbluten

Aorten-Obliterations-Syndrom, mittleres
(+ Abdominalschmerzen + Claudicatio intermittens + Gefäßgeräusche + Gefäßverschlüsse + Gynäkotropie + Hypertonie + Kopfschmerz + Ohrgeräusche + Pulse, fehlende)
Epstein-Syndrom
(+ hämorrhagische Diathese + Nephritis + Taubheit + Thrombozytopenie)
Hyperviskositätssyndrom
(+ Bewußtlosigkeit + hämorrhagische Diathese + Haut- und Schleimhautblutungen + Hypergammaglobulinämie + Kopfschmerz + Netzhaut, Retinopathie + Netzhautblutungen + Ohrgeräusche + Papillenödem + Parästhesien + Purpura + Raynaud-Phänomen + Schwindel + Sehstörungen)
Purpura, idiopathische thrombozytopenische
(+ Genitalblutungen + Haut- und Schleimhautblutungen + Thrombozyten, vergrößerte + Thrombozytenfunktion, pathologische + Thrombozytenüberlebenszeit, verkürzte + Thrombozytopenie)
Teleangiectasia hereditaria haemorrhagica (Rendu-Osler-Weber)
(+ Anämie + Anastomosen, arteriovenöse + Blutungsneigung + Leberzirrhose + Papeln, dunkelrote, stecknadelkopf- bis hirsekorngroße, angiomatöse, im Gesicht + Teleangiektasien)

Nasenboden, antevertierter, mit retrahiertem Septum

de-Lange-Syndrom (I)
(+ Augenbrauen, dichte, konvex geschwungene + Bogenmuster, vermehrte + Brachymesophalangie V + Daumen, proximal angesetzte + Dysphonie + Dystrophie, allgemeine + Entwicklungsrückstand, statomotorischer + Epikanthus + Füße, kleine + Gedeihstörungen + geistige Behinderung + Genitalfehlbildungen + Hände, kleine + Hypertrichose + Klinodaktylie + Metacarpalia, Anomalien + Mikrozephalie + Minderwuchs + Oberlippe, schmale + Ohrmuschelanomalien + Philtrum, langes + Philtrum, wenig strukturiertes + Retrogenie + Sprachentwicklung, verzögerte + Strahldefekte + Synophrys + Vierfingerfurche)

Naseneinkerbungen

Embryopathia diabetica
(+ Analatresie + Arrhinenzephalie + Femurhypoplasie + Gesichtsspalten + Hydronephrose + Hypertelorismus + Hypotelorismus + Iriskolobom + kaudale Dysplasie + Kolon, enggestelltes + Megaureteren + Megazystis + Nierenagenesie + Ureter duplex)
frontonasale Dysplasie
(+ Balkenmangel + Cranium bifidum occultum + Hypertelorismus + Lippen-Kiefer-Gaumen-Spalte + Spaltnase)
Mohr-Syndrom
(+ Frenula, orale + Gesichtsdysmorphien + Großzehenverdopplung + Lippenspalte + Syndaktylien + Zungenkerben)

Nasenöffnungen, schmale

Warfarin-Embryopathie
(+ Alaknorpel, Einkerbungen, tiefe + Epiphysen, kalkspritzerartige Veränderungen + Extremitätenhypoplasien + Nase, hypoplastische)

Nasenprofil, griechisches

Waardenburg-Syndrom
(+ Albinismus + Augenbrauenpartien, mediale, Hyperplasie + Dystopia canthorum + Ergrauen + Gesichtsdysmorphien + Haarsträhnen, weiße oder schwarze + Hyperpigmentierung + Hypopigmentierung + Iris, blaue + Pigmentstörungen der Haare + Schallempfindungsstörung + Schwerhörigkeit + Synophrys + Taubstummheit)

Nase

Nasenschleimhaut, Schwellung

Charlin-Neuralgie
(+ Augenwinkel, innerer, Schmerzen + Hyperästhesie der Nase + Photophobie + Rhinorrhö + Tränenträufeln)

Nasenschleimhaut, Ulzerationen

Akatalasie
(+ Alveolarpyorrhö, maligne + Mundschleimhaut, Ulzerationen)
Dermatoosteolysis, kirgisischer Typ
(+ Blindheit + Dermatitis, ulzerative + Hautulzerationen + Hornhautvernarbung + Keratitis + Mundschleimhaut, Ulzerationen + Zahnanomalien)
Wegener-Granulomatose
(+ Glomerulonephritis + Otitis media + Rhinitis + Schwerhörigkeit + Vaskulitis, nekrotisierende)

Nasenseptum, kurzes

Kabuki-Syndrom
(+ Ektropion + Fingerspitzen, polsterähnliche + Gaumenspalte + geistige Behinderung + Minderwuchs + Nasenspitze, eingesunkene + Patelladislokation + Patellahypoplasie)

Nase: Nasenseptum, langes

Rubinstein-Taybi-Syndrom
(+ Daumen, breite + geistige Behinderung + Gesichtsdysmorphien + Großzehen, breite + Hakennase + Kryptorchismus + Lidachsenstellung, antimongoloide + Mikrozephalie + Minderwuchs)

Nasenspitze, angedeutete vertikale Spaltbildung

neuro-fazio-digito-renales Syndrom
(+ geistige Behinderung + Gesichtsdysmorphien + Megalenzephalie + Metacarpalia, Anomalien + Trichterbrust + Zähne, spitze)

Nasenspitze, breite plumpe

faziale ektodermale Dysplasie, Typ Setleis
(+ Aplasia cutis congenita + Distichiasis + Facies leontina + Hauteinsenkungen + Schweißdrüsenhypoplasie + Talgdrüsenhypoplasie oder -aplasie)
immuno-ossäre Dysplasie Schimke
(+ Fistelstimme + Haar, feines + Immundefekt + Lymphozytopenie + Minderwuchs + Minderwuchs, pränataler + Nase, breite, flache + Nephropathie + Nierenversagen + Ödeme, allg. + Pigmentflecken)

Nasenspitze, eingesunkene

Kabuki-Syndrom
(+ Ektropion + Fingerspitzen, polsterähnliche + Gaumenspalte + geistige Behinderung + Minderwuchs + Nasenseptum, kurzes + Patelladislokation + Patellahypoplasie)

Nasenspitze, plumpe

Femurhypoplasie-Gesichtsdysmorphie-Syndrom
(+ Alaknorpel, Hypoplasie + Azetabulumhypoplasie + Beckendysplasie + Femuraplasie + Femurhypoplasie + Gaumenspalte + Gesichtsdysmorphien + Lidachsenstellung, mongoloide + Mikrogenie + Minderwuchs + Mund, kleiner + Nase, kurze + Oberarmverkürzung + Oberlippe, schmale + Philtrum, langes + Rippenanteile, hintere, Verschmälerung + Wirbelanomalien)

Nasenwulst, knöcherner

kraniodiaphysäre Dysplasie
(+ Entwicklungsrückstand, motorischer und geistiger + Hyperostose, kraniale + Hyperostose, mandibuläre + Optikusatrophie + Röhrenknochen, fehlende diaphysäre Modellierung + Schädelknochensklerose)
kraniometaphysäre Dysplasie
(+ Blindheit + Hirnnervenausfälle + Hyperostose, kraniale + Metaphysendysplasie + Schwerhörigkeit)

Nasenwurzel, breite, flache

Akroskyphodysplasie, metaphysäre
(+ geistige Behinderung + Minderwuchs + Röhrenknochen, verkürzte)
Chondrodysplasia punctata, X-chromosomal rezessive Form
(+ Brachyphalangie + Endphalangen, Hypoplasie + Endphalangen, kurze + Minderwuchs + Nase, kurze + Phalangen, distale, Verkürzung)
Dysostosis cleidocranialis
(+ Brachyzephalie + Fontanellenschluß, verzögerter + Hyperdontie + Hypodontie + Maxillahypoplasie + Milchgebiß, persistierendes + Minderwuchs + Schlüsselbeinhypo- oder aplasie)
Fibrochondrogenesis
(+ Minderwuchs + Minderwuchs, pränataler + Stirn, hohe + Stirn, vorgewölbte + Thorax, schmaler)
Hornhauthypästhesie, Retinopathie, offener Ductus arteriosus, geistige Behinderung, Schwerhörigkeit
(+ Ductus arteriosus Botalli, offener + geistige Behinderung + Gesichtsdysmorphien + Herzfehler + Hornhaut, Hypästhesie + Hornhaut, Sklerokornea + Hypertelorismus + Lidachsenstellung, mongoloide + Mittelgesichtshypoplasie oder -dysplasie + Netzhaut, Retinopathie + Schallempfindungsstörung + Schwerhörigkeit + Stirn, vorgewölbte)
Juberg-Hayward-Syndrom
(+ Daumenhypoplasie + Epikanthus + Hypertelorismus + Lippen-Kiefer-Gaumen-Spalte + Mikrozephalie + Minderwuchs + Radiushypoplasie + Syndaktylien + Zehe, 4., Klinodaktylie)
Ohdo-Blepharophimose-Syndrom
(+ Blepharophimose + geistige Behinderung + Muskelhypotonie + Proteinurie + Ptosis + Taubheit + Zahnhypoplasie)
SHORT-Syndrom
(+ Gedeihstörungen + Gelenkbeweglichkeit, abnorme + Gesichtsdysmorphien + Knochenwachstum, verzögertes + Lipodystrophie + Mikrognathie + Minderwuchs + Minderwuchs, pränataler + Ohren, abstehende + Rieger-Sequenz + Sprachentwicklung, verzögerte + Telekanthus + Zahnung, verzögerte)
Shprintzen-Syndrom I
(+ Gesichtsdysmorphien + Larynxhypoplasie + Lernfähigkeitsstörungen + Omphalozele + Pharynxhypoplasie)
Tetrasomie 8p
(+ Balkenmangel + geistige Behinderung + Gesichtsdysmorphien + Hemiwirbelbildung + Hydronephrose + Makrozephalie + Palmarfurchen, tiefe + Plantarfurchen, tiefe + Spina bifida + Stirn, hohe + Wirbelanomalien)

Nasenwurzel, breite, prominente

Hypertelorismus-Hypospadie-Syndrom
(+ Gaumenspalte + Hypertelorismus + Hypospadie + Lippen-Kiefer-Gaumen-Spalte)
Mutchinick-Syndrom
(+ Augenbrauen, lange und gekrauste + Gaumen, hoher + geistige Behinderung + Gesichtsdysmorphien + Herzfehler + Hypertelorismus + Klinodaktylie + Lidachsenstellung, antimongoloide + Mi-

Nase

krozephalie + Minderwuchs + Nagelanomalien + Nierenanomalien + Ohren, große + Pigmentationsanomalien + Prognathie + Pulmonalstenose + Trichterbrust + Vorhofseptumdefekt)
Tetrasomie 9p
(+ geistige Behinderung + Gelenkluxationen, multiple + Gesichtsdysmorphien + Herzfehler + Hypertelorismus + Klumpfuß + Knollennase + Kyphose + Kyphoskoliose + Lippen-Kiefer-Gaumen-Spalte + Mikrozephalie + Skoliose + Stirn, vorgewölbte)

Nasenwurzel, eingesunkene

SPONASTRIME Dysplasie
(+ Gesichtsdysmorphien + Hirnschädel, hydrozephaloid wirkender + Metaphysendysplasie + Minderwuchs + Minderwuchs, pränataler + Stirn, vorgewölbte + Wirbelkörperdysplasie)
Weaver-Syndrom
(+ Epikanthus + Gelenkkontrakturen + Gesichtsdysmorphien + Hochwuchs + Kamptodaktylie + Knochenreifung, beschleunigte + Mikrogenie + Ohren, große + Philtrum, langes + Stirn, vorgewölbte + Telekanthus)

Nasenwurzel, prominente

Chromosom 8p⁻ Syndrom
(+ Entwicklungsrückstand, motorischer und geistiger + Gesichtsdysmorphien + Herzfehler + Hinterhaupt, prominentes + Mikrozephalie + Minderwuchs + Minderwuchs, pränataler + Stirn, fliehende)
Pseudoaminopterin-Syndrom
(+ Brachyzephalie + Haaranomalien + Hypertelorismus + Koronarnaht, Synostose, prämature + Kraniosynostose + Mikrogenie + Minderwuchs + Ohren, tief angesetzte)

Nase, prominente

geistige Retardierung mit spastischer Paraplegie und palmoplantarer Hyperkeratose
(+ Astigmatismus + Eigenreflexe, gesteigerte + Gangstörungen + geistige Behinderung + Gelenkbeweglichkeit, abnorme + Hohlfuß + Keratosis palmo-plantaris + Paraparesen, spastische + Sprachentwicklung, verzögerte + Stirn, hohe)
Seckel-Syndrom
(+ Gaumen, hoher + Gaumenspalte + geistige Behinderung + Gesichtsdysmorphien + Knochenwachstum, verzögertes + Lidachsenstellung, antimongoloide + Mikrogenie + Mikrozephalie + Minderwuchs + Minderwuchs, pränataler + Ohrmuscheldysplasie + Stirn, fliehende)
velo-kardio-faziales Syndrom
(+ Gaumenspalte + geistige Behinderung + Gesichtsdysmorphien + Herzfehler + Minderwuchs)

Nase, schmale

Hamartome, multiple
(+ Brustveränderungen, Neigung zu maligner Entartung + Fazies, adenoide + Gesichtsdysmorphien + Knotenbrust, große zystische + Lidachsenstellung, antimongoloide + Mandibulahypoplasie + Maxillahypoplasie + Mund, kleiner + Papillome im Lippenrot, multiple hyperkeratotische + Vogelgesicht)
Mietens-Syndrom
(+ Ellenbogengelenk, Kontrakturen + geistige Behinderung + Kniegelenke, Kontrakturen + Minderwuchs + Minderwuchs, pränataler + Verkürzung der Unterarme)

Nase, schnabelartige

Hutchinson-Gilford-Syndrom
(+ Akromikrie + Alopezie + Arteriosklerose + Exophthalmus + Fettgewebsatrophie + Gelenkkontrakturen + Hirnschädel, hydrozephaloid wirkender + Mikrogenie + Minderwuchs + Progerie)

Nase, zierliche

Ehlers-Danlos-Syndrom
(+ Aneurysmen + Arterien, große und mittlere, Ruptur + Blutungsrisiko intra partum + Bulbi, abnorm große + Bulbusruptur + Cutis hyperelastica + Ekchymosen + Gelenkbeweglichkeit, abnorme + Hämatome + Haut, dünne + Haut- und Schleimhautblutungen + Keloidbildung + Klumpfuß + Lippen, schmale + Muskelhypotonie + Narben, hypertrophe + Narbenbildung + Uterusruptur während der Geburt + viszerale Organe, Ruptur + Wundheilungsstörungen)

Proboscis

Holoprosenzephalie
(+ Aglossie + Anophthalmie + Anosmie + Arrhinenzephalie + Arrhinie + Balkenmangel + Daumenaplasie + Daumenhypoplasie + geistige Behinderung + Hirn, monoventrikuläres + Hypertelorismus + Hypopituitarismus + Hyposmie + Hypotelorismus + Klumpfuß + Kolobom + Lippen-Kiefer-Gaumen-Spalte + Mikroglossie + Oberlippenspalte + Philtrum, fehlendes + Polydaktylie + Syndaktylien + Synophthalmie + Zyklopie)

Rhinitis

Heiner-Syndrom
(+ Angioödem + Atelektasen + Bronchitis, obstruktive + Diarrhö + Dyspnoe + Erbrechen + Gedeihstörungen + Hämoptoe + Hämosiderose + Husten + Kuhmilchallergie + Urtikaria)
Wegener-Granulomatose
(+ Glomerulonephritis + Nasenschleimhaut, Ulzerationen + Otitis media + Schwerhörigkeit + Vaskulitis, nekrotisierende)

Rhinorrhö

Charlin-Neuralgie
(+ Augenwinkel, innerer, Schmerzen + Hyperästhesie der Nase + Nasenschleimhaut, Schwellung + Photophobie + Tränenträufeln)
Cluster-Kopfschmerz
(+ Kopfschmerz + Tränenträufeln)

Riechstörungen

Garcin-Symptomatik
(+ Abduzenslähmung + Fazialislähmung + Geschmacksstörungen der Zunge + Gleichgewichtsstörungen + Kaumuskelstörungen + Okulomotoriuslähmung + Sehstörungen + Sensibilitätsstörungen des Gesichts + Taubheit + Trochlearislähmung)
Kennedy-Symptomatik
(+ Optikusatrophie + Stauungspapille)

Sattelnase

Antiepileptika-Embryofetopathie
(+ Endphalangen, Hypoplasie + Epikanthus + Finger, überlappende + Herzfehler + Hypertelorismus + Hypospadie + Lippen-Kiefer-Gaumen-Spalte + Meningomyelozele + Minderwuchs + Minderwuchs, pränataler + Onychohypoplasie + Zehen, überlappende)
Chondrodysplasia punctata durch X-chromosomale Deletion
(+ Alopezie + Brachyphalangie + Endphalangen, kurze + Epiphy-

Nase

sen, Kalzifikationen, bilateral symmetrische + geistige Behinderung + Hypogonadismus + Katarakt + Minderwuchs + Nase, hypoplastische)
Freeman-Sheldon-Syndrom
(+ Alaknorpel, Hypoplasie + Epikanthus + Gesicht, wenig profiliertes + Gesichtsdysmorphien + Minderwuchs + Mund, kleiner)
Juberg-Marsidi-Syndrom
(+ Epikanthus + geistige Behinderung + Kamptodaktylie + Knochenwachstum, verzögertes + Kryptorchismus + Lidspaltenverengerung + Mikropenis + Minderwuchs + Schwerhörigkeit + Skrotumhypoplasie + Taubheit)
Marshall-Syndrom
(+ Anodontie + Augen, große + Hypodontie + Katarakt + Mittelgesichtshypoplasie oder -dysplasie + Myopie + Schwerhörigkeit)
Poikilodermie, kongenitale, Typus Rothmund-Thomson
(+ Akromikrie + Alopezie + Amenorrhö + Daumenhypoplasie + Eritheme, retikuläre + Gynäkotropie + Haar, weißes + Hodenhypoplasie + Hypotrichose + Infantilismus, genitaler + Katarakt + Menstruationsstörungen + Minderwuchs + Nagelanomalien + Poikilodermie + Radiushypoplasie + Ulnahypoplasie + Zahnanomalien)

Schmerzen der Nase

Sluder-Neuralgie
(+ Augapfel, Schmerzen + Augenwinkel, innerer, Schmerzen + Maxilla, Schmerzen + Niesreiz + Schmerzen des Gaumens + Tränenträufeln)

Sinusitis

Churg-Strauss-Syndrom
(+ allergische Reaktion + Asthma bronchiale + Eosinophilie + Lungeninfiltrate + Mononeuritis multiplex + Neuropathien + Vaskulitis, nekrotisierende)

Sinusitis, chronische, mit Polyposis nasi

Kartagener-Syndrom
(+ Bauchorgane, Lageanomalien + Bronchiektasen + Insuffizienz, pluriglanduläre + Thoraxdeformität + Zilien, Strukturanomalien)
Syndrom der immotilen Zilien
(+ Bauchorgane, Lageanomalien + Bronchiektasen + Thoraxdeformität + Zilien, Strukturanomalien)
Young-Syndrom
(+ Bronchiektasen + Sterilität + Thoraxdeformität)

Spaltnase

frontonasale Dysplasie
(+ Balkenmangel + Cranium bifidum occultum + Hypertelorismus + Lippen-Kiefer-Gaumen-Spalte + Naseneinkerbungen)

Nervensystem (mit Gehirn und Rückenmark)

Achillessehnenreflex, fehlender

Cauda(-equina)-Symptomatik
(+ Analreflex, fehlender + Harnblasenatonie + Mastdarmstörungen + Sensibilitätsstörungen, perianale + Stuhlinkontinenz)

Akzessoriuslähmung

Schmidt-Lähmung
(+ Musculus sternocleidomastoideus, Lähmung, einseitige + Schluckbeschwerden + Stimmbandlähmung)
Vernet-Symptomatik
(+ Gaumenlähmung + Hemiparese + Pharynxlähmung + Schlucklähmung)

Analreflex, fehlender

Cauda(-equina)-Symptomatik
(+ Achillessehnenreflex, fehlender + Harnblasenatonie + Mastdarmstörungen + Sensibilitätsstörungen, perianale + Stuhlinkontinenz)
Konus-Symptomatik
(+ Harnblasenstörungen + Mastdarmstörungen + Potenzstörungen + Reithosenanästhesie)

Anenzephalie

akrokallosales Syndrom
(+ Balkenmangel + Gesichtsdysmorphien + Makrozephalie + Polydaktylie)
Aminopterin-Embryopathie
(+ Hydrozephalus + Hypodaktylie + Klumpfuß + Knochendysplasien, kraniale + Kraniosynostose + Maxillahypoplasie + Mesomelie + Mikrogenie + Oxyzephalie + Schädelnähte, fehlende + Synostosen)
Hyperthermie-Sequenz
(+ Gesichtsdysmorphien + Meningomyelozele + oro-akrale Fehlbildungen)

Anfälle, visuelle, fokale

Lafora-Syndrom
(+ Abbau, geistiger + Ataxie + Blindheit + Dysarthrie + Epilepsie + epileptische Anfälle)

Angiomatose, kortikomeningeale

Angiomatose, diffuse kortikomeningeale
(+ Akrozyanose + Bewegungsstörungen, zentrale + Cutis marmorata + Demenz + zerebrale Anfälle)
Sturge-Weber-Phänotyp
(+ Angiome, multiple + Glaukom + kalkdichte Veränderungen am Schädel + Naevus flammeus, portweinfarbener, des Gesichts + zerebrale Anfälle)

Anosognosie

Anton-Babinski-Syndrom
(+ Körperschemastörung)
Arteria-cerebri-media-Syndrom
(+ Aphasie + Apraxie + Déviation conjugée + Fazialislähmung + Hemianopsie + Hemihypästhesie + Hemiparese)

Nervensystem (mit Gehirn und Rückenmark)

apoplektischer Insult

Antithrombin-III-Mangel
(+ Lungenembolie + Myokardinfarkt + Thrombophilie + Thrombosen, arterielle oder venöse)
Panarteriitis nodosa
(+ Abdominalschmerzen + Arthralgien + Blutungen, gastrointestinale + Darminfarzierung + Darmperforation + Erbrechen + Fieber + Gewichtsabnahme + HbsAG-positiv + Herzversagen, kongestives + Hypertonie + Knoten + Livedo racemosa + Myalgien + Myokardinfarkt + Neuropathien + Perikarditis + Persönlichkeitsveränderungen + Übelkeit)

Aquäduktstenose

Aquäduktstenose, geschlechts-gebunden erbliche
(+ Daumenhypoplasie + Daumenkontraktur + Hydrozephalus + Paraparesen, spastische)
Walker-Warburg-Syndrom
(+ Balkenmangel + Enzephalozele + Hydrozephalus + Irishypoplasie + Katarakt + Lissenzephalie + Mikrophthalmie + Mikrozephalie + Muskeldystrophie + Netzhautdysplasie + Optikuskolobom + zerebellare Dysplasie)

Areflexie

Abetalipoproteinämie
(+ Beta-Lipoproteine, fehlende + Akanthozytose + Appetitlosigkeit + Ataxie + Chylomikronen, fehlende + Erbrechen + Erythrozyten, Stechapfelform + Fettmalabsorption + Gedeihstörungen + Herzrhythmusstörungen + Intentionstremor + Kyphoskoliose + Minderwuchs + Muskelatrophie + Myokardfibrose + Netzhaut, Retinitis + Paresen + Serumlipide, erniedrigte + Steatorrhö + Untergewicht)
Ataxie mit hypogonadotropem Hypogonadismus, zerebellare familiäre
(+ Ataxie + Fußdeformitäten + geistige Behinderung + Genitalhypoplasie + Hypogonadismus + Kyphoskoliose + Muskelatrophie + Muskelhypotonie + Nystagmus + Taubheit)
Dystasie, hereditäre, areflektorische
(+ Fußdeformitäten + Gangstörungen + Haltetremor + Hammerzehen + Hohlfuß + Nervenleitgeschwindigkeit, verzögerte + Nervenverdickung + Neuropathien + Zwiebelschalenformationen)
Friedreich-Ataxie
(+ Ataxie + Dysarthrie + Gangstörungen + Hohlfuß + Kardiomyopathie + Kyphoskoliose + Nystagmus + Schluckbeschwerden + Sensibilitätsstörungen)
Groll-Hirschowitz-Syndrom
(+ Dünndarmdivertikel + Duodenumdivertikel + Dysarthrie + Enteropathien + Herz-Kreislauf-Symptome, vegetative + Hirnnervenausfälle + Malnutrition + Neuropathien + Ophthalmoplegie + Ösophagusperistaltik, verminderte + Peristaltik, verminderte + Ptosis + Schwerhörigkeit + Steatorrhö + Taubheit)
Lambert-Eaton-Rooke-Krankheit
(+ Hyporeflexie + Miktionsstörungen + Mundtrockenheit + Muskelschwäche + Obstipation + Potenzstörungen)
Marinescu-Sjögren-Syndrom I
(+ Ataxie + Babinski-Zeichen, positives + Dysarthrie + Dyskranie + Epikanthus + geistige Behinderung + Hyporeflexie + Katarakt + Minderwuchs + Muskelschwäche + Nystagmus + Ophthalmoplegie + Ptosis + Strabismus)
Muskelatrophie, infantile spinale, Typ Werdnig-Hoffmann
(+ head-drop-Phänomen + Hypokinese + Kyphoskoliose + Muskelatrophie + Muskelhypotonie + Schluckbeschwerden + Spitzfuß, paretischer + Taschenmesserphänomen + Thoraxdeformität + Vorderhornzelldegeneration + Zungenatrophie + Zungenfibrillationen)
Muskelatrophie, spinale adulte, Typ Duchenne-Aran
(+ Bulbärsymptomatik + Faszikulationen + Hyporeflexie + Muskelatrophie + Paresen + Vorderhornzelldegeneration)

Neuropathie, hereditäre motorisch-sensible, Typ I
(+ Eiweißgehalt, erhöhter, im Liquor + Faszikulationen + Fußdeformitäten + Krallenhand + Nervenleitgeschwindigkeit, verzögerte + Nervenverdickung + Neuropathien + Schmerzen der Beine + Steppergang + Storchenbeine + Tremor + Zwiebelschalenformationen)
Polyradikuloneuritis Typ Fisher
(+ Dissoziation, zytoalbuminäre, im Liquor + Gangataxie + Hirnnervenausfälle + Neuropathien + Ophthalmoplegie + Ptosis)
Polyradikuloneuritis Typ Guillain-Barré
(+ Banden, oligoklonale, im Liquor + Dissoziation, zytoalbuminäre, im Liquor + Gangataxie + Myalgien + Neuropathien + Papillenödem + Polyradikuloneuritis)
Zellweger-Syndrom
(+ Demyelinisierung + Dyskranie + Entwicklungsrückstand, motorischer und geistiger + Gesichtsdysmorphien + Hepatomegalie + Hornhauttrübung + Hyporeflexie + Katarakt + Leberfunktionsstörung + Muskelhypotonie + Neugeborenenikterus + Nierenzysten + Peroxisomen, fehlende, in Leber- und Nierenzellen + Schwerhörigkeit + Stirn, hohe + zerebrale Anfälle)

Arrhinenzephalie

Chromosom 7q⁻ Syndrom
(+ Gaumenspalte + Gesichtsdysmorphien + Lidachsenstellung, mongoloide + Mikrozephalie + Minderwuchs + Minderwuchs, pränataler + Nase, kurze + Stirn, vorgewölbte)
Chromosom 18p⁻ Syndrom
(+ Entwicklungsrückstand, motorischer und geistiger + Gesicht, breites + Gesichtsdysmorphien + Hypertelorismus + Hypotonie + IgA-Mangel + Karies + Minderwuchs + Ptosis + Trichterbrust)
Embryopathia diabetica
(+ Analatresie + Femurhypoplasie + Gesichtsspalten + Hydronephrose + Hypertelorismus + Hypotelorismus + Iriskolobom + kaudale Dysplasie + Kolon, enggestelltes + Megaureteren + Megazystis + Naseneinkerbungen + Nierenagenesie + Ureter duplex)
Holoprosenzephalie
(+ Aglossie + Anophthalmie + Anosmie + Arrhinie + Balkenmangel + Daumenaplasie + Daumenhypoplasie + geistige Behinderung + Hirn, monoventrikuläres + Hypertelorismus + Hypopituitarismus + Hyposmie + Hypotelorismus + Klumpfuß + Kolobom + Lippen-Kiefer-Gaumen-Spalte + Mikroglossie + Oberlippenspalte + Philtrum, fehlendes + Polydaktylie + Proboscis + Syndaktylien + Synophthalmie + Zyklopie)
Hydroletalus-Syndrom
(+ Balkenmangel + Gesichtsdysmorphien + Gesichtsspalten + Hydramnion + Hydrozephalus + Lungenagenesie + Mikrophthalmie + Nase, kleine + Polydaktylie)
Kurzripp-Polydaktylie-Syndrome
(+ Analatresie + Epiglottisdysplasie + Gaumenspalte + Herzfehler + Leberzysten + Lippenspalte + Mikropenis + Minderwuchs + Nierenaplasie + Nierenzysten + Pankreaszysten + Polydaktylie + Rippen, kurze + Thoraxdysplasie + Urethralatresie + Uterus duplex + Zähne, angeborene)
Meckel-Gruber-Syndrom
(+ Enzephalozele + Epispadie + Gaumenspalte + Harnblasenekstrophie + Hexadaktylie + Hypospadie + Katarakt + Kleinhirnagenesie + Klumpfuß + Kolobom + Leberfibrose + Mikrogenie + Mikrophthalmie + Mikrozephalie + Nierenzysten + Optikusaplasie + Polydaktylie + Stirn, fliehende + Zungenfehlbildung)
Trisomie 3q, partielle distale
(+ Balkenmangel + Entwicklungsrückstand, motorischer und geistiger + geistige Behinderung + Glaukom + Herzfehler + Hypertrichose + Lider, verdickte + Meningomyelozele + Minderwuchs + Trigonozephalie + Untergewicht + zerebrale Anfälle)
Trisomie 13
(+ Gesichtsdysmorphien + Herzfehler + Iriskolobom + Kopfhautdefekte + Lippen-Kiefer-Gaumen-Spalte + Mikrophthalmie + Mikrozephalie + Minderwuchs + Minderwuchs, pränataler + Polydaktylie + Präeklampsie + Stirn-Oberlidhämangiome + Zyklopie)

Nervensystem (mit Gehirn und Rückenmark)

Axonauftreibung

Riesenaxon-Neuropathie
(+ Entwicklungsrückstand, statomotorischer + Haar, gekräuseltes + Neuropathien + Zwiebelschalenformationen)

Babinski-Zeichen, positives

Lathyrismus(-Symptomatik)
(+ Beinkrämpfe + Paraparesen, spastische)
Marinescu-Sjögren-Syndrom I
(+ Areflexie + Ataxie + Dysarthrie + Dyskranie + Epikanthus + geistige Behinderung + Hyporeflexie + Katarakt + Minderwuchs + Muskelschwäche + Nystagmus + Ophthalmoplegie + Ptosis + Strabismus)
Pyramidenbahnkreuzungs-Symptomatik
(+ Bauchhautreflexe, abgeschwächte + Tetraplegie)
Pyramidenbahn-Symptomatik (spinale)
(+ Bauchhautreflexe, abgeschwächte + Beugespasmen + Gordon-Zeichen, positives + Harnblasenstörungen + Kremasterreflex, abgeschwächter + Mastdarmstörungen + Muskeldehnungsreflexe, gesteigerte + Oppenheim-Zeichen, positives + Paresen + Rossolimo-Zeichen, positives + Streckspasmen)

Balkenmangel

Aicardi-Syndrom
(+ BNS-Anfälle + Chorioretinopathien, lakunäre + Hirnfehlbildungen + kostovertebrale Fehlbildungen + Mikrophthalmie + Mikrozephalie)
akrokallosales Syndrom
(+ Anenzephalie + Gesichtsdysmorphien + Makrozephalie + Polydaktylie)
Balkenmangel mit Neuronopathie
(+ Brachyzephalie + Entwicklungsrückstand, motorischer und geistiger + Gesichtsasymmetrie + Ptosis + Strabismus + Tetraplegie)
Chromosom 13q⁻ Syndrom
(+ Analatresie + Daumenaplasie + geistige Behinderung + Genitalfehlbildungen + Gesichtsdysmorphien + Herzfehler + Hirnfehlbildungen + Hypospadie + Iriskolobom + Mesenterium commune + Mikrophthalmie + Mikrozephalie + Minderwuchs + Minderwuchs, pränataler + Netzhaut, Retinoblastom + Nierenanomalien + Stirn, fliehende + Syndaktylien + Synostosen + zerebrale Anfälle)
Dysostose, spondylokostale, mit viszeralen Defekten und Dandy-Walker-Malformation
(+ Dandy-Walker-Anomalie + Finger, Brachydaktylie + Hemiwirbelbildung + Herzfehler + Hydramnion + Hydronephrose + Hydrops fetalis + Lungenhypoplasie + Malrotation + Mikromelie + Nierendysplasie + Rippendefekte + Thoraxdysplasie + Wirbelanomalien + Zehen, Brachydaktylie)
frontonasale Dysplasie
(+ Cranium bifidum occultum + Hypertelorismus + Lippen-Kiefer-Gaumen-Spalte + Naseneinkerbungen + Spaltnase)
Holoprosenzephalie
(+ Aglossie + Anophthalmie + Anosmie + Arrhinenzephalie + Arrhinie + Daumenaplasie + Daumenhypoplasie + geistige Behinderung + Hirn, monoventrikuläres + Hypertelorismus + Hypopituitarismus + Hyposmie + Hypotelorismus + Klumpfuß + Kolobom + Lippen-Kiefer-Gaumen-Spalte + Mikroglossie + Oberlippenspalte + Philtrum, fehlendes + Polydaktylie + Proboscis + Syndaktylien + Synophthalmie + Zyklopie)
Hydroletalus-Syndrom
(+ Arrhinenzephalie + Gesichtsdysmorphien + Gesichtsspalten + Hydramnion + Hydrozephalus + Lungenagenesie + Mikrophthalmie + Nase, kleine + Polydaktylie)
Neu-Laxova-Syndrom
(+ Exophthalmus + Gesichtsdysmorphien + Hydrops fetalis + Ichthyose + Lissenzephalie + Mikrophthalmie + Minderwuchs, pränataler)

Tetrasomie 8p
(+ geistige Behinderung + Gesichtsdysmorphien + Hemiwirbelbildung + Hydronephrose + Makrozephalie + Nasenwurzel, breite, flache + Palmarfurchen, tiefe + Plantarfurchen, tiefe + Spina bifida + Stirn, hohe + Wirbelanomalien)
Trisomie 3q, partielle distale
(+ Arrhinenzephalie + Entwicklungsrückstand, motorischer und geistiger + geistige Behinderung + Glaukom + Herzfehler + Hypertrichose + Lider, verdickte + Meningomyelozele + Minderwuchs + Trigonozephalie + Untergewicht + zerebrale Anfälle)
Trisomie-8-Mosaik
(+ Arthrogrypose + Gesichtsdysmorphien + Hydronephrose + Nase, birnenförmige + Palmarfurchen, tiefe + Patellaaplasie + Pigmentationsanomalien + Plantarfurchen, tiefe + Spina bifida + Unterlippe, umgestülpte + Wirbelanomalien)
Walker-Warburg-Syndrom
(+ Aquäduktstenose + Enzephalozele + Hydrozephalus + Irishypoplasie + Katarakt + Lissenzephalie + Mikrophthalmie + Mikrozephalie + Muskeldystrophie + Netzhautdysplasie + Optikuskolobom + zerebellare Dysplasie)

Basalganglienanomalien

Fahr-Krankheit
(+ Demenz + Hyperkinesen + Nucleus caudatus, Verkalkung + Rigor)
(Cornelia-de-)Lange-Syndrom (II)
(+ Anomalien, gastrointestinale + Entwicklungsrückstand, motorischer und geistiger + Fieber + geistige Behinderung + Lungenzysten + Makroglossie + Mikrogyrie + Muskelhyperplasie + Muskelhypertrophie + Nävi + Porenzephalie + Rigor + Teleangiektasien)
Pseudoobstruktion, intestinale
(+ Abdominalschmerzen + Ataxie + Dysarthrie + Erbrechen + Ileus + Megazystis + Obstipation + Ophthalmoplegie + Ptosis)
tubuläre Stenose mit Hypokalzämie
(+ Hypokalzämie + Hypoparathyreoidismus + Minderwuchs + Stenose, tubuläre + Tetanien)

Basalganglienverkalkung

Aicardi-Goutières-Syndrom
(+ Bewegungsstörungen, dystone + Blindheit + Dystonie, motorische + Dystonie, muskuläre + Entwicklungsrückstand, motorischer und geistiger + Enzephalopathie + geistige Behinderung + Liquorlymphozytose + Mikrozephalie + Muskelhypotonie + Nystagmus + Opisthotonus + Paraparesen, spastische)
Carboanhydrase-II-Mangel
(+ Azidose + geistige Behinderung + Knochenwachstum, verzögertes + Mikrognathie + Minderwuchs + Osteopetrose + Spontanfrakturen + Zahnanomalien + zerebrale Verkalkungen)
Demenz, progrediente und polyzystische Osteodysplasie
(+ Arthralgien + Demenz + Frakturneigung, Frakturen + Hirnatrophie + Knochenzysten + Merkfähigkeitsstörungen + Pyramidenbahnläsion + zerebrale Anfälle)
Spondyloenchondrodysplasie
(+ Brachymelie + Corpus ossis ilii, kurzes und breites + geistige Behinderung + Hyperlordose + Knochenzysten + Kyphose + Metaphysen, unregelmäßige, breite + Metaphysendysplasie + Minderwuchs + Platyspondylie + Röhrenknochen, verkürzte + Skoliose + Spastik)

Bauchhautreflexe, abgeschwächte

Pyramidenbahnkreuzungs-Symptomatik
(+ Babinski-Zeichen, positives + Tetraplegie)
Pyramidenbahn-Symptomatik (spinale)
(+ Babinski-Zeichen, positives + Beugespasmen + Gordon-Zeichen, positives + Harnblasenstörungen + Kremasterreflex, abgeschwächter + Mastdarmstörungen + Muskeldehnungsreflexe, ge-

Nervensystem (mit Gehirn und Rückenmark)

steigerte + Oppenheim-Zeichen, positives + Paresen + Rossolimo-Zeichen, positives + Streckspasmen)

Beine, Hypo- bis Areflexie

Adie-Pupillotonie
(+ Pupillotonie)

Blitz-Krämpfe

BNS-Epilepsie
(+ EEG, burst suppression pattern + EEG, Hypsarrhythmie + Entwicklungsrückstand, motorischer und geistiger + Muskelzuckungen + Nick-Krämpfe + Salaam-Krämpfe + zerebrale Anfälle)

BNS-Anfälle

Aicardi-Syndrom
(+ Balkenmangel + Chorioretinopathien, lakunäre + Hirnfehlbildungen + kostovertebrale Fehlbildungen + Mikrophthalmie + Mikrozephalie)
Tetrasomie 15, partielle
(+ Epikanthus + geistige Behinderung + Lidachsenstellung, mongoloide + Spastik + Strabismus + Tetraplegie + zerebrale Anfälle)

Bulbärparalyse

Lateralsklerose, amyotrophische
(+ Eigenreflexe, gesteigerte + Muskelatrophie + Muskelschwäche + Spastik)
Xanthomatose, zerebrotendinöse
(+ Arteriosklerose + Ataxie + Cholestanol im Plasma, erhöhtes + Demenz + Katarakt + Sehnenxanthome)

Bulbärsymptomatik

Muskelatrophie, spinale adulte, Typ Duchenne-Aran
(+ Areflexie + Faszikulationen + Hyporeflexie + Muskelatrophie + Paresen + Vorderhornzellendegeneration)
Muskelatrophie, spinale, Typ Kugelberg-Welander
(+ Creatinkinase, erhöhte + Eigenreflexe, abgeschwächte + EMG, Mischbilder von Neuropathie- und Myopathiemuster + EMG, pseudomyotone Entladungen + Faszikulationen + Fingertremor, feinschlägiger + Hohlfuß + Hyperlordose + Kyphoskoliose + Muskelhypotonie + Myopathie + Scapulae alatae + Skoliose + Spitzfuß, paretischer + Wadenhypertrophie + Zungenfibrillationen)
Myelinopathia centralis diffusa
(+ Ataxie + Optikusatrophie + Spastik)
neuroaxonale Dystrophie Seitelberger
(+ Blindheit + Entwicklungsrückstand, motorischer und geistiger + Gelenkkontrakturen + Myoklonien + Optikusatrophie + Sensibilitätsstörungen + Spastik + Temperaturregulationsstörungen + zerebrale Anfälle)

Corpus-callosum-Agenesie

Mikrophthalmie-Mikrozephalie-Syndrom, X-gebunden
(+ Blepharophimose + geistige Behinderung + Hydrozephalus + Kryptorchismus + Lider, verdickte + Mikrophthalmie)
TAR-Syndrom
(+ Armasymmetrien + Eosinophilie + Fingerhypoplasien + Humerusagenesie + Humerusdysplasie + Karpalhypoplasien + Kleinhirnwurm, Aplasie oder Hypoplasie + Kuhmilchallergie + leukämoide Reaktionen + Radialdeviation der Hand + Radiusaplasie + Thrombozytopenie + Ulna, verkürzte + Ulnaagenesie + Ulnafehlbildung)

Dandy-Walker-Anomalie

Aase-Smith-Syndrom
(+ Gaumenspalte + Gelenkkontrakturen + Gesichtsdysmorphien + Hydrozephalus)
CCC-Syndrom
(+ Gaumenspalte + Gesichtsdysmorphien + Herzfehler + Immundefekt + Stirn, vorgewölbte)
Dysostose, spondylokostale, mit viszeralen Defekten und Dandy-Walker-Malformation
(+ Balkenmangel + Finger, Brachydaktylie + Hemiwirbelbildung + Herzfehler + Hydramnion + Hydronephrose + Hydrops fetalis + Lungenhypoplasie + Malrotation + Mikromelie + Nierendysplasie + Rippendefekte + Thoraxdysplasie + Wirbelanomalien + Zehen, Brachydaktylie)

Demyelinisierung

Adrenoleukodystrophie
(+ Abbau, geistiger + Gangstörungen + Hörstörung + Hyperpigmentierung + Nebennierenrindeninsuffizienz + Neuropathien + Sehstörungen + Verhaltensstörungen)
Cockayne-Syndrom
(+ Entwicklungsrückstand, motorischer und geistiger + geistige Behinderung + Minderwuchs + Netzhautdegeneration + Ohrmuscheldysplasie + Photosensibilität + Schwerhörigkeit + Sehstörungen)
Zellweger-Syndrom
(+ Areflexie + Dyskranie + Entwicklungsrückstand, motorischer und geistiger + Gesichtsdysmorphien + Hepatomegalie + Hornhauttrübung + Hyporeflexie + Katarakt + Leberfunktionsstörung + Muskelhypotonie + Neugeborenenikterus + Nierenzysten + Peroxisomen, fehlende, in Leber- und Nierenzellen + Schwerhörigkeit + Stirn, hohe + zerebrale Anfälle)

Dezerebration

Leukodystrophie, metachromatische, Typ Greenfield
(+ Blindheit + Dysarthrie + Eiweißgehalt, erhöhter, im Liquor + Entwicklungsrückstand, motorischer und geistiger + Fallneigung + Gangstörungen + Infektanfälligkeit + Muskelschwäche + Nervenleitgeschwindigkeit, verzögerte + Tetraplegie, spastische + Verhaltensstörungen)
Leukodystrophie, metachromatische, Typ Scholz
(+ Ataxie + Dysarthrie + Eigenreflexe, erloschene + Eiweißgehalt, erhöhter, im Liquor + Extrapyramidalsymptome + Fallneigung + Koordinationsstörungen + Lernfähigkeitsstörungen + motorische Störungen + Nervenleitgeschwindigkeit, verzögerte + Spastik + Tagträumereien + Verhaltensstörungen + zerebrale Anfälle)
Sandhoff-Krankheit
(+ Blindheit + Entwicklungsrückstand, motorischer und geistiger + Fundus, kirschroter Fleck + Speichervakuolen + zerebrale Anfälle)
Tay-Sachs-Krankheit
(+ Blindheit + Entwicklungsrückstand, motorischer und geistiger + Fundus, kirschroter Fleck + Hyperakusis + Makrozephalie + Speichervakuolen + zerebrale Anfälle)

Durchblutungsstörungen, zerebrale

Aorten-Anzapf-Syndrom, diastolisches
(+ Auskultation, Systolodiastolikum + Blutdruckamplitude, hohe + Links-Rechts-Shunt + Linksbelastung, vermehrte + linksventrikuläre Hypertrophie + Pulsamplitude, hohe)
Sneddon-Sequenz
(+ Akrozyanose + Demenz + Durchblutungsstörungen + epileptische Anfälle + Herdsymptome, zerebrale + Livedo racemosa)

Nervensystem (mit Gehirn und Rückenmark)

EEG, burst suppression pattern

BNS-Epilepsie
(+ Blitz-Krämpfe + EEG, Hypsarrhythmie + Entwicklungsrückstand, motorischer und geistiger + Muskelzuckungen + Nick-Krämpfe + Salaam-Krämpfe + zerebrale Anfälle)

EEG, Hypsarrhythmie

BNS-Epilepsie
(+ Blitz-Krämpfe + EEG, burst suppression pattern + Entwicklungsrückstand, motorischer und geistiger + Muskelzuckungen + Nick-Krämpfe + Salaam-Krämpfe + zerebrale Anfälle)

EEG, pathologisches

Angelman-Syndrom
(+ Ataxie + Brachyzephalie + Diastema + Enophthalmus + Entwicklungsrückstand, motorischer und geistiger + epileptische Anfälle + Gangataxie + geistige Behinderung + Gesichtsdysmorphien + Herausschnellen + Hyperaktivität + Hyperaktivität, motorische + Iris, blaue + Katzenschreien, 1. Lebensjahr + Lachanfälle, unmotivierte + Makrostomie + Mikro-Brachyzephalie + Mikrozephalie + Mittelgesichtshypoplasie oder -dysplasie + Oberlippe, schmale + Progenie + Prognathie + Schlafstörungen + Sprachentwicklung, verzögerte + zerebrale Anfälle)
Ceroidlipofuscinose, neuronale, Typ Haltia-Santavuori
(+ Abbau, psychomotorischer + Aphasie + Ataxie + Netzhautdepigmentierung + Optikusatrophie + Sehstörungen)
Ceroidlipofuscinose, neuronale, Typ Kufs
(+ Abbau, geistiger + Ataxie + Demenz + Lipopigmentablagerungen, intralysosomale + Myoklonien + zerebrale Anfälle)
Foramina parietalia
(+ Androtropie + Scheitelbeindefekte)
kardio-fazio-kutanes Syndrom
(+ Ekzeme + Entwicklungsrückstand, motorischer und geistiger + Exophthalmus + Gesichtsdysmorphien + Haar, gekräuseltes + Herzfehler + Hydrozephalus + Hyperkeratose, follikuläre + Hypertelorismus + Ichthyose + Inguinalhernien + Kopfbehaarung, spärliche + Lidachsenstellung, antimongoloide + Makrozephalie + Minderwuchs + Nystagmus + Pulmonalstenose + Splenomegalie + Stirn, hohe + Strabismus + Ventrikelseptumdefekt + Vorhofseptumdefekt)
Landau-Kleffner-Komplex
(+ Aphasie + Verhaltensstörungen)
Poliodystrophie Alpers
(+ Ataxie + Bewegungsstörungen, choreo-athetotische + Bewegungsstörungen, zentrale + Entwicklungsrückstand, motorischer und geistiger + epileptische Anfälle + Hepatopathie + Myoklonien + Rigidität + Spastik + zerebrale Anfälle)

EEG, Poly-spike-wave-Komplexe

Epilepsie, juvenile myoklonische
(+ EEG, Spike-and-slow-wave-Komplexe + Muskelzuckungen + Photosensibilität)

EEG, Spike-and-slow-wave-Komplexe

Epilepsie, juvenile myoklonische
(+ EEG, Poly-spike-wave-Komplexe + Muskelzuckungen + Photosensibilität)

EEG, 3/sec-Spike-wave-Komplexe

Pyknolepsie
(+ Absencen + Muskelhypotonie + zerebrale Anfälle)

Eigenreflexe, abgeschwächte

Muskelatrophie, spinale, Typ Kugelberg-Welander
(+ Bulbärsymptomatik + Creatinkinase, erhöhte + EMG, Mischbilder von Neuropathie- und Myopathiemuster + EMG, pseudomyotone Entladungen + Faszikulationen + Fingertremor, feinschlägiger + Hohlfuß + Hyperlordose + Kyphoskoliose + Muskelhypotonie + Myopathie + Scapulae alatae + Skoliose + Spitzfuß, paretischer + Wadenhypertrophie + Zungenfibrillationen)
Vinylchloridkrankheit
(+ Akrodystrophie + Armparesen + Asthma-ähnliche Atemnot + Bewußtseinsstörungen + Endphalangen, Osteolyse + Fazialislähmung + Hepatomegalie + Hyperhidrose + Parästhesien + Potenzstörungen + Raynaud-Phänomen + Schwindel + Splenomegalie + Thrombozytopenie + Übelkeit)

Eigenreflexe, erloschene

Landry-Paralyse
(+ Atemlähmung, periphere und zentrale + Dissoziation, zytoalbuminäre, im Liquor + Herzrhythmusstörungen + Kreislaufstörungen + Paresen)
Leukodystrophie, metachromatische, Typ Scholz
(+ Ataxie + Dezerebration + Dysarthrie + Eiweißgehalt, erhöhter, im Liquor + Extrapyramidalsymptome + Fallneigung + Koordinationsstörungen + Lernfähigkeitsstörungen + motorische Störungen + Nervenleitgeschwindigkeit, verzögerte + Spastik + Tagträumereien + Verhaltensstörungen + zerebrale Anfälle)

Eigenreflexe, gesteigerte

Dysäquilibrium-Syndrom
(+ Entwicklungsrückstand, motorischer + Gangstörungen + geistige Behinderung + Gleichgewichtsstörungen + Muskelhypotonie + Pyramidenbahnzeichen)
geistige Retardierung mit spastischer Paraplegie und palmoplantarer Hyperkeratose
(+ Astigmatismus + Gangstörungen + geistige Behinderung + Gelenkbeweglichkeit, abnorme + Hohlfuß + Keratosis palmo-plantaris + Nase, prominente + Paraparesen, spastische + Sprachentwicklung, verzögerte + Stirn, hohe)
Hyperexzitation
(+ Erregbarkeit, erhöhte + Fremdreflexe, gesteigerte + Hyperkinesen + Tremor + Zitterigkeit)
Lateralsklerose, amyotrophische
(+ Bulbärparalyse + Muskelatrophie + Muskelschwäche + Spastik)
Wolman-Krankheit
(+ Diarrhö + Erbrechen + Exantheme + Fieber + Hepatomegalie + Ikterus + Leberzellen, Cholesterinspeicherung + Lymphozyten, vakuolisierte + Meteorismus + Opisthotonus + Osteoporose + Schaumzellen + Splenomegalie + Untergewicht + Verkalkungen, punktförmige, der vergrößerten Nebennieren)

Enzephalopathie

Affektsyndrom, pseudopsychopathisches
(+ Affektlabilität + Aufmerksamkeitsstörungen + Charakteranomalien + epileptische Anfälle + Furchtlosigkeit, inadäquate + hypochondrische Ideen + zerebrale Anfälle + zerebrale Störungen)
Aicardi-Goutières-Syndrom
(+ Basalganglienverkalkung + Bewegungsstörungen, dystone + Blindheit + Dystonie, motorische + Dystonie, muskuläre + Entwicklungsrückstand, motorischer und geistiger + geistige Behinderung + Liquorlymphozytose + Mikrozephalie + Muskelhypotonie + Nystagmus + Opisthotonus + Paraparesen, spastische)
AIDS
(+ Candidiasis + Diarrhö + Herpes simplex + Histoplasmose + HIV + Immundefekt + Infektanfälligkeit + Infektionen, opportunistische + Isosporiasis + Kachexie + Kaposi-Sarkom + Kokzidioido-

Nervensystem (mit Gehirn und Rückenmark)

mykose + Kryptokokkose + Kryptosporidiose + Leukoenzephalopathie + Lymphadenopathie + Lymphome + mykobakterielle Erkrankungen + Pneumocystis carinii + Pneumonie + Toxoplasmose des Gehirns + Zytomegalie)

Ataxie, spinozerebellare, Typ Gerstmann-Sträussler
(+ Amyloidplaques + Ataxie + Demenz + Dysarthrie + Hinterstrangsymptome + Intentionstremor + Muskelhypotonie + Nystagmus + Pyramidenbahnzeichen + Rigor)

Carnitinmangel, systemischer, primärer
(+ Hypoglykämie + Leberfunktionsstörung + Muskelhypotonie)

Crigler-Najjar-Syndrom Typ I
(+ Bilirubin, erhöhtes + Ikterus + Kernikterus)

Crome-Syndrom
(+ Katarakt + Nierennekrosen)

hepato-renales Syndrom
(+ Anurie + Aszites + Cholestase, intrahepatische + Hyponatriämie + Ikterus + Leberfunktionsstörung + Niereninsuffizienz)

MELAS-Syndrom
(+ Abbau, geistiger + Creatinkinase, erhöhte + Diabetes mellitus + Kardiomyopathie + Laktaterhöhung + Minderwuchs + Myoklonien + Myopathie + Schallempfindungsstörung + Schwerhörigkeit + zerebrale Anfälle)

MERRF-Syndrom
(+ Abbau, geistiger + Ataxie + Atemstörung + Epilepsie + epileptische Anfälle + Kardiomyopathie + Laktaterhöhung + Lipome + Minderwuchs + Myoklonien + Myopathie + Schallempfindungsstörung + Schwerhörigkeit + zerebrale Anfälle)

Pearson-Syndrom
(+ Anämie + Diabetes mellitus + Diarrhö + Geburtsgewicht, niedriges + Gedeihstörungen + Hämoglobin-F-Erhöhung + Hepatomegalie + Laktaterhöhung + Malabsorption + Myopathie + Neutropenie + Pankreasfibrose + Pankreasinsuffizienz + Thrombozytopenie + Tubulopathie)

Reye-Sequenz
(+ Delir + Erregbarkeit, erhöhte + Fieber + Halluzinationen + Hämatemesis + Hepatomegalie + Hyperventilation + Orientierungsstörungen + zerebrale Anfälle)

Enzephalozele

dyssegmentale Dysplasie
(+ Gaumenspalte + Hydrops fetalis + Minderwuchs, pränataler + Wirbelkörper, mangelhafte oder fehlende Ossifikation)

Joubert-Syndrom
(+ Apnoezustände + Ataxie + Degeneration, tapetoretinale + Entwicklungsrückstand, motorischer und geistiger + Kleinhirnwurm, Aplasie oder Hypoplasie + Netzhautkolobom + Sprachentwicklung, verzögerte + Tachypnoe)

Meckel-Gruber-Syndrom
(+ Arrhinenzephalie + Epispadie + Gaumenspalte + Harnblasenekstrophie + Hexadaktylie + Hypospadie + Katarakt + Kleinhirnagenesie + Klumpfuß + Kolobom + Leberfibrose + Mikrogenie + Mikrophthalmie + Mikrozephalie + Nierenzysten + Optikusaplasie + Polydaktylie + Stirn, fliehende + Zungenfehlbildung)

VACTERL-Assoziation mit Hydrozephalus
(+ Analatresie + Fistel, ösophagotracheale + Genitalfehlbildungen + Herzfehler + Hirnfehlbildungen + Hydrozephalus + Malrotation + Nierenanomalien + Ösophagusatresie + Radiusaplasie + Radiusdysplasie + Wirbelanomalien)

Walker-Warburg-Syndrom
(+ Aquäduktstenose + Balkenmangel + Hydrozephalus + Irishypoplasie + Katarakt + Lissenzephalie + Mikrophthalmie + Mikrozephalie + Muskeldystrophie + Netzhautdysplasie + Optikuskolobom + zerebellare Dysplasie)

Epilepsie

Epilepsia partialis continua (Koshewnikoff)
(+ epileptische Anfälle + Myoklonien)

Lafora-Syndrom
(+ Abbau, geistiger + Anfälle, visuelle, fokale + Ataxie + Blindheit + Dysarthrie + epileptische Anfälle)

MERRF-Syndrom
(+ Abbau, geistiger + Ataxie + Atemstörung + Enzephalopathie + epileptische Anfälle + Kardiomyopathie + Laktaterhöhung + Lipome + Minderwuchs + Myoklonien + Myopathie + Schallempfindungsstörung + Schwerhörigkeit + zerebrale Anfälle)

Rasmussen-Syndrom
(+ Aphasie + Dysarthrie + epileptische Anfälle + Hemiparese + Herdsymptome, zerebrale + zerebrale Anfälle)

Sjögren-Larsson-Syndrom
(+ Bewegungsstörungen, zentrale + Dysarthrie + epileptische Anfälle + Fundusanomalien + geistige Behinderung + Ichthyose + Kyphose + Minderwuchs + Schmelzdefekte + Tonusstörungen, zerebrale)

Unverricht-Lundborg-Syndrom
(+ Aggressivität + Akinesie + Amimie + Antriebsschwäche + Demenz + Echopraxie + emotionale Störungen + epileptische Anfälle + Merkfähigkeitsstörungen + Myoklonien + Parkinson-Symptome + Perseveration + Rigor + Urteilsschwäche)

epileptische Anfälle

Affektsyndrom, pseudopsychopathisches
(+ Affektlabilität + Aufmerksamkeitsstörungen + Charakteranomalien + Enzephalopathie + Furchtlosigkeit, inadäquate + hypochondrische Ideen + zerebrale Anfälle + zerebrale Störungen)

Angelman-Syndrom
(+ Ataxie + Brachyzephalie + Diastema + EEG, pathologisches + Enophthalmus + Entwicklungsrückstand, motorischer und geistiger + Gangataxie + geistige Behinderung + Gesichtsdysmorphien + Herausschnellen + Hyperaktivität + Hyperaktivität, motorische + Iris, blaue + Katzenschreien, 1. Lebensjahr + Lachanfälle, unmotivierte + Makrostomie + Mikro-Brachyzephalie + Mikrozephalie + Mittelgesichtshypoplasie oder -dysplasie + Oberlippe, schmale + Progenie + Prognathie + Schlafstörungen + Sprachentwicklung, verzögerte + zerebrale Anfälle)

Epilepsia partialis continua (Koshewnikoff)
(+ Epilepsie + Myoklonien)

Flynn-Aird-Syndrom
(+ Aphasie + Ataxie + Dysästhesie + Karies + Katarakt + Kyphoskoliose + Myopie + Nachtblindheit + Netzhaut, Retinitis + Osteoporose + Parästhesien + Schallempfindungsstörung + Schwerhörigkeit + Taubheit)

Heller-Demenz
(+ Affektlabilität + Aggressivität + Aphasie + Demenz + Echolalie + Katatonie + Sprachverständnis, gestörtes + Stereotypien + Unruhephase)

Jackson-Anfälle
(+ Muskelkrämpfe)

Lafora-Syndrom
(+ Abbau, geistiger + Anfälle, visuelle, fokale + Ataxie + Blindheit + Dysarthrie + Epilepsie)

Menkes-Syndrom
(+ Coeruloplasmin, vermindertes + Entwicklungsrückstand, motorischer und geistiger + Haar, sprödes + Haaranomalien + Hypothermie + Kupfer, erniedrigtes + Kupferaufnahme, erhöhte + zerebrale Anfälle)

MERRF-Syndrom
(+ Abbau, geistiger + Ataxie + Atemstörung + Enzephalopathie + Epilepsie + Kardiomyopathie + Laktaterhöhung + Lipome + Minderwuchs + Myoklonien + Myopathie + Schallempfindungsstörung + Schwerhörigkeit + zerebrale Anfälle)

N-Syndrom
(+ Dysplasie, polyostotische + geistige Behinderung + Gesichtsdysmorphien + Hypospadie + Kryptorchismus + Leukämie + Minderwuchs + Sehstörungen + Taubheit + Tetraplegie, spastische)

Paine-Syndrom
(+ geistige Behinderung + Hyperaminoazidurie + Mikrozephalie + Optikusatrophie + Paraparesen, spastische)

Nervensystem (mit Gehirn und Rückenmark)

Panenzephalitis, subakute, sklerosierende, van Bogaert
(+ Abbau, geistiger + Hinstürzen + Hyperkinesen + Sehstörungen + Spastik + vegetative Störungen + zerebellare Symptomatik)
Paramyoklonus
(+ Myoklonien)
Pitt-Syndrom
(+ Exophthalmus + geistige Behinderung + Gesichtsdysmorphien + Hyperaktivität, motorische + Mikrozephalie + Minderwuchs + Minderwuchs, pränataler + Oberlippe, schmale + Schallempfindungsstörung + Schwerhörigkeit + Telekanthus)
Poliodystrophie Alpers
(+ Ataxie + Bewegungsstörungen, choreo-athetotische + Bewegungsstörungen, zentrale + EEG, pathologisches + Entwicklungsrückstand, motorischer und geistiger + Hepatopathie + Myoklonien + Rigidität + Spastik + zerebrale Anfälle)
Psychosyndrome, hirnlokale
(+ Affektlabilität + Antriebsschwäche + Echolalie + Echopraxie + Erregbarkeit, erhöhte + Euphorie + Perseveration)
Rasmussen-Syndrom
(+ Aphasie + Dysarthrie + Epilepsie + Hemiparese + Herdsymptome, zerebrale + zerebrale Anfälle)
Sjögren-Larsson-Syndrom
(+ Bewegungsstörungen, zentrale + Dysarthrie + Epilepsie + Fundusanomalien + geistige Behinderung + Ichthyose + Kyphose + Minderwuchs + Schmelzdefekte + Tonusstörungen, zerebrale)
Sneddon-Sequenz
(+ Akrozyanose + Demenz + Durchblutungsstörungen + Durchblutungsstörungen, zerebrale + Herdsymptome, zerebrale + Livedo racemosa)
Unverricht-Lundborg-Syndrom
(+ Aggressivität + Akinesie + Amimie + Antriebsschwäche + Demenz + Echopraxie + emotionale Störungen + Epilepsie + Merkfähigkeitsstörungen + Myoklonien + Parkinson-Symptome + Perseveration + Rigor + Urteilsschwäche)

Extrapyramidalsymptome

Creutzfeldt-Jakob-Krankheit
(+ Bewegungsstörungen, zentrale + Motoneuron, peripheres, Schädigung + Myoklonien + neuropsychologische Störungen + Persönlichkeitsveränderungen + Sehstörungen + Sensibilitätsstörungen + zerebellare Symptomatik)
Leigh-Enzephalomyelopathie
(+ Ataxie + Atemstörung + Bewegungsstörungen, choreo-athetotische + Dysarthrie + Dystonie, motorische + Hyperreflexie + Muskelhypotonie + Nystagmus + Ophthalmoplegie + Optikusatrophie + Paresen + Pyramidenbahnzeichen + Rigor + Streckspasmen + Tremor + Visusminderung + zerebrale Anfälle)
Leukodystrophie, metachromatische, Typ Scholz
(+ Ataxie + Dezerebration + Dysarthrie + Eigenreflexe, erloschene + Eiweißgehalt, erhöhter, im Liquor + Fallneigung + Koordinationsstörungen + Lernfähigkeitsstörungen + motorische Störungen + Nervenleitgeschwindigkeit, verzögerte + Spastik + Tagträumereien + Verhaltensstörungen + zerebrale Anfälle)
Machado-Krankheit
(+ Exophthalmus + Hirnatrophie + Kleinhirnatrophie + Muskelatrophie + Neuropathien + Ophthalmoplegie + Pyramidenbahnzeichen + Schluckbeschwerden + Spastik + Zungenfaszikulationen)
Mucolipidose IV
(+ Entwicklungsrückstand, motorischer und geistiger + Hornhauttrübung + Hyperreflexie + Muskelhypotonie)
Neuroleptika-induzierte extrapyramidalmotorische Störungen, späte
(+ Bewegungsstörungen + Bewegungsstörungen, dystone + Bewegungsstörungen, zentrale + Dystonie, motorische + Myoklonien + Neuroleptika + Tics)

Fazialislähmung

Amyloid-Polyneuropathie Typ IV
(+ Hirnnervenausfälle + Hornhautdystrophie)
Arteria-cerebri-anterior-Syndrom
(+ Apraxie + Déviation conjugée + Hemiparese + Inkontinenz + Primitivreflexe)
Arteria-cerebri-media-Syndrom
(+ Anosognosie + Aphasie + Apraxie + Déviation conjugée + Hemianopsie + Hemihypästhesie + Hemiparese)
Bannwarth-Krankheit
(+ Erythema migrans + heftige Schmerzen + Hirnnervenausfälle + Meningitis + Neuritis + Radikulitis + Zeckenbiß)
Brückenhauben-Symptomatik, kaudale
(+ Abduzenslähmung + Trigeminusläsion)
Foville-Symptomatik
(+ Abduzenslähmung + Hemianästhesie + Paresen)
Garcin-Symptomatik
(+ Abduzenslähmung + Geschmacksstörungen der Zunge + Gleichgewichtsstörungen + Kaumuskelstörungen + Okulomotoriuslähmung + Riechstörungen + Sehstörungen + Sensibilitätsstörungen des Gesichts + Taubheit + Trochlearislähmung)
Heerfordt-Syndrom
(+ Iridozyklitis + Parotitis + Sarkoidose + Uveitis)
Hunt-Neuralgie
(+ Empfindungsschwerhörigkeit für hohe Frequenzen + Herpes zoster oticus + Kopfschmerz + Labyrinthsymptome + Ohrgeräusche + Ohrschmerz, einseitiger)
Marin//Amat-Phänomen
(+ Ptosis + Tränenträufeln)
Melkersson-Rosenthal-Komplex
(+ Gesichtsödem + granulomatöse Entzündung + Lingua plicata + Lippenschwellung, rezidivierende)
Millard-Gubler-Symptomatik
(+ Abduzenslähmung + Hemiparese)
Moebius-Kernaplasie
(+ Abduzenslähmung + Trinkschwierigkeiten)
Ohrmuschelfehlbildung-Fazialisparese-Schwerhörigkeit
(+ Fisteln, präaurikuläre + Gehörgänge, äußere, enge bis verschlossene + Ohrmuschelanomalien + Ohrmuscheldysplasie + Schalleitungsschwerhörigkeit + Schwerhörigkeit)
Osteopetrose, autosomal-dominante
(+ Anämie + Frakturneigung, Frakturen + Knochendichte, vermehrte + Metaphysen, Auftreibung + Osteomyelitis, rezidivierende + Osteosklerose + Schwerhörigkeit)
Sklerosteose
(+ Gesichtsdysmorphien + Hyperostosen + Mandibulahyperplasie + Schallempfindungsstörung + Schwerhörigkeit + Sklerose + Syndaktylien)
Vinylchloridkrankheit
(+ Akrodystrophie + Armparesen + Asthma-ähnliche Atemnot + Bewußtseinsstörungen + Eigenreflexe, abgeschwächte + Endphalangen, Osteolyse + Hepatomegalie + Hyperhidrose + Parästhesien + Potenzstörungen + Raynaud-Phänomen + Schwindel + Splenomegalie + Thrombozytopenie + Übelkeit)
Wernicke-Mann-Hemiparese
(+ Armparesen + Beine, spastische Paresen + Hemihypästhesie + Paresen)

Fingeragnosie

Gerstmann-Syndrom
(+ Agraphie + Akalkulie + gnostische Störungen + Rechts-Links-Störung)

Fremdreflexe, gesteigerte

Hyperexzitation
(+ Eigenreflexe, gesteigerte + Erregbarkeit, erhöhte + Hyperkinesen + Tremor + Zitterigkeit)

Nervensystem (mit Gehirn und Rückenmark)

Gehirn, Entmarkung

Canavan-Syndrom
(+ Ataxie + Bewegungsstörungen, choreo-athetotische + Blindheit + Marklageratrophie + Muskelhypotonie + Myoklonien + Optikusatrophie)

Gehirnzysten

okulo-zerebro-kutanes Syndrom
(+ Entwicklungsrückstand, motorischer und geistiger + Hautveränderungen + Hirnfehlbildungen + Orbitalzysten)

gnostische Störungen

Alzheimer-Krankheit
(+ Aphasie + Apraxie + Demenz + Hirnatrophie + Merkfähigkeitsstörungen + Orientierungsstörungen)
apallisches Syndrom
(+ Aphasie + Apraxie + Primitivreflexe)
Gerstmann-Syndrom
(+ Agraphie + Akalkulie + Fingeragnosie + Rechts-Links-Störung)
Klüver-Bucy-Syndrom
(+ emotionale Störungen + Furchtlosigkeit, inadäquate + Hypermetamorphose + Hypersexualität + orale Tendenzen)

Gordon-Zeichen, positives

Pyramidenbahn-Symptomatik (spinale)
(+ Babinski-Zeichen, positives + Bauchhautreflexe, abgeschwächte + Beugespasmen + Harnblasenstörungen + Kremasterreflex, abgeschwächter + Mastdarmstörungen + Muskeldehnungsreflexe, gesteigerte + Oppenheim-Zeichen, positives + Paresen + Rossolimo-Zeichen, positives + Streckspasmen)

Gower-Manöver

Muskeldystrophie, X-chromosomal rezessive, Typ Duchenne
(+ Atemstörung + Creatinkinase, erhöhte + Echokardiogramm, auffälliges + EKG, pathologisches + geistige Behinderung + Gelenkkontrakturen + Kardiomyopathie + Lordose + Makroglossie + Muskelatrophie + Muskelschwäche + Myopathie + Paresen + Skoliose + Trendelenburg-Zeichen, positives + Wadenhypertrophie + Wadenschmerzen + Watschelgang + Zehenspitzengang)

Hämatome, intrazerebrale

Moyamoya-Symptomenkomplex
(+ Abbau, geistiger + ischämische Attacken, transitorische + Schlaganfall, ischämischer + Subarachnoidalblutung + zerebrale Anfälle)

Hemineglect

Neglect-Symptomatik
(+ Neglect)
Ramus-parietalis-posterior-Syndrom
(+ Apraxie)

Hemineglect, visueller

Arteria-cerebri-posterior-Syndrom
(+ Agnosie, optische + Aphasie + Hemianopsie + Quadrantenanopsie)

Herdsymptome, zerebrale

Ayala-Krankheit
(+ Androtropie)
Leukoenzephalopathie, progressive multifokale
(+ Demenz)
Lissauer-Krankheit
(+ Paralyse, progressive)
Rasmussen-Syndrom
(+ Aphasie + Dysarthrie + Epilepsie + epileptische Anfälle + Hemiparese + zerebrale Anfälle)
Sneddon-Sequenz
(+ Akrozyanose + Demenz + Durchblutungsstörungen + Durchblutungsstörungen, zerebrale + epileptische Anfälle + Livedo racemosa)

Hinterstrangsymptome

Ataxie, spinozerebellare, Typ Gerstmann-Sträussler
(+ Amyloidplaques + Ataxie + Demenz + Dysarthrie + Enzephalopathie + Intentionstremor + Muskelhypotonie + Nystagmus + Pyramidenbahnzeichen + Rigor)

Hirnatrophie

Alpha-N-Acetylgalaktosaminidase-Defizienz
(+ Angiokeratome + Entwicklungsrückstand, statomotorischer + geistige Behinderung + Gesichtszüge, grobe + Koordinationsstörung, zentrale + Koordinationsstörungen + Muskelschwäche + Myoklonien + neurodegenerative Symptome + Nystagmus + Strabismus + Teleangiektasien)
Alzheimer-Krankheit
(+ Aphasie + Apraxie + Demenz + gnostische Störungen + Merkfähigkeitsstörungen + Orientierungsstörungen)
Cocktailparty-Verhalten
(+ Hydrozephalus)
Demenz, progrediente und polyzystische Osteodysplasie
(+ Arthralgien + Basalganglienverkalkung + Demenz + Frakturneigung, Frakturen + Knochenzysten + Merkfähigkeitsstörungen + Pyramidenbahnläsion + zerebrale Anfälle)
Dyke-Davidoff-Masson-Sequenz
(+ Hyperostose, kraniale + Pneumatisationsräume, erweiterte, des Schädels)
Dystrophia myotonica Curschmann-Steinert
(+ Alopezie + Atemstörung + Dickdarmdilatation, verminderte + Dysfunktion, ovarielle + Facies myopathica + geistige Behinderung + Gesicht, schmales + Herzrhythmusstörungen + Hodenatrophie + Hydramnion + Hypoventilation, alveoläre + Katarakt + Kindsbewegungen, verminderte + Klumpfuß + Magenmotilität, verminderte + Mimik, verminderte + Muskelatrophie + Muskelhypotonie + Muskelschwäche + Myotonie + Ösophagusdilatation + Ösophagusperistaltik, verminderte + Paresen + Peristaltik, verminderte + Ptosis + Skelettanomalien + Trinkschwierigkeiten)
Machado-Krankheit
(+ Exophthalmus + Extrapyramidalsymptome + Kleinhirnatrophie + Muskelatrophie + Neuropathien + Ophthalmoplegie + Pyramidenbahnzeichen + Schluckbeschwerden + Spastik + Zungenfaszikulationen)
Nyssen-van-Bogaert-Syndrom
(+ Abbau, geistiger + Dystonie, motorische + Entwicklungsrückstand, statomotorischer + Hörverlust + Ophthalmoplegie + Sprachabbau + Visusminderung)
Varizellen-Embryo-Fetopathie
(+ Augenanomalien + Dilatation des Herzens + Erosionen + Extremitätenfehlbildungen + Extremitätenhypoplasien + Hautdysplasien und -aplasien + Hirnfehlbildungen + Narbenbildung + Schluckbeschwerden)

Nervensystem (mit Gehirn und Rückenmark)

Hirndruckzeichen

von-Hippel-Lindau-Syndrom
(+ Ataxie + Hämangioblastome, retinale + Kleinhirn, Hämangioblastome + Knochenzysten + Leberzysten + Lungenzysten + Medulla oblongata, Hämangioblastome + Nebenhodenzysten + Nierenzellkarzinom + Nierenzysten + Ovarialzysten + Pankreaszysten + Phäochromozytom + Polyzythämie + Rückenmark, Hämangioblastome + ZNS-Hämangioblastom)
Kleinhirnhypertrophie, diffuse
(+ Hydrozephalus + Makrozephalie + zerebellare Symptomatik)
Melanoblastome, neurokutane
(+ Bewußtseinsstörungen + Hydrozephalus + Kompressionszeichen, spinale + Melanome, maligne + Nävus, melanozytärer + zerebrale Anfälle)

Hirnfehlbildungen

Aicardi-Syndrom
(+ Balkenmangel + BNS-Anfälle + Chorioretinopathien, lakunäre + kostovertebrale Fehlbildungen + Mikrophthalmie + Mikrozephalie)
Chromosom 13q⁻ Syndrom
(+ Analatresie + Balkenmangel + Daumenaplasie + geistige Behinderung + Genitalfehlbildungen + Gesichtsdysmorphien + Herzfehler + Hypospadie + Iriskolobom + Mesenterium commune + Mikrophthalmie + Mikrozephalie + Minderwuchs + Minderwuchs, pränataler + Netzhaut, Retinoblastom + Nierenanomalien + Stirn, fliehende + Syndaktylien + Synostosen + zerebrale Anfälle)
Cocain-Embryopathie
(+ Mikrozephalie + Minderwuchs, pränataler)
COFS-Syndrom
(+ Anophthalmie + Blepharophimose + Ellenbogengelenk, Kontrakturen + Gesichtsdysmorphien + Kamptodaktylie + Katarakt + Kniegelenke, Kontrakturen + Mikrophthalmie + Mikrozephalie)
kraniotelenzephale Dysplasie
(+ Anhängsel, präaurikuläre + geistige Behinderung + Kraniosynostose + Mikrophthalmie)
muscle-eye-brain disease
(+ Entwicklungsrückstand, motorischer und geistiger + Glaukom + Muskelhypotonie + Myopie + Netzhauthypoplasie + Sehnervenpapille, Hypoplasie + Sehstörungen + Trinkschwierigkeiten)
okulo-zerebro-kutanes Syndrom
(+ Entwicklungsrückstand, motorischer und geistiger + Gehirnzysten + Hautveränderungen + Orbitalzysten)
VACTERL-Assoziation mit Hydrozephalus
(+ Analatresie + Enzephalozele + Fistel, ösophagotracheale + Genitalfehlbildungen + Herzfehler + Hydrozephalus + Malrotation + Nierenanomalien + Ösophagusatresie + Radiusaplasie + Radiusdysplasie + Wirbelanomalien)
Varizellen-Embryo-Fetopathie
(+ Augenanomalien + Dilatation des Herzens + Erosionen + Extremitätenfehlbildungen + Extremitätenhypoplasien + Hautdysplasien und -aplasien + Hirnatrophie + Narbenbildung + Schluckbeschwerden)
zerebro-arthro-digitale Sequenz
(+ Arthromyodysplasie + Fingeraplasien + Sakralagenesie + Zehenaplasien)

Hirnhypoplasie

retinale Dysplasie Reese-Blodi
(+ Hydrozephalus + Iriskolobom + Mikrophthalmie + Netzhautdysplasie + Orbitalzysten)

Hirn, monoventrikuläres

Holoprosenzephalie
(+ Aglossie + Anophthalmie + Anosmie + Arrhinenzephalie + Arrhinie + Balkenmangel + Daumenaplasie + Daumenhypoplasie + geistige Behinderung + Hypertelorismus + Hypopituitarismus + Hyposmie + Hypotelorismus + Klumpfuß + Kolobom + Lippen-Kiefer-Gaumen-Spalte + Mikroglossie + Oberlippenspalte + Philtrum, fehlendes + Polydaktylie + Proboscis + Syndaktylien + Synophthalmie + Zyklopie)

Hirnnervenausfälle

Amyloid-Polyneuropathie Typ IV
(+ Fazialislähmung + Hornhautdystrophie)
Bannwarth-Krankheit
(+ Erythema migrans + Fazialislähmung + heftige Schmerzen + Meningitis + Neuritis + Radikulitis + Zeckenbiß)
Brown-Vialetto-van-Laere-Symptomatik
(+ Muskelatrophie + Taubheit)
Bulbärparalyse, infantile
(+ Dysarthrie + Dyspnoe + Schluckbeschwerden + Stridor + Zungenfaszikulationen)
Groll-Hirschowitz-Syndrom
(+ Areflexie + Dünndarmdivertikel + Duodenumdivertikel + Dysarthrie + Enteropathien + Herz-Kreislauf-Symptome, vegetative + Malnutrition + Neuropathien + Ophthalmoplegie + Ösophagusperistaltik, verminderte + Peristaltik, verminderte + Ptosis + Schwerhörigkeit + Steatorrhö + Taubheit)
Hyperostosis corticalis Typ van Buchem
(+ Endostose + Kortikalisverdickung + Mandibulahyperplasie + Osteosklerose + Schädelknochensklerose + Sklerose + Syndaktylien)
Kleinhirnbrückenwinkel-Symptomatik
(+ Gleichgewichtsstörungen)
kraniometaphysäre Dysplasie
(+ Blindheit + Hyperostose, kraniale + Metaphysendysplasie + Nasenwulst, knöcherner + Schwerhörigkeit)
Looked-in-Symptomatik
(+ Tetraplegie)
(Pierre-)Marie-Syndrom
(+ Ataxie + Demenz + Dysarthrie + Paraparesen, spastische + Paresen)
Polyradikuloneuritis Typ Fisher
(+ Areflexie + Dissoziation, zytoalbuminäre, im Liquor + Gangataxie + Neuropathien + Ophthalmoplegie + Ptosis)

Hirnnerven, Neuropathie

Tangier-Krankheit
(+ Alpha-Lipoproteine, fehlende + EMG, pathologisches + Hornhauttrübung + Muskelatrophie + Nervenleitgeschwindigkeit, verzögerte + Neuropathien + Schaumzellen + Schleimhautverfärbung + Serumlipide, erniedrigte + Splenomegalie + Tonsillenhypertrophie)

Hyperreflexie

Boxer-Enzephalopathie, traumatische
(+ Abbau, geistiger + Ataxie + Denkstörung + Dysarthrie + Merkfähigkeitsstörungen + Parkinson-Symptome)
Leigh-Enzephalomyelopathie
(+ Ataxie + Atemstörung + Bewegungsstörungen, choreo-athetotische + Dysarthrie + Dystonie, motorische + Extrapyramidalsymptome + Muskelhypotonie + Nystagmus + Ophthalmoplegie + Optikusatrophie + Paresen + Pyramidenbahnzeichen + Rigor + Streckspasmen + Tremor + Visusminderung + zerebrale Anfälle)
Mucolipidose IV
(+ Entwicklungsrückstand, motorischer und geistiger + Extrapyramidalsymptome + Hornhauttrübung + Muskelhypotonie)
Triple-A-Syndrom
(+ Achalasie + Ataxie + Dysarthrie + Muskelschwäche + Nebennierenrindeninsuffizienz + Neuropathien + Optikusatro-

Nervensystem (mit Gehirn und Rückenmark)

phie + Tränensekretion, verminderte bis fehlende + Tränenträufeln)

Hyporeflexie

Glykogenspeicherkrankheit Typ 2
(+ Herzinsuffizienz + Kardiomegalie + Makroglossie + Muskelatrophie + Muskelhypotonie)
Lambert-Eaton-Rooke-Krankheit
(+ Areflexie + Miktionsstörungen + Mundtrockenheit + Muskelschwäche + Obstipation + Potenzstörungen)
Marinescu-Sjögren-Syndrom I
(+ Areflexie + Ataxie + Babinski-Zeichen, positives + Dysarthrie + Dyskranie + Epikanthus + geistige Behinderung + Katarakt + Minderwuchs + Muskelschwäche + Nystagmus + Ophthalmoplegie + Ptosis + Strabismus)
Muskelatrophie, spinale adulte, Typ Duchenne-Aran
(+ Areflexie + Bulbärsymptomatik + Faszikulationen + Muskelatrophie + Paresen + Vorderhornzellendegeneration)
Zellweger-Syndrom
(+ Areflexie + Demyelinisierung + Dyskranie + Entwicklungsrückstand, motorischer und geistiger + Gesichtsdysmorphien + Hepatomegalie + Hornhauttrübung + Katarakt + Leberfunktionsstörung + Muskelhypotonie + Neugeborenenikterus + Nierenzysten + Peroxisomen, fehlende, in Leber- und Nierenzellen + Schwerhörigkeit + Stirn, hohe + zerebrale Anfälle)

ischämische Attacken, transitorische

Moyamoya-Symptomenkomplex
(+ Abbau, geistiger + Hämatome, intrazerebrale + Schlaganfall, ischämischer + Subarachnoidalblutung + zerebrale Anfälle)

Kernikterus

Crigler-Najjar-Syndrom Typ I
(+ Bilirubin, erhöhtes + Enzephalopathie + Ikterus)
Lucey-Driscoll-Syndrom
(+ Bilirubin, erhöhtes)

Kleinhirnagenesie

Meckel-Gruber-Syndrom
(+ Arrhinenzephalie + Enzephalozele + Epispadie + Gaumenspalte + Harnblasenekstrophie + Hexadaktylie + Hypospadie + Katarakt + Klumpfuß + Kolobom + Leberfibrose + Mikrogenie + Mikrophthalmie + Mikrozephalie + Nierenzysten + Optikusaplasie + Polydaktylie + Stirn, fliehende + Zungenfehlbildung)

Kleinhirnatrophie

Machado-Krankheit
(+ Exophthalmus + Extrapyramidalsymptome + Hirnatrophie + Muskelatrophie + Neuropathien + Ophthalmoplegie + Pyramidenbahnzeichen + Schluckbeschwerden + Spastik + Zungenfaszikulationen)

Kleinhirnprolaps

Arnold-Chiari-Sequenz
(+ Ataxie + Hydrozephalus + Kompressionszeichen, spinale + Meningomyelozele + Nystagmus + Schädelgrube, hintere, Verflachung)

Kleinhirnwurm, Aplasie oder Hypoplasie

Dandy-Walker-Sequenz
(+ Fossa-posterior-Zyste + Hydrozephalus)
Joubert-Syndrom
(+ Apnoezustände + Ataxie + Degeneration, tapetoretinale + Entwicklungsrückstand, motorischer und geistiger + Enzephalozele + Netzhautkolobom + Sprachentwicklung, verzögerte + Tachypnoe)
okulo-enzephalo-hepato-renales Syndrom
(+ Ataxie + Entwicklungsrückstand, motorischer und geistiger + Gesichtsdysmorphien + Hepatomegalie + Kolobom + Muskelhypotonie + Nierenzysten + Spastik + Tachypnoe)
TAR-Syndrom
(+ Armasymmetrien + Corpus-callosum-Agenesie + Eosinophilie + Fingerhypoplasien + Humerusagenesie + Humerusdysplasie + Karpalhypoplasien + Kuhmilchallergie + leukämoide Reaktionen + Radialdeviation der Hand + Radiusaplasie + Thrombozytopenie + Ulna, verkürzte + Ulnaagenesie + Ulnafehlbildung)

Kompressionszeichen, spinale

Arnold-Chiari-Sequenz
(+ Ataxie + Hydrozephalus + Kleinhirnprolaps + Meningomyelozele + Nystagmus + Schädelgrube, hintere, Verflachung)
Melanoblastome, neurokutane
(+ Bewußtseinsstörungen + Hirndruckzeichen + Hydrozephalus + Melanome, maligne + Nävus, melanozytärer + zerebrale Anfälle)

Koordinationsstörung, zentrale

Alpha-N-Acetylgalaktosaminidase-Defizienz
(+ Angiokeratome + Entwicklungsrückstand, statomotorischer + geistige Behinderung + Gesichtszüge, grobe + Hirnatrophie + Koordinationsstörungen + Muskelschwäche + Myoklonien + neurodegenerative Symptome + Nystagmus + Strabismus + Teleangiektasien)
Krabbe-Krankheit
(+ Entwicklungsrückstand, motorischer und geistiger + Myoklonien + Optikusatrophie + tonische Anfälle + zerebrale Anfälle)

Krampfneigung

Entzugserscheinungen
(+ Angstzustände + Diarrhö + Erbrechen + Hyperhidrose + Myalgien + Palpitationen + Psychosen + Schlafstörungen + Tremor + Übelkeit)
Hypoglykämie, Leucin-sensible
(+ Hyperinsulinismus + Hypoglykämie)
Waterhouse-Friderichsen-Syndrom
(+ Bewußtseinsstörungen + hämorrhagische Diathese + Meningokokken im Liquor + Nebenniereninfarkte + Nebenniereninsuffizienz)

Kremasterreflex, abgeschwächter

Pyramidenbahn-Symptomatik (spinale)
(+ Babinski-Zeichen, positives + Bauchhautreflexe, abgeschwächte + Beugespasmen + Gordon-Zeichen, positives + Harnblasenstörungen + Mastdarmstörungen + Muskeldehnungsreflexe, gesteigerte + Oppenheim-Zeichen, positives + Paresen + Rossolimo-Zeichen, positives + Streckspasmen)

Leukoenzephalopathie

AIDS
(+ Candidiasis + Diarrhö + Enzephalopathie + Herpes simplex + Histoplasmose + HIV + Immundefekt + Infektanfälligkeit + Infek-

Nervensystem (mit Gehirn und Rückenmark)

tionen, opportunistische + Isosporiasis + Kachexie + Kaposi-Sarkom + Kokzidioidomykose + Kryptokokkose + Kryptosporidiose + Lymphadenopathie + Lymphome + mykobakterielle Erkrankungen + Pneumocystis carinii + Pneumonie + Toxoplasmose des Gehirns + Zytomegalie)

Lissenzephalie

Lissenzephalie-Syndrome
(Übersicht)
Miller-Dieker-Syndrom
(+ Gesichtsdysmorphien + Haut, faltige, über der Glabella + Mikrozephalie + Minderwuchs)
Neu-Laxova-Syndrom
(+ Balkenmangel + Exophthalmus + Gesichtsdysmorphien + Hydrops fetalis + Ichthyose + Mikrophthalmie + Minderwuchs, pränataler)
Walker-Warburg-Syndrom
(+ Aquäduktstenose + Balkenmangel + Enzephalozele + Hydrozephalus + Irishypoplasie + Katarakt + Mikrophthalmie + Mikrozephalie + Muskeldystrophie + Netzhautdysplasie + Optikuskolobom + zerebellare Dysplasie)

Marklageratrophie

Canavan-Syndrom
(+ Ataxie + Bewegungsstörungen, choreo-athetotische + Blindheit + Gehirn, Entmarkung + Muskelhypotonie + Myoklonien + Optikusatrophie)

Markscheidenverdickung, tomakulöse

Neuropathie, familiäre, rezidivierende, polytope
(+ Karpaltunnel-Sequenz + Nervendruckläsion + Neuropathien + Paresen + Sensibilitätsstörungen + Supinatorsyndrom + Tarsaltunnel-Sequenz)

Megalenzephalie

Bannayan-Riley-Ruvalcaba-Syndrom
(+ Angiokeratome + Blutungen, gastrointestinale + Embryotoxon posterius + Entwicklungsrückstand, motorischer und geistiger + geistige Behinderung + Hämangiome + Hamartome + Hamartome, mesodermale + Ileus + Lipome + Makrosomie, fetale + Makrozephalie + Myopathie + Penis, Hyperpigmentation + Polypose + Pseudopapillenödem + Sprachentwicklung, verzögerte + Struma)
neuro-fazio-digito-renales Syndrom
(+ geistige Behinderung + Gesichtsdysmorphien + Metacarpalia, Anomalien + Nasenspitze, angedeutete vertikale Spaltbildung + Trichterbrust + Zähne, spitze)

Meningitis

Bannwarth-Krankheit
(+ Erythema migrans + Fazialislähmung + heftige Schmerzen + Hirnnervenausfälle + Neuritis + Radikulitis + Zeckenbiß)
Currarino-Triade
(+ Anomalien, anorektale + Meningozele, vordere + Obstipation + Os sacrum mit knöchernen Defekten)
Morbus Farquhar
(+ Fieber + Hepatomegalie + Hyperlipidämie + Hypofibrinogenämie + Ikterus + Panzytopenie + Splenomegalie)
Prieur-Griscelli-Syndrom
(+ Arthralgien + Exantheme + Fieber + Gelenkschwellung + Knochendestruktionen, gelenknahe + Lymphadenopathie + Splenomegalie)

Schwerhörigkeit, kongenitale, und otogene Meningitis
(+ Schwerhörigkeit + Taubheit)

Meningoenzephalitis

Morbus Behçet
(+ Blutungen, gastrointestinale + Epididymitis + Erythema nodosum + Genitalveränderungen, aphthös-ulzeröse + hyperergische Reaktion der Haut + Hypopyon-Iritis + Mundschleimhautaphthen + Orchitis + rheumatoide Veränderungen der Gelenke + rheumatoide Veränderungen der Weichteile + Thrombophlebitis, rezidivierende + Thrombosen, arterielle oder venöse)
Vogt-Koyanagi-Harada-Sequenz
(+ Augenbrauen, Weißfärbung + Ergrauen + Sehstörungen + Uveitis + Vitiligo + Wimpern, Weißfärbung)

Meningomyelozele

Antiepileptika-Embryofetopathie
(+ Endphalangen, Hypoplasie + Epikanthus + Finger, überlappende + Herzfehler + Hypertelorismus + Hypospadie + Lippen-Kiefer-Gaumen-Spalte + Minderwuchs + Minderwuchs, pränataler + Onychohypoplasie + Sattelnase + Zehen, überlappende)
Arnold-Chiari-Sequenz
(+ Ataxie + Hydrozephalus + Kleinhirnprolaps + Kompressionszeichen, spinale + Nystagmus + Schädelgrube, hintere, Verflachung)
Hyperthermie-Sequenz
(+ Anenzephalie + Gesichtsdysmorphien + oro-akrale Fehlbildungen)
Kousseff-Syndrom
(+ Gesichtsdysmorphien + Hals, kurzer + Herzfehler + Hydrozephalus + Mikroretrognathie + Ohren, tief angesetzte)
Mittellinien-Entwicklungsfeld-Komplex
(+ kaudale Dysplasie + Mittellinie, Fehlbildungen + Omphalozele + Sirenomelie)
Trisomie 3q, partielle distale
(+ Arrhinenzephalie + Balkenmangel + Entwicklungsrückstand, motorischer und geistiger + geistige Behinderung + Glaukom + Herzfehler + Hypertrichose + Lider, verdickte + Minderwuchs + Trigonozephalie + Untergewicht + zerebrale Anfälle)
Valproat-Embryopathie
(+ geistige Behinderung + Gesichtsdysmorphien + Hypospadie + Klumpfuß + Minderwuchs)

Meningozele, vordere

Currarino-Triade
(+ Anomalien, anorektale + Meningitis + Obstipation + Os sacrum mit knöchernen Defekten)

Mikrogyrie

(Cornelia-de-)Lange-Syndrom (II)
(+ Anomalien, gastrointestinale + Basalganglienanomalien + Entwicklungsrückstand, motorischer und geistiger + Fieber + geistige Behinderung + Lungenzysten + Makroglossie + Muskelhyperplasie + Muskelhypertrophie + Nävi + Porenzephalie + Rigor + Teleangiektasien)

Mononeuritis multiplex

Churg-Strauss-Syndrom
(+ allergische Reaktion + Asthma bronchiale + Eosinophilie + Lungeninfiltrate + Neuropathien + Sinusitis + Vaskulitis, nekrotisierende)

Nervensystem (mit Gehirn und Rückenmark)

Motoneuron, peripheres, Schädigung

Creutzfeldt-Jakob-Krankheit
(+ Bewegungsstörungen, zentrale + Extrapyramidalsymptome + Myoklonien + neuropsychologische Störungen + Persönlichkeitsveränderungen + Sehstörungen + Sensibilitätsstörungen + zerebellare Symptomatik)

Muskeldehnungsreflexe, gesteigerte

Pyramidenbahn-Symptomatik (spinale)
(+ Babinski-Zeichen, positives + Bauchhautreflexe, abgeschwächte + Beugespasmen + Gordon-Zeichen, positives + Harnblasenstörungen + Kremasterreflex, abgeschwächter + Mastdarmstörungen + Oppenheim-Zeichen, positives + Paresen + Rossolimo-Zeichen, positives + Streckspasmen)

Neglect

Arteria-carotis-interna-Syndrom
(+ Agraphie + Alexie + Aphasie + Blindheit + Hemianopsie + Hemihypästhesie + Hemiparese)
Neglect-Symptomatik
(+ Hemineglect)

Nervendruckläsion

Kompartment-Sequenz
(+ Gelenkkontrakturen + Muskelinduration + Muskelischämie + Muskelnekrosen + Myoglobinurie + Paresen)
Nervenkompressionssyndrome
(Übersicht)
Neuropathie, familäre, rezidivierende, polytope
(+ Karpaltunnel-Sequenz + Markscheidenverdickung, tomakulöse + Neuropathien + Paresen + Sensibilitätsstörungen + Supinatorsyndrom + Tarsaltunnel-Sequenz)

Nervenleitgeschwindigkeit, verzögerte

Dystasie, hereditäre, areflektorische
(+ Areflexie + Fußdeformitäten + Gangstörungen + Haltetremor + Hammerzehen + Hohlfuß + Nervenverdickung + Neuropathien + Zwiebelschalenformationen)
Leukodystrophie, metachromatische, Typ Austin
(+ Abbau, geistiger + Affektlabilität + Angstzustände + Antriebsschwäche + Ataxie + Athetose + Distanzlosigkeit + Dysarthrie + Dystonie, motorische + Optikusatrophie + Persönlichkeitsveränderungen + Spastik)
Leukodystrophie, metachromatische, Typ Greenfield
(+ Blindheit + Dezerebration + Dysarthrie + Eiweißgehalt, erhöhter, im Liquor + Entwicklungsrückstand, motorischer und geistiger + Fallneigung + Gangstörungen + Infektanfälligkeit + Muskelschwäche + Tetraplegie, spastische + Verhaltensstörungen)
Leukodystrophie, metachromatische, Typ Scholz
(+ Ataxie + Dezerebration + Dysarthrie + Eigenreflexe, erloschene + Eiweißgehalt, erhöhter, im Liquor + Extrapyramidalsymptome + Fallneigung + Koordinationsstörungen + Lernfähigkeitsstörungen + motorische Störungen + Spastik + Tagträumereien + Verhaltensstörungen + zerebrale Anfälle)
Morton-Symptomatik
(+ Füße, Schmerzen)
Neuropathie, hereditäre motorisch-sensible, Typ I
(+ Areflexie + Eiweißgehalt, erhöhter, im Liquor + Faszikulationen + Fußdeformitäten + Krallenhand + Nervenverdickung + Neuropathien + Schmerzen der Beine + Steppergang + Storchenbeine + Tremor + Zwiebelschalenformationen)
Neuropathie, hereditäre motorisch-sensible, Typ III
(+ Anisokorie + Ataxie + Eiweißgehalt, erhöhter, im Liquor + Faszikulationen + Fußdeformitäten + Miosis + Myoklonien + Nervenverdickung + Neuropathien + Pupillenstarre + Pupillotonie + Schmerzen der Beine + Thoraxdeformität + Tremor + Zwiebelschalenformationen)
Tangier-Krankheit
(+ Alpha-Lipoproteine, fehlende + EMG, pathologisches + Hirnnerven, Neuropathie + Hornhauttrübung + Muskelatrophie + Neuropathien + Schaumzellen + Schleimhautverfärbung + Serumlipide, erniedrigte + Splenomegalie + Tonsillenhypertrophie)

Nervenverdickung

Dystasie, hereditäre, areflektorische
(+ Areflexie + Fußdeformitäten + Gangstörungen + Haltetremor + Hammerzehen + Hohlfuß + Nervenleitgeschwindigkeit, verzögerte + Neuropathien + Zwiebelschalenformationen)
Neuropathie, hereditäre motorisch-sensible, Typ I
(+ Areflexie + Eiweißgehalt, erhöhter, im Liquor + Faszikulationen + Fußdeformitäten + Krallenhand + Nervenleitgeschwindigkeit, verzögerte + Neuropathien + Schmerzen der Beine + Steppergang + Storchenbeine + Tremor + Zwiebelschalenformationen)
Neuropathie, hereditäre motorisch-sensible, Typ III
(+ Anisokorie + Ataxie + Eiweißgehalt, erhöhter, im Liquor + Faszikulationen + Fußdeformitäten + Miosis + Myoklonien + Nervenleitgeschwindigkeit, verzögerte + Neuropathien + Pupillenstarre + Pupillotonie + Schmerzen der Beine + Thoraxdeformität + Tremor + Zwiebelschalenformationen)

Neuralgien im Handbereich

Kostoklavikular-Symptomatik
(+ Armschwäche + Fingerschwellungen, chronische + Parästhesien im Handbereich)

Neuritis

Akrodynie
(+ Adynamie + Akrozyanose + Antriebsschwäche + Füße, Schmerzen + Hyperhidrose + Muskelhypotonie + Pruritus + Schmerzen der Hände + Schuppung, groblamellöse)
Bannwarth-Krankheit
(+ Erythema migrans + Fazialislähmung + heftige Schmerzen + Hirnnervenausfälle + Meningitis + Radikulitis + Zeckenbiß)
Katzenkratzkrankheit
(+ Abszesse, neutrophile + Angiomatose + Arthralgien + Exantheme + Granulome, tuberkuloide + Inokulationsreaktion, papulöse + Knötchen, furunkelähnliches + Konjunktivitis + Kopfschmerz + Lymphadenitis + Lymphknoteneinschmelzung + Müdigkeit + Myalgien + Nekrose, sternförmige verkäsende + Neuroretinitis + Papeln, rötlich-bräunliche)

neurodegenerative Symptome

Alpha-N-Acetylgalaktosaminidase-Defizienz
(+ Angiokeratome + Entwicklungsrückstand, statomotorischer + geistige Behinderung + Gesichtszüge, grobe + Hirnatrophie + Koordinationsstörung, zentrale + Koordinationsstörungen + Muskelschwäche + Myoklonien + Nystagmus + Strabismus + Teleangiektasien)
Neuraminsäure-Speicherkrankheit
(+ Ataxie + Dysostosen + Gesichtsdysmorphien + Muskelhypotonie + Neuraminsäureausscheidung im Urin, vermehrte + Spastik + Sprachabbau + Sprachentwicklung, verzögerte)
Niemann-Pick-Krankheit
(+ Ataxie + Fundus, kirschroter Fleck + Gedeihstörungen + hämatopoetische Störungen + Hautfarbe, gelbliche + Hepatomegalie + Infektanfälligkeit + Minderwuchs + Nystagmus + Schaumzellen +

Skelettanomalien + Sphingomyelininfiltration der Lunge + Splenomegalie + Tetraplegie, spastische)

neurologische Störungen

Klippel-Feil-Phänotyp
(+ Hals, kurzer + Halswirbelkörper, obere, Fusion und Hypoplasie + Schiefhals)
Pelizaeus-Merzbacher-Krankheit
(+ Entwicklungsrückstand, motorischer und geistiger + Nystagmus)
Smith-Lemli-Opitz-Syndrom Typ I
(+ Augenanomalien + Blepharophimose + Entwicklungsrückstand, motorischer und geistiger + Epikanthus + Extremitätenfehlbildungen + Gedeihstörungen + Gesichtsdysmorphien + Glaukom + Harnwegsanomalien + Herzfehler + Katarakt + Mikrozephalie + Minderwuchs + Ohren, tief angesetzte + Ohrmuscheldysplasie + Ptosis + Strabismus + ZNS-Fehlbildungen)
Sulfitoxidase-Mangel
(+ S-Sulfocystein im Plasma + S-Sulfocystein im Urin + Linsenektopie + Sulfit im Plasma + Sulfit im Urin + Thiosulfat im Urin)
Wiedemann-Rautenstrauch-Syndrom
(+ Fontanellenschluß, verzögerter + Füße, große + Gesichtsdysmorphien + Hände, große + Inzisivi, »angeborene« + Minderwuchs + Minderwuchs, pränataler + Ohren, tief angesetzte + progeroides Aussehen + Pseudohydrozephalus)

Neuropathien

Adrenoleukodystrophie
(+ Abbau, geistiger + Demyelinisierung + Gangstörungen + Hörstörung + Hyperpigmentierung + Nebennierenrindeninsuffizienz + Sehstörungen + Verhaltensstörungen)
Akroosteopathia ulcero-mutilans nonfamiliaris
(+ Alkoholismus + Androtropie + Hyperhidrose + Hyperkeratose + Osteolysen + Sensibilitätsstörungen + Spontanfrakturen + Ulzera, neuropathische)
Amyloidosen
(+ Amyloidnachweis + Amyloidosen, senile + Demenz + Hepatomegalie + Herzinsuffizienz + Infekt, chronischer + Kardiomyopathie + Kreislaufdysregulation, orthostatische + Makroglossie + Niereninsuffizienz + Proteinurie + Splenomegalie)
Amyloid-Polyneuropathie Typ III
(+ Analgesie + Beine, Parästhesien + Hypertonie + Katarakt + Niereninsuffizienz + Parästhesien + Schmerzen der Beine + Wadenschmerzen)
Burning-feet(-Symptomenkomplex)
(+ Berührungsempfindlichkeit + Parästhesien + restless legs)
Churg-Strauss-Syndrom
(+ allergische Reaktion + Asthma bronchiale + Eosinophilie + Lungeninfiltrate + Mononeuritis multiplex + Sinusitis + Vaskulitis, nekrotisierende)
Doss-Porphyrie
(+ δ-Aminolävulinsäure im Urin + Abdominalkoliken + Koproporphyrin I im Urin, vermehrtes)
Dystasie, hereditäre, areflektorische
(+ Areflexie + Fußdeformitäten + Gangstörungen + Haltetremor + Hammerzehen + Hohlfuß + Nervenleitgeschwindigkeit, verzögerte + Nervenverdickung + Zwiebelschalenformationen)
Eosinophilie-Myalgie-Syndrom
(+ L-Tryptophan + Alopezie + Eosinophilie + Exanthem, makulopapulöses + Gesichtsödem + Muskelkrämpfe + Muskelschwäche + Myalgien + Myopathie + Ödeme, allg. + Sklerose)
Groll-Hirschowitz-Syndrom
(+ Areflexie + Dünndarmdivertikel + Duodenumdivertikel + Dysarthrie + Enteropathien + Herz-Kreislauf-Symptome, vegetative + Hirnnervenausfälle + Malnutrition + Ophthalmoplegie + Ösophagusperistaltik, verminderte + Peristaltik, verminderte + Ptosis + Schwerhörigkeit + Steatorrhö + Taubheit)

Homocystinurie II
(+ geistige Behinderung + Homocystin im Serum, erhöhtes + Homocystinurie + Schizophrenie + Tetraplegie, spastische + Thrombosen, arterielle oder venöse + zerebrale Anfälle)
hypereosinophiles Syndrom
(+ Appetitlosigkeit + Arthralgien + Endomyokardnekrosen + Eosinophilie + Eosinophilie im Knochenmark + Exantheme + Fieber + Gewichtsabnahme + Gynäkotropie + Hepatomegalie + Husten + Lungeninfiltrate + Myokardfibrose + Pleuraerguß + Splenomegalie)
Machado-Krankheit
(+ Exophthalmus + Extrapyramidalsymptome + Hirnatrophie + Kleinhirnatrophie + Muskelatrophie + Ophthalmoplegie + Pyramidenbahnzeichen + Schluckbeschwerden + Spastik + Zungenfaszikulationen)
Neuropathie, familiäre, rezidivierende, polytope
(+ Karpaltunnel-Sequenz + Markscheidenverdickung, tomakulöse + Nervendruckläsion + Paresen + Sensibilitätsstörungen + Supinatorsyndrom + Tarsaltunnel-Sequenz)
Neuropathie, hereditäre motorisch-sensible, Typ I
(+ Areflexie + Eiweißgehalt, erhöhter, im Liquor + Faszikulationen + Fußdeformitäten + Krallenhand + Nervenleitgeschwindigkeit, verzögerte + Nervenverdickung + Schmerzen der Beine + Steppergang + Storchenbeine + Tremor + Zwiebelschalenformationen)
Neuropathie, hereditäre motorisch-sensible, Typ II
(+ Faszikulationen + Gangataxie + Schmerzen der Beine + Steppergang)
Neuropathie, hereditäre motorisch-sensible, Typ III
(+ Anisokorie + Ataxie + Eiweißgehalt, erhöhter, im Liquor + Faszikulationen + Fußdeformitäten + Miosis + Myoklonien + Nervenleitgeschwindigkeit, verzögerte + Nervenverdickung + Pupillenstarre + Pupillotonie + Schmerzen der Beine + Thoraxdeformität + Tremor + Zwiebelschalenformationen)
Neuropathie, sensorische, Typ Denny//Brown
(+ Gangataxie + Parästhesien + Schmerzen der Beine)
Öl-Syndrom, toxisches
(+ Alopezie + Diarrhö + Dyspnoe + Eosinophilie + Exantheme + Fieber + Gelenkkontrakturen + Hepatopathie + Husten + Hypertonie, pulmonale + Hypoxämie + Lungeninfiltrate + Myalgien + Pleuraerguß + Pneumonie)
Panarteriitis nodosa
(+ Abdominalschmerzen + apoplektischer Insult + Arthralgien + Blutungen, gastrointestinale + Darminfarzierung + Darmperforation + Erbrechen + Fieber + Gewichtsabnahme + HbsAG-positiv + Herzversagen, kongestives + Hypertonie + Knoten + Livedo racemosa + Myalgien + Myokardinfarkt + Perikarditis + Persönlichkeitsveränderungen + Übelkeit)
POEMS-Komplex
(+ Amenorrhö + Aszites + Dysglobulinämie + Endokrinopathie + Fieber + Gammopathien + Gynäkomastie + Hautveränderungen + Hautverdickung + Hautverhärtungen + Hepatomegalie + Hyperhidrose + Hyperpigmentierung + Hypertrichose + Hypothyreose + Leukonychie + Lymphknotenschwellung + M-Gradient + Muskelschwäche + Myelom + Ödeme, periphere + Osteolysen + Osteosklerose + Papillenödem + Plasmozytom + Pleuraerguß + Potenzstörungen + Sklerose + Splenomegalie + Trommelschlegelfinger)
Polyradikuloneuritis Typ Fisher
(+ Areflexie + Dissoziation, zytoalbuminäre, im Liquor + Gangataxie + Hirnnervenausfälle + Ophthalmoplegie + Ptosis)
Polyradikuloneuritis Typ Guillain-Barré
(+ Areflexie + Banden, oligoklonale, im Liquor + Dissoziation, zytoalbuminäre, im Liquor + Gangataxie + Myalgien + Papillenödem + Polyradikuloneuritis)
Refsum-Krankheit
(+ Ataxie + Degeneration, tapetoretinale)
Riesenaxon-Neuropathie
(+ Axonauftreibung + Entwicklungsrückstand, statomotorischer + Haar, gekräuseltes + Zwiebelschalenformationen)
Rosenberg-Chutorian-Syndrom
(+ Gangataxie + Optikusatrophie + Schallempfindungsstörung + Schwerhörigkeit + Taubheit)

Nervensystem (mit Gehirn und Rückenmark)

Tangier-Krankheit
(+ Alpha-Lipoproteine, fehlende + EMG, pathologisches + Hirnnerven, Neuropathie + Hornhauttrübung + Muskelatrophie + Nervenleitgeschwindigkeit, verzögerte + Schaumzellen + Schleimhautverfärbung + Serumlipide, erniedrigte + Splenomegalie + Tonsillenhypertrophie)

Triple-A-Syndrom
(+ Achalasie + Ataxie + Dysarthrie + Hyperreflexie + Muskelschwäche + Nebennierenrindeninsuffizienz + Optikusatrophie + Tränensekretion, verminderte bis fehlende + Tränenträufeln)

neuropsychologische Störungen

Creutzfeldt-Jakob-Krankheit
(+ Bewegungsstörungen, zentrale + Extrapyramidalsymptome + Motoneuron, peripheres, Schädigung + Myoklonien + Persönlichkeitsveränderungen + Sehstörungen + Sensibilitätsstörungen + zerebellare Symptomatik)

neurovegetative Störungen

Angststörung, generalisierte
(+ Angstzustände + Dyspnoe + Hyperhidrose + Hyperventilation + Palpitationen + Tremor + vegetative Störungen)

Panikstörung
(+ Angstzustände + Brustschmerzen + Diarrhö + Dyspnoe + Hyperhidrose + Hyperventilation + Konzentrationsstörungen + Mundtrockenheit + Palpitationen + Panikattacken + Phobien + Schlafstörungen + Tremor + vegetative Störungen)

phobische Störung
(+ Phobien + vegetative Störungen)

Pseudoxanthoma elasticum
(+ »angioid streaks« + Blutungen, gastrointestinale + Durchblutungsstörungen + Endokrinopathie + Gelenkblutungen + Hautatrophie + Papeln, livide, später leicht gelbliche + Pseudoxanthoma elasticum (Darier) + psychische Störungen)

Nick-Krämpfe

BNS-Epilepsie
(+ Blitz-Krämpfe + EEG, burst suppression pattern + EEG, Hypsarrhythmie + Entwicklungsrückstand, motorischer und geistiger + Muskelzuckungen + Salaam-Krämpfe + zerebrale Anfälle)

Nucleus caudatus, Verkalkung

Fahr-Krankheit
(+ Basalganglienanomalien + Demenz + Hyperkinesen + Rigor)

Olfaktoriusanosmie

Orbitalhirn-Symptomatik
(+ Affektlabilität + Distanzlosigkeit + Taktlosigkeit)

Oppenheim-Zeichen, positives

Pyramidenbahn-Symptomatik (spinale)
(+ Babinski-Zeichen, positives + Bauchhautreflexe, abgeschwächte + Beugespasmen + Gordon-Zeichen, positives + Harnblasenstörungen + Kremasterreflex, abgeschwächter + Mastdarmstörungen + Muskeldehnungsreflexe, gesteigerte + Paresen + Rossolimo-Zeichen, positives + Streckspasmen)

Parkinson-Symptome

Boxer-Enzephalopathie, traumatische
(+ Abbau, geistiger + Ataxie + Denkstörung + Dysarthrie + Hyperreflexie + Merkfähigkeitsstörungen)

Unverricht-Lundborg-Syndrom
(+ Aggressivität + Akinesie + Amimie + Antriebsschwäche + Demenz + Echopraxie + emotionale Störungen + Epilepsie + epileptische Anfälle + Merkfähigkeitsstörungen + Myoklonien + Perseveration + Rigor + Urteilsschwäche)

periradikuläres Narbengewebe

Battered-root-Symptomatik
(+ Wirbelsäulenbereich, Schmerzen)

Polyradikuloneuritis

Polyradikuloneuritis Typ Guillain-Barré
(+ Areflexie + Banden, oligoklonale, im Liquor + Dissoziation, zytoalbuminäre, im Liquor + Gangataxie + Myalgien + Neuropathien + Papillenödem)

Porenzephalie

Hämangiomatose-Porenzephalie
(+ Angiome, multiple + Bewegungsstörungen, zentrale + Hydrozephalus + zerebrale Anfälle)

(Cornelia-de-)Lange-Syndrom (II)
(+ Anomalien, gastrointestinale + Basalganglienanomalien + Entwicklungsrückstand, motorischer und geistiger + Fieber + geistige Behinderung + Lungenzysten + Makroglossie + Mikrogyrie + Muskelhyperplasie + Muskelhypertrophie + Nävi + Rigor + Teleangiektasien)

Zwillingsdisruptions-Sequenz
(+ Extremitätennekrose + geistige Behinderung + Magen-Darm-Atresien + Mikrozephalie + Narbenbildung + Paraparesen + Tetraplegie + Zwilling, intrauterin abgestorbener)

Primitivreflexe

apallisches Syndrom
(+ Aphasie + Apraxie + gnostische Störungen)

Arteria-cerebri-anterior-Syndrom
(+ Apraxie + Déviation conjugée + Fazialislähmung + Hemiparese + Inkontinenz)

Pyramidenbahnläsion

Demenz, progrediente und polyzystische Osteodysplasie
(+ Arthralgien + Basalganglienverkalkung + Demenz + Frakturneigung, Frakturen + Hirnatrophie + Knochenzysten + Merkfähigkeitsstörungen + zerebrale Anfälle)

Pyramidenbahnzeichen

Ataxie, spinozerebellare, Typ Gerstmann-Sträussler
(+ Amyloidplaques + Ataxie + Demenz + Dysarthrie + Enzephalopathie + Hinterstrangsymptome + Intentionstremor + Muskelhypotonie + Nystagmus + Rigor)

Behr-Syndrom
(+ Ataxie + Dysarthrie + Harnblasenstörungen + Nystagmus + Optikusatrophie + spinozerebelläre Dystrophie + Strabismus)

Brown//Séquard-Symptomatik
(+ Beine, spastische Paresen + Hemiataxie)

Nervensystem (mit Gehirn und Rückenmark)

Dysäquilibrium-Syndrom
(+ Eigenreflexe, gesteigerte + Entwicklungsrückstand, motorischer + Gangstörungen + geistige Behinderung + Gleichgewichtsstörungen + Muskelhypotonie)

kortiko-striato-zerebellares Syndrom, familiäres
(+ Ataxie + Bewegungsstörungen, choreo-athetotische + Dysarthrie + Entwicklungsrückstand, motorischer und geistiger + Intentionstremor + Skelettanomalien)

Leigh-Enzephalomyelopathie
(+ Ataxie + Atemstörung + Bewegungsstörungen, choreo-athetotische + Dysarthrie + Dystonie, motorische + Extrapyramidalsymptome + Hyperreflexie + Muskelhypotonie + Nystagmus + Ophthalmoplegie + Optikusatrophie + Paresen + Rigor + Streckspasmen + Tremor + Visusminderung + zerebrale Anfälle)

Machado-Krankheit
(+ Exophthalmus + Extrapyramidalsymptome + Hirnatrophie + Kleinhirnatrophie + Muskelatrophie + Neuropathien + Ophthalmoplegie + Schluckbeschwerden + Spastik + Zungenfaszikulationen)

Marchiafava-Bignami-Krankheit
(+ Antriebsschwäche + Apraxie + Ataxie + Demenz + Depression + Dysarthrie + paranoid-halluzinatorische Zustände + Rigor + Tremor)

Steele-Richardson-Olszewski-Krankheit
(+ Bradykinesie + Demenz + Dysarthrie + Nackenextension + Ophthalmoplegie + Persönlichkeitsveränderungen + Rigor + Schluckbeschwerden)

Querschnittsmyelitis, aufsteigende

Neuromyelitis optica (Dévic)
(+ Optikusatrophie)

Radikulitis

Bannwarth-Krankheit
(+ Erythema migrans + Fazialislähmung + heftige Schmerzen + Hirnnervenausfälle + Meningitis + Neuritis + Zeckenbiß)

Reflexe, pathologische

Gaucher-Krankheit
(+ Anämie + Arthralgien + Demenz + Fundus, Veränderungen, fleckförmig-weiße + Gedeihstörungen + geistige Behinderung + Hepatomegalie + Knochenschmerzen + Minderwuchs + Spastik + Speicherzellen + Splenomegalie + Thrombozytopenie + zerebrale Anfälle)

Rekurrensparese

Ortner-Syndrom I
(+ Dysphonie + Herzfehler)

Rindentaubheit

Arteria-temporalis-posterior-Syndrom
(+ Agnosie, akustische + Amusie, sensorische + Aphasie)

Rossolimo-Zeichen, positives

Pyramidenbahn-Symptomatik (spinale)
(+ Babinski-Zeichen, positives + Bauchhautreflexe, abgeschwächte + Beugespasmen + Gordon-Zeichen, positives + Harnblasenstörungen + Kremasterreflex, abgeschwächter + Mastdarmstörungen + Muskeldehnungsreflexe, gesteigerte + Oppenheim-Zeichen, positives + Paresen + Streckspasmen)

Salaam-Krämpfe

BNS-Epilepsie
(+ Blitz-Krämpfe + EEG, burst suppression pattern + EEG, Hypsarrhythmie + Entwicklungsrückstand, motorischer und geistiger + Muskelzuckungen + Nick-Krämpfe + zerebrale Anfälle)

Schlaganfall, ischämischer

Moyamoya-Symptomenkomplex
(+ Abbau, geistiger + Hämatome, intrazerebrale + ischämische Attacken, transitorische + Subarachnoidalblutung + zerebrale Anfälle)

Septum-pellucidum-Defekt

septooptische Dysplasie
(+ Hypopituitarismus + Mikropapille + Minderwuchs + Mittellinie, Fehlbildungen + Nystagmus)

spinozerebelläre Dystrophie

Behr-Syndrom
(+ Ataxie + Dysarthrie + Harnblasenstörungen + Nystagmus + Optikusatrophie + Pyramidenbahnzeichen + Strabismus)

Subarachnoidalblutung

Moyamoya-Symptomenkomplex
(+ Abbau, geistiger + Hämatome, intrazerebrale + ischämische Attacken, transitorische + Schlaganfall, ischämischer + zerebrale Anfälle)

Terson-Syndrom
(+ Glaskörperblutungen)

tonische Anfälle

Krabbe-Krankheit
(+ Entwicklungsrückstand, motorischer und geistiger + Koordinationsstörung, zentrale + Myoklonien + Optikusatrophie + zerebrale Anfälle)

Tonusstörungen, zerebrale

Sjögren-Larsson-Syndrom
(+ Bewegungsstörungen, zentrale + Dysarthrie + Epilepsie + epileptische Anfälle + Fundusanomalien + geistige Behinderung + Ichthyose + Kyphose + Minderwuchs + Schmelzdefekte)

Toxoplasmose des Gehirns

AIDS
(+ Candidiasis + Diarrhö + Enzephalopathie + Herpes simplex + Histoplasmose + HIV + Immundefekt + Infektanfälligkeit + Infektionen, opportunistische + Isosporiasis + Kachexie + Kaposi-Sarkom + Kokzidioidomykose + Kryptokokkose + Kryptosporidiose + Leukoenzephalopathie + Lymphadenopathie + Lymphome + mykobakterielle Erkrankungen + Pneumocystis carinii + Pneumonie + Zytomegalie)

Trendelenburg-Zeichen, positives

Muskeldystrophie, X-chromosomal rezessive, Typ Duchenne
(+ Atemstörung + Creatinkinase, erhöhte + Echokardiogramm,

Nervensystem (mit Gehirn und Rückenmark)

auffälliges + EKG, pathologisches + geistige Behinderung + Gelenkkontrakturen + Gower-Manöver + Kardiomyopathie + Lordose + Makroglossie + Muskelatrophie + Muskelschwäche + Myopathie + Paresen + Skoliose + Wadenhypertrophie + Wadenschmerzen + Watschelgang + Zehenspitzengang)

Trigeminusläsion

Brückenhauben-Symptomatik, kaudale
(+ Abduzenslähmung + Fazialislähmung)

Ulzera, neuropathische

Akroosteopathia ulcero-mutilans nonfamiliaris
(+ Alkoholismus + Androtropie + Hyperhidrose + Hyperkeratose + Neuropathien + Osteolysen + Sensibilitätsstörungen + Spontanfrakturen)

Unzinatus-Anfälle

Arteria-temporalis-anterior-Syndrom
(+ Hemianopsie + Quadrantenanopsie)

vegetative Störungen

Angststörung, generalisierte
(+ Angstzustände + Dyspnoe + Hyperhidrose + Hyperventilation + neurovegetative Störungen + Palpitationen + Tremor)
Entzugserscheinungen des Neugeborenen
(+ Atemstörung + Diarrhö + Drogenabusus, mütterlicher + Erbrechen + Erregbarkeit, erhöhte + Hyperaktivität + Schreien, schrilles + zerebrale Anfälle)
Panenzephalitis, subakute, sklerosierende, van Bogaert
(+ Abbau, geistiger + epileptische Anfälle + Hinstürzen + Hyperkinesen + Sehstörungen + Spastik + zerebellare Symptomatik)
Panikstörung
(+ Angstzustände + Brustschmerzen + Diarrhö + Dyspnoe + Hyperhidrose + Hyperventilation + Konzentrationsstörungen + Mundtrockenheit + neurovegetative Störungen + Palpitationen + Panikattacken + Phobien + Schlafstörungen + Tremor)
phobische Störung
(+ neurovegetative Störungen + Phobien)

Vorderhornzellendegeneration

Muskelatrophie, infantile spinale, Typ Werdnig-Hoffmann
(+ Areflexie + head-drop-Phänomen + Hypokinese + Kyphoskoliose + Muskelatrophie + Muskelhypotonie + Schluckbeschwerden + Spitzfuß, paretischer + Taschenmesserphänomen + Thoraxdeformität + Zungenatrophie + Zungenfibrillationen)
Muskelatrophie, spinale adulte, Typ Duchenne-Aran
(+ Areflexie + Bulbärsymptomatik + Faszikulationen + Hyporeflexie + Muskelatrophie + Paresen)
Muskelatrophie, spinale skapulo-humerale, Typ Vulpian-Bernhardt
(+ Faszikulationen + Muskelatrophie + Muskelschwäche + Paresen)
Pterygium-Syndrom, letales multiples, Typ IV
(+ Gelenkkontrakturen + Gesichtsdysmorphien + Halspterygium + Hydrops fetalis + Muskelatrophie + Pterygien)

zerebellare Dysplasie

Walker-Warburg-Syndrom
(+ Aquäduktstenose + Balkenmangel + Enzephalozele + Hydrozephalus + Irishypoplasie + Katarakt + Lissenzephalie + Mikrophthalmie + Mikrozephalie + Muskeldystrophie + Netzhautdysplasie + Optikuskolobom)

zerebellare Symptomatik

Creutzfeldt-Jakob-Krankheit
(+ Bewegungsstörungen, zentrale + Extrapyramidalsymptome + Motoneuron, peripheres, Schädigung + Myoklonien + neuropsychologische Störungen + Persönlichkeitsveränderungen + Sehstörungen + Sensibilitätsstörungen)
Kleinhirnhypertrophie, diffuse
(+ Hirndruckzeichen + Hydrozephalus + Makrozephalie)
Panenzephalitis, subakute, sklerosierende, van Bogaert
(+ Abbau, geistiger + epileptische Anfälle + Hinstürzen + Hyperkinesen + Sehstörungen + Spastik + vegetative Störungen)

zerebrale Anfälle

Adams-Stokes-Anfall
(+ Bewußtlosigkeit + Blockbilder + Bradyarrhythmien + Herzrhythmusstörungen + Herzstillstand + Synkopen + Tachykardie)
Adenylsuccinaturie
(+ Autismus + Entwicklungsrückstand, motorischer und geistiger + Minderwuchs + Muskelschwäche + Succinyladenosin, erhöht)
Affektsyndrom, pseudopsychopathisches
(+ Affektlabilität + Aufmerksamkeitsstörungen + Charakteranomalien + Enzephalopathie + epileptische Anfälle + Furchtlosigkeit, inadäquate + hypochondrische Ideen + zerebrale Störungen)
Ahornsirup-Krankheit
(+ Ahornsirupgeruch + Alloisoleucinämie + Alloisoleucinurie + Erbrechen + Isoleucinämie + Isoleucinurie + Ketoazidose + Leucinämie + Leucinurie + Muskelhypertonie + Opisthotonus + Trinkschwierigkeiten + Valinämie + Valinurie)
Alexander-Krankheit
(+ Entwicklungsrückstand, motorischer und geistiger + Hydrozephalus + Makrozephalie + Spastik + Tetraplegie, spastische)
amelo-zerebro-hypohidrotisches Syndrom
(+ Abbau, geistiger + geistige Behinderung + Hypohidrose + Schmelzhypoplasie + Spastik + Zähne, Gelbverfärbung)
Angelman-Syndrom
(+ Ataxie + Brachyzephalie + Diastema + EEG, pathologisches + Enophthalmus + Entwicklungsrückstand, motorischer und geistiger + epileptische Anfälle + Gangataxie + geistige Behinderung + Gesichtsdysmorphien + Herausschnellen + Hyperaktivität + Hyperaktivität, motorische + Iris, blaue + Katzenschreien, 1. Lebensjahr + Lachanfälle, unmotivierte + Makrostomie + Mikro-Brachyzephalie + Mikrozephalie + Mittelgesichtshypoplasie oder -dysplasie + Oberlippe, schmale + Progenie + Prognathie + Schlafstörungen + Sprachentwicklung, verzögerte)
Angiomatose, diffuse kortikomeningeale
(+ Akrozyanose + Angiomatose, kortikomeningeale + Bewegungsstörungen, zentrale + Cutis marmorata + Demenz)
Argininämie
(+ Arginaseaktivität, verminderte + Ataxie + Diplegie, spastische + Entwicklungsrückstand, motorischer und geistiger + Erbrechen + Hyperammonämie + Hyperargininämie + Orotaturie + Tetraplegie, spastische + Trinkschwierigkeiten)
Argininbernsteinsäure-Krankheit
(+ Argininsuccinatämie + Ataxie + Bewußtlosigkeit + Hyperammonämie + Lethargie + Tremor + Trichorrhexis)
BNS-Epilepsie
(+ Blitz-Krämpfe + EEG, burst suppression pattern + EEG, Hypsarrhythmie + Entwicklungsrückstand, motorischer und geistiger + Muskelzuckungen + Nick-Krämpfe + Salaam-Krämpfe)
Carboxylase-Defekt, multipler
(+ Ataxie + Azidose + Erytheme + Exantheme + Laktaterhöhung + Leukozytopenie + Monozytopenie + Propionaterhöhung + Pyruvaterhöhung + T-Zelldefekt)

Nervensystem (mit Gehirn und Rückenmark)

Carnosinämie
(+ Anserinämie + Carnosinämie + Carnosinase-Aktivität im Plasma vermindert + Carnosinurie + Entwicklungsrückstand, motorischer und geistiger + Myoklonien)

Ceroidlipofuscinose, neuronale, Typ Jansky-Bielschowsky
(+ Abbau, psychomotorischer + Blindheit + Myoklonien + Optikusatrophie + Pigmentationsanomalien + Verhaltensstörungen)

Ceroidlipofuscinose, neuronale, Typ Kufs
(+ Abbau, geistiger + Ataxie + Demenz + EEG, pathologisches + Lipopigmentablagerungen, intralysosomale + Myoklonien)

Ceroidlipofuscinose, neuronale, Typ Spielmeyer-Vogt
(+ Abbau, geistiger + Blindheit + Demenz + Fundus, Pigmentationen + Haltungsanomalien + Makuladegeneration + motorische Störungen + Optikusatrophie + psychische Störungen)

Chromosom 4p$^-$ Syndrom
(+ Anhängsel, präaurikuläre + Fisteln, präaurikuläre + geistige Behinderung + Gesichtsdysmorphien + Hakennase + Hypertelorismus + Hypospadie + Iriskolobom + Lidachsenstellung, antimongoloide + Lippen-Kiefer-Gaumen-Spalte + Minderwuchs + Minderwuchs, pränataler + Oberlippe, kurze prominente + Ptosis + Stirn, vorgewölbte)

Chromosom 13q$^-$ Syndrom
(+ Analatresie + Balkenmangel + Daumenaplasie + geistige Behinderung + Genitalfehlbildungen + Gesichtsdysmorphien + Herzfehler + Hirnfehlbildungen + Hypospadie + Iriskolobom + Mesenterium commune + Mikrophthalmie + Mikrozephalie + Minderwuchs + Minderwuchs, pränataler + Netzhaut, Retinoblastom + Nierenanomalien + Stirn, fliehende + Syndaktylien + Synostosen)

Citrullinämie
(+ Erbrechen + Hyperammonämie + Hypercitrullinämie + Muskelhypotonie + Myotonie + Tremor)

Cross-Syndrom
(+ geistige Behinderung + Hypopigmentierung + Pigmentstörungen der Haare + Spastik)

Cystathioninurie
(+ Cystathioninämie + Cystathioninurie + Entwicklungsrückstand, motorischer und geistiger + Klumpfuß + Mikrozephalie + Minderwuchs + Thrombozytopenie)

Demenz, progrediente und polyzystische Osteodysplasie
(+ Arthralgien + Basalganglienverkalkung + Demenz + Frakturneigung + Frakturen + Hirnatrophie + Knochenzysten + Merkfähigkeitsstörungen + Pyramidenbahnläsion)

Dyssynergia cerebellaris myoclonica
(+ Ataxie + Dysarthrie + Intentionstremor + Muskelhypotonie + Myoklonien)

Ektodermaldysplasie mit Xerodermie
(+ geistige Behinderung + Hypohidrose + Schmelzdysplasie + Schweißdrüsenhypoplasie + zerebrale Störungen)

Entzugserscheinungen des Neugeborenen
(+ Atemstörung + Diarrhö + Drogenabusus, mütterlicher + Erbrechen + Erregbarkeit, erhöhte + Hyperaktivität + Schreien, schrilles + vegetative Störungen)

Fucosidose
(+ Angiokeratome + Ataxie + Dysostosen + Gedeihstörungen + geistige Behinderung + Gesichtsdysmorphien + Infektanfälligkeit + Minderwuchs + Spastik)

Galloway-Syndrom
(+ Entwicklungsrückstand, motorischer und geistiger + Erbrechen + Hämaturie + Hiatushernie + Kraniostenose + Mikrozephalie + Muskelhypotonie + Nephrose + Optikusatrophie + Proteinurie + Stirn, fliehende)

G$_{MI}$-Gangliosidose, Typ I
(+ Blindheit + Dysostosen + Entwicklungsrückstand, motorischer und geistiger + Fundus, kirschroter Fleck + Gedeihstörungen + Gesichtsdysmorphien + Hepatomegalie + Makrozephalie + Muskelhypotonie + Splenomegalie + Taubheit + Tetraplegie, spastische)

Gaucher-Krankheit
(+ Anämie + Arthralgien + Demenz + Fundus, Veränderungen, fleckförmig-weiße + Gedeihstörungen + geistige Behinderung + Hepatomegalie + Knochenschmerzen + Minderwuchs + Reflexe, pathologische + Spastik + Speicherzellen + Splenomegalie + Thrombozytopenie)

Hämangiomatose-Porenzephalie
(+ Angiome, multiple + Bewegungsstörungen, zentrale + Hydrozephalus + Porenzephalie)

Hämodialyse-Disäquilibrium
(+ Bewußtseinsstörungen + Erbrechen + Kopfschmerz + Unruhephase + Verwirrtheitszustände)

hämorrhagischer Schock mit Enzephalopathie
(+ Azidose + Bewußtlosigkeit + Diarrhö + Gerinnung, disseminierte intravasale + Harnstoff, erhöht + Schock + Thrombozytopenie + Transaminasenerhöhung + Verbrauchskoagulopathie)

Hemiatrophia faciei progressiva
(+ Gesichtsatrophie, halbseitige + Hautatrophie + Hyperpigmentierung)

Herrmann-Aguilar-Sacks-Syndrom
(+ Demenz + Diabetes mellitus + Glykoproteine, erhöhte + Mukoproteine, erhöhte + Nephropathie + Schallempfindungsstörung + Schwerhörigkeit)

HHH-Syndrom
(+ 3-Amino-2-Piperidin im Urin + Ataxie + Homocitrullinämie + Homocitrullinurie + Hyperammonämie + Hyperornithinämie + Lethargie + Paraparesen, spastische + Stupor)

Hoigné-Reaktion
(+ Angstzustände + Dyspnoe + Halluzinationen + Sehstörungen)

Homocystinurie II
(+ geistige Behinderung + Homocystin im Serum, erhöhtes + Homocystinurie + Neuropathien + Schizophrenie + Tetraplegie, spastische + Thrombosen, arterielle oder venöse)

Homocystinurie III
(+ Anämie, makrozytäre + Anämie, megaloblastische + Entwicklungsrückstand, motorischer und geistiger + Erbrechen + Lethargie + Muskelhypotonie)

γ-Hydroxybuttersäure-Ausscheidung
(+ γ-Hydroxybuttersäure im Urin + Apraxie + Ataxie + Entwicklungsrückstand, statomotorischer + Sprachentwicklung, verzögerte)

Hyperglycinämie, nichtketotische, isolierte
(+ Apnoezustände + geistige Behinderung + Glycin, erhöhtes, im Gehirn + Glycin, erhöhtes, im Liquor + Glycin, erhöhtes, im Plasma + Glycin, erhöhtes, im Urin + Lethargie + Muskelhypotonie + Spastik)

Hyperphosphatasie, familiäre, mit geistiger Retardierung
(+ Entwicklungsrückstand, motorischer und geistiger + Phosphatase, alkalische, erhöhte)

Hypertension, enzephalopathische
(+ Bewußtlosigkeit + Bewußtseinsstörungen + Blindheit + Hypertonie + Netzhaut, Retinopathie + Sehstörungen)

3-Ketothiolase-Defekt
(+ 2-Methyl-3-Hydroxybuttersäure im Urin + 2-Methylacetoacetat im Urin + 2-Methylglutaconsäure im Urin + Abdominalschmerzen + Azidose, metabolische + Erbrechen + Glycin, erhöhtes, im Plasma + Tiglylglycin im Urin)

Krabbe-Krankheit
(+ Entwicklungsrückstand, motorischer und geistiger + Koordinationsstörung, zentrale + Myoklonien + Optikusatrophie + tonische Anfälle)

Krampfanfälle, Pyridoxin-abhängige
(+ Erregbarkeit, erhöhte + Hyperakusis)

Leigh-Enzephalomyelopathie
(+ Ataxie + Atemstörung + Bewegungsstörungen, choreo-athetotische + Dysarthrie + Dystonie, motorische + Extrapyramidalsymptome + Hyperreflexie + Muskelhypotonie + Nystagmus + Ophthalmoplegie + Optikusatrophie + Paresen + Pyramidenbahnzeichen + Rigor + Streckspasmen + Tremor + Visusminderung)

Lennox-Enzephalopathie
(+ Myoklonien)

Leukodystrophie, metachromatische, Typ Scholz
(+ Ataxie + Dezerebration + Dysarthrie + Eigenreflexe, erloschene + Eiweißgehalt, erhöhter, im Liquor + Extrapyramidalsymptome + Fallneigung + Koordinationsstörungen + Lernfähigkeitsstörungen

Nervensystem (mit Gehirn und Rückenmark)

+ motorische Störungen + Nervenleitgeschwindigkeit, verzögerte + Spastik + Tagträumereien + Verhaltensstörungen)

megalocornea-mental retardation syndrome (e)
(+ Entwicklungsrückstand, statomotorischer + geistige Behinderung + Gesichtsdysmorphien + Iridodonesis + Irishypoplasie + Koordinationsstörungen + Lidachsenstellung, antimongoloide + Megalokornea + Muskelhypotonie + Myopie)

Melanoblastome, neurokutane
(+ Bewußtseinsstörungen + Hirndruckzeichen + Hydrozephalus + Kompressionszeichen, spinale + Melanome, maligne + Nävus, melanozytärer)

MELAS-Syndrom
(+ Abbau, geistiger + Creatinkinase, erhöhte + Diabetes mellitus + Enzephalopathie + Kardiomyopathie + Laktaterhöhung + Minderwuchs + Myoklonien + Myopathie + Schallempfindungsstörung + Schwerhörigkeit)

Menkes-Syndrom
(+ Coeruloplasmin, vermindertes + Entwicklungsrückstand, motorischer und geistiger + epileptische Anfälle + Haar, sprödes + Haaranomalien + Hypothermie + Kupfer, erniedrigtes + Kupferaufnahme, erhöhte)

MERRF-Syndrom
(+ Abbau, geistiger + Ataxie + Atemstörung + Enzephalopathie + Epilepsie + epileptische Anfälle + Kardiomyopathie + Laktaterhöhung + Lipome + Minderwuchs + Myoklonien + Myopathie + Schallempfindungsstörung + Schwerhörigkeit)

Methionin-Malabsorptions-Syndrom
(+ Diarrhö + geistige Behinderung + Haar, weißes + Hyperkapnie + Hypopigmentierung + Uringeruch, charakteristischer)

Methylmalonazidämie (Mutase-Defekt)
(+ Bewußtlosigkeit + Erbrechen + Gedeihstörungen + Glycin, erhöhtes, im Plasma + Hyperammonämie + Hyperventilation + Lethargie + Muskelhypotonie + Niereninsuffizienz + Osteoporose + Trinkschwierigkeiten)

Moyamoya-Symptomenkomplex
(+ Abbau, geistiger + Hämatome, intrazerebrale + ischämische Attacken, transitorische + Schlaganfall, ischämischer + Subarachnoidalblutung)

Naevus achromians Ito
(+ Blaschko-Linien + Dysplasie, polyostotische + Extremitätenasymmetrien + Gelenkbeweglichkeit, abnorme + Gesichtsasymmetrie + Hypopigmentierung + Kyphoskoliose + Muskelhypotonie + Schiefhals + Spina bifida occulta + Steißbeinluxation + Strabismus + Zahndysplasie)

Naevus sebaceus, linearer
(+ Alopezie + Augenanomalien + geistige Behinderung + Nävuszellnävi + Talgdrüsennävi)

neuroaxonale Dystrophie Seitelberger
(+ Blindheit + Bulbärsymptomatik + Entwicklungsrückstand, motorischer und geistiger + Gelenkkontrakturen + Myoklonien + Optikusatrophie + Sensibilitätsstörungen + Spastik + Temperaturregulationsstörungen)

Neuropathie, hereditäre sensible, Typ III
(+ Analgesie + Apnoezustände + Erbrechen + Fieber + Gelenkveränderungen + Hyperhidrose + Hypertonie + Hypotonie + Lidschluß, fehlender + Megakolon + Megaösophagus + Minderwuchs + Pylorospasmus + Schluckbeschwerden + Skoliose + Speichelfluß, vermehrter + Sprachentwicklung, verzögerte + Tränensekretion, verminderte bis fehlende + Trinkschwierigkeiten + Zungenpapillen, fungiforme, Fehlen)

Oligomeganephronie
(+ Erbrechen + Fieber + Gedeihstörungen + Glomeruli, vergrößerte + Minderwuchs, pränataler + Nierenhypoplasie + Polyurie)

Ornithintranscarbamylase-Mangel
(+ Entwicklungsrückstand, statomotorischer + Erbrechen + Hyperammonämie + Hypothermie + Lethargie + Schläfrigkeit + Tachypnoe)

paraneoplastische Hypoglykämie
(+ Angstzustände + Bewußtseinsstörungen + Dysarthrie + Hungergefühl + Hyperhidrose + Kopfschmerz + Neoplasien + Persönlichkeitsveränderungen + Schwächegefühl, allgemeines + Sehstörungen + Tachykardie + Tremor + Verwirrtheitszustände)

Patterson-Syndrom
(+ Cutis laxa + Dysplasie, polyostotische + geistige Behinderung + Hirsutismus + Kyphoskoliose + Minderwuchs + Ossifikation, verzögerte oder fehlende + Pigmentationsanomalien)

Phenylketonurie
(+ Ekzeme + Entwicklungsrückstand, statomotorischer + geistige Behinderung + Haar, blondes + Iris, blaue + Phenylbrenztraubensäure-Geruch)

Poliodystrophie Alpers
(+ Ataxie + Bewegungsstörungen, choreo-athetotische + Bewegungsstörungen, zentrale + EEG, pathologisches + Entwicklungsrückstand, motorischer und geistiger + epileptische Anfälle + Hepatopathie + Myoklonien + Rigidität + Spastik)

Pyknolepsie
(+ Absencen + EEG, 3/sec-Spike-wave-Komplexe + Muskelhypotonie)

Pyruvatcarboxylase-Defekt
(+ Azidose, metabolische + Hypertonie + Laktaterhöhung)

Ramon-Syndrom
(+ cherubismusartige Fazies + Fontanellen, weite + Gingivafibromatose)

Rasmussen-Syndrom
(+ Aphasie + Dysarthrie + Epilepsie + epileptische Anfälle + Hemiparese + Herdsymptome, zerebrale)

Rett-Syndrom
(+ Anarthrie + Gangapraxie + Gangataxie + geistige Behinderung + Handfunktion, Verlust + Mikrozephalie + Minderwuchs + Skoliose + Tachypnoe)

Reye-Sequenz
(+ Delir + Enzephalopathie + Erregbarkeit, erhöhte + Fieber + Halluzinationen + Hämatemesis + Hepatomegalie + Hyperventilation + Orientierungsstörungen)

Sandhoff-Krankheit
(+ Blindheit + Dezerebration + Entwicklungsrückstand, motorischer und geistiger + Fundus, kirschroter Fleck + Speichervakuolen)

Smith-Magenis-Syndrom
(+ Aggressivität + Androtropie + Autismus + Epikanthus + geistige Behinderung + Gesichtsdysmorphien + Hände, kurze + Lidachsenstellung, mongoloide + Mikrozephalie + Minderwuchs + Mittelgesichtshypoplasie oder -dysplasie + Schalleitungsschwerhörigkeit + Schwerhörigkeit + Stirn, vorgewölbte + Syndaktylien + Telekanthus + Verhaltensstörungen)

Sturge-Weber-Phänotyp
(+ Angiomatose, kortikomeningeale + Angiome, multiple + Glaukom + kalkdichte Veränderungen am Schädel + Naevus flammeus, portweinfarbener, des Gesichts)

Tay-Sachs-Krankheit
(+ Blindheit + Dezerebration + Entwicklungsrückstand, motorischer und geistiger + Fundus, kirschroter Fleck + Hyperakusis + Makrozephalie + Speichervakuolen)

Tetrasomie 12p
(+ Brachymelie + Brachyzephalie + geistige Behinderung + Gesichtsdysmorphien + Haar, schütteres + Kryptorchismu + Mamillenzahl, abnorme + Nase, kurze, mit stark eingezogener Wurzel und nach vorn stehenden Öffnungen + Philtrum, langes prominentes)

Tetrasomie 15, partielle
(+ BNS-Anfälle + Epikanthus + geistige Behinderung + Lidachsenstellung, mongoloide + Spastik + Strabismus + Tetraplegie)

Trisomie 3q, partielle distale
(+ Arrhinenzephalie + Balkenmangel + Entwicklungsrückstand, motorischer und geistiger + geistige Behinderung + Glaukom + Herzfehler + Hypertrichose + Lider, verdickte + Meningomyelozele + Minderwuchs + Trigonozephalie + Untergewicht)

tuberöse Sklerose
(+ Angiofibrome + Bindegewebsnävi + Depigmentierungen + geistige Behinderung + Optikusatrophie)

Zellweger-Syndrom
(+ Areflexie + Demyelinisierung + Dyskranie + Entwicklungsrückstand, motorischer und geistiger + Gesichtsdysmorphien + Hepatomegalie + Hornhauttrübung + Hyporeflexie + Katarakt + Leberfunktionsstörung + Muskelhypotonie + Neugeborenenikterus +

Nervensystem (mit Gehirn und Rückenmark)

Nierenzysten + Peroxisomen, fehlende, in Leber- und Nierenzellen + Schwerhörigkeit + Stirn, hohe)
zerebro-renales Syndrom
(+ Anonychie + Fingeraplasien + Gesichtsdysmorphien + Herzfehler + Mikrozephalie + Minderwuchs + Nierenanomalien + Zehenaplasien)

zerebrale Störungen

Äthanolaminose
(+ Äthanolaminausscheidung, hohe, im Urin + Äthanolaminkinase-Aktivität in der Leber, erniedrigte + Kardiomegalie + Muskelhypotonie)
Affektsyndrom, pseudopsychopathisches
(+ Affektlabilität + Aufmerksamkeitsstörungen + Charakteranomalien + Enzephalopathie + epileptische Anfälle + Furchtlosigkeit, inadäquate + hypochondrische Ideen + zerebrale Anfälle)
Ektodermaldysplasie mit Xerodermie
(+ geistige Behinderung + Hypohidrose + Schmelzdysplasie + Schweißdrüsenhypoplasie + zerebrale Anfälle)
Muskeldystrophie, kongenitale
(+ Arthrogrypose + Creatinkinase, erhöhte + Gelenkkontrakturen + Muskelhypotonie + Myopathie)
Nephronophthise
(+ Anämie + Degeneration, tapeto-retinale + Dysostosen + Katarakt + Kolobom + Leberfibrose + Niereninsuffizienz + Nierenversagen + Nystagmus + Osteopathien + Polydipsie + Polyurie + Salzverlust)
Rüdiger-Syndrom
(+ Brachyphalangie + Gesichtsdysmorphien)

zerebrale Verkalkungen

Carboanhydrase-II-Mangel
(+ Azidose + Basalganglienverkalkung + geistige Behinderung + Knochenwachstum, verzögertes + Mikrognathie + Minderwuchs + Osteopetrose + Spontanfrakturen + Zahnanomalien)

Zervikalmark, Defekt

Inienzephalus
(+ Hals, fehlender + Halswirbelsäule, Defekt + Retroflexion, fixierte, des Uterus)

ZNS-Fehlbildungen

Ivemark-Symptomenkomplex
(+ Androtropie + Bauchorgane, Lageanomalien + Harnwegsanomalien + Heinz-Innenkörperchen + Herzfehler + Howell-Jolly-Körperchen + Lungenlappung, symmetrische + Malrotation + Mesenterium commune + Milzagenesie + Nonrotation)
Polysplenie-Syndrom
(+ Bauchorgane, Lageanomalien + Extremitätenfehlbildungen + Genitalfehlbildungen + Harnwegsanomalien + Herzfehler + Lungenlappung, symmetrische + Polysplenie)
Smith-Lemli-Opitz-Syndrom Typ I
(+ Augenanomalien + Blepharophimose + Entwicklungsrückstand, motorischer und geistiger + Epikanthus + Extremitätenfehlbildungen + Gedeihstörungen + Gesichtsdysmorphien + Glaukom + Harnwegsanomalien + Herzfehler + Katarakt + Mikrozephalie + Minderwuchs + neurologische Störungen + Ohren, tief angesetzte + Ohrmuscheldysplasie + Ptosis + Strabismus)
Triploidie
(+ Aborte + Genitalfehlbildungen + innere Organe, Anomalien + Iriskolobom + Längen- und Gewichtsreduktion + Mikrophthalmie + Minderwuchs, pränataler + Nierenanomalien + Plazenta, hydatidiforme Degeneration + Syndaktylien)

ZNS-Störungen

Alkoholembryopathie
(+ Blepharophimose + Dystrophie, allgemeine + Endphalangen, Hypoplasie + Entwicklungsrückstand, statomotorischer + geistige Behinderung + Gesichtsdysmorphien + Herzfehler + Hyperaktivität + Hypospadie + Kryptorchismus + Labien, große, Hypoplasie + Maxillahypoplasie + Mikrogenie + Mikrozephalie + Minderwuchs + Minderwuchs, pränataler + Oberlippe, schmale + Onychohypoplasie + Philtrum, hypoplastisches)

Zwiebelschalenformationen

Dystasie, hereditäre, areflektorische
(+ Areflexie + Fußdeformitäten + Gangstörungen + Haltetremor + Hammerzehen + Hohlfuß + Nervenleitgeschwindigkeit, verzögerte + Nervenverdickung + Neuropathien)
Neuropathie, hereditäre motorisch-sensible, Typ I
(+ Areflexie + Eiweißgehalt, erhöher, im Liquor + Faszikulationen + Fußdeformitäten + Krallenhand + Nervenleitgeschwindigkeit, verzögerte + Nervenverdickung + Neuropathien + Schmerzen der Beine + Steppergang + Storchenbeine + Tremor)
Neuropathie, hereditäre motorisch-sensible, Typ III
(+ Anisokorie + Ataxie + Eiweißgehalt, erhöher, im Liquor + Faszikulationen + Fußdeformitäten + Miosis + Myoklonien + Nervenleitgeschwindigkeit, verzögerte + Nervenverdickung + Neuropathien + Pupillenstarre + Pupillotonie + Schmerzen der Beine + Thoraxdeformität + Tremor)
Riesenaxon-Neuropathie
(+ Axonauftreibung + Entwicklungsrückstand, statomotorischer + Haar, gekräuseltes + Neuropathien)

Neugeborenen- und Säuglingskomplikationen

Atemnot des Neugeborenen

Lungendysplasie, kongenitale zystische adenomatoide
(+ Atemstörung + Zyanose)
Mikity-Wilson-Komplex
(+ Apnoezustände + Atemstörung + Dyspnoe + Lungenzeichnung, netzförmige + Zyanose)
Thoraxdysplasie, asphyxierende
(+ Nephronophthise + Niereninsuffizienz + Rippen, kurze + Thorax, schmaler, langer)

Darmobstruktion, neonatale

Morbus Hirschsprung
(+ Darmperforation + Diarrhö + Gedeihstörungen + Kotstau + Megakolon + Meteorismus + Obstipation)

Dystrophie, allgemeine

Alkoholembryopathie
(+ Blepharophimose + Endphalangen, Hypoplasie + Entwicklungsrückstand, statomotorischer + geistige Behinderung + Gesichtsdysmorphien + Herzfehler + Hyperaktivität + Hypospadie + Kryptorchismus + Labien, große, Hypoplasie + Maxillahypoplasie + Mikrogenie + Mikrozephalie + Minderwuchs + Minderwuchs, pränataler + Oberlippe, schmale + Onychohypoplasie + Philtrum, hypoplastisches + ZNS-Störungen)
Byler-Krankheit
(+ Cholelithiasis + Cholestase, intrahepatische + Hepatomegalie + Ikterus + Leberzirrhose + Minderwuchs + Pankreatitis + Pruritus + Splenomegalie + Steatorrhö + Stuhl, entfärbter)
Kwashiorkor
(+ Anämie + Diarrhö + Erregbarkeit, erhöhte + Gedeihstörungen + Hautödem + Hypopigmentierung + Ödeme, allg. + Vitamin-Mangel + Wachstumsstörungen)
de-Lange-Syndrom (I)
(+ Augenbrauen, dichte, konvex geschwungene + Bogenmuster, vermehrte + Brachymesophalangie V + Daumen, proximal angesetzte + Dysphonie + Entwicklungsrückstand, statomotorischer + Epikanthus + Füße, kleine + Gedeihstörungen + geistige Behinderung + Genitalfehlbildungen + Hände, kleine + Hypertrichose + Klinodaktylie + Metacarpalia, Anomalien + Mikrozephalie + Minderwuchs + Nasenboden, antevertierter, mit retrahiertem Septum + Oberlippe, schmale + Ohrmuschelanomalien + Philtrum, langes + Philtrum, wenig strukturiertes + Retrogenie + Sprachentwicklung, verzögerte + Strahldefekte + Synophrys + Vierfingerfurche)
Nephrose, kongenitale
(+ Fontanellen, weite + Frühgeburt + Gefäßzeichnung, vermehrte abdominelle + Hackenfuß + Hypalbuminämie + Hyperlipidämie + Nabelhernie + Plazentomegalie + Proteinurie)

Erbrechen, galliges, kurz nach der Geburt

Mekoniumpfropf
(+ Galleerbrechen + Ileus + Ileus des Früh- und Neugeborenen + Mekoniumabgang, fehlender + Mekoniumpfropf, grau-weißer)

Gedeihstörungen

Abetalipoproteinämie
(+ Beta-Lipoproteine, fehlende + Akanthozytose + Appetitlosigkeit + Areflexie + Ataxie + Chylomikronen, fehlende + Erbrechen + Erythrozyten, Stechapfelform + Fettmalabsorption + Herzrhythmusstörungen + Intentionstremor + Kyphoskoliose + Minderwuchs + Muskelatrophie + Myokardfibrose + Netzhaut, Retinitis + Paresen + Serumlipide, erniedrigte + Steatorrhö + Untergewicht)
ACTH-Unempfindlichkeit
(+ ACTH-Serumspiegel, erhöhter + Hyperpigmentierung + Hypoglykämie + Lethargie + Nebenniereninsuffizienz + Nebennierensteroidspiegel, erniedrigte + Renin-Serumspiegel, erhöhter + Salzverlust)
Adenosindesaminase-Mangel
(+ Candidiasis + Chondrodysplasie, metaphysäre + Diarrhö + Immundefekt)
Adrenomyodystrophie(-Syndrom)
(+ Entwicklungsrückstand, motorischer und geistiger + Fettleber + Harnblasenektasie + Megalokornea + Myopathie + Nebennierenrinden-Insuffizienz + Obstipation)
Anderson-Syndrom
(+ Beta-Lipoproteine, erniedrigte + Diarrhö + Hypocholesterinämie + Steatorrhö + Vitamin-Mangel)
Azidose, renale tubuläre, mit progressiver Taubheit
(+ Erbrechen + Hyperkalziurie + Hyperphosphaturie + Minderwuchs + Nephrokalzinose + Obstipation + Polyurie + Schallempfindungsstörung + Schwerhörigkeit + Urin-pH > 6)
Blackfan-Diamond-Anämie
(+ Anämie, aregeneratorische + Anämie, normochrome)
Blue-diaper-Syndrom
(+ Blaufärbung der Windeln + Fieber + Hyperkalzämie + Hyperphosphaturie + Indikanurie + Infektionen, rezidivierende + Obstipation)
Chlorid-Diarrhö, kongenitale
(+ Alkalose, metabolische + Diarrhö + Exsikkose + Hydramnion + Hypochlorämie + Hypokaliämie + Hyponatriämie + Meteorismus + Neugeborenenikterus)
cystische Fibrose
(+ Bronchiektasen + Ileus des Früh- und Neugeborenen + Pankreasfibrose + Pneumopathie + Stuhl, voluminöser, stinkender, fetthaltiger)
Enterokinasemangel, kongenitaler
(+ Aszites + Chymotrypsinmangel + Diarrhö + Enteropathie, eiweißverlierende + Hypoproteinämie + Kwashiorkor + Ödeme, allg. + Trypsinmangel)
Farber-Krankheit
(+ Arthralgien + Atemstörung + Ceramid-haltige intralysosomale Ablagerungen + Dysphonie + Entwicklungsrückstand, statomotorischer + geistige Behinderung + Knochendestruktionen, gelenknahe + Schwellungen, erythematöse, schmerzhafte)
Fucosidose
(+ Angiokeratome + Ataxie + Dysostosen + geistige Behinderung + Gesichtsdysmorphien + Infektanfälligkeit + Minderwuchs + Spastik + zerebrale Anfälle)
G_{M1}-Gangliosidose, Typ I
(+ Blindheit + Dysostosen + Entwicklungsrückstand, motorischer und geistiger + Fundus, kirschroter Fleck + Gesichtsdysmorphien + Hepatomegalie + Makrozephalie + Muskelhypotonie + Splenomegalie + Taubheit + Tetraplegie, spastische + zerebrale Anfälle)
Gaucher-Krankheit
(+ Anämie + Arthralgien + Demenz + Fundus, Veränderungen, fleckförmig-weiße + geistige Behinderung + Hepatomegalie + Knochenschmerzen + Minderwuchs + Reflexe, pathologische + Spastik + Speicherzellen + Splenomegalie + Thrombozytopenie + zerebrale Anfälle)
Heiner-Syndrom
(+ Angioödem + Atelektasen + Bronchitis, obstruktive + Diarrhö + Dyspnoe + Erbrechen + Hämoptoe + Hämosiderose + Husten + Kuhmilchallergie + Rhinitis + Urtikaria)
18-Hydroxysteroiddehydrogenase-Mangel
(+ Azidose, metabolische + Hyperkaliämie + Hyponatriämie + Minderwuchs + Renin, erhöhtes + Salzverlust)
Kwashiorkor
(+ Anämie + Diarrhö + Dystrophie, allgemeine + Erregbarkeit, erhöhte + Hautödem + Hypopigmentierung + Ödeme, allg. + Vitamin-Mangel + Wachstumsstörungen)
de-Lange-Syndrom (I)
(+ Augenbrauen, dichte, konvex geschwungene + Bogenmuster, vermehrte + Brachymesophalangie V + Daumen, proximal angesetzte + Dysphonie + Dystrophie, allgemeine + Entwicklungsrückstand, statomotorischer + Epikanthus + Füße, kleine + geistige Behinderung + Genitalfehlbildungen + Hände, kleine + Hypertricho-

se + Klinodaktylie + Metacarpalia, Anomalien + Mikrozephalie + Minderwuchs + Nasenboden, antevertierter, mit retrahiertem Septum + Oberlippe, schmale + Ohrmuschelanomalien + Philtrum, langes + Philtrum, wenig strukturiertes + Retrogenie + Sprachentwicklung, verzögerte + Strahldefekte + Synophrys + Vierfingerfurche)

Lenz-Majewski-Syndrom
(+ Cutis hyperelastica + Diaphysen, Sklerose + geistige Behinderung + Gesichtsdysmorphien + Hypertelorismus + Minderwuchs + Progerie)

Methylmalonazidämie (Mutase-Defekt)
(+ Bewußtlosigkeit + Erbrechen + Glycin, erhöhtes, im Plasma + Hyperammonämie + Hyperventilation + Lethargie + Muskelhypotonie + Niereninsuffizienz + Osteoporose + Trinkschwierigkeiten + zerebrale Anfälle)

Morbus Hirschsprung
(+ Darmobstruktion, neonatale + Darmperforation + Diarrhö + Kotstau + Megakolon + Meteorismus + Obstipation)

Niemann-Pick-Krankheit
(+ Ataxie + Fundus, kirschroter Fleck + hämatopoetische Störungen + Hautfarbe, gelbliche + Hepatomegalie + Infektanfälligkeit + Minderwuchs + neurodegenerative Symptome + Nystagmus + Schaumzellen + Skelettanomalien + Sphingomyelininfiltration der Lunge + Splenomegalie + Tetraplegie, spastische)

Oligomeganephronie
(+ Erbrechen + Fieber + Glomeruli, vergrößerte + Minderwuchs, pränataler + Nierenhypoplasie + Polyurie + zerebrale Anfälle)

osteoglophone Dysplasie
(+ Knochendefekte, submetaphysäre, fibröse + Kraniosynostose + Minderwuchs + Synostosen)

Osteopetrose, autosomal-rezessiv-frühinfantile Form
(+ Anämie + Entwicklungsrückstand, motorischer und geistiger + Exophthalmus + Hepatomegalie + Hypokalzämie + Hypophosphatämie + Makrozephalie + Muskelkrämpfe + Nystagmus + Optikusatrophie + Osteosklerose + Splenomegalie + Strabismus + Thrombozytopenie)

Pearson-Syndrom
(+ Anämie + Diabetes mellitus + Diarrhö + Enzephalopathie + Geburtsgewicht, niedriges + Hämoglobin-F-Erhöhung + Hepatomegalie + Laktaterhöhung + Malabsorption + Myopathie + Neutropenie + Pankreasfibrose + Pankreasinsuffizienz + Thrombozytopenie + Tubulopathie)

SHORT-Syndrom
(+ Gelenkbeweglichkeit, abnorme + Gesichtsdysmorphien + Knochenwachstum, verzögertes + Lipodystrophie + Mikrognathie + Minderwuchs + Minderwuchs, pränataler + Nasenwurzel, breite, flache + Ohren, abstehende + Rieger-Sequenz + Sprachentwicklung, verzögerte + Telekanthus + Zahnung, verzögerte)

Shwachman-Diamond-Syndrom
(+ Chondrodysplasie, metaphysäre + Diarrhö + Minderwuchs + Neutropenie + Pankreasinsuffizienz + Thorax, schmaler + Thrombozytopenie)

Smith-Lemli-Opitz-Syndrom Typ I
(+ Augenanomalien + Blepharophimose + Entwicklungsrückstand, motorischer und geistiger + Epikanthus + Extremitätenfehlbildungen + Gesichtsdysmorphien + Glaukom + Harnwegsanomalien + Herzfehler + Katarakt + Mikrozephalie + Minderwuchs + neurologische Störungen + Ohren, tief angesetzte + Ohrmuscheldysplasie + Ptosis + Strabismus + ZNS-Fehlbildungen)

Taussig-Bing-Komplex
(+ Auskultation, Pulmonalklappenschlußton + Herzinsuffizienz + Kardiomegalie + Zyanose)

Zerebro-Osteo-Nephro-Dysplasie
(+ geistige Behinderung + Gesichtsdysmorphien + Minderwuchs + nephrotisches Syndrom)

Ileus des Früh- und Neugeborenen

cystische Fibrose
(+ Bronchiektasen + Gedeihstörungen + Pankreasfibrose + Pneumopathie + Stuhl, voluminöser, stinkender, fetthaltiger)

Inspissated-milk-Syndrom
(+ Androtropie + Darmperforation + Ileus + Peritonitis)

Mekoniumpfropf
(+ Erbrechen, galliges, kurz nach der Geburt + Galleerbrechen + Ileus + Mekoniumabgang, fehlender + Mekoniumpfropf, grau-weißer)

Mekoniumabgang, fehlender

Mekoniumpfropf
(+ Erbrechen, galliges, kurz nach der Geburt + Galleerbrechen + Ileus + Ileus des Früh- und Neugeborenen + Mekoniumpfropf, grau-weißer)

Small-left-colon-Syndrom
(+ aufgetriebenes Abdomen + Erbrechen + Kolon, enggestelltes)

Mekoniumpfropf, grau-weißer

Mekoniumpfropf
(+ Erbrechen, galliges, kurz nach der Geburt + Galleerbrechen + Ileus + Ileus des Früh- und Neugeborenen + Mekoniumabgang, fehlender)

Neugeborenenikterus

Chlorid-Diarrhö, kongenitale
(+ Alkalose, metabolische + Diarrhö + Exsikkose + Gedeihstörungen + Hydramnion + Hypochlorämie + Hypokaliämie + Hyponatriämie + Meteorismus)

Galaktosämie II
(+ Aszites + Diarrhö + Erbrechen + Ernährungsstörungen + Galaktosämie + Glucosurie + Hepatomegalie + Katarakt + Trinkschwierigkeiten)

Zellweger-Syndrom
(+ Areflexie + Demyelinisierung + Dyskranie + Entwicklungsrückstand, motorischer und geistiger + Gesichtsdysmorphien + Hepatomegalie + Hornhauttrübung + Hyporeflexie + Katarakt + Leberfunktionsstörung + Muskelhypotonie + Nierenzysten + Peroxisomen, fehlende, in Leber- und Nierenzellen + Schwerhörigkeit + Stirn, hohe + zerebrale Anfälle)

Trinkschwierigkeiten

Adducted-thumb-Sequenz
(+ Daumen, adduzierte + Klumpfuß + Kraniostenose + Mikrozephalie + Myopathie + Ophthalmoplegie)

Ahornsirup-Krankheit
(+ Ahornsirupgeruch + Alloisoleucinämie + Alloisoleucinurie + Erbrechen + Isoleucinämie + Isoleucinurie + Ketoazidose + Leucinämie + Leucinurie + Muskelhypertonie + Opisthotonus + Valinämie + Valinurie + zerebrale Anfälle)

Argininämie
(+ Arginaseaktivität, verminderte + Ataxie + Diplegie, spastische + Entwicklungsrückstand, motorischer und geistiger + Erbrechen + Hyperammonämie + Hyperargininämie + Orotaturie + Tetraplegie, spastische + zerebrale Anfälle)

Dystrophia myotonica Curschmann-Steinert
(+ Alopezie + Atemstörung + Dickdarmdilatation, verminderte + Dysfunktion, ovarielle + Facies myopathica + geistige Behinderung + Gesicht, schmales + Herzrhythmusstörungen + Hirnatrophie + Hodenatrophie + Hydramnion + Hypoventilation, alveoläre + Katarakt + Kindsbewegungen, verminderte + Klumpfuß + Magenmotilität, verminderte + Mimik, verminderte + Muskelatrophie + Muskelhypotonie + Muskelschwäche + Myotonie + Ösophagusdilatation + Ösophagusperistaltik, verminderte + Paresen + Peristaltik, verminderte + Ptosis + Skelettanomalien)

Floppy-Infant-Symptomatik
(+ Bradykinesie + Gelenkbeweglichkeit, abnorme)

Neugeborenen- und Säuglingskomplikationen

Galaktosämie II
(+ Aszites + Diarrhö + Erbrechen + Ernährungsstörungen + Galaktosämie + Glucosurie + Hepatomegalie + Katarakt + Neugeborenenikterus)
Methylmalonazidämie (Mutase-Defekt)
(+ Bewußtlosigkeit + Erbrechen + Gedeihstörungen + Glycin, erhöhtes, im Plasma + Hyperammonämie + Hyperventilation + Lethargie + Muskelhypotonie + Niereninsuffizienz + Osteoporose + zerebrale Anfälle)
Moebius-Kernaplasie
(+ Abduzenslähmung + Fazialislähmung)
muscle-eye-brain disease
(+ Entwicklungsrückstand, motorischer und geistiger + Glaukom + Hirnfehlbildungen + Muskelhypotonie + Myopie + Netzhauthypoplasie + Sehnervenpapille, Hypoplasie + Sehstörungen)
Neuropathie, hereditäre sensible, Typ III
(+ Analgesie + Apnoezustände + Erbrechen + Fieber + Gelenkveränderungen + Hyperhidrose + Hypertonie + Hypotonie + Lidschluß, fehlender + Megakolon + Megaösophagus + Minderwuchs + Pylorospasmus + Schluckbeschwerden + Skoliose + Speichelfluß, vermehrter + Sprachentwicklung, verzögerte + Tränensekretion, verminderte bis fehlende + zerebrale Anfälle + Zungenpapillen, fungiforme, Fehlen)
Pyruvatdehydrogenase-Defekt
(+ Ataxie + Atemstörung + Azidose + Entwicklungsrückstand, motorischer und geistiger + Laktat/Pyruvat-Quotient gestört + Mikrozephalie + Neutropenie + Optikusatrophie)

Niere und Harnwege

Adysplasie, urogenitale

Potter-Sequenz
(+ »Potter facies« + Anomalien, anorektale + Epikanthus + Gesichtsdysmorphien + Hypertelorismus + Klumpfuß + Lungenhypoplasie + Nierenagenesie + Ohrmuscheldysplasie + Uterusanomalien + Wirbelanomalien)

Anurie

Crush-Sequenz
(+ Hyperkaliämie + Muskelnekrosen + Muskelödem + Muskulatur, quergestreifte, ausgedehnter Zerfall + Nierennekrosen + Nierenversagen + Schock)
hepato-renales Syndrom
(+ Aszites + Cholestase, intrahepatische + Enzephalopathie + Hyponatriämie + Ikterus + Leberfunktionsstörung + Niereninsuffizienz)
Hyperthermie, maligne
(+ Azidose, metabolische + Fieber + Herzstillstand + Hyperkaliämie + Hypoglykämie + Muskelkontrakturtest positiv + Muskelödem + Myoglobinurie + Rhabdomyolyse + Rigor + Succinylcholin, abnorme Reaktionen + Tachykardie + Tachypnoe + Thromboplastinfreisetzung + Verbrauchskoagulopathie)

Blaufärbung der Windeln

Blue-diaper-Syndrom
(+ Fieber + Gedeihstörungen + Hyperkalzämie + Hyperphosphaturie + Indikanurie + Infektionen, rezidivierende + Obstipation)

Doppelnieren

akrorenaler Symptomenkomplex
(+ Nierenagenesie + Nierenhypoplasie + Spaltfüße + Spalthände)
renale Adysplasie
(+ Nierenagenesie + Nierenzysten + Vaginalatresie)

Entzündungsherde, chronisch-granulomatöse, der Harnwege

Granulomatose, septische
(+ Allgemeininfektion, schwere + Entzündungsherde, chronisch-granulomatöse, im Gastrointestinaltrakt + Hautinfektionen, akut-abszedierende + Immundefekt + Infektanfälligkeit + Infekte des Respirationstrakts + Infektionen, abszedierende + Infektionen, akut-abszedierende, der Leber + Infektionen, akut-abszedierende, der Lunge + Infektionen, akut-abszedierende, der Lymphknoten + Infektionen, akut-abszedierende, der Milz + Infektionen, akut-abszedierende, des Gastrointestinaltrakts + Phagozytendefekt)

Fibrose, retroperitoneale

Fibrose, retroperitoneale
(+ Cholangitiden + Hydroureteren + Lymphödem + Mediastinalfibrose + Nephropathie + Nierenversagen)

Glomerulonephritis

Denys-Drash-Syndrom
(+ Hodendysgenesie + Hypertonie + intersexuelles Genitale + Nierenversagen + Ovarien, Hypoplasie + Vaginalhypoplasie + Wilms-Tumor)
Goodpasture-Syndrom
(+ Androtropie + Antibasalmembran-Antikörper + Dyspnoe + Hämaturie + Hämoptoe + Proteinurie)

Niere und Harnwege

Wegener-Granulomatose
(+ Nasenschleimhaut, Ulzerationen + Otitis media + Rhinitis + Schwerhörigkeit + Vaskulitis, nekrotisierende)

Harnblasenatonie

Cauda(-equina)-Symptomatik
(+ Achillessehnenreflex, fehlender + Analreflex, fehlender + Mastdarmstörungen + Sensibilitätsstörungen, perianale + Stuhlinkontinenz)
Nervus-pelvicus-Symptomatik
(+ Androtropie + Inkontinenz + Potenzstörungen)

Harnblasenekstrophie

ADAM-Komplex
(+ Amputationen, kongenitale + Bauchwanddefekt + Extremitätenfehlbildungen + Gesichtsspalten + Oligodaktylie + Omphalozele + Schädeldefekte + Schnürfurchen, ringförmige + Syndaktylien + Thoraxspalte)
Meckel-Gruber-Syndrom
(+ Arrhinenzephalie + Enzephalozele + Epispadie + Gaumenspalte + Hexadaktylie + Hypospadie + Katarakt + Kleinhirnagenesie + Klumpfuß + Kolobom + Leberfibrose + Mikrogenie + Mikrophthalmie + Mikrozephalie + Nierenzysten + Optikusaplasie + Polydaktylie + Stirn, fliehende + Zungenfehlbildung)

Harnblasenektasie

Adrenomyodystrophie(-Syndrom)
(+ Entwicklungsrückstand, motorischer und geistiger + Fettleber + Gedeihstörungen + Megalokornea + Myopathie + Nebennierenrinden-Insuffizienz + Obstipation)

Harnblase, neurogene

Ochoa-Syndrom
(+ Harnblasenhypertrophie, sekundäre + Mimik, inverse + Nierenkelche, Verplumpung + Nierenschrumpfung + Obstipation + Reflux, vesiko-uretero-renaler + Sphinkterfunktion, gestörte anale)

Harnblasenhypertrophie, sekundäre

Ochoa-Syndrom
(+ Harnblase, neurogene + Mimik, inverse + Nierenkelche, Verplumpung + Nierenschrumpfung + Obstipation + Reflux, vesiko-uretero-renaler + Sphinkterfunktion, gestörte anale)

Harnblasenstörungen

Behr-Syndrom
(+ Ataxie + Dysarthrie + Nystagmus + Optikusatrophie + Pyramidenbahnzeichen + spinozerebelläre Dystrophie + Strabismus)
Foix-Alajouanine-Syndrom
(+ Beine, schlaffe Paresen + Mastdarmstörungen + Potenzstörungen + Schmerzen im Lumbalbereich)
Konus-Symptomatik
(+ Analreflex, fehlender + Mastdarmstörungen + Potenzstörungen + Reithosenanästhesie)
Pyramidenbahn-Symptomatik (spinale)
(+ Babinski-Zeichen, positives + Bauchhautreflexe, abgeschwächte + Beugespasmen + Gordon-Zeichen, positives + Kremasterreflex, abgeschwächter + Mastdarmstörungen + Muskeldehnungsreflexe, gesteigerte + Oppenheim-Zeichen, positives + Paresen + Rossolimo-Zeichen, positives + Streckspasmen)

Regression, kaudale
(+ Analatresie + Beckendysplasie + Hypoplasie der Beine + kaudale Wirbelsäule, Agenesie + kaudale Wirbelsäule, Hypogenesie + Mastdarmstörungen + Rumpflänge, abnorme)

Harnwegsanomalien

akro-reno-okuläres Syndrom
(+ Augenanomalien + Daumenhypoplasie + Duane-Zeichen + Finger, Dermatoglyphen, abnorme + Kolobom + Nierenanomalien + Polydaktylie + Ptosis + Reflux, vesiko-uretero-renaler)
branchio-oto-renales Syndrom
(+ Kiemengangsfisteln, -zysten + Nierenanomalien + Ohranomalien + Schwerhörigkeit)
Ivemark-Symptomkomplex
(+ Androtropie + Bauchorgane, Lageanomalien + Heinz-Innenkörperchen + Herzfehler + Howell-Jolly-Körperchen + Lungenlappung, symmetrische + Malrotation + Mesenterium commune + Milzagenesie + Nonrotation + ZNS-Fehlbildungen)
Mayer-von-Rokitansky-Küster-Fehlbildungskomplex
(+ Amenorrhö + Gynäkotropie + Nierenanomalien + Sterilität + Vaginalatresie)
MURCS-Assoziation
(+ Amenorrhö + Nierenanomalien + Reduktionsfehlbildungen der Arme + Rippenfehlbildungen + Sterilität + Vaginalatresie + Wirbelkörperdysplasie)
OEIS-Komplex
(+ Analstenose + Anomalien, anorektale + Genitalfehlbildungen + Omphalozele + Reduktionsanomalien der Beine)
Polysplenie-Syndrom
(+ Bauchorgane, Lageanomalien + Extremitätenfehlbildungen + Genitalfehlbildungen + Herzfehler + Lungenlappung, symmetrische + Polysplenie + ZNS-Fehlbildungen)
Smith-Lemli-Opitz-Syndrom Typ I
(+ Augenanomalien + Blepharophimose + Entwicklungsrückstand, motorischer und geistiger + Epikanthus + Extremitätenfehlbildungen + Gedeihstörungen + Gesichtsdysmorphien + Glaukom + Herzfehler + Katarakt + Mikrozephalie + Minderwuchs + neurologische Störungen + Ohren, tief angesetzte + Ohrmuscheldysplasie + Ptosis + Strabismus + ZNS-Fehlbildungen)

Hydronephrose

Dysostose, spondylokostale, mit viszeralen Defekten und Dandy-Walker-Malformation
(+ Balkenmangel + Dandy-Walker-Anomalie + Finger, Brachydaktylie + Hemiwirbelbildung + Herzfehler + Hydramnion + Hydrops fetalis + Lungenhypoplasie + Malrotation + Mikromelie + Nierendysplasie + Rippendefekte + Thoraxdysplasie + Wirbelanomalien + Zehen, Brachydaktylie)
Embryopathia diabetica
(+ Analatresie + Arrhinenzephalie + Femurhypoplasie + Gesichtsspalten + Hypertelorismus + Hypotelorismus + Iriskolobom + kaudale Dysplasie + Kolon, enggestelltes + Megaureteren + Megazystis + Naseneinkerbungen + Nierenagenesie + Ureter duplex)
McKusick-Kaufman-Syndrom
(+ Herzfehler + Hydrometrokolpos + Polydaktylie)
Megazystis, Mikrokolon, intestinale Hypoperistalsis
(+ Gesichtsdysmorphien + Hydroureteren + Megazystis + Mikrokolon + Peristaltik, verminderte)
Oxalose Typ I
(+ Anämie + Appetitlosigkeit + Arthritiden + Gefäßspasmen + Herzinsuffizienz + Herzrhythmusstörungen + Makrohämaturie + Minderwuchs + Nephrokalzinose + Nephrolithiasis + Netzhaut, Retinitis + Niereninsuffizienz + Nierenkoliken + Osteopathien + Polyurie + Pyelonephritis + Raynaud-Phänomen + Spontanfrakturen)
Prune-belly-Sequenz
(+ Bauchwandmuskulatur, Hypo- oder Aplasie + Kryptorchismus + Meatusstenose + Megaureteren + Megazystis + Nierendysplasie

Niere und Harnwege

+ Reflux, vesiko-uretero-renaler + Urethra, proximale Erweiterung)
Tetrasomie 8p
(+ Balkenmangel + geistige Behinderung + Gesichtsdysmorphien + Hemiwirbelbildung + Makrozephalie + Nasenwurzel, breite, flache + Palmarfurchen, tiefe + Plantarfurchen, tiefe + Spina bifida + Stirn, hohe + Wirbelanomalien)
Trisomie-8-Mosaik
(+ Arthrogrypose + Balkenmangel + Gesichtsdysmorphien + Nase, birnenförmige + Palmarfurchen, tiefe + Patellaaplasie + Pigmentationsanomalien + Plantarfurchen, tiefe + Spina bifida + Unterlippe, umgestülpte + Wirbelanomalien)
urorektale Septumfehlbildungs-Sequenz
(+ Genitalfehlbildungen + Nierenagenesie + Nierenanomalien + Nierenaplasie + Nierendysplasie + Nierenhypoplasie + Oligohydramnion)

Hydroureteren

Fibrose, retroperitoneale
(+ Cholangitiden + Fibrose, retroperitoneale + Lymphödem + Mediastinalfibrose + Nephropathie + Nierenversagen)
Megazystis, Mikrokolon, intestinale Hypoperistalsis
(+ Gesichtsdysmorphien + Hydronephrose + Megazystis + Mikrokolon + Peristaltik, verminderte)

Inkontinenz

Arteria-cerebri-anterior-Syndrom
(+ Apraxie + Déviation conjugée + Fazialislähmung + Hemiparese + Primitivreflexe)
Kuru
(+ Bewegungsstörungen, choreo-athetotische + Demenz + Dysarthrie + Gangataxie + Gehunfähigkeit + Lachanfälle, unmotivierte + Myoklonien + Paresen + Schluckbeschwerden + Tremor)
Nervus-pelvicus-Symptomatik
(+ Androtropie + Harnblasenatonie + Potenzstörungen)
Shy-Drager-Syndrom
(+ Akkommodationsstörungen + Androtropie + Anisokorie + Ataxie + Bradykinesie + Demenz + Dysarthrie + Herzrhythmusstörungen + Intentionstremor + Kreislaufdysregulation, orthostatische + Obstipation + Potenzstörungen + Rigor)

kleinzystische Veränderungen, diffuse, der Niere

Nieren, polyzystische (infantile Form)
(+ Hypertonie + Hypertonie, portale + Leberfibrose + Nieren, vergrößerte, meist tastbare + Ösophagusvarizen + Zwerchfelldefekt)

Markpyramiden, Echogenität, bei Neugeborenen

Tamm-Horsfall-»Nephropathie«
(+ Exsikkose)

Megaureteren

Embryopathia diabetica
(+ Analatresie + Arrhinenzephalie + Femurhypoplasie + Gesichtsspalten + Hydronephrose + Hypertelorismus + Hypotelorismus + Iriskolobom + kaudale Dysplasie + Kolon, enggestelltes + Megazystis + Naseneinkerbungen + Nierenagenesie + Ureter duplex)
Prune-belly-Sequenz
(+ Bauchwandmuskulatur, Hypo- oder Aplasie + Hydronephrose + Kryptorchismus + Meatusstenose + Megazystis + Nierendysplasie + Reflux, vesiko-uretero-renaler + Urethra, proximale Erweiterung)

Megazystis

Embryopathia diabetica
(+ Analatresie + Arrhinenzephalie + Femurhypoplasie + Gesichtsspalten + Hydronephrose + Hypertelorismus + Hypotelorismus + Iriskolobom + kaudale Dysplasie + Kolon, enggestelltes + Megaureteren + Naseneinkerbungen + Nierenagenesie + Ureter duplex)
Megazystis, Mikrokolon, intestinale Hypoperistalsis
(+ Gesichtsdysmorphien + Hydronephrose + Hydroureteren + Mikrokolon + Peristaltik, verminderte)
Prune-belly-Sequenz
(+ Bauchwandmuskulatur, Hypo- oder Aplasie + Hydronephrose + Kryptorchismus + Meatusstenose + Megaureteren + Nierendysplasie + Reflux, vesiko-uretero-renaler + Urethra, proximale Erweiterung)
Pseudoobstruktion, intestinale
(+ Abdominalschmerzen + Ataxie + Basalganglienanomalien + Dysarthrie + Erbrechen + Ileus + Obstipation + Ophthalmoplegie + Ptosis)

Miktionsstörungen

Atrophie, olivopontozerebelläre (»sporadische Form«, »SOPCA«)
(+ Akinesie + Ataxie + Dysarthrie + Gangstörungen + Kopftremor + Nystagmus + Rigor + Rumpftremor + Schluckbeschwerden)
Lambert-Eaton-Rooke-Krankheit
(+ Areflexie + Hyporeflexie + Mundtrockenheit + Muskelschwäche + Obstipation + Potenzstörungen)

Nephritis

Alport-Syndrom
(+ Augenanomalien + Schallempfindungsstörung + Schwerhörigkeit)
Epstein-Syndrom
(+ hämorrhagische Diathese + Nasenbluten + Taubheit + Thrombozytopenie)
Hyperaldosteronismus, primärer
(+ Aldosteron-Sekretion, gesteigerte + Alkalose, metabolische + EKG, pathologisches + Hyperaldosteronämie + Hyperkaliurie + Hypernatriämie + Hypertonie + Hypokaliämie + Hyposthenurie + Kopfschmerz + Muskelschwäche + Netzhaut, Retinopathie + Paralyse, periodische + Polydipsie + Polyurie + Proteinurie)
Nephropathie-Prolinurie-Ichthyose-Schwerhörigkeit
(+ Ichthyose + Niereninsuffizienz + Nierenzysten + Schallempfindungsstörung + Schwerhörigkeit)
Purpura Schoenlein-Henoch
(+ Abdominalschmerzen + Arthritiden + Erbrechen + Hautgefäße, IgA-Ablagerungen + Melaena + Purpura)
TINU-Syndrom
(+ Gynäkotropie + Iritis + Myelitis, unspezifische + Photophobie + Uveitis)

Nephrokalzinose

Amelogenesis imperfecta mit Nephrokalzinose
(+ Hypokalziurie + Schmelzaplasie + Zahnkronen, abnorme)
Azidose, renale tubuläre, mit progressiver Taubheit
(+ Erbrechen + Gedeihstörungen + Hyperkalziurie + Hyperphosphaturie + Minderwuchs + Obstipation + Polyurie + Schallempfindungsstörung + Schwerhörigkeit + Urin-pH > 6)
Azidose, renale tubuläre, Typ 1
(+ Minderwuchs + Muskelschwäche + Nephrolithiasis + Polyurie + Skelettdemineralisation)
Fanconi-Schlesinger-Syndrom
(+ Gesichtsdysmorphien + Hyperkalzämie + kardiovaskuläre Veränderungen + Osteosklerose)

Niere und Harnwege

Milch-Alkali-Hyperkalziämie
(+ Alkalose, metabolische + Erbrechen + Hyperkalzämie + Obstipation + Polydipsie + Polyurie)
Oxalose Typ I
(+ Anämie + Appetitlosigkeit + Arthritiden + Gefäßspasmen + Herzinsuffizienz + Herzrhythmusstörungen + Hydronephrose + Makrohämaturie + Minderwuchs + Nephrolithiasis + Netzhaut, Retinitis + Niereninsuffizienz + Nierenkoliken + Osteopathien + Polyurie + Pyelonephritis + Raynaud-Phänomen + Spontanfrakturen)
Oxalurie, intestinale
(+ Diarrhö + Dyspepsie + Fettmalabsorption + Meteorismus + Nephrolithiasis + Nierenkoliken)
Tubuloektasie, präkalizielle
(+ Hämaturie + Nephrolithiasis + Pyelonephritis)

Nephrolithiasis

Azidose, renale tubuläre, Typ 1
(+ Minderwuchs + Muskelschwäche + Nephrokalzinose + Polyurie + Skelettdemineralisation)
Cystinurie
(+ Argininurie + Cystinkristalle im Urin + Cystinurie + Lysinurie + Ornithinurie)
Fraley-Anomalie
(+ Flankengegend, Schmerz + Hämaturie + Pyelonephritis)
Lesch-Nyhan-Syndrom
(+ Aggressivität + Finger, Mutilationen + geistige Behinderung + Hyperurikämie + Mutilationen + Selbstbeschädigungen + Verletzungen, allg.)
Maladie de Puigvert
(+ Nieren, vergrößerte, meist tastbare + Nierenkelche, Verplumpung)
Oxalose Typ I
(+ Anämie + Appetitlosigkeit + Arthritiden + Gefäßspasmen + Herzinsuffizienz + Herzrhythmusstörungen + Hydronephrose + Makrohämaturie + Minderwuchs + Nephrokalzinose + Netzhaut, Retinitis + Niereninsuffizienz + Nierenkoliken + Osteopathien + Polyurie + Pyelonephritis + Raynaud-Phänomen + Spontanfrakturen)
Oxalurie, intestinale
(+ Diarrhö + Dyspepsie + Fettmalabsorption + Meteorismus + Nephrokalzinose + Nierenkoliken)
Tubuloektasie, präkalizielle
(+ Hämaturie + Nephrokalzinose + Pyelonephritis)

Nephronophthise

Saldino-Mainzer-Syndrom
(+ Ataxie + Gesichtsdysmorphien + Schallempfindungsstörung + Schwerhörigkeit + Skelettanomalien)
Thoraxdysplasie, asphyxierende
(+ Atemnot des Neugeborenen + Niereninsuffizienz + Rippen, kurze + Thorax, schmaler, langer)

Nephropathie

Amyloidose, kardialer Typ
(+ Glaskörpertrübung + Herzinsuffizienz + Netzhaut, Retinopathie + Niedervoltage im EKG + Parästhesien)
Fibrose, retroperitoneale
(+ Cholangitiden + Fibrose, retroperitoneale + Hydroureteren + Lymphödem + Mediastinalfibrose + Nierenversagen)
Herrmann-Aguilar-Sacks-Syndrom
(+ Demenz + Diabetes mellitus + Glykoproteine, erhöhte + Mukoproteine, erhöhte + Schallempfindungsstörung + Schwerhörigkeit + zerebrale Anfälle)
immuno-ossäre Dysplasie Schimke
(+ Fistelstimme + Haar, feines + Immundefekt + Lymphozytopenie + Minderwuchs + Minderwuchs, pränataler + Nase, breite, flache + Nasenspitze, breite, plumpe + Nierenversagen + Ödeme, allg. + Pigmentflecken)
Osteoonychodysplasie
(+ Beckenhörner + Ellenbogendysplasie + Onychodysplasie + Onychodystrophie + Onychohypoplasie + Patellaaplasie + Patellahypoplasie + Proteinurie + Pterygien + Radiusluxation + Riffelung der Nägel)

Nephrose

Galloway-Syndrom
(+ Entwicklungsrückstand, motorischer und geistiger + Erbrechen + Hämaturie + Hiatushernie + Kraniostenose + Mikrozephalie + Muskelhypotonie + Optikusatrophie + Proteinurie + Stirn, fliehende + zerebrale Anfälle)
Muckle-Wells-Syndrom
(+ Glaukom + Hodenatrophie + Hohlfuß + Hörverlust + Schallempfindungsstörung + Schüttelfröste + Schwerhörigkeit + Urtikaria)

nephrotisches Syndrom

Zerebro-Osteo-Nephro-Dysplasie
(+ Gedeihstörungen + geistige Behinderung + Gesichtsdysmorphien + Minderwuchs)

Nierenagenesie

akrorenaler Symptomenkomplex
(+ Doppelnieren + Nierenhypoplasie + Spaltfüße + Spalthände)
Embryopathia diabetica
(+ Analatresie + Arrhinenzephalie + Femurhypoplasie + Gesichtsspalten + Hydronephrose + Hypertelorismus + Hypotelorismus + Iriskolobom + kaudale Dysplasie + Kolon, enggestelltes + Megaureteren + Megazystis + Naseneinkerbungen + Ureter duplex)
Kryptophthalmus-Syndrom
(+ Anophthalmie + geistige Behinderung + Kryptophthalmus + Lidöffnungen, fehlende + Mikrophthalmie + Syndaktylien)
Potter-Sequenz
(+ »Potter facies« + Adysplasie, urogenitale + Anomalien, anorektale + Epikanthus + Gesichtsdysmorphien + Hypertelorismus + Klumpfuß + Lungenhypoplasie + Ohrmuscheldysplasie + Uterusanomalien + Wirbelanomalien)
renale Adysplasie
(+ Doppelnieren + Nierenzysten + Vaginalatresie)
Sirenomelie
(+ Analatresie + Beine, Fusion + Regressionssyndrom, kaudales + sakrokokzygeale Wirbelsäule, Agenesie)
urorektale Septumfehlbildungs-Sequenz
(+ Genitalfehlbildungen + Hydronephrose + Nierenanomalien + Nierenaplasie + Nierendysplasie + Nierenhypoplasie + Oligohydramnion)
VATER-Assoziation
(+ Analatresie + Fistel, ösophagotracheale + Nabelarterienagenesie + Nierenanomalien + Ösophagusatresie + Polydaktylie + Radiusaplasie + Radiusdysplasie + Ventrikelseptumdefekt + Wirbelanomalien)
Winter-Syndrom
(+ Gehörgänge, äußere, enge bis verschlossene + Mittelohranomalien + Nierenhypoplasie + Schalleitungsschwerhörigkeit + Schwerhörigkeit + Vaginalatresie)

Nierenanomalien

akro-reno-okuläres Syndrom
(+ Augenanomalien + Daumenhypoplasie + Duane-Zeichen + Fin-

Niere und Harnwege

ger, Dermatoglyphen, abnorme + Harnwegsanomalien + Kolobom + Polydaktylie + Ptosis + Reflux, vesiko-uretero-renaler)

branchio-oto-renales Syndrom
(+ Harnwegsanomalien + Kiemengangsfisteln, -zysten + Ohranomalien + Schwerhörigkeit)

Cat-eye-Syndrom
(+ Analatresie + Anhängsel, präaurikuläre + Fisteln, präaurikuläre + Iriskolobom + Lidachsenstellung, antimongoloide + Lungenvenen, totale Fehleinmündung)

Chromosom 13q⁻ Syndrom
(+ Analatresie + Balkenmangel + Daumenaplasie + geistige Behinderung + Genitalfehlbildungen + Gesichtsdysmorphien + Herzfehler + Hirnfehlbildungen + Hypospadie + Iriskolobom + Mesenterium commune + Mikrophthalmie + Mikrozephalie + Minderwuchs + Minderwuchs, pränataler + Netzhaut, Retinoblastom + Stirn, fliehende + Syndaktylien + Synostosen + zerebrale Anfälle)

Glutarazidurie Typ II
(+ Apnoezustände + Bradyarrhythmien + Gesichtsdysmorphien + Hyperammonämie + Hypoglykämie + Hypospadie + Lethargie + Schweißfuß-artiger Geruch)

Gordan-Overstreet-Syndrom
(+ Amenorrhö + Aortenstenose + Cubitus valgus + Epikanthus + Gesichtsdysmorphien + Gonadendysgenesie + Halspterygium + Mimik, verminderte + Minderwuchs + Nävi + Ohren, abstehende + Ptosis + Virilisierung, inkomplette)

mammo-renale Assoziation
(+ Mamillen, Positionsveränderung + Mamillenzahl, abnorme)

Mayer-von-Rokitansky-Küster-Fehlbildungskomplex
(+ Amenorrhö + Gynäkotropie + Harnwegsanomalien + Sterilität + Vaginalatresie)

MURCS-Assoziation
(+ Amenorrhö + Harnwegsanomalien + Reduktionsfehlbildungen der Arme + Rippenfehlbildungen + Sterilität + Vaginalatresie + Wirbelkörperdysplasie)

Mutchinick-Syndrom
(+ Augenbrauen, lange und gekrauste + Gaumen, hoher + geistige Behinderung + Gesichtsdysmorphien + Herzfehler + Hypertelorismus + Klinodaktylie + Lidachsenstellung, antimongoloide + Mikrozephalie + Minderwuchs + Nagelanomalien + Nasenwurzel, breite, prominente + Ohren, große + Pigmentationsanomalien + Prognathie + Pulmonalstenose + Trichterbrust + Vorhofseptumdefekt)

Nierendysplasie, multizystische
(+ Niere, stumme + Nierendysplasie + Oligohydramnion + Tumoren, abdominelle, große + Ureteratresie)

Oligodaktylie-Syndrom (Grebe-Weyers)
(+ Ellenbogengelenk, Ankylose + Lippen-Kiefer-Gaumen-Spalte + Oligodaktylie)

Triploidie
(+ Aborte + Genitalfehlbildungen + innere Organe, Anomalien + Iriskolobom + Längen- und Gewichtsreduktion + Mikrophthalmie + Minderwuchs, pränataler + Plazenta, hydatidiforme Degeneration + Syndaktylien + ZNS-Fehlbildungen)

Trisomie 18
(+ Fersen, prominente + Fingerkontrakturen + Geburtsgewicht, niedriges + Gesicht, dreieckiges + Gesichtsdysmorphien + Großzehen, zurückversetzte + Herzfehler + Hinterhaupt, prominentes + Hydramnion + Hypertonie + Klitorishypertrophie + Lidspaltenverengerung + Mikrozephalie + Mund-Kinnpartie, kleine + Ösophagusatresie + Plexus-choreoideus-Zysten (Ultraschall) + Radiusaplasie + Rippen, schmale)

Turner-Syndrom
(+ Amenorrhö + Aortenstenose + Cubitus valgus + Epikanthus + Gesichtsdysmorphien + Gonadendysgenesie + Halspterygium + Mimik, verminderte + Minderwuchs + Nävi + Ohren, abstehende + Ptosis)

urorektale Septumfehlbildungs-Sequenz
(+ Genitalfehlbildungen + Hydronephrose + Nierenagenesie + Nierenaplasie + Nierendysplasie + Nierenhypoplasie + Oligohydramnion)

VACTERL-Assoziation mit Hydrozephalus
(+ Analatresie + Enzephalozele + Fistel, ösophagotracheale + Genitalfehlbildungen + Herzfehler + Hirnfehlbildungen + Hydrozephalus + Malrotation + Ösophagusatresie + Radiusaplasie + Radiusdysplasie + Wirbelanomalien)

VATER-Assoziation
(+ Analatresie + Fistel, ösophagotracheale + Nabelarterienagenesie + Nierenagenesie + Ösophagusatresie + Polydaktylie + Radiusaplasie + Radiusdysplasie + Ventrikelseptumdefekt + Wirbelanomalien)

zerebro-renales Syndrom
(+ Anonychie + Fingeraplasien + Gesichtsdysmorphien + Herzfehler + Mikrozephalie + Minderwuchs + Zehenaplasien + zerebrale Anfälle)

Nierenaplasie

Kurzripp-Polydaktylie-Syndrome
(+ Analatresie + Arrhinenzephalie + Epiglottisdysplasie + Gaumenspalte + Herzfehler + Leberzysten + Lippenspalte + Mikropenis + Minderwuchs + Nierenzysten + Pankreaszysten + Polydaktylie + Rippen, kurze + Thoraxdysplasie + Urethralatresie + Uterus duplex + Zähne, angeborene)

Trachealagenesie-Assoziation
(+ Anomalien, anorektale + Radiusdysplasie + Trachealagenesie)

urorektale Septumfehlbildungs-Sequenz
(+ Genitalfehlbildungen + Hydronephrose + Nierenagenesie + Nierenanomalien + Nierendysplasie + Nierenhypoplasie + Oligohydramnion)

Nierendysplasie

Dysostose, spondylokostale, mit viszeralen Defekten und Dandy-Walker-Malformation
(+ Balkenmangel + Dandy-Walker-Anomalie + Finger, Brachydaktylie + Hemiwirbelbildung + Herzfehler + Hydramnion + Hydronephrose + Hydrops fetalis + Lungenhypoplasie + Malrotation + Mikromelie + Rippendefekte + Thoraxdysplasie + Wirbelanomalien + Zehen, Brachydaktylie)

Nierendysplasie, multizystische
(+ Niere, stumme + Nierenanomalien + Oligohydramnion + Tumoren, abdominelle, große + Ureteratresie)

Prune-belly-Sequenz
(+ Bauchwandmuskulatur, Hypo- oder Aplasie + Hydronephrose + Kryptorchismus + Meatusstenose + Megaureteren + Megazystis + Reflux, vesiko-uretero-renaler + Urethra, proximale Erweiterung)

urorektale Septumfehlbildungs-Sequenz
(+ Genitalfehlbildungen + Hydronephrose + Nierenagenesie + Nierenanomalien + Nierenaplasie + Nierenhypoplasie + Oligohydramnion)

Nieren, dysplastische oder zystisch veränderte

Roberts-Syndrom
(+ Daumenaplasie + Daumenhypoplasie + Gelenkkontrakturen + Klitorishypertrophie + Lippenspalte + Makropenis + Mikrozephalie + Minderwuchs + Phokomelie + Radiusaplasie + Radiushypoplasie + Strahldefekte)

Nierenhypoplasie

akrorenaler Symptomenkomplex
(+ Doppelnieren + Nierenagenesie + Spaltfüße + Spalthände)

Oligomeganephronie
(+ Erbrechen + Fieber + Gedeihstörungen + Glomeruli, vergrößerte + Minderwuchs, pränataler + Polyurie + zerebrale Anfälle)

urorektale Septumfehlbildungs-Sequenz
(+ Genitalfehlbildungen + Hydronephrose + Nierenagenesie +

Niere und Harnwege

Nierenanomalien + Nierenaplasie + Nierendysplasie + Oligohydramnion)
Winter-Syndrom
(+ Gehörgänge, äußere, enge bis verschlossene + Mittelohranomalien + Nierenagenesie + Schalleitungsschwerhörigkeit + Schwerhörigkeit + Vaginalatresie)

Niereninsuffizienz

Addison-Krankheit
(+ Abdominalschmerzen + ACTH-Sekretion, gesteigerte + Adynamie + Aldosteronmangel + Appetitlosigkeit + Cortisolmangel + Diarrhö + Erbrechen + Hyperkaliämie + Hyperpigmentierung, bräunliche + Hypoglykämie + Hyponatriämie + Hypotonie + Kreislaufdysregulation, orthostatische + Nebennierenrindeninsuffizienz + Übelkeit)
Alström(-Hallgren)-Syndrom
(+ Adipositas + Diabetes mellitus + Netzhaut, Retinopathie + Schallempfindungsstörung + Schwerhörigkeit)
Amyloidosen
(+ Amyloidnachweis + Amyloidosen, senile + Demenz + Hepatomegalie + Herzinsuffizienz + Infekt, chronischer + Kardiomyopathie + Kreislaufdysregulation, orthostatische + Makroglossie + Neuropathien + Proteinurie + Splenomegalie)
Amyloid-Polyneuropathie Typ III
(+ Analgesie + Beine, Parästhesien + Hypertonie + Katarakt + Neuropathien + Parästhesien + Schmerzen der Beine + Wadenschmerzen)
Balkan-Nephropathie
(+ Anämie + Hämaturie + Polyurie)
Fabry-Krankheit
(+ Abdominalschmerzen + Angiokeratome + Cornea verticillata + Extremitäten, Schmerzen + Hautveränderungen + Hornhauttrübung)
hepato-renales Syndrom
(+ Anurie + Aszites + Cholestase, intrahepatische + Enzephalopathie + Hyponatriämie + Ikterus + Leberfunktionsstörung)
Methylmalonazidämie (Mutase-Defekt)
(+ Bewußtlosigkeit + Erbrechen + Gedeihstörungen + Glycin, erhöhtes, im Plasma + Hyperammonämie + Hyperventilation + Lethargie + Muskelhypotonie + Osteoporose + Trinkschwierigkeiten + zerebrale Anfälle)
Nephronophthise
(+ Anämie + Degeneration, tapeto-retinale + Dysostosen + Katarakt + Kolobom + Leberfibrose + Nierenversagen + Nystagmus + Osteopathien + Polydipsie + Polyurie + Salzverlust + zerebrale Störungen)
Nephropathie-Prolinurie-Ichthyose-Schwerhörigkeit
(+ Ichthyose + Nephritis + Nierenzysten + Schallempfindungsstörung + Schwerhörigkeit)
Nieren, polyzystische (adulte Form)
(+ Hypertonie + Leberzysten + Nierenzysten + Pankreaszysten)
Nierenrindennekrose, bilaterale
(+ Nierennekrosen)
Oxalose Typ I
(+ Anämie + Appetitlosigkeit + Arthritiden + Gefäßspasmen + Herzinsuffizienz + Herzrhythmusstörungen + Hydronephrose + Makrohämaturie + Minderwuchs + Nephrokalzinose + Nephrolithiasis + Netzhaut, Retinitis + Nierenkoliken + Osteopathien + Polyurie + Pyelonephritis + Raynaud-Phänomen + Spontanfrakturen)
Thoraxdysplasie, asphyxierende
(+ Atemnot des Neugeborenen + Nephronophthise + Rippen, kurze + Thorax, schmaler, langer)

Nierenkelche, Verplumpung

Maladie de Puigvert
(+ Nephrolithiasis + Nieren, vergrößerte, meist tastbare)
Ochoa-Syndrom
(+ Harnblase, neurogene + Harnblasenhypertrophie, sekundäre + Mimik, inverse + Nierenschrumpfung + Obstipation + Reflux, vesiko-uretero-renaler + Sphinkterfunktion, gestörte anale)

Nierenkoliken

Oxalose Typ I
(+ Anämie + Appetitlosigkeit + Arthritiden + Gefäßspasmen + Herzinsuffizienz + Herzrhythmusstörungen + Hydronephrose + Makrohämaturie + Minderwuchs + Nephrokalzinose + Nephrolithiasis + Netzhaut, Retinitis + Niereninsuffizienz + Osteopathien + Polyurie + Pyelonephritis + Raynaud-Phänomen + Spontanfrakturen)
Oxalurie, intestinale
(+ Diarrhö + Dyspepsie + Fettmalabsorption + Meteorismus + Nephrokalzinose + Nephrolithiasis)

Nierennekrosen

Crome-Syndrom
(+ Enzephalopathie + Katarakt)
Crush-Sequenz
(+ Anurie + Hyperkaliämie + Muskelnekrosen + Muskelödem + Muskulatur, quergestreifte, ausgedehnter Zerfall + Nierenversagen + Schock)
Nierenrindennekrose, bilaterale
(+ Niereninsuffizienz)

Nierenschrumpfung

Ochoa-Syndrom
(+ Harnblase, neurogene + Harnblasenhypertrophie, sekundäre + Mimik, inverse + Nierenkelche, Verplumpung + Obstipation + Reflux, vesiko-uretero-renaler + Sphinkterfunktion, gestörte anale)

Nieren, vergrößerte, meist tastbare

Maladie de Puigvert
(+ Nephrolithiasis + Nierenkelche, Verplumpung)
Nieren, polyzystische (infantile Form)
(+ Hypertonie + Hypertonie, portale + kleinzystische Veränderungen, diffuse, der Niere + Leberfibrose + Ösophagusvarizen + Zwerchfelldefekt)

Nierenversagen

Crush-Sequenz
(+ Anurie + Hyperkaliämie + Muskelnekrosen + Muskelödem + Muskulatur, quergestreifte, ausgedehnter Zerfall + Nierennekrosen + Schock)
Denys-Drash-Syndrom
(+ Glomerulonephritis + Hodendysgenesie + Hypertonie + intersexuelles Genitale + Ovarien, Hypoplasie + Vaginalhypoplasie + Wilmstumor)
Fibrose, retroperitoneale
(+ Cholangitiden + Fibrose, retroperitoneale + Hydroureteren + Lymphödem + Mediastinalfibrose + Nephropathie)
hämolytisch-urämisches Syndrom (Gasser)
(+ Anämie, mikroangiopathisch-hämolytische + Fragmentozytose + Thrombozytopenie)
immuno-ossäre Dysplasie Schimke
(+ Fistelstimme + Haar, feines + Immundefekt + Lymphozytopenie + Minderwuchs + Minderwuchs, pränataler + Nase, breite, flache + Nasenspitze, breite, plumpe + Nephropathie + Ödeme, allg. + Pigmentflecken)
Nephronophthise
(+ Anämie + Degeneration, tapeto-retinale + Dysostosen + Katarakt + Kolobom + Leberfibrose + Niereninsuffizienz + Nystagmus

Niere und Harnwege

+ Osteopathien + Polydipsie + Polyurie + Salzverlust + zerebrale Störungen)

Nierenzysten

brachymesomel-renaler Symptomenkomplex
(+ Gesichtsdysmorphien + Hornhauttrübung + Mikrogenie + Verbiegung der Unterschenkel + Verkrümmung der Unterarme + Verkürzung der Unterarme + Verkürzung der Unterschenkel)
von-Hippel-Lindau-Syndrom
(+ Ataxie + Hämangioblastome, retinale + Hirndruckzeichen + Kleinhirn, Hämangioblastome + Knochenzysten + Leberzysten + Lungenzysten + Medulla oblongata, Hämangioblastome + Nebenhodenzysten + Nierenzellkarzinom + Ovarialzysten + Pankreaszysten + Phäochromozytom + Polyzythämie + Rückenmark, Hämangioblastome + ZNS-Hämangioblastom)
Kurzripp-Polydaktylie-Syndrome
(+ Analatresie + Arrhinenzephalie + Epiglottisdysplasie + Gaumenspalte + Herzfehler + Leberzysten + Lippenspalte + Mikropenis + Minderwuchs + Nierenaplasie + Pankreaszysten + Polydaktylie + Rippen, kurze + Thoraxdysplasie + Urethralatresie + Uterus duplex + Zähne, angeborene)
Meckel-Gruber-Syndrom
(+ Arrhinenzephalie + Enzephalozele + Epispadie + Gaumenspalte + Harnblasenekstrophie + Hexadaktylie + Hypospadie + Katarakt + Kleinhirnagenesie + Klumpfuß + Kolobom + Leberfibrose + Mikrogenie + Mikrophthalmie + Mikrozephalie + Optikusaplasie + Polydaktylie + Stirn, fliehende + Zungenfehlbildung)
Nephropathie-Prolinurie-Ichthyose-Schwerhörigkeit
(+ Ichthyose + Nephritis + Niereninsuffizienz + Schallempfindungsstörung + Schwerhörigkeit)
Nieren, polyzystische (adulte Form)
(+ Hypertonie + Leberzysten + Niereninsuffizienz + Pankreaszysten)
okulo-enzephalo-hepato-renales Syndrom
(+ Ataxie + Entwicklungsrückstand, motorischer und geistiger + Gesichtsdysmorphien + Hepatomegalie + Kleinhirnwurm, Aplasie oder Hypoplasie + Kolobom + Muskelhypotonie + Spastik + Tachypnoe)
renale Adysplasie
(+ Doppelnieren + Nierenagenesie + Vaginalatresie)
reno-hepato-pankreatische Dysplasie
(+ Choledochuszyste + Pankreasfibrose + Pankreaszysten)
Zellweger-Syndrom
(+ Areflexie + Demyelinisierung + Dyskranie + Entwicklungsrückstand, motorischer und geistiger + Gesichtsdysmorphien + Hepatomegalie + Hornhauttrübung + Hyporeflexie + Katarakt + Leberfunktionsstörung + Muskelhypotonie + Neugeborenenikterus + Peroxisomen, fehlende, in Leber- und Nierenzellen + Schwerhörigkeit + Stirn, hohe + zerebrale Anfälle)

Niere, stumme

Nierendysplasie, multizystische
(+ Nierenanomalien + Nierendysplasie + Oligohydramnion + Tumoren, abdominelle, große + Ureteratresie)

Polydipsie

Hyperaldosteronismus, primärer
(+ Aldosteron-Sekretion, gesteigerte + Alkalose, metabolische + EKG, pathologisches + Hyperaldosteronämie + Hyperkaliurie + Hypernatriämie + Hypertonie + Hypokaliämie + Hyposthenurie + Kopfschmerz + Muskelschwäche + Nephritis + Netzhaut, Retinopathie + Paralyse, periodische + Polyurie + Proteinurie)
Milch-Alkali-Hyperkalziämie
(+ Alkalose, metabolische + Erbrechen + Hyperkalzämie + Nephrokalzinose + Obstipation + Polyurie)
Nephronophthise
(+ Anämie + Degeneration, tapeto-retinale + Dysostosen + Katarakt + Kolobom + Leberfibrose + Niereninsuffizienz + Nierenversagen + Nystagmus + Osteopathien + Polyurie + Salzverlust + zerebrale Störungen)
Pseudo-Conn-Syndrom
(+ Hypernatriämie + Hypertonie + Hypokaliämie + Polyurie)

Polyurie

Azidose, renale tubuläre, mit progressiver Taubheit
(+ Erbrechen + Gedeihstörungen + Hyperkalziurie + Hyperphosphaturie + Minderwuchs + Nephrokalzinose + Obstipation + Schallempfindungsstörung + Schwerhörigkeit + Urin-pH > 6)
Azidose, renale tubuläre, Typ 1
(+ Minderwuchs + Muskelschwäche + Nephrokalzinose + Nephrolithiasis + Skelettdemineralisation)
Balkan-Nephropathie
(+ Anämie + Hämaturie + Niereninsuffizienz)
Hyperaldosteronismus, primärer
(+ Aldosteron-Sekretion, gesteigerte + Alkalose, metabolische + EKG, pathologisches + Hyperaldosteronämie + Hyperkaliurie + Hypernatriämie + Hypertonie + Hypokaliämie + Hyposthenurie + Kopfschmerz + Muskelschwäche + Nephritis + Netzhaut, Retinopathie + Paralyse, periodische + Polydipsie + Proteinurie)
Milch-Alkali-Hyperkalziämie
(+ Alkalose, metabolische + Erbrechen + Hyperkalzämie + Nephrokalzinose + Obstipation + Polydipsie)
Nephronophthise
(+ Anämie + Degeneration, tapeto-retinale + Dysostosen + Katarakt + Kolobom + Leberfibrose + Niereninsuffizienz + Nierenversagen + Nystagmus + Osteopathien + Polydipsie + Salzverlust + zerebrale Störungen)
Oligomeganephronie
(+ Erbrechen + Fieber + Gedeihstörungen + Glomeruli, vergrößerte + Minderwuchs, pränataler + Nierenhypoplasie + zerebrale Anfälle)
Oxalose Typ I
(+ Anämie + Appetitlosigkeit + Arthritiden + Gefäßspasmen + Herzinsuffizienz + Herzrhythmusstörungen + Hydronephrose + Makrohämaturie + Minderwuchs + Nephrokalzinose + Nephrolithiasis + Netzhaut, Retinitis + Niereninsuffizienz + Nierenkoliken + Osteopathien + Pyelonephritis + Raynaud-Phänomen + Spontanfrakturen)
Pseudo-Conn-Syndrom
(+ Hypernatriämie + Hypertonie + Hypokaliämie + Polydipsie)
de-Toni-Debré-Fanconi-Komplex
(+ Azidose + Exsikkose + Glucosurie + Hyperaminoazidurie + Hypokaliämie + Hypophosphatämie + Hypourikämie + Minderwuchs + Proteinurie + Rachitis)

Pyelonephritis

Fraley-Anomalie
(+ Flankengegend, Schmerz + Hämaturie + Nephrolithiasis)
Oxalose Typ I
(+ Anämie + Appetitlosigkeit + Arthritiden + Gefäßspasmen + Herzinsuffizienz + Herzrhythmusstörungen + Hydronephrose + Makrohämaturie + Minderwuchs + Nephrokalzinose + Nephrolithiasis + Netzhaut, Retinitis + Niereninsuffizienz + Nierenkoliken + Osteopathien + Polyurie + Raynaud-Phänomen + Spontanfrakturen)
Tubuloektasie, präkalizielle
(+ Hämaturie + Nephrokalzinose + Nephrolithiasis)

Reflux, vesiko-uretero-renaler

akro-reno-okuläres Syndrom
(+ Augenanomalien + Daumenhypoplasie + Duane-Zeichen + Fin-

Niere und Harnwege — Ödeme

ger, Dermatoglyphen, abnorme + Harnwegsanomalien + Kolobom + Nierenanomalien + Polydaktylie + Ptosis)
fazio-okulo-akustisch-renales Syndrom
(+ Ablatio retinae + Augenanomalien + Gesichtsdysmorphien + Hypertelorismus + Iriskolobom + Katarakt + Kolobom + Myopie + Proteinurie + Taubheit + Telekanthus)
Ochoa-Syndrom
(+ Harnblase, neurogene + Harnblasenhypertrophie, sekundäre + Mimik, inverse + Nierenkelche, Verplumpung + Nierenschrumpfung + Obstipation + Sphinkterfunktion, gestörte anale)
Prune-belly-Sequenz
(+ Bauchwandmuskulatur, Hypo- oder Aplasie + Hydronephrose + Kryptorchismus + Meatusstenose + Megaureteren + Megazystis + Nierendysplasie + Urethra, proximale Erweiterung)

Stenose, tubuläre

tubuläre Stenose mit Hypokalzämie
(+ Basalganglienanomalien + Hypokalzämie + Hypoparathyreoidismus + Minderwuchs + Tetanien)

Tubulopathie

Pearson-Syndrom
(+ Anämie + Diabetes mellitus + Diarrhö + Enzephalopathie + Geburtsgewicht, niedriges + Gedeihstörungen + Hämoglobin-F-Erhöhung + Hepatomegalie + Laktaterhöhung + Malabsorption + Myopathie + Neutropenie + Pankreasfibrose + Pankreasinsuffizienz + Thrombozytopenie)

Ureteratresie

Nierendysplasie, multizystische
(+ Niere, stumme + Nierenanomalien + Nierendysplasie + Oligohydramnion + Tumoren, abdominelle, große)

Ureter duplex

Embryopathia diabetica
(+ Analatresie + Arrhinenzephalie + Femurhypoplasie + Gesichtsspalten + Hydronephrose + Hypertelorismus + Hypotelorismus + Iriskolobom + kaudale Dysplasie + Kolon, enggestelltes + Megaureteren + Megazystis + Naseneinkerbungen + Nierenagenesie)

Urethralatresie

Kurzripp-Polydaktylie-Syndrome
(+ Analatresie + Arrhinenzephalie + Epiglottisdysplasie + Gaumenspalte + Herzfehler + Leberzysten + Lippenspalte + Mikropenis + Minderwuchs + Nierenaplasie + Nierenzysten + Pankreaszysten + Polydaktylie + Rippen, kurze + Thoraxdysplasie + Uterus duplex + Zähne, angeborene)

Urethra, proximale Erweiterung

Prune-belly-Sequenz
(+ Bauchwandmuskulatur, Hypo- oder Aplasie + Hydronephrose + Kryptorchismus + Meatusstenose + Megaureteren + Megazystis + Nierendysplasie + Reflux, vesiko-uretero-renaler)

Urethritis

Morbus Reiter
(+ Arthralgien + Arthritiden + Enteritis + Konjunktivitis + urogenitale Infektion)

Eiweißmangelödeme

Kurzdarm-Syndrom
(+ Anämie, makrozytäre + Diarrhö + Disaccharidasenmangel + Hyperkalzämie + Hypermagnesiämie + Hypernatriämie + Hypokaliämie + Osteomalazie + Vitamin-D-Mangel)
Lymphangiektasie, intestinale, angeborene
(+ chylöse Ergüsse + Diarrhö + Hypokalzämie + Lymphozytopenie + Tetanien)
Whipple-Krankheit
(+ Arthralgien + Diarrhö + Gewichtsabnahme + Lymphknotenschwellung + Meteorismus + Polyserositis + Steatorrhö + Vitamin-Mangel)

Ödem, allergisches

Quincke-Ödem
(+ Abdominalschmerzen + C1-Esterase-Inhibitor (INH), verminderter Serumspiegel + Epiglottisödem, akutes + Hypoxämie + Larynxödem + Lidödem + Lippenödem + Ödeme, allg.)

Ödeme, allg.

Bernheim-Syndrom
(+ linksventrikuläre Hypertrophie + Venenstauung)
Enterokinasemangel, kongenitaler
(+ Aszites + Chymotrypsinmangel + Diarrhö + Enteropathie, eiweißverlierende + Gedeihstörungen + Hypoproteinämie + Kwashiorkor + Trypsinmangel)
Eosinophilie-Myalgie-Syndrom
(+ L-Tryptophan + Alopezie + Eosinophilie + Exanthem, makulopapulöses + Gesichtsödem + Muskelkrämpfe + Muskelschwäche + Myalgien + Myopathie + Neuropathien + Sklerose)
HELLP-Syndrom
(+ Anämie, hämolytische + EPH-Gestose + Hypertonie + Leberenzymwerte, erhöhte + Präklampsie + Proteinurie + Thrombozytopenie)
immuno-ossäre Dysplasie Schimke
(+ Fistelstimme + Haar, feines + Immundefekt + Lymphozytopenie + Minderwuchs + Minderwuchs, pränataler + Nase, breite, flache + Nasenspitze, breite, plumpe + Nephropathie + Nierenversagen + Pigmentflecken)
Kwashiorkor
(+ Anämie + Diarrhö + Dystrophie, allgemeine + Erregbarkeit, erhöhte + Gedeihstörungen + Hautödem + Hypopigmentierung + Vitamin-Mangel + Wachstumsstörungen)
Moeller-Barlow-Krankheit
(+ Berührungsempfindlichkeit + Froschhaltung + Hämaturie + Haut- und Schleimhautblutungen + Knorpelknochengrenze, Auftreibung + Melaena + Pseudoparalyse der Beine + Zahnfleischblutung)
Ödem, idiopathisches
(+ Aldosteronausscheidung, erhöhte)
Pseudo-Bartter-Syndrom
(+ Gynäkotropie + Hypokaliämie + Hyponatriämie + Hypotonie + Hypovolämie + Muskelkrämpfe)
Quincke-Ödem
(+ Abdominalschmerzen + C1-Esterase-Inhibitor (INH), verminderter Serumspiegel + Epiglottisödem, akutes + Hypoxämie + Larynxödem + Lidödem + Lippenödem + Ödem, allergisches)
Sézary-Syndrom
(+ Erythrodermie + Lymphknotenschwellung + Pruritus)
Sudeck-Dystrophie
(+ Belastungsschmerz + Bewegungsschmerz + Frakturneigung, Frakturen + Hautatrophie + Muskelatrophie + Prellungen)

Ödeme

Ödeme, periphere

POEMS-Komplex
(+ Amenorrhö + Aszites + Dysglobulinämie + Endokrinopathie + Fieber + Gammopathien + Gynäkomastie + Hautveränderungen + Hautverdickung + Hautverhärtungen + Hepatomegalie + Hyperhidrose + Hyperpigmentierung + Hypertrichose + Hypothyreose + Leukonychie + Lymphknotenschwellung + M-Gradient + Muskelschwäche + Myelom + Neuropathien + Osteolysen + Osteosklerose + Papillenödem + Plasmozytom + Pleuraerguß + Potenzstörungen + Sklerose + Splenomegalie + Trommelschlegelfinger)

Ösophagus

Fistel, ösophagotracheale

Betablocker-Embryopathie
(+ Entwicklungsstörungen, einseitige, der unteren Extremität + Hüftgelenkluxation + Pylorusstenose + Schädelkonfiguration, abnorme)

VACTERL-Assoziation mit Hydrozephalus
(+ Analatresie + Enzephalozele + Genitalfehlbildungen + Herzfehler + Hirnfehlbildungen + Hydrozephalus + Malrotation + Nierenanomalien + Ösophagusatresie + Radiusaplasie + Radiusdysplasie + Wirbelanomalien)

VATER-Assoziation
(+ Analatresie + Nabelarterienagenesie + Nierenagenesie + Nierenanomalien + Ösophagusatresie + Polydaktylie + Radiusaplasie + Radiusdysplasie + Ventrikelseptumdefekt + Wirbelanomalien)

Megaösophagus

Neuropathie, hereditäre sensible, Typ III
(+ Analgesie + Apnoezustände + Erbrechen + Fieber + Gelenkveränderungen + Hyperhidrose + Hypertonie + Hypotonie + Lidschluß, fehlender + Megakolon + Minderwuchs + Pylorospasmus + Schluckbeschwerden + Skoliose + Speichelfluß, vermehrter + Sprachentwicklung, verzögerte + Tränensekretion, verminderte bis fehlende + Trinkschwierigkeiten + zerebrale Anfälle + Zungenpapillen, fungiforme, Fehlen)

Motilitätsstörung

Ösophagusspasmus, idiopathischer diffuser
(+ Dysphagie + retrosternale Schmerzen)

Ösophagusatresie

Carmi-Syndrom
(+ Aplasia cutis congenita + Arthrogrypose + Blasenbildung + Ektropion + Erosionen der Mund- und Genitalschleimhaut + Magenschleimhauterosionen + Mundschleimhaut, Erosionen + Pylorusatresie)

Trisomie 18
(+ Fersen, prominente + Fingerkontrakturen + Geburtsgewicht, niedriges + Gesicht, dreieckiges + Gesichtsdysmorphien + Großzehen, zurückversetzte + Herzfehler + Hinterhaupt, prominentes + Hydramnion + Hypertonie + Klitorishypertrophie + Lidspaltenverengerung + Mikrozephalie + Mund-Kinnpartie, kleine + Nierenanomalien + Plexus-choreoideus-Zysten (Ultraschall) + Radiusaplasie + Rippen, schmale)

VACTERL-Assoziation mit Hydrozephalus
(+ Analatresie + Enzephalozele + Fistel, ösophagotracheale + Genitalfehlbildungen + Herzfehler + Hirnfehlbildungen + Hydrozephalus + Malrotation + Nierenanomalien + Radiusaplasie + Radiusdysplasie + Wirbelanomalien)

VATER-Assoziation
(+ Analatresie + Fistel, ösophagotracheale + Nabelarterienagenesie + Nierenagenesie + Nierenanomalien + Polydaktylie + Radiusaplasie + Radiusdysplasie + Ventrikelseptumdefekt + Wirbelanomalien)

Ösophagusdilatation

Dystrophia myotonica Curschmann-Steinert
(+ Alopezie + Atemstörung + Dickdarmdilatation, verminderte + Dysfunktion, ovarielle + Facies myopathica + geistige Behinderung + Gesicht, schmales + Herzrhythmusstörungen + Hirnatrophie + Hodenatrophie + Hydramnion + Hypoventilation, alveoläre + Katarakt + Kindsbewegungen, verminderte + Klumpfuß + Magenmotilität, verminderte + Mimik, verminderte + Muskelatrophie + Muskelhypotonie + Muskelschwäche + Myotonie + Öso-

Ösophagus

phagusperistaltik, verminderte + Paresen + Peristaltik, verminderte + Ptosis + Skelettanomalien + Trinkschwierigkeiten)

Ösophagusmembran

Dysphagie, sideropenische
(+ Anämie, hypochrome + Cheilosis + Dysphagie + Glossitis superficialis + Gynäkotropie + Mundwinkelrhagaden)

Ösophagusmuskulatur, Hypertrophie

Odontome-Dysphagie-Syndrom
(+ Odontome + Schluckbeschwerden)

Ösophagusperistaltik, verminderte

CREST
(+ Gynäkotropie + Raynaud-Phänomen + Refluxösophagitis + Sklerodermie + Teleangiektasien + Verkalkungen, subkutane)
Dystrophia myotonica Curschmann-Steinert
(+ Alopezie + Atemstörung + Dickdarmdilatation, verminderte + Dysfunktion, ovarielle + Facies myopathica + geistige Behinderung + Gesicht, schmales + Herzrhythmusstörungen + Hirnatrophie + Hodenatrophie + Hydramnion + Hypoventilation, alveoläre + Katarakt + Kindsbewegungen, verminderte + Klumpfuß + Magenmotilität, verminderte + Mimik, verminderte + Muskelatrophie + Muskelhypotonie + Muskelschwäche + Myotonie + Ösophagusdilatation + Paresen + Peristaltik, verminderte + Ptosis + Skelettanomalien + Trinkschwierigkeiten)
Groll-Hirschowitz-Syndrom
(+ Areflexie + Dünndarmdivertikel + Duodenumdivertikel + Dysarthrie + Enteropathien + Herz-Kreislauf-Symptome, vegetative + Hirnnervenausfälle + Malnutrition + Neuropathien + Ophthalmoplegie + Peristaltik, verminderte + Ptosis + Schwerhörigkeit + Steatorrhö + Taubheit)
Sharp-Syndrom
(+ Arthralgien + Arthritiden + Fieber + Handgelenke, Weichteilschwellungen + Lupus erythematodes + Lymphadenopathie + Polymyositis + Raynaud-Phänomen + Sklerodermie + Weichteilschwellung)

Ösophagusruptur, spontane

Ösophagusruptur, atraumatische
(+ Androtropie + Brustschmerzen + Hautemphysem + Mediastinalemphysem + Vernichtungsgefühl)

Ösophagusschleimhaut, Risse

Mallory-Weiss-Syndrom
(+ Androtropie + Erbrechen + Hämatemesis)

Ösophagusstenose

Barrett-Ösophagus
(+ Barrett-Ulkus + Dysphagie + Ösophagusulkus + Refluxösophagitis + Sodbrennen)

Ösophagusvarizen

Caroli-Krankheit
(+ Abdominalschmerzen + Blutungen, gastrointestinale + Cholangitiden + Choledochuszyste + Cholelithiasis + Fieber + Gallenwegserweiterung + Hepatomegalie + Hypertonie, portale + Phosphatase, alkalische, erhöhte + Transaminasenerhöhung)

Nieren, polyzystische (infantile Form)
(+ Hypertonie + Hypertonie, portale + kleinzystische Veränderungen, diffuse, der Niere + Leberfibrose + Nieren, vergrößerte, meist tastbare + Zwerchfelldefekt)

Refluxösophagitis

Barrett-Ösophagus
(+ Barrett-Ulkus + Dysphagie + Ösophagusstenose + Ösophagusulkus + Sodbrennen)
CREST
(+ Gynäkotropie + Ösophagusperistaltik, verminderte + Raynaud-Phänomen + Sklerodermie + Teleangiektasien + Verkalkungen, subkutane)

Sodbrennen

Barrett-Ösophagus
(+ Barrett-Ulkus + Dysphagie + Ösophagusstenose + Ösophagusulkus + Refluxösophagitis)

Ohr

Agnosie, akustische

Arteria-temporalis-posterior-Syndrom
(+ Amusie, sensorische + Aphasie + Rindentaubheit)

Amboß und Steigbügel, fehlende Verbindung

Escher-Hirt-Syndrom
(+ Mittelohrhypoplasie + Ohrmuscheln, kleine + Schalleitungsschwerhörigkeit + Schwerhörigkeit)

Anhängsel, präaurikuläre

Cat-eye-Syndrom
(+ Analatresie + Fisteln, präaurikuläre + Iriskolobom + Lidachsenstellung, antimongoloide + Lungenvenen, totale Fehleinmündung + Nierenanomalien)
Chromosom 4p⁻ Syndrom
(+ Fisteln, präaurikuläre + geistige Behinderung + Gesichtsdysmorphien + Hakennase + Hypertelorismus + Hypospadie + Iriskolobom + Lidachsenstellung, antimongoloide + Lippen-Kiefer-Gaumen-Spalte + Minderwuchs + Minderwuchs, pränataler + Oberlippe, kurze prominente + Ptosis + Stirn, vorgewölbte + zerebrale Anfälle)
Goldenhar-Symptomenkomplex
(+ Dermoid, epibulbäres + Fisteln, präaurikuläre + Gesichtsasymmetrie + Gesichtsdysmorphien + Herzfehler + Lipodermoid + Mandibulahypoplasie + Ohrmuschelhypoplasie, einseitige + Wirbelsäulenanomalien)
kraniotelenzephale Dysplasie
(+ geistige Behinderung + Hirnfehlbildungen + Kraniosynostose + Mikrophthalmie)
11/22-Translokation, unbalancierte
(+ Analatresie + Entwicklungsrückstand, motorischer und geistiger + Fisteln, präaurikuläre + Gaumenspalte + Herzfehler + Kinn, kleines + Lidachsenstellung, antimongoloide + Minderwuchs)
Trisomie 10p
(+ Dolichozephalus + Entwicklungsrückstand, motorischer und geistiger + Fisteln, präaurikuläre + Gesicht, schmales + Gesichtsdysmorphien + Hypertelorismus + Mandibulahypoplasie + Minderwuchs + Minderwuchs, pränataler + Ohranomalien + Stirn, hohe)

Anthelix, prominente

Chromosom 18q⁻ Syndrom
(+ Alopezie + Daumen, proximal angesetzte + Entwicklungsrückstand, motorischer und geistiger + Finger, distal konisch zulaufende + Gehörgänge, äußere, enge bis verschlossene + Gesichtsdysmorphien + Hauteinsenkungen + Iriskolobom + Minderwuchs + Minderwuchs, pränataler + Mittelgesichtsretraktion)

Empfindungsschwerhörigkeit für hohe Frequenzen

Hunt-Neuralgie
(+ Fazialislähmung + Herpes zoster oticus + Kopfschmerz + Labyrinthsymptome + Ohrgeräusche + Ohrschmerz, einseitiger)

Fisteln, präaurikuläre

Cat-eye-Syndrom
(+ Analatresie + Anhängsel, präaurikuläre + Iriskolobom + Lidachsenstellung, antimongoloide + Lungenvenen, totale Fehleinmündung + Nierenanomalien)
Chromosom 4p⁻ Syndrom
(+ Anhängsel, präaurikuläre + geistige Behinderung + Gesichtsdysmorphien + Hakennase + Hypertelorismus + Hypospadie + Iriskolobom + Lidachsenstellung, antimongoloide + Lippen-Kiefer-Gaumen-Spalte + Minderwuchs + Minderwuchs, pränataler + Oberlippe, kurze prominente + Ptosis + Stirn, vorgewölbte + zerebrale Anfälle)
Goldenhar-Symptomenkomplex
(+ Anhängsel, präaurikuläre + Dermoid, epibulbäres + Gesichtsasymmetrie + Gesichtsdysmorphien + Herzfehler + Lipodermoid + Mandibulahypoplasie + Ohrmuschelhypoplasie, einseitige + Wirbelsäulenanomalien)
Ohrmuschelfehlbildung-Fazialisparese-Schwerhörigkeit
(+ Fazialislähmung + Gehörgänge, äußere, enge bis verschlossene + Ohrmuschelanomalien + Ohrmuscheldysplasie + Schalleitungsschwerhörigkeit + Schwerhörigkeit)
oto-fazio-zervikales Syndrom
(+ Gesichtsdysmorphien + Ohren, abstehende + Schalleitungsschwerhörigkeit + Schwerhörigkeit)
11/22-Translokation, unbalancierte
(+ Analatresie + Anhängsel, präaurikuläre + Entwicklungsrückstand, motorischer und geistiger + Gaumenspalte + Herzfehler + Kinn, kleines + Lidachsenstellung, antimongoloide + Minderwuchs)
Trisomie 10p
(+ Anhängsel, präaurikuläre + Dolichozephalus + Entwicklungsrückstand, motorischer und geistiger + Gesicht, schmales + Gesichtsdysmorphien + Hypertelorismus + Mandibulahypoplasie + Minderwuchs + Minderwuchs, pränataler + Ohranomalien + Stirn, hohe)

Gehörgänge, äußere, enge bis verschlossene

Chromosom 18q⁻ Syndrom
(+ Alopezie + Anthelix, prominente + Daumen, proximal angesetzte + Entwicklungsrückstand, motorischer und geistiger + Finger, distal konisch zulaufende + Gesichtsdysmorphien + Hauteinsenkungen + Iriskolobom + Minderwuchs + Minderwuchs, pränataler + Mittelgesichtsretraktion)
Mikrotie-Gehörgangsatresie-Schalleitungsschwerhörigkeit
(+ Mikrotie + Schalleitungsschwerhörigkeit + Schwerhörigkeit)
Ohrmuschelfehlbildung-Fazialisparese-Schwerhörigkeit
(+ Fazialislähmung + Fisteln, präaurikuläre + Ohrmuschelanomalien + Ohrmuscheldysplasie + Schalleitungsschwerhörigkeit + Schwerhörigkeit)
Winter-Syndrom
(+ Mittelohranomalien + Nierenagenesie + Nierenhypoplasie + Schalleitungsschwerhörigkeit + Schwerhörigkeit + Vaginalatresie)

Grübchen, präaurikuläre

fazio-aurikulo-radiales Syndrom
(+ Daumenhypoplasie + Gelenkkontrakturen + Minderwuchs + Phokomelie + Radiusdysplasie + Wimpernhypoplasie)

Helices, dysplastische

CHARGE-Assoziation
(+ Anophthalmie + Choanalatresie + Entwicklungsrückstand, motorischer und geistiger + Genitalhypoplasie + Herzfehler + Hypospadie + Kolobom + Mikrophthalmie + Schalleitungsschwerhörigkeit + Schallempfindungsstörung + Schwerhörigkeit)

Herpes zoster oticus

Hunt-Neuralgie
(+ Empfindungsschwerhörigkeit für hohe Frequenzen + Fazialislähmung + Kopfschmerz + Labyrinthsymptome + Ohrgeräusche + Ohrschmerz, einseitiger)

Ohr

Hörstörung

Adrenoleukodystrophie
(+ Abbau, geistiger + Demyelinisierung + Gangstörungen + Hyperpigmentierung + Nebennierenrindeninsuffizienz + Neuropathien + Sehstörungen + Verhaltensstörungen)
Arteria-cerebelli-superior-Symptomatik
(+ Analgesie + Bewegungsstörungen, choreatische + Horner-Trias + Temperaturempfindungsstörung + Zeigeataxie)
Hansen-Larsen-Berg-Syndrom
(+ Creatinkinase, erhöhte + Farbsinnstörungen + Nystagmus + Papillenabblassung + Photophobie + Sellavergrößerung + Transaminasenerhöhung)

Hörsturz

Ménière-Krankheit
(+ Gleichgewichtsstörungen + Hörverlust + Nystagmus + Ohrgeräusche + Recruitment, positives + Schwindel + vertebrobasiläre Insuffizienz + Zervikalsyndrom)

Hörverlust

Bárány-Symptomenkomplex
(+ Hemikranie + Kopfschmerz + Ohrgeräusche + Schwindel)
Biotinidase-Defekt
(+ 3-Hydroxy-Isovaleriat im Urin + 3-Hydroxy-Propionat im Urin + Alopezie + Ataxie + Azidose, metabolische + Biotinidase, nicht meßbare Aktivität + Hautläsionen, periorifizielle + Hypotonie + Laktatazidämie + Methylcitrat im Urin + Muskelhypotonie + Optikusatrophie + Propionazidämie)
Corpus-callosum-Symptomatik
(+ Hand, linke, ideomotorische Apraxie + Hemiparese + Konzentrationsstörungen + Persönlichkeitsveränderungen)
frontometaphysäre Dysplasie
(+ Hyperostosen + Metaphysen, Aufweitung + Muskelhypotrophie + Schwerhörigkeit + Supraorbitalwülste + Zahnanomalien)
Jeune-Tommasi-Freycon-Nivelon-Syndrom
(+ Ataxie + geistige Behinderung + Handmuskulatur, kleine, Atrophie + Hepatomegalie + Kardiomyopathie + Minderwuchs + Pigmentationsanomalien + Schallempfindungsstörung + Schwerhörigkeit + Zahnausfall, vorzeitiger)
Keratitis interstitialis Cogan
(+ Ataxie + Gangataxie + Keratitis + Nystagmus + Ohrgeräusche + Schwindel)
Ménière-Krankheit
(+ Gleichgewichtsstörungen + Hörsturz + Nystagmus + Ohrgeräusche + Recruitment, positives + Schwindel + vertebrobasiläre Insuffizienz + Zervikalsyndrom)
Muckle-Wells-Syndrom
(+ Glaukom + Hodenatrophie + Hohlfuß + Nephrose + Schallempfindungsstörung + Schüttelfröste + Schwerhörigkeit + Urtikaria)
Norrie-Syndrom
(+ Blindheit + Bulbusatrophie + geistige Behinderung + Glaskörperblutungen + Glaukom + Hornhauttrübung + Irisatrophie + Irissynechien + Katarakt + Netzhautpseudogliom + Phthisis bulbi + Proliferation, vaskuläre, des Auges + Schallempfindungsstörung + Vorderkammerobliteration)
Nyssen-van-Bogaert-Syndrom
(+ Abbau, geistiger + Dystonie, motorische + Entwicklungsrückstand, statomotorischer + Hirnatrophie + Ophthalmoplegie + Sprachabbau + Visusminderung)
Ohlsson-Syndrom
(+ Androtropie + Myopie + Schallempfindungsstörung + Schwerhörigkeit)
otodentale Dysplasie
(+ Schallempfindungsstörung + Taubheit + Taurodontie + Zahnfragmente + Zahnkronen, abnorme)
Rogers-Syndrom
(+ Anämie, megaloblastische + Diabetes mellitus + Schallempfindungsstörung + Schwerhörigkeit + Thrombozytopenie)
Stickler-Syndrom
(+ Arthritiden + Gelenkbeweglichkeit, abnorme + Gelenkbeweglichkeit, eingeschränkte + Kinn, kleines + Myopie + Schwerhörigkeit)
Syndrom der angeborenen Nebennierenhypoplasie mit Gonadotropinmangel
(+ Aldosteronmangel + Cortisolmangel + GnRH, hypothalamisches, verminderte Sekretion + Gonadotropinmangel + Kryptorchismus + Nebennierenrindeninsuffizienz + Schallempfindungsstörung + Schwerhörigkeit)

Hyperakusis

Bell-Lähmung
(+ Bell-Phänomen + Geschmacksstörungen der Zunge + Hyperhidrose, gustatorische + Krokodilstränen + mimische Muskeln, Lähmung)
Krampfanfälle, Pyridoxin-abhängige
(+ Erregbarkeit, erhöhte + zerebrale Anfälle)
Tay-Sachs-Krankheit
(+ Blindheit + Dezerebration + Entwicklungsrückstand, motorischer und geistiger + Fundus, kirschroter Fleck + Makrozephalie + Speichervakuolen + zerebrale Anfälle)

Kerbenohren

Wiedemann-Beckwith-Syndrom
(+ Gesichtsdysmorphien + Hemihypertrophie + Hochwuchs + Hypoglykämie + innere Organe, Organomegalie + Makroglossie + Makrosomie, fetale + Malignome + Mittelgesichtshypoplasie oder -dysplasie + Nabelhernie + Omphalozele)

Knautschohren

Arachnodaktylie, kongenitale kontrakturelle
(+ Arachnodaktylie + Dolichostenomelie + Gelenkkontrakturen + Ohrmuschelanomalien + Wirbelsäulendeformierungen)

Kopfgeräusche, subjektive

Sinus-cavernosus-Symptomatik, vordere
(+ Diplopie + Hornhaut, Hypästhesie + Kopfschmerz + Ptosis + Wangenbereich, Hypästhesie)

Mastoiditis, komplizierte

Gradenigo-Syndrom
(+ Abduzenslähmung + Kopfschmerz + Okulomotoriuslähmung + Otitis media + Trigeminusschmerz + Trochlearislähmung)

Mikrotie

coxo-aurikuläres Syndrom
(+ Hüftgelenkluxation + Minderwuchs + Mittelohrhypoplasie + Scheuermann-ähnliche Veränderungen der Wirbelsäule)
HMC-Syndrom
(+ Gesichtsspalten + Hypertelorismus + Mandibulahypoplasie + Minderwuchs + Thenarhypoplasie)
Mikrotie-Gehörgangsatresie-Schalleitungsschwerhörigkeit
(+ Gehörgänge, äußere, enge bis verschlossene + Schalleitungsschwerhörigkeit + Schwerhörigkeit)

Ohr

Mittelohranomalien

Akrozephalosynankie
(+ Gesichtsdysmorphien + humero-radiale Synostose + Kraniosynostose)
Rötelnembryopathie
(+ Chorioretinitis + Glaukom + Herzfehler + Katarakt + Mikrophthalmie + Mikrozephalie + Ohranomalien + Schwerhörigkeit + Taubheit)
Winter-Syndrom
(+ Gehörgänge, äußere, enge bis verschlossene + Nierenagenesie + Nierenhypoplasie + Schalleitungsschwerhörigkeit + Schwerhörigkeit + Vaginalatresie)

Mittelohrhypoplasie

coxo-aurikuläres Syndrom
(+ Hüftgelenkluxation + Mikrotie + Minderwuchs + Scheuermann-ähnliche Veränderungen der Wirbelsäule)
Escher-Hirt-Syndrom
(+ Amboß und Steigbügel, fehlende Verbindung + Ohrmuscheln, kleine + Schalleitungsschwerhörigkeit + Schwerhörigkeit)

Ohranomalien

branchio-oto-renales Syndrom
(+ Harnwegsanomalien + Kiemengangsfisteln, -zysten + Nierenanomalien + Schwerhörigkeit)
Chromosom 10q⁻ Syndrom
(+ Gesichtsdysmorphien + Herzfehler + Lidachsenstellung, antimongoloide + Minderwuchs + Minderwuchs, pränataler + Syndaktylien)
oto-onycho-peroneales Syndrom
(+ Dolichozephalus + Fibulahypoplasie + Gelenkkontrakturen + Gesicht, flaches + Gesichtsdysmorphien + Lidachsenstellung, mongoloide + Ohren, große + Onychohypoplasie)
Pallister-Hall-Syndrom
(+ Analstenose + Gesichtsdysmorphien + Herzfehler + Hypothalamusregion, Hamartome + Mikropenis + Mittelgesicht, flaches + Nebennierenhypoplasie + Polydaktylie)
Pterygium-Syndrom, antekubitales
(+ Gaumenspalte + Gesichtsdysmorphien + Humerus-Ulna, Fusion + Metacarpalia, Anomalien + Pterygien)
Rötelnembryopathie
(+ Chorioretinitis + Glaukom + Herzfehler + Katarakt + Mikrophthalmie + Mikrozephalie + Mittelohranomalien + Schwerhörigkeit + Taubheit)
Trisomie 10p
(+ Anhängsel, präaurikuläre + Dolichozephalus + Entwicklungsrückstand, motorischer und geistiger + Fisteln, präaurikuläre + Gesicht, schmales + Gesichtsdysmorphien + Hypertelorismus + Mandibulahypoplasie + Minderwuchs + Minderwuchs, pränataler + Stirn, hohe)

Ohren, abstehende

Gordan-Overstreet-Syndrom
(+ Amenorrhö + Aortenstenose + Cubitus valgus + Epikanthus + Gesichtsdysmorphien + Gonadendysgenesie + Halspterygium + Mimik, verminderte + Minderwuchs + Nävi + Nierenanomalien + Ptosis + Virilisierung, inkomplette)
okulo-zerebro-faziales Syndrom
(+ geistige Behinderung + Kinn, kleines + Lidachsenstellung, mongoloide + Mikrokornea + Mikrozephalie + Minderwuchs + Optikusatrophie)
oto-fazio-zervikales Syndrom
(+ Fisteln, präaurikuläre + Gesichtsdysmorphien + Schalleitungsschwerhörigkeit + Schwerhörigkeit)

SHORT-Syndrom
(+ Gedeihstörungen + Gelenkbeweglichkeit, abnorme + Gesichtsdysmorphien + Knochenwachstum, verzögertes + Lipodystrophie + Mikrognathie + Minderwuchs + Minderwuchs, pränataler + Nasenwurzel, breite, flache + Rieger-Sequenz + Sprachentwicklung, verzögerte + Telekanthus + Zahnung, verzögerte)
Syndrom des fragilen X-Chromosoms
(+ geistige Behinderung + Gesichtsdysmorphien + Hodenvergrößerung + Sprachentwicklung, verzögerte)
Trisomie 9p
(+ Brachyphalangie + Entwicklungsrückstand, motorischer und geistiger + Epiphysenvergrößerung + geistige Behinderung + Gesichtsdysmorphien + Hypertelorismus + Klinodaktylie + Knochenwachstum, verzögertes + Lidachsenstellung, antimongoloide + Mikro-Brachyzephalie + Nase, knollig deformierte + Pseudoepiphysen)
Turner-Syndrom
(+ Amenorrhö + Aortenstenose + Cubitus valgus + Epikanthus + Gesichtsdysmorphien + Gonadendysgenesie + Halspterygium + Mimik, verminderte + Minderwuchs + Nävi + Nierenanomalien + Ptosis)

Ohren, große

de-Barsy-Syndrom
(+ Cutis hyperelastica + Hautatrophie + Hornhauttrübung + Muskelhypotonie + Progerie)
Lipodystrophie mit Rieger-Phänotyp
(+ Lipodystrophie + Minderwuchs + Rieger-Sequenz)
Lipodystrophie, progressive
(+ Acanthosis nigricans + athletischer Habitus + Diabetes mellitus + Frühreife, sexuelle + Füße, große + Haar, lockiges + Hände, große + Hepatomegalie + Hochwuchs + Hyperlipidämie + Hyperpigmentierung + Hypertrichose + Klitorishypertrophie + Labienhypertrophie + Lipodystrophie + Makropenis + Muskelhypertrophie + Oligomenorrhö + Ovarien, polyzystische + Splenomegalie + Venenzeichnung, verstärkte + Virilisierung)
Lipodystrophie, Typ Miescher
(+ Acanthosis nigricans + Diabetes mellitus + Gesichtszüge, grobe + Hyperpigmentierung + Hypertrichose + Lipodystrophie)
Mutchinick-Syndrom
(+ Augenbrauen, lange und gekrauste + Gaumen, hoher + geistige Behinderung + Gesichtsdysmorphien + Herzfehler + Hypertelorismus + Klinodaktylie + Lidachsenstellung, antimongoloide + Mikrozephalie + Minderwuchs + Nagelanomalien + Nasenwurzel, breite, prominente + Nierenanomalien + Pigmentationsanomalien + Prognathie + Pulmonalstenose + Trichterbrust + Vorhofseptumdefekt)
oto-onycho-peroneales Syndrom
(+ Dolichozephalus + Fibulahypoplasie + Gelenkkontrakturen + Gesicht, flaches + Gesichtsdysmorphien + Lidachsenstellung, mongoloide + Ohranomalien + Onychohypoplasie)
Weaver-Syndrom
(+ Epikanthus + Gelenkkontrakturen + Gesichtsdysmorphien + Hochwuchs + Kamptodaktylie + Knochenreifung, beschleunigte + Mikrogenie + Nasenwurzel, eingesunkene + Philtrum, langes + Stirn, vorgewölbte + Telekanthus)

Ohren, horizontale Position

Otozephalie
(+ Gesichtsdysmorphien + Mandibulahypoplasie + Mundaplasie + Zungenaplasie + Zungenhypoplasie)

Ohren, tief angesetzte

Ablepharon-Makrostomie-Syndrom
(+ Augenbrauen, fehlende + Gesichtsdysmorphien + Hypertelorismus + intersexuelles Genitale + Lider, fehlende + Makrostomie +

Ohrmuschelanomalien + Ohrmuscheldysplasie + Strabismus + Telekanthus + Vorderkammerhypoplasie + Zahnhypoplasie)
Beare-Dodge-Nevin-Komplex
(+ Acanthosis nigricans + Cutis verticis gyrata + Gesichtsdysmorphien + Hypertelorismus + Mikrogenie + Ohrmuscheldysplasie)
Dermopathie, restriktive
(+ Arthrogrypose + Gelenkbeweglichkeit, eingeschränkte + Gelenkkontrakturen + Gesichtsdysmorphien + Hautdysplasien und -aplasien + Hauteinschnürungen + Kindsbewegungen, verminderte + Lungenhypoplasie + Mikrognathie + Mund, kleiner + Nase, kleine + Polyhydramnion + Röhrenknochen, Ossifikationsstörung)
kardio-fazio-mele Dysplasie
(+ Brachymelie + Epikanthus + Fibulahypoplasie + Herzfehler + Hypertelorismus + Mikroretrognathie + Nackenhautmantel, weiter + Radiushypoplasie + Ulnahypoplasie)
King-Syndrom
(+ Creatinkinase, erhöhte + Entwicklungsrückstand, motorischer + Kryptorchismus + Lidachsenstellung, antimongoloide + Minderwuchs + Myopathie + Skoliose + Trichterbrust)
Kleeblattschädel
(+ Exophthalmus + Gesichtsdysmorphien + Kleeblattschädel)
Kousseff-Syndrom
(+ Gesichtsdysmorphien + Hals, kurzer + Herzfehler + Hydrozephalus + Meningomyelozele + Mikroretrognathie)
Pseudoaminopterin-Syndrom
(+ Brachyzephalie + Haaranomalien + Hypertelorismus + Koronarnaht, Synostose, prämature + Kraniosynostose + Mikrogenie + Minderwuchs + Nasenwurzel, prominente)
Sequenz der persistierenden Rachenmembran mit kostovertebralen Anomalien und Ohrfehlbildungen
(+ Blockwirbelbildung + Hydramnion + Ohrmuschelanomalien + Rachenmembran, persistierende)
Smith-Lemli-Opitz-Syndrom Typ I
(+ Augenanomalien + Blepharophimose + Entwicklungsrückstand, motorischer und geistiger + Epikanthus + Extremitätenfehlbildungen + Gedeihstörungen + Gesichtsdysmorphien + Glaukom + Harnwegsanomalien + Herzfehler + Katarakt + Mikrozephalie + Minderwuchs + neurologische Störungen + Ohrmuscheldysplasie + Ptosis + Strabismus + ZNS-Fehlbildungen)
Wiedemann-Rautenstrauch-Syndrom
(+ Fontanellenschluß, verzögerter + Füße, große + Gesichtsdysmorphien + Hände, große + Inzisivi, »angeborene« + Minderwuchs + Minderwuchs, pränataler + neurologische Störungen + progeroides Aussehen + Pseudohydrozephalus)

Ohrgeräusche

Aorten-Obliterations-Syndrom, mittleres
(+ Abdominalschmerzen + Claudicatio intermittens + Gefäßgeräusche + Gefäßverschlüsse + Gynäkotropie + Hypertonie + Kopfschmerz + Nasenbluten + Pulse, fehlende)
Bárány-Symptomenkomplex
(+ Hemikranie + Hörverlust + Kopfschmerz + Schwindel)
Hunt-Neuralgie
(+ Empfindungsschwerhörigkeit für hohe Frequenzen + Fazialislähmung + Herpes zoster oticus + Kopfschmerz + Labyrinthsymptome + Ohrschmerz, einseitiger)
Hyperviskositätssyndrom
(+ Bewußtlosigkeit + hämorrhagische Diathese + Haut- und Schleimhautblutungen + Hypergammaglobulinämie + Kopfschmerz + Nasenbluten + Netzhaut, Retinopathie + Netzhautblutungen + Papillenödem + Parästhesien + Purpura + Raynaud-Phänomen + Schwindel + Sehstörungen)
Keratitis interstitialis Cogan
(+ Ataxie + Gangataxie + Hörverlust + Keratitis + Nystagmus + Schwindel)
Lermoyez-Symptomenkomplex
(+ Schwerhörigkeit + Schwindel)
Ménière-Krankheit
(+ Gleichgewichtsstörungen + Hörsturz + Hörverlust + Nystagmus + Recruitment, positives + Schwindel + vertebrobasiläre Insuffizienz + Zervikalsyndrom)

Ohrmuschelanomalien

Ablepharon-Makrostomie-Syndrom
(+ Augenbrauen, fehlende + Gesichtsdysmorphien + Hypertelorismus + intersexuelles Genitale + Lider, fehlende + Makrostomie + Ohren, tief angesetzte + Ohrmuscheldysplasie + Strabismus + Telekanthus + Vorderkammerhypoplasie + Zahnhypoplasie)
Arachnodaktylie, kongenitale kontrakturelle
(+ Arachnodaktylie + Dolichostenomelie + Gelenkkontrakturen + Knautschohren + Wirbelsäulendeformierungen)
kardio-fazialer Symptomkomplex
(+ Herzfehler + Mundwinkel, asymmetrisches Verziehen)
Kaveggia-Syndrom
(+ Bewegungsstörungen + Endphalangen, breite + Gesichtsdysmorphien + Hypertelorismus + Inzisivi, untere, mittlere, Weitstand oder Fehlen + Mandibula, Spaltbildung + Mikro-Brachyzephalie + Minderwuchs + Mittelgesichtshypoplasie oder -dysplasie + Progenie)
de-Lange-Syndrom (I)
(+ Augenbrauen, dichte, konvex geschwungene + Bogenmuster, vermehrte + Brachymesophalangie V + Daumen, proximal angesetzte + Dysphonie + Dystrophie, allgemeine + Entwicklungsrückstand, statomotorischer + Epikanthus + Füße, kleine + Gedeihstörungen + geistige Behinderung + Genitalfehlbildungen + Hände, kleine + Hypertrichose + Klinodaktylie + Metacarpalia, Anomalien + Mikrozephalie + Minderwuchs + Nasenboden, antevertierter, mit retrahiertem Septum + Oberlippe, schmale + Philtrum, langes + Philtrum, wenig strukturiertes + Retrogenie + Sprachentwicklung, verzögerte + Strahldefekte + Synophrys + Vierfingerfurche)
McDonough-Syndrom
(+ Bauchwanddefekt + geistige Behinderung + Gesichtsdysmorphien + Herzfehler + Kryptorchismus + Kyphoskoliose + Minderwuchs + Nase, große)
Ohrmuschelfehlbildung-Fazialisparese-Schwerhörigkeit
(+ Fazialislähmung + Fisteln, präaurikuläre + Gehörgänge, äußere, enge bis verschlossene + Ohrmuscheldysplasie + Schalleitungsschwerhörigkeit + Schwerhörigkeit)
Sequenz der persistierenden Rachenmembran mit kostovertebralen Anomalien und Ohrfehlbildungen
(+ Blockwirbelbildung + Hydramnion + Ohren, tief angesetzte + Rachenmembran, persistierende)
Treacher Collins(-Franceschetti)-Syndrom
(+ Biß, offener + Gaumen, hoher, schmaler + Gesichtsdysmorphien + Jochbogenhypoplasie oder -aplasie + Kolobom + Lidachsenstellung, antimongoloide + Makrostomie + Mandibulahypoplasie + mandibulo-faziale Dysostose + Maxillahypoplasie)

Ohrmuscheldysplasie

Ablepharon-Makrostomie-Syndrom
(+ Augenbrauen, fehlende + Gesichtsdysmorphien + Hypertelorismus + intersexuelles Genitale + Lider, fehlende + Makrostomie + Ohren, tief angesetzte + Ohrmuschelanomalien + Strabismus + Telekanthus + Vorderkammerhypoplasie + Zahnhypoplasie)
Aurikulo-Osteodysplasie
(+ Minderwuchs + Radiusköpfchendysplasie)
Beare-Dodge-Nevin-Komplex
(+ Acanthosis nigricans + Cutis verticis gyrata + Gesichtsdysmorphien + Hypertelorismus + Mikrogenie + Ohren, tief angesetzte)
Chromosom 9p⁻ Syndrom
(+ Brachyzephalie + Entwicklungsrückstand, motorischer und geistiger + Gesichtsdysmorphien + Lidachsenstellung, mongoloide + Metopika, prominente + Nase, kleine + Stirn, vorgewölbte + Synophrys + Trigonozephalie)
Cockayne-Syndrom
(+ Demyelinisierung + Entwicklungsrückstand, motorischer und

Ohr

geistiger + geistige Behinderung + Minderwuchs + Netzhautdegeneration + Photosensibilität + Schwerhörigkeit + Sehstörungen)
Dysostose, maxillo-faziale
(+ Dysarthrie + Gesichtsdysmorphien + Lidachsenstellung, antimongoloide + Maxillahypoplasie + Ptosis + Sprachentwicklung, verzögerte)
Gillespie-Syndrom
(+ Aniridie + Ataxie + geistige Behinderung + Muskelhypotonie)
Mengel-Konigsmark-Berlin-McKusick-Syndrom
(+ geistige Behinderung + Gesichtsdysmorphien + Hypogonadismus + Kryptorchismus + Minderwuchs + Schalleitungsschwerhörigkeit + Schwerhörigkeit)
Ohrmuschelfehlbildung-Fazialisparese-Schwerhörigkeit
(+ Fazialislähmung + Fisteln, präaurikuläre + Gehörgänge, äußere, enge bis verschlossene + Ohrmuschelanomalien + Schalleitungsschwerhörigkeit + Schwerhörigkeit)
Potter-Sequenz
(+ »Potter facies« + Adysplasie, urogenitale + Anomalien, anorektale + Epikanthus + Gesichtsdysmorphien + Hypertelorismus + Klumpfuß + Lungenhypoplasie + Nierenagenesie + Uterusanomalien + Wirbelanomalien)
Seckel-Syndrom
(+ Gaumen, hoher + Gaumenspalte + geistige Behinderung + Gesichtsdysmorphien + Knochenwachstum, verzögertes + Lidachsenstellung, antimongoloide + Mikrogenie + Mikrozephalie + Minderwuchs + Minderwuchs, pränataler + Nase, prominente + Stirn, fliehende)
Smith-Lemli-Opitz-Syndrom Typ I
(+ Augenanomalien + Blepharophimose + Entwicklungsrückstand, motorischer und geistiger + Epikanthus + Extremitätenfehlbildungen + Gedeihstörungen + Gesichtsdysmorphien + Glaukom + Harnwegsanomalien + Herzfehler + Katarakt + Mikrozephalie + Minderwuchs + neurologische Störungen + Ohren, tief angesetzte + Ptosis + Strabismus + ZNS-Fehlbildungen)

Ohrmuschel, fehlende

Tetraamelie mit multiplen Fehlbildungen
(+ Amelie + Analatresie + Arrhinie + Beckenaplasie + Gesichtsspalten + Lungenhypoplasie + Makrozephalie)

Ohrmuschelhyperplasie

Zimmermann-Laband-Fibromatose
(+ Alaknorpel, Hyperplasie + Anonychie + geistige Behinderung + Gingivafibromatose + Hepatomegalie + Hirsutismus + Onychodysplasie + Onychohypoplasie + Skoliose + Splenomegalie)

Ohrmuschelhypoplasie, einseitige

Goldenhar-Symptomenkomplex
(+ Anhängsel, präaurikuläre + Dermoid, epibulbäres + Fisteln, präaurikuläre + Gesichtsasymmetrie + Gesichtsdysmorphien + Herzfehler + Lipodermoid + Mandibulahypoplasie + Wirbelsäulenanomalien)

Ohrmuscheln, kleine

Escher-Hirt-Syndrom
(+ Amboß und Steigbügel, fehlende Verbindung + Mittelohrhypoplasie + Schalleitungsschwerhörigkeit + Schwerhörigkeit)

Ohrmuscheln, rudimentäre

Retinoid-Embryopathie
(+ Gaumenspalte + Gesichtsdysmorphien + Herzfehler + Hypotonie + Mikrophthalmie + Mikrozephalie)

Ohrschmerz, einseitiger

Hunt-Neuralgie
(+ Empfindungsschwerhörigkeit für hohe Frequenzen + Fazialislähmung + Herpes zoster oticus + Kopfschmerz + Labyrinthsymptome + Ohrgeräusche)

Otitis media

Gradenigo-Syndrom
(+ Abduzenslähmung + Kopfschmerz + Mastoiditis, komplizierte + Okulomotoriuslähmung + Trigeminusschmerz + Trochlearislähmung)
Wegener-Granulomatose
(+ Glomerulonephritis + Nasenschleimhaut, Ulzerationen + Rhinitis + Schwerhörigkeit + Vaskulitis, nekrotisierende)

Recruitment, positives

Ménière-Krankheit
(+ Gleichgewichtsstörungen + Hörsturz + Hörverlust + Nystagmus + Ohrgeräusche + Schwindel + vertebrobasiläre Insuffizienz + Zervikalsyndrom)

Schalleitungsschwerhörigkeit

Bart-Pumphrey-Syndrom
(+ Finger, Interphalangealgelenke, Knöchelpolster + Hyperkeratose + Keratosis palmoplantaris + Leukonychie + Schallempfindungsstörung + Schwerhörigkeit + Zehen, Interphalangealgelenke, Knöchelpolster)
CHARGE-Assoziation
(+ Anophthalmie + Choanalatresie + Entwicklungsrückstand, motorischer und geistiger + Genitalhypoplasie + Helices, dysplastische + Herzfehler + Hypospadie + Kolobom + Mikrophthalmie + Schallempfindungsstörung + Schwerhörigkeit)
Choroideremie-Taubheit-Obesitas(-Syndrom)
(+ Adipositas + Chorioideadegeneration + Fundus, Pigmentepithelatrophie + geistige Behinderung + Nachtblindheit + Netzhautdepigmentierung + Schallempfindungsstörung + Schwerhörigkeit + Skotom)
Escher-Hirt-Syndrom
(+ Amboß und Steigbügel, fehlende Verbindung + Mittelohrhypoplasie + Ohrmuscheln, kleine + Schwerhörigkeit)
Forney-Syndrom
(+ Minderwuchs + Mitralinsuffizienz + Schwerhörigkeit + Synostosen)
Gaumenspalte, Taubheit und Oligodontie
(+ Gaumenspalte + Großzehenverkürzung + Oligo- oder Adontie + Taubheit + Zahnanomalien)
Hypogonadismus-Taubheit
(+ Hypogonadismus + Schallempfindungsstörung + Schwerhörigkeit)
LADD-Syndrom
(+ Dakryozystitis + Daumen, fingerähnliche + Daumen, geteilte + Daumenhypoplasie + Finger, 2.–5., Anomalien + Hypothenarhypoplasie + Parotis, Hypoplasie oder Aplasie + Schallempfindungsstörung + Schmelzhypoplasie + Schwerhörigkeit + Submandibularis, Hypoplasie oder Aplasie + Tränenapparat, Aplasien + Tränensekretion, verminderte bis fehlende + Zahnausfall, vorzeitiger + Zahnhypoplasie)
Mengel-Konigsmark-Berlin-McKusick-Syndrom
(+ geistige Behinderung + Gesichtsdysmorphien + Hypogonadismus + Kryptorchismus + Minderwuchs + Ohrmuscheldysplasie + Schwerhörigkeit)
Mikrotie-Gehörgangsatresie-Schalleitungsschwerhörigkeit
(+ Gehörgänge, äußere, enge bis verschlossene + Mikrotie + Schwerhörigkeit)

Ohr

Ohrmuschelfehlbildung-Fazialisparese-Schwerhörigkeit
(+ Fazialislähmung + Fisteln, präaurikuläre + Gehörgänge, äußere, enge bis verschlossene + Ohrmuschelanomalien + Ohrmuscheldysplasie + Schwerhörigkeit)
oto-fazio-zervikales Syndrom
(+ Fisteln, präaurikuläre + Gesichtsdysmorphien + Ohren, abstehende + Schwerhörigkeit)
oto-palato-digitales Syndrom Typ I
(+ Finger, kurze + Gaumenspalte + Gesichtsdysmorphien + Minderwuchs + Schwerhörigkeit + Zehen, kurze)
Smith-Magenis-Syndrom
(+ Aggressivität + Androtropie + Autismus + Epikanthus + geistige Behinderung + Gesichtsdysmorphien + Hände, kurze + Lidachsenstellung, mongoloide + Mikrozephalie + Minderwuchs + Mittelgesichtshypoplasie oder -dysplasie + Schwerhörigkeit + Stirn, vorgewölbte + Syndaktylien + Telekanthus + Verhaltensstörungen + zerebrale Anfälle)
Strasburger-Hawkins-Eldridge-Syndrom
(+ Schwerhörigkeit + Skelettanomalien + Strabismus + Syndaktylien)
Winter-Syndrom
(+ Gehörgänge, äußere, enge bis verschlossene + Mittelohranomalien + Nierenagenesie + Nierenhypoplasie + Schwerhörigkeit + Vaginalatresie)

Schallempfindungsstörung

Albinismus-Taubheit
(+ Albinismus + Augenbrauen, Hypoplasie + Augenbrauen, Weißfärbung + Iris, blaue + Taubheit + Taubstummheit)
Alport-Syndrom
(+ Augenanomalien + Nephritis + Schwerhörigkeit)
Alström(-Hallgren)-Syndrom
(+ Adipositas + Diabetes mellitus + Netzhaut, Retinopathie + Niereninsuffizienz + Schwerhörigkeit)
Azidose, renale tubuläre, mit progressiver Taubheit
(+ Erbrechen + Gedeihstörungen + Hyperkalziurie + Hyperphosphaturie + Minderwuchs + Nephrokalzinose + Obstipation + Polyurie + Schwerhörigkeit + Urin-pH > 6)
Bart-Pumphrey-Syndrom
(+ Finger, Interphalangealgelenke, Knöchelpolster + Hyperkeratose + Keratosis palmoplantaris + Leukonychie + Schalleitungsschwerhörigkeit + Schwerhörigkeit + Zehen, Interphalangealgelenke, Knöchelpolster)
Björnstad-Syndrom
(+ Pili torti + Schwerhörigkeit)
CHARGE-Assoziation
(+ Anophthalmie + Choanalatresie + Entwicklungsrückstand, motorischer und geistiger + Genitalhypoplasie + Helices, dysplastische + Herzfehler + Hypospadie + Kolobom + Mikrophthalmie + Schalleitungsschwerhörigkeit + Schwerhörigkeit)
Choroideremie-Taubheit-Obesitas(-Syndrom)
(+ Adipositas + Chorioideadegeneration + Fundus, Pigmentepithelatrophie + geistige Behinderung + Nachtblindheit + Netzhautdepigmentierung + Schalleitungsschwerhörigkeit + Schwerhörigkeit + Skotom)
Diallinas-Amalric-Syndrom
(+ Heterochromia iridis + Netzhaut, Retinopathie + Schwerhörigkeit + Taubstummheit)
DIDMOAD-Syndrom
(+ Diabetes insipidus + Diabetes mellitus + Optikusatrophie + Schwerhörigkeit)
Ektodermaldysplasie mit neurolabyrinthärer Ertaubung
(+ Hyperkeratose, follikuläre + Hypohidrose + Schweißdrüsenhypoplasie + Schwerhörigkeit + Talgdrüsenhypoplasie oder -aplasie)
Flynn-Aird-Syndrom
(+ Aphasie + Ataxie + Dysästhesie + epileptische Anfälle + Karies + Katarakt + Kyphoskoliose + Myopie + Nachtblindheit + Netzhaut, Retinitis + Osteoporose + Parästhesien + Schwerhörigkeit + Taubheit)

Herrmann-Aguilar-Sacks-Syndrom
(+ Demenz + Diabetes mellitus + Glykoproteine, erhöhte + Mukoproteine, erhöhte + Nephropathie + Schwerhörigkeit + zerebrale Anfälle)
Hornhauthypästhesie, Retinopathie, offener Ductus arteriosus, geistige Behinderung, Schwerhörigkeit
(+ Ductus arteriosus Botalli, offener + geistige Behinderung + Gesichtsdysmorphien + Herzfehler + Hornhaut, Hypästhesie + Hornhaut, Sklerokornea + Hypertelorismus + Lidachsenstellung, mongoloide + Mittelgesichtshypoplasie oder -dysplasie + Nasenwurzel, breite, flache + Netzhaut, Retinopathie + Schwerhörigkeit + Stirn, vorgewölbte)
Hutchinson-Trias
(+ Hutchinsonzähne + Keratitis + Schwerhörigkeit)
Hypogonadismus-Taubheit
(+ Hypogonadismus + Schalleitungsschwerhörigkeit)
Hypopigmentierungs-Taubheits-Syndrom
(+ Augenbrauen, Weißfärbung + Depigmentierungen + Haar, weißes + Hyperpigmentierung + Hypopigmentierung + Taubheit + Wimpern, Weißfärbung)
Jervell-Lange//Nielsen-Syndrom
(+ Kammerflattern und Kammerflimmern, Wechsel + QT-Dauer, verlängerte im EKG + Schwerhörigkeit + Synkopen + Taubheit + Taubstummheit + Torsades de pointes)
Jeune-Tommasi-Freycon-Nivelon-Syndrom
(+ Ataxie + geistige Behinderung + Handmuskulatur, kleine, Atrophie + Hepatomegalie + Hörverlust + Kardiomyopathie + Minderwuchs + Pigmentationsanomalien + Schwerhörigkeit + Zahnausfall, vorzeitiger)
Kearns-Sayre-Syndrom
(+ Ataxie + Degeneration, tapetoretinale + Diabetes mellitus + Minderwuchs + Ophthalmoplegie + Ptosis + Reizleitungsstörungen, kardiale)
Klein-Waardenburg-Syndrom
(+ Albinismus, zirkumskripter + Brachyzephalie + Gesichtsdysmorphien + Heterochromia iridis + Minderwuchs + Pseudohypertelorismus + Schwerhörigkeit + Taubheit + Taubstummheit)
Konigsmark-Hollander-Berlin-Syndrom
(+ Dermatitis, atopische + Pruritus + Schwerhörigkeit)
LADD-Syndrom
(+ Dakryozystitis + Daumen, fingerähnliche + Daumen, geteilte + Daumenhypoplasie + Finger, 2.–5., Anomalien + Hypothenarhypoplasie + Parotis, Hypoplasie oder Aplasie + Schalleitungsschwerhörigkeit + Schmelzhypoplasie + Schwerhörigkeit + Submandibularis, Hypoplasie oder Aplasie + Tränenapparat, Aplasien + Tränensekretion, verminderte bis fehlende + Zahnausfall, vorzeitiger + Zahnhypoplasie)
Lentiginose, progressive kardiomyopathische
(+ EKG, pathologisches + geistige Behinderung + Genitalhypoplasie + Hypertelorismus + Hypospadie + Kryptorchismus + Lentigines + Minderwuchs + Ovarien, Hypoplasie + Pulmonalstenose + Schwerhörigkeit + Taubheit)
β-Mannosidose
(+ Angiokeratome + Entwicklungsrückstand, motorischer und geistiger + geistige Behinderung + Gesichtsdysmorphien + Schwerhörigkeit)
MELAS-Syndrom
(+ Abbau, geistiger + Creatinkinase, erhöhte + Diabetes mellitus + Enzephalopathie + Kardiomyopathie + Laktaterhöhung + Minderwuchs + Myoklonien + Myopathie + Schwerhörigkeit + zerebrale Anfälle)
MERRF-Syndrom
(+ Abbau, geistiger + Ataxie + Atemstörung + Enzephalopathie + Epilepsie + epileptische Anfälle + Kardiomyopathie + Laktaterhöhung + Lipome + Minderwuchs + Myoklonien + Myopathie + Schwerhörigkeit + zerebrale Anfälle)
Muckle-Wells-Syndrom
(+ Glaukom + Hodenatrophie + Hohlfuß + Hörverlust + Nephrose + Schüttelfröste + Schwerhörigkeit + Urtikaria)
Nephropathie-Prolinurie-Ichthyose-Schwerhörigkeit
(+ Ichthyose + Nephritis + Niereninsuffizienz + Nierenzysten + Schwerhörigkeit)

Ohr

Norrie-Syndrom
(+ Blindheit + Bulbusatrophie + geistige Behinderung + Glaskörperblutungen + Glaukom + Hornhauttrübung + Hörverlust + Irisatrophie + Irissynechien + Katarakt + Netzhautpseudogliom + Phthisis bulbi + Proliferation, vaskuläre, des Auges + Vorderkammerobliteration)
Ohlsson-Syndrom
(+ Androtropie + Hörverlust + Myopie + Schwerhörigkeit)
otodentale Dysplasie
(+ Hörverlust + Taubheit + Taurodontie + Zahnfragmente + Zahnkronen, abnorme)
oto-spondylo-megaepiphysäre Dysplasie
(+ Epiphysenvergrößerung + Mittelgesicht, flaches + Platyspondylie + Schwerhörigkeit)
Pendred-Syndrom
(+ Schwerhörigkeit + Struma)
Perrault-Syndrom
(+ Amenorrhö + Gonadendysgenesie + Hypogonadismus + Schwerhörigkeit + Sterilität)
Piebaldismus-Taubheits-Syndrom
(+ Albinismus, zirkumskripter + Iris, blaue + Taubheit)
Pitt-Syndrom
(+ epileptische Anfälle + Exophthalmus + geistige Behinderung + Gesichtsdysmorphien + Hyperaktivität, motorische + Mikrozephalie + Minderwuchs + Minderwuchs, pränataler + Oberlippe, schmale + Schwerhörigkeit + Telekanthus)
Refetoff-(de-)Wind-(de-)Groot-Syndrom
(+ »stippled« Epiphysen + Gesichtsdysmorphien + Hühnerbrust + Knochenwachstum, verzögertes + Scapulae alatae + Struma + T_3-Erhöhung + T_4-Erhöhung + Taubheit)
Robinson-Syndrom
(+ Oligo- oder Adontie + Schwerhörigkeit)
Rogers-Syndrom
(+ Anämie, megaloblastische + Diabetes mellitus + Hörverlust + Schwerhörigkeit + Thrombozytopenie)
Rosenberg-Chutorian-Syndrom
(+ Gangataxie + Neuropathien + Optikusatrophie + Schwerhörigkeit + Taubheit)
Saldino-Mainzer-Syndrom
(+ Ataxie + Gesichtsdysmorphien + Nephronophthise + Schwerhörigkeit + Skelettanomalien)
Sklerosteose
(+ Fazialislähmung + Gesichtsdysmorphien + Hyperostosen + Mandibulahyperplasie + Schwerhörigkeit + Sklerose + Syndaktylien)
Syndrom der angeborenen Nebennierenhypoplasie mit Gonadotropinmangel
(+ Aldosteronmangel + Cortisolmangel + GnRH, hypothalamisches, verminderte Sekretion + Gonadotropinmangel + Hörverlust + Kryptorchismus + Nebennierenrindeninsuffizienz + Schwerhörigkeit)
Usher-Syndrom
(+ geistige Behinderung + Netzhaut, Retinitis + Schwerhörigkeit)
Waardenburg-Syndrom
(+ Albinismus + Augenbrauenpartien, mediale, Hyperplasie + Dystopia canthorum + Ergrauen + Gesichtsdysmorphien + Haarsträhnen, weiße oder schwarze + Hyperpigmentierung + Hypopigmentierung + Iris, blaue + Nasenprofil, griechisches + Pigmentstörungen der Haare + Schwerhörigkeit + Synophrys + Taubstummheit)

Schwerhörigkeit

Alport-Syndrom
(+ Augenanomalien + Nephritis + Schallempfindungsstörung)
Alport-Syndrom mit viszeraler Leiomyomatose und kongenitaler Katarakt
(+ Hämaturie + Katarakt + Leiomyomatose)
Alström(-Hallgren)-Syndrom
(+ Adipositas + Diabetes mellitus + Netzhaut, Retinopathie + Niereninsuffizienz + Schallempfindungsstörung)

Azidose, renale tubuläre, mit progressiver Taubheit
(+ Erbrechen + Gedeihstörungen + Hyperkalziurie + Hyperphosphaturie + Minderwuchs + Nephrokalzinose + Obstipation + Polyurie + Schallempfindungsstörung + Urin-pH > 6)
Bart-Pumphrey-Syndrom
(+ Finger, Interphalangealgelenke, Knöchelpolster + Hyperkeratose + Keratosis palmoplantaris + Leukonychie + Schalleitungsschwerhörigkeit + Schallempfindungsstörung + Zehen, Interphalangealgelenke, Knöchelpolster)
Björnstad-Syndrom
(+ Pili torti + Schallempfindungsstörung)
branchio-oto-renales Syndrom
(+ Harnwegsanomalien + Kiemengangsfisteln, -zysten + Nierenanomalien + Ohranomalien)
CHARGE-Assoziation
(+ Anophthalmie + Choanalatresie + Entwicklungsrückstand, motorischer und geistiger + Genitalhypoplasie + Helices, dysplastische + Herzfehler + Hypospadie + Kolobom + Mikrophthalmie + Schalleitungsschwerhörigkeit + Schallempfindungsstörung)
Choroideremie-Taubheit-Obesitas(-Syndrom)
(+ Adipositas + Chorioideadegeneration + Fundus, Pigmentepithelatrophie + geistige Behinderung + Nachtblindheit + Netzhautdepigmentierung + Schalleitungsschwerhörigkeit + Schallempfindungsstörung + Skotom)
Cockayne-Syndrom
(+ Demyelinisierung + Entwicklungsrückstand, motorischer und geistiger + geistige Behinderung + Minderwuchs + Netzhautdegeneration + Ohrmuscheldysplasie + Photosensibilität + Sehstörungen)
Diallinas-Amalric-Syndrom
(+ Heterochromia iridis + Netzhaut, Retinopathie + Schallempfindungsstörung + Taubstummheit)
DIDMOAD-Syndrom
(+ Diabetes insipidus + Diabetes mellitus + Optikusatrophie + Schallempfindungsstörung)
DOOR-Syndrom
(+ Daumen, fingerähnliche + Endphalangen, Aplasie + Endphalangen, Hypoplasie + Onychodystrophie + Onychohypoplasie)
Ektodermaldysplasie mit neurolabyrinthärer Ertaubung
(+ Hyperkeratose, follikuläre + Hypohidrose + Schallempfindungsstörung + Schweißdrüsenhypoplasie + Talgdrüsenhypoplasie oder -aplasie)
Eldridge-Berlin-Money-McKusick-Syndrom
(+ Myopie)
Erythrokeratodermia progressiva Typ Burns
(+ Augenbrauen, fehlende + Erythrokeratodermie + Haar, feines + Hyperkeratose + Keratosis palmo-plantaris + Plaques, erythematöse verruköse + Wimpern, fehlende)
Escher-Hirt-Syndrom
(+ Amboß und Steigbügel, fehlende Verbindung + Mittelohrhypoplasie + Ohrmuscheln, kleine + Schalleitungsschwerhörigkeit)
Escobar-Syndrom
(+ Genitalfehlbildungen + Gesichtsdysmorphien + Minderwuchs + Pterygien + Ptosis)
Flynn-Aird-Syndrom
(+ Aphasie + Ataxie + Dysästhesie + epileptische Anfälle + Karies + Katarakt + Kyphoskoliose + Myopie + Nachtblindheit + Netzhaut, Retinitis + Osteoporose + Parästhesien + Schallempfindungsstörung + Taubheit)
Forney-Syndrom
(+ Minderwuchs + Mitralinsuffizienz + Schalleitungsschwerhörigkeit + Synostosen)
frontometaphysäre Dysplasie
(+ Hörverlust + Hyperostosen + Metaphysen, Aufweitung + Muskelhypotrophie + Supraorbitalwülste + Zahnanomalien)
Gorlin(-Chaudhry-Moss)-Syndrom
(+ Blepharophimose + Ductus arteriosus Botalli, offener + Gesichtsprofil, konkaves + Hypertrichose + Hypodontie + Jochbogenhypoplasie oder -aplasie + Koronarnaht, Synostose, prämature + Labien, große + Mikrognathie + Mandibulahypoplasie + Maxillahypoplasie + Mikrodontie + Oberlidkerbung + Pupillarmembranen, persistierende + Unterlippe, umgestülpte)

Ohr

Groll-Hirschowitz-Syndrom
(+ Areflexie + Dünndarmdivertikel + Duodenumdivertikel + Dysarthrie + Enteropathien + Herz-Kreislauf-Symptome, vegetative + Hirnnervenausfälle + Malnutrition + Neuropathien + Ophthalmoplegie + Ösophagusperistaltik, verminderte + Peristaltik, verminderte + Ptosis + Steatorrhö + Taubheit)

Herrmann-Aguilar-Sacks-Syndrom
(+ Demenz + Diabetes mellitus + Glykoproteine, erhöhte + Mukoproteine, erhöhte + Nephropathie + Schallempfindungsstörung + zerebrale Anfälle)

Hornhauthypästhesie, Retinopathie, offener Ductus arteriosus, geistige Behinderung, Schwerhörigkeit
(+ Ductus arteriosus Botalli, offener + geistige Behinderung + Gesichtsdysmorphien + Herzfehler + Hornhaut, Hypästhesie + Hornhaut, Sklerokornea + Hypertelorismus + Lidachsenstellung, mongoloide + Mittelgesichtshypoplasie oder -dysplasie + Nasenwurzel, breite, flache + Netzhaut, Retinopathie + Schallempfindungsstörung + Stirn, vorgewölbte)

Hutchinson-Trias
(+ Hutchinsonzähne + Keratitis + Schallempfindungsstörung)

Hypogonadismus-Taubheit
(+ Hypogonadismus + Schalleitungsschwerhörigkeit + Schallempfindungsstörung)

IVIC-Syndrom
(+ Karpalia, radiale, Defizienz + Radiusaplasie + Radiushypoplasie + Strabismus)

Jervell-Lange//Nielsen-Syndrom
(+ Kammerflattern und Kammerflimmern, Wechsel + QT-Dauer, verlängerte im EKG + Schallempfindungsstörung + Synkopen + Taubheit + Taubstummheit + Torsades de pointes)

Jeune-Tommasi-Freycon-Nivelon-Syndrom
(+ Ataxie + geistige Behinderung + Handmuskulatur, kleine, Atrophie + Hepatomegalie + Hörverlust + Kardiomyopathie + Minderwuchs + Pigmentationsanomalien + Schallempfindungsstörung + Zahnausfall, vorzeitiger)

Juberg-Marsidi-Syndrom
(+ Epikanthus + geistige Behinderung + Kamptodaktylie + Knochenwachstum, verzögertes + Kryptorchismus + Lidspaltenverengerung + Mikropenis + Minderwuchs + Sattelnase + Skrotumhypoplasie + Taubheit)

Keratodermia palmo-plantaris mutilans Vohwinkel
(+ Hyperkeratose + Keratosis palmo-plantaris + Schnürfurchen)

Keutel-Syndrom
(+ Akroosteolyse + Brachytelephalangie + Gesichtsdysmorphien + Knorpelkalzifizierung)

Klein-Waardenburg-Syndrom
(+ Albinismus, zirkumskripter + Brachyzephalie + Gesichtsdysmorphien + Heterochromia iridis + Minderwuchs + Pseudohypertelorismus + Schallempfindungsstörung + Taubheit + Taubstummheit)

Kniest-Dysplasie
(+ Gaumenspalte + Minderwuchs + Myopie + Platyspondylie + Schenkelhälse, plumpe kurze)

Kollagenom, familiäres kutanes
(+ Irisdysplasie + Kardiomyopathie + Kollagenome + Vaskulitis, rezidivierende)

Konigsmark-Hollander-Berlin-Syndrom
(+ Dermatitis, atopische + Pruritus + Schallempfindungsstörung)

kraniometaphysäre Dysplasie
(+ Blindheit + Hirnnervenausfälle + Hyperostose, kraniale + Metaphysendysplasie + Nasenwulst, knöcherner)

LADD-Syndrom
(+ Dakryozystitis + Daumen, fingerähnliche + Daumen, geteilte + Daumenhypoplasie + Finger, 2.–5., Anomalien + Hypothenarhypoplasie + Parotis, Hypoplasie oder Aplasie + Schalleitungsschwerhörigkeit + Schallempfindungsstörung + Schmelzhypoplasie + Submandibularis, Hypoplasie oder Aplasie + Tränenapparat, Aplasien + Tränensekretion, verminderte bis fehlende + Zahnausfall, vorzeitiger + Zahnhypoplasie)

Lentiginose, progressive kardiomyopathische
(+ EKG, pathologisches + geistige Behinderung + Genitalhypoplasie + Hypertelorismus + Hypospadie + Kryptorchismus + Lentigines + Minderwuchs + Ovarien, Hypoplasie + Pulmonalstenose + Schallempfindungsstörung + Taubheit)

Lermoyez-Symptomenkomplex
(+ Ohrgeräusche + Schwindel)

β-Mannosidose
(+ Angiokeratome + Entwicklungsrückstand, motorischer und geistiger + geistige Behinderung + Gesichtsdysmorphien + Schallempfindungsstörung)

Marshall-Syndrom
(+ Anodontie + Augen, große + Hypodontie + Katarakt + Mittelgesichtshypoplasie oder -dysplasie + Myopie + Sattelnase)

MELAS-Syndrom
(+ Abbau, geistiger + Creatinkinase, erhöhte + Diabetes mellitus + Enzephalopathie + Kardiomyopathie + Laktaterhöhung + Minderwuchs + Myoklonien + Myopathie + Schallempfindungsstörung + zerebrale Anfälle)

Mengel-Konigsmark-Berlin-McKusick-Syndrom
(+ geistige Behinderung + Gesichtsdysmorphien + Hypogonadismus + Kryptorchismus + Minderwuchs + Ohrmuscheldysplasie + Schalleitungsschwerhörigkeit)

MERRF-Syndrom
(+ Abbau, geistiger + Ataxie + Atemstörung + Enzephalopathie + Epilepsie + epileptische Anfälle + Kardiomyopathie + Laktaterhöhung + Lipome + Minderwuchs + Myoklonien + Myopathie + Schallempfindungsstörung + zerebrale Anfälle)

Mikrotie-Gehörgangsatresie-Schalleitungsschwerhörigkeit
(+ Gehörgänge, äußere, enge bis verschlossene + Mikrotie + Schalleitungsschwerhörigkeit)

Mondini-Anomalie
(+ Gleichgewichtsstörungen + Labyrinthsymptome + Schwindel)

Muckle-Wells-Syndrom
(+ Glaukom + Hodenatrophie + Hohlfuß + Hörverlust + Nephrose + Schallempfindungsstörung + Schüttelfröste + Urtikaria)

Mucopolysaccharidose I-S
(+ Gelenkkontrakturen + Handkontrakturen + Katarakt + Minderwuchs + Mucopolysaccharide im Urin, vermehrte)

Mucopolysaccharidose II
(+ Dysostosen + Entwicklungsrückstand, motorischer und geistiger + Gelenkkontrakturen + Gesichtszüge, grobe + Hepatomegalie + Minderwuchs + Splenomegalie)

Muskeldystrophie vom fazioskapulohumeralen Typ
(+ Facies myopathica + Muskelatrophie + Muskelschwäche + Myopathie)

Nephropathie-Prolinurie-Ichthyose-Schwerhörigkeit
(+ Ichthyose + Nephritis + Niereninsuffizienz + Nierenzysten + Schallempfindungsstörung)

Ohlsson-Syndrom
(+ Androtropie + Hörverlust + Myopie + Schallempfindungsstörung)

Ohrmuschelfehlbildung-Fazialisparese-Schwerhörigkeit
(+ Fazialislähmung + Fisteln, präaurikuläre + Gehörgänge, äußere, enge bis verschlossene + Ohrmuschelanomalien + Ohrmuscheldysplasie + Schalleitungsschwerhörigkeit)

Osteogenesis imperfecta
(+ Blutungsneigung + Frakturneigung, Frakturen + Gelenkbeweglichkeit, abnorme + Haut, dünne + Knochendichte, verminderte + Skleren, blaue + Spontanfrakturen + Zahndysplasie)

Osteopetrose, autosomal-dominante
(+ Anämie + Fazialislähmung + Frakturneigung, Frakturen + Knochendichte, vermehrte + Metaphysen, Auftreibung + Osteomyelitis, rezidivierende + Osteosklerose)

oto-fazio-zervikales Syndrom
(+ Fisteln, präaurikuläre + Gesichtsdysmorphien + Ohren, abstehende + Schalleitungsschwerhörigkeit)

oto-palato-digitales Syndrom Typ I
(+ Finger, kurze + Gaumenspalte + Gesichtsdysmorphien + Minderwuchs + Schalleitungsschwerhörigkeit + Zehen, kurze)

oto-spondylo-megaepiphysäre Dysplasie
(+ Epiphysenvergrößerung + Mittelgesicht, flaches + Platyspondylie + Schallempfindungsstörung)

Pachyonychia congenita
(+ Blasenbildung + Dysphonie + Hornhautdystrophie + Hyperhi-

drose + Hyperkeratose, follikuläre + Hyperkeratosen, subunguale + Hyperpigmentierung, retikuläre + Hypotrichose + Katarakt + Keratosis palmo-plantaris + Mundschleimhaut, Leukoplakie + Nagelverdickung + Nagelverfärbung + Steatocystoma multiplex + Zähne, angeborene)

Pendred-Syndrom
(+ Schallempfindungsstörung + Struma)

Perrault-Syndrom
(+ Amenorrhö + Gonadendysgenesie + Hypogonadismus + Schallempfindungsstörung + Sterilität)

Pitt-Syndrom
(+ epileptische Anfälle + Exophthalmus + geistige Behinderung + Gesichtsdysmorphien + Hyperaktivität, motorische + Mikrozephalie + Minderwuchs + Minderwuchs, pränataler + Oberlippe, schmale + Schallempfindungsstörung + Telekanthus)

Robinson-Syndrom
(+ Oligo- oder Adontie + Schallempfindungsstörung)

Rötelnembryopathie
(+ Chorioretinitis + Glaukom + Herzfehler + Katarakt + Mikrophthalmie + Mikrozephalie + Mittelohranomalien + Ohranomalien + Taubheit)

Rogers-Syndrom
(+ Anämie, megaloblastische + Diabetes mellitus + Hörverlust + Schallempfindungsstörung + Thrombozytopenie)

Rosenberg-Chutorian-Syndrom
(+ Gangataxie + Neuropathien + Optikusatrophie + Schallempfindungsstörung + Taubheit)

Saldino-Mainzer-Syndrom
(+ Ataxie + Gesichtsdysmorphien + Nephronophthise + Schallempfindungsstörung + Skelettanomalien)

Schwerhörigkeit, kongenitale, und otogene Meningitis
(+ Meningitis + Taubheit)

Sklerosteose
(+ Fazialislähmung + Gesichtsdysmorphien + Hyperostosen + Mandibulahyperplasie + Schallempfindungsstörung + Sklerose + Syndaktylien)

Smith-Magenis-Syndrom
(+ Aggressivität + Androtropie + Autismus + Epikanthus + geistige Behinderung + Gesichtsdysmorphien + Hände, kurze + Lidachsenstellung, mongoloide + Mikrozephalie + Minderwuchs + Mittelgesichtshypoplasie oder -dysplasie + Schalleitungsschwerhörigkeit + Stirn, vorgewölbte + Syndaktylien + Telekanthus + Verhaltensstörungen + zerebrale Anfälle)

Stickler-Syndrom
(+ Arthritiden + Gelenkbeweglichkeit, abnorme + Gelenkbeweglichkeit, eingeschränkte + Hörverlust + Kinn, kleines + Myopie)

Strasburger-Hawkins-Eldridge-Syndrom
(+ Schalleitungsschwerhörigkeit + Skelettanomalien + Strabismus + Syndaktylien)

Syndrom der angeborenen Nebennierenhypoplasie mit Gonadotropinmangel
(+ Aldosteronmangel + Cortisolmangel + GnRH, hypothalamisches, verminderte Sekretion + Gonadotropinmangel + Hörverlust + Kryptorchismus + Nebennierenrindeninsuffizienz + Schallempfindungsstörung)

Syndrom der multiplen Synostosen
(+ Finger, Brachydaktylie + humero-radiale Synostose + Syndaktylien + Synostosen)

Syndrom der spröden Hornhaut
(+ Hornhaut, fragile + Keratoglobus + Skleren, blaue)

Tibiahypoplasie und Schwerhörigkeit
(+ Tibiahypoplasie)

Townes-Brocks-Syndrom
(+ Analatresie + Daumen, triphalangeale)

Usher-Syndrom
(+ geistige Behinderung + Netzhaut, Retinitis + Schallempfindungsstörung)

Waardenburg-Syndrom
(+ Albinismus + Augenbrauenpartien, mediale, Hyperplasie + Dystopia canthorum + Ergrauen + Gesichtsdysmorphien + Haarsträhnen, weiße oder schwarze + Hyperpigmentierung + Hypopigmentierung + Iris, blaue + Nasenprofil, griechisches + Pigmentstörungen der Haare + Schallempfindungsstörung + Synophrys + Taubstummheit)

Wegener-Granulomatose
(+ Glomerulonephritis + Nasenschleimhaut, Ulzerationen + Otitis media + Rhinitis + Vaskulitis, nekrotisierende)

Winter-Syndrom
(+ Gehörgänge, äußere, enge bis verschlossene + Mittelohranomalien + Nierenagenesie + Nierenhypoplasie + Schalleitungsschwerhörigkeit + Vaginalatresie)

Zellweger-Syndrom
(+ Areflexie + Demyelinisierung + Dyskranie + Entwicklungsrückstand, motorischer und geistiger + Gesichtsdysmorphien + Hepatomegalie + Hornhauttrübung + Hyporeflexie + Katarakt + Leberfunktionsstörung + Muskelhypotonie + Neugeborenenikterus + Nierenzysten + Peroxisomen, fehlende, in Leber- und Nierenzellen + Stirn, hohe + zerebrale Anfälle)

Taubheit

Albinismus-Taubheit
(+ Albinismus + Augenbrauen, Hypoplasie + Augenbrauen, Weißfärbung + Iris, blaue + Schallempfindungsstörung + Taubstummheit)

Ataxie mit hypogonadotropem Hypogonadismus, zerebellare familiäre
(+ Areflexie + Ataxie + Fußdeformitäten + geistige Behinderung + Genitalhypoplasie + Hypogonadismus + Kyphoskoliose + Muskelatrophie + Muskelhypotonie + Nystagmus)

Ataxie-Taubheits-Retardierungs-Symptomenkomplex
(+ Ataxie + geistige Behinderung)

Brown-Vialetto-van-Laere-Symptomatik
(+ Hirnnervenausfälle + Muskelatrophie)

Crouzon-Syndrom
(+ Canalis opticus, enger + Exophthalmus + Hypertelorismus + Keratitis + Kraniosynostose + Stirn, vorgewölbte + Strabismus + Turrizephalie + Zahnstellungsanomalien)

Epstein-Syndrom
(+ hämorrhagische Diathese + Nasenbluten + Nephritis + Thrombozytopenie)

fazio-okulo-akustisch-renales Syndrom
(+ Ablatio retinae + Augenanomalien + Gesichtsdysmorphien + Hypertelorismus + Iriskolobom + Katarakt + Kolobom + Myopie + Proteinurie + Reflux, vesiko-uretero-renaler + Telekanthus)

Flynn-Aird-Syndrom
(+ Aphasie + Ataxie + Dysästhesie + epileptische Anfälle + Karies + Katarakt + Kyphoskoliose + Myopie + Nachtblindheit + Netzhaut, Retinitis + Osteoporose + Parästhesien + Schallempfindungsstörung + Schwerhörigkeit)

Fountain-Syndrom
(+ geistige Behinderung + Gesichtsödem + Hände, kurze + Kyphose)

G$_{M1}$-Gangliosidose, Typ I
(+ Blindheit + Dysostosen + Entwicklungsrückstand, motorischer und geistiger + Fundus, kirschroter Fleck + Gedeihstörungen + Gesichtsdysmorphien + Hepatomegalie + Makrozephalie + Muskelhypotonie + Splenomegalie + Tetraplegie, spastische + zerebrale Anfälle)

Garcin-Symptomatik
(+ Abduzenslähmung + Fazialislähmung + Geschmacksstörungen der Zunge + Gleichgewichtsstörungen + Kaumuskelstörungen + Okulomotoriuslähmung + Riechstörungen + Sehstörungen + Sensibilitätsstörungen des Gesichts + Trochlearislähmung)

Gaumenspalte, Taubheit und Oligodontie
(+ Gaumenspalte + Großzehenverkürzung + Oligo- oder Adontie + Schalleitungsschwerhörigkeit + Zahnanomalien)

Groll-Hirschowitz-Syndrom
(+ Areflexie + Dünndarmdivertikel + Duodenumdivertikel + Dysarthrie + Enteropathien + Herz-Kreislauf-Symptome, vegetative + Hirnnervenausfälle + Malnutrition + Neuropathien + Ophthalmoplegie + Ösophagusperistaltik, verminderte + Peristaltik, verminderte + Ptosis + Schwerhörigkeit + Steatorrhö)

Ohr

Hornhautdystrophie und sensoneurale Taubheit
(+ Hornhauttrübung)

Hypopigmentierungs-Taubheits-Syndrom
(+ Augenbrauen, Weißfärbung + Depigmentierungen + Haar, weißes + Hyperpigmentierung + Hypopigmentierung + Schallempfindungsstörung + Wimpern, Weißfärbung)

Jervell-Lange//Nielsen-Syndrom
(+ Kammerflattern und Kammerflimmern, Wechsel + QT-Dauer, verlängerte im EKG + Schallempfindungsstörung + Schwerhörigkeit + Synkopen + Taubstummheit + Torsades de pointes)

Johanson-Blizzard-Syndrom
(+ Alaknorpel, Aplasie + Alaknorpel, Hypoplasie + Analatresie + geistige Behinderung + Genitalfehlbildungen + Haardystrophie + Knochenwachstum, verzögertes + Kopfhautdefekte + Mikrodontie + Milchgebiß, persistierendes + Minderwuchs + Pankreasinsuffizienz)

Juberg-Marsidi-Syndrom
(+ Epikanthus + geistige Behinderung + Kamptodaktylie + Knochenwachstum, verzögertes + Kryptorchismus + Lidspaltenverengerung + Mikropenis + Minderwuchs + Sattelnase + Schwerhörigkeit + Skrotumhypoplasie)

Katarakt-Ichthyosis
(+ Erythrodermie + Ichthyose + Katarakt + Myopathie)

Kiemenbogenhypoplasie, geschlechtsgebundene Form
(+ Augenbrauen, Hypoplasie + Fisteln, präaurikuläre + Gesichtsasymmetrie + Gesichtsdysmorphien + Herzfehler + Lidachsenstellung, antimongoloide + Mandibulahypoplasie + Mikrozephalie)

Klein-Waardenburg-Syndrom
(+ Albinismus, zirkumskripter + Brachyzephalie + Gesichtsdysmorphien + Heterochromia iridis + Minderwuchs + Pseudohypertelorismus + Schallempfindungsstörung + Schwerhörigkeit + Taubstummheit)

Lentiginose, progressive kardiomyopathische
(+ EKG, pathologisches + geistige Behinderung + Genitalhypoplasie + Hypertelorismus + Hypospadie + Kryptorchismus + Lentigines + Minderwuchs + Ovarien, Hypoplasie + Pulmonalstenose + Schallempfindungsstörung + Schwerhörigkeit)

Myhre-Syndrom
(+ Blepharophimose + Geburtsgewicht, niedriges + geistige Behinderung + Herzfehler + Hyperopie + Kryptorchismus + Maxillahypoplasie + Minderwuchs)

Nathalie-Krankheit
(+ EKG, pathologisches + Katarakt + Muskelatrophie)

N-Syndrom
(+ Dysplasie, polyostotische + epileptische Anfälle + geistige Behinderung + Gesichtsdysmorphien + Hypospadie + Kryptorchismus + Leukämie + Minderwuchs + Sehstörungen + Tetraplegie, spastische)

Ohdo-Blepharophimose-Syndrom
(+ Blepharophimose + geistige Behinderung + Muskelhypotonie + Nasenwurzel, breite, flache + Proteinurie + Ptosis + Zahnhypoplasie)

otodentale Dysplasie
(+ Hörverlust + Schallempfindungsstörung + Taurodontie + Zahnfragmente + Zahnkronen, abnorme)

Piebaldismus-Taubheits-Syndrom
(+ Albinismus, zirkumskripter + Iris, blaue + Schallempfindungsstörung)

Refetoff-(de-)Wind-(de-)Groot-Syndrom
(+ »stippled« Epiphysen + Gesichtsdysmorphien + Hühnerbrust + Knochenwachstum, verzögertes + Scapulae alatae + Schallempfindungsstörung + Struma + T_3-Erhöhung + T_4-Erhöhung)

Rötelnembryopathie
(+ Chorioretinitis + Glaukom + Herzfehler + Katarakt + Mikrophthalmie + Mikrozephalie + Mittelohranomalien + Ohranomalien + Schwerhörigkeit)

Rosenberg-Chutorian-Syndrom
(+ Gangataxie + Neuropathien + Optikusatrophie + Schallempfindungsstörung + Schwerhörigkeit)

Schwerhörigkeit, kongenitale, und otogene Meningitis
(+ Meningitis + Schwerhörigkeit)

Taubstummheit

Albinismus-Taubheit
(+ Albinismus + Augenbrauen, Hypoplasie + Augenbrauen, Weißfärbung + Iris, blaue + Schallempfindungsstörung + Taubheit)

Diallinas-Amalric-Syndrom
(+ Heterochromia iridis + Netzhaut, Retinopathie + Schallempfindungsstörung + Schwerhörigkeit)

Jervell-Lange//Nielsen-Syndrom
(+ Kammerflattern und Kammerflimmern, Wechsel + QT-Dauer, verlängerte im EKG + Schallempfindungsstörung + Schwerhörigkeit + Synkopen + Taubheit + Torsades de pointes)

Klein-Waardenburg-Syndrom
(+ Albinismus, zirkumskripter + Brachyzephalie + Gesichtsdysmorphien + Heterochromia iridis + Minderwuchs + Pseudohypertelorismus + Schallempfindungsstörung + Schwerhörigkeit + Taubheit)

Waardenburg-Syndrom
(+ Albinismus + Augenbrauenpartien, mediale, Hyperplasie + Dystopia canthorum + Ergrauen + Gesichtsdysmorphien + Haarsträhnen, weiße oder schwarze + Hyperpigmentierung + Hypopigmentierung + Iris, blaue + Nasenprofil, griechisches + Pigmentstörungen der Haare + Schallempfindungsstörung + Schwerhörigkeit + Synophrys)

Wildervanck-Syndrom
(+ Abduzenslähmung + Bulbusretraktion + Duane-Zeichen + Hals, kurzer + Schiefhals)

Pankreas

Chymotrypsinmangel

Enterokinasemangel, kongenitaler
(+ Aszites + Diarrhö + Enteropathie, eiweißverlierende + Gedeihstörungen + Hypoproteinämie + Kwashiorkor + Ödeme, allg. + Trypsinmangel)

Pankreasfibrose

cystische Fibrose
(+ Bronchiektasen + Gedeihstörungen + Ileus des Früh- und Neugeborenen + Pneumopathie + Stuhl, voluminöser, stinkender, fetthaltiger)
Pearson-Syndrom
(+ Anämie + Diabetes mellitus + Diarrhö + Enzephalopathie + Geburtsgewicht, niedriges + Gedeihstörungen + Hämoglobin-F-Erhöhung + Hepatomegalie + Laktaterhöhung + Malabsorption + Myopathie + Neutropenie + Pankreasinsuffizienz + Thrombozytopenie + Tubulopathie)
reno-hepato-pankreatische Dysplasie
(+ Choledochuszyste + Nierenzysten + Pankreaszysten)

Pankreasinsuffizienz

Johanson-Blizzard-Syndrom
(+ Alaknorpel, Aplasie + Alaknorpel, Hypoplasie + Analatresie + geistige Behinderung + Genitalfehlbildungen + Haardystrophie + Knochenwachstum, verzögertes + Kopfhautdefekte + Mikrodontie + Milchgebiß, persistierendes + Minderwuchs + Taubheit)
Pearson-Syndrom
(+ Anämie + Diabetes mellitus + Diarrhö + Enzephalopathie + Geburtsgewicht, niedriges + Gedeihstörungen + Hämoglobin-F-Erhöhung + Hepatomegalie + Laktaterhöhung + Malabsorption + Myopathie + Neutropenie + Pankreasfibrose + Thrombozytopenie + Tubulopathie)
Shwachman-Diamond-Syndrom
(+ Chondrodysplasie, metaphysäre + Diarrhö + Gedeihstörungen + Minderwuchs + Neutropenie + Thorax, schmaler + Thrombozytopenie)
β-Thalassämie, homozygote
(+ Anämie, hämolytische + Anämie, hypochrome + Anämie, mikrozytäre + Bürstenschädel + Cooley-Facies + Hämatopoese, extramedulläre + Hepatomegalie + Maxillahyperplasie + Osteoporose + Pubertät, verzögerte + Siderose + Splenomegalie)

Pankreaszysten

von-Hippel-Lindau-Syndrom
(+ Ataxie + Hämangioblastome, retinale + Hirndruckzeichen + Kleinhirn, Hämangioblastome + Knochenzysten + Leberzysten + Lungenzysten + Medulla oblongata, Hämangioblastome + Nebenhodenzysten + Nierenzellkarzinom + Nierenzysten + Ovarialzysten + Phäochromozytom + Polyzythämie + Rückenmark, Hämangioblastome + ZNS-Hämangioblastom)
Kurzripp-Polydaktylie-Syndrome
(+ Analatresie + Arrhinenzephalie + Epiglottisdysplasie + Gaumenspalte + Herzfehler + Leberzysten + Lippenspalte + Mikropenis + Minderwuchs + Nierenaplasie + Nierenzysten + Polydaktylie + Rippen, kurze + Thoraxdysplasie + Urethralatresie + Uterus duplex + Zähne, angeborene)
Nieren, polyzystische (adulte Form)
(+ Hypertonie + Leberzysten + Niereninsuffizienz + Nierenzysten)
reno-hepato-pankreatische Dysplasie
(+ Choledochuszyste + Nierenzysten + Pankreasfibrose)

Pankreatitis

Byler-Krankheit
(+ Cholelithiasis + Cholestase, intrahepatische + Dystrophie, allgemeine + Hepatomegalie + Ikterus + Leberzirrhose + Minderwuchs + Pruritus + Splenomegalie + Steatorrhö + Stuhl, entfärbter)
Zieve-Syndrom
(+ Abdominalschmerzen + Fettleber + Fieber + Hämolyse + Hepatomegalie + Hyperlipidämie + Ikterus + Übelkeit)

Trypsinmangel

Enterokinasemangel, kongenitaler
(+ Aszites + Chymotrypsinmangel + Diarrhö + Enteropathie, eiweißverlierende + Gedeihstörungen + Hypoproteinämie + Kwashiorkor + Ödeme, allg.)

Phänotyp

athletischer Habitus

Lipodystrophie, progressive
(+ Acanthosis nigricans + Diabetes mellitus + Frühreife, sexuelle + Füße, große + Haar, lockiges + Hände, große + Hepatomegalie + Hochwuchs + Hyperlipidämie + Hyperpigmentierung + Hypertrichose + Klitorishypertrophie + Labienhypertrophie + Lipodystrophie + Makropenis + Muskelhypertrophie + Ohren, große + Oligomenorrhö + Ovarien, polyzystische + Splenomegalie + Venenzeichnung, verstärkte + Virilisierung)

Cushing-Phänotyp

Carney-Komplex
(+ Fibroadenome, myxoide, der Mammae + Hodentumoren + Lentigines + Myxome, kardiale + Myxome, kutane + Naevi coerulei + Nebennierenrindenhyperplasie)

Haltungsanomalien

Athetose, idiopathische
(+ Bewegungsstörungen + Muskelhypotonie)
Ceroidlipofuscinose, neuronale, Typ Spielmeyer-Vogt
(+ Abbau, geistiger + Blindheit + Demenz + Fundus, Pigmentationen + Makuladegeneration + motorische Störungen + Optikusatrophie + psychische Störungen + zerebrale Anfälle)

Hemihypertrophie

Hemihypertrophie, idiopathische
(+ Hyperpigmentierung + Wilms-Tumor)
Proteus-Syndrom
(+ Exostosen am Schädel + Füße, große + Hals, langer + Hände, große + Kyphoskoliose + Lipome + Nävi + Rumpflänge, abnorme + Tumoren, subkutane + Weichteilhypertrophie, plantare + Weichteilhypertrophie, volare)
Wiedemann-Beckwith-Syndrom
(+ Gesichtsdysmorphien + Hochwuchs + Hypoglykämie + innere Organe, Organomegalie + Kerbenohren + Makroglossie + Makrosomie, fetale + Malignome + Mittelgesichtshypoplasie oder -dysplasie + Nabelhernie + Omphalozele)

Hochwuchs

Eunuchoidismus, fertiler
(+ Adipositas + Fistelstimme + Leydig-Zellen, Verminderung + LH-Spiegel, erniedrigter + Sekundärbehaarung, mangelnde oder fehlende)
Homocystinurie I
(+ Entwicklungsrückstand, motorischer und geistiger + Genu valgum + Homocystin im Serum, erhöhtes + Homocystinurie + Hypermethioninämie + Kopfbehaarung, spärliche + Kyphoskoliose + Linsenluxation + marfanoider Habitus + Myopie + Trichterbrust)
Ichthyosis und männlicher Hypogonadismus
(+ Androtropie + Hodenhypoplasie + Ichthyose + Leydig-Zellen, Aplasie + Mikropenis)
Klinefelter-Syndrom
(+ Entwicklungsrückstand, motorischer und geistiger + Genitalhypoplasie + Hypogonadismus + Peniswachstum, pubertäres, fehlendes + Testeswachstum, pubertäres, fehlendes + Verhaltensstörungen)
Lipodystrophie, progressive
(+ Acanthosis nigricans + athletischer Habitus + Diabetes mellitus + Frühreife, sexuelle + Füße, große + Haar, lockiges + Hände, große + Hepatomegalie + Hyperlipidämie + Hyperpigmentierung + Hypertrichose + Klitorishypertrophie + Labienhypertrophie + Lipodystrophie + Makropenis + Muskelhypertrophie + Ohren, große + Oligomenorrhö + Ovarien, polyzystische + Splenomegalie + Venenzeichnung, verstärkte + Virilisierung)
McCune-Albright-Syndrom
(+ Akromegalie + Café-au-lait-Flecken + Cushing-Symptomatik + Dysplasie, polyostotische + Endokrinopathie + Hyperparathyreoidismus + Hyperthyreose + Osteomalazie + Pubertas praecox + Rachitis)
Perlman-Syndrom
(+ Aszites, fetaler, ohne Hydrops + Gesichtsdysmorphien + Hamartome, renale + innere Organe, Organomegalie + Kryptorchismus + Nephroblastomatose, fokale + Polyhydramnion + Wilms-Tumor)
Simpson-Golabi-Behmel-Syndrom
(+ Alveolarkerben + Gesicht, plumpes + Gesichtszüge, grobe + Hepatomegalie + Herzfehler + Hexadaktylie + Hypodontie + Makroglossie + Makrosomie, fetale + Nabelhernie + Omphalozele + Splenomegalie + Unterlippenkerbe)
Sotos-Syndrom
(+ Geburtsgewicht, hohes + Gesichtsdysmorphien + Knochenreifung, beschleunigte + Lidachsenstellung, antimongoloide + Makrodolichozephalie + Makrosomie, fetale + Wachstum, beschleunigtes)
Weaver-Syndrom
(+ Epikanthus + Gelenkkontrakturen + Gesichtsdysmorphien + Kamptodaktylie + Knochenreifung, beschleunigte + Mikrogenie + Nasenwurzel, eingesunkene + Ohren, große + Philtrum, langes + Stirn, vorgewölbte + Telekanthus)
Wiedemann-Beckwith-Syndrom
(+ Gesichtsdysmorphien + Hemihypertrophie + Hypoglykämie + innere Organe, Organomegalie + Kerbenohren + Makroglossie + Makrosomie, fetale + Malignome + Mittelgesichtshypoplasie oder -dysplasie + Nabelhernie + Omphalozele)
XYY-Syndrom
(+ Bewegungsstörungen, zentrale + Verhaltensstörungen)

Körperasymmetrie

Dysostose, thorakopelvine
(+ Atemstörung + Beckenschaufeln, Hypoplasie + Hämangiome, kutane + Larynxstenose + Minderwuchs + Rippen, kurze + Skoliose + Thorax, schmaler)

Längenasymmetrie, isolierte, des Rumpfes

Silver-Russell-Syndrom
(+ Fontanellenschluß, verzögerter + Gesichtsasymmetrie + Hirnschädel, hydrozephaloid wirkender + Längen- und Gewichtsreduktion + Längenasymmetrie, isolierte, der Arme + Längenasymmetrie, isolierte, der Beine + Minderwuchs + Minderwuchs, pränataler + Pseudohydrozephalus)

marfanoider Habitus

Homocystinurie I
(+ Entwicklungsrückstand, motorischer und geistiger + Genu valgum + Hochwuchs + Homocystin im Serum, erhöhtes + Homocystinurie + Hypermethioninämie + Kopfbehaarung, spärliche + Kyphoskoliose + Linsenluxation + Myopie + Trichterbrust)
multiple endokrine Neoplasie
(+ Diarrhö + Ganglioneurom + Gastrinom + Gelenkbeweglichkeit, abnorme + Hypertonie + Hypophysentumoren + Insulinom + Karzinoid + Nebennierentumoren + Nebenschilddrüsenadenom + Nebenschilddrüsenhyperplasie + Neurom + Pankreas-Inselzell-Tumoren + Phäochromozytom + Schilddrüsenkarzinom + Schilddrüsentumoren)
Osteolyse, hereditäre idiopathische, Typ IV (Thieffry-Shurtleff)
(+ Handwurzelknochen, Osteolysen + Metatarsus, Osteolysen + Mikrognathie + Proteinurie)

Phänotyp

Minderwuchs

Aarskog-Syndrom
(+ Brachyphalangie + Hypertelorismus + Inguinalhernien + Kryptorchismus + Nase, kurze, breite + Ptosis + Schalskrotum + Schwimmhautbildung)

Aase-Syndrom
(+ Anämie + Daumen, triphalangeale + Lidachsenstellung, antimongoloide + Lippen-Kiefer-Gaumen-Spalte + Minderwuchs, pränataler + radio-ulnare Synostose + Radius, verkürzter + Radiushypoplasie + Skelettanomalien + Thenarhypoplasie)

Abetalipoproteinämie
(+ Beta-Lipoproteine, fehlende + Akanthozytose + Appetitlosigkeit + Areflexie + Ataxie + Chylomikronen, fehlende + Erbrechen + Erythrozyten, Stechapfelform + Fettmalabsorption + Gedeihstörungen + Herzrhythmusstörungen + Intentionstremor + Kyphoskoliose + Muskelatrophie + Myokardfibrose + Netzhaut, Retinitis + Paresen + Serumlipide, erniedrigte + Steatorrhö + Untergewicht)

Achondrogenesis I-A
(+ Minderwuchs, pränataler + Ossifikation, verzögerte bis fehlende)

Achondrogenesis I-B
(+ Minderwuchs, pränataler + Ossifikation, verzögerte bis fehlende)

Achondrogenesis II
(+ Minderwuchs, pränataler + Ossifikation, verzögerte bis fehlende)

Achondroplasie
(+ Hyperlordose + Makrozephalie + Minderwuchs, pränataler + Muskelhypotonie)

Adenylsuccinaturie
(+ Autismus + Entwicklungsrückstand, motorischer und geistiger + Muskelschwäche + Succinyladenosin, erhöht + zerebrale Anfälle)

AIDS-Embryopathie
(+ Lidschluß, fehlender + Mikrozephalie + Schädel, kubischer + Skleren, blaue + Stirn, vorgewölbte)

Akrodysplasie
(+ geistige Behinderung + Nase, hypoplastische + Röhrenknochen, kurze, der Hand, periphere Dysplasie + Röhrenknochen, kurze, des Fußes, periphere Dysplasie + Zapfenepiphysen)

akromesomele Dysplasie
(+ Dysplasie, akromesomele + Platyspondylie)

akromesomele Dysplasie Typ Hunter-Thompson
(+ Becken, schmales + Brachyphalangie + Fibulahypoplasie + Gelenkluxationen, multiple + Hände, kurze + Ulnahypoplasie)

akromikrische Dysplasie
(+ Akromikrie)

Akroskyphodysplasie, metaphysäre
(+ geistige Behinderung + Nasenwurzel, breite, flache + Röhrenknochen, verkürzte)

Albright-Osteodystrophie, hereditäre
(+ Finger, Brachydaktylie + geistige Behinderung + Gesicht, rundes + Hypokalzämie + Verkalkungen, subkutane)

Aldolase-A-Mangel
(+ Anämie, hämolytische + geistige Behinderung + Gesichtsdysmorphien + Hepatomegalie + Pubertät, verzögerte)

Alkoholembryopathie
(+ Blepharophimose + Dystrophie, allgemeine + Endphalangen, Hypoplasie + Entwicklungsrückstand, statomotorischer + geistige Behinderung + Gesichtsdysmorphien + Herzfehler + Hyperaktivität + Hypospadie + Kryptorchismus + Labien, große, Hypoplasie + Maxillahypoplasie + Mikrogenie + Mikrozephalie + Minderwuchs, pränataler + Oberlippe, schmale + Onychohypoplasie + Philtrum, hypoplastisches + ZNS-Störungen)

Anosteogenesis partialis
(+ Epiphysenvergrößerung + Wirbelkörper, mangelhafte oder fehlende Ossifikation)

Antiepileptika-Embryofetopathie
(+ Endphalangen, Hypoplasie + Epikanthus + Finger, überlappende + Herzfehler + Hypertelorismus + Hypospadie + Lippen-Kiefer-Gaumen-Spalte + Meningomyelozele + Minderwuchs, pränataler + Onychohypoplasie + Sattelnase + Zehen, überlappende)

Armendares-Syndrom
(+ Epikanthus + Gaumen, hoher + Gesichtsdysmorphien + Handdeformitäten + Kraniosynostose + Mikrognathie + Mikrozephalie + Nase, kurze + Netzhaut, Retinopathie + Ptosis + Telekanthus)

arteriohepatische Dysplasie
(+ Brachyphalangie + Cholestase + Cholestase, intrahepatische + Embryotoxon posterius + Gallenwegsmangel, intrahepatischer + Gefäßstenosen + Gesichtsdysmorphien + Herzfehler + Ikterus + Pruritus + Pulmonalstenose + Schmetterlingswirbel + Wirbelanomalien)

Arthrogrypose, distale, Typ II B
(+ Kamptodaktylie + Ptosis + ulnare Deviation)

Atelosteogenesis
(+ Femurverkürzung, distale + Femurverschmächtigung, distale + Minderwuchs, pränataler + Oberarmverkürzung + Oberarmverschmächtigung)

Atkin-Flaitz-Patil-Syndrom
(+ geistige Behinderung + Gesichtsdysmorphien + Hodenvergrößerung + Makrozephalie + Supraorbitalwülste)

Aurikulo-Osteodysplasie
(+ Ohrmuscheldysplasie + Radiusköpfchendysplasie)

Azidose, renale tubuläre, mit progressiver Taubheit
(+ Erbrechen + Gedeihstörungen + Hyperkalziurie + Hyperphosphaturie + Nephrokalzinose + Obstipation + Polyurie + Schallempfindungsstörung + Schwerhörigkeit + Urin-pH > 6)

Azidose, renale tubuläre, Typ 1
(+ Muskelschwäche + Nephrokalzinose + Nephrolithiasis + Polyurie + Skelettdemineralisation)

Baller-Gerold-Syndrom
(+ Daumenhypoplasie + Kraniosynostose + Radiusaplasie + Radiushypoplasie + Strahldefekte)

Berlin-Syndrom
(+ Dysplasien, ektodermale + geistige Behinderung + Haut, dünne + Hypodontie + Hypogonadismus + schlanke Beine)

Bloom-Syndrom
(+ Erythem, schmetterlingsförmiges + Erytheme + Immundefekt + Infektanfälligkeit + Minderwuchs, pränataler + Pigmentationsanomalien)

Brachyolmie
(+ Platyspondylie)

Byler-Krankheit
(+ Cholelithiasis + Cholestase, intrahepatische + Dystrophie, allgemeine + Hepatomegalie + Ikterus + Leberzirrhose + Pankreatitis + Pruritus + Splenomegalie + Steatorrhö + Stuhl, entfärbter)

Carboanhydrase-II-Mangel
(+ Azidose + Basalganglienverkalkung + geistige Behinderung + Knochenwachstum, verzögertes + Mikrognathie + Osteopetrose + Spontanfrakturen + Zahnanomalien + zerebrale Verkalkungen)

Chondrodysplasia metaphysaria Typ Schmid
(+ Coxa vara + Genu varum + Metaphysendysplasie)

Chondrodysplasia punctata, autosomal-rezessive Form
(+ Femurepiphysen, kalkspritzerartige Verdichtungen + Hautveränderungen + Humerusepiphysen, kalkspritzerartige Verdichtungen + Katarakt)

Chondrodysplasia punctata durch X-chromosomale Deletion
(+ Alopezie + Brachyphalangie + Endphalangen, kurze + Epiphysen, Kalzifikationen, bilateral symmetrische + geistige Behinderung + Hypogonadismus + Katarakt + Nase, hypoplastische + Sattelnase)

Chondrodysplasia punctata, Tibia-Metacarpus-Typ
(+ Femurepiphysen, kalkspritzerartige Verdichtungen + Humerusepiphysen, kalkspritzerartige Verdichtungen + Metacarpalia, Anomalien + Mittelgesichtshypoplasie oder -dysplasie + Tibia, verkürzte + Wirbelkörperspalten)

Chondrodysplasia punctata Typ Sheffield
(+ Fußwurzelknochen, Kalzifikationsherde + Handwurzelknochen, Kalzifikationsherde + Nase, breite, flache + Polydaktylie)

Chondrodysplasia punctata, X-chromosomal-dominante Form
(+ Alopezie + Gynäkotropie + Hautatrophie + Ichthyose + Katarakt + Nase, breite, flache + Röhrenknochen, verkürzte + Röhrenknochenepiphysen, Kalzifikationen, punktförmige + Skoliose)

Chondrodysplasia punctata, X-chromosomal rezessive Form
(+ Brachyphalangie + Endphalangen, Hypoplasie + Endphalangen, kurze + Nase, kurze + Nasenwurzel, breite, flache + Phalangen, distale, Verkürzung)

Chondrodysplasie, metaphysäre, Typ Murk Jansen
(+ Metaphysen, gekehlte, aufgefaserte + Mikrognathie)

Chondrodysplasie, metaphysäre, Typ Vaandrager-Pena
(+ Metaphysendysplasie)

chondroektodermale Dysplasie
(+ Dysplasie, polyostotische + Herzfehler + Hexadaktylie + Oberlippenfrenula + Onychohypoplasie + Zähne, angeborene)

Chromosom 1q⁻ Syndrom
(+ Entwicklungsrückstand, motorischer und geistiger + Gesichtsdysmorphien + Mikro-Brachyzephalie)

Chromosom 3p⁻ Syndrom
(+ Brachyzephalie + Epikanthus + geistige Behinderung + Gesichtsdysmorphien + Lidachsenstellung, mongoloide + Metopika, prominente + Mikrozephalie + Minderwuchs, pränataler + Nase, kurze + Ptosis + Trigonozephalie)

Chromosom 4p⁻ Syndrom
(+ Anhängsel, präaurikuläre + Fisteln, präaurikuläre + geistige Behinderung + Gesichtsdysmorphien + Hakennase + Hypertelorismus + Hypospadie + Iriskolobom + Lidachsenstellung, antimongoloide + Lippen-Kiefer-Gaumen-Spalte + Minderwuchs, pränataler + Oberlippe, kurze prominente + Ptosis + Stirn, vorgewölbte + zerebrale Anfälle)

Chromosom 4q⁻ Syndrom
(+ Brachyzephalie + Choanalatresie + Endphalangen, krallenartige Deformation + Entwicklungsrückstand, motorischer und geistiger + Gaumenspalte + Gesichtsdysmorphien + Herzfehler + Hypertelorismus + Lidachsenstellung, mongoloide + Mikrogenie + Mikrozephalie)

Chromosom 5p⁻ Syndrom
(+ Epikanthus + geistige Behinderung + Gesichtsdysmorphien + Katzenschreien, 1. Lebensjahr + Mikrozephalie + Mondgesicht)

Chromosom 7q⁻ Syndrom
(+ Arrhinenzephalie + Gaumenspalte + Gesichtsdysmorphien + Lidachsenstellung, mongoloide + Mikrozephalie + Minderwuchs, pränataler + Nase, kurze + Stirn, vorgewölbte)

Chromosom 8p⁻ Syndrom
(+ Entwicklungsrückstand, motorischer und geistiger + Gesichtsdysmorphien + Herzfehler + Hinterhaupt, prominentes + Mikrozephalie + Minderwuchs, pränataler + Nasenwurzel, prominente + Stirn, fliehende)

Chromosom 10p⁻ Syndrom
(+ Entwicklungsrückstand, motorischer und geistiger + Gesicht, quadratisches + Gesichtsdysmorphien + Herzfehler + Lidachsenstellung, antimongoloide + Minderwuchs, pränataler + Ptosis + Stirn, vorgewölbte)

Chromosom 10q⁻ Syndrom
(+ Gesichtsdysmorphien + Herzfehler + Lidachsenstellung, antimongoloide + Minderwuchs, pränataler + Ohranomalien + Syndaktylien)

Chromosom 13q⁻ Syndrom
(+ Analatresie + Balkenmangel + Daumenaplasie + geistige Behinderung + Genitalfehlbildungen + Gesichtsdysmorphien + Herzfehler + Hirnfehlbildungen + Hypospadie + Iriskolobom + Mesenterium commune + Mikrophthalmie + Mikrozephalie + Minderwuchs, pränataler + Netzhaut, Retinoblastom + Nierenanomalien + Stirn, fliehende + Syndaktylien + Synostosen + zerebrale Anfälle)

Chromosom 18p⁻ Syndrom
(+ Arrhinenzephalie + Entwicklungsrückstand, motorischer und geistiger + Gesicht, breites + Gesichtsdysmorphien + Hypertelorismus + Hypotonie + IgA-Mangel + Karies + Ptosis + Trichterbrust)

Chromosom 18q⁻ Syndrom
(+ Alopezie + Anthelix, prominente + Daumen, proximal angesetzte + Entwicklungsrückstand, motorischer und geistiger + Finger, distal konisch zulaufende + Gehörgänge, äußere, enge bis verschlossene + Gesichtsdysmorphien + Hauteinsenkungen + Iriskolobom + Minderwuchs, pränataler + Mittelgesichtsretraktion)

Cockayne-Syndrom
(+ Demyelinisierung + Entwicklungsrückstand, motorischer und geistiger + geistige Behinderung + Netzhautdegeneration + Ohrmuscheldysplasie + Photosensibilität + Schwerhörigkeit + Sehstörungen)

Coffin-Siris-Syndrom
(+ Entwicklungsrückstand, motorischer und geistiger + Fingerhypoplasien + Gesichtsdysmorphien + Haar, schütteres + Hypertrichose + Lippen, volle + Minderwuchs, pränataler + Nase, kurze, breite + Onychohypoplasie)

COVESDEM-Syndrom
(+ Ellenbogengelenk, Kontrakturen + Faßthorax + Gesichtsdysmorphien + Hypertelorismus + Lordose + Makrozephalie + Mikrozephalie + Nase, kurze + Skoliose + Verkürzung der Unterarme + Wirbelkörper, Segmentationsstörungen)

coxo-aurikuläres Syndrom
(+ Hüftgelenkluxation + Mikrotie + Mittelohrhypoplasie + Scheuermann-ähnliche Veränderungen der Wirbelsäule)

Cystathioninurie
(+ Cystathioninämie + Cystathioninurie + Entwicklungsrückstand, motorischer und geistiger + Klumpfuß + Mikrozephalie + Thrombozytopenie + zerebrale Anfälle)

Cystinose
(+ Azidose, metabolische + Hornhaut, Cystinkristalle + Hypokaliämie + Netzhaut, Retinopathie + Photophobie + Rachitis)

Desbuquois-Syndrom
(+ Epiphysendysplasie + Fingergelenksluxationen + Metaphysendysplasie + Muskelhypotonie + Skoliose)

diastrophische Dysplasie
(+ Daumen, abduzierte + Gaumenspalte + Klumpfuß + Ohrknorpel, Tumoren, zystische)

Down-Syndrom
(+ Brushfield-Flecken + Epikanthus + geistige Behinderung + Gelenkbeweglichkeit, abnorme + Gesichtsdysmorphien + Hände, kurze + Herzfehler + Lidachsenstellung, mongoloide + Muskelhypotonie + Sandalenlücke + Vierfingerfurche)

Dubowitz-Syndrom
(+ Ekzeme + geistige Behinderung + Gesichtsdysmorphien + Lidspaltenverengerung + Mikrozephalie + Minderwuchs, pränataler + Ptosis)

Dyggve-Melchior-Clausen-Syndrom
(+ geistige Behinderung + Platyspondylie + Skelettanomalien + Skoliose)

Dyschondrosteosis Léri-Weill
(+ Bajonettstellung der Hände + Madelung-Deformität + Radius, verkürzter + Verkrümmung der Unterarme)

Dysosteosklerose
(+ Frakturneigung, Frakturen + Optikusatrophie + Osteosklerose + Platyspondylie + Zahnanomalien)

Dysostose, humero-spinale
(+ Ellenbogen, Anlagestörung + Herzfehler + Humerusdysplasie + Oberarmverkürzung + Wirbelkörperspalten)

Dysostosen, spondylokostale
(+ Blockwirbelbildung + Hals, kurzer + Hemiwirbelbildung + Keilwirbelbildung + Kyphoskoliose + Rippendefekte + Skoliose + Spina bifida occulta)

Dysostose, thorakopelvine
(+ Atemstörung + Beckenschaufeln, Hypoplasie + Hämangiome, kutane + Körperasymmetrie + Larynxstenose + Rippen, kurze + Skoliose + Thorax, schmaler)

Dysostosis cleidocranialis
(+ Brachyzephalie + Fontanellenschluß, verzögerter + Hyperdontie + Hypodontie + Maxillahypoplasie + Milchgebiß, persistierendes + Nasenwurzel, breite, flache + Schlüsselbeinhypo- oder -aplasie)

Dysplasia spondyloepiphysaria congenita
(+ Ablatio retinae + Gaumenspalte + Myopie + Ossifikation, verzögerte bis fehlende)

Dysplasia spondyloepiphysaria tarda
(+ Platyspondylie)

Dyssynostose, kraniofaziale
(+ Gesichtsdysmorphien + Kraniosynostose + Stirn, vorgewölbte)

Phänotyp

Emery-Nelson-Syndrom
(+ Fußdeformitäten + Handdeformitäten + Handkontrakturen)
Enchondromatose, generalisierte
(+ Brachymelie + Enchondrome + Extremitätenasymmetrien + Hämangiome)
Enchondromatose mit spondyloakraler Dysplasie
(+ Enchondrome + Skoliose + Thoraxdeformität + Wirbelkörperdysplasie)
Escobar-Syndrom
(+ Genitalfehlbildungen + Gesichtsdysmorphien + Pterygien + Ptosis + Schwerhörigkeit)
Fanconi-Anämie
(+ Daumenaplasie + Daumenhypoplasie + Hyperpigmentierung + Panmyelopathie + Radiushypoplasie)
fazio-aurikulo-radiales Syndrom
(+ Daumenhypoplasie + Gelenkkontrakturen + Grübchen, präaurikuläre + Phokomelie + Radiusdysplasie + Wimpernhypoplasie)
Femurhypoplasie-Gesichtsdysmorphie-Syndrom
(+ Alaknorpel, Hypoplasie + Azetabulumhypoplasie + Beckendysplasie + Femuraplasie + Femurhypoplasie + Gaumenspalte + Gesichtsdysmorphien + Lidachsenstellung, mongoloide + Mikrogenie + Mund, kleiner + Nase, kurze + Nasenspitze, plumpe + Oberarmverkürzung + Oberlippe, schmale + Philtrum, langes + Rippenanteile, hintere, Verschmälerung + Wirbelanomalien)
FG-Syndrom
(+ Analstenose + geistige Behinderung + Hypertelorismus + Makrozephalie + Muskelschwäche)
Fibrochondrogenesis
(+ Minderwuchs, pränataler + Nasenwurzel, breite, flache + Stirn, hohe + Stirn, vorgewölbte + Thorax, schmaler)
Floating-Harbor-Minderwuchs
(+ Sprachentwicklung, verzögerte)
Forney-Syndrom
(+ Mitralinsuffizienz + Schalleitungsschwerhörigkeit + Schwerhörigkeit + Synostosen)
Freeman-Sheldon-Syndrom
(+ Alaknorpel, Hypoplasie + Epikanthus + Gesicht, wenig profiliertes + Gesichtsdysmorphien + Mund, kleiner + Sattelnase)
Freire//Maia-Syndrom I
(+ Dysplasien, ektodermale + Peromelien + Spaltfüße + Spalthände)
Fucosidose
(+ Angiokeratome + Ataxie + Dysostosen + Gedeihstörungen + geistige Behinderung + Gesichtsdysmorphien + Infektanfälligkeit + Spastik + zerebrale Anfälle)
GAPO-Syndrom
(+ Alopezie + Hypotrichose + Optikusatrophie + Pseudoanodontie + Wachstumsstörungen)
Gaucher-Krankheit
(+ Anämie + Arthralgien + Demenz + Fundus, Veränderungen, fleckförmig-weiße + Gedeihstörungen + geistige Behinderung + Hepatomegalie + Knochenschmerzen + Reflexe, pathologische + Spastik + Speicherzellen + Splenomegalie + Thrombozytopenie + zerebrale Anfälle)
geleophysische Dysplasie
(+ Akromikrie + Brachymetakarpie + Brachyphalangie + Herzfehler + Herzklappeninsuffizienz + Mitralstenose)
genito-palato-kardiales Syndrom
(+ Gaumenspalte + Gesichtsdysmorphien + Herzfehler + Minderwuchs, pränataler + Polydaktylie + Pseudohermaphroditismus masculinus)
Glykogenspeicherkrankheit Typ 1
(+ Hepatomegalie + Hypoglykämie + Xanthome)
Glykogenspeicherkrankheit Typ 3
(+ Glykogenspeicherung + Hepatomegalie + Hyperlipidämie)
Glykogenspeicherkrankheit Typ 4
(+ Hepatomegalie + Leberzirrhose + Mikropolyadenie + Splenomegalie)
Glykogenspeicherkrankheit Typ 6
(+ Hepatomegalie + Hyperlipidämie + Puppengesicht + Stammfettsucht)

Gordan-Overstreet-Syndrom
(+ Amenorrhö + Aortenstenose + Cubitus valgus + Epikanthus + Gesichtsdysmorphien + Gonadendysgenesie + Halspterygium + Mimik, verminderte + Nävi + Nierenanomalien + Ohren, abstehende + Ptosis + Virilisierung, inkomplette)
Gordon-Syndrom
(+ Finger, Interphalangealgelenke, fehlende Beugefalten + Gaumenspalte + Gesichtsdysmorphien + Kamptodaktylie + Pseudoepiphysen + Ptosis)
Grebe-Syndrom
(+ Ulna, verkürzte + Verkürzung der Unterschenkel)
Guadalajara-Kamptodaktylie-Syndrom Typ I
(+ Gelenkkontrakturen + Gesichtsdysmorphien + Mikrophthalmie + Skelettanomalien)
Hallermann-Streiff-Syndrom
(+ Fontanellenschluß, verzögerter + Gesichtsdysmorphien + Hautatrophie + Hypotrichose + Katarakt + Mikrophthalmie + Oligo- oder Adontie + Stirn, hohe + Vogelgesicht + Zähne, angeborene)
Herz-Hand-Syndrom Typ IV
(+ Hemiwirbelbildung + Herzfehler + Hypodontie + Klinodaktylie + Makrodontie + Polydaktylie + Syndaktylien + Wirbelanomalien)
HMC-Syndrom
(+ Gesichtsspalten + Hypertelorismus + Mandibulahypoplasie + Mikrotie + Thenarhypoplasie)
Hooft-Syndrom
(+ geistige Behinderung + Ichthyose + Leukonychie + Serumlipide, erniedrigte)
Hutchinson-Gilford-Syndrom
(+ Akromikrie + Alopezie + Arteriosklerose + Exophthalmus + Fettgewebsatrophie + Gelenkkontrakturen + Hirnschädel, hydrozephaloid wirkender + Mikrogenie + Nase, schnabelartige + Progerie)
18-Hydroxysteroiddehydrogenase-Mangel
(+ Azidose, metabolische + Gedeihstörungen + Hyperkaliämie + Hyponatriämie + Renin, erhöhtes + Salzverlust)
Hypochondrogenesis
(+ Ossifikation, verzögerte oder fehlende)
Hypochondroplasie
(+ Makrozephalie + Röhrenknochen, verkürzte)
Hypophosphatasie
(+ Kraniosynostose + Ossifikationsdefekte + Phosphatase, alkalische, erniedrigte + Phosphoäthanolamin erhöht im Urin + Rachitis + Zahnausfall, vorzeitiger)
hypothalamischer Symptomenkomplex
(+ Adipositas + Hypothalamus-Hypophysen-Insuffizienz + Infantilismus, genitaler + Sehstörungen + Sellavergrößerung)
ICF-Syndrom
(+ Epikanthus + geistige Behinderung + Gesichtsdysmorphien + Hypertelorismus + Immundefekt + Infektionen, rezidivierende + Makroglossie + Sprachentwicklung, verzögerte)
immuno-ossäre Dysplasie Schimke
(+ Fistelstimme + Haar, feines + Immundefekt + Lymphozytopenie + Minderwuchs, pränataler + Nase, breite, flache + Nasenspitze, breite, plumpe + Nephropathie + Nierenversagen + Ödeme, allg. + Pigmentflecken)
Jeune-Tommasi-Freycon-Nivelon-Syndrom
(+ Ataxie + geistige Behinderung + Handmuskulatur, kleine, Atrophie + Hepatomegalie + Hörverlust + Kardiomyopathie + Pigmentationsanomalien + Schallempfindungsstörung + Schwerhörigkeit + Zahnausfall, vorzeitiger)
Johanson-Blizzard-Syndrom
(+ Alaknorpel, Aplasie + Alaknorpel, Hypoplasie + Analatresie + geistige Behinderung + Genitalfehlbildungen + Haardystrophie + Knochenwachstum, verzögertes + Kopfhautdefekte + Mikrodontie + Milchgebiß, persistierendes + Pankreasinsuffizienz + Taubheit)
Juberg-Hayward-Syndrom
(+ Daumenhypoplasie + Epikanthus + Hypertelorismus + Lippen-Kiefer-Gaumen-Spalte + Mikrozephalie + Nasenwurzel, breite, flache + Radiushypoplasie + Syndaktylien + Zehe, 4., Klinodaktylie)
Juberg-Marsidi-Syndrom
(+ Epikanthus + geistige Behinderung + Kamptodaktylie + Kno-

chenwachstum, verzögertes + Kryptorchismus + Lidspaltenverengerung + Mikropenis + Sattelnase + Schwerhörigkeit + Skrotumhypoplasie + Taubheit)

Kabuki-Syndrom
(+ Ektropion + Fingerspitzen, polsterähnliche + Gaumenspalte + geistige Behinderung + Nasenseptum, kurzes + Nasenspitze, eingesunkene + Patelladislokation + Patellahypoplasie)

kampomeles Syndrom
(+ Femurverbiegung + Genitalfehlbildungen + Gesichtsdysmorphien + Larynxhypoplasie + Verbiegung der Unterschenkel)

kardio-fazio-kutanes Syndrom
(+ EEG, pathologisches + Ekzeme + Entwicklungsrückstand, motorischer und geistiger + Exophthalmus + Gesichtsdysmorphien + Haar, gekräuseltes + Herzfehler + Hydrozephalus + Hyperkeratose, follikuläre + Hypertelorismus + Ichthyose + Inguinalhernien + Kopfbehaarung, spärliche + Lidachsenstellung, antimongoloide + Makrozephalie + Nystagmus + Pulmonalstenose + Splenomegalie + Stirn, hohe + Strabismus + Ventrikelseptumdefekt + Vorhofseptumdefekt)

Kashin-Beck-Krankheit
(+ Interphalangealgelenke, Schwellung und Steifigkeit + Knorpelnekrosen + Osteoarthritis + Osteophytenbildung)

Kaveggia-Syndrom
(+ Bewegungsstörungen + Endphalangen, breite + Gesichtsdysmorphien + Hypertelorismus + Inzisivi, untere, mittlere, Weitstand oder Fehlen + Mandibula, Spaltbildung + Mikro-Brachyzephalie + Mittelgesichtshypoplasie oder -dysplasie + Ohrmuschelanomalien + Progenie)

KBG-Syndrom
(+ Brachyphalangie + Füße, kleine + geistige Behinderung + Hände, kleine + Hypertelorismus + Skelettanomalien + Wirbelanomalien + Zahnanomalien)

Kearns-Sayre-Syndrom
(+ Ataxie + Degeneration, tapetoretinale + Diabetes mellitus + Ophthalmoplegie + Ptosis + Reizleitungsstörungen, kardiale + Schallempfindungsstörung)

King-Syndrom
(+ Creatinkinase, erhöhte + Entwicklungsrückstand, motorischer + Kryptorchismus + Lidachsenstellung, antimongoloide + Myopathie + Ohren, tief angesetzte + Skoliose + Trichterbrust)

Klein-Waardenburg-Syndrom
(+ Albinismus, zirkumskripter + Brachyzephalie + Gesichtsdysmorphien + Heterochromia iridis + Pseudohypertelorismus + Schallempfindungsstörung + Schwerhörigkeit + Taubheit + Taubstummheit)

Kniest-Dysplasie
(+ Gaumenspalte + Myopie + Platyspondylie + Schenkelhälse, plumpe kurze + Schwerhörigkeit)

Knorpel-Haar-Hypoplasie
(+ Haar, feines + Hypotrichose + Immundefekt + Metaphysendysplasie + T-Zelldefekt)

kraniodigitales Syndrom (Scott)
(+ Brachyzephalie + geistige Behinderung + Gesichtsdysmorphien + Ossifikation, verzögerte oder fehlende + Spina bifida occulta + Syndaktylien)

kranioektodermale Dysplasie
(+ Brachymelie + Brachyphalangie + Diastema + Dolichozephalus + Epikanthus + Frenula, orale + Gesichtsdysmorphien + Haarschaft, dünner + Haarwachstumsstörung + Hypodontie + Hypotrichose + Klinodaktylie + Lidachsenstellung, antimongoloide + Mikrodontie + Nystagmus + Pigmentstörungen der Haare + Refraktionsanomalien + Rhizomelie + Schmelzhypoplasie + Syndaktylien + Synostosen + Taurodontie + Zahnanomalien)

Kurzrippen-Polydaktylie-Syndrome
(+ Analatresie + Arrhinenzephalie + Epiglottisdysplasie + Gaumenspalte + Herzfehler + Leberzysten + Lippenspalte + Mikropenis + Nierenaplasie + Nierenzysten + Pankreaszysten + Polydaktylie + Rippen, kurze + Thoraxdysplasie + Urethralatresie + Uterus duplex + Zähne, angeborene)

kyphomele Dysplasie
(+ Femurhypoplasie + Femurverbiegung + Kinn, kleines + Minderwuchs, pränataler + Mittelgesicht, flaches)

de-Lange-Syndrom (I)
(+ Augenbrauen, dichte, konvex geschwungene + Bogenmuster, vermehrte + Brachymesophalangie V + Daumen, proximal angesetzte + Dysphonie + Dystrophie, allgemeine + Entwicklungsrückstand, statomotorischer + Epikanthus + Füße, kleine + Gedeihstörungen + geistige Behinderung + Genitalfehlbildungen + Hände, kleine + Hypertrichose + Klinodaktylie + Metacarpalia, Anomalien + Mikrozephalie + Nasenboden, antevertierter, mit retrahiertem Septum + Oberlippe, schmale + Ohrmuschelanomalien + Philtrum, langes + Philtrum, wenig strukturiertes + Retrogenie + Sprachentwicklung, verzögerte + Strahldefekte + Synophrys + Vierfingerfurche)

Laron-Syndrom
(+ Puppengesicht + Stammfettsucht + Wachstumshormon-(STH-)Spiegel, erhöhter)

Lentiginose, progressive kardiomyopathische
(+ EKG, pathologisches + geistige Behinderung + Genitalhypoplasie + Hypertelorismus + Hypospadie + Kryptorchismus + Lentigines + Ovarien, Hypoplasie + Pulmonalstenose + Schallempfindungsstörung + Schwerhörigkeit + Taubheit)

Lenz-Majewski-Syndrom
(+ Cutis hyperelastica + Diaphysen, Sklerose + Gedeihstörungen + geistige Behinderung + Gesichtsdysmorphien + Hypertelorismus + Progerie)

Lenz-Syndrom
(+ Anophthalmie + geistige Behinderung + Genitalfehlbildungen + Gesichtsdysmorphien + Hypospadie + Mikrophthalmie + Mikrozephalie)

Leprechaunismus
(+ Elfengesicht + Fettgewebe, subkutanes, Mangel + Hyperinsulinismus + Hypertrichose)

Lipodystrophie mit Rieger-Phänotyp
(+ Lipodystrophie + Ohren, große + Rieger-Sequenz)

Lowry-Wood-Syndrom
(+ Epiphysendysplasie + Mikrozephalie)

Maffucci-Syndrom
(+ Enchondrome + Hämangiome)

Malpuech-Syndrom
(+ geistige Behinderung + Hypertelorismus + Hypospadie + Lippen-Kiefer-Gaumen-Spalte + Mikropenis + Scrotum bifidum)

mandibulo-akrale Dysplasie
(+ Akroosteolyse + Alopezie + Gesichtsdysmorphien + Kopfvenenzeichnung, prominente + Sklerose + Vogelgesicht)

Marden-Walker-Syndrom
(+ Blepharophimose + Entwicklungsrückstand, motorischer und geistiger + Gelenkkontrakturen)

Marinescu-Sjögren-Syndrom I
(+ Areflexie + Ataxie + Babinski-Zeichen, positives + Dysarthrie + Dyskranie + Epikanthus + geistige Behinderung + Hyporeflexie + Katarakt + Muskelschwäche + Nystagmus + Ophthalmoplegie + Ptosis + Strabismus)

Martsolf-Syndrom
(+ geistige Behinderung + Gesichtsdysmorphien + Hypogonadismus + Katarakt + Lidachsenstellung, antimongoloide + Maxillahypoplasie + Mikrozephalie + Nase, breite, flache + Philtrum, hypoplastisches)

McDonough-Syndrom
(+ Bauchwanddefekt + geistige Behinderung + Gesichtsdysmorphien + Herzfehler + Kryptorchismus + Kyphoskoliose + Nase, große + Ohrmuschelanomalien)

megephysäre Dysplasie
(+ Epiphysenvergrößerung + Gaumenspalte + Gesichtsdysmorphien)

MELAS-Syndrom
(+ Abbau, geistiger + Creatinkinase, erhöhte + Diabetes mellitus + Enzephalopathie + Kardiomyopathie + Laktaterhöhung + Myoklonien + Myopathie + Schallempfindungsstörung + Schwerhörigkeit + zerebrale Anfälle)

Mengel-Konigsmark-Berlin-McKusick-Syndrom
(+ geistige Behinderung + Gesichtsdysmorphien + Hypogonadismus + Kryptorchismus + Ohrmuscheldysplasie + Schalleitungsschwerhörigkeit + Schwerhörigkeit)

Phänotyp

MERRF-Syndrom
(+ Abbau, geistiger + Ataxie + Atemstörung + Enzephalopathie + Epilepsie + epileptische Anfälle + Kardiomyopathie + Laktaterhöhung + Lipome + Myoklonien + Myopathie + Schallempfindungsstörung + Schwerhörigkeit + zerebrale Anfälle)

mesomele Dysplasie Typ Campailla-Martinelli
(+ Brachyphalangie + Endphalangen, kurze + Fibulaverkürzung + Phalangen, distale, Verkürzung + Radiusdysplasie + Tibia, verkürzte + Ulna, verkürzte + Verkrümmung der Unterarme)

mesomele Dysplasie Typ Langer
(+ Fibulaverkürzung + Mikrogenie + Minderwuchs, pränataler + Ulna, verkürzte)

mesomeler Minderwuchs durch Tibia-Radius-Hypoplasie
(+ Radiushypoplasie + Tibiahypoplasie)

metaphysäre Anadysplasie
(+ Metaphysendysplasie + Schmetterlingswirbel + Wirbelkörperspalten)

metaphysäre Dysplasie, Anetodermie, Optikusatrophie
(+ Blindheit + Hautatrophie + Hirsutismus + Metaphysendysplasie + Optikusatrophie + Osteopenie + Platyspondylie + Schädelbasissklerose)

metatropische Dysplasie
(+ Hellebardenbecken + Kyphoskoliose + Platyspondylie + Thorax, schmaler)

Mietens-Syndrom
(+ Ellenbogengelenk, Kontrakturen + geistige Behinderung + Kniegelenke, Kontrakturen + Minderwuchs, pränataler + Nase, schmale + Verkürzung der Unterarme)

Miller-Dieker-Syndrom
(+ Gesichtsdysmorphien + Haut, faltige, über der Glabella + Lissenzephalie + Mikrozephalie)

Minderwuchs, diabetischer
(+ Diabetes mellitus + Glykogenspeicherung + Hepatomegalie + Stammfettsucht)

3-M-Syndrom
(+ Gesichtsdysmorphien + Minderwuchs, pränataler + Röhrenknochen, schmale + Wirbelkörper, hohe)

Mucolipidose II
(+ Dysostosen + Entwicklungsrückstand, statomotorischer + Geburtsgewicht, niedriges + Gelenkkontrakturen + Gesichtsdysmorphien + Hautverdickung + Hepatomegalie + Hernien + Infekte des Respirationstrakts + Splenomegalie + vakuolisierte Zellen)

Mucolipidose III
(+ Beckendysplasie + Dysostosen + geistige Behinderung + Gelenkkontrakturen + Gesichtsdysmorphien + Hepatomegalie + Hornhauttrübung + Hüftdysplasie + Splenomegalie)

Mucopolysaccharidose I-H
(+ Demenz + Dysostosen + Gelenkkontrakturen + Gesichtszüge, grobe + Hepatomegalie + Hornhauttrübung + Makroglossie + Mucopolysaccharide im Urin, vermehrte + Splenomegalie)

Mucopolysaccharidose I-S
(+ Gelenkkontrakturen + Handkontrakturen + Katarakt + Mucopolysaccharide im Urin, vermehrte + Schwerhörigkeit)

Mucopolysaccharidose II
(+ Dysostosen + Entwicklungsrückstand, motorischer und geistiger + Gelenkkontrakturen + Gesichtszüge, grobe + Hepatomegalie + Schwerhörigkeit + Splenomegalie)

Mucopolysaccharidose IV
(+ Dysplasie, polyostotische + Hornhauttrübung + Keratansulfat im Urin, vermehrtes + Platyspondylie + Schmelzdefekte)

Mucopolysaccharidose VI
(+ Dysostosen + Gelenkkontrakturen + Gesichtszüge, grobe + Hepatomegalie + Hornhauttrübung + Splenomegalie)

Mucopolysaccharidose VII
(+ Demenz + Dysostosen + Gesichtszüge, grobe + Hepatomegalie + Hornhauttrübung + Mucopolysaccharide im Urin, vermehrte + Splenomegalie)

Mulibrey-Syndrom
(+ Dolichozephalus + Dysplasie, polyostotische + Gesicht, dreieckiges + Gesichtsdysmorphien + Hämangiome + Hepatomegalie + Mikroglossie + Muskelhypotonie + Muskelschwäche + Netzhaut, Pigmentflecken + Perikarditis + Pubertät, verzögerte + Röhrenknochen, schmale + Sellaveränderung + Splenomegalie + Stimme, hohe, piepsige + Stirn, vorgewölbte)

Mulvihill-Smith-Syndrom
(+ Haar, schütteres + Mikrozephalie + Nävi + Progerie + Vogelgesicht)

Mutchinick-Syndrom
(+ Augenbrauen, lange und gekrauste + Gaumen, hoher + geistige Behinderung + Gesichtsdysmorphien + Herzfehler + Hypertelorismus + Klinodaktylie + Lidachsenstellung, antimongoloide + Mikrozephalie + Nagelanomalien + Nasenwurzel, breite, prominente + Nierenanomalien + Ohren, große + Pigmentationsanomalien + Prognathie + Pulmonalstenose + Trichterbrust + Vorhofseptumdefekt)

Myhre-Syndrom
(+ Blepharophimose + Geburtsgewicht, niedriges + geistige Behinderung + Herzfehler + Hyperopie + Kryptorchismus + Maxillahypoplasie + Taubheit)

Netherton-Syndrom
(+ Bambushaar + Diathese, atopische + Erytheme, ichthyosiforme migratorische + Ichthyose + Trichorrhexis invaginata)

Neuropathie, hereditäre sensible, Typ III
(+ Analgesie + Apnoezustände + Erbrechen + Fieber + Gelenkveränderungen + Hyperhidrose + Hypertonie + Hypotonie + Lidschluß, fehlender + Megakolon + Megaösophagus + Pylorospasmus + Schluckbeschwerden + Skoliose + Speichelfluß, vermehrter + Sprachentwicklung, verzögerte + Tränensekretion, verminderte bis fehlende + Trinkschwierigkeiten + zerebrale Anfälle + Zungenpapillen, fungiforme, Fehlen)

Nielson-Syndrom
(+ Blockwirbelbildung + Gesichtsasymmetrie + Halspterygium)

Niemann-Pick-Krankheit
(+ Ataxie + Fundus, kirschroter Fleck + Gedeihstörungen + hämatopoetische Störungen + Hautfarbe, gelbliche + Hepatomegalie + Infektanfälligkeit + neurodegenerative Symptome + Nystagmus + Schaumzellen + Skelettanomalien + Sphingomyelininfiltration der Lunge + Splenomegalie + Tetraplegie, spastische)

Nievergelt-Syndrom
(+ radio-ulnare Synostose + Synostosen + Tibia, verkürzte + Tibia, Verplumpung)

Nijmegen-Chromosomenbruch-Syndrom
(+ geistige Behinderung + IgA-Mangel + Immundefekt + Infektanfälligkeit + Mikrozephalie)

Noonan-Syndrom
(+ Cubitus valgus + Gesichtsdysmorphien + Haargrenze, tiefe + Halspterygium + Herzfehler + Lidachsenstellung, antimongoloide + Naevi + Ptosis)

N-Syndrom
(+ Dysplasie, polyostotische + epileptische Anfälle + geistige Behinderung + Gesichtsdysmorphien + Hypospadie + Kryptorchismus + Leukämie + Sehstörungen + Taubheit + Tetraplegie, spastische)

okulo-arthro-skeletales Syndrom
(+ Ablatio retinae + Gelenkbeweglichkeit, eingeschränkte + Glaukom + Hyperopie + Katarakt)

okulo-zerebro-faziales Syndrom
(+ geistige Behinderung + Kinn, kleines + Lidachsenstellung, mongoloide + Mikrokornea + Mikrozephalie + Ohren, abstehende + Optikusatrophie)

Omodysplasie
(+ Gesichtsdysmorphien + Minderwuchs, pränataler + Nase, kleine + Oberarmverkürzung + Stirn, hohe + Stirn, vorgewölbte)

Opsismodysplasie
(+ Knochenwachstum, verzögertes + Metaphysendysplasie + Muskelhypotonie + Thorax, schmaler)

Osebold-Remondini-Syndrom
(+ Brachyphalangie + Mesomelie der Arme + Mesomelie der Beine + Synostosen)

osteodysplastischer primordialer Minderwuchs Typ I
(+ Mikrozephalie + Minderwuchs, pränataler)

osteodysplastischer primordialer Minderwuchs Typ II
(+ Entwicklungsrückstand, motorischer und geistiger + Mikrozephalie + Minderwuchs, pränataler)

Osteoektasie mit Hyperphosphatasie
(+ Hyperphosphatasie + Makrozephalie + Phosphatase, alkalische, erhöhte + Röhrenknochen, Verdickung und Verbiegung)
osteoglophone Dysplasie
(+ Gedeihstörungen + Knochendefekte, submetaphysäre, fibröse + Kraniosynostose + Synostosen)
Osteolyse, hereditäre idiopathische, Typ III (Hozay)
(+ geistige Behinderung + Hautatrophie + Osteolysen)
Osteolyse, hereditäre idiopathische, Typ VI (Hajdu-Cheney)
(+ Endphalangen, Hypoplasie + Fontanellen, Schaltknochen, vermehrte + Gesichtsdysmorphien + Osteolysen + Zahnanomalien)
Osteoporose-Pseudoglioma-Syndrom
(+ Blindheit + Frakturneigung, Frakturen + hyaloretinale Dysplasie + Katarakt + Osteoporose + Pseudogliom + Spontanfrakturen)
oto-palato-digitales Syndrom Typ I
(+ Finger, kurze + Gaumenspalte + Gesichtsdysmorphien + Schalleitungsschwerhörigkeit + Schwerhörigkeit + Zehen, kurze)
Oxalose Typ I
(+ Anämie + Appetitlosigkeit + Arthritiden + Gefäßspasmen + Herzinsuffizienz + Herzrhythmusstörungen + Hydronephrose + Makrohämaturie + Nephrokalzinose + Nephrolithiasis + Netzhaut, Retinitis + Niereninsuffizienz + Nierenkoliken + Osteopathien + Polyurie + Pyelonephritis + Raynaud-Phänomen + Spontanfrakturen)
parastremmatische Dysplasie
(+ Gelenkluxationen, multiple + Kyphoskoliose + Mineralisationsherde, flockige + Platyspondylie)
Patterson-Syndrom
(+ Cutis laxa + Dysplasie, polyostotische + geistige Behinderung + Hirsutismus + Kyphoskoliose + Ossifikation, verzögerte oder fehlende + Pigmentationsanomalien + zerebrale Anfälle)
Pitt-Syndrom
(+ epileptische Anfälle + Exophthalmus + geistige Behinderung + Gesichtsdysmorphien + Hyperaktivität, motorische + Mikrozephalie + Minderwuchs, pränataler + Oberlippe, schmale + Schallempfindungsstörung + Schwerhörigkeit + Telekanthus)
Pleonosteose
(+ Fingerkontrakturen + Gelenkkontrakturen + Hände, kurze + Lidachsenstellung, mongoloide)
Poikilodermie, kongenitale, Typus Rothmund-Thomson
(+ Akromikrie + Alopezie + Amenorrhö + Daumenhypoplasie + Erytheme, retikuläre + Gynäkotropie + Haar, weißes + Hodenhypoplasie + Hypotrichose + Infantilismus, genitaler + Katarakt + Menstruationsstörungen + Nagelanomalien + Poikilodermie + Radiushypoplasie + Sattelnase + Ulnahypoplasie + Zahnanomalien)
Pseudoachondroplasie
(+ Epiphysendysplasie + Gelenkbeweglichkeit, abnorme + Metaphysendysplasie)
Pseudoaminopterin-Syndrom
(+ Brachyzephalie + Haaranomalien + Hypertelorismus + Koronarnaht, Synostose, prämature + Kraniosynostose + Mikrogenie + Nasenwurzel, prominente + Ohren, tief angesetzte)
Pterygium-Syndrom, progredientes, multiples
(+ Gelenkkontrakturen + Gesicht, dreieckiges + Gesichtsdysmorphien + Pterygien + Zwerchfelldefekt)
Pyknodysostose
(+ Endphalangen, Hypoplasie + Fontanellen, offene + Frakturneigung, Frakturen + Osteosklerose + Schaltknochen + Spontanfrakturen + Zahnanomalien)
Rachitis, familiäre hypophosphatämische
(+ Beindeformitäten + Hypophosphatämie + Rachitis)
Reinhardt-Pfeiffer-Syndrom
(+ Radiusluxation + Tibia, verkürzte + Ulna, verkürzte + Verkrümmung der Unterarme)
Renpenning-Syndrom
(+ geistige Behinderung + Mikrozephalie)
Rett-Syndrom
(+ Anarthrie + Gangapraxie + Gangataxie + geistige Behinderung + Handfunktion, Verlust + Mikrozephalie + Skoliose + Tachypnoe + zerebrale Anfälle)
Roberts-Syndrom
(+ Daumenaplasie + Daumenhypoplasie + Gelenkkontrakturen + Klitorishypertrophie + Lippenspalte + Makropenis + Mikrozephalie + Nieren, dysplastische oder zystisch veränderte + Phokomelie + Radiusaplasie + Radiushypoplasie + Strahldefekte)
Robinow-Syndrom
(+ Gesichtsdysmorphien + Mikropenis + Nase, breite, flache + Stirn, vorgewölbte + Wirbelanomalien)
Rowley-Rosenberg-Syndrom
(+ Atelektasen + Fettgewebsatrophie + Hyperaminoazidurie + Hyperlipidämie + Muskelatrophie + Pneumonie)
Rubinstein-Taybi-Syndrom
(+ Daumen, breite + geistige Behinderung + Gesichtsdysmorphien + Großzehen, breite + Hakennase + Kryptorchismus + Lidachsenstellung, antimongoloide + Mikrozephalie + Nasenseptum, langes)
Schinzel-Giedion-Syndrom
(+ Entwicklungsrückstand, motorischer und geistiger + Fingerhypoplasien + Gesichtsdysmorphien + Herzfehler + Mittelgesichtsretraktion + Polydaktylie + Schädelbasissklerose + Zehenhypoplasien)
Schneckenbecken-Dysplasie
(+ Beckendysplasie + Gesicht, flaches + Mikromelie + Minderwuchs, pränataler + Thorax, schmaler)
Schwartz-Jampel-Syndrom
(+ Blepharophimose + Mimik, verminderte + Myotonie + Schluckbeschwerden)
Seckel-Syndrom
(+ Gaumen, hoher + Gaumenspalte + geistige Behinderung + Gesichtsdysmorphien + Knochenwachstum, verzögertes + Lidachsenstellung, antimongoloide + Mikrogenie + Mikrozephalie + Minderwuchs, pränataler + Nase, prominente + Ohrmuscheldysplasie + Stirn, fliehende)
septooptische Dysplasie
(+ Hypopituitarismus + Mikropapille + Mittellinie, Fehlbildungen + Nystagmus + Septum-pellucidum-Defekt)
SHORT-Syndrom
(+ Gedeihstörungen + Gelenkbeweglichkeit, abnorme + Gesichtsdysmorphien + Knochenwachstum, verzögertes + Lipodystrophie + Mikrognathie + Minderwuchs, pränataler + Nasenwurzel, breite, flache + Ohren, abstehende + Rieger-Sequenz + Sprachentwicklung, verzögerte + Telekanthus + Zahnung, verzögerte)
Shwachman-Diamond-Syndrom
(+ Chondrodysplasie, metaphysäre + Diarrhö + Gedeihstörungen + Neutropenie + Pankreasinsuffizienz + Thorax, schmaler + Thrombozytopenie)
Silver-Russell-Syndrom
(+ Fontanellenschluß, verzögerter + Gesichtsasymmetrie + Hirnschädel, hydrozephaloid wirkender + Längen- und Gewichtsreduktion + Längenasymmetrie, isolierte, der Arme + Längenasymmetrie, isolierte, der Beine + Längenasymmetrie, isolierte, des Rumpfes + Minderwuchs, pränataler + Pseudohydrozephalus)
Sjögren-Larsson-Syndrom
(+ Bewegungsstörungen, zentrale + Dysarthrie + Epilepsie + epileptische Anfälle + Fundusanomalien + geistige Behinderung + Ichthyose + Kyphose + Schmelzdefekte + Tonusstörungen, zerebrale)
Smith-Fineman-Myers-Syndrom
(+ Entwicklungsrückstand, motorischer und geistiger + geistige Behinderung + Gesicht, schmales + Gesichtsdysmorphien + Lidachsenstellung, antimongoloide + Lidachsenstellung, mongoloide + Lider, kurze + Minderwuchs, pränataler)
Smith-Lemli-Opitz-Syndrom Typ I
(+ Augenanomalien + Blepharophimose + Entwicklungsrückstand, motorischer und geistiger + Epikanthus + Extremitätenfehlbildungen + Gedeihstörungen + Gesichtsdysmorphien + Glaukom + Harnwegsanomalien + Herzfehler + Katarakt + Mikrozephalie + neurologische Störungen + Ohren, tief angesetzte + Ohrmuscheldysplasie + Ptosis + Strabismus + ZNS-Fehlbildungen)
Smith-Magenis-Syndrom
(+ Aggressivität + Androtropie + Autismus + Epikanthus + geistige Behinderung + Gesichtsdysmorphien + Hände, kurze + Lidachsenstellung, mongoloide + Mikrozephalie + Mittelgesichtshypoplasie oder -dysplasie + Schalleitungsschwerhörigkeit + Schwer-

Phänotyp

hörigkeit + Stirn, vorgewölbte + Syndaktylien + Telekanthus + Verhaltensstörungen + zerebrale Anfälle)
Smith-McCort-Syndrom
(+ Beckenrand, gehäkelter + Dysplasie, polyostotische + Platyspondylie)
SPONASTRIME Dysplasie
(+ Gesichtsdysmorphien + Hirnschädel, hydrozephaloid wirkender + Metaphysendysplasie + Minderwuchs, pränataler + Nasenwurzel, eingesunkene + Stirn, vorgewölbte + Wirbelkörperdysplasie)
Spondyloenchondrodysplasie
(+ Basalganglienverkalkung + Brachymelie + Corpus ossis ilii, kurzes und breites + geistige Behinderung + Hyperlordose + Knochenzysten + Kyphose + Metaphysen, unregelmäßige, breite + Metaphysendysplasie + Platyspondylie + Röhrenknochen, verkürzte + Skoliose + Spastik)
spondylo-epi-metaphysäre Dysplasie mit überstreckbaren Gelenken
(+ Gelenkbeweglichkeit, abnorme + Genu valgum + Kyphoskoliose + Metaphysendysplasie + Minderwuchs, pränataler)
spondylo-epi-metaphysäre Dysplasie Typ Irapa
(+ Gelenkkontrakturen + Metaphysendysplasie + Platyspondylie)
spondylo-meta-epiphysäre Dysplasie mit kurzen Extremitäten und abnormer Kalzifikation
(+ Hypertelorismus + Mikrogenie + Nase, kurze + Oberlippe, schmale + Retrogenie + Thorax, schmaler)
spondylometaphysäre Dysplasie Typ Kozlowski
(+ Metaphysendysplasie + Platyspondylie)
Stanescu-Syndrom
(+ Gesichtsdysmorphien + Osteosklerose)
syndesmodysplastischer Minderwuchs
(+ Gelenkbeweglichkeit, eingeschränkte)
Syndrom der Schlangenfibula und polyzystischen Nieren
(+ Fibula, schlangenförmig gewundene + Gesichtsdysmorphien + Mikrogenie)
Tay-Syndrom
(+ Cystin-Defizienz + Dysphonie + geistige Behinderung + Haar, gekräuseltes + Haar, hartes + Haar, sprödes + Ichthyose + Katarakt + Knochenwachstum, verzögertes + Kryptorchismus + Onychodysplasie + Progerie + Trichothiodystrophie + Zahnanomalien)
Tel-Hashomer-Kamptodaktylie-Syndrom
(+ Gesichtsdysmorphien + Kamptodaktylie + Muskelaplasie + Muskelhypoplasie + Syndaktylien)
thanatophore Dysplasie
(+ Makrozephalie + Minderwuchs, pränataler + Thorax, schmaler)
de-Toni-Debré-Fanconi-Komplex
(+ Azidose + Exsikkose + Glucosurie + Hyperaminoazidurie + Hypokaliämie + Hypophosphatämie + Hypourikämie + Polyurie + Proteinurie + Rachitis)
Toxopachyosteose Weismann//Netter
(+ Verbiegung der Unterschenkel)
11/22-Translokation, unbalancierte
(+ Analatresie + Anhängsel, präaurikuläre + Entwicklungsrückstand, motorischer und geistiger + Fisteln, präaurikuläre + Gaumenspalte + Herzfehler + Kinn, kleines + Lidachsenstellung, antimongoloide)
Trichomegalie-Syndrom (Oliver-McFarlane)
(+ Augenbrauen, lange und kräftige + Kopfbehaarung, spärliche + Netzhautdegeneration + Wimpern, lange und kräftige)
Trichothiodystrophie-Syndrom
(+ geistige Behinderung + Haar, sprödes + Hautveränderungen + Katarakt + Photosensibilität + Trichorrhexis)
Trisomie 3q, partielle distale
(+ Arrhinenzephalie + Balkenmangel + Entwicklungsrückstand, motorischer und geistiger + geistige Behinderung + Glaukom + Herzfehler + Hypertrichose + Lider, verdickte + Meningomyelozele + Trigonozephalie + Untergewicht + zerebrale Anfälle)
Trisomie-9-Mosaik
(+ geistige Behinderung + Gelenkluxationen, multiple + Gesichtsdysmorphien + Kamptodaktylie + Lidachsenstellung, mongoloide

+ Lidspaltenverengerung + Mikrozephalie + Minderwuchs, pränataler + Nase, knollig deformierte + Stirn, fliehende)
Trisomie 10p
(+ Anhängsel, präaurikuläre + Dolichozephalus + Entwicklungsrückstand, motorischer und geistiger + Fisteln, präaurikuläre + Gesicht, schmales + Gesichtsdysmorphien + Hypertelorismus + Mandibulahypoplasie + Minderwuchs, pränataler + Ohranomalien + Stirn, hohe)
Trisomie 13
(+ Arrhinenzephalie + Gesichtsdysmorphien + Herzfehler + Iriskolobom + Kopfhautdefekte + Lippen-Kiefer-Gaumen-Spalte + Mikrophthalmie + Mikrozephalie + Minderwuchs, pränataler + Polydaktylie + Präeklampsie + Stirn-Oberlidhämangiome + Zyklopie)
Trisomie-14-Mosaik
(+ Epispadie + Fallot-Tetralogie + Gesichtsdysmorphien + Herzfehler + Mikrophthalmie + Minderwuchs, pränataler)
Troyer-Syndrom
(+ Entwicklungsrückstand, motorischer + Handmuskulatur, Paresen und Atrophien + Hohlfuß + Klumpfuß + Paraparesen, spastische + psychische Störungen + Sprachentwicklung, verzögerte)
tubuläre Stenose mit Hypokalzämie
(+ Basalganglienanomalien + Hypokalzämie + Hypoparathyreoidismus + Stenose, tubuläre + Tetanien)
Tuomaala-Haapanen-Syndrom
(+ Anodontie + Augenanomalien + geistige Behinderung + Hypotrichose + Maxillahypoplasie)
Turner-Syndrom
(+ Amenorrhö + Aortenstenose + Cubitus valgus + Epikanthus + Gesichtsdysmorphien + Gonadendysgenesie + Halspterygium + Mimik, verminderte + Nävi + Nierenanomalien + Ohren, abstehende + Ptosis)
Valproat-Embryopathie
(+ geistige Behinderung + Gesichtsdysmorphien + Hypospadie + Klumpfuß + Meningomyelozele)
velo-kardio-faziales Syndrom
(+ Gaumenspalte + geistige Behinderung + Gesichtsdysmorphien + Herzfehler + Nase, prominente)
Wachstumshormonmangel, afrikanischer Pygmäentyp
(+ IGF-1-Spiegel, erniedrigter)
Wachstumshormonmangel Typ 1
(+ Makrozephalie + Puppengesicht + Stammfettsucht + Wachstumshormon, Mangel)
Watson-Syndrom
(+ Café-au-lait-Flecken + Cubitus valgus + Gesichtsdysmorphien + Haargrenze, tiefe + Halspterygium + Herzfehler + Lidachsenstellung, antimongoloide + Nävi + Neurofibrome + Ptosis)
Weill-Marchesani-Syndrom
(+ Brachyphalangie + Linse, kleine sphärische + Myopie + Zahnform, abnorme)
Weissenbacher-Zweymüller-Phänotyp
(+ Gaumenspalte + Mikrogenie + Wirbelkörperspalten)
Wiedemann-Rautenstrauch-Syndrom
(+ Fontanellenschluß, verzögerter + Füße, große + Gesichtsdysmorphien + Hände, große + Inzisivi, »angeborene« + Minderwuchs, pränataler + neurologische Störungen + Ohren, tief angesetzte + progeroides Aussehen + Pseudohydrozephalus)
Williams-Beuren-Syndrom
(+ Aortenstenose + geistige Behinderung + Genitalhypoplasie + Gesichtsdysmorphien + Irisdysplasie + Mikrodontie + Minderwuchs, pränataler + Pubertas praecox + Pulmonalstenose + Stimme, rauhe tiefe + Zahnanomalien)
Winchester-Syndrom
(+ Gelenkkontrakturen + Gelenkschwellung + Hornhauttrübung + Osteolysen + Osteoporose)
Wolcott-Rallison-Syndrom
(+ Diabetes mellitus + Epiphysenvergrößerung)
Wrinkly-skin-Syndrom
(+ Geburtsgewicht, niedriges + geistige Behinderung + Gesichtsdysmorphien + Hautfalten, herdförmige + Skelettanomalien + Venenzeichnung, verstärkte)

Phänotyp

Zerebro-Osteo-Nephro-Dysplasie
(+ Gedeihstörungen + geistige Behinderung + Gesichtsdysmorphien + nephrotisches Syndrom)
zerebro-renales Syndrom
(+ Anonychie + Fingeraplasien + Gesichtsdysmorphien + Herzfehler + Mikrozephalie + Nierenanomalien + Zehenaplasien + zerebrale Anfälle)

Mittellinie, Fehlbildungen

Mittellinien-Entwicklungsfeld-Komplex
(+ kaudale Dysplasie + Meningomyelozele + Omphalozele + Sirenomelie)
septooptische Dysplasie
(+ Hypopituitarismus + Mikropapille + Minderwuchs + Nystagmus + Septum-pellucidum-Defekt)

Ochronose

Alkaptonurie
(+ Alkaptonurie + Arthralgien + Arthritiden + Homogentisinsäure, vermehrte + Pseudogicht)

Phänotyp, komplett weiblicher

Feminisierung, testikuläre komplette
(+ Amenorrhö + Inguinalhernien + Pseudohermaphroditismus masculinus + Sekundärbehaarung, mangelnde oder fehlende + Vaginalatresie)

pseudoathletischer Habitus

Lipomatose, benigne symmetrische
(+ Androtropie + Beinvenenvarikose + Erytheme + Fettgewebe, subkutanes, Vermehrung, symmetrische diffuse, teigig derbe + Fetthals + Hepatopathie + Hypertonie + Karzinome des oberen Respirationstrakts, Syntropie + Karzinome, oro-pharyngeale, Syntropie + Lipozyten, reife univakuoläre, Proliferation)

Rumpflänge, abnorme

Proteus-Syndrom
(+ Exostosen am Schädel + Füße, große + Hals, langer + Hände, große + Hemihypertrophie + Kyphoskoliose + Lipome + Nävi + Tumoren, subkutane + Weichteilhypertrophie, plantare + Weichteilhypertrophie, volare)
Regression, kaudale
(+ Analatresie + Beckendysplasie + Harnblasenstörungen + Hypoplasie der Beine + kaudale Wirbelsäule, Agenesie + kaudale Wirbelsäule, Hypogenesie + Mastdarmstörungen)

Stammfettsucht

Cushing-Syndrom
(+ Büffelnacken + Diabetes mellitus + Ekchymosen + Hirsutismus + Hyperglykämie + Hypertonie + Hypogonadismus + Infektanfälligkeit + Osteoporose + Striae distensae cutis)
Glykogenspeicherkrankheit Typ 6
(+ Hepatomegalie + Hyperlipidämie + Minderwuchs + Puppengesicht)
Laron-Syndrom
(+ Minderwuchs + Puppengesicht + Wachstumshormon-(STH-) Spiegel, erhöhter)
Minderwuchs, diabetischer
(+ Diabetes mellitus + Glykogenspeicherung + Hepatomegalie + Minderwuchs)

Wachstumshormonmangel Typ 1
(+ Makrozephalie + Minderwuchs + Puppengesicht + Wachstumshormon, Mangel)

Wachstum, beschleunigtes

adrenogenitales Syndrom Typ 4
(+ Achselbehaarung, frühzeitige + Epiphysenschluß, vorzeitiger + Hyperpigmentierung + Hypertonie + Klitorishypertrophie + Schambehaarung, frühzeitige + Virilisierung)
Sotos-Syndrom
(+ Geburtsgewicht, hohes + Gesichtsdysmorphien + Hochwuchs + Knochenreifung, beschleunigte + Lidachsenstellung, antimongoloide + Makrodolichozephalie + Makrosomie, fetale)

Wachstumsstörungen

Akrodermatitis enteropathica
(+ Alopezie + Diarrhö + Erytheme, akrale + Erytheme, periorifizielle + Erytheme, psoriasiforme + Paronychie)
Epidermolysis bullosa dystrophica mutilans Hallopeau-Siemens
(+ Alopezie + Blasenbildung + Entwicklungsrückstand, motorischer und geistiger + Erosionen + Milien + Mundschleimhaut, Leukoplakie + Narbenbildung + Narbenschrumpfung + Onychodystrophie + Plattenepithelkarzinome + Schmelzanomalien + Symblepharon + Syndaktylien + Zahnanomalien)
Galaktosämie III
(+ Erbrechen + Galaktosämie + Galaktosurie + Hepatomegalie + Übelkeit)
GAPO-Syndrom
(+ Alopezie + Hypotrichose + Minderwuchs + Optikusatrophie + Pseudoanodontie)
Hyperglycerinämie
(+ geistige Behinderung + Osteoporose)
Kwashiorkor
(+ Anämie + Diarrhö + Dystrophie, allgemeine + Erregbarkeit, erhöhte + Gedeihstörungen + Hautödem + Hypopigmentierung + Ödeme, allg. + Vitamin-Mangel)
Trimethadion-Embryopathie
(+ Dysarthrie + Entwicklungsrückstand, motorischer + geistige Behinderung + Gesichtsdysmorphien + Gesichtsspalten + Herzfehler + Hypospadie + Mikrozephalie)
Werner-Syndrom
(+ Arteriosklerose + Ergrauen + Fettgewebsatrophie + Hautulzerationen + Hyaluronsäure, erhöhte Ausscheidung + Hyperkeratose + Katarakt + Larynxveränderungen)

Pharynx

Fremdkörpergefühl im Rachen

Eagle-Symptomenkomplex
(+ Dysphagie + Larynxschmerzen + Schluckbeschwerden)
Processus-styloideus-Symptomatik
(+ Pharynxregion, laterale, Schmerzen + Processus styloideus, Anomalie + Zungenregion, laterale, Schmerzen)

Kulissenphänomen

Foramen-jugulare-Symptomatik
(+ Dysphonie + Husten + Pseudoasthma + Regurgitation + Schluckbeschwerden + Stimmbandlähmung)

Pharynxhypoplasie

Shprintzen-Syndrom I
(+ Gesichtsdysmorphien + Larynxhypoplasie + Lernfähigkeitsstörungen + Nasenwurzel, breite, flache + Omphalozele)

Pharynxlähmung

Tapia-Symptomatik
(+ Gaumenlähmung + Hemiparese + Larynxlähmung + Zungenatrophie + Zungenlähmung)
Vernet-Symptomatik
(+ Akzessoriuslähmung + Gaumenlähmung + Hemiparese + Schlucklähmung)
Villaret-Symptomatik
(+ Gaumenlähmung + Horner-Trias + Musculus sternocleidomastoideus, Lähmung, einseitige + Musculus trapezius, Lähmung, einseitige + Stimmbandlähmung)

Pharynxregion, laterale, Schmerzen

Processus-styloideus-Symptomatik
(+ Fremdkörpergefühl im Rachen + Processus styloideus, Anomalie + Zungenregion, laterale, Schmerzen)

Rachenmembran, persistierende

Sequenz der persistierenden Rachenmembran mit kostovertebralen Anomalien und Ohrfehlbildungen
(+ Blockwirbelbildung + Hydramnion + Ohren, tief angesetzte + Ohrmuschelanomalien)

Schleimhautverfärbung

Tangier-Krankheit
(+ Alpha-Lipoproteine, fehlende + EMG, pathologisches + Hirnnerven, Neuropathie + Hornhauttrübung + Muskelatrophie + Nervenleitgeschwindigkeit, verzögerte + Neuropathien + Schaumzellen + Serumlipide, erniedrigte + Splenomegalie + Tonsillenhypertrophie)

Tonsillenhypertrophie

Tangier-Krankheit
(+ Alpha-Lipoproteine, fehlende + EMG, pathologisches + Hirnnerven, Neuropathie + Hornhauttrübung + Muskelatrophie + Nervenleitgeschwindigkeit, verzögerte + Neuropathien + Schaumzellen + Schleimhautverfärbung + Serumlipide, erniedrigte + Splenomegalie)

Psyche

Abulie

Neuroleptika-induziertes Parkinsonoid
(+ Akinesie + Bradykinesie + Mimik, verminderte + Neuroleptika + Rigor + Speichelfluß, vermehrter + Tremor)

Affektlabilität

Affektsyndrom, pseudopsychopathisches
(+ Aufmerksamkeitsstörungen + Charakteranomalien + Enzephalopathie + epileptische Anfälle + Furchtlosigkeit, inadäquate + hypochondrische Ideen + zerebrale Anfälle + zerebrale Störungen)
apophänes Syndrom
(+ Schizophrenie)
Binswanger-Demenz
(+ Aufmerksamkeitsstörungen + Delir + Interesseneinengung + Konzentrationsstörungen + Merkfähigkeitsstörungen + Verwirrtheitszustände + Wahn)
Bonhoeffer-Reaktionstyp
(+ Antriebsschwäche + Bewußtseinsstörungen + Halluzinationen + Orientierungsstörungen + Wahn)
Borderline-Syndrome
Glucocorticoid-Entzugssyndrom
(+ Arthralgien + Ekchymosen + Ermüdbarkeit + Fieber + Hyperkalzämie + Myalgien)
Heller-Demenz
(+ Aggressivität + Aphasie + Demenz + Echolalie + epileptische Anfälle + Katatonie + Sprachverständnis, gestörtes + Stereotypien + Unruhephase)
hyperkinetische Verhaltensstörung
(+ Aggressivität + Aufmerksamkeitsstörungen + Erregbarkeit, erhöhte + Hyperaktivität, motorische)
Leukodystrophie, metachromatische, Typ Austin
(+ Abbau, geistiger + Angstzustände + Antriebsschwäche + Ataxie + Athetose + Distanzlosigkeit + Dysarthrie + Dystonie, motorische + Nervenleitgeschwindigkeit, verzögerte + Optikusatrophie + Persönlichkeitsveränderungen + Spastik)
Orbitalhirn-Symptomatik
(+ Distanzlosigkeit + Olfaktoriusanosmie + Taktlosigkeit)
Pick-Krankheit
(+ Aphasie + Demenz + Persönlichkeitsveränderungen)
prämenstruelle Beschwerden
(+ Brustspannen, prämenstruelles + Gynäkotropie)
Psychosyndrome, hirnlokale
(+ Antriebsschwäche + Echolalie + Echopraxie + epileptische Anfälle + Erregbarkeit, erhöhte + Euphorie + Perseveration)
Psychosyndrome, organische
(+ Auffassungsstörungen + Demenz + Denkstörung + Konzentrationsstörungen + Merkfähigkeitsstörungen + Orientierungsstörungen + Perseveration + Persönlichkeitsveränderungen)
Septum-pellucidum-Symptomatik
(+ Merkfähigkeitsstörungen + Verwirrtheitszustände)

Aggressivität

Heller-Demenz
(+ Affektlabilität + Aphasie + Demenz + Echolalie + epileptische Anfälle + Katatonie + Sprachverständnis, gestörtes + Stereotypien + Unruhephase)
hyperkinetische Verhaltensstörung
(+ Affektlabilität + Aufmerksamkeitsstörungen + Erregbarkeit, erhöhte + Hyperaktivität, motorische)
Lesch-Nyhan-Syndrom
(+ Finger, Mutilationen + geistige Behinderung + Hyperurikämie + Mutilationen + Nephrolithiasis + Selbstbeschädigungen + Verletzungen, allg.)
Smith-Magenis-Syndrom
(+ Androtropie + Autismus + Epikanthus + geistige Behinderung + Gesichtsdysmorphien + Hände, kurze + Lidachsenstellung, mongoloide + Mikrozephalie + Minderwuchs + Mittelgesichtshypopla-

sie oder -dysplasie + Schalleitungsschwerhörigkeit + Schwerhörigkeit + Stirn, vorgewölbte + Syndaktylien + Telekanthus + Verhaltensstörungen + zerebrale Anfälle)
Unverricht-Lundborg-Syndrom
(+ Akinesie + Amimie + Antriebsschwäche + Demenz + Echopraxie + emotionale Störungen + Epilepsie + epileptische Anfälle + Merkfähigkeitsstörungen + Myoklonien + Parkinson-Symptome + Perseveration + Rigor + Urteilsschwäche)

Akalkulie

Gerstmann-Syndrom
(+ Agraphie + Fingeragnosie + gnostische Störungen + Rechts-Links-Störung)

Alkoholismus

Akroosteopathia ulcero-mutilans nonfamiliaris
(+ Androtropie + Hyperhidrose + Hyperkeratose + Neuropathien + Osteolysen + Sensibilitätsstörungen + Spontanfrakturen + Ulzera, neuropathische)
Holiday-heart(-Syndrom)
(+ Herzrhythmusstörungen + Vorhofflimmern)

Amusie, sensorische

Arteria-temporalis-posterior-Syndrom
(+ Agnosie, akustische + Aphasie + Rindentaubheit)

Angstzustände

Angststörung, generalisierte
(+ Dyspnoe + Hyperhidrose + Hyperventilation + neurovegetative Störungen + Palpitationen + Tremor + vegetative Störungen)
Basedow-Psychose
(+ Delir + Halluzinationen + Hungergefühl + Hyperthyreose + Struma + T$_3$-Erhöhung + T$_4$-Erhöhung + Tachykardie + Verwirrtheitszustände)
Effort-Reaktion
(+ Aerophagie + Akren, kalte + Atemstörung + Globusgefühl + Herzrhythmusstörungen + Herzschmerzen + Hyperventilation + Konzentrationsstörungen + Parästhesien + Schwindel + Tetanien + Tremor)
Entzugserscheinungen
(+ Diarrhö + Erbrechen + Hyperhidrose + Krampfneigung + Myalgien + Palpitationen + Psychosen + Schlafstörungen + Tremor + Übelkeit)
Hoigné-Reaktion
(+ Dyspnoe + Halluzinationen + Sehstörungen + zerebrale Anfälle)
Konzentrationslagerfolgen, psychische
(+ Depression)
Leukodystrophie, metachromatische, Typ Austin
(+ Abbau, geistiger + Affektlabilität + Antriebsschwäche + Ataxie + Athetose + Distanzlosigkeit + Dysarthrie + Dystonie, motorische + Nervenleitgeschwindigkeit, verzögerte + Optikusatrophie + Persönlichkeitsveränderungen + Spastik)
Panikstörung
(+ Brustschmerzen + Diarrhö + Dyspnoe + Hyperhidrose + Hyperventilation + Konzentrationsstörungen + Mundtrockenheit + neurovegetative Störungen + Palpitationen + Panikattacken + Phobien + Schlafstörungen + Tremor + vegetative Störungen)
paraneoplastische Hypoglykämie
(+ Bewußtseinsstörungen + Dysarthrie + Hungergefühl + Hyperhidrose + Kopfschmerz + Neoplasien + Persönlichkeitsveränderungen + Schwächegefühl, allgemeines + Sehstörungen + Tachykardie + Tremor + Verwirrtheitszustände + zerebrale Anfälle)

Antriebsschwäche

Akrodynie
(+ Adynamie + Akrozyanose + Füße, Schmerzen + Hyperhidrose + Muskelhypotonie + Neuritis + Pruritus + Schmerzen der Hände + Schuppung, groblamellöse)
amotivationales Syndrom
(+ Intentionalitätsstörung + Konzentrationsstörungen + Psychomotorik, reduzierte und verlangsamte)
Bonhoeffer-Reaktionstyp
(+ Affektlabilität + Bewußtseinsstörungen + Halluzinationen + Orientierungsstörungen + Wahn)
Durchgangssyndrom
(+ Denkstörung + Halluzinationen + Merkfähigkeitsstörungen + Orientierungsstörungen + Wahn)
Erschöpfungssyndrom, postremissives
(+ Depression)
Leukodystrophie, metachromatische, Typ Austin
(+ Abbau, geistiger + Affektlabilität + Angstzustände + Ataxie + Athetose + Distanzlosigkeit + Dysarthrie + Dystonie, motorische + Nervenleitgeschwindigkeit, verzögerte + Optikusatrophie + Persönlichkeitsveränderungen + Spastik)
Marchiafava-Bignami-Krankheit
(+ Apraxie + Ataxie + Demenz + Depression + Dysarthrie + paranoid-halluzinatorische Zustände + Pyramidenbahnzeichen + Rigor + Tremor)
Oblomowismus
(+ Bettsucht + hypochondrische Ideen + Parasitismus + Phobien + Willensschwäche)
Psychosyndrome, hirnlokale
(+ Affektlabilität + Echolalie + Echopraxie + epileptische Anfälle + Erregbarkeit, erhöhte + Euphorie + Perseveration)
Simmonds-Sheehan-Syndrom
(+ Achselbehaarung, Verlust + alabasterartiges Aussehen der Haut + Genitalatrophie + Gynäkotropie + Hypoglykämie + Hypothermie + Hypotonie + Pubesbehaarung, Verlust + Schilddrüsenatrophie)
Stertz-Zeichen
(+ Euphorie + Schlafstörungen)
Unverricht-Lundborg-Syndrom
(+ Aggressivität + Akinesie + Amimie + Demenz + Echopraxie + emotionale Störungen + Epilepsie + epileptische Anfälle + Merkfähigkeitsstörungen + Myoklonien + Parkinson-Symptome + Perseveration + Rigor + Urteilsschwäche)

Auffassungsstörungen

Psychosyndrome, organische
(+ Affektlabilität + Demenz + Denkstörung + Konzentrationsstörungen + Merkfähigkeitsstörungen + Orientierungsstörungen + Perseveration + Persönlichkeitsveränderungen)

Aufmerksamkeitsstörungen

Affektsyndrom, pseudopsychopathisches
(+ Affektlabilität + Charakteranomalien + Enzephalopathie + epileptische Anfälle + Furchtlosigkeit, inadäquate + hypochondrische Ideen + zerebrale Anfälle + zerebrale Störungen)
Binswanger-Demenz
(+ Affektlabilität + Delir + Interesseneinengung + Konzentrationsstörungen + Merkfähigkeitsstörungen + Verwirrtheitszustände + Wahn)
hyperkinetische Verhaltensstörung
(+ Affektlabilität + Aggressivität + Erregbarkeit, erhöhte + Hyperaktivität, motorische)
Thalamus-Symptomatik, posterolaterale
(+ Hemialgie + Hemianopsie + Hemihyperpathie + Hemiparese)

Psyche

Autismus

Adenylsuccinaturie
(+ Entwicklungsrückstand, motorischer und geistiger + Minderwuchs + Muskelschwäche + Succinyladenosin, erhöht + zerebrale Anfälle)
Asperger-Verhalten
(+ Abbau, psychomotorischer + Dysarthrie + Entwicklungsrückstand, motorischer und geistiger + Sprachentwicklung, verzögerte)
Autismus, frühkindlicher
(+ Abbau, psychomotorischer + Androtropie + Dysarthrie + Entwicklungsrückstand, motorischer und geistiger + Sprachentwicklung, verzögerte)
Pica-Syndrom
(+ Erbrechen + Eßverhalten, abnormes + geistige Behinderung)
Smith-Magenis-Syndrom
(+ Aggressivität + Androtropie + Epikanthus + geistige Behinderung + Gesichtsdysmorphien + Hände, kurze + Lidachsenstellung, mongoloide + Mikrozephalie + Minderwuchs + Mittelgesichtshypoplasie oder -dysplasie + Schalleitungsschwerhörigkeit + Schwerhörigkeit + Stirn, vorgewölbte + Syndaktylien + Telekanthus + Verhaltensstörungen + zerebrale Anfälle)

Bettsucht

Oblomowismus
(+ Antriebsschwäche + hypochondrische Ideen + Parasitismus + Phobien + Willensschwäche)

Charakteranomalien

Affektsyndrom, pseudopsychopathisches
(+ Affektlabilität + Aufmerksamkeitsstörungen + Enzephalopathie + epileptische Anfälle + Furchtlosigkeit, inadäquate + hypochondrische Ideen + zerebrale Anfälle + zerebrale Störungen)

Delir

Basedow-Psychose
(+ Angstzustände + Halluzinationen + Hungergefühl + Hyperthyreose + Struma + T_3-Erhöhung + T_4-Erhöhung + Tachykardie + Verwirrtheitszustände)
Binswanger-Demenz
(+ Affektlabilität + Aufmerksamkeitsstörungen + Interesseneinengung + Konzentrationsstörungen + Merkfähigkeitsstörungen + Verwirrtheitszustände + Wahn)
Reye-Sequenz
(+ Enzephalopathie + Erregbarkeit, erhöhte + Fieber + Halluzinationen + Hämatemesis + Hepatomegalie + Hyperventilation + Orientierungsstörungen + zerebrale Anfälle)

Depression

amentieller Symptomenkomplex
(+ Amnesie + Halluzinationen + Manien + Orientierungsstörungen + Psychosen + Sinnestäuschungen)
Chorea Huntington
(+ Bewegungsstörungen, choreatische + Dysarthrie + Gangstörungen + Persönlichkeitsveränderungen)
Depression, anaklitische
Dysthymie, endoreaktive
(+ Persönlichkeitsveränderungen)
Entwurzelungsdepression
Erschöpfungssyndrom, postremissives
(+ Antriebsschwäche)
Hypothalamus-Syndrom
(+ ADH-Sekretion, verminderte + Adipositas + Diabetes insipidus + Diabetes mellitus + Fieber + Hypothermie + Lethargie + Manien + Schlaflosigkeit + Schlafstörungen + Schlafsucht + Untergewicht)
Jahrestagsreaktion
Konzentrationslagerfolgen, psychische
(+ Angstzustände)
Marchiafava-Bignami-Krankheit
(+ Antriebsschwäche + Apraxie + Ataxie + Demenz + Dysarthrie + paranoid-halluzinatorische Zustände + Pyramidenbahnzeichen + Rigor + Tremor)

Deprivation

Battered-child
(+ emotionale Störungen + Frakturneigung, Frakturen + Schädigung durch Vernachlässigung + Zeichen der Kindsmißhandlung + Zeichen sexuellen Mißbrauchs)

Derealisationssymptome

Alice-im-Wunderland-Syndrom
(+ Körperschemastörung + Persönlichkeitsveränderungen + Raumwahrnehmung, gestörte + Schwindel + Zeitwahrnehmung, gestörte)
Capgras-Syndrom
(+ Persönlichkeitsveränderungen + Psychosen + Verkennung als Doppelgänger + Wahn)

Distanzlosigkeit

Leukodystrophie, metachromatische, Typ Austin
(+ Abbau, geistiger + Affektlabilität + Angstzustände + Antriebsschwäche + Ataxie + Athetose + Dysarthrie + Dystonie, motorische + Nervenleitgeschwindigkeit, verzögerte + Optikusatrophie + Persönlichkeitsveränderungen + Spastik)
Orbitalhirn-Symptomatik
(+ Affektlabilität + Olfaktoriusanosmie + Taktlosigkeit)

Eifersuchtswahn

Othello-Syndrom
(+ Wahn)

emotionaler Entwicklungsrückstand

Kaspar-Hauser-Syndrom
(+ intellektueller Entwicklungsrückstand + sozialer Entwicklungsrückstand + Sprachentwicklung, verzögerte)

emotionale Störungen

Alexithymie
(+ Gefühlswahrnehmung, eingeengte)
Battered-child
(+ Deprivation + Frakturneigung, Frakturen + Schädigung durch Vernachlässigung + Zeichen der Kindsmißhandlung + Zeichen sexuellen Mißbrauchs)
Klüver-Bucy-Syndrom
(+ Furchtlosigkeit, inadäquate + gnostische Störungen + Hypermetamorphose + Hypersexualität + orale Tendenzen)
Pinocchio-Syndrom
(+ Bewegungsstörungen)
Unverricht-Lundborg-Syndrom
(+ Aggressivität + Akinesie + Amimie + Antriebsschwäche + Demenz + Echopraxie + Epilepsie + epileptische Anfälle + Merkfähigkeitsstörungen + Myoklonien + Parkinson-Symptome + Perseveration + Rigor + Urteilsschwäche)

Psyche

Erregbarkeit, erhöhte

Entzugserscheinungen des Neugeborenen
(+ Atemstörung + Diarrhö + Drogenabusus, mütterlicher + Erbrechen + Hyperaktivität + Schreien, schrilles + vegetative Störungen + zerebrale Anfälle)
Hyperexzitation
(+ Eigenreflexe, gesteigerte + Fremdreflexe, gesteigerte + Hyperkinesen + Tremor + Zitterigkeit)
hyperkinetische Verhaltensstörung
(+ Affektlabilität + Aggressivität + Aufmerksamkeitsstörungen + Hyperaktivität, motorische)
Krampfanfälle, Pyridoxin-abhängige
(+ Hyperakusis + zerebrale Anfälle)
Kwashiorkor
(+ Anämie + Diarrhö + Dystrophie, allgemeine + Gedeihstörungen + Hautödem + Hypopigmentierung + Ödeme, allg. + Vitamin-Mangel + Wachstumsstörungen)
Mucopolysaccharidose III
(+ Demenz + Dysarthrie + Dysostosen + Heparansulfat, vermehrte Ausscheidung, im Urin + Schlafstörungen)
Psychosyndrome, hirnlokale
(+ Affektlabilität + Antriebsschwäche + Echolalie + Echopraxie + epileptische Anfälle + Euphorie + Perseveration)
Reye-Sequenz
(+ Delir + Enzephalopathie + Fieber + Halluzinationen + Hämatemesis + Hepatomegalie + Hyperventilation + Orientierungsstörungen + zerebrale Anfälle)
Sandifer-Syndrom
(+ Hiatushernie + Reflux, gastro-ösophagealer + Torsionsbewegungen)
Sydenham-Krankheit
(+ Bewegungsstörungen, choreatische + Gynäkotropie + Muskelhypotonie)

Eßverhalten, abnormes

Pica-Syndrom
(+ Autismus + Erbrechen + geistige Behinderung)

Euphorie

Psychosyndrome, hirnlokale
(+ Affektlabilität + Antriebsschwäche + Echolalie + Echopraxie + epileptische Anfälle + Erregbarkeit, erhöhte + Perseveration)
Stertz-Zeichen
(+ Antriebsschwäche + Schlafstörungen)

Formerkennung, Verlust

Riddoch-Phänomen
(+ Sehstörungen + Strukturerkennung, Verlust)

Furchtlosigkeit, inadäquate

Affektsyndrom, pseudopsychopathisches
(+ Affektlabilität + Aufmerksamkeitsstörungen + Charakteranomalien + Enzephalopathie + epileptische Anfälle + hypochondrische Ideen + zerebrale Anfälle + zerebrale Störungen)
Klüver-Bucy-Syndrom
(+ emotionale Störungen + gnostische Störungen + Hypermetamorphose + Hypersexualität + orale Tendenzen)

Gefühlswahrnehmung, eingeengte

Alexithymie
(+ emotionale Störungen)

Häßlichkeitsgefühl

Dysmorphophobie
(+ Kontaktverhalten, gestörtes + Mißgestaltfurcht)

Halluzinationen

amentieller Symptomenkomplex
(+ Amnesie + Depression + Manien + Orientierungsstörungen + Psychosen + Sinnestäuschungen)
Basedow-Psychose
(+ Angstzustände + Delir + Hungergefühl + Hyperthyreose + Struma + T_3-Erhöhung + T_4-Erhöhung + Tachykardie + Verwirrtheitszustände)
Bonhoeffer-Reaktionstyp
(+ Affektlabilität + Antriebsschwäche + Bewußtseinsstörungen + Orientierungsstörungen + Wahn)
Charles-Bonnet-Halluzinose
(+ Visusminderung)
Durchgangssyndrom
(+ Antriebsschwäche + Denkstörung + Merkfähigkeitsstörungen + Orientierungsstörungen + Wahn)
Heautoskopie
(+ Sinnestäuschungen)
Hoigné-Reaktion
(+ Angstzustände + Dyspnoe + Sehstörungen + zerebrale Anfälle)
Narkolepsie
(+ »Aufwachlähmung« + »Einschlaflähmung« + Diplopie + Kataplexie + Lachschlag + Muskelhypotonie + Schlaf, anfallsweiser, am Tag + Schlaf-Wach-Umkehr + Tagträumereien)
Reye-Sequenz
(+ Delir + Enzephalopathie + Erregbarkeit, erhöhte + Fieber + Hämatemesis + Hepatomegalie + Hyperventilation + Orientierungsstörungen + zerebrale Anfälle)

Hyperaktivität

Alkoholembryopathie
(+ Blepharophimose + Dystrophie, allgemeine + Endphalangen, Hypoplasie + Entwicklungsrückstand, statomotorischer + geistige Behinderung + Gesichtsdysmorphien + Herzfehler + Hypospadie + Kryptorchismus + Labien, große, Hypoplasie + Maxillahypoplasie + Mikrogenie + Mikrozephalie + Minderwuchs + Minderwuchs, pränataler + Oberlippe, schmale + Onychohypoplasie + Philtrum, hypoplastisches + ZNS-Störungen)
Angelman-Syndrom
(+ Ataxie + Brachyzephalie + Diastema + EEG, pathologisches + Enophthalmus + Entwicklungsrückstand, motorischer und geistiger + epileptische Anfälle + Gangataxie + geistige Behinderung + Gesichtsdysmorphien + Herausschnellen + Hyperaktivität, motorische + Iris, blaue + Katzenschreien, 1. Lebensjahr + Lachanfälle, unmotivierte + Makrostomie + Mikro-Brachyzephalie + Mikrozephalie + Mittelgesichtshypoplasie oder -dysplasie + Oberlippe, schmale + Progenie + Prognathie + Schlafstörungen + Sprachentwicklung, verzögerte + zerebrale Anfälle)
Entzugserscheinungen des Neugeborenen
(+ Atemstörung + Diarrhö + Drogenabusus, mütterlicher + Erbrechen + Erregbarkeit, erhöhte + Schreien, schrilles + vegetative Störungen + zerebrale Anfälle)

Hypermetamorphose

Klüver-Bucy-Syndrom
(+ emotionale Störungen + Furchtlosigkeit, inadäquate + gnostische Störungen + Hypersexualität + orale Tendenzen)

Psyche

Hypersexualität

Klüver-Bucy-Syndrom
(+ emotionale Störungen + Furchtlosigkeit, inadäquate + gnostische Störungen + Hypermetamorphose + orale Tendenzen)

hypochondrische Ideen

Affektsyndrom, pseudopsychopathisches
(+ Affektlabilität + Aufmerksamkeitsstörungen + Charakteranomalien + Enzephalopathie + epileptische Anfälle + Furchtlosigkeit, inadäquate + zerebrale Anfälle + zerebrale Störungen)
Oblomowismus
(+ Antriebsschwäche + Bettsucht + Parasitismus + Phobien + Willensschwäche)

Intentionalitätsstörung

amotivationales Syndrom
(+ Antriebsschwäche + Konzentrationsstörungen + Psychomotorik, reduzierte und verlangsamte)

Interesseneinengung

Binswanger-Demenz
(+ Affektlabilität + Aufmerksamkeitsstörungen + Delir + Konzentrationsstörungen + Merkfähigkeitsstörungen + Verwirrtheitszustände + Wahn)

Körperschemastörung

Alice-im-Wunderland-Syndrom
(+ Derealisationssymptome + Persönlichkeitsveränderungen + Raumwahrnehmung, gestörte + Schwindel + Zeitwahrnehmung, gestörte)
Anton-Babinski-Syndrom
(+ Anosognosie)

Konfabulationen

Korsakow-Psychose
(+ Amnesie + Lernfähigkeitsstörungen + Merkfähigkeitsstörungen + Orientierungsstörungen)

Kontaktverhalten, gestörtes

Dysmorphophobie
(+ Häßlichkeitsgefühl + Mißgestaltfurcht)

Konzentrationsstörungen

amotivationales Syndrom
(+ Antriebsschwäche + Intentionalitätsstörung + Psychomotorik, reduzierte und verlangsamte)
Binswanger-Demenz
(+ Affektlabilität + Aufmerksamkeitsstörungen + Delir + Interesseneinengung + Merkfähigkeitsstörungen + Verwirrtheitszustände + Wahn)
Corpus-callosum-Symptomatik
(+ Hand, linke, ideomotorische Apraxie + Hemiparese + Hörverlust + Persönlichkeitsveränderungen)
Effort-Reaktion
(+ Aerophagie + Akren, kalte + Angstzustände + Atemstörung + Globusgefühl + Herzrhythmusstörungen + Herzschmerzen + Hyperventilation + Parästhesien + Schwindel + Tetanien + Tremor)

Panikstörung

(+ Angstzustände + Brustschmerzen + Diarrhö + Dyspnoe + Hyperhidrose + Hyperventilation + Mundtrockenheit + neurovegetative Störungen + Palpitationen + Panikattacken + Phobien + Schlafstörungen + Tremor + vegetative Störungen)
Psychosyndrome, organische
(+ Affektlabilität + Auffassungsstörungen + Demenz + Denkstörung + Merkfähigkeitsstörungen + Orientierungsstörungen + Perseveration + Persönlichkeitsveränderungen)

Lachanfälle, unmotivierte

Angelman-Syndrom
(+ Ataxie + Brachyzephalie + Diastema + EEG, pathologisches + Enophthalmus + Entwicklungsrückstand, motorischer und geistiger + epileptische Anfälle + Gangataxie + geistige Behinderung + Gesichtsdysmorphien + Herausschnellen + Hyperaktivität + Hyperaktivität, motorische + Iris, blaue + Katzenschreien, 1. Lebensjahr + Makrostomie + Mikro-Brachyzephalie + Mikrozephalie + Mittelgesichtshypoplasie oder -dysplasie + Oberlippe, schmale + Progenie + Prognathie + Schlafstörungen + Sprachentwicklung, verzögerte + zerebrale Anfälle)
Kuru
(+ Bewegungsstörungen, choreo-athetotische + Demenz + Dysarthrie + Gangataxie + Gehunfähigkeit + Inkontinenz + Myoklonien + Paresen + Schluckbeschwerden + Tremor)

Lernfähigkeitsstörungen

Korsakow-Psychose
(+ Amnesie + Konfabulationen + Merkfähigkeitsstörungen + Orientierungsstörungen)
Leukodystrophie, metachromatische, Typ Scholz
(+ Ataxie + Dezerebration + Dysarthrie + Eigenreflexe, erloschene + Eiweißgehalt, erhöht, im Liquor + Extrapyramidalsymptome + Fallneigung + Koordinationsstörungen + motorische Störungen + Nervenleitgeschwindigkeit, verzögerte + Spastik + Tagträumereien + Verhaltensstörungen + zerebrale Anfälle)
Shprintzen-Syndrom I
(+ Gesichtsdysmorphien + Larynxhypoplasie + Nasenwurzel, breite, flache + Omphalozele + Pharynxhypoplasie)

Lethargie

ACTH-Unempfindlichkeit
(+ ACTH-Serumspiegel, erhöhter + Gedeihstörungen + Hyperpigmentierung + Hypoglykämie + Nebenniereninsuffizienz + Nebennierensteroidspiegel, erniedrigte + Renin-Serumspiegel, erhöhter + Salzverlust)
Argininbernsteinsäure-Krankheit
(+ Argininsuccinatämie + Ataxie + Bewußtlosigkeit + Hyperammonämie + Tremor + Trichorrhexis + zerebrale Anfälle)
Carbamylphosphatsynthetase-Defekte
(+ Erbrechen + Hyperammonämie + Hypothermie + Hypotonie + Neutropenie)
Glutarazidurie Typ II
(+ Apnoezustände + Bradyarrhythmien + Gesichtsdysmorphien + Hyperammonämie + Hypoglykämie + Hypospadie + Nierenanomalien + Schweißfuß-artiger Geruch)
HHH-Syndrom
(+ 3-Amino-2-Piperidin im Urin + Ataxie + Homocitrullinämie + Homocitrullinurie + Hyperammonämie + Hyperornithinämie + Paraparesen, spastische + Stupor + zerebrale Anfälle)
Homocystinurie III
(+ Anämie, makrozytäre + Anämie, megaloblastische + Entwicklungsrückstand, motorischer und geistiger + Erbrechen + Muskelhypotonie + zerebrale Anfälle)
Hyperglycinämie, nichtketotische, isolierte
(+ Apnoezustände + geistige Behinderung + Glycin, erhöhtes, im

Psyche

Gehirn + Glycin, erhöhtes, im Liquor + Glycin, erhöhtes, im Plasma + Glycin, erhöhtes, im Urin + Muskelhypotonie + Spastik + zerebrale Anfälle)
Hyperpipecolatämie
(+ Entwicklungsrückstand, motorischer und geistiger + Hepatomegalie + Linsendysplasie + Linsentrübung + Optikusdysplasie + Paresen, schlaffe)
Hypothalamus-Syndrom
(+ ADH-Sekretion, verminderte + Adipositas + Depression + Diabetes insipidus + Diabetes mellitus + Fieber + Hypothermie + Manien + Schlaflosigkeit + Schlafstörungen + Schlafsucht + Untergewicht)
Langketten-Acyl-CoA-Dehydrogenase-Defekt
(+ Dicarbonazidurie + Erbrechen + Fieber + Hepatomegalie + Hypoglykämie + Hypotonie + Kardiomegalie + Kardiomyopathie)
Methylmalonazidämie (Mutase-Defekt)
(+ Bewußtlosigkeit + Erbrechen + Gedeihstörungen + Glycin, erhöhtes, im Plasma + Hyperammonämie + Hyperventilation + Muskelhypotonie + Niereninsuffizienz + Osteoporose + Trinkschwierigkeiten + zerebrale Anfälle)
Mittelketten-Acyl-CoA-Dehydrogenase-Defekt
(+ Bewußtlosigkeit + Dicarbonazidurie + Erbrechen + Hypoglykämie + Hypotonie)
Ornithintranscarbamylase-Mangel
(+ Entwicklungsrückstand, statomotorischer + Erbrechen + Hyperammonämie + Hypothermie + Schläfrigkeit + Tachypnoe + zerebrale Anfälle)

Manien

amentieller Symptomenkomplex
(+ Amnesie + Depression + Halluzinationen + Orientierungsstörungen + Psychosen + Sinnestäuschungen)
Hypothalamus-Syndrom
(+ ADH-Sekretion, verminderte + Adipositas + Depression + Diabetes insipidus + Diabetes mellitus + Fieber + Hypothermie + Lethargie + Schlaflosigkeit + Schlafstörungen + Schlafsucht + Untergewicht)

Merkfähigkeitsstörungen

Alzheimer-Krankheit
(+ Aphasie + Apraxie + Demenz + gnostische Störungen + Hirnatrophie + Orientierungsstörungen)
Binswanger-Demenz
(+ Affektlabilität + Aufmerksamkeitsstörungen + Delir + Interesseneinengung + Konzentrationsstörungen + Verwirrtheitszustände + Wahn)
Boxer-Enzephalopathie, traumatische
(+ Abbau, geistiger + Ataxie + Denkstörung + Dysarthrie + Hyperreflexie + Parkinson-Symptome)
Demenz, progrediente und polyzystische Osteodysplasie
(+ Arthralgien + Basalganglienverkalkung + Demenz + Frakturneigung, Frakturen + Hirnatrophie + Knochenzysten + Pyramidenbahnläsion + zerebrale Anfälle)
Durchgangssyndrom
(+ Antriebsschwäche + Denkstörung + Halluzinationen + Orientierungsstörungen + Wahn)
Korsakow-Psychose
(+ Amnesie + Konfabulationen + Lernfähigkeitsstörungen + Orientierungsstörungen)
Mast-Syndrom
(+ Bradykinesie + Demenz + Dysarthrie + Gangstörungen + Myoklonien + Rigor + Spastik)
Psychosyndrome, organische
(+ Affektlabilität + Auffassungsstörungen + Demenz + Denkstörung + Konzentrationsstörungen + Orientierungsstörungen + Perseveration + Persönlichkeitsveränderungen)
Septum-pellucidum-Symptomatik
(+ Affektlabilität + Verwirrtheitszustände)

Unverricht-Lundborg-Syndrom
(+ Aggressivität + Akinesie + Amimie + Antriebsschwäche + Demenz + Echopraxie + emotionale Störungen + Epilepsie + epileptische Anfälle + Myoklonien + Parkinson-Symptome + Perseveration + Rigor + Urteilsschwäche)

Mißgestaltfurcht

Dysmorphophobie
(+ Häßlichkeitsgefühl + Kontaktverhalten, gestörtes)

orale Tendenzen

Klüver-Bucy-Syndrom
(+ emotionale Störungen + Furchtlosigkeit, inadäquate + gnostische Störungen + Hypermetamorphose + Hypersexualität)

Orientierungsstörungen

Alzheimer-Krankheit
(+ Aphasie + Apraxie + Demenz + gnostische Störungen + Hirnatrophie + Merkfähigkeitsstörungen)
amentieller Symptomenkomplex
(+ Amnesie + Depression + Halluzinationen + Manien + Psychosen + Sinnestäuschungen)
Bonhoeffer-Reaktionstyp
(+ Affektlabilität + Antriebsschwäche + Bewußtseinsstörungen + Halluzinationen + Wahn)
Durchgangssyndrom
(+ Antriebsschwäche + Denkstörung + Halluzinationen + Merkfähigkeitsstörungen + Wahn)
Korsakow-Psychose
(+ Amnesie + Konfabulationen + Lernfähigkeitsstörungen + Merkfähigkeitsstörungen)
Psychosyndrome, organische
(+ Affektlabilität + Auffassungsstörungen + Demenz + Denkstörung + Konzentrationsstörungen + Merkfähigkeitsstörungen + Perseveration + Persönlichkeitsveränderungen)
Reye-Sequenz
(+ Delir + Enzephalopathie + Erregbarkeit, erhöhte + Fieber + Halluzinationen + Hämatemesis + Hepatomegalie + Hyperventilation + zerebrale Anfälle)

Panikattacken

Panikstörung
(+ Angstzustände + Brustschmerzen + Diarrhö + Dyspnoe + Hyperhidrose + Hyperventilation + Konzentrationsstörungen + Mundtrockenheit + neurovegetative Störungen + Palpitationen + Phobien + Schlafstörungen + Tremor + vegetative Störungen)

paranoide Symptomatik

Kontaktmangelparanoid
(+ Gynäkotropie + Wahn)

paranoid-halluzinatorische Zustände

Beziehungswahn, sensitiver
(+ Denkstörung)
Marchiafava-Bignami-Krankheit
(+ Antriebsschwäche + Apraxie + Ataxie + Demenz + Depression + Dysarthrie + Pyramidenbahnzeichen + Rigor + Tremor)

Psyche

Parasitismus

Oblomowismus
(+ Antriebsschwäche + Bettsucht + hypochondrische Ideen + Phobien + Willensschwäche)

Psyche: Perseveration

Aphasie, transkortikale motorische
(+ Agrammatismus + Apraxie + Dysarthrie + Paraphasie + Sprachabbau + Sprachinitiierung, gestörte)
Psychosyndrome, hirnlokale
(+ Affektlabilität + Antriebsschwäche + Echolalie + Echopraxie + epileptische Anfälle + Erregbarkeit, erhöhte + Euphorie)
Psychosyndrome, organische
(+ Affektlabilität + Auffassungsstörungen + Demenz + Denkstörung + Konzentrationsstörungen + Merkfähigkeitsstörungen + Orientierungsstörungen + Persönlichkeitsveränderungen)
Unverricht-Lundborg-Syndrom
(+ Aggressivität + Akinesie + Amimie + Antriebsschwäche + Demenz + Echopraxie + emotionale Störungen + Epilepsie + epileptische Anfälle + Merkfähigkeitsstörungen + Myoklonien + Parkinson-Symptome + Rigor + Urteilsschwäche)

Persönlichkeitsveränderungen

Alice-im-Wunderland-Syndrom
(+ Derealisationssymptome + Körperschemastörung + Raumwahrnehmung, gestörte + Schwindel + Zeitwahrnehmung, gestörte)
Capgras-Syndrom
(+ Derealisationssymptome + Psychosen + Verkennung als Doppelgänger + Wahn)
Chorea Huntington
(+ Bewegungsstörungen, choreatische + Depression + Dysarthrie + Gangstörungen)
Corpus-callosum-Symptomatik
(+ Hand, linke, ideomotorische Apraxie + Hemiparese + Hörverlust + Konzentrationsstörungen)
Creutzfeldt-Jakob-Krankheit
(+ Bewegungsstörungen, zentrale + Extrapyramidalsymptome + Motoneuron, peripheres, Schädigung + Myoklonien + neuropsychologische Störungen + Sehstörungen + Sensibilitätsstörungen + zerebellare Symptomatik)
Dysthymie, endoreaktive
(+ Depression)
Leukodystrophie, metachromatische, Typ Austin
(+ Abbau, geistiger + Affektlabilität + Angstzustände + Antriebsschwäche + Ataxie + Athetose + Distanzlosigkeit + Dysarthrie + Dystonie, motorische + Nervenleitgeschwindigkeit, verzögerte + Optikusatrophie + Spastik)
Panarteriitis nodosa
(+ Abdominalschmerzen + apoplektischer Insult + Arthralgien + Blutungen, gastrointestinale + Darminfarzierung + Darmperforation + Erbrechen + Fieber + Gewichtsabnahme + HbsAG-positiv + Herzversagen, kongestives + Hypertonie + Knoten + Livedo racemosa + Myalgien + Myokardinfarkt + Neuropathien + Perikarditis + Übelkeit)
paraneoplastische Hypoglykämie
(+ Angstzustände + Bewußtseinsstörungen + Dysarthrie + Hungergefühl + Hyperhidrose + Kopfschmerz + Neoplasien + Schwächegefühl, allgemeines + Sehstörungen + Tachykardie + Tremor + Verwirrtheitszustände + zerebrale Anfälle)
Pick-Krankheit
(+ Affektlabilität + Aphasie + Demenz)
Psychosyndrome, organische
(+ Affektlabilität + Auffassungsstörungen + Demenz + Denkstörung + Konzentrationsstörungen + Merkfähigkeitsstörungen + Orientierungsstörungen + Perseveration)
Steele-Richardson-Olszewski-Krankheit
(+ Bradykinesie + Demenz + Dysarthrie + Nackenextension + Ophthalmoplegie + Pyramidenbahnzeichen + Rigor + Schluckbeschwerden)

Phobien

Oblomowismus
(+ Antriebsschwäche + Bettsucht + hypochondrische Ideen + Parasitismus + Willensschwäche)
Panikstörung
(+ Angstzustände + Brustschmerzen + Diarrhö + Dyspnoe + Hyperhidrose + Hyperventilation + Konzentrationsstörungen + Mundtrockenheit + neurovegetative Störungen + Palpitationen + Panikattacken + Schlafstörungen + Tremor + vegetative Störungen)
phobische Störung
(+ neurovegetative Störungen + vegetative Störungen)

Polyphagie

Kleine-Levin-Syndrom
(+ Androtropie + Bradyarrhythmien + Schlafsucht)

psychische Störungen

Ceroidlipofuscinose, neuronale, Typ Spielmeyer-Vogt
(+ Abbau, geistiger + Blindheit + Demenz + Fundus, Pigmentationen + Haltungsanomalien + Makuladegeneration + motorische Störungen + Optikusatrophie + zerebrale Anfälle)
Pseudoxanthoma elasticum
(+ »angioid streaks« + Blutungen, gastrointestinale + Durchblutungsstörungen + Endokrinopathie + Gelenkblutungen + Hautatrophie + neurovegetative Störungen + Papeln, livide, später leicht gelbliche + Pseudoxanthoma elasticum [Darier])
Purpura, autoerythrozytische
(+ Abdominalschmerzen + Ekchymosen + Erytheme + Gynäkotropie + Hautbrennen + Purpura + Schmerzen an den betroffenen Hautstellen)
Troyer-Syndrom
(+ Entwicklungsrückstand, motorischer + Handmuskulatur, Paresen und Atrophien + Hohlfuß + Klumpfuß + Minderwuchs + Paraparesen, spastische + Sprachentwicklung, verzögerte)

Psychomotorik, reduzierte und verlangsamte

amotivationales Syndrom
(+ Antriebsschwäche + Intentionalitätsstörung + Konzentrationsstörungen)

Psychosen

amentieller Symptomenkomplex
(+ Amnesie + Depression + Halluzinationen + Manien + Orientierungsstörungen + Sinnestäuschungen)
Bouffée délirante (fz)
(+ Schlafstörungen + Wahn)
Capgras-Syndrom
(+ Derealisationssymptome + Persönlichkeitsveränderungen + Verkennung als Doppelgänger + Wahn)
Entzugserscheinungen
(+ Angstzustände + Diarrhö + Erbrechen + Hyperhidrose + Krampfneigung + Myalgien + Palpitationen + Schlafstörungen + Tremor + Übelkeit)

Raumwahrnehmung, gestörte

Alice-im-Wunderland-Syndrom
(+ Derealisationssymptome + Körperschemastörung + Persönlichkeitsveränderungen + Schwindel + Zeitwahrnehmung, gestörte)

Rechts-Links-Störung

Gerstmann-Syndrom
(+ Agraphie + Akalkulie + Fingeragnosie + gnostische Störungen)

Schädigung durch Vernachlässigung

Battered-child
(+ Deprivation + emotionale Störungen + Frakturneigung, Frakturen + Zeichen der Kindsmißhandlung + Zeichen sexuellen Mißbrauchs)

Schizophrenie

apophänes Syndrom
(+ Affektlabilität)
Homocystinurie II
(+ geistige Behinderung + Homocystin im Serum, erhöhtes + Homocystinurie + Neuropathien + Tetraplegie, spastische + Thrombosen, arterielle oder venöse + zerebrale Anfälle)

Schreckreaktion, extrem verstärkte

jumping Frenchman of Maine (e)

Selbstbeschädigungen

Lesch-Nyhan-Syndrom
(+ Aggressivität + Finger, Mutilationen + geistige Behinderung + Hyperurikämie + Mutilationen + Nephrolithiasis + Verletzungen, allg.)

Sinnestäuschungen

amentieller Symptomenkomplex
(+ Amnesie + Depression + Halluzinationen + Manien + Orientierungsstörungen + Psychosen)
Ganser-Symptomenkomplex
(+ Bewußtseinsstörungen + Vorbeireden)
Heautoskopie
(+ Halluzinationen)

sozialer Entwicklungsrückstand

Kaspar-Hauser-Syndrom
(+ emotionaler Entwicklungsrückstand + intellektueller Entwicklungsrückstand + Sprachentwicklung, verzögerte)

Stereotypien

Heller-Demenz
(+ Affektlabilität + Aggressivität + Aphasie + Demenz + Echolalie + epileptische Anfälle + Katatonie + Sprachverständnis, gestörtes + Unruhephase)

Strukturerkennung, Verlust

Riddoch-Phänomen
(+ Formerkennung, Verlust + Sehstörungen)

Tagträumereien

Leukodystrophie, metachromatische, Typ Scholz
(+ Ataxie + Dezerebration + Dysarthrie + Eigenreflexe, erloschene + Eiweißgehalt, erhöhter, im Liquor + Extrapyramidalsymptome + Fallneigung + Koordinationsstörungen + Lernfähigkeitsstörungen + motorische Störungen + Nervenleitgeschwindigkeit, verzögerte + Spastik + Verhaltensstörungen + zerebrale Anfälle)
Narkolepsie
(+ »Aufwachlähmung« + »Einschlaflähmung« + Diplopie + Halluzinationen + Kataplexie + Lachschlag + Muskelhypotonie + Schlaf, anfallsweiser, am Tag + Schlaf-Wach-Umkehr)

Taktlosigkeit

Orbitalhirn-Symptomatik
(+ Affektlabilität + Distanzlosigkeit + Olfaktoriusanosmie)

Tics

Gilles-de-la-Tourette-Syndrom
(+ Echolalie + Koprolalie)
Neuroleptika-induzierte extrapyramidalmotorische Störungen, späte
(+ Bewegungsstörungen + Bewegungsstörungen, dystone + Bewegungsstörungen, zentrale + Dystonie, motorische + Extrapyramidalsymptome + Myoklonien + Neuroleptika)

Urteilsschwäche

Unverricht-Lundborg-Syndrom
(+ Aggressivität + Akinesie + Amimie + Antriebsschwäche + Demenz + Echopraxie + emotionale Störungen + Epilepsie + epileptische Anfälle + Merkfähigkeitsstörungen + Myoklonien + Parkinson-Symptome + Perseveration + Rigor)

Verhaltensstörungen

Adrenoleukodystrophie
(+ Abbau, geistiger + Demyelinisierung + Gangstörungen + Hörstörung + Hyperpigmentierung + Nebennierenrindeninsuffizienz + Neuropathien + Sehstörungen)
Ceroidlipofuscinose, neuronale, Typ Jansky-Bielschowsky
(+ Abbau, psychomotorischer + Blindheit + Myoklonien + Optikusatrophie + Pigmentationsanomalien + zerebrale Anfälle)
Histidinämie
(+ Histidinämie + Histidinurie + Sprachentwicklung, verzögerte)
Klinefelter-Syndrom
(+ Entwicklungsrückstand, motorischer und geistiger + Genitalhypoplasie + Hochwuchs + Hypogonadismus + Peniswachstum, pubertäres, fehlendes + Testeswachstum, pubertäres, fehlendes)
Landau-Kleffner-Komplex
(+ Aphasie + EEG, pathologisches)
Leukodystrophie, metachromatische, Typ Greenfield
(+ Blindheit + Dezerebration + Dysarthrie + Eiweißgehalt, erhöhter, im Liquor + Entwicklungsrückstand, motorischer und geistiger + Fallneigung + Gangstörungen + Infektanfälligkeit + Muskelschwäche + Nervenleitgeschwindigkeit, verzögerte + Tetraplegie, spastische)
Leukodystrophie, metachromatische, Typ Scholz
(+ Ataxie + Dezerebration + Dysarthrie + Eigenreflexe, erloschene + Eiweißgehalt, erhöhter, im Liquor + Extrapyramidalsymptome +

Psyche

Fallneigung + Koordinationsstörungen + Lernfähigkeitsstörungen + motorische Störungen + Nervenleitgeschwindigkeit, verzögerte + Spastik + Tagträumereien + zerebrale Anfälle)
Prader-Willi-Syndrom
(+ Adipositas + Akromikrie + Entwicklungsrückstand, motorischer und geistiger + Genitalhypoplasie + Kindsbewegungen, verminderte + Muskelhypotonie)
Smith-Magenis-Syndrom
(+ Aggressivität + Androtropie + Autismus + Epikanthus + geistige Behinderung + Gesichtsdysmorphien + Hände, kurze + Lidachsenstellung, mongoloide + Mikrozephalie + Minderwuchs + Mittelgesichtshypoplasie oder -dysplasie + Schalleitungsschwerhörigkeit + Schwerhörigkeit + Stirn, vorgewölbte + Syndaktylien + Telekanthus + zerebrale Anfälle)
XYY-Syndrom
(+ Bewegungsstörungen, zentrale + Hochwuchs)

Verkennung als Doppelgänger

Capgras-Syndrom
(+ Derealisationssymptome + Persönlichkeitsveränderungen + Psychosen + Wahn)

Vernachlässigung, eigene

Diogenes-Symptomenkomplex
(+ Ernährungsstörungen)

Verwirrtheitszustände

ADH-Sekretion, inadäquate
(+ ADH-Sekretion, gesteigerte + Bewußtseinsstörungen + Erbrechen + Hypernatriurie + Hyponatriämie + Hypoosmolarität + Übelkeit)
Amnesie, transiente globale
(+ Amnesie)
Basedow-Psychose
(+ Angstzustände + Delir + Halluzinationen + Hungergefühl + Hyperthyreose + Struma + T_3-Erhöhung + T_4-Erhöhung + Tachykardie)
Binswanger-Demenz
(+ Affektlabilität + Aufmerksamkeitsstörungen + Delir + Interesseneinengung + Konzentrationsstörungen + Merkfähigkeitsstörungen + Wahn)
Hämodialyse-Disäquilibrium
(+ Bewußtseinsstörungen + Erbrechen + Kopfschmerz + Unruhephase + zerebrale Anfälle)
paraneoplastische Hypoglykämie
(+ Angstzustände + Bewußtseinsstörungen + Dysarthrie + Hungergefühl + Hyperhidrose + Kopfschmerz + Neoplasien + Persönlichkeitsveränderungen + Schwächegefühl, allgemeines + Sehstörungen + Tachykardie + Tremor + zerebrale Anfälle)
Septum-pellucidum-Symptomatik
(+ Affektlabilität + Merkfähigkeitsstörungen)
thrombotisch-thrombozytopenische Purpura Moschcowitz
(+ Anämie, mikroangiopathisch-hämolytische + Bewußtlosigkeit + Blutungen, gastrointestinale + Haut- und Schleimhautblutungen + Kopfschmerz + Menorrhagien + Mikrothromben + Netzhautblutungen + Purpura + Schwindel + Thrombozytopenie)
Wernicke-Krankheit
(+ Ataxie + Bewußtseinsstörungen + Diplopie + Nystagmus)

Vorbeireden

Ganser-Symptomenkomplex
(+ Bewußtseinsstörungen + Sinnestäuschungen)

Wahn

Binswanger-Demenz
(+ Affektlabilität + Aufmerksamkeitsstörungen + Delir + Interesseneinengung + Konzentrationsstörungen + Merkfähigkeitsstörungen + Verwirrtheitszustände)
Bonhoeffer-Reaktionstyp
(+ Affektlabilität + Antriebsschwäche + Bewußtseinsstörungen + Halluzinationen + Orientierungsstörungen)
Bouffée délirante (fz)
(+ Psychosen + Schlafstörungen)
Capgras-Syndrom
(+ Derealisationssymptome + Persönlichkeitsveränderungen + Psychosen + Verkennung als Doppelgänger)
Cotard-Syndrom
Dermatozoenwahn
Durchgangssyndrom
(+ Antriebsschwäche + Denkstörung + Halluzinationen + Merkfähigkeitsstörungen + Orientierungsstörungen)
Kontaktmangelparanoid
(+ Gynäkotropie + paranoide Symptomatik)
Othello-Syndrom
(+ Eifersuchtswahn)

Willensschwäche

Oblomowismus
(+ Antriebsschwäche + Bettsucht + hypochondrische Ideen + Parasitismus + Phobien)

Zeitwahrnehmung, gestörte

Alice-im-Wunderland-Syndrom
(+ Derealisationssymptome + Körperschemastörung + Persönlichkeitsveränderungen + Raumwahrnehmung, gestörte + Schwindel)

Schlaf

Schläfrigkeit

Ornithintranscarbamylase-Mangel
(+ Entwicklungsrückstand, statomotorischer + Erbrechen + Hyperammonämie + Hypothermie + Lethargie + Tachypnoe + zerebrale Anfälle)

Schlaf, anfallsweiser, am Tag

Narkolepsie
(+ »Aufwachlähmung« + »Einschlaflähmung« + Diplopie + Halluzinationen + Kataplexie + Lachschlag + Muskelhypotonie + Schlaf-Wach-Umkehr + Tagträumereien)

Schlaflosigkeit

Hypothalamus-Syndrom
(+ ADH-Sekretion, verminderte + Adipositas + Depression + Diabetes insipidus + Diabetes mellitus + Fieber + Hypothermie + Lethargie + Manien + Schlafstörungen + Schlafsucht + Untergewicht)

Schlafstörungen

Angelman-Syndrom
(+ Ataxie + Brachyzephalie + Diastema + EEG, pathologisches + Enophthalmus + Entwicklungsrückstand, motorischer und geistiger + epileptische Anfälle + Gangataxie + geistige Behinderung + Gesichtsdysmorphien + Herausschnellen + Hyperaktivität + Hyperaktivität, motorische + Iris, blaue + Katzenschreien, 1. Lebensjahr + Lachanfälle, unmotivierte + Makrostomie + Mikro-Brachyzephalie + Mikrozephalie + Mittelgesichtshypoplasie oder -dysplasie + Oberlippe, schmale + Progenie + Prognathie + Sprachentwicklung, verzögerte + zerebrale Anfälle)
Bouffée délirante (fz)
(+ Psychosen + Wahn)
Entzugserscheinungen
(+ Angstzustände + Diarrhö + Erbrechen + Hyperhidrose + Krampfneigung + Myalgien + Palpitationen + Psychosen + Tremor + Übelkeit)
Hypothalamus-Syndrom
(+ ADH-Sekretion, verminderte + Adipositas + Depression + Diabetes insipidus + Diabetes mellitus + Fieber + Hypothermie + Lethargie + Manien + Schlaflosigkeit + Schlafsucht + Untergewicht)
Mucopolysaccharidose III
(+ Demenz + Dysarthrie + Dysostosen + Erregbarkeit, erhöhte + Heparansulfat, vermehrte Ausscheidung, im Urin)
Panikstörung
(+ Angstzustände + Brustschmerzen + Diarrhö + Dyspnoe + Hyperhidrose + Hyperventilation + Konzentrationsstörungen + Mundtrockenheit + neurovegetative Störungen + Palpitationen + Panikattacken + Phobien + Tremor + vegetative Störungen)
Stertz-Zeichen
(+ Antriebsschwäche + Euphorie)

Schlafsucht

Hypothalamus-Syndrom
(+ ADH-Sekretion, verminderte + Adipositas + Depression + Diabetes insipidus + Diabetes mellitus + Fieber + Hypothermie + Lethargie + Manien + Schlaflosigkeit + Schlafstörungen + Untergewicht)
Kleine-Levin-Syndrom
(+ Androtropie + Bradyarrhythmien + Polyphagie)

Schlaf-Wach-Umkehr

Narkolepsie
(+ »Aufwachlähmung« + »Einschlaflähmung« + Diplopie + Halluzinationen + Kataplexie + Lachschlag + Muskelhypotonie + Schlaf, anfallsweiser, am Tag + Tagträumereien)

Schnarchen

Schlafapnoe(-Syndrom)
(+ Adipositas + Apnoezustände + Cor pulmonale + Hypertonie, pulmonale)

Schluckakt

Aerophagie

Effort-Reaktion
(+ Akren, kalte + Angstzustände + Atemstörung + Globusgefühl + Herzrhythmusstörungen + Herzschmerzen + Hyperventilation + Konzentrationsstörungen + Parästhesien + Schwindel + Tetanien + Tremor)

Aspiration

Achalasie, krikopharyngeale
(+ Dysphagie + Globusgefühl + Kachexie + Regurgitation)

Dysphagie

Achalasie, krikopharyngeale
(+ Aspiration + Globusgefühl + Kachexie + Regurgitation)
Barrett-Ösophagus
(+ Barrett-Ulkus + Ösophagusstenose + Ösophagusulkus + Refluxösophagitis + Sodbrennen)
Dysphagie, sideropenische
(+ Anämie, hypochrome + Cheilosis + Glossitis superficialis + Gynäkotropie + Mundwinkelrhagaden + Ösophagusmembran)
Eagle-Symptomenkomplex
(+ Fremdkörpergefühl im Rachen + Larynxschmerzen + Schluckbeschwerden)
Ösophagusspasmus, idiopathischer diffuser
(+ Motilitätsstörung + retrosternale Schmerzen)

Reflux, gastro-ösophagealer

Sandifer-Syndrom
(+ Erregbarkeit, erhöhte + Hiatushernie + Torsionsbewegungen)

Regurgitation

Achalasie, krikopharyngeale
(+ Aspiration + Dysphagie + Globusgefühl + Kachexie)
Bland-White-Garland-Syndrom
(+ Atemstörung + Dilatation des Herzens + Dysphonie + Herzinsuffizienz + Husten + Infarkt-EKG + Q-Zacken, tiefe im EKG + T-Inversionen im EKG + Tachypnoe + Zyanose)
Foramen-jugulare-Symptomatik
(+ Dysphonie + Husten + Kulissenphänomen + Pseudoasthma + Schluckbeschwerden + Stimmbandlähmung)

Schluckbeschwerden

Atrophie, olivopontozerebelläre (»sporadische Form«, »SOPCA«)
(+ Akinesie + Ataxie + Dysarthrie + Gangstörungen + Kopftremor + Miktionsstörungen + Nystagmus + Rigor + Rumpftremor)
Bulbärparalyse, infantile
(+ Dysarthrie + Dyspnoe + Hirnnervenausfälle + Stridor + Zungenfaszikulationen)
Corpus-Luysi-Symptomatik
(+ Dysarthrie + Hemichorea + Muskelhypotonie)
Eagle-Symptomenkomplex
(+ Dysphagie + Fremdkörpergefühl im Rachen + Larynxschmerzen)
Foramen-jugulare-Symptomatik
(+ Dysphonie + Husten + Kulissenphänomen + Pseudoasthma + Regurgitation + Stimmbandlähmung)
Friedreich-Ataxie
(+ Areflexie + Ataxie + Dysarthrie + Gangstörungen + Hohlfuß + Kardiomyopathie + Kyphoskoliose + Nystagmus + Sensibilitätsstörungen)

G-Syndrom
(+ Gesichtsdysmorphien + Hypertelorismus + Hypospadie + Larynxspalte)
Jackson-Lähmung
(+ Dysarthrie + Hemiparese + Larynxlähmung + Zungenatrophie + Zungenlähmung)
Kuru
(+ Bewegungsstörungen, choreo-athetotische + Demenz + Dysarthrie + Gangataxie + Gehunfähigkeit + Inkontinenz + Lachanfälle, unmotivierte + Myoklonien + Paresen + Tremor)
Machado-Krankheit
(+ Exophthalmus + Extrapyramidalsymptome + Hirnatrophie + Kleinhirnatrophie + Muskelatrophie + Neuropathien + Ophthalmoplegie + Pyramidenbahnzeichen + Spastik + Zungenfaszikulationen)
Muskelatrophie, bulbospinale, Typ Kennedy
(+ Dysarthrie + Faszikulationen + mimische Muskeln, Lähmung + Paresen der Beckengürtelmuskulatur + Paresen der Schultermuskulatur + Zungenatrophie)
Muskelatrophie, infantile spinale, Typ Werdnig-Hoffmann
(+ Areflexie + head-drop-Phänomen + Hypokinese + Kyphoskoliose + Muskelatrophie + Muskelhypotonie + Spitzfuß, paretischer + Taschenmesserphänomen + Thoraxdeformität + Vorderhornzellendegeneration + Zungenatrophie + Zungenfibrillationen)
Muskelatrophie, spinale skapulo-peroneale, Typ Brossard-Kaeser
(+ EMG, Mischbilder von Neuropathie- und Myopathiemuster + Fußmuskulatur, Atrophie + Storchenbeine + Unterschenkelmuskulatur, Atrophie)
Muskeldystrophie, okulopharyngeale
(+ Ptosis)
Myasthenia gravis (pseudoparalytica)
(+ Atemstörung + Diplopie + Dysarthrie + Facies myopathica + Paresen + Ptosis)
Neuropathie, hereditäre sensible, Typ III
(+ Analgesie + Apnoezustände + Erbrechen + Fieber + Gelenkveränderungen + Hyperhidrose + Hypertonie + Hypotonie + Lidschluß, fehlender + Megakolon + Megaösophagus + Minderwuchs + Pylorospasmus + Skoliose + Speichelfluß, vermehrter + Sprachentwicklung, verzögerte + Tränensekretion, verminderte bis fehlende + Trinkschwierigkeiten + zerebrale Anfälle + Zungenpapillen, fungiforme, Fehlen)
Odontome-Dysphagie-Syndrom
(+ Odontome + Ösophagusmuskulatur, Hypertrophie)
Schmidt-Lähmung
(+ Akzessoriuslähmung + Musculus sternocleidomastoideus, Lähmung, einseitige + Stimmbandlähmung)
Schwartz-Jampel-Syndrom
(+ Blepharophimose + Mimik, verminderte + Minderwuchs + Myotonie)
Sipple-Syndrom
(+ Calcitonin, erhöhtes + Catecholamine, erhöhte + Diarrhö + Dysphonie + Knotenstruma + Nebenschilddrüsentumoren + Phäochromozytom)
Steele-Richardson-Olszewski-Krankheit
(+ Bradykinesie + Demenz + Dysarthrie + Nackenextension + Ophthalmoplegie + Persönlichkeitsveränderungen + Pyramidenbahnzeichen + Rigor)
Tetrahydrobiopterin-Mangel
(+ Bewegungsstörungen, choreo-athetotische + Entwicklungsrückstand, statomotorischer + Myotonie der Arm- und Beinmuskulatur + Nystagmus + Speichelfluß, vermehrter + Strabismus)
Varizellen-Embryo-Fetopathie
(+ Augenanomalien + Dilatation des Herzens + Erosionen + Extremitätenfehlbildungen + Extremitätenhypoplasien + Hautdysplasien und -aplasien + Hirnatrophie + Hirnfehlbildungen + Narbenbildung)

Schluckakt / Schmerzen

Schlucklähmung

Vernet-Symptomatik
(+ Akzessoriuslähmung + Gaumenlähmung + Hemiparese + Pharynxlähmung)

Schluckzwang

Globusgefühl
(+ Globusgefühl + Gynäkotropie)

Belastungsschmerz

Mesenterialarterien-Anzapf-Syndrom
(+ Abdominalschmerzen)
Sudeck-Dystrophie
(+ Bewegungsschmerz + Frakturneigung, Frakturen + Hautatrophie + Muskelatrophie + Ödeme, allg. + Prellungen)

Bewegungsschmerz

Sudeck-Dystrophie
(+ Belastungsschmerz + Frakturneigung, Frakturen + Hautatrophie + Muskelatrophie + Ödeme, allg. + Prellungen)

Flankengegend, Schmerz

Fraley-Anomalie
(+ Hämaturie + Nephrolithiasis + Pyelonephritis)

Gliederschmerzen

Dermatomyositis
(+ Adynamie + Fingergelenke, Papeln, lichenoide blaß-rote + Lider, Erythem, weinrotes bis bläulich-violettes + Muskelschwäche + Ödem, periorbitales)
Lactatdehydrogenase-Mangel
(+ Hautveränderungen + Muskelsteifigkeit + Myoglobinurie + Rhabdomyolyse)
Postpolio-Syndrom
(+ Adynamie + Arthralgien + Ermüdbarkeit + Muskelatrophie + Muskelschwäche)

heftige Schmerzen

Bannwarth-Krankheit
(+ Erythema migrans + Fazialislähmung + Hirnnervenausfälle + Meningitis + Neuritis + Radikulitis + Zeckenbiß)

Hemialgie

Thalamus-Symptomatik, posterolaterale
(+ Aufmerksamkeitsstörungen + Hemianopsie + Hemihyperpathie + Hemiparese)

Ischialgie

Lendenwirbelsäulen-Symptomatik
(+ lageabhängige Schmerzen segmentaler Anordnung + Parästhesien + Schmerzen im Lumbalbereich + Sensibilitätsstörungen)
Musculus-piriformis-Symptomatik
(+ EMG, pathologisches)

lageabhängige Schmerzen segmentaler Anordnung

Lendenwirbelsäulen-Symptomatik
(+ Ischialgie + Parästhesien + Schmerzen im Lumbalbereich + Sensibilitätsstörungen)

lanzinierende Schmerzen

Neuropathie, hereditäre sensible, Typ I
(+ burning feet + Hautulzerationen + Mal perforant + Mutilationen + Osteolysen + Schmerzen der Beine + Sensibilitätsstörungen)

Schmerzen

Rückenschmerzen

Baastrup-Symptomatik
(+ Dornfortsatzverbreiterung + kissing spine + Schmerzen im Lumbalbereich + Wirbelsäulenbereich, Schmerzen)
Courvoisier-Zeichen
(+ Abdominalschmerzen + Bilirubinurie + Choledochusobstruktion + Cholestase + Gallenblasenhydrops + Gallenwegserweiterung + Ikterus)
Dysostose, cheirolumbale
(+ Finger, Brachydaktylie + Wirbelkanalstenose)
Musculus-psoas-Symptomatik
(+ Schmerzen im Lumbalbereich + Wirbelsäulenbereich, Schmerzen)
Osteomesopyknose
(+ Wirbelkörper, Grund- und Deckplattensklerose)
Pippow-Syndrom
(+ Brachymesophalangie V + Wirbelbogenanomalien)

Schmerzen an den betroffenen Hautstellen

Purpura, autoerythrozytische
(+ Abdominalschmerzen + Ekchymosen + Erytheme + Gynäkotropie + Hautbrennen + psychische Störungen + Purpura)

Schmerzkrisen

Sichelzellanämie, homozygote
(+ Abdominalschmerzen + Anämie, hämolytische + Autosplenektomie + Gefäßverschlüsse + Ikterus + Knochenschmerzen + Sichelzellenanämie)

Spontanschmerzen, brennende

Quadranten-Symptomatik
(+ Berührungsempfindlichkeit + Horner-Trias)

Spontanschmerzen, segmentale

Hinterhorn-Symptomatik
(+ Sensibilitätsstörungen)

Trigeminusschmerz

Fissura-orbitalis-superior-Symptomatik
(+ Ophthalmoplegie + Parästhesien im Versorgungsgebiet des ersten Trigeminusastes)
Gradenigo-Syndrom
(+ Abduzenslähmung + Kopfschmerz + Mastoiditis, komplizierte + Okulomotoriuslähmung + Otitis media + Trochlearislähmung)
Sinus-cavernosus-Symptomatik, laterale
(+ Exophthalmus + Ophthalmoplegie)

Wirbelsäulenbereich, Schmerzen

Baastrup-Symptomatik
(+ Dornfortsatzverbreiterung + kissing spine + Rückenschmerzen + Schmerzen im Lumbalbereich)
Battered-root-Symptomatik
(+ periradikuläres Narbengewebe)
Musculus-psoas-Symptomatik
(+ Rückenschmerzen + Schmerzen im Lumbalbereich)
Osteochondrose, aseptische, Typ Calvé
(+ Wirbelkörperdefekte)

Schulterregion

Reduktionsfehlbildungen der Schulter

Holt-Oram-Syndrom
(+ Daumenaplasie + Daumenhypoplasie + Herzfehler + Reduktionsfehlbildungen der Arme)
Thalidomid-Embryopathie
(+ Endphalangen, Aplasie + Extremitätenhypoplasien + Phokomelie + Reduktionsfehlbildungen der Extremitäten)

Scapulae alatae

Muskelatrophie, spinale, Typ Kugelberg-Welander
(+ Bulbärsymptomatik + Creatinkinase, erhöhte + Eigenreflexe, abgeschwächte + EMG, Mischbilder von Neuropathie- und Myopathiemuster + EMG, pseudomyotone Entladungen + Faszikulationen + Fingertremor, feinschlägiger + Hohlfuß + Hyperlordose + Kyphoskoliose + Muskelhypotonie + Myopathie + Skoliose + Spitzfuß, paretischer + Wadenhypertrophie + Zungenfibrillationen)
Refetoff-(de-)Wind-(de-)Groot-Syndrom
(+ »stippled« Epiphysen + Gesichtsdysmorphien + Hühnerbrust + Knochenwachstum, verzögertes + Schallempfindungsstörung + Struma + T_3-Erhöhung + T_4-Erhöhung + Taubheit)

Schlüsselbeinfehlbildungen

Goltz-Gorlin-Syndrom
(+ Aniridie + Anophthalmie + Beckenfehlbildungen + Fingeraplasien + Fingerhypoplasien + Gaumen, hoher + Gynäkotropie + Haar, schütteres + Hautatrophie + Hyperhidrose + Hyperteriorismus + Hypohidrose + Kolobom + Kyphose + Malokklusion + Mikrophthalmie + Nystagmus + Onychodystrophie + Optikusatrophie + Osteopathien + Osteoporose + Papillome + Poikilodermie + Polydaktylie + Prognathie + Rippenfehlbildungen + Skoliose + Spina bifida + Strabismus + Syndaktylien + Vorwölbung, hernienartige + Wirbelanomalien + Zahnanomalien + Zehenaplasien + Zehenhypoplasien)

Schlüsselbeinhypo- oder -aplasie

Dysostosis cleidocranialis
(+ Brachyzephalie + Fontanellenschluß, verzögerter + Hyperdontie + Hypodontie + Maxillahypoplasie + Milchgebiß, persistierendes + Minderwuchs + Nasenwurzel, breite, flache)
Dysostosis cleidocranialis und Foramina parietalia
(+ Foramina parietalia + Scheitelbeindefekte)
Dysostosis cleidofacialis
(+ Exophthalmus + geistige Behinderung + Hypertelorismus + Kamptodaktylie + Mikrozephalie + Oberlidhypoplasie)
Yunis-Varón-Syndrom
(+ Daumenaplasie + Fingeraplasien + Fontanellen, offene + Gesichtsdysmorphien + Mikrognathie)

Schlüsselbein, knöcherne Auftreibung

Genochondromatose
(+ Enchondrome)

Schulter-Armschmerz

Pancoast-Tumor
(+ Armplexuslähmung + Bronchialkarzinom + Einflußstauung, obere + Horner-Trias)

Schulterregion

Schulterblatt-Hochstand, einseitiger fixierter

Sprengel-Phänotyp
(+ Kyphoskoliose + Rippenfehlbildungen + Schulterblatt, Hypoplasie)

Schulterblatt, Hypoplasie

Becken-Schulter-Dysplasie
(+ Beckenschaufeln, Hypoplasie)
Sprengel-Phänotyp
(+ Kyphoskoliose + Rippenfehlbildungen + Schulterblatt-Hochstand, einseitiger fixierter)

Schultergelenk, Innenrotation

Amyoplasie
(+ Ellenbogengelenk, Kontrakturen + Gelenkkontrakturen + Handgelenk nach hinten außen rotiert)
Arthrogrypose, distale, Typ II F
(+ Fußkontrakturen + Gelenkkontrakturen + Gesicht, dreieckiges + Handkontrakturen + Ptosis)

Schultergürtelbereich, Schmerzen

Parsonage-Turner-Symptomatik
(+ Androtropie + Armmuskulatur, proximale, Atrophien + Armparesen + Oberarmbereich, Schmerzen)

Schwellung und Zyanose der Schulterregion

Armvenenthrombose Paget-von-Schroetter
(+ Androtropie + Kollaterale, venöse, über die Schulter- und Pektoralisregion + Lungenembolie + Schulter-Oberarm-Unterarmregion, Schmerz und Spannungsgefühl + Thrombophilie + Vena axillaris, Thrombose)

Schwangerschaftskomplikationen

Aborte

Antiphospholipid-Syndrom
(+ Blutungsneigung + Gynäkotropie + Hypertonie, pulmonale + Luesreaktion falsch positiv + Lupusantikoagulans + Thrombophilie + Thromboplastinzeit, partielle, verlängerte + Thrombosen, arterielle oder venöse)
Triploidie
(+ Genitalfehlbildungen + innere Organe, Anomalien + Iriskolobom + Längen- und Gewichtsreduktion + Mikrophthalmie + Minderwuchs, pränataler + Nierenanomalien + Plazenta, hydatidiforme Degeneration + Syndaktylien + ZNS-Fehlbildungen)
Uterussynechien, traumatische
(+ Amenorrhö + Frühgeburt + Gynäkotropie)

Blutdruckabfall bei Schwangerschaft

Fruchtwasserembolie
(+ Fruchtwasserembolie + Gerinnung, disseminierte intravasale + Gynäkotropie)

Blutungsrisiko intra partum

Ehlers-Danlos-Syndrom
(+ Aneurysmen + Arterien, große und mittlere, Ruptur + Bulbi, abnorm große + Bulbusruptur + Cutis hyperelastica + Ekchymosen + Gelenkbeweglichkeit, abnorme + Hämatome + Haut, dünne + Haut- und Schleimhautblutungen + Keloidbildung + Klumpfuß + Lippen, schmale + Muskelhypotonie + Narben, hypertrophe + Narbenbildung + Nase, zierliche + Uterusruptur während der Geburt + viszerale Organe, Ruptur + Wundheilungsstörungen)

Drogenabusus, mütterlicher

Entzugserscheinungen des Neugeborenen
(+ Atemstörung + Diarrhö + Erbrechen + Erregbarkeit, erhöhte + Hyperaktivität + Schreien, schrilles + vegetative Störungen + zerebrale Anfälle)

EPH-Gestose

HELLP-Syndrom
(+ Anämie, hämolytische + Hypertonie + Leberenzymwerte, erhöhte + Ödeme, allg. + Präeklampsie + Proteinurie + Thrombozytopenie)

Erythrozyten, fetale, im mütterlichen Blut

Transfusion, fetomaternelle
(+ Anämie, normochrome + Fruchttod, intrauteriner)

Fruchttod, intrauteriner

Dead-fetus-Koagulopathie
(+ Gynäkotropie + hämorrhagische Diathese + Hypofibrinogenämie)
Transfusion, feto-fetale
(+ Acardius + Anämie + Erythroblastose + Fetus papyraceus + Hydramnion + Polyglobulie)
Transfusion, fetomaternelle
(+ Anämie, normochrome + Erythrozyten, fetale, im mütterlichen Blut)

Schwangerschaftskomplikationen

Fruchtwasserembolie

Fruchtwasserembolie
(+ Blutdruckabfall bei Schwangerschaft + Gerinnung, disseminierte intravasale + Gynäkotropie)

Frühgeburt

Nephrose, kongenitale
(+ Dystrophie, allgemeine + Fontanellen, weite + Gefäßzeichnung, vermehrte abdominelle + Hackenfuß + Hypalbuminämie + Hyperlipidämie + Nabelhernie + Plazentomegalie + Proteinurie)
Uterussynechien, traumatische
(+ Aborte + Amenorrhö + Gynäkotropie)

Hydramnion

Acardius
(+ Acardius + Duplikationen, unvollständige)
Atresia multiplex congenita
(+ Erbrechen + Magen-Darm-Atresien + Verkalkungen, intraluminale)
Chlorid-Diarrhö, kongenitale
(+ Alkalose, metabolische + Diarrhö + Exsikkose + Gedeihstörungen + Hypochlorämie + Hypokaliämie + Hyponatriämie + Meteorismus + Neugeborenenikterus)
Dysostose, spondylokostale, mit viszeralen Defekten und Dandy-Walker-Malformation
(+ Balkenmangel + Dandy-Walker-Anomalie + Finger, Brachydaktylie + Hemiwirbelbildung + Herzfehler + Hydronephrose + Hydrops fetalis + Lungenhypoplasie + Malrotation + Mikromelie + Nierendysplasie + Rippendefekte + Thoraxdysplasie + Wirbelanomalien + Zehen, Brachydaktylie)
Dystrophia myotonica Curschmann-Steinert
(+ Alopezie + Atemstörung + Dickdarmdilatation, verminderte + Dysfunktion, ovarielle + Facies myopathica + geistige Behinderung + Gesicht, schmales + Herzrhythmusstörungen + Hirnatrophie + Hodenatrophie + Hypoventilation, alveoläre + Katarakt + Kindsbewegungen, verminderte + Klumpfuß + Magenmotilität, verminderte + Mimik, verminderte + Muskelatrophie + Muskelhypotonie + Muskelschwäche + Myotonie + Ösophagusdilatation + Ösophagusperistaltik, verminderte + Paresen + Peristaltik, verminderte + Ptosis + Skelettanomalien + Trinkschwierigkeiten)
Hydroletalus-Syndrom
(+ Arrhinenzephalie + Balkenmangel + Gesichtsdysmorphien + Gesichtsspalten + Hydrozephalus + Lungenagenesie + Mikrophthalmie + Nase, kleine + Polydaktylie)
Jejunalatresie, hereditäre
(+ Dünndarm, distaler, Spiralisierung + Erbrechen)
Pena-Shokeir-Syndrom I
(+ Arthrogrypose + Gelenkfehlstellungen + Gelenkkontrakturen + Kindsbewegungen, verminderte + Lungenhypoplasie)
Sequenz der persistierenden Rachenmembran mit kostovertebralen Anomalien und Ohrfehlbildungen
(+ Blockwirbelbildung + Ohren, tief angesetzte + Ohrmuschelanomalien + Rachenmembran, persistierende)
Transfusion, feto-fetale
(+ Acardius + Anämie + Erythroblastose + Fetus papyraceus + Fruchttod, intrauteriner + Polyglobulie)
Trisomie 18
(+ Fersen, prominente + Fingerkontrakturen + Geburtsgewicht, niedriges + Gesicht, dreieckiges + Gesichtsdysmorphien + Großzehen, zurückversetzte + Herzfehler + Hinterhaupt, prominentes + Hypertonie + Klitorishypertrophie + Lidspaltenverengerung + Mikrozephalie + Mund-Kinnpartie, kleine + Nierenanomalien + Ösophagusatresie + Plexus-choreoideus-Zysten (Ultraschall) + Radiusaplasie + Rippen, schmale)

Infektion

Chorioamnionitis
(+ Fieber + Gynäkotropie + Leukozytose + Tachykardie)

Oligohydramnion

Nierendysplasie, multizystische
(+ Niere, stumme + Nierenanomalien + Nierendysplasie + Tumoren, abdominelle, große + Ureteratresie)
urorektale Septumfehlbildungs-Sequenz
(+ Genitalfehlbildungen + Hydronephrose + Nierenagenesie + Nierenanomalien + Nierenaplasie + Nierendysplasie + Nierenhypoplasie)

Plazenta, hydatidiforme Degeneration

Triploidie
(+ Aborte + Genitalfehlbildungen + innere Organe, Anomalien + Iriskolobom + Längen- und Gewichtsreduktion + Mikrophthalmie + Minderwuchs, pränataler + Nierenanomalien + Syndaktylien + ZNS-Fehlbildungen)

Plazentomegalie

Nephrose, kongenitale
(+ Dystrophie, allgemeine + Fontanellen, weite + Frühgeburt + Gefäßzeichnung, vermehrte abdominelle + Hackenfuß + Hypalbuminämie + Hyperlipidämie + Nabelhernie + Proteinurie)

Plexus-choreoideus-Zysten (Ultraschall)

Trisomie 18
(+ Fersen, prominente + Fingerkontrakturen + Geburtsgewicht, niedriges + Gesicht, dreieckiges + Gesichtsdysmorphien + Großzehen, zurückversetzte + Herzfehler + Hinterhaupt, prominentes + Hydramnion + Hypertonie + Klitorishypertrophie + Lidspaltenverengerung + Mikrozephalie + Mund-Kinnpartie, kleine + Nierenanomalien + Ösophagusatresie + Radiusaplasie + Rippen, schmale)

Polyhydramnion

Dermopathie, restriktive
(+ Arthrogrypose + Gelenkbeweglichkeit, eingeschränkte + Gelenkkontrakturen + Gesichtsdysmorphien + Hautdysplasien und -aplasien + Hauteinschnürungen + Kindsbewegungen, verminderte + Lungenhypoplasie + Mikrognathie + Mund, kleiner + Nase, kleine + Ohren, tief angesetzte + Röhrenknochen, Ossifikationsstörung)
Perlman-Syndrom
(+ Aszites, fetaler, ohne Hydrops + Gesichtsdysmorphien + Hamartome, renale + Hochwuchs + innere Organe, Organomegalie + Kryptorchismus + Nephroblastomatose, fokale + Wilms-Tumor)

Präeklampsie

HELLP-Syndrom
(+ Anämie, hämolytische + EPH-Gestose + Hypertonie + Leberenzymwerte, erhöhte + Ödeme, allg. + Proteinurie + Thrombozytopenie)
Trisomie 13
(+ Arrhinenzephalie + Gesichtsdysmorphien + Herzfehler + Iriskolobom + Kopfhautdefekte + Lippen-Kiefer-Gaumen-Spalte + Mikrophthalmie + Mikrozephalie + Minderwuchs + Minder-

Schwangerschaftskomplikationen

wuchs, pränataler + Polydaktylie + Stirn-Oberlidhämangiome + Zyklopie)

Uterusruptur während der Geburt

Ehlers-Danlos-Syndrom
(+ Aneurysmen + Arterien, große und mittlere, Ruptur + Blutungsrisiko intra partum + Bulbi, abnorm große + Bulbusruptur + Cutis hyperelastica + Ekchymosen + Gelenkbeweglichkeit, abnorme + Hämatome + Haut, dünne + Haut- und Schleimhautblutungen + Keloidbildung + Klumpfuß + Lippen, schmale + Muskelhypotonie + Narben, hypertrophe + Narbenbildung + Nase, zierliche + viszerale Organe, Ruptur + Wundheilungsstörungen)

Sensibilität

Analgesie

Amyloid-Polyneuropathie Typ III
(+ Beine, Parästhesien + Hypertonie + Katarakt + Neuropathien + Niereninsuffizienz + Parästhesien + Schmerzen der Beine + Wadenschmerzen)
Arteria-cerebelli-superior-Symptomatik
(+ Bewegungsstörungen, choreatische + Horner-Trias + Hörstörung + Temperaturempfindungsstörung + Zeigeataxie)
Neuropathie, hereditäre sensible, Typ III
(+ Apnoezustände + Erbrechen + Fieber + Gelenkveränderungen + Hyperhidrose + Hypertonie + Hypotonie + Lidschluß, fehlender + Megakolon + Megaösophagus + Minderwuchs + Pylorospasmus + Schluckbeschwerden + Skoliose + Speichelfluß, vermehrter + Sprachentwicklung, verzögerte + Tränensekretion, verminderte bis fehlende + Trinkschwierigkeiten + zerebrale Anfälle + Zungenpapillen, fungiforme, Fehlen)

Beine, Parästhesien

Amyloid-Polyneuropathie Typ III
(+ Analgesie + Hypertonie + Katarakt + Neuropathien + Niereninsuffizienz + Parästhesien + Schmerzen der Beine + Wadenschmerzen)
Restless-legs
(+ Myoklonien + Schmerzen der Beine)

Berührungsempfindlichkeit

Amyloid-Polyneuropathie Typ I
(+ Hautulzerationen + Malabsorption + Obstipation + Potenzstörungen)
Burning-feet(-Symptomenkomplex)
(+ Neuropathien + Parästhesien + restless legs)
Moeller-Barlow-Krankheit
(+ Froschhaltung + Hämaturie + Haut- und Schleimhautblutungen + Knorpelknochengrenze, Auftreibung + Melaena + Ödeme, allg. + Pseudoparalyse der Beine + Zahnfleischblutung)
Osteolyse, hereditäre idiopathische, Typ V (François)
(+ Finger, Deformierung + Hornhauttrübung + Xanthome)
Quadranten-Symptomatik
(+ Horner-Trias + Spontanschmerzen, brennende)

burning feet

Neuropathie, hereditäre sensible, Typ I
(+ Hautulzerationen + lanzinierende Schmerzen + Mal perforant + Mutilationen + Osteolysen + Schmerzen der Beine + Sensibilitätsstörungen)

Dysästhesie

Angiomatose, metamere
(+ Angiom + Hautatrophie + Livedo racemosa + Nävi + Parästhesien)
Flynn-Aird-Syndrom
(+ Aphasie + Ataxie + epileptische Anfälle + Karies + Katarakt + Kyphoskoliose + Myopie + Nachtblindheit + Netzhaut, Retinitis + Osteoporose + Parästhesien + Schallempfindungsstörung + Schwerhörigkeit + Taubheit)
Nervus-obturatorius-Symptomatik
(+ Oberschenkelschmerzen)
Schwitzen, gustatorisches
(+ Hyperhidrose, gustatorische)

Sensibilität

Finger, radiale, Parästhesien

Karpaltunnel-Symptomatik
(+ Handsteife + Schmerzen der Hände)
Pronator-teres-Symptomatik
(+ Schreibkrampf + Unterarm, Schmerzen)

Fußrücken, Sensibilitätsstörungen

Tarsaltunnel-Symptomatik, vordere
(+ Füße, Schmerzen)
Tibialis-anterior-Sequenz
(+ Musculus tibialis anterior, Schmerz, Schwellung, Rötung, Verhärtung, Druckempfindlichkeit + Muskelödem + Unterschenkel, Sensibilitätsstörungen)

Handinnenflächen, Dysästhesie

cheiro-orale Symptomatik
(+ Mundwinkel, Dysästhesie)

Handkante, Parästhesien und Hypästhesie

Skalenus-Symptomatik
(+ Brachialgien + Handbinnenmuskulatur, Atrophie und Paresen + Raynaud-Phänomen + Unterarmkante, ulnare, Parästhesien)
Sulcus-ulnaris-Symptomatik
(+ Handbinnenmuskulatur, Atrophie und Paresen + Kleinfinger, Parästhesien und Hypästhesie + Ringfinger, Parästhesien und Hypästhesie)

Hautbrennen

Purpura, autoerythrozytische
(+ Abdominalschmerzen + Ekchymosen + Erytheme + Gynäkotropie + psychische Störungen + Purpura + Schmerzen an den betroffenen Hautstellen)

Hemianästhesie

Arteria-choroidea-anterior-Syndrom
(+ Hemianopsie + Hemihypästhesie + Hemiparese)
Cestan-Chenais-Symptomatik
(+ Hemiasynergie + Hemiparese + Horner-Trias + Larynxlähmung)
Foville-Symptomatik
(+ Abduzenslähmung + Fazialislähmung + Paresen)
Raymond-Cestan-Symptomatik
(+ Hemiasynergie + Hemiparese + Ophthalmoplegie)

Hemihypästhesie

Arteria-carotis-interna-Syndrom
(+ Agraphie + Alexie + Aphasie + Blindheit + Hemianopsie + Hemiparese + Neglect)
Arteria-cerebri-media-Syndrom
(+ Anosognosie + Aphasie + Apraxie + Déviation conjugée + Fazialislähmung + Hemianopsie + Hemiparese)
Arteria-choroidea-anterior-Syndrom
(+ Hemianästhesie + Hemianopsie + Hemiparese)
Karotis-Torsions-Syndrom
(+ Blindheit + Hemiparese + Herzinsuffizienz + Hypertonie + Kopfschmerz)
von-Monakow-Syndrom
(+ Hemianopsie + Hemiparese)

Wernicke-Mann-Hemiparese
(+ Armparesen + Beine, spastische Paresen + Fazialislähmung + Paresen)

Hemihyperpathie

Thalamus-Symptomatik, posterolaterale
(+ Aufmerksamkeitsstörungen + Hemialgie + Hemianopsie + Hemiparese)

Kleinfinger, Parästhesien und Hypästhesie

Sulcus-ulnaris-Symptomatik
(+ Handbinnenmuskulatur, Atrophie und Paresen + Handkante, Parästhesien und Hypästhesie + Ringfinger, Parästhesien und Hypästhesie)
Ulnartunnel-Symptomatik
(+ Handbinnenmuskulatur, Paresen + Ringfinger, Parästhesien und Hypästhesie)

Mundwinkel, Dysästhesie

cheiro-orale Symptomatik
(+ Handinnenflächen, Dysästhesie)

Oberschenkel, Lateralseite, Parästhesien und Hypästhesie

Inguinaltunnel-Symptomatik
(+ Spina iliaca anterior, Druckschmerz)

Parästhesien

Amyloidose, kardialer Typ
(+ Glaskörpertrübung + Herzinsuffizienz + Nephropathie + Netzhaut, Retinopathie + Niedervoltage im EKG)
Amyloid-Polyneuropathie Typ III
(+ Analgesie + Beine, Parästhesien + Hypertonie + Katarakt + Neuropathien + Niereninsuffizienz + Schmerzen der Beine + Wadenschmerzen)
Angiomatose, metamere
(+ Angiom + Dysästhesie + Hautatrophie + Livedo racemosa + Nävi)
Burning-feet(-Symptomenkomplex)
(+ Berührungsempfindlichkeit + Neuropathien + restless legs)
China-Restaurant-Syndrom
(+ Asthma bronchiale + Engegefühl + Hitzegefühl + Hyperhidrose + Kopfschmerz)
Effort-Reaktion
(+ Aerophagie + Akren, kalte + Angstzustände + Atemstörung + Globusgefühl + Herzrhythmusstörungen + Herzschmerzen + Hyperventilation + Konzentrationsstörungen + Schwindel + Tetanien + Tremor)
Flynn-Aird-Syndrom
(+ Aphasie + Ataxie + Dysästhesie + epileptische Anfälle + Karies + Katarakt + Kyphoskoliose + Myopie + Nachtblindheit + Netzhaut, Retinitis + Osteoporose + Schallempfindungsstörung + Schwerhörigkeit + Taubheit)
Hyperabduktions-Symptomatik des Arms
(+ Brachialgien + Gefäßkompression + Oberarmbereich, Schmerzen + Raynaud-Phänomen)
Hyperviskositätssyndrom
(+ Bewußtlosigkeit + hämorrhagische Diathese + Haut- und Schleimhautblutungen + Hypergammaglobulinämie + Kopfschmerz + Nasenbluten + Netzhaut, Retinopathie + Netzhautblutungen + Ohrgeräusche + Papillenödem + Purpura + Raynaud-Phänomen + Schwindel + Sehstörungen)

Sensibilität

Lendenwirbelsäulen-Symptomatik
(+ Ischialgie + lageabhängige Schmerzen segmentaler Anordnung + Schmerzen im Lumbalbereich + Sensibilitätsstörungen)
Lundbaek-Symptomatik
(+ Diabetes mellitus + Handarterien, Sklerose + Handbinnenmuskulatur, Atrophie + Handkontrakturen + Handsteife + Muskelsteifigkeit der Unterarme + Myalgien + Unterarmkontrakturen)
Neuropathie, sensorische, Typ Denny//Brown
(+ Gangataxie + Neuropathien + Schmerzen der Beine)
Vinylchloridkrankheit
(+ Akrodystrophie + Armparesen + Asthma-ähnliche Atemnot + Bewußtseinsstörungen + Eigenreflexe, abgeschwächte + Endphalangen, Osteolyse + Fazialislähmung + Hepatomegalie + Hyperhidrose + Potenzstörungen + Raynaud-Phänomen + Schwindel + Splenomegalie + Thrombozytopenie + Übelkeit)

Parästhesien im Handbereich

Kostoklavikular-Symptomatik
(+ Armschwäche + Fingerschwellungen, chronische + Neuralgien im Handbereich)

Parästhesien im Versorgungsgebiet des ersten Trigeminusastes

Fissura-orbitalis-superior-Symptomatik
(+ Ophthalmoplegie + Trigeminusschmerz)

Reithosenanästhesie

Konus-Symptomatik
(+ Analreflex, fehlender + Harnblasenstörungen + Mastdarmstörungen + Potenzstörungen)

Ringfinger, Parästhesien und Hypästhesie

Sulcus-ulnaris-Symptomatik
(+ Handbinnenmuskulatur, Atrophie und Paresen + Handkante, Parästhesien und Hypästhesie + Kleinfinger, Parästhesien und Hypästhesie)
Ulnartunnel-Symptomatik
(+ Handbinnenmuskulatur, Paresen + Kleinfinger, Parästhesien und Hypästhesie)

Schmerzunempfindlichkeit, kongenitale

Analgesie, kongenitale
(+ Verletzungen, allg.)
Neuropathie, hereditäre sensible und autonome, Typ IV
(+ Anhidrose + Finger, Mutilationen + Frakturneigung, Frakturen + Hypohidrose + Mutilationen + Temperaturempfindungsstörung)

Sensibilitätsstörungen

Akroosteopathia ulcero-mutilans nonfamiliaris
(+ Alkoholismus + Androtropie + Hyperhidrose + Hyperkeratose + Neuropathien + Osteolysen + Spontanfrakturen + Ulzera, neuropathische)
Brückenhauben-Symptomatik
(+ Dysarthrie + Hemiataxie + Horner-Trias + Intentionstremor + Muskelhypotonie + Temperaturempfindungsstörung)
Brückenläsion, laterale
(+ Hemiataxie + Hemiparese)
Creutzfeldt-Jakob-Krankheit
(+ Bewegungsstörungen, zentrale + Extrapyramidalsymptome + Motoneuron, peripheres, Schädigung + Myoklonien + neuropsychologische Störungen + Persönlichkeitsveränderungen + Sehstörungen + zerebellare Symptomatik)
Diastematomyelie
(+ Dermalsinus + Hämangiomatose + Hautatrophie + Hohlfuß + Klumpfuß + Lipome + Muskelatrophie + Nävi + Pilonidalsinus + Skoliose + trophische Störungen der Gefäße)
Friedreich-Ataxie
(+ Areflexie + Ataxie + Dysarthrie + Gangstörungen + Hohlfuß + Kardiomyopathie + Kyphoskoliose + Nystagmus + Schluckbeschwerden)
Halsrippen-Symptomatik
(+ Brachialgien + Durchblutungsstörungen der Hände + Halsrippe + Handbinnenmuskulatur, Paresen)
Hinterhorn-Symptomatik
(+ Spontanschmerzen, segmentale)
Hinterstrang-Symptomatik
(+ Ataxie + Vibrationssinn, gestörter)
Keilbein-Symptomatik
(+ Exophthalmus + Optikusatrophie + Skotom)
Lendenwirbelsäulen-Symptomatik
(+ Ischialgie + lageabhängige Schmerzen segmentaler Anordnung + Parästhesien + Schmerzen im Lumbalbereich)
neuroaxonale Dystrophie Seitelberger
(+ Blindheit + Bulbärsymptomatik + Entwicklungsrückstand, motorischer und geistiger + Gelenkkontrakturen + Myoklonien + Optikusatrophie + Spastik + Temperaturregulationsstörungen + zerebrale Anfälle)
Neuropathie, familiäre, rezidivierende, polytope
(+ Karpaltunnel-Sequenz + Markscheidenverdickung, tomakulöse + Nervendruckläsion + Neuropathien + Paresen + Supinatorsyndrom + Tarsaltunnel-Sequenz)
Neuropathie, hereditäre sensible, Typ I
(+ burning feet + Hautulzerationen + lanzinierende Schmerzen + Mal perforant + Mutilationen + Osteolysen + Schmerzen der Beine)
Neuropathie, hereditäre sensible, Typ II
(+ Hautulzerationen + Mal perforant + Mutilationen + Osteolysen + Paronychie)
SMON-Krankheit
(+ Paraparesen, ataktische + Paraparesen, schlaffe + Paraparesen, spastische + Skotom + Zunge, Grünfärbung)
Wallenberg-Symptomatik
(+ Ataxie + Nystagmus)

Sensibilitätsstörungen des Gesichts

Garcin-Symptomatik
(+ Abduzenslähmung + Fazialislähmung + Geschmacksstörungen der Zunge + Gleichgewichtsstörungen + Kaumuskelstörungen + Okulomotoriuslähmung + Riechstörungen + Sehstörungen + Taubheit + Trochlearislähmung)

Sensibilitätsstörungen, perianale

Cauda(-equina)-Symptomatik
(+ Achillessehnenreflex, fehlender + Analreflex, fehlender + Harnblasenatonie + Mastdarmstörungen + Stuhlinkontinenz)

Temperaturempfindungsstörung

Arteria-cerebelli-superior-Symptomatik
(+ Analgesie + Bewegungsstörungen, choreatische + Horner-Trias + Hörstörung + Zeigeataxie)
Brückenhauben-Symptomatik
(+ Dysarthrie + Hemiataxie + Horner-Trias + Intentionstremor + Muskelhypotonie + Sensibilitätsstörungen)
Neuropathie, hereditäre sensible und autonome, Typ IV
(+ Anhidrose + Finger, Mutilationen + Frakturneigung, Frakturen

Sensibilität

+ Hypohidrose + Mutilationen + Schmerzunempfindlichkeit, kongenitale)

Unterarmkante, ulnare, Parästhesien

Skalenus-Symptomatik
(+ Brachialgien + Handbinnenmuskulatur, Atrophie und Paresen + Handkante, Parästhesien und Hypästhesie + Raynaud-Phänomen)

Unterbauch, Dysästhesien

Ilioinguinalis-Symptomatik
(+ Abdominalschmerzen)

Unterschenkel, Sensibilitätsstörungen

Tibialis-anterior-Sequenz
(+ Fußrücken, Sensibilitätsstörungen + Musculus tibialis anterior, Schmerz, Schwellung, Rötung, Verhärtung, Druckempfindlichkeit + Muskelödem)

Vibrationssinn, gestörter

Hinterstrang-Symptomatik
(+ Ataxie + Sensibilitätsstörungen)

Sprache

Agrammatismus

Aphasie, transkortikale motorische
(+ Apraxie + Dysarthrie + Paraphasie + Perseveration + Sprachabbau + Sprachinitiierung, gestörte)

Alexie

Arteria-carotis-interna-Syndrom
(+ Agraphie + Aphasie + Blindheit + Hemianopsie + Hemihypästhesie + Hemiparese + Neglect)

Anarthrie

Rett-Syndrom
(+ Gangapraxie + Gangataxie + geistige Behinderung + Handfunktion, Verlust + Mikrozephalie + Minderwuchs + Skoliose + Tachypnoe + zerebrale Anfälle)

Aphasie

Alzheimer-Krankheit
(+ Apraxie + Demenz + gnostische Störungen + Hirnatrophie + Merkfähigkeitsstörungen + Orientierungsstörungen)
apallisches Syndrom
(+ Apraxie + gnostische Störungen + Primitivreflexe)
Aphasie, transkortikale globale (gemischte)
(+ Echolalie + Sprachverständnis, gestörtes)
Arteria-carotis-interna-Syndrom
(+ Agraphie + Alexie + Blindheit + Hemianopsie + Hemihypästhesie + Hemiparese + Neglect)
Arteria-cerebri-media-Syndrom
(+ Anosognosie + Apraxie + Déviation conjugée + Fazialislähmung + Hemianopsie + Hemihypästhesie + Hemiparese)
Arteria-cerebri-posterior-Syndrom
(+ Agnosie, optische + Hemianopsie + Hemineglect, visueller + Quadrantenanopsie)
Arteria-praerolandica-Syndrom
(+ Apraxie)
Arteria-temporalis-posterior-Syndrom
(+ Agnosie, akustische + Amusie, sensorische + Rindentaubheit)
Ceroidlipofuscinose, neuronale, Typ Haltia-Santavuori
(+ Abbau, psychomotorischer + Ataxie + EEG, pathologisches + Netzhautdepigmentierung + Optikusatrophie + Sehstörungen)
Flynn-Aird-Syndrom
(+ Ataxie + Dysästhesie + epileptische Anfälle + Karies + Katarakt + Kyphoskoliose + Myopie + Nachtblindheit + Netzhaut, Retinitis + Osteoporose + Parästhesien + Schallempfindungsstörung + Schwerhörigkeit + Taubheit)
Heller-Demenz
(+ Affektlabilität + Aggressivität + Demenz + Echolalie + epileptische Anfälle + Katatonie + Sprachverständnis, gestörtes + Stereotypien + Unruhephase)
Landau-Kleffner-Komplex
(+ EEG, pathologisches + Verhaltensstörungen)
MASA-Syndrom
(+ Daumen, adduzierte + Daumenkontraktur + Gangbild, spastisches + geistige Behinderung + Skelettanomalien)
Pick-Krankheit
(+ Affektlabilität + Demenz + Persönlichkeitsveränderungen)
Rasmussen-Syndrom
(+ Dysarthrie + Epilepsie + epileptische Anfälle + Hemiparese + Herdsymptome, zerebrale + zerebrale Anfälle)

Dysarthrie

Allan-Herndon-Dudley-Syndrom
(+ Ataxie + geistige Behinderung + Muskelhypoplasie + Muskelhypotonie + Paraparesen, spastische)
Aphasie, transkortikale motorische
(+ Agrammatismus + Apraxie + Paraphasie + Perseveration + Sprachabbau + Sprachinitiierung, gestörte)
Asperger-Verhalten
(+ Abbau, psychomotorischer + Autismus + Entwicklungsrückstand, motorischer und geistiger + Sprachentwicklung, verzögerte)
Ataxie, spinozerebellare, Typ Gerstmann-Sträussler
(+ Amyloidplaques + Ataxie + Demenz + Enzephalopathie + Hinterstrangsymptome + Intentionstremor + Muskelhypotonie + Nystagmus + Pyramidenbahnzeichen + Rigor)
Atrophia cerebellaris tardiva (Typ Marie-Foix-Alajouanine)
(+ Ataxie + Demenz + Gangataxie + Nystagmus)
Atrophie, olivopontozerebelläre (»sporadische Form«, »SOPCA«)
(+ Akinesie + Ataxie + Gangstörungen + Kopftremor + Miktionsstörungen + Nystagmus + Rigor + Rumpftremor + Schluckbeschwerden)
Autismus, frühkindlicher
(+ Abbau, psychomotorischer + Androtropie + Autismus + Entwicklungsrückstand, motorischer und geistiger + Sprachentwicklung, verzögerte)
Behr-Syndrom
(+ Ataxie + Harnblasenstörungen + Nystagmus + Optikusatrophie + Pyramidenbahnzeichen + spinozerebelläre Dystrophie + Strabismus)
Boxer-Enzephalopathie, traumatische
(+ Abbau, geistiger + Ataxie + Denkstörung + Hyperreflexie + Merkfähigkeitsstörungen + Parkinson-Symptome)
Brückenhauben-Symptomatik
(+ Hemiataxie + Horner-Trias + Intentionstremor + Muskelhypotonie + Sensibilitätsstörungen + Temperaturempfindungsstörung)
Bulbärparalyse, infantile
(+ Dyspnoe + Hirnnervenausfälle + Schluckbeschwerden + Stridor + Zungenfaszikulationen)
Chorea Huntington
(+ Bewegungsstörungen, choreatische + Depression + Gangstörungen + Persönlichkeitsveränderungen)
Choreoathetose, familiäre paroxysmale
(+ Bewegungsstörungen, choreatische)
Corpus-Luysi-Symptomatik
(+ Hemichorea + Muskelhypotonie + Schluckbeschwerden)
Dysostose, maxillo-faziale
(+ Gesichtsdysmorphien + Lidachsenstellung, antimongoloide + Maxillahypoplasie + Ohrmuscheldysplasie + Ptosis + Sprachentwicklung, verzögerte)
Dyssynergia cerebellaris myoclonica
(+ Ataxie + Intentionstremor + Muskelhypotonie + Myoklonien + zerebrale Anfälle)
Friedreich-Ataxie
(+ Areflexie + Ataxie + Gangstörungen + Hohlfuß + Kardiomyopathie + Kyphoskoliose + Nystagmus + Schluckbeschwerden + Sensibilitätsstörungen)
Glutarazidurie Typ I
(+ Bewegungsstörungen, choreo-athetotische + geistige Behinderung + Makrozephalie + Opisthotonus)
Groll-Hirschowitz-Syndrom
(+ Areflexie + Dünndarmdivertikel + Duodenumdivertikel + Enteropathien + Herz-Kreislauf-Symptome, vegetative + Hirnnervenausfälle + Malnutrition + Neuropathien + Ophthalmoplegie + Ösophagusperistaltik, verminderte + Peristaltik, verminderte + Ptosis + Schwerhörigkeit + Steatorrhö + Taubheit)
Hallervorden-Spatz-Syndrom
(+ Akinesie + Bewegungsstörungen, choreo-athetotische + Demenz + Dystonie, motorische + Nachtblindheit + Rigor + Tremor)
Holmes-Syndrom
(+ Ataxie + Demenz + Haltetremor + Intentionstremor + Kopftremor + Muskelhypotonie + Nystagmus + Sphinkterstörungen)

Jackson-Lähmung
(+ Hemiparese + Larynxlähmung + Schluckbeschwerden + Zungenatrophie + Zungenlähmung)
kortiko-striato-zerebellares Syndrom, familiäres
(+ Ataxie + Bewegungsstörungen, choreo-athetotische + Entwicklungsrückstand, motorischer und geistiger + Intentionstremor + Pyramidenbahnzeichen + Skelettanomalien)
Kuru
(+ Bewegungsstörungen, choreo-athetotische + Demenz + Gangataxie + Gehunfähigkeit + Inkontinenz + Lachanfälle, unmotivierte + Myoklonien + Paresen + Schluckbeschwerden + Tremor)
Lafora-Syndrom
(+ Abbau, geistiger + Anfälle, visuelle, fokale + Ataxie + Blindheit + Epilepsie + epileptische Anfälle)
Leigh-Enzephalomyelopathie
(+ Ataxie + Atemstörung + Bewegungsstörungen, choreo-athetotische + Dystonie, motorische + Extrapyramidalsymptome + Hyperreflexie + Muskelhypotonie + Nystagmus + Ophthalmoplegie + Optikusatrophie + Paresen + Pyramidenbahnzeichen + Rigor + Streckspasmen + Tremor + Visusminderung + zerebrale Anfälle)
Leukodystrophie, metachromatische, Typ Austin
(+ Abbau, geistiger + Affektlabilität + Angstzustände + Antriebsschwäche + Ataxie + Athetose + Distanzlosigkeit + Dystonie, motorische + Nervenleitgeschwindigkeit, verzögerte + Optikusatrophie + Persönlichkeitsveränderungen + Spastik)
Leukodystrophie, metachromatische, Typ Greenfield
(+ Blindheit + Dezerebration + Eiweißgehalt, erhöher, im Liquor + Entwicklungsrückstand, motorischer und geistiger + Fallneigung + Gangstörungen + Infektanfälligkeit + Muskelschwäche + Nervenleitgeschwindigkeit, verzögerte + Tetraplegie, spastische + Verhaltensstörungen)
Leukodystrophie, metachromatische, Typ Scholz
(+ Ataxie + Dezerebration + Eigenreflexe, erloschene + Eiweißgehalt, erhöher, im Liquor + Extrapyramidalsymptome + Fallneigung + Koordinationsstörungen + Lernfähigkeitsstörungen + motorische Störungen + Nervenleitgeschwindigkeit, verzögerte + Spastik + Tagträumereien + Verhaltensstörungen + zerebrale Anfälle)
Marchiafava-Bignami-Krankheit
(+ Antriebsschwäche + Apraxie + Ataxie + Demenz + Depression + paranoid-halluzinatorische Zustände + Pyramidenbahnzeichen + Rigor + Tremor)
(Pierre-)Marie-Syndrom
(+ Ataxie + Demenz + Hirnnervenausfälle + Paraparesen, spastische + Paresen)
Marinescu-Sjögren-Syndrom I
(+ Areflexie + Ataxie + Babinski-Zeichen, positives + Dyskranie + Epikanthus + geistige Behinderung + Hyporeflexie + Katarakt + Minderwuchs + Muskelschwäche + Nystagmus + Ophthalmoplegie + Ptosis + Strabismus)
Mast-Syndrom
(+ Bradykinesie + Demenz + Gangstörungen + Merkfähigkeitsstörungen + Myoklonien + Rigor + Spastik)
Minamata-Krankheit
(+ Ataxie + Tremor)
Morbus Wilson
(+ Coeruloplasmin, vermindertes + Hepatitis + Hornhaut, Kupferspeicherung, vermehrte + Kayser-Fleischer-Ring + Kupferausscheidung, vermehrte + Kupfergehalt der Leber, erhöhter + Leberzirrhose + Pseudosklerose + Rigor + Tremor)
Mucopolysaccharidose III
(+ Demenz + Dysostosen + Erregbarkeit, erhöhte + Heparansulfat, vermehrte Ausscheidung, im Urin + Schlafstörungen)
Muskelatrophie, bulbospinale, Typ Kennedy
(+ Faszikulationen + mimische Muskeln, Lähmung + Paresen der Beckengürtelmuskulatur + Paresen der Schultermuskulatur + Schluckbeschwerden + Zungenatrophie)
Myasthenia gravis (pseudoparalytica)
(+ Atemstörung + Diplopie + Facies myopathica + Paresen + Ptosis + Schluckbeschwerden)
paraneoplastische Hypoglykämie
(+ Angstzustände + Bewußtseinsstörungen + Hungergefühl + Hy-

Sprache

perhidrose + Kopfschmerz + Neoplasien + Persönlichkeitsveränderungen + Schwächegefühl, allgemeines + Sehstörungen + Tachykardie + Tremor + Verwirrtheitszustände + zerebrale Anfälle)
Pseudoobstruktion, intestinale
(+ Abdominalschmerzen + Ataxie + Basalganglienanomalien + Erbrechen + Ileus + Megazystis + Obstipation + Ophthalmoplegie + Ptosis)
Rasmussen-Syndrom
(+ Aphasie + Epilepsie + epileptische Anfälle + Hemiparese + Herdsymptome, zerebrale + zerebrale Anfälle)
Shy-Drager-Syndrom
(+ Akkommodationsstörungen + Androtropie + Anisokorie + Ataxie + Bradykinesie + Demenz + Herzrhythmusstörungen + Inkontinenz + Intentionstremor + Kreislaufdysregulation, orthostatische + Obstipation + Potenzstörungen + Rigor)
Sjögren-Larsson-Syndrom
(+ Bewegungsstörungen, zentrale + Epilepsie + epileptische Anfälle + Fundusanomalien + geistige Behinderung + Ichthyose + Kyphose + Minderwuchs + Schmelzdefekte + Tonusstörungen, zerebrale)
Steele-Richardson-Olszewski-Krankheit
(+ Bradykinesie + Demenz + Nackenextension + Ophthalmoplegie + Persönlichkeitsveränderungen + Pyramidenbahnzeichen + Rigor + Schluckbeschwerden)
Trimethadion-Embryopathie
(+ Entwicklungsrückstand, motorischer + geistige Behinderung + Gesichtsdysmorphien + Gesichtsspalten + Herzfehler + Hypospadie + Mikrozephalie + Wachstumsstörungen)
Triple-A-Syndrom
(+ Achalasie + Ataxie + Hyperreflexie + Muskelschwäche + Nebennierenrindeninsuffizienz + Neuropathien + Optikusatrophie + Tränensekretion, verminderte bis fehlende + Tränenträufeln)

Dysphonie

Bland-White-Garland-Syndrom
(+ Atemstörung + Dilatation des Herzens + Herzinsuffizienz + Husten + Infarkt-EKG + Q-Zacken, tiefe im EKG + Regurgitation + T-Inversionen im EKG + Tachypnoe + Zyanose)
Epidermolysis bullosa atrophicans inversa
(+ Blasenbildung + Blasenbildung an Stamm und Extremitäten + Blasenbildung im Bereich der Schleimhäute + Onychodystrophie + Schmelzdysplasie)
Farber-Krankheit
(+ Arthralgien + Atemstörung + Ceramid-haltige intralysosomale Ablagerungen + Entwicklungsrückstand, statomotorischer + Gedeihstörungen + geistige Behinderung + Knochendestruktionen, gelenknahe + Schwellungen, erythematöse, schmerzhafte)
Foramen-jugulare-Symptomatik
(+ Husten + Kulissenphänomen + Pseudoasthma + Regurgitation + Schluckbeschwerden + Stimmbandlähmung)
de-Lange-Syndrom (I)
(+ Augenbrauen, dichte, konvex geschwungene + Bogenmuster, vermehrte + Brachymesophalangie V + Daumen, proximal angesetzte + Dystrophie, allgemeine + Entwicklungsrückstand, statomotorischer + Epikanthus + Füße, kleine + Gedeihstörungen + geistige Behinderung + Genitalfehlbildungen + Hände, kleine + Hypertrichose + Klinodaktylie + Metacarpalia, Anomalien + Mikrozephalie + Minderwuchs + Nasenboden, antevertierter, mit retrahiertem Septum + Oberlippe, schmale + Ohrmuschelanomalien + Philtrum, langes + Philtrum, wenig strukturiertes + Retrogenie + Sprachentwicklung, verzögerte + Strahldefekte + Synophrys + Vierfingerfurche)
Lipoidproteinose (Urbach-Wiethe)
(+ Lidrandpapeln, perlschnurartig aufgereihte + Milchgebiß, persistierendes + Mundschleimhaut, Ablagerungen + Narben, varioliforme + Papeln, wächserne)
Ortner-Syndrom I
(+ Herzfehler + Rekurrensparese)
Pachyonychia congenita
(+ Blasenbildung + Hornhautdystrophie + Hyperhidrose + Hyperkeratose, follikuläre + Hyperkeratosen, subunguale + Hyperpigmentierung, retikuläre + Hypotrichose + Katarakt + Keratosis palmo-plantaris + Mundschleimhaut, Leukoplakie + Nagelverdickung + Nagelverfärbung + Schwerhörigkeit + Steatocystoma multiplex + Zähne, angeborene)
Sipple-Syndrom
(+ Calcitonin, erhöhtes + Catecholamine, erhöhte + Diarrhö + Knotenstruma + Nebenschilddrüsentumoren + Phäochromozytom + Schluckbeschwerden)
Tay-Syndrom
(+ Cystin-Defizienz + geistige Behinderung + Haar, gekräuseltes + Haar, hartes + Haar, sprödes + Ichthyose + Katarakt + Knochenwachstum, verzögertes + Kryptorchismus + Minderwuchs + Onychodysplasie + Progerie + Trichothiodystrophie + Zahnanomalien)

Echolalie

Aphasie, transkortikale globale (gemischte)
(+ Aphasie + Sprachverständnis, gestörtes)
Aphasie, transkortikale sensorische
(+ Hemianopsie + Paraphasie + Quadrantenanopsie + Sprachverständnis, gestörtes)
Gilles-de-la-Tourette-Syndrom
(+ Koprolalie + Tics)
Heller-Demenz
(+ Affektlabilität + Aggressivität + Aphasie + Demenz + epileptische Anfälle + Katatonie + Sprachverständnis, gestörtes + Stereotypien + Unruhephase)
Psychosyndrome, hirnlokale
(+ Affektlabilität + Antriebsschwäche + Echopraxie + epileptische Anfälle + Erregbarkeit, erhöhte + Euphorie + Perseveration)

Fistelstimme

Eunuchoidismus, fertiler
(+ Adipositas + Hochwuchs + Leydig-Zellen, Verminderung + LH-Spiegel, erniedrigter + Sekundärbehaarung, mangelnde oder fehlende)
immuno-ossäre Dysplasie Schimke
(+ Haar, feines + Immundefekt + Lymphozytopenie + Minderwuchs + Minderwuchs, pränataler + Nase, breite, flache + Nasenspitze, breite, plumpe + Nephropathie + Nierenversagen + Ödeme, allg. + Pigmentflecken)

Katzenschreien, 1. Lebensjahr

Angelman-Syndrom
(+ Ataxie + Brachyzephalie + Diastema + EEG, pathologisches + Enophthalmus + Entwicklungsrückstand, motorischer und geistiger + epileptische Anfälle + Gangataxie + geistige Behinderung + Gesichtsdysmorphien + Herausschnellen + Hyperaktivität + Hyperaktivität, motorische + Iris, blaue + Lachanfälle, unmotivierte + Makrostomie + Mikro-Brachyzephalie + Mikrozephalie + Mittelgesichtshypoplasie oder -dysplasie + Oberlippe, schmale + Progenie + Prognathie + Schlafstörungen + Sprachentwicklung, verzögerte + zerebrale Anfälle)
Chromosom 5p⁻ Syndrom
(+ Epikanthus + geistige Behinderung + Gesichtsdysmorphien + Mikrozephalie + Minderwuchs + Mondgesicht)

Koprolalie

Gilles-de-la-Tourette-Syndrom
(+ Echolalie + Tics)

Sprache

monotone Sprache

Parkinson-Krankheit
(+ Akinesie + Bradyphrenie + Demenz + Hyperhidrose + Mikrographie + Mimik, verminderte + Rigor + Speichelfluß, vermehrter + Tremor + zittriger, schlürfender Gang)

Paraphasie

Aphasie, transkortikale motorische
(+ Agrammatismus + Apraxie + Dysarthrie + Perseveration + Sprachabbau + Sprachinitiierung, gestörte)
Aphasie, transkortikale sensorische
(+ Echolalie + Hemianopsie + Quadrantenanopsie + Sprachverständnis, gestörtes)

Rhinolalie

Sedlackova-Phänotyp
(+ Gaumensegelanomalien, angeborene + Mimik, verminderte)

Schreien, schrilles

Entzugserscheinungen des Neugeborenen
(+ Atemstörung + Diarrhö + Drogenabusus, mütterlicher + Erbrechen + Erregbarkeit, erhöhte + Hyperaktivität + vegetative Störungen + zerebrale Anfälle)

Sprachabbau

Aphasie, transkortikale motorische
(+ Agrammatismus + Apraxie + Dysarthrie + Paraphasie + Perseveration + Sprachinitiierung, gestörte)
Neuraminsäure-Speicherkrankheit
(+ Ataxie + Dysostosen + Gesichtsdysmorphien + Muskelhypotonie + Neuraminsäureausscheidung im Urin, vermehrte + neurodegenerative Symptome + Spastik + Sprachentwicklung, verzögerte)
Nyssen-van-Bogaert-Syndrom
(+ Abbau, geistiger + Dystonie, motorische + Entwicklungsrückstand, statomotorischer + Hirnatrophie + Hörverlust + Ophthalmoplegie + Visusminderung)

Sprachentwicklung, verzögerte

Angelman-Syndrom
(+ Ataxie + Brachyzephalie + Diastema + EEG, pathologisches + Enophthalmus + Entwicklungsrückstand, motorischer und geistiger + epileptische Anfälle + Gangataxie + geistige Behinderung + Gesichtsdysmorphien + Herausschnellen + Hyperaktivität + Hyperaktivität, motorische + Iris, blaue + Katzenschreien, 1. Lebensjahr + Lachanfälle, unmotivierte + Makrostomie + Mikro-Brachyzephalie + Mikrozephalie + Mittelgesichtshypoplasie oder -dysplasie + Oberlippe, schmale + Progenie + Prognathie + Schlafstörungen + zerebrale Anfälle)
Asperger-Verhalten
(+ Abbau, psychomotorischer + Autismus + Dysarthrie + Entwicklungsrückstand, motorischer und geistiger)
Autismus, frühkindlicher
(+ Abbau, psychomotorischer + Androtropie + Autismus + Dysarthrie + Entwicklungsrückstand, motorischer und geistiger)
Bannayan-Riley-Ruvalcaba-Syndrom
(+ Angiokeratome + Blutungen, gastrointestinale + Embryotoxon posterius + Entwicklungsrückstand, motorischer und geistiger + geistige Behinderung + Hämangiome + Hamartome + Hamartome, mesodermale + Ileus + Lipome + Makrosomie, fetale + Makrozephalie + Megalenzephalie + Myopathie + Penis, Hyperpigmentation + Polypose + Pseudopapillenödem + Struma)

Dysostose, maxillo-faziale
(+ Dysarthrie + Gesichtsdysmorphien + Lidachsenstellung, antimongoloide + Maxillahypoplasie + Ohrmuscheldysplasie + Ptosis)
Floating-Harbor-Minderwuchs
(+ Minderwuchs)
geistige Retardierung mit spastischer Paraplegie und palmoplantarer Hyperkeratose
(+ Astigmatismus + Eigenreflexe, gesteigerte + Gangstörungen + geistige Behinderung + Gelenkbeweglichkeit, abnorme + Hohlfuß + Keratosis palmo-plantaris + Nase, prominente + Paraparesen, spastische + Stirn, hohe)
Histidinämie
(+ Histidinämie + Histidinurie + Verhaltensstörungen)
γ-Hydroxybuttersäure-Ausscheidung
(+ γ-Hydroxybuttersäure im Urin + Apraxie + Ataxie + Entwicklungsrückstand, statomotorischer + zerebrale Anfälle)
ICF-Syndrom
(+ Epikanthus + geistige Behinderung + Gesichtsdysmorphien + Hypertelorismus + Immundefekt + Infektionen, rezidivierende + Makroglossie + Minderwuchs)
Joubert-Syndrom
(+ Apnoezustände + Ataxie + Degeneration, tapetoretinale + Entwicklungsrückstand, motorischer und geistiger + Enzephalozele + Kleinhirnwurm, Aplasie oder Hypoplasie + Netzhautkolobom + Tachypnoe)
Kaspar-Hauser-Syndrom
(+ emotionaler Entwicklungsrückstand + intellektueller Entwicklungsrückstand + sozialer Entwicklungsrückstand)
de-Lange-Syndrom (I)
(+ Augenbrauen, dichte, konvex geschwungene + Bogenmuster, vermehrte + Brachymesophalangie V + Daumen, proximal angesetzte + Dysphonie + Dystrophie, allgemeine + Entwicklungsrückstand, statomotorischer + Epikanthus + Füße, kleine + Gedeihstörungen + geistige Behinderung + Genitalfehlbildungen + Hände, kleine + Hypertrichose + Klinodaktylie + Metacarpalia, Anomalien + Mikrozephalie + Minderwuchs + Nasenboden, antevertierter, mit retrahiertem Septum + Oberlippe, schmale + Ohrmuschelanomalien + Philtrum, langes + Philtrum, wenig strukturiertes + Retrogenie + Strahldefekte + Synophrys + Vierfingerfurche)
Neuraminsäure-Speicherkrankheit
(+ Ataxie + Dysostosen + Gesichtsdysmorphien + Muskelhypotonie + Neuraminsäureausscheidung im Urin, vermehrte + neurodegenerative Symptome + Spastik + Sprachabbau)
Neuropathie, hereditäre sensible, Typ III
(+ Analgesie + Apnoezustände + Erbrechen + Fieber + Gelenkveränderungen + Hyperhidrose + Hypertonie + Hypotonie + Lidschluß, fehlender + Megakolon + Megaösophagus + Minderwuchs + Pylorospasmus + Schluckbeschwerden + Skoliose + Speichelfluß, vermehrter + Tränensekretion, verminderte bis fehlende + Trinkschwierigkeiten + zerebrale Anfälle + Zungenpapillen, fungiforme, Fehlen)
okulopalatoskeletales Syndrom
(+ Blepharophimose + Bulbusmotilität, Einschränkung + Epikanthus inversus + geistige Behinderung + Gesichtsasymmetrie + Irissynechien + Kraniosynostose + Ptosis)
SHORT-Syndrom
(+ Gedeihstörungen + Gelenkbeweglichkeit, abnorme + Gesichtsdysmorphien + Knochenwachstum, verzögertes + Lipodystrophie + Mikrognathie + Minderwuchs + Minderwuchs, pränataler + Nasenwurzel, breite, flache + Ohren, abstehende + Rieger-Sequenz + Telekanthus + Zahnung, verzögerte)
Syndrom des fragilen X-Chromosoms
(+ geistige Behinderung + Gesichtsdysmorphien + Hodenvergrößerung + Ohren, abstehende)
Troyer-Syndrom
(+ Entwicklungsrückstand, motorischer + Handmuskulatur, Paresen und Atrophien + Hohlfuß + Klumpfuß + Minderwuchs + Paraparesen, spastische + psychische Störungen)

Sprache

Sprachinitiierung, gestörte

Aphasie, transkortikale motorische
(+ Agrammatismus + Apraxie + Dysarthrie + Paraphasie + Perseveration + Sprachabbau)

Sprachverständnis, gestörtes

Aphasie, transkortikale globale (gemischte)
(+ Aphasie + Echolalie)
Aphasie, transkortikale sensorische
(+ Echolalie + Hemianopsie + Paraphasie + Quadrantenanopsie)
Heller-Demenz
(+ Affektlabilität + Aggressivität + Aphasie + Demenz + Echolalie + epileptische Anfälle + Katatonie + Stereotypien + Unruhephase)

Stimmbandlähmung

Avellis-Symptomatik
(+ Gaumenlähmung + Hemiparese)
Foramen-jugulare-Symptomatik
(+ Dysphonie + Husten + Kulissenphänomen + Pseudoasthma + Regurgitation + Schluckbeschwerden)
Schmidt-Lähmung
(+ Akzessoriuslähmung + Musculus sternocleidomastoideus, Lähmung, einseitige + Schluckbeschwerden)
Villaret-Symptomatik
(+ Gaumenlähmung + Horner-Trias + Musculus sternocleidomastoideus, Lähmung, einseitige + Musculus trapezius, Lähmung, einseitige + Pharynxlähmung)

Stimme, hohe, piepsige

Mulibrey-Syndrom
(+ Dolichozephalus + Dysplasie, polyostotische + Gesicht, dreieckiges + Gesichtsdysmorphien + Hämangiome + Hepatomegalie + Mikroglossie + Minderwuchs + Muskelhypotonie + Muskelschwäche + Netzhaut, Pigmentflecken + Perikarditis + Pubertät, verzögerte + Röhrenknochen, schmale + Sellaveränderung + Splenomegalie + Stirn, vorgewölbte)

Stimme, rauhe tiefe

Williams-Beuren-Syndrom
(+ Aortenstenose + geistige Behinderung + Genitalhypoplasie + Gesichtsdysmorphien + Irisdysplasie + Mikrodontie + Minderwuchs + Minderwuchs, pränataler + Pubertas praecox + Pulmonalstenose + Zahnanomalien)

Stoffwechsel

Alkalose, metabolische

Bartter-Syndrom
(+ Adynamie + Aldosteron-Sekretion, gesteigerte + Hyperkaliurie + Hypokaliämie + Myalgien + Renin-Serumspiegel, erhöhter)
Chlorid-Diarrhö, kongenitale
(+ Diarrhö + Exsikkose + Gedeihstörungen + Hydramnion + Hypochlorämie + Hypokaliämie + Hyponatriämie + Meteorismus + Neugeborenenikterus)
Gitelman-Syndrom
(+ Abdominalschmerzen + Erbrechen + Fieber + Hyperkaliurie + Hypokaliämie + Hypokalziurie + Hypomagnesiämie + Muskelschwäche + Tetanien)
Hyperaldosteronismus, primärer
(+ Aldosteron-Sekretion, gesteigerte + EKG, pathologisches + Hyperaldosteronämie + Hyperkaliurie + Hypernatriämie + Hypertonie + Hypokaliämie + Hyposthenurie + Kopfschmerz + Muskelschwäche + Nephritis + Netzhaut, Retinopathie + Paralyse, periodische + Polydipsie + Polyurie + Proteinurie)
Milch-Alkali-Hyperkalziämie
(+ Erbrechen + Hyperkalzämie + Nephrokalzinose + Obstipation + Polydipsie + Polyurie)
Pseudohyperaldosteronismus
(+ Hyperkaliurie + Hypertonie + Hypokaliämie)

Azidose

Carboanhydrase-II-Mangel
(+ Basalganglienverkalkung + geistige Behinderung + Knochenwachstum, verzögertes + Mikrognathie + Minderwuchs + Osteopetrose + Spontanfrakturen + Zahnanomalien + zerebrale Verkalkungen)
Carboxylase-Defekt, multipler
(+ Ataxie + Erytheme + Exantheme + Laktaterhöhung + Leukozytopenie + Monozytopenie + Propionaterhöhung + Pyruvaterhöhung + T-Zelldefekt + zerebrale Anfälle)
hämorrhagischer Schock mit Enzephalopathie
(+ Bewußtlosigkeit + Diarrhö + Gerinnung, disseminierte intravasale + Harnstoff, erhöhter + Schock + Thrombozytopenie + Transaminasenerhöhung + Verbrauchskoagulopathie + zerebrale Anfälle)
Kurzketten-Acyl-CoA-Dehydrogenase-Defekt
(+ Entwicklungsrückstand, motorischer und geistiger + Ethylmalonsäure, erhöht + Muskelschwäche)
Pyruvatdehydrogenase-Defekt
(+ Ataxie + Atemstörung + Entwicklungsrückstand, motorischer und geistiger + Laktat/Pyruvat-Quotient gestört + Mikrozephalie + Neutropenie + Optikusatrophie + Trinkschwierigkeiten)
de-Toni-Debré-Fanconi-Komplex
(+ Exsikkose + Glucosurie + Hyperaminoazidurie + Hypokaliämie + Hypophosphatämie + Hypourikämie + Minderwuchs + Polyurie + Proteinurie + Rachitis)

Azidose, metabolische

Biotinidase-Defekt
(+ 3-Hydroxy-Isovaleriat im Urin + 3-Hydroxy-Propionat im Urin + Alopezie + Ataxie + Biotinidase, nicht meßbare Aktivität + Hautläsionen, periorifizielle + Hörverlust + Hypotonie + Laktatazidämie + Methylcitrat im Urin + Muskelhypotonie + Optikusatrophie + Propionazidämie)
Cystinose
(+ Hornhaut, Cystinkristalle + Hypokaliämie + Minderwuchs + Netzhaut, Retinopathie + Photophobie + Rachitis)
18-Hydroxysteroiddehydrogenase-Mangel
(+ Gedeihstörungen + Hyperkaliämie + Hyponatriämie + Minderwuchs + Renin, erhöhtes + Salzverlust)
Hyperthermie, maligne
(+ Anurie + Fieber + Herzstillstand + Hyperkaliämie + Hypoglykämie + Muskelkontrakturtest positiv + Muskelödem + Myoglobin-

Stoffwechsel

urie + Rhabdomyolyse + Rigor + Succinylcholin, abnorme Reaktionen + Tachykardie + Tachypnoe + Thromboplastinfreisetzung + Verbrauchskoagulopathie)

Ikterus, cholestatischer, mit tubulärer Niereninsuffizienz
(+ Faßthorax + Gesichtsdysmorphien + Glucosurie + Hackenfuß + Hüftgelenkluxation + Hyperaminoazidurie + Hypophosphatämie + Ikterus + Klumpfuß + Mikrogenie + Skelettanomalien + Turrizephalie)

3-Ketothiolase-Defekt
(+ 2-Methyl-3-Hydroxybuttersäure im Urin + 2-Methylacetoacetat im Urin + 2-Methylglutaconsäure im Urin + Abdominalschmerzen + Erbrechen + Glycin, erhöhtes, im Plasma + Tiglylglycin im Urin + zerebrale Anfälle)

Propionazidämie
(+ Bewußtlosigkeit + Hyperammonämie + Hypoglykämie + Neutropenie + Osteoporose + Thrombozytopenie)

Pyroglutamatazidurie
(+ 5-Oxoprolin im Plasma + 5-Oxoprolin im Urin + Ataxie + Hämolyse + Spastik)

Pyruvatcarboxylase-Defekt
(+ Hypertonie + Laktaterhöhung + zerebrale Anfälle)

Tourniquet-Syndrom
(+ Blutdruckabfall + Hyperkapnie + Hypokaliämie + Hypokaliurie + Tachykardie)

Verner-Morrison-Syndrom
(+ Diarrhö + Erbrechen + Exsikkose + Gewichtsabnahme + Hypokaliämie + Steatorrhö)

Cystin-Defizienz

Tay-Syndrom
(+ Dysphonie + geistige Behinderung + Haar, gekräuseltes + Haar, hartes + Haar, sprödes + Ichthyose + Katarakt + Knochenwachstum, verzögertes + Kryptorchismus + Minderwuchs + Onychodysplasie + Progerie + Trichothiodystrophie + Zahnanomalien)

Diabetes insipidus

DIDMOAD-Syndrom
(+ Diabetes mellitus + Optikusatrophie + Schallempfindungsstörung + Schwerhörigkeit)

dienzephale Sequenz
(+ Appetitlosigkeit + Astrozytom + Hungergefühl + Hyperaktivität, motorische + Kachexie + Nystagmus)

Hand-Schüller-Christian-Krankheit
(+ Exophthalmus + Landkartenschädel + Osteolysen)

Hypothalamus-Syndrom
(+ ADH-Sekretion, verminderte + Adipositas + Depression + Diabetes mellitus + Fieber + Hypothermie + Lethargie + Manien + Schlaflosigkeit + Schlafstörungen + Schlafsucht + Untergewicht)

Diabetes mellitus

Akromegalie
(+ Akromegalie + Hemianopsie + Hirsutismus + Keimdrüsenatrophie + Stauungspapille + Struma + Wachstumshormon-(STH-)Spiegel, erhöhter)

Alström(-Hallgren)-Syndrom
(+ Adipositas + Netzhaut, Retinopathie + Niereninsuffizienz + Schallempfindungsstörung + Schwerhörigkeit)

Cushing-Syndrom
(+ Büffelnacken + Ekchymosen + Hirsutismus + Hyperglykämie + Hypertonie + Hypogonadismus + Infektanfälligkeit + Osteoporose + Stammfettsucht + Striae distensae cutis)

DIDMOAD-Syndrom
(+ Diabetes insipidus + Optikusatrophie + Schallempfindungsstörung + Schwerhörigkeit)

Herrmann-Aguilar-Sacks-Syndrom
(+ Demenz + Glykoproteine, erhöhte + Mukoproteine, erhöhte + Nephropathie + Schallempfindungsstörung + Schwerhörigkeit + zerebrale Anfälle)

Hypothalamus-Syndrom
(+ ADH-Sekretion, verminderte + Adipositas + Depression + Diabetes insipidus + Fieber + Hypothermie + Lethargie + Manien + Schlaflosigkeit + Schlafstörungen + Schlafsucht + Untergewicht)

Kearns-Sayre-Syndrom
(+ Ataxie + Degeneration, tapetoretinale + Minderwuchs + Ophthalmoplegie + Ptosis + Reizleitungsstörungen, kardiale + Schallempfindungsstörung)

Lipodystrophie, familiäre, Typ Koebberling-Dunnigan
(+ Acanthosis nigricans + Fettgewebsatrophie + Hyperlipidämie + Hyperurikämie + Lipodystrophie + Xanthome)

Lipodystrophie, progressive
(+ Acanthosis nigricans + athletischer Habitus + Frühreife, sexuelle + Füße, große + Haar, lockiges + Hände, große + Hepatomegalie + Hochwuchs + Hyperlipidämie + Hyperpigmentierung + Hypertrichose + Klitorishypertrophie + Labienhypertrophie + Lipodystrophie + Makropenis + Muskelhypertrophie + Ohren, große + Oligomenorrhö + Ovarien, polyzystische + Splenomegalie + Venenzeichnung, verstärkte + Virilisierung)

Lipodystrophie, Typ Miescher
(+ Acanthosis nigricans + Gesichtszüge, grobe + Hyperpigmentierung + Hypertrichose + Lipodystrophie + Ohren, große)

Lundbaek-Symptomatik
(+ Handarterien, Sklerose + Handbinnenmuskulatur, Atrophie + Handkontrakturen + Handsteife + Muskelsteifigkeit der Unterarme + Myalgien + Parästhesien + Unterarmkontrakturen)

MELAS-Syndrom
(+ Abbau, geistiger + Creatinkinase, erhöhte + Enzephalopathie + Kardiomyopathie + Laktaterhöhung + Minderwuchs + Myoklonien + Myopathie + Schallempfindungsstörung + Schwerhörigkeit + zerebrale Anfälle)

Minderwuchs, diabetischer
(+ Glykogenspeicherung + Hepatomegalie + Minderwuchs + Stammfettsucht)

Necrobiosis lipoidica (diabeticorum)
(+ Granulomatosis disciformis + Hautinfiltrate + Hautulzerationen + Infiltrate, plattenartige, an den Unterschenkeln)

Pearson-Syndrom
(+ Anämie + Diarrhö + Enzephalopathie + Geburtsgewicht, niedriges + Gedeihstörungen + Hämoglobin-F-Erhöhung + Hepatomegalie + Laktaterhöhung + Malabsorption + Myopathie + Neutropenie + Pankreasfibrose + Pankreasinsuffizienz + Thrombozytopenie + Tubulopathie)

polyglanduläres Autoimmun-(PGA-)Syndrom, Typ II
(+ Gynäkotropie + Hypothyreose + Nebennierenrindeninsuffizienz)

Rogers-Syndrom
(+ Anämie, megaloblastische + Hörverlust + Schallempfindungsstörung + Schwerhörigkeit + Thrombozytopenie)

Wolcott-Rallison-Syndrom
(+ Epiphysenvergrößerung + Minderwuchs)

Xanthurenazidurie
(+ 3-OH-Kynurenin im Urin + Anämie + Asthma bronchiale + Kynureninsäure im Urin + Urtikaria + Xanthurensäure im Urin)

Disaccharidasenmangel

Kurzdarm-Syndrom
(+ Anämie, makrozytäre + Diarrhö + Eiweißmangelödeme + Hyperkalzämie + Hypermagnesiämie + Hypernatriämie + Hypokaliämie + Osteomalazie + Vitamin-D-Mangel)

Glykogenspeicherung

Glykogenspeicherkrankheit Typ 3
(+ Hepatomegalie + Hyperlipidämie + Minderwuchs)

Stoffwechsel

Minderwuchs, diabetischer
(+ Diabetes mellitus + Hepatomegalie + Minderwuchs + Stammfettsucht)

Ketoazidose

Ahornsirup-Krankheit
(+ Ahornsirupgeruch + Alloisoleucinämie + Alloisoleucinurie + Erbrechen + Isoleucinämie + Isoleucinurie + Leucinämie + Leucinurie + Muskelhypertonie + Opisthotonus + Trinkschwierigkeiten + Valinämie + Valinurie + zerebrale Anfälle)

Kupferaufnahme, erhöhte

Menkes-Syndrom
(+ Coeruloplasmin, vermindertes + Entwicklungsrückstand, motorischer und geistiger + epileptische Anfälle + Haar, sprödes + Haaranomalien + Hypothermie + Kupfer, erniedrigtes + zerebrale Anfälle)

Porphyrie-ähnliche Krise

Tyrosinose Typ I
(+ δ-Aminolävulinsäure im Urin + Fumarylacetoacetase, Mangel + Hyperaminoazidurie + Leberversagen + Methionin, erhöhtes + Rachitis + Succinylacetoacetat-Ausscheidung, erhöhte + Succinylaceton-Ausscheidung, erhöhte + Tyrosinämie)

Salzverlust

ACTH-Unempfindlichkeit
(+ ACTH-Serumspiegel, erhöhter + Gedeihstörungen + Hyperpigmentierung + Hypoglykämie + Lethargie + Nebenniereninsuffizienz + Nebennierensteroidspiegel, erniedrigte + Renin-Serumspiegel, erhöhter)

adrenogenitales Syndrom Typ 1
(+ ACTH-Serumspiegel, erhöhter + Diarrhö + Erbrechen + Exsikkose + Hyperpigmentierung + Hypokaliämie + Hyponatriämie + Hypospadie + Nebenniereninsuffizienz + Renin-Serumspiegel, erhöhter)

adrenogenitales Syndrom Typ 2
(+ Achselbehaarung, frühzeitige + Adrenarche, frühe + Diarrhö + Erbrechen + Exsikkose + Gynäkomastie + Klitorishypertrophie + Nebenniereninsuffizienz + Pubertät, verzögerte + Schambehaarung, frühzeitige + Thelarche, ausbleibende + Virilisierung + Virilisierung, inkomplette)

adrenogenitales Syndrom Typ 3
(+ Adrenarche, frühe + Diarrhö + Epiphysenschluß, vorzeitiger + Erbrechen + Exsikkose + Klitorishypertrophie + Knochenreifung, beschleunigte + Nebenniereninsuffizienz + Pseudohermaphroditismus femininus + Pseudopubertas praecox + Thelarche, ausbleibende + Virilisierung)

18-Hydroxysteroiddehydrogenase-Mangel
(+ Azidose, metabolische + Gedeihstörungen + Hyperkaliämie + Hyponatriämie + Minderwuchs + Renin, erhöhtes)

Nephronophthise
(+ Anämie + Degeneration, tapeto-retinale + Dysostosen + Katarakt + Kolobom + Leberfibrose + Niereninsuffizienz + Nierenversagen + Nystagmus + Osteopathien + Polydipsie + Polyurie + zerebrale Störungen)

Siderose

β-Thalassämie, homozygote
(+ Anämie, hämolytische + Anämie, hypochrome + Anämie, mikrozytäre + Bürstenschädel + Cooley-Facies + Hämatopoese, extramedulläre + Hepatomegalie + Maxillahyperplasie + Osteoporose + Pankreasinsuffizienz + Pubertät, verzögerte + Splenomegalie)

Vitamin-D-Mangel

Kurzdarm-Syndrom
(+ Anämie, makrozytäre + Diarrhö + Disaccharidasenmangel + Eiweißmangelödeme + Hyperkalzämie + Hypermagnesiämie + Hypernatriämie + Hypokaliämie + Osteomalazie)

Vitamin-Mangel

Anderson-Syndrom
(+ Beta-Lipoproteine, erniedrigte + Diarrhö + Gedeihstörungen + Hypocholesterinämie + Steatorrhö)

Kwashiorkor
(+ Anämie + Diarrhö + Dystrophie, allgemeine + Erregbarkeit, erhöhte + Gedeihstörungen + Hautödem + Hypopigmentierung + Ödeme, allg. + Wachstumsstörungen)

Whipple-Krankheit
(+ Arthralgien + Diarrhö + Eiweißmangelödeme + Gewichtsabnahme + Lymphknotenschwellung + Meteorismus + Polyserositis + Steatorrhö)

Thorax

Brustschmerzen

Mitralklappenprolaps(-Syndrom)
(+ Auskultation, Geräusch, spätsystolisches + Auskultation, Klick, mittel- bis spätsystolischer + Dyspnoe + Gynäkotropie + Herzrhythmusstörungen + Synkopen)
Mittelmeerfieber, familiäres
(+ Abdominalschmerzen + Amyloidnachweis + Arthralgien + Arthritiden + Fieber + Pleuritiden)
Ösophagusruptur, atraumatische
(+ Androtropie + Hautemphysem + Mediastinalemphysem + Ösophagusruptur, spontane + Vernichtungsgefühl)
Panikstörung
(+ Angstzustände + Diarrhö + Dyspnoe + Hyperhidrose + Hyperventilation + Konzentrationsstörungen + Mundtrockenheit + neurovegetative Störungen + Palpitationen + Panikattacken + Phobien + Schlafstörungen + Tremor + vegetative Störungen)
slipping rib (e)
(+ Druckschmerz am Rippenende der 8., 9. oder 10. Rippe)

Druckschmerz am Rippenende der 8., 9. oder 10. Rippe

slipping rib (e)
(+ Brustschmerzen)

Faßthorax

COVESDEM-Syndrom
(+ Ellenbogengelenk, Kontrakturen + Gesichtsdysmorphien + Hypertelorismus + Lordose + Makrozephalie + Mikrozephalie + Minderwuchs + Nase, kurze + Skoliose + Verkürzung der Unterarme + Wirbelkörper, Segmentationsstörungen)
Ikterus, cholestatischer, mit tubulärer Niereninsuffizienz
(+ Azidose, metabolische + Gesichtsdysmorphien + Glucosurie + Hackenfuß + Hüftgelenkluxation + Hyperaminoazidurie + Hypophosphatämie + Ikterus + Klumpfuß + Mikrogenie + Skelettanomalien + Turrizephalie)

Gabelrippen

Nävobasaliomatose
(+ Basalzellepitheliome + Brachymetakarpie + cherubismusartige Fazies + Hypertelorismus + Kieferzysten + zystische Veränderungen)

Hühnerbrust

Currarino-Silverman-Syndrom
(+ Herzfehler + Sternumanomalien)
Marfan-Syndrom
(+ Aneurysmen + Aorta ascendens, Erweiterung, progressive + Aortenruptur + Arachnodaktylie + Dolichostenomelie + Kyphoskoliose + Linsenluxation + Murdoch-Zeichen + Sinus Valsalvae, progressive Erweiterung + Steinberg-Zeichen + Trichterbrust)
Refetoff-(de-)Wind-(de-)Groot-Syndrom
(+ »stippled« Epiphysen + Gesichtsdysmorphien + Knochenwachstum, verzögertes + Scapulae alatae + Schallempfindungsstörung + Struma + T_3-Erhöhung + T_4-Erhöhung + Taubheit)

Hydrothorax

Meigs-Syndrom
(+ Aszites + Brennertumoren + Krukenbergtumoren + Ovarialkarzinome + Ovarialtumoren + Thekazelltumoren)

Hyperostose, sterno-kosto-klavikuläre

Hyperostose, sterno-kosto-klavikuläre
(+ Sternoklavikularregion, Schmerzen + Sternoklavikularregion, Schwellungen + Weichteilverknöcherung)

Mediastinalemphysem

Ösophagusruptur, atraumatische
(+ Androtropie + Brustschmerzen + Hautemphysem + Ösophagusruptur, spontane + Vernichtungsgefühl)

Mediastinalfibrose

Fibrose, retroperitoneale
(+ Cholangitiden + Fibrose, retroperitoneale + Hydroureteren + Lymphödem + Nephropathie + Nierenversagen)

parakardiale Verschattung

Scimitar-Anomalie
(+ Dyspnoe + Infekte des Respirationstrakts + Links-Rechts-Shunt)

retrosternale Schmerzen

Ösophagusspasmus, idiopathischer diffuser
(+ Dysphagie + Motilitätsstörung)

Rippenanteile, hintere, Verschmälerung

Femurhypoplasie-Gesichtsdysmorphie-Syndrom
(+ Alaknorpel, Hypoplasie + Azetabulumhypoplasie + Beckendysplasie + Femuraplasie + Femurhypoplasie + Gaumenspalte + Gesichtsdysmorphien + Lidachsenstellung, mongoloide + Mikrogenie + Minderwuchs + Mund, kleiner + Nase, kurze + Nasenspitze, plumpe + Oberarmverkürzung + Oberlippe, schmale + Philtrum, langes + Wirbelanomalien)

Rippen, breite

Osteochondrodysplasie mit Hypertrichose
(+ Coxa valga + Gesicht, plumpes + Hypertrichose + Kardiomegalie + Kortikalisverschmächtigung + Makrosomie, fetale + Metaphysendysplasie + Os pubis und Os ischium, dysplastische + Osteopenie + Platyspondylie + Thorax, schmaler)

Rippendefekte

Dysostosen, spondylokostale
(+ Blockwirbelbildung + Hals, kurzer + Hemiwirbelbildung + Keilwirbelbildung + Kyphoskoliose + Minderwuchs + Skoliose + Spina bifida occulta)
Dysostose, spondylokostale, mit viszeralen Defekten und Dandy-Walker-Malformation
(+ Balkenmangel + Dandy-Walker-Anomalie + Finger, Brachydaktylie + Hemiwirbelbildung + Herzfehler + Hydramnion + Hydronephrose + Hydrops fetalis + Lungenhypoplasie + Malrotation + Mikromelie + Nierendysplasie + Thoraxdysplasie + Wirbelanomalien + Zehen, Brachydaktylie)
zerebro-kosto-mandibuläres Syndrom
(+ Bewegungsstörungen, zentrale + Gaumenspalte + geistige Behinderung + Glossoptose + Mandibulahypoplasie + Mikrozephalie)

Thorax

Rippenfehlbildungen

Goltz-Gorlin-Syndrom
(+ Aniridie + Anophthalmie + Beckenfehlbildungen + Fingeraplasien + Fingerhypoplasien + Gaumen, hoher + Gynäkotropie + Haar, schütteres + Hautatrophie + Hyperhidrose + Hypertelorismus + Hypohidrose + Kolobom + Kyphose + Malokklusion + Mikrophthalmie + Nystagmus + Onychodystrophie + Optikusatrophie + Osteopathien + Osteoporose + Papillome + Poikilodermie + Polydaktylie + Prognathie + Schlüsselbeinfehlbildungen + Skoliose + Spina bifida + Strabismus + Syndaktylien + Vorwölbung, hernienartige + Wirbelanomalien + Zahnanomalien + Zehenaplasien + Zehenhypoplasien)
MURCS-Assoziation
(+ Amenorrhö + Harnwegsanomalien + Nierenanomalien + Reduktionsfehlbildungen der Arme + Sterilität + Vaginalatresie + Wirbelkörperdysplasie)
Sprengel-Phänotyp
(+ Kyphoskoliose + Schulterblatt, Hypoplasie + Schulterblatt-Hochstand, einseitiger fixierter)

Rippen, kurze

Dysostose, thorakopelvine
(+ Atemstörung + Beckenschaufeln, Hypoplasie + Hämangiome, kutane + Körperasymmetrie + Larynxstenose + Minderwuchs + Skoliose + Thorax, schmaler)
Kurzripp-Polydaktylie-Syndrome
(+ Analatresie + Arrhinenzephalie + Epiglottisdysplasie + Gaumenspalte + Herzfehler + Leberzysten + Lippenspalte + Mikropenis + Minderwuchs + Nierenaplasie + Nierenzysten + Pankreaszysten + Polydaktylie + Thoraxdysplasie + Urethralatresie + Uterus duplex + Zähne, angeborene)
Thoraxdysplasie, asphyxierende
(+ Atemnot des Neugeborenen + Nephronophthise + Niereninsuffizienz + Thorax, schmaler, langer)

Rippen, schmale

Trisomie 18
(+ Fersen, prominente + Fingerkontrakturen + Geburtsgewicht, niedriges + Gesicht, dreieckiges + Gesichtsdysmorphien + Großzehen, zurückversetzte + Herzfehler + Hinterhaupt, prominentes + Hydramnion + Hypertonie + Klitorishypertrophie + Lidspaltenverengerung + Mikrozephalie + Mund-Kinnpartie, kleine + Nierenanomalien + Ösophagusatresie + Plexus-choreoideus-Zysten (Ultraschall) + Radiusaplasie)

Rippen, Verbiegungen und kortikale Unregelmäßigkeiten

Osteodysplastie
(+ Exophthalmus + Gesichtsdysmorphien + Mikrognathie + Röhrenknochen, lange, Verbiegungen und kortikale Unregelmäßigkeiten)

Schwellung, parasternale schmerzhafte

Tietze-Syndrom
(+ Brachialgien)

Spannungsgefühl, thorakales

Mondor-Phlebitis
(+ Gynäkotropie + Thoraxwand, strangförmige Verhärtung)

Sternoklavikularregion, Schmerzen

Hyperostose, sterno-kosto-klavikuläre
(+ Hyperostose, sterno-kosto-klavikuläre + Sternoklavikularregion, Schwellungen + Weichteilverknöcherung)
Osteochondrose, aseptische, Typ Friedrich
(+ Sternoklavikularregion, Schwellungen)

Sternoklavikularregion, Schwellungen

Hyperostose, sterno-kosto-klavikuläre
(+ Hyperostose, sterno-kosto-klavikuläre + Sternoklavikularregion, Schmerzen + Weichteilverknöcherung)
Osteochondrose, aseptische, Typ Friedrich
(+ Sternoklavikularregion, Schmerzen)

Sternumanomalien

Cantrell-Sequenz
(+ Bauchwanddefekt + Herzfehler + Perikarddefekt, partieller + Zwerchfelldefekt)
Currarino-Silverman-Syndrom
(+ Herzfehler + Hühnerbrust)
Mittelbauchraphe, supraumbilikale, Sternalspalte und vaskuläre Dysplasie-Assoziation
(+ Bauchwanddefekt + Hämangiome)

Thoraxdeformität

Arthrogrypose, X-gebundene, Typ I
(+ Fingerkontrakturen + Fußkontrakturen + Gesichtsdysmorphien + Glossoptose + Kamptodaktylie + Skaphozephalie + Skoliose)
Enchondromatose mit spondyloakraler Dysplasie
(+ Enchondrome + Minderwuchs + Skoliose + Wirbelkörperdysplasie)
Kartagener-Syndrom
(+ Bauchorgane, Lageanomalien + Bronchiektasen + Insuffizienz, pluriglanduläre + Sinusitis, chronische, mit Polyposis nasi + Zilien, Strukturanomalien)
Muskelatrophie, infantile spinale, Typ Werdnig-Hoffmann
(+ Areflexie + head-drop-Phänomen + Hypokinese + Kyphoskoliose + Muskelatrophie + Muskelhypotonie + Schluckbeschwerden + Spitzfuß, paretischer + Taschenmesserphänomen + Vorderhornzellendegeneration + Zungenatrophie + Zungenfibrillationen)
Neuropathie, hereditäre motorisch-sensible, Typ III
(+ Anisokorie + Ataxie + Eiweißgehalt, erhöhter, im Liquor + Faszikulationen + Fußdeformitäten + Miosis + Myoklonien + Nervenleitgeschwindigkeit, verzögerte + Nervenverdickung + Neuropathien + Pupillenstarre + Pupillotonie + Schmerzen der Beine + Tremor + Zwiebelschalenformationen)
Syndrom der immotilen Zilien
(+ Bauchorgane, Lageanomalien + Bronchiektasen + Sinusitis, chronische, mit Polyposis nasi + Zilien, Strukturanomalien)
Williams-Campbell-Syndrom
(+ Bronchopathie, chronische + Trommelschlegelfinger + Trommelschlegelzehen)
Young-Syndrom
(+ Bronchiektasen + Sinusitis, chronische, mit Polyposis nasi + Sterilität)

Thoraxdysplasie

Dysostose, spondylokostale, mit viszeralen Defekten und Dandy-Walker-Malformation
(+ Balkenmangel + Dandy-Walker-Anomalie + Finger, Brachydaktylie + Hemiwirbelbildung + Herzfehler + Hydramnion + Hydronephrose + Hydrops fetalis + Lungenhypoplasie + Malrotation +

Mikromelie + Nierendysplasie + Rippendefekte + Wirbelanomalien + Zehen, Brachydaktylie)
Kurzripp-Polydaktylie-Syndrome
(+ Analatresie + Arrhinenzephalie + Epiglottisdysplasie + Gaumenspalte + Herzfehler + Leberzysten + Lippenspalte + Mikropenis + Minderwuchs + Nierenaplasie + Nierenzysten + Pankreaszysten + Polydaktylie + Rippen, kurze + Urethralatresie + Uterus duplex + Zähne, angeborene)

Thorax, schmaler

Dysostose, thorakopelvine
(+ Atemstörung + Beckenschaufeln, Hypoplasie + Hämangiome, kutane + Körperasymmetrie + Larynxstenose + Minderwuchs + Rippen, kurze + Skoliose)
Fibrochondrogenesis
(+ Minderwuchs + Minderwuchs, pränataler + Nasenwurzel, breite, flache + Stirn, hohe + Stirn, vorgewölbte)
metatropische Dysplasie
(+ Hellebardenbecken + Kyphoskoliose + Minderwuchs + Platyspondylie)
Opsismodysplasie
(+ Knochenwachstum, verzögertes + Metaphysendysplasie + Minderwuchs + Muskelhypotonie)
Osteochondrodysplasie mit Hypertrichose
(+ Coxa valga + Gesicht, plumpes + Hypertrichose + Kardiomegalie + Kortikalisverschmächtigung + Makrosomie, fetale + Metaphysendysplasie + Os pubis und Os ischium, dysplastische + Osteopenie + Platyspondylie + Rippen, breite)
Schneckenbecken-Dysplasie
(+ Beckendysplasie + Gesicht, flaches + Mikromelie + Minderwuchs + Minderwuchs, pränataler)
Shwachman-Diamond-Syndrom
(+ Chondrodysplasie, metaphysäre + Diarrhö + Gedeihstörungen + Minderwuchs + Neutropenie + Pankreasinsuffizienz + Thrombozytopenie)
spondylo-meta-epiphysäre Dysplasie mit kurzen Extremitäten und abnormer Kalzifikation
(+ Hypertelorismus + Mikrogenie + Minderwuchs + Nase, kurze + Oberlippe, schmale + Retrogenie)
thanatophore Dysplasie
(+ Makrozephalie + Minderwuchs + Minderwuchs, pränataler)

Thorax, schmaler, langer

Hypertrichosis-Skelettdysplasien-Retardierungs-Syndrom mit Hyperurikämie
(+ Brachyzephalie + Coxa valga + Daumenfehlbildungen + Fußdeformitäten + geistige Behinderung + Gesichtsdysmorphien + Hirsutismus + Hypertrichose + Hyperurikämie)
Thoraxdysplasie, asphyxierende
(+ Atemnot des Neugeborenen + Nephronophthise + Niereninsuffizienz + Rippen, kurze)

Thoraxspalte

ADAM-Komplex
(+ Amputationen, kongenitale + Bauchwanddefekt + Extremitätenfehlbildungen + Gesichtsspalten + Harnblasenekstrophie + Oligodaktylie + Omphalozele + Schädeldefekte + Schnürfurchen, ringförmige + Syndaktylien)

Thoraxwand, strangförmige Verhärtung

Mondor-Phlebitis
(+ Gynäkotropie + Spannungsgefühl, thorakales)

Thymusschatten, fehlender

Dysgenesie, retikuläre
(+ Granulozytopenie + Hypogammaglobulinämie + Immundefekt + Infektionen, septische oder septiforme + Leukozytopenie + Lymphozytopenie + Myelopoese, fehlende)
Nezelof-Syndrom
(+ Candidiasis + Hautinfektionen, rezidivierende + Immundefekt + Infektanfälligkeit + Lymphozytopenie + T-Lymphozyten, fehlende + T-Zelldefekt)

Trichterbrust

branchio-skeleto-genitales Syndrom (A)
(+ geistige Behinderung + Hypospadie + Kieferzysten + Kiemenbogenanomalie + Maxillahypoplasie + Mikropenis)
Chromosom 18p⁻ Syndrom
(+ Arrhinenzephalie + Entwicklungsrückstand, motorischer und geistiger + Gesicht, breites + Gesichtsdysmorphien + Hypertelorismus + Hypotonie + IgA-Mangel + Karies + Minderwuchs + Ptosis)
Homocystinurie I
(+ Entwicklungsrückstand, motorischer und geistiger + Genu valgum + Hochwuchs + Homocystin im Serum, erhöhtes + Homocystinurie + Hypermethioninämie + Kopfbehaarung, spärliche + Kyphoskoliose + Linsenluxation + marfanoider Habitus + Myopie)
King-Syndrom
(+ Creatinkinase, erhöhte + Entwicklungsrückstand, motorischer + Kryptorchismus + Lidachsenstellung, antimongoloide + Minderwuchs + Myopathie + Ohren, tief angesetzte + Skoliose)
Marfan-Syndrom
(+ Aneurysmen + Aorta ascendens, Erweiterung, progressive + Aortenruptur + Arachnodaktylie + Dolichostenomelie + Hühnerbrust + Kyphoskoliose + Linsenluxation + Murdoch-Zeichen + Sinus Valsalvae, progressive Erweiterung + Steinberg-Zeichen)
Mutchinick-Syndrom
(+ Augenbrauen, lange und gekrauste + Gaumen, hoher + geistige Behinderung + Gesichtsdysmorphien + Herzfehler + Hypertelorismus + Klinodaktylie + Lidachsenstellung, antimongoloide + Mikrozephalie + Minderwuchs + Nagelanomalien + Nasenwurzel, breite, prominente + Nierenanomalien + Ohren, große + Pigmentationsanomalien + Prognathie + Pulmonalstenose + Vorhofseptumdefekt)
neuro-fazio-digito-renales Syndrom
(+ geistige Behinderung + Gesichtsdysmorphien + Megalenzephalie + Metacarpalia, Anomalien + Nasenspitze, angedeutete vertikale Spaltbildung + Zähne, spitze)
Syndrom der familiären Tibiadeformierung, Pseudarthrose und Trichterbrust
(+ Fibulahypoplasie + Fibulaverkürzung + Tibiapseudarthrose + Tibiaverbiegung)

Tumoren

Akustikusneurinome, beidseitige

Neurofibromatose-2
(+ Gliom + Linsentrübung + Meningeom + Neurofibrome + Schwannom)

Angiofibrome

tuberöse Sklerose
(+ Bindegewebsnävi + Depigmentierungen + geistige Behinderung + Optikusatrophie + zerebrale Anfälle)

Angiolipome

Angiolipomatosis, familiäre
(+ Knoten, subkutane, in symmetrischer Anordnung)

Angiom

Angiomatose, metamere
(+ Dysästhesie + Hautatrophie + Livedo racemosa + Nävi + Parästhesien)

Angiome, multiple

Hämangiomatose-Porenzephalie
(+ Bewegungsstörungen, zentrale + Hydrozephalus + Porenzephalie + zerebrale Anfälle)
Sturge-Weber-Phänotyp
(+ Angiomatose, kortikomeningeale + Glaukom + kalkdichte Veränderungen am Schädel + Naevus flammeus, portweinfarbener, des Gesichts + zerebrale Anfälle)

Angiosarkom

Stewart-Treves-Angiosarkom
(+ Armödem, chronisches + Knoten, kutane, derbe livide, rasch wachsende + Knoten, subkutane, derbe livide, rasch wachsende + Lymphödem)

Astrozytom

dienzephale Sequenz
(+ Appetitlosigkeit + Diabetes insipidus + Hungergefühl + Hyperaktivität, motorische + Kachexie + Nystagmus)

Barrett-Ulkus

Barrett-Ösophagus
(+ Dysphagie + Ösophagusstenose + Ösophagusulkus + Refluxösophagitis + Sodbrennen)

Basalzellepitheliome

Nävobasaliomatose
(+ Brachymetakarpie + cherubismusartige Fazies + Gabelrippen + Hypertelorismus + Kieferzysten + zystische Veränderungen)

Brennertumoren

Meigs-Syndrom
(+ Aszites + Hydrothorax + Krukenbergtumoren + Ovarialkarzinome + Ovarialtumoren + Thekazelltumoren)

Bronchialkarzinom

Pancoast-Tumor
(+ Armplexuslähmung + Einflußstauung, obere + Horner-Trias + Schulter-Armschmerz)

Enchondrome

Enchondromatose, generalisierte
(+ Brachymelie + Extremitätenasymmetrien + Hämangiome + Minderwuchs)
Enchondromatose mit spondyloakraler Dysplasie
(+ Minderwuchs + Skoliose + Thoraxdeformität + Wirbelkörperdysplasie)
Enchondromatose Ollier
(+ Beinverkürzung + Finger, Tumorbildung)
Genochondromatose
(+ Schlüsselbein, knöcherne Auftreibung)
Maffucci-Syndrom
(+ Hämangiome + Minderwuchs)
Metachondromatose
(+ Exostosen + Röhrenknochen, Verkalkungsherde + Tumoren, knochenharte)

Endometriumkarzinom

colorectal cancer, hereditary nonpolyposis (e)
(+ Kolonkarzinom)

Epitheliome

Elastoidosis cutis cystica et comedonica Favre-Racouchot
(+ Androtropie + Follikel, ausgeweitete horngefüllte + Follikelzysten, weißlich-gelbliche + Haut, verdickte gelbliche runzelige (elastotische) + Hornpfröpfe, schwarze + Komedonenplaque, ektopisches + Papeln, weißliche, kleine + Porphyria cutanea tarda + Präkanzerosen)

Fibroadenome, myxoide, der Mammae

Carney-Komplex
(+ Cushing-Phänotyp + Hodentumoren + Lentigines + Myxome, kardiale + Myxome, kutane + Naevi coerulei + Nebennierenrindenhyperplasie)

Fibrofollikulome, multiple

multiple Trichodiskome, Fibrofollikulome und Akrochordone
(+ Akrochordone + Trichodiskome, multiple)

Fibrome

Fibromatose, generalisierte kongenitale
Fibrome, perifollikuläre generalisierte
(+ Papeln, haut- bis elfenbeinfarbene + Polyposis coli)
Gardner-Syndrom
(+ Dermoidzysten + Hyperkeratose + Nävi + Osteome + Polypose + Talgdrüsenzysten)

Fibrome, subkutane

Fibromatose, juvenile hyaline
(+ Gelenkkontrakturen + Gingivahypertrophie + Muskelhypoplasie)

Tumoren

Finger, Tumorbildung

Enchondromatose Ollier
(+ Beinverkürzung + Enchondrome)

Ganglioneurom

multiple endokrine Neoplasie
(+ Diarrhö + Gastrinom + Gelenkbeweglichkeit, abnorme + Hypertonie + Hypophysentumoren + Insulinom + Karzinoid + marfanoider Habitus + Nebennierentumoren + Nebenschilddrüsenadenom + Nebenschilddrüsenhyperplasie + Neurom + Pankreas-Inselzell-Tumoren + Phäochromozytom + Schilddrüsenkarzinom + Schilddrüsentumoren)

Gastrinom

multiple endokrine Neoplasie
(+ Diarrhö + Ganglioneurom + Gelenkbeweglichkeit, abnorme + Hypertonie + Hypophysentumoren + Insulinom + Karzinoid + marfanoider Habitus + Nebennierentumoren + Nebenschilddrüsenadenom + Nebenschilddrüsenhyperplasie + Neurom + Pankreas-Inselzell-Tumoren + Phäochromozytom + Schilddrüsenkarzinom + Schilddrüsentumoren)
Wermer-Syndrom
(+ Gastrin, erhöhtes + Hyperinsulinismus + Hyperparathyreoidismus + Insulinom + Lipome + Nebenschilddrüsenadenom + Nebenschilddrüsenhyperplasie + Parathormon, vermehrtes + Polyposis coli + Struma)

Gliom

Neurofibromatose-2
(+ Akustikusneurinome, beidseitige + Linsentrübung + Meningeom + Neurofibrome + Schwannom)

Glomustumoren, multiple

Glomustumoren, multiple
(+ Knoten, graubläuliche)

Gonadoblastom

WAGR-Syndrom
(+ Aniridie + geistige Behinderung + Gesichtsdysmorphien + Glaukom + Katarakt + Nephroblastom + Pseudohermaphroditismus masculinus)

Hämangioblastome, retinale

von-Hippel-Lindau-Syndrom
(+ Ataxie + Hirndruckzeichen + Kleinhirn, Hämangioblastome + Knochenzysten + Leberzysten + Lungenzysten + Medulla oblongata, Hämangioblastome + Nebenhodenzysten + Nierenzellkarzinom + Nierenzysten + Ovarialzysten + Pankreaszysten + Phäochromozytom + Polyzythämie + Rückenmark, Hämangioblastome + ZNS-Hämangioblastom)

Hämangiomatose

Diastematomyelie
(+ Dermalsinus + Hautatrophie + Hohlfuß + Klumpfuß + Lipome + Muskelatrophie + Nävi + Pilonidalsinus + Sensibilitätsstörungen + Skoliose + trophische Störungen der Gefäße)

Klippel-Trenaunay-Symptomenkomplex
(+ Extremitätenweichteile, Hypertrophie bzw. Hemihypertrophie + Hautveränderungen + Lymphknotenschwellung + Makrodaktylie + Skelettanteile der Extremitäten, Hypertrophie bzw. Hemihypertrophie)

Hämangiomatose, intestinale

Hämangiomatose, intestinale, mit mukokutanen Pigmentflecken
(+ Anämie + Café-au-lait-Flecken + Epheliden + Pigmentflecken)

Hämangiome

angiolymphoide Hyperplasie
(+ Eosinophilie)
Bannayan-Riley-Ruvalcaba-Syndrom
(+ Angiokeratome + Blutungen, gastrointestinale + Embryotoxon posterius + Entwicklungsrückstand, motorischer und geistiger + geistige Behinderung + Hamartome + Hamartome, mesodermale + Ileus + Lipome + Makrosomie, fetale + Makrozephalie + Megalenzephalie + Myopathie + Penis, Hyperpigmentation + Polypose + Pseudopapillenödem + Sprachentwicklung, verzögerte + Struma)
Blue-rubber-bleb-Nävus
(+ Knoten, gummiartige + Knoten, tiefblaue)
Enchondromatose, generalisierte
(+ Brachymelie + Enchondrome + Extremitätenasymmetrien + Minderwuchs)
Kasabach-Merritt-Sequenz
(+ Gerinnung, disseminierte intravasale + Thrombosen, arterielle oder venöse + Thrombozytopenie + Verbrauchskoagulopathie)
Maffucci-Syndrom
(+ Enchondrome + Minderwuchs)
Mittelbauchraphe, supraumbilikale, Sternalspalte und vaskuläre Dysplasie-Assoziation
(+ Bauchwanddefekt + Sternumanomalien)
Mulibrey-Syndrom
(+ Dolichozephalus + Dysplasie, polyostotische + Gesicht, dreieckiges + Gesichtsdysmorphien + Hepatomegalie + Mikroglossie + Minderwuchs + Muskelhypotonie + Muskelschwäche + Netzhaut, Pigmentflecken + Perikarditis + Pubertät, verzögerte + Röhrenknochen, schmale + Sellaveränderung + Splenomegalie + Stimme, hohe, piepsige + Stirn, vorgewölbte)

Hämangiome, kutane

Dysostose, thorakopelvine
(+ Atemstörung + Beckenschaufeln, Hypoplasie + Körperasymmetrie + Larynxstenose + Minderwuchs + Rippen, kurze + Skoliose + Thorax, schmaler)

Hamartome

Bannayan-Riley-Ruvalcaba-Syndrom
(+ Angiokeratome + Blutungen, gastrointestinale + Embryotoxon posterius + Entwicklungsrückstand, motorischer und geistiger + geistige Behinderung + Hämangiome + Hamartome, mesodermale + Ileus + Lipome + Makrosomie, fetale + Makrozephalie + Megalenzephalie + Myopathie + Penis, Hyperpigmentation + Polypose + Pseudopapillenödem + Sprachentwicklung, verzögerte + Struma)

Hamartome, mesodermale

Bannayan-Riley-Ruvalcaba-Syndrom
(+ Angiokeratome + Blutungen, gastrointestinale + Embryotoxon posterius + Entwicklungsrückstand, motorischer und geistiger + geistige Behinderung + Hämangiome + Hamartome + Ileus + Li-

Tumoren

pome + Makrosomie, fetale + Makrozephalie + Megalenzephalie + Myopathie + Penis, Hyperpigmentation + Polypose + Pseudopapillenödem + Sprachentwicklung, verzögerte + Struma)

Hamartome, renale

Perlman-Syndrom
(+ Aszites, fetaler, ohne Hydrops + Gesichtsdysmorphien + Hochwuchs + innere Organe, Organomegalie + Kryptorchismus + Nephroblastomatose, fokale + Polyhydramnion + Wilms-Tumor)

Hautkarzinom, verruköses

Riesenkondylome Buschke-Loewenstein
(+ Riesenkondylome)

Hodentumoren

Carney-Komplex
(+ Cushing-Phänotyp + Fibroadenome, myxoide, der Mammae + Lentigines + Myxome, kardiale + Myxome, kutane + Naevi coerulei + Nebennierenrindenhyperplasie)

Hypophysentumoren

multiple endokrine Neoplasie
(+ Diarrhö + Ganglioneurom + Gastrinom + Gelenkbeweglichkeit, abnorme + Hypertonie + Insulinom + Karzinoid + marfanoider Habitus + Nebennierentumoren + Nebenschilddrüsenadenom + Nebenschilddrüsenhyperplasie + Neurom + Pankreas-Inselzell-Tumoren + Phäochromozytom + Schilddrüsenkarzinom + Schilddrüsentumoren)
Nelson-Syndrom
(+ ACTH-Sekretion, gesteigerte + Cushing-Symptomatik + Gynäkotropie + Hyperpigmentierung + Kopfschmerz + Skotom)
Symptom der leeren Sella
(+ Gynäkotropie + Hypopituitarismus + Kopfschmerz + Skotom)

Hypothalamusregion, Hamartome

Pallister-Hall-Syndrom
(+ Analstenose + Gesichtsdysmorphien + Herzfehler + Mikropenis + Mittelgesicht, flaches + Nebennierenhypoplasie + Ohranomalien + Polydaktylie)

Insulinom

multiple endokrine Neoplasie
(+ Diarrhö + Ganglioneurom + Gastrinom + Gelenkbeweglichkeit, abnorme + Hypertonie + Hypophysentumoren + Karzinoid + marfanoider Habitus + Nebennierentumoren + Nebenschilddrüsenadenom + Nebenschilddrüsenhyperplasie + Neurom + Pankreas-Inselzell-Tumoren + Phäochromozytom + Schilddrüsenkarzinom + Schilddrüsentumoren)
Wermer-Syndrom
(+ Gastrin, erhöhtes + Gastrinom + Hyperinsulinismus + Hyperparathyreoidismus + Lipome + Nebenschilddrüsenadenom + Nebenschilddrüsenhyperplasie + Parathormon, vermehrtes + Polyposis coli + Struma)

Irishamartome

Neurofibromatose-1
(+ Café-au-lait-Flecken + Hyperpigmentierung, kleinfleckige + Neurofibrome + Optikusgliom + Sehbahntumor)

Kaposi-Sarkom

AIDS
(+ Candidiasis + Diarrhö + Enzephalopathie + Herpes simplex + Histoplasmose + HIV + Immundefekt + Infektanfälligkeit + Infektionen, opportunistische + Isosporiasis + Kachexie + Kokzidioidomykose + Kryptokokkose + Kryptosporidiose + Leukoenzephalopathie + Lymphadenopathie + Lymphome + mykobakterielle Erkrankungen + Pneumocystis carinii + Pneumonie + Toxoplasmose des Gehirns + Zytomegalie)

Karzinoid

multiple endokrine Neoplasie
(+ Diarrhö + Ganglioneurom + Gastrinom + Gelenkbeweglichkeit, abnorme + Hypertonie + Hypophysentumoren + Insulinom + marfanoider Habitus + Nebennierentumoren + Nebenschilddrüsenadenom + Nebenschilddrüsenhyperplasie + Neurom + Pankreas-Inselzell-Tumoren + Phäochromozytom + Schilddrüsenkarzinom + Schilddrüsentumoren)

Karzinome des oberen Respirationstrakts, Syntropie

Akrokeratose, paraneoplastische (Bazex)
(+ Androtropie + Erytheme, akrale + Hyperkeratose, akrale + Karzinome, oropharyngeale, Syntropie + Keratosis palmoplantaris + Onychodystrophie + Schuppung, akrale)
Lipomatose, benigne symmetrische
(+ Androtropie + Beinvenenvarikose + Erytheme + Fettgewebe, subkutanes, Vermehrung, symmetrische diffuse, teigig derbe + Fetthals + Hepatopathie + Hypertonie + Karzinome, oro-pharyngeale, Syntropie + Lipozyten, reife univakuoläre, Proliferation + pseudoathletischer Habitus)

Karzinome, oropharyngeale, Syntropie

Akrokeratose, paraneoplastische (Bazex)
(+ Androtropie + Erytheme, akrale + Hyperkeratose, akrale + Karzinome des oberen Respirationstrakts, Syntropie + Keratosis palmoplantaris + Onychodystrophie + Schuppung, akrale)
Lipomatose, benigne symmetrische
(+ Androtropie + Beinvenenvarikose + Erytheme + Fettgewebe, subkutanes, Vermehrung, symmetrische diffuse, teigig derbe + Fetthals + Hepatopathie + Hypertonie + Karzinome des oberen Respirationstrakts, Syntropie + Lipozyten, reife univakuoläre, Proliferation + pseudoathletischer Habitus)

Kleinhirn, Hämangioblastome

von-Hippel-Lindau-Syndrom
(+ Ataxie + Hämangioblastome, retinale + Hirndruckzeichen + Knochenzysten + Leberzysten + Lungenzysten + Medulla oblongata, Hämangioblastome + Nebenhodenzysten + Nierenzellkarzinom + Nierenzysten + Ovarialzysten + Pankreaszysten + Phäochromozytom + Polyzythämie + Rückenmark, Hämangioblastome + ZNS-Hämangioblastom)

Tumoren

Knochentumoren

kartilaginäre Exostosen, multiple
(+ Exostosen)

Kollagenome

Kollagenom, familiäres kutanes
(+ Irisdysplasie + Kardiomyopathie + Schwerhörigkeit + Vaskulitis, rezidivierende)

Kolonkarzinom

colorectal cancer, hereditary nonpolyposis (e)
(+ Endometriumkarzinom)

Krukenbergtumoren

Meigs-Syndrom
(+ Aszites + Brennertumoren + Hydrothorax + Ovarialkarzinome + Ovarialtumoren + Thekazelltumoren)

Leberzellkarzinom

Alpha-1-Antitrypsinmangel
(+ Bronchialemphysem, obstruktives + Hepatopathie + Leberzirrhose)

Leiomyomatose

Alport-Syndrom mit viszeraler Leiomyomatose und kongenitaler Katarakt
(+ Hämaturie + Katarakt + Schwerhörigkeit)

Lymphome

AIDS
(+ Candidiasis + Diarrhö + Enzephalopathie + Herpes simplex + Histoplasmose + HIV + Immundefekt + Infektanfälligkeit + Infektionen, opportunistische + Isosporiasis + Kachexie + Kaposi-Sarkom + Kokzidioidomykose + Kryptokokkose + Kryptosporidiose + Leukoenzephalopathie + Lymphadenopathie + mykobakterielle Erkrankungen + Pneumocystis carinii + Pneumonie + Toxoplasmose des Gehirns + Zytomegalie)
Castleman-Lymphom
(+ Lymphknotenschwellung)
Poikilodermatomyositis
(+ Dermatomyositis + Hautatrophie + Hyperpigmentierung + Lichen planus + Poikilodermie + Pruritus + Teleangiektasien)
Purtilo-Syndrom
(+ Hypogammaglobulinämie + Lymphozytose + Mononukleose, infektiöse)
Richter-Lymphom
(+ Fieber + Gewichtsabnahme + Leukämie + Lymphknotenschwellung + Splenomegalie)
α-Schwerkettenkrankheit
(+ Alpha-Schwerkettenfragmente, monoklonale + Diarrhö + Malabsorption)

Malignome

Hyperkeratosis lenticularis perstans (Flegel)
(+ Hyperkeratose + Keratosis palmoplantaris + Papeln, gelbbraune oder rötliche, keratotische)

Retikulohistiozytose, multizentrische
(+ Anämie + Arthropathien, synoviale, mutilierende + Papeln, bräunlich-gelbe)
Wiedemann-Beckwith-Syndrom
(+ Gesichtsdysmorphien + Hemihypertrophie + Hochwuchs + Hypoglykämie + innere Organe, Organomegalie + Kerbenohren + Makroglossie + Makrosomie, fetale + Mittelgesichtshypoplasie oder -dysplasie + Nabelhernie + Omphalozele)

Mediastinaltumor

Good-Syndrom
(+ B-Lymphozyten, völliges Fehlen + Diarrhö + Gewichtsabnahme + Hypogammaglobulinämie + Infekte des Respirationstrakts + Schwächegefühl, allgemeines)

Medulla oblongata, Hämangioblastome

von-Hippel-Lindau-Syndrom
(+ Ataxie + Hämangioblastome, retinale + Hirndruckzeichen + Kleinhirn, Hämangioblastome + Knochenzysten + Leberzysten + Lungenzysten + Nebenhodenzysten + Nierenzellkarzinom + Nierenzysten + Ovarialzysten + Pankreaszysten + Phäochromozytom + Polyzythämie + Rückenmark, Hämangioblastome + ZNS-Hämangioblastom)

Melanome, maligne

Melanoblastome, neurokutane
(+ Bewußtseinsstörungen + Hirndruckzeichen + Hydrozephalus + Kompressionszeichen, spinale + Nävus, melanozytärer + zerebrale Anfälle)
Nävi, dysplastische, familiäre
(+ Lentigines + Nävi)

Meningeom

Neurofibromatose-2
(+ Akustikusneurinome, beidseitige + Gliom + Linsentrübung + Neurofibrome + Schwannom)

Myelom

POEMS-Komplex
(+ Amenorrhö + Aszites + Dysglobulinämie + Endokrinopathie + Fieber + Gammopathien + Gynäkomastie + Hautveränderungen + Hautverdickung + Hautverhärtungen + Hepatomegalie + Hyperhidrose + Hyperpigmentierung + Hypertrichose + Hypothyreose + Leukonychie + Lymphknotenschwellung + M-Gradient + Muskelschwäche + Neuropathien + Ödeme, periphere + Osteolysen + Osteosklerose + Papillenödem + Plasmozytom + Pleuraerguß + Potenzstörungen + Sklerose + Splenomegalie + Trommelschlegelfinger)

Myxome, kardiale

Carney-Komplex
(+ Cushing-Phänotyp + Fibroadenome, myxoide, der Mammae + Hodentumoren + Lentigines + Myxome, kutane + Naevi coerulei + Nebennierenrindenhyperplasie)

Myxome, kutane

Carney-Komplex
(+ Cushing-Phänotyp + Fibroadenome, myxoide, der Mammae +

Tumoren

Hodentumoren + Lentigines + Myxome, kardiale + Naevi coerulei + Nebennierenrindenhyperplasie)

Nebennierentumoren

multiple endokrine Neoplasie
(+ Diarrhö + Ganglioneurom + Gastrinom + Gelenkbeweglichkeit, abnorme + Hypertonie + Hypophysentumoren + Insulinom + Karzinoid + marfanoider Habitus + Nebenschilddrüsenadenom + Nebenschilddrüsenhyperplasie + Neurom + Pankreas-Inselzell-Tumoren + Phäochromozytom + Schilddrüsenkarzinom + Schilddrüsentumoren)

Nebenschilddrüsentumoren

Sipple-Syndrom
(+ Calcitonin, erhöhtes + Catecholamine, erhöhte + Diarrhö + Dysphonie + Knotenstruma + Phäochromozytom + Schluckbeschwerden)

Neoplasie, multiple endokrine

Zollinger-Ellison-Syndrom
(+ Basalsekretion, erhöhte + Diarrhö + Läsionen, peptische + Magensekretionsanalyse, pathologische + Serumgastrin, erhöhtes)

Neoplasien

paraneoplastische Hypoglykämie
(+ Angstzustände + Bewußtseinsstörungen + Dysarthrie + Hungergefühl + Hyperhidrose + Kopfschmerz + Persönlichkeitsveränderungen + Schwächegefühl, allgemeines + Sehstörungen + Tachykardie + Tremor + Verwirrtheitszustände + zerebrale Anfälle)

Talgdrüsentumoren, multiple
(+ Keratoakanthome + Polyposis coli + Talgdrüsentumoren)

Neoplasien, thorakale

Vena-cava-superior-Syndrom
(+ Dyspnoe + Exophthalmus + Gesichtsödem + Venenstauung + Zyanose)

Nephroblastom

WAGR-Syndrom
(+ Aniridie + geistige Behinderung + Gesichtsdysmorphien + Glaukom + Gonadoblastom + Katarakt + Pseudohermaphroditismus masculinus)

Nephroblastomatose, fokale

Perlman-Syndrom
(+ Aszites, fetaler, ohne Hydrops + Gesichtsdysmorphien + Hamartome, renale + Hochwuchs + innere Organe, Organomegalie + Kryptorchismus + Polyhydramnion + Wilms-Tumor)

Neuroblastom

Kinsbourne-Enzephalopathie
(+ Lidmyoklonien + Muskelzuckungen + Myoklonus, okulärer + Opsoklonus)

Neurofibrome

Neurofibromatose-1
(+ Café-au-lait-Flecken + Hyperpigmentierung, kleinfleckige + Irishamartome + Optikusgliom + Sehbahntumor)
Neurofibromatose-2
(+ Akustikusneurinome, beidseitige + Gliom + Linsentrübung + Meningeom + Schwannom)
Watson-Syndrom
(+ Café-au-lait-Flecken + Cubitus valgus + Gesichtsdysmorphien + Haargrenze, tiefe + Halspterygium + Herzfehler + Lidachsenstellung, antimongoloide + Minderwuchs + Nävi + Ptosis)

Neurom

multiple endokrine Neoplasie
(+ Diarrhö + Ganglioneurom + Gastrinom + Gelenkbeweglichkeit, abnorme + Hypertonie + Hypophysentumoren + Insulinom + Karzinoid + marfanoider Habitus + Nebennierentumoren + Nebenschilddrüsenadenom + Nebenschilddrüsenhyperplasie + Pankreas-Inselzell-Tumoren + Phäochromozytom + Schilddrüsenkarzinom + Schilddrüsentumoren)

Nierenzellkarzinom

von-Hippel-Lindau-Syndrom
(+ Ataxie + Hämangioblastome, retinale + Hirndruckzeichen + Kleinhirn, Hämangioblastome + Knochenzysten + Leberzysten + Lungenzysten + Medulla oblongata, Hämangioblastome + Nebenhodenzysten + Nierenzysten + Ovarialzysten + Pankreaszysten + Phäochromozytom + Polyzythämie + Rückenmark, Hämangioblastome + ZNS-Hämangioblastom)
Stauffer-Symptomenkomplex
(+ Gamma-GT, erhöhte + Gerinnung, diffuse intravasale, kompensierte + Hepatomegalie + Phosphatase, alkalische, erhöhte + Prothrombinzeit, verlängerte + Splenomegalie)

Odontome

Odontome-Dysphagie-Syndrom
(+ Ösophagusmuskulatur, Hypertrophie + Schluckbeschwerden)

Ösophaguskarzinom

Keratodermia palmo-plantaris diffusa Clarke-Howel//Evans-McConnell
(+ Hyperhidrose + Hyperkeratose + Keratosis palmo-plantaris)

Ösophagusulkus

Barrett-Ösophagus
(+ Barrett-Ulkus + Dysphagie + Ösophagusstenose + Refluxösophagitis + Sodbrennen)

Ohrknorpel, Tumoren, zystische

diastrophische Dysplasie
(+ Daumen, abduzierte + Gaumenspalte + Klumpfuß + Minderwuchs)

Optikusgliom

Neurofibromatose-1
(+ Café-au-lait-Flecken + Hyperpigmentierung, kleinfleckige + Irishamartome + Neurofibrome + Sehbahntumor)

Tumoren

Osteome

Gardner-Syndrom
(+ Dermoidzysten + Fibrome + Hyperkeratose + Nävi + Polypose + Talgdrüsenzysten)

Ovarialkarzinome

Meigs-Syndrom
(+ Aszites + Brennertumoren + Hydrothorax + Krukenbergtumoren + Ovarialtumoren + Thekazelltumoren)

Ovarialtumoren

Meigs-Syndrom
(+ Aszites + Brennertumoren + Hydrothorax + Krukenbergtumoren + Ovarialkarzinome + Thekazelltumoren)

Pankreas-Inselzell-Tumoren

multiple endokrine Neoplasie
(+ Diarrhö + Ganglioneurom + Gastrinom + Gelenkbeweglichkeit, abnorme + Hypertonie + Hypophysentumoren + Insulinom + Karzinoid + marfanoider Habitus + Nebennierentumoren + Nebenschilddrüsenadenom + Nebenschilddrüsenhyperplasie + Neurom + Phäochromozytom + Schilddrüsenkarzinom + Schilddrüsentumoren)

Phäochromozytom

von-Hippel-Lindau-Syndrom
(+ Ataxie + Hämangioblastome, retinale + Hirndruckzeichen + Kleinhirn, Hämangioblastome + Knochenzysten + Leberzysten + Lungenzysten + Medulla oblongata, Hämangioblastome + Nebenhodenzysten + Nierenzellkarzinom + Nierenzysten + Ovarialzysten + Pankreaszysten + Polyzythämie + Rückenmark, Hämangioblastome + ZNS-Hämangioblastom)
multiple endokrine Neoplasie
(+ Diarrhö + Ganglioneurom + Gastrinom + Gelenkbeweglichkeit, abnorme + Hypertonie + Hypophysentumoren + Insulinom + Karzinoid + marfanoider Habitus + Nebennierentumoren + Nebenschilddrüsenadenom + Nebenschilddrüsenhyperplasie + Neurom + Pankreas-Inselzell-Tumoren + Schilddrüsenkarzinom + Schilddrüsentumoren)
Sipple-Syndrom
(+ Calcitonin, erhöhtes + Catecholamine, erhöhte + Diarrhö + Dysphonie + Knotenstruma + Nebenschilddrüsentumoren + Schluckbeschwerden)

Plasmozytom

POEMS-Komplex
(+ Amenorrhö + Aszites + Dysglobulinämie + Endokrinopathie + Fieber + Gammapathien + Gynäkomastie + Hautveränderungen + Hautverdickung + Hautverhärtungen + Hepatomegalie + Hyperhidrose + Hyperpigmentierung + Hypertrichose + Hypothyreose + Leukonychie + Lymphknotenschwellung + M-Gradient + Muskelschwäche + Myelom + Neuropathien + Ödeme, periphere + Osteolysen + Osteosklerose + Papillenödem + Pleuraerguß + Potenzstörungen + Sklerose + Splenomegalie + Trommelschlegelfinger)

Plattenepithelkarzinome

Epidermolysis bullosa dystrophica mutilans Hallopeau-Siemens
(+ Alopezie + Blasenbildung + Entwicklungsrückstand, motorischer und geistiger + Erosionen + Milien + Mundschleimhaut, Leukoplakie + Narbenbildung + Narbenschrumpfung + Onychodystrophie + Schmelzanomalien + Symblepharon + Syndaktylien + Wachstumsstörungen + Zahnanomalien)

Rückenmark, Hämangioblastome

von-Hippel-Lindau-Syndrom
(+ Ataxie + Hämangioblastome, retinale + Hirndruckzeichen + Kleinhirn, Hämangioblastome + Knochenzysten + Leberzysten + Lungenzysten + Medulla oblongata, Hämangioblastome + Nebenhodenzysten + Nierenzellkarzinom + Nierenzysten + Ovarialzysten + Pankreaszysten + Phäochromozytom + Polyzythämie + ZNS-Hämangioblastom)

Sarkoidose

Heerfordt-Syndrom
(+ Fazialislähmung + Iridozyklitis + Parotitis + Uveitis)

Schilddrüsenkarzinom

multiple endokrine Neoplasie
(+ Diarrhö + Ganglioneurom + Gastrinom + Gelenkbeweglichkeit, abnorme + Hypertonie + Hypophysentumoren + Insulinom + Karzinoid + marfanoider Habitus + Nebennierentumoren + Nebenschilddrüsenadenom + Nebenschilddrüsenhyperplasie + Neurom + Pankreas-Inselzell-Tumoren + Phäochromozytom + Schilddrüsentumoren)

Schilddrüsentumoren

multiple endokrine Neoplasie
(+ Diarrhö + Ganglioneurom + Gastrinom + Gelenkbeweglichkeit, abnorme + Hypertonie + Hypophysentumoren + Insulinom + Karzinoid + marfanoider Habitus + Nebennierentumoren + Nebenschilddrüsenadenom + Nebenschilddrüsenhyperplasie + Neurom + Pankreas-Inselzell-Tumoren + Phäochromozytom + Schilddrüsenkarzinom)

Schwannom

Neurofibromatose-2
(+ Akustikusneurinome, beidseitige + Gliom + Linsentrübung + Meningeom + Neurofibrome)

Sehbahntumor

Neurofibromatose-1
(+ Café-au-lait-Flecken + Hyperpigmentierung, kleinfleckige + Irishamartome + Neurofibrome + Optikusgliom)

Stirn-Oberlidhämangiome

Trisomie 13
(+ Arrhinenzephalie + Gesichtsdysmorphien + Herzfehler + Iriskolobom + Kopfhautdefekte + Lippen-Kiefer-Gaumen-Spalte + Mikrophthalmie + Mikrozephalie + Minderwuchs + Minderwuchs, pränataler + Polydaktylie + Präeklampsie + Zyklopie)

Talgdrüsentumoren

Talgdrüsentumoren, multiple
(+ Keratoakanthome + Neoplasien + Polyposis coli)

Tumoren | Verletzungen

Thekazelltumoren

Meigs-Syndrom
(+ Aszites + Brennertumoren + Hydrothorax + Krukenbergtumoren + Ovarialkarzinome + Ovarialtumoren)

Trichodiskome, multiple

multiple Trichodiskome, Fibrofollikulome und Akrochordone
(+ Akrochordone + Fibrofollikulome, multiple)

Tumoren, abdominelle, große

Nierendysplasie, multizystische
(+ Niere, stumme + Nierenanomalien + Nierendysplasie + Oligohydramnion + Ureteratresie)

Tumoren, knochenharte

Metachondromatose
(+ Enchondrome + Exostosen + Röhrenknochen, Verkalkungsherde)

Tumoren, subkutane

Proteus-Syndrom
(+ Exostosen am Schädel + Füße, große + Hals, langer + Hände, große + Hemihypertrophie + Kyphoskoliose + Lipome + Nävi + Rumpflänge, abnorme + Weichteilhypertrophie, plantare + Weichteilhypertrophie, volare)

Wilms-Tumor

Denys-Drash-Syndrom
(+ Glomerulonephritis + Hodendysgenesie + Hypertonie + intersexuelles Genitale + Nierenversagen + Ovarien, Hypoplasie + Vaginalhypoplasie)
Hemihypertrophie, idiopathische
(+ Hemihypertrophie + Hyperpigmentierung)
Perlman-Syndrom
(+ Aszites, fetaler, ohne Hydrops + Gesichtsdysmorphien + Hamartome, renale + Hochwuchs + innere Organe, Organomegalie + Kryptorchismus + Nephroblastomatose, fokale + Polyhydramnion)

ZNS-Hämangioblastom

von-Hippel-Lindau-Syndrom
(+ Ataxie + Hämangioblastome, retinale + Hirndruckzeichen + Kleinhirn, Hämangioblastome + Knochenzysten + Leberzysten + Lungenzysten + Medulla oblongata, Hämangioblastome + Nebenhodenzysten + Nierenzellkarzinom + Nierenzysten + Ovarialzysten + Pankreaszysten + Phäochromozytom + Polyzythämie + Rückenmark, Hämangioblastome)

ZNS, Tumoren

Turcot-Syndrom
(+ Polyposis coli)

Mutilationen

Lesch-Nyhan-Syndrom
(+ Aggressivität + Finger, Mutilationen + geistige Behinderung + Hyperurikämie + Nephrolithiasis + Selbstbeschädigungen + Verletzungen, allg.)
Neuropathie, hereditäre sensible, Typ I
(+ burning feet + Hautulzerationen + lanzinierende Schmerzen + Mal perforant + Osteolysen + Schmerzen der Beine + Sensibilitätsstörungen)
Neuropathie, hereditäre sensible, Typ II
(+ Hautulzerationen + Mal perforant + Osteolysen + Paronychie + Sensibilitätsstörungen)
Porphyrie, kongenitale erythropoetische
(+ Finger, Mutilationen + Hämolyse + Hyperpigmentierung + Photosensibilität + Porphyrinämie + Porphyrinurie, Isomer-I-Dominanz + Zähne, Rotverfärbung)

Prellungen

Sudeck-Dystrophie
(+ Belastungsschmerz + Bewegungsschmerz + Frakturneigung, Frakturen + Hautatrophie + Muskelatrophie + Ödeme, allg.)

Verletzungen, allg.

Analgesie, kongenitale
(+ Schmerzunempfindlichkeit, kongenitale)
Lesch-Nyhan-Syndrom
(+ Aggressivität + Finger, Mutilationen + geistige Behinderung + Hyperurikämie + Mutilationen + Nephrolithiasis + Selbstbeschädigungen)

Zeichen der Kindsmißhandlung

Battered-child
(+ Deprivation + emotionale Störungen + Frakturneigung, Frakturen + Schädigung durch Vernachlässigung + Zeichen sexuellen Mißbrauchs)
Münchhausen-Stellvertreter-Syndrom

Zeichen sexuellen Mißbrauchs

Battered-child
(+ Deprivation + emotionale Störungen + Frakturneigung, Frakturen + Schädigung durch Vernachlässigung + Zeichen der Kindsmißhandlung)

Wasserhaushalt

Exsikkose

adrenogenitales Syndrom Typ 1
(+ ACTH-Serumspiegel, erhöhter + Diarrhö + Erbrechen + Hyperpigmentierung + Hypokaliämie + Hyponatriämie + Hypospadie + Nebenniereninsuffizienz + Renin-Serumspiegel, erhöhter + Salzverlust)

adrenogenitales Syndrom Typ 2
(+ Achselbehaarung, frühzeitige + Adrenarche, frühe + Diarrhö + Erbrechen + Gynäkomastie + Klitorishypertrophie + Nebenniereninsuffizienz + Pubertät, verzögerte + Salzverlust + Schambehaarung, frühzeitige + Thelarche, ausbleibende + Virilisierung + Virilisierung, inkomplette)

adrenogenitales Syndrom Typ 3
(+ Adrenarche, frühe + Diarrhö + Epiphysenschluß, vorzeitiger + Erbrechen + Klitorishypertrophie + Knochenreifung, beschleunigte + Nebenniereninsuffizienz + Pseudohermaphroditismus femininus + Pseudopubertas praecox + Salzverlust + Thelarche, ausbleibende + Virilisierung)

Chlorid-Diarrhö, kongenitale
(+ Alkalose, metabolische + Diarrhö + Gedeihstörungen + Hydramnion + Hypochlorämie + Hypokaliämie + Hyponatriämie + Meteorismus + Neugeborenenikterus)

Erythema exsudativum multiforme (majus)
(+ Blasen und Erosionen des Genitale + Erytheme, kokardenförmige, multiforme + Fieber + Konjunktiva, Erosionen + Lippen, Blasenbildung + Lippen, Erosionen + Lippen, fibrinoide Beläge + Lippen, hämorrhagische Krusten + Mundschleimhaut, Blasenbildung + Mundschleimhaut, Erosionen + Mundschleimhaut, fibrinoide Beläge + Mundschleimhaut, hämorrhagische Krusten)

Tamm-Horsfall-»Nephropathie«
(+ Markpyramiden, Echogenität, bei Neugeborenen)

de-Toni-Debré-Fanconi-Komplex
(+ Azidose + Glucosurie + Hyperaminoazidurie + Hypokaliämie + Hypophosphatämie + Hypourikämie + Minderwuchs + Polyurie + Proteinurie + Rachitis)

Verner-Morrison-Syndrom
(+ Azidose, metabolische + Diarrhö + Erbrechen + Gewichtsabnahme + Hypokaliämie + Steatorrhö)

Weichteile

rheumatoide Veränderungen der Weichteile

Morbus Behçet
(+ Blutungen, gastrointestinale + Epididymitis + Erythema nodosum + Genitalveränderungen, aphthös-ulzeröse + hyperergische Reaktion der Haut + Hypopyon-Iritis + Meningoenzephalitis + Mundschleimhautaphthen + Orchitis + rheumatoide Veränderungen der Gelenke + Thrombophlebitis, rezidivierende + Thrombosen, arterielle oder venöse)

Mund- und Genital-Ulcera mit Chondritis
(+ Chondritis + Genitalveränderungen, aphthös-ulzeröse + hyperergische Reaktion der Haut + Hypopyon-Iritis + Mundschleimhautaphthen + Orchitis + rheumatoide Veränderungen der Gelenke + Thrombophlebitis, rezidivierende)

Weichteilkontrakturen

Melorheostose
(+ Faszienfibrose + Hautverdickung + Hyperostosen)

Weichteilschwellung

Hyperostose, infantile kortikale
(+ Hyperostosen + Kortikalisverdickung + Pseudoparesen + Thrombozytose)

Subsepsis allergica Wissler
(+ Arthralgien + Exantheme + Fieber)

Weichteilverknöcherung

Hyperostose, sterno-kosto-klavikuläre
(+ Hyperostose, sterno-kosto-klavikuläre + Sternoklavikularregion, Schmerzen + Sternoklavikularregion, Schwellungen)

Wirbelsäule

Blockwirbelbildung

Dysostosen, spondylokostale
(+ Hals, kurzer + Hemiwirbelbildung + Keilwirbelbildung + Kyphoskoliose + Minderwuchs + Rippendefekte + Skoliose + Spina bifida occulta)
Nielson-Syndrom
(+ Gesichtsasymmetrie + Halspterygium + Minderwuchs)
Sequenz der persistierenden Rachenmembran mit kostovertebralen Anomalien und Ohrfehlbildungen
(+ Hydramnion + Ohren, tief angesetzte + Ohrmuschelanomalien + Rachenmembran, persistierende)

Brustwirbelsäule, Versteifung

Osteochondrose, aseptische, Typ Scheuermann
(+ Kyphose + Wirbelkörperdefekte)

Dornfortsatzverbreiterung

Baastrup-Symptomatik
(+ kissing spine + Rückenschmerzen + Schmerzen im Lumbalbereich + Wirbelsäulenbereich, Schmerzen)

Flexionsbehinderung der Wirbelsäule

Muskeldystrophie Typ Emery-Dreifuss
(+ Ellenbogengelenk, Kontrakturen + Oberarme, Schwäche + Unterschenkelmuskulatur, Schwäche)
Rigid-spine-Syndrom
(+ Creatinkinase, erhöhte)

Halswirbelkörper, obere, Fusion und Hypoplasie

Klippel-Feil-Phänotyp
(+ Hals, kurzer + neurologische Störungen + Schiefhals)

Halswirbelsäule, Defekt

Inienzephalus
(+ Hals, fehlender + Retroflexion, fixierte, des Uterus + Zervikalmark, Defekt)

Hemiwirbelbildung

Dysostosen, spondylokostale
(+ Blockwirbelbildung + Hals, kurzer + Keilwirbelbildung + Kyphoskoliose + Minderwuchs + Rippendefekte + Skoliose + Spina bifida occulta)
Dysostose, spondylokostale, mit viszeralen Defekten und Dandy-Walker-Malformation
(+ Balkenmangel + Dandy-Walker-Anomalie + Finger, Brachydaktylie + Herzfehler + Hydramnion + Hydronephrose + Hydrops fetalis + Lungenhypoplasie + Malrotation + Mikromelie + Nierendysplasie + Rippendefekte + Thoraxdysplasie + Wirbelanomalien + Zehen, Brachydaktylie)
Herz-Hand-Syndrom Typ IV
(+ Herzfehler + Hypodontie + Klinodaktylie + Makrodontie + Minderwuchs + Polydaktylie + Syndaktylien + Wirbelanomalien)
Tetrasomie 8p
(+ Balkenmangel + geistige Behinderung + Gesichtsdysmorphien + Hydronephrose + Makrozephalie + Nasenwurzel, breite, flache + Palmarfurchen, tiefe + Plantarfurchen, tiefe + Spina bifida + Stirn, hohe + Wirbelanomalien)

Hyperlordose

Achondroplasie
(+ Makrozephalie + Minderwuchs + Minderwuchs, pränataler + Muskelhypotonie)
Muskelatrophie, spinale, Typ Kugelberg-Welander
(+ Bulbärsymptomatik + Creatinkinase, erhöhte + Eigenreflexe, abgeschwächte + EMG, Mischbilder von Neuropathie- und Myopathiemuster + EMG, pseudomyotone Entladungen + Faszikulationen + Fingertremor, feinschlägiger + Hohlfuß + Kyphoskoliose + Muskelhypotonie + Myopathie + Scapulae alatae + Skoliose + Spitzfuß, paretischer + Wadenhypertrophie + Zungenfibrillationen)
Spondyloenchondrodysplasie
(+ Basalganglienverkalkung + Brachymelie + Corpus ossis ilii, kurzes und breites + geistige Behinderung + Knochenzysten + Kyphose + Metaphysen, unregelmäßige, breite + Metaphysendysplasie + Minderwuchs + Platyspondylie + Röhrenknochen, verkürzte + Skoliose + Spastik)
Stiff man
(+ Hyperhidrose + Muskelspasmen, schmerzhafte + Muskelsteifigkeit + Myoklonien + Rigor)

Ischämieschmerz der Wirbelsäule

Endangitis obliterans von-Winiwarter-Buerger
(+ Akroosteolyse + Claudicatio intermittens + Panangiitis + Raynaud-Phänomen + Verschlußkrankheit, arterielle + Zyanose)

kaudale Dysplasie

Embryopathia diabetica
(+ Analatresie + Arrhinenzephalie + Femurhypoplasie + Gesichtsspalten + Hydronephrose + Hypertelorismus + Hypotelorismus + Iriskolobom + Kolon, enggestelltes + Megaureteren + Megazystis + Naseneinkerbungen + Nierenagenesie + Ureter duplex)

kaudale Wirbelsäule, Agenesie

Regression, kaudale
(+ Analatresie + Beckendysplasie + Harnblasenstörungen + Hypoplasie der Beine + kaudale Wirbelsäule, Hypogenesie + Mastdarmstörungen + Rumpflänge, abnorme)

kaudale Wirbelsäule, Hypogenesie

Regression, kaudale
(+ Analatresie + Beckendysplasie + Harnblasenstörungen + Hypoplasie der Beine + kaudale Wirbelsäule, Agenesie + Mastdarmstörungen + Rumpflänge, abnorme)

Keilwirbelbildung

Dysostosen, spondylokostale
(+ Blockwirbelbildung + Hals, kurzer + Hemiwirbelbildung + Kyphoskoliose + Minderwuchs + Rippendefekte + Skoliose + Spina bifida occulta)

kissing spine

Baastrup-Symptomatik
(+ Dornfortsatzverbreiterung + Rückenschmerzen + Schmerzen im Lumbalbereich + Wirbelsäulenbereich, Schmerzen)

Wirbelsäule

kostovertebrale Fehlbildungen

Aicardi-Syndrom
(+ Balkenmangel + BNS-Anfälle + Chorioretinopathien, lakunäre + Hirnfehlbildungen + Mikrophthalmie + Mikrozephalie)

Kyphose

Coffin-Lowry-Syndrom
(+ Entwicklungsrückstand, motorischer und geistiger + Finger, distal konisch zulaufende + Gesichtsdysmorphien + Lidachsenstellung, antimongoloide + Lippen, verdickte + Mikrozephalie + Skoliose)

Fountain-Syndrom
(+ geistige Behinderung + Gesichtsödem + Hände, kurze + Taubheit)

Goltz-Gorlin-Syndrom
(+ Aniridie + Anophthalmie + Beckenfehlbildungen + Fingeraplasien + Fingerhypoplasien + Gaumen, hoher + Gynäkotropie + Haar, schütteres + Hautatrophie + Hyperhidrose + Hypertelorismus + Hypohidrose + Kolobom + Malokklusion + Mikrophthalmie + Nystagmus + Onychodystrophie + Optikusatrophie + Osteopathien + Osteoporose + Papillome + Poikilodermie + Polydaktylie + Prognathie + Rippenfehlbildungen + Schlüsselbeinfehlbildungen + Skoliose + Spina bifida + Strabismus + Syndaktylien + Vorwölbung, hernienartige + Wirbelanomalien + Zahnanomalien + Zehenaplasien + Zehenhypoplasien)

Osteochondrose, aseptische, Typ Scheuermann
(+ Brustwirbelsäule, Versteifung + Wirbelkörperdefekte)

Paget-Krankheit
(+ Hornhautdystrophie + Netzhautblutungen + Pachyostose + Periostose + Röhrenknochen, Verdickung und Verbiegung)

Sjögren-Larsson-Syndrom
(+ Bewegungsstörungen, zentrale + Dysarthrie + Epilepsie + epileptische Anfälle + Fundusanomalien + geistige Behinderung + Ichthyose + Minderwuchs + Schmelzdefekte + Tonusstörungen, zerebrale)

Spondyloenchondrodysplasie
(+ Basalganglienverkalkung + Brachymelie + Corpus ossis ilii, kurzes und breites + geistige Behinderung + Hyperlordose + Knochenzysten + Metaphysen, unregelmäßige, breite + Metaphysendysplasie + Minderwuchs + Platyspondylie + Röhrenknochen, verkürzte + Skoliose + Spastik)

Tetrasomie 9p
(+ geistige Behinderung + Gelenkluxationen, multiple + Gesichtsdysmorphien + Herzfehler + Hypertelorismus + Klumpfuß + Knollennase + Kyphoskoliose + Lippen-Kiefer-Gaumen-Spalte + Mikrozephalie + Nasenwurzel, breite, prominente + Skoliose + Stirn, vorgewölbte)

Kyphoskoliose

Abetalipoproteinämie
(+ Beta-Lipoproteine, fehlende + Akanthozytose + Appetitlosigkeit + Areflexie + Ataxie + Chylomikronen, fehlende + Erbrechen + Erythrozyten, Stechapfelform + Fettmalabsorption + Gedeihstörungen + Herzrhythmusstörungen + Intentionstremor + Minderwuchs + Muskelatrophie + Myokardfibrose + Netzhaut, Retinitis + Paresen + Serumlipide, erniedrigte + Steatorrhö + Untergewicht)

Ataxie mit hypogonadotropem Hypogonadismus, zerebellare familiäre
(+ Areflexie + Ataxie + Fußdeformitäten + geistige Behinderung + Genitalhypoplasie + Hypogonadismus + Muskelatrophie + Muskelhypotonie + Nystagmus + Taubheit)

Dysostosen, spondylokostale
(+ Blockwirbelbildung + Hals, kurzer + Hemiwirbelbildung + Keilwirbelbildung + Minderwuchs + Rippendefekte + Skoliose + Spina bifida occulta)

Flynn-Aird-Syndrom
(+ Aphasie + Ataxie + Dysästhesie + epileptische Anfälle + Karies + Katarakt + Myopie + Nachtblindheit + Netzhaut, Retinitis + Osteoporose + Parästhesien + Schallempfindungsstörung + Schwerhörigkeit + Taubheit)

Friedreich-Ataxie
(+ Areflexie + Ataxie + Dysarthrie + Gangstörungen + Hohlfuß + Kardiomyopathie + Nystagmus + Schluckbeschwerden + Sensibilitätsstörungen)

Homocystinurie I
(+ Entwicklungsrückstand, motorischer und geistiger + Genu valgum + Hochwuchs + Homocystin im Serum, erhöhtes + Homocystinurie + Hypermethioninämie + Kopfbehaarung, spärliche + Linsenluxation + marfanoider Habitus + Myopie + Trichterbrust)

Marfan-Syndrom
(+ Aneurysmen + Aorta ascendens, Erweiterung, progressive + Aortenruptur + Arachnodaktylie + Dolichostenomelie + Hühnerbrust + Linsenluxation + Murdoch-Zeichen + Sinus Valsalvae, progressive Erweiterung + Steinberg-Zeichen + Trichterbrust)

McDonough-Syndrom
(+ Bauchwanddefekt + geistige Behinderung + Gesichtsdysmorphien + Herzfehler + Kryptorchismus + Minderwuchs + Nase, große + Ohrmuschelanomalien)

metatropische Dysplasie
(+ Hellebardenbecken + Minderwuchs + Platyspondylie + Thorax, schmaler)

Muskelatrophie, infantile spinale, Typ Werdnig-Hoffmann
(+ Areflexie + head-drop-Phänomen + Hypokinese + Muskelatrophie + Muskelhypotonie + Schluckbeschwerden + Spitzfuß, paretischer + Taschenmesserphänomen + Thoraxdeformität + Vorderhornzellendegeneration + Zungenatrophie + Zungenfibrillationen)

Muskelatrophie, spinale, Typ Kugelberg-Welander
(+ Bulbärsymptomatik + Creatinkinase, erhöhte + Eigenreflexe, abgeschwächte + EMG, Mischbilder von Neuropathie- und Myopathiemuster + EMG, pseudomyotone Entladungen + Faszikulationen + Fingertremor, feinschlägiger + Hohlfuß + Hyperlordose + Muskelhypotonie + Myopathie + Scapulae alatae + Skoliose + Spitzfuß, paretischer + Wadenhypertrophie + Zungenfibrillationen)

Naevus achromians Ito
(+ Blaschko-Linien + Dysplasie, polyostotische + Extremitätenasymmetrien + Gelenkbeweglichkeit, abnorme + Gesichtsasymmetrie + Hypopigmentierung + Muskelhypotonie + Schiefhals + Spina bifida occulta + Steißbeinluxation + Strabismus + Zahndysplasie + zerebrale Anfälle)

parastremmatische Dysplasie
(+ Gelenkluxationen, multiple + Minderwuchs + Mineralisationsherde, flockige + Platyspondylie)

Patterson-Syndrom
(+ Cutis laxa + Dysplasie, polyostotische + geistige Behinderung + Hirsutismus + Minderwuchs + Ossifikation, verzögerte oder fehlende + Pigmentationsanomalien + zerebrale Anfälle)

Proteus-Syndrom
(+ Exostosen am Schädel + Füße, große + Hals, langer + Hände, große + Hemihypertrophie + Lipome + Nävi + Rumpflänge, abnorme + Tumoren, subkutane + Weichteilhypertrophie, plantare + Weichteilhypertrophie, volare)

spondylo-epi-metaphysäre Dysplasie mit überstreckbaren Gelenken
(+ Gelenkbeweglichkeit, abnorme + Genu valgum + Metaphysendysplasie + Minderwuchs + Minderwuchs, pränataler)

Sprengel-Phänotyp
(+ Rippenfehlbildungen + Schulterblatt, Hypoplasie + Schulterblatt-Hochstand, einseitiger fixierter)

Tetrasomie 9p
(+ geistige Behinderung + Gelenkluxationen, multiple + Gesichtsdysmorphien + Herzfehler + Hypertelorismus + Klumpfuß + Knollennase + Kyphose + Lippen-Kiefer-Gaumen-Spalte + Mikrozephalie + Nasenwurzel, breite, prominente + Skoliose + Stirn, vorgewölbte)

Wirbelsäule

Lordose

COVESDEM-Syndrom
(+ Ellenbogengelenk, Kontrakturen + Faßthorax + Gesichtsdysmorphien + Hypertelorismus + Makrozephalie + Mikrozephalie + Minderwuchs + Nase, kurze + Skoliose + Verkürzung der Unterarme + Wirbelkörper, Segmentationsstörungen)
Muskeldystrophie, X-chromosomal rezessive, Typ Duchenne
(+ Atemstörung + Creatinkinase, erhöhte + Echokardiogramm, auffälliges + EKG, pathologisches + geistige Behinderung + Gelenkkontrakturen + Gower-Manöver + Kardiomyopathie + Makroglossie + Muskelatrophie + Muskelschwäche + Myopathie + Paresen + Skoliose + Trendelenburg-Zeichen, positives + Wadenhypertrophie + Wadenschmerzen + Watschelgang + Zehenspitzengang)

Platyspondylie

akromesomele Dysplasie
(+ Dysplasie, akromesomele + Minderwuchs)
Brachyolmie
(+ Minderwuchs)
Chondrodysplasie, progrediente pseudorheumatoide
(+ Arthritiden + Gangstörungen + Gelenkbeweglichkeit, eingeschränkte + Gelenkversteifungen + Wirbelkörperdysplasie)
Dyggve-Melchior-Clausen-Syndrom
(+ geistige Behinderung + Minderwuchs + Skelettanomalien + Skoliose)
Dysosteosklerose
(+ Frakturneigung, Frakturen + Minderwuchs + Optikusatrophie + Osteosklerose + Zahnanomalien)
Dysplasia spondyloepiphysaria tarda
(+ Minderwuchs)
Kniest-Dysplasie
(+ Gaumenspalte + Minderwuchs + Myopie + Schenkelhälse, plumpe kurze + Schwerhörigkeit)
metaphysäre Dysplasie, Anetodermie, Optikusatrophie
(+ Blindheit + Hautatrophie + Hirsutismus + Metaphysendysplasie + Minderwuchs + Optikusatrophie + Osteopenie + Schädelbasissklerose)
metatropische Dysplasie
(+ Hellebardenbecken + Kyphoskoliose + Minderwuchs + Thorax, schmaler)
Mucopolysaccharidose IV
(+ Dysplasie, polyostotische + Hornhauttrübung + Keratansulfat im Urin, vermehrtes + Minderwuchs + Schmelzdefekte)
Osteochondrodysplasie mit Hypertrichose
(+ Coxa valga + Gesicht, plumpes + Hypertrichose + Kardiomegalie + Kortikalisverschmächtigung + Makrosomie, fetale + Metaphysendysplasie + Os pubis und Os ischium, dysplastische + Osteopenie + Rippen, breite + Thorax, schmaler)
oto-spondylo-megaepiphysäre Dysplasie
(+ Epiphysenvergrößerung + Mittelgesicht, flaches + Schallempfindungsstörung + Schwerhörigkeit)
parastremmatische Dysplasie
(+ Gelenkluxationen, multiple + Kyphoskoliose + Minderwuchs + Mineralisationsherde, flockige)
Smith-McCort-Syndrom
(+ Beckenrand, gehäkelter + Dysplasie, polyostotische + Minderwuchs)
Spondyloenchondrodysplasie
(+ Basalganglienverkalkung + Brachymelie + Corpus ossis ilii, kurzes und breites + geistige Behinderung + Hyperlordose + Knochenzysten + Kyphose + Metaphysen, unregelmäßige, breite + Metaphysendysplasie + Minderwuchs + Röhrenknochen, verkürzte + Skoliose + Spastik)
spondylo-epi-metaphysäre Dysplasie Typ Irapa
(+ Gelenkkontrakturen + Metaphysendysplasie + Minderwuchs)
spondylometaphysäre Dysplasie Typ Kozlowski
(+ Metaphysendysplasie + Minderwuchs)

Regressionssyndrom, kaudales

Sirenomelie
(+ Analatresie + Beine, Fusion + Nierenagenesie + sakrokokzygeale Wirbelsäule, Agenesie)

sakrokokzygeale Wirbelsäule, Agenesie

Sirenomelie
(+ Analatresie + Beine, Fusion + Nierenagenesie + Regressionssyndrom, kaudales)

Scheuermann-ähnliche Veränderungen der Wirbelsäule

coxo-aurikuläres Syndrom
(+ Hüftgelenkluxation + Mikrotie + Minderwuchs + Mittelohrhypoplasie)

Schmerzen im Lumbalbereich

Baastrup-Symptomatik
(+ Dornfortsatzverbreiterung + kissing spine + Rückenschmerzen + Wirbelsäulenbereich, Schmerzen)
Foix-Alajouanine-Syndrom
(+ Beine, schlaffe Paresen + Harnblasenstörungen + Mastdarmstörungen + Potenzstörungen)
Lendenwirbelsäulen-Symptomatik
(+ Ischialgie + lageabhängige Schmerzen segmentaler Anordnung + Parästhesien + Sensibilitätsstörungen)
Musculus-psoas-Symptomatik
(+ Rückenschmerzen + Wirbelsäulenbereich, Schmerzen)
Osteitis condensans ilii
(+ Abdominalschmerzen + Gynäkotropie + Os ilium, trianguläre Hyperostose)

Schmetterlingswirbel

arteriohepatische Dysplasie
(+ Brachyphalangie + Cholestase + Cholestase, intrahepatische + Embryotoxon posterius + Gallenwegsmangel, intrahepatischer + Gefäßstenosen + Gesichtsdysmorphien + Herzfehler + Ikterus + Minderwuchs + Pruritus + Pulmonalstenose + Wirbelanomalien)
metaphysäre Anadysplasie
(+ Metaphysendysplasie + Minderwuchs + Wirbelkörperspalten)

Skoliose

Arthrogrypose, distale, Typ II D
(+ Ellenbogengelenk, Bewegung, eingeschränkte + Fingerkontrakturen + Kniegelenke, Streckung, eingeschränkte + Wirbelanomalien)
Arthrogrypose, X-gebundene, Typ I
(+ Fingerkontrakturen + Fußkontrakturen + Gesichtsdysmorphien + Glossoptose + Kamptodaktylie + Skaphozephalie + Thoraxdeformität)
Chondrodysplasia punctata, X-chromosomal-dominante Form
(+ Alopezie + Gynäkotropie + Hautatrophie + Ichthyose + Katarakt + Minderwuchs + Nase, breite, flache + Röhrenknochen, verkürzte + Röhrenknochenepiphysen, Kalzifikationen, punktförmige)
Coffin-Lowry-Syndrom
(+ Entwicklungsrückstand, motorischer und geistiger + Finger, distal konisch zulaufende + Gesichtsdysmorphien + Kyphose + Lidachsenstellung, antimongoloide + Lippen, verdickte + Mikrozephalie)

Wirbelsäule

COVESDEM-Syndrom
(+ Ellenbogengelenk, Kontrakturen + Faßthorax + Gesichtsdysmorphien + Hypertelorismus + Lordose + Makrozephalie + Mikrozephalie + Minderwuchs + Nase, kurze + Verkürzung der Unterarme + Wirbelkörper, Segmentationsstörungen)

Desbuquois-Syndrom
(+ Epiphysendysplasie + Fingergelenksluxationen + Metaphysendysplasie + Minderwuchs + Muskelhypotonie)

Diastematomyelie
(+ Dermalsinus + Hämangiomatose + Hautatrophie + Hohlfuß + Klumpfuß + Lipome + Muskelatrophie + Nävi + Pilonidalsinus + Sensibilitätsstörungen + trophische Störungen der Gefäße)

Dyggve-Melchior-Clausen-Syndrom
(+ geistige Behinderung + Minderwuchs + Platyspondylie + Skelettanomalien)

Dysostosen, spondylokostale
(+ Blockwirbelbildung + Hals, kurzer + Hemiwirbelbildung + Keilwirbelbildung + Kyphoskoliose + Minderwuchs + Rippendefekte + Spina bifida occulta)

Dysostose, thorakopelvine
(+ Atemstörung + Beckenschaufeln, Hypoplasie + Hämangiome, kutane + Körperasymmetrie + Larynxstenose + Minderwuchs + Rippen, kurze + Thorax, schmaler)

Enchondromatose mit spondyloakraler Dysplasie
(+ Enchondrome + Minderwuchs + Thoraxdeformität + Wirbelkörperdysplasie)

Geroderma osteodysplastica
(+ Cutis hyperelastica + Glaukom + Hornhauttrübung + Mikrokornea + Osteoporose)

Goltz-Gorlin-Syndrom
(+ Aniridie + Anophthalmie + Beckenfehlbildungen + Fingeraplasien + Fingerhypoplasien + Gaumen, hoher + Gynäkotropie + Haar, schütteres + Hautatrophie + Hyperhidrose + Hypertelorismus + Hypohidrose + Kolobom + Kyphose + Malokklusion + Mikrophthalmie + Nystagmus + Onychodystrophie + Optikusatrophie + Osteopathien + Osteoporose + Papillome + Poikilodermie + Polydaktylie + Prognathie + Rippenfehlbildungen + Schlüsselbeinfehlbildungen + Spina bifida + Strabismus + Syndaktylien + Vorwölbung, hernienartige + Wirbelanomalien + Zahnanomalien + Zehenaplasien + Zehenhypoplasien)

Guadalajara-Kamptodaktylie-Syndrom Typ II
(+ Ellenbogenkontrakturen + Gesichtsdysmorphien + Kamptodaktylie + Kniegelenkkontrakturen + Mikrozephalie + Ptosis)

King-Syndrom
(+ Creatinkinase, erhöhte + Entwicklungsrückstand, motorischer + Kryptorchismus + Lidachsenstellung, antimongoloide + Minderwuchs + Myopathie + Ohren, tief angesetzte + Trichterbrust)

Muskelatrophie, spinale, Typ Kugelberg-Welander
(+ Bulbärsymptomatik + Creatinkinase, erhöhte + Eigenreflexe, abgeschwächte + EMG, Mischbilder von Neuropathie- und Myopathiemuster + EMG, pseudomyotone Entladungen + Faszikulationen + Fingertremor, feinschlägiger + Hohlfuß + Hyperlordose + Kyphoskoliose + Muskelhypotonie + Myopathie + Scapulae alatae + Spitzfuß, paretischer + Wadenhypertrophie + Zungenfibrillationen)

Muskeldystrophie, X-chromosomal rezessive, Typ Duchenne
(+ Atemstörung + Creatinkinase, erhöhte + Echokardiogramm, auffälliges + EKG, pathologisches + geistige Behinderung + Gelenkkontrakturen + Gower-Manöver + Kardiomyopathie + Lordose + Makroglossie + Muskelatrophie + Muskelschwäche + Myopathie + Paresen + Trendelenburg-Zeichen, positives + Wadenhypertrophie + Wadenschmerzen + Watschelgang + Zehenspitzengang)

Neuropathie, hereditäre sensible, Typ III
(+ Analgesie + Apnoezustände + Erbrechen + Fieber + Gelenkveränderungen + Hyperhidrose + Hypertonie + Hypotonie + Lidschluß, fehlender + Megakolon + Megaösophagus + Minderwuchs + Pylorospasmus + Schluckbeschwerden + Speichelfluß, vermehrter + Sprachentwicklung, verzögerte + Tränensekretion, verminderte bis fehlende + Trinkschwierigkeiten + zerebrale Anfälle + Zungenpapillen, fungiforme, Fehlen)

Pterygium-Syndrom, multiples, Typ Frias
(+ Halspterygium + Pterygien + Ptosis)

Rett-Syndrom
(+ Anarthrie + Gangapraxie + Gangataxie + geistige Behinderung + Handfunktion, Verlust + Mikrozephalie + Minderwuchs + Tachypnoe + zerebrale Anfälle)

Spondyloenchondrodysplasie
(+ Basalganglienverkalkung + Brachymelie + Corpus ossis ilii, kurzes und breites + geistige Behinderung + Hyperlordose + Knochenzysten + Kyphose + Metaphysen, unregelmäßige, breite + Metaphysendysplasie + Minderwuchs + Platyspondylie + Röhrenknochen, verkürzte + Spastik)

Tetrasomie 9p
(+ geistige Behinderung + Gelenkluxationen, multiple + Gesichtsdysmorphien + Herzfehler + Hypertelorismus + Klumpfuß + Knollennase + Kyphose + Kyphoskoliose + Lippen-Kiefer-Gaumen-Spalte + Mikrozephalie + Nasenwurzel, breite, prominente + Stirn, vorgewölbte)

Zimmermann-Laband-Fibromatose
(+ Alaknorpel, Hyperplasie + Anonychie + geistige Behinderung + Gingivafibromatose + Hepatomegalie + Hirsutismus + Ohrmuschelhyperplasie + Onychodysplasie + Onychohypoplasie + Splenomegalie)

Spina bifida

Goltz-Gorlin-Syndrom
(+ Aniridie + Anophthalmie + Beckenfehlbildungen + Fingeraplasien + Fingerhypoplasien + Gaumen, hoher + Gynäkotropie + Haar, schütteres + Hautatrophie + Hyperhidrose + Hypertelorismus + Hypohidrose + Kolobom + Kyphose + Malokklusion + Mikrophthalmie + Nystagmus + Onychodystrophie + Optikusatrophie + Osteopathien + Osteoporose + Papillome + Poikilodermie + Polydaktylie + Prognathie + Rippenfehlbildungen + Schlüsselbeinfehlbildungen + Skoliose + Strabismus + Syndaktylien + Vorwölbung, hernienartige + Wirbelanomalien + Zahnanomalien + Zehenaplasien + Zehenhypoplasien)

Tetrasomie 8p
(+ Balkenmangel + geistige Behinderung + Gesichtsdysmorphien + Hemiwirbelbildung + Hydronephrose + Makrozephalie + Nasenwurzel, breite, flache + Palmarfurchen, tiefe + Plantarfurchen, tiefe + Stirn, hohe + Wirbelanomalien)

Trisomie-8-Mosaik
(+ Arthrogrypose + Balkenmangel + Gesichtsdysmorphien + Hydronephrose + Nase, birnenförmige + Palmarfurchen, tiefe + Patellaaplasie + Pigmentationsanomalien + Plantarfurchen, tiefe + Unterlippe, umgestülpte + Wirbelanomalien)

Spina bifida occulta

Dysostosen, spondylokostale
(+ Blockwirbelbildung + Hals, kurzer + Hemiwirbelbildung + Keilwirbelbildung + Kyphoskoliose + Minderwuchs + Rippendefekte + Skoliose)

kraniodigitales Syndrom (Scott)
(+ Brachyzephalie + geistige Behinderung + Gesichtsdysmorphien + Minderwuchs + Ossifikation, verzögerte oder fehlende + Syndaktylien)

Naevus achromians Ito
(+ Blaschko-Linien + Dysplasie, polyostotische + Extremitätenasymmetrien + Gelenkbeweglichkeit, abnorme + Gesichtsasymmetrie + Hypopigmentierung + Kyphoskoliose + Muskelhypotonie + Schiefhals + Steißbeinluxation + Strabismus + Zahndysplasie + zerebrale Anfälle)

Steißbeinluxation

Naevus achromians Ito
(+ Blaschko-Linien + Dysplasie, polyostotische + Extremitätenasymmetrien + Gelenkbeweglichkeit, abnorme + Gesichtsasymmetrie + Hypopigmentierung + Kyphoskoliose + Muskelhypotonie

Wirbelsäule

+ Schiefhals + Spina bifida occulta + Strabismus + Zahndysplasie + zerebrale Anfälle)

Wirbelanomalien

arteriohepatische Dysplasie
(+ Brachyphalangie + Cholestase + Cholestase, intrahepatische + Embryotoxon posterius + Gallenwegsmangel, intrahepatischer + Gefäßstenosen + Gesichtsdysmorphien + Herzfehler + Ikterus + Minderwuchs + Pruritus + Pulmonalstenose + Schmetterlingswirbel)
Arthrogrypose, distale, Typ II D
(+ Ellenbogengelenk, Bewegung, eingeschränkte + Fingerkontrakturen + Kniegelenke, Streckung, eingeschränkte + Skoliose)
Dysostose, spondylokostale, mit viszeralen Defekten und Dandy-Walker-Malformation
(+ Balkenmangel + Dandy-Walker-Anomalie + Finger, Brachydaktylie + Hemiwirbelbildung + Herzfehler + Hydramnion + Hydronephrose + Hydrops fetalis + Lungenhypoplasie + Malrotation + Mikromelie + Nierendysplasie + Rippendefekte + Thoraxdysplasie + Zehen, Brachydaktylie)
Femurhypoplasie-Gesichtsdysmorphie-Syndrom
(+ Alaknorpel, Hypoplasie + Azetabulumhypoplasie + Beckendysplasie + Femuraplasie + Femurhypoplasie + Gaumenspalte + Gesichtsdysmorphien + Lidachsenstellung, mongoloide + Mikrogenie + Minderwuchs + Mund, kleiner + Nase, kurze + Nasenspitze, plumpe + Oberarmverkürzung + Oberlippe, schmale + Philtrum, langes + Rippenanteile, hintere, Verschmälerung)
Goltz-Gorlin-Syndrom
(+ Aniridie + Anophthalmie + Beckenfehlbildungen + Fingeraplasien + Fingerhypoplasien + Gaumen, hoher + Gynäkotropie + Haar, schütteres + Hautatrophie + Hyperhidrose + Hypertelorismus + Hypohidrose + Kolobom + Kyphose + Malokklusion + Mikrophthalmie + Nystagmus + Onychodystrophie + Optikusatrophie + Osteopathien + Osteoporose + Papillome + Poikilodermie + Polydaktylie + Prognathie + Rippenfehlbildungen + Schlüsselbeinfehlbildungen + Skoliose + Spina bifida + Strabismus + Syndaktylien + Vorwölbung, hernienartige + Zahnanomalien + Zehenaplasien + Zehenhypoplasien)
Herz-Hand-Syndrom Typ IV
(+ Hemiwirbelbildung + Herzfehler + Hypodontie + Klinodaktylie + Makrodontie + Minderwuchs + Polydaktylie + Syndaktylien)
KBG-Syndrom
(+ Brachyphalangie + Füße, kleine + geistige Behinderung + Hände, kleine + Hypertelorismus + Minderwuchs + Skelettanomalien + Zahnanomalien)
Lymphödem, hereditäres, Typ II (Meige)
(+ Distichiasis + Lymphödem an den unteren Extremitäten + Nägel, Gelb- bis Grünverfärbung + Syndaktylien)
Potter-Sequenz
(+ »Potter facies« + Adysplasie, urogenitale + Anomalien, anorektale + Epikanthus + Gesichtsdysmorphien + Hypertelorismus + Klumpfuß + Lungenhypoplasie + Nierenagenesie + Ohrmuscheldysplasie + Uterusanomalien)
Pterygium-Syndrom, rezessiv vererbtes multiples
(+ Gesichtsdysmorphien + Halspterygium + Hüftgelenk, Kontrakturen + Kniegelenke, Kontrakturen + Kryptorchismus + Ptosis + Trismus)
Robinow-Syndrom
(+ Gesichtsdysmorphien + Mikropenis + Minderwuchs + Nase, breite, flache + Stirn, vorgewölbte)
Tetrasomie 8p
(+ Balkenmangel + geistige Behinderung + Gesichtsdysmorphien + Hemiwirbelbildung + Hydronephrose + Makrozephalie + Nasenwurzel, breite, flache + Palmarfurchen, tiefe + Plantarfurchen, tiefe + Spina bifida + Stirn, hohe)
Trisomie-8-Mosaik
(+ Arthrogrypose + Balkenmangel + Gesichtsdysmorphien + Hydronephrose + Nase, birnenförmige + Palmarfurchen, tiefe + Patellaaplasie + Pigmentationsanomalien + Plantarfurchen, tiefe + Spina bifida + Unterlippe, umgestülpte)

VACTERL-Assoziation mit Hydrozephalus
(+ Analatresie + Enzephalozele + Fistel, ösophagotracheale + Genitalfehlbildungen + Herzfehler + Hirnfehlbildungen + Hydrozephalus + Malrotation + Nierenanomalien + Ösophagusatresie + Radiusaplasie + Radiusdysplasie)
VATER-Assoziation
(+ Analatresie + Fistel, ösophagotracheale + Nabelarterienagenesie + Nierenagenesie + Nierenanomalien + Ösophagusatresie + Polydaktylie + Radiusaplasie + Radiusdysplasie + Ventrikelseptumdefekt)

Wirbelbogenanomalien

Pippow-Syndrom
(+ Brachymesophalangie V + Rückenschmerzen)

Wirbelkanalstenose

Dysostose, cheirolumbale
(+ Finger, Brachydaktylie + Rückenschmerzen)

Wirbelkörperdefekte

Osteochondrose, aseptische, Typ Calvé
(+ Wirbelsäulenbereich, Schmerzen)
Osteochondrose, aseptische, Typ Scheuermann
(+ Brustwirbelsäule, Versteifung + Kyphose)

Wirbelkörperdysplasie

Chondrodysplasie, progrediente pseudorheumatoide
(+ Arthritiden + Gangstörungen + Gelenkbeweglichkeit, eingeschränkte + Gelenkversteifungen + Platyspondylie)
Enchondromatose mit spondyloakraler Dysplasie
(+ Enchondrome + Minderwuchs + Skoliose + Thoraxdeformität)
MURCS-Assoziation
(+ Amenorrhö + Harnwegsanomalien + Nierenanomalien + Reduktionsfehlbildungen der Arme + Rippenfehlbildungen + Sterilität + Vaginalatresie)
Ruvalcaba-Syndrom
(+ Alaknorpel, Hypoplasie + Brachymetakarpie + Brachyphalangie + geistige Behinderung + Genitalhypoplasie + Gesichtsdysmorphien + Hauthypoplasien + Hyperpigmentierung + Kraniosynostose + Lidachsenstellung, antimongoloide + Lippen, schmale + Maxillahypoplasie + Mikrozephalie + Minderwuchs, pränataler)
SPONASTRIME Dysplasie
(+ Gesichtsdysmorphien + Hirnschädel, hydrozephaloid wirkender + Metaphysendysplasie + Minderwuchs + Minderwuchs, pränataler + Nasenwurzel, eingesunkene + Stirn, vorgewölbte)

Wirbelkörper, Grund- und Deckplattensklerose

Osteomesopyknose
(+ Rückenschmerzen)

Wirbelkörper, hohe

3-M-Syndrom
(+ Gesichtsdysmorphien + Minderwuchs + Minderwuchs, pränataler + Röhrenknochen, schmale)

Wirbelkörper, mangelhafte oder fehlende Ossifikation

Anosteogenesis partialis
(+ Epiphysenvergrößerung + Minderwuchs)

dyssegmentale Dysplasie
(+ Enzephalozele + Gaumenspalte + Hydrops fetalis + Minderwuchs, pränataler)

Wirbelkörper, Segmentationsstörungen

COVESDEM-Syndrom
(+ Ellenbogengelenk, Kontrakturen + Faßthorax + Gesichtsdysmorphien + Hypertelorismus + Lordose + Makrozephalie + Mikrozephalie + Minderwuchs + Nase, kurze + Skoliose + Verkürzung der Unterarme)

Wirbelkörperspalten

Chondrodysplasia punctata, Tibia-Metacarpus-Typ
(+ Femurepiphysen, kalkspritzerartige Verdichtungen + Humerusepiphysen, kalkspritzerartige Verdichtungen + Metacarpalia, Anomalien + Minderwuchs + Mittelgesichtshypoplasie oder -dysplasie + Tibia, verkürzte)

Dysostose, humero-spinale
(+ Ellenbogen, Anlagestörung + Herzfehler + Humerusdysplasie + Minderwuchs + Oberarmverkürzung)

metaphysäre Anadysplasie
(+ Metaphysendysplasie + Minderwuchs + Schmetterlingswirbel)

Weissenbacher-Zweymüller-Phänotyp
(+ Gaumenspalte + Mikrogenie + Minderwuchs)

Wirbelsäulenanomalien

Goldenhar-Symptomenkomplex
(+ Anhängsel, präaurikuläre + Dermoid, epibulbäres + Fisteln, präaurikuläre + Gesichtsasymmetrie + Gesichtsdysmorphien + Herzfehler + Lipodermoid + Mandibulahypoplasie + Ohrmuschelhypoplasie, einseitige)

Say-Gerald-Syndrom
(+ Analatresie + Polydaktylie)

Wirbelsäulendeformierungen

Arachnodaktylie, kongenitale kontrakturelle
(+ Arachnodaktylie + Dolichostenomelie + Gelenkkontrakturen + Knautschohren + Ohrmuschelanomalien)

Zervikalsyndrom

Ménière-Krankheit
(+ Gleichgewichtsstörungen + Hörsturz + Hörverlust + Nystagmus + Ohrgeräusche + Recruitment, positives + Schwindel + vertebrobasiläre Insuffizienz)

Teil 2

Alphabetisches Symptomenregister

A

Abadie-Zeichen ↗Augen: Abadie-Zeichen
Abasie ↗Motorik: Gehunfähigkeit
Abbau, geistiger ↗Intelligenz: Abbau, geistiger
Abbau, psychomotorischer ↗Entwicklung, motorische und geistige: Abbau, psychomotorischer
Abblassen einzelner Finger ↗Hand: Abblassen einzelner Finger
Abdomen, aufgetriebenes ↗Abdomen: aufgetriebenes Abdomen; s.a. ↗Abdomen: Meteorismus
Abdomen, Dysästhesien ↗Sensibilität: Unterbauch, Dysästhesien
Abdominalgefäßzeichnung, vermehrte ↗Abdomen: Gefäßzeichnung, vermehrte abdominelle
Abdominalkoliken ↗Abdomen: Abdominalkoliken
Abdominalorgane, Lageanomalien ↗Abdomen: Bauchorgane, Lageanomalien
Abdominalschmerzen ↗Abdomen: Abdominalschmerzen
Abdominaltumoren ↗Tumoren: Tumoren, abdominelle
Abdominalwanddefekt ↗Abdomen: Bauchwanddefekt
Abdominalwandmuskulatur, Hypo- oder Aplasie ↗Abdomen: Bauchwandmuskulatur, Hypo- oder Aplasie
Abduzenskernaplasie ↗Augen: Abduzenskernaplasie
Abduzenslähmung ↗Augen: Abduzenslähmung
Ablatio retinae ↗Augen: Ablatio retinae
Abmagerung ↗Ernährungszustand: Gewichtsabnahme; ↗Ernährungszustand: Kachexie; ↗Ernährungszustand: Untergewicht
Abneigung gegen Süßigkeiten und Obst ↗Empfindung: Abneigung gegen Süßigkeiten und Obst
Aborte ↗Schwangerschaftskomplikationen: Aborte
Absencen ↗Bewußtseinslage: Absencen
Abszesse, neutrophile ↗Histologie: Abszesse, neutrophile
Abulie ↗Psyche: Abulie
Acanthosis nigricans ↗Haut, Haare, Nägel: Acanthosis nigricans
Acardius ↗Entwicklung, fetale: Acardius
Achalasie ↗Magen-Darm-Trakt: Achalasie
Acheirie ↗Hand: Acheirie
Achillessehne, Bewegungseinschränkung, schmerzhafte ↗Beine: Achillessehne, Bewegungseinschränkung, schmerzhafte
Achillessehnenreflex, fehlender ↗Nervensystem (mit Gehirn und Rückenmark): Achillessehnenreflex, fehlender
Achillessehnenschwellung ↗Beine: Achillessehnenschwellung
Achillessehne, Ossifikation ↗Beine: Achillessehne, Ossifikation
Achillessehne, Schleimbeutelentzündung ↗Beine: Bursitis achillea
Achselbehaarung, frühzeitige ↗Haut, Haare, Nägel: Achselbehaarung, frühzeitige
Achselbehaarung, spärliche ↗Haut, Haare, Nägel: Achselbehaarung, spärliche
Achselbehaarung, Verlust ↗Haut, Haare, Nägel: Achselbehaarung, Verlust
Achylie, Histamin-sensible ↗Magen-Darm-Trakt: Achylie, Histamin-sensible
Acne urticata ↗Haut, Haare, Nägel: Akne urticata
ACTH-Sekretion, gesteigerte ↗Endokrine Organe: ACTH-Sekretion, gesteigerte
ACTH-Serumspiegel, erhöhter ↗Labor: ACTH-Serumspiegel, erhöhter
Addisonismus ↗Endokrine Organe: Nebennierenrindeninsuffizienz
Adduktorenspastik ↗Motorik: Adduktorenspastik
Aderhaut... ↗Augen: Chorioidea...
ADH-Sekretion, gesteigerte ↗Endokrine Organe: ADH-Sekretion, gesteigerte
ADH-Sekretion, verminderte ↗Endokrine Organe: ADH-Sekretion, verminderte
Adipositas ↗Ernährungszustand: Adipositas
Adrenarche, frühe ↗Endokrine Organe: Adrenarche, frühe
Adynamie ↗Muskeln: Adynamie
Adysplasie, urogenitale ↗Niere und Harnwege: Adysplasie, urogenitale
Aerobilie ↗Leber und Gallenwege: Aerobilie
Aerophagie ↗Schluckakt: Aerophagie
Äthanolaminausscheidung, hohe, im Urin ↗Labor: Äthanolaminausscheidung, hohe, im Urin
Äthanolaminkinase-Aktivität in der Leber, erniedrigte ↗Labor: Äthanolaminkinase-Aktivität in der Leber, erniedrigte
Affektlabilität ↗Psyche: Affektlabilität
Aggressivität ↗Psyche: Aggressivität
Aglossie ↗Lippen, Mundhöhle und Gaumen: Aglossie
Agnosie ↗Nervensystem (mit Gehirn und Rückenmark): gnostische Störungen; s.a. ↗Augen: Agnosie, optische; ↗Nervensystem (mit Gehirn und Rückenmark): Anosognosie; ↗Nervensystem (mit Gehirn und Rückenmark): Fingeragnosie; ↗Ohr: Agnosie, akustische
Agrammatismus ↗Sprache: Agrammatismus
Agranulozytose ↗Blut und Knochenmark: Agranulozytose
Agraphie ↗Motorik: Agraphie
Agyrie ↗Nervensystem (mit Gehirn und Rückenmark): Lissenzephalie
Ahornsirupgeruch ↗Geruch: Ahornsirupgeruch
Akalkulie ↗Psyche: Akalkulie
Akanthozytose ↗Blut und Knochenmark: Akanthozytose
Akinesie ↗Motorik: Akinesie
Akinesie, fetale ↗Entwicklung, fetale: Kindsbewegungen, verminderte
Akkommodationsstörungen ↗Augen: Akkommodationsstörungen
Akne urticata ↗Haut, Haare, Nägel: Akne urticata
Akren, kalte ↗Extremitäten: Akren, kalte
Akrochordone ↗Haut, Haare, Nägel: Akrochordone
Akrodystrophie ↗Extremitäten: Akrodystrophie
Akrogerie ↗Extremitäten: Akrogerie
Akromegalie ↗Extremitäten: Akromegalie
akromegaloides Aussehen ↗Gesicht: akromegaloides Aussehen
Akromikrie ↗Extremitäten: Akromikrie
Akroosteolyse ↗Extremitäten: Akroosteolyse
Akrozephalo(poly)syndaktylie s. Akrozephalo(poly)syndaktylie-Syndrome (Übersichtsartikel in Bd. 1)
Akrozyanose ↗Extremitäten: Akrozyanose
Aktionsmyotonie ↗Muskeln: Aktionsmyotonie
Akustikusneurinome, beidseitige ↗Tumoren: Akustikusneurinome, beidseitige
Akzessoriuslähmung ↗Nervensystem (mit Gehirn und Rückenmark): Akzessoriuslähmung
alabasterartiges Aussehen der Haut ↗Haut, Haare, Nägel: alabasterartiges Aussehen der Haut
Alaknorpel, Aplasie ↗Nase: Alaknorpel, Aplasie
Alaknorpel, Einkerbungen, tiefe ↗Nase: Alaknorpel, Einkerbungen, tiefe
Alaknorpel, Hyperplasie ↗Nase: Alaknorpel, Hyperplasie
Alaknorpel, Hypoplasie ↗Nase: Alaknorpel, Hypoplasie
Alanin im Urin, vermehrtes ↗Labor: Alanin im Urin, vermehrtes
Albinismus ↗Haut, Haare, Nägel: Albinismus
Albinismus, zirkumskripter ↗Haut, Haare, Nägel: Albinismus, zirkumskripter
Alcianblau-positives Material ↗Histologie: Alcianblau-positives Material
Aldosteronausscheidung, erhöhte ↗Endokrine Organe: Aldosteronausscheidung, erhöhte

Aldosteronmangel

Aldosteronmangel ↗Endokrine Organe: Aldosteronmangel
Aldosteron-Sekretion, gesteigerte ↗Endokrine Organe: Aldosteron-Sekretion, gesteigerte
Alexie ↗Sprache: Alexie
Alkalose, metabolische ↗Stoffwechsel: Alkalose, metabolische
Alkaptonurie ↗Labor: Alkaptonurie
Alkoholismus ↗Psyche: Alkoholismus
allergische Reaktion ↗Immunität: allergische Reaktion
Allgemeininfektion, schwere ↗Infektionen: Allgemeininfektion, schwere
Alloisoleucinämie ↗Labor: Alloisoleucinämie
Alloisoleucinurie ↗Labor: Alloisoleucinurie
Alopezie ↗Haut, Haare, Nägel: Alopezie
Alpha-1-Antitrypsin-Stuhlclearance, pathologische ↗Labor: Alpha-1-Antitrypsin-Stuhlclearance, pathologische
Alpha-Schwerkettenfragmente, monoklonale ↗Labor: Alpha-Schwerkettenfragmente, monoklonale
Alveolarkerben ↗Kiefer, Zähne und Zahnfleisch: Alveolarkerben
Alveolarpyorrhö, maligne ↗Kiefer, Zähne und Zahnfleisch: Alveolarpyorrhö, maligne
Amaurose ↗Augen: Blindheit
Amblyopie ↗Augen: Amblyopie
Amboß und Steigbügel, fehlende Verbindung ↗Ohr: Amboß und Steigbügel, fehlende Verbindung
Amelie ↗Extremitäten: Amelie
Amenorrhö ↗Geschlechtsorgane: Amenorrhö
Amimie ↗Gesicht: Amimie
Aminoazidurie ↗Labor: Hyperaminoazidurie
δ-Aminolävulinsäure im Urin ↗Labor: δ-Aminolävulinsäure im Urin
3-Amino-2-Piperidin im Urin ↗Labor: 3-Amino-2-Piperidin im Urin
Aminosäuren-Ausscheidung, erhöhte, im Urin ↗Labor: Aminosäuren-Ausscheidung, erhöhte, im Urin
Amnesie ↗Bewußtseinslage: Amnesie
Amputationen, kongenitale ↗Extremitäten: Amputationen, kongenitale
Amusie, sensorische ↗Psyche: Amusie, sensorische
Amyloidnachweis ↗Labor: Amyloidnachweis
Amyloidose s. Amyloidosen (Übersichtsartikel in Bd. 1)
Amyloidosen, senile ↗Herz-Kreislauf-System: Amyloidosen, senile
Amyloidplaques ↗Histologie: Amyloidplaques
Anämie ↗Blut und Knochenmark: Anämie
Anämie, aregeneratorische ↗Blut und Knochenmark: Anämie, aregeneratorische
Anämie, Eisenmangel ↗Blut und Knochenmark: Anämie, Eisenmangel
Anämie, hämolytische ↗Blut und Knochenmark: Anämie, hämolytische
Anämie, hyperchrome ↗Blut und Knochenmark: Anämie, hyperchrome
Anämie, hypochrome ↗Blut und Knochenmark: Anämie, hypochrome
Anämie, makrozytäre ↗Blut und Knochenmark: Anämie, makrozytäre
Anämie, megaloblastische ↗Blut und Knochenmark: Anämie, megaloblastische
Anämie, mikroangiopathisch-hämolytische ↗Blut und Knochenmark: Anämie, mikroangiopathisch-hämolytische
Anämie, mikrozytäre ↗Blut und Knochenmark: Anämie, mikrozytäre
Anämie, normochrome ↗Blut und Knochenmark: Anämie, normochrome
Analatresie ↗Magen-Darm-Trakt: Analatresie
Analfistel ↗Magen-Darm-Trakt: Fistelbildungen, anale
Analgesie ↗Sensibilität: Analgesie
Analreflex, fehlender ↗Nervensystem (mit Gehirn und Rückenmark): Analreflex, fehlender
Analregion, Elephantiasis ↗Haut, Haare, Nägel: Elephantiasis der Genitoanalregion
Analsphinkterfunktion, gestörte ↗Magen-Darm-Trakt: Sphinkterfunktion, gestörte anale
Analstenose ↗Magen-Darm-Trakt: Analstenose
Analstrikturen ↗Magen-Darm-Trakt: Analstrikturen
Anarthrie ↗Sprache: Anarthrie
Anastomosen, arteriovenöse ↗Herz-Kreislauf-System: Anastomosen, arteriovenöse
Androgenresistenz ↗Endokrine Organe: Androgenresistenz
Androtropie ↗Geschlechterverteilung: Androtropie
Anenzephalie ↗Nervensystem (mit Gehirn und Rückenmark): Anenzephalie
Aneurysmen ↗Herz-Kreislauf-System: Aneurysmen
Anfälle ↗Nervensystem (mit Gehirn und Rückenmark): BNS-Anfälle; ↗Nervensystem (mit Gehirn und Rückenmark): Epilepsie; ↗Nervensystem (mit Gehirn und Rückenmark): epileptische Anfälle; ↗Nervensystem (mit Gehirn und Rückenmark): tonische Anfälle; ↗Nervensystem (mit Gehirn und Rückenmark): Unzinatus-Anfälle; ↗Nervensystem (mit Gehirn und Rückenmark): zerebrale Anfälle; ↗Herz-Kreislauf-System: Angina-pectoris-Anfall; ↗Knochen und Gelenke: Gicht-ähnliche Anfälle; ↗Lunge und Atemwege: asphyktische Anfälle; ↗Psyche: Lachanfälle, unmotivierte; ↗Schlaf: Schlaf, anfallsweiser
Anfälle, myoklonische ↗Muskeln: Myoklonien; s.a. ↗Augen: Lidmyoklonien; ↗Augen: Myoklonus, okulärer
Anfälle, visuelle, fokale ↗Nervensystem (mit Gehirn und Rückenmark): Anfälle, visuelle, fokale
Angina-pectoris-Anfall ↗Herz-Kreislauf-System: Angina-pectoris-Anfall
Angina, vasospastische ↗Herz-Kreislauf-System: Angina, vasospastische
Angiofibrome ↗Tumoren: Angiofibrome
»angioid streaks« ↗Augen: »angioid streaks«
Angiokeratome ↗Haut, Haare, Nägel: Angiokeratome
Angiolipome ↗Tumoren: Angiolipome
Angiom ↗Tumoren: Angiom
Angiomatose ↗Haut, Haare, Nägel: Angiomatose
Angiomatose, kortikomeningeale ↗Nervensystem (mit Gehirn und Rückenmark): Angiomatose, kortikomeningeale
Angiome, multiple ↗Tumoren: Angiome, multiple
Angioödem ↗Haut, Haare, Nägel: Angioödem
Angiosarkom ↗Tumoren: Angiosarkom
Angstzustände ↗Psyche: Angstzustände
Angulus infectiosus ↗Lippen, Mundhöhle und Gaumen: Mundwinkelrhagaden
Anhängsel, präaurikuläre ↗Ohr: Anhängsel, präaurikuläre
Anhidrose ↗Haut, Haare, Nägel: Anhidrose
Aniridie ↗Augen: Aniridie
Anisokorie ↗Augen: Anisokorie
Ankyloblepharon ↗Augen: Ankyloblepharon
Ankyloglossie ↗Lippen, Mundhöhle und Gaumen: Ankyloglossie
Anodontie ↗Kiefer, Zähne und Zahnfleisch: Anodontie
Anomalien, anorektale ↗Magen-Darm-Trakt: Anomalien, anorektale
Anomalien, gastrointestinale ↗Magen-Darm-Trakt: Anomalien, gastrointestinale
Anonychie ↗Haut, Haare, Nägel: Anonychie
Anophthalmie ↗Augen: Anophthalmie
Anorchidie ↗Geschlechtsorgane: Anorchidie
anorektale Fehlbildungen ↗Magen-Darm-Trakt: Anomalien, anorektale
Anosmie ↗Nase: Anosmie
Anosognosie ↗Nervensystem (mit Gehirn und Rückenmark): Anosognosie

Aufmerksamkeitsstörungen

Anserinämie ↗Labor: Anserinämie
Anthelix, prominente ↗Ohr: Anthelix, prominente
Antibasalmembran-Antikörper ↗Labor: Antibasalmembran-Antikörper
Antikörper, antimyokardiale bzw. antimyolemmale ↗Labor: Antikörper, antimyokardiale bzw. antimyolemmale
Antikörper, antithrombozytäre ↗Labor: Antikörper, antithrombozytäre
Antikörper, erythrozytäre ↗Labor: Antikörper, erythrozytäre
Antikörper, hämolysierende, bithermische ↗Labor: Antikörper, hämolysierende, bithermische
Antriebsschwäche ↗Psyche: Antriebsschwäche
Anurie ↗Niere und Harnwege: Anurie
Anus, Entzündung, pseudomembranöse ↗Magen-Darm-Trakt: Anus, Entzündung, pseudomembranöse
Aorta ascendens, Erweiterung, progressive ↗Herz-Kreislauf-System: Aorta ascendens, Erweiterung, progressive
Aorta, Hypoplasie ↗Herz-Kreislauf-System: Aorta, Hypoplasie
Aortenbogen, unterbrochener ↗Herz-Kreislauf-System: Aortenbogen, unterbrochener
Aortenkalzifikation ↗Herz-Kreislauf-System: Aortenkalzifikation
Aortenruptur ↗Herz-Kreislauf-System: Aortenruptur
Aortenstenose ↗Herz-Kreislauf-System: Aortenstenose
Apathie ↗Psyche: Antriebsschwäche
Aphasie ↗Sprache: Aphasie
Aplasia cutis congenita ↗Haut, Haare, Nägel: Aplasia cutis congenita
aplastische Krise ↗Blut und Knochenmark: aplastische Krise
Apnoezustände ↗Lunge und Atemwege: Apnoezustände
Apodie ↗Fuß: Apodie
apokrine Drüsen, Hypoplasie ↗Haut, Haare, Nägel: apokrine Drüsen, Hypoplasie
apoplektischer Insult ↗Nervensystem (mit Gehirn und Rückenmark): apoplektischer Insult
Appetitlosigkeit ↗Empfindung: Appetitlosigkeit
Apraxie ↗Motorik: Apraxie
Apraxie, okulomotorische ↗Augen: Apraxie, okulomotorische
APTT ↗Gerinnung: Thromboplastinzeit, partielle, verlängerte
Aquäduktstenose ↗Nervensystem (mit Gehirn und Rückenmark): Aquäduktstenose
Arachnodaktylie ↗Hand: Arachnodaktylie
Areflexie ↗Nervensystem (mit Gehirn und Rückenmark): Areflexie
Arginaseaktivität, verminderte ↗Labor: Arginaseaktivität, verminderte
Argininsuccinatämie ↗Labor: Argininsuccinatämie
Argininurie ↗Labor: Argininurie
Armasymmetrien ↗Arme: Armasymmetrien
Arme, kurze ↗Arme: Arme, kurze
Armlängenasymmetrie ↗Arme: Längenasymmetrie, isolierte, der Arme
Arm, Minderdurchblutung ↗Herz-Kreislauf-System: Arm, Minderdurchblutung
Armmuskulatur, proximale, Atrophien ↗Muskeln: Armmuskulatur, proximale, Atrophien
Armödem, chronisches ↗Arme: Armödem, chronisches
Armparesen ↗Motorik: Armparesen
Armplexuslähmung ↗Motorik: Armplexuslähmung
Armschmerzen ↗Arme: Brachialgien; s.a. ↗Schulterregion: Schulter-Armschmerz
Armschwäche ↗Arme: Armschwäche
Armstrahldefekt ↗Extremitäten: Strahldefekte
Arrhinenzephalie ↗Nervensystem (mit Gehirn und Rückenmark): Arrhinenzephalie
Arrhinie ↗Nase: Arrhinie

Arrhythmien ↗Herz-Kreislauf-System: Herzrhythmusstörungen
Arteria-hyaloidea-Gefäßsystem ↗Augen: Arteria-hyaloidea-Gefäßsystem
Arteria-pulmonalis-Stenose ↗Herz-Kreislauf-System: Pulmonalstenose
Arterien, große und mittlere, Ruptur ↗Herz-Kreislauf-System: Arterien, große und mittlere, Ruptur
Arteriosklerose ↗Herz-Kreislauf-System: Arteriosklerose
Arthralgien ↗Knochen und Gelenke: Arthralgien
Arthritiden ↗Knochen und Gelenke: Arthritiden
Arthrogrypose ↗Knochen und Gelenke: Arthrogrypose; s.a. ↗Arthrogryposis multiplex congenita (Übersichtsartikel in Bd. 1)
Arthromyodysplasie ↗Knochen und Gelenke: Arthromyodysplasie
Arthropathien, synoviale, mutilierende ↗Knochen und Gelenke: Arthropathien, synoviale, mutilierende
Arthrose ↗Knochen und Gelenke: Arthrose
Articulatio coxae ↗Beckenregion: Hüft...
Arzneimittelreaktion ↗Medikamentenreaktion: ...
Asparagin im Urin, vermehrtes ↗Labor: Asparagin im Urin, vermehrtes
Aspartylglucosaminhydrolase im Urin ↗Labor: Aspartylglucosaminhydrolase im Urin
Aspermie ↗Geschlechtsorgane: Aspermie
asphyktische Anfälle ↗Lunge und Atemwege: asphyktische Anfälle
Aspiration ↗Schluckakt: Aspiration
Asthma-ähnliche Atemnot ↗Lunge und Atemwege: Asthma-ähnliche Atemnot
Asthma bronchiale ↗Lunge und Atemwege: Asthma bronchiale
Astigmatismus ↗Augen: Astigmatismus
Astrozytom ↗Tumoren: Astrozytom
Asystolie ↗Herz-Kreislauf-System: Herzstillstand
Aszites ↗Abdomen: Aszites
Aszites, fetaler, ohne Hydrops ↗Entwicklung, fetale: Aszites, fetaler, ohne Hydrops
Ataxie ↗Motorik: Ataxie; s.a. ↗Motorik: Gangataxie; ↗Motorik: Hemiataxie; ↗Motorik: Zeigeataxie
Ataxie, degenerative s. Ataxien, degenerative (Übersichtsartikel in Bd. 1)
Ataxie, optische ↗Augen: Ataxie, optische
Atelektasen ↗Lunge und Atemwege: Atelektasen
Atemlähmung, periphere und zentrale ↗Lunge und Atemwege: Atemlähmung, periphere und zentrale
Atemnot ↗Lunge und Atemwege: Dyspnoe
Atemnot des Neugeborenen ↗Neugeborenen- und Säuglingskomplikationen: Atemnot des Neugeborenen
Atemstörung ↗Lunge und Atemwege: Atemstörung
Atherosklerose ↗Herz-Kreislauf-System: Arteriosklerose
Athetose ↗Motorik: Athetose
athletischer Habitus ↗Phänotyp: athletischer Habitus
Atresie ↗Augen: Tränen-Nasengänge, Atresie; ↗Geschlechtsorgane: Vaginalatresie; ↗Magen-Darm-Trakt: Analatresie; ↗Magen-Darm-Trakt: Magen-Darm-Atresien; ↗Magen-Darm-Trakt: Pylorusatresie; ↗Nase: Choanalatresie; ↗Niere und Harnwege: Ureteratresie; ↗Niere und Harnwege: Urethralatresie; ↗Ösophagus: Ösophagusatresie
Atrichie ↗Haut, Haare, Nägel: Alopezie
Atrophie, chorioretinale ↗Augen: Atrophie, chorioretinale
Atrophoderma ↗Haut, Haare, Nägel: Hautatrophie
Auffassungsstörungen ↗Psyche: Auffassungsstörungen
aufgetriebenes Abdomen ↗Abdomen: aufgetriebenes Abdomen
Aufmerksamkeitsanopsie ↗Augen: Aufmerksamkeitsanopsie
Aufmerksamkeitsstörungen ↗Psyche: Aufmerksamkeitsstörungen

419

»Aufwachlähmung«

»Aufwachlähmung« ↗Motorik: »Aufwachlähmung«
Augapfel, Schmerzen ↗Augen: Augapfel, Schmerzen
Augenabstand, vergrößerter ↗Augen: Hypertelorismus; s.a. ↗Augen: Pseudohypertelorismus
Augenanomalien ↗Augen: Augenanomalien
Augenbrauen, dichte, konvex geschwungene ↗Augen: Augenbrauen, dichte, konvex geschwungene
Augenbrauen, Dystopie ↗Augen: Augenbrauen, Dystopie
Augenbrauen, fehlende ↗Augen: Augenbrauen, fehlende
Augenbrauen, Hypoplasie ↗Augen: Augenbrauen, Hypoplasie
Augenbrauen, lange und gekrauste ↗Augen: Augenbrauen, lange und gekrauste
Augenbrauen, lange und kräftige ↗Augen: Augenbrauen, lange und kräftige
Augenbrauenpartien, mediale, Hyperplasie ↗Augen: Augenbrauenpartien, mediale, Hyperplasie
Augenbrauen, seitlich gelichtete ↗Augen: Augenbrauen, seitlich gelichtete
Augenbrauen, Weißfärbung ↗Augen: Augenbrauen, Weißfärbung
Augenentzündung, pseudomembranöse ↗Augen: Augenentzündung, pseudomembranöse
Augen, große ↗Augen: Augen, große
Augenhintergrund... ↗Augen: Fundus...
Augenlid... ↗Augen: Lid...
Augenwinkel, innerer, Schmerzen ↗Augen: Augenwinkel, innerer, Schmerzen
Auskultation, 2. Herzton, Anomalie ↗Herz-Kreislauf-System: Auskultation, 2. Herzton, Anomalie
Auskultation, Geräusch, spätsystolisches ↗Herz-Kreislauf-System: Auskultation, Geräusch, spätsystolisches
Auskultation, Klick, mittel- bis spätsystolischer ↗Herz-Kreislauf-System: Auskultation, Klick, mittel- bis spätsystolischer
Auskultation, Pulmonalklappenschlußton ↗Herz-Kreislauf-System: Auskultation, Pulmonalklappenschlußton
Auskultation, Spindelgeräusch, systolisches hoch- bis mittelfrequentes ↗Herz-Kreislauf-System: Auskultation, Spindelgeräusch, systolisches hoch- bis mittelfrequentes
Auskultation, Systolodiastolikum ↗Herz-Kreislauf-System: Auskultation, Systolodiastolikum
Autismus ↗Psyche: Autismus
Autosplenektomie ↗Milz: Autosplenektomie
AV-Block ↗Herz-Kreislauf-System: Blockbilder
Axillarbehaarung ↗Haut, Haare, Nägel: Achselbehaarung
Axonauftreibung ↗Nervensystem (mit Gehirn und Rückenmark): Axonauftreibung
Azetabulumhypoplasie ↗Beckenregion: Azetabulumhypoplasie
Azidose ↗Stoffwechsel: Azidose
Azidose, metabolische ↗Stoffwechsel: Azidose, metabolische

B

Babinski-Zeichen, positives ↗Nervensystem (mit Gehirn und Rückenmark): Babinski-Zeichen, positives
Bajonettstellung der Hände ↗Hand: Bajonettstellung der Hände
Balkenmangel ↗Nervensystem (mit Gehirn und Rückenmark): Balkenmangel
Bambushaar ↗Haut, Haare, Nägel: Bambushaar
Banden, oligoklonale, im Liquor ↗Labor: Banden, oligoklonale, im Liquor
Barrett-Ulkus ↗Tumoren: Barrett-Ulkus
Basalganglienanomalien ↗Nervensystem (mit Gehirn und Rückenmark): Basalganglienanomalien
Basalganglienverkalkung ↗Nervensystem (mit Gehirn und Rückenmark): Basalganglienverkalkung
Basalsekretion, erhöhte ↗Magen-Darm-Trakt: Basalsekretion, erhöhte
Basalzellepitheliome ↗Tumoren: Basalzellepitheliome
Bauchgefäßzeichnung, vermehrte ↗Abdomen: Gefäßzeichnung, vermehrte abdominelle
Bauchhautreflexe, abgeschwächte ↗Nervensystem (mit Gehirn und Rückenmark): Bauchhautreflexe, abgeschwächte
Bauchhoden ↗Geschlechtsorgane: Kryptorchismus
Bauchorgane, Lageanomalien ↗Abdomen: Bauchorgane, Lageanomalien
Bauchschmerzen ↗Abdomen: Abdominalschmerzen
Bauchspalte ↗Abdomen: Bauchwanddefekt
Bauchspeicheldrüsenentzündung ↗Pankreas: Pankreatitis
Bauchwanddefekt ↗Abdomen: Bauchwanddefekt
Bauchwandmuskulatur, Hypo- oder Aplasie ↗Abdomen: Bauchwandmuskulatur, Hypo- oder Aplasie
Beckenaplasie ↗Beckenregion: Beckenaplasie
Beckendysplasie ↗Beckenregion: Beckendysplasie
Beckenfehlbildungen ↗Beckenregion: Beckenfehlbildungen
Beckengürtelatrophie ↗Muskeln: Muskelatrophie, Beginn im Beckengürtel-Oberschenkelbereich
Beckengürtellähmung ↗Motorik: Paresen der Beckengürtelmuskulatur
Beckenhörner ↗Beckenregion: Beckenhörner
Beckenneuralgie ↗Beckenregion: Beckenraum, Schmerzen
Beckenrand, gehäkelter ↗Beckenregion: Beckenrand, gehäkelter
Beckenraum, Schmerzen ↗Beckenregion: Beckenraum, Schmerzen
Beckenschaufeln, Hypoplasie ↗Beckenregion: Beckenschaufeln, Hypoplasie
Becken, schmales ↗Beckenregion: Becken, schmales
Behaarung, vermehrte ↗Haut, Haare, Nägel: Hirsutismus; ↗Haut, Haare, Nägel: Hypertrichose
Behaarung, verminderte ↗Haut, Haare, Nägel: Hypotrichose
Beindeformitäten ↗Beine: Beindeformitäten
Beine, Fusion ↗Beine: Beine, Fusion
Beine, Hypo- bis Areflexie ↗Nervensystem (mit Gehirn und Rückenmark): Beine, Hypo- bis Areflexie
Beine, Parästhesien ↗Sensibilität: Beine, Parästhesien
Beine, schlaffe Paresen ↗Motorik: Beine, schlaffe Paresen
Beine, spastische Paresen ↗Motorik: Beine, spastische Paresen
Beinkrämpfe ↗Beine: Beinkrämpfe
Beinpulse, fehlende ↗Herz-Kreislauf-System: Beinpulse, fehlende
Beinstrahldefekt ↗Extremitäten: Strahldefekte
Beinvenenthrombosen ↗Herz-Kreislauf-System: Beinvenenthrombosen
Beinvenenvarikose ↗Herz-Kreislauf-System: Beinvenenvarikose
Beinverkürzung ↗Beine: Beinverkürzung
Belastungsdyspnoe ↗Lunge und Atemwege: Dyspnoe
Belastungsschmerz ↗Schmerzen: Belastungsschmerz
Bell-Phänomen ↗Augen: Bell-Phänomen
Berührungsempfindlichkeit ↗Sensibilität: Berührungsempfindlichkeit
Bettsucht ↗Psyche: Bettsucht
Beugekontrakturen ↗Knochen und Gelenke: Gelenkkontrakturen; s.a. ↗Arme: Ellenbogengelenk, Kontrakturen; ↗Arme: Unterarmkontrakturen; ↗Beine: Kniegelenke, Kontrakturen; ↗Extremitäten: Beugekontrakturen der Extremitäten; ↗Fuß: Fußkontrakturen; ↗Fuß: Zehen, Beugekontraktur; ↗Hand: Daumenkontraktur; ↗Hand: Fingerkontrakturen; ↗Hand: Handkontrakturen

Beugeschwäche im Daumenendglied ↗Motorik: Beugeschwäche im Daumenendglied
Beugeschwäche in distalem Interphalangealgelenk des Zeige- und Mittelfingers ↗Motorik: Beugeschwäche in distalem Interphalangealgelenk des Zeige- und Mittelfingers
Beugespasmen ↗Motorik: Beugespasmen
Bewegungsschmerz ↗Schmerzen: Bewegungsschmerz
Bewegungsstörungen ↗Motorik: Bewegungsstörungen
Bewegungsstörungen, choreatische ↗Motorik: Bewegungsstörungen, choreatische
Bewegungsstörungen, choreo-athetotische ↗Motorik: Bewegungsstörungen, choreo-athetotische
Bewegungsstörungen, dystone ↗Motorik: Bewegungsstörungen, dystone
Bewegungsstörungen, zentrale ↗Motorik: Bewegungsstörungen, zentrale
Bewußtlosigkeit ↗Bewußtseinslage: Bewußtlosigkeit
Bewußtseinsstörungen ↗Bewußtseinslage: Bewußtseinsstörungen
Bilirubin, erhöhtes ↗Labor: Bilirubin, erhöhtes
Bilirubinurie ↗Labor: Bilirubinurie
Bindegewebsnävi ↗Haut, Haare, Nägel: Bindegewebsnävi
Binokularfunktionen, eingeschränkte ↗Augen: Binokularfunktionen, eingeschränkte
Biotinidase, nicht meßbare Aktivität ↗Labor: Biotinidase, nicht meßbare Aktivität
Biß, offener ↗Kiefer, Zähne und Zahnfleisch: Biß, offener
Bißsenkung ↗Kiefer, Zähne und Zahnfleisch: Bißsenkung
BKS-Beschleunigung ↗Labor: BSG-Beschleunigung
Bläschen ↗Haut, Haare, Nägel: Bläschen
Bläschenbildungen an den Händen und/oder Füßen ↗Haut, Haare, Nägel: Bläschenbildungen an den Händen und/oder Füßen
Bläschen, derbe, herpetiform gruppierte ↗Haut, Haare, Nägel: Bläschen, derbe, herpetiform gruppierte
Blässe ↗Haut, Haare, Nägel: Blässe
Blaschko-Linien ↗Haut, Haare, Nägel: Blaschko-Linien
Blasen... s.a. ↗Niere und Harnwege: Harnblasen...
Blasenbildung ↗Haut, Haare, Nägel: Blasenbildung
Blasenbildung, disseminierte herpetiform angeordnete ↗Haut, Haare, Nägel: Blasenbildung, disseminierte herpetiform angeordnete
Blasenbildung an den Extremitäten ↗Haut, Haare, Nägel: Blasenbildung an den Extremitäten
Blasenbildung, hämorrhagische ↗Haut, Haare, Nägel: Blasenbildung, hämorrhagische
Blasenbildung in der Kopf-Hals-Region ↗Haut, Haare, Nägel: Blasenbildung in der Kopf-Hals-Region
Blasenbildung, mechanische ↗Haut, Haare, Nägel: Blasenbildung, mechanische
Blasenbildung im Bereich der Schleimhäute ↗Haut, Haare, Nägel: Blasenbildung im Bereich der Schleimhäute
Blasenbildung an Stamm und Extremitäten ↗Haut, Haare, Nägel: Blasenbildung an Stamm und Extremitäten
Blasen und Erosionen des Genitale ↗Geschlechtsorgane: Blasen und Erosionen des Genitale
Blaufärbung der Windeln ↗Niere und Harnwege: Blaufärbung der Windeln
Blausucht ↗Haut, Haare, Nägel: Zyanose
Blendempfindlichkeit ↗Augen: Photophobie
Blepharitis ↗Augen: Blepharitis
Blepharochalasis ↗Augen: Blepharochalasis
Blepharophimose ↗Augen: Blepharophimose
Blepharospasmus ↗Augen: Blepharospasmus
Blicklähmung ↗Augen: Ophthalmoplegie
Blindheit ↗Augen: Blindheit
Blitz-Krämpfe ↗Nervensystem (mit Gehirn und Rückenmark): Blitz-Krämpfe
Blitz-Nick-Salaam-Krämpfe ↗Nervensystem (mit Gehirn und Rückenmark): BNS-Anfälle
Block, atrioventrikulärer; B. sinuaurikulärer ↗Herz-Kreislauf-System: Blockbilder
Blockbilder ↗Herz-Kreislauf-System: Blockbilder
Block, posthepatischer ↗Leber und Gallenwege: Block, posthepatischer
Blockwirbelbildung ↗Wirbelsäule: Blockwirbelbildung
Blutarmut ↗Blut und Knochenmark: Anämie
Blutdruckabfall ↗Herz-Kreislauf-System: Blutdruckabfall
Blutdruckabfall bei Schwangerschaft ↗Schwangerschaftskomplikationen: Blutdruckabfall bei Schwangerschaft
Blutdruckamplitude, hohe ↗Herz-Kreislauf-System: Blutdruckamplitude, hohe
Blutdruckdifferenzen ↗Herz-Kreislauf-System: Blutdruckdifferenzen
Blutdruck, erhöhter ↗Herz-Kreislauf-System: Hypertonie
Blutdruck, erniedrigter ↗Herz-Kreislauf-System: Hypotonie
Bluterbrechen ↗Magen-Darm-Trakt: Hämatemesis
Bluthusten ↗Lunge und Atemwege: Hämoptoe
Blut im Stuhl ↗Magen-Darm-Trakt: Melaena; s.a. ↗Magen-Darm-Trakt: Blutungen, gastrointestinale
Blut im Urin ↗Labor: Hämaturie
Blutungen ↗Augen: Glaskörperblutungen; ↗Augen: Netzhautblutungen; ↗Gerinnung: Blutungsneigung; ↗Gerinnung: hämorrhagische Diathese; ↗Geschlechtsorgane: Genitalblutungen; ↗Geschlechtsorgane: Menorrhagien; ↗Haut, Haare, Nägel: Ekchymosen; ↗Haut, Haare, Nägel: Hautblutungen; ↗Haut, Haare, Nägel: Haut- und Schleimhautblutungen; ↗Haut, Haare, Nägel: Petechien; ↗Haut, Haare, Nägel: Purpura; ↗Kiefer, Zähne und Zahnfleisch: Zahnfleischblutung; ↗Kiefer, Zähne und Zahnfleisch: Zahnwechselblutungen; ↗Knochen und Gelenke: Gelenkblutungen; ↗Magen-Darm-Trakt: Blutungen, gastrointestinale; ↗Muskeln: Muskelblutungen; ↗Nase: Nasenbluten; ↗Nervensystem (mit Gehirn und Rückenmark): Subarachnoidalblutung; ↗Schwangerschaftskomplikationen: Blutungsrisiko intra partum
Blutungsneigung ↗Gerinnung: Blutungsneigung
Blutungsrisiko intra partum ↗Schwangerschaftskomplikationen: Blutungsrisiko intra partum
Blutungszeit, verlängerte ↗Gerinnung: Blutungszeit, verlängerte
Blutzucker, erhöhter ↗Labor: Hyperglykämie
Blutzucker, erniedrigter ↗Labor: Hypoglykämie
B-Lymphozyten, völliges Fehlen ↗Blut und Knochenmark: B-Lymphozyten, völliges Fehlen
BNS-Anfälle ↗Nervensystem (mit Gehirn und Rückenmark): BNS-Anfälle
Bogenmuster, vermehrte ↗Haut, Haare, Nägel: Bogenmuster, vermehrte
Borrelia-burgdorferi-Infektion ↗Infektionen: Borrelia-burgdorferi-Infektion
Boston-Zeichen ↗Augen: Boston-Zeichen
Brachialgien ↗Arme: Brachialgien
Brachydaktylie s. Brachydactylie Typ A1 bis Typ E (Artikel in Bd. 1); ↗Fuß: Brachyphalangie; ↗Fuß: Zehen, Brachydaktylie; ↗Fuß: Zehen, kurze; ↗Fuß: Zehenhypoplasien; ↗Hand: Brachymesophalangie; ↗Hand: Brachyphalangie; ↗Hand: Brachysyndaktylie; ↗Hand: Brachytelephalangie; ↗Hand: Daumenendglieder, kurze; ↗Hand: Daumenhypoplasie; ↗Hand: Daumen, kurze; ↗Hand: Endphalangen, Hypoplasie; ↗Hand: Finger, Brachydaktylie; ↗Hand: Fingerhypoplasien; ↗Hand: Finger, kurze; ↗Hand: Symbrachydaktylien
Brachymelie ↗Extremitäten: Brachymelie; s.a. ↗mesomele Dysplasie (Artikel in Bd. 1); ↗Arme: Arme, kurze; ↗Arme: Humerusagenesie; ↗Arme: Mesomelie der Arme; ↗Arme: Mesomelie der Unterarme; ↗Arme: Oberarmver-

kürzung; ↗Arme: Radius, verkürzter; ↗Arme: Ulnaagenesie; ↗Arme: Ulnaaplasie; ↗Arme: Ulnafehlbildung; ↗Arme: Ulnahypoplasie; ↗Arme: Ulna, verkürzte; ↗Arme: Verkürzung der Unterarme; ↗Beine: Beinverkürzung; ↗Beine: Femuraplasie; ↗Beine: Femurhypoplasie; ↗Beine: Femurverkürzung, distale; ↗Beine: Fibulaaplasie; ↗Beine: Fibulahypoplasie; ↗Beine: Fibulaverkürzung; ↗Beine: Hypoplasie der Beine; ↗Beine: Mesomelie der Beine; ↗Beine: Tibiaaplasie; ↗Beine: Tibiahypoplasie; ↗Beine: Tibia, verkürzte; ↗Beine: Verkürzung der Unterschenkel; ↗Extremitäten: Extremitätenhypoplasien; ↗Extremitäten: Extremitäten, kurze breite; ↗Extremitäten: Pero-, Phoko-, Rhizomelie; ↗Extremitäten: Reduktionsfehlbildungen der Extremitäten
Brachymesophalangie V ↗Hand: Brachymesophalangie V
Brachymetakarpie ↗Hand: Brachymetakarpie
Brachyphalangie ↗Fuß: Brachyphalangie; ↗Hand: Brachyphalangie
Brachysyndaktylie ↗Hand: Brachysyndaktylie
Brachytelephalangie ↗Hand: Brachytelephalangie
Brachyzephalie ↗Kopf: Brachyzephalie
Bradyarrhythmien ↗Herz-Kreislauf-System: Bradyarrhythmien
Bradykinesie ↗Motorik: Bradykinesie
Bradyphrenie ↗Intelligenz: Bradyphrenie
Brechreiz ↗Empfindung: Übelkeit
Brennen ↗Sensibilität: Hautbrennen; ↗Lippen, Mundhöhle und Gaumen: Zungenbrennen; ↗Ösophagus: Sodbrennen; ↗Schmerzen: Spontanschmerzen, brennende
Brennertumoren ↗Tumoren: Brennertumoren
Bronchialasthma ↗Lunge und Atemwege: Asthma bronchiale
Bronchialemphysem, obstruktives ↗Lunge und Atemwege: Bronchialemphysem, obstruktives
Bronchialkarzinom ↗Tumoren: Bronchialkarzinom
Bronchiektasen ↗Lunge und Atemwege: Bronchiektasen
Bronchitis ↗Lunge und Atemwege: Bronchitis
Bronchitis, obstruktive ↗Lunge und Atemwege: Bronchitis, obstruktive
Bronchopathie, chronische ↗Lunge und Atemwege: Bronchopathie, chronische
brüchiges Haar ↗Haut, Haare, Nägel: Trichorrhexis
Brushfield-Flecken ↗Augen: Brushfield-Flecken
Brust... ↗Thorax: ...; s.a. ↗Mammae: ...
Brustdrüsen, Hypoplasien und Aplasien ↗Mammae: Brustdrüsen, Hypoplasien und Aplasien
Brustentwicklung, mangelhafte ↗Mammae: Brustentwicklung, mangelhafte
Brustschmerzen ↗Thorax: Brustschmerzen
Brustspannen, prämenstruelles ↗Mammae: Brustspannen, prämenstruelles
Brustveränderungen, Neigung zu maligner Entartung ↗Mammae: Brustveränderungen, Neigung zu maligner Entartung
Brustwirbelsäule, Versteifung ↗Wirbelsäule: Brustwirbelsäule, Versteifung
BSG-Beschleunigung ↗Labor: BSG-Beschleunigung
Büffelnacken ↗Hals: Büffelnacken
Bürstenschädel ↗Kopf: Bürstenschädel
Bulbärparalyse ↗Nervensystem (mit Gehirn und Rückenmark): Bulbärparalyse
Bulbärsymptomatik ↗Nervensystem (mit Gehirn und Rückenmark): Bulbärsymptomatik
Bulbi, abnorm große ↗Augen: Bulbi, abnorm große
Bulbus, Ab- oder Adduktionsstellung ↗Augen: Bulbus, Ab- oder Adduktionsstellung
Bulbusatrophie ↗Augen: Bulbusatrophie
Bulbusmotilität, Einschränkung ↗Augen: Bulbusmotilität, Einschränkung
Bulbusretraktion ↗Augen: Bulbusretraktion
Bulbusruptur ↗Augen: Bulbusruptur
Bullae ↗Haut, Haare, Nägel: Bläschen; ↗Haut, Haare, Nägel: Blasenbildung...
Buphthalmus ↗Augen: Buphthalmus
burning feet ↗Sensibilität: burning feet
Bursitis achillea ↗Beine: Bursitis achillea

C

Café-au-lait-Flecken ↗Haut, Haare, Nägel: Café-au-lait-Flecken
Calcitonin, erhöhtes ↗Labor: Calcitonin, erhöhtes
Calcium, erhöhtes ↗Labor: Hyperkalzämie; ↗Labor: Hyperkalziurie
Calcium, erniedrigtes ↗Labor: Hypokalzämie; ↗Labor: Hypokalziurie
Calvieties ↗Haut, Haare, Nägel: Alopezie
Canalis opticus, enger ↗Augen: Canalis opticus, enger
Candidiasis ↗Infektionen: Candidiasis
Canieties ↗Haut, Haare, Nägel: Ergrauen
Capitulum humeri, Druckschmerz ↗Arme: Capitulum humeri, Druckschmerz
Carnosinämie ↗Labor: Carnosinämie
Carnosinase-Aktivität im Plasma vermindert ↗Labor: Carnosinase-Aktivität im Plasma vermindert
Carnosinurie ↗Labor: Carnosinurie
Cataracta ↗Augen: Katarakt
Catecholamine, erhöhte ↗Labor: Catecholamine, erhöhte
Ceramid-haltige intralysosomale Ablagerungen ↗Histologie: Ceramid-haltige intralysosomale Ablagerungen
C1-Esterase-Inhibitor (INH), verminderter Serumspiegel ↗Labor: C1-Esterase-Inhibitor (INH), verminderter Serumspiegel
Charakteranomalien ↗Psyche: Charakteranomalien
Cheilitis glandularis ↗Lippen, Mundhöhle und Gaumen: Cheilitis glandularis
Cheilitis sicca ↗Lippen, Mundhöhle und Gaumen: Cheilitis sicca
Cheilosis ↗Lippen, Mundhöhle und Gaumen: Cheilosis
cherubismusartige Fazies ↗Gesicht: cherubismusartige Fazies
Choanalatresie ↗Nase: Choanalatresie
Cholangitiden ↗Leber und Gallenwege: Cholangitiden
Choledocholithiasis ↗Leber und Gallenwege: Cholelithiasis
Choledochusobstruktion ↗Leber und Gallenwege: Choledochusobstruktion
Choledochuszyste ↗Leber und Gallenwege: Choledochuszyste
Cholelithiasis ↗Leber und Gallenwege: Cholelithiasis
Cholemesis ↗Magen-Darm-Trakt: Galleerbrechen
Cholestanol im Plasma, erhöhtes ↗Labor: Cholestanol im Plasma, erhöhtes
Cholestase ↗Leber und Gallenwege: Cholestase
Cholestase, intrahepatische ↗Leber und Gallenwege: Cholestase, intrahepatische
Cholesterin ↗Labor: Hyperlipidämie; ↗Labor: Hypocholesterinämie
Cholezystolithiasis ↗Leber und Gallenwege: Cholelithiasis
Chondritis ↗Knochen und Gelenke: Chondritis
Chondrodysplasie, metaphysäre ↗Knochen und Gelenke: Chondrodysplasie, metaphysäre
Chorea(thetose) ↗Motorik: Bewegungsstörungen, choreatische; ↗Motorik: Bewegungsstörungen, choreo-athetotische; ↗Motorik: Hemichorea; ↗Motorik: Hemichoreoathetose
Chorioideadegeneration ↗Augen: Chorioideadegeneration

Diathese, atopische

Chorioideakolobom ↗Augen: Chorioideakolobom
Chorioidearupturen ↗Augen: Chorioidearupturen
Chorioideasklerose ↗Augen: Chorioideasklerose
chorioretinale Atrophie ↗Augen: Atrophie, chorioretinale
chorioretinale Degeneration ↗Augen: Degeneration, chorioretinale
Chorioretinitis ↗Augen: Chorioretinitis
Chorioretinopathien, lakunäre ↗Augen: Chorioretinopathien, lakunäre
chylöse Ergüsse ↗Magen-Darm-Trakt: chylöse Ergüsse
Chylomikronen, fehlende ↗Labor: Chylomikronen, fehlende
Chymotrypsinmangel ↗Pankreas: Chymotrypsinmangel
Cirrhosis hepatis ↗Leber und Gallenwege: Leberzirrhose
CK, erhöhte ↗Labor: Creatinkinase, erhöhte
Claudicatio intermittens ↗Herz-Kreislauf-System: Claudicatio intermittens
Clavicula... ↗Schulterregion: Schlüsselbein...
Coeruloplasmin, vermindertes ↗Labor: Coeruloplasmin, vermindertes
Contusio bulbi ↗Augen: Contusio bulbi
Cooley-Facies ↗Gesicht: Cooley-Facies
Cornea verticillata ↗Augen: Cornea verticillata
Cor pulmonale ↗Herz-Kreislauf-System: Cor pulmonale
Corpus-callosum-Agenesie ↗Nervensystem (mit Gehirn und Rückenmark): Corpus-callosum-Agenesie
Corpus ossis ilii, kurzes und breites ↗Beckenregion: Corpus ossis ilii, kurzes und breites
Cortisolmangel ↗Endokrine Organe: Cortisolmangel
Coxa valga ↗Beckenregion: Coxa valga
Coxa vara ↗Beckenregion: Coxa vara
Coxsackie-Viren ↗Infektionen: Coxsackie-Viren
Cranium bifidum occultum ↗Kopf: Cranium bifidum occultum
Creatinkinase, erhöhte ↗Labor: Creatinkinase, erhöhte
crumpled ears ↗Ohr: Knautschohren
Cubitus valgus ↗Arme: Cubitus valgus
Cumarin-Nekrosen ↗Haut, Haare, Nägel: Cumarin-Nekrosen
Cushing-Phänotyp ↗Phänotyp: Cushing-Phänotyp
Cushing-Symptomatik ↗Endokrine Organe: Cushing-Symptomatik
Cutis, Atrophie ↗Haut, Haare, Nägel: Hautatrophie
Cutis hyperelastica ↗Haut, Haare, Nägel: Cutis hyperelastica
Cutis laxa ↗Haut, Haare, Nägel: Cutis laxa
Cutis marmorata ↗Haut, Haare, Nägel: Cutis marmorata
Cutis verticis gyrata ↗Haut, Haare, Nägel: Cutis verticis gyrata
Cystathioninämie ↗Labor: Cystathioninämie
Cystathioninurie ↗Labor: Cystathioninurie
Cystin-Defizienz ↗Stoffwechsel: Cystin-Defizienz
Cystinkristalle im Urin ↗Labor: Cystinkristalle im Urin
Cystinurie ↗Labor: Cystinurie

D

Dakryozystitis ↗Augen: Dakryozystitis
Dalrymple-Zeichen ↗Augen: Dalrymple-Zeichen
Dandy-Walker-Anomalie ↗Nervensystem (mit Gehirn und Rückenmark): Dandy-Walker-Anomalie
Darmblutung ↗Magen-Darm-Trakt: Blutungen, gastrointestinale
Darminfarzierung ↗Magen-Darm-Trakt: Darminfarzierung
Darmobstruktion, neonatale ↗Neugeborenen- und Säuglingskomplikationen: Darmobstruktion, neonatale
Darmperforation ↗Magen-Darm-Trakt: Darmperforation
Daumen, abduzierte ↗Hand: Daumen, abduzierte
Daumen, adduzierte ↗Hand: Daumen, adduzierte
Daumenaplasie ↗Hand: Daumenaplasie
Daumen, breite ↗Hand: Daumen, breite
Daumenendglieder, breite ↗Hand: Daumenendglieder, breite
Daumenendglieder, kurze ↗Hand: Daumenendglieder, kurze
Daumenfehlbildungen ↗Hand: Daumenfehlbildungen
Daumen, fingerähnliche ↗Hand: Daumen, fingerähnliche
Daumen, geteilte ↗Hand: Daumen, geteilte
Daumenhypoplasie ↗Hand: Daumenhypoplasie
Daumenkontraktur ↗Hand: Daumenkontraktur
Daumen, kurze ↗Hand: Daumen, kurze
Daumen, proximal angesetzte ↗Hand: Daumen, proximal angesetzte
Daumen, triphalangeale ↗Hand: Daumen, triphalangeale
Debilität ↗Intelligenz: geistige Behinderung
Degeneration, chorioretinale ↗Augen: Degeneration, chorioretinale
Degeneration, tapetoretinale ↗Augen: Degeneration, tapetoretinale
Degeneration, vitreoretinale ↗Augen: Degeneration, vitreoretinale
Dehydratation ↗Wasserhaushalt: Exsikkose
Delir ↗Psyche: Delir
Demenz ↗Intelligenz: Demenz
Demyelinisierung ↗Nervensystem (mit Gehirn und Rückenmark): Demyelinisierung
Denkstörung ↗Intelligenz: Denkstörung
Dentes natales ↗Kiefer, Zähne und Zahnfleisch: Zähne, angeborene
Dentindysplasie ↗Kiefer, Zähne und Zahnfleisch: Dentindysplasie
Depigmentierungen ↗Haut, Haare, Nägel: Depigmentierungen
Depression ↗Psyche: Depression
Deprivation ↗Psyche: Deprivation
Derealisationssymptome ↗Psyche: Derealisationssymptome
Dermalsinus ↗Haut, Haare, Nägel: Dermalsinus
Dermatitis, atopische ↗Haut, Haare, Nägel: Dermatitis, atopische
Dermatitis, ekzematoide ↗Haut, Haare, Nägel: Dermatitis, ekzematoide
Dermatitis, halbseitige ichthyosiforme, mit Erythem ↗Haut, Haare, Nägel: Dermatitis, halbseitige ichthyosiforme, mit Erythem
Dermatitis, ulzerative ↗Haut, Haare, Nägel: Dermatitis, ulzerative
Dermatomyositis ↗Haut, Haare, Nägel: Dermatomyositis
Dermatose, polymorphe ↗Haut, Haare, Nägel: Dermatose, polymorphe
Dermoid, epibulbäres ↗Augen: Dermoid, epibulbäres
Dermoidzysten ↗Haut, Haare, Nägel: Dermoidzysten
Desorientiertheit ↗Psyche: Orientierungsstörungen
Déviation conjugée ↗Augen: Déviation conjugée
Dezerebration ↗Nervensystem (mit Gehirn und Rückenmark): Dezerebration
Diabetes insipidus ↗Stoffwechsel: Diabetes insipidus
Diabetes mellitus ↗Stoffwechsel: Diabetes mellitus
Diaphragmadefekt ↗Abdomen: Zwerchfelldefekt
Diaphysen, Sklerose ↗Knochen und Gelenke: Diaphysen, Sklerose
Diarrhö ↗Magen-Darm-Trakt: Diarrhö
Diarrhö, chronische, beim Übergang auf Kuhmilchernährung ↗Magen-Darm-Trakt: Diarrhö, chronische, beim Übergang auf Kuhmilchernährung
Diastema ↗Kiefer, Zähne und Zahnfleisch: Diastema
Diathese, atopische ↗Haut, Haare, Nägel: Diathese, atopische

423

Diathese, hämorrhagische

Diathese, hämorrhagische ↗Gerinnung: hämorrhagische Diathese
Dicarbonazidurie ↗Labor: Dicarbonazidurie
Dickdarmdilatation, verminderte ↗Magen-Darm-Trakt: Dickdarmdilatation, verminderte
Digitus mortuus ↗Hand: Digitus mortuus
Dilatation des Herzens ↗Herz-Kreislauf-System: Dilatation des Herzens
Diplegie, spastische ↗Motorik: Diplegie, spastische
Diplocheirie ↗Hand: Diplocheirie
Diplopie ↗Augen: Diplopie
Diplopodie ↗Fuß: Diplopodie
Disaccharidasenmangel ↗Stoffwechsel: Disaccharidasenmangel
Dislocatio lentis ↗Augen: Linsenluxation
Dissoziation, zytoalbuminäre, im Liquor ↗Labor: Dissoziation, zytoalbuminäre, im Liquor
Distanzlosigkeit ↗Psyche: Distanzlosigkeit
Distichiasis ↗Augen: Distichiasis
Dolichostenomelie ↗Extremitäten: Dolichostenomelie
Dolichozephalus ↗Kopf: Dolichozephalus
Doppelbilder ↗Augen: Diplopie
Doppellippe ↗Lippen, Mundhöhle und Gaumen: Doppellippe
Doppelnieren ↗Niere und Harnwege: Doppelnieren
Doppelureter ↗Niere und Harnwege: Ureter duplex
Dornfortsatzverbreiterung ↗Wirbelsäule: Dornfortsatzverbreiterung
Dorsum penis, harte Verdickung ↗Geschlechtsorgane: Dorsum penis, harte Verdickung
Douglas-Exsudat ↗Abdomen: Douglas-Exsudat
Drehschwindel ↗Gleichgewichtsorgan: Schwindel
Dreiecksschädel ↗Kopf: Trigonozephalie
Drogenabusus, mütterlicher ↗Schwangerschaftskomplikationen: Drogenabusus, mütterlicher
Druckerhöhung im rechten Herzen ↗Herz-Kreislauf-System: Druckerhöhung im rechten Herzen
Druckläsion ↗Nervensystem (mit Gehirn und Rückenmark): Nervendruckläsion; s. Nervenkompressionssyndrome (Übersichtsartikel in Bd. 1)
Druckschmerz ↗Arme: Capitulum humeri, Druckschmerz; ↗Arme: Oberarm, Druckschmerzen unterhalb des Epicondylus lateralis; ↗Beckenregion: Schambeindruckschmerz; ↗Beckenregion: Spina iliaca anterior, Druckschmerz; ↗Beine: Patellapol, unterer, Schwellung und Druckschmerzhaftigkeit; ↗Beine: Tuberositas tibiae, Druck- und Bewegungsschmerz; ↗Fuß: Metatarsus, Druckempfindlichkeit; ↗Muskeln: Musculus adductor longus und brevis, Druckschmerz am Ursprung; ↗Muskeln: Musculus gracilis, Druckschmerz am Ursprung; ↗Thorax: Druckschmerz am Rippenende der 8., 9. oder 10. Rippe
Drusen, parazentrale ↗Augen: Drusen, parazentrale
Duane-Zeichen ↗Augen: Duane-Zeichen
Ductus arteriosus Botalli, offener ↗Herz-Kreislauf-System: Ductus arteriosus Botalli, offener
Dünndarm, distaler, Spiralisierung ↗Magen-Darm-Trakt: Dünndarm, distaler, Spiralisierung
Dünndarmdivertikel ↗Magen-Darm-Trakt: Dünndarmdivertikel
Dünndarmzottenatrophie ↗Magen-Darm-Trakt: Dünndarmzottenatrophie
Dunkeladaptation, herabgesetzte ↗Augen: Dunkeladaptation, herabgesetzte
Duodenalatresie ↗Magen-Darm-Trakt: Magen-Darm-Atresien
Duodenumdivertikel ↗Magen-Darm-Trakt: Duodenumdivertikel
Duplikationen, unvollständige ↗Entwicklung, fetale: Duplikationen, unvollständige
Durchblutungsstörungen ↗Herz-Kreislauf-System: Durchblutungsstörungen; ↗Hand: Durchblutungsstörungen der Hände; ↗Herz-Kreislauf-System: Arm, Minderdurchblutung; ↗Nervensystem (mit Gehirn und Rückenmark): Durchblutungsstörungen, zerebrale
Durchfall ↗Magen-Darm-Trakt: Diarrhö
Durstgefühl, krankhaft gesteigertes ↗Niere und Harnwege: Polydipsie
Dysästhesie ↗Sensibilität: Dysästhesie
Dysarthrie ↗Sprache: Dysarthrie
Dysbasie ↗Motorik: Gangstörungen
Dyschromatopsie ↗Augen: Farbsinnstörungen
Dysfunktion, ovarielle ↗Geschlechtsorgane: Dysfunktion, ovarielle
Dysgenesis mesodermalis corneae et iridis ↗Augen: Dysgenesis mesodermalis corneae et iridis
Dysglobulinämie ↗Labor: Dysglobulinämie
Dyskinesien, orofaziale ↗Gesicht: Dyskinesien, orofaziale
Dyskranie ↗Kopf: Dyskranie
Dyslipoproteinämie ↗Labor: Dyslipoproteinämie
Dysmenorrhö ↗Geschlechtsorgane: Dysmenorrhö
Dysmorphien, faziale ↗Gesicht: Gesichtsdysmorphien
Dysostosen ↗Knochen und Gelenke: Dysostosen
Dyspepsie ↗Magen-Darm-Trakt: Dyspepsie
Dysphagie ↗Schluckakt: Dysphagie
Dysphonie ↗Sprache: Dysphonie
Dysplasie, akromesomele ↗Extremitäten: Dysplasie, akromesomele
Dysplasie, mesomele ↗Knochen und Gelenke: Dysplasie, mesomele
Dysplasien, ektodermale ↗Haut, Haare, Nägel: Dysplasien, ektodermale
Dysplasie, polyostotische ↗Knochen und Gelenke: Dysplasie, polyostotische
Dyspnoe ↗Lunge und Atemwege: Dyspnoe
Dyspnoe bei frühgeborenen Kindern ↗Neugeborenen- und Säuglingskomplikationen: Atemnot des Neugeborenen
Dyspraxie ↗Motorik: Dyspraxie
Dystonie, motorische ↗Motorik: Dystonie, motorische
Dystonie, muskuläre ↗Muskeln: Dystonie, muskuläre
Dystopia canthorum ↗Augen: Dystopia canthorum
Dystrophie, allgemeine ↗Neugeborenen- und Säuglingskomplikationen: Dystrophie, allgemeine
Dystrophie, intrauterine ↗Entwicklung, fetale: Minderwuchs, pränataler
Dysventilation ↗Lunge und Atemwege: Atemstörung

E

Echokardiogramm, auffälliges ↗Herz-Kreislauf-System: Echokardiogramm, auffälliges
Echolalie ↗Sprache: Echolalie
Echopraxie ↗Motorik: Echopraxie
Ectropium uveae ↗Augen: Ectropium uveae
EEG, burst suppression pattern ↗Nervensystem (mit Gehirn und Rückenmark): EEG, burst suppression pattern
EEG, Hypsarrhythmie ↗Nervensystem (mit Gehirn und Rückenmark): EEG, Hypsarrhythmie
EEG, pathologisches ↗Nervensystem (mit Gehirn und Rückenmark): EEG, pathologisches
EEG, Poly-spike-wave-Komplexe ↗Nervensystem (mit Gehirn und Rückenmark): EEG, Poly-spike-wave-Komplexe
EEG, Spike-and-slow-wave-Komplexe ↗Nervensystem (mit Gehirn und Rückenmark): EEG, Spike-and-slow-wave-Komplexe
EEG, 3/sec-Spike-wave-Komplexe ↗Nervensystem (mit Gehirn und Rückenmark): EEG, 3/sec-Spike-wave-Komplexe

Entzündungsherde, chronisch-granulomatöse, im Gastrointestinaltrakt

Effloreszenzen, bullöse, papulo-vesikulöse und verruköse ↗Haut, Haare, Nägel: Effloreszenzen, bullöse, papulo-vesikulöse und verruköse
Eierstöcke ↗Geschlechtsorgane: Ovarien
Eifersuchtswahn ↗Psyche: Eifersuchtswahn
Eigenreflexe, abgeschwächte ↗Nervensystem (mit Gehirn und Rückenmark): Eigenreflexe, abgeschwächte
Eigenreflexe, erloschene ↗Nervensystem (mit Gehirn und Rückenmark): Eigenreflexe, erloschene
Eigenreflexe, gesteigerte ↗Nervensystem (mit Gehirn und Rückenmark): Eigenreflexe, gesteigerte
Einflußstauung, obere ↗Herz-Kreislauf-System: Einflußstauung, obere
Eingeweide, Lageanomalien ↗Abdomen: Bauchorgane, Lageanomalien
»Einschlaflähmung« ↗Motorik: »Einschlaflähmung«
Einschlußkörperchen, basophile ↗Histologie: Einschlußkörperchen, basophile
Einschnürungen ↗Haut, Haare, Nägel: Hauteinschnürungen; ↗Haut, Haare, Nägel: Schnürfurchen
Eisenmangelanämie ↗Blut und Knochenmark: Anämie, Eisenmangel
Eiweißgehalt, erhöhter, im Liquor ↗Labor: Eiweißgehalt, erhöhter, im Liquor
Eiweißmangel ↗Labor: Hypoproteinämie
Eiweißmangelödeme ↗Ödeme: Eiweißmangelödeme
Ekchymosen ↗Haut, Haare, Nägel: Ekchymosen
EKG ↗Herz-Kreislauf-System: EKG, pathologisches; ↗Herz-Kreislauf-System: Infarkt-EKG; ↗Herz-Kreislauf-System: Niedervoltage im EKG; ↗Herz-Kreislauf-System: P-dextrocardiale im EKG; ↗Herz-Kreislauf-System: PQ-Intervall, verkürztes im EKG; ↗Herz-Kreislauf-System: Präexzitation; ↗Herz-Kreislauf-System: QT-Dauer, verlängerte im EKG; ↗Herz-Kreislauf-System: Q-Zacken, tiefe im EKG; ↗Herz-Kreislauf-System: Reizleitungsstörungen, kardiale
ektodermale Dysplasien ↗Haut, Haare, Nägel: Dysplasien, ektodermale
Ektrodaktylie ↗Fuß: Ektrodaktylie; ↗Hand: Ektrodaktylie
Ektropion ↗Augen: Ektropion
Ekzeme ↗Haut, Haare, Nägel: Ekzeme
Elektroenzephalogramm ↗Nervensystem (mit Gehirn und Rückenmark): EEG...
Elektrokardiogramm ↗Herz-Kreislauf-System: EKG, pathologisches; ↗Herz-Kreislauf-System: Infarkt-EKG; ↗Herz-Kreislauf-System: Niedervoltage im EKG; ↗Herz-Kreislauf-System: P-dextrocardiale im EKG; Herz-Kreislauf-System: PQ-Intervall, verkürztes im EKG; ↗Herz-Kreislauf-System: Präexzitation; ↗Herz-Kreislauf-System: QT-Dauer, verlängerte im EKG; ↗Herz-Kreislauf-System: Q-Zacken, tiefe im EKG; ↗Herz-Kreislauf-System: Reizleitungsstörungen, kardiale
Elektromyogramm ↗Muskeln: EMG...
Elektroretinogramm, erloschenes ↗Augen: ERG, erloschenes
Elephantiasis der Genitoanalregion ↗Haut, Haare, Nägel: Elephantiasis der Genitoanalregion
Elfengesicht ↗Gesicht: Elfengesicht
Elle... s.a. ↗Arme: Ulna...
Ellenbogen, Anlagestörung ↗Arme: Ellenbogen, Anlagestörung
Ellenbogendysplasie ↗Arme: Ellenbogendysplasie
Ellenbogengelenk, Ankylose ↗Arme: Ellenbogengelenk, Ankylose
Ellenbogengelenk, Bewegung, eingeschränkte ↗Arme: Ellenbogengelenk, Bewegung, eingeschränkte
Ellenbogengelenk, Kontrakturen ↗Arme: Ellenbogengelenk, Kontrakturen
Ellenbogengelenk, Schmerzen ↗Arme: Ellenbogengelenk, Schmerzen
Ellenbogengelenk, Schwellung ↗Arme: Ellenbogengelenk, Schwellung

Embolien ↗Herz-Kreislauf-System: Embolien
Embryotoxon posterius ↗Augen: Embryotoxon posterius
Emesis ↗Magen-Darm-Trakt: Erbrechen
EMG, Entladungsserien, myotone ↗Muskeln: EMG, Entladungsserien, myotone
EMG, Mischbilder von Neuropathie- und Myopathiemuster ↗Muskeln: EMG, Mischbilder von Neuropathie- und Myopathiemuster
EMG, pathologisches ↗Muskeln: EMG, pathologisches
EMG, pseudomyotone Entladungen ↗Muskeln: EMG, pseudomyotone Entladungen
emotionaler Entwicklungsrückstand ↗Psyche: emotionaler Entwicklungsrückstand
emotionale Störungen ↗Psyche: emotionale Störungen
Empfindungsschwerhörigkeit für hohe Frequenzen ↗Ohr: Empfindungsschwerhörigkeit für hohe Frequenzen
Empfindungsstörung ↗Sensibilität: Sensibilitätsstörungen; s.a. ↗Ohr: Schallempfindungsstörung
Emphysem, subkutanes ↗Haut, Haare, Nägel: Hautemphysem
Enchondrome ↗Tumoren: Enchondrome
Endocarditis fibroplastica ↗Herz-Kreislauf-System: Endocarditis fibroplastica
Endocarditis verrucosa ↗Herz-Kreislauf-System: Endocarditis verrucosa
Endokrinopathie ↗Endokrine Organe: Endokrinopathie
Endometriumkarzinom ↗Tumoren: Endometriumkarzinom
Endomyokardnekrosen ↗Herz-Kreislauf-System: Endomyokardnekrosen
Endostose ↗Knochen und Gelenke: Endostose
Endphalangen, Aplasie ↗Hand: Endphalangen, Aplasie
Endphalangen, breite ↗Hand: Endphalangen, breite
Endphalangen, Hypoplasie ↗Fuß: Endphalangen, Hypoplasie; ↗Hand: Endphalangen, Hypoplasie
Endphalangen, krallenartige Deformation ↗Fuß: Endphalangen, krallenartige Deformation; ↗Hand: Endphalangen, krallenartige Deformation
Endphalangen, kurze ↗Fuß: Endphalangen, kurze; ↗Hand: Endphalangen, kurze
Endphalangen, Osteolyse ↗Hand: Endphalangen, Osteolyse
Endphalangen, Schwellung ↗Hand: Endphalangen, Schwellung
Engegefühl ↗Empfindung: Engegefühl
Engelsgesicht ↗Gesicht: cherubismusartige Fazies
Enophthalmus ↗Augen: Enophthalmus
Enteritis ↗Magen-Darm-Trakt: Enteritis
Enteropathie, eiweißverlierende ↗Magen-Darm-Trakt: Enteropathie, eiweißverlierende
Enteropathien ↗Magen-Darm-Trakt: Enteropathien
Entmarkung ↗Nervensystem (mit Gehirn und Rückenmark): Demyelinisierung
Entwicklungsrückstand, geistiger ↗Intelligenz: geistige Behinderung
Entwicklungsrückstand, motorischer ↗Entwicklung, motorische und geistige: Entwicklungsrückstand, motorischer
Entwicklungsrückstand, motorischer und geistiger ↗Entwicklung, motorische und geistige: Entwicklungsrückstand, motorischer und geistiger
Entwicklungsrückstand, statomotorischer ↗Entwicklung, motorische und geistige: Entwicklungsrückstand, statomotorischer
Entwicklungsstörungen, einseitige, der unteren Extremität ↗Beine: Entwicklungsstörungen, einseitige, der unteren Extremität
Entzündungsherde, chronisch-granulomatöse, der Harnwege ↗Niere und Harnwege: Entzündungsherde, chronisch-granulomatöse, der Harnwege
Entzündungsherde, chronisch-granulomatöse, im Ga-

Enzephalopathie

strointestinaltrakt ↗Magen-Darm-Trakt: Entzündungsherde, chronisch-granulomatöse, im Gastrointestinaltrakt
Enzephalopathie ↗Nervensystem (mit Gehirn und Rückenmark): Enzephalopathie
Enzephalozele ↗Nervensystem (mit Gehirn und Rückenmark): Enzephalozele
Eosinophilie ↗Blut und Knochenmark: Eosinophilie
Eosinophilie im Knochenmark ↗Blut und Knochenmark: Eosinophilie im Knochenmark
Epheliden ↗Haut, Haare, Nägel: Epheliden
EPH-Gestose ↗Schwangerschaftskomplikationen: EPH-Gestose
Epicondylitis humeri lateralis ↗Arme: Epicondylitis humeri lateralis
epidermale Zytolyse ↗Histologie: epidermale Zytolyse
Epidermis, Atrophie ↗Haut, Haare, Nägel: Hautatrophie
Epidermolyse ↗Haut, Haare, Nägel: Blasenbildung; s. Epidermolysis bullosa (Übersichtsartikel in Bd. 1)
Epididymitis ↗Geschlechtsorgane: Epididymitis
Epiglottisdysplasie ↗Lunge und Atemwege: Epiglottisdysplasie
Epiglottisödem, akutes ↗Lunge und Atemwege: Epiglottisödem, akutes
Epikanthus ↗Augen: Epikanthus
Epikanthus inversus ↗Augen: Epikanthus inversus
Epilepsie ↗Nervensystem (mit Gehirn und Rückenmark): Epilepsie
epileptische Anfälle ↗Nervensystem (mit Gehirn und Rückenmark): epileptische Anfälle
Epiphora ↗Augen: Tränenträufeln
Epiphysendysplasie ↗Knochen und Gelenke: Epiphysendysplasie
Epiphysen, kalkspritzerartige Veränderungen ↗Knochen und Gelenke: Epiphysen, kalkspritzerartige Veränderungen
Epiphysen, Kalzifikationen, bilateral symmetrische ↗Knochen und Gelenke: Epiphysen, Kalzifikationen, bilateral symmetrische
Epiphysenlösung ↗Knochen und Gelenke: Epiphysenlösung
Epiphysenschluß, vorzeitiger ↗Knochen und Gelenke: Epiphysenschluß, vorzeitiger
Epiphysenvergrößerung ↗Knochen und Gelenke: Epiphysenvergrößerung
Epispadie ↗Geschlechtsorgane: Epispadie
Epistaxis ↗Nase: Nasenbluten
Epitheliome ↗Tumoren: Epitheliome
Erblindung ↗Augen: Blindheit
Erbrechen ↗Magen-Darm-Trakt: Erbrechen
Erbrechen, galliges, kurz nach der Geburt ↗Neugeborenen- und Säuglingskomplikationen: Erbrechen, galliges, kurz nach der Geburt
Erbrechen, hämorrhagisches ↗Magen-Darm-Trakt: Hämatemesis
Erbrechen beim Übergang auf Kuhmilchernährung ↗Magen-Darm-Trakt: Erbrechen beim Übergang auf Kuhmilchernährung
ERG, erloschenes ↗Augen: ERG, erloschenes
Ergrauen ↗Haut, Haare, Nägel: Ergrauen
Erkennungsstörung ↗Nervensystem (mit Gehirn und Rückenmark): gnostische Störungen
Ermüdbarkeit ↗Empfindung: Ermüdbarkeit
Ermüdbarkeit der Beine ↗Beine: Ermüdbarkeit der Beine
Ernährungsstörungen ↗Ernährungszustand: Ernährungsstörungen
Erosionen ↗Haut, Haare, Nägel: Erosionen
Erosionen der Mund- und Genitalschleimhaut ↗Haut, Haare, Nägel: Erosionen der Mund- und Genitalschleimhaut
Erosiones corneae ↗Augen: Hornhauterosionen
Erregbarkeit, erhöhte ↗Psyche: Erregbarkeit, erhöhte
Ertaubung ↗Ohr: Taubheit
Erythema migrans ↗Haut, Haare, Nägel: Erythema migrans
Erythema nodosum ↗Haut, Haare, Nägel: Erythema nodosum
Erythema palmo-plantaris ↗Haut, Haare, Nägel: Erythema palmo-plantaris
Erytheme ↗Haut, Haare, Nägel: Erytheme
Erytheme, akrale ↗Haut, Haare, Nägel: Erytheme, akrale
Erytheme, anuläre ↗Haut, Haare, Nägel: Erytheme, anuläre
Erytheme, ichthyosiforme migratorische ↗Haut, Haare, Nägel: Erytheme, ichthyosiforme migratorische
Erytheme, kokardenförmige, multiforme ↗Haut, Haare, Nägel: Erytheme, kokardenförmige, multiforme
Erytheme, periorifizielle ↗Haut, Haare, Nägel: Erytheme, periorifizielle
Erytheme, psoriasiforme ↗Haut, Haare, Nägel: Erytheme, psoriasiforme
Erytheme, retikuläre ↗Haut, Haare, Nägel: Erytheme, retikuläre
Erytheme, rhagadiforme ↗Haut, Haare, Nägel: Erytheme, rhagadiforme
Erytheme, schilfernde ↗Haut, Haare, Nägel: Erytheme, schilfernde
Erytheme, teleangiektatische ↗Haut, Haare, Nägel: Erytheme, teleangiektatische
Erytheme, wandernde ↗Haut, Haare, Nägel: Erytheme, wandernde
Erythem, schmetterlingsförmiges ↗Gesicht: Erythem, schmetterlingsförmiges
Erythroblastose ↗Blut und Knochenmark: Erythroblastose
Erythrodermie ↗Haut, Haare, Nägel: Erythrodermie
Erythrokeratodermie ↗Haut, Haare, Nägel: Erythrokeratodermie
Erythrozyten, fetale, im mütterlichen Blut ↗Schwangerschaftskomplikationen: Erythrozyten, fetale, im mütterlichen Blut
Erythrozyten, Stechapfelform ↗Blut und Knochenmark: Erythrozyten, Stechapfelform
Eßsucht ↗Psyche: Polyphagie
Eßverhalten, abnormes ↗Psyche: Eßverhalten, abnormes
Ethmozephalie ↗Nervensystem (mit Gehirn und Rückenmark): Arrhinenzephalie
Ethylmalonsäure, erhöht ↗Labor: Ethylmalonsäure, erhöht
Euphorie ↗Psyche: Euphorie
Exantheme ↗Haut, Haare, Nägel: Exantheme
Exanthem, makulopapulöses ↗Haut, Haare, Nägel: Exanthem, makulopapulöses
Exanthem, vesiko-papulöses ↗Haut, Haare, Nägel: Exanthem, vesiko-papulöses
Exophthalmus ↗Augen: Exophthalmus
Exostosen ↗Knochen und Gelenke: Exostosen
Exostosen am Schädel ↗Kopf: Exostosen am Schädel
Exostosen, kartilaginäre ↗Knochen und Gelenke: Exostosen, kartilaginäre
Exsikkationsekzematide ↗Haut, Haare, Nägel: Exsikkationsekzematide
Exsikkose ↗Wasserhaushalt: Exsikkose
Extrapyramidalsymptome ↗Nervensystem (mit Gehirn und Rückenmark): Extrapyramidalsymptome
Extremitäten... ↗Extremitäten: ...; s.a. ↗Arme: ...; ↗Beine: ...; ↗Fuß: ...; ↗Hand: ...
Extremitätenasymmetrien ↗Extremitäten: Extremitätenasymmetrien
Extremitätenataxie ↗Motorik: Ataxie; ↗Motorik: Gangataxie
Extremitätenatrophie ↗Extremitäten: Extremitätenatrophie
Extremitäten, dünne ↗Extremitäten: Extremitäten, dünne

Extremitätenfehlbildungen ↗Extremitäten: Extremitätenfehlbildungen
Extremitätenhypoplasien ↗Extremitäten: Extremitätenhypoplasien
Extremitäten, kurze breite ↗Extremitäten: Extremitäten, kurze breite
Extremitätenmuskeln, Atrophie ↗Muskeln: Muskelatrophie
Extremitätenmuskeln, Schwäche ↗Muskeln: Muskelschwäche
Extremitätennekrose ↗Extremitäten: Extremitätennekrose
Extremitäten, Schmerzen ↗Extremitäten: Extremitäten, Schmerzen
Extremitätenweichteile, Hypertrophie bzw. Hemihypertrophie ↗Extremitäten: Extremitätenweichteile, Hypertrophie bzw. Hemihypertrophie

F

Facies leontina ↗Gesicht: Facies leontina
Facies myopathica ↗Gesicht: Facies myopathica
Faktor-VIII(antihämophiles Globulin)-Erniedrigung ↗Gerinnung: Faktor-VIII(antihämophiles Globulin)-Erniedrigung
Faktor-VIII-Multimere, Störung ↗Gerinnung: Faktor-VIII-Multimere, Störung
Fallneigung ↗Motorik: Fallneigung
Fallot-Tetralogie ↗Herz-Kreislauf-System: Fallot-Tetralogie
Farbsinnstörungen ↗Augen: Farbsinnstörungen
Fasciitis ↗Muskeln: Fasciitis
Faßthorax ↗Thorax: Faßthorax
Faszienfibrose ↗Muskeln: Faszienfibrose
Faszikulationen ↗Muskeln: Faszikulationen
faziale Dysmorphien ↗Gesicht: Gesichtsdysmorphien
Fazialislähmung ↗Nervensystem (mit Gehirn und Rückenmark): Fazialislähmung
Fazialisparese ↗Nervensystem (mit Gehirn und Rückenmark): Fazialislähmung
Fazialisspasmen ↗Gesicht: Fazialisspasmen
Fazies, adenoide ↗Gesicht: Fazies, adenoide
Fazies, hypotone ↗Gesicht: Fazies, hypotone
Feinmotorikstörung ↗Motorik: Feinmotorikstörung
Femuraplasie ↗Beine: Femuraplasie
Femurepiphysendefekt ↗Beine: Femurepiphysendefekt
Femurepiphysen, kalkspritzerartige Verdichtungen ↗Beine: Femurepiphysen, kalkspritzerartige Verdichtungen
Femurepiphysen, proximale, abnorme Ossifikation ↗Beine: Femurepiphysen, proximale, abnorme Ossifikation
Femur, gegabelter ↗Beine: Femur, gegabelter
Femurhypoplasie ↗Beine: Femurhypoplasie
Femurkopfdefekt ↗Beine: Femurkopfdefekt
Femurverbiegung ↗Beine: Femurverbiegung
Femurverkürzung, distale ↗Beine: Femurverkürzung, distale
Femurverschmächtigung, distale ↗Beine: Femurverschmächtigung, distale
Fersen, prominente ↗Fuß: Fersen, prominente
Fertilität, verspätete/verminderte ↗Geschlechtsorgane: Fertilität, verspätete/verminderte
Fettgeschwülste ↗Haut, Haare, Nägel: Lipome
Fettgewebe, subkutanes, Mangel ↗Haut, Haare, Nägel: Fettgewebe, subkutanes, Mangel
Fettgewebe, subkutanes, Vermehrung, symmetrische diffuse, teigig derbe ↗Haut, Haare, Nägel: Fettgewebe, subkutanes, Vermehrung, symmetrische diffuse, teigig derbe

Fettgewebsatrophie ↗Haut, Haare, Nägel: Fettgewebsatrophie
Fettgewebsdystrophie ↗Haut, Haare, Nägel: Lipodystrophie
Fetthals ↗Hals: Fetthals
Fettleber ↗Leber und Gallenwege: Fettleber
Fettleibigkeit ↗Ernährungszustand: Adipositas
Fettmalabsorption ↗Magen-Darm-Trakt: Fettmalabsorption
Fettstuhl ↗Magen-Darm-Trakt: Steatorrhö
Fettsucht ↗Ernährungszustand: Adipositas
Fetus papyraceus ↗Entwicklung, fetale: Fetus papyraceus
Fibroadenome, myxoide, der Mammae ↗Tumoren: Fibroadenome, myxoide, der Mammae
Fibrofollikulome, multiple ↗Tumoren: Fibrofollikulome, multiple
Fibrome ↗Tumoren: Fibrome
Fibrome, subkutane ↗Tumoren: Fibrome, subkutane
Fibrose, Faszien ↗Muskeln: Faszienfibrose
Fibrose, Knochenmark ↗Blut und Knochenmark: Myelofibrose
Fibrose, Leber ↗Leber und Gallenwege: Leberfibrose
Fibrose, Lunge ↗Lunge und Atemwege: Lungenfibrose
Fibrose, mediastinale ↗Thorax: Mediastinalfibrose
Fibrose, Myokard ↗Herz-Kreislauf-System: Myokardfibrose
Fibrose, Pankreas ↗Pankreas: Pankreasfibrose
Fibrose, retroperitoneale ↗Niere und Harnwege: Fibrose, retroperitoneale
Fibulaaplasie ↗Beine: Fibulaaplasie
Fibulahypoplasie ↗Beine: Fibulahypoplasie
Fibula, schlangenförmig gewundene ↗Beine: Fibula, schlangenförmig gewundene
Fibula-Verdoppelung ↗Beine: Fibula-Verdoppelung
Fibulaverkürzung ↗Beine: Fibulaverkürzung
Fieber ↗Körpertemperatur: Fieber
Finger, 2., 3., 5., Mittelphalangen, Hypoplasien ↗Hand: Finger, 2., 3., 5., Mittelphalangen, Hypoplasien
Finger, 2., 3., Hyperphalangie ↗Hand: Finger, 2., 3., Hyperphalangie
Finger, 2.–5., Anomalien ↗Hand: Finger, 2.–5., Anomalien
Finger, 2.–5., Endphalangen, Aplasien und Hypoplasien ↗Hand: Finger, 2.–5., Endphalangen, Aplasien und Hypoplasien
Finger, 2.–5., Mittelphalangen, Hypoplasien ↗Hand: Finger, 2.–5., Mittelphalangen, Hypoplasien
Finger, 2., Mittelphalangen, Verkürzung und deltaförmige Deformierung ↗Hand: Finger, 2., Mittelphalangen, Verkürzung und deltaförmige Deformierung
Finger, 2., Röhrenknochen, akzessorischer ↗Hand: Finger, 2., Röhrenknochen, akzessorischer
Finger, 4.–5., Syndaktylien ↗Hand: Finger, 4.–5., Syndaktylien
Finger, 5., Endglied, Verdickung und Palmarverkrümmung mit radialer Deviation ↗Hand: Finger, 5., Endglied, Verdickung und Palmarverkrümmung mit radialer Deviation
Finger, 5., Mittelphalanx, Hypoplasie und Verformung ↗Hand: Finger, 5., Mittelphalanx, Hypoplasie und Verformung
Fingeragnosie ↗Nervensystem (mit Gehirn und Rückenmark): Fingeragnosie
Fingeraplasien ↗Hand: Fingeraplasien
Finger, asymmetrisches Fehlen ↗Hand: Finger, asymmetrisches Fehlen
Fingeratrophien ↗Hand: Fingeratrophien
Finger, Brachydaktylie ↗Hand: Finger, Brachydaktylie
Finger, Deformierung ↗Hand: Finger, Deformierung
Finger, Dermatoglyphen, abnorme ↗Hand: Finger, Dermatoglyphen, abnorme
Finger, distal konisch zulaufende ↗Hand: Finger, distal konisch zulaufende

Fingerendglieder

Fingerendglieder ↗Hand: Endphalangen
Fingergelenke, Epiphysendysplasie ↗Hand: Fingergelenke, Epiphysendysplasie
Fingergelenke, Papeln, lichenoide blaß-rote ↗Haut, Haare, Nägel: Fingergelenke, Papeln, lichenoide blaßrote
Fingergelenksluxationen ↗Hand: Fingergelenksluxationen
Finger, Hämatom ↗Hand: Finger, Hämatom
Fingerhypoplasien ↗Hand: Fingerhypoplasien
Finger, Interphalangealgelenke, fehlende Beugefalten ↗Hand: Finger, Interphalangealgelenke, fehlende Beugefalten
Finger, Interphalangealgelenke, Knöchelpolster ↗Hand: Finger, Interphalangealgelenke, Knöchelpolster
Finger, Knoten, knochenharte ↗Hand: Finger, Knoten, knochenharte
Fingerkontrakturen ↗Hand: Fingerkontrakturen
Finger, kurze ↗Hand: Finger, kurze
Finger, Mutilationen ↗Hand: Finger, Mutilationen
Fingernagel... ↗Haut, Haare, Nägel: Onycho...; ↗Haut, Haare, Nägel: Nagel...
Finger, radiale, Parästhesien ↗Sensibilität: Finger, radiale, Parästhesien
Fingerschwellungen, chronische ↗Hand: Fingerschwellungen, chronische
Fingerspitzen, polsterähnliche ↗Hand: Fingerspitzen, polsterähnliche
Fingerspitzen, Ulzerationen ↗Hand: Fingerspitzen, Ulzerationen
Fingerstrahldefekte ↗Extremitäten: Strahldefekte
Finger, Streckschwäche ↗Hand: Finger, Streckschwäche
Fingertremor, feinschlägiger ↗Motorik: Fingertremor, feinschlägiger
Finger, Tumorbildung ↗Tumoren: Finger, Tumorbildung
Finger, überlappende ↗Hand: Finger, überlappende
Fingerverkürzung ↗Hand: Brachyphalangie
Fingerverschmelzung ↗Hand: Syndaktylien
Fischgeruch ↗Geruch: Fischgeruch
Fistelbildungen, anale ↗Magen-Darm-Trakt: Fistelbildungen, anale
Fistelbildungen, entero-enterale ↗Magen-Darm-Trakt: Fistelbildungen, entero-enterale
Fisteln, präaurikuläre ↗Ohr: Fisteln, präaurikuläre
Fistel, ösophagotracheale ↗Ösophagus: Fistel, ösophagotracheale
Fistelstimme ↗Sprache: Fistelstimme
Flankengegend, Schmerz ↗Schmerzen: Flankengegend, Schmerz
Flatulenz ↗Magen-Darm-Trakt: Flatulenz
Fleck, dunkelroter ↗Haut, Haare, Nägel: Fleck, dunkelroter
Flecken ↗Haut, Haare, Nägel: Maculae; ↗Haut, Haare, Nägel: Pigmentationen; ↗Haut, Haare, Nägel: Pigmentflecken
Flecken, braune, runde ↗Haut, Haare, Nägel: Lentigines
Flecken, erhabene ↗Haut, Haare, Nägel: Plaques
Flecken, milchkaffeefarbene ↗Haut, Haare, Nägel: Café-au-lait-Flecken
Flecken, rotbraune bis blaurote ↗Haut, Haare, Nägel: Flecken, rotbraune bis blaurote
Flecken, teleangiektatische ↗Haut, Haare, Nägel: Flecken, teleangiektatische
Flecken, weiße ↗Haut, Haare, Nägel: Vitiligo; ↗Haut, Haare, Nägel: Albinismus, zirkumskripter; ↗Haut, Haare, Nägel: Leukoplakien; ↗Lippen, Mundhöhle und Gaumen: Mundschleimhaut, Leukoplakie
Flexionsbehinderung der Wirbelsäule ↗Wirbelsäule: Flexionsbehinderung der Wirbelsäule
Flexionskontrakturen ↗Knochen und Gelenke: Gelenkkontrakturen; s.a. ↗Arme: Ellenbogengelenk, Kontrakturen; ↗Arme: Unterarmkontrakturen; ↗Beine: Kniegelenke, Kontrakturen; ↗Extremitäten: Beugekontrakturen der Extremitäten; ↗Fuß: Fußkontrakturen; ↗Fuß: Zehen, Beugekontraktur; ↗Hand: Daumenkontraktur; ↗Hand: Fingerkontrakturen; ↗Hand: Handkontrakturen
Flügelfell ↗Haut, Haare, Nägel: Pterygien; ↗Haut, Haare, Nägel: Pterygien, popliteale; ↗Hals: Halspterygium
Flush ↗Haut, Haare, Nägel: Flush
Follikel, ausgeweitete horngefüllte ↗Haut, Haare, Nägel: Follikel, ausgeweitete horngefüllte
Follikelzysten, weißlich-gelbliche ↗Haut, Haare, Nägel: Follikelzysten, weißlich-gelbliche
Fontanellen, offene ↗Kopf: Fontanellen, offene
Fontanellen, Schaltknochen, vermehrte ↗Kopf: Fontanellen, Schaltknochen, vermehrte
Fontanellenschluß, verzögerter ↗Kopf: Fontanellenschluß, verzögerter
Fontanellen, weite ↗Kopf: Fontanellen, weite
Foramina parietalia ↗Kopf: Foramina parietalia
Formerkennung, Verlust ↗Psyche: Formerkennung, Verlust
Fossa-posterior-Zyste ↗Kopf: Fossa-posterior-Zyste
Fovea, Sternfalten ↗Augen: Fovea, Sternfalten
Fragmentozytose ↗Blut und Knochenmark: Fragmentozytose
Frakturneigung, Frakturen ↗Knochen und Gelenke: Frakturneigung, Frakturen
Fremdkörpergefühl im Rachen ↗Pharynx: Fremdkörpergefühl im Rachen
Fremdkörpergefühl in den Augen ↗Augen: Fremdkörpergefühl in den Augen
Fremdreflexe, gesteigerte ↗Nervensystem (mit Gehirn und Rückenmark): Fremdreflexe, gesteigerte
Frenula des Zahnfleisches ↗Kiefer, Zähne und Zahnfleisch: Frenula des Zahnfleisches
Frenula, orale ↗Lippen, Mundhöhle und Gaumen: Frenula, orale
Froschhaltung ↗Beine: Froschhaltung
Fruchttod, intrauteriner ↗Schwangerschaftskomplikationen: Fruchttod, intrauteriner
Fruchtwasserembolie ↗Schwangerschaftskomplikationen: Fruchtwasserembolie
Fructosämie ↗Labor: Fructosämie
Fructosurie ↗Labor: Fructosurie
Frühgeburt ↗Schwangerschaftskomplikationen: Frühgeburt
Frühreife, sexuelle ↗Entwicklung, pubertäre: Frühreife, sexuelle
Füße, große ↗Fuß: Füße, große
Füße, kleine ↗Fuß: Füße, kleine
Füße, Schmerzen ↗Fuß: Füße, Schmerzen
Fumarylacetoacetase, Mangel ↗Labor: Fumarylacetoacetase, Mangel
Fundus, Albinismus ↗Augen: Fundus, Albinismus
Fundus albipunctatus ↗Augen: Fundus albipunctatus
Fundusanomalien ↗Augen: Fundusanomalien
Fundus flavimaculatus ↗Augen: Fundus flavimaculatus
Fundus flavus periphericus ↗Augen: Fundus flavus periphericus
Fundus, foveale Läsion mit zentraler Pigmentation ↗Augen: Fundus, foveale Läsion mit zentraler Pigmentation
Fundus, fovealer Reflex, erlöschender ↗Augen: Fundus, fovealer Reflex, erlöschender
Fundus, kirschroter Fleck ↗Augen: Fundus, kirschroter Fleck
Fundus, Narben ↗Augen: Fundus, Narben
Fundus, Pigmentationen ↗Augen: Fundus, Pigmentationen
Fundus, Pigmentepithelatrophie ↗Augen: Fundus, Pigmentepithelatrophie
Fundus, Pseudozyste, vitelliforme ↗Augen: Fundus, Pseudozyste, vitelliforme

Fundus, Veränderungen, fleckförmig-weiße ↗Augen: Fundus, Veränderungen, fleckförmig-weiße
Furchen parallel zur Haarachse ↗Haut, Haare, Nägel: Furchen parallel zur Haarachse
Furchtlosigkeit, inadäquate ↗Psyche: Furchtlosigkeit, inadäquate
Fußanomalien ↗Fuß: Fußdeformitäten
Fußdeformitäten ↗Fuß: Fußdeformitäten
Fußfehlstellungen ↗Fuß: Fußdeformitäten
Fußgelenke, Weichteilschwellungen ↗Fuß: Fußgelenke, Weichteilschwellungen
Fußkontrakturen ↗Fuß: Fußkontrakturen
Fußmuskulatur, Atrophie ↗Muskeln: Fußmuskulatur, Atrophie
Fußpulse, fehlende ↗Herz-Kreislauf-System: Fußpulse, fehlende
Fußrücken, Sensibilitätsstörungen ↗Sensibilität: Fußrücken, Sensibilitätsstörungen
Fußsohlenhyperkeratose s.u. ↗Haut, Haare, Nägel: Keratosis palmoplantaris
Fußsohle, trophische Störungen ↗Fuß: Fußsohle, trophische Störungen
Fußstrahldefekte ↗Extremitäten: Strahldefekte
Fußwurzelknochen, Kalzifikationsherde ↗Fuß: Fußwurzelknochen, Kalzifikationsherde

G

Gabelrippen ↗Thorax: Gabelrippen
Galaktorrhö ↗Mammae: Galaktorrhö
Galaktosämie ↗Labor: Galaktosämie
Galaktose, erhöhte ↗Labor: Hypergalaktosämie
Galaktosurie ↗Labor: Galaktosurie
Galleerbrechen ↗Magen-Darm-Trakt: Galleerbrechen
Gallenblase, Entleerung, verzögerte ↗Leber und Gallenwege: Gallenblase, Entleerung, verzögerte
Gallenblasenhydrops ↗Leber und Gallenwege: Gallenblasenhydrops
Gallenblasensteine ↗Leber und Gallenwege: Cholelithiasis
Gallengang... ↗Leber und Gallenwege: Gallenwegs...
Gallenkoliken ↗Leber und Gallenwege: Gallenkoliken
Gallensäuren, erhöhte ↗Labor: Gallensäuren, erhöhte
Gallensteine ↗Leber und Gallenwege: Cholelithiasis
Gallenwegserweiterung ↗Leber und Gallenwege: Gallenwegserweiterung
Gallenwegsmangel, intrahepatischer ↗Leber und Gallenwege: Gallenwegsmangel, intrahepatischer
Gammaglobuline, erhöhte ↗Labor: Hypergammaglobulinämie
Gamma-GT, erhöhte ↗Labor: Gamma-GT, erhöhte
Gamma-Schwerketten, monoklonale, defekte ↗Labor: Gamma-Schwerketten, monoklonale, defekte
Gammopathien ↗Labor: Gammopathien
Gangapraxie ↗Motorik: Gangapraxie
Gangataxie ↗Motorik: Gangataxie
Gangbild, spastisches ↗Motorik: Gangbild, spastisches
Ganglioneurom ↗Tumoren: Ganglioneurom
Gangstörungen ↗Motorik: Gangstörungen
Gastrin, erhöhtes ↗Labor: Gastrin, erhöhtes
Gastrinom ↗Tumoren: Gastrinom
Gastroschisis ↗Abdomen: Bauchwanddefekt
Gaucher-Zellen ↗Histologie: Speicherzellen
Gaumen, hoher ↗Lippen, Mundhöhle und Gaumen: Gaumen, hoher
Gaumen, hoher, schmaler ↗Lippen, Mundhöhle und Gaumen: Gaumen, hoher, schmaler
Gaumenlähmung ↗Lippen, Mundhöhle und Gaumen: Gaumenlähmung
Gaumenschmerzen ↗Lippen, Mundhöhle und Gaumen: Schmerzen des Gaumens
Gaumensegelanomalien, angeborene ↗Lippen, Mundhöhle und Gaumen: Gaumensegelanomalien, angeborene
Gaumensegellähmung ↗Lippen, Mundhöhle und Gaumen: Gaumenlähmung
Gaumenspalte ↗Lippen, Mundhöhle und Gaumen: Gaumenspalte
Geburtsgewicht, hohes ↗Entwicklung, fetale: Geburtsgewicht, hohes
Geburtsgewicht, niedriges ↗Entwicklung, fetale: Geburtsgewicht, niedriges
Gedächtnisstörungen ↗Psyche: Merkfähigkeitsstörungen
Gedeihstörungen ↗Neugeborenen- und Säuglingskomplikationen: Gedeihstörungen
Gefäßentzündung ↗Herz-Kreislauf-System: Vaskulitis
Gefäßgeräusche ↗Herz-Kreislauf-System: Gefäßgeräusche
Gefäßkompression ↗Herz-Kreislauf-System: Gefäßkompression
Gefäßspasmen ↗Herz-Kreislauf-System: Gefäßspasmen
Gefäßstenosen ↗Herz-Kreislauf-System: Gefäßstenosen
Gefäßverschlüsse ↗Herz-Kreislauf-System: Gefäßverschlüsse
Gefäßzeichnung, vermehrte abdominelle ↗Abdomen: Gefäßzeichnung, vermehrte abdominelle
Gefühlswahrnehmung, eingeengte ↗Psyche: Gefühlswahrnehmung, eingeengte
Gehirn, Entmarkung ↗Nervensystem (mit Gehirn und Rückenmark): Gehirn, Entmarkung
Gehirnzysten ↗Nervensystem (mit Gehirn und Rückenmark): Gehirnzysten
Gehör... ↗Ohr: ...
Gehörgänge, äußere, enge bis verschlossene ↗Ohr: Gehörgänge, äußere, enge bis verschlossene
Gehunfähigkeit ↗Motorik: Gehunfähigkeit
geistige Behinderung ↗Intelligenz: geistige Behinderung; s.a. ↗Entwicklung, motorische und geistige: Entwicklungsrückstand, motorischer und geistiger
Gelbsucht ↗Leber und Gallenwege: Hepatitis
Gelenkbeweglichkeit, abnorme ↗Knochen und Gelenke: Gelenkbeweglichkeit, abnorme
Gelenkbeweglichkeit, eingeschränkte ↗Knochen und Gelenke: Gelenkbeweglichkeit, eingeschränkte
Gelenkblutungen ↗Knochen und Gelenke: Gelenkblutungen
Gelenkergüsse ↗Knochen und Gelenke: Gelenkergüsse
Gelenke, überstreckbare ↗Knochen und Gelenke: Gelenkbeweglichkeit, abnorme
Gelenkfehlstellungen ↗Knochen und Gelenke: Gelenkfehlstellungen
Gelenkkontrakturen ↗Knochen und Gelenke: Gelenkkontrakturen
Gelenkluxationen, multiple ↗Knochen und Gelenke: Gelenkluxationen, multiple
Gelenkschmerzen ↗Knochen und Gelenke: Arthralgien
Gelenkschwellung ↗Knochen und Gelenke: Gelenkschwellung
Gelenksteife ↗Knochen und Gelenke: Gelenkversteifungen
Gelenkveränderungen ↗Knochen und Gelenke: Gelenkveränderungen
Gelenkversteifungen ↗Knochen und Gelenke: Gelenkversteifungen
Genitalanomalien ↗Geschlechtsorgane: Genitalfehlbildungen
Genitalatrophie ↗Geschlechtsorgane: Genitalatrophie
Genitalblutungen ↗Geschlechtsorgane: Genitalblutungen
Genitalentzündung, pseudomembranöse ↗Geschlechtsorgane: Genitalentzündung, pseudomembranöse

Genitalfehlbildungen

Genitalfehlbildungen ↗Geschlechtsorgane: Genitalfehlbildungen
Genitalhypoplasie ↗Geschlechtsorgane: Genitalhypoplasie
Genitalschleimhauterosionen ↗Geschlechtsorgane: Genitalschleimhauterosionen
Genitalschleimhaut, Herde, entzündlich gerötete ↗Geschlechtsorgane: Genitalschleimhaut, Herde, entzündlich gerötete
Genitalveränderungen, aphthös-ulzeröse ↗Geschlechtsorgane: Genitalveränderungen, aphthös-ulzeröse
Genu valgum ↗Beine: Genu valgum
Genu varum ↗Beine: Genu varum
Geräuschempfindlichkeit ↗Ohr: Hyperakusis
Gerinnung, diffuse intravasale, kompensierte ↗Gerinnung: Gerinnung, diffuse intravasale, kompensierte
Gerinnung, disseminierte intravasale ↗Gerinnung: Gerinnung, disseminierte intravasale
Gerinnungsstörungen ↗Gerinnung: Koagulopathien
Geruchswahrnehmung, verminderte ↗Nase: Hyposmie; ↗Nase: Anosmie
Geschlechtsorgane, unterentwickelte ↗Geschlechtsorgane: Genitalhypoplasie
Geschmacksstörungen der Zunge ↗Lippen, Mundhöhle und Gaumen: Geschmacksstörungen der Zunge
Geschwürbildung ↗Haut, Haare, Nägel: Hautulzerationen; ↗Fuß: Zehen, Ulzerationen; ↗Geschlechtsorgane: Genitalveränderungen, aphthös-ulzeröse; ↗Hand: Fingerspitzen, Ulzerationen; ↗Haut, Haare, Nägel: Dermatitis, ulzerative; ↗Haut, Haare, Nägel: Hautulzera am Knöchel; ↗Haut, Haare, Nägel: Papeln, ulzerierte; ↗Lippen, Mundhöhle und Gaumen: Mundschleimhaut, Ulzerationen; ↗Nase: Nasenschleimhaut, Ulzerationen; ↗Nervensystem (mit Gehirn und Rückenmark): Ulzera, neuropathische
Gesicht, breites ↗Gesicht: Gesicht, breites
Gesicht, dreieckiges ↗Gesicht: Gesicht, dreieckiges
Gesicht, flaches ↗Gesicht: Gesicht, flaches
Gesicht, Kaumuskelkrampf ↗Muskeln: Trismus
Gesicht, plumpes ↗Gesicht: Gesicht, plumpes
Gesicht, quadratisches ↗Gesicht: Gesicht, quadratisches
Gesicht, rundes ↗Gesicht: Gesicht, rundes
Gesichtsasymmetrie ↗Gesicht: Gesichtsasymmetrie
Gesichtsatrophie, halbseitige ↗Gesicht: Gesichtsatrophie, halbseitige
Gesichtsausdruck, starrer ↗Gesicht: Mimik, verminderte
Gesicht, schmales ↗Gesicht: Gesicht, schmales
Gesichtsdysmorphien ↗Gesicht: Gesichtsdysmorphien
Gesichtsfeldausfall, -einschränkung ↗Augen: Skotom; Augen: Quadrantenanopsie
Gesichtsödem ↗Gesicht: Gesichtsödem
Gesichtsprofil, konkaves ↗Gesicht: Gesichtsprofil, konkaves
Gesichtsschmerz ↗Gesicht: Gesichtsschmerz
Gesichtsspalten ↗Gesicht: Gesichtsspalten
Gesichtsvergreisung ↗Gesicht: Progerie; ↗Gesicht: progeroides Aussehen
Gesichtszüge, grobe ↗Gesicht: Gesichtszüge, grobe
Gesicht, wenig profiliertes ↗Gesicht: Gesicht, wenig profiliertes
Gewicht, niedriges ↗Ernährungszustand: Untergewicht; ↗Ernährungszustand: Kachexie
Gewichtsabnahme ↗Ernährungszustand: Gewichtsabnahme
Gewichtsrückstand, fetaler ↗Entwicklung, fetale: Geburtsgewicht, niedriges; ↗Entwicklung, fetale: Längen- und Gewichtsreduktion; s.a. ↗Entwicklung, fetale: Minderwuchs, pränataler
Gewichtsverlust ↗Ernährungszustand: Gewichtsabnahme
Gicht-ähnliche Anfälle ↗Knochen und Gelenke: Gicht-ähnliche Anfälle

Gifford-Zeichen ↗Augen: Gifford-Zeichen
Gingivafibromatose ↗Kiefer, Zähne und Zahnfleisch: Gingivafibromatose
Gingivahypertrophie ↗Kiefer, Zähne und Zahnfleisch: Gingivahypertrophie
Gingivitis ↗Kiefer, Zähne und Zahnfleisch: Gingivitis
Glanzauge ↗Augen: Glanzauge
Glaskörperablatio ↗Augen: Glaskörperablatio
Glaskörperblutungen ↗Augen: Glaskörperblutungen
Glaskörperdegeneration ↗Augen: Glaskörperdegeneration
Glaskörpermembranen ↗Augen: Glaskörpermembranen
Glaskörpertrübung ↗Augen: Glaskörpertrübung
Glaskörperverflüssigung ↗Augen: Glaskörperverflüssigung
Glatzenbildung ↗Haut, Haare, Nägel: Alopezie
Glaukom ↗Augen: Glaukom
Gleichgewichtsstörungen ↗Gleichgewichtsorgan: Gleichgewichtsstörungen
Gliederschmerzen ↗Schmerzen: Gliederschmerzen
Gliederverkürzung ↗Extremitäten: Brachymelie
Gliom ↗Tumoren: Gliom
Globusgefühl ↗Empfindung: Globusgefühl
Glomeruli, vergrößerte ↗Histologie: Glomeruli, vergrößerte
Glomerulonephritis ↗Niere und Harnwege: Glomerulonephritis
Glomustumoren, multiple ↗Tumoren: Glomustumoren, multiple
Glossitis superficialis ↗Lippen, Mundhöhle und Gaumen: Glossitis superficialis
Glossoptose ↗Lippen, Mundhöhle und Gaumen: Glossoptose
Glucosurie ↗Labor: Glucosurie
Glutenintoleranz ↗Magen-Darm-Trakt: Glutenintoleranz
Glycin, erhöhtes, im Gehirn ↗Histologie: Glycin, erhöhtes, im Gehirn
Glycin, erhöhtes, im Liquor ↗Labor: Glycin, erhöhtes, im Liquor
Glycin, erhöhtes, im Plasma ↗Labor: Glycin, erhöhtes, im Plasma
Glycin, erhöhtes, im Urin ↗Labor: Glycin, erhöhtes, im Urin
^{14}C-Glykocholatatemtest, pathologischer ↗Labor: ^{14}C-Glykocholatatemtest, pathologischer
Glykogengehalt der Leber, erniedrigter ↗Leber und Gallenwege: Glykogengehalt der Leber, erniedrigter
Glykogenspeicherung ↗Stoffwechsel: Glykogenspeicherung
Glykoproteine, erhöhte ↗Labor: Glykoproteine, erhöhte
gnostische Störungen ↗Nervensystem (mit Gehirn und Rückenmark): gnostische Störungen
GnRH, hypothalamisches, verminderte Sekretion ↗Endokrine Organe: GnRH, hypothalamisches, verminderte Sekretion
Gonadendysgenesie ↗Geschlechtsorgane: Gonadendysgenesie
Gonadoblastom ↗Tumoren: Gonadoblastom
Gonadotropinmangel ↗Endokrine Organe: Gonadotropinmangel
Gordon-Zeichen, positives ↗Nervensystem (mit Gehirn und Rückenmark): Gordon-Zeichen, positives
Gottron-Papeln ↗Haut, Haare, Nägel: Fingergelenke, Papeln, lichenoide blaß-rote
Gower-Manöver ↗Nervensystem (mit Gehirn und Rückenmark): Gower-Manöver
v.-Graefe-Zeichen ↗Augen: v.-Graefe-Zeichen
granulomatöse Entzündung ↗Histologie: granulomatöse Entzündung
Granulomatosis disciformis ↗Haut, Haare, Nägel: Granulomatosis disciformis
Granulome, tuberkuloide ↗Histologie: Granulome, tuberkuloide

Granulozytenfunktionsstörung ↗Blut und Knochenmark: Granulozytenfunktionsstörung
Granulozytenkerne, Segmentierung, fehlende ↗Blut und Knochenmark: Granulozytenkerne, Segmentierung, fehlende
Granulozyten, vakuolisierte ↗Blut und Knochenmark: Granulozyten, vakuolisierte
Granulozytopenie ↗Blut und Knochenmark: Granulozytopenie
grauer Star ↗Augen: Katarakt
Großwuchs ↗Phänotyp: Hochwuchs
Großzehen, breite ↗Fuß: Großzehen, breite
Großzehenendphalanx, basale Verbreiterung und Verkürzung ↗Fuß: Großzehenendphalanx, basale Verbreiterung und Verkürzung
Großzehengrundgelenk, Epiphysendysplasie ↗Fuß: Großzehengrundgelenk, Epiphysendysplasie
Großzehenverdoppelung ↗Fuß: Großzehenverdoppelung
Großzehenverkürzung ↗Fuß: Großzehenverkürzung
Großzehen, zurückversetzte ↗Fuß: Großzehen, zurückversetzte
Grübchen, präaurikuläre ↗Ohr: Grübchen, präaurikuläre
grüner Star ↗Augen: Glaukom
Gummihaut ↗Haut, Haare, Nägel: Cutis hyperelastica
Gynäkomastie ↗Mammae: Gynäkomastie
Gynäkotropie ↗Geschlechterverteilung: Gynäkotropie

H

Haaranomalien ↗Haut, Haare, Nägel: Haaranomalien
Haarausfall ↗Haut, Haare, Nägel: Alopezie
Haarbildungen, lumbosakrale ↗Haut, Haare, Nägel: Haarbildungen, lumbosakrale
Haar, blondes ↗Haut, Haare, Nägel: Haar, blondes
Haarbrüchigkeit ↗Haut, Haare, Nägel: Trichorrhexis
Haar, depigmentiertes ↗Haut, Haare, Nägel: Pigmentstörungen der Haare
Haar, dünnes ↗Haut, Haare, Nägel: Haar, dünnes
Haardysplasie ↗Haut, Haare, Nägel: Haardysplasie
Haardystrophie ↗Haut, Haare, Nägel: Haardystrophie
Haar, fehlendes, bei Geburt ↗Haut, Haare, Nägel: Haar, fehlendes, bei Geburt
Haar, feines ↗Haut, Haare, Nägel: Haar, feines
Haar, festes ↗Haut, Haare, Nägel: Haar, festes
Haar, gedrehtes ↗Haut, Haare, Nägel: Pili torti
Haar, gekräuseltes ↗Haut, Haare, Nägel: Haar, gekräuseltes
Haargrenze, tiefe ↗Haut, Haare, Nägel: Haargrenze, tiefe
Haar, hartes ↗Haut, Haare, Nägel: Haar, hartes
Haar, im Querschnitt dreieckiges ↗Haut, Haare, Nägel: Haar, im Querschnitt dreieckiges
Haar, im Querschnitt nierenförmiges ↗Haut, Haare, Nägel: Haar, im Querschnitt nierenförmiges
Haar, im Querschnitt ovales ↗Haut, Haare, Nägel: Haar, im Querschnitt ovales
Haar, lockiges ↗Haut, Haare, Nägel: Haar, lockiges
Haarlosigkeit ↗Haut, Haare, Nägel: Alopezie
Haarnestgrübchen (Steißbeinregion) ↗Haut, Haare, Nägel: Pilonidalsinus
Haarschaft, dünner ↗Haut, Haare, Nägel: Haarschaft, dünner
Haar, schütteres ↗Haut, Haare, Nägel: Haar, schütteres
Haarschwund ↗Haut, Haare, Nägel: Alopezie
Haar, sprödes ↗Haut, Haare, Nägel: Haar, sprödes
Haarsträhnen, weiße oder schwarze ↗Haut, Haare, Nägel: Haarsträhnen, weiße oder schwarze
Haar, strohblondes ↗Haut, Haare, Nägel: Haar, strohblondes
Haar, unkämmbares ↗Haut, Haare, Nägel: Haar, unkämmbares
Haarwachstumsstörung ↗Haut, Haare, Nägel: Haarwachstumsstörung
Haarwachstum, vermehrtes ↗Haut, Haare, Nägel: Hirsutismus; ↗Haut, Haare, Nägel: Hypertrichose
Haarwachstum, vermindertes ↗Haut, Haare, Nägel: Hypotrichose
Haar, weißes ↗Haut, Haare, Nägel: Haar, weißes
Hackenfuß ↗Fuß: Hackenfuß
Hämangioblastome, retinale ↗Tumoren: Hämangioblastome, retinale
Hämangiomatose ↗Tumoren: Hämangiomatose
Hämangiomatose, intestinale ↗Tumoren: Hämangiomatose, intestinale
Hämangiome ↗Tumoren: Hämangiome
Hämangiome, kutane ↗Tumoren: Hämangiome, kutane
Hämatemesis ↗Magen-Darm-Trakt: Hämatemesis
Hämatome ↗Haut, Haare, Nägel: Hämatome
Hämatome, intrazerebrale ↗Nervensystem (mit Gehirn und Rückenmark): Hämatome, intrazerebrale
Hämatom, Finger ↗Hand: Finger, Hämatom
Hämatom, Handinnenflächen ↗Hand: Handinnenflächen, Hämatom
Hämatopoese, extramedulläre ↗Blut und Knochenmark: Hämatopoese, extramedulläre
hämatopoetische Störungen ↗Blut und Knochenmark: hämatopoetische Störungen
Hämaturie ↗Labor: Hämaturie; s.a. ↗Labor: Makrohämaturie
Hämoglobin-F-Erhöhung ↗Blut und Knochenmark: Hämoglobin-F-Erhöhung
Hämoglobinurie ↗Labor: Hämoglobinurie
Hämolyse ↗Blut und Knochenmark: Hämolyse
Hämophilie ↗Gerinnung: Hämophilie
Hämoptoe ↗Lunge und Atemwege: Hämoptoe
Hämoptyse ↗Lunge und Atemwege: Hämoptoe
Hämorrhagie ↗Augen: Glaskörperblutungen; ↗Augen: Netzhautblutungen; ↗Gerinnung: Blutungsneigung; ↗Gerinnung: hämorrhagische Diathese; ↗Geschlechtsorgane: Genitalblutungen; ↗Geschlechtsorgane: Menorrhagien; ↗Haut, Haare, Nägel: Ekchymosen; ↗Haut, Haare, Nägel: Hautblutungen; ↗Haut, Haare, Nägel: Haut- und Schleimhautblutungen; ↗Haut, Haare, Nägel: Petechien; ↗Haut, Haare, Nägel: Purpura; ↗Kiefer, Zähne und Zahnfleisch: Zahnfleischblutung; ↗Kiefer, Zähne und Zahnfleisch: Zahnwechselblutungen; ↗Knochen und Gelenke: Gelenkblutungen; ↗Magen-Darm-Trakt: Blutungen, gastrointestinale; ↗Muskeln: Muskelblutungen; ↗Nase: Nasenbluten; ↗Nervensystem (mit Gehirn und Rückenmark): Subarachnoidalblutung; ↗Schwangerschaftskomplikationen: Blutungsrisiko intra partum
hämorrhagische Diathese ↗Gerinnung: hämorrhagische Diathese
hämorrhagisches Erbrechen ↗Magen-Darm-Trakt: Hämatemesis
Hämosiderinurie ↗Labor: Hämosiderinurie
Hämosiderose ↗Lunge und Atemwege: Hämosiderose
Hände, große ↗Hand: Hände, große
Hände, kleine ↗Hand: Hände, kleine
Hände, kurze ↗Hand: Hände, kurze
Hände, Schmerzen ↗Hand: Schmerzen der Hände
Häßlichkeitsgefühl ↗Psyche: Häßlichkeitsgefühl
Hahnentritt ↗Motorik: Steppergang
Hakennase ↗Nase: Hakennase
Halbseitenlähmung ↗Motorik: Hemiparese
Halbseitenschmerz ↗Schmerzen: Hemialgie
Halluzinationen ↗Psyche: Halluzinationen
Hals, fehlender ↗Hals: Hals, fehlender
Hals, kurzer ↗Hals: Hals, kurzer
Hals, langer ↗Hals: Hals, langer
Halspterygium ↗Hals: Halspterygium

Halsrippe ↗Hals: Halsrippe
Halswirbelkörper, obere, Fusion und Hypoplasie ↗Wirbelsäule: Halswirbelkörper, obere, Fusion und Hypoplasie
Halswirbelsäule, Defekt ↗Wirbelsäule: Halswirbelsäule, Defekt
Halswirbelsäulensyndrom ↗Wirbelsäule: Zervikalsyndrom
Haltetremor ↗Motorik: Haltetremor
Haltungsanomalien ↗Phänotyp: Haltungsanomalien
Hamartome ↗Tumoren: Hamartome
Hamartome, mesodermale ↗Tumoren: Hamartome, mesodermale
Hamartome, renale ↗Tumoren: Hamartome, renale
Hammerzehen ↗Fuß: Hammerzehen
Handarterien, Sklerose ↗Herz-Kreislauf-System: Handarterien, Sklerose
Handbinnenmuskulatur, Atrophie ↗Muskeln: Handbinnenmuskulatur, Atrophie
Handbinnenmuskulatur, Atrophie und Paresen ↗Muskeln: Handbinnenmuskulatur, Atrophie und Paresen
Handbinnenmuskulatur, Paresen ↗Muskeln: Handbinnenmuskulatur, Paresen
Handdeformitäten ↗Hand: Handdeformitäten
Handfunktion, Verlust ↗Hand: Handfunktion, Verlust
Handgelenke, Schmerzen ↗Hand: Handgelenke, Schmerzen
Handgelenke, Weichteilschwellungen ↗Hand: Handgelenke, Weichteilschwellungen
Handgelenk nach hinten außen rotiert ↗Hand: Handgelenk nach hinten außen rotiert
Handinnenflächen, Dysästhesie ↗Sensibilität: Handinnenflächen, Dysästhesie
Handinnenflächen, Hämatom ↗Hand: Handinnenflächen, Hämatom
Handinnenflächen, Hyperkeratose ↗Haut, Haare, Nägel: Keratosis palmoplantaris
Handkante, Parästhesien und Hypästhesie ↗Sensibilität: Handkante, Parästhesien und Hypästhesie
Handkontrakturen ↗Hand: Handkontrakturen
Hand, linke, ideomotorische Apraxie ↗Hand: Hand, linke, ideomotorische Apraxie
Handmuskulatur, kleine, Atrophie ↗Muskeln: Handmuskulatur, kleine, Atrophie
Handmuskulatur, Paresen und Atrophien ↗Muskeln: Handmuskulatur, Paresen und Atrophien
Handmuskulatur, Schwäche ↗Muskeln: Handmuskulatur, Schwäche
Handschmerzen ↗Hand: Schmerzen der Hände
Handsteife ↗Hand: Handsteife
Handstrahldefekt ↗Extremitäten: Strahldefekte
Handstrahldefekte ↗Extremitäten: Strahldefekte
Handverdoppelung ↗Hand: Diplocheirie
Handwurzelknochen, Kalzifikationsherde ↗Hand: Handwurzelknochen, Kalzifikationsherde
Handwurzelknochen, Osteolysen ↗Hand: Handwurzelknochen, Osteolysen
Handwurzelknochen, Synostosen ↗Hand: Handwurzelknochen, Synostosen
Handwurzelknochen, überzählige ↗Hand: Handwurzelknochen, überzählige
Harnausscheidung, übermäßige ↗Niere und Harnwege: Polyurie
Harnblasenatonie ↗Niere und Harnwege: Harnblasenatonie
Harnblasenekstrophie ↗Niere und Harnwege: Harnblasenekstrophie
Harnblasenektasie ↗Niere und Harnwege: Harnblasenektasie
Harnblasenerweiterung ↗Niere und Harnwege: Megazystis
Harnblase, neurogene ↗Niere und Harnwege: Harnblase, neurogene
Harnblasenhypertrophie, sekundäre ↗Niere und Harnwege: Harnblasenhypertrophie, sekundäre
Harnblasenstörungen ↗Niere und Harnwege: Harnblasenstörungen
Harnblutung ↗Labor: Hämaturie
Harnleitererweiterung ↗Niere und Harnwege: Hydroureteren
Harnröhrenspalte, obere ↗Geschlechtsorgane: Epispadie
Harnsäure ↗Labor: Hyperurikämie; ↗Labor: Hypourikämie
Harnstauungsniere ↗Niere und Harnwege: Hydronephrose
Harnstoff, erhöhter ↗Labor: Harnstoff, erhöhter
Harnwegsanomalien ↗Niere und Harnwege: Harnwegsanomalien
Hautatrophie ↗Haut, Haare, Nägel: Hautatrophie
Hautblutungen ↗Haut, Haare, Nägel: Petechien; ↗Haut, Haare, Nägel: Purpura; ↗Haut, Haare, Nägel: Ekchymosen; ↗Haut, Haare, Nägel: Hämatome
Hautblutungen, kokardenartige, im Gesicht und Streckseiten der Arme ↗Haut, Haare, Nägel: Hautblutungen, kokardenartige, im Gesicht und Streckseiten der Arme
Hautbrennen ↗Sensibilität: Hautbrennen
Hautdepigmentation ↗Haut, Haare, Nägel: Depigmentierungen
Haut, dünne ↗Haut, Haare, Nägel: Haut, dünne
Hautdysplasien und -aplasien ↗Haut, Haare, Nägel: Hautdysplasien und -aplasien
Hauteinschnürungen ↗Haut, Haare, Nägel: Hauteinschnürungen; s.a. ↗Haut, Haare, Nägel: Schnürfurchen
Hauteinsenkungen ↗Haut, Haare, Nägel: Hauteinsenkungen
Hautemphysem ↗Haut, Haare, Nägel: Hautemphysem
Hauterosionen ↗Haut, Haare, Nägel: Erosionen
Hautfalten, einschnürende ↗Haut, Haare, Nägel: Schnürfurchen
Hautfalten, herdförmige ↗Haut, Haare, Nägel: Hautfalten, herdförmige
Hautfalten, ringförmige ↗Haut, Haare, Nägel: Hautfalten, ringförmige
Hautfalten, wulstförmige ↗Haut, Haare, Nägel: Hautfalten, wulstförmige
Haut, faltige, über der Glabella ↗Gesicht: Haut, faltige, über der Glabella
Hautfarbe der Hand zwischen wächserner Blässe und purpurner Zyanose ↗Hand: Hautfarbe der Hand zwischen wächserner Blässe und purpurner Zyanose
Hautfarbe des Fußes zwischen wächserner Blässe und purpurner Zyanose ↗Fuß: Hautfarbe des Fußes zwischen wächserner Blässe und purpurner Zyanose
Hautfarbe, gelbliche ↗Haut, Haare, Nägel: Hautfarbe, gelbliche
Hautflecken ↗Haut, Haare, Nägel: Fleck(en); ↗Haut, Haare, Nägel: Maculae; ↗Haut, Haare, Nägel: Pigmentationen; ↗Haut, Haare, Nägel: Pigmentflecken
Hautflecken, braune, runde ↗Haut, Haare, Nägel: Lentigines
Hautflecken, erhabene ↗Haut, Haare, Nägel: Plaques
Hautflecken, milchkaffeefarbene ↗Haut, Haare, Nägel: Café-au-lait-Flecken
Hautflecken, weiße ↗Haut, Haare, Nägel: Vitiligo; ↗Haut, Haare, Nägel: Albinismus, zirkumskripter; ↗Haut, Haare, Nägel: Leukoplakien
Hautgefäße, IgA-Ablagerungen ↗Histologie: Hautgefäße, IgA-Ablagerungen
Hauthypoplasien ↗Haut, Haare, Nägel: Hauthypoplasien
Hautinfektionen, akut-abszedierende ↗Haut, Haare, Nägel: Hautinfektionen, akut-abszedierende
Hautinfektionen, rezidivierende ↗Haut, Haare, Nägel: Hautinfektionen, rezidivierende
Hautinfiltrate ↗Haut, Haare, Nägel: Hautinfiltrate

Hautkarzinom, verruköses ↗Tumoren: Hautkarzinom, verruköses
Hautknötchen ↗Haut, Haare, Nägel: Papeln
Hautknoten ↗Haut, Haare, Nägel: Knoten
Hautläsionen, bandförmige, serpiginöse oder bogig begrenzte ↗Haut, Haare, Nägel: Hautläsionen, bandförmige, serpiginöse oder bogig begrenzte
Hautläsionen, periorifizielle ↗Haut, Haare, Nägel: Hautläsionen, periorifizielle
Hautnekrosen ↗Haut, Haare, Nägel: Hautnekrosen
Hautödem ↗Haut, Haare, Nägel: Hautödem
Hautrötung ↗Haut, Haare, Nägel: Erytheme; ↗Haut, Haare, Nägel: Erythrodermie; ↗Haut, Haare, Nägel: Flush
Hautstreifen ↗Haut, Haare, Nägel: Striae distensae cutis
Hautulzera(tionen) ↗Haut, Haare, Nägel: Hautulzerationen; ↗Haut, Haare, Nägel: Dermatitis, ulzerative; ↗Haut, Haare, Nägel: Hautulzera am Knöchel; ↗Haut, Haare, Nägel: Mal perforant; ↗Haut, Haare, Nägel: Papeln, ulzerierte; ↗Beine: Ulcus cruris; ↗Fuß: Zehen, Ulzerationen; ↗Geschlechtsorgane: Genitalveränderungen, aphthös-ulzeröse; ↗Hand: Fingerspitzen, Ulzerationen; ↗Lippen, Mundhöhle und Gaumen: Mundschleimhaut, Ulzerationen; ↗Nase: Nasenschleimhaut, Ulzerationen; ↗Nervensystem (mit Gehirn und Rückenmark): Ulzera, neuropathische
Haut- und Schleimhautblutungen ↗Haut, Haare, Nägel: Haut- und Schleimhautblutungen
Hautveränderungen ↗Haut, Haare, Nägel: Hautveränderungen
Hautveränderungen, hämorrhagisch-ekzematoide ↗Haut, Haare, Nägel: Hautveränderungen, hämorrhagisch-ekzematoide
Hautveränderungen, netzförmige dunkellivide, bräunliche ↗Haut, Haare, Nägel: Hautveränderungen, netzförmige dunkellivide, bräunliche
Hautveränderungen, poikilodermatische ↗Haut, Haare, Nägel: Hautveränderungen, poikilodermatische
Hautveränderungen, rankenförmige ↗Haut, Haare, Nägel: Hautveränderungen, rankenförmige
Haut, verdickte gelbliche runzelige (elastotische) ↗Haut, Haare, Nägel: Haut, verdickte gelbliche runzelige (elastotische)
Hautverdickung ↗Haut, Haare, Nägel: Hautverdickung
Hautverdickung, prätibiale, teigige ↗Haut, Haare, Nägel: Hautverdickung, prätibiale, teigige
Hautverdickung über den betroffenen Gelenken ↗Knochen und Gelenke: Hautverdickung über den betroffenen Gelenken
Hautverfärbung ↗Haut, Haare, Nägel: Hautverfärbung
Hautverfärbung, grau-braune ↗Haut, Haare, Nägel: Hautverfärbung, grau-braune
Hautverfärbung, livide ↗Haut, Haare, Nägel: Hautverfärbung, livide
Hautverfärbung, livide, blitzfigurenartige ↗Haut, Haare, Nägel: Hautverfärbung, livide, blitzfigurenartige
Hautverfärbung, rot-orange ↗Haut, Haare, Nägel: Hautverfärbung, rot-orange
Hautverhärtung ↗Haut, Haare, Nägel: Hautverhärtungen; s.a. ↗Haut, Haare, Nägel: Sklero...
HbsAG-positiv ↗Labor: HbsAG-positiv
head-drop-Phänomen ↗Kopf: head-drop-Phänomen
heftige Schmerzen ↗Schmerzen: heftige Schmerzen
Heinz-Innenkörperchen ↗Blut und Knochenmark: Heinz-Innenkörperchen
Heiserkeit ↗Sprache: Dysphonie
Heißhunger ↗Empfindung: Hungergefühl
Helices, dysplastische ↗Ohr: Helices, dysplastische
Helikotrichie ↗Haut, Haare, Nägel: Haar, gekräuseltes
Hellebardenbecken ↗Beckenregion: Hellebardenbecken
Hemeralopie ↗Augen: Tagsichtigkeit
Hemialgie ↗Schmerzen: Hemialgie
Hemianästhesie ↗Sensibilität: Hemianästhesie
Hemianopsie ↗Augen: Hemianopsie
Hemiasynergie ↗Motorik: Hemiasynergie
Hemiataxie ↗Motorik: Hemiataxie
Hemichorea ↗Motorik: Hemichorea
Hemichoreoathetose ↗Motorik: Hemichoreoathetose
Hemihypästhesie ↗Sensibilität: Hemihypästhesie
Hemihyperpathie ↗Sensibilität: Hemihyperpathie
Hemihyperplasia faciei ↗Gesicht: Hemihyperplasia faciei
Hemihypertrophie ↗Phänotyp: Hemihypertrophie
Hemikranie ↗Kopf: Hemikranie
Hemineglect ↗Nervensystem (mit Gehirn und Rückenmark): Hemineglect
Hemineglect, visueller ↗Nervensystem (mit Gehirn und Rückenmark): Hemineglect, visueller
Hemiparese ↗Motorik: Hemiparese
Hemiplegie ↗Motorik: Hemiparese
Hemiwirbelbildung ↗Wirbelsäule: Hemiwirbelbildung
Heparansulfat, vermehrte Ausscheidung, im Urin ↗Labor: Heparansulfat, vermehrte Ausscheidung, im Urin
Hepatitis ↗Leber und Gallenwege: Hepatitis
Hepatomegalie ↗Leber und Gallenwege: Hepatomegalie
Hepatopathie ↗Leber und Gallenwege: Hepatopathie
Hepatosplenomegalie ↗Leber und Gallenwege: Hepatomegalie; ↗Milz: Splenomegalie
Heptadaktylie ↗Fuß: Heptadaktylie; ↗Hand: Heptadaktylie
Herausschnellen ↗Lippen, Mundhöhle und Gaumen: Herausschnellen (der Zunge)
Herdsymptome, zerebrale ↗Nervensystem (mit Gehirn und Rückenmark): Herdsymptome, zerebrale
Hernien ↗Abdomen: Hernien
Herpes simplex ↗Haut, Haare, Nägel: Herpes simplex
Herpes zoster oticus ↗Ohr: Herpes zoster oticus
Herzbeutel... ↗Herz-Kreislauf-System: Perikard...
Herzdilatation ↗Herz-Kreislauf-System: Dilatation des Herzens
Herzfehler ↗Herz-Kreislauf-System: Herzfehler; s.a. ↗Herz-Kreislauf-System: Aortenstenose; ↗Herz-Kreislauf-System: Ductus arteriosus Botalli, offener; ↗Herz-Kreislauf-System: Fallot-Tetralogie; ↗Herz-Kreislauf-System: Mitralstenose; ↗Herz-Kreislauf-System: Pulmonalstenose; ↗Herz-Kreislauf-System: Ventrikelseptumdefekt; ↗Herz-Kreislauf-System: Vorhofseptumdefekt
Herzinfarkt ↗Herz-Kreislauf-System: Myokardinfarkt
Herzinsuffizienz ↗Herz-Kreislauf-System: Herzinsuffizienz
Herzjagen ↗Herz-Kreislauf-System: Tachykardie
Herzklappenfehler ↗Herz-Kreislauf-System: Herzfehler
Herzklappeninsuffizienz ↗Herz-Kreislauf-System: Herzklappeninsuffizienz
Herzklopfen ↗Herz-Kreislauf-System: Palpitationen
Herz-Kreislauf-Symptome, vegetative ↗Herz-Kreislauf-System: Herz-Kreislauf-Symptome, vegetative
Herzminutenvolumen, erhöhtes ↗Herz-Kreislauf-System: Herzminutenvolumen, erhöhtes
Herzrhythmusstörungen ↗Herz-Kreislauf-System: Herzrhythmusstörungen
Herzschlagvolumen, erhöhtes ↗Herz-Kreislauf-System: Herzschlagvolumen, erhöhtes
Herzschmerzen ↗Herz-Kreislauf-System: Herzschmerzen
Herzstillstand ↗Herz-Kreislauf-System: Herzstillstand
Herztod, plötzlicher ↗Herz-Kreislauf-System: Herztod, plötzlicher
Herz, vergrößertes ↗Herz-Kreislauf-System: Kardiomegalie
Herzversagen, kongestives ↗Herz-Kreislauf-System: Herzversagen, kongestives
Herzvitium ↗Herz-Kreislauf-System: Herzfehler
Heterochromia iridis ↗Augen: Heterochromia iridis
Hexadaktylie ↗Fuß: Hexadaktylie; ↗Hand: Hexadaktylie
Hexosen im Stuhl ↗Labor: Hexosen im Stuhl

Hiatushernie

Hiatushernie ↗Abdomen: Hiatushernie
Hilusgefäße, pulsierende ↗Lunge und Atemwege: Hilusgefäße, pulsierende
Hiluslymphknotenvergrößerung ↗Lymphsystem: Lymphknotenschwellung
Hinken ↗Motorik: Hinken
Hinken, intermittierendes ↗Herz-Kreislauf-System: Claudicatio intermittens
Hinstürzen ↗Motorik: Hinstürzen
Hinterhaupt, prominentes ↗Kopf: Hinterhaupt, prominentes
Hinterstrangsymptome ↗Nervensystem (mit Gehirn und Rückenmark): Hinterstrangsymptome
Hirnatrophie ↗Nervensystem (mit Gehirn und Rückenmark): Hirnatrophie
Hirndruckzeichen ↗Nervensystem (mit Gehirn und Rückenmark): Hirndruckzeichen
Hirnfehlbildungen ↗Nervensystem (mit Gehirn und Rückenmark): Hirnfehlbildungen
Hirnhypoplasie ↗Nervensystem (mit Gehirn und Rückenmark): Hirnhypoplasie
Hirn, monoventrikuläres ↗Nervensystem (mit Gehirn und Rückenmark): Hirn, monoventrikuläres
Hirnnervenausfälle ↗Nervensystem (mit Gehirn und Rückenmark): Hirnnervenausfälle
Hirnnervenlähmung ↗Nervensystem (mit Gehirn und Rückenmark): Hirnnervenausfälle
Hirnnerven, Neuropathie ↗Nervensystem (mit Gehirn und Rückenmark): Hirnnerven, Neuropathie
hirnorganische Anfälle ↗Nervensystem (mit Gehirn und Rückenmark): zerebrale Anfälle
Hirnschädel, hydrozephaloid wirkender ↗Kopf: Hirnschädel, hydrozephaloid wirkender
Hirsutismus ↗Haut, Haare, Nägel: Hirsutismus
Histidinämie ↗Labor: Histidinämie
Histidinurie ↗Labor: Histidinurie
Histiozyten, seeblaue ↗Histologie: Histiozyten, seeblaue
Histoplasmose ↗Infektionen: Histoplasmose
Hitzegefühl ↗Empfindung: Hitzegefühl
HIV ↗Infektionen: HIV
Hochwuchs ↗Phänotyp: Hochwuchs
Hoden, abnorm kleine ↗Geschlechtsorgane: Hoden, abnorm kleine
Hodenatrophie ↗Geschlechtsorgane: Hodenatrophie
Hodendysgenesie ↗Geschlechtsorgane: Hodendysgenesie
Hodenentzündung ↗Geschlechtsorgane: Orchitis
Hodenhypoplasie ↗Geschlechtsorgane: Hodenhypoplasie
Hodentumoren ↗Tumoren: Hodentumoren
Hodenvergrößerung ↗Geschlechtsorgane: Hodenvergrößerung
Hörminderung ↗Ohr: Hörsturz; ↗Ohr: Hörverlust; ↗Ohr: Schalleitungsschwerhörigkeit; ↗Ohr: Schallempfindungsstörung; ↗Ohr: Schwerhörigkeit; ↗Ohr: Taubheit; ↗Ohr: Taubstummheit
Hörschärfe, übersteigerte ↗Ohr: Hyperakusis
Hörstörung ↗Ohr: Hörstörung
Hörsturz ↗Ohr: Hörsturz
Hörverlust ↗Ohr: Hörverlust
Hohlfuß ↗Fuß: Hohlfuß
Hohl-Klumpfuß-Deformationen ↗Fuß: Hohl-Klumpfuß-Deformationen
Holoprosenzephalie ↗Nervensystem (mit Gehirn und Rückenmark): Arrhinenzephalie
Homocitrullinämie ↗Labor: Homocitrullinämie
Homocitrullinurie ↗Labor: Homocitrullinurie
Homocystin im Serum, erhöhtes ↗Labor: Homocystin im Serum, erhöhtes
Homocystinurie ↗Labor: Homocystinurie
Homogentisinsäure, vermehrte ↗Labor: Homogentisinsäure, vermehrte
^{75}Se-Homotaurocholsäure-Retention, pathologische ↗Labor: ^{75}Se-Homotaurocholsäure-Retention, pathologische
Horner-Trias ↗Augen: Horner-Trias
Hornhaut, Cystinkristalle ↗Augen: Hornhaut, Cystinkristalle
Hornhautdystrophie ↗Augen: Hornhautdystrophie
Hornhauterosionen ↗Augen: Hornhauterosionen
Hornhaut, fragile ↗Augen: Hornhaut, fragile
Hornhaut, Hypästhesie ↗Augen: Hornhaut, Hypästhesie
Hornhaut, Kupferspeicherung, vermehrte ↗Augen: Hornhaut, Kupferspeicherung, vermehrte
Hornhautödem ↗Augen: Hornhautödem
Hornhautreflexabschwächung ↗Augen: Hornhautreflexabschwächung
Hornhautring, bräunlich-grünlicher ↗Augen: Kayser-Fleischer-Ring
Hornhautschmerzen ↗Augen: Hornhautschmerzen
Hornhaut, Sklerokornea ↗Augen: Hornhaut, Sklerokornea
Hornhauttrübung ↗Augen: Hornhauttrübung
Hornhaut, Vaskularisierung ↗Augen: Hornhaut, Vaskularisierung
Hornhaut, Vaskularisierung, mit Pannusbildung ↗Augen: Hornhaut, Vaskularisierung, mit Pannusbildung
Hornhautvernarbung ↗Augen: Hornhautvernarbung
Hornpfröpfe, schwarze ↗Haut, Haare, Nägel: Hornpfröpfe, schwarze
Howell-Jolly-Körperchen ↗Blut und Knochenmark: Howell-Jolly-Körperchen
Hüftdysplasie ↗Beckenregion: Hüftdysplasie
Hüftgelenk, Kontrakturen ↗Beckenregion: Hüftgelenk, Kontrakturen
Hüftgelenkluxation ↗Beckenregion: Hüftgelenkluxation
Hüftgelenk, Schmerzen ↗Beckenregion: Hüftgelenk, Schmerzen
Hüftkopfdysplasie ↗Beckenregion: Hüftkopfdysplasie
Hüftluxation ↗Beckenregion: Hüftgelenkluxation
Hühnerbrust ↗Thorax: Hühnerbrust
humero-radiale Synostose ↗Arme: humero-radiale Synostose
Humerus... s.a. ↗Arme: Oberarm...
Humerusagenesie ↗Arme: Humerusagenesie
Humerusdysplasie ↗Arme: Humerusdysplasie
Humerusepiphysen, kalkspritzerartige Verdichtungen ↗Arme: Humerusepiphysen, kalkspritzerartige Verdichtungen
Humerus-Ulna, Fusion ↗Arme: Humerus-Ulna, Fusion
Hungergefühl ↗Empfindung: Hungergefühl
Husten ↗Lunge und Atemwege: Husten
Hutchinsonzähne ↗Kiefer, Zähne und Zahnfleisch: Hutchinsonzähne
hyaloretinale Dysplasie ↗Augen: hyaloretinale Dysplasie
Hyaluronsäure, erhöhte Ausscheidung ↗Labor: Hyaluronsäure, erhöhte Ausscheidung
Hydramnion ↗Schwangerschaftskomplikationen: Hydramnion
Hydrocephalus ↗Kopf: Hydrozephalus
Hydrometrokolpos ↗Geschlechtsorgane: Hydrometrokolpos
Hydronephrose ↗Niere und Harnwege: Hydronephrose
Hydrops fetalis ↗Entwicklung, fetale: Hydrops fetalis
Hydrothorax ↗Thorax: Hydrothorax
Hydroureteren ↗Niere und Harnwege: Hydroureteren
γ-Hydroxybuttersäure im Urin ↗Labor: γ-Hydroxybuttersäure im Urin
3-Hydroxy-Isovaleriat im Urin ↗Labor: 3-Hydroxy-Isovaleriat im Urin
3-Hydroxy-Propionat im Urin ↗Labor: 3-Hydroxy-Propionat im Urin
17-Hydroxysteroid-Dehydrogenase-Mangel ↗Endokrine Organe: 17-Hydroxysteroid-Dehydrogenase-Mangel
Hydrozephalus ↗Kopf: Hydrozephalus

Hypolipidämie

Hypalbuminämie ↗Labor: Hypalbuminämie
Hyperämie, arterielle ↗Herz-Kreislauf-System: Hyperämie, arterielle
Hyperämie, venöse ↗Herz-Kreislauf-System: Hyperämie, venöse
Hyperästhesie der Nase ↗Nase: Hyperästhesie der Nase
Hyperaktivität ↗Psyche: Hyperaktivität
Hyperaktivität, motorische ↗Motorik: Hyperaktivität, motorische
Hyperakusis ↗Ohr: Hyperakusis
Hyperaldosteronämie ↗Labor: Hyperaldosteronämie
Hyperaldosteronurie ↗Endokrine Organe: Aldosteronausscheidung, erhöhte
Hyperaminoazidurie ↗Labor: Hyperaminoazidurie
Hyperammonämie ↗Labor: Hyperammonämie
Hyperargininämie ↗Labor: Hyperargininämie
Hyperbilirubinämie ↗Labor: Bilirubin, erhöhtes
Hypercholesterinämie s.u. ↗Labor: Hyperlipidämie
Hypercitrullinämie ↗Labor: Hypercitrullinämie
Hyperdibasicaminazidurie ↗Labor: Hyperdibasicaminazidurie
Hyperelastizität ↗Haut, Haare, Nägel: Cutis hyperelastica
hyperergische Reaktion der Haut ↗Haut, Haare, Nägel: hyperergische Reaktion der Haut
Hyperexzitabilität ↗Psyche: Erregbarkeit, erhöhte
Hypergalaktosämie ↗Labor: Hypergalaktosämie
Hypergammaglobulinämie ↗Labor: Hypergammaglobulinämie
Hyperglycinämie ↗Labor: Glycin, erhöhtes, im Plasma
Hyperglykämie ↗Labor: Hyperglykämie
Hyperhidrose ↗Haut, Haare, Nägel: Hyperhidrose
Hyperhidrose, gustatorische ↗Haut, Haare, Nägel: Hyperhidrose, gustatorische
Hyperhidrose, palmar, plantar und axillar ↗Haut, Haare, Nägel: Hyperhidrose, palmar, plantar und axillar
Hyperinsulinismus ↗Endokrine Organe: Hyperinsulinismus
Hyperkaliämie ↗Labor: Hyperkaliämie
Hyperkaliurie ↗Labor: Hyperkaliurie
Hyperkalzämie ↗Labor: Hyperkalzämie
Hyperkalziurie ↗Labor: Hyperkalziurie
Hyperkapnie ↗Blut und Knochenmark: Hyperkapnie
Hyperkeratose ↗Haut, Haare, Nägel: Hyperkeratose; s. Keratose-Komplex (Übersichtsartikel in Bd. 1)
Hyperkeratose, akrale ↗Haut, Haare, Nägel: Hyperkeratose, akrale
Hyperkeratose, dunkel pigmentierte ↗Haut, Haare, Nägel: Hyperkeratose, dunkel pigmentierte
Hyperkeratose, erythematöse ↗Haut, Haare, Nägel: Hyperkeratose, erythematöse
Hyperkeratose, follikuläre ↗Haut, Haare, Nägel: Hyperkeratose, follikuläre
Hyperkeratose der Hand- und Fußflächen ↗Haut, Haare, Nägel: Keratosis palmoplantaris
Hyperkeratosen, subunguale ↗Haut, Haare, Nägel: Hyperkeratosen, subunguale
Hyperkinesen ↗Motorik: Hyperkinesen
Hyperlipidämie ↗Labor: Hyperlipidämie
Hyperlipoproteinämie s.u. ↗Labor: Hyperlipidämie
Hyperlordose ↗Wirbelsäule: Hyperlordose
Hypermagnesiämie ↗Labor: Hypermagnesiämie
Hypermetamorphose ↗Psyche: Hypermetamorphose
Hypermethioninämie ↗Labor: Hypermethioninämie
Hypernatriämie ↗Labor: Hypernatriämie
Hypernatriurie ↗Labor: Hypernatriurie
Hyperodontie ↗Kiefer, Zähne und Zahnfleisch: Hyperodontie
Hyperopie ↗Augen: Hyperopie
Hyperornithinämie ↗Labor: Hyperornithinämie
Hyperostose, kraniale ↗Kopf: Hyperostose, kraniale
Hyperostose, mandibuläre ↗Kiefer, Zähne und Zahnfleisch: Hyperostose, mandibuläre
Hyperostosen ↗Knochen und Gelenke: Hyperostosen
Hyperostosen, kortikale ↗Knochen und Gelenke: Hyperostosen, kortikale
Hyperostose, sterno-kosto-klavikuläre ↗Thorax: Hyperostose, sterno-kosto-klavikuläre
Hyperostosis frontalis interna ↗Kopf: Hyperostosis frontalis interna
Hyperparathyreoidismus ↗Endokrine Organe: Hyperparathyreoidismus
Hyperpathie ↗Sensibilität: Berührungsempfindlichkeit
Hyperphosphatasie ↗Labor: Hyperphosphatasie
Hyperphosphaturie ↗Labor: Hyperphosphaturie
Hyperpigmentierung ↗Haut, Haare, Nägel: Hyperpigmentierung; ↗Geschlechtsorgane: Hyperpigmentierung
Hyperpigmentierung, bräunliche ↗Haut, Haare, Nägel: Hyperpigmentierung, bräunliche
Hyperpigmentierung, kleinfleckige ↗Haut, Haare, Nägel: Hyperpigmentierung, kleinfleckige
Hyperpigmentierung, retikuläre ↗Haut, Haare, Nägel: Hyperpigmentierung, retikuläre
Hyperreflexie ↗Nervensystem (mit Gehirn und Rückenmark): Hyperreflexie
Hypersalivation ↗Exokrine Drüsen: Speichelfluß, vermehrter
Hypersekretion der Nase ↗Nase: Rhinorrhö
Hypersexualität ↗Psyche: Hypersexualität
Hypersomnie ↗Schlaf: Schläfrigkeit; ↗Schlaf: Schlafsucht
Hypertelorismus ↗Augen: Hypertelorismus
Hyperthermie ↗Körpertemperatur: Fieber
Hyperthyreose ↗Endokrine Organe: Hyperthyreose
Hypertonie ↗Herz-Kreislauf-System: Hypertonie
Hypertonie, muskuläre ↗Muskeln: Myotonie
Hypertonie, portale ↗Leber und Gallenwege: Hypertonie, portale
Hypertonie, pulmonale ↗Lunge und Atemwege: Hypertonie, pulmonale
Hypertrichose ↗Haut, Haare, Nägel: Hypertrichose
Hypertrichose, paraneoplastische ↗Haut, Haare, Nägel: Hypertrichose, paraneoplastische
Hypertrichosis cubiti ↗Haut, Haare, Nägel: Hypertrichosis cubiti
Hypertriglyceridämie s.u. ↗Labor: Hyperlipidämie
Hyperurikämie ↗Labor: Hyperurikämie
Hyperurikurie ↗Labor: Hyperurikurie
Hyperventilation ↗Lunge und Atemwege: Hyperventilation
Hyphaema ↗Augen: Hyphaema
Hypochlorämie ↗Labor: Hypochlorämie
Hypocholesterinämie ↗Labor: Hypocholesterinämie
Hypocholesterinämie s.u. ↗Labor: Serumlipide, erniedrigte
hypochondrische Ideen ↗Psyche: hypochondrische Ideen
Hypodaktylie ↗Fuß: Hypodaktylie; ↗Hand: Hypodaktylie
Hypodontie ↗Kiefer, Zähne und Zahnfleisch: Hypodontie
Hypofibrinogenämie ↗Gerinnung: Hypofibrinogenämie
Hypogammaglobulinämie ↗Labor: Hypogammaglobulinämie
Hypogenitalismus ↗Geschlechtsorgane: Genitalhypoplasie
Hypoglossusparese ↗Lippen, Mundhöhle und Gaumen: Zungenlähmung
Hypoglykämie ↗Labor: Hypoglykämie
Hypogonadismus ↗Geschlechtsorgane: Hypogonadismus
Hypohidrose ↗Haut, Haare, Nägel: Hypohidrose
Hypokaliämie ↗Labor: Hypokaliämie
Hypokaliurie ↗Labor: Hypokaliurie
Hypokalzämie ↗Labor: Hypokalzämie
Hypokalziurie ↗Labor: Hypokalziurie
Hypokinese ↗Motorik: Hypokinese
Hypolipidämie s.u. ↗Labor: Serumlipide, erniedrigte

Hypomagnesiämie

Hypomagnesiämie ↗Labor: Hypomagnesiämie
Hypomimie ↗Gesicht: Mimik, verminderte; ↗Gesicht: mimische Muskeln, Lähmung
Hyponatriämie ↗Labor: Hyponatriämie
Hypoosmolarität ↗Labor: Hypoosmolarität
Hypoparathyreoidismus ↗Endokrine Organe: Hypoparathyreoidismus
Hypophosphatämie ↗Labor: Hypophosphatämie
Hypophysentumoren ↗Tumoren: Hypophysentumoren
Hypophysenvorderlappenunterfunktion ↗Endokrine Organe: Hypopituitarismus
Hypopigmentierung ↗Haut, Haare, Nägel: Hypopigmentierung; s.a. ↗Haut, Haare, Nägel: Depigmentierungen; ↗Haut, Haare, Nägel: Pigmentationsanomalien; ↗Haut, Haare, Nägel: Pigmentstörungen der Haare
Hypopituitarismus ↗Endokrine Organe: Hypopituitarismus
Hypoplasie der Beine ↗Beine: Hypoplasie der Beine
Hypoproteinämie ↗Labor: Hypoproteinämie
Hypopyon-Iritis ↗Augen: Hypopyon-Iritis
Hyporeflexie ↗Nervensystem (mit Gehirn und Rückenmark): Hyporeflexie
Hyposmie ↗Nase: Hyposmie
Hypospadie ↗Geschlechtsorgane: Hypospadie
Hyposthenurie ↗Labor: Hyposthenurie
Hypotelorismus ↗Augen: Hypotelorismus
Hypothalamus-Hypophysen-Insuffizienz ↗Endokrine Organe: Hypothalamus-Hypophysen-Insuffizienz
Hypothalamusregion, Hamartome ↗Tumoren: Hypothalamusregion, Hamartome
Hypothenarhypoplasie ↗Hand: Hypothenarhypoplasie
Hypothermie ↗Körpertemperatur: Hypothermie
Hypothyreose ↗Endokrine Organe: Hypothyreose
Hypotonie ↗Herz-Kreislauf-System: Hypotonie
Hypotonie, muskuläre ↗Muskeln: Muskelhypotonie
Hypotonie, orthostatische ↗Herz-Kreislauf-System: Kreislaufdysregulation, orthostatische
Hypotrichose ↗Haut, Haare, Nägel: Hypotrichose
Hypotriglyceridämie s.u. ↗Labor: Serumlipide, erniedrigte
Hypourikämie ↗Labor: Hypourikämie
Hypoventilation, alveoläre ↗Lunge und Atemwege: Hypoventilation, alveoläre
Hypovolämie ↗Herz-Kreislauf-System: Hypovolämie
Hypoxämie ↗Blut und Knochenmark: Hypoxämie

I

Ichthyose ↗Haut, Haare, Nägel: Ichthyose
Icterus neonatorum ↗Neugeborenen- und Säuglingskomplikationen: Neugeborenenikterus; ↗Nervensystem (mit Gehirn und Rückenmark): Kernikterus
IgA-Mangel ↗Labor: IgA-Mangel
IgE-Erhöhung ↗Labor: IgE-Erhöhung
IGF-1-Spiegel, erniedrigter ↗Labor: IGF-1-Spiegel, erniedrigter
Ikterus ↗Haut, Haare, Nägel: Ikterus; s.a. ↗Augen: Skleralikterus; ↗Neugeborenen- und Säuglingskomplikationen: Neugeborenenikterus; ↗Nervensystem (mit Gehirn und Rückenmark): Kernikterus
Ileitis ↗Magen-Darm-Trakt: Ileitis
Ileumatresie s.u. ↗Magen-Darm-Trakt: Magen-Darm-Atresien
Ileus ↗Magen-Darm-Trakt: Ileus
Ileus des Früh- und Neugeborenen ↗Neugeborenen- und Säuglingskomplikationen: Ileus des Früh- und Neugeborenen
Immobilität, fetale ↗Entwicklung, fetale: Kindsbewegungen, verminderte

Immundefekt ↗Immunität: Immundefekt
Immunglobuline, erhöhte ↗Labor: Hypergammaglobulinämie
Immunglobuline, Verminderung der Hauptfraktion ↗Labor: Immunglobuline, Verminderung der Hauptfraktion
Impotenz ↗Geschlechtsorgane: Potenzstörungen
Impulsivität ↗Psyche: Erregbarkeit, erhöhte
Indikanurie ↗Labor: Indikanurie
Induration, brettharte ↗Haut, Haare, Nägel: Induration, brettharte
Infantilismus, genitaler ↗Geschlechtsorgane: Infantilismus, genitaler
Infarkt ↗Herz-Kreislauf-System: Myokardinfarkt; ↗Endokrine Organe: Nebenniereninfarkte
Infarkt-EKG ↗Herz-Kreislauf-System: Infarkt-EKG
Infektanfälligkeit ↗Immunität: Infektanfälligkeit
Infekt, chronischer ↗Infektionen: Infekt, chronischer
Infekte des Respirationstrakts ↗Lunge und Atemwege: Infekte des Respirationstrakts
Infektionen, abszedierende ↗Infektionen: Infektionen, abszedierende
Infektionen, akut-abszedierende, der Leber ↗Leber und Gallenwege: Infektionen, akut-abszedierende, der Leber
Infektionen, akut-abszedierende, der Lunge ↗Lunge und Atemwege: Infektionen, akut-abszedierende, der Lunge
Infektionen, akut-abszedierende, der Lymphknoten ↗Lymphsystem: Infektionen, akut-abszedierende, der Lymphknoten
Infektionen, akut-abszedierende, der Milz ↗Milz: Infektionen, akut-abszedierende, der Milz
Infektionen, akut-abszedierende, des Gastrointestinaltrakts ↗Magen-Darm-Trakt: Infektionen, akut-abszedierende, des Gastrointestinaltrakts
Infektionen, bakterielle rezidivierende ↗Infektionen: Infektionen, bakterielle rezidivierende
Infektionen, opportunistische ↗Infektionen: Infektionen, opportunistische
Infektionen, pyogene ↗Infektionen: Infektionen, pyogene
Infektionen, rezidivierende ↗Infektionen: Infektionen, rezidivierende
Infektionen (Schwangerschaft) ↗Schwangerschaftskomplikationen: Infektion
Infektionen, septische oder septiforme ↗Infektionen: Infektionen, septische oder septiforme
Infektionsgefährdung nach Splenektomie ↗Infektionen: Infektionsgefährdung nach Splenektomie
Infertilität ↗Geschlechtsorgane: Infertilität
Infiltrate, plattenartige, an den Unterschenkeln ↗Beine: Infiltrate, plattenartige, an den Unterschenkeln
Inguinalhernien ↗Abdomen: Inguinalhernien
Inkontinenz ↗Niere und Harnwege: Inkontinenz
Innenohrschwerhörigkeit ↗Ohr: Schallempfindungsstörung
innere Organe, Anomalien ↗Entwicklung, fetale: innere Organe, Anomalien
innere Organe, Organomegalie ↗Entwicklung, fetale: innere Organe, Organomegalie
Inokulationsreaktion, papulöse ↗Haut, Haare, Nägel: Inokulationsreaktion, papulöse
Inspirationsschmerz ↗Lunge und Atemwege: Inspirationsschmerz
Insuffizienz, chronisch-venöse ↗Herz-Kreislauf-System: Insuffizienz, chronisch-venöse
Insuffizienz, pluriglanduläre ↗Endokrine Organe: Insuffizienz, pluriglanduläre
Insuffizienz, respiratorische ↗Lunge und Atemwege: Atemstörung
Insulinom ↗Tumoren: Insulinom
Insulinspiegel, erhöhter ↗Endokrine Organe: Hyperinsulinismus
intellektueller Entwicklungsrückstand ↗Intelligenz: intellektueller Entwicklungsrückstand

Intelligenzabbau ↗Intelligenz: Abbau, geistiger
Intelligenz, verminderte ↗Intelligenz: geistige Behinderung; s.a. ↗Entwicklung, motorische und geistige: Entwicklungsrückstand, motorischer und geistiger
Intentionalitätsstörung ↗Psyche: Intentionalitätsstörung
Intentionstremor ↗Motorik: Intentionstremor
Interesseneinengung ↗Psyche: Interesseneinengung
Interphalangealgelenke, Schwellung u. Steife ↗Hand: Interphalangealgelenke, Schwellung u. Steifigkeit
intersexuelles Genitale ↗Geschlechtsorgane: intersexuelles Genitale
Inzisivi, »angeborene« ↗Kiefer, Zähne und Zahnfleisch: Inzisivi, »angeborene«
Inzisivi, Hypoplasie ↗Kiefer, Zähne und Zahnfleisch: Inzisivi, Hypoplasie
Inzisivi, obere, prominente ↗Kiefer, Zähne und Zahnfleisch: Inzisivi, obere, prominente
Inzisivi, stiftförmige Reduktion ↗Kiefer, Zähne und Zahnfleisch: Inzisivi, stiftförmige Reduktion
Inzisivi, untere, mittlere, Weitstand oder Fehlen ↗Kiefer, Zähne und Zahnfleisch: Inzisivi, untere, mittlere, Weitstand oder Fehlen
Irideremie ↗Augen: Aniridie
Iridodialyse ↗Augen: Iridodialyse
Iridodonesis ↗Augen: Iridodonesis
Iridophakodonesis ↗Augen: Iridophakodonesis
Iridoplegie ↗Augen: Iridoplegie
Iridozyklitis ↗Augen: Iridozyklitis
Irisatrophie ↗Augen: Irisatrophie
Iris, blaue ↗Augen: Iris, blaue
Irisdysplasie ↗Augen: Irisdysplasie
Iris, eitrige ↗Augen: Hypopyon-Iritis
Iris, fehlende ↗Augen: Aniridie
Irishamartome ↗Tumoren: Irishamartome
Irisheterochromie ↗Augen: Heterochromia iridis
Irishypochromie ↗Augen: Irishypochromie
Irishypoplasie ↗Augen: Irishypoplasie
Iriskolobom ↗Augen: Iriskolobom
Iris, perluzide ↗Augen: Iris, perluzide
Iris-Rotfärbung ↗Augen: Rubeosis iridis
Irisschlottern ↗Augen: Iridodenesis
Iris, schwach pigmentierte ↗Augen: Irishypochromie
Irissynechien ↗Augen: Irissynechien
Iris-Verschiedenfarbigkeit ↗Augen: Heterochromia iridis
Iritis ↗Augen: Iritis
Irritabilität ↗Psyche: Erregbarkeit, erhöhte
Ischämieschmerz bei Armarbeit ↗Arme: Ischämieschmerz bei Armarbeit
Ischämieschmerz der Beine ↗Herz-Kreislauf-System: Claudicatio intermittens
Ischämieschmerz der Wirbelsäule ↗Wirbelsäule: Ischämieschmerz der Wirbelsäule
ischämische Attacken, transitorische ↗Nervensystem (mit Gehirn und Rückenmark): ischämische Attacken, transitorische
ischämischer Schlaganfall ↗Nervensystem (mit Gehirn und Rückenmark): Schlaganfall, ischämischer
Ischialgie ↗Schmerzen: Ischialgie
Isoleucinämie ↗Labor: Isoleucinämie
Isoleucinurie ↗Labor: Isoleucinurie
Isosporiasis ↗Infektionen: Isosporiasis
Isovalerianazidämie ↗Labor: Isovalerianazidämie

J

Jejunalatresie s.u. ↗Magen-Darm-Trakt: Magen-Darm-Atresien
Jochbogenhypoplasie oder -aplasie ↗Kopf: Jochbogenhypoplasie oder -aplasie
Juckreiz ↗Haut, Haare, Nägel: Pruritus

K

Kachexie ↗Ernährungszustand: Kachexie
Kältehämoglobinurie ↗Labor: Kältehämoglobinurie
Kahnschädel ↗Kopf: Skaphozephalie
Kalium, erhöhtes ↗Labor: Hyperkaliämie
Kaliumverlust, renaler ↗Labor: Hyperkaliurie
Kalkablagerungen in der Haut der Extremitäten ↗Haut, Haare, Nägel: Kalkablagerungen in der Haut der Extremitäten
Kalkaneusapophyse, Defekt ↗Fuß: Kalkaneusapophyse, Defekt
kalkdichte Veränderungen am Schädel ↗Kopf: kalkdichte Veränderungen am Schädel
Kammerflattern und Kammerflimmern, Wechsel ↗Herz-Kreislauf-System: Kammerflattern und Kammerflimmern, Wechsel
Kamptodaktylie ↗Fuß: Kamptodaktylie; ↗Hand: Kamptodaktylie
Kamptomelie ↗Extremitäten: Kamptomelie
Kapillarblutungen, kleinfleckige ↗Haut, Haare, Nägel: Petechien; ↗Haut, Haare, Nägel: Purpura
Kaposi-Sarkom ↗Tumoren: Kaposi-Sarkom
kardiochirurgischer Eingriff, Z.n. ↗Herz-Kreislauf-System: kardiochirurgischer Eingriff, Z.n.
Kardiomegalie ↗Herz-Kreislauf-System: Kardiomegalie
Kardiomyopathie ↗Herz-Kreislauf-System: Kardiomyopathie
kardiovaskuläre Veränderungen ↗Herz-Kreislauf-System: kardiovaskuläre Veränderungen
Kardiozytolyse ↗Herz-Kreislauf-System: Kardiozytolyse
Karies ↗Kiefer, Zähne und Zahnfleisch: Karies
Karpalhypoplasien ↗Hand: Karpalhypoplasien
Karpalia, radiale, Defizienz ↗Hand: Karpalia, radiale, Defizienz
Karpaltunnel-Sequenz ↗Hand: Karpaltunnel-Sequenz
Karpfenmund ↗Lippen, Mundhöhle und Gaumen: Karpfenmund
kartilaginäre Exostosen ↗Knochen und Gelenke: Exostosen, kartilaginäre
Karzinoid ↗Tumoren: Karzinoid
Karzinome des oberen Respirationstrakts, Syntropie ↗Tumoren: Karzinome des oberen Respirationstrakts, Syntropie
Karzinome, oropharyngeale, Syntropie ↗Tumoren: Karzinome, oropharyngeale, Syntropie
Kataplexie ↗Motorik: Kataplexie
Katarakt ↗Augen: Katarakt
Katatonie ↗Motorik: Katatonie
Katzenauge, amaurotisches ↗Augen: Katzenauge, amaurotisches
Katzenschreien, 1. Lebensjahr ↗Sprache: Katzenschreien, 1. Lebensjahr
kaudale Dysplasie ↗Wirbelsäule: kaudale Dysplasie
kaudale Wirbelsäule, Agenesie ↗Wirbelsäule: kaudale Wirbelsäule, Agenesie
kaudale Wirbelsäule, Hypogenesie ↗Wirbelsäule: kaudale Wirbelsäule, Hypogenesie
Kaumuskelkrampf ↗Muskeln: Trismus
Kaumuskelstörungen ↗Muskeln: Kaumuskelstörungen
Kayser-Fleischer-Ring ↗Augen: Kayser-Fleischer-Ring
Kehlkopf... ↗Lunge und Atemwege: Larynx...
Keilbeinschmerz ↗Fuß: Os cuneiforme, Schmerz
Keilwirbelbildung ↗Wirbelsäule: Keilwirbelbildung
Keimdrüsenatrophie ↗Geschlechtsorgane: Keimdrüsenatrophie
Keimdrüsenunterfunktion ↗Geschlechtsorgane: Hypogonadismus
Keimstränge ↗Geschlechtsorgane: Keimstränge
Keloidbildung ↗Haut, Haare, Nägel: Keloidbildung

Keloide, spontane ↗Haut, Haare, Nägel: Spontankeloide
Keratansulfat im Urin, vermehrtes ↗Labor: Keratansulfat im Urin, vermehrtes
Keratinkomposition, Veränderung ↗Haut, Haare, Nägel: Keratinkomposition, Veränderung
Keratitis ↗Augen: Keratitis
Keratoakanthome ↗Haut, Haare, Nägel: Keratoakanthome
Keratoglobus ↗Augen: Keratoglobus
Keratokonjunktivitis ↗Augen: Keratokonjunktivitis
Keratokonus ↗Augen: Keratokonus
keratolentikuläre Adhärenz ↗Augen: keratolentikuläre Adhärenz
Keratopathie ↗Augen: Keratopathie
Keratose ↗Haut, Haare, Nägel: Hyperkeratose; s. Keratose-Komplex (Übersichtsartikel in Bd. 1)
Keratosis palmoplantaris ↗Haut, Haare, Nägel: Keratosis palmoplantaris
Kerbenohren ↗Ohr: Kerbenohren
Kernikterus ↗Nervensystem (mit Gehirn und Rückenmark): Kernikterus
Ketoazidose ↗Stoffwechsel: Ketoazidose
Ketonämie ↗Labor: Ketonämie
Kiefergelenk, Ankylose ↗Kiefer, Zähne und Zahnfleisch: Kiefergelenk, Ankylose
Kiefergelenk, Schmerz ↗Kiefer, Zähne und Zahnfleisch: Kiefergelenk, Schmerz
Kieferzysten ↗Kiefer, Zähne und Zahnfleisch: Kieferzysten
Kiemenbogenanomalie ↗Kopf: Kiemenbogenanomalie
Kiemengangsfisteln, -zysten ↗Hals: Kiemengangsfisteln, -zysten
Kindsbewegungen, verminderte ↗Entwicklung, fetale: Kindsbewegungen, verminderte
Kindsmißhandlung ↗Verletzungen: Zeichen der Kindsmißhandlung
Kinn, kleines ↗Gesicht: Kinn, kleines
kissing spine ↗Wirbelsäule: kissing spine
Klauenhand ↗Hand: Krallenhand
Klauennägel ↗Haut, Haare, Nägel: Onychogrypose
Klavikula... ↗Schulterregion: Schlüsselbein...
Kleeblattschädel ↗Kopf: Kleeblattschädel
Kleinfinger, Parästhesien und Hypästhesie ↗Sensibilität: Kleinfinger, Parästhesien und Hypästhesie
Kleinhirnagenesie ↗Nervensystem (mit Gehirn und Rückenmark): Kleinhirnagenesie
Kleinhirnatrophie ↗Nervensystem (mit Gehirn und Rückenmark): Kleinhirnatrophie
Kleinhirndysplasie ↗Nervensystem (mit Gehirn und Rückenmark): zerebellare Dysplasie
Kleinhirn, Hämangioblastome ↗Tumoren: Kleinhirn, Hämangioblastome
Kleinhirnprolaps ↗Nervensystem (mit Gehirn und Rückenmark): Kleinhirnprolaps
Kleinhirnsymptomatik ↗Nervensystem (mit Gehirn und Rückenmark): zerebellare Symptomatik
Kleinhirnwurm, Aplasie oder Hypoplasie ↗Nervensystem (mit Gehirn und Rückenmark): Kleinhirnwurm, Aplasie oder Hypoplasie
Kleinwuchs ↗Phänotyp: Minderwuchs; s.a. ↗Entwicklung, fetale: Minderwuchs, pränataler
kleinzystische Veränderungen, diffuse, der Niere ↗Niere und Harnwege: kleinzystische Veränderungen, diffuse, der Niere
Klinodaktylie ↗Hand: Klinodaktylie
Klitorishypertrophie ↗Geschlechtsorgane: Klitorishypertrophie
Klumpfuß ↗Fuß: Klumpfuß
Knautschohren ↗Ohr: Knautschohren
Kniegelenke, Kontrakturen ↗Beine: Kniegelenke, Kontrakturen
Kniegelenke, Streckung, eingeschränkte ↗Beine: Kniegelenke, Streckung, eingeschränkte
Kniegelenksschmerzen ↗Beine: Kniegelenksschmerzen
Kniegelenksschwellung ↗Beine: Kniegelenksschwellung
Knochenbrüchigkeit ↗Knochen und Gelenke: Frakturneigung, Frakturen
Knochendefekte, submetaphysäre, fibröse ↗Knochen und Gelenke: Knochendefekte, submetaphysäre, fibröse
Knochendestruktionen, gelenknahe ↗Knochen und Gelenke: Knochendestruktionen, gelenknahe
Knochendichte, vermehrte ↗Knochen und Gelenke: Knochendichte, vermehrte
Knochendichte, verminderte ↗Knochen und Gelenke: Knochendichte, verminderte
Knochendysplasien, kraniale ↗Kopf: Knochendysplasien, kraniale
Knochenerweichung ↗Knochen und Gelenke: Osteomalazie
Knochenfehlbildungen, kleine ↗Fuß: Knochenfehlbildungen, kleine; ↗Hand: Knochenfehlbildungen, kleine
Knochenfusionen ↗Knochen und Gelenke: Synostosen
Knochenhautentzündung ↗Knochen und Gelenke: Periostitis
Knochenhautverdickung ↗Knochen und Gelenke: Periostose
Knochenmarkfibrose ↗Blut und Knochenmark: Myelofibrose
Knochennahtverschmelzung, prämature ↗Kopf: Kraniosynostose
Knochenreifung, beschleunigte ↗Knochen und Gelenke: Knochenreifung, beschleunigte
Knochenschmerzen ↗Knochen und Gelenke: Knochenschmerzen
Knochentumoren ↗Tumoren: Knochentumoren
Knochenwachstum, verzögertes ↗Knochen und Gelenke: Knochenwachstum, verzögertes
Knochenzysten ↗Knochen und Gelenke: Knochenzysten
Knöchelzeichen ↗Hand: Knöchelzeichen
Knötchen, furunkelähnliches ↗Haut, Haare, Nägel: Knötchen, furunkelähnliches
Knötchen in der Haut ↗Haut, Haare, Nägel: Papeln
Knollennase ↗Nase: Knollennase
Knorpelkalzifizierung ↗Knochen und Gelenke: Knorpelkalzifizierung
Knorpelknochengrenze, Auftreibung ↗Knochen und Gelenke: Knorpelknochengrenze, Auftreibung
Knorpelknötchen ↗Knochen und Gelenke: Knorpelknötchen
Knorpelnekrosen ↗Knochen und Gelenke: Knorpelnekrosen
Knorpelstücke der langen Röhrenknochen, Fusion ↗Knochen und Gelenke: Knorpelstücke der langen Röhrenknochen, Fusion
Knoten ↗Haut, Haare, Nägel: Knoten
Knoten, bräunlich- bis hellrote ↗Haut, Haare, Nägel: Knoten, bräunlich- bis hellrote
Knotenbrust, große zystische ↗Mammae: Knotenbrust, große zystische
Knoten, graubläuliche ↗Haut, Haare, Nägel: Knoten, graubläuliche
Knoten, gummiartige ↗Haut, Haare, Nägel: Knoten, gummiartige
Knoten, hautfarbene oder gelbliche ↗Haut, Haare, Nägel: Knoten, hautfarbene oder gelbliche
Knoten, kutane, derbe livide, rasch wachsende ↗Haut, Haare, Nägel: Knoten, kutane, derbe livide, rasch wachsende
Knotenrose ↗Haut, Haare, Nägel: Erythema nodosum
Knotenstruma ↗Endokrine Organe: Knotenstruma
Knoten, subkutane ↗Haut, Haare, Nägel: Knoten, subkutane
Knoten, subkutane, an den Unterschenkeln ↗Beine: Knoten, subkutane, an den Unterschenkeln
Knoten, subkutane, derbe livide, rasch wachsende

↗ Haut, Haare, Nägel: Knoten, subkutane, derbe livide, rasch wachsende
Knoten, subkutane, in symmetrischer Anordnung ↗ Haut, Haare, Nägel: Knoten, subkutane, in symmetrischer Anordnung
Knoten, tiefblaue ↗ Haut, Haare, Nägel: Knoten, tiefblaue
Knoten, zentral exkoriierte, kalottenförmig erhabene ↗ Haut, Haare, Nägel: Knoten, zentral exkoriierte, kalottenförmig erhabene
Koagulopathien ↗ Gerinnung: Koagulopathien
Kocher-Zeichen ↗ Augen: Kocher-Zeichen
Köbner-Zeichen ↗ Haut, Haare, Nägel: Köbner-Zeichen
Körperasymmetrie ↗ Phänotyp: Körperasymmetrie
Körperschemastörung ↗ Psyche: Körperschemastörung
Körpertemperaturanstieg ↗ Körpertemperatur: Fieber
Koilonychie ↗ Haut, Haare, Nägel: Koilonychie
Kokzidioidomykose ↗ Infektionen: Kokzidioidomykose
Koliken ↗ Abdomen: Abdominalkoliken; s.a. ↗ Abdomen: Abdominalschmerzen; ↗ Leber und Gallenwege: Gallenkoliken; Niere und Harnwege: Nierenkoliken
Kolitis ↗ Magen-Darm-Trakt: Kolitis
Kollagenome ↗ Tumoren: Kollagenome
Kollaterale, venöse, über die Schulter- und Pektoralisregion ↗ Herz-Kreislauf-System: Kollaterale, venöse, über die Schulter- und Pektoralisregion
Kolobom ↗ Augen: Kolobom
Kolon, enge Lichtung ↗ Magen-Darm-Trakt: Mikrokolon
Kolon, enggestelltes ↗ Magen-Darm-Trakt: Kolon, enggestelltes
Kolonkarzinom ↗ Tumoren: Kolonkarzinom
Kolonperforation ↗ Magen-Darm-Trakt: Darmperforation
Kolonpolypose ↗ Magen-Darm-Trakt: Polyposis coli
Kolonverlagerung, subphrenische ↗ Magen-Darm-Trakt: Kolonverlagerung, subphrenische
Koma ↗ Bewußtseinslage: Bewußtlosigkeit
Komedonenplaque, ektopisches ↗ Haut, Haare, Nägel: Komedonenplaque, ektopisches
Kompressionszeichen, spinale ↗ Nervensystem (mit Gehirn und Rückenmark): Kompressionszeichen, spinale
Konfabulationen ↗ Psyche: Konfabulationen
Konjunktiva, Erosionen ↗ Augen: Konjunktiva, Erosionen
Konjunktiva, Herde, entzündlich gerötete ↗ Augen: Konjunktiva, Herde, entzündlich gerötete
Konjunktiva, Teleangiektasien ↗ Augen: Konjunktiva, Teleangiektasien
Konjunktiva, weiße Auflagerungen ↗ Augen: Konjunktiva, weiße Auflagerungen
Konjunktiva, Xeroseflecken ↗ Augen: Konjunktiva, Xeroseflecken
Konjunktivitis ↗ Augen: Konjunktivitis
Kontaktverhalten, gestörtes ↗ Psyche: Kontaktverhalten, gestörtes
Kontraktionen ↗ Muskeln: Muskelkontraktionen, unwillkürliche; ↗ Muskeln: Myokymien
Kontrakturen ↗ Arme: Ellenbogengelenk, Kontrakturen; ↗ Arme: Unterarmkontrakturen; ↗ Beckenregion: Hüftgelenk, Kontrakturen; ↗ Beine: Kniegelenke, Kontrakturen; ↗ Extremitäten: Beugekontrakturen der Extremitäten; ↗ Fuß: Fußkontrakturen; ↗ Fuß: Zehen, Beugekontraktur; ↗ Hand: Daumenkontraktur; ↗ Hand: Fingerkontrakturen; ↗ Hand: Handkontrakturen; ↗ Knochen und Gelenke: Gelenkkontrakturen; ↗ Muskeln: Muskelkontraktur; ↗ Weichteile: Weichteilkontrakturen
Konvergenzparese ↗ Augen: Konvergenzparese
Konzentrationsstörungen ↗ Psyche: Konzentrationsstörungen
Koordinationsstörungen ↗ Motorik: Koordinationsstörungen
Koordinationsstörung, zentrale ↗ Nervensystem (mit Gehirn und Rückenmark): Koordinationsstörung, zentrale
Kopf, abnorm kleiner ↗ Kopf: Mikrozephalie

Kopfbehaarung, spärliche ↗ Haut, Haare, Nägel: Kopfbehaarung, spärliche
Kopfgeräusche, subjektive ↗ Ohr: Kopfgeräusche, subjektive
Kopfhaar... ↗ Haut, Haare, Nägel: Haar...
Kopfhautdefekte ↗ Kopf: Kopfhautdefekte
Kopfschmerz ↗ Kopf: Kopfschmerz
Kopftremor ↗ Motorik: Kopftremor
Kopfumfang, Vergrößerung ↗ Kopf: Kopfumfang, Vergrößerung
Kopfvenenzeichnung, prominente ↗ Kopf: Kopfvenenzeichnung, prominente
Kopfwackeln ↗ Motorik: Kopftremor
Kopfzwangshaltung ↗ Kopf: Kopfzwangshaltung
Koprolalie ↗ Sprache: Koprolalie
Koproporphyrin I im Urin, vermehrtes ↗ Labor: Koproporphyrin I im Urin, vermehrtes
Koproporphyrin-Isomer I, erhöhtes ↗ Labor: Koproporphyrin-Isomer I, erhöhtes
Kornea... ↗ Augen: Hornhaut...
Koronariitis ↗ Herz-Kreislauf-System: Koronariitis
Koronarnaht, Synostose, prämature ↗ Kopf: Koronarnaht, Synostose, prämature
kortikale Atrophie ↗ Nervensystem (mit Gehirn und Rückenmark): Hirnatrophie
Kortikalisverdickung ↗ Knochen und Gelenke: Kortikalisverdickung
Kortikalisverschmächtigung ↗ Knochen und Gelenke: Kortikalisverschmächtigung
kostovertebrale Fehlbildungen ↗ Wirbelsäule: kostovertebrale Fehlbildungen
»Kotsprache« ↗ Sprache: Koprolalie
Kotstau ↗ Magen-Darm-Trakt: Kotstau
Krämpfe ↗ Muskeln: Muskelkrämpfe; ↗ Muskeln: Myoklonien; ↗ Nervensystem (mit Gehirn und Rückenmark): zerebrale Anfälle; Nervensystem (mit Gehirn und Rückenmark): epileptische Anfälle; ↗ Nervensystem (mit Gehirn und Rückenmark): Nick-Krämpfe; ↗ Nervensystem (mit Gehirn und Rückenmark): Blitz-Krämpfe; ↗ Nervensystem (mit Gehirn und Rückenmark): BNS-Anfälle; ↗ Nervensystem (mit Gehirn und Rückenmark): Krampfneigung; ↗ Nervensystem (mit Gehirn und Rückenmark): Salaam-Krämpfe; ↗ Beine: Beinkrämpfe; ↗ Hand: Schreibkrampf
Kraftlosigkeit ↗ Muskeln: Adynamie
Krallenhand ↗ Hand: Krallenhand
Krampfneigung ↗ Nervensystem (mit Gehirn und Rückenmark): Krampfneigung
kraniofaziale Dysmorphien ↗ Gesicht: Gesichtsdysmorphien
Kraniostenose ↗ Kopf: Kraniostenose
Kraniosynostose ↗ Kopf: Kraniosynostose
Kraushaar ↗ Haut, Haare, Nägel: Haar, gekräuseltes
Kreatinkinase, erhöhte ↗ Labor: Creatinkinase, erhöhte
Kreislaufdysregulation, orthostatische ↗ Herz-Kreislauf-System: Kreislaufdysregulation, orthostatische
Kreislaufstillstand ↗ Herz-Kreislauf-System: Herzstillstand
Kreislaufstörungen ↗ Herz-Kreislauf-System: Kreislaufstörungen
Kremasterreflex, abgeschwächter ↗ Nervensystem (mit Gehirn und Rückenmark): Kremasterreflex, abgeschwächter
Kreuzschmerzen ↗ Schmerzen: Wirbelsäulenbereich, Schmerzen; ↗ Wirbelsäule: Schmerzen im Lumbalbereich
Krokodilstränen ↗ Augen: Krokodilstränen
Kropf ↗ Endokrine Organe: Struma; ↗ Endokrine Organe: Knotenstruma
Krukenbergtumoren ↗ Tumoren: Krukenbergtumoren
Krusten, hämorrhagische ↗ Haut, Haare, Nägel: Krusten, hämorrhagische

Kryptokokkose

Kryptokokkose ↗Infektionen: Kryptokokkose
Kryptophthalmus ↗Augen: Kryptophthalmus
Kryptorchismus ↗Geschlechtsorgane: Kryptorchismus
Kryptosporidiose ↗Infektionen: Kryptosporidiose
Kugelzellen ↗Blut und Knochenmark: Kugelzellen
Kuhmilchallergie ↗Immunität: Kuhmilchallergie
Kulissenphänomen ↗Pharynx: Kulissenphänomen
Kupferaufnahme, erhöhte ↗Stoffwechsel: Kupferaufnahme, erhöhte
Kupferausscheidung, vermehrte ↗Labor: Kupferausscheidung, vermehrte
Kupfer, erniedrigtes ↗Labor: Kupfer, erniedrigtes
Kupfergehalt der Leber, erhöhter ↗Histologie: Kupfergehalt der Leber, erhöhter
Kurzatmigkeit ↗Lunge und Atemwege: Kurzatmigkeit
Kurzfingrigkeit ↗Hand: Brachyphalangie
Kurzsichtigkeit ↗Augen: Myopie
Kutis, nekrotisierende Entzündung ↗Haut, Haare, Nägel: Kutis, nekrotisierende Entzündung
Kwashiorkor ↗Ernährungszustand: Kwashiorkor
3-OH-Kynurenin im Urin ↗Labor: 3-OH-Kynurenin im Urin
Kynureninsäure im Urin ↗Labor: Kynureninsäure im Urin
Kyphose ↗Wirbelsäule: Kyphose
Kyphoskoliose ↗Wirbelsäule: Kyphoskoliose

L

Labien, große, Hypoplasie ↗Geschlechtsorgane: Labien, große, Hypoplasie
Labienhypertrophie ↗Geschlechtsorgane: Labienhypertrophie
Labyrinthsymptome ↗Gleichgewichtsorgan: Labyrinthsymptome
Lachanfälle, unmotivierte ↗Psyche: Lachanfälle, unmotivierte
Lachschlag ↗Motorik: Lachschlag
Lactat... ↗Labor: Laktat...
Lähmungen ↗Augen: Abduzenslähmung; ↗Augen: Iridoplegie; ↗Augen: Ophthalmoplegie; ↗Augen: Konvergenzparese; ↗Augen: Okulomotoriuslähmung; ↗Augen: Pseudoabduzensparese; ↗Augen: Pseudoparalyse, okuläre; ↗Augen: Trochlearislähmung; ↗Gesicht: mimische Muskeln, Lähmung; ↗Lippen, Mundhöhle und Gaumen: Gaumenlähmung; ↗Lippen, Mundhöhle und Gaumen: Zungenlähmung; ↗Lunge und Atemwege: Larynxlähmung; ↗Motorik: Armplexuslähmung; ↗Motorik: »Aufwachlähmung«; ↗Motorik: »Einschlaflähmung«; ↗Motorik: Beine, schlaffe Paresen; ↗Motorik: Diplegie, spastische; ↗Motorik: Tetraplegie; ↗Motorik: Beine, spastische Paresen; ↗Motorik: Hemiparese; ↗Motorik: Paralyse; ↗Motorik: Paraparesen; ↗Motorik: Paresen; ↗Motorik: Pseudoparalyse; ↗Motorik: Pseudoparesen; ↗Motorik: Unterarm, Paresen (Pseudoparesen); ↗Muskeln: Hand(binnen)muskulatur, Atrophie und Paresen; ↗Muskeln: Musculus sternocleidomastoideus, Lähmung, einseitige; ↗Muskeln: Musculus trapezius, Lähmung, einseitige; ↗Nervensystem (mit Gehirn und Rückenmark): Akzessoriuslähmung; ↗Nervensystem (mit Gehirn und Rückenmark): Bulbärparalyse; ↗Nervensystem (mit Gehirn und Rückenmark): Fazialislähmung; ↗Nervensystem (mit Gehirn und Rückenmark): Rekurrensparese; ↗Pharynx: Pharynxlähmung; ↗Schluckakt: Schlucklähmung; ↗Sprache: Stimmbandlähmung
Längenasymmetrie, isolierte, der Arme ↗Arme: Längenasymmetrie, isolierte, der Arme
Längenasymmetrie, isolierte, der Beine ↗Beine: Längenasymmetrie, isolierte, der Beine
Längenasymmetrie, isolierte, des Rumpfes ↗Phänotyp: Längenasymmetrie, isolierte, des Rumpfes
Längenrückstand, fetaler ↗Entwicklung, fetale: Minderwuchs, pränataler; ↗Entwicklung, fetale: Längen- und Gewichtsreduktion
Längen- und Gewichtsreduktion ↗Entwicklung, fetale: Längen- und Gewichtsreduktion
Läsionen, peptische ↗Magen-Darm-Trakt: Läsionen, peptische
Läsionen, zystische, des Skeletts ↗Knochen und Gelenke: Läsionen, zystische, des Skeletts
lageabhängige Schmerzen segmentaler Anordnung ↗Schmerzen: lageabhängige Schmerzen segmentaler Anordnung
Lagophthalmus ↗Augen: Lidschluß, fehlender
Laktatazidämie ↗Labor: Laktatazidämie
Laktaterhöhung ↗Labor: Laktaterhöhung
Laktat/Pyruvat-Quotient gestört ↗Labor: Laktat/Pyruvat-Quotient gestört
Landkartenschädel ↗Kopf: Landkartenschädel
Langgliedrigkeit ↗Extremitäten: Dolichostenomelie
Langköpfigkeit ↗Kopf: Dolichozephalus; Kopf: Makrodolichozephalie
lanzinierende Schmerzen ↗Schmerzen: lanzinierende Schmerzen
Larynxhypoplasie ↗Lunge und Atemwege: Larynxhypoplasie
Larynxlähmung ↗Lunge und Atemwege: Larynxlähmung
Larynxödem ↗Lunge und Atemwege: Larynxödem
Larynxschmerzen ↗Lunge und Atemwege: Larynxschmerzen
Larynxspalte ↗Lunge und Atemwege: Larynxspalte
Larynxstenose ↗Lunge und Atemwege: Larynxstenose
Larynxveränderungen ↗Lunge und Atemwege: Larynxveränderungen
laterale Fußseite, derb-fibröse Knoten am Faszienrand ↗Fuß: laterale Fußseite, derb-fibröse Knoten am Faszienrand
Leberentzündung ↗Leber und Gallenwege: Hepatitis
Leberenzymwerte, erhöhte ↗Labor: Leberenzymwerte, erhöhte
Leberfibrose ↗Leber und Gallenwege: Leberfibrose
Leberfunktionsstörung ↗Leber und Gallenwege: Leberfunktionsstörung
Leber, vergrößerte ↗Leber und Gallenwege: Hepatomegalie
Leberversagen ↗Leber und Gallenwege: Leberversagen
Leberzellen, Cholesterinspeicherung ↗Histologie: Leberzellen, Cholesterinspeicherung
Leberzellkarzinom ↗Tumoren: Leberzellkarzinom
Leberzirrhose ↗Leber und Gallenwege: Leberzirrhose
Leberzysten ↗Leber und Gallenwege: Leberzysten
Leiomyomatose ↗Tumoren: Leiomyomatose
Leistenbereich, Schmerzen s.u. ↗Abdomen: Abdominalschmerzen
Leistenbruch ↗Abdomen: Inguinalhernien
Lendenlordose ↗Wirbelsäule: Lordose
Lentigines ↗Haut, Haare, Nägel: Lentigines
Lentigo aestivas ↗Haut, Haare, Nägel: Epheliden
Lernfähigkeitsstörungen ↗Psyche: Lernfähigkeitsstörungen
Leseunfähigkeit ↗Sprache: Alexie
Lethargie ↗Psyche: Lethargie
Leucinämie ↗Labor: Leucinämie
Leucinurie ↗Labor: Leucinurie
Leukämie ↗Blut und Knochenmark: Leukämie
leukämoide Reaktionen ↗Blut und Knochenmark: leukämoide Reaktionen
Leukoenzephalopathie ↗Nervensystem (mit Gehirn und Rückenmark): Leukoenzephalopathie
leukokeratotische Veränderungen in der Mundhöhle

Lungenhypoplasie

↗Lippen, Mundhöhle und Gaumen: leukokeratotische Veränderungen in der Mundhöhle
Leukokorie ↗Augen: Leukokorie
Leukonychie ↗Haut, Haare, Nägel: Leukonychie
Leukopenie ↗Blut und Knochenmark: Leukozytopenie
Leukoplakien ↗Haut, Haare, Nägel: Leukoplakien
Leukotrichosis capitis ↗Haut, Haare, Nägel: Ergrauen
Leukozytopenie ↗Blut und Knochenmark: Leukozytopenie
Leukozytose ↗Blut und Knochenmark: Leukozytose
Leukozyturie ↗Labor: Leukozyturie
Leydig-Zellen, Aplasie ↗Geschlechtsorgane: Leydig-Zellen, Aplasie
Leydig-Zellen, Verminderung ↗Geschlechtsorgane: Leydig-Zellen, Verminderung
LH-Spiegel, erniedrigter ↗Endokrine Organe: LH-Spiegel, erniedrigter
Lichen planus ↗Haut, Haare, Nägel: Lichen planus
Lichen-ruber-artiger Befund ↗Haut, Haare, Nägel: Lichen-ruber-artiger Befund
Lichtempfindlichkeit der Haut ↗Haut, Haare, Nägel: Photosensibilität
Lichtreflex der Pupille, fehlender ↗Augen: Lichtreflex der Pupille, fehlender
Lichtscheu ↗Augen: Photophobie
Lichtstarre ↗Augen: Pupillenstarre
Lidachsenstellung, antimongoloide ↗Augen: Lidachsenstellung, antimongoloide
Lidachsenstellung, mongoloide ↗Augen: Lidachsenstellung, mongoloide
Lidektropion ↗Augen: Ektropion
Lider, Erythem, weinrotes bis bläulich-violettes ↗Augen: Lider, Erythem, weinrotes bis bläulich-violettes
Lider, fehlende ↗Augen: Lider, fehlende
Lider, kurze ↗Augen: Lider, kurze
Lider, verdickte ↗Augen: Lider, verdickte
Lidfalte ↗Augen: Epikanthus
Lidkolobome ↗Augen: Lidkolobome
Lidmyoklonien ↗Augen: Lidmyoklonien
Lidödem ↗Augen: Lidödem
Lidöffnungen, fehlende ↗Augen: Lidöffnungen, fehlende
Lidptose ↗Augen: Lidptose
Lidrandpapeln, perlschnurartig aufgereihte ↗Augen: Lidrandpapeln, perlschnurartig aufgereihte
Lidrandverwachsungen ↗Augen: Ankyloblepharon
Lidretraktion ↗Augen: Lidretraktion
Lidschluß, fehlender ↗Augen: Lidschluß, fehlender
Lidspalte, antimongoloide ↗Augen: Lidachsenstellung, antimongoloide
Lidspalte, mongoloide ↗Augen: Lidachsenstellung, mongoloide
Lidspaltenverengerung ↗Augen: Lidspaltenverengerung
Lidspaltenverkürzung ↗Augen: Blepharophimose
Lidspaltenverlängerung ↗Augen: Lidspaltenverlängerung
Lidsymptome ↗Augen: Lidsymptome
Ligamentum patellae, Schmerzen ↗Beine: Ligamentum patellae, Schmerzen
Lila-Krankheit ↗Augen: Lider, Erythem, weinrotes bis bläulich-violettes
Lingua plicata ↗Lippen, Mundhöhle und Gaumen: Lingua plicata
Linksbelastung, vermehrte ↗Herz-Kreislauf-System: Linksbelastung, vermehrte
Links-Rechts-Shunt ↗Herz-Kreislauf-System: Links-Rechts-Shunt
linksventrikuläre Hypertrophie ↗Herz-Kreislauf-System: linksventrikuläre Hypertrophie
Linse, kleine sphärische ↗Augen: Linse, kleine sphärische
Linsendislokation ↗Augen: Linsenluxation
Linsendysplasie ↗Augen: Linsendysplasie
Linsenektopie ↗Augen: Linsenektopie
Linsenluxation ↗Augen: Linsenluxation
Linsensubluxation s.u. ↗Augen: Linsenluxation
Linsentrübung ↗Augen: Linsentrübung
Lipide, erniedrigte ↗Labor: Serumlipide, erniedrigte
Lipodermoid ↗Haut, Haare, Nägel: Lipodermoid
Lipodystrophie ↗Haut, Haare, Nägel: Lipodystrophie
Lipoidgranulome ↗Haut, Haare, Nägel: Lipoidgranulome
Lipome ↗Haut, Haare, Nägel: Lipome
Lipome, nasopalbebrale ↗Gesicht: Lipome, nasopalbebrale
Lipopigmentablagerungen, intralysosomale ↗Histologie: Lipopigmentablagerungen, intralysosomale
β-Lipoproteine, erniedrigte ↗Labor: Beta-Lipoproteine, erniedrigte
β-Lipoproteine, fehlende ↗Labor: Beta-Lipoproteine, fehlende
Lipozyten, reife univakuoläre, Proliferation ↗Histologie: Lipozyten, reife univakuoläre, Proliferation
Lippen, Blasenbildung ↗Lippen, Mundhöhle und Gaumen: Lippen, Blasenbildung
Lippen, Entzündung, chronische, schmerzhafte ↗Lippen, Mundhöhle und Gaumen: Lippen, Entzündung, chronische, schmerzhafte
Lippen, Erosionen ↗Lippen, Mundhöhle und Gaumen: Lippen, Erosionen
Lippen, fibrinoide Beläge ↗Lippen, Mundhöhle und Gaumen: Lippen, fibrinoide Beläge
Lippen, hämorrhagische Krusten ↗Lippen, Mundhöhle und Gaumen: Lippen, hämorrhagische Krusten
Lippenkerbe ↗Lippen, Mundhöhle und Gaumen: Lippenspalte
Lippen-Kiefer-Gaumen-Spalte ↗Lippen, Mundhöhle und Gaumen: Lippen-Kiefer-Gaumen-Spalte
Lippenödem ↗Lippen, Mundhöhle und Gaumen: Lippenödem
Lippen, schmale ↗Lippen, Mundhöhle und Gaumen: Lippen, schmale
Lippenschwellung, rezidivierende ↗Lippen, Mundhöhle und Gaumen: Lippenschwellung, rezidivierende
Lippenspalte ↗Lippen, Mundhöhle und Gaumen: Lippenspalte
Lippen, verdickte ↗Lippen, Mundhöhle und Gaumen: Lippen, verdickte
Lippen, volle ↗Lippen, Mundhöhle und Gaumen: Lippen, volle
Lippenzyanose s.u. ↗Haut, Haare, Nägel: Zyanose
Liquoreiweiß, erhöhtes ↗Labor: Eiweißgehalt, erhöhter, im Liquor
Liquorlymphozytose ↗Labor: Liquorlymphozytose
Liquorprotein, erhöhtes ↗Labor: Eiweißgehalt, erhöhter, im Liquor
Lissenzephalie ↗Nervensystem (mit Gehirn und Rückenmark): Lissenzephalie
Livedo racemosa ↗Haut, Haare, Nägel: Livedo racemosa
Livedo reticularis ↗Haut, Haare, Nägel: Cutis marmorata
Löffelhände ↗Hand: Löffelhände
Löwengesicht ↗Gesicht: Facies leontina
Lordose ↗Wirbelsäule: Lordose
L-Tryptophan ↗Medikamentenreaktion: L-Tryptophan
Lues ↗Infektionen: Lues
Luesreaktion falsch-positiv ↗Labor: Luesreaktion falsch-positiv
Luftschlucken ↗Schluckakt: Aerophagie
Luftwegsinfekte ↗Lunge und Atemwege: Infekte des Respirationstrakts
Lungenagenesie ↗Lunge und Atemwege: Lungenagenesie
Lungencompliance, verminderte ↗Lunge und Atemwege: Lungencompliance, verminderte
Lungenembolie ↗Lunge und Atemwege: Lungenembolie
Lungenfibrose ↗Lunge und Atemwege: Lungenfibrose
Lungenhypoplasie ↗Lunge und Atemwege: Lungenhypoplasie

Lungeninfiltrate

Lungeninfiltrate ↗Lunge und Atemwege: Lungeninfiltrate
Lungenlappung, symmetrische ↗Lunge und Atemwege: Lungenlappung, symmetrische
Lungensteinchen ↗Lunge und Atemwege: Lungensteinchen
Lungentrübung, »sandähnliche« ↗Lunge und Atemwege: Lungentrübung, »sandähnliche«
Lungenvenen, totale Fehleinmündung ↗Herz-Kreislauf-System: Lungenvenen, totale Fehleinmündung
Lungenveränderungen, restriktive ↗Lunge und Atemwege: Lungenveränderungen, restriktive
Lungenzeichnung, feinretikuläre ↗Lunge und Atemwege: Lungenzeichnung, feinretikuläre
Lungenzeichnung, Honigwabenmuster ↗Lunge und Atemwege: Lungenzeichnung, Honigwabenmuster
Lungenzeichnung, netzförmige ↗Lunge und Atemwege: Lungenzeichnung, netzförmige
Lungenzysten ↗Lunge und Atemwege: Lungenzysten
Lupusantikoagulans ↗Gerinnung: Lupusantikoagulans
Lupus erythematodes ↗Haut, Haare, Nägel: Lupus erythematodes
Lymphadenitis ↗Lymphsystem: Lymphadenitis
Lymphadenopathie ↗Lymphsystem: Lymphadenopathie
Lymphangiektasie, intestinale ↗Lymphsystem: Lymphangiektasie, intestinale
Lymphknotendestruktion ↗Lymphsystem: Lymphknotendestruktion
Lymphknoteneinschmelzung ↗Lymphsystem: Lymphknoteneinschmelzung
Lymphknotenschwellung ↗Lymphsystem: Lymphknotenschwellung
Lymphödem ↗Lymphsystem: Lymphödem
Lymphödem an den unteren Extremitäten ↗Lymphsystem: Lymphödem an den unteren Extremitäten
Lymphome ↗Tumoren: Lymphome
Lymphozyten, vakuolisierte ↗Histologie: Lymphozyten, vakuolisierte
Lymphozytopenie ↗Blut und Knochenmark: Lymphozytopenie
Lymphozytose ↗Blut und Knochenmark: Lymphozytose
Lysinurie ↗Labor: Lysinurie

M

Maculae ↗Haut, Haare, Nägel: Maculae
Madelung-Deformität ↗Arme: Madelung-Deformität
Magen-Darm-Atresien ↗Magen-Darm-Trakt: Magen-Darm-Atresien
Magenektasie ↗Magen-Darm-Trakt: Magenektasie
Magenmotilität, verminderte ↗Magen-Darm-Trakt: Magenmotilität, verminderte
Magen, Riesenfalten ↗Magen-Darm-Trakt: Magen, Riesenfalten
Magenschleimhauterosionen ↗Magen-Darm-Trakt: Magenschleimhauterosionen
Magensekretionsanalyse, pathologische ↗Labor: Magensekretionsanalyse, pathologische
Makrodaktylie ↗Fuß: Makrodaktylie; ↗Hand: Makrodaktylie
Makrodolichozephalie ↗Kopf: Makrodolichozephalie
Makrodontie ↗Kiefer, Zähne und Zahnfleisch: Makrodontie
Makroepiphysen ↗Knochen und Gelenke: Epiphysenvergrößerung
Makroglossie ↗Lippen, Mundhöhle und Gaumen: Makroglossie
Makrohämaturie ↗Labor: Makrohämaturie
Makrokranie ↗Kopf: Makrozephalie
Makropenis ↗Geschlechtsorgane: Makropenis
Makrosomie ↗Phänotyp: Hochwuchs
Makrosomie, fetale ↗Entwicklung, fetale: Makrosomie, fetale
Makrostomie ↗Lippen, Mundhöhle und Gaumen: Makrostomie
Makrozephalie ↗Kopf: Makrozephalie
Makuladegeneration ↗Augen: Makuladegeneration
Makulahypoplasie ↗Augen: Makulahypoplasie
Makulakolobome ↗Augen: Makulakolobome
Makulaödem ↗Augen: Makulaödem
Makulaveränderungen ↗Augen: Makulaveränderungen
Malabsorption ↗Magen-Darm-Trakt: Malabsorption
Malignome ↗Tumoren: Malignome
Malnutrition ↗Magen-Darm-Trakt: Malnutrition
Malokklusion ↗Kiefer, Zähne und Zahnfleisch: Malokklusion
Mal perforant ↗Haut, Haare, Nägel: Mal perforant
Malrotation ↗Magen-Darm-Trakt: Malrotation
Mamillenhypoplasie ↗Mammae: Mamillenhypoplasie
Mamillen, Positionsveränderung ↗Mammae: Mamillen, Positionsveränderung
Mamillenzahl, abnorme ↗Mammae: Mamillenzahl, abnorme
Mandibula, Aufhellungen und Auftreibungen, multizystische ↗Kiefer, Zähne und Zahnfleisch: Mandibula, Aufhellungen und Auftreibungen, multizystische
Mandibulahyperplasie ↗Kiefer, Zähne und Zahnfleisch: Mandibulahyperplasie
Mandibulahypoplasie ↗Kiefer, Zähne und Zahnfleisch: Mandibulahypoplasie
Mandibula, Schwellung ↗Kiefer, Zähne und Zahnfleisch: Mandibula, Schwellung
Mandibula, Spaltbildung ↗Kiefer, Zähne und Zahnfleisch: Mandibula, Spaltbildung
Mandibula, Verplumpung ↗Kiefer, Zähne und Zahnfleisch: Mandibula, Verplumpung
Mandibulawinkel, fehlender ↗Kiefer, Zähne und Zahnfleisch: Mandibulawinkel, fehlender
mandibulo-faziale Dysostose ↗Kopf: mandibulo-faziale Dysostose
Mangeldurchblutung ↗Herz-Kreislauf-System: Durchblutungsstörungen; ↗Hand: Durchblutungsstörungen der Hände; ↗Herz-Kreislauf-System: Arm, Minderdurchblutung; ↗Nervensystem (mit Gehirn und Rückenmark): Durchblutungsstörungen, zerebrale
Manien ↗Psyche: Manien
marfanoider Habitus ↗Phänotyp: marfanoider Habitus
Marklageratrophie ↗Nervensystem (mit Gehirn und Rückenmark): Marklageratrophie
Markpyramiden, Echogenität, bei Neugeborenen ↗Niere und Harnwege: Markpyramiden, Echogenität, bei Neugeborenen
Markscheidenverdickung, tomakulöse ↗Nervensystem (mit Gehirn und Rückenmark): Markscheidenverdickung, tomakulöse
marmorierte Haut ↗Haut, Haare, Nägel: Cutis marmorata
Mastdarmstörungen ↗Magen-Darm-Trakt: Mastdarmstörungen
Mastoiditis, komplizierte ↗Ohr: Mastoiditis, komplizierte
Maxillahyperplasie ↗Kiefer, Zähne und Zahnfleisch: Maxillahyperplasie
Maxillahypoplasie ↗Kiefer, Zähne und Zahnfleisch: Maxillahypoplasie
Maxilla, Schmerzen ↗Kiefer, Zähne und Zahnfleisch: Maxilla, Schmerzen
Meatusstenose ↗Geschlechtsorgane: Meatusstenose
Mediastinalemphysem ↗Thorax: Mediastinalemphysem
Mediastinalfibrose ↗Thorax: Mediastinalfibrose
Mediastinaltumor ↗Tumoren: Mediastinaltumor
Mediodens ↗Kiefer, Zähne und Zahnfleisch: Mediodens
Medulla oblongata, Hämangioblastome ↗Tumoren: Medulla oblongata, Hämangioblastome

Megakolon ↗Magen-Darm-Trakt: Megakolon
Megalenzephalie ↗Nervensystem (mit Gehirn und Rückenmark): Megalenzephalie
Megaloblastose ↗Blut und Knochenmark: Megaloblastose
Megalokornea ↗Augen: Megalokornea
Megaösophagus ↗Ösophagus: Megaösophagus
Megaureteren ↗Niere und Harnwege: Megaureteren
Megavesica ↗Niere und Harnwege: Megazystis
Megazystis ↗Niere und Harnwege: Megazystis
Mekoniumabgang, fehlender ↗Neugeborenen- und Säuglingskomplikationen: Mekoniumabgang, fehlender
Mekoniumileus ↗Neugeborenen- und Säuglingskomplikationen: Ileus des Früh- und Neugeborenen
Mekoniumpfropf, grau-weißer ↗Neugeborenen- und Säuglingskomplikationen: Mekoniumpfropf, grau-weißer
Melaena ↗Magen-Darm-Trakt: Melaena
Melanome, maligne ↗Tumoren: Melanome, maligne
Menarche, ausbleibende ↗Geschlechtsorgane: Menarche, ausbleibende
Meningeom ↗Tumoren: Meningeom
Meningitis ↗Nervensystem (mit Gehirn und Rückenmark): Meningitis
Meningoenzephalitis ↗Nervensystem (mit Gehirn und Rückenmark): Meningoenzephalitis
Meningokokken im Liquor ↗Labor: Meningokokken im Liquor
Meningomyelozele ↗Nervensystem (mit Gehirn und Rückenmark): Meningomyelozele
Meningozele, vordere ↗Nervensystem (mit Gehirn und Rückenmark): Meningozele, vordere
Menorrhagien ↗Geschlechtsorgane: Menorrhagien
Menstruation, ausbleibende ↗Geschlechtsorgane: Amenorrhö
Menstruation mit Unterleibsschmerzen ↗Geschlechtsorgane: Dysmenorrhö
Menstruationsblutung, zu seltene ↗Geschlechtsorgane: Oligomenorrhö
Menstruationsstörungen ↗Geschlechtsorgane: Menstruationsstörungen
Merkfähigkeitsstörungen ↗Psyche: Merkfähigkeitsstörungen
Mesenterialstenosen ↗Magen-Darm-Trakt: Mesenterialstenosen
Mesenterium commune ↗Abdomen: Mesenterium commune
Mesomelie ↗Knochen und Gelenke: Mesomelie; s. mesomele Dysplasie (Übersichtsartikel in Bd. 1)
Mesomelie der Arme ↗Arme: Mesomelie der Arme
Mesomelie der Beine ↗Beine: Mesomelie der Beine
Mesomelie der Unterarme ↗Arme: Mesomelie der Unterarme
Metacarpalia, Anomalien ↗Hand: Metacarpalia, Anomalien
Metakarpophalangealgelenk, Hyperextension ↗Hand: Metakarpophalangealgelenk, Hyperextension
Metamorphopsie ↗Augen: Metamorphopsie
Metaphysen, Auftreibung ↗Knochen und Gelenke: Metaphysen, Auftreibung
Metaphysen, Aufweitung ↗Knochen und Gelenke: Metaphysen, Aufweitung
Metaphysendysplasie ↗Knochen und Gelenke: Metaphysendysplasie
Metaphysen, gekehlte, aufgefaserte ↗Knochen und Gelenke: Metaphysen, gekehlte, aufgefaserte
Metaphysen, unregelmäßige, breite ↗Knochen und Gelenke: Metaphysen, unregelmäßige, breite
Metatarsus, Druckempfindlichkeit ↗Fuß: Metatarsus, Druckempfindlichkeit
Metatarsus, Osteolysen ↗Fuß: Metatarsus, Osteolysen
Metatarsus, Verdickung ↗Fuß: Metatarsus, Verdickung
Meteorismus ↗Abdomen: Meteorismus
Methionin, erhöhtes ↗Labor: Methionin, erhöhtes
Methioninurie ↗Labor: Methioninurie
2-Methylacetoacetat im Urin ↗Labor: 2-Methylacetoacetat im Urin
Methylcitrat im Urin ↗Labor: Methylcitrat im Urin
2-Methylglutaconsäure im Urin ↗Labor: 2-Methylglutaconsäure im Urin
2-Methyl-3-Hydroxybuttersäure im Urin ↗Labor: 2-Methyl-3-Hydroxybuttersäure im Urin
Metopika, prominente ↗Kopf: Metopika, prominente
Mevalonsäure, hohe Konzentrationen, im Blut ↗Labor: Mevalonsäure, hohe Konzentrationen, im Blut
Mevalonsäure im Urin, vermehrte ↗Labor: Mevalonsäure im Urin, vermehrte
M-Gradient ↗Labor: M-Gradient
Mikroblepharie, doppelseitige ↗Augen: Mikroblepharie, doppelseitige
Mikro-Brachyzephalie ↗Kopf: Mikro-Brachyzephalie
Mikrodontie ↗Kiefer, Zähne und Zahnfleisch: Mikrodontie
Mikrofilarien-Infektion ↗Infektionen: Mikrofilarien-Infektion
Mikrogenie ↗Gesicht: Mikrogenie
Mikroglossie ↗Lippen, Mundhöhle und Gaumen: Mikroglossie
Mikrognathie ↗Kiefer, Zähne und Zahnfleisch: Mikrognathie
Mikrographie ↗Motorik: Mikrographie
Mikrogyrie ↗Nervensystem (mit Gehirn und Rückenmark): Mikrogyrie
Mikroknötchen, alveoläre ↗Lunge und Atemwege: Mikroknötchen, alveoläre
Mikrokolon ↗Magen-Darm-Trakt: Mikrokolon
Mikrokornea ↗Augen: Mikrokornea
Mikromelie ↗Extremitäten: Mikromelie
Mikropapille ↗Augen: Mikropapille
Mikropenis ↗Geschlechtsorgane: Mikropenis
Mikrophallus ↗Geschlechtsorgane: Mikropenis
Mikrophthalmie ↗Augen: Mikrophthalmie
Mikropolyadenie ↗Lymphsystem: Mikropolyadenie
Mikroretrognathie ↗Kiefer, Zähne und Zahnfleisch: Mikroretrognathie
Mikrosomie ↗Phänotyp: Minderwuchs
Mikrothromben ↗Herz-Kreislauf-System: Mikrothromben
Mikrotie ↗Ohr: Mikrotie
Mikrozephalie ↗Kopf: Mikrozephalie
Mikrozysten in der Lunge ↗Lunge und Atemwege: Mikrozysten in der Lunge
Miktionsstörungen ↗Niere und Harnwege: Miktionsstörungen
Milchfluß ↗Mammae: Galaktorrhö
Milchgebiß, persistierendes ↗Kiefer, Zähne und Zahnfleisch: Milchgebiß, persistierendes
Milchzahnagenesis ↗Kiefer, Zähne und Zahnfleisch: Milchzahnagenesis
Milien ↗Haut, Haare, Nägel: Milien
Milzagenesie ↗Milz: Milzagenesie
Milzvergrößerung ↗Milz: Splenomegalie
Mimik, inverse ↗Gesicht: Mimik, inverse
Mimik, verminderte ↗Gesicht: Mimik, verminderte
mimische Muskeln, Lähmung ↗Gesicht: mimische Muskeln, Lähmung
Minderdurchblutung ↗Herz-Kreislauf-System: Durchblutungsstörungen; ↗Hand: Durchblutungsstörungen der Hände; ↗Herz-Kreislauf-System: Arm, Minderdurchblutung; ↗Nervensystem (mit Gehirn und Rückenmark): Durchblutungsstörungen, zerebrale
Minderwuchs ↗Phänotyp: Minderwuchs
Minderwuchs, pränataler ↗Entwicklung, fetale: Minderwuchs, pränataler

Mineralisationsherde, flockige ↗Knochen und Gelenke: Mineralisationsherde, flockige
Miosis ↗Augen: Miosis
Mißbrauch, sexueller ↗Verletzungen: Zeichen sexuellen Mißbrauchs
Mißempfindung ↗Sensibilität: Dysästhesie
Mißgestaltfurcht ↗Psyche: Mißgestaltfurcht
Mißhandlung ↗Verletzungen: Zeichen der Kindsmißhandlung
Mitralinsuffizienz ↗Herz-Kreislauf-System: Mitralinsuffizienz
Mitralklappeninsuffizienz ↗Herz-Kreislauf-System: Mitralinsuffizienz
Mitralstenose ↗Herz-Kreislauf-System: Mitralstenose
Mittelfuß ↗Fuß: Metatarsus
Mittelgesicht, flaches ↗Gesicht: Mittelgesicht, flaches
Mittelgesichtshypoplasie oder -dysplasie ↗Gesicht: Mittelgesichtshypoplasie oder -dysplasie
Mittelgesichtsretraktion ↗Gesicht: Mittelgesichtsretraktion
Mittelhandknochen, verkürzte ↗Hand: Brachymetakarpie
Mittellappenteilatelektase s.u. ↗Lunge und Atemwege: Atelektasen
Mittellinie, Fehlbildungen ↗Phänotyp: Mittellinie, Fehlbildungen
Mittelohranomalien ↗Ohr: Mittelohranomalien
Mittelohrentzündung ↗Ohr: Otitis media
Mittelohrhypoplasie ↗Ohr: Mittelohrhypoplasie
Mizuo-Phänomen ↗Augen: Netzhautpartien, zentrale, Reflexverstärkung
Moebius-Zeichen ↗Augen: Moebius-Zeichen
Mondgesicht ↗Gesicht: Mondgesicht
Monilethrix ↗Haut, Haare, Nägel: Spindelhaar
Monodaktylie ↗Hand: Monodaktylie
Mononeuritis multiplex ↗Nervensystem (mit Gehirn und Rückenmark): Mononeuritis multiplex
Mononeuropathie s.u. ↗Nervensystem (mit Gehirn und Rückenmark): Neuropathien
Mononukleose, infektiöse ↗Infektionen: Mononukleose, infektiöse
Monoparese ↗Motorik: Monoparese
Monoparese ↗Motorik: Paresen
monotone Sprache ↗Sprache: monotone Sprache
Monozytopenie ↗Blut und Knochenmark: Monozytopenie
Monozytose ↗Blut und Knochenmark: Monozytose
Motilitätsstörung ↗Ösophagus: Motilitätsstörung
Motoneuron, peripheres, Schädigung ↗Nervensystem (mit Gehirn und Rückenmark): Motoneuron, peripheres, Schädigung
motorische Störungen ↗Motorik: motorische Störungen
Mucopolysaccharide im Urin, vermehrte ↗Labor: Mucopolysaccharide im Urin, vermehrte
Müdigkeit ↗Empfindung: Müdigkeit
Mukoproteine, erhöhte ↗Labor: Mukoproteine, erhöhte
Multiplexneuropathie ↗Nervensystem (mit Gehirn und Rückenmark): Neuropathien
Mundaplasie ↗Lippen, Mundhöhle und Gaumen: Mundaplasie
Mund, großer ↗Lippen, Mundhöhle und Gaumen: Makrostomie
Mund-Kinnpartie, kleine ↗Gesicht: Mund-Kinnpartie, kleine
Mund, kleiner ↗Lippen, Mundhöhle und Gaumen: Mund, kleiner
Mundschleimhaut, Ablagerungen ↗Lippen, Mundhöhle und Gaumen: Mundschleimhaut, Ablagerungen
Mundschleimhautaphthen ↗Lippen, Mundhöhle und Gaumen: Mundschleimhautaphthen
Mundschleimhaut, Bläschen ↗Lippen, Mundhöhle und Gaumen: Mundschleimhaut, Bläschen
Mundschleimhaut, Blasenbildung ↗Lippen, Mundhöhle und Gaumen: Mundschleimhaut, Blasenbildung
Mundschleimhaut, Entzündung, pseudomembranöse ↗Lippen, Mundhöhle und Gaumen: Mundschleimhaut, Entzündung, pseudomembranöse
Mundschleimhaut, Erosionen ↗Lippen, Mundhöhle und Gaumen: Mundschleimhaut, Erosionen
Mundschleimhaut, fibrinoide Beläge ↗Lippen, Mundhöhle und Gaumen: Mundschleimhaut, fibrinoide Beläge
Mundschleimhaut, hämorrhagische Krusten ↗Lippen, Mundhöhle und Gaumen: Mundschleimhaut, hämorrhagische Krusten
Mundschleimhaut, Herde, entzündlich gerötete ↗Lippen, Mundhöhle und Gaumen: Mundschleimhaut, Herde, entzündlich gerötete
Mundschleimhaut, hyperplastische ↗Lippen, Mundhöhle und Gaumen: Mundschleimhaut, hyperplastische
Mundschleimhaut, Leukoplakie ↗Lippen, Mundhöhle und Gaumen: Mundschleimhaut, Leukoplakie
Mundschleimhaut, Mißempfindung ↗Lippen, Mundhöhle und Gaumen: Mundschleimhaut, Mißempfindung
Mundschleimhaut, Ulzerationen ↗Lippen, Mundhöhle und Gaumen: Mundschleimhaut, Ulzerationen
Mundschleimhaut, weiße Auflagerungen ↗Lippen, Mundhöhle und Gaumen: Mundschleimhaut, weiße Auflagerungen
Mundschleimhaut, weißer Schleimhautnävus ↗Lippen, Mundhöhle und Gaumen: Mundschleimhaut, weißer Schleimhautnävus
Mundtrockenheit ↗Lippen, Mundhöhle und Gaumen: Mundtrockenheit
Mundwinkel, asymmetrisches Verziehen ↗Lippen, Mundhöhle und Gaumen: Mundwinkel, asymmetrisches Verziehen
Mundwinkel, Dysästhesie ↗Sensibilität: Mundwinkel, Dysästhesie
Mundwinkelrhagaden ↗Lippen, Mundhöhle und Gaumen: Mundwinkelrhagaden
Murdoch-Zeichen ↗Knochen und Gelenke: Murdoch-Zeichen
Musculus adductor longus und brevis, Druckschmerz am Ursprung ↗Muskeln: Musculus adductor longus und brevis, Druckschmerz am Ursprung
Musculus deltoideus, Hypoplasie ↗Muskeln: Musculus deltoideus, Hypoplasie
Musculus gracilis, Druckschmerz am Ursprung ↗Muskeln: Musculus gracilis, Druckschmerz am Ursprung
Musculus masseter, Hypertrophie ↗Gesicht: Musculus masseter, Hypertrophie
Musculus pectoralis, Hypo- bis Aplasie ↗Muskeln: Musculus pectoralis, Hypo- bis Aplasie
Musculus sternocleidomastoideus, Lähmung, einseitige ↗Muskeln: Musculus sternocleidomastoideus, Lähmung, einseitige
Musculus tibialis anterior, Schmerz, Schwellung, Rötung, Verhärtung, Druckempfindlichkeit ↗Beine: Musculus tibialis anterior, Schmerz, Schwellung, Rötung, Verhärtung, Druckempfindlichkeit
Musculus trapezius, Lähmung, einseitige ↗Muskeln: Musculus trapezius, Lähmung, einseitige
Muskelaplasie ↗Muskeln: Muskelaplasie
Muskelatrophie ↗Muskeln: Muskelatrophie
Muskelatrophie, Beginn im Beckengürtel-Oberschenkelbereich ↗Muskeln: Muskelatrophie, Beginn im Beckengürtel-Oberschenkelbereich
Muskelatrophie, distal im Bereich der Hand- und Fußmuskulatur beginnende ↗Muskeln: Muskelatrophie, distal im Bereich der Hand- und Fußmuskulatur beginnende
Muskelblutungen ↗Muskeln: Muskelblutungen
Muskeldehnungsreflexe, gesteigerte ↗Nervensystem (mit

Gehirn und Rückenmark): Muskeldehnungsreflexe, gesteigerte
Muskeldystrophie ↗Muskeln: Muskeldystrophie
Muskelhyperplasie ↗Muskeln: Muskelhyperplasie
Muskelhypertonie ↗Muskeln: Muskelhypertonie
Muskelhypertrophie ↗Muskeln: Muskelhypertrophie
Muskelhypoplasie ↗Muskeln: Muskelhypoplasie
Muskelhypotonie ↗Muskeln: Muskelhypotonie
Muskelhypotrophie ↗Muskeln: Muskelhypotrophie
Muskelinduration ↗Muskeln: Muskelinduration
Muskelischämie ↗Muskeln: Muskelischämie
Muskelkontraktionen, unwillkürliche ↗Muskeln: Muskelkontraktionen, unwillkürliche
Muskelkontraktur ↗Muskeln: Muskelkontraktur
Muskelkonktrakturtest positiv ↗Muskeln: Muskelkonktrakturtest positiv
Muskelkrämpfe ↗Muskeln: Muskelkrämpfe
Muskelnekrosen ↗Muskeln: Muskelnekrosen
Muskelödem ↗Muskeln: Muskelödem
Muskelschmerzen ↗Muskeln: Myalgien
Muskelschwäche ↗Muskeln: Muskelschwäche
Muskelschwäche, Beginn im Beckengürtel-Oberschenkelbereich ↗Muskeln: Muskelschwäche, Beginn im Beckengürtel-Oberschenkelbereich
Muskelschwäche, distal im Bereich der Hand- und Fußmuskulatur beginnende ↗Muskeln: Muskelschwäche, distal im Bereich der Hand- und Fußmuskulatur beginnende
Muskelschwund ↗Muskeln: Muskelatrophie
Muskelspasmen, schmerzhafte ↗Muskeln: Muskelspasmen, schmerzhafte
Muskelstarre ↗Muskeln: Rigor
Muskelsteifigkeit ↗Muskeln: Muskelsteifigkeit
Muskelsteifigkeit der Hand ↗Hand: Handsteife
Muskelsteifigkeit der Unterarme ↗Arme: Muskelsteifigkeit der Unterarme
Muskeltonuserhöhung ↗Muskeln: Myotonie
Muskelzerfall ↗Muskeln: Muskulatur, quergestreifte, ausgedehnter Zerfall
Muskelzuckungen ↗Muskeln: Muskelzuckungen
Muskelzuckungen, klonische ↗Muskeln: Myoklonien
Muskulatur, quergestreifte, ausgedehnter Zerfall ↗Muskeln: Muskulatur, quergestreifte, ausgedehnter Zerfall
Mutilationen ↗Verletzungen: Mutilationen; ↗Lippen, Mundhöhle und Gaumen: Mutilationen
Myalgien ↗Muskeln: Myalgien
Mydriasis, unilaterale ↗Augen: Mydriasis, unilaterale
Myelitis, unspezifische ↗Blut und Knochenmark: Myelitis, unspezifische
Myeloblasten ↗Blut und Knochenmark: Myeloblasten
Myelofibrose ↗Blut und Knochenmark: Myelofibrose
Myelom ↗Tumoren: Myelom
Myelopoese, fehlende ↗Blut und Knochenmark: Myelopoese, fehlende
mykobakterielle Erkrankungen ↗Infektionen: mykobakterielle Erkrankungen
Myoglobinurie ↗Labor: Myoglobinurie
Myokardfibrose ↗Herz-Kreislauf-System: Myokardfibrose
Myokardinfarkt ↗Herz-Kreislauf-System: Myokardinfarkt
Myoklonien ↗Muskeln: Myoklonien
myoklonische Krampfanfälle ↗Muskeln: Myoklonien
Myoklonus, okulärer ↗Augen: Myoklonus, okulärer
Myokymien ↗Muskeln: Myokymien
Myolyse ↗Muskeln: Muskulatur, quergestreifte, ausgedehnter Zerfall
Myopathie ↗Muskeln: Myopathie
Myopie ↗Augen: Myopie
Myotonie ↗Muskeln: Myotonie
Myotonie der Arm- und Beinmuskulatur ↗Muskeln: Myotonie der Arm- und Beinmuskulatur

Myxome, kardiale ↗Tumoren: Myxome, kardiale
Myxome, kutane ↗Tumoren: Myxome, kutane

N

Nabelarterienagenesie ↗Abdomen: Nabelarterienagenesie
Nabelhernie ↗Abdomen: Nabelhernie
Nachsprechen, zwanghaftes ↗Sprache: Echolalie
Nachtblindheit ↗Augen: Nachtblindheit
Nackenextension ↗Hals: Nackenextension
Nackenhautmantel, weiter ↗Hals: Nackenhautmantel, weiter
Nackenödem ↗Hals: Nackenödem
Nackenschmerz ↗Hals: Nackenschmerz
Nägel, brüchige ↗Haut, Haare, Nägel: Nägel, brüchige
Nägel, fehlende ↗Haut, Haare, Nägel: Anonychie
Nägel, Gelb- bis Grünverfärbung ↗Haut, Haare, Nägel: Nägel, Gelb- bis Grünverfärbung
Nägel, kleine ↗Haut, Haare, Nägel: Nägel, kleine
Näseln ↗Sprache: Rhinolalie
Nävi ↗Haut, Haare, Nägel: Nävi
Naevi coerulei ↗Haut, Haare, Nägel: Naevi coerulei
Naevus flammeus, portweinfarbener, des Gesichts ↗Gesicht: Naevus flammeus, portweinfarbener, des Gesichts
Nävus, melanozytärer ↗Haut, Haare, Nägel: Nävus, melanozytärer
Nävuszellnävi ↗Haut, Haare, Nägel: Nävuszellnävi
Nagelablösung ↗Haut, Haare, Nägel: Onycholysis
Nagelanomalien ↗Haut, Haare, Nägel: Nagelanomalien
Nagelaplasie ↗Haut, Haare, Nägel: Anonychie
Nageldystrophie ↗Haut, Haare, Nägel: Onychodystrophie
Nagelentwicklungsstörung ↗Haut, Haare, Nägel: Onychodystrophie
Nagelfalzentzündung ↗Haut, Haare, Nägel: Paronychie
Nagelhypoplasie ↗Haut, Haare, Nägel: Onychohypoplasie
Nagelverdickung ↗Haut, Haare, Nägel: Nagelverdickung
Nagelverfärbung ↗Haut, Haare, Nägel: Nagelverfärbung
Nahtsynostose, prämature ↗Kopf: Kraniosynostose
nappes claires ↗Haut, Haare, Nägel: nappes claires
Narbenbildung ↗Haut, Haare, Nägel: Narbenbildung
Narben, follikuläre ↗Haut, Haare, Nägel: Narben, follikuläre
Narben, hypertrophe ↗Haut, Haare, Nägel: Narben, hypertrophe
Narbenschrumpfung ↗Haut, Haare, Nägel: Narbenschrumpfung
Narben, varioliforme ↗Haut, Haare, Nägel: Narben, varioliforme
Nase, birnenförmige ↗Nase: Nase, birnenförmige
Nase, breite, flache ↗Nase: Nase, breite, flache
Nase, dicker werdend ↗Nase: Nase, dicker werdend
Nase, große ↗Nase: Nase, große
Nase, Hyperästhesie ↗Nase: Hyperästhesie der Nase
Nase, hypoplastische ↗Nase: Nase, hypoplastische
Nase, kleine ↗Nase: Nase, kleine
Nase, knollig deformierte ↗Nase: Nase, knollig deformierte
Nase, kurze ↗Nase: Nase, kurze
Nase, kurze, breite ↗Nase: Nase, kurze, breite
Nase, kurze, mit stark eingezogener Wurzel und nach vorn stehenden Öffnungen ↗Nase: Nase, kurze, mit stark eingezogener Wurzel und nach vorn stehenden Öffnungen
Nase, lange dünne ↗Nase: Nase, lange dünne
Nasenbluten ↗Nase: Nasenbluten
Nasenboden, antevertierter, mit retrahiertem Septum

Naseneinkerbungen

↗Nase: Nasenboden, antevertierter, mit retrahiertem Septum
Naseneinkerbungen ↗Nase: Naseneinkerbungen
Nasenflügel ↗Nase: Alaknorpel
Nasennebenhöhlenentzündung ↗Nase: Sinusitis
Nasenöffnungen, schmale ↗Nase: Nasenöffnungen, schmale
Nasenprofil, griechisches ↗Nase: Nasenprofil, griechisches
Nasenscheidewand ↗Nase: Nasenseptum
Nasenschleimhaut, Schwellung ↗Nase: Nasenschleimhaut, Schwellung
Nasenschleimhautsekretion ↗Nase: Rhinorrhö
Nasenschleimhaut, Ulzerationen ↗Nase: Nasenschleimhaut, Ulzerationen
Nasenschmerzen ↗Nase: Schmerzen der Nase
Nasenseptum, kurzes ↗Nase: Nasenseptum, kurzes
Nasenseptum, langes ↗Nase: Nasenseptum, langes
Nasenspitze, angedeutete vertikale Spaltbildung ↗Nase: Nasenspitze, angedeutete vertikale Spaltbildung
Nasenspitze, breite plumpe ↗Nase: Nasenspitze, breite plumpe
Nasenspitze, eingesunkene ↗Nase: Nasenspitze, eingesunkene
Nasenspitze, plumpe ↗Nase: Nasenspitze, plumpe
Nasenwulst, knöcherner ↗Nase: Nasenwulst, knöcherner
Nasenwurzel, breite, flache ↗Nase: Nasenwurzel, breite, flache
Nasenwurzel, breite, prominente ↗Nase: Nasenwurzel, breite, prominente
Nasenwurzel, eingesunkene ↗Nase: Nasenwurzel, eingesunkene
Nasenwurzel, prominente ↗Nase: Nasenwurzel, prominente
Nase, prominente ↗Nase: Nase, prominente
Nase, rüsselförmige ↗Nase: Proboscis
Nase, schmale ↗Nase: Nase, schmale
Nase, schnabelartige ↗Nase: Nase, schnabelartige
Nase, zierliche ↗Nase: Nase, zierliche
Nausea ↗Empfindung: Übelkeit
Nebenhodenentzündung ↗Geschlechtsorgane: Epididymitis
Nebenhodenzysten ↗Geschlechtsorgane: Nebenhodenzysten
Nebennierenhypoplasie ↗Endokrine Organe: Nebennierenhypoplasie
Nebennierenhinfarkte ↗Endokrine Organe: Nebennierenhinfarkte
Nebenniereninsuffizienz ↗Endokrine Organe: Nebenniereninsuffizienz
Nebennierenrindenhyperplasie ↗Endokrine Organe: Nebennierenrindenhyperplasie
Nebennierenrindeninsuffizienz ↗Endokrine Organe: Nebennierenrindeninsuffizienz
Nebennierensteroidspiegel, erniedrigte ↗Endokrine Organe: Nebennierensteroidspiegel, erniedrigte
Nebennierentumoren ↗Tumoren: Nebennierentumoren
Nebennierenverkalkungen ↗Histologie: Verkalkungen, punktförmige, der vergrößerten Nebennieren
Nebenschilddrüsenadenom ↗Endokrine Organe: Nebenschilddrüsenadenom
Nebenschilddrüsenhyperplasie ↗Endokrine Organe: Nebenschilddrüsenhyperplasie
Nebenschilddrüsen, Hypoplasie bzw. Agenesie ↗Endokrine Organe: Nebenschilddrüsen, Hypoplasie bzw. Agenesie
Nebenschilddrüsentumoren ↗Tumoren: Nebenschilddrüsentumoren
Nebenschilddrüse, Überfunktion ↗Endokrine Organe: Hyperparathyreoidismus
Neglect ↗Nervensystem (mit Gehirn und Rückenmark): Neglect

Nekrose, sternförmige verkäsende ↗Histologie: Nekrose, sternförmige verkäsende
Neoplasie, multiple endokrine ↗Tumoren: Neoplasie, multiple endokrine
Neoplasien ↗Tumoren: Neoplasien
Neoplasien, thorakale ↗Tumoren: Neoplasien, thorakale
Nephritis ↗Niere und Harnwege: Nephritis
Nephroblastom ↗Tumoren: Nephroblastom
Nephroblastomatose, fokale ↗Tumoren: Nephroblastomatose, fokale
Nephrokalzinose ↗Niere und Harnwege: Nephrokalzinose
Nephrolithiasis ↗Niere und Harnwege: Nephrolithiasis
Nephronophthise ↗Niere und Harnwege: Nephronophthise
Nephropathie ↗Niere und Harnwege: Nephropathie
Nephrose ↗Niere und Harnwege: Nephrose
nephrotisches Syndrom ↗Niere und Harnwege: nephrotisches Syndrom
Nervendruckläsion ↗Nervensystem (mit Gehirn und Rückenmark): Nervendruckläsion
Nervenleitgeschwindigkeit, verzögerte ↗Nervensystem (mit Gehirn und Rückenmark): Nervenleitgeschwindigkeit, verzögerte
Nervenverdickung ↗Nervensystem (mit Gehirn und Rückenmark): Nervenverdickung
Nesselausschlag, -sucht ↗Haut, Haare, Nägel: Urtikaria
Netzhautablösung ↗Augen: Ablatio retinae
Netzhautarterien, Schlängelung, vermehrte ↗Augen: Netzhautarterien, Schlängelung, vermehrte
Netzhaut, arteriovenöse Aneurysmen ↗Augen: Netzhaut, arteriovenöse Aneurysmen
Netzhaut, avaskuläre Areale ↗Augen: Netzhaut, avaskuläre Areale
Netzhautblutungen ↗Augen: Netzhautblutungen
Netzhautdegeneration ↗Augen: Netzhautdegeneration
Netzhautdepigmentierung ↗Augen: Netzhautdepigmentierung
Netzhautdysplasie ↗Augen: Netzhautdysplasie
Netzhautdystrophie ↗Augen: Netzhautdystrophie
Netzhauterkrankungen, nichtentzündliche ↗Augen: Netzhaut, Retinopathie
Netzhautfältelung ↗Augen: Netzhautfältelung
Netzhautgefäße dunkel verfärbt ↗Augen: Netzhautgefäße dunkel verfärbt
Netzhauthypoplasie ↗Augen: Netzhauthypoplasie
Netzhautkolobom ↗Augen: Netzhautkolobom
Netzhaut, Mikroaneurysmen ↗Augen: Netzhaut, Mikroaneurysmen
Netzhautödem ↗Augen: Netzhautödem
Netzhautpartien, zentrale, Reflexverstärkung ↗Augen: Netzhautpartien, zentrale, Reflexverstärkung
Netzhaut, Pigmentflecken ↗Augen: Netzhaut, Pigmentflecken
Netzhautpseudogliom ↗Augen: Netzhautpseudogliom
Netzhaut, Rankenangiome ↗Augen: Netzhaut, Rankenangiome
Netzhaut, Retinitis ↗Augen: Netzhaut, Retinitis
Netzhaut, Retinoblastom ↗Augen: Netzhaut, Retinoblastom
Netzhaut, Retinopathie ↗Augen: Netzhaut, Retinopathie
Netzhaut, Retinoschisis ↗Augen: Netzhaut, Retinoschisis
Netzhaut, »Strickleiter«-Gefäße ↗Augen: Netzhaut, »Strickleiter«-Gefäße
Neugeborenenikterus ↗Neugeborenen- und Säuglingskomplikationen: Neugeborenenikterus
Neuralgien im Handbereich ↗Nervensystem (mit Gehirn und Rückenmark): Neuralgien im Handbereich
Neuraminsäureausscheidung im Urin, vermehrte ↗Labor: Neuraminsäureausscheidung im Urin, vermehrte
Neuritis ↗Nervensystem (mit Gehirn und Rückenmark): Neuritis

Ohrmuscheln, kleine

Neuroblastom ↗Tumoren: Neuroblastom
neurodegenerative Symptome ↗Nervensystem (mit Gehirn und Rückenmark): neurodegenerative Symptome
Neurofibrome ↗Tumoren: Neurofibrome
Neuroleptika ↗Medikamentenreaktion: Neuroleptika
neurologische Störungen ↗Nervensystem (mit Gehirn und Rückenmark): neurologische Störungen
Neurom ↗Tumoren: Neurom
Neuropathien ↗Nervensystem (mit Gehirn und Rückenmark): Neuropathien
neuropsychologische Störungen ↗Nervensystem (mit Gehirn und Rückenmark): neuropsychologische Störungen
Neuroretinitis ↗Augen: Neuroretinitis
neurovegetative Störungen ↗Nervensystem (mit Gehirn und Rückenmark): neurovegetative Störungen
Neutropenie ↗Blut und Knochenmark: Neutropenie
Nick-Krämpfe ↗Nervensystem (mit Gehirn und Rückenmark): Nick-Krämpfe
Niedervoltage im EKG ↗Herz-Kreislauf-System: Niedervoltage im EKG
Nierenagenesie ↗Niere und Harnwege: Nierenagenesie
Nierenanomalien ↗Niere und Harnwege: Nierenanomalien
Nierenaplasie ↗Niere und Harnwege: Nierenaplasie
Nierenbeckenentzündung ↗Niere und Harnwege: Pyelonephritis
Nierendysplasie ↗Niere und Harnwege: Nierendysplasie
Nieren, dysplastische oder zystisch veränderte ↗Niere und Harnwege: Nieren, dysplastische oder zystisch veränderte
Nierenentzündung ↗Niere und Harnwege: Nephritis
Nierenfehlbildungen ↗Niere und Harnwege: Nierenanomalien
Nierenhypoplasie ↗Niere und Harnwege: Nierenhypoplasie
Niereninsuffizienz ↗Niere und Harnwege: Niereninsuffizienz
Nierenkelche, Verplumpung ↗Niere und Harnwege: Nierenkelche, Verplumpung
Nierenkoliken ↗Niere und Harnwege: Nierenkoliken
Nierennekrosen ↗Niere und Harnwege: Nierennekrosen
Nierenschrumpfung ↗Niere und Harnwege: Nierenschrumpfung
Nierensteine ↗Niere und Harnwege: Nephrolithiasis
Nieren, vergrößerte, meist tastbare ↗Niere und Harnwege: Nieren, vergrößerte, meist tastbare
Nierenversagen ↗Niere und Harnwege: Nierenversagen
Nierenzellkarzinom ↗Tumoren: Nierenzellkarzinom
Nierenzysten ↗Niere und Harnwege: Nierenzysten
Niere, stumme ↗Niere und Harnwege: Niere, stumme
Niesreiz ↗Empfindung: Niesreiz
Nikolski-Phänomen, positives ↗Haut, Haare, Nägel: Nikolski-Phänomen, positives
NK-Zell-Defekt ↗Immunität: NK-Zell-Defekt
Nonrotation ↗Magen-Darm-Trakt: Nonrotation
Nucleus caudatus, Verkalkung ↗Nervensystem (mit Gehirn und Rückenmark): Nucleus caudatus, Verkalkung
Nystagmus ↗Augen: Nystagmus

O

O-Beine ↗Beine: Genu varum
Oberarmbereich, Schmerzen ↗Arme: Oberarmbereich, Schmerzen
Oberarm, Druckschmerzen unterhalb des Epicondylus lateralis ↗Arme: Oberarm, Druckschmerzen unterhalb des Epicondylus lateralis
Oberarme, Schwäche ↗Arme: Oberarme, Schwäche
Oberarmverkürzung ↗Arme: Oberarmverkürzung
Oberarmverschmächtigung ↗Arme: Oberarmverschmächtigung
Oberkiefer... ↗Kiefer, Zähne und Zahnfleisch: Maxilla...
Oberlappenpneumonien ↗Lunge und Atemwege: Pneumonie
Oberlid, herabhängendes ↗Augen: Ptosis
Oberlidhypoplasie ↗Augen: Oberlidhypoplasie
Oberlidkerbung ↗Augen: Oberlidkerbung
Oberlidschwellung ↗Augen: Oberlidschwellung
Oberlippe, kurze prominente ↗Lippen, Mundhöhle und Gaumen: Oberlippe, kurze prominente
Oberlippenfrenula ↗Lippen, Mundhöhle und Gaumen: Oberlippenfrenula
Oberlippenschwellung ↗Lippen, Mundhöhle und Gaumen: Oberlippenschwellung
Oberlippenspalte ↗Lippen, Mundhöhle und Gaumen: Oberlippenspalte
Oberlippe, schmale ↗Lippen, Mundhöhle und Gaumen: Oberlippe, schmale
Oberlippe, zeltförmige ↗Lippen, Mundhöhle und Gaumen: Oberlippe, zeltförmige
Oberschenkelknochen... ↗Beine: Femur...
Oberschenkel, Lateralseite, Parästhesien und Hypästhesie ↗Sensibilität: Oberschenkel, Lateralseite, Parästhesien und Hypästhesie
Oberschenkelschmerzen ↗Beine: Oberschenkelschmerzen
Obesitas ↗Ernährungszustand: Adipositas
Obstipation ↗Magen-Darm-Trakt: Obstipation
Ochronose ↗Phänotyp: Ochronose
Odontome ↗Tumoren: Odontome
Ödem, allergisches ↗Ödeme: Ödem, allergisches
Ödem des Gesichts ↗Gesicht: Gesichtsödem
Ödeme, allg. ↗Ödeme: Ödeme, allg.
Ödeme, periphere ↗Ödeme: Ödeme, periphere
Ödem, periorbitales ↗Augen: Ödem, periorbitales
Ösophagusatresie ↗Ösophagus: Ösophagusatresie
Ösophagusdilatation ↗Ösophagus: Ösophagusdilatation
Ösophaguskarzinom ↗Tumoren: Ösophaguskarzinom
Ösophagusmembran ↗Ösophagus: Ösophagusmembran
Ösophagusmuskulatur, Hypertrophie ↗Ösophagus: Ösophagusmuskulatur, Hypertrophie
Ösophagusperistaltik, verminderte ↗Ösophagus: Ösophagusperistaltik, verminderte
Ösophagusruptur, spontane ↗Ösophagus: Ösophagusruptur, spontane
Ösophagusschleimhaut, Risse ↗Ösophagus: Ösophagusschleimhaut, Risse
Ösophagusstenose ↗Ösophagus: Ösophagusstenose
Ösophagusulkus ↗Tumoren: Ösophagusulkus
Ösophagusvarizen ↗Ösophagus: Ösophagusvarizen
Ohnmacht ↗Bewußtseinslage: Bewußtlosigkeit
Ohranomalien ↗Ohr: Ohranomalien
Ohren, abstehende ↗Ohr: Ohren, abstehende
Ohren, große ↗Ohr: Ohren, große
Ohren, horizontale Position ↗Ohr: Ohren, horizontale Position
Ohren, kleine ↗Ohr: Mikrotie
Ohrensausen ↗Ohr: Ohrgeräusche
Ohren, tief angesetzte ↗Ohr: Ohren, tief angesetzte
Ohrgeräusche ↗Ohr: Ohrgeräusche
Ohrknorpel, Tumoren, zystische ↗Tumoren: Ohrknorpel, Tumoren, zystische
Ohrmuschelanomalien ↗Ohr: Ohrmuschelanomalien
Ohrmuscheldysplasie ↗Ohr: Ohrmuscheldysplasie
Ohrmuschel, fehlende ↗Ohr: Ohrmuschel, fehlende
Ohrmuschelhyperplasie ↗Ohr: Ohrmuschelhyperplasie
Ohrmuschelhypoplasie, einseitige ↗Ohr: Ohrmuschelhypoplasie, einseitige
Ohrmuscheln, kleine ↗Ohr: Ohrmuscheln, kleine

Ohrmuscheln, rudimentäre

Ohrmuscheln, rudimentäre ↗Ohr: Ohrmuscheln, rudimentäre
Ohrschmerz, einseitiger ↗Ohr: Ohrschmerz, einseitiger
Okulomotoriuslähmung ↗Augen: Okulomotoriuslähmung
Olfaktoriusanosmie ↗Nervensystem (mit Gehirn und Rückenmark): Olfaktoriusanosmie
Oligodaktylie ↗Fuß: Oligodaktylie; ↗Hand: Oligodaktylie
Oligohydramnion ↗Schwangerschaftskomplikationen: Oligohydramnion
Oligomenorrhö ↗Geschlechtsorgane: Oligomenorrhö
Oligo- oder Adontie ↗Kiefer, Zähne und Zahnfleisch: Oligo- oder Adontie
Oligophrenie ↗Intelligenz: geistige Behinderung; s.a. ↗Entwicklung, motorische und geistige: Entwicklungsrückstand, motorischer und geistiger
Oligosaccharide, Mannose-haltige ↗Labor: Oligosaccharide, Mannose-haltige
Omphalozele ↗Abdomen: Omphalozele
Onychodysplasie ↗Haut, Haare, Nägel: Onychodysplasie
Onychodystrophie ↗Haut, Haare, Nägel: Onychodystrophie
Onychogrypose ↗Haut, Haare, Nägel: Onychogrypose
Onychohypoplasie ↗Haut, Haare, Nägel: Onychohypoplasie
Onycholysis ↗Haut, Haare, Nägel: Onycholysis
Ophthalmoplegie ↗Augen: Ophthalmoplegie
Opisthotonus ↗Muskeln: Opisthotonus
Oppenheim-Zeichen, positives ↗Nervensystem (mit Gehirn und Rückenmark): Oppenheim-Zeichen, positives
Opsoklonus ↗Muskeln: Opsoklonus
Optikusaplasie ↗Augen: Optikusaplasie
Optikusatrophie ↗Augen: Optikusatrophie
Optikusausfall ↗Augen: Optikusausfall
Optikusdysplasie ↗Augen: Optikusdysplasie
Optikusgliom ↗Tumoren: Optikusgliom
Optikuskolobom ↗Augen: Optikuskolobom
Optikusschädigung ↗Augen: Optikusschädigung
orale Tendenzen ↗Psyche: orale Tendenzen
Orbita, Hypoplasie ↗Augen: Orbita, Hypoplasie
Orbitalzysten ↗Augen: Orbitalzysten
Orchitis ↗Geschlechtsorgane: Orchitis
Orientierungsstörungen ↗Psyche: Orientierungsstörungen
Ornithinurie ↗Labor: Ornithinurie
oro-akrale Fehlbildungen ↗Extremitäten: oro-akrale Fehlbildungen
orofazial... ↗Gesicht: ...; ↗Lippen, Mundhöhle und Gaumen: ...
Orotaturie ↗Labor: Orotaturie
Orthostase ↗Herz-Kreislauf-System: Kreislaufdysregulation, orthostatische
Os cuneiforme, Schmerz ↗Fuß: Os cuneiforme, Schmerz
Os ilium, trianguläre Hyperostose ↗Beckenregion: Os ilium, trianguläre Hyperostose
Os lunatum, Defekt ↗Hand: Os lunatum, Defekt
Os lunatum, Schmerz ↗Hand: Os lunatum, Schmerz
Os naviculare, Abplattung ↗Fuß: Os naviculare, Abplattung
Os naviculare, Defekt ↗Fuß: Os naviculare, Defekt
Os naviculare, Schmerz ↗Fuß: Os naviculare, Schmerz
Os naviculare, Schwellung ↗Fuß: Os naviculare, Schwellung
Os pubis und Os ischium, dysplastische ↗Beckenregion: Os pubis und Os ischium, dysplastische
Ossa carpi ↗Hand: Handwurzelknochen...
Os sacrum mit knöchernen Defekten ↗Beckenregion: Os sacrum mit knöchernen Defekten
Ossifikationsdefekte ↗Knochen und Gelenke: Ossifikationsdefekte
Ossifikation, verzögerte oder fehlende ↗Knochen und Gelenke: Ossifikation, verzögerte oder fehlende
Ossifikation zahlreicher Muskeln ↗Muskeln: Ossifikation zahlreicher Muskeln
Osteoarthritis ↗Knochen und Gelenke: Osteoarthritis
Osteoarthropathia hypertrophicans ↗Knochen und Gelenke: Osteoarthropathia hypertrophicans
Osteochondritis ↗Knochen und Gelenke: Osteochondritis
Osteochondrome ↗Knochen und Gelenke: Osteochondrome
Osteochondrome, epiphysäre ↗Knochen und Gelenke: Osteochondrome, epiphysäre
Osteochondrose ↗Knochen und Gelenke: Osteochondrose
Osteolysen ↗Knochen und Gelenke: Osteolysen
Osteomalazie ↗Knochen und Gelenke: Osteomalazie
Osteome ↗Tumoren: Osteome
Osteomyelitis, rezidivierende ↗Knochen und Gelenke: Osteomyelitis, rezidivierende
Osteopathien ↗Knochen und Gelenke: Osteopathien
Osteopenie ↗Knochen und Gelenke: Osteopenie
Osteopetrose ↗Knochen und Gelenke: Osteopetrose
Osteophytenbildung ↗Knochen und Gelenke: Osteophytenbildung
Osteoporose ↗Knochen und Gelenke: Osteoporose
Osteosklerose ↗Knochen und Gelenke: Osteosklerose
Otitis media ↗Ohr: Otitis media
Ovarialinsuffizienz ↗Geschlechtsorgane: Ovarialinsuffizienz
Ovarialkarzinome ↗Tumoren: Ovarialkarzinome
Ovarialtumoren ↗Tumoren: Ovarialtumoren
Ovarialzysten ↗Geschlechtsorgane: Ovarialzysten
Ovarien, Hypoplasie ↗Geschlechtsorgane: Ovarien, Hypoplasie
Ovarien, polyzystische ↗Geschlechtsorgane: Ovarien, polyzystische
Ovar, weißes ↗Geschlechtsorgane: Ovar, weißes
5-Oxoprolin im Plasma ↗Labor: 5-Oxoprolin im Plasma
5-Oxoprolin im Urin ↗Labor: 5-Oxoprolin im Urin
Oxyzephalie ↗Kopf: Oxyzephalie

P

Pachygyrie ↗Nervensystem (mit Gehirn und Rückenmark): Lissenzephalie
Pachyostose ↗Knochen und Gelenke: Pachyostose
Palmaraponeurose, Schrumpfung ↗Hand: Palmaraponeurose, Schrumpfung
Palmarfurchen, tiefe ↗Hand: Palmarfurchen, tiefe
Palmoplantarerythem ↗Haut, Haare, Nägel: Erythema palmoplantaris
Palmoplantarkeratose ↗Haut, Haare, Nägel: Keratosis palmoplantaris
Palpitationen ↗Herz-Kreislauf-System: Palpitationen
Panangiitis ↗Herz-Kreislauf-System: Panangiitis
Panikattacken ↗Psyche: Panikattacken
Pankreasfibrose ↗Pankreas: Pankreasfibrose
Pankreas-Inselzell-Tumoren ↗Tumoren: Pankreas-Inselzell-Tumoren
Pankreasinsuffizienz ↗Pankreas: Pankreasinsuffizienz
Pankreaszysten ↗Pankreas: Pankreaszysten
Pankreatitis ↗Pankreas: Pankreatitis
Panmyelopathie ↗Blut und Knochenmark: Panmyelopathie
Panzytopenie ↗Blut und Knochenmark: Panzytopenie
Papeln ↗Haut, Haare, Nägel: Papeln
Papeln an den Lidrändern ↗Augen: Lidrandpapeln
Papeln, bräunlich- bis hellrote ↗Haut, Haare, Nägel: Papeln, bräunlich- bis hellrote
Papeln, bräunlich-gelbe ↗Haut, Haare, Nägel: Papeln, bräunlich-gelbe

Pellagra-ähnliche Hautsymptome

Papeln, dunkelrote, stecknadelkopf- bis hirsekorngroße, angiomatöse, im Gesicht ↗Haut, Haare, Nägel: Papeln, dunkelrote, stecknadelkopf- bis hirsekorngroße, angiomatöse, im Gesicht

Papeln, flache, multiple ↗Haut, Haare, Nägel: Papeln, flache, multiple

Papeln, flach erhabene, in den Hautbeugen ↗Haut, Haare, Nägel: Papeln, flach erhabene, in den Hautbeugen

Papeln, follikuläre ↗Haut, Haare, Nägel: Papeln, follikuläre

Papeln, gelbbraune oder rötliche, keratotische ↗Haut, Haare, Nägel: Papeln, gelbbraune oder rötliche, keratotische

Papeln, gelblich-bräunliche, in Arealen mit apokrinen Schweißdrüsen ↗Haut, Haare, Nägel: Papeln, gelblich-bräunliche, in Arealen mit apokrinen Schweißdrüsen

Papeln, gelbliche, und Hautflecken ↗Haut, Haare, Nägel: Pseudoxanthoma elasticum (Darier)

Papeln, haut- bis elfenbeinfarbene ↗Haut, Haare, Nägel: Papeln, haut- bis elfenbeinfarbene

Papeln, hautfarbene, mäßig derbe, zentrofaziale ↗Haut, Haare, Nägel: Papeln, hautfarbene, mäßig derbe, zentrofaziale

Papeln, hautfarbene oder gelbliche ↗Haut, Haare, Nägel: Papeln, hautfarbene oder gelbliche

Papeln, juckende ↗Haut, Haare, Nägel: Papeln, juckende

Papeln, keratotische ↗Haut, Haare, Nägel: Papeln, keratotische

Papeln, lichenoide ↗Haut, Haare, Nägel: Papeln, lichenoide

Papeln, livide, später leicht gelbliche ↗Haut, Haare, Nägel: Papeln, livide, später leicht gelbliche

Papeln mit zentralem Pfropf ↗Haut, Haare, Nägel: Papeln mit zentralem Pfropf

Papeln mit porzellanweißer, zentraler Einsenkung ↗Haut, Haare, Nägel: Papeln mit porzellanweißer, zentraler Einsenkung

Papeln, rötlich-bräunliche ↗Haut, Haare, Nägel: Papeln, rötlich-bräunliche

Papeln, ulzerierte ↗Haut, Haare, Nägel: Papeln, ulzerierte

Papeln, wächserne ↗Haut, Haare, Nägel: Papeln, wächserne

Papeln, weißliche, kleine ↗Haut, Haare, Nägel: Papeln, weißliche, kleine

Papillarlinienunterbrechung ↗Haut, Haare, Nägel: Papillarlinienunterbrechung

Papillenabblassung ↗Augen: Papillenabblassung

Papillenödem ↗Augen: Papillenödem

Papillome ↗Haut, Haare, Nägel: Papillome

Papillome im Lippenrot, multiple hyperkeratotische ↗Lippen, Mundhöhle und Gaumen: Papillome im Lippenrot, multiple hyperkeratotische

Parästhesien ↗Sensibilität: Parästhesien

Parästhesien im Handbereich ↗Sensibilität: Parästhesien im Handbereich

Parästhesien im Versorgungsgebiet des ersten Trigeminusastes ↗Sensibilität: Parästhesien im Versorgungsgebiet des ersten Trigeminusastes

parakardiale Verschattung ↗Thorax: parakardiale Verschattung

Parakeratose ↗Histologie: Parakeratose

Paralyse, periodische ↗Motorik: Paralyse, periodische

Paralyse, progressive ↗Motorik: Paralyse, progressive

paranoide Symptomatik ↗Psyche: paranoide Symptomatik

paranoid-halluzinatorische Zustände ↗Psyche: paranoid-halluzinatorische Zustände

Paraparesen ↗Motorik: Paraparesen

Paraparesen, ataktische ↗Motorik: Paraparesen, ataktische

Paraparesen, schlaffe ↗Motorik: Paraparesen, schlaffe

Paraparesen, spastische ↗Motorik: Paraparesen, spastische

Paraphasie ↗Sprache: Paraphasie

Paraproteinämie ↗Labor: Paraproteinämie

Paraproteinämien ↗Labor: Gammopathien

Parasitismus ↗Psyche: Parasitismus

Parathormon, vermehrtes ↗Endokrine Organe: Parathormon, vermehrtes

Paresen ↗Motorik: Paresen; s.a. ↗Augen: Abduzenslähmung; ↗Augen: Iridoplegie; ↗Augen: Ophthalmoplegie; ↗Augen: Konvergenzparese; ↗Augen: Okulomotoriuslähmung; ↗Augen: Pseudoabduzensparese; ↗Augen: Pseudoparalyse, okuläre; ↗Augen: Trochlearislähmung; ↗Gesicht: mimische Muskeln, Lähmung; ↗Lippen, Mundhöhle und Gaumen: Gaumenlähmung; ↗Lippen, Mundhöhle und Gaumen: Zungenlähmung; ↗Lunge und Atemwege: Larynxlähmung; ↗Motorik: Armplexuslähmung; ↗Motorik: »Aufwachlähmung«; ↗Motorik: »Einschlaflähmung«; ↗Motorik: Beine, schlaffe Paresen; ↗Motorik: Diplegie, spastische; ↗Motorik: Tetraplegie; ↗Motorik: Beine, spastische Paresen; ↗Motorik: Hemiparese; ↗Motorik: Hemiparese; ↗Motorik: Paralyse; ↗Motorik: Paraparesen; ↗Motorik: Paresen; ↗Motorik: Pseudoparalyse; ↗Motorik: Pseudoparesen; ↗Motorik: Unterarm, Paresen (Pseudoparesen); ↗Muskeln: Hand(binnen)muskulatur, Atrophie und Paresen; ↗Muskeln: Musculus sternocleidomastoideus, Lähmung, einseitige; ↗Muskeln: Musculus trapezius, Lähmung, einseitige; ↗Nervensystem (mit Gehirn und Rückenmark): Akzessoriuslähmung; ↗Nervensystem (mit Gehirn und Rückenmark): Bulbärparalyse; ↗Nervensystem (mit Gehirn und Rückenmark): Fazialislähmung; ↗Nervensystem (mit Gehirn und Rückenmark): Rekurrensparese; ↗Pharynx: Pharynxlähmung; ↗Schluckakt: Schlucklähmung; ↗Sprache: Stimmbandlähmung

Paresen der Beckengürtelmuskulatur ↗Motorik: Paresen der Beckengürtelmuskulatur

Paresen der kontralateralen Extremitäten ↗Motorik: Paresen der kontralateralen Extremitäten

Paresen der Schultermuskulatur ↗Motorik: Paresen der Schultermuskulatur

Paresen der Schulter- und Oberarmmuskeln ↗Motorik: Paresen der Schulter- und Oberarmmuskeln

Paresen, schlaffe ↗Motorik: Paresen, schlaffe

Parkinson-Symptome ↗Nervensystem (mit Gehirn und Rückenmark): Parkinson-Symptome

Parodontitis ↗Kiefer, Zähne und Zahnfleisch: Parodontitis

Paronychie ↗Haut, Haare, Nägel: Paronychie

Parotis, Hypoplasie oder Aplasie ↗Exokrine Drüsen: Parotis, Hypoplasie oder Aplasie

Parotisschwellung ↗Exokrine Drüsen: Parotisschwellung

Parotitis ↗Exokrine Drüsen: Parotitis

Parvovirus B 19 ↗Infektionen: Parvovirus B 19

Patellaaplasie ↗Beine: Patellaaplasie

Patelladefekt ↗Beine: Patelladefekt

Patelladislokation ↗Beine: Patelladislokation

Patellahypoplasie ↗Beine: Patellahypoplasie

Patellapol, unterer, Schwellung und Druckschmerzhaftigkeit ↗Beine: Patellapol, unterer, Schwellung und Druckschmerzhaftigkeit

Patellarknochenkern, Fragmentation ↗Beine: Patellarknochenkern, Fragmentation

P-dextrocardiale im EKG ↗Herz-Kreislauf-System: P-dextrocardiale im EKG

Pectus excavatum ↗Thorax: Trichterbrust

Pektangina ↗Herz-Kreislauf-System: Angina-pectoris-Anfall

pektanginöse Beschwerden ↗Herz-Kreislauf-System: pektanginöse Beschwerden

Pellagra-ähnliche Hautsymptome ↗Haut, Haare, Nägel: Pellagra-ähnliche Hautsymptome

Penis, großer ↗Geschlechtsorgane: Makropenis
Penis, Hyperpigmentation ↗Geschlechtsorgane: Penis, Hyperpigmentation
Penishypoplasie ↗Geschlechtsorgane: Mikropenis
Penis, kleiner ↗Geschlechtsorgane: Mikropenis
Peniswachstum, pubertäres, fehlendes ↗Entwicklung, pubertäre: Peniswachstum, pubertäres, fehlendes
Perikarddefekt, partieller ↗Herz-Kreislauf-System: Perikarddefekt, partieller
Perikarderguß ↗Herz-Kreislauf-System: Perikarderguß
Perikarditis ↗Herz-Kreislauf-System: Perikarditis
Perikardtamponade ↗Herz-Kreislauf-System: Perikardtamponade
Perimyokarditis ↗Herz-Kreislauf-System: Perimyokarditis
Periostitis ↗Knochen und Gelenke: Periostitis
Periostose ↗Knochen und Gelenke: Periostose
Periproktitis ↗Haut, Haare, Nägel: Periproktitis
periradikuläres Narbengewebe ↗Nervensystem (mit Gehirn und Rückenmark): periradikuläres Narbengewebe
Peristaltik, verminderte ↗Magen-Darm-Trakt: Peristaltik, verminderte
Peristaltik, verminderte ↗Magen-Darm-Trakt: Peristaltik, verminderte; ↗Ösophagus: Ösophagusperistaltik, verminderte
Peritonitis ↗Abdomen: Peritonitis
Perkussionsmyotonie ↗Muskeln: Perkussionsmyotonie
Peromelien ↗Extremitäten: Peromelien
Peroxisomen, fehlende, in Leber- und Nierenzellen ↗Histologie: Peroxisomen, fehlende, in Leber- und Nierenzellen
Perseveration ↗Psyche: Perseveration
Persönlichkeitsveränderungen ↗Psyche: Persönlichkeitsveränderungen
Pes calcaneus ↗Fuß: Hackenfuß
Pes cavus ↗Fuß: Hohlfuß
Pes equinovarus ↗Fuß: Klumpfuß
Pes equinus ↗Fuß: Spitzfuß
Pes excavatus ↗Fuß: Hohlfuß
Petechien ↗Haut, Haare, Nägel: Petechien
Pfortaderhochdruck ↗Leber und Gallenwege: Hypertonie, portale
Phänotyp, komplett weiblicher ↗Phänotyp: Phänotyp, komplett weiblicher
Phäochromozytom ↗Tumoren: Phäochromozytom
Phagozytendefekt ↗Immunität: Phagozytendefekt
Phalangen, distale, Verkürzung ↗Fuß: Phalangen, distale, Verkürzung; ↗Hand: Phalangen, distale, Verkürzung
Phalangen, zystische Veränderungen ↗Hand: Phalangen, zystische Veränderungen
Pharynxhypoplasie ↗Pharynx: Pharynxhypoplasie
Pharynxlähmung ↗Pharynx: Pharynxlähmung
Pharynxregion, laterale, Schmerzen ↗Pharynx: Pharynxregion, laterale, Schmerzen
Phenylalanin im Urin, vermehrtes ↗Labor: Phenylalanin im Urin, vermehrtes
Phenylbrenztraubensäure-Geruch ↗Geruch: Phenylbrenztraubensäure-Geruch
Philtrum, fehlendes ↗Lippen, Mundhöhle und Gaumen: Philtrum, fehlendes
Philtrum, hypoplastisches ↗Lippen, Mundhöhle und Gaumen: Philtrum, hypoplastisches
Philtrum, langes ↗Lippen, Mundhöhle und Gaumen: Philtrum, langes
Philtrum, langes prominentes ↗Lippen, Mundhöhle und Gaumen: Philtrum, langes prominentes
Philtrum, wenig strukturiertes ↗Lippen, Mundhöhle und Gaumen: Philtrum, wenig strukturiertes
Phobien ↗Psyche: Phobien
Phokomelie ↗Extremitäten: Phokomelie
Phonationsschwäche ↗Sprache: Dysphonie
Phosphatase, alkalische, erhöhte ↗Labor: Phosphatase, alkalische, erhöhte
Phosphatase, alkalische, erniedrigte ↗Labor: Phosphatase, alkalische, erniedrigte
Phosphaturie ↗Labor: Hyperphosphaturie
Phosphoäthanolamin erhöht im Urin ↗Labor: Phosphoäthanolamin erhöht im Urin
Photophobie ↗Augen: Photophobie
Photosensibilität ↗Haut, Haare, Nägel: Photosensibilität
Phthisis bulbi ↗Augen: Phthisis bulbi
Piebaldismus ↗Haut, Haare, Nägel: Albinismus, zirkumskripter
Pigmentarmut ↗Haut, Haare, Nägel: Hypopigmentierung
Pigmentationen, netzförmige, in den Beugen ↗Haut, Haare, Nägel: Pigmentationen, netzförmige, in den Beugen
Pigmentationen, ockerfarbige, fleckförmige ↗Haut, Haare, Nägel: Pigmentationen, ockerfarbige, fleckförmige
Pigmentationsanomalien ↗Haut, Haare, Nägel: Pigmentationsanomalien
Pigmentflecken ↗Haut, Haare, Nägel: Pigmentflecken
Pigmentierung, vermehrte ↗Haut, Haare, Nägel: Hyperpigmentierung
Pigmentstörungen der Haare ↗Haut, Haare, Nägel: Pigmentstörungen der Haare
Pili torti ↗Haut, Haare, Nägel: Pili torti
Pilonidalsinus ↗Haut, Haare, Nägel: Pilonidalsinus
Pityriasis versicolor ↗Haut, Haare, Nägel: Pityriasis versicolor
Plantarfurchen, tiefe ↗Fuß: Plantarfurchen, tiefe
Plaques ↗Haut, Haare, Nägel: Plaques
Plaques, erythematöse ↗Haut, Haare, Nägel: Plaques, erythematöse
Plaques, erythematöse verruköse ↗Haut, Haare, Nägel: Plaques, erythematöse verruköse
Plaques, hyperkeratotische ↗Haut, Haare, Nägel: Plaques, hyperkeratotische
Plasmazellen, fehlende ↗Blut und Knochenmark: Plasmazellen, fehlende
Plasmozytom ↗Tumoren: Plasmozytom
Platonychie ↗Haut, Haare, Nägel: Platonychie
Plattenepithelkarzinome ↗Tumoren: Plattenepithelkarzinome
Plattnägel ↗Haut, Haare, Nägel: Platonychie
Plattwirbel ↗Wirbelsäule: Platyspondylie
Platyspondylie ↗Wirbelsäule: Platyspondylie
Plazenta, hydatidiforme Degeneration ↗Schwangerschaftskomplikationen: Plazenta, hydatidiforme Degeneration
Plazentomegalie ↗Schwangerschaftskomplikationen: Plazentomegalie
Pleozytose, lymphozytäre ↗Blut und Knochenmark: Pleozytose, lymphozytäre
Pleuraerguß ↗Lunge und Atemwege: Pleuraerguß
Pleuritiden ↗Lunge und Atemwege: Pleuritiden
Plexus-choreoideus-Zysten (Ultraschall) ↗Schwangerschaftskomplikationen: Plexus-choreoideus-Zysten (Ultraschall)
Plica interdigitalis ↗Hand: Schwimmhautbildung
Pneumatisationsräume, erweiterte, des Schädels ↗Kopf: Pneumatisationsräume, erweiterte, des Schädels
Pneumocystis carinii ↗Infektionen: Pneumocystis carinii
Pneumomediastinum ↗Thorax: Mediastinalemphysem
Pneumonie ↗Lunge und Atemwege: Pneumonie
Pneumopathie ↗Lunge und Atemwege: Pneumopathie
Pneumothorax, spontaner ↗Lunge und Atemwege: Pneumothorax, spontaner
Poikilodermie ↗Haut, Haare, Nägel: Poikilodermie
Poliosis ↗Haut, Haare, Nägel: Ergrauen
Polyadenopathie, endokrine ↗Tumoren: Neoplasie, multiple endokrine
Polyarthralgien ↗Knochen und Gelenke: Arthralgien
Polyarthritis ↗Knochen und Gelenke: Arthritiden
Polydaktylie ↗Fuß: Polydaktylie; ↗Hand: Polydaktylie

Polydipsie ↗ Niere und Harnwege: Polydipsie
Polyglobulie ↗ Blut und Knochenmark: Polyglobulie
Polyhydramnion ↗ Schwangerschaftskomplikationen: Polyhydramnion
Polymyalgia rheumatica s.u. ↗ Muskeln: Myalgien
Polymyalgien ↗ Muskeln: Myalgien
Polymyositis ↗ Muskeln: Polymyositis
Polyneuropathie ↗ Nervensystem (mit Gehirn und Rückenmark): Neuropathien
Polyphagie ↗ Psyche: Polyphagie
Polypose ↗ Magen-Darm-Trakt: Polypose
Polyposis coli ↗ Magen-Darm-Trakt: Polyposis coli
Polyradikuloneuritis ↗ Nervensystem (mit Gehirn und Rückenmark): Polyradikuloneuritis
Polyserositis ↗ Magen-Darm-Trakt: Polyserositis
Polysplenie ↗ Milz: Polysplenie
Polyurie ↗ Niere und Harnwege: Polyurie
polyzystische Nieren ↗ Niere und Harnwege: Nierenzysten; ↗ Niere und Harnwege: Nieren, dysplastische oder zystisch veränderte
Polyzythämie ↗ Blut und Knochenmark: Polyzythämie
Popliteapuls, fehlender ↗ Herz-Kreislauf-System: Popliteapuls, fehlender
Porenzephalie ↗ Nervensystem (mit Gehirn und Rückenmark): Porenzephalie
Porphyria cutanea tarda ↗ Haut, Haare, Nägel: Porphyria cutanea tarda
Porphyrie s. Porphyrien (Übersichtsartikel in Bd. 1)
Porphyrie-ähnliche Krise ↗ Stoffwechsel: Porphyrie-ähnliche Krise
Porphyrinämie ↗ Blut und Knochenmark: Porphyrinämie
Porphyrinurie ↗ Labor: Porphyrinurie
Porphyrinurie, Isomer-I-Dominanz ↗ Labor: Porphyrinurie, Isomer-I-Dominanz
Potenzstörungen ↗ Geschlechtsorgane: Potenzstörungen
»Potter facies« ↗ Gesicht: »Potter facies«
PQ-Intervall, verkürztes im EKG ↗ Herz-Kreislauf-System: PQ-Intervall, verkürztes im EKG
Präeklampsie ↗ Schwangerschaftskomplikationen: Präeklampsie
Präexzitation ↗ Herz-Kreislauf-System: Präexzitation
Präkanzerosen ↗ Haut, Haare, Nägel: Präkanzerosen
Prämolarenaplasie ↗ Kiefer, Zähne und Zahnfleisch: Prämolarenaplasie
Pränatalentwicklung ↗ Entwicklung, fetale: ...
Prellungen ↗ Verletzungen: Prellungen
Primitivreflexe ↗ Nervensystem (mit Gehirn und Rückenmark): Primitivreflexe
Proboscis ↗ Nase: Proboscis
Processus styloideus, Anomalie ↗ Kopf: Processus styloideus, Anomalie
Proerythroblasten ↗ Blut und Knochenmark: Proerythroblasten
Progenie ↗ Gesicht: Progenie
Progerie ↗ Gesicht: Progerie
progeroides Aussehen ↗ Gesicht: progeroides Aussehen
Prognathie ↗ Kiefer, Zähne und Zahnfleisch: Prognathie
Proliferation, vaskuläre, des Auges ↗ Augen: Proliferation, vaskuläre, des Auges
Pronationsschwäche bei gebeugtem Ellenbogen ↗ Motorik: Pronationsschwäche bei gebeugtem Ellenbogen
Propionaterhöhung ↗ Labor: Propionaterhöhung
Propionazidämie ↗ Labor: Propionazidämie
Proteingehalt, erhöhter, im Liquor ↗ Labor: Eiweißgehalt, erhöhter, im Liquor
proteinreiche Nahrung, Abneigung ↗ Empfindung: proteinreiche Nahrung, Abneigung
Proteinurie ↗ Labor: Proteinurie
Prothrombinzeit, verlängerte ↗ Gerinnung: Prothrombinzeit, verlängerte
Protrusio bulbi ↗ Augen: Exophthalmus
Pruritus ↗ Haut, Haare, Nägel: Pruritus

Pseudoabduzensparese ↗ Augen: Pseudoabduzensparese
Pseudoacanthosis nigricans ↗ Haut, Haare, Nägel: Pseudoacanthosis nigricans
Pseudoanodontie ↗ Kiefer, Zähne und Zahnfleisch: Pseudoanodontie
Pseudoasthma ↗ Lunge und Atemwege: Pseudoasthma
pseudoathletischer Habitus ↗ Phänotyp: pseudoathletischer Habitus
Pseudocholinesterase-Aktivität im Serum, verminderte ↗ Labor: Pseudocholinesterase-Aktivität im Serum, verminderte
Pseudoepiphysen ↗ Knochen und Gelenke: Pseudoepiphysen
Pseudogicht ↗ Knochen und Gelenke: Pseudogicht
Pseudogliom ↗ Augen: Pseudogliom
Pseudohermaphroditismus femininus ↗ Geschlechtsorgane: Pseudohermaphroditismus femininus
Pseudohermaphroditismus masculinus ↗ Geschlechtsorgane: Pseudohermaphroditismus masculinus
Pseudohydrozephalus ↗ Kopf: Pseudohydrozephalus
Pseudohypertelorismus ↗ Augen: Pseudohypertelorismus
Pseudohypopyon ↗ Augen: Pseudohypopyon
Pseudolippenspalte ↗ Lippen, Mundhöhle und Gaumen: Pseudolippenspalte
Pseudolymphom ↗ Lymphsystem: Pseudolymphom
Pseudopapillenödem ↗ Augen: Pseudopapillenödem
Pseudoparalyse der Beine ↗ Motorik: Pseudoparalyse der Beine
Pseudoparalyse im Bereich der oberen Extremitäten ↗ Motorik: Pseudoparalyse im Bereich der oberen Extremitäten
Pseudoparalyse, okuläre ↗ Augen: Pseudoparalyse, okuläre
Pseudoparesen ↗ Motorik: Pseudoparesen
Pseudoptosis ↗ Augen: Pseudoptosis
Pseudopubertas praecox ↗ Entwicklung, pubertäre: Pseudopubertas praecox
Pseudosklerose ↗ Haut, Haare, Nägel: Pseudosklerose
Pseudoxanthoma elasticum (Darier) ↗ Haut, Haare, Nägel: Pseudoxanthoma elasticum (Darier)
psychische Störungen ↗ Psyche: psychische Störungen
Psychomotorik, reduzierte und verlangsamte ↗ Psyche: Psychomotorik, reduzierte und verlangsamte
psychomotorischer Entwicklungsrückstand ↗ Entwicklung, motorische und geistige: Entwicklungsrückstand, motorischer und geistiger
Psychosen ↗ Psyche: Psychosen
Pterygien ↗ Haut, Haare, Nägel: Pterygien
Pterygien, multiple s. Pterygium-Syndrome, multiple (Übersichtsartikel in Bd. 1)
Pterygien, popliteale ↗ Haut, Haare, Nägel: Pterygien, popliteale
Pterygium am Hals ↗ Hals: Halspterygium
Ptosis ↗ Augen: Ptosis
Pubertät, ausbleibende ↗ Entwicklung, pubertäre: Pubertät, ausbleibende
Pubertät, verzögerte ↗ Entwicklung, pubertäre: Pubertät, verzögerte
Pubertas praecox ↗ Entwicklung, pubertäre: Pubertas praecox
Pubertas tarda ↗ Entwicklung, pubertäre: Pubertät, verzögerte
Pubesbehaarung, Verlust ↗ Haut, Haare, Nägel: Pubesbehaarung, Verlust
Pulmonalarterie, Druckerhöhung ↗ Herz-Kreislauf-System: Pulmonalarterie, Druckerhöhung
Pulmonalstenose ↗ Herz-Kreislauf-System: Pulmonalstenose
Pulsamplitude, hohe ↗ Herz-Kreislauf-System: Pulsamplitude, hohe
Pulse, fehlende ↗ Herz-Kreislauf-System: Pulse, fehlende
Pulsus parvus ↗ Herz-Kreislauf-System: Pulsus parvus

Pupillarmembranen, persistierende ↗Augen: Pupillarmembranen, persistierende
Pupille, Engstellung ↗Augen: Miosis
Pupillenektopie ↗Augen: Pupillenektopie
Pupillenstarre ↗Augen: Pupillenstarre
Pupillenstörungen ↗Augen: Pupillenstörungen
Pupillenverformung ↗Augen: Pupillenverformung
Pupillenweite, ungleiche ↗Augen: Anisokorie
Pupillotonie ↗Augen: Pupillotonie
Puppengesicht ↗Gesicht: Puppengesicht
Purpura ↗Haut, Haare, Nägel: Purpura
Pusteleruptionen ↗Haut, Haare, Nägel: Pusteleruptionen
Pusteln ↗Haut, Haare, Nägel: Pusteln
Pusteln, palmare und plantare ↗Haut, Haare, Nägel: Pusteln, palmare und plantare
Pyelonephritis ↗Niere und Harnwege: Pyelonephritis
Pylorospasmus ↗Magen-Darm-Trakt: Pylorospasmus
Pylorusatresie ↗Magen-Darm-Trakt: Pylorusatresie
Pylorusstenose ↗Magen-Darm-Trakt: Pylorusstenose
Pyramidenbahnläsion ↗Nervensystem (mit Gehirn und Rückenmark): Pyramidenbahnläsion
Pyramidenbahnzeichen ↗Nervensystem (mit Gehirn und Rückenmark): Pyramidenbahnzeichen
Pyrosis ↗Ösophagus: Sodbrennen
Pyruvaterhöhung ↗Labor: Pyruvaterhöhung

QT-Dauer, verlängerte im EKG ↗Herz-Kreislauf-System: QT-Dauer, verlängerte im EKG
Quadrantenanopsie ↗Augen: Quadrantenanopsie
Querschnittsmyelitis, aufsteigende ↗Nervensystem (mit Gehirn und Rückenmark): Querschnittsmyelitis, aufsteigende
Q-Zacken, tiefe im EKG ↗Herz-Kreislauf-System: Q-Zacken, tiefe im EKG

R

Rachen... ↗Pharynx: ...
Rachenmembran, persistierende ↗Pharynx: Rachenmembran, persistierende
Rachitis ↗Knochen und Gelenke: Rachitis
Radialdeviation der Hand ↗Hand: Radialdeviation der Hand
Radialispuls, fehlender ↗Herz-Kreislauf-System: Radialispuls, fehlender
Radikulitis ↗Nervensystem (mit Gehirn und Rückenmark): Radikulitis
radio-ulnare Synostose ↗Arme: radio-ulnare Synostose
Radiusaplasie ↗Arme: Radiusaplasie
Radiusdysplasie ↗Arme: Radiusdysplasie
Radiushypoplasie ↗Arme: Radiushypoplasie
Radiusköpfchendysplasie ↗Arme: Radiusköpfchendysplasie
Radiusköpfchensubluxation ↗Arme: Radiusköpfchensubluxation
Radiusluxation ↗Arme: Radiusluxation
Radius, verkürzter ↗Arme: Radius, verkürzter
Raumwahrnehmung, gestörte ↗Psyche: Raumwahrnehmung, gestörte
Raynaud-Phänomen ↗Herz-Kreislauf-System: Raynaud-Phänomen
Rechenunfähigkeit ↗Psyche: Akalkulie
Rechtsherzinsuffizienz ↗Herz-Kreislauf-System: Rechtsherzinsuffizienz
Rechtshypertrophie ↗Herz-Kreislauf-System: Rechtshypertrophie
Rechts-Links-Störung ↗Psyche: Rechts-Links-Störung
Rechtsschenkelblock ↗Herz-Kreislauf-System: Rechtsschenkelblock
Recruitment, positives ↗Ohr: Recruitment, positives
17-Reductase-Mangel ↗Endokrine Organe: 17-Reductase-Mangel
Reduktionsanomalien der Beine ↗Beine: Reduktionsanomalien der Beine
Reduktionsfehlbildungen der Arme ↗Arme: Reduktionsfehlbildungen der Arme
Reduktionsfehlbildungen der Extremitäten ↗Extremitäten: Reduktionsfehlbildungen der Extremitäten
Reduktionsfehlbildungen der Schulter ↗Schulterregion: Reduktionsfehlbildungen der Schulter
Reflexe ↗Augen: Hornhautreflexabschwächung; ↗Augen: Lichtreflex der Pupille, fehlender; ↗Nervensystem (mit Gehirn und Rückenmark): Achillessehnenreflex, fehlender; ↗Nervensystem (mit Gehirn und Rückenmark): Analreflex, fehlender; ↗Nervensystem (mit Gehirn und Rückenmark): Areflexie; ↗Nervensystem (mit Gehirn und Rückenmark): Babinski-Zeichen, positives; ↗Nervensystem (mit Gehirn und Rückenmark): Bauchhautreflexe, abgeschwächte; ↗Nervensystem (mit Gehirn und Rückenmark): Beine, Hypo- bis Areflexie; ↗Nervensystem (mit Gehirn und Rückenmark): Eigenreflexe, abgeschwächte; ↗Nervensystem (mit Gehirn und Rückenmark): Eigenreflexe, erloschene; ↗Nervensystem (mit Gehirn und Rückenmark): Eigenreflexe, gesteigerte; ↗Nervensystem (mit Gehirn und Rückenmark): Fremdreflexe, gesteigerte; ↗Nervensystem (mit Gehirn und Rückenmark): Hyperreflexie; ↗Nervensystem (mit Gehirn und Rückenmark): Hyporeflexie; ↗Nervensystem (mit Gehirn und Rückenmark): Kremasterreflex, abgeschwächter; ↗Nervensystem (mit Gehirn und Rückenmark): Muskeldehnungsreflexe, gesteigerte; ↗Nervensystem (mit Gehirn und Rückenmark): Primitivreflexe; ↗Nervensystem (mit Gehirn und Rückenmark): Pyramidenbahnzeichen; ↗Nervensystem (mit Gehirn und Rückenmark): Reflexe, pathologische
Reflux, gastro-ösophagealer ↗Schluckakt: Reflux, gastro-ösophagealer
Refluxösophagitis ↗Ösophagus: Refluxösophagitis
Reflux, vesiko-uretero-renaler ↗Niere und Harnwege: Reflux, vesiko-uretero-renaler
Refraktionsanomalien ↗Augen: Refraktionsanomalien
Regelblutung, ausbleibende ↗Geschlechtsorgane: Amenorrhö
Regenbogenhaut... ↗Augen: Irid...; ↗Augen: Iris...
Regressionssyndrom, kaudales ↗Wirbelsäule: Regressionssyndrom, kaudales
Regurgitation ↗Schluckakt: Regurgitation
Reifung, sexuelle, vorzeitige ↗Entwicklung, pubertäre: Pubertas praecox
Reiterbeine ↗Beine: Genu varum
Reithosenanästhesie ↗Sensibilität: Reithosenanästhesie
Reizbarkeit ↗Psyche: Erregbarkeit, erhöhte
Reizleitungsstörungen, kardiale ↗Herz-Kreislauf-System: Reizleitungsstörungen, kardiale
Rektumstrikturen ↗Magen-Darm-Trakt: Rektumstrikturen
Rektusdiastase ↗Abdomen: Bauchwanddefekt
Rekurrensparese ↗Nervensystem (mit Gehirn und Rückenmark): Rekurrensparese
renale Anomalien ↗Niere und Harnwege: Nierenanomalien
Renin, erhöhtes ↗Endokrine Organe: Renin, erhöhtes; ↗Labor: Renin-Serumspiegel, erhöhter
respiratorische Insuffizienz ↗Lunge und Atemwege: Atemstörung

respiratorische Insuffizienz, akute ↗Lunge und Atemwege: respiratorische Insuffizienz, akute
restless legs ↗Beine: restless legs
Retardierung, geistige ↗Intelligenz: geistige Behinderung; s.a. ↗Entwicklung, motorische und geistige: Entwicklungsrückstand, motorischer und geistiger
Retardierung, motorische ↗Entwicklung, motorische und geistige: Entwicklungsrückstand, motorischer; ↗Entwicklung, motorische und geistige: Entwicklungsrückstand, motorischer und geistiger; ↗Entwicklung, motorische und geistige: Entwicklungsrückstand, statomotorischer
Retardierung, psychomotorische ↗Entwicklung, motorische und geistige: Entwicklungsrückstand, motorischer und geistiger
Retentionsmagen ↗Magen-Darm-Trakt: Retentionsmagen
Retikulozytopenie ↗Blut und Knochenmark: Retikulozytopenie
Retina... ↗Augen: Netzhaut...
Retinitis ↗Augen: Netzhaut, Retinitis
Retino... ↗Augen: Netzhaut, Retino...
Retroflexion, fixierte, des Uterus ↗Geschlechtsorgane: Retroflexion, fixierte, des Uterus
Retrogenie ↗Gesicht: Retrogenie
Retroperitonealfibrose ↗Niere und Harnwege: Fibrose, retroperitoneale
retrosternale Schmerzen ↗Thorax: retrosternale Schmerzen
retro- und supraorbitale Dauerschmerzen ↗Augen: retro- und supraorbitale Dauerschmerzen
Rhabdomyolyse ↗Muskeln: Rhabdomyolyse
Rhagadenbildung, palmare und plantare ↗Haut, Haare, Nägel: Rhagadenbildung, palmare und plantare
rheumatoide Veränderungen der Gelenke ↗Knochen und Gelenke: rheumatoide Veränderungen der Gelenke
rheumatoide Veränderungen der Weichteile ↗Weichteile: rheumatoide Veränderungen der Weichteile
Rhinitis ↗Nase: Rhinitis
Rhinolalie ↗Sprache: Rhinolalie
Rhinolordose ↗Nase: Sattelnase
Rhinorrhö ↗Nase: Rhinorrhö
Rhizomelie ↗Extremitäten: Rhizomelie
Rhythmusstörungen ↗Herz-Kreislauf-System: Herzrhythmusstörungen
Rhythmusstörungen, bradykarde ↗Herz-Kreislauf-System: Bradyarrhythmien
Rhythmusstörungen, tachykarde ↗Herz-Kreislauf-System: Tachyarrhythmie
Riechhirn, fehlendes ↗Nervensystem (mit Gehirn und Rückenmark): Arhinenzephalie
Riechstörungen ↗Nase: Riechstörungen
Rieger-Sequenz ↗Augen: Rieger-Sequenz
Riesenblase ↗Niere und Harnwege: Megazystis
Riesengranulation in allen granulahaltigen Zellen ↗Histologie: Riesengranulation in allen granulahaltigen Zellen
Riesenkondylome ↗Haut, Haare, Nägel: Riesenkondylome
Riesenplättchen ↗Blut und Knochenmark: Thrombozyten, vergrößerte
Riesenplazenta ↗Schwangerschaftskomplikationen: Plazentomegalie
Riesenwuchs ↗Phänotyp: Hochwuchs
Riesenwuchs, fetaler ↗Entwicklung, fetale: Makrosomie, fetale
Riesenzellarteriitis ↗Herz-Kreislauf-System: Riesenzellarteriitis
Riffelung der Nägel ↗Haut, Haare, Nägel: Riffelung der Nägel
Rigidität ↗Motorik: Rigidität
Rigor ↗Muskeln: Rigor
Rindentaubheit ↗Nervensystem (mit Gehirn und Rückenmark): Rindentaubheit
Ringfinger, Parästhesien und Hypästhesie ↗Sensibilität: Ringfinger, Parästhesien und Hypästhesie
Ringsideroblasten ↗Blut und Knochenmark: Ringsideroblasten
Rippenanteile, hintere, Verschmälerung ↗Thorax: Rippenanteile, hintere, Verschmälerung
Rippen, breite ↗Thorax: Rippen, breite
Rippendefekte ↗Thorax: Rippendefekte
Rippenfehlbildungen ↗Thorax: Rippenfehlbildungen
Rippenfellentzündung ↗Lunge und Atemwege: Pleuritiden
Rippen, kurze ↗Thorax: Rippen, kurze
Rippen, schmale ↗Thorax: Rippen, schmale
Rippen, Verbiegungen und kortikale Unregelmäßigkeiten ↗Thorax: Rippen, Verbiegungen und kortikale Unregelmäßigkeiten
Röhrenknochen, Anomalien, ipsilaterale ↗Knochen und Gelenke: Röhrenknochen, Anomalien, ipsilaterale
Röhrenknochen, Diaphysen, kortikale Verdickung und Sklerose ↗Knochen und Gelenke: Röhrenknochen, Diaphysen, kortikale Verdickung und Sklerose
Röhrenknochenepiphysen, Kalzifikationen, punktförmige ↗Knochen und Gelenke: Röhrenknochenepiphysen, Kalzifikationen, punktförmige
Röhrenknochen, fehlende diaphysäre Modellierung ↗Knochen und Gelenke: Röhrenknochen, fehlende diaphysäre Modellierung
Röhrenknochen, kurze, der Hand, periphere Dysplasie ↗Hand: Röhrenknochen, kurze, der Hand, periphere Dysplasie
Röhrenknochen, kurze, des Fußes, periphere Dysplasie ↗Fuß: Röhrenknochen, kurze, des Fußes, periphere Dysplasie
Röhrenknochen, lange, Entkalkung ↗Knochen und Gelenke: Röhrenknochen, lange, Entkalkung
Röhrenknochen, lange, Sklerosierung ↗Knochen und Gelenke: Röhrenknochen, lange, Sklerosierung
Röhrenknochen, lange, Verbiegungen ↗Knochen und Gelenke: Röhrenknochen, lange, Verbiegungen
Röhrenknochen, lange, Verbiegungen und kortikale Unregelmäßigkeiten ↗Knochen und Gelenke: Röhrenknochen, lange, Verbiegungen und kortikale Unregelmäßigkeiten
Röhrenknochen, Ossifikationsstörung ↗Knochen und Gelenke: Röhrenknochen, Ossifikationsstörung
Röhrenknochen, schmale ↗Knochen und Gelenke: Röhrenknochen, schmale
Röhrenknochen, Verdickung und Verbiegung ↗Knochen und Gelenke: Röhrenknochen, Verdickung und Verbiegung
Röhrenknochen, Verkalkungsherde ↗Knochen und Gelenke: Röhrenknochen, Verkalkungsherde
Röhrenknochen, verkürzte ↗Knochen und Gelenke: Röhrenknochen, verkürzte
Rossolimo-Zeichen, positives ↗Nervensystem (mit Gehirn und Rückenmark): Rossolimo-Zeichen, positives
Rubeosis iridis ↗Augen: Rubeosis iridis
Rückenmark, Hämangioblastome ↗Tumoren: Rückenmark, Hämangioblastome
Rückenschmerzen ↗Schmerzen: Rückenschmerzen
Rüsselnase ↗Nase: Proboscis
Rumpfataxie ↗Motorik: Ataxie
Rumpflänge, abnorme ↗Phänotyp: Rumpflänge, abnorme
Rumpftremor ↗Motorik: Rumpftremor
Rundrücken ↗Wirbelsäule: Kyphose

S

Säbelbeine ↗Beine: Genu varum
Sakralagenesie ↗Beckenregion: Sakralagenesie
sakrokokzygeale Wirbelsäule, Agenesie ↗Wirbelsäule: sakrokokzygeale Wirbelsäule, Agenesie
Salaam-Krämpfe ↗Nervensystem (mit Gehirn und Rückenmark): Salaam-Krämpfe
Salivation ↗Exokrine Drüsen: Speichelfluß, vermehrter
Salzverlust ↗Stoffwechsel: Salzverlust
Sandalenlücke ↗Fuß: Sandalenlücke
Sarkoidose ↗Tumoren: Sarkoidose
Sattelnase ↗Nase: Sattelnase
Saug- und Schluckschwierigkeiten ↗Neugeborenen- und Säuglingskomplikationen: Trinkschwierigkeiten
saurer Geruch ↗Geruch: saurer Geruch
Scapulae alatae ↗Schulterregion: Scapulae alatae
Schädel... ↗Kopf: ...
Schädelasymmetrie ↗Kopf: Schädelasymmetrie
Schädelbasissklerose ↗Kopf: Schädelbasissklerose
Schädeldefekte ↗Kopf: Schädeldefekte
Schädel, dreieckiger ↗Kopf: Trigonozephalie
Schädelgrube, hintere, Verflachung ↗Kopf: Schädelgrube, hintere, Verflachung
Schädelkalotte, verdickte ↗Kopf: Hyperostose, kraniale
Schädelknochensklerose ↗Kopf: Schädelknochensklerose
Schädelkonfiguration, abnorme ↗Kopf: Schädelkonfiguration, abnorme
Schädel, kubischer ↗Kopf: Schädel, kubischer
Schädelnähte, fehlende ↗Kopf: Schädelnähte, fehlende
Schädelnahtsynostose, prämature ↗Kopf: Kraniosynostose
Schädelnahtverschluß, vorzeitiger ↗Kopf: Kraniosynostose
Schädigung durch Vernachlässigung ↗Psyche: Schädigung durch Vernachlässigung
Schalleitungsschwerhörigkeit ↗Ohr: Schalleitungsschwerhörigkeit
Schallempfindungsstörung ↗Ohr: Schallempfindungsstörung
Schalskrotum ↗Geschlechtsorgane: Schalskrotum
Schaltknochen ↗Knochen und Gelenke: Schaltknochen
Schambehaarung, frühzeitige ↗Haut, Haare, Nägel: Schambehaarung, frühzeitige
Schambeindefekt ↗Beckenregion: Schambeindefekt
Schambeindruckschmerz ↗Beckenregion: Schambeindruckschmerz
Schaukelbewegungen des Kopfes und Rumpfes ↗Motorik: Schaukelbewegungen des Kopfes und Rumpfes
Schaumzellen ↗Histologie: Schaumzellen
Scheitelbeindefekte ↗Kopf: Scheitelbeindefekte
Schenkelhälse, plumpe kurze ↗Beine: Schenkelhälse, plumpe kurze
Scheuermann-ähnliche Veränderungen der Wirbelsäule ↗Wirbelsäule: Scheuermann-ähnliche Veränderungen der Wirbelsäule
Scheuklappensehen ↗Augen: Scheuklappensehen
Schiefhals ↗Hals: Schiefhals
Schielen ↗Augen: Strabismus
Schilddrüsenatrophie ↗Endokrine Organe: Schilddrüsenatrophie
Schilddrüsenkarzinom ↗Tumoren: Schilddrüsenkarzinom
Schilddrüsentumoren ↗Tumoren: Schilddrüsentumoren
Schilddrüsenüberfunktion ↗Endokrine Organe: Hyperthyreose
Schilddrüsenunterfunktion ↗Endokrine Organe: Hypothyreose
Schilddrüsenvergrößerung ↗Endokrine Organe: Schilddrüsenvergrößerung
Schilddrüse, schmerzhafte ↗Endokrine Organe: Schilddrüse, schmerzhafte
Schilling-Test, pathologischer ↗Labor: Schilling-Test, pathologischer
Schizophrenie ↗Psyche: Schizophrenie
Schläfrigkeit ↗Schlaf: Schläfrigkeit
Schlaf, anfallsweiser, am Tag ↗Schlaf: Schlaf, anfallsweiser, am Tag
Schlaflosigkeit ↗Schlaf: Schlaflosigkeit
Schlafstörungen ↗Schlaf: Schlafstörungen
Schlafsucht ↗Schlaf: Schlafsucht
Schlaf-Wach-Umkehr ↗Schlaf: Schlaf-Wach-Umkehr
Schlaganfall, ischämischer ↗Nervensystem (mit Gehirn und Rückenmark): Schlaganfall, ischämischer
schlanke Beine ↗Beine: schlanke Beine
Schleimdrüsen, Anschwellung zu hirse- bzw. erbsgroßen Papeln ↗Exokrine Drüsen: Schleimdrüsen, Anschwellung zu hirse- bzw. erbsgroßen Papeln
Schleimhaut... ↗Geschlechtsorgane: Genitalschleimhauterosionen; ↗Geschlechtsorgane: Genitalschleimhaut, Herde, entzündlich gerötete; ↗Haut, Haare, Nägel: Blasenbildung im Bereich der Schleimhäute; ↗Haut, Haare, Nägel: Erosionen der Mund- und Genitalschleimhaut; ↗Haut, Haare, Nägel: Haut- und Schleimhautblutungen; ↗Lippen, Mundhöhle und Gaumen: Mundschleimhaut...; ↗Magen-Darm-Trakt: Magenschleimhauterosionen; ↗Nase: Nasenschleimhaut...; ↗Ösophagus: Ösophagusschleimhaut, Risse; ↗Pharynx: Schleimhautverfärbung
Schluckbeschwerden ↗Schluckakt: Schluckbeschwerden
Schlucklähmung ↗Schluckakt: Schlucklähmung
Schluckstörung ↗Schluckakt: Dysphagie
Schluckzwang ↗Schluckakt: Schluckzwang
Schlüsselbeinfehlbildungen ↗Schulterregion: Schlüsselbeinfehlbildungen
Schlüsselbeinhypo- oder aplasie ↗Schulterregion: Schlüsselbeinhypo- oder aplasie
Schlüsselbein, knöcherne Auftreibung ↗Schulterregion: Schlüsselbein, knöcherne Auftreibung
Schmelzanomalien ↗Kiefer, Zähne und Zahnfleisch: Schmelzanomalien
Schmelzaplasie ↗Kiefer, Zähne und Zahnfleisch: Schmelzaplasie
Schmelzdefekte ↗Kiefer, Zähne und Zahnfleisch: Schmelzdefekte
Schmelzdicke, reduzierte ↗Kiefer, Zähne und Zahnfleisch: Schmelzdicke, reduzierte
Schmelzdysplasie ↗Kiefer, Zähne und Zahnfleisch: Schmelzdysplasie
Schmelzhypoplasie ↗Kiefer, Zähne und Zahnfleisch: Schmelzhypoplasie
Schmelzoberfläche, geriefte ↗Kiefer, Zähne und Zahnfleisch: Schmelzoberfläche, geriefte
Schmelzstruktur, veränderte ↗Kiefer, Zähne und Zahnfleisch: Schmelzstruktur, veränderte
Schmerzen ↗Abdomen: ...; ↗Abdomen: Abdominalschmerzen; ↗Arme: Brachialgien; ↗Arme: Capitulum humeri, Druckschmerz; ↗Arme: Ellenbogengelenk, Schmerzen; ↗Arme: Ischämieschmerz bei Armarbeit; ↗Arme: Oberarmbereich, Schmerzen; ↗Arme: Oberarm, Druckschmerzen unterhalb des Epicondylus lateralis; ↗Arme: Schulter-Oberarm-Unterarmregion, Schmerz und Spannungsgefühl; ↗Arme: Unterarm, Schmerzen; ↗Augen: Augapfel, Schmerzen; ↗Augen: Augenwinkel, innerer, Schmerzen; ↗Augen: Hornhautschmerzen; ↗Augen: retro- und supraorbitale Dauerschmerzen; ↗Augen: Schmerzen, para- oder retrobulbäre; ↗Beckenregion: Hüftgelenk, Schmerzen; ↗Beckenregion: Schambeindruckschmerz; ↗Beckenregion: Spina iliaca anterior, Druckschmerz; ↗Beckenregion: Steißbeinbereich, Schmerzen; ↗Beckenregion: Symphysenschmerzen; ↗Beine: Achillessehne, Bewegungseinschränkung,

schmerzhafte; ↑Beine: Kniegelenksschmerzen; ↑Beine: Musculus tibialis anterior, Schmerz, Schwellung, Rötung, Verhärtung, Druckempfindlichkeit; ↑Beine: Ligamentum patellae, Schmerzen; ↑Beine: Oberschenkelschmerzen; ↑Beine: Patellapol, unterer, Schwellung und Druckschmerzhaftigkeit; ↑Beine: Schmerzen der Beine; ↑Beine: Tuberositas tibiae, Druck- und Bewegungsschmerz; ↑Beine: Wadenschmerzen; ↑Endokrine Organe: Schilddrüse, schmerzhafte; ↑Extremitäten: Extremitäten, Schmerzen; ↑Extremitäten: Schwellung, schmerzhafte, einer Extremität; ↑Fuß: Füße, Schmerzen; ↑Fuß: Os cuneiforme, Schmerz; ↑Fuß: Os naviculare, Schmerz; ↑Fuß: Tuber calcanei, Schmerzen; ↑Gesicht: Gesichtsschmerz; ↑Hals: Nackenschmerz; ↑Hand: Handgelenke, Schmerzen; ↑Hand: Os lunatum, Schmerz; ↑Hand: Schmerzen der Hände; ↑Haut, Haare, Nägel: Schwellungen, erythematöse, schmerzhafte; ↑Herz-Kreislauf-System: Herzschmerzen; ↑Herz-Kreislauf-System: Vasokonstriktion, symmetrische schmerzhafte; ↑Kiefer, Zähne und Zahnfleisch: Kiefergelenk, Schmerz; ↑Kiefer, Zähne und Zahnfleisch: Maxilla, Schmerzen; ↑Knochen und Gelenke: Arthralgien; ↑Knochen und Gelenke: Knochenschmerzen; ↑Kopf: Hemikranie; ↑Kopf: Kopfschmerz; ↑Lippen, Mundhöhle und Gaumen: Lippen, Entzündung, chronische, schmerzhafte; ↑Lippen, Mundhöhle und Gaumen: Schmerzen des Gaumens; ↑Lippen, Mundhöhle und Gaumen: Zungenregion, laterale, Schmerzen; ↑Lunge und Atemwege: Inspirationsschmerz; ↑Lunge und Atemwege: Larynxschmerzen; ↑Muskeln: Musculus adductor longus und brevis, Druckschmerz am Ursprung; ↑Muskeln: Musculus gracilis, Druckschmerz am Ursprung; ↑Muskeln: Muskelspasmen, schmerzhafte; ↑Muskeln: Myalgien; ↑Nase: Schmerzen der Nase; ↑Ohr: Ohrschmerz, einseitiger; ↑Nervensystem (mit Gehirn und Rückenmark): Neuralgien im Handbereich; ↑Pharynx: Pharynxschmerzen, laterale, Schmerzen; ↑Schulterregion: Schulter-Armschmerz; ↑Schulterregion: Schultergürtelbereich, Schmerzen; ↑Thorax: Brustschmerzen; ↑Thorax: Druckschmerz am Rippenende der 8., 9. oder 10. Rippe; ↑Thorax: retrosternale Schmerzen; ↑Thorax: Schwellung, parasternale schmerzhafte; ↑Thorax: Sternoklavikularregion, Schmerzen; ↑Wirbelsäule: Ischämieschmerz der Wirbelsäule; ↑Wirbelsäule: Schmerzen im Lumbalbereich

Schmerzen an den betroffenen Hautstellen ↑Schmerzen: Schmerzen an den betroffenen Hautstellen
Schmerzen der Beine ↑Beine: Schmerzen der Beine
Schmerzen der Hände ↑Hand: Schmerzen der Hände
Schmerzen der Nase ↑Nase: Schmerzen der Nase
Schmerzen des Gaumens ↑Lippen, Mundhöhle und Gaumen: Schmerzen des Gaumens
Schmerzen im Lumbalbereich ↑Wirbelsäule: Schmerzen im Lumbalbereich
Schmerzen, para- oder retrobulbäre ↑Augen: Schmerzen, para- oder retrobulbäre
Schmerzkrisen ↑Schmerzen: Schmerzkrisen
Schmerzunempfindlichkeit, kongenitale ↑Sensibilität: Schmerzunempfindlichkeit, kongenitale
Schmetterlingswirbel ↑Wirbelsäule: Schmetterlingswirbel
Schnarchen ↑Schlaf: Schnarchen
Schneidezähne ↑Kiefer, Zähne und Zahnfleisch: Inzisivi, ...
Schnürfurchen ↑Haut, Haare, Nägel: Schnürfurchen; s.a. ↑Haut, Haare, Nägel: Hauteinschnürungen
Schnürfurchen, ringförmige ↑Haut, Haare, Nägel: Schnürfurchen, ringförmige
Schock ↑Herz-Kreislauf-System: Schock
Schock, septischer ↑Herz-Kreislauf-System: Schock, septischer
Schreckreaktion, extrem verstärkte ↑Psyche: Schreckreaktion, extrem verstärkte
Schreibkrampf ↑Hand: Schreibkrampf
Schreibunfähigkeit ↑Motorik: Agraphie
Schreien, schrilles ↑Sprache: Schreien, schrilles
Schrittmachersystem, Funktionsstörungen ↑Herz-Kreislauf-System: Schrittmachersystem, Funktionsstörungen
Schrumpfniere ↑Niere und Harnwege: Nierenschrumpfung
Schüttelfröste ↑Körpertemperatur: Schüttelfröste
Schulleistungsabfall ↑Psyche: Lernfähigkeitsstörungen
Schulter-Arm-Schmerz ↑Schulterregion: Schulter-Arm-Schmerz
Schulterblatt, flügelartiges Abstehen ↑Schulterregion: Scapulae alatae
Schulterblatt-Hochstand, einseitiger fixierter ↑Schulterregion: Schulterblatt-Hochstand, einseitiger fixierter
Schulterblatt, Hypoplasie ↑Schulterregion: Schulterblatt, Hypoplasie
Schultergelenk, Innenrotation ↑Schulterregion: Schultergelenk, Innenrotation
Schultergürtelbereich, Schmerzen ↑Schulterregion: Schultergürtelbereich, Schmerzen
Schulter-Oberarm-Unterarmregion, Schmerz und Spannungsgefühl ↑Arme: Schulter-Oberarm-Unterarmregion, Schmerz und Spannungsgefühl
Schuppenkrusten, braune ↑Haut, Haare, Nägel: Schuppenkrusten, braune
Schuppung, akrale ↑Haut, Haare, Nägel: Schuppung, akrale
Schuppung, groblamellöse ↑Haut, Haare, Nägel: Schuppung, groblamellöse
Schuppung, großfeldrige schmutziggraue ↑Haut, Haare, Nägel: Schuppung, großfeldrige schmutziggraue
Schwachsichtigkeit ↑Augen: Amblyopie
Schwachsinn (obsolet) ↑Intelligenz: geistige Behinderung
Schwachsinn, geschlechtsgebundener s. geistige Behinderung, geschlechtsgebundene (Übersichtsartikel in Bd. 1)
Schwächegefühl, allgemeines ↑Empfindung: Schwächegefühl, allgemeines
Schwächegefühl der Beine ↑Beine: Schwächegefühl der Beine
Schwannom ↑Tumoren: Schwannom
Schweißausbrüche s.u. ↑Haut, Haare, Nägel: Hyperhidrose
Schweißdrüsenhypoplasie ↑Haut, Haare, Nägel: Schweißdrüsenhypoplasie
Schweißfuß-artiger Geruch ↑Geruch: Schweißfuß-artiger Geruch
Schweißgeruch ↑Geruch: Schweißgeruch
Schwellungen ↑Arme: Ellenbogengelenk, Schwellung; ↑Augen: Oberlidschwellung; ↑Augen: Tränendrüsenschwellung; ↑Beine: Achillessehnenschwellung; ↑Beine: Kniegelenksschwellung; ↑Beine: Musculus tibialis anterior, Schmerz, Schwellung; ↑Beine: Patellapol, unterer, Schwellung; ↑Exokrine Drüsen: Parotisschwellung; ↑Exokrine Drüsen: Schleimdrüsen, Anschwellung; ↑Exokrine Drüsen: Speicheldrüsenschwellung; ↑Extremitäten: Schwellung, schmerzhafte; ↑Fuß: Fußgelenke, Weichteilschwellungen; ↑Fuß: Os naviculare, Schwellung; ↑Hand: Endphalangen, Schwellung; ↑Hand: Fingerschwellungen; ↑Hand: Handgelenke, Weichteilschwellungen; ↑Hand: Interphalangealgelenke, Schwellung; ↑Hand: Weichteilschwellung; ↑Haut, Haare, Nägel: Schwellungen, erythematöse; ↑Kiefer, Zähne und Zahnfleisch: Mandibula, Schwellung; ↑Knochen und Gelenke: Gelenkschwellung; ↑Lippen, Mundhöhle und Gaumen: Lippenschwellung; ↑Lippen, Mundhöhle und Gaumen: Oberlippenschwellung; ↑Lymphsystem: Lymphknotenschwellung; ↑Nase: Nasenschleimhaut, Schwellung, ↑Schulterregion: Schwellung und Zyanose der Schulterregion; ↑Thorax: Schwellung, parasternale

Schwellungen, erythematöse, schmerzhafte

schmerzhafte; ↗Thorax: Sternoklavikularregion, Schwellungen; ↗Weichteile: Weichteilschwellung; s.a. ↗Ödeme: ...
Schwellungen, erythematöse, schmerzhafte ↗Haut, Haare, Nägel: Schwellungen, erythematöse, schmerzhafte
Schwellung, parasternale schmerzhafte ↗Thorax: Schwellung, parasternale schmerzhafte
Schwellung, schmerzhafte, einer Extremität ↗Extremitäten: Schwellung, schmerzhafte, einer Extremität
Schwellung und Zyanose der Schulterregion ↗Schulterregion: Schwellung und Zyanose der Schulterregion
Schwerhörigkeit ↗Ohr: Schwerhörigkeit; s.a. ↗Ohr: Hörsturz; ↗Ohr: Hörverlust; ↗Ohr: Schalleitungsschwerhörigkeit; ↗Ohr: Schallempfindungsstörung; ↗Ohr: Taubheit; ↗Ohr: Taubstummheit
Schwimmhautbildung ↗Hand: Schwimmhautbildung
Schwindel ↗Gleichgewichtsorgan: Schwindel
Schwitzen, übermäßiges ↗Haut, Haare, Nägel: Hyperhidrose
Scrotum bifidum ↗Geschlechtsorgane: Scrotum bifidum
Seelenlähmung des Schauens ↗Augen: Seelenlähmung des Schauens
Sehbahntumor ↗Tumoren: Sehbahntumor
Sehbeeinträchtigung ↗Augen: Visusminderung
Sehminderung ↗Augen: Visusminderung
Sehnenxanthome ↗Muskeln: Sehnenxanthome
Sehnerv... ↗Augen: Optikus...
Sehnervenpapille, Hypoplasie ↗Augen: Sehnervenpapille, Hypoplasie
Sehstörungen ↗Augen: Sehstörungen
Sekundärbehaarung, mangelnde oder fehlende ↗Haut, Haare, Nägel: Sekundärbehaarung, mangelnde oder fehlende
Selbstbeschädigungen ↗Psyche: Selbstbeschädigungen
Sellaveränderung ↗Kopf: Sellaveränderung
Sellavergrößerung ↗Kopf: Sellavergrößerung
Sensibilitätsstörungen ↗Sensibilität: Sensibilitätsstörungen
Sensibilitätsstörungen des Gesichts ↗Sensibilität: Sensibilitätsstörungen des Gesichts
Sensibilitätsstörungen, perianale ↗Sensibilität: Sensibilitätsstörungen, perianale
Sepsis ↗Herz-Kreislauf-System: Schock, septischer; ↗Infektionen: Infektionen, septische oder septiforme
Septumdefekte ↗Herz-Kreislauf-System: Ventrikelseptumdefekt; ↗Herz-Kreislauf-System: Vorhofseptumdefekt; s.a. ↗Herz-Kreislauf-System: Herzfehler
Septum nasi ↗Nase: Nasenseptum
Septum-pellucidum-Defekt ↗Nervensystem (mit Gehirn und Rückenmark): Septum-pellucidum-Defekt
Serin im Urin, vermehrtes ↗Labor: Serin im Urin, vermehrtes
Serumgastrin, erhöhtes ↗Labor: Serumgastrin, erhöhtes
Serumlipide, erniedrigte ↗Labor: Serumlipide, erniedrigte
Sexualstörungen ↗Geschlechtsorgane: Potenzstörungen
sexueller Mißbrauch ↗Verletzungen: Zeichen sexuellen Mißbrauchs
Shunt-Umkehr ↗Herz-Kreislauf-System: Shunt-Umkehr
Sichelzellenanämie ↗Blut und Knochenmark: Sichelzellenanämie
Siderose ↗Stoffwechsel: Siderose
Sinnestäuschungen ↗Psyche: Sinnestäuschungen
Sinusitis ↗Nase: Sinusitis
Sinusitis, chronische, mit Polyposis nasi ↗Nase: Sinusitis, chronische, mit Polyposis nasi
Sinus Valsalvae, progressive Erweiterung ↗Herz-Kreislauf-System: Sinus Valsalvae, progressive Erweiterung
Sirenomelie ↗Extremitäten: Sirenomelie
Situs ambiguus; Situs inversus ↗Abdomen: Bauchorgane, Lageanomalien
Skalpdefekte ↗Kopf: Kopfhautdefekte

Skaphozephalie ↗Kopf: Skaphozephalie
Skelettanomalien ↗Knochen und Gelenke: Skelettanomalien
Skelettanteile der Extremitäten, Hypertrophie bzw. Hemihypertrophie ↗Extremitäten: Skelettanteile der Extremitäten, Hypertrophie bzw. Hemihypertrophie
Skelettdemineralisation ↗Knochen und Gelenke: Skelettdemineralisation
Skelettreifung, verzögerte ↗Knochen und Gelenke: Knochenwachstum, verzögertes
Skelettreifung, vorzeitige ↗Knochen und Gelenke: Knochenreifung, beschleunigte
Skleralikterus ↗Augen: Skleralikterus
Skleren, blaue ↗Augen: Skleren, blaue
Sklerodermie ↗Haut, Haare, Nägel: Sklerodermie
sklerodermieartige Verhärtung der Haut ↗Haut, Haare, Nägel: sklerodermieartige Verhärtung der Haut
Sklerose ↗Haut, Haare, Nägel: Sklerose
Sklerosteose ↗Knochen und Gelenke: Osteosklerose
Skoliose ↗Wirbelsäule: Skoliose
Skotom ↗Augen: Skotom
Skotopisation ↗Augen: Skotopisation
Skrotumhypoplasie ↗Geschlechtsorgane: Skrotumhypoplasie
Small-left-colon ↗Magen-Darm-Trakt: Kolon, enggestelltes
Sodbrennen ↗Ösophagus: Sodbrennen
Sommersprossen ↗Haut, Haare, Nägel: Epheliden
Somnolenz ↗Bewußtseinslage: Bewußtseinsstörungen
sozialer Entwicklungsrückstand ↗Psyche: sozialer Entwicklungsrückstand
Spaltbildungen ↗Abdomen: Bauchwanddefekt; ↗Augen: Chorioideakolobom; ↗Augen: Iriskolobom; ↗Augen: Kolobom; ↗Augen: Lidkolobome; ↗Augen: Makulakolobome; ↗Augen: Netzhautkolobom; ↗Augen: Optikuskolobom; ↗Augen: Netzhaut, Retinoschisis; ↗Augen: Unterlidkolobom; ↗Fuß: Spaltfüße; ↗Gesicht: Gesichtsspalten; ↗Hand: Spalthände; ↗Kiefer, Zähne und Zahnfleisch: Mandibula, Spaltbildung; ↗Lippen, Mundhöhle und Gaumen: Gaumenspalte; ↗Lippen, Mundhöhle und Gaumen: Lippen-Kiefer-Gaumen-Spalte; ↗Lippen, Mundhöhle und Gaumen: Lippenspalte; ↗Lippen, Mundhöhle und Gaumen: Oberlippenspalte; ↗Lippen, Mundhöhle und Gaumen: Pseudolippenspalte; ↗Lunge und Atemwege: Larynxspalte; ↗Nase: Nasenspitze, angedeutete vertikale Spaltbildung; ↗Nase: Spaltnase; ↗Niere und Harnwege: Harnblasenekstrophie; ↗Thorax: Thoraxspalte; ↗Wirbelsäule: Spina bifida; ↗Wirbelsäule: Wirbelkörperspalten
Spaltfüße ↗Fuß: Spaltfüße
Spalthände ↗Hand: Spalthände
Spaltnase ↗Nase: Spaltnase
Spannungsgefühl, thorakales ↗Thorax: Spannungsgefühl, thorakales
Spasmus masticatorius ↗Muskeln: Trismus
Spastik ↗Motorik: Spastik
Speiche... ↗Arme: Radius...
Speicheldrüsenatrophie ↗Exokrine Drüsen: Speicheldrüsenatrophie
Speicheldrüsenschwellung ↗Exokrine Drüsen: Speicheldrüsenschwellung
Speichelfluß, vermehrter ↗Exokrine Drüsen: Speichelfluß, vermehrter
Speichervakuolen ↗Histologie: Speichervakuolen
Speicherzellen ↗Histologie: Speicherzellen
Speiseröhre... ↗Ösophagus: ...
Sphingomyelininfiltration der Lunge ↗Lunge und Atemwege: Sphingomyelininfiltration der Lunge
Sphinkterfunktion, gestörte anale ↗Magen-Darm-Trakt: Sphinkterfunktion, gestörte anale
Sphinkterstörungen ↗Muskeln: Sphinkterstörungen
Sphinxgesicht ↗Gesicht: Facies myopathica

Synostosen

Spina bifida ↗Wirbelsäule: Spina bifida
Spina bifida occulta ↗Wirbelsäule: Spina bifida occulta
Spina iliaca anterior, Druckschmerz ↗Beckenregion: Spina iliaca anterior, Druckschmerz
Spindelgeräusch ↗Herz-Kreislauf-System: Auskultation, Spindelgeräusch, systolisches hoch- bis mittelfrequentes
Spindelhaar ↗Haut, Haare, Nägel: Spindelhaar
Spinnenfingrigkeit ↗Hand: Arachnodaktylie
spinozerebelläre Dystrophie ↗Nervensystem (mit Gehirn und Rückenmark): spinozerebelläre Dystrophie
spiralige Haare ↗Haut, Haare, Nägel: Haar, gekräuseltes
Spitzfuß, paretischer ↗Fuß: Spitzfuß, paretischer
Spitzschädel ↗Kopf: Oxyzephalie
splenogonadale Fusion ↗Milz: splenogonadale Fusion
Splenomegalie ↗Milz: Splenomegalie
spondyläre Dysplasie ↗Wirbelsäule: Wirbelkörperdysplasie
Spontanfrakturen ↗Knochen und Gelenke: Spontanfrakturen
Spontankeloide ↗Haut, Haare, Nägel: Spontankeloide
Spontanschmerzen, brennende ↗Schmerzen: Spontanschmerzen, brennende
Spontanschmerzen, segmentale ↗Schmerzen: Spontanschmerzen, segmentale
Sprachabbau ↗Sprache: Sprachabbau
Sprachentwicklung, verzögerte ↗Sprache: Sprachentwicklung, verzögerte
Sprachinitiierung, gestörte ↗Sprache: Sprachinitiierung, gestörte
Sprachstörung ↗Sprache: Dysarthrie
Sprachverlust ↗Sprache: Aphasie
Sprachverständnis, gestörtes ↗Sprache: Sprachverständnis, gestörtes
Stammfettsucht ↗Phänotyp: Stammfettsucht
Staphylococcus-aureus-Infektion ↗Infektionen: Staphylococcus-aureus-Infektion
Star ↗Augen: Glaukom; ↗Augen: Katarakt
statomotorischer Entwicklungsrückstand ↗Entwicklung, motorische und geistige: Entwicklungsrückstand, statomotorischer
Stauungsniere ↗Niere und Harnwege: Hydronephrose
Stauungspapille ↗Augen: Stauungspapille
Steal-Phänomen ↗Steal-Syndrome
Steatocystoma multiplex ↗Haut, Haare, Nägel: Steatocystoma multiplex
Steatorrhö ↗Magen-Darm-Trakt: Steatorrhö
Steinberg-Zeichen ↗Knochen und Gelenke: Steinberg-Zeichen
Steißbeinbereich, Schmerzen ↗Beckenregion: Steißbeinbereich, Schmerzen
Steißbeinluxation ↗Wirbelsäule: Steißbeinluxation
Stellwag-Zeichen ↗Augen: Stellwag-Zeichen
Stenose, tubuläre ↗Niere und Harnwege: Stenose, tubuläre
Steppergang ↗Motorik: Steppergang
Stereotypien ↗Psyche: Stereotypien
Sterilität ↗Geschlechtsorgane: Sterilität
Sternoklavikularregion, Schmerzen ↗Thorax: Sternoklavikularregion, Schmerzen
Sternoklavikularregion, Schwellungen ↗Thorax: Sternoklavikularregion, Schwellungen
Sternumanomalien ↗Thorax: Sternumanomalien
Stimmbandlähmung ↗Sprache: Stimmbandlähmung
Stimmbildungsstörung ↗Sprache: Dysphonie
Stimme, heisere ↗Sprache: Dysphonie
Stimme, hohe, piepsige ↗Sprache: Stimme, hohe, piepsige
Stimme, rauhe tiefe ↗Sprache: Stimme, rauhe tiefe
Stimmungslabilität ↗Psyche: Affektlabilität
»stippled« Epiphysen ↗Knochen und Gelenke: »stippled« Epiphysen
Stirn, fliehende ↗Gesicht: Stirn, fliehende
Stirn, hohe ↗Gesicht: Stirn, hohe
Stirn-Oberlidhämangiome ↗Tumoren: Stirn-Oberlidhämangiome
Stirn, vorgewölbte ↗Gesicht: Stirn, vorgewölbte
Stomatitis, pseudomembranöse ↗Lippen, Mundhöhle und Gaumen: Mundschleimhaut, Entzündung, pseudomembranöse
Storchenbeine ↗Beine: Storchenbeine
Strabismus ↗Augen: Strabismus
Strahldefekte ↗Extremitäten: Strahldefekte
streaks ↗Geschlechtsorgane: Keimstränge
Streckspasmen ↗Motorik: Streckspasmen
Streifen ↗Haut, Haare, Nägel: Striae distensae cutis
Striae distensae cutis ↗Haut, Haare, Nägel: Striae distensae cutis
Stridor ↗Lunge und Atemwege: Stridor
Strikturen ↗Magen-Darm-Trakt: Analstrikturen; ↗Magen-Darm-Trakt: Rektumstrikturen
Strukturerkennung, Verlust ↗Psyche: Strukturerkennung, Verlust
Struma ↗Endokrine Organe: Struma
Stuhl, acholischer ↗Magen-Darm-Trakt: Stuhl, acholischer
Stuhl, entfärbter ↗Magen-Darm-Trakt: Stuhl, entfärbter
Stuhlinkontinenz ↗Magen-Darm-Trakt: Stuhlinkontinenz
Stuhl, voluminöser, stinkender, fetthaltiger ↗Magen-Darm-Trakt: Stuhl, voluminöser, stinkender, fetthaltiger
Stummelgliedrigkeit ↗Extremitäten: Peromelien
Stupor ↗Bewußtseinslage: Stupor
Subarachnoidalblutung ↗Nervensystem (mit Gehirn und Rückenmark): Subarachnoidalblutung
Subhämophilie ↗Gerinnung: Subhämophilie
Subkutis, nekrotisierende Entzündung ↗Haut, Haare, Nägel: Subkutis, nekrotisierende Entzündung
Subluxatio lentis s.u. ↗Augen: Linsenluxation
Submandibularis, Hypoplasie oder Aplasie ↗Exokrine Drüsen: Submandibularis, Hypoplasie oder Aplasie
Succinylacetoacetat-Ausscheidung, erhöhte ↗Labor: Succinylacetoacetat-Ausscheidung, erhöhte
Succinylaceton-Ausscheidung, erhöhte ↗Labor: Succinylaceton-Ausscheidung, erhöhte
Succinyladenosin, erhöht ↗Labor: Succinyladenosin, erhöht
Succinylcholin, abnorme Reaktionen ↗Medikamentenreaktion: Succinylcholin, abnorme Reaktionen
Sulfit im Plasma ↗Labor: Sulfit im Plasma
Sulfit im Urin ↗Labor: Sulfit im Urin
S-Sulfocystein im Plasma ↗Labor: S-Sulfocystein im Plasma
S-Sulfocystein im Urin ↗Labor: S-Sulfocystein im Urin
Supinatorsyndrom ↗Hand: Supinatorsyndrom
Supraorbitalwülste ↗Gesicht: Supraorbitalwülste
Surdomutitas ↗Ohr: Taubstummheit
Suturen, prominente, kraniale ↗Kopf: Suturen, prominente, kraniale
Symblepharon ↗Augen: Symblepharon
Symbrachydaktylien ↗Hand: Symbrachydaktylien
Symphysenschmerzen ↗Beckenregion: Symphysenschmerzen
Syndaktylien ↗Fuß: Syndaktylien; ↗Hand: Syndaktylien; s.a. ↗Hand: Brachysyndaktylie; ↗Hand: Finger, 4.–5., Syndaktylien; s. Syndaktylie Typ I–V (Übersichtsartikel in Bd. 1)
Syngnathie ↗Kiefer, Zähne und Zahnfleisch: Syngnathie
Synkinesen ↗Motorik: Synkinesen
Synkopen ↗Bewußtseinslage: Synkopen
Synophrys ↗Augen: Synophrys
Synophthalmie ↗Augen: Synophthalmie
Synostosen ↗Knochen und Gelenke: Synostosen
Synostosen ↗Arme: humero-radiale Synostose; ↗Arme: radio-ulnare Synostose; ↗Fuß: Synostosen; ↗Hand:

Systolodiastolikum

Handwurzelknochen, Synostosen; ↗Hand: Synostosen; ↗Knochen und Gelenke: Synostosen; ↗Kopf: Koronarnaht, Synostose, prämature; ↗Kopf: Kraniosynostose
Systolodiastolikum ↗Herz-Kreislauf-System: Auskultation, Systolodiastolikum

T

T₃-Erhöhung ↗Labor: T₃-Erhöhung
T₄-Erhöhung ↗Labor: T₄-Erhöhung
Tachyarrhythmie ↗Herz-Kreislauf-System: Tachyarrhythmie
Tachykardie ↗Herz-Kreislauf-System: Tachykardie
Tachypnoe ↗Lunge und Atemwege: Tachypnoe
Tagsichtigkeit ↗Augen: Tagsichtigkeit
Tagträumereien ↗Psyche: Tagträumereien
Taktlosigkeit ↗Psyche: Taktlosigkeit
Talgdrüsenhypoplasie oder -aplasie ↗Haut, Haare, Nägel: Talgdrüsenhypoplasie oder -aplasie
Talgdrüsennävi ↗Haut, Haare, Nägel: Talgdrüsennävi
Talgdrüsentumoren ↗Tumoren: Talgdrüsentumoren
Talgdrüsenzysten ↗Haut, Haare, Nägel: Talgdrüsenzysten
Talusluxation ↗Fuß: Talusluxation
Tarsaltunnel-Sequenz ↗Fuß: Tarsaltunnel-Sequenz
Taschenmesserphänomen ↗Muskeln: Taschenmesserphänomen
Taubheit ↗Ohr: Taubheit
Taubstummheit ↗Ohr: Taubstummheit
¹⁴C-Taurocholsäure-Resorptionstest, pathologischer ↗Labor: ¹⁴C-Taurocholsäure-Resorptionstest, pathologischer
Taurodontie ↗Kiefer, Zähne und Zahnfleisch: Taurodontie
Teerstuhl ↗Magen-Darm-Trakt: Melaena
Teleangiektasien ↗Haut, Haare, Nägel: Teleangiektasien
Teleangiektasien, peripapilläre ↗Augen: Teleangiektasien, peripapilläre
Telekanthus ↗Augen: Telekanthus
Temperatur... ↗Körpertemperatur: ...
Temperaturempfindungsstörung ↗Sensibilität: Temperaturempfindungsstörung
Temperaturen, subfebrile ↗Körpertemperatur: Temperaturen, subfebrile
Temperaturregulationsstörungen ↗Körpertemperatur: Temperaturregulationsstörungen
Testes... ↗Geschlechtsorgane: Hoden...
Testeswachstum, pubertäres, fehlendes ↗Entwicklung, pubertäre: Testeswachstum, pubertäres, fehlendes
Tetanien ↗Muskeln: Tetanien
Tetraplegie ↗Motorik: Tetraplegie
Tetraplegie, spastische ↗Motorik: Tetraplegie, spastische
Thekazelltumoren ↗Tumoren: Thekazelltumoren
Thelarche, ausbleibende ↗Mammae: Thelarche, ausbleibende
Thenarhypoplasie ↗Hand: Thenarhypoplasie
Thiosulfat im Urin ↗Labor: Thiosulfat im Urin
Thoraxdeformität ↗Thorax: Thoraxdeformität
Thoraxdysplasie ↗Thorax: Thoraxdysplasie
Thorax, schmaler ↗Thorax: Thorax, schmaler
Thorax, schmaler, langer ↗Thorax: Thorax, schmaler, langer
Thoraxspalte ↗Thorax: Thoraxspalte
Thoraxwand, strangförmige Verhärtung ↗Thorax: Thoraxwand, strangförmige Verhärtung
Threonin im Urin, vermehrtes ↗Labor: Threonin im Urin, vermehrtes
Thromboembolien ↗Herz-Kreislauf-System: Thromboembolien
Thrombopenie ↗Blut und Knochenmark: Thrombozytopenie

Thrombophilie ↗Gerinnung: Thrombophilie
Thrombophlebitis, rezidivierende ↗Herz-Kreislauf-System: Thrombophlebitis, rezidivierende
Thromboplastinfreisetzung ↗Gerinnung: Thromboplastinfreisetzung
Thromboplastinzeit, partielle, verlängerte ↗Gerinnung: Thromboplastinzeit, partielle, verlängerte
Thrombosen, arterielle oder venöse ↗Herz-Kreislauf-System: Thrombosen, arterielle oder venöse
Thrombozytenaggregation, gestörte ↗Gerinnung: Thrombozytenaggregation, gestörte
Thrombozytenaggregation, Ristocetin-induzierte, gesteigerte ↗Gerinnung: Thrombozytenaggregation, Ristocetin-induzierte, gesteigerte
Thrombozytenaggregation, Ristocetin-induzierte, nicht auslösbar ↗Gerinnung: Thrombozytenaggregation, Ristocetin-induzierte, nicht auslösbar
Thrombozytenfunktion, pathologische ↗Gerinnung: Thrombozytenfunktion, pathologische
Thrombozytenüberlebenszeit, verkürzte ↗Gerinnung: Thrombozytenüberlebenszeit, verkürzte
Thrombozyten, vergrößerte ↗Blut und Knochenmark: Thrombozyten, vergrößerte
Thrombozytopenie ↗Blut und Knochenmark: Thrombozytopenie
Thrombozytose ↗Blut und Knochenmark: Thrombozytose
Thymushypoplasie ↗Endokrine Organe: Thymushypoplasie
Thymusschatten, fehlender ↗Thorax: Thymusschatten, fehlender
Thyreoiditis ↗Endokrine Organe: Thyreoiditis
Thyroxin, Konzentrationserhöhung ↗Labor: T₄-Erhöhung
Tibiaaplasie ↗Beine: Tibiaaplasie
Tibiahypoplasie ↗Beine: Tibiahypoplasie
Tibiapseudarthrose ↗Beine: Tibiapseudarthrose
Tibiaverbiegung ↗Beine: Tibiaverbiegung
Tibia, verkürzte ↗Beine: Tibia, verkürzte
Tibia, Verplumpung ↗Beine: Tibia, Verplumpung
Tics ↗Psyche: Tics
Tiglylglycin im Urin ↗Labor: Tiglylglycin im Urin
Tinnitus ↗Ohr: Ohrgeräusche
T-Inversionen im EKG ↗Herz-Kreislauf-System: T-Inversionen im EKG
T-Lymphozyten, fehlende ↗Blut und Knochenmark: T-Lymphozyten, fehlende
tonische Anfälle ↗Nervensystem (mit Gehirn und Rückenmark): tonische Anfälle
Tonsillenhypertrophie ↗Pharynx: Tonsillenhypertrophie
Tonuserhöhung ↗Muskeln: Myotonie
Tonusstörungen, zerebrale ↗Nervensystem (mit Gehirn und Rückenmark): Tonusstörungen, zerebrale
Tonusverlust ↗Muskeln: Muskelhypotonie
Torsades de pointes ↗Herz-Kreislauf-System: Torsades de pointes
Torsionsbewegungen ↗Motorik: Torsionsbewegungen
Torticollis ↗Hals: Schiefhals
Tortipelvis ↗Beckenregion: Tortipelvis
Tortuositas vasorum retinae ↗Augen: Netzhautarterien, Schlängelung, vermehrte
Toxoplasmose des Gehirns ↗Nervensystem (mit Gehirn und Rückenmark): Toxoplasmose des Gehirns
Trachealagenesie ↗Lunge und Atemwege: Trachealagenesie
Trachealerweiterung ↗Lunge und Atemwege: Trachealerweiterung
Tracheomalazie ↗Lunge und Atemwege: Tracheomalazie
Tränenapparat, Aplasien ↗Augen: Tränenapparat, Aplasien
Tränendrüsenschwellung ↗Augen: Tränendrüsenschwellung

Tränen-Nasengänge, Atresie ↗Augen: Tränen-Nasengänge, Atresie
Tränen, rot-orange Verfärbung ↗Augen: Tränen, rot-orange Verfärbung
Tränensekretion, verminderte bis fehlende ↗Augen: Tränensekretion, verminderte bis fehlende
Tränenträufeln ↗Augen: Tränenträufeln
Transaminasenerhöhung ↗Labor: Transaminasenerhöhung
Tremor ↗Motorik: Tremor
Trendelenburg-Zeichen, positives ↗Nervensystem (mit Gehirn und Rückenmark): Trendelenburg-Zeichen, positives
Trichodiskome, multiple ↗Tumoren: Trichodiskome, multiple
Trichokinesis ↗Haut, Haare, Nägel: Pili torti
Trichomegalie ↗Augen: Wimpern, lange und kräftige
Trichorrhexis ↗Haut, Haare, Nägel: Trichorrhexis
Trichorrhexis invaginata ↗Haut, Haare, Nägel: Trichorrhexis invaginata
Trichose ↗Haut, Haare, Nägel: Hypertrichose
Trichothiodystrophie ↗Haut, Haare, Nägel: Trichothiodystrophie
Trichterbrust ↗Thorax: Trichterbrust
Trigeminusläsion ↗Nervensystem (mit Gehirn und Rückenmark): Trigeminusläsion
Trigeminusschmerz ↗Schmerzen: Trigeminusschmerz
Triglyceride, erhöhte ↗Labor: Hyperlipidämie
Trigonozephalie ↗Kopf: Trigonozephalie
Trijodthyronin, Konzentrationserhöhung ↗Labor: T_3-Erhöhung
Trinkschwierigkeiten ↗Neugeborenen- und Säuglingskomplikationen: Trinkschwierigkeiten
Trismus ↗Muskeln: Trismus
Trochlearislähmung ↗Augen: Trochlearislähmung
Trommelschlegelfinger ↗Hand: Trommelschlegelfinger
Trommelschlegelzehen ↗Fuß: Trommelschlegelzehen
trophische Störungen der Gefäße ↗Herz-Kreislauf-System: trophische Störungen der Gefäße
Trübungsring ↗Augen: Embryotoxon posterius
Truncus coeliacus, Stenose ↗Herz-Kreislauf-System: Truncus coeliacus, Stenose
Trypsinmangel ↗Pankreas: Trypsinmangel
TSH, basales, Suppression ↗Endokrine Organe: TSH, basales, Suppression
Tuber calcanei, oberer Pol, harte Vorwölbung ↗Fuß: Tuber calcanei, oberer Pol, harte Vorwölbung
Tuber calcanei, Schmerzen ↗Fuß: Tuber calcanei, Schmerzen
Tuberositas tibiae, Druck- und Bewegungsschmerz ↗Beine: Tuberositas tibiae, Druck- und Bewegungsschmerz
Tubulopathie ↗Niere und Harnwege: Tubulopathie
Tumoren, abdominelle, große ↗Tumoren: Tumoren, abdominelle, große
Tumoren, knochenharte ↗Tumoren: Tumoren, knochenharte
Tumoren, subkutane ↗Tumoren: Tumoren, subkutane
Turmschädel ↗Kopf: Turrizephalie
Turrizephalie ↗Kopf: Turrizephalie
Tussis ↗Lunge und Atemwege: Husten
Tyrosinämie ↗Labor: Tyrosinämie
Tyrosinurie ↗Labor: Tyrosinurie
T-Zelldefekt ↗Blut und Knochenmark: T-Zelldefekt

U

Übelkeit ↗Empfindung: Übelkeit
Überbehaarung ↗Haut, Haare, Nägel: Hypertrichose
Überdehnbarkeit der Gelenke ↗Knochen und Gelenke: Gelenkbeweglichkeit, abnorme
Übererregbarkeit ↗Psyche: Erregbarkeit, erhöhte
Überleitungsstörung ↗Herz-Kreislauf-System: Reizleitungsstörungen, kardiale
Überstreckbarkeit der Gelenke ↗Knochen und Gelenke: Gelenkbeweglichkeit, abnorme
Uhrglasnägel ↗Haut, Haare, Nägel: Uhrglasnägel
Ulcus s.u. Ulzera
Ulcus cruris ↗Beine: Ulcus cruris
Ulnaagenesie ↗Arme: Ulnaagenesie
Ulnaaplasie ↗Arme: Ulnaaplasie
Ulnafehlbildung ↗Arme: Ulnafehlbildung
Ulnahypoplasie ↗Arme: Ulnahypoplasie
ulnare Deviation ↗Hand: ulnare Deviation
Ulna-Verdoppelung ↗Arme: Ulna-Verdoppelung
Ulna, verkürzte ↗Arme: Ulna, verkürzte
Ulzera ↗Beine: Ulcus cruris; ↗Haut, Haare, Nägel: Hautulzerationen; ↗Magen-Darm-Trakt: Ulzera, peptische; ↗Fuß: Zehen, Ulzerationen; ↗Geschlechtsorgane: Genitalveränderungen, aphthös-ulzeröse; ↗Hand: Fingerspitzen, Ulzerationen; ↗Haut, Haare, Nägel: Dermatitis, ulzerative; ↗Haut, Haare, Nägel: Hautulzera am Knöchel; ↗Haut, Haare, Nägel: Mal perforant; ↗Haut, Haare, Nägel: Papeln, ulzerierte; ↗Lippen, Mundhöhle und Gaumen: Mundschleimhaut, Ulzerationen; ↗Magen-Darm-Trakt: Läsionen, peptische; ↗Magen-Darm-Trakt: Ulzera, peptische; ↗Nase: Nasenschleimhaut, Ulzerationen; ↗Nervensystem (mit Gehirn und Rückenmark): Ulzera, neuropathische
Unbeweglichkeit, fetale ↗Entwicklung, fetale: Kindsbewegungen, verminderte
Unbeweglichkeit, mimische ↗Gesicht: Mimik, verminderte
Unfruchtbarkeit ↗Geschlechtsorgane: Sterilität
Unruhephase ↗Motorik: Unruhephase
Unterarmkante, ulnare, Parästhesien ↗Sensibilität: Unterarmkante, ulnare, Parästhesien
Unterarmkontrakturen ↗Arme: Unterarmkontrakturen
Unterarmmuskulatur, Schwäche und Atrophie ↗Muskeln: Unterarmmuskulatur, Schwäche und Atrophie
Unterarm, Paresen ↗Motorik: Unterarm, Paresen
Unterarm, Pseudoparesen ↗Motorik: Unterarm, Pseudoparesen
Unterarm, Schmerzen ↗Arme: Unterarm, Schmerzen
Unterarm-Strahldefekt ↗Extremitäten: Strahldefekte
Unterbauch, Dysästhesien ↗Sensibilität: Unterbauch, Dysästhesien
Untergewicht ↗Ernährungszustand: Untergewicht
Unterhautfettgewebe, Schwund ↗Haut, Haare, Nägel: Fettgewebsatrophie
Unterkiefer... ↗Kiefer, Zähne und Zahnfleisch: Mandibula...
Unterkieferhyperostose ↗Kiefer, Zähne und Zahnfleisch: Hyperostose, mandibuläre
Unterlidektropion ↗Augen: Ektropion
Unterlidkolobom ↗Augen: Unterlidkolobom
Unterlippenfisteln ↗Lippen, Mundhöhle und Gaumen: Unterlippenfisteln
Unterlippenkerbe ↗Lippen, Mundhöhle und Gaumen: Unterlippenkerbe; s.a. ↗Lippen, Mundhöhle und Gaumen: Lippenspalte
Unterlippe, umgestülpte ↗Lippen, Mundhöhle und Gaumen: Unterlippe, umgestülpte
Unterschenkelmuskulatur, Atrophie ↗Muskeln: Unterschenkelmuskulatur, Atrophie
Unterschenkelmuskulatur, Schwäche ↗Muskeln: Unterschenkelmuskulatur, Schwäche
Unterschenkel, Sensibilitätsstörungen ↗Sensibilität: Unterschenkel, Sensibilitätsstörungen
Untertemperatur ↗Körpertemperatur: Hypothermie
Unterzucker ↗Labor: Hypoglykämie

Unzinatus-Anfälle ↗Nervensystem (mit Gehirn und Rückenmark): Unzinatus-Anfälle
Urämie ↗Niere und Harnwege: Nierenversagen
Ureteratresie ↗Niere und Harnwege: Ureteratresie
Ureter duplex ↗Niere und Harnwege: Ureter duplex
Ureter, gestauter ↗Niere und Harnwege: Hydroureteren
Urethralatresie ↗Niere und Harnwege: Urethralatresie
Urethra, proximale Erweiterung ↗Niere und Harnwege: Urethra, proximale Erweiterung
Urethritis ↗Niere und Harnwege: Urethritis
Urinausscheidung, übermäßige ↗Niere und Harnwege: Polyurie
Urinblutung ↗Labor: Hämaturie; Labor: Makrohämaturie
Uringeruch, charakteristischer ↗Geruch: Uringeruch, charakteristischer
Urin-pH > 6 ↗Labor: Urin-pH > 6
Urinverfärbung, rot-orange ↗Labor: Urinverfärbung, rot-orange
urogenitale Fehlbildungen ↗Niere und Harnwege: Harnwegsanomalien
urogenitale Infektion ↗Infektionen: urogenitale Infektion
Uronephrose ↗Niere und Harnwege: Hydronephrose
Urteilsschwäche ↗Psyche: Urteilsschwäche
Urtikaria ↗Haut, Haare, Nägel: Urtikaria
Uterusanomalien ↗Geschlechtsorgane: Uterusanomalien
Uterus duplex ↗Geschlechtsorgane: Uterus duplex
Uterusruptur während der Geburt ↗Schwangerschaftskomplikationen: Uterusruptur während der Geburt
Uterus und Vagina, Fusionsanomalien ↗Geschlechtsorgane: Uterus und Vagina, Fusionsanomalien
Uveitis ↗Augen: Uveitis

V

Vaginalatresie ↗Geschlechtsorgane: Vaginalatresie
Vaginalhypoplasie ↗Geschlechtsorgane: Vaginalhypoplasie
Vagina und Uterus, Fusionsanomalien ↗Geschlechtsorgane: Uterus und Vagina, Fusionsanomalien
vakuolisierte Zellen ↗Histologie: vakuolisierte Zellen
Valinämie ↗Labor: Valinämie
Valinurie ↗Labor: Valinurie
Vaskulitis, nekrotisierende ↗Herz-Kreislauf-System: Vaskulitis, nekrotisierende
Vaskulitis, rezidivierende ↗Herz-Kreislauf-System: Vaskulitis, rezidivierende
Vasokonstriktion, symmetrische schmerzhafte ↗Herz-Kreislauf-System: Vasokonstriktion, symmetrische schmerzhafte
vegetative Störungen ↗Nervensystem (mit Gehirn und Rückenmark): vegetative Störungen
Vena axillaris, Thrombose ↗Herz-Kreislauf-System: Vena axillaris, Thrombose
Venenstauung ↗Herz-Kreislauf-System: Venenstauung
Venenzeichnung, negative ↗Herz-Kreislauf-System: Venenzeichnung, negative
Venenzeichnung, verstärkte ↗Herz-Kreislauf-System: Venenzeichnung, verstärkte
Ventilationsstörung ↗Lunge und Atemwege: Atemstörung
Ventrikeldilatation ↗Herz-Kreislauf-System: Dilatation des Herzens
Ventrikelseptumdefekt ↗Herz-Kreislauf-System: Ventrikelseptumdefekt
Verbiegung der Unterschenkel ↗Beine: Verbiegung der Unterschenkel
Verbrauchskoagulopathie ↗Gerinnung: Verbrauchskoagulopathie

»verbrühte Kinder« ↗Haut, Haare, Nägel: »verbrühte Kinder«
Vergeßlichkeit ↗Psyche: Merkfähigkeitsstörungen
Vergreisung, vorzeitige ↗Gesicht: Progerie; ↗Gesicht: progeroides Aussehen
Verhaltensstörungen ↗Psyche: Verhaltensstörungen
Verkalkungen, intraluminale ↗Herz-Kreislauf-System: Verkalkungen, intraluminale
Verkalkungen, punktförmige, der vergrößerten Nebennieren ↗Histologie: Verkalkungen, punktförmige, der vergrößerten Nebennieren
Verkalkungen, subkutane ↗Haut, Haare, Nägel: Verkalkungen, subkutane
Verkennung als Doppelgänger ↗Psyche: Verkennung als Doppelgänger
Verkrümmung der Unterarme ↗Arme: Verkrümmung der Unterarme
Verkürzung der Unterarme ↗Arme: Verkürzung der Unterarme
Verkürzung der Unterschenkel ↗Beine: Verkürzung der Unterschenkel
Verletzungen, allg. ↗Verletzungen: Verletzungen, allg.
Vermännlichung ↗Geschlechtsorgane: Virilisierung
Vernachlässigung, eigene ↗Psyche: Vernachlässigung, eigene
Vernichtungsgefühl ↗Empfindung: Vernichtungsgefühl
Verrucae planae ↗Haut, Haare, Nägel: Verrucae planae
Verrucae seborrhoicae, flache ↗Haut, Haare, Nägel: Verrucae seborrhoicae, flache
verruköse Vegetationen ↗Haut, Haare, Nägel: verruköse Vegetationen
Verschlußkrankheit, arterielle ↗Herz-Kreislauf-System: Verschlußkrankheit, arterielle
Versteifung und Verhärtung der gesamten Körpermuskulatur ↗Muskeln: Versteifung und Verhärtung der gesamten Körpermuskulatur
Verstümmelungen ↗Hand: Finger, Mutilationen; ↗Lippen, Mundhöhle und Gaumen: Mutilationen; ↗Verletzungen: Mutilationen
vertebrale Anomalien ↗Wirbelsäule: Wirbelanomalien
Vertebra plana ↗Wirbelsäule: Platyspondylie
vertebrobasiläre Insuffizienz ↗Herz-Kreislauf-System: vertebrobasiläre Insuffizienz
Verwirrtheitszustände ↗Psyche: Verwirrtheitszustände
Vestibulum oris, Fehlbildung ↗Lippen, Mundhöhle und Gaumen: Vestibulum oris, Fehlbildung
Vibrationssinn, gestörter ↗Sensibilität: Vibrationssinn, gestörter
Vierfingerfurche ↗Hand: Vierfingerfurche
Virilisierung ↗Geschlechtsorgane: Virilisierung
Virilisierung, fehlende ↗Geschlechtsorgane: Virilisierung, fehlende
Virilisierung, inkomplette ↗Geschlechtsorgane: Virilisierung, inkomplette
Visusminderung ↗Augen: Visusminderung
viszerale Organe, Ruptur ↗Abdomen: viszerale Organe, Ruptur
Viszeromegalie ↗Entwicklung, fetale: innere Organe, Organomegalie
Vitamin-D-Mangel ↗Stoffwechsel: Vitamin-D-Mangel
Vitamin-Mangel ↗Stoffwechsel: Vitamin-Mangel
Vitiligo ↗Haut, Haare, Nägel: Vitiligo
Vitium cordis ↗Herz-Kreislauf-System: Herzfehler
vitreoretinale Degeneration ↗Augen: Degeneration, vitreoretinale
Völlegefühl ↗Empfindung: Völlegefühl
Vogelbeine ↗Beine: Storchenbeine
Vogelgesicht ↗Gesicht: Vogelgesicht
Vollmondgesicht ↗Gesicht: Mondgesicht
Volumenmangel ↗Herz-Kreislauf-System: Hypovolämie
Vomitus ↗Magen-Darm-Trakt: Erbrechen
Vorbeireden ↗Psyche: Vorbeireden

Vorderhornzellendegeneration ↗Nervensystem (mit Gehirn und Rückenmark): Vorderhornzellendegeneration
Vorderkammerhypoplasie ↗Augen: Vorderkammerhypoplasie
Vorderkammerobliteration ↗Augen: Vorderkammerobliteration
Vorhofflimmern ↗Herz-Kreislauf-System: Vorhofflimmern
Vorhofseptumdefekt ↗Herz-Kreislauf-System: Vorhofseptumdefekt
Vorwölbung, hernienartige ↗Haut, Haare, Nägel: Vorwölbung, hernienartige

W

Wachstum, beschleunigtes ↗Phänotyp: Wachstum, beschleunigtes
Wachstumshormon, Mangel ↗Endokrine Organe: Wachstumshormon, Mangel
Wachstumshormon-(STH-)Spiegel, erhöhter ↗Endokrine Organe: Wachstumshormon-(STH-)Spiegel, erhöhter
Wachstumsretardierung ↗Phänotyp: Minderwuchs
Wachstumsretardierung, intrauterin ↗Entwicklung, fetale: Minderwuchs, pränataler
Wachstumsrückstand ↗Phänotyp: Minderwuchs
Wachstumsrückstand, intrauteriner ↗Entwicklung, fetale: Minderwuchs, pränataler
Wachstumsstörungen ↗Phänotyp: Wachstumsstörungen
Wachstumsverzögerung ↗Phänotyp: Wachstumsstörungen
Wadenhypertrophie ↗Beine: Wadenhypertrophie
Wadenschmerzen ↗Beine: Wadenschmerzen
Wahn ↗Psyche: Wahn
Wangenbereich, Hypästhesie ↗Gesicht: Wangenbereich, Hypästhesie
Warzen, flache ↗Haut, Haare, Nägel: Verrucae planae
Watschelgang ↗Motorik: Watschelgang
Weichteilhypertrophie, plantare ↗Fuß: Weichteilhypertrophie, plantare
Weichteilhypertrophie, volare ↗Hand: Weichteilhypertrophie, volare
Weichteilkontrakturen ↗Weichteile: Weichteilkontrakturen
Weichteilschwellung ↗Weichteile: Weichteilschwellung; ↗Hand: Weichteilschwellung
Weichteilverknöcherung ↗Weichteile: Weichteilverknöcherung
Weißfärbung der Nägel ↗Haut, Haare, Nägel: Leukonychie
Weißflecken... ↗Haut, Haare, Nägel: Vitiligo; ↗Haut, Haare, Nägel: Albinismus, zirkumskripter
Weitsichtigkeit ↗Augen: Hyperopie
Wesensveränderung ↗Psyche: Persönlichkeitsveränderungen
Willensschwäche ↗Psyche: Willensschwäche
Wilmstumor ↗Tumoren: Wilmstumor
Wimpern, Doppelreihe ↗Augen: Distichiasis
Wimperndysplasie ↗Augen: Wimperndysplasie
Wimpern, fehlende ↗Augen: Wimpern, fehlende
Wimpernhypoplasie ↗Augen: Wimpernhypoplasie
Wimpern, lange und kräftige ↗Augen: Wimpern, lange und kräftige
Wimpern, Weißfärbung ↗Augen: Wimpern, Weißfärbung
Wirbelanomalien ↗Wirbelsäule: Wirbelanomalien
Wirbelbogenanomalien ↗Wirbelsäule: Wirbelbogenanomalien
Wirbelfehlbildungen ↗Wirbelsäule: Wirbelanomalien
Wirbelkanalstenose ↗Wirbelsäule: Wirbelkanalstenose
Wirbelkörperdefekte ↗Wirbelsäule: Wirbelkörperdefekte
Wirbelkörperdysplasie ↗Wirbelsäule: Wirbelkörperdysplasie
Wirbelkörper, Grund- und Deckplattensklerose ↗Wirbelsäule: Wirbelkörper, Grund- und Deckplattensklerose
Wirbelkörper, hohe ↗Wirbelsäule: Wirbelkörper, hohe
Wirbelkörper, mangelhafte oder fehlende Ossifikation ↗Wirbelsäule: Wirbelkörper, mangelhafte oder fehlende Ossifikation
Wirbelkörper, Segmentationsstörungen ↗Wirbelsäule: Wirbelkörper, Segmentationsstörungen
Wirbelkörperspalten ↗Wirbelsäule: Wirbelkörperspalten
Wirbelsäulenanomalien ↗Wirbelsäule: Wirbelsäulenanomalien
Wirbelsäulenbereich, Schmerzen ↗Schmerzen: Wirbelsäulenbereich, Schmerzen
Wirbelsäulendeformierungen ↗Wirbelsäule: Wirbelsäulendeformierungen
Wirbelsäulenfehlbildungen ↗Wirbelsäule: Wirbelsäulenanomalien
Wirbelsäulenkrümmung ↗Wirbelsäule: Kyphose; ↗Wirbelsäule: Kyphoskoliose; ↗Wirbelsäule: Lordose
Wortwiederholung, krankhafte ↗Psyche: Perseveration
Wundheilungsstörungen ↗Haut, Haare, Nägel: Wundheilungsstörungen

X

Xanthome ↗Haut, Haare, Nägel: Xanthome
Xanthurensäure im Urin ↗Labor: Xanthurensäure im Urin
Xeroderma pigmentosum ↗Haut, Haare, Nägel: Xeroderma pigmentosum
Xerophthalmie ↗Augen: Tränensekretion, verminderte bis fehlende
Xerosis ↗Augen: Tränensekretion, verminderte bis fehlende
Xerostomie ↗Lippen, Mundhöhle und Gaumen: Mundtrockenheit
D-Xylose-Test, pathologischer ↗Labor: D-Xylose-Test, pathologischer

Z

Zähne, angeborene ↗Kiefer, Zähne und Zahnfleisch: Zähne, angeborene
Zähne, Braunverfärbung ↗Kiefer, Zähne und Zahnfleisch: Zähne, Braunverfärbung
Zähne, Gelbverfärbung ↗Kiefer, Zähne und Zahnfleisch: Zähne, Gelbverfärbung
Zähne, Graublauverfärbung ↗Kiefer, Zähne und Zahnfleisch: Zähne, Graublauverfärbung
Zähne, konische ↗Kiefer, Zähne und Zahnfleisch: Zähne, konische
Zähne, Rotverfärbung ↗Kiefer, Zähne und Zahnfleisch: Zähne, Rotverfärbung
Zähne, spitze ↗Kiefer, Zähne und Zahnfleisch: Zähne, spitze
Zahnanomalien ↗Kiefer, Zähne und Zahnfleisch: Zahnanomalien
Zahnausfall, vorzeitiger ↗Kiefer, Zähne und Zahnfleisch: Zahnausfall, vorzeitiger
Zahndysplasie ↗Kiefer, Zähne und Zahnfleisch: Zahndysplasie
Zahnfleischblutung ↗Kiefer, Zähne und Zahnfleisch: Zahnfleischblutung

Zahnfleischentzündung ↗Kiefer, Zähne und Zahnfleisch: Gingivitis
Zahnform, abnorme ↗Kiefer, Zähne und Zahnfleisch: Zahnform, abnorme
Zahnfragmente ↗Kiefer, Zähne und Zahnfleisch: Zahnfragmente
Zahnfrakturneigung ↗Kiefer, Zähne und Zahnfleisch: Zahnfrakturneigung
Zahnhypoplasie ↗Kiefer, Zähne und Zahnfleisch: Zahnhypoplasie
Zahnkronen, abnorme ↗Kiefer, Zähne und Zahnfleisch: Zahnkronen, abnorme
Zahnlosigkeit ↗Kiefer, Zähne und Zahnfleisch: Anodontie
Zahnlücke, nicht durch Zahnverlust bedingte ↗Kiefer, Zähne und Zahnfleisch: Diastema
Zahnschmelz... ↗Kiefer, Zähne und Zahnfleisch: Schmelz...
Zahnstellungsanomalien ↗Kiefer, Zähne und Zahnfleisch: Zahnstellungsanomalien
Zahnung, verzögerte ↗Kiefer, Zähne und Zahnfleisch: Zahnung, verzögerte
Zahnvermehrung ↗Kiefer, Zähne und Zahnfleisch: Hyperodontie
Zahnwechselblutungen ↗Kiefer, Zähne und Zahnfleisch: Zahnwechselblutungen
Zahnwurzelfehlbildung ↗Kiefer, Zähne und Zahnfleisch: Zahnwurzelfehlbildung
Zapfenepiphysen ↗Knochen und Gelenke: Zapfenepiphysen
Zeckenbiß ↗Haut, Haare, Nägel: Zeckenbiß
Zehe, 4., Klinodaktylie ↗Fuß: Zehe, 4., Klinodaktylie
Zehenaplasien ↗Fuß: Zehenaplasien
Zehenatrophien ↗Fuß: Zehenatrophien
Zehen, Beugekontraktur, fortschreitende ↗Fuß: Zehen, Beugekontraktur, fortschreitende
Zehen, Brachydaktylie ↗Fuß: Zehen, Brachydaktylie
Zehen, Dysplasie ↗Fuß: Zehen, Dysplasie
Zehenhypoplasien ↗Fuß: Zehenhypoplasien
Zehen, Interphalangealgelenke, Knöchelpolster ↗Fuß: Zehen, Interphalangealgelenke, Knöchelpolster
Zehen, kurze ↗Fuß: Zehen, kurze
Zehennagel... ↗Haut, Haare, Nägel: Onycho...; ↗Haut, Haare, Nägel: Nagel...
Zehenspitzengang ↗Motorik: Zehenspitzengang
Zehenstrahldefekte ↗Extremitäten: Strahldefekte
Zehenstrahlen, verringerte ↗Fuß: Oligodaktylie
Zehen, überlappende ↗Fuß: Zehen, überlappende
Zehen, Ulzerationen ↗Fuß: Zehen, Ulzerationen
Zehenverschmelzung ↗Fuß: Syndaktylien
Zehen, Zyanose ↗Fuß: Zehen, Zyanose
Zeichen der Kindsmißhandlung ↗Verletzungen: Zeichen der Kindsmißhandlung
Zeichen sexuellen Mißbrauchs ↗Verletzungen: Zeichen sexuellen Mißbrauchs
Zeigeataxie ↗Motorik: Zeigeataxie
Zeitwahrnehmung, gestörte ↗Psyche: Zeitwahrnehmung, gestörte
zentrozäkales Gesichtsfeld ↗Augen: zentrozäkales Gesichtsfeld
zerebellare Dysplasie ↗Nervensystem (mit Gehirn und Rückenmark): zerebellare Dysplasie
zerebellare Symptomatik ↗Nervensystem (mit Gehirn und Rückenmark): zerebellare Symptomatik
zerebrale Anfälle ↗Nervensystem (mit Gehirn und Rückenmark): zerebrale Anfälle
zerebrale Störungen ↗Nervensystem (mit Gehirn und Rückenmark): zerebrale Störungen
zerebrale Verkalkungen ↗Nervensystem (mit Gehirn und Rückenmark): zerebrale Verkalkungen
Zervikalmark, Defekt ↗Nervensystem (mit Gehirn und Rückenmark): Zervikalmark, Defekt
Zervikalsyndrom ↗Wirbelsäule: Zervikalsyndrom
Zervix, abnorm bewegliche ↗Geschlechtsorgane: Zervix, abnorm bewegliche
Ziliarkörperentzündung ↗Augen: Zyklitis
Zilien, Strukturanomalien ↗Lunge und Atemwege: Zilien, Strukturanomalien
zirrhotische Leberschädigung ↗Leber und Gallenwege: Leberzirrhose
Zitterigkeit ↗Motorik: Zitterigkeit
zittriger, schlürfender Gang ↗Motorik: zittriger, schlürfender Gang
ZNS-Fehlbildungen ↗Nervensystem (mit Gehirn und Rückenmark): ZNS-Fehlbildungen
ZNS-Hämangioblastom ↗Tumoren: ZNS-Hämangioblastom
ZNS-Störungen ↗Nervensystem (mit Gehirn und Rückenmark): ZNS-Störungen
ZNS, Tumoren ↗Tumoren: ZNS, Tumoren
Zuckungen ↗Muskeln: Muskelzuckungen
Zuckungen, myoklonische ↗Muskeln: Myoklonien
Zunge, geteilte ↗Lippen, Mundhöhle und Gaumen: Lingua plicata
Zunge, große ↗Lippen, Mundhöhle und Gaumen: Makroglossie
Zunge, Grünfärbung ↗Lippen, Mundhöhle und Gaumen: Zunge, Grünfärbung
Zunge, kleine ↗Lippen, Mundhöhle und Gaumen: Mikroglossie
Zungenaplasie ↗Lippen, Mundhöhle und Gaumen: Zungenaplasie
Zungenatrophie ↗Lippen, Mundhöhle und Gaumen: Zungenatrophie
Zungenbrennen ↗Lippen, Mundhöhle und Gaumen: Zungenbrennen
Zungenfaszikulationen ↗Lippen, Mundhöhle und Gaumen: Zungenfaszikulationen
Zungenfehlbildung ↗Lippen, Mundhöhle und Gaumen: Zungenfehlbildung
Zungenfibrillationen ↗Lippen, Mundhöhle und Gaumen: Zungenfibrillationen
Zungenfrenula ↗Lippen, Mundhöhle und Gaumen: Zungenfrenula
Zungenhypoplasie ↗Lippen, Mundhöhle und Gaumen: Zungenhypoplasie
Zungenkerben ↗Lippen, Mundhöhle und Gaumen: Zungenkerben
Zungenlähmung ↗Lippen, Mundhöhle und Gaumen: Zungenlähmung
Zungenoberfläche, glatte atrophische und gerötete ↗Lippen, Mundhöhle und Gaumen: Zungenoberfläche, glatte atrophische und gerötete
Zungenpapillen, fungiforme, Fehlen ↗Lippen, Mundhöhle und Gaumen: Zungenpapillen, fungiforme, Fehlen
Zungenregion, laterale, Schmerzen ↗Lippen, Mundhöhle und Gaumen: Zungenregion, laterale, Schmerzen
Zungenschleimhautentzündung, chronische ↗Lippen, Mundhöhle und Gaumen: Glossitis superficialis
Zunge, schmale ↗Lippen, Mundhöhle und Gaumen: Zunge, schmale
Zunge, zurücksinkende ↗Lippen, Mundhöhle und Gaumen: Glossoptose
Zwerchfelldefekt ↗Abdomen: Zwerchfelldefekt
Zwerchfellhernie ↗Abdomen: Hiatushernie
Zwergwuchs ↗Phänotyp: Minderwuchs
Zwiebelschalenformationen ↗Nervensystem (mit Gehirn und Rückenmark): Zwiebelschalenformationen
Zwilling, intrauterin abgestorbener ↗Entwicklung, fetale: Zwilling, intrauterin abgestorbener
Zwillingsanomalie ↗Entwicklung, fetale: Zwillingsanomalie
Zyanose ↗Haut, Haare, Nägel: Zyanose; ↗Extremitäten:

Akrozyanose; ↗Extremitäten: Zyanose einer Extremität; ↗Fuß: Hautfarbe des Fußes zwischen wächserner Blässe und purpurner Zyanose; ↗Fuß: Zehen, Zyanose; ↗Hand: Hautfarbe der Hand zwischen wächserner Blässe und purpurner Zyanose; ↗Schulterregion: Schwellung und Zyanose der Schulterregion

Zygodaktylie s. Syndaktylie Typ I (Übersichtsartikel in Bd. 1)

Zyklitis ↗Augen: Zyklitis

Zyklopie ↗Augen: Zyklopie

Zystenbildung in der Leber ↗Leber und Gallenwege: Leberzysten

Zystenlunge ↗Lunge und Atemwege: Lungenzysten

Zystennieren ↗Niere und Harnwege: Nierenzysten

Zysten, porenzephale ↗Nervensystem (mit Gehirn und Rückenmark): Porenzephalie

Zystenruptur ↗Augen: Zystenruptur

zystische Veränderungen ↗Haut, Haare, Nägel: zystische Veränderungen

Zytomegalie ↗Infektionen: Zytomegalie

Roche Lexikon Medizin
Neue CD-ROM mit Spitzenleistung

Nachschlagen in der »dritten Dimension«

Das Roche Lexikon Medizin ist eines der modernsten und umfassendsten Fachwörterbücher des deutschen Sprachraums. Die CD-ROM-Version des Lexikons erschließt die »dritte Dimension« des Nachschlagens und eröffnet somit Möglichkeiten, die ein Buch nicht bieten kann. Dank einer besonders benutzerfreundlich gestalteten Bildschirmoberfläche kann man spielend leicht durch die 56 000 Stichwörter navigieren.

Die Vorteile:

- Schneller und problemloser Zugriff auf gesuchte Stichwörter aus einem beliebigen Textverarbeitungsprogramm heraus.
- 1 650 meist farbige Abbildungen von bestechender Qualität.
- 250 bildschirmgerecht aufbereitete Tabellen, die auch in Tabellenform ausdruckbar und für die Volltextsuche erschlossen sind.
- Etwa 15 000 Stichwörter mit der englischen Übersetzung.
- Zusätzlich medizinisches Wörterbuch mit ca. 27 000 englischen Begriffen.
- Intelligente Orientierungshilfen für den schnellen Überblick.
- Notiz- und Lesezeichenfunktion pro Stichwort.
- Mehr als 55 000 verknüpfte Querverweise.

Systemvoraussetzungen:
IBM-kompatibler PC mit MS-Windows ab Version 3.1
CD-ROM-Laufwerk
4 MB RAM
VGA-Bildschirm

Roche Lexikon Medizin
CD-ROM (12 cm) Version 3.5. 1995.
1 900 meist farbige Abbildungen und Tabellen.
ISBN 3-541-13194-2

Urban & Schwarzenberg
Verlag für Medizin — München · Wien · Baltimore

(Stand Februar 1996)